指标诊断学

主编 姜 傥

科 学 出 版 社

北 京

内 容 简 介

当今的实验室诊断已经形成一个拥有几千个指标、庞大而复杂的体系，影响着60%～70%的临床医疗决策。在健康指导、疾病风险筛查、早期诊断、诊断与鉴别诊断、治疗方案选择、疗效观察及预后判断等领域发挥着极为重要的作用。

本书选择了几百种常见疾病的诊断指标，分别从定义、分类、诊断思路（含图）、伴随该指标出现时临床症状和体征的鉴别诊断、伴随该指标出现时实验室指标的鉴别诊断、在该指标基础上还需进一步检查的实验室指标、评估该指标的技术要点、评估时需要考虑的影响因素八个方面展开剖析。顺藤摸瓜、层层递进，逐步提供、勾勒出清晰的诊断线索和思维导图，并从临床实用的角度提供了如何逻辑性、系统性、综合性、灵活性地理解、运用这些指标的思考。

本书适用于临床医师、检验医师、检验技师、实验室人员，也可供医学生、患者及其家属参考阅读。

图书在版编目（CIP）数据

指标诊断学／姜傥主编. —北京：科学出版社，2019.4

ISBN 978-7-03-060550-4

Ⅰ. ①指… Ⅱ. ①姜… Ⅲ. ①诊断学 Ⅳ. ①R44

中国版本图书馆CIP数据核字（2019）第028623号

责任编辑：闵　捷／责任校对：谭宏宇
责任印制：黄晓鸣／封面设计：殷　靓

科学出版社 出版
北京东黄城根北街16号
邮政编码：100717
http：//www.sciencep.com
南京展望文化发展有限公司排版
当纳利（上海）信息技术有限公司印刷
科学出版社发行　各地新华书店经销

*

2019年4月第　一　版　开本：889×1194　1/16
2019年5月第二次印刷　印张：54
字数：1 449 000

定价：280.00元

（如有印装质量问题，我社负责调换）

《指标诊断学》编辑委员会

主　编

姜　傥

编　者

（按姓氏笔画排序）

王　娟　中山大学附属中山医院
王惠萱　云南迪安医学检验所
石玉玲　南部战区总医院
兰小鹏　中国人民解放军联勤保障部队第九〇〇医院
戎　荣　安徽医科大学附属省立医院
吕永楠　武汉大学人民医院
吕时铭　浙江大学医学院附属妇产科医院
吕瑞雪　贵州省贵阳市妇幼保健院
仲人前　上海长征医院
孙艳虹　中山大学附属第一医院
何　媛　云南迪安医学检验所
何宇婷　中山大学附属第一医院
李俊勋　中山大学附属第一医院
李　艳　武汉大学人民医院
李　莎　中山大学附属中山医院
李　曼　中山大学附属中山医院
李　智　同济大学附属杨浦医院
李智山　湖北省襄阳市中心医院
杨再兴　温州医科大学附属黄岩医院
　　　　台州市第一人民医院

吴文苑　深圳市人民医院
余　抒　空军军医大学第三附属医院
汪子伟　迪安诊断技术集团股份有限公司
沈佐君　安徽省临床检验中心
沈　杰　同济大学附属杨浦医院
张秀明　深圳市罗湖医院集团
张　钧　浙江大学医学院附属邵逸夫医院
陈建芸　中国人民解放军南部战区总医院
陈　茶　广东省中医院
陈培松　中山大学附属第一医院
陈伟琴　上海中医药大学附属龙华医院
陈　康　中山大学附属中山医院
陈　颖　中山大学附属中山医院
陈　潇　空军军医大学西京医院
范列英　上海市东方医院
林　铖　杭州迪安医学检验中心
林豪芸　深圳市人民医院
欧阳涓　中山大学附属第一医院
周文宾　国家卫生健康委临床检验中心
周铁丽　温州医科大学附属第一医院
周　蓉　同济大学附属杨浦医院
府伟灵　陆军军医大学附属西南医院
郑善銮　空军军医大学西京医院
赵　猛　中国人民解放军联勤保障部队第九〇〇医院
郝晓柯　空军军医大学西京医院
胡晓波　上海中医药大学附属龙华医院
胡　婷　中山大学附属中山医院
胡耀宗　中山大学附属中山医院
姜　傥　迪安诊断技术集团股份有限公司
　　　　中山大学附属第一医院
姜育燊　杭州迪安医学检验中心
贺文芳　空军军医大学西京医院
秦　雪　广西医科大学第一附属医院
袁　慧　首都医科大学附属北京安贞医院

徐全中　中山大学附属中山医院
陶志华　浙江大学医学院附属第二医院
黄云秀　中山大学附属中山医院
黄　彬　中山大学附属第一医院
渠　巍　贵州省贵阳市妇幼保健院
续　薇　吉林大学第一医院
彭明婷　国家卫生健康委临床检验中心
童永清　武汉大学人民医院
谢小兵　湖南中医药大学第一附属医院
慕月晶　中山大学附属中山医院
廖　扬　中国人民解放军南部战区总医院
廖　璞　重庆市临床检验中心
　　　　重庆市人民医院

学术秘书

（按姓氏笔画排序）

孙艳虹　中山大学附属第一医院
姜育燊　杭州迪安医学检验中心

序

随着人类基因组计划完成、蛋白质组计划启动，特别是互联网、云技术、大数据的应用及精准医疗的推进，检验医学发展进入了新的阶段。精准医疗的前提是精准检测，靶向治疗需要寻找到针对性靶点及相应的人群才能发挥最大作用，个体化医疗应对的是每一个个体的基因、表观遗传学变化，蛋白、代谢改变，这些都对检验医学这门融科学与技术于一身的综合性学科提出了更高的要求。

笔者在检验领域已经耕耘了数十年的岁月，曾经目睹、参与并推动着检验医学与临床的结合。这个领域发展得太快了，所有崭新的医学发现，生物标志物的认识，纳米技术、传感技术、生物信息学技术等底层技术的发展都会在检验医学这个领域交融、发展，为人类疾病的风险预测、早期诊断、治疗方案选择、疗效监测、预后判断提供坚实的数据支撑和实验室证据。

临床和医学检验工作者需要正确地选择应用这些指标，需要理解这些指标的内在含义，需要快速寻找线索，厘清思路，制订对策，从而为患者作出精确的诊疗方案，如何真正地将检验医学与临床医学融合，充分发挥检验医学在疾病预防、诊断、治疗中的作用，是检验医学发展的重要课题。

在以往的检验医学相关著作中，编者往往从疾病分类或检测的方法学分类入手，系统地、按部就班地介绍在某种疾病中都会有哪些指标出现异常；然而在临床实践中，我们面对的却是单一的或几个毫无关联的指标异常，就像在“破案”现场留下的蛛丝马迹，如何从这些线索中抽丝剥茧、寻踪觅源，构建起疾病诊断的思维导图，如何引导进一步的诊断路径和鉴别诊断逻辑线路，在实际工作中至关重要。《指标诊断学》正是从指标入手，引出临床诊断思路、生理病理干扰因素、鉴别诊断、相关指标的意义、进一步需要检测的指标等内容，为临床医师、检验人员、广大医学生提供了一部非常实用的工具书，同时也满足了民众对医学检验相关知识的理解需求，为他们读懂化验单，了解自身疾病与检测指标的关系，提供了专业的引导和便捷的途径。

《指标诊断学》编写宗旨是“实用”“全面”“创新”，内容体现了“可读性”“完整性”“多样性”的特征。“实用”体现在以每一个指标为索引，根据指标查询其相关的定义、诊断思路图、鉴别诊断等；“全面”体现在与诊断指标相关联的常见疾病多达330余种，涵盖了常见的实验室指标；“创新”意味着打破以认定疾病为引导，按图索骥查找诊断指标的方式，改变为以诊断指标为先导，让使用者拓宽思路、打开固有模式，思考更多可能的诊断思维模式。

《指标诊断学》聚集了国内一大批临床检验领域优秀的专家学者和一线工作者参与编写，内容全面而扎实，为检验医学与临床的融合，提供了一个很好的工具。尤其在检验医学日新月异发展的今天，面对不断涌现的新技术、新项目，该书不仅仅是经验的积累，更是一部科学的、实用的、可以随时参考的“字典”。

纵览检验医学丛书，迄今未见如本书这般从诊断指标的角度重塑疾病诊断的思考方式，感叹笔者和编写团队的努力和崭新的尝试。希望《指标诊断学》的出版更加有力地推动检验与临床医学的融合，推动医疗救治模式的创新和发展，推动“健康中国”宏伟战略的落地践行。

解放军总医院专家组成员
中央保健委员会会诊专家
中国医学装备协会检验医学分会主任委员
全军医学检验质量控制中心主任
中国老年医学学会检验分会主任委员
中国老年保健医学研究会检验分会主任委员
全国医学临床检验实验室及体外诊断系统标准化委员会主任委员
2018 年 10 月

前 言

晚近，随着自然科学、临床医学、材料科学、信息及人工智能技术的不断进步，越来越多的检验指标被开发、被引入临床诊断的过程。实验诊断也从二十世纪五六十年代的“三大常规”逐渐发展成为当今拥有几千个指标的、庞大而复杂的实验室诊断体系，它在临床活动中发挥着日趋重要的作用，影响着60%~70%的临床医疗决策。若从医疗支出占比来看，实验诊断只占全球医疗总支出的2%，被公认是一个成本—效益极高的医疗辅助决策工具。

目前，临床检验的应用范围已逐渐扩大到健康指导、疾病风险筛查、早期诊断、诊断与鉴别诊断、治疗方案选择、疗效观察及预后判断等极为广泛的用途。尤其是近来“精准医疗”“个体化医疗”等概念的提出，实验诊断更是走上了患者定制、个体与特定临床治疗配套的道路，直接参与并指导临床的具体实践，被赋予了在临床活动中不可替代的作用。与此同时，临床医学对实验诊断的要求也在发生着变化，不再满足于具体检测操作及一系列检测参数的提供。检验医学作为一门独立的、快速发展的学科，将更加注重对实验检测参数的理解、诠释及对其临床诊断的指导意义，这已成为当今及未来检验医学发展的方向。

此外，临床科学发展迅速，专业分工日趋细化，临床实践对实验诊断的依赖性正在逐渐增强，仅凭望、闻、问、切早已无法在短期内对患者作出正确诊断并给予恰当的治疗方案。并且，在当今知识、信息爆炸的时代，很难要求临床医生熟记上千个诊断指标的参考值范围、临床意义、敏感性、特异性、阴/阳性诊断率、影响指标准确性的因素等具体内涵。此时，要在浩瀚的信息海洋中记忆起、搜索到某一主诉、某一症状、某一体征与某一实验室指标及某种特定疾病之间的关联，是有相当难度的，这也极易导致临床的漏诊和误诊。

再则，传统的医学教学模式中，我们是从“专业/系统”入手，即从解剖、组织、生化、生理、病理等起步，逐渐过渡到内、外、妇、儿等的临床教学。对一个疾病的认识，是从病因、发病机制、诊断和鉴别诊断、治疗等思路建立起的，描绘的是疾病的典型特点。过去相关的实验诊断书籍正是从这个线路上展开的，按照人体系统、疾病罗列各项实验室诊断指标，并在每一个诊断指标下，详细描述各自的参考值范围、方法学、技术原理、临床意义等，具有极强的系统性。然而，在临床实践中，疾病千变万化。当我们面临的、接触的只是单个或部分异常的实验室指标时，我们应该如何打开并拓展诊断思路？如何借此寻求进一步诊断的帮助？如何进行鉴别诊断？如何排除方法学、技术因素及影响因素等带来的信息干扰？这便是本书编写的目的。

本书旨在帮助读者打破既定的“疾病/系统”的拘束和思维定式，从另一角度重新看待司空见惯的实验室指标，我们选择了330余种常见疾病的诊断指标，像编写“字典”一样，顺藤摸瓜，层层递进，逐步提供、勾勒出清晰的诊断线索和诊断思路，并从临床实用的角度考虑如何逻辑性地、系统性地、综合性地、灵活性地理解、运用这些指标。编写中，每一个指标均从定义、分类、诊断思路（含图）、伴随该指标出现时临床症状和体征的鉴别诊断、伴随该指标出现时实验室指标的鉴别诊断、在该指标基础上还需进一步检查的实验室指标、评估该指标的技术要点、评估时需要考虑的影响因素八个方面展开剖析。从实验室检查的角度，以检验指标为线索，提供了对临床诊断与鉴别诊断的思维导图。

本书的编写，集中了全国医疗界一批著名的专家学者，第一版仍定位为专业书籍，主要面向广大的临床医生和医学生。当然，随着文化普及、人群健康素养的提高，以及人们对健康保健需求的日益关注，对疾病的认识、知情的要求、参与诊断和治疗的意识等也对我们提出了面向民众和科普的要求，我们会在再版中予以考虑。

最后，由衷感谢孙艳虹、姜育燊两位编委在本书编写过程中付出的大量心力。鉴于时间仓促，尽管编者们十分认真和努力，但难免存在一些疏漏、不妥或错误之处，恳请大家在使用本书的过程中，提出宝贵的意见和建议，惠予指导，以便在再版时加以修正和改进，并及时更新检验指标的最新进展。

姜 侥

2018年10月

目 录

非汉字开头的指标

A

B

C

D

E

F

G

H

J

K

L

M

N

P

Q

R

S

T

W

X

Y

Z

非汉字开头的指标

1,5-脱水葡萄糖醇

【定义】

1,5-脱水葡萄糖醇(1,5-anhydro-glucitol,1,5-AG),又名1-脱氧葡萄糖、1,5-D-山梨醇、1,5-无水葡萄糖醇等,属于多羟基化合物。1,5-AG是一种具有吡喃环结构的六碳单糖,其结构与葡萄糖十分类似,是葡萄糖的第1位碳原子上的羟基被氢取代后形成的还原型吡喃葡萄糖(图1、图2),在19世纪被发现与纯化,20世纪70年代应用于临床中。目前,1,5-AG在日本应用较为普遍,在欧美国家并不普及,而在中国尚未使用。

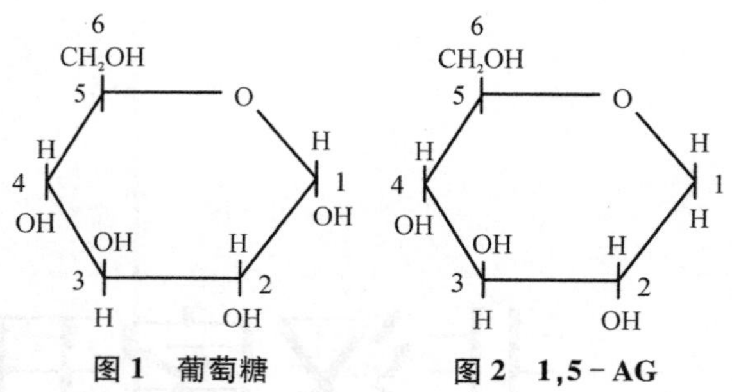

图1　葡萄糖　　图2　1,5-AG

【分类】

血液中,1,5-AG分为升高、降低两种。

【诊断思路】

诊断思路见图3。

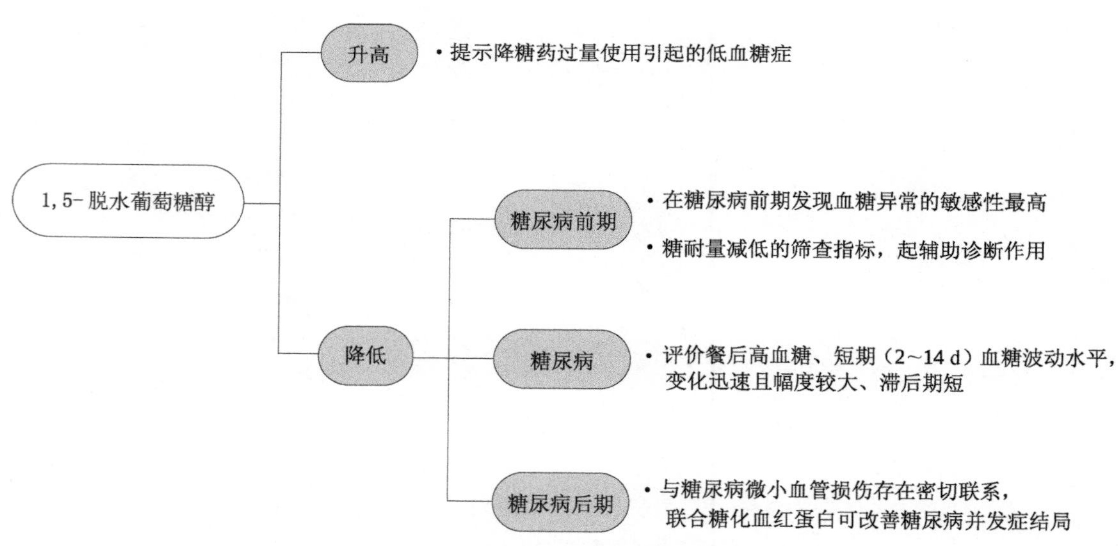

图3　1,5-脱水葡萄糖醇异常的诊断思路图

【伴随临床症状和体征的鉴别诊断】

1. 伴高血糖　血糖浓度高于空腹水平上限6.1 mmol/L时,称为高糖血症。高血糖分为生理性和病理性,临床上常见的病理性高血糖有空腹血糖受损(impaired fasting glucose, IFG)、糖耐量减低(impaired glucose tolerance, IGT)和糖尿病(diabetes mellitus, DM),IFG和IGT两者均代表了正常葡萄糖稳态和糖尿病高血糖之间的中间代谢状态。此时,1,5-AG降低可作为补充指标来

辅助诊断为糖尿病。

2. 伴多尿、多饮、多食和体重下降　“三多一少”为糖尿病的典型临床症状，此时，1,5－AG 降低可作为补充指标来辅助诊断为糖尿病。

【伴随实验室指标的鉴别诊断】

1. 伴血糖升高　考虑为糖尿病。可通过空腹血糖测定、口服葡萄糖耐量试验(oral glucose tolerance test, OGTT)试验进行确诊。若空腹血糖含量≥7.0 mmol/L 或随机血糖含量≥11.1 mmol/L，或 OGTT 试验 2 h 血浆葡萄糖含量≥11.1 mmol/L 可确诊。此时，1,5－AG 降低可作为补充指标来辅助诊断为糖尿病。

2. 伴糖化血红蛋白、糖化血清蛋白、糖化白蛋白等血糖监控指标升高　此时，1,5－AG 降低可作为补充指标来辅助诊断为糖尿病。

3. 伴糖代谢产物(酮体、乳酸和丙酮酸)升高　尤其出现糖尿病酮症酸中毒昏迷(diabetic ketoacidosis coma)、糖尿病高渗性非酮症昏迷(hyperglycemic hyperosmolar status)和糖尿病乳酸酸中毒昏迷等严重急性并发症，1,5－AG 降低时可作为补充指标来辅助诊断为糖尿病。

【需进一步检查的实验室指标】

1. 空腹血糖、尿糖和 OGTT 试验　主要用于了解患者的糖代谢情况。

2. 糖化血红蛋白、糖化血清蛋白和糖化白蛋白检查　主要用于糖尿病的辅助诊断和血糖的监控。

3. 肝功能、肾功能和血脂检查　主要用于糖尿病和代谢综合征等代谢异常的诊断，同时可鉴别诊断 1,5－AG 降低的原因。

4. 电解质检查、血气分析、酮体、渗透压、乳酸和丙酮酸测定　主要用于糖尿病急性并发症的诊断和鉴别诊断。

5. 炎症因子、尿微量白蛋白　主要用于糖尿病慢性并发症的诊断。

6. 糖尿病病因学检查指标　包括胰岛素、胰岛素原和 C－肽测定，血清胰岛素自身抗体(包括谷氨酸脱羧酶抗体、胰岛细胞抗体、蛋白酪氨酸磷酸酶抗体、胰岛素自身抗体)等。

7. 胰岛素抵抗的检测　包括葡萄糖胰岛素钳夹技术、胰岛素敏感指数、胰岛素抵抗指数。

8. 神经内分泌激素　包括生长激素、胰高血糖素、糖皮质激素、甲状腺素等，以了解糖化谢紊乱的原因。

【指标评估的技术要点】

(1) 目前普遍采用吡喃糖氧化酶(pyranose oxidase, PROD)反应比色法检测。该方法不需特殊仪器，适用于大型生化仪检测，具有快速、灵敏、准确、成本低、操作简单、干扰因素少等优点，可作为实验常规检测方法，有良好的临床应用前景。

(2) 生理状态下，人体内的 1,5－AG 在健康人群比较稳定，除脂肪代谢、肝功能、肾功能、胰岛素等因素外，不受性别、年龄、饮食、肥胖、运动、应激及用药等因素的影响，作为正常的血清成分，其代谢稳定，浓度恒定在 12~40 mg/L。与糖尿病患者的治疗方案、病程长短等无关。

(3) 本法不受脂血、溶血、黄疸的干扰，且无须空腹采血，可进行 1,5－AG 随机试验。

【指标评估的影响因素】

(1) 慢性肾衰竭患者由于重吸收 1,5－AG 障碍，所以血清中其浓度是降低的。此时，若 HbA1c 也下降，可以排除糖尿病的可能。

(2) 肝硬化患者由于 1,5－AG 合成障碍，所以血清中其浓度是降低的。

(3) 饮食障碍患者由于 1,5－AG 摄入过少，所以血清中其浓度是降低的。

(4) 年龄因素：1,5－AG 在预测糖尿病时，在青年人群中价值较高，而在老年人群中存在一定的局限性。

(李　莎，张秀明)

参考文献

5′-核苷酸酶

【定义】

5′-核苷酸酶(5′-NT)是一种特殊的磷酸酯水解酶,主要分布于心、肝、脑、肌肉、肾和肺,在肝内分布于胆小管、肝窦和库普弗细胞,它只作用于核苷-5 磷酸,如腺苷-5-磷酸或腺苷酸(adenosine monophosphate,AMP)生成无机磷酸和核苷,对 4 种 5-核糖核苷一磷酸均能水解。5′-NT 是反映胆汁淤积的敏感指标,升高主要提示胆道阻塞性疾病。

【分类】

非血浆固有酶类,根据来源方式为细胞酶,指在生理情况下存在于各组织细胞中参与物质代谢的酶类。

【诊断思路】

诊断思路见图 4。

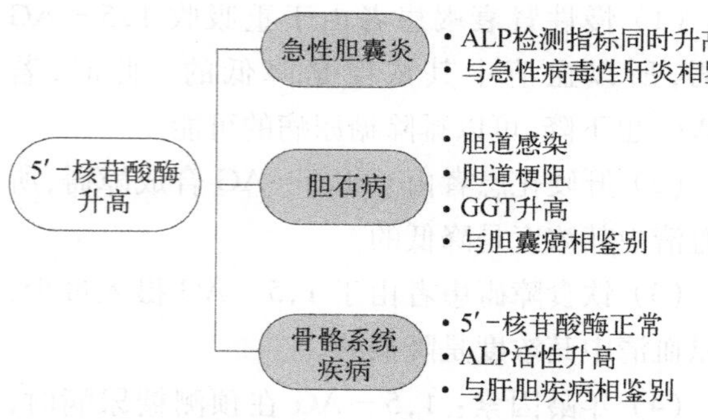

图 4　5′-核苷酸酶升高的诊断思路图

5′-NT 升高多见于肝胆系统疾病。

1. *急性胆囊炎*　由于胆囊管阻塞,化学性刺激和细菌感染引起的急性胆囊炎症性疾病,临床表现可有发热、右上腹疼痛和压痛、恶心、呕吐、轻度黄疸、5′-NT 升高和白细胞增多等。

2. *胆石病*　胆道系统(包括胆囊与胆管)的任何部位发生结石的疾病,其种类和成分不完全相同,临床表现取决于结石是否引起胆道感染、胆道梗阻,以及梗阻的部位与程度。

3. *胆总管内结石*　胆石可来自胆囊或肝内胆管,也可原发于胆总管。胆石初入胆总管或由扩张的胆总管移行至壶腹部时,除产生绞痛外,常伴有梗阻性黄疸征象。当胆总管梗死引起急性阻塞性化脓性胆管炎时,可出现黄疸、寒战、高热、血白细胞增多、血压下降、谵妄甚至昏迷等中毒性休克征象。胆道感染可累及肝脏,并发肝炎、肝脓肿、肝静脉血栓形成,引起肝大及压痛、脾大、腹水及呕血等症状。确诊常依赖于 X 线检查。与肾绞痛、肠绞痛、铅中毒腹绞痛、急性胰腺炎、胆道蛔虫症等鉴别。

4. *胆囊癌*　在胆囊恶性肿瘤中,胆囊癌占首位,其他尚有肉瘤、类癌、原发性恶性黑色素瘤、巨细胞腺癌等,后者少见。胆囊癌患者伴胆石症患者占有 60%~90%,一般认为慢性胆囊炎、胆石病与胆囊癌的发生密切相关。胆囊癌起病隐匿,早期大多无症状。主要临床表现为中上腹或右上腹疼痛,间歇性或持续性、钝痛或绞痛,进行性加重。腹痛可放射至右肩、背、胸等处。有时很难与胆石病相区别。消瘦、黄疸较为常见,并可有食欲缺乏、软弱、恶心和呕吐等。晚期可出现肝大、发热和腹水。B 超是目前能早期发现胆囊癌的检测方法。应与胆石病、肝癌、胰腺癌、胆管与壶腹癌相鉴别。

【伴随临床症状】

1. *伴发热*　临床表现可有发热、右上腹疼痛和压痛、恶心、呕吐、轻度黄疸。

2. *伴胆道感染*　胆道感染可累及肝脏,并发肝炎、肝脓肿、肝静脉血栓形成,引起肝大及压痛、脾大、腹水及呕血等症状。

3. 伴梗阻性黄疸　常伴有梗阻性黄疸，并可有食欲缺乏、软弱、恶心和呕吐等。

4. 伴右上腹疼痛　间歇性或持续性、钝痛或绞痛，进行性加重。腹痛可放射至右肩、背、胸等处。

【伴随实验室指标】

1. 伴血白细胞计数升高　白细胞计数常升高，在无失水情况下，白细胞计数超过 $20\times10^9/L$，分类中有显著核左移者，并且血中降钙素原升高，常提示病情严重。

2. 伴血清学检测升高　5′-NT 和 ALP 活性均升高，肝癌患者 5′-NT 升高更为显著，持续时间较长。胆石病或胆管炎患者可伴有 γ-GT、ALT、AST、血清胆红素升高。当并发急性胰腺炎时，血清淀粉酶>500 U/L。

3. 5′-NT 和 ALP 联合检测　血清 ALP 升高有助于肝胆疾病与骨骼疾病的鉴别，当肝脏疾病时，5′-NT 和 ALP 活性均升高，而骨骼疾病时仅 ALP 升高，5′-NT 多为正常。

4. 十二指肠引流　收集胆汁进行检测，可发现胆汁内有胆固醇结晶，胆红素钙沉淀，被胆汁黄染的脓细胞，华支睾吸虫卵、肠梨形鞭毛虫滋养体等。胆汁细菌培养可发现致病菌。如不能得到胆囊胆汁，提示胆囊收缩功能不良或胆囊管梗阻。

【需进一步检查的实验室指标】

1. 肿瘤标志物　包括 α-L-岩藻糖苷酶（AFU）、甲胎蛋白（AFP）、癌胚抗原（CEA）。

2. 血培养和血清内毒素检测　患者在未使用抗生素前，应先做血培养及药物敏感试验和血清内毒素的测定，以鉴定致病细菌，指导治疗。

3. B 超　此法简便易行，可测定胆囊大小、胆囊厚度，尤其对检测胆石正确可靠。

4. 放射诊断学检查　包括腹部 X 线平片、胆系造影。

5. CT　对胆囊增大、囊壁增厚及胆石的存在有很大的诊断价值。

【指标评估的技术要点】

5′-NT 是反映肝脏损伤功能的指标之一，在临床也常用于骨骼疾病的鉴别诊断。

【指标评估的影响因素】

5′-NT 测定多采用血清和肝素化血浆，需空腹，避免溶血。应尽快分离血清或血浆并检测。

（石玉玲）

参考文献

11-脱氢血栓素 B2

【定义】

11-脱氢血栓素 B2（11-dehydro-thromboxane B2，11-DH-TXB2）是血栓素 A2（thromboxane A2，TXA2）的稳定代谢产物，经肾脏排出体外。TXA2 是细胞膜磷脂释放的花生四烯酸经过环氧化酶途径代谢产生的生物活性物质之一，主要由活化的血小板合成和释放，TXA2 增加导致血管收缩与血小板集聚，参与血栓形成等病理过程。因此，测定 TXA2 在体内的含量能反映体内血小板的活化状态。

血液中 TXA2 的半衰期极短，仅有 30 s，被迅速代谢为无活性的血栓素 B2（thromboxane B2，TXB2）。但由于采血取样以及实验操作过程中血小板在体外活化亦产生TXB2，这一指标不能真实反映体内TXA2的生成水平。而TXB2在体内的主要代谢产物为11－DH－TXB2，其不在体外形成，因此，其血浆和尿液中的浓度不受体外血小板活化的影响。检测尿中11－DH－TXB2水平可较为客观地反映体内TXA2的真实水平，能够避免采血过程中因血小板活化产生的干扰，是检测血小板活化程度的安全、简便、灵敏、无创的理想指标。

【临床意义】

1. 11－DH－TXB2与阿司匹林抵抗　大量的循证医学证据提示，阿司匹林在缺血性心脑血管疾病的预防中具有重要价值，可显著减少各类栓塞及血栓形成事件。阿司匹林能使严重粥样硬化血管事件和死亡的发生率减少25%。其主要抗血栓机制是乙酰化血小板中的环氧化酶-1抑制血栓素的合成。然而，并非所有服用阿司匹林者均能获得良好的抗血小板聚集效果，仍有一部分患者服用阿司匹林却不能避免血栓事件，不能减少血小板血栓素A的生成并因此引起血小板活化和聚集这种现象，称为阿司匹林抵抗（aspirin resistance，AR）。AR患者遭受死亡、心脏病或脑卒中的概率是阿司匹林敏感者的3倍。AR患者尿中11－DH－TXB2水平较阿司匹林敏感者高，表明阿司匹林并未减少血小板血栓素A的生成，尿中11－DH－TXB2水平可作为评价AR的重要指标。

（1）AR标准：10 μmoL/L二磷酸腺苷（adenosine diphosphate，ADP）诱导血小板平均聚集率≥70%，用0.5 mmol/L花生四烯酸（arachidonic acid，AA）诱导血小板平均聚集率≥20%，尿11－DH－TXB2含量超过1 000 pg/mL。

（2）阿司匹林半敏感（aspirin semiresponders，ASR）标准：符合阿司匹林抵抗标准之一即可。阿司匹林半敏感属于阿司匹林抵抗的一种类型，两者均不符合的为阿司匹林敏感。

（3）AR分为以下3型：1型为药动力学型抵抗，体内试验测定胶原诱导的血小板聚集和TXA2的形成，阿司匹林对胶原诱导的血小板聚集及TXA2的形成均无影响，体外试验在血浆中加入100 μmol阿司匹林后，能够完全阻断胶原诱导的血小板聚集和TXA2的形成。2型为药效学型抵抗，体内试验和体外试验均不能阻断胶原诱导的血小板聚集和血栓素形成。3型为假性抵抗，体内试验和体外试验中TXA2形成均被完全抑制，但无论体内、体外实验，均不能抑制血小板聚集。口服阿司匹林，AA诱导的血小板聚集率高者，如尿11－DH－TXB2水平低，反映血浆TXA2受到抑制，可能为假性抵抗；如尿11－DH－TXB2水平高，能排除外用药顺应差、剂量不当、吸收不良和血小板更新速度加快等因素，则可能为药效学型抵抗；否则可能为药动力学型抵抗。两者联合评价AR不仅更符合阿司匹林的作用机制，还可以反映血浆TXA2的水平，推测AR的可能机制，从而指导阿司匹林抵抗的临床干预。

2. 11－DH－TXB2与糖尿病　2型糖尿病患者是心脑血管疾病及周围血管病变的高危人群。其中，糖尿病合并冠状动脉病变患者常有多支冠状动脉粥样硬化。近年研究显示，糖尿病患者体内多种因素可导致血小板活化，进而引起血小板合成TXA2增加，TXA2与TXA2受体结合后通过Gq蛋白活化磷脂酶Cβ（PLCβ）促进磷脂酰肌醇-4，5－二磷酸裂解生成三磷酸肌醇（IP3）和二酰甘油（DAG）。其中，IP3可促进细胞内钙离子增多，不仅能够引起血管平滑肌收缩，还能引起血小板膜内的环磷酸腺苷（cAMP）水平下降，诱导血小板活化，进一步促进TXA2的合成释放，同时促进血小板在冠状动脉处黏附聚集，通过多种途径促进冠状动脉粥样硬化的发生、发展。TXA2的半衰期短，不利于常规检测。11－DH－TXB2是TXA2的代谢产物，本身性状稳定，不易受体外因素的干扰，对2型糖尿病患者冠状动脉病变早期筛查有一定的意义。

3. 11－DH－TXB2与高血压　高血压是严重危害人类健康的重要疾病之一，并且是血管动脉粥样硬化病变的重要危险因素，两者常同时存在。尿中11－DH－TXB2的含量与高血压的严重程度呈正相关，血小板活性的增强参与了高血压及其并发症的发生、发展过程。高血压可能通过活化血小板这一机制，促进人的动脉粥样硬化和冠心病等并发症的发生、发展。

此外，尿 11－DH－TXB2 浓度升高同心肌梗死或心血管死亡事件增多且独立相关，11－DH－TXB2 可预测未来患心肌梗死或心血管死亡的风险。

【诊断思路】

诊断思路见图 5。

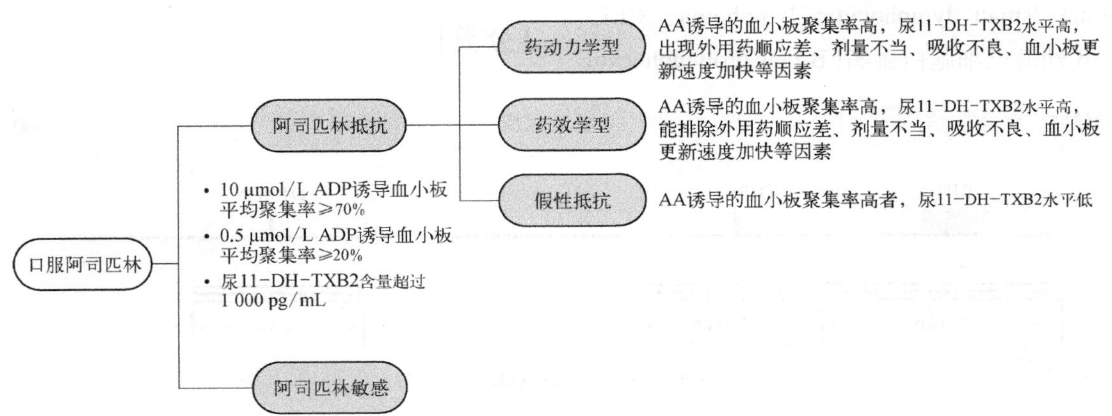

图 5　口服阿司匹林诊断思路图

【需进一步检查的实验指标】

1. 血小板聚集功能检测

2. 环氧化酶（cyclooxygen－ase，COX）异构体 COX1 和 COX2 的检测　明确 AR 的机制。

3. GPI Ⅱ a P1A1/A2、PAI－1 4G/5G 和 PEAR1 基因多态性检测　基因多态性在 AR 中发挥重要作用，主要为 GPI Ⅱ a P1A1/A2、PAI－1 4G/5G 和 PEAR1 基因多态性。

【指标评估的技术要点】

一般采用 ELISA 法检查尿中 11－DH－TXB2 的含量，方法简单、无创、可靠、准确，能真实反映体内血小板的活化程度，并且有相应的检测试剂盒。

【指标评估的影响因素】

（1）洗涤过程非常重要，不充分的洗涤易造成假阳性。

（2）一次加样时间最好控制在 5 min 内，如标本数量多，推荐使用排枪加样。

（3）如标本中待测物质含量过高，需稀释后再测定，计算时乘以稀释倍数。

（4）在配制标准品、检测溶液工作液时，以相应的稀释液配制，不能混淆。

（5）底物需避光保存。

（黄　彬，何宇婷）

参考文献

13q14 缺失

【定义】

13q 缺失通常涉及 13 号染色体长臂的 1 区 4 带，但是具体缺失长度仍未被明确定义。一些研究表明，缺失区域可能只为 13q14.3，也可能伴有更大片段的缺失，包括位于 13q14.1～14.2 的视网膜母细

胞瘤基因(retinoblastoma genes, RB1)。13q14 可见于多种成熟 B 细胞肿瘤,其中以慢性淋巴细胞白血病/小淋巴细胞淋巴瘤(chronic lymphocytic leukaemia /small lymphocytic lymphoma, CLL/SLL)、B 幼淋巴细胞白血病(B-cell prolymphocytic leukaemia, B－PLL)、浆细胞肿瘤(plasma cell neoplasm)、套细胞淋巴瘤(mantle cell lymphoma, MCL)出现的频率较其他类型高。

【分类】

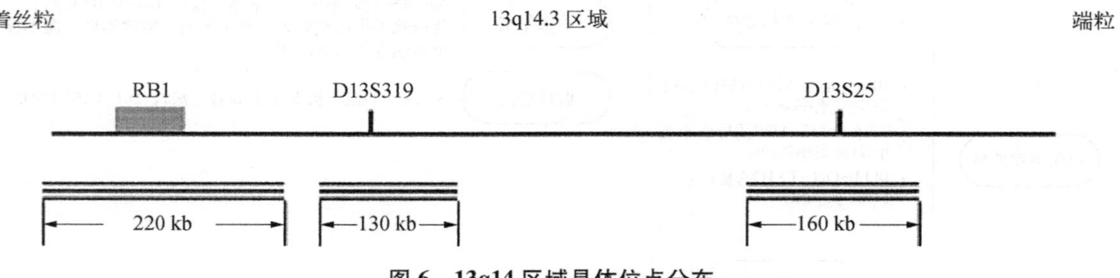

图 6 13q14 区域具体位点分布

研究发现,纯合性的 RB1 缺失很少见,且 13q14 缺失的断裂点在位于 RB1 基因远端 D13S25 的位置,推测 del(13q14)的关键基因可能位于 RB1 基因远端的 2 个标志 D13S25 和 D13S19 之间约 300 kb 的区域内,其突变或缺失,可导致细胞增殖、失去负调控而致肿瘤发生。

【临床意义】

13q14 缺失在 CLL 患者的阳性率较高,占 CLL 的 55%,中位生存时间 133 个月,无治疗生存时间为 92 个月。传统观点认为,13q 缺失患者的预后和正常核型患者预后相同。13q 缺失通常涉及长臂的 1 区 4 带,但是缺失长度仍不明确,且早期的研究表明 RB1 定位于 13q14 区,而 RB1 是抑癌基因,它可有效抑制肿瘤细胞的增殖、分化,对肿瘤的发生起到负反馈作用。若 13q 涉及 RB1 的缺失则预后较差,若涉及小片段 MIR15A/MIR16A 的缺失或者微缺失则预后较好。

13q14 缺失是 MM 常见的染色体异常,在 MM 发病机制中较早发现是该病预后及生存期预测的重要指标之一。13 号染色体缺失的发生率随着疾病的演变逐渐增加(MGUS = 23%, MM = 43%, PCL = 70%, $P<0.001$),表明 13 号染色体缺失是 MM 发病机制中的早期异常,与疾病进展有关。13q14 缺失是 MM 复发和预后不良的高危因素。

文献报道,27% 的 B 幼淋巴细胞白血病病例可见 13q14 缺失。而套细胞淋巴瘤患者的阳性率可达 43%~51%。

【诊断思路】

诊断思路见图 7。

1. *慢性淋巴细胞白血病* 慢性淋巴细胞白血病患者一般年龄较大,白细胞计数中淋巴细胞超过 5×10^9/L,外周血涂片可见煤球或篮状细胞明显增多,临床特征变化很大,包括症状、病程和转归。多数没有症状,但有些可出现疲乏、自身免疫溶血性贫血、感染、肝脏、脾脏、淋巴结肿大或结外浸润。

2. *多发性骨髓瘤* 多发性骨髓瘤患者症状相对隐匿,就诊时常见血清有单克隆球蛋白升高(M 蛋白),骨髓涂片见大量克隆性浆细胞,并出现相应的靶器官损害(CRAB:高钙血症、肾功能不全、贫血、骨病损)。

3. *B 幼淋巴细胞白血病* B 幼淋巴细胞白血病是一个极少见的疾病,占淋巴细胞白血病的近 1%。多数患者 60 岁以上,中位年龄是 65~69 岁。巨脾脏不伴或伴轻微周围淋巴结肿大和淋巴细胞计数快速增加,常 $>100\times10^9$/L。50% 的病例可见贫血和血小板减少。

4. *套细胞淋巴瘤* 套细胞淋巴瘤发生在中老年人,中位年龄约 60 岁,男性好发(男女比为 2∶1 或更高)。多数患者伴淋巴结肿大、肝脾肿大和骨髓受累。外周血受累常见,流式细胞仪检测证实几乎所有的患者均有外周血受累。部分病例有明显的淋巴细胞增多,类似于幼淋巴细胞性白血病。

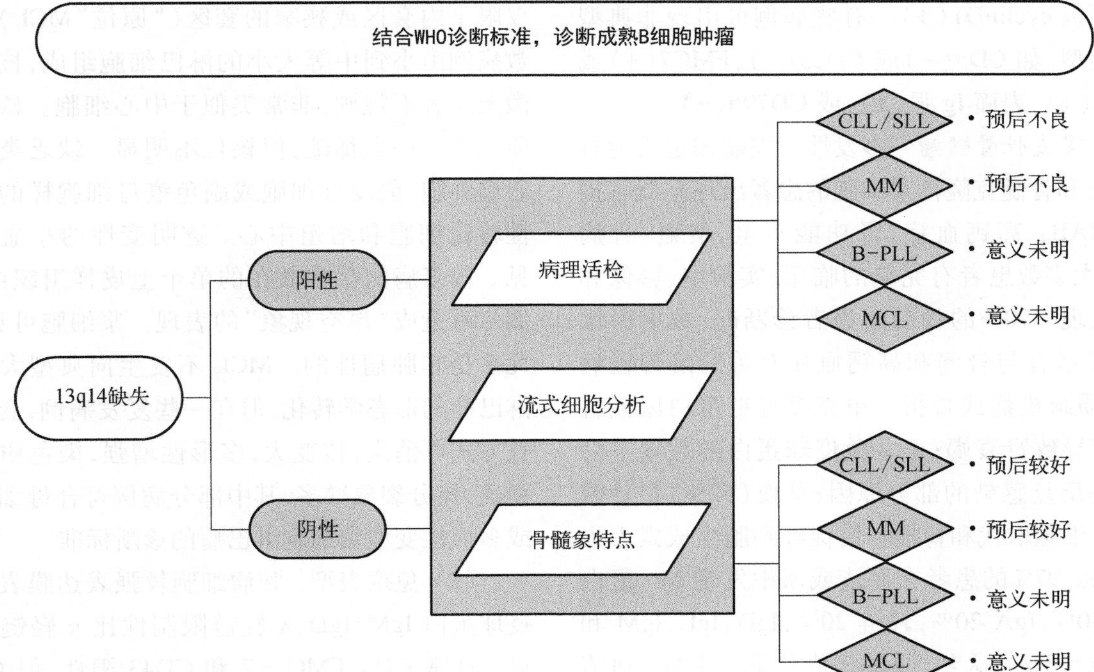

图 7　13q14 缺失诊断思路图

【需进一步检查的实验室指标】

1. 慢性淋巴细胞性白血病/小淋巴细胞淋巴瘤　需进一步检查的实验室指标分为组织病理学和免疫表型。

（1）组织病理学

1）淋巴结和脾脏：CLL/SLL 的淋巴结肿大，结构破坏，以假滤泡方式规则分布的淡染区域构成了增殖中心，其内有较大的细胞，周围是小淋巴细胞组成的深染背景。受累部位可局限于滤泡间区。病变以小淋巴细胞为主，这些细胞比正常淋巴细胞稍大，染色质呈块状，核圆形，偶尔见小核仁，核分裂活性常很低。增殖中心可见一系列小、中、大细胞。前淋巴细胞小到中等大，染色质较粗，可见小核仁；副免疫母细胞较大，核圆至卵圆形，染色质疏松，中位嗜酸性核仁，胞质轻度嗜碱性。不同的病例中，增殖中心的大小和副免疫母细胞的数量不同，但这些组织学改变与临床过程没有相关性。在脾脏，常白髓受累显著，但红髓也常受累；也可以见到增殖中心，但没有淋巴结明显。在部分病例中，小淋巴样细胞可表现出中等程度的核不规则，应与套细胞淋巴瘤鉴别。部分病例有浆细胞样分化。

2）骨髓和血：在骨髓和外周血涂片中，CLL 是小淋巴细胞，染色质呈块状，胞质少 191。煤球或篮状细胞是血涂片中见到的典型细胞。前淋巴细胞（细胞较大，核仁较明显）在血片中的比例通常少于 2%，这些细胞数量的增多意味着疾病的侵袭性也增强。如果前淋巴细胞>55%，应诊断 B 幼淋巴细胞白血病（B－PLL）。在外周血中，非典型 CLL 细胞的核染色质不致密，核形较规则。这些发现更常见于三染色体和其他染色质异常。骨髓受累及可呈间质性、结节性和（或）弥漫性；骨髓内增殖中心在骨髓较淋巴结少见；小梁旁集聚不典型。尽管有观点认为>30%的淋巴细胞“特征性”地出现即可诊断 CLL/SLL，但缺少其他明确特征，只有少量骨髓累及就诊断 CLL/SLL 是不可取的。

（2）免疫表型：使用流式细胞技术，瘤细胞表面弱表达 IgM/IgD，CD20、CD22、CD5、D19、CD79a、CD23、CD43 和 CD11c。在典型 CLL 中，CD10（－），FMC7 和 CD79b 通常（－）或弱（＋）。外周血中淋巴细胞免疫表型已纳入了一套计分系统，有助于 CLL 与其他 B 细胞白血病鉴别。组织切片胞质 Ig 可（＋），cyclinD1（－），而增殖中心的细胞可以 cyclinD1(+)。有些病例可出现非典型免疫表型[如 CD5(-)或 CD23(-),FMC7(+)或 CD11c(+),表面 Ig 强(+),或 CD79b(+)]。

2. 多发性骨髓瘤　多发性骨髓瘤被定义为有 M 成分和骨髓克隆性浆细胞的患者出现靶器官损害(CRAB:高钙血症、肾功能不全、贫血、骨病损)。大多数患者有完整的临床、实验室、影像和病理表现。70%的骨髓瘤患者诊断时,放射影像研究显示有与骨痛和高钙血症有关的溶骨性病损,骨质疏松症或骨折。单克隆轻链蛋白尿损害肾小管导致肾衰竭;正常免疫球蛋白的数量下降可能是反复感染的部分原因;贫血(67%)是骨髓被肿瘤细胞取代和肾损害使促红细胞生成素丢失的结果。97%的患者在血清或尿中发现 M-蛋白(IgG 50%,IgA 20%,轻链 20%,IgD、IgE、IgM 和双克隆<10%);大约 3%的病例是非分泌型。血清 M-蛋白 IgG 常>30 g/L,IgA>20 g/L。90%的患者多克隆 Ig 下降(低于正常的 50%)。其他实验室检查有高血钙(20%),肌酸酐升高(20%~30%),高尿酸血症(>50%)和低蛋白血症(约 15%)。以上项目均应在初诊时完善。

3. B 幼淋巴细胞白血病　需进一步检查的实验室指标分为外周血和骨髓,以及免疫表型。

(1)外周血和骨髓:循环细胞中大多数(>55%,通常>90%)是前淋巴细胞,该细胞中等大小(为成熟淋巴细胞的 2 倍),核圆,染色质中度浓染,核仁明显,位于核中央,有少量弱嗜碱性胞质。一些病例可有核沟。骨髓表现为有核细胞在小梁间呈间质状或结节状浸润。

(2)免疫表型:B-PLL 细胞不仅强表达表面 IgM+/-、IgD,而且 B 细胞抗原 CD19、CD20、CD22、CD79a 和 CD79b,以及 FMC7 均(+);CD5 和 CD23 仅分别在 20%~30%和 10%~20%病例中阳性,ZAP-70 和 CD38 分别在 57%和 46%的病例表达,但与免疫球蛋白的基因突变状态无关。

4. 套细胞淋巴瘤　需进一步检查的实验室指标分为形态学和免疫表型。

(1)形态学:典型的 MCL 表现为单一的淋巴细胞增生,呈模糊的结节状、弥漫性、套区或罕见的滤泡等生长方式。在少数病例中,病变几乎仅限于内套区或狭窄的套区("原位"MCL)。多数病例由小到中等大小的淋巴细胞组成,核形轻微至显著不规则,非常类似于中心细胞。核染色质至少有一点稀疏,但核仁不明显。缺乏类似中心母细胞、免疫母细胞或副免疫母细胞样的肿瘤性转化细胞和增殖中心。透明变性的小血管常见。很多病例存在散在的单个上皮样组织细胞,偶尔可造成"星空现象"的表现。浆细胞可见,但几乎是非肿瘤性的。MCL 不发生向典型大细胞淋巴瘤的形态学转化,但在一些复发病例,套区生长方式可消失,核变大,多形性增强,染色质更加稀疏,核分裂象增多,其中部分病例符合母细胞样或多形性变型套细胞淋巴瘤的诊断标准。

(2)免疫表型:肿瘤细胞较强表达膜表面免疫球蛋白 IgM/IgD,λ 轻链限制性比 κ 轻链更常见。通常 CD5、FMC-7 和 CD43 阳性,但 CD10 和 BCL6 阴性。CD23 阴性或弱阳性。可出现异常的免疫表型,这有时与母细胞变型或多形性变型有关,包括 CD5 表达缺失,以及 CD10 和 BCL6 的表达。免疫组化染色可显示疏松的滤泡树突细胞网。所有病例 Bcl-2 蛋白阳性并且几乎都表达 cyclinD1,包括少数 CD5 阴性的病例。诊断"原位"MCL 病例需要行 cyclinD1 染色。

【指标评估的技术要点】

1. 染色体显带技术(CBA)　传统的遗传学分析主要应用染色体显带技术,尽管在其他白血病的分类和预后意义已被证实,但由于成熟 B 细胞肿瘤体外增殖活性低下,即使在 B 细胞分裂素的作用下,增殖仍不明显。由于不能获得足够的分裂象,或者由于体外中期分裂的质量差,仅 40%~69%的病例可以检出克隆性畸变。

2. 荧光原位杂交(fluorescence in situ hybridization, FISH)　荧光原位杂交是一种新兴的分子细胞遗传学技术,克服了常规核型分析的局限性,使人们可对处于细胞间期的生物标本进行染色体结构与数目异常的研究。应用 FISH 技术能大大提高成熟 B 细胞肿瘤患者染色体异常检出率,可以发现高达 80%的 CLL 患者伴有遗传学异常,具有快速、检测信号强、杂交特异性高和可以多重染色等特点。

【指标评估的影响因素】

在血液系统恶性肿瘤中，CBA 检测可以提供重要的遗传学和预后方面的信息，与其他遗传学检测技术相比，其主要的优点是可以全面观察显微镜下的可见核型异常。但前提条件是细胞需在体外进行分裂，由于成熟 B 细胞体外有丝分裂活性低，因此，既往 CLL 的 CBA 检测成功率不高，然而在加入了 DSP30 和 IL－2 后提高了有丝分裂指数，异常的检出率明显提高。Decker 等应用该种方法对 132 例 CLL 中的 125 例(94.7%)成功进行了 CBA 检测，101 例(80.8%)检出了核型异常，与 FISH 检出的异常率相当。但加入的有丝分裂刺激剂有诱导产生选择偏倚的可能。但总体而言，其好处大于坏处。FISH 技术不需要细胞进行体外分裂，可以同时对有丝分裂中期和间期细胞进行检测，操作步骤简单，检测信号强，特异性较高，可以进行多重染色，CLL 检出率高达 80%。然而 FISH 的局限性在于其仅能对已知探针的基因位点进行分析，FISH 分析低估了 CLL 患者核型异常的复杂性和异质性，应用 FISH 进行畸变的筛查，需要大量的探针，检测费用较高。多重荧光原位杂交(M－FISH)，该技术将 FISH 的敏感性和特异性与 CBA 结合起来，使得染色体异常的检出率大大提高。M－FISH 与 FISH 的联合应用，可以确认 CBA 分析中发现的复杂染色体核型异常，并纠正 CBA 分析中漏检及误检的异常，但费用较高，不适于普及筛查。

（李俊勋，欧阳涓）

参考文献

17－羟皮质类固醇、17－酮类固醇

【定义】

17－羟皮质类固醇(17－hydroxy corticosteroids，17－OH－CS)是肾上腺皮质分泌的皮质醇经肝代谢后，产生的以皮质素和氢皮质素为主的产物中第 17 号碳原子上有一个羟基的代谢物的统称。

17－酮类固醇(17－ketone steroids，17－KS)是肾上腺皮质激素及雄性激素的代谢产物中某种类固醇物质的统称，其特征是第 17 号碳原子上有一个酮基。包括雄酮、表雄酮、去氢异雄酮、11－氧雄酮、11－羟雄酮等，大部分以结合形式存在。

【分类】

根据两者在人体中的分布情况，可将其分为血 17－羟皮质类固醇、血 17－酮类固醇、尿 17－羟皮质类固醇和尿 17－酮类固醇。由于这两种代谢物质主要通过尿液排出，故尿液中的含量远高于血液中的含量，因此临床上通常对尿液进行检查从而间接地反映患者体内肾上腺皮质激素或性激素的分泌情况。

【诊断思路】

诊断思路见图 8、图 9。

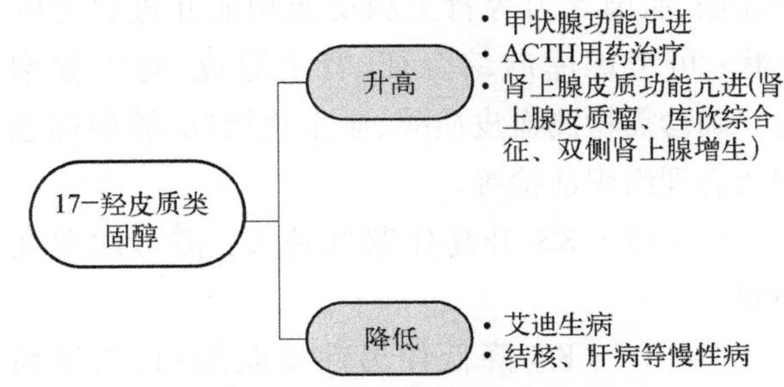

图 8　17－羟皮质类固醇异常的诊断思路图

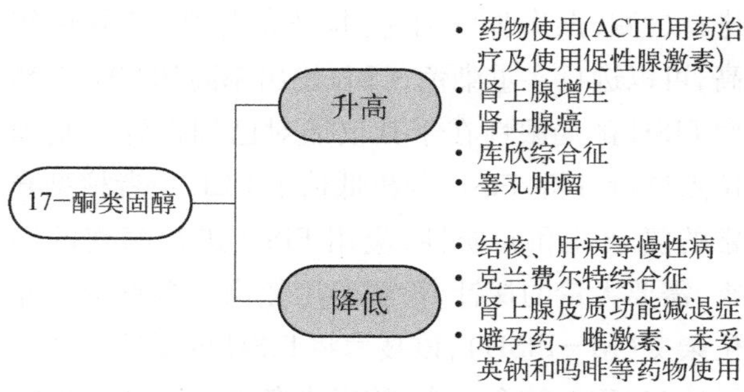

图 9　17-酮类固醇异常的诊断思路图

【伴随临床症状的鉴别诊断】

1. 17-OH-CS

(1) 17-OH-CS 升高伴满月脸、向心性肥胖等糖皮质激素过多引起的症状：多考虑为库欣综合征，也有可能为肾上腺增生或肾上腺皮质瘤。确诊需检测血皮质醇，进行地塞米松试验或病理组织活检等。

(2) 17-OH-CS 升高伴多汗、兴奋或甲状腺肿大：考虑甲状腺功能亢进。确诊需检测血 T_3、T_4 浓度。

(3) 17-OH-CS 降低伴肤色苍白、全身乏力、皮肤出现广泛的弥漫性色素沉着等：多考虑为艾迪生病。确诊需检测血钾、血钠、血氯及进行促肾上腺皮质激素(ACTH)兴奋试验等。

(4) 17-OH-CS 降低伴盗汗、咳嗽等：多考虑为肺结核，进一步诊断可进行痰抗酸杆菌涂片染色检查、结核杆菌抗体检验和肺 X 线检查等。

(5) 17-OH-CS 降低伴黄疸等：多考虑为慢性肝病，进一步检查可行肝炎病毒学、ALT、AST 和肝组织病理活检等。

2. 17-KS

(1) 17-KS 升高伴高血压、向心性肥胖、骨质疏松、肌肉乏力等肾上腺皮质功能亢进引起的症状：可考虑库欣综合征、肾上腺癌、肾上腺增生。确诊需检测血皮质醇、血生化指标、肿瘤标志物及病理组织活检等。

(2) 17-KS 升高伴睾丸肿大：需考虑睾丸肿瘤。

(3) 17-KS 降低伴男性皮肤细白、胡须稀少、两侧乳房肥大、智力略低等表现：需考虑睾丸发育不全，如克兰费尔特综合征(Klinefelter syndrome，47，XXY)。确诊需做精液检查及患者染色体核型分析等。

(4) 17-KS 降低伴发热、厌食、嗜睡等表现：可考虑肾上腺皮质功能减退症。

(5) 17-KS 降低伴盗汗、咳嗽等：多考虑为肺结核。

(6) 17-KS 降低伴黄疸等：多考虑为慢性肝病。

【伴随实验室指标的鉴别诊断】

1. 17-OH-CS

(1) 17-OH-CS 升高伴血皮质醇升高：多考虑有肾上腺分泌功能亢进表现的疾病，如库欣综合征、肾上腺皮质瘤、双侧肾上腺增生等。如需进一步确诊，还要做地塞米松试验及病理组织活检。

(2) 17-OH-CS 升高伴血 T_3、T_4 升高：主要见于甲状腺功能亢进。

(3) 17-OH-CS 降低伴血皮质醇降低：主要见于艾迪生病。

(4) 17-OH-CS 降低伴谷草转氨酶和谷丙转氨酶升高：主要见于慢性肝病。

(5) 17-OH-CS 降低伴结核菌培养阳性或痰涂片阳性：可诊断为结核病。

2. 17-KS

(1) 17-KS 升高伴血皮质醇升高：多见于库欣综合征、肾上腺癌、肾上腺增生等。进一步确诊可做肿瘤标志物检查或病理活检。

(2) 17-KS 升高伴 AFP 及 HCG 升高：见于睾丸肿瘤。

(3) 17-KS 降低伴血睾酮降低、FSH 和 LH 升高：主要见于克兰费尔特综合征。可做染色体核型分析进一步确诊。

(4) 17-KS 降低伴血皮质醇降低、尿醛固酮降低：可考虑肾上腺皮质功能减退症。

(5) 17-KS 降低伴谷草转氨酶和谷丙转氨酶升高：主要见于慢性肝病。

(6) 17-KS 降低伴结核菌培养阳性或痰涂片阳性：可诊断为结核病。

【需进一步检查的实验室指标】

1. 血液性激素水平测定　包括睾酮、黄体生成素、卵泡刺激素等。可用于判断性腺功能是否异常。

2. 其他实验室检查　血 T_3、T_4 检测、肿瘤标志物检查、精液检查、染色体检查等。血 T_3、T_4 检测可用于筛查甲状腺功能是否亢进；肿瘤标志物检查可预测是否有肿瘤发生的可能；精液检查、染色体检查可用于鉴别诊断克兰费尔特综合征。

3. 血生化检查　包括肝功能、肾功能、电解质等，了解患者机体的基础状态。

4. 血常规检查　包括红细胞、白细胞、血小板计数及白细胞分类，了解患者机体的基础状态。

5. 尿常规检查　尿常规 11 项检查，了解肾功能的基础状态。

6. 其他　包括 B 超、CT、MRI、组织活检等。

【指标评估的技术要点】

由于这两个指标均以尿液为主要排出途径，因此，检测尿液中的浓度含量比较具有代表性。

1. 尿 17 – OH – CS 的测定　17 – OH – CS 大部分以葡萄糖醛酸酯或硫酸酯的形式存在，17 – OH – CS 可与苯肼反应产生腙类复合物，用氢化可的松作为标准液，在波长 410 nm 处进行测定。本试验对所用试剂的纯度要求很高，许多试剂须经过精制才可使用。实验室采用 Porter – Silber 反应进行检测。

2. 尿 17 – KS 的测定　17 – KS 主要包括雄酮、脱氢异雄酮、11 –氧雄酮、原胆烷醇酮等。成年男性 2/3 的皮质类固醇来自肾上腺，女性则全部来自肾上腺。17 – KS 分子中的酮–亚甲基能与碱性溶液中的间二硝基苯作用，生成红色化合物，在 520 nm 处对其吸光度进行测定。由于此反应的显色程度不够稳定，所以比色操作应在 10 min 内完成，大批量时需分批显色。实验室采用 Zimmermann 呈色反应进行检测。

为避免激素分泌时昼夜波动的影响，这两个指标都应收集 24 h 尿液进行测定，并且需要加入浓盐酸防腐。

【指标评估的影响因素】

（1）标本因素尿液标本未按要求收集和保存，内容物会被破坏导致测定结果降低。

（2）试剂因素检测 17 – OH – CS 时，如果用可的松作为标准液可致测定结果偏低。

（3）药物因素使用 ACTH 治疗可导致 17 – OH – CS 和 17 – KS 同时升高。雌激素和避孕药的使用可致 17 – KS 水平降低。

（秦　雪）

参考文献

Ⅰ型胶原 β 降解产物

【定义】

骨中超过 90% 的有机物质为Ⅰ型胶原。Ⅰ型胶原 β 降解产物（β – C – terminal telopeptide of type Ⅰ collagen）也称为 β 特殊序列（β – CrossLap，β – CTx），是骨代谢过程中，破骨细胞降解Ⅰ型胶原而产生的 C 末端交联肽段，释放到血循环后经由肾脏排出，是一种骨特异性指标。因此，血清和尿液的Ⅰ型胶原 β 降解产物被用作骨吸收的指标，用于骨质疏松的早期诊断及骨折风险评估、绝经后骨质疏松患者及骨质缺失患者的抗骨吸收药物疗效的评估，以及作为影像学的辅助手段诊断 Paget 骨病。血清Ⅰ型胶原β降解产物还是国际骨质疏松基金会(International Osteoporosis Foundation, IOF)推荐的两个骨转换标志物之一。由于该指标的检测具有方便、快捷、稳定性及结果重现性好等特点，被认为是评价骨重吸收的可靠生化指标。

【分类】

1. 升高　Ⅰ型胶原β降解产物升高分为生理性升高和病理性升高。

骨形成标志物和骨吸收标志物的生理性升高可见于成长过程的骨更新高峰期，如儿童期，Ⅰ型胶原β降解产物升高。

该指标病理性升高见于导致骨吸收增强的疾病或疾病过程，如在骨质疏松症中，Ⅰ型胶原的降解增加，Ⅰ型胶原β降解产物升高。原发性甲状旁腺功能亢进、甲状腺功能亢进、肾源性继发性甲状旁腺功能亢进、骨软化症、佝偻病、肿瘤骨转移、Paget 骨病、多发性骨髓瘤、风湿病、儿童生长激素缺乏、肿瘤相关性高钙血症及骨折治疗期间，Ⅰ型胶原β降解产物升高。肾功能下降将导致Ⅰ型胶原β降解产物的尿排泄减少，血清Ⅰ型胶原β降解产物升高。

2. 降低　若某治疗方案对患者(如在骨质疏松症中)有效果，Ⅰ型胶原β降解产物水平开始降低。

【诊断思路】

诊断思路见图 10。

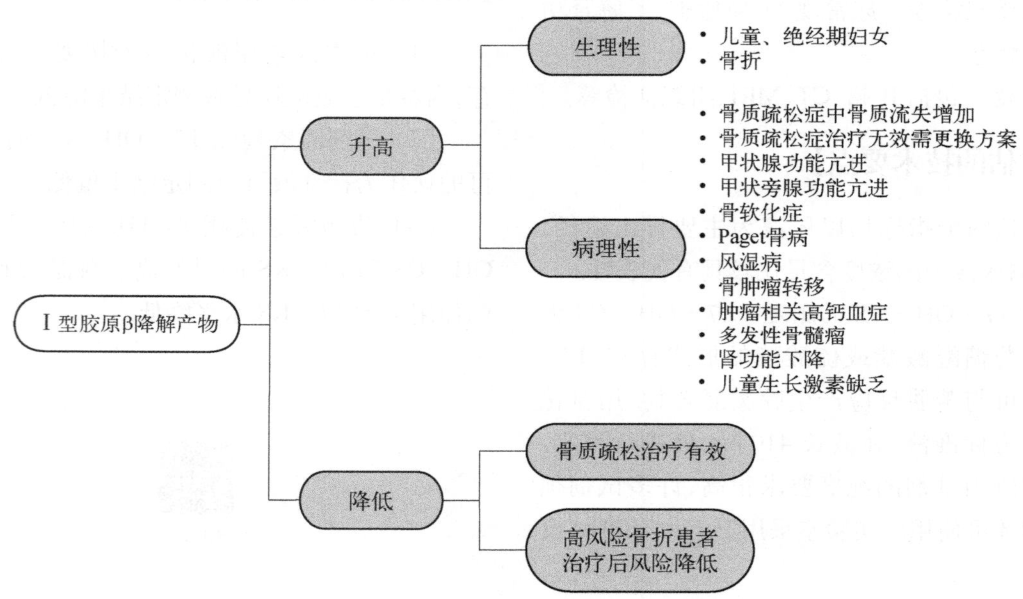

图 10　Ⅰ型胶原β降解产物异常的诊断思路图

该指标主要用于骨质疏松症患者的骨流失评估和治疗监测，高风险骨折患者的识别，以及在癌症患者中确定骨转移的辅助标志。

【伴随临床症状的鉴别诊断】

1. 伴骨质疏松症　伴随Ⅰ型胶原β降解产物升高的骨质疏松症，其骨折风险可能升高，如已经启动治疗，则表征治疗无效需更换方案。

2. 伴骨痛　Ⅰ型胶原β降解产物升高者，如存在骨痛，要考虑 Paget 骨病和原发性骨肿瘤或其他部位肿瘤骨转移，血清碱性磷酸酶(ALP)可显著升高，病变部位的影像学和组织学检查可予确诊。

3. 伴有多饮、多食、多尿、消瘦等　Ⅰ型胶原β降解产物升高伴有上述症状，应考虑糖尿病合并骨质疏松及可能的骨折风险，检查血糖指标可确诊。

4. 中老年骨折伴Ⅰ型胶原β降解产物升高　提示患者骨量丢失造成骨质疏松的可能。

5. 骨软化症伴Ⅰ型胶原β降解产物升高　提示患者存在骨量丢失状况。

6. 高钙血症　症状可包括多尿、烦渴、厌食、呕吐、便秘、腹痛和抑郁等。血钙升高，且伴Ⅰ型胶原β降解产物升高，应考虑原发性甲状旁腺功能亢进，测定血浆甲状旁腺素(PTH)。

7. 多发性骨髓瘤伴β-CTx升高　提示骨损害程度较重，预后不良。

【伴随实验室指标的鉴别诊断】

1. 伴甲状旁腺素升高　原发性甲状旁腺功能亢进时，PTH升高，后者引起骨吸收加快，导致Ⅰ型胶原β降解产物升高。

2. 伴碱性磷酸酶升高　骨破坏的病变过程中，往往同时升高，包括在风湿性关节炎和肿瘤骨转移中。

3. 伴血清25羟维生素D降低　若长期低于20 μg/L可造成血钙降低，诱发继发性甲状旁腺功能亢进，导致Ⅰ型胶原β降解产物升高。

【需进一步检查的实验室指标】

1. 骨密度测定　骨密度测定是判断骨质疏松症的金标准，Ⅰ型胶原β降解产物只是骨量流失指标，其升高不能独立作为骨质疏松症的诊断依据。

2. 骨转换标志物Ⅰ型前胶原N端前肽(PⅠNP)的检测　该检测能够用于评估骨转换率。

3. 血浆甲状旁腺素　甲状旁腺功能亢进时升高。

4. 血清钙　高钙血症中升高。

5. 血清碱性磷酸酶和骨钙素　可作为骨形成的血清标志。

6. 红细胞沉降率　恶性肿瘤转移和风湿性关节炎时升高。

7. 血清25羟维生素D　维生素D缺乏时，低于20 μg/L。

【指标评估技术要点】

1. 检测方法　目前Ⅰ型胶原β降解产物的检测主要采用酶免疫(ELISA)竞争法、电化学发光免疫法(ECLIA)或高效液相色谱法(HPLC)测定。

2. 标本　Ⅰ型胶原β降解产物检测的标本可以是血清和尿液。由于Ⅰ型胶原β降解产物的释放有昼夜节律，峰值在凌晨，下午最低，且餐后水平出现升高。早上9时前空腹采血(若监测治疗，可于用药前及治疗3~6个月)；尿液收集同尿液NTX测定。

3. 校正尿液　Ⅰ型胶原β降解产物的含量通常用同一标本的肌酐来校正，以减小尿量和体重的影响。

4. 检测周期　IOF推荐用于骨质疏松治疗监测中，治疗前、治疗后3个月各检测一次基础值，之后每6~12个月监测一次，Ⅰ型胶原β降解产物从其基线水平降低35%~55%，即为抗重吸收治疗成功。

5. 作为骨吸收指标　Ⅰ型胶原β降解产物同尿液NTX一样，其稳定性和敏感性皆高于空腹尿钙和羟脯氨酸等。

【指标评估的影响因素】

1. 生物学变异　由于Ⅰ型胶原β降解产物的浓度有昼夜节律并且受食物的影响，所以长期监测者应固定同样的样本采集时间(空腹，早8~10时)，以便于比较。骨折治疗期间，将出现Ⅰ型胶原β降解产物生理性升高，骨折后3~6个月后才可以进行该检测。绝经后的女性，其Ⅰ型胶原β降解产物较绝经前平均高出69%。

2. 标本类型　Ⅰ型胶原β降解产物在血清和尿液的浓度高度相关。但因血清Ⅰ型胶原β降解产物昼夜波动小、不需要同时测肌酐，对于指示骨吸收同样敏感而特异，故被IOF推荐为首选的骨折风险评估指标。

3. 标本储存　血清Ⅰ型胶原β降解产物在20℃稳定保存48 h，在4℃可稳定保存7 d。

4. 试剂　由于有些Ⅰ型胶原β降解产物试剂采用生物素-链霉亲和素系统进行检测，所以凡服用含有生物素的药物，都有可能会影响测定结果。

5. 其他　在部分肾功能下降的患者中Ⅰ型胶原β降解产物的尿排泄减少，导致血清Ⅰ型胶原β降解产物水平升高。

(汪子伟，林　铖)

参考文献

Ⅰ型胶原交联氨基末端肽

【定义】

骨基质有机成分中，90%以上的成分为Ⅰ型胶原。成熟胶原分子的氨基末端（N末端）和羧基末端（C末端）具有3条非螺旋的短肽，称为末端肽。目前，末端肽作为胶原降解的标志物被广泛使用。骨代谢过程由破骨细胞的骨吸收作用和成骨细胞的骨形成作用完成。破骨细胞将Ⅰ型胶原降解，产生的N末端交联肽段释放到血循环，并由肾脏排出。因此，血液及尿液中的Ⅰ型胶原交联氨基末端肽（N terminal crosslinking telopeptide of type Ⅰ collagen，NTx）作为破骨细胞降解骨胶原的直接产物，因其具有较高的灵敏度和特异性，被用作骨吸收的指标，评估绝经后骨质疏松的风险及作为指标监测骨质减少、骨质疏松症、Paget骨病等疾病的治疗反应。

【分类】

1. 升高　NTx升高分为生理性升高和病理性升高。

骨转换标志物在儿童生长期、骨折治疗期间出现生理性升高，此时骨形成标志物和骨吸收标志物的升高程度往往是相同的，此时NTx为生理性升高。

病理性升高常见于大多数骨质减少或骨质疏松症患者中，其骨转换标志物往往呈现不平衡，骨吸收大于骨形成，Ⅰ型胶原的降解增加，尿液NTx升高。尿液NTx升高还见于甲状腺功能亢进、所有类型的甲状旁腺功能亢进、骨软化症、肿瘤骨转移、Paget骨病、风湿病、儿童生长激素缺乏、肿瘤相关性高钙血症及多发性骨髓瘤等疾病。

2. 降低　骨质疏松症等患者经由治疗后，若治疗有效，尿液NTx在治疗3~6个月后将下降30%以上。

【诊断思路】

诊断思路见图11。

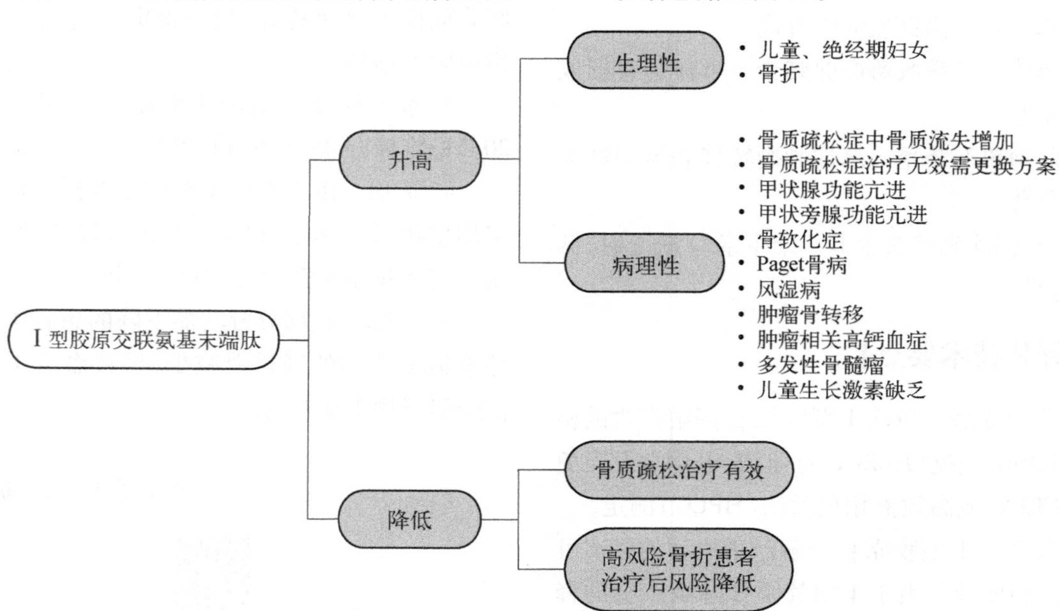

图11　Ⅰ型胶原交联氨基末端肽异常的诊断思路图

该指标主要用于骨质疏松症患者的骨流失评估和治疗监测，高风险骨折患者的发现、鉴别骨质疏松的高转化型（见于绝经期后）和低转化型（见于老年人），以及在癌症患者中确定骨转移的辅助标志。

【伴随临床症状的鉴别诊断】

1. 中老年骨折　伴尿液 NTx 升高，提示患者骨量丢失造成骨质疏松的可能。

2. 伴骨质疏松　伴尿液 NTx 升高的骨质疏松症为高转换型，提示其骨折风险可能升高，如已经启动治疗，则表征治疗无效需更换方案。

3. 伴骨痛　NTx 升高者，如存在骨痛，要考虑 Paget 骨病和原发性骨肿瘤或其他部位肿瘤骨转移，血清碱性磷酸酶可显著升高，病变部位的影像学和组织学检查可予确诊。

4. 伴有多饮、多食、多尿、消瘦等　尿液 NTx 升高伴有上述症状，应考虑糖尿病合并骨质疏松及可能的骨折风险，检查血糖指标可确诊。

5. 骨软化症　伴尿液 NTx 升高，提示患者存在骨量丢失状况。

6. 高钙血症　症状可包括多尿、烦渴、厌食、呕吐、便秘、腹痛和抑郁等，若血钙升高，且伴有尿液 NTx 升高，应考虑原发性甲状旁腺功能亢进，测定血浆甲状旁腺素。

7. 多发性骨髓瘤　伴 NTx 升高，提示骨损害程度较重，预后不良。

【伴随实验室指标的鉴别诊断】

1. 伴甲状旁腺素升高　原发性甲状旁腺功能亢进时，甲状旁腺素升高，后者引起骨吸收加快，导致尿液 NTx 升高。

2. 伴碱性磷酸酶升高　骨破坏的病变过程中，往往同时升高，包括在风湿性关节炎和肿骨转移中。

3. 伴血清 25 羟维生素 D 降低　若长期低于 20 μg/L，可造成血钙降低，诱发继发性甲状旁腺功能亢进，造成尿液 NTx 升高。

【需进一步检查的实验室指标】

1. 骨密度测定　是判断骨质疏松症的金标准，尿液 NTx 只是骨量流失指标，其升高不能独立作为骨质疏松症的诊断依据。

2. 血浆甲状旁腺素　甲状旁腺功能亢进时升高。

3. 血清钙　高钙血症中升高。

4. 血清碱性磷酸酶和骨钙素　可作为骨形成的血清标志。

5. 红细胞沉降率　恶性肿瘤转移和风湿性关节炎时升高。

6. 血清 25 羟维生素 D　维生素 D 缺乏时，低于 20 μg/L。

【指标评估技术要点】

1. 检测方法　尿液 NTx 可采用放射免疫法（RIA）、酶免疫（ELISA）竞争法，或高效液相色谱法（HPLC）测定。

2. 标本　NTx 测定限于尿液，须于清晨空腹，用无菌管留取中段尿，避光送检。离心去沉淀，取上清液测定。

3. 校正　尿液 NTx 的含量通常用同一标本的肌酐来校正（U－NTx/Cr），以减小尿量和体重的影响。

4. 敏感性比较　作为骨吸收指标，尿液 NTx 的稳定性和敏感性皆高于空腹尿钙和羟脯氨酸等。

【指标评估的影响因素】

1. 生物学变异　尿液 NTx 在出生时浓度最高，随着年龄增加而逐渐减小，青年时期相对稳定。青少年中男性高于女性，女性在绝经期后明显高于绝经前。NTx 的生理变异较大（15%～20%），建议在不同天收集样本建立基线。

2. 标本　首段尿中 NTx 水平显著高于中段尿。标本过度稀释后可能导致尿肌酐无法检出，将导致尿液 NTx 值无法校正。血清、血浆和尿液标本在 2～8℃可稳定 6 d，多次冻融不会降解。长期保存于－70℃。

3. *试剂*　由于有些 NTx 试剂采用生物素-链霉亲和素系统，所以凡服用含有生物素的药物，都有可能影响测定结果。

4. *尿液*　NTx 基线水平与尿吡啶啉显著相关，与骨丢失中度相关。

5. *治疗监测*　若尿液 NTx 排泄量随药物剂量的增加而减少，说明治疗是有效的。

（汪子伟，林　铖）

参考文献

Ⅰ型前胶原氨基端前肽

【定义】

Ⅰ型前胶原 N 端前肽（N－terminal propeptide of type Ⅰ precollagen，PⅠNP），是在骨胶原纤维形成过程中，成骨细胞合成的前胶原被细胞外液中的内切肽酶水解下来的氨基端附加肽段，不同年龄段 PⅠNP 的水平存在差异。

【分类】

根据血清中 PⅠNP 浓度的变化，可分为 PⅠNP 异常升高及降低，升高又可分为生理性升高和病理性升高。当成骨细胞活性增强时，前胶原合成增多，血清中 PⅠNP 的浓度升高，PⅠNP 升高提示Ⅰ型胶原的合成速率加快，骨转换活跃。儿童发育期，由于骨骼处于旺盛发育阶段，PⅠNP 可出现生理性升高。病理性升高见于多种疾病，如Ⅰ型骨质疏松症、骨肿瘤、肿瘤骨转移等骨骼疾病。此外，由于 PⅠNP 分子量比较大，不经过肾脏清除，而在肝中代谢，因此具有严重肝病的患者 PⅠNP 也会升高。妊娠晚期和哺乳期的妇女，血清中 PⅠNP 的水平也会升高。PⅠNP 降低主要见于Ⅱ型骨质疏松症、糖尿病及库欣综合征。

【诊断思路】

诊断思路见图 12。

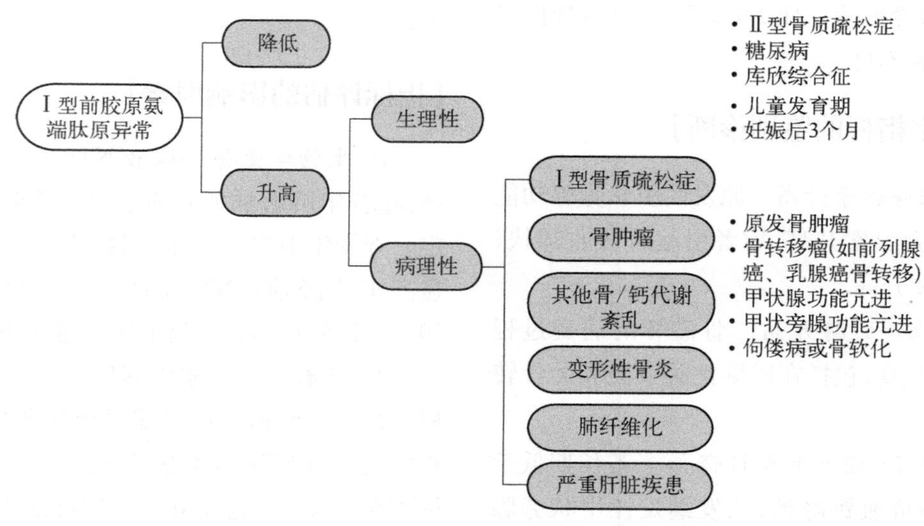

图 12　Ⅰ型前胶原氨端肽原异常的诊断思路图

鉴别PⅠNP生理性升高与病理性升高 生理性升高见于处于生长发育期的儿童以及妊娠晚期的孕妇(妊娠8~10个月);病理性升高主要见于Ⅰ型骨质疏松症、骨肿瘤和肿瘤的骨转移、佝偻病或骨软化、变形性骨炎、甲状腺功能亢进、甲状旁腺功能亢进、严重肝脏疾病、肺纤维化。

【伴随临床症状和体征的鉴别诊断】

1. PⅠNP升高

(1) 伴骨痛:首先考虑是否存在骨骼方面的疾病,如Ⅰ型骨质疏松、骨肿瘤、肿瘤骨转移等可引起病理性骨折,需要结合X线及其他影像学方法、肿瘤标志物、血生化指标等明确诊断。

(2) 伴胸闷、气短、呼吸困难:需要排除呼吸系统疾病,尤其肺纤维化,鉴别是否由骨质疏松导致胸廓畸形造成。

(3) 伴黄疸、肝区疼痛、腹水:可能存在肝脏疾病,需要进一步行肝功能、腹部B超等检查。

(4) 伴甲状腺肿大、突眼:需要考虑甲状腺功能亢进症。

2. PⅠNP降低

(1) 伴骨痛:Ⅱ型骨质疏松病,需要进一步行骨骼X线检查、骨密度检查等。

(2) 伴多饮、多食、多尿、消瘦:见于糖尿病。

(3) 伴多色质、向心性肥胖等:见于库欣综合征。

【伴随实验室指标的鉴别诊断】

1. PⅠNP升高

(1) 伴Ⅰ型胶原羧端交联肽原(ⅠCTP)升高:应考虑Ⅰ型骨质疏松症。

(2) 伴肿瘤标志物升高如PSA、CA153升高:需考虑前列腺癌、乳腺癌等恶性肿瘤引起的骨转移。

(3) 伴肝酶、胆红素升高:常见于严重肝脏疾病。

(4) 伴血钙升高,伴血磷浓度异常:应考虑是否存在甲状旁腺功能亢进。

(5) 伴T_3、T_4、TSH等升高:需考虑甲状腺功能亢进的相关疾病,如Graves病或桥本甲状腺炎早期。

2. PⅠNP降低

(1) 伴ⅠCTP降低:需考虑Ⅱ型骨质疏松症。

(2) 伴血糖及糖化血红蛋白升高:常见于糖尿病。

(3) 伴尿17-OH-CS显著升高:结合地塞米松抑制试验,考虑库欣综合征。

【需进一步检查的实验室指标】

1. 肿瘤标志物、骨特异性碱性磷酸酶 鉴别是否存在骨骼或其他部位恶性肿瘤。

2. 甲状腺激素 为甲状腺功能亢进的诊断提供依据。

3. 血钙、血磷、尿钙、尿磷,甲状旁腺激素 排除甲状旁腺功能亢进等导致钙磷代谢异常的疾病。

4. X线、骨密度测定、CT等影像学检查 明确是否存在骨质疏松或其他骨骼疾病、肺纤维化等。

5. ⅠCTP(或CTX) 破骨细胞分泌Ⅰ性胶原水解酶,水解Ⅰ型胶原释放得到ⅠCTP,反映Ⅰ型胶原的降解。PⅠNP和ⅠCTP是IOF推荐的反映骨形成和骨吸收的生化标志物,这两个指标联合,为不同类型骨骼疾病提供思路。

【指标评估的技术要点】

目前PⅠNP测定方法主要有放射免疫法和电化学发光免疫法(ECLIA),也有人使用酶联免疫法(ELISA)。血清中的PⅠNP以高分子量和低分子量两种形式存在,目前市售的RIA试剂盒只能检测高分子量型PⅠNP,因此RIA法测定结果一般低于ECLIA法。ECLIA法的检测原理为双抗体夹心法,钌标记的PⅠNP抗体和包被抗体的磁性微珠充分反应,形成钌—抗体—抗原—抗体—微珠复合物,在激发电压激发下,发生电化学发光反应,光强度与PⅠNP含量成正比。ECLIA法检测灵敏度高、准确度高、稳定性好。

【指标评估的影响因素】

影响PⅠNP的因素包括可控因素和不可控因素。不可控因素如年龄、性别、绝经状态等,这些影响因素可通过设立相对应的参考范围加以校正。30 岁到绝经前女性为 17～102.15 μg/L；30～50 岁男性为 20.29～110.53 μg/L（化学发光法），不同实验室 PⅠNP 的参考范围也存在差异，建议本实验室建立自己不同人群的参考范围。可控因素，如生理节律，PⅠNP 可能存在日间或日内差异，因此需采集同一时间段的标本。此外，某些药物如芳香化酶抑制剂、抗惊厥药物等可导致 PⅠNP 升高；糖皮质激素、肝素等可导致 PⅠNP 降低。

（张　钧）

参考文献

Ⅰ型前胶原羧基端前肽

【定义】

骨组织 90% 由Ⅰ型胶原组成，其前提为Ⅰ型前胶原。Ⅰ型前胶原经由蛋白酶修饰，分别在羧基端和氨基端切除部分片段，形成Ⅰ型胶原。故每合成一个Ⅰ型胶原分子，就各有一个Ⅰ型前胶原羧基端前肽（PⅠCP）和氨基端前肽（PⅠNP）释放，后两者中的任何一个都是Ⅰ型胶原合成的敏感标志。PⅠCP 或 PⅠNP 常作为骨形成标志，主要用于绝经后女性骨质疏松症和 Paget 骨病患者的疗效和预后评估。值得注意的是，因为Ⅰ型胶原不仅存在于骨质，也同样在肝脏、皮肤和肌腱中形成，所以其作为骨形成标志并不特异。肝纤维化过程中，因有大量胶原蛋白合成，PⅠCP 或 PⅠNP 也可升高，可用于患者的病情进展判断。

【分类】

升高：高代谢型骨质疏松症患者可升高。接受治疗的骨质疏松症患者，若与治疗前相比升高提示治疗有效，若与治疗前相比未升高，提示治疗无效，应考虑更换治疗方案。体检者若发现该指标升高，应询问既往史，若为慢性肝病患者，要考虑肝纤维化的可能。

【PⅠCP 或 PⅠNP 诊断思路】

PⅠCP 或 PⅠNP 异常的诊断思路见图 13。

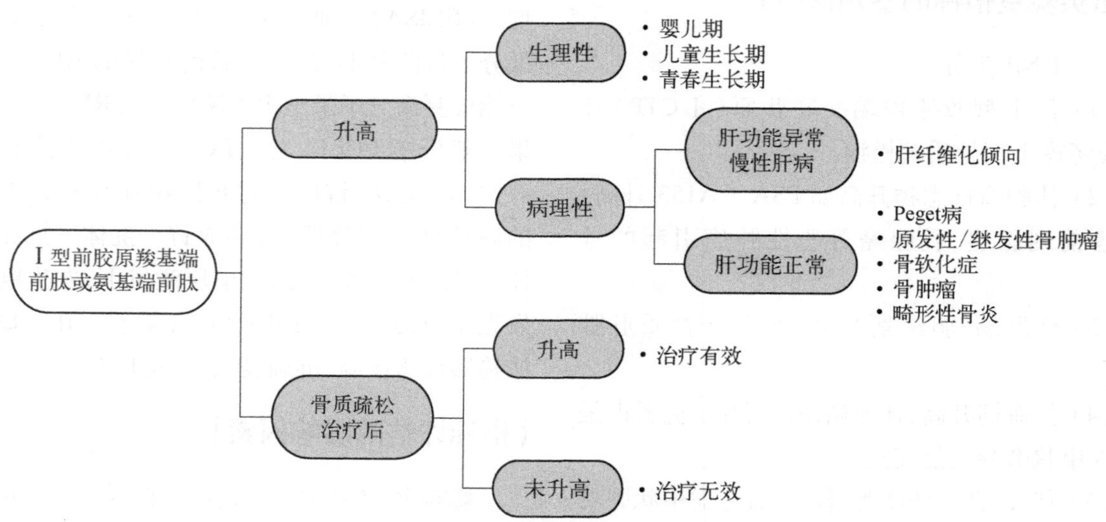

图 13　Ⅰ型前胶原羧基端前肽或氨基端前肽异常的诊断思路图

1. 骨质疏松患者治疗监测　需要在治疗前做一测定，治疗后定期测定，观察是否升高以确定该治疗方案是否有效。

2. 病理性升高　在原发性甲状旁腺功能亢进、Paget骨病、骨软化症、骨肿瘤和畸形性骨炎等中均可见升高。骨代谢疾病升高，肾功能不全也可升高。

3. 慢性肝炎、肝病患者检测　目的是判断是否有肝纤维化倾向。

【伴随临床症状的鉴别诊断】

1. 伴腰背痛　PⅠCP或PⅠNP升高伴腰背痛，提示高代谢型骨质疏松症。骨质疏松多见腰背痛，疼痛沿脊柱两侧扩散，久立、久坐疼痛加剧，弯腰、咳嗽、大便用力时加重。一般骨量丢失12%以上即可出现骨痛。治疗前后对比PⅠCP或PⅠNP水平，若治疗有效，两者水平升高，并可见骨质疏松相关症状减轻。

2. 伴疲乏无力、食欲减退、慢性消化不良、慢性胃炎、出血、腹水等　若PⅠCP或PⅠNP升高，伴有上述肝功能降低的临床症状，应考虑慢性肝病肝纤维化倾向。

【伴随实验室指标的鉴别诊断】

1. 伴随骨钙素和碱性磷酸酶升高　骨钙素与碱性磷酸酶同属成骨细胞活性指标，已诊断为骨质疏松并开始进行治疗的患者，若PⅠCP或PⅠNP升高伴随骨钙素和碱性磷酸酶升高，提示患者病情改善。而如果PⅠCP或PⅠNP未升高，而伴随骨钙素和碱性磷酸酶升高，提示患者病情继续恶化。

2. 伴透明质酸升高　若PⅠCP或PⅠNP升高，伴透明质酸升高，提示肝纤维化，B超可确诊。

【需进一步检查的实验室指标】

1. 血清骨钙素和碱性磷酸酶　作为骨转换的指标，可与PⅠCP或PⅠNP一起辅助诊断骨质疏松治疗效果。

2. 血清钙　骨形成过程中，钙的需求增加，该项目能及时发现是否需要补钙。

3. 血清25羟基维生素D　骨形成过程中，维生素D需求增加，该项目可及时发现维生素D缺乏，以便及时补充。

4. 总胆汁酸和肝功能　评估患者慢性肝病的可能性及其病变程度。

5. 透明质酸　透明质酸等肝纤维化指标，可评估肝纤维化的可能。

【指标评估的技术要点】

1. 检测方法　目前PⅠCP通常采用ELISA检测，PⅠNP已有电化学发光法，结果稳定性更好。由于检测方法尚未实现标准化和一致化，测定值在不同品牌、不同实验室之间不被互认。在使用试剂供应商提供的参考区间前，应验证是否适合所服务的人群。

2. 检测样本　血清和EDTA抗凝血浆皆可用于PⅠCP或PⅠNP的检测。

3. 检测靶标　PⅠCP或PⅠNP，两者中只要选用其中一个项目即可。

4. 检测时间　PⅠCP或PⅠNP检测需要在治疗前后分别检测，通过对比，评估治疗效果。

【指标评估的影响因素】

1. 生理变化　PⅠCP或PⅠNP在婴儿期、儿童生长期、青春期生长期等阶段，由于机体快速生长，高于成年人。一般婴儿可极度升高，4岁左右迅速下降，至青春期约为成人的2倍。血清PⅠCP或PⅠNP有昼夜节律，清晨达高峰，下午为最低。

2. 疾病类型　在老年性骨质疏松症中，治疗前后变化可不明显。

（汪子伟，姜育燊）

参考文献

Ⅲ型前胶原N端肽

【定义】

Ⅲ型前胶原 N 端肽（procollagen Ⅲ N terminal peptide，PⅢNP），是Ⅲ型前胶原在细胞外经特异性酶的作用转化成Ⅲ型胶原时释放入血循环的N端前肽，与Ⅲ型前胶原呈等克分子浓度产生，可反映Ⅲ型前胶原的生成和分泌情况。

血清PⅢNP正常参考范围是6~8 mg/L。超出参考范围即考虑异常。

【临床意义】

血清PⅢNP水平和肝脏组织纤维化程度呈现良好的相关性，被视为肝纤维化生成的血清学指标。PⅢNP含量的测定可有效区别轻型与中、重型慢性肝炎，提示活动性肝纤维化，是肝纤维化的早期诊断指标，也是反映慢性肝病纤维活动性和程度的指标。另外，动态观察PⅢNP含量对判断肝脏纤维化的转归及观察抗纤维化药物的治疗效果具有较大价值。

【诊断思路】

诊断思路见图14。

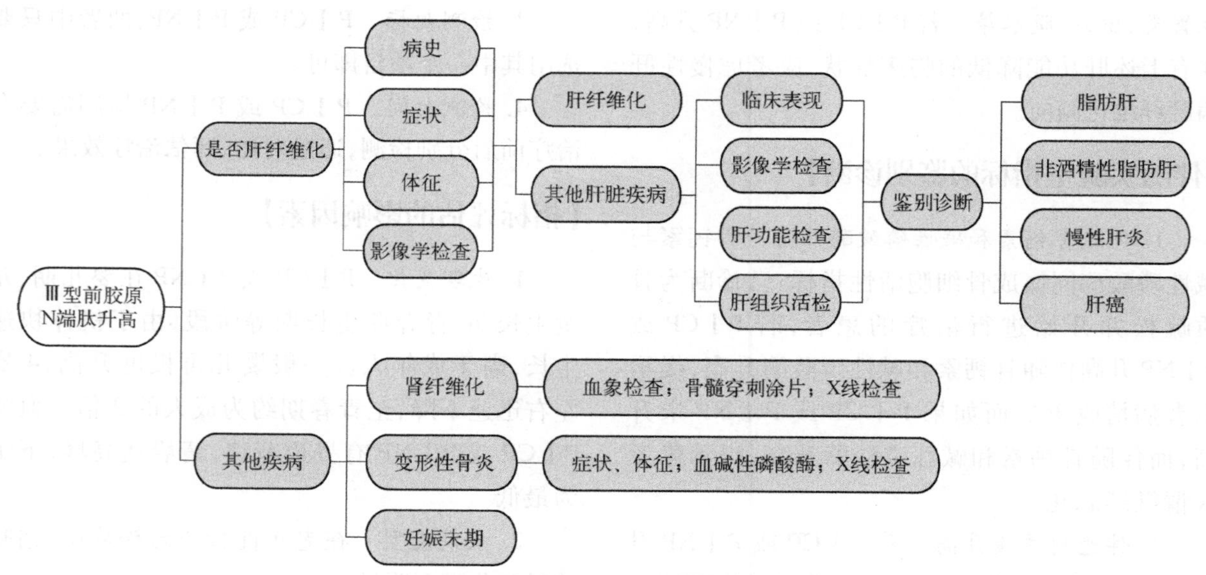

图14　Ⅲ型前胶原N端肽升高的诊断思路图

PⅢNP升高　首先通过影像学检查确认是否为肝纤维化，进而结合患者病史、症状、体征和其他肝功能检查进行肝脏疾病的鉴别诊断。PⅢNP升高的肝脏疾病有慢性肝炎、脂肪肝、肝硬化和肝癌。

在排除肝纤维化和肝脏疾病的情况下，可结合患者病史、症状、体征考虑其他疾病的可能，如心脏疾患、骨髓纤维化、变形性骨炎和妊娠末期等。

【伴随临床症状的鉴别诊断】

1. 伴疲劳、乏力　肝脏疾病和图中所示的其他类型疾病，均可表现出不同程度的疲劳、乏力的临床症状。

2. 伴腹胀、恶心、呕吐、食欲缺乏　PⅢNP升高伴腹胀、恶心、呕吐、食欲缺乏，需要首先考虑肝脏疾病，图14中几种类型的肝损害均可出现此类临床表现，需结合病因和其他实验室检查进行鉴别。

3. 伴腹痛、肝脾肿大、黄疸、腹水　PⅢNP升高伴腹痛、肝脾肿大、黄疸、腹水，通常为肝脏疾病中期或较为严重的阶段，可见于慢性肝炎重度、肝硬化和肝癌。

4. 伴出血、紫癜　PⅢNP升高伴出血、紫癜，可见于慢性肝炎、肝硬化、肝癌和骨髓纤维化。

5. 伴胸腹腔积液、腹壁静脉曲张　PⅢNP升高伴胸腹腔积液、腹壁静脉曲张，可见于慢性肝炎重度、慢性重型肝炎、肝硬化和肝癌。

6. 伴骨痛　PⅢNP升高伴骨痛，首先考虑变形性骨炎，通常为深部酸痛，夜间可加重。

【伴随实验室指标的鉴别诊断】

1. 伴贫血　PⅢNP升高伴贫血，可见于多种类型的肝脏损害疾病，如肝炎、肝硬化和肝癌，并可伴有白细胞和血小板数降低。若为重度贫血，则可能为肝脏疾病加重或骨髓纤维化的可能。

2. 伴肝功能指标异常　PⅢNP升高伴肝功能指标异常，包括血清ALT、AST不同程度升高，血清胆红素和胆汁酸不同程度升高，血清白蛋白减低，球蛋白升高，胆碱酯酶、碱性磷酸酶、转肽酶等不同程度升高，可见于慢性肝炎或重型肝炎、脂肪肝、肝硬化和肝癌；另外，碱性磷酸酶明显升高需要考虑变形性骨炎的可能。

3. 伴凝血酶原时间异常　PⅢNP升高伴凝血酶原时间（PT）延长，可见于慢性肝炎、肝硬化和肝癌。若近期凝血酶原活动度（PTA）进行性降至40%以下，有发展为肝衰竭的危险。

4. 伴肝炎病毒学指标异常　PⅢNP升高伴HBV，或HCV，或HDV阳性，则提示病毒感染，并需结合其他检测指标判断病程进展，是否已发展为慢性肝炎或肝硬化等。

5. 伴电解质紊乱　PⅢNP升高伴重度电解质紊乱，可见于肝硬化、肝癌等。

6. 伴免疫学指标异常　PⅢNP升高伴多种免疫学指标异常，如IgA、IgG、IgM升高，自身抗体如抗核抗体、抗线粒体抗体、抗平滑肌抗体、抗肝脂蛋白膜抗体等阳性，以及补体CD8 T细胞减少、功能下降等异常，说明肝硬化的可能性较大。

7. 伴血清肿瘤标志物升高　PⅢNP升高伴多种血清肿瘤标志物升高，如AFP、CA199、AFU等，需要考虑肝癌的可能，尤其当AFP持续大于400 μg/L时，若能排除活动性肝病，则可考虑诊断为肝癌。

8. 伴血糖升高、血脂紊乱　PⅢNP升高伴血糖升高、血脂紊乱，需要首先考虑脂肪肝的可能。

9. 伴血涂片异常　PⅢNP升高伴血涂片异常，如红细胞形态明显大小不一及畸形，网织红细胞占2%~5%，并于外周血中出现泪滴样红细胞、幼红细胞及幼粒细胞或巨大血小板，需要首先考虑骨髓纤维化的可能。

10. 伴骨髓干抽　PⅢNP升高伴骨髓干抽，见到大量网状纤维组织，可考虑诊断为骨髓纤维化。

【需进一步检查的实验室指标】

1. 血常规检查　包括红细胞、白细胞计数及分类、血红蛋白、血小板计数。

2. 尿常规检查　包括24 h尿量和尿蛋白定量、尿液沉渣检查等。

3. 血生化检查　血糖和血脂检测；肝功能，如ALT、AST、胆红素、胆汁酸、尿胆原、尿胆素、清蛋白、球蛋白等；肾功能，主要包括肾小管的浓缩-稀释功能试验、肾清除率、肾小球过滤率（GFR）、内生肌酐清除率（Ccr）、尿素氮（BUN）、血肌酐（Scr）、血尿素、血尿酸等。

4. 其他肝纤维化血清标志物检测　包括Ⅳ型胶原（Ⅳ-C）、层粘连蛋白（LN）、透明质酸（HA）、脯氨酰羟化酶（PHO）、单胺氧化酶（MAO）和血清板层素（LM）。

5. 血液免疫　包括免疫球蛋白、自身抗体（ANA、dsDNA）、血总补体、C3、C4、ANCA和ENA酶谱的检查。

6. 肝炎病毒学指标　乙型病毒性肝炎五项和

丙型病毒性肝炎抗体。

7. 血清酶学及肿瘤标志物检查　血清中γ-谷氨酰转肽酶及其同工酶、凝血酶原、碱性磷酸酶、乳酸脱氢酶同工酶等血清酶学的检查；肿瘤标志物如AFP、CA199、AFU等的检查。

8. 腹腔积液检查　抽腹腔积液做常规检查、腺苷脱氨酶（ADA）测定、细菌培养及细胞学检查。

9. 影像学检查　包括X线、B超、CT、MRI等。

10. 肝组织活检及骨髓穿刺活检

【指标评估的技术要点】

目前，PⅢNP的定量检测多采用免疫化学发光法，正常人血清中PⅢNP含量通常小于12 μg/L，大部分在6～8 μg/L，肝病患者血清PⅢNP水平大于12 μg/L，并随肝病加重递增，肝硬化患者PⅢNP水平明显高于非肝硬化患者。

【指标评估的影响因素】

严重溶血、脂血样本不适宜做PⅢNP定量检测。

（袁　慧）

参考文献

Ⅳ型胶原

【定义】

Ⅳ型胶原（procollagen Ⅳ，Ⅳ-C）是细胞外基质的一部分和组成基底膜的主要成分，至少由两个不同的α肽链组成，即α_1（Ⅳ）和α_2（Ⅳ）。Ⅳ-C主要分布在血管、胆管的基底膜中，血窦内无明显沉积，其结构包括三螺旋中心区（TH）、氨基末端（7S片段）和羧基末端（球状片段NC1）。

血清Ⅳ-C正常参考范围为40～140 μg/L。超出参考范围即考虑异常。

【临床意义】

正常情况下，肝组织窦状间隙无基底膜存在，Ⅳ-C含量极微，但随着肝损害，特别是由肝炎向肝硬化的肝纤维化发展过程中，Ⅳ-C的合成和降解均处于较高水平，沉积于窦周间隙形成基底膜，影响肝细胞与血液间的物质交换，导致肝功能减退。因此，血中Ⅳ-C含量增加来自基底膜的降解，反映肝血窦基底膜的更新率加快，Ⅳ-C水平与肝纤维化程度呈正相关。

【诊断思路】

诊断思路见图15。

Ⅳ-C升高　首先通过影像学检查确认是否为肝纤维化，进而结合患者病史、症状体征和其他肝功能检查进行肝脏疾病的鉴别诊断。Ⅳ-C升高的肝脏疾病有慢性活动性肝炎、酒精性肝炎、重症肝炎、肝硬化和肝癌。

在排除肝纤维化和肝脏疾病的情况下，可结合患者病史和症状体征考虑其他疾病的可能，如肾纤维化、中晚期糖尿病、结缔组织病和硬皮病等。

【伴随临床症状的鉴别诊断】

1. Ⅳ-C升高伴全身疲乏无力和严重的消化道症状　可见于慢性活动性肝炎、重症肝炎、酒精性肝炎、肝硬化、肝癌和肾纤维化。

2. Ⅳ-C升高伴神经、精神症状　如嗜睡、性格行为改变、烦躁不安、昏迷等，需要首先考虑重

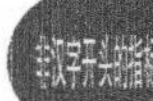

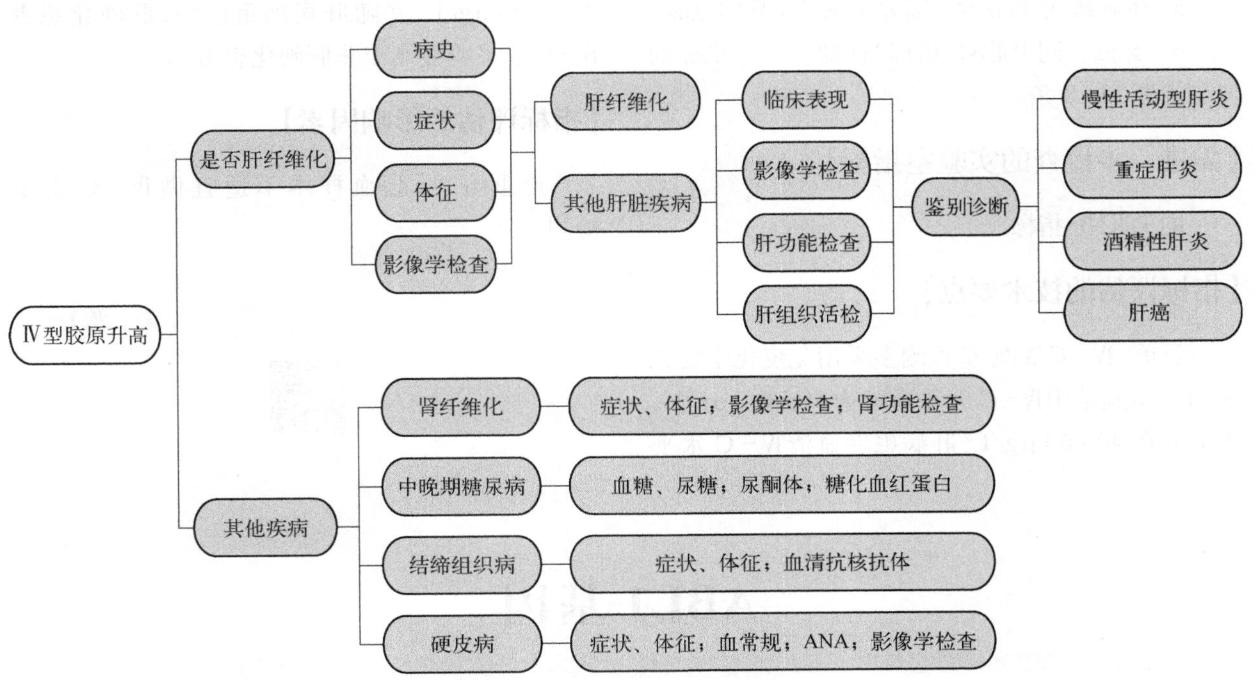

图 15　Ⅳ型胶原升高的诊断思路图

型肝炎，其次是酒精性肝炎，需给予高度警惕，并结合病因和其他实验室检查进行鉴别。

3. Ⅳ-C 升高伴明显且持续的腹胀、腹痛、肝脾肿大、黄疸　可见于慢性活动性肝炎、重型肝炎、肝硬化和肝癌。

4. Ⅳ-C 升高伴明显出血倾向　如牙龈、消化道或鼻出血、紫癜，可见于慢性活动性肝炎、重型肝炎、肝硬化和肝癌，原发性肝癌时可出现上消化道出血、肝癌破裂出血等严重的并发症。

5. Ⅳ-C 升高伴胸腹腔积液、腹壁静脉曲张　可见于慢性肝炎重度及慢性重型肝炎、肝硬化和肝癌。

6. Ⅳ-C 升高伴黄疸逐渐加深，反复性发作，并可于前胸见蜘蛛痣或肝掌　需要考虑慢性活动性肝炎、重型肝炎、酒精性肝炎、肝硬化和肝癌。

7. 伴关节炎、肾炎、糖尿病等肝外损害的表现　需要考虑慢性活动性肝炎的可能。

8. Ⅳ-C 升高伴肌炎、关节肿胀和压痛　需要考虑结缔组织病的可能，此时还可伴有肺动脉高压等肺部受累的临床表现。

9. 伴指(趾)端至掌指(趾)关节近端皮肤对称性增厚、发紧和硬化　可见于硬皮病。

【伴随实验室指标的鉴别诊断】

1. Ⅳ-C 升高伴白细胞计数增多　主要是中性粒细胞增多，需要首先考虑酒精性肝炎的可能。

2. Ⅳ-C 升高伴肝功能指标异常　包括血清 ALT、AST 不同程度升高，血清胆红素和胆汁酸不同程度升高，血清白蛋白减低，球蛋白无变化或升高，可见于慢性活动性肝炎、酒精性肝炎、重症肝炎、肝硬化和肝癌；另外，A/G 比例明显降低或倒置时，可见于慢性活动性肝炎、肝硬化和肝癌；ALT/AST 小于 1，伴胆红素不断升高，即出现“酶胆分离”现象，且总胆红素大于 171 μmol/L 时，需要考虑重型肝炎；而酒精性肝炎时，AST/ALT 常大于 2，但 AST 和 ALT 值很少大于 500 IU/L，否则，应考虑是否合并有其他原因引起的肝损害。

3. Ⅳ-C 升高伴抗核抗体阳性　滴度>1∶320 和(或)ENA 抗体阳性，需要首先考虑结缔组织病的可能。

4. Ⅳ-C 升高伴不同程度的肾功能损伤　需要考虑糖尿病肾病、肾纤维化及肾小球硬化的可能。

5. 伴血糖、尿糖异常　需要考虑糖尿病的可能。

6. 其他　同PⅢNP指标“伴随实验室指标的鉴别诊断”3~8条。

【需进一步检查的实验室指标】

同PⅢNP指标。

【指标评估的技术要点】

目前,Ⅳ-C的定量检测多采用免疫化学发光法,正常人血清中Ⅳ-C含量通常为40~140 μg/L,大部分在40~60 μg/L,肝病患者血清Ⅳ-C水平大于140 μg/L,并随肝病加重递增,肝硬化患者Ⅳ-C水平明显高于非肝硬化患者。

【指标评估的影响因素】

严重溶血、脂血样本不适宜做Ⅳ-C定量检测。

（袁　慧）

参考文献

ABL1基因

【定义】

ABL1是一个原癌基因,该基因编码的蛋白酪氨酸激酶参与各种细胞过程,包括细胞分裂、黏附、分化与应激反应。该蛋白的活性受到其SH3结构域的负性调控,因此该区域的缺失或突变会导致蛋白的持续激活。目前在多种白血病中发现ABL1基因的异位和融合,最引人注目的是t(9;22)易位(Ph+),然后在BCR基因5′端断点区域连接,形成BCR-ABL融合基因。此基因产生一种新的mRNA,编码蛋白为P210。P210具有增强酪氨酸激酶的活性,改变细胞多种蛋白质酪氨酸磷酸化水平和细胞微丝肌动蛋白的功能,从而扰乱细胞内正常的信号传导途径,使细胞失去对周围环境的反应性,并抑制凋亡的发生。BCR-ABL融合基因常见于慢性粒细胞白血病(chronic myelocytic leukemia, CML)和急性淋巴细胞白血病(acute lymphocytic leukemia, ALL)患者。

【分类】

目前报道的ABL1基因突变主要为单核苷酸多态性(single nucleotide polymorphisms, SNP)和小片段的拷贝数变异(copy number variation, CNV)。临床试验提示ABL1基因突变概率为5%~7%。

【临床意义】

既然酪氨酸激酶在CML的发生中起了关键作用,抑制其活性成为CML治疗的一个新途径。针对ABL的酪氨酸激酶抑制剂(tyrosine kinase inhibitors, TKI),STI-571(伊马替尼,格列卫),已经成熟用于临床治疗BCR-ABL阳性的CML患者。伊马替尼是2-苯氨嘧啶衍生物,可选择性地阻断ATP与ABL激酶结合位点,有效抑制BCR-ABL激酶底物中酪氨酸残基的磷酸化,使该酶失活,进而阻止一系列的信号传导。ABL1基因突变可引起相应蛋白区域改变,导致伊马替尼治疗失败。目前报道由ABL1基因突变引起的TKI耐药,不仅仅是一代的伊马替尼,也包括其他二代的TKI。因此,在CML患者开始TKI治疗前,很有必要进行ABL1基因突变检测。《中国成人急性淋巴细胞白血病诊断与治疗指南(2016年版)》中建议Ph+ ALL疾病反复时应进行ABL1激酶突变检测。

【诊断思路】

诊断思路见图 16。

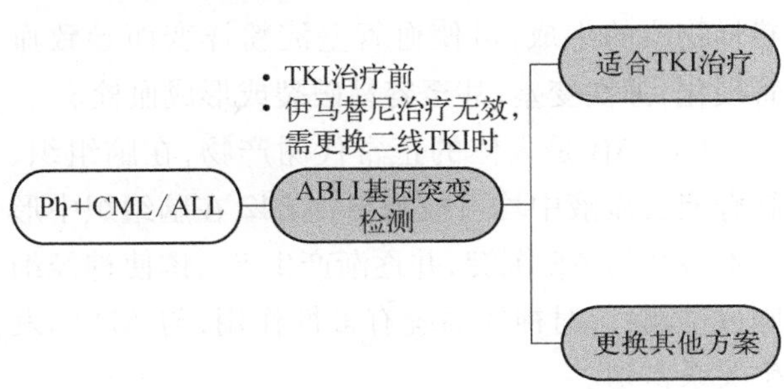

图 16　ABL1 基因突变诊断思路图

(1) 由于 ABL1 基因突变频率不高，因此对该检测有着不同的建议：① 一代的伊马替尼治疗无效，需更换二代 TKI 时。② 在所有的 TKI 治疗前需进行。

(2) 根据 ABL1 基因突变的情况选择治疗方案。

【需进一步检查的实验指标】

1. 血液学的相关指标检测

2. CML、ALL 的其他分子标志物检测　BCR－ABL 融合基因和 JAK2－V617F。

【指标评估的技术要点】

由于 ABL1 基因突变的检测有多个区域和位点，目前针对 ABL1 的检测方法主要是测序。包括一代测序和二代测序技术，测序的范围主要集中于突变高发的功能性区域(外显子 4－6)。

1. 一代测序　该技术被认为是检测的金标准，理论上能够检测所有 ABL1 基因突变，包括已知和未知的。但检测通量较低，操作复杂，在临床上使用较少。

2. 二代测序　二代测序技术具有高度并行化、微型化和自动化的特点，一轮运行可以得到 1 500 亿对碱基的序列信息，平均测序深度≥100 倍(可根据具体检测要求改变)。相比传统测序技术，二代测序技术具有测序准确率高(≥99.9%)、可检测未知突变、大片段基因缺失、基因的插入、缺失、倒位、错义、检测流程自动化程度高等特点。

【指标评估的影响因素】

1. 外源性污染　ABL1 基因突变检测方法大多数需要使用 PCR 技术扩增目标基因，待测者的标本受到外源性 DNA 污染时，如使用外源性的免疫细胞治疗，输血，怀孕等状况，可能会导致假阳性的结果。另外，实验操作不恰当也可能引起假阳性或者假阴性结果。

2. 技术性因素　PCR 技术的非特异性扩增和基因芯片的非特异性杂交可能引起结果的假阳性。在二代测序中，测序深度也会影响结果的判断。测序深度不够可能引起假阴性。

(黄　彬，陈培松)

参考文献

Aβ42 和 Aβ40/42

【定义】

β－淀粉样蛋白(amyloid β－protein，Aβ)是淀粉样蛋白前体(amyloid protein precursor，APP)在 β－分泌酶和 γ－分泌酶的连续作用下断裂形成的一种跨膜糖蛋白。

Aβ 主要包括 Aβ42 和 Aβ40 两种形式，其中 Aβ42 是阿尔茨海默病(Alzheimer's disease，AD)

患者老年斑(senile plague, SP)的主要成分,并与AD的发病密切相关,是AD的病理性标志之一。

【诊断思路】

诊断思路见图17。

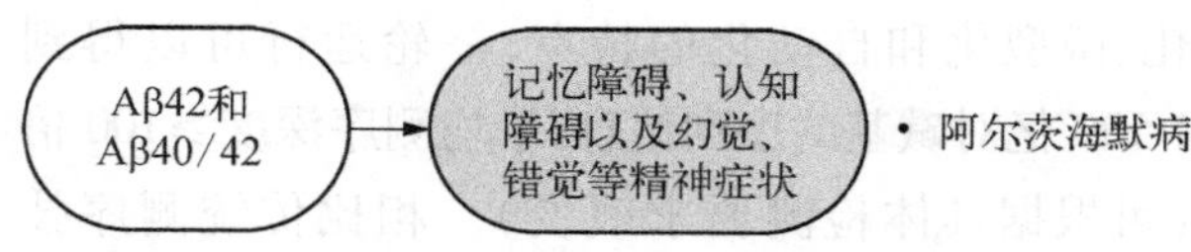

图17 Aβ42和Aβ40/42诊断思路图

【伴随临床症状的鉴别诊断】

伴记忆障碍(以近记忆障碍为主)、认知障碍,以及幻觉、错觉等精神症状时,高度怀疑AD,行头颅MRI等影像学检查排除由脑变性疾病或全身性疾病引起的痴呆,同时结合神经心理学测验,可以明确诊断。

【伴随实验室指标的鉴别诊断】

脑脊液可无明显异常,偶有Aβ升高。

【需进一步检查的实验室指标】

1. 脑脊液检查　常规检查包括压力、性状,糖、氯化物含量,细胞数及分类,AD患者脑脊液常规检查常无明显异常。

2. tau蛋白检查　偶有tau蛋白升高。

【指标评估的技术要点】

(1) 国内有研究报道,血浆Aβ42浓度在轻度AD患者中较健康对照者升高,而在中度及中度以上的AD患者血浆Aβ42与健康对照者无显著性差异。但该指标目前在国内已不常用。

(2) Aβ42是一种不溶性的多肽,容易导致淀粉样物质的生成,可使血管壁淀粉样变而导致血管硬化,弹性变差,甚至容易破裂或形成血栓。

(3) Aβ是人体的正常代谢产物,在脑组织、脑脊液及血液中均可检测出,Aβ42在脑组织中形成不溶性的Aβ沉淀,并逐渐产生SP,诱使神经细胞过早凋亡,对神经系统有毒性作用,与AD的发生关系密切。

(4) 国外近期报道了Aβ42的结构特点和折叠表现是其作为最小的神经突触毒性物质引起AD的重要因素,还可能是造成其他神经退行性病变的淀粉样蛋白蔓延,以及药物疗效不明显的原因。

【指标评估的影响因素】

(1) 采集脑脊液时应避免混入血液,宜离心后检测,以免影响检测结果。

(2) 尽可能地避免使用溶血或高血脂血的标本。

(3) 如果样品不能立即检测应将其分装,-20℃以下保存,避免反复冷冻。保存过程中如出现沉淀,应再次离心。

(4) 目前临床实验室检测Aβ主要采用ELISA法。

(续　薇)

参考文献

BCR-ABL融合基因

【定义】

Nowell及Hungerford于1960年发现慢性粒细胞性白血病(CML)血中有一个小于g组的染色体,由于首先在美国费城(The Philadelphia)发现,故命名为Ph染色体。Ph染色体是由位于第

9 号染色体长臂远端的白血病原癌基因 ABL 易位至第 22 号染色体 BCR 基因的断裂点形成的，在分子水平上产生了 BCR－ABL 融合基因，导致持续且异常活化的酪氨酸激酶，干扰细胞的正常增殖和凋亡程序，导致白血病的发生。BCR－ABL 融合基因在血液肿瘤中具有重要的诊断和预后意义，是 CML 的确诊基因，见于 30% 的成人 ALL、2%～10% 的儿童 ALL，以及少数的 AML 患者。

【分类】

BCR－ABL 融合基因根据 BCR 的断裂位置，主要分为 3 个类型：M－bcr、m－bcr 及 μ－bcr（图 18）。M－bcr 区，是位于外显子 b1 与 b5 之间 5.8 kb 区域，转录成 b2a2（e13a2）或 b3a2（e14a2）型的 mRNA，编码 p210 蛋白；m－bcr 区，是位于外显子 e2′和 e2 之间的 54.4 kb 的区域，转录成 e1a2 型的 mRNA，编码 p190 蛋白；断裂点位于 μ－BCR 区的情况较罕见，该断裂点位于外显子 19 下游，转录成 e19a2 型的 mRNA，编码较大的融合蛋白 p230。

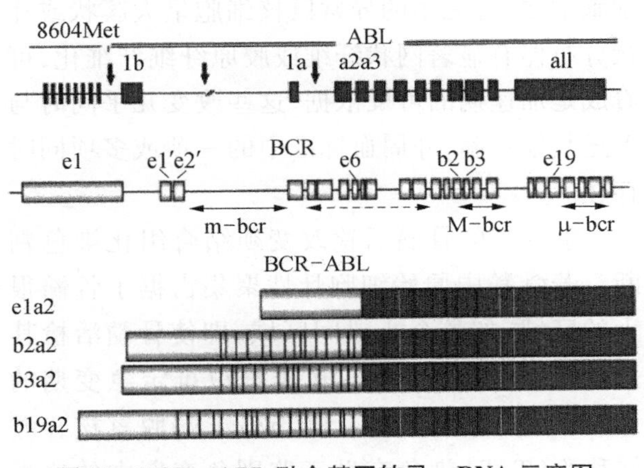

图 18　BCR－ABL 融合基因转录 mRNA 示意图

【临床意义】

p210 蛋白可见于 90% 以上的 CML 患者及 1/3 Ph 阳性的成人前体 B 细胞急性淋巴细胞白血病（precursor B-acute lymphoblastic leukemia，pB－ALL）患者；而 p230 蛋白主要见于某些中性粒细胞显著成熟的 CML。由于改变了 BCR 基因的铰接，少量 p190 转录物也可以在 90% 以上的 CML 患者中检测到。但这种断裂点可能也见于伴有单核细胞增多、独特而少见的 CML，因此，可能类似于慢性粒－单核细胞白血病。p190 蛋白可见于 2%～4% 儿童 B－ALL 及 25% 成人 B－ALL。具有 BCR－ABL 融合基因的 B－ALL 患者预后差。因此，对 BCR－ABL 融合基因的分型检测有助于了解疾病的表型。

【诊断思路】

诊断思路见图 19。

1. BCR－ABL 阳性患者　此类患者一般具有白血病相关症状。如 CML 患者，一般具有白细胞计数升高（血红蛋白及血小板随病情进展而变化）、脾大血液黏滞症等表现，但须注意白细胞增多不明显及初诊时即为急性期而无先前可觉察的慢性期患者。而多数 ALL 则表现为白细胞

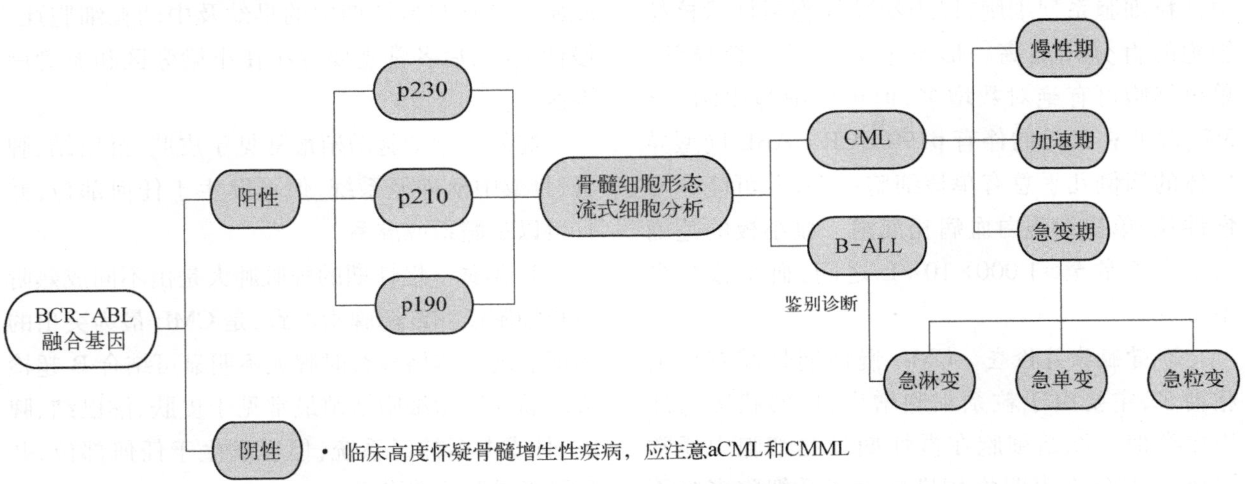

图 19　BCR－ABL 融合基因异常的诊断思路图

升高、贫血及血小板少。对此类患者应及时予以骨髓涂片检查，并同时检测 BCR－ABL 及流式细胞分析。

2. BCR－ABL 表达产物不同的鉴别　如前文所述，BCR－ABL 表达产物分为 p190、p210 及 p230 三型，CML 患者的主要表达产物为 p210 及 p230；而 B－ALL 患者的主要表达产物为 p190，但应注意结合骨髓象及流式细胞分析结果综合判断。

3. 临床分期的判断　明确了 CML 诊断后，应注意结合骨髓及外周血中原始细胞比例、嗜碱性粒细胞比例及脾脏变化等临床特征，判断患者的临床分期，因为患者的临床分期对治疗方案及预后十分重要。

4. BCR－ABL(＋)的 B－ALL 患者　此类患者预后较差，要结合流式细胞分析结果，判断 B 细胞的成熟程度进行治疗方案的选择。BCR－ABL(＋)的 B－ALL 患者尚需注意与 CML 急淋变的患者相鉴别，具体应结合 BCR－ABL 表达产物的类型、骨髓象特点及流式细胞分析结果进行鉴别。

【需进一步检查的实验室指标】

1. 血常规检查　无论是诊断还是治疗检查，都应注意监测血常规的变化，包括血红蛋白、红细胞、白细胞、血小板计数及白细胞分类。CML 慢性期外周血白细胞升高，一般介于$(12\sim1\,000)\times10^9/L$，中位数为$100\times10^9/L$，主要是成熟阶段的中性粒细胞系列细胞，以中幼粒细胞至杆状核粒细胞的百分比最高。形态上无明显发育异常。单核细胞可有绝对数增多，但单核细胞比例常<3%，除非在罕见的伴有 p190 BCR－ABL 同型异构体的病例几乎总有单核细胞增多，并可能会与慢性粒-单核细胞白血病相混淆。血小板的范围通常在正常至$>1\,000\times10^9/L$之间，血小板减少不常见。

2. 骨髓涂片检查　CML 慢性期骨髓有核细胞增多，主要由于粒系细胞增生，成熟状况与外周血类似。原始细胞在慢性期骨髓细胞中通常<5%，≥10%则表明疾病进展。红系细胞多少不定，但红系细胞岛的数目和大小通常减少。CML 的巨核细胞胞体较正常小，胞核分叶少（“侏儒型巨核细胞”）。尽管巨核细胞数目可正常或轻度减少，但40%～50%的患者巨核细胞呈中度至广泛性增殖。常见假戈谢(Gaucher)细胞和海蓝组织细胞，这是细胞转换率增加的结果，且来源于肿瘤性克隆。

3. 骨髓活检慢性期 CML 患者　骨髓活检切片中小梁旁套幼稚粒细胞常厚达 5～10 层，而正常时仅 2～3 层。成熟中性粒细胞处于小梁间区。嗜酸性粒细胞可增多。初始期约 30%的患者骨髓活检示网状纤维中度至显著增生，网状纤维增生常与巨核细胞数目增多和脾脏增大相关，据报道，这类患者预后较差。80%以上的患者含铁巨噬细胞显著减少或缺如。加速期常见的情况是骨髓有核细胞高度增生及发育异常，骨髓活检切片 CD34 染色很容易识别髓系原始细胞增多，常见小的异常巨核细胞呈大簇状或片状分布伴有显著网状纤维或胶原纤维纤维化，可看成是加速期的可疑依据，这些改变几乎同时与上述其他骨髓、外周血标准中的一项或多项同时存在。

急变期的骨髓活检改变须结合组化染色判断。若骨髓中原始细胞灶性聚集占据了骨髓很大的区域，如整个小梁间区域，即使骨髓活检其余区域呈慢性期改变，也可据以推定急变期的诊断。免疫组化 CD34 和(或)末端脱氧核苷酸转移酶(TdT)染色有助于鉴别急变期中的这类原始细胞灶与慢性期中的早幼及中幼粒细胞灶，慢性期时，后者常主要分布在小梁旁区和血管周围区。

髓外原始细胞增殖最常见于皮肤、淋巴结、脾脏、骨或中枢神经系统，但可发生于任何部位，并且可以是髓系或淋系。

4. 体征　慢性期的脾脏肿大是由不同成熟阶段粒细胞浸润红髓脾索所致，是 CML 最为突出的体征表现。体格检查时脾大不明显可结合 B 超检查。髓外原始细胞增殖最常见于皮肤、淋巴结、脾脏、骨或中枢神经系统，但可发生于任何部位，并且可以是髓系或淋系。

【指标评估的技术要点】

1. 细胞遗传学　经典的细胞遗传学技术在白血病患者中的诊断价值早已得到公认，因其检测直观明确，不容易出现污染，可以标明每个患者Ph+细胞的百分率，因而可作为临床疗效判断指标之一。然而，常规的细胞遗传学无法对Ph染色体阴性而BCR－ABL融合基因阳性的CML患者作出诊断和预后判断。此外，细胞遗传学对监测白血病患者的微小残留病变（minimal residual disease，MRD）方面效果也较差，这些都限制了细胞遗传学在CML患者中的应用。

2. FISH　可对CML进行诊断及治疗监测。

（1）FISH对CML的诊断作用：FISH是应用分子探针对至少200个分裂核细胞进行最低BCR－ABL融合基因阳性细胞检测，至少应检测到一个阳性细胞，即检测下限为0.5%（1/200），该方法对CML微小残留病诊断有临床应用价值。但FISH无法发现CML进展期发生了改变的非Ph+染色体，必须结合常规染色体检测对早期CML进行诊断。

（2）FISH对CML的治疗监测作用：随着更多颜色荧光染料的应用，一种多色FISH技术在白血病及相关肿瘤的诊断和治疗中得到应用。多色FISH应用5种荧光染料，通过组合标记，使用全染色体涂染探针，结合特殊的滤色片及数字化成像技术，经过荧光显微镜及专业化计算机分析系统，能准确分离和确认所有荧光标记的染色体，在白血病复杂核型研究方面得到了很好的应用，如对白血病细胞遗传学演化特点、相互易位机制以及对微小残留病细胞系的特点研究等。

3. 荧光定量PCR　荧光定量PCR在ABL突变和CML微小残留病疗效监测中具有较好的应用。

（1）ABL耐药突变分析：NCCN推荐对BCR－ABL RNA水平升高5~10倍的病例进行测序分析，特别是没有获得首要分子效应（major molecular response，MMR）的CML患者。但需特别指出的是，BCR－ABL RNA水平升高10倍者的测序分析可能缺乏敏感性，例如，转录水平从0.000 1%升高到0.001%，虽然升高了10倍，但测序分析也检测不到突变结果。

（2）CML微小残留病的治疗监测：白血病微小残留病是指在白血病经治疗获得CCyR后或骨髓移植治疗后，体内仍残留有少量白血病细胞的状态。此时，常规染色体检测已难以检出白血病细胞，但实际上患者骨髓内的白血病细胞还存在，这些残存的细胞即成为白血病复发的根源。用荧光定量PCR检测残留白血病细胞总量水平能准确定义CCyR水平。BCR－ABL荧光定量PCR敏感性达到了0.000 1%~0.001%，相当于在100 000~1 000 000个正常细胞中发现一个表达BCR－ABL RNA的细胞，因而能直接定量BCR－ABL的RNA水平。荧光定量PCR检测样本包括外周血和骨髓，外周血抽取便利，监测结果和临床治疗效果具有一致性。

4. Western Blot　Western Blot蛋白印迹法检测出BCR－ABL融合基因表达产物p210蛋白，以固相载体上的蛋白质或多肽作为抗原，与对应的抗体起免疫反应，再与酶或同位素标记的第二抗体起反应，经过底物显色或放射自显影以检测电泳分离的特异性目的基因表达的蛋白成分。该技术也广泛应用于检测蛋白水平的表达。

【指标评估的影响因素】

1. 细胞遗传学　细胞遗传学技术较难发现一些染色体易位的亚显微结构，国外一组急性白血病的细胞遗传学研究显示，传统细胞遗传学分析异常检出率仅为33.3%。染色体培养时间较长，一般需要1~2周，使其对白血病诊断及危险度分级带来极大的不便；染色体培养技术要求高，培养有时较易失败，即使培养成功也会出现部分细胞不分裂或细胞分裂象不足，这些均会导致常规的细胞遗传学无法检出阳性结果。

2. FISH　由于FISH的实验操作较染色体核型分析简单，结果发布也较快，因而临床应用较广。然而需要注意的是，FISH检测BCR－ABL的方法学受所用探针的限制，仅能检测较为常见且典型的易位基因，对复杂核型常出现难以解释的结果甚至无法检出。因此，FISH一旦出现不典型结果,应结合染色体核型分析综合判断,以免漏检或误诊。

3. PCR　PCR 技术是在一种特异耐热酶(TaqDNA 聚合酶)催化下完成的链式反应。其基本原理是用寡聚核苷酸引物结合在模板 DNA(或靶 DNA)分子上进行特异核苷酸序列扩增。

(1) 反转录 PCR：反转录 PCR 对 BCR－ABL 融合基因检测的灵敏度在 10^{-6}~10^{-5}个细胞水平,并可用于 MRD 的监测,但反转录 PCR 是一种定性实验,不能对白血病患者的 BCR－ABL 融合基因给出定量分析,也可能会因 RNA 降解而出现假阴性。

(2) 实时定量荧光 PCR：实时定量荧光 PCR 由于其具灵敏度高(10^{-6}~10^{-5})、可准确定量观察、迅速、重复性好等优点,在 MRD 检测中具有非常重要的优势,尤其在伊马替尼应用于临床后,采用实时定量荧光 PCR 监测 MRD 得到了很大的普及。PCR 技术由于其快速、高度的灵敏性而广泛应用于白血病患者的 BCR－ABL 融合基因的检测及白血病患者 MRD 的检测,又因其可对融合基因进行定性及定量分析,这些优点均使 PCR 技术在白血病患者的诊断、治疗及预后等方面发挥重要作用。但因 PCR 技术的灵敏性较高、污染等原因容易造成一定程度的假阳性。

4. Western Blot　Western Blot 法可对外周血标本进行检测,阳性检出率高达 99%。有学者认为,该方法与骨髓染色体 Ph 检测方法高度一致,但该方法操作步骤复杂,处理样品需要合适的温度、pH 和足够的细胞数才能取得较好的结果,因而临床应用较少。

(李俊勋,欧阳涓)

参考文献

B 型钠尿肽/N 端前脑钠肽

【定义】

B 型钠尿肽,又称脑钠尿肽(brain natriuretic peptide, BNP),是一种天然的钠利尿激素。分子量为 4~10 kDa,分泌时细胞中含有 108 个氨基酸的 BNP 前体(pro－BNP)分解为有活性的含 32 个氨基酸的 BNP 和无活性的含 76 个氨基酸的 N 端前 BNP(NT－proBNP)。在血中,前者稳定性差,后者稳定性好,均能反映出 BNP 的水平。当心室由于血容量扩充或压力升高而扩展时,BNP 反应性释放入血,从而促使血管扩张,利钠、利尿,有助于调节心脏功能。

【分类】

钠尿肽主要是由心血管组织分泌的活性肽,主要包括 A、B、C 三型。其中 A 型主要由心房分泌,B 型主要由心室心肌细胞分泌,脑组织也会少量分泌,C 型主要分布在血管系统和神经系统。

BNP 测定公认的 cut off 值为 100 pg/mL,目前可以根据 BNP 水平分 3 个参考范围。<100 pg/mL,患心力衰竭可能性极小;>400 pg/mL,患心力衰竭可能性极大;100~400 pg/mL 的患者应进行其他检测手段综合判断。NT－proBNP 的参考范围跟年龄有关,75 岁以下者<125 pg/mL;75 岁以上者应<450 pg/mL。

【诊断思路】

诊断思路见图 20。

1. BNP 升高应考虑心力衰竭的可能　对于怀疑心力衰竭的患者,应首选检查 BNP/NT－

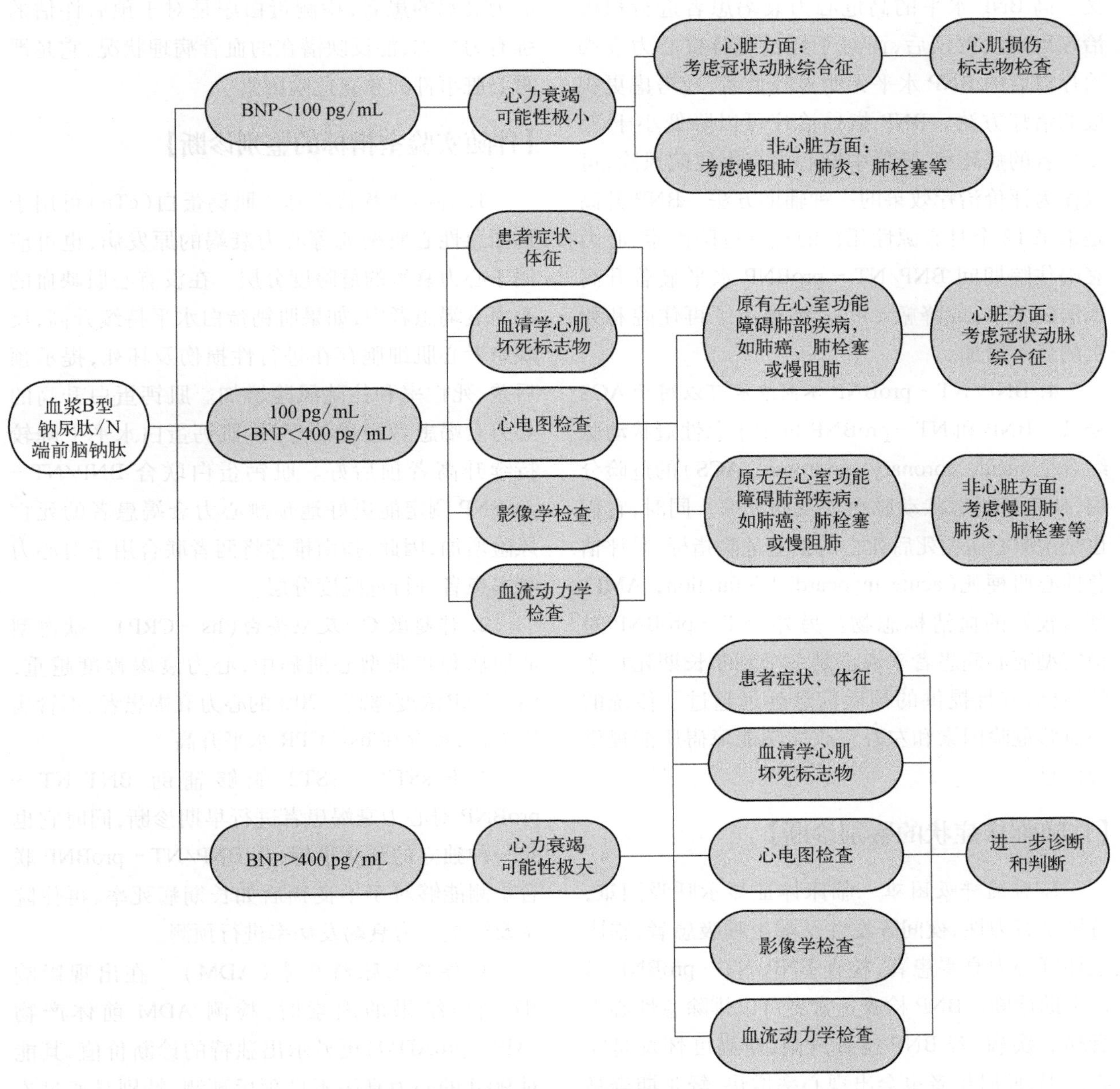

图 20　B 型钠尿肽/N 端前脑钠肽异常的诊断思路图

proBNP，升高者再行超声和其他进一步的检查。BNP 具有很高的阴性预测值，可以用于排除心力衰竭的诊断。如果患者疑似具有心力衰竭的典型特征，如气短、呼吸困难、水肿、第三心音等，而 BNP 检测正常，应考虑其他疾病的可能。BNP/NT－proBNP 是诊断心力衰竭的敏感指标，增加 BNP 的检测可以避免大部分的误诊情况。在因呼吸困难而到急诊室就诊的患者中，检测 BNP/NT－proBNP 水平可大大提高心力衰竭诊断的准确性。BNP 和 NT－proBNP 已成为评估心脏相关压力首选的生物学标志。

2. *不同浓度 BNP 水平用于心力衰竭预后评估及危险度分层*　BNP 的水平与 NYHA 心功能分级密切相关，根据血浆 BNP 浓度不同，可以对心力衰竭患者的心力衰竭严重程度进行分级评估，BNP 可以作为一个客观的指标应用于心力衰竭的预后评估及危险度分层当中。

3. *BNP 水平指导心力衰竭治疗和预测心力衰竭转归中的应用*　通过监测 BNP 水平来指导并及时调整心力衰竭的治疗方案有非常重要的意

义。高 BNP 水平的高危心力衰竭患者进行积极治疗可以改善预后，而对于经过充分抗心力衰竭治疗以后的 BNP 水平无明显降低者，应考虑更积极的治疗方法。BNP 指导治疗可以降低小于 75 岁患者的病死率，降低中期心力衰竭住院风险，可以作为评价治疗效果的一种辅助方法。BNP 升高是未来 12 个月心源性死亡的独立危险因素，心力衰竭住院期间 BNP/NT－proBNP 水平显著升高或居高不下，或降幅<30%，都预示了再住院和死亡的风险增加。

4. BNP/NT－proBNP 不同浓度可以用于 ACS 分层　BNP 和 NT－proBNP 可用于急性冠状动脉综合征（acute coronary syndrome，ACS）的危险分层，从而预测冠状动脉事件及病死率。同时，它们也是预测心肌梗死后死亡的独立危险指标，是评估急性心肌梗死（acute myocardial infarction，AMI）预后较好的血清标志物。另外，NT－proBNP 对稳定型冠心病患者来说也是一个判断长期死亡率的指标，并且提供的预后信息远远超过了传统的心血管危险因素和左心室收缩功能障碍所能提供的信息。

【伴随临床症状的鉴别诊断】

1. 伴随呼吸困难　临床体征显示呼吸困难，特别是劳力性、夜间阵发性及端坐呼吸患者，临床上怀疑心力衰竭患者，检查 BNP/NT－proBNP 可以帮助诊断。BNP 检查正常者可以排除急性心力衰竭的疾病，若 BNP 检查升高，应高度怀疑是左心衰竭，此时患者也会出现心率增快、舒张期奔马律及肺部湿啰音，少见咳嗽、咯血现象。

2. 伴体循环淤血　临床体征检查示体循环淤血、静脉压升高的表现，检查 BNP/NT－proBNP 水平升高考虑是右心衰竭的可能，此时的典型症状会出现如心界增大、颈静脉充盈或怒张、肝淤血肿大、胸腔或腹腔积液、水肿、发绀等表现。

3. 伴随胸痛　在一些 ACS 的患者体内也可以检查到 BNP 的升高，这些患者往往以胸痛和气短为主要的临床表现，可能为不稳定型心绞痛，但是尚未出现梗死的情况。

4. 伴蛋白尿　BNP/NT－proBNP 升高诊断为心力衰竭的患者，检测蛋白尿是对于预后评估的强有力标志，能反映潜在的血管病理状况，它是严重心脏事件的独立危险因素。

【伴随实验室指标的鉴别诊断】

1. 伴心肌损伤指标　肌钙蛋白（cTn）可用于诊断急性心肌梗死等心力衰竭的原发病，也可应用于心力衰竭的危险度分层。在没有心肌缺血的心力衰竭患者中，如果肌钙蛋白水平持续升高，反映患者心肌细胞存在进行性损伤及坏死，提示预后差、死亡率和住院风险增加。肌钙蛋白升高的心力衰竭患者经过治疗后，肌钙蛋白水平下降较持续升高者预后好。肌钙蛋白联合 BNP/NT－proBNP 测定能更好地预测心力衰竭患者的死亡风险增加，因此，指南推荐将两者联合用于对心力衰竭患者进行危险度分层。

2. 伴超敏 C－反应蛋白（hs－CRP）　缺血型心肌病和扩张型心肌病中，心力衰竭程度越重，hs－CRP 浓度越高。70%的心力衰竭患者，不管病因如何，都存在 hs－CPR 水平升高。

3. 伴 sST2　sST2 能够辅助 BNT/NT－proBNP 对心力衰竭患者进行早期诊断，同时它也是一种独立的预测指标，与 BNP/NT－proBNP 联合检测能够对于不良预后如长期病死率、再住院率及严重心力衰竭发病率进行预测。

4. 伴肾上腺髓质素（ADM）　在出现影响 NT－pro 结果的因素时，检测 ADM 前体产物（MR－proADM）更显示出独特的诊断价值，其能对 90 d 的心力衰竭不良预后预测，特别是通过连续测定可以提高预测价值。在对于 NT－proBNP 检测结果受到影响的心力衰竭患者的鉴别诊断上有很大帮助。

5. 伴新型标志物－中性粒细胞明胶酶相关脂质运载蛋白（NGAL）　NGAL 是独立于 BNP 的对急性心力衰竭患者 30 d 再住院率和全因病死率的强大预测因素，甚至强于 BNP，联合检测 BNP 可提高患者预后和危险度分层的预测价值。

6. 伴心电图异常　心电图提示心房肥大、心肌缺血、梗死、心肌劳损和心律失常，对于协助诊断心力衰竭及判断预后有一定意义,其中V1导联P波终末向量增大是反映左心衰竭的指标。心电图可以用以检查心瓣膜病,可以排除心包疾病、肥厚型心肌病、限制型心肌病等。

7. 伴影像学异常　心力衰竭患者X线检查显示心影增大、肺门血管影增强、肺淤血、肺门蝴蝶状等特点。

【需进一步检查的实验室指标】

1. 血常规检查和血生化检查　包括电解质、肝功能、血糖、血白蛋白等,检测血常规和血生化项目(肝功能、肾功能)可以进一步了解心力衰竭患者是否存在其他基础疾病或并发症。

2. hs-CRP　hs-CRP是心血管疾病的炎性指标,BNP结合hs-CRP可以进一步判断心力衰竭和心血管疾病的发病的可能性。

3. 心肌损伤标志物检查　包括cTn、CK等,检测心肌损伤标志物有助于了解心血管损伤的程度,同时用于辅助判断心力衰竭心功能的损伤程度。

4. 细胞外基质更新和重构标志物　如半乳糖凝集素3、sST2等,这些指标可以用于判断确诊心力衰竭患者心功能的损伤程度。

5. 神经激素激活标志物　包括和肽素、ADM等。

6. NGAL　辅助BNP对心力衰竭的判断。

7. 心电图或超声心动图　能够帮助进一步判断心功能。

8. 影像学检查　检测心脏外观病变和器质性病变。

【指标评估的技术要点】

1. BNP测定　广泛应用临床实验室的方法是FIA法、ECLA法或MEIA法,前者是一种床旁即时检测(point-of-care testing, POCT)法,能够快速得到检测结果;后者检测准确,检测范围广,检测时间较短,通常选择的标本为EDTA-K2抗凝的血浆标本。

2. NT-proBNP测定　ECLA法,目前已经实现了全自动化分析,分析线性范围广,检测速度快,通常选择EDTA-K2抗凝的血浆标本用于检测。

【指标评估的影响因素】

1. 温度　室温下稳定性便于常规实验室在分析前处理样本,体外NT-proBNP比BNP更稳定。在室温条件下,血清或者血浆NT-proBNP可稳定7 d,4℃稳定10 d,在-20℃或更低的温度下稳定至少几个月。反复冻融5次NT-proBNP浓度无显著性减少。BNP的稳定性依具体的检测试剂而异,在室温下BNP浓度下降很快,在4℃大约稳定4 h,-20℃或更低的温度下能稳定最多1个星期。

2. 生理因素　BNP浓度受到年龄、性别、妊娠后期的影响,某些药物治疗如部分激素和高血压药物也会影响BNP的水平。NT-proBNP会受到年龄的影响。

3. 病理因素　BNP还受肾衰竭、甲状腺功能、贫血等疾病的影响;NT-proBNP会受到肾功能、肥胖和甲状腺功能的影响,特别是肾功能,随着肾功能的减退,血浆NT-proBNP水平会逐渐升高,NT-proBNP水平受肾小球滤过率的影响独立于年龄而存在。由于NT-proBNP通过肾脏代谢清除,所以在心力衰竭伴肾衰竭或肾衰竭伴心力衰竭患者中检测NT-proBNP没有评估心力衰竭的意义。

4. 标本状态　BNP检测应EDTA抗凝全血或血浆测定;NT-proBNP可选用EDTA或肝素抗凝血浆测定。被检测的血浆标本不能出现浑浊、溶血、高血脂或含有纤维蛋白,否则也会影响检测结果。

(袁　慧)

参考文献

BRAF 基因突变

【定义】

BRAF 基因与 ARAF、CRAF 基因同属 RAF 基因家族。编码丝氨酸苏氨酸蛋白激酶，即 BRAF 蛋白。BRAF 是 Ras－Raf－MEK－ERK 信号通路重要的转导因子，主要通过丝氨酸苏氨酸蛋白激酶来发挥作用。BRAF 激酶区突变可导致 BRAF 蛋白持续性激活，从而导致下游信号通路持续活化，是肿瘤发生发展的重要机制。

临床上，BRAF 突变与 EGFR 抗体类药物、EGFR 酪氨酸激酶抑制剂类药物（EGFR－TKIs）等多种肿瘤的靶向药物治疗疗效相关，对肿瘤的预后也有一定指导价值。

【分类】

目前已发现40余种BRAF突变，覆盖24个密码子，主要为点突变，如 BRAF c.1799T>A（V600E），以及缺失插入多态性（deletion-insertion），如 BRAF c.1789_1790delCTinsTC（L597S）。突变集中在第 11 和第 15 外显子，绝大多数在激酶区。在黑色素瘤和甲状腺癌中，90%以上 BRAF 突变为 15 号外显子 1 799 位核苷酸 T 突变为 A（T1799A），导致其编码蛋白第 600 位谷氨酸被缬氨酸取代（V600E），即 BRAF c.1799T>A（V600E）突变，可导致 BRAF 蛋白激酶活性大幅升高。其余突变较为少见，且只会导致较低的激酶活性升高。

【临床意义】

BRAF 是 Ras－Raf－MEK－ERK 信号通路中重要的转导因子，BRAF V600E 突变能模拟 T598 和 S601 两个位点的磷酸化作用，使 BRAF 蛋白的丝氨酸苏氨酸蛋白激酶活性提高数百倍。

临床上，RAF 蛋白这种异常活化，可导致针对其上游的 EGFR 抑制性治疗失效，如 EGFR 抗体类药物和 EGFR－TKIs 类药物等。同时，提示抗 BRAF 类药物如威罗菲尼（vemurafenib）有效。此外，BRAF 突变检测还可用于判断肿瘤性质与预后。

BRAF 突变在多种肿瘤中广泛存在，包括恶性黑色素瘤、甲状腺癌、结直肠癌、卵巢癌、乳腺癌和肺癌等。

1. *指导 BRAF 抑制剂类药物用药*　威罗菲尼/维罗非尼和达拉非尼（dabrafenib）是 FDA 批准的 BRAF 抑制剂，可用于治疗携有 BRAF V600E 基因突变的晚期（转移性）或不可切除的恶性黑色素瘤。西方人群恶性黑色素瘤患者中 BRAF 突变率达到 37%～60%，主要为 V600E 突变。中国人群恶性黑色素瘤患者中 BRAF V600E 突变率约 26%。威罗菲尼/维罗非尼在 BRAF V600E 突变晚期黑色素瘤患者中的反应率可达 53%，能够明显延长 BRAF V600E 突变晚期黑色素瘤患者的无进展生存期和总生存期。达拉非尼也有类似效果。

有研究提示，威罗菲尼在治疗携带有 BRAF 突变的非小细胞肺癌中也有一定疗效，但在携带有 BRAF 突变的结直肠癌中则效果不佳，故 BRAF 抑制剂在其他肿瘤中的疗效尚需进一步评价。除已获批上市的威罗菲尼和达拉非尼外，尚有 Encorafenib（LGX818）等 BRAF 抑制剂类药物处于临床开发阶段。

2. *指导 EGFR 抗体类药物用药*　在结直肠癌中，KRAS、NRAS 野生型患者中，仍有少量患者对西妥昔单抗、帕尼单抗等 EGFR 抗体类药物无效，其机制可能与 BRAF 突变相关。NCCN 指南指出，BRAF V600E 突变者 EGFR 抗体类药物如西妥昔单抗治疗效果较差，其有效率仅为 8.3%

(2/24)，而在 BRAF 野生型患者中有效率可达 38.0%(124/326)。

3. 指导 EGFR－TKIs 类药物用药　对非小细胞肺癌，BRAF G469A 和 V600E 突变，可能是 EGFR－TKI 类药物继发性耐药机制之一。

4. 判断肿瘤性质　在甲状腺乳头状癌中，BRAF 有较高的突变率(40%～80%)，BRAF 突变阳性者肿瘤更有侵袭性。

5. 判断肿瘤预后　结直肠癌中，微卫星稳定者，BRAF V600E 突变提示预后不良，但在微卫星不稳定患者中，BRAF 突变与否与预后相关性不明显。

【诊断思路】

诊断思路见图 21。

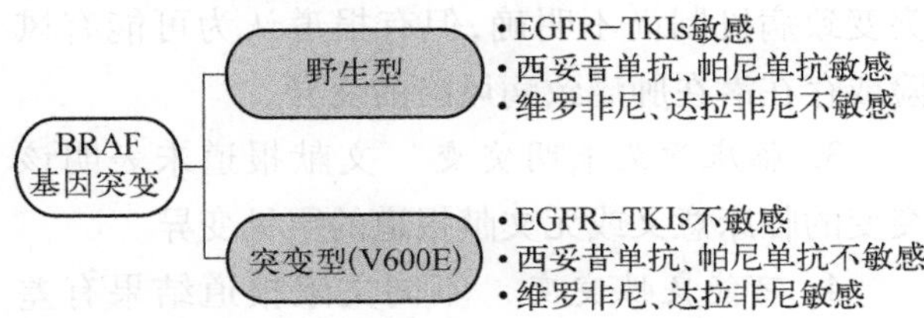

图 21　BRAF 基因突变诊断思路图

1. 恶性黑色素瘤治疗　如肿瘤组织携带有 BRAF V600E 突变，提示威罗菲尼和达拉非尼有效。

2. 结直肠癌治疗　如肿瘤组织携带有 BRAF V600E 突变，提示西妥昔单抗、帕尼单抗等 EGFR 抗体类药物无效，对微卫星稳定者，提示预后不良。

3. 肺癌治疗　如肿瘤组织携带有 BRAF V600E 突变，提示 EGFR－TKI 类药物耐药。

4. 甲状腺癌诊治　在细胞形态不典型时，BRAF 基因检测可对明确肿瘤性质提供参考依据。BRAF 突变阳性者，提示手术中需进行甲状腺全切术加中心淋巴结清除等更加积极的措施，术后需要更高的放射性碘治疗剂量，更低的促甲状腺素抑制。

【需进一步检查的实验室指标】

1. MEK 基因检测　BRAF 下游的 MEK 激活性突变可导致下游信号通路持续性激活，是威罗菲尼等 BRAF 抑制剂类药物耐药的重要机制。

2. KRAS、NRAS 基因检测　BRAF、KRAS、NRAS 突变同为西妥昔单抗、帕尼单抗等 EGFR 抗体类药物的耐药机制，同为 EGFR－TKI 类药物耐药机制，故有条件时应同步检测。

3. 微卫星不稳定性检测　对结直肠癌患者，BRAF 突变与微卫星不稳定性检测结果对提示预后有重要价值。

【指标评估的技术要点】

1. 检测方法　BRAF 突变常用的检测方法包含 Sanger 测序，ARMS－PCR，高通量测序及数字 PCR 等方法。

(1) Sanger 测序：是基因检测的金标准，准确性最高，并且可检出未知突变。但对突变 DNA 所占比例要求较高，仅能检出 10% 以上突变比例的基因突变。

(2) ARMS－PCR：ARMS－PCR 可检测出低至 0.1% 比例的突变 DNA，且检测准确性高，但只能检测已知突变位点。

(3) 高通量测序：高通量测序技术通过提高测序深度，可检出稀有突变。可用于组织、细胞及 ctDNA 的检测。其最大的优势在于可同时检测大量基因的突变。但对检测的设备技术有一定要求。

(4) 数字 PCR：数字 PCR 技术对于检测稀有突变具有最大的优势。可检出低于 0.01% 的突变。准确性高，特别适合 ctDNA 的检测，其缺点在于只能检测已知突变，且检测通量较低。

2. 突变的比例　突变的比例越高，其用药作用越强。

【指标评估的影响因素】

1. 样本类型　石蜡组织样本(FFPE)，其取材时的固定过程不规范和蜡块的保存时间过久等因素，均可能影响 DNA 的完整性，进而影响检测结果。ctDNA 样本由于含量极低，需采用灵敏度较高的检测方法，对实验室要求较高。取材需要有专用的保存管。保存不当可导致 ctDNA 降解和白细胞裂解释放大量 DNA 稀释 ctDNA，进而导致假阴性结果。

2. *肿瘤细胞比例* 对于组织样本，应评估取材样本的肿瘤细胞比例，当肿瘤组织过少，甚至未取到肿瘤组织时，检测结果会受到影响。

3. *取材时间* 由于肿瘤的异质性，取材时间与检测时间间隔较长时，检测结果和肿瘤患者体内实际的基因突变情况会出现偏差。

（姜 傥，姜育燊）

参考文献

BRCA1/2 基因突变

【定义】

BRCA1 和 BRCA2 基因突变首先发现于遗传性乳腺癌中，故将这两个基因命名为乳腺癌易感基因 1/2（breast cancer susceptibility gene 1/2，BRCA1/2），后续发现 BRCA1/2 基因突变与多种肿瘤遗传易感性相关。BRCA1/2 基因是重要的抑癌基因，其主要功能是参与 DNA 的损伤修复。BRCA1/2 基因突变可导致 DNA 损伤修复机制缺陷，从而导致肿瘤发生的概率升高。

在临床上，BRCA1/2 基因突变检测主要用于评估乳腺癌、卵巢癌等肿瘤发病风险，以及靶向药物奥拉帕尼（Olaparib，商品名为 Lynparza，阿斯利康）的用药效果。也有研究提示，BRCA1/2 基因突变与多种肿瘤的发生、发展、预后，以及铂类等药物的治疗效果相关。

【分类】

按照突变的序列特征分类，BRCA1/2 基因突变主要分为点突变（SNP）、重复（duplication）、插入（insertion）、缺失（deletion）、缺失插入多态性（deletion-insertion）等。

根据突变与肿瘤发病风险的相关性，美国医学遗传学与基因组学学会（American College of Medical Genetics and Genomics，ACMG）将 BRCA1/2 突变类型分为 5 级。

1. *致病性突变* 表示该突变在现有的研究报道中与肿瘤发病有关，且有相关功能验证结果。

2. *疑似致病性突变* 表示根据现有资料，该突变致病机制尚不明确，但有报道认为可能有风险或存在潜在肿瘤致病风险的变异。

3. *临床意义未明突变* 文献报道未表明该突变的临床意义或无文献报道的罕见变异。

4. *可能良性突变* 不同文献报道结果有差异，但总体偏向良性。

5. *良性突变* 已有文献报道，明确表明该突变是良性变异。

目前已知的 BRCA1/2 基因突变主要集中在其编码区即外显子区域，但其非编码区即内含子区的突变的意义日益受到重视。BRCA1/2 基因突变广泛分布于其外显子区域中，并无明确的集中性。

根据其突变发生的位置，可分为遗传性/胚系突变（germline mutation）和体细胞突变（somatic mutation），当前的研究主要集中于胚系突变，但也有研究关注肿瘤细胞中突变的意义。

【临床意义】

1. *BRCA1/2 基因突变与乳腺癌、卵巢癌等肿瘤的遗传易感性* BRCA1/2 是一种重要的肿瘤遗传易感性相关基因。携带有胚系 BRCA1/2 致病性突变的人群，乳腺癌、卵巢癌发病率高于普通人群，有研究提示，携带 BRCA1/2 基因致病性突变的女性人群，乳腺癌的终身患病风险为 50%～

85%，卵巢癌的终身患病风险为10%~45%，是正常人群的10~40倍。携带BRCA1/2致病性突变的男性，乳腺癌的终身患病风险也可高达6%，且恶性程度更高。

携带有BRCA1/2致病性突变的人群，其乳腺癌平均发病年龄为39.9~42.8岁，比普通人群早10~20年，且更容易发生双侧性和三阴性乳腺癌。

除乳腺癌和卵巢癌外，有研究发现，BRCA1/2致病性突变携带者中，胰腺癌、前列腺癌、黑色素瘤等肿瘤的发病率均比常人高。

2. BRCA1/2与奥拉帕尼用药指导　2014年，FDA批准了奥拉帕尼用于携带有胚系BRCA1/2致病性突变的难治性卵巢癌治疗。奥拉帕尼是首款多聚二磷酸腺苷核糖聚合酶（poly ADP ribose polymerase，PARP）抑制剂类药物，可阻断参与修复受损DNA的PARP酶。携带有BRCA1/2致病性突变的肿瘤患者，其细胞中BRCA1/2损伤修复机制缺乏，而肿瘤细胞为持续分裂细胞，部分肿瘤细胞可分化出较高的PARP表达活性，以保证其基因复制过程中损伤修复，故PARP抑制剂在携带胚系BRCA1/2致病性突变的肿瘤患者中，显示出较好的治疗效果，34%的受试者经历了平均7.9个月的客观缓解。

3. BRCA1/2突变与肿瘤预后　携带BRCA1/2致病性突变的乳腺癌患者复发率高，一项15年的跟踪研究显示，携带BRCA1/2致病性突变的乳腺癌患者复发率为24%，而普通人群为17%。

携带BRCA1/2致病性突变的乳腺癌患者短期无进展生存率（PFSR）影响较大，但长期预后差别小。

4. BRCA1/2突变与肿瘤的其他治疗　一项二期临床研究显示，使用铂类治疗三阴性乳腺癌时，BRCA1/2致病性突变携带组（N=11）客观缓解率（objective response rate，ORR）为54.5%，而非携带组（N=66）ORR为19.7%。且在BRCA1/2致病性突变携带者中，奥拉帕尼与铂类联用有叠加效应。

有研究显示，BRCA1/2的体细胞突变与铂类、他莫昔芬、奥拉帕尼的继发性耐药相关。

【诊断思路】

诊断思路见图22。

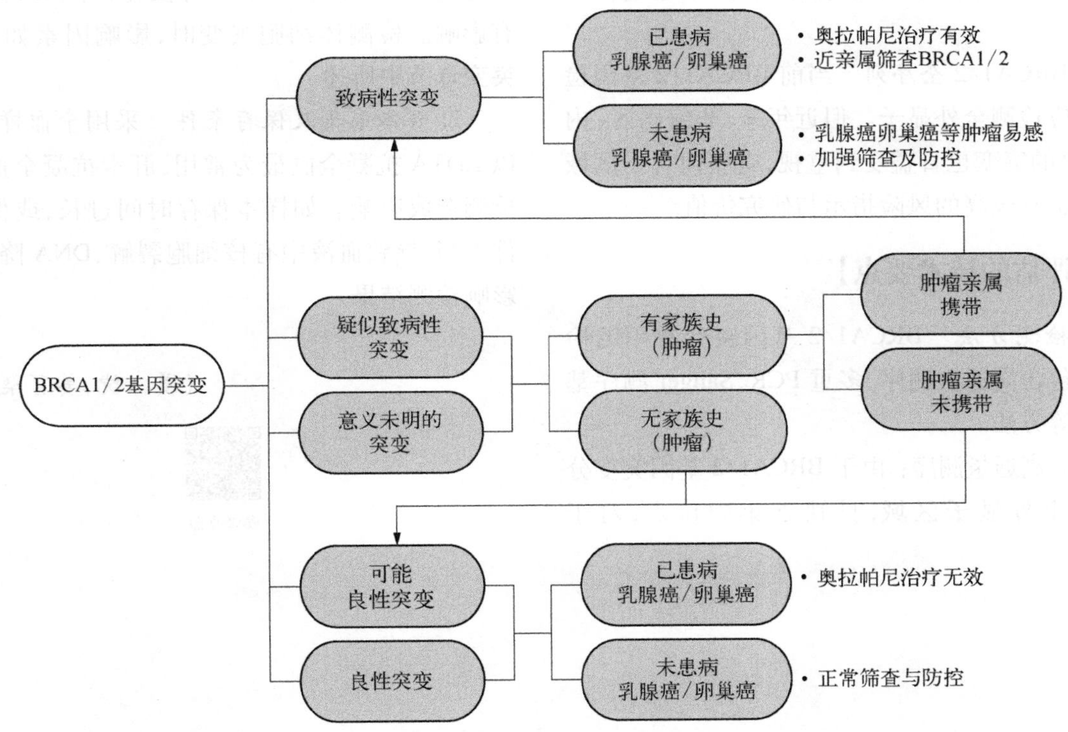

图22　BRCA1/2基因突变诊断思路图（注意检测前后应进行遗传咨询）

1. 健康人风险预警　有乳腺癌、卵巢癌家族史，特别是早发型乳腺癌(<35岁)家族史的人群，建议进行BRCA1/2基因检测。对于无明确家族史的健康成年人或有家族史的未成年人，建议仅在有明确医疗处理意见时进行检测。

对检测结果进行遗传咨询后，根据遗传咨询师判断为低危型或高危型，参考《中国抗癌协会乳腺癌诊治指南与规范(2013版)》等相关指南，进行对应的筛查防控。

2. 肿瘤患者PARP抑制剂用药指导　对于卵巢癌患者，可进行BRCA1/2基因突变检测，如检出致病性突变，提示PARP抑制剂类药物奥拉帕尼敏感。如未检出致病性突变，则提示不敏感。其他肿瘤中也有类似疗效差异报道。

【需进一步检查的实验室指标】

1. 其他易感基因　对于健康人，如有明确家族史而BRCA1/2未检出致病性突变，可进一步检测其他肿瘤易感基因，如ATM、BRIP1、CDH1、CHEK2、MSH2、MLH1、MSH6、PMS2、EPCAM、NBN、NF1、PALB2、PTEN、RAD51C、RAD51D、STK11、TP53等，全面评估乳腺癌、卵巢癌遗传易感性。

2. BRCA1/2全序列　当前BRCA1/2基因检测一般应检测全外显子。但近年来，非编码区(内含子区)的突变也日益受到重视，有些内含子区域的突变也有较高的风险指示与研究价值。

【指标评估的技术要点】

1. 检测方法　BRCA1/2基因突变常用的检测方法包含高通量测序、多重PCR、Sanger测序基因芯片等方法。

(1) 高通量测序：由于BRCA1/2基因突变分布于整个外显子区域，且缺乏集中位点，对于BRCA1/2全外显子检测和全基因测序，则一般采用高通量测序(NGS)法进行进行检测，需考虑测序深度、覆盖率等因素对检测的影响，一般要求所有序列的最低测序深度不低于30X。

(2) 其他方法：多重PCR、Sanger测序、基因芯片等方法，均可用于BRCA1/2基因的检测，如食品药品监督管理局(Food and Drug Administration，FDA)批准的BRAC Analysis CDx检测等。这些方法共同的缺点是仅能检测小部分位点或区域。BRCA1/2突变分布于整个外显子区域，而且中国人群尚无明确的突变集中位点或区域，所以这些方法均不能很好地指示BRCA1/2基因突变的情况。

2. 突变位置　当前研究主要集中于胚系突变，但也有研究关注肿瘤细胞中突变的对奥拉帕尼用药的指导价值。

【指标评估的影响因素】

1. 样本类型　检测胚系突变，以全血样本为最佳，口腔脱落细胞(口腔拭子)经严格质量控制也可使用。唾液样本中DNA为片段化DNA，且较容易降解，对储存耗材、运输条件、检测方法有一定技术要求，由于DNA片段化，对PCR过程会有影响。检测体细胞突变时，影响因素如EGFR突变章节中所述。

2. 样本采集及保存条件　采用全血样本时，以EDTA抗凝全血最为常用，肝素抗凝全血会对检测造成影响。如样本保存时间过长，或保存条件不当，导致血液中有核细胞裂解、DNA降解，会影响检测结果。

(姜　傥，姜育燊)

参考文献

B 细胞

【定义】

骨髓依赖性淋巴细胞(bone marrow-dependent lymphocyte)即B细胞(B lymphocyte),是由哺乳动物骨髓中的造血干细胞或禽类法氏囊中淋巴样前体细胞分化发育而来。来自骨髓的干细胞或前B细胞的B细胞,在迁入法氏囊或类囊器官后逐步分化发育成具有免疫潜能的成熟B细胞,成熟的B细胞随外周血迁出至淋巴结与脾脏,并主要定居于淋巴结皮质浅层的淋巴小结和脾脏红髓及白髓的淋巴小结内。外周血中的B细胞占淋巴细胞总数的10%~20%。

成熟B细胞受到抗原刺激后分化为浆细胞,并产生特异性抗体,从而发挥体液免疫的功能。通常认为B细胞是体内唯一能产生抗体(免疫球蛋白)的细胞,目前使用的大多数疫苗就是通过刺激B细胞产生抗体的。

【分类】

早期B细胞的分化发育与骨髓造血微环境密切相关,B前体细胞在骨髓中必须经历选择过程,才能发育为成熟B细胞。B细胞分化发育阶段可分为两个部分,包括在中枢免疫器官中的抗原非依赖期和在外周免疫器官的抗原依赖期。按照不同的分化发育阶段,可将B细胞分为祖B细胞(pro-B cell)、前B细胞(pre-B cell)、不成熟B细胞(immature B cell)和成熟B细胞(mature B cell)、活化B细胞和浆细胞(plasma cell, PC)这六类。B细胞在骨髓内的发育,经历祖B细胞(pro-B cell)、前B细胞(pre-B cell)、不成熟B细胞(immature B cell)和成熟B细胞(mature B cell)这几个阶段,即抗原非依赖的分化阶段。成熟B细胞释放至周围淋巴组织,构成B细胞库,并在此阶段经抗原刺激,继续分化为合成和分泌抗体的浆细胞或记忆B细胞,即抗原依赖的分化阶段。B细胞在骨髓内不同分化各阶段的主要变化是免疫球蛋白基因的重排和不同膜表面标志的表达。

1. B细胞的抗原非依赖期

(1) 祖B细胞:这是发育早期的B细胞,约发生在人胚胎第9周开始和小鼠胚胎第14 d开始。处于该阶段的细胞尚未表达B细胞系的特异表面标志,也未发生Ig基因重排,仍处于胚系基因(germline)阶段。在祖B细胞的晚期,Ig重链基因开始重排,可出现B系特异标志Thy-1、TdT、B200、mb-1等分子,但由于Ig轻链基因尚未重排,故祖B细胞的细胞膜表面没有mIg分子,因此,此阶段的B细胞并不具备抗原反应能力。

(2) 前B细胞:是由祖B细胞分化而来,约占成人骨髓有核细胞的5%,前B细胞也无轻链基因重排,因此无mIg表达,对抗原无应答能力,不表现免疫功能。但前B细胞会产生一种替代轻链,该轻链与μ链结合,组成类似Ig的结构,表达于前B细胞表面。前B细胞表面还可表达末端脱氧核苷酸转移酶(terminal deoxynucleotidyl transferase, TdT)和共性急性淋巴母细胞白血病抗原(common acute lymphoblastic leukaemia antigen, CALLA)即CD10。当前B细胞进入不成熟B细胞后,这两种标志将消失,因此TdT和CD10可有效用于区分前B细胞和其他分化发育阶段的B细胞。另外,此阶段还开始表达MHCⅡ、CD19、CD20和CD24等分化抗原。

(3) 不成熟B细胞:在此阶段Ig轻链基因开始发生重排,产生的κ链或λ链与μ链结合,组成完整的IgM分子,并表达于细胞膜表面,成为不成熟B细胞特异性的表面标志。在此阶段不成熟B

细胞已经具备抗原反应能力，并通过阴性选择建立B细胞对自身抗原耐受，其机制为只表达mIgM的不成熟B细胞的BCR如果能与骨髓细胞表面的自身膜抗原发生反应，则该细胞的分化发育将被阻滞，这些被阻滞的未成熟B细胞再通过受体编辑机制改变其受体特征，继而成为对自身抗原无反应性的克隆，接着发育成熟；若受体编辑不成功，则该细胞死亡，克隆清除，发生免疫耐受，这是B细胞自身耐受的主要机制。如果不成熟B细胞的BCR可识别可溶性自身抗原，则mIgM表达会下降，该B细胞虽然可以进入外周，但是不能对抗原刺激产生应答，并且这种状态可随抗原的消失而发生逆转。不成熟B细胞开始丧失TdT和CD10，同时CD19、CD20及MHCⅡ类分子表达量增加，并可表达CD22、CD21及FcR。

（4）成熟B细胞：不成熟B细胞经过阴性选择后，继续发育成成熟B细胞，并离开骨髓进入周围免疫器官。此时的B细胞膜表面可同时表达mIgM和mIgD，mIgD的出现是B细胞分化成熟的标志。mIgD的表达可以防止B细胞与抗原结合所引起的免疫耐受。成熟B细胞还发生于一系列膜分子变化，开始表达其他多种膜标志分子，如丝裂原受体、补体受体、细胞因子受体、病毒受体及一些其他分化抗原等。

2. B细胞的抗原依赖期　在外周免疫器官中，成熟B细胞受到抗原刺激后，在淋巴滤泡增殖形成生发中心，并且发生Ig可变区体细胞高频突变。成熟B细胞需经历B细胞阳性选择，即突变后的B细胞只要是与滤泡树突状细胞表面抗原以低亲和力结合或不能结合的，则发生凋亡。而能与滤泡树突状细胞表面抗原高亲和力结合的B细胞则表达CD40，接受T细胞CD40L的刺激，避免凋亡，继续发育成为可分泌抗体的浆细胞或记忆B细胞。

（1）活化B细胞：成熟B细胞被相应抗原刺激后成为活化B细胞，继而发生增殖和分化。在此过程中发生Ig基类别的转换，mIg逐渐减少，而sIg逐渐增加。活化B细胞可进一步分化成为记忆B细胞，停止增殖和分化，可存活数月至数年，当它与相同抗原再次相遇时，便很快发生活化和增殖，产生抗体，抗体水平高并且维持时间长。记忆B细胞与机体的再次免疫相关。

（2）浆细胞：成熟B细胞接受抗原刺激后，在Th细胞及抗原提呈细胞的协助及其产生的细胞因子作用下，可使B细胞活化，增殖并分化为浆细胞，合成和分泌抗体。此阶段B细胞将逐渐丢失一些膜分子如mIg、MHCⅡ、CD19、CD20、CD79a和CD21等，并出现一些新的浆细胞特有标志，如CD38、浆细胞抗原-1（PCA-1）等分子。CD38是较早发现的浆细胞表面标志，是浆细胞成熟阶段的重要标志。CD38主要在早期淋巴细胞和浆细胞膜表达，并且能够介导HLA-DR和IL-2的上调。PCA-1能通过抑制胰岛素受体酪氨酸激酶活性，参与对2型糖尿病发病机制的调节。而一种浆细胞只能产生一种类别的Ig分子，并且丧失产生其他类别的能力。浆细胞寿命较短，其生存期仅数日，随后即死亡。

根据B细胞表面是否表达CD5，将B细胞分为B1细胞和B2细胞2个亚群。B1细胞产生于早期胚胎，表面表达CD5抗原，主要参与机体对细菌的抗感染免疫，产生IgM类低亲和力的抗体，不产生Ig类别转换，也没有免疫记忆，是机体发挥非特异性免疫功能的重要细胞，与机体的自身免疫疾病的发生可能有关。B2细胞的产生晚于B1细胞，是形态较小、较成熟的B细胞，表面不表达CD5抗原，主要参与机体的体液免疫应答。B2细胞接受抗原刺激，并在Th细胞的辅助下，激活成活化的B细胞，并经历增殖、选择、Ig类别转变、细胞膜表面标志改变等过程分化为浆细胞，产生高亲和力的抗体，介导体液免疫应答。活化的B2细胞还发挥重要的免疫调节和抗原提呈作用。

【诊断思路】

诊断思路见图23。

1. B细胞免疫缺陷病　是导致B细胞减少或缺如或功能障碍的重要疾病，包括先天性B细胞缺陷与继发性B细胞缺陷。先天性B细胞缺陷是指B细胞发育缺陷或者是由B细胞对T细胞传递的信号反应低下导致的抗体生成障碍，以体

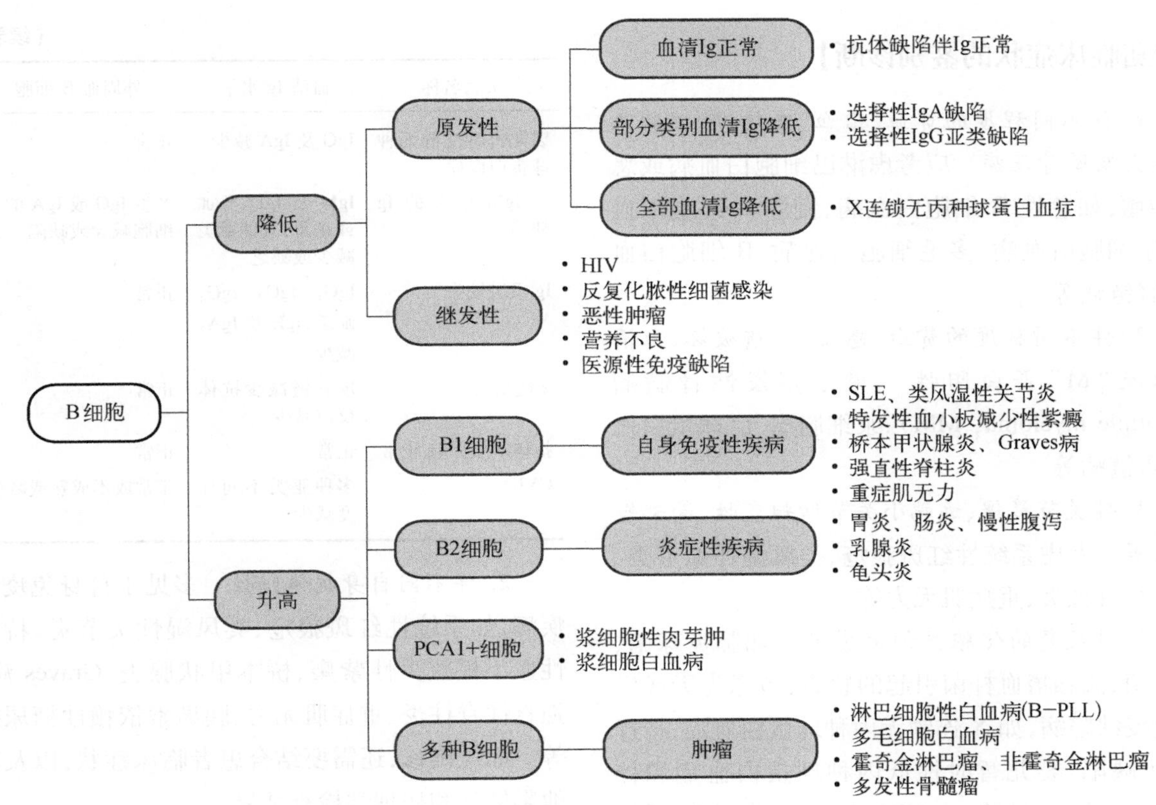

图 23　B 细胞异常的诊断思路图

内 Ig 水平降低或缺失为主要特征。Ig 缺陷可涉及全部五类 Ig 或某一类 Ig 或亚类。通常患者外周血 B 细胞减少或缺陷，T 细胞数目正常，临床典型特征是反复的化脓性细菌感染，如肺炎球菌、链球菌、流感嗜血杆菌引起的感染。常见疾病包括 X 连锁无丙种球蛋白血症、选择性 Ig 缺陷、婴儿暂时性低丙种球蛋白血症和伴 IgM 增多的 Ig 缺陷。这几种疾病的鉴别，通常依靠患者血清 Ig 水平和外周血 B 细胞的数量。继发性 B 细胞缺陷由出生后由非遗传因素所致的免疫缺陷病，主要是由某些疾病包括人类免疫缺陷病毒感染（HIV 感染）、营养不良、恶性肿瘤或感染等所致的免疫抑制或由药物治疗导致的医源性免疫缺陷所导致的。

2. *自身反应 B 细胞导致的自身免疫性疾病*　在正常人或动物体内，存在自身反应 B 细胞，它们属于 B1 细胞亚群，能够产生多种 IgM 类自身抗体，包括抗单链 DNA 抗体、抗双链 DNA 抗体、抗组蛋白抗体、抗心磷脂抗体、类风湿因子等，与多种自身免疫性疾病的发生有密切联系，包括系统性红斑狼疮、类风湿性关节炎、特发性血小板减少性紫癜、桥本甲状腺炎、毒性弥漫性甲状腺肿（Graves 病）、强直性脊柱炎、重症肌无力、胰岛素依赖性糖尿病等。

3. *白血病和恶性淋巴瘤*　多种白血病和恶性淋巴瘤可导致 B 细胞或浆细胞异常，包括急性 B 细胞白血病（B－ALL）、慢性 B 细胞白血病（B－CLL）、浆细胞白血病（PCL）、多毛细胞白血病（HCL）、B 细胞白血病（B－PLL）、霍奇金淋巴瘤（HL）、非霍奇金淋巴瘤（NHL）、多发性骨髓瘤（MM）、巨球蛋白血症、重链病等。这些疾病通过骨髓细胞分类、超微结构检查、免疫学检验及遗传学检验等方法进行检查最终确诊。

4. *细菌感染*　多种引起感染性疾病的细菌是在胞外进行增殖，胞内寄生的病原体也需要通过细胞外间隙在细胞间进行传播。B 细胞可以通过分泌抗体介导体液免疫应答破坏并清除这些存在于细胞外间隙的病原体。因此在多种炎症性疾病也发现 B 细胞或浆细胞异常，包括胃炎、肠炎、慢性腹泻、乳腺炎、类风湿性关节炎、龟头炎等。

【伴随临床症状的鉴别诊断】

1. 伴不同程度的贫血、出血、发热、肝脾淋巴结肿大及胸骨压痛　应考虑淋巴细胞白血病或恶性肿瘤，如急性 B 细胞白血病、慢性 B 细胞白血病、浆细胞白血病、多毛细胞白血病、B 细胞白血病、轻链病等。

2. 伴不同程度的贫血、感染、骨质破坏、血清或尿液"M"蛋白阳性　见于多发性骨髓瘤（multiple myeloma, MM）、浆细胞瘤、巨球蛋白血症、重链病等。

3. 伴关节晨僵、远端小关节增粗变性、面部蝶形斑等　考虑系统性红斑狼疮、类风湿性关节炎、强直性脊柱炎、重症肌无力等。

4. 伴反复的化脓性细菌感染　如肺炎球菌、链球菌、流感嗜血杆菌引起的感染，考虑先天或后天免疫缺陷病，如 X 连锁无丙种球蛋白血症、选择性 Ig 缺陷、婴儿暂时性低丙种球蛋白血症和伴 IgM 增多的 Ig 缺陷，或 HIV 感染、营养不良、恶性肿瘤或感染等所致的免疫抑制或由药物治疗导致的医源性免疫缺陷等。

5. 伴甲状腺症状　如甲状腺增大、甲状腺功能亢进或减退，考虑桥本甲状腺炎、Graves 病。

6. 伴无痛性表浅淋巴结肿大，持续不明原因的发热　考虑恶性淋巴瘤，如霍奇金淋巴瘤、非霍奇金淋巴瘤，确诊需要进行淋巴结切片活检。

【伴随实验室指标的鉴别诊断】

1. 伴不同程度各类 Ig 或某一类 Ig 减少，外周血 B 细胞异常　考虑免疫缺陷病，各类常见免疫缺陷性疾病血清 Ig 及外周血 B 细胞变化如下。

表 1　常见免疫缺陷性疾病血清 Ig 及外周血 B 细胞变化

疾病名称	血清 Ig 水平	外周血 B 细胞
X 连锁无丙种球蛋白血症	各类 Ig 均减少或缺乏	明显减少
选择性 IgA 缺陷	IgA_1 及 IgA_2 减少或缺乏	正常或不成熟
选择性 IgG 亚类缺陷	某 IgG 亚类减少或缺乏	正常或不成熟
婴儿暂时性低丙种球蛋白血症	IgG 及 IgA 减少	正常
伴 IgM 增多的 Ig 缺陷	IgM 及 IgD 增加或正常，其他亚类减少或缺乏	产生 IgG 或 IgA 的 B 细胞减少或缺陷
Ig 重链缺失	IgG_1、IgG_2、IgG_4 缺乏，IgE 及 IgA_2 减少	正常
κ 链缺失	Ig κ 链减少抗体反应减少	正常
抗体缺陷伴 Ig 正常	正常	正常
CVID	多种亚类不同程度减少	正常或不成熟或减少

2. 伴不同自身抗体阳性　多见于自身免疫性疾病，如系统性红斑狼疮、类风湿性关节炎、特发性血小板减少性紫癜、桥本甲状腺炎、Graves 病、强直性脊柱炎、重症肌无力、胰岛素依赖性糖尿病等。如需确诊，还需要结合患者临床症状，以及其他影像学和病理学检查结果。

3. 伴外周血白细胞增加，骨髓中有核细胞增生活跃，淋巴细胞异常　多见于淋巴细胞白血病，对这些疾病的确诊分型主要依赖于骨髓细胞分类、超微结构检查、免疫学检验及遗传学检验等检测结果的结合。

（1）急性 B 细胞白血病（B－ALL）：白细胞计数升高，分型中以原始和幼稚淋巴细胞为主，"蓝细胞"（涂抹细胞）易见，血小板低，常伴功能异常，当血小板 $<20\times10^9/L$ 时，可引起内脏出血；骨髓象中有核细胞增生活跃或极度活跃，以原始和幼稚淋巴细胞细胞为主，>30%；对 B－ALL 各亚类进行区分主要依靠免疫标志：早 B 前体 ALL 为 HLA－DR、CD19 阳性，普通 B－ALL 为 CD10、CD19、CD20 阳性，前 B－ALL 为 CD19、CD20、CD22 阳性，B－ALL 为 CD19、CD20、CD22、SmIg 阳性。在前 B－ALL 和普通 B－ALL 中易检出 Ph 染色体。

（2）慢性 B 细胞白血病（B－CLL）：外周血淋巴细胞绝对值增加，$>5\times10^9/L$，至少持续 4 周以上，血片中"蓝细胞"（涂抹细胞）明显增多；骨髓象中有核细胞增生活跃或极度活跃，白血病性淋巴细胞显著增多，>40%，细胞大小与外周血一致，原始和幼稚淋巴细胞少见，<5%。B－CLL 呈 κ 或 λ 单克隆轻链型，主要表达 CD5、CD19、CD20、SmIg，一般不表达 CD10 和 CD22。大部分 B－CLL 有克隆性核型异常，以 t(11;14)(q13;q32)和 t(14;19)(q32;q13)多见。但至少进行一次骨髓穿刺和活检，结果显示增生活跃或明显活跃，淋巴细胞>30%，活检呈弥漫性或非弥漫性浸润才能确诊。

在形态上，CLL 和幼淋巴细胞白血病(PLL)、多毛细胞白血病(HCL)相似，可以通过免疫表型进行鉴别诊断，PLL 主要表达 SmIg 和 CD22，HCL 主要表达 CD11c、CD25 和 CD103。

表 2　CLL、PLL 和 HCL 免疫表型鉴别

病种	SmIg	CD5	CD10	CD11c	CD20	CD22	CD23	CD25	CD103
CLL	+/−	+++	−	−/+	+/−	−/+	++	+/−	−
PLL	++	−/+	+/−	−/+	+/−	+	+/−	−	−
HCL	+/−	−/+	−	++	+	++	−/+	++	++

(3)浆细胞白血病(PCL)：临床上呈现白血病的临床表现或多发性骨髓瘤的表现，外周血白细胞分类中浆细胞>20%或绝对值>2.0×10^{9}/L；骨髓象浆细胞增生明显，免疫学检验可发现胞质 Ig、PCA1、CD38 强阳性，SmIg、HLA－DR、CD19、CD20 常呈阳性。PCL 须与 MM 相鉴别，PCL 无明显骨损害，骨髓片中可见弥漫性浆细胞浸润，血尿单克隆球蛋白较低或正常，而 MM 骨损害明显，骨髓片中浆细胞>15%，血尿单克隆球蛋白明显升高。

4. 发现 RS 细胞　在骨髓穿刺涂片或淋巴结切片活检中发现 RS 细胞。考虑霍奇金淋巴瘤，对该疾病亚型的区分主要依靠免疫组化检测细胞表面标志。

【需进一步检查的实验室指标】

1. 血常规及红细胞沉降率检查　包括血红蛋白、红细胞、白细胞、血小板计数及白细胞分类。

2. 血生化　肝、肾、心功能，电解质，血脂，明确是否累及肝肾功能。

3. 免疫学检查　免疫血清学检查包括免疫球蛋白、补体、C－反应蛋白(CRP)，降钙素原等；细胞免疫学检查包括淋巴细胞转化试验、E 花环形成试验、结核菌素试验等；各种自身抗体检查；细胞因子检查；传染病的免疫学检查包括抗病毒抗体、艾滋病、梅毒等性传播疾病的病原体检查。

4. 痰细菌检查　包括革兰染色、抗酸染色等。明确是否有细菌感染。

5. G 和 GM 试验　明确是否合并真菌，尤其是曲霉菌感染。

6. 血涂片和骨髓涂片检查　有助于明确诊断和鉴别诊断。

7. 免疫组织化学检查　用于淋巴细胞性白血病的分类和诊断。

8. 流式细胞仪检查　定量淋巴细胞及亚群数量，用于诊断和鉴别诊断。

9. 淋巴结病理学检查、淋巴管造影　用于霍奇金淋巴瘤的鉴别诊断。

10. 其他相应检查　如 CT、MRI、B 型超声、PET，判断对全身组织器官的累及程度。

【指标评估的技术要点】

免疫组织化学技术是恶性淋巴瘤研究、诊断和分类的必不可少的手段之一。B 细胞的标志有 SmIg、CR、CD5、CD10、CD19、CD20、CD22 等。CD5 是 B1 细胞的标志，主要参与机体对细菌的抗感染免疫，产生 IgM 类低亲和力的抗体，是机体发挥非特异性免疫功能的重要细胞，与机体的自身免疫疾病的发生可能有关。CD5 升高常见于多种自身免疫性疾病，包括系统性红斑狼疮、类风湿性关节炎、特发性血小板减少性紫癜、桥本甲状腺炎、Graves 病、强直性脊柱炎、重症肌无力、胰岛素依赖性糖尿病等。CD19 分布于除浆细胞外的各个发育阶段 B 细胞和滤泡树突状细胞表面，是鉴定 B 细胞的重要标志之一。CD19 降低多见于免疫缺陷疾病，如 X 连锁无丙种球蛋白血症、选择性 Ig 缺陷、婴儿暂时性低丙种球蛋白血症和伴 IgM 增多的 Ig 缺陷、HIV 感染、营养不良、恶性肿瘤或感染等所致的免疫抑制或由药物治疗导致的医源性免疫缺陷。CD19 升高多见于各类白血病和恶性淋巴瘤可导致 B 细胞或浆细胞异常，包括急性 B 细胞白血病、慢性 B 细胞白血病、浆细胞白血病、多毛细胞白血病、B细胞白血病、霍奇金淋巴瘤、非霍奇金淋巴瘤、多发性骨髓瘤、巨球蛋白血症、重链病等。

流式细胞术是一种对单细胞或其他生物离子进行定量分析和分选的手段。运用流式细胞仪检查淋巴细胞及其亚群数量已是临床上一项常规检查项目。B细胞流式细胞术常规检查项目包括B细胞（$CD3^-CD19^+$）、T细胞（$CD3^+$）和NK细胞（$CD3^-CD16^+CD56^+$），各种淋巴细胞的百分比和绝对计数，对明确患者病情有着重要的意义。B细胞（$CD3^-CD19^+$）百分比减低，T细胞（$CD3^+$）百分比正常或增加主要见于各类先天或后天B细胞免疫缺陷病，B细胞（$CD3^-CD19^+$）百分比升高常见于各类自身免疫性疾病、B细胞相关白血病和淋巴瘤等。

【指标评估的影响因素】

1. *样本保存*　全血标本采集后可在室温保存36 h，4~8℃可保存72 h而检测结果稳定。

2. *吸烟及运动等*　有文献显示，吸烟者B细胞升高，且与吸烟量相关，平均增加约31%。适量运动后可升高，但过量剧烈运动（如马拉松或长时间骑行）可能出现降低。

（兰小鹏，赵　猛）

参考文献

B细胞表面标志

【定义】

B细胞表面标志包括表面受体和表面抗原，它们在B细胞识别抗原、增殖、分化及产生抗体过程中发挥重要作用，同时也是分离和鉴别B细胞的重要依据。

【分类】

1. *表面受体*

（1）B细胞抗原受体（B cell receptor，BCR）复合物：BCR是B细胞表面最主要的分子，由膜免疫球蛋白（membraneimmunoglobulin，mIg）和Igα/Igβ（CD79a/CD79b）异源二聚体组成。mIg是存在于B细胞表面特异性识别和结合抗原的受体，是B细胞特征性的表面标志。通常以单体的形式存在，不成熟B细胞仅表达mIgM，成熟B细胞同时表达mIgM和mIgD，在抗原的刺激下，B细胞最终将分化为浆细胞，不再表达mIg。由于mIg不具有传递抗原刺激信号的作用，需要与具有相对较长胞质区的Igα和Igβ（CD79a/CD79b）结合，形成稳定的BCR复合物。Igα和Igβ的胞质区含有免疫受体酪氨酸活化基序（immnoreceptor tyrosine-based activation motif，ITAM），并以此募集下游信号分子，转导特异性抗原与BCR结合产生的信号。B细胞通过BCR对特异抗原的识别、摄取、提呈及信号转导作用，而引起细胞活化、增殖、分化或诱导程序性死亡。

（2）补体受体（complement receptor，CR）：B细胞膜表面具有CR1和CR2。CR1（CD35）主要见于成熟B细胞表面，可与补体C3b和C4b结合，从而促进B细胞的活化。CR2（CD21）的配体是C3d，C3d与B细胞表面CR2结合亦可调节B细胞的生长和分化。CR2也是EB病毒的受体，这与EB病毒选择性感染B细胞有关。在体内，EB病毒感染与传染性单核细胞增多症、Burkitt淋巴瘤及鼻咽癌等的发病有关。

（3）丝分裂原受体：美洲商陆丝分裂原（poke weed mitogen，PWM）对T细胞和B细胞均有致有丝分裂作用。在小鼠中，脂多糖(lipopolysaccharide, LPS)是常用的致有丝分裂原。此外，金黄色葡萄球菌 Cowan I 株(staphylococcus aureusstrain Cowan I, SAC)因含有金黄色葡萄球菌 A 蛋白(staphylococcal protein, ASPA)，可通过与 mIg 结合刺激人 B 细胞的增殖。此外，大豆凝集素(soybean agglutinin, SBA)可凝集 B 细胞。

(4) 细胞因子受体：多种细胞因子调节 B 细胞的活化、增殖和分化是通过与 B 细胞表面相应的细胞因子受体结合而发挥调节作用的。B 细胞的细胞因子受体主要有 IL－1R、IL－2R、IL－4R、IL－5R、IL－6R、IL－7R、IL－11R、IL－12R、IL－13R、IL－14R、IL－γR、IL－αR 和 TGF－βR 等。

2. 表面抗原

(1) 主要组织相容性复合体抗原(MHC)：B 细胞不仅表达 MHC Ⅰ类抗原，而且表达较高比例和密度的 MHC Ⅱ类抗原。除了浆细胞外，前 B 细胞至活化 B 细胞均表达 MHC Ⅱ类抗原。B 细胞表面的 MHC Ⅱ类抗原在 B 细胞与 T 细胞相互协作时起重要作用，此外，还参与 B 细胞作为辅佐细胞的抗原提呈作用。

(2) B 细胞分化抗原：B 细胞表面表达多种 CD 抗原，并在 B 细胞的不同发育阶段，其表达的 CD 抗原也不同，故称为分化抗原。这些 CD 抗原不仅是特异的 B 细胞表面标志，还具有十分重要的生理功能，与 B 细胞活化、增殖、分化、识别和黏附等相关。在此介绍几种重要的 CD 分子。

(3) CD19：分布于除浆细胞外的各个发育阶段 B 细胞和滤泡树突状细胞表面，是鉴定 B 细胞的重要标志之一。CD19 参与 B 细胞活化、信号转导及生长调节。CD19 介导信号传递有赖于膜表面 CD21、CD81 组成的复合结构。最近提出的双重抗原识别(dual antigen recognition)模型认为，BCR 与抗原结合后，使 CD19 和 CD21 相互接近形成复合物，抗原既可与 BCR 结合，也可通过补体 C3dg 与 CD21 相连，后者激活 CD19/CD21 复合物中与 CD19 紧密结合的 Sre 家族 Lyn，使 CD19 分子胞质段酪氨酸发生磷酸化，从而参与 B 细胞内信号传递。

(4) CD20：主要存在于早期 B 细胞和成熟 B 细胞表面，并随 B 细胞的激活逐渐消失。CD20 通过多种途径参与跨膜钙离子流动：① CD20 是启动第二信使通道的信号转导分子，并通过内源性通道调节跨膜钙离子流动；② CD20 可能与钙通道复合体在结构上靠近，从而参与跨膜钙离子流动；③ CD20 本身可能就是一种钙离子通道。同时 CD20 在 B 细胞增殖和分化过程中发挥重要作用：胞内钙离子浓度低时，细胞进入生长周期，CD20 与抗体交联后，在浆膜上形成钙离子通道，胞内钙离子浓度增加，抑制 B 细胞从 G_1 期进入 S/G_2+M 期，抑制 B 细胞分化发育，并抑制 EBV 或美洲商陆诱导的 Ig 分泌，甚至引起细胞凋亡。CD20 是 B 细胞特异性标志，是治疗单抗识别的靶分子。

(5) CD21：表达于静止的成熟 B 细胞、淋巴细胞滤泡树突状细胞及咽部与宫颈上皮细胞表明，是 B 细胞重要的表面标志之一。CD21、补体受体 2(CR2)和 EB 病毒受体，其配体都是某些 C3 裂解片段和 EB 病毒。CD21 的功能包括：① 参与免疫记忆，覆盖于病原微生物的 C3b 可被裂解为 C3dg，后者任结合与病原微生物上或抗原表面，并与淋巴滤泡内的 $CD21^+$ DC 结合，从而在诱导免疫记忆过程中起重要作用；② 参与 B 细胞增殖分化，CD21 仅表达于成熟 B 细胞表面，前 B 细胞、未成熟 B 细胞及浆细胞均不表达，表明 CD21 表达与 B 细胞增殖分化有关。CD21 具有生长因子样受体，外周血 B 细胞被某些刺激因子激活后，CD21 可转导增殖信号，介导细胞进入细胞周期。

(6) CD22：表达于 B 细胞系，B 细胞活化时其表达增加，一旦分化为浆细胞则表达下降。人 CD22 主要分布于淋巴结浅皮质区 B 细胞，而生发中心和体外活化的 B 细胞不再表达 CD22 和 mIgD。CD22 具有信号转导和黏附的功能。

(7) CD40 与 CD154：CD40 主要表达于 B 细胞、DC、某些上皮细胞、内皮细胞、成纤维细胞及活化的单核细胞表面。CD154 是 CD40 的配体，主要表达于活化的 $CD4^+$T 细胞和肥大细胞表面。CD40 与 CD40L 相互作用具有重要的生理意义，是参与 B 细胞活化的最重要共刺激信号；参与调节CD4+T细胞应答，活化Th细胞表达CD40L增加，可与B细胞表面CD40结合，诱导B细胞表达B7分子；另外，CD40分子在Ig产生和类别转换、记忆性B细胞形成等方面发挥关键作用。

【诊断思路】

参见指标“B细胞”。

【伴随临床症状的鉴别诊断】

参见指标“B细胞”。

【伴随实验室指标的鉴别诊断】

（1）伴不同程度各类Ig或某一类Ig减少，外周血B细胞异常：考虑免疫缺陷病，包括X连锁无丙种球蛋白血症、选择性Ig缺陷、婴儿暂时性低丙种球蛋白血症和伴IgM增多的Ig缺陷和由HIV感染、营养不良、恶性肿瘤或感染等所致的免疫抑制或由药物治疗导致的医源性免疫缺陷所导致的免疫缺陷病。

（2）伴不同自身免疫性抗体阳性：多见于自身免疫性疾病，如系统性红斑狼疮、类风湿性关节炎、特发性血小板减少性紫癜、桥本甲状腺炎、Graves病、强直性脊柱炎、重症肌无力、胰岛素依赖性糖尿病等，如需确诊，还需要结合患者临床症状，以及其他影像学和病理学检测结果。

（3）伴外周血白细胞增加，骨髓中有核细胞增生活跃，淋巴细胞异常，多见于淋巴细胞白血病，包括急性B细胞白血病、慢性B细胞白血病、浆细胞白血病、多毛细胞白血病、B细胞白血病、霍奇金淋巴瘤、非霍奇金淋巴瘤、多发性骨髓瘤、巨球蛋白血症、重链病等。对这些疾病的确诊和分型主要依赖于骨髓细胞分类、超微结构检查、免疫学检验，以及遗传学检验等检测结果的结合。常见的免疫学检测标志有早B前体ALL为HLA－DR、CD19阳性，普通B－ALL为CD10、CD19、CD20阳性，前B－ALL为CD19、CD20、CD22阳性，B－ALL为CD19、CD20、CD22、SmIg阳性，B－CLL呈κ或λ单克隆轻链型，主要表达CD5、CD19、CD20、SmIg，一般不表达CD10和CD22。PLL主要表达SmIg和CD22，HCL主要表达CD11c、CD25和CD103。PCL的胞质Ig、PCA1、CD38强阳性，SmIg、HLA－DR、CD19、CD20常呈阳性。

【需进一步检查的实验室指标】

1. *血常规及红细胞沉降率*　包括血红蛋白、红细胞、白细胞、血小板计数及白细胞分类。

2. *血生化*　肝、肾、心功能，电解质，血脂，明确是否累及肝肾功能。

3. *免疫学检查*　免疫血清学检查包括免疫球蛋白、补体、C－反应蛋白（CRP），降钙素原等；细胞免疫学检查包括淋巴细胞转化试验、E花环形成试验、结核菌素试验等；各种自身抗体检测；细胞因子检测；传染病的免疫学检测包括抗病毒抗体、艾滋病、梅毒等性传播疾病的病原体检查。

4. *痰细菌检查*　包括革兰染色、抗酸染色等，明确是否有细菌感染。

5. *G和GM试验*　明确是否合并真菌，尤其是曲霉菌感染。

6. *血涂片和骨髓涂片检查*　有助于明确诊断和鉴别诊断。

7. *免疫组织化学检测*　用于淋巴细胞性白血病的分类和诊断。

8. *流式细胞仪检测*　定量淋巴细胞及亚群数量，用于诊断和鉴别诊断。

9. *淋巴结病理学检查、淋巴管造影*　用于霍奇金淋巴瘤的鉴别诊断。

10. *其他*　包括CT、MRI、B型超声、PET，判断全身组织器官累及程度。

【指标评估的技术要点】

参见指标“B细胞”。

【指标评估的影响因素】

参见指标“B细胞”。

（兰小鹏，赵　猛）

参考文献

CBF β－MYH11 融合基因

【定义】

CBF 称为核心结合因子，也称为多瘤增强子结合蛋白 2（polyoma enhancer binding protein 2，PEBP2），位于 16q22，受其编码的蛋白质是核心结合因子的 β 亚单位，其 DNA 顺序为 PyG PyG G TPy。平滑肌肌球蛋白重链（SMMHC），也叫 MYH11 基因，位于 16p13。inv(16)(p13q22) 和 t(16：16)(p13;q22) 能使 16q22 上的 CBF β 基因和 16p13 上的 MYH11 基因发生重排，形成 CBF β－MYH11 融合基因，并可产生嵌合蛋白，此类遗传异常多见于伴嗜酸性粒细胞增多的急性髓细胞性白血病（acute myeloid leukemia，AML），即伴 inv(16)(p13q22) 或 t(16;16)(p13;q22) 及 ins(16)(q22;p13.1p13.3) CBF β－MYH11 AML。

【分类】

在 mRNA 水平，CBF β 基因序列断裂点较为恒定，位于 3′端编码区的 17 个氨基酸处，为 nt495 和 nt399；MYH11 的 C 端有一个非螺旋的尾部结构域，MYH11 的断裂点位于尾部结构域，有多种断裂方式，以 nt1921 最多见，其他的有 nt1708、nt1201、nt1098 和 nt944 等。目前发现 CBF β－MYH11 的融合转录本达 10 种之多，其中最多见的为 A 型[约 90%，(nt) 1921]。有报道发现，新的融合转录本 CBF 发(486)－MYH11 (1 591)，此类患者预后较好，D 亚型占 5%、E 亚型占 5%。

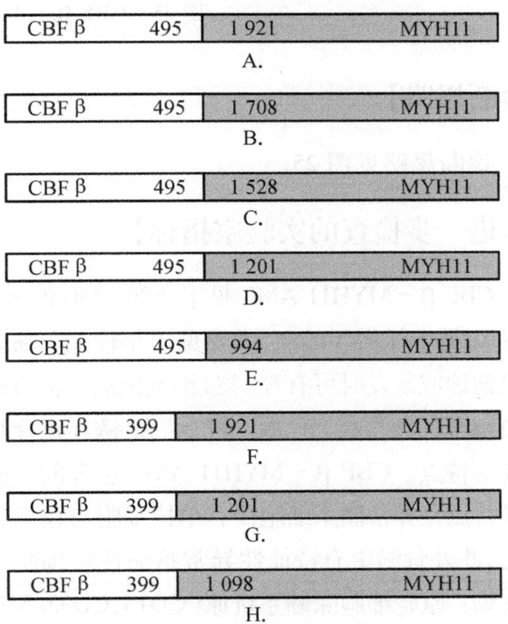

图 24 CBF β－MYH11 转录本的剪接方式

【临床意义】

由于 CBF β－MYH11 融合基因只见于 AML 中，根据 WHO 的诊断标准，只要检出 CBF β－MYH11 即可诊断 AML，即使骨髓形态检测原始细胞的比例不到 20%。因此，CBF β－MYH11 融合基因的检测可用于 AML 的诊断。

此外，大多数研究认为，CBF β－MYH11 融合基因的存在预示着患者的预后较好，治疗后其完全缓解率可达 90%～100%，5 年无病生存率近 50%。因而检测 CBF β－MYH11 融合基因对于预后判断具有十分重要的指导意义。

由于携带相同融合基因的患者在诊断和治疗上存在一定的同质性及预后的可比性，融合基因检测被广泛地应用于白血病的诊断分型及疗效观察中。对 CBF β－MYH11 基因转录本进行定量分析，可以用于患者体内白血病细胞的负荷水平的判断、微小残留病检测和复发风险预测。另一方面，监测融合基因表达量还有助于临床医师进一步在分子水平上确定白血病患者治疗后是否获得完全缓解，以便及时调整治疗方案，减轻患者的痛苦和经济负担。

结合WHO诊断标准，诊断伴inv(16)(p13q22)或t(16;16)(p13;q22)及ins(16)(q22;p13.1p13.3) CBF β-MYH11 AML

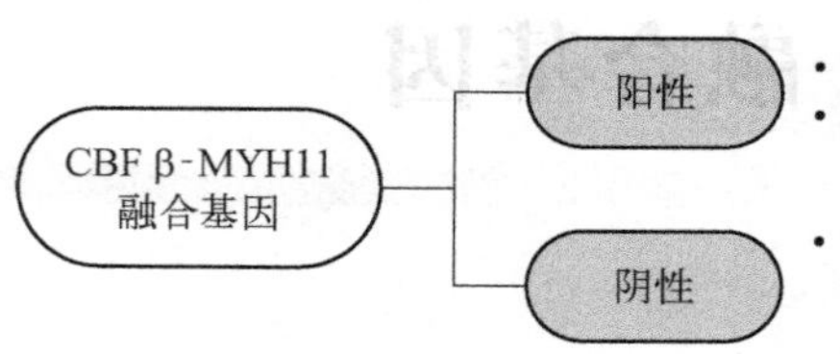

图 25　CBF β－MYH11 融合基因异常的诊断思路图

【诊断思路】

诊断思路见图 25。

【需进一步检查的实验室指标】

CBF β－MYH11 AML 见于全部 AML 的 10%~12%，可见于任何年龄组，主要见于年轻人。临床特点是初诊或复发时可有髓(粒)细胞肉瘤。常有外周血白细胞计数升高，肝、脾、淋巴结大，诱导化疗缓解率高等特点。CBF β－MYH11 AML 患者的骨髓形态学特点是异常髓系细胞伴有单核细胞与粒系细胞分化，此外骨髓中有特征性异常嗜酸性粒细胞。免疫表型：原始细胞除髓系抗原(CD13、CD33、MPO)表达外，常有单核分化，包括 CD14、CD4、CD11b、CD11c、CD64、CD36 及溶菌酶，常交叉表达 CD2。

约 40%的此类病例可出现其他细胞遗传学异常，最常见的是+22，+8(各占 10%~15%)，del(7q)或+21(约 5%)。22 号染色体三体对于 inv(16)(p13.1q22)患者相当特异，因为它极少与 AML 其他原发性畸变同时出现，而+8 则常同时见于其他原发性畸变的患者。曾报道过罕见的 AML 与慢性粒细胞白血病同时存在 inv(16)(p13.1q22)和 t(9;22)(q34;q11.2)。这种情况在慢性粒细胞白血病通常合并加速期或急变期。约 30%的病例有 KIT 突变，不伴 KIT 突变的预后良好，伴 KIT 突变的 TKIs 治疗有效。所有染色体核型检测时发现 22 号染色体三体的 AML 患者，不管是否具有 inv(16)，都应进行包括 FISH、RT－PCR 在内的分子检查。

【指标评估的技术要点】

CBF β－MYH11 融合基因主要用分子检测手段包括荧光原位杂交(FISH)、逆转录 PCR、荧光定量 PCR 技术、基因芯片、高通量测序等技术。

1. FISH　该技术是一种通过标记了荧光素的 DNA 按照碱基互补原则与待检 DNA 进行杂交后，利用出现的荧光信号的数量和位置来反映标本中存在的相应特异性基因的数量和位置的方法。它对处于分裂期和分裂间期的细胞均可以进行检测，具有形象直观、灵敏度高、特异性强、无放射性、可进行多重染色等优点，且适用于血液、骨髓、组织等多种临床标本的检测。FISH 技术的局限性在于步骤较复杂，过程中影响因素(溶液 pH、温度、时间等)较多。FISH 技术检测 CBF β－MYH11 融合基因的敏感性及特异性均优于常规细胞遗传学。

2. 实时定量荧光 PCR(real-time quantity PCR，RQ－PCR)　该方法是在 PCR 反应体系中加入荧光物质，通过实时检测荧光信号在 PCR 过程中的累积变化，利用已知浓度的标准品制作的标准曲线对未知浓度的样品进行定量分析的方法，它可以直接检测目的基因的起始数量，从而动态监测融合基因水平。该方法具有快速简便、灵敏度高、重复性好、可准确定量等优点，技术成熟，被广泛应用于临床检测。RQ－PCR 检测融合基因可以反映患者对治疗的反应性，其 MRD 的动态变化，与患者的临床预后存在内在相关性，是检测预后的良好指标，同时 RQ－PCR 有早期检测分子生物学复发的潜力。RQ－PCR 技术检出 MRD，比传统的细胞学方法及临床症状出现早 5~8 个月，是现在临床上应用最广、最多的方法。

3. 基因芯片技术　该技术通过将大量探针分子固定于支持物表面，再与标记的样品分子进行杂交,通过检测各个探针分子的杂交信号强度获取样品分子的数量和序列信息的方法。该方法具有快速、简便、分辨率高和高通量等优点,可以通过设计不同的探针阵列一次性对样品大量序列进行多项检测和分析,此外还可用于突变基因的检测和发现。

4. *高通量测序* 又称二代基因测序(next generation sequencing, NGS)。NGS 其实是一个基于一代测序方法的升级。将第一代中使用的双脱氧核苷酸(ddNTP)换成了带有 4 种不同颜色荧光标志物的脱氧核糖核苷三磷酸(dNTP),依靠颜色区分 dATP、dTTP、dCTP、dGTP。替换为 dNTP 后,NGS 不再依靠合成的终止及电泳获得基因的顺序,而是在 DNA 合成酶合成对应双链 DNA 的同时,由于使用的所有原料都是带有荧光标志物的 dNTP(dATP、dTTP、dCTP、dGTP),每合成一个互补链,荧光标志物就放出对应的颜色,再使用机器读取这些合成时放出的颜色就可得到基因的序列,由于这种一边合成一边测序的方法大大地提高了速度,所以更多的目标 DNA 可以被在相较于一代测序更短的时间内完成检测,降低成本。NGS 也有其局限性:首先 NGS 的样本制备比较烦琐,其中最关键的一步是需要使用 PCR 对目标 DNA 进行扩增,会为用户增加不少的工作量;其次由于技术的限制,读取的单一序列 DNA 的长度一般为 75~100 个核苷酸。

【指标评估的影响因素】

1. *核型分析的局限性* 由于 inv(16)属于微小异常,R 显带无法检测,G 显带识别起来也很困难,而且核型检测只能分析中期细胞,受分裂象数量和质量的高度制约,因而可能导致核型分析失败或漏检。因此,有时需要更敏感的方法,如 FISH 和 RT－PCR 检测 CBF β－MYH11 融合基因。

2. *剪切方式多样需要多重引物* 由于 CBF β－MYH11 融合转录本的剪接方式有多种,目前发现的融合转录本已达 10 种之多,必须采用多重/通用引物的序列检出所有种类的重排。

3. *MRD 检测实时定量荧光 PCR* MRD 检测受标本质量及标本采集、保存运输的影响。患者完全缓解后 CBF β－MYH11 融合基因能以低拷贝数存在于已分化的细胞中,PCR MRD 结果评估时要注意动态观察,并结合流式细胞、形态、FISH 等其他实验室检查结果。

(李俊勋,欧阳涓)

参考文献

CD55、CD59

【定义】

CD55、CD59 是糖化磷脂酰肌醇(GPI)连接的补体调节蛋白,其检测是诊断阵发性睡眠性血红蛋白尿(PNH)的重要依据。PNH 是一种的获得性红细胞膜缺陷导致的慢性溶血性贫血,由体细胞 X 染色体连锁、PIG－A 基因突变所致,导致部分或完全血细胞膜糖化磷脂酰肌醇(GPI)锚合成障碍,造成血细胞表面锚连蛋白缺失,使细胞抵抗补体攻击的能力减弱,从而导致细胞容易被破坏,发生溶血。其临床主要表现为补体介导的血管内溶血、不同程度的骨髓衰竭和血栓形成,其间歇性血红蛋白尿常发生在睡眠后第二天。在常规试验不敏感时,应用流式细胞术检测 GPI 锚连蛋白(GPI－AP)缺失细胞数量是诊断 PNH 最直接、最敏感的方

法。CD55、CD59的表达严重缺陷是最直接的诊断依据。

【分类】

PNH患者血细胞表面GPI锚连蛋白表达缺失达20余种，包括衰变加速因子（DAF，CD55）、反应性溶血膜抑制物（MIRL，CD59）、C8结合蛋白（HRF）、内毒素受体（CD14）、低亲和力Fc受体（CD16）及尿激酶型纤溶酶原激活剂受体（uPAR，CD87）等。CD55和CD59同时部分或完全缺失是PNH的典型表现。

【诊断思路】

诊断思路见图26。

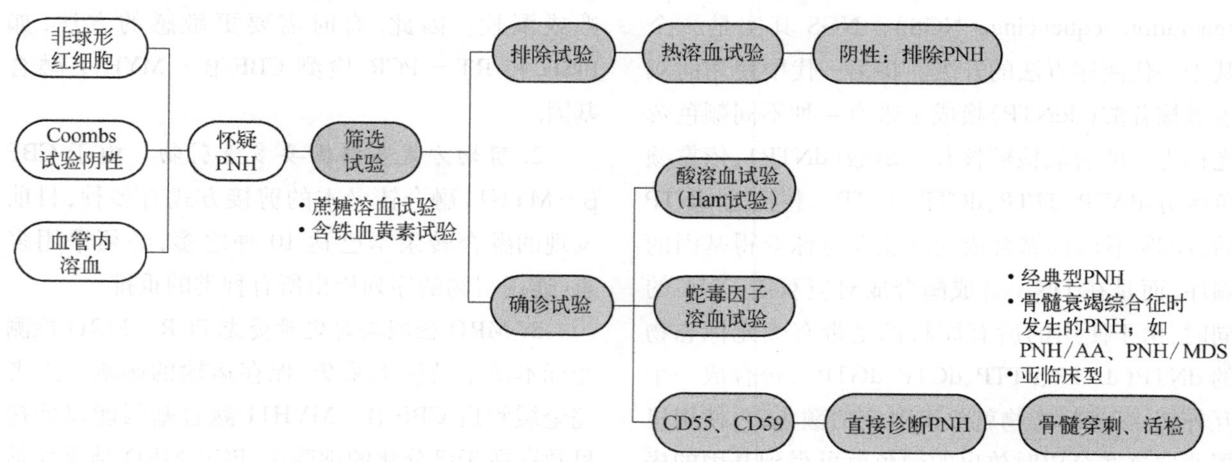

图26　阵发性睡眠性血红蛋白尿诊断思路图

【伴随临床症状的鉴别诊断】

1. *伴血红蛋白尿*　PNH临床有特征性、间歇性血红蛋白尿，尿色深茶色、酱油色，一般在睡眠后发生，发作严重者常伴腰痛、高热或腹痛等；仅25%患者以夜间血红蛋白尿为主诉，问诊后常发现患者有偶发的吞咽困难、疼痛、腹痛等。全身症状（疲倦、嗜睡、乏力、周身不适）表现明显。

2. *伴腰背及下肢酸痛、高热*　PNH与阵发性冷性血红蛋白尿的鉴别在于后者以全身或局部受寒后突发，数分钟至数小时后即有腰背及下肢酸痛、高热寒战，出现血红蛋白尿，伴黄疸及贫血，部分患者伴脾大或含铁血黄素尿。

3. *伴反复发作的静脉血栓*　PNH常累及静脉系统血栓形成，常发生在少见部位，特别是反复发作的腹腔内静脉血栓需考虑PNH，常伴剧痛、腹水、黄疸等，在此之前常有溶血发作。

【伴随实验室指标的鉴别诊断】

1. *外周血象*　多数血红蛋白<60 g/L，通常为大细胞性贫血，如尿中铁丢失过多则呈现小细胞性贫血，血小板中度到重度减低，半数患者为全血细胞减少；而遗传性球形红细胞增多症，外周血可见球形红细胞>10%，同时伴红细胞渗透脆性升高。

2. *骨髓象*　半数患者增生活跃，尤以红细造血旺盛为特征；血红蛋白尿导致机体缺铁时，可见细胞内外铁减少；而再生障碍性贫血（AA）往往多部位穿刺三系增生不良，有核细胞明显减少，特别是巨核细胞减少，无明显病态造血，但非造血组织或细胞成分增多；PNH和AA关系密切，可相互转化，凡是PNH转化为再障或再障转化为PNH，或兼有两者特征不能单独作出诊断时，均可诊断为"再障-PNH综合征"。

3. *PNH特征性试验*　蔗糖溶血试验、热溶血试验、含铁血黄素试验均为PNH筛选试验；热溶血试验结果阴性时可极大可能排除PNH；酸溶血试验是PNH的确诊试验；流式细胞术检测到CD55、CD59表达缺陷是最直接的诊断依据。

4. *冷热溶血试验*　阵发性冷性血红蛋白尿时，此试验阳性。

5. *Coombs试验*　自身免疫性溶血性贫血时，

此试验阳性，PNH为阴性。

【需进一步检查的实验室指标】

1. 蔗糖溶血试验　利用低离子浓度的蔗糖溶液温育后引起红细胞破裂发生溶血，阳性见于阵发性睡眠性血红蛋白尿（PNH），是PNH的筛选试验；部分自身免疫性溶血性贫血、巨幼贫等呈弱阳性；敏感性和定量性不如流式细胞术，已逐渐被弃用。

2. 热溶血试验　PNH的排除试验，阴性可极大程度上排除PNH。

3. 蛇毒因子溶血试验　蛇毒因子可通过补体交替途径激活C3和C5b，使补体敏感的红细胞溶血，用作PNH诊断试验。

4. 酸溶血试验　又称Ham试验，是PNH的确诊试验；PNH患者红细胞对补体敏感性升高，在酸化血清中经37℃温育易溶血。敏感性和定量性不如流式细胞术，已逐渐被弃用。

5. 尿含铁血黄素试验　又称Rous试验，阳性率>70%，连续3次阳性或尿沉渣中查见脱落肾曲管上皮细胞，再行本试验具有筛查诊断价值。

6. PIG－A基因突变检测　PNH患者PIG－A基因突变使N－乙酰葡萄糖胺（G）不能连接到磷脂酰肌醇（PI）上，导致GPI－AG合成减少或缺失，细胞膜上补体调节蛋白不能连接，使细胞对补体敏感而破裂溶解；分子生物学方法检测PIG－A基因需要结合相关溶血试验阳性才可确诊，PIG－A基因缺失不一定发生PNH。

7. 嗜水气单胞菌HEC毒素溶血试验　近年来应用荧光标记气单胞菌溶素前体变异体（FLAER）技术辅助诊断PNH，成为更敏感、特异和稳定的方法。

【指标评估的影响因素】

1. 输血与溶血　患者检测前如有多次输血或重度溶血，筛查可能受输血影响导致错误结果；严重溶血时，红细胞减少可能导致低于检测下限，只能检测到粒细胞表面标记。

2. 伴再生障碍性贫血　伴严重再障时可能导致粒细胞数量减低，不足以检测，此时骨髓检测CD55、CD59更有意义避免漏诊。

3. 小细胞低色素贫血　红细胞表面CD55、CD59表达均有降低，但粒细胞正常，如只检测红细胞会造成假阳性，应同时检测红细胞和粒细胞的表达。

（胡晓波）

参考文献

CETP基因多态性

【定义】

CETP（cholesteryl ester transfer protein）基因，定位于人染色体16q13，包含17个外显子，Gene ID为1071，其编码的CETP（cholesteryl ester transfer protein）蛋白由493氨基酸残基组成，分子量为54 756 Da。CETP是一种疏水性糖蛋白，与卵磷脂胆固醇脂酰基转移酶（lecithin-cholesterol acyltransferase，LCAT）基因邻近。

CETP是脂质转运/脂多糖结合蛋白（LTP/LBP）家族中的一种，介导血浆脂蛋白颗粒之间非极性脂质的交换和转运，特别是促进高密度脂蛋白（high density lipoprotein，HDL）的胆固醇酯（cholesterol ester，CE）向极低密度脂蛋白（very low density lipoprotein，VLDL）和低密度脂蛋白（low density lipoprotein，LDL）转运，在胆固醇逆向转运(cholesterol reverse transport, CRT)中发挥关键作用。

目前已经明确人的肝脏、小肠、肾上腺、脾脏和脂肪组织中含有 CETP mRNA，CETP 的主要生理功能是促进各脂质蛋白之间脂质的交换和转运，主要介导 HDL 中的 CE 与富含载脂蛋白 B 的脂蛋白 VLDL、LDL 之间的转换，也可以介导 LDL 中 CE 与乳糜微粒、VLDL 中三酰甘油(triglyceride, TG)之间的交换，其中 TG 经肝脏脂肪酶水解，使 HDL 颗粒缩小，周围组织细胞膜的游离胆固醇与 HDL 结合后，被 LCAT 酯化成胆固醇酯，移入 HDL 核心，并通过 CETP 转移给 VLDL、LDL，再被肝脏的 VLDL 与 LDL 受体摄入肝细胞，完成了胆固醇从周围组织经 HDL 转运到肝细胞的过程，称为胆固醇逆转运。

血脂异常与动脉粥样硬化关系密切，可以促进已形成动脉粥样硬化斑块的进展，而 CETP 是协调脂质转运的关键蛋白，与体内血脂水平密切相关，目前已引起大家密切关注。

【分类】

CETP 基因缺陷可导致蛋白表达功能异常，其主要类型就是基因突变，且以基因点突出最为常见，由此产生错义突变和无义突变，也有如基因插入缺失导致的移码突变。CETP 常见基因突变类型包括 I14A 突变、D442G 突变、第 9 外显子的 C→T 突变、第 1 内含子剪接点突变等 20 余种突变类型。同时，CETP 基因在多个位点有多态性，目前研究发现较多的是依据 Taq Ⅰ 内切酶作用位点的有无来划分第 1 内含子多态性，其等位基因为 B1 和 B2，等位基因 B1 具有限制性内切酶 Taq Ⅰ 的作用位点，而等位基因 B2 缺乏此位点，因此有 3 种基因型：B1B1、B1B2 和 B2B2。通过 PCR 扩增，在 Taq Ⅰ 内切酶的作用下，等位基因 B1 分解为 174 bp 和 361 bp 两个片段，而等位基因 B2 因无此位点而不能分解。另外，还有 CETP 基因启动子-629A/C、-971G/A 多态性。

【临床意义】

CETP 基因缺陷的患者血浆 CETP 浓度活性降低，引起脂蛋白代谢发生显著变化，其 CETP 介导的含载脂蛋白 B 的脂蛋白中的 VLDL、LDL 与 HDL 中的 CE 交换降低，导致 HDL 中的 CE 堆积，HDL 的质和量发生变化，最显著的变化特征是 LDL 和载脂蛋白 A_1 显著升高。TaqIB 是 CETP 基因多态性中较高的位点之一，TaqIB 基因多态性影响他汀类药物的临床效果，目前研究结果倾向于 B2B2 基因型个体具有较高的 HDL－c，但仍需要进一步研究证实不同亚型的生物学效应。-629A/C 为 CETP 基因的功能性多态，位于 CETP 基因启动子区域。研究显示，AA 型基因个体 HDL－c 水平较高，CETP 水平较低，CC 基因型个体 LDL 和 Lp(a)下降更为明显，提示调脂效果较好。I405V 位于 CETP 基因第 14 外显子，影响 CETP 的血浆浓度及活性，因而影响他汀类药物的药理学效应及动脉粥样硬化风险。

【诊断思路】

诊断思路见图 27。

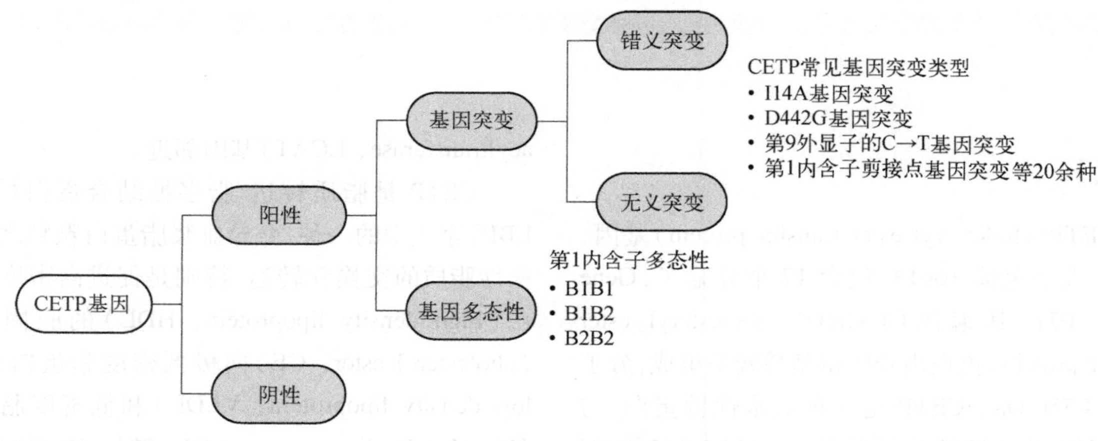

图 27　CETP 基因多态性检测诊断思路图

怀疑有家族性高脂血症，特别是 LDL 和载脂蛋白 A_1 显著升高的高脂血症人群，应该检测 CETP 基因多态性，根据 CETP 基因多态性，制订合理的诊疗方案。

【需进一步检查的实验室指标】

评估 CETP 基因活性除了遗传因素，往往还与饮食习惯、机体代谢状态有关。

1. *血脂*　通过定期检测血脂水平，评价血脂升高是否属于一过性升高。

2. *血糖*　通过监测血糖水平，排除糖尿病因素对血脂的影响。

3. *肝功能*　通过评价肝功能，排除应肝脏疾病对血脂的影响。

4. *NPC1L1 和 HMGCR 等基因多态性检测*　NPC1L1、HMGCR、PCSK9 和 APOC3 等基因变异也可以导致与 CETP 基因变异一样的临床表现，需要进行鉴别。

【指标评估的技术要点】

1. *基因多态性*　CETP 基因多态性存在很多种类型，不同类型对血脂水平的影响差异很大。

2. *基因突变*　CETP 基因突变，也会影响血脂水平的影响。

【指标评估的影响因素】

1. *检测方法*　目前 CETP 基因多态性一般采用 PCR－RFLP、DNA 直接测序法、荧光 PCR、HRM 法和毛细管电泳法等。无论采用基因测序检测，还是采用基因芯片法等其他方法进行检测，均需要对 CETP 基因进行基因分型，其检测的基因位点是否全面，决定了 CETP 基因分型的准确性，同时其检测结果的可靠性需要结合临床实践进行评价。

2. *标本采集*　CETP 基因多态性检测采用的是 EDTA 抗凝的外周血，严重脂血、溶血会影响 DNA 的提取而导致检测失败；而使用肝素抗凝时，将抑制 PCR 扩增的酶活性，造成检测失败。

3. *其他疾病*　妊娠后期 CE 转运活性增强、合并有家族性高胆固醇血症、肾病综合征和糖尿病等。

4. *外源性因素*　包括高胆固醇饮食、长期饮酒、吸烟、肥胖和缺乏体育锻炼等。

（李　艳，童永清，吕永楠）

参考文献

c－Met 基因扩增及外显子跳跃突变

【定义】

c－Met 为肝细胞生长因子受体，属于酪氨酸激酶，c－Met 基因扩增或外显子跳跃可导致 MET 通路过度激活，通过活化下游 RAS－RAF－MEK－ERK、PI3K/AKT 等信号通路，促进肿瘤细胞生长与增殖，参与肿瘤发生、发展，是肿瘤驱动基因之一。

在临床上，MET 基因检测主要用于判断 EGFR－TKIs 药物的耐药和评估克唑替尼、卡博替尼等 MET 抑制剂类药物的敏感性。

【分类】

根据变异类型，c－Met 目前已知有临床意义的变异形式主要有扩增（拷贝数增加）和外显子跳跃突变。

基因拷贝数达到多少为 MET 扩增阳性还没有形成共识。目前的做法是按照 MET/7 号染色体(CEP7)比值,分为低水平扩增(≥1.8,<2.2)、中等水平扩增(>2.2,<5)和高水平扩增(≥5)。

MET外显子跳跃突变(skipping mutation)有3号、14号外显子跳跃突变。跳跃突变可导致MET蛋白降解减少,从而持续激活。常见14号外显子跳跃突变的位点有:c2888－5_2944del6、c3028G>C、c3028G>T、c3028G>A、c3028+1G>T、c3082G>C、c3024_3028delAGAAGGTATATT、c2887－18_2887－7del12、c2888－5_2890TTAAGATC>A、c3028+2T>G、c3280C>T等。

【临床意义】

c－Met基因扩增可导致过表达,14号外显子跳跃突变可导致c－Met降解减少,两者均可导致MET通路激活,从而上调细胞的增殖、分裂、迁移和侵犯等行为,是肿瘤发生、发展的驱动基因,在肺癌、胃癌、卵巢癌中均可出现,在非小细胞肺癌(non-small cell lung cancer, NSCLC)中的MET的变异率约7%。临床上,c－Met基因扩增或跳跃突变,对指导EGFR－TKIs药物和MET抑制剂类药物有重要意义。

1. *MET抑制剂类(MET－targeted TKIs)药物用药* 克唑替尼(crizotinib)是MET/ALK激酶双靶标抑制剂。NCCN指南(非小细胞肺癌,2017 V2)提示,高水平的MET扩增或外显子14跳跃突变者对克唑替尼敏感。在胃癌等其他肿瘤中也有类似的反应性。在非小细胞肺癌中,MET扩增的发生率约4%,扩增者肿瘤发展阶段较高。MET 14号外显子跳跃突变的发生率约3%,突变者年龄较大。

在MET基因变异患者中使用克唑替尼治疗后,可出现继发性耐药,研究提示,D1228N/H和Y1230H等突变,可能与克唑替尼的继发性耐药相关。

2. *EGFR－TKIs类药物继发性耐药* MET扩增可导致吉非替尼等EGFR－TKIs类药物继发性耐药,MET 14号外显子跳跃突变可能也有类似的作用。MET扩增和外显子跳跃突变占EGFR获得性耐药的15%~20%。但在MET变异并能说明EGFR－TKIs类药物与MET抑制剂类药物联合使用的效果。

【诊断思路】

诊断思路见图28。

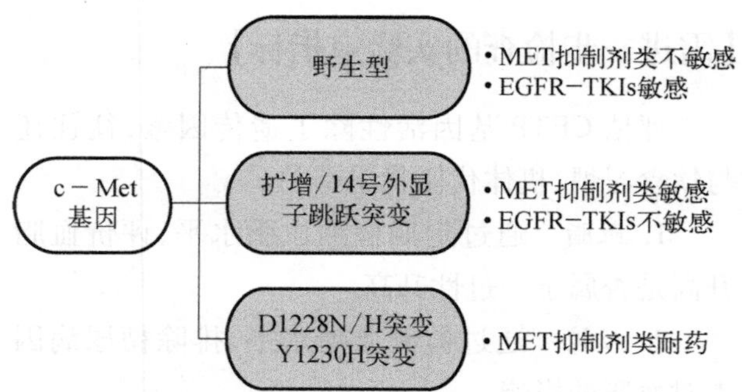

图28 c－Met基因扩增及外显子跳跃突变诊断思路图

MET原发性变异者,提示EGFR－TKIs类药物耐药,克唑替尼等MET抑制剂类药物有效。在EGFR－TKIs类药物治疗过程中,也可持续监测MET基因情况,判断继发性耐药。

MET基因D1228N/H和Y1230H等突变,可能与克唑替尼的继发性耐药相关。

【需进一步检查的实验室指标】

1. *EGFR突变,ALK、ROS1、NTRK1融合基因检测* 没有EGFR、ALK等其他常见的驱动基因变异,MET突变阳性患者克唑替尼显著有效。

2. *PI3K突变检测* MET信号下游的PI3K信号激活性突变,可导致MET抑制剂类药物耐药。

3. *MET继发性耐药位点检测* D1228N/H和Y1230H等突变,可能与克唑替尼的继发性耐药相关。

【指标评估的技术要点】

1. *检测方法* MET扩增常用的检测方法包括FISH、免疫组化、Sanger测序、ARMS－PCR、高通量测序、数字PCR等。

(1) FISH:是MET扩增检测的金标准,准确性高,但阳性率较低。以MET/7号染色体(CEP7)比值作为判断依据,当前判断标准仍未明确。

(2) 免疫组化:免疫组化检测c－Met蛋白表达水平,可作为筛查方案,但准确性不足,单独免疫组化的检测结果不足以作为临床用药的依据。

（3）Sanger 测序：可用于检测 MET 基因外显子突变，是突变检测金标准方法，且可检出未知突变。但对突变 DNA 所占比例要求较高，仅能检出 10%以上突变比例的基因突变。

（4）ARMS－PCR：ARMS－PCR 可检测出低至 0.1%比例的突变 DNA，且检测准确性高，但只能检测已知突变位点。

（5）高通量测序：高通量测序技术通过提高测序深度，可检出稀有突变。可用于组织、细胞及 ctDNA 的检测。其最大的优势在于可同时检测大量基因的突变。但对检测的设备技术有一定要求。借助分子标签技术等新技术及相应的数据分析方法，高通量测序也可以分析 MET 扩增。

（6）数字 PCR：数字 PCR 技术对于检测稀有突变具有最大的优势。可检出低于 0.01%的突变。准确性高，特别适合 ctDNA 的检测，其缺点在于只能检测已知突变，且检测通量较低。

2. 突变的比例　突变的比例越高，提示其用药作用越强。

【指标评估的影响因素】

1. 样本类型　对于组织标本，样本量过少、未取到肿瘤组织、肿瘤组织过少等可导致假阴性结果。

2. ctDNA 样本　由于含量极低，需采用灵敏度较高的检测方法，对实验室要求较高。取材需要有专用的保存管。

（姜　傥，姜育燊）

参考文献

CSF 抗体特异性指数

【定义】

CSF 抗体特异性指数（antibody specificity index，ASI）是指脑脊液中某种病原特异性抗体占脑脊液总 IgG 的比例与血清中某种病原特异性抗体占血清总 IgG 的比例两者的比值。

计算公式：

ASI =（CSF 特异性抗体／抗体 IgG 总浓度）／（血清特异性抗体／抗体 IgG 总浓度）

ASI 有利于判断脑脊液中某种病原特异性免疫球蛋白（Ig）是否相对高于血清，ASI 升高反映某种特异性抗体是在中枢神经系统的内鞘内合成，对中枢神经系统感染及其感染病因的鉴别有一定的意义，常见感染的病原体有结核分枝杆菌、HIV、流感病毒、疱疹Ⅰ～Ⅱ型、EB 病毒、乙型脑炎病毒、神经莱姆病螺旋体、梅毒螺旋体、弓形虫等。

【诊断思路】

诊断思路见图 29。

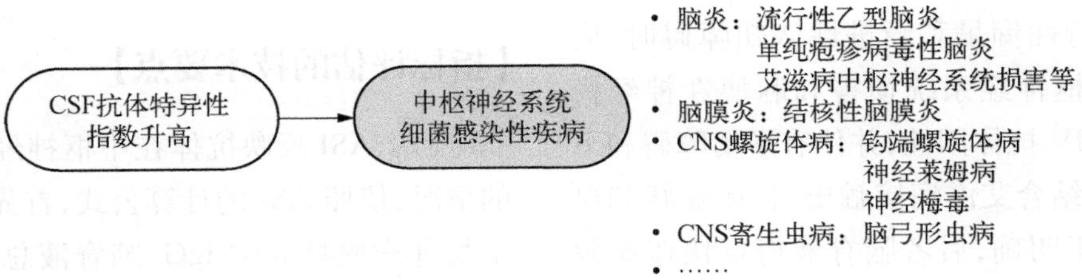

CSF抗体特异性指数升高 → 中枢神经系统细菌感染性疾病

- 脑炎：流行性乙型脑炎
  单纯疱疹病毒性脑炎
  艾滋病中枢神经系统损害等
- 脑膜炎：结核性脑膜炎
- CNS螺旋体病：钩端螺旋体病
  神经莱姆病
  神经梅毒
- CNS寄生虫病：脑弓形虫病
- ……

图 29　CSF 抗体特异性指数升高的诊断思路图

【伴随临床症状的鉴别诊断】

（1）伴人格改变、记忆力下降等精神症状，不同程度的偏瘫、偏盲、眼肌麻痹等神经功能受损表现，嗜睡、昏迷等不同程度的意识障碍，癫痫发作，肌张力增强、腱反射亢进，颅内压升高等，考虑为病毒性脑炎，结合病史、脑电图与神经影像学检查可确定诊断。

（2）伴发热和感染症状时，应注意中枢神经系统感染性疾病、传染病或脑弓形虫病，如成人的结核性脑膜炎、小儿的流行性乙型脑炎、中枢神经系统螺旋体病的可能。而小儿的轻型和普通型流行性乙型脑炎无脑实质损害，多数意识清楚，仅部分小儿高热时伴有精神萎靡、抽搐。中枢神经系统螺旋体病包括钩端螺旋体病、神经莱姆病、神经梅毒，钩端螺旋体病可伴腓肠肌压痛、脑膜炎和脑膜刺激征，神经莱姆病发病时与钩端螺旋体病相似，但数月后出现慢性关节炎、认知障碍，神经梅毒表现各异，如瞳孔异常、脑膜刺激征、进行性痴呆、脊髓症状等。结合流行病接触史、预防接种史、脑脊液常规和抗体检测、血清相关抗体检查、头颅影像学检查有助于鉴别和诊断。

（3）伴发热和结核中毒症状时，应考虑结核性脑膜炎的可能性，表现有乏力、盗汗、全身倦怠，以及头痛、呕吐、脑膜刺激征，脑实质损害时表现意识障碍、部分或全身性癫痫发作或癫痫持续状态，视力减退、复视和面神经麻痹等脑神经损害，老年人颅内压升高症状不明显，头痛、呕吐较轻，但较易发生结核性动脉炎，出现肢体瘫痪呈卒中样发病和偏瘫。

（4）伴发热和意识障碍时，应注意单纯疱疹病毒性脑炎，伴头痛、嗜睡、腹痛、腹泻、疱疹史；还需警惕重型和爆发型流行性乙型脑炎，出现呼吸节律、深度发生变化，以及抽搐、呕吐等颅内压升高的表现，出现脑疝时可导致呼吸衰竭而死亡。

（5）伴进行性痴呆和渐进性认知障碍时，应注意艾滋病中枢神经系统损害和麻痹性神经梅毒，前者血清 HIV 抗体阳性，并伴有平衡障碍和下肢无力等表现，结合艾滋病接触史、临床症状和血清学检查有助于明确，后者脑脊液梅毒快速血浆抗体及梅毒螺旋体凝集试验阳性有助于诊断。

【伴随实验室指标的鉴别诊断】

1. *伴脑脊液压力轻至中度升高* 白细胞数一般在（50~500）$\times10^6$/L，最多可达 1 000$\times10^6$/L，以淋巴细胞和单核细胞为主；红细胞数增多一般在（50~1 000）$\times10^6$/L，蛋白含量可升高，但多低于 1.5 g/L，偶可高达 10 g/L；糖和氯化物含量多正常，应考虑为病毒性脑炎。

2. *脑脊液免疫球蛋白测定* 结核性脑膜炎时脑脊液中以 IgA 升高为主，IgG 亦升高。

【需进一步检查的实验室指标】

1. *单纯疱疹病毒（HSV）抗原检测* 应用聚合酶链式反应（PCR）技术，可将脑脊液中极微量的单纯疱疹病毒 DNA 扩增几万倍，是 HSV 早期快速诊断的常用方法。

2. *HSV 抗体测定* 常用方法为 ELISA，用双份血清和双份脑脊液动态检测 HSV－Ⅰ抗体，诊断标准为：双份脑脊液抗体有升高趋势，滴度 1∶80 以上；双份脑脊液抗体 4 倍以上升高；血与脑脊液抗体比值<40。

3. *脑脊液免疫球蛋白测定* 结核性脑膜炎时脑脊液中以 IgA 升高为主，IgG 亦升高。

4. *病原体抗体检测* 如乙型脑炎补体结合试验检测脑脊液中 IgM 抗体、乙脑单克隆抗体被动抑制试验，HIV 抗体、钩端螺旋体 IgM 抗体、伯氏疏螺旋体 IgM/IgG 抗体、脑脊液梅毒快速血浆抗体及梅毒螺旋体凝集试验、弓形虫 IgM/IgG 抗体等。

5. *血清炎性因子测定* 包括 IL－6、IL－8、IL－10、IL－32、CRP、TNF－α、IL－1β，结核性脑膜炎时 IL－8、IL－10、CRP 升高；病毒性脑炎时 IL－6、TNF－α、IL－1β 升高；流行性乙型脑炎时 IL－32、IL－10、TNF－α 升高；艾滋病时 IL－6、IL－8、TNF－α 升高。

【指标评估的技术要点】

（1）ASI 反映抗体在中枢神经系统局部合成的情况，依照 ASI 的计算公式，首先需测定脑脊液中某种病原特异性 IgG、脑脊液总 IgG、血清中某种病原特异性 IgG、血清总 IgG 的水平，然后计算脑脊液特异性IgG/总IgG与血清特异性IgG/总IgG的比值,即ASI,大于1.5提示中枢神经系统感染后鞘内合成特异性抗体,对于诊断病毒性脑炎的敏感性和特异性较好,在结核性脑膜炎、中枢神经系统螺旋体病时鞘内合成特异性抗体,脑脊液中IgG水平升高,但用于诊断和鉴别诊断的ASI界值尚待确定。

(2)虽然ASI用于反映中枢神经系统鞘内合成,但应用该指标时应注意中枢神经系统血脑屏障是否受损,血脑屏障通透性增加可能造成ASI假性升高;另外,还需注意患者是否近期注射丙种球蛋白,这种情况下也会造成ASI假性升高。

【指标评估的影响因素】

(1)血和脑脊液标本应在同一时间点采集,测定时应用同一种方法、同一个测定系统、同时测定,以避免由指标在不同时间内的波动性及操作间差异导致的结果不准确。

(2)脑脊液标本采集后应立即送检,不能检查的标本需保存于2~4℃,长期保存应置于-20℃以下。

(3)采用血清学方法检测CSF中鞘内微生物特异性免疫应答,先将CSF和血清稀释成相等的IgG浓度,随后采用酶联免疫吸附试验(ELISA)测定特异性病原体抗体,分别读取CSF和血清特异性IgG浓度的吸光度值后计算ASI。

(续 薇)

参考文献

CYP2C8基因多态性

【定义】

人细胞色素P450(cytochrome P450, CYP)作为单加氧酶超家族,是体内最重要的药物代谢酶,其中CYP2C亚族包括CYP2C8、CYP2C9、CYP2C18、CYP2C19等。CYP2C8占肝中CYP总量的7%,CYP2C8参与5%以上的已上市药物代谢,其基因多态性通过影响酶活性,与多种药物的代谢相关。

【分类】

目前已发现10余种CYP2C8基因型,依次命名为:CYP2C8*1A、*1B、*1C、2、3……14,其中CYP2C8*1为野生型。不同基因型的序列特征见下表。

表3 CYP2C8基因多态性特征

基因型	核酸序列	氨基酸序列	酶活性
CYP2C8*1A	野生型		正常
CYP2C8*1B	-271C>A		
CYP2C8*1C	-370T>G		
CYP2C8*2	1675C>T; 2010G>A; 2040_2041insT; 11054A>T; 26562T>A; 32299C>T	I269F	降低
CYP2C8*3	1675C>T; 2010G>A; 2130G>A; 26562T>A; 30411A>G; 32299C>T	R139K; K399R	降低
CYP2C8*4	11041C>G	I264M	降低
CYP2C8*5	2189delA	159Frameshift	
CYP2C8*6	4472G>A	G171S	不变
CYP2C8*7	4517C>T	R186X	
CYP2C8*8	4517C>G	R186G	降低
CYP2C8*9	10989A>G	K247R	不变
CYP2C8*10	26513G>T	K383N	不变
CYP2C8*11	23452G>T	E274X	
CYP2C8*12	32184_32186delTTG	461delV	
CYP2C8*13	10918T>G	I223M	不变
CYP2C8*14	10961G>C	A238P	降低

CYP2C8*2主要存在于黑种人中,CYP2C8*3和CYP2C8*4主要存在于白种人中。CYP2C8*

5 到 CYP2C8＊14 主要存在于亚洲人中，但出现频率较低(<0.2%)。

【临床意义】

CYP2C8 参与代谢的药物目前已有 100 多种，其特异性底物主要有紫杉醇、胺碘酮、瑞格列奈、吡格列酮、罗格列酮、曲格列酮、西立伐他汀、维 A 酸、阿莫地喹和氯喹等药物，CYP2C8 的基因型影响对这些药物的代谢能力。

1. 经 CYP2C8 代谢清除的药物　紫杉醇是 CYP2C8 的特异性底物，体外研究提示，CYP2C8＊3 型紫杉醇代谢能力明显降低，CYP2C8＊4 型紫杉醇代谢能力中度降低，但对应的体内实验尚有争议。有研究提示，CYP2C8＊3 型使用紫杉醇时中枢神经和血液毒性增强，可能与 CYP2C8＊3 型患者体内紫杉醇代谢能力降低有关。有研究提示 CYP2C8＊14 型降低了紫杉醇的 6α－羟化酶活性，可能导致紫杉醇生物学活性降低。

伊马替尼的代谢经过 CYP2C8 途径，有体外研究提示，CYP2C8＊3 型伊马替尼清除率升高。

Xtandi(enzalutamide)是 FDA 批准用于治疗已扩散或复发的晚期(转移性)男性去势抵抗性前列腺癌，其药物代谢需经过 CYP2C8 途径，故其基因型对该药物的代谢可能也有影响。

2. 抗糖尿病药物　噻唑烷二酮类药物，如吡格列酮、罗格列酮等，是重要的抗 2 型糖尿病药物，在体内主要经 CYP2C8 代谢。CYP2C8＊3 型携带者噻唑烷二酮类药物的代谢活性增加，口服这类药物后，其清除率显著高于野生型。CYP2C8＊1/＊11 型的代谢活性则可能降低。

瑞格列奈在体内主要经 CYP2C8 和 CYP3A4 代谢，有研究提示，CYP2C8＊3 型和 CYP2C8＊4 型携带者瑞格列奈代谢活性增加。但在治疗剂量内，这种差异并无明显意义。

3. 其他药物　抗疟药物阿莫地喹在体内主要经 CYP2C8 代谢生成 N－去乙基阿莫地喹而发挥生物学效应，CYP2C8＊3 携带者酶活性降低，可导致疗效不足。CYP2C8＊2 携带者在使用阿莫地喹时，可能清除率降低，引起腹痛反应。布洛芬与 CYP2C8 基因型之间的关系尚存争议，双氯芬酸、他汀类降脂药主要经由其他 P450 代谢酶代谢，仅部分经由 CYP2C8 代谢，故 CYP2C8 基因型对其影响不明显。

【诊断思路】

诊断思路见图 30。

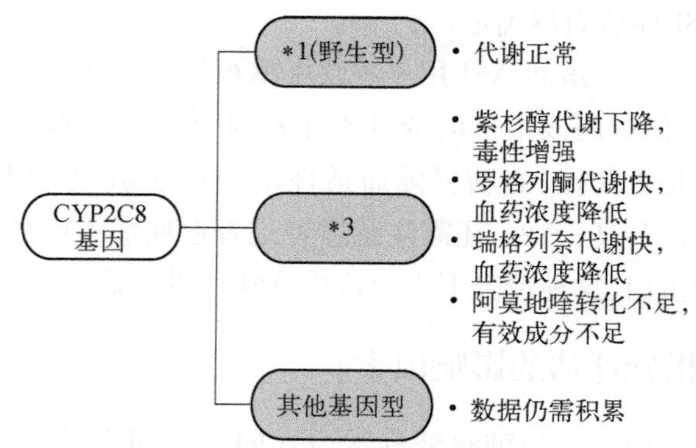

图 30　CYP2C8 基因多态性诊断思路图

人细胞色素 P450 基因多态性检测是典型的药物基因组学检测指标，根据对应主要代谢酶基因型的不同，相应药物的代谢效率、转化效率会有所差异。

1. 转化清除的药物　在转化效率较低的基因型患者中，应注意由代谢清除效率低而导致药物累积，进而引起毒性反应。

2. 转化激活的药物　阿莫地喹等前体药需要细胞色素酶转化激活，在转化效率较低的基因型患者中，应注意由转化效率低导致的药物有效成分不足。

3. 综合考虑多种转化代谢途径药物　在体内的转化代谢涉及多条通路，应综合考虑其他代谢途径后调整用药或用药剂量。

【需进一步检查的实验室指标】

1. 药物浓度监测　特别是对于代谢能力弱的基因型，根据药物浓度监测结果，适当调整用药剂量，避免毒性反应有重要意义。

2. 其他代谢通路检测　药物代谢的途径往往涉及多条通路，如噻唑烷二酮类药物抗糖尿病药物，CYP2C8、CYP2C9、CYP3A5 和 ABCB1 均参与其中，需尽量全面检测，以综合评估机体的代谢能力。

【指标评估的技术要点】

目前检测基因多态性的方法主要有 Sanger 测

序、ARMS－PCR、高通量测序、数字 PCR 和基因芯片等。对于基因多态性检测，不要求有较低的检出限，故上述方法之间差距不大。

【指标评估的影响因素】

基因多态性检测一般取 EDTA 抗凝全血，检测胚系基因型别。也有采用咽拭子等样本，但考虑口腔细菌、DNA 降解等因素影响较大，如用于临床用药指导，应尽量使用全血样本。

（姜　傥，姜育燊）

参考文献

CYP2C9 基因多态性

【定义】

细胞色素 P450（cytochrome P450，CYP450）是一组含亚铁血红素的加单氧酶，主要存在于肝脏，多位于细胞内质网上，催化多种内、外源物质（包括大多数药物）的代谢。CYP450 酶通过其血红素中的铁离子传递电子，氧化异源物，增强异源物质的水溶性，使它们更易排出体外。CYP450 有多个亚家族，主要有 CYP1、CYP2、CYP3 三大亚家族，其家族成员编码基因的多态性对酶活性的影响较大，是目前进行药物代谢相关基因检测的主要对象。

CYP2C9（cytochrome P450 2C9，CYP2C9）是 CYP450 第二亚家族中的一个重要成员，占肝微粒体 P450 蛋白总量的 20%。CYP2C9 能羟化代谢许多不同性质的药物，主要是酸性底物，目前约有 16% 的临床药物由 CYP2C9 负责代谢。CYP2C9 基因突变使酶活性降低，对药物的代谢能力下降，而药物浓度是影响药物效应强弱和毒副作用的主要因素，CYP2C9 酶的遗传多态性通过影响相关药物的代谢而使血药浓度发生改变，导致药物效应的个体差异。

【分类】

CYP2C9 基因位于染色体 10q24.2，全长约为 55 kb，由 9 个外显子构成，编码的 CYP2C9 蛋白由 490 个氨基酸残基组成，分子量 53 kDa，是一种膜结合蛋白。CYP2C9 与另一种 P450 酶 CYP2C19 有 92% 的序列同源，但这两种酶有完全不同的底物特异性。CYP2C9 等位基因主要是 *1、*2、*3 型，其中 CYP2C9 *1 为野生型。CYP2C9 *2（R144C 突变体）和 CYP2C9 *3（I359L 突变体）是中国人群中存在的 2 种导致 CYP2C9 酶缺陷的主要等位基因。CYP2C9 *3 为中国人群最常见的突变类型，频率约为 3.3%。CYP2C9 *3 纯合子个体酶活性仅为该位点野生型纯合子基因型个体的 4%～6%。

【临床意义】

由 CYP2C9 酶代谢的药物主要包括：① 抗惊厥药，如苯妥因（phenytoin）；② 抗凝血药，如华法林（S－warfarin）、醋酸香豆素（acenocoumarol）、苯丙香豆素（phenprocoumon）；③ 降糖药，如甲苯磺丁脲（tolbutamide）、格列苯脲（glibenclamide）、格列美脲（glimepiride）、格列吡嗪（glipizide）；④ 非甾体抗炎药（NSAIDS），如塞来昔布（celecoxib）、双氯芬酸（diclofenac）、布洛芬（ibuprofen）、甲芬那酸（mefenamic acid）、吡罗昔康（piroxicam）、替诺昔康（tenoxicam）、氯诺昔康（lornoxicam）；⑤ 抗高血压药，如氯沙坦（losartan）、厄贝沙坦（irbesartan）；⑥ 利尿药，如托拉塞米（torasemide）。

CYP2C9 *3（I359L）突变可显著降低以上药

物的代谢率。体内试验表明，CYP2C9＊3 纯合子个体的药物清除率显著低于 CYP2C9＊1 纯合子个体。CYP2C9＊3 纯合子和杂合子基因型个体对 S－华法林的口服清除率分别下降 90%和 66%。CYP2C9＊2(R144C)对 CYP2C9 酶活性的影响相对较小。根据不同的基因型可以预测 CYP2C9 活性的高低和对药物代谢的快慢，从而调整药物用量。在这些药物中，一些治疗指数窄的药物的代谢受到更多关注，如华法林、甲苯磺丁脲和苯妥因，因 CYP2C9 代谢活性的降低可影响药物的体内实际剂量，可能造成中毒。华法林主要由 CYP2C9 酶代谢，CYP2C9 基因变异会引起部分患者华法林代谢减慢及半衰期延长，从而导致其体内华法林血药浓度升高，抗凝作用更强。

通常情况下，CYP2C9 和 VKORC1(维生素 K 环氧化物还原酶复合物 1 基因)一起检测，在临床上主要用于指导华法林个体化用药，确定华法林初始用药剂量，大幅降低华法林个体差异造成的不良反应、过度抗凝导致的出血风险，保障患者用药安全。CYP2C9 也用于指导苯妥因等其他底物的个体化用药，但目前临床上没有明确的基因型和药物剂量的指导方案。

【诊断思路】

华法林个体化用药诊断思路见图 31。

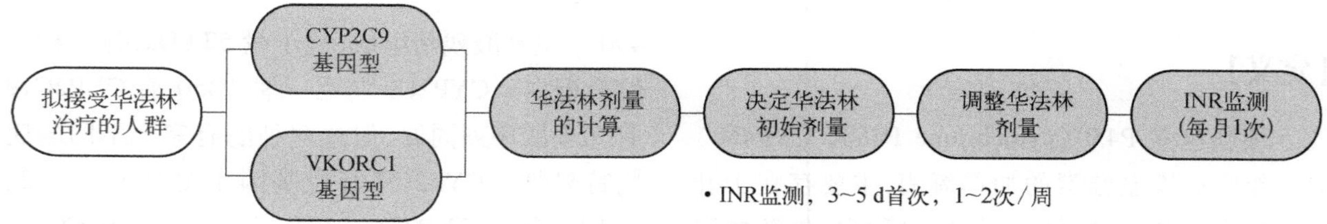

图 31　华法林个体化用药诊断思路图

(2) 根据患者的用药方案，确定有无必要进行 CYP2C9 和 VKORC1 的检测。

(3) 根据 CYP2C9 和 VKORC1 基因型检测结果，可参考下表计算华法林起始给药剂量。

表 4　美国 FDA 认可的不同基因型的华法林起始给药剂量表(mg/d)

VKORC1	CYP2C9					
	＊1/＊1	＊1/＊2	＊1/＊3	＊2/＊2	＊2/＊3	＊3/＊3
GG	5~7	5~7	3~4	3~4	3~4	0.5~2
GA	5~7	3~4	3~4	3~4	0.5~2	0.5~2
AA	3~4	3~4	0.5~2	0.5~2	0.5~2	0.5~2

(4) 根据 CYP2C9 和 VKORC1 基因型检测结果，采用基于中国人群的华法林用药剂量计算公式计算华法林起始给药剂量。

华法林稳定剂量 D(mg/d)＝[1.432＋0.338×(VKORC1 －1639AG)＋0.579×(VKORC1 －1639GG)－0.263×(CYP2C9＊1＊3)－0.852×(CYP2C9＊3＊3)－0.004 Age＋0.264×BSA＋0.057×AVR＋0.065×Sex＋0.085×Smoking habit＋0.057×Atrial fibrillation＋0.132×Aspirin－0.059 2×Amiodarone]^2

式中，VKORC1 －1639AG 表示患者为－1639AG 基因型时取值为 1，为－1639AA 或－1639GG 基因型时取值为 0；VKORC1 －1639GG 表示患者为－1639GG 基因型时取值为 1，为－1639AA 或－1639AG 基因型时取值为 0；CYP2C9＊1＊3 表示患者为 CYP2C9＊1＊3 基因型时取值为 1，为 CYP2C9＊1＊1 或 CYP2C9＊3＊3 基因型时取值为 0；CYP2C9＊3＊3 表示患者为 CYP2C9＊3＊3 基因型时取值为 1，为 CYP2C9＊1＊1 或 CYP2C9＊1＊3 基因型时取值为 0；Age 表示年龄，取整岁；BSA 表示体表面积，BSA＝0.006 1×身高＋0.012 8×体重－0.152 9；AVR 表示当患者置换了主动脉瓣膜时取 1；Sex 表示当患者性别为男时取 1，为女时取 0；Smoking habit 表示有吸烟史时取值为 1，不吸烟时取值为 0；Atrial fibrillation 表示患者合并有心房颤动时取值为 1，不合并有心房颤动患者取值为 0；Aspirin 表示患者同时服用阿司匹林时取值为 1，不服用时取值为 0；Amiodarone 表示患者同时服用胺碘酮时取值为 1，不服用时取值为 0。

（5）根据 CYP2C9 和 VKORC1 基因型检测结果，参考国际华法林药物基因组学联合会网（www.warfarindosing.org）使用华法林剂量计算公式，制定华法林使用剂量（图 32）。

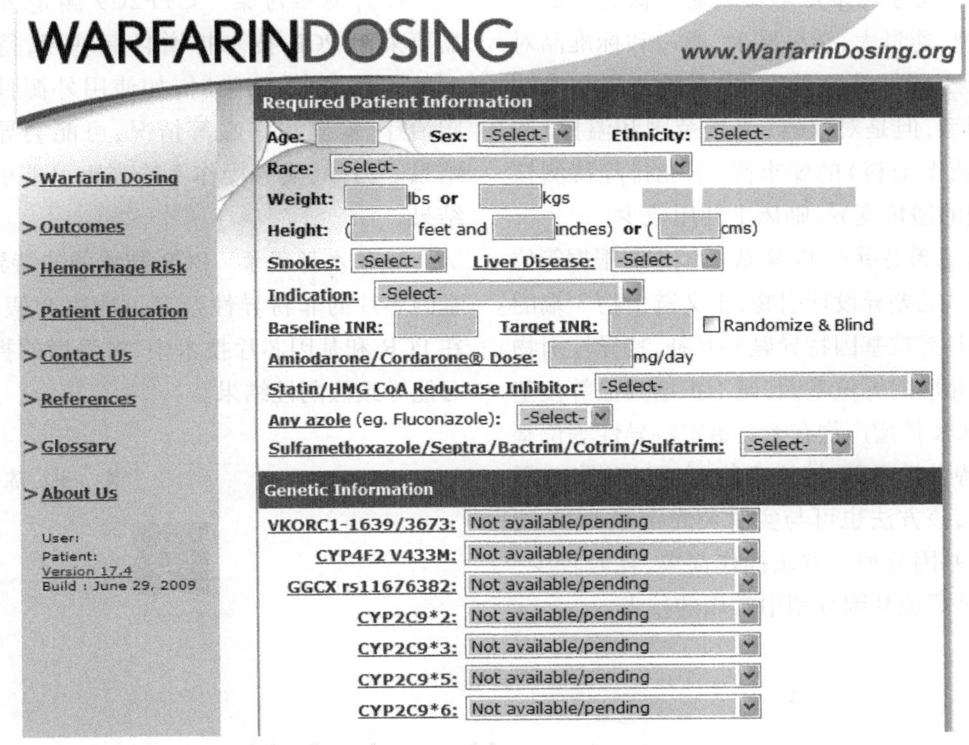

图 32　国际华法林药物基因组学联合会网站示意图

【需进一步检查的实验指标】

1. 国际标准化比值（INR）　通常情况下，使用华法林治疗过程中必须定期监测患者 INR 值，以评价治疗效果和调整治疗方案。

2. VKORC1　是影响华法林疗效的另一个关键酶，与 CYP2C9 一起指导华法林的用药。

【指标评估的技术要点】

目前 CYP2C9 的检测方法主要包括 PCR-直接测序法、PCR-焦磷酸测序法、荧光定量 PCR 法、PCR-基因芯片法、PCR-高分辨率熔解曲线法和等位基因特异性 PCR 法。其中，荧光定量 PCR 法和 PCR-基因芯片法是常用的检测方法，有相应试剂盒获得 CFDA 注册证。

1. *测序技术（包括 Sanger 测序法和焦磷酸测序法）*　该技术被称为 CYP2C9 检测的金标准，理论上能够检测所有的 CYP2C9 基因型，包括已知和未知的。Sanger 测序法测序长度较长，但是灵敏度不高，当组织中靶基因突变比例低于 20% 时，可能出现假阴性结果。焦磷酸测序法检测灵敏度较高，对体细胞突变和甲基化等可实现定量检测，对低丰度突变（<3%）容易出现假阴性；分型准确可靠，通量较高。焦磷酸测序长度仅 10 多个碱基，不能对长片段进行分析。两种测序方法对试剂和仪器有特殊要求，费用较高，操作复杂，耗时较长。

2. *荧光定量 PCR 法*　该技术灵敏度高，通用性强，定量结果（相对或者绝对）有助于提示标本是否污染（因理论上等位基因拷贝数是相同的）。其缺点是只能检测已知的等位基因类型，且用于区分不同基因型的探针可能存在非特异性结合的情况，因此，实验结果判断时应谨慎、仔细。

3. *PCR-基因芯片法*　该技术通量高，可在一次实验中完成多种基因型的检测，结果判断比较直观，但可能存在非特异杂交和显色（发光），导致假阳性结果。应确保试剂按要求保存，杂交和洗片务必在避光条件下进行，芯片加样时注意使液体铺满整个反应区，但不能溢出、不能出现气泡，以防交叉污染。

4. *PCR-高分辨率熔解曲线法*　该方法的方法简单，快速，通量大，结果准确，通过和标准品对照可以区分不同的等位基因，也有助于提示未知的等位基因型，但是对仪器（光谱范围和温控）和试剂（饱和荧光染料）的要求高，不能排除待测核酸中新出现的遗传变异，临床上使用较少。

5. *等位基因特异性PCR法*　该方法根据等位基因某一碱基的差异设计引物，正义链引物3′端的第一个碱基与等位基因特异碱基互补，特异性引物仅扩增与其相应的等位基因，而不扩增其他等位基因。因此，PCR扩增产物有无是鉴定特异性等位基因的基础，特异性PCR扩增产物可通过琼脂糖凝胶电泳检出，该方法也可与实时荧光定量PCR结合起来进行基因分型。方法操作简单，耗时较少，灵敏度高，是等位基因分型中常用的技术。

【指标评估的影响因素】

1. *外源性污染*　CYP2C9测定方法大多数需要采用PCR技术扩增目标基因，待测标本受到外源性DNA污染时，如使用外源性的免疫细胞治疗、输血和妊娠等情况，可能会导致假阳性结果。另外，实验操作不恰当也可能引起假阳性结果。

2. *技术性因素*　PCR技术的非特异性扩增和基因芯片的非特异性杂交可能引起假阳性结果。在PCR和基因芯片技术中，对温度的控制不准确可能导致假阴性结果。

（黄　彬，陈培松）

参考文献

CYP2C19基因多态性

【定义】

CYP2C19，S-美芬妥英羟化酶，属于细胞色素P450超家族（cytochrome P450 proteins，CYP）的一员，是药物代谢的第一相反应酶，很大程度决定药物的代谢速率与药物的清除率。广泛分布在肝、肾、脑、皮肤、肺、胃肠道、胎盘等组织器官，主要在肝脏。CYP2C19参与药物、抗氧化剂、有机溶剂和染料等多种外源性物质的体内代谢，其中参与代谢药物有20多种，包括质子泵抑制剂、抗抑郁药、抗癫痫药、抗真菌药、抗HIV病毒药、抗疟疾药、抗肿瘤药和抗血小板聚集抑制剂等。药物浓度是影响药物效应强弱的主要因素，CYP2C19酶的遗传多态性通过影响相关药物的代谢而使血药浓度发生改变，导致药物效应的个体差异。

【分类】

CYP2C19基因位于10q24.2，由9个外显子构成。CYP2C19基因存在众多多态性（突变频率>1%），根据发现的先后顺序，依次命名为*2、*3、*4、*17、*28……等，无突变则命名为*1，为野生型。CYP2C19*2（rs4244285，c.681G>A）和CYP2C19*3（rs4986893，c.636G>A）是中国人群中存在的2种导致CYP2C19酶缺陷的主要等位基因。CYP2C19*2导致剪接缺失，CYP2C19*3为终止密码子突变。这两种突变都导致CYP2C19酶活性明显降低。

【临床意义】

CYP2C19遗传变异可导致酶活性的个体差异，使人群出现超快代谢者（ultrarapid metabolizer，

UM)、快代谢者(extensive metabolizer, EM)、中间代谢者(intermediate metabolizer, IM)和慢代谢者(poor metabolizer, PM)4种表型。有EM个体只携带CYP2C19 *1等位基因,IM个体携带CYP2C19 *2或CYP2C19 *3杂合子基因型;PM个体包括CYP2C19 *2/ *2、CYP2C19 *2/ *3和CYP2C19 *3/ *3基因型。2006年新发现的CYP2C19 *17亚型可以导致酶活性的增加,所以有部分学者把CYP2C19 *17携带者归为UM,但目前这种观点仍存在分歧,该等位基因在中国人群的发生率也不明确,所以在本章中不进一步细讲。中国人群中由CYP2C19 *2或CYP2C19 *3导致的PM发生率约为30%,其中75%~85%的PM由CYP2C19 *2所致,20%~25%的PM由CYP2C19 *3所致。经CYP2C19代谢的常见药物主要有氯吡格雷、阿米替林和伏立康唑。

1. 氯吡格雷　氯吡格雷是一种抗血小板药物,广泛用于急性冠状动脉综合征、缺血性脑血栓、闭塞性脉管炎、动脉硬化及血栓栓塞引起的并发症。心脏或者脑血管介入手术后的患者需长期服用氯吡格雷以防止支架内梗死。氯吡格雷是一种前体药物,85%经酯酶代谢为无活性的产物,15%经肝脏CYP2C19转化为具有活性的代谢物,活性代谢产物选择性抑制ADP与其受体结合发挥抗血小板凝集的作用。

临床部分患者存在的氯吡格雷抵抗现象与个体基因型相关,CYP2C19基因变异是氯吡格雷抵抗的主要原因。CYP2C19 PM患者应用常规剂量的氯吡格雷后体内活性代谢物生成减少,对血小板的抑制效应下降。

美国FDA和美国心脏病学会建议,对于CYP2C19慢代谢基因型患者需考虑改变治疗方案,具体意见为:① CYP2C19 *1/ *1基因型个体应用氯吡格雷有效,可常规使用;② CYP2C19 *1/ *2或 *1/ *3基因型个体对氯吡格雷疗效降低,建议经皮冠状动脉介入治疗(percutaneous coronary intervention, PCI)术后1周~1个月内使用双倍氯吡格雷剂量(150 mg/d),病情稳定后改为75 mg/d常规剂量或更换成普拉格雷或替卡格雷;③ CYP2C19 *2/ *2、*2/ *3、*3/ *3突变纯合子型个体应用氯吡格雷效果差,建议换用普拉格雷或替卡格雷,并联用其他抗血小板药物,如西洛他唑。

2. 阿米替林　阿米替林为三环类抗抑郁药,主要用于焦虑性或激动性抑郁症的治疗。阿米替林同样为前体药,在体内主要经CYP2C19代谢为具有治疗活性的去甲替林。CYP2C19活性的高低可通过影响血液中阿米替林与去甲替林的浓度比来影响阿米替林的疗效和(或)导致不良反应的产生。CYP2C19 PM个体血浆阿米替林与去甲替林浓度的比值显著升高,5-羟色胺再摄取的抑制作用显著增强。由于三环类抗抑郁药具有多种不良反应如抗胆碱作用、中枢神经系统不良反应和心血管不良反应,与治疗失败密切相关。调整携带CYP2C19突变等位基因患者阿米替林的起始用药剂量有助于降低初始治疗的失败率。临床遗传药理学实施联盟(Clinical Pharmacogenetics Implementation Consortium, CPIC)的指南建议CYP2C19 EM和IM基因型患者应用常规起始剂量的阿米替林,而CYP2C19 PM基因型个体阿米替林的起始剂量应降低至常规剂量的50%,并进行治疗药物浓度监测。

3. 伏立康唑　伏立康唑是一种广谱三唑类抗真菌药,CYP2C19是其主要代谢酶之一。CYP2C19 EM与PM个体间伏立康唑的血液浓度存在显著差异,PM个体在应用常规剂量药物时可能出现毒副反应,建议减少用药剂量;EM和IM个体可给予常规剂量。在常规剂量治疗时,若EM个体出现毒副反应或PM疗效不佳,均应考虑更换药物。FDA批准的药物说明书中指出应用伏立康唑前需检测CYP2C19基因型,以确保用药安全。

【诊断思路】

诊断思路见图33。

(1) 根据患者的用药方案确定有无必要进行CYP2C19的检测。

(2) 根据CYP2C19的基因型指导药物的选择和剂量。

【需进一步检查的实验室指标】

1. 药物浓度的检测　如结合阿米替林、伏立

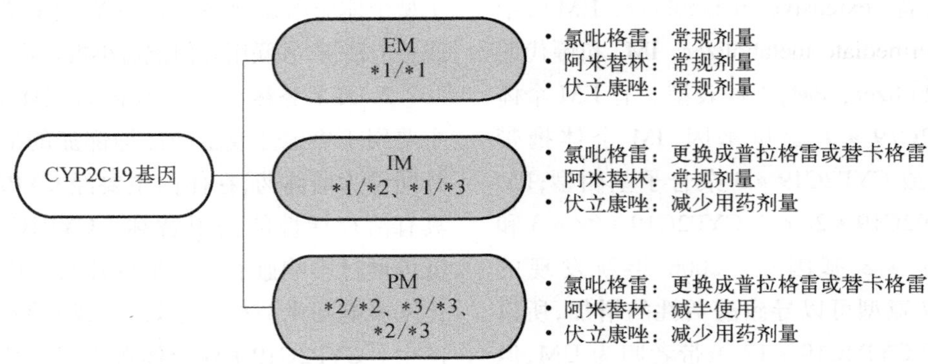

图 33　CYP2C19 基因多态性诊断思路图

康唑浓度监测可以更精准地指导临床用药。

2. *治疗效果的监测*　如血小板聚集功能检测、真菌培养等。

【指标评估的技术要点】

目前 CYP2C19 的检测方法包括 PCR -直接测序法、PCR -焦磷酸测序法、荧光定量 PCR 法、PCR -基因芯片法、PCR -高分辨率熔解曲线法和等位基因特异性 PCR 法等。其中荧光定量 PCR 法和 PCR -基因芯片法是常用的检测方法，有相应试剂盒获得 CFDA 批准。

1. *测序技术（包括 Sanger 测序法和焦磷酸测序法）*　该技术被认为是检测的金标准，理论上能够检测所有的 CYP2C19 基因型，包括已知和未知的。Sanger 测序法测序长度较长，但是灵敏度不高，当组织中靶标基因突变比例低于 20%时，可能出现假阴性结果。焦磷酸测序法检测灵敏度较高，对体细胞突变和甲基化等可实现定量检测，对低丰度突变（<3%）容易出现假阴性；分型准确可靠，通量较高。焦磷酸测序长度仅 10 多个碱基，不能对长片段进行分析。两种测序方法对试剂和仪器有特殊要求，费用较高，操作复杂，速度慢，不易普及。

2. *荧光定量 PCR 法*　该技术灵敏度高，通用性强，平台简单，并且定量结果（相对或者绝对）有助于提示标本是否污染，因为等位基因在理论上拷贝数是相同的。但是荧光定量方法只能够检测已知的等位基因类型。用于区分不同基因型的探针可能存在非特异性结合的情况，因此，对于实验结果的判断应当谨慎、仔细。

3. *PCR -基因芯片法*　该技术通量高，可以在一次实验中完成多种基因型的检测，结果判断比较直观，但是可能存在非特异杂交和显色（发光），导致假阳性结果。因此，应用基因芯片检测试剂盒时应确保试剂按要求保存，杂交和洗片务必在避光条件下进行，芯片加样时注意使液体铺满整个反应区，但不能溢出、不能出现气泡，以防交叉污染。

4. *PCR -高分辨率熔解曲线法*　该技术的方法简单，快速，通量大，结果准确，既可以通过标准品对照区分不同的等位基因，也可以提示未知的等位基因型，但是对仪器（光谱范围和温控）和试剂（饱和荧光染料）的要求高，不能排除待测核酸中新出现的遗传变异，临床上使用较少。

5. *等位基因特异性 PCR 法*　该技术根据等位基因某一碱基的差异设计引物，正义链引物 3′端的第一个碱基与等位基因特异碱基互补，特异性引物仅扩增与其相应的等位基因，而不扩增其他等位基因。因此，PCR 扩增产物有无是鉴定特异性等位基因的基础，特异性 PCR 扩增产物可通过琼脂糖凝胶电泳检出，该方法也可与实时荧光定量 PCR 结合起来进行基因分型。该方法操作简单，耗时较少，灵敏度高，是等位基因分型中常用的技术。

【指标评估的影响因素】

1. *外源性污染*　CYP2C19 测定方法大多数需要使用 PCR 方法扩增目标基因，待测者的标本受到外源性DNA污染时，如使用外源性的免疫细胞治疗、输血、妊娠等情况，可能会导致假阳性结果。另外，实验操作不恰当也可能引起假阳性结果。

2. 技术性因素　PCR技术的非特异性扩增和基因芯片的非特异性杂交可能引起假阳性结果。在PCR和基因芯片技术中，对温度的控制不准确可能导致假阴性结果。

（黄　彬，陈培松）

参考文献

CYP3A5基因多态性

【定义】

CYP3A5属于细胞色素P450超家族（cytochrome P450 proteins，CYP）3A亚家族的一员，主要存在于人的肝脏和小肠中，有接近50%临床药物的氧化和还原反应是由该酶来催化完成，包括他克莫司、咪达唑仑、氨苯砜、可的松和硝苯地平等多种药物。CYP3A5在人体中的活性存在30倍以上的差异，这些差异造成许多药物口服生物利用度和清除率不同，特别是治疗指数窄的免疫抑制剂环孢素A（CsA）和他克莫司（FK506）。

【分类】

CYP3A5基因位于人类第7号染色体q21.1～q22.1，有13个外显子，编码502个氨基酸。CYP3A5基因突变造成的单核苷酸多态性（single nucleotide polymorphism，SNP）是产生酶活性差异的最主要原因。目前，已从人群中筛选出多个CYP3A5基因变异，其中2个最重要的SNP分别是第7号外显子内的G>A（CYP3A5＊6）和第3号内含子内的6986位A>G（rs776746，CYP3A5＊3）。CYP3A5＊3的A>G突变导致CYP3A5 mRNA异常剪接，引起终止密码子过早剪切CYP3A5蛋白，从而使其失去酶活性，通常被称为不表达型。CYP3A5＊3是中国人群最常见的SNP，在中国人中的发生频率约为70%。CYP3A5＊1等位基因频率存在明显的种族差异，中国人群中为28%，白种人群中为10%～15%，而黑种人群高达60%～80%。

【临床意义】

CYP3A5＊3纯合子个体，即其携带基因为CYP3A5＊3/＊3的人不表达CYP3A5。CYP3A5＊3杂合子个体，即其携带基因为CYP3A5＊1/＊3的人表达CYP3A5明显减少。这种表达上的差异造成其底物药物在口服生物利用度和清除率上的不同。

1. 环孢素A　免疫抑制剂环孢素A（CsA）是由11个氨基酸组成的中性环状多肽，属钙调磷酸酶抑制剂家族。该药在药代动力学和毒理学方面存在着明显的个体差异，而且治疗指数较窄，过低时达不到抗移植排斥的效果，过高时又会产生严重的不良反应。CsA在体内的代谢主要由CYP3A4、CYP3A5及MDR1调节。这些基因的多态性会导致服用相同剂量CsA在不同个体间产生极大的CsA血药浓度差异。CYP3A5＊3型对CsA的代谢效应明显减低，所以在其他条件一致的情况下，血液中CsA浓度按照CYP3A5野生型纯合子、杂合子及突变型纯合子顺序依次增加。

2. 他克莫司　他克莫司（tacrolimus，FK506）是从链霉菌属中分离出的发酵产物，其化学结构属23元大环内酯类抗生素，为一种强力的新型免疫抑制剂。近年来，已经成为肝、肾移植的一线用药。器官移植患者应用他克莫司后血药浓度偏低可导致急性排斥反应和药物敏感性降低；血药浓度偏高则容易发生肾毒性、神经毒性、糖尿病、高脂血症、高血压和胃肠道紊乱等不良反应，导致他克莫司毒副作用的发生。

他克莫司在体内主要经 CYP3A5 亚家族代谢。大部分的研究提示，CYP3A5 * 1 型纯合子肾移植受者与 CYP3A5 * 1/ * 3 型或者 CYP3A5 * 3/ * 3 型受者相比较，需要更高的他克莫司剂量才能达到目标血药浓度。CYP3A5 活性降低可导致他克莫司的血药浓度升高，不良反应增加。临床药物基因组学实施联盟（Clinical Pharmacogenetics Implementation Consortium, CPIC）指南建议携带 CYP3A5 * 3/ * 3 基因型的移植患者应减少他克莫司的用药剂量，以避免发生药物不良反应。

【诊断思路】

诊断思路见图 34。

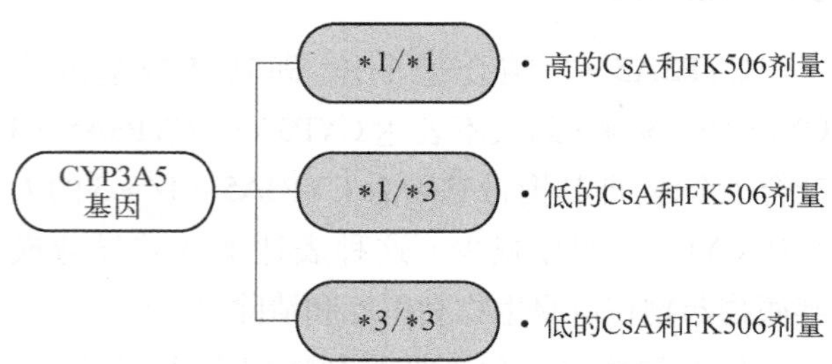

图 34　CYP3A5 基因多态性诊断思路图

（1）根据患者的用药方案，确定有无必要进行 CYP3A5 的检测。

（2）对于 CYP3A5 * 3/ * 3 基因型患者，应减少他克莫司的用药剂量，以避免发生不良反应。中国人群根据 CYP3A5 * 3 基因型给予初始剂量：CYP3A5 * 3/ * 3 基因型患者他克莫司的起始剂量为每天 0.075 mg/kg；CYP3A5 * 1/ * 3 和 CYP3A5 * 1/ * 1 基因型患者基因型患者他克莫司的起始剂量为每天 0.15 mg/kg。也可将 CYP3A5 * 3 基因型代入公式计算他克莫司的起始剂量。

参考《药物代谢酶和药物作用靶点基因检测技术指南（试行）概要》的基于中国人群的他克莫司用药剂量公式：

他克莫司稳定剂量 = 5.409 − 2.584 * CYP3A5GG[a] − 1.732 * CYP3A5GA[b] + 0.279 * ABCB1C 1236T[c] + 0.205 * ABCB1G2677T[d] − 0.163 * donor type[e] − 0.149 * CCB[f] − 0.140 * infection[g] − 0.197 * Hypertension[h]

a. CYP3A5GG：AA = 0，GG = 1；

b. CYP3A5AG：AA = 0，AG = 1；

c. ABCB1C1236T：0 for CC, 1 for CT or TT；

d. ABCB1G2677T：1 for GG or GT, 2 for TT；

e. 移植类型：活体移植 = 1，其他 = 0；

f. CCB：合并使用钙通道阻滞剂为 1，不合并为 0；

g. 感染：感染 = 1，未出现 = 0；

h. 高血压：高血压 = 1，未出现 = 0。

（3）目前对于 CsA 和他克莫司给药后的血药浓度，CYP3A5 的基因分型并不是唯一的调节因素。根据基因型判断给药的起始剂量及维持剂量需要结合其他指标综合判断，如 CYP3A4 的基因型、MDR1 的基因型和药物浓度的监测。

【需进一步检查的实验室指标】

1. 药物浓度的监测　CsA 和他克莫司浓度的监测。

2. 其他药物代谢基因的检测　CYP3A4 和 MDR1 基因型的检测。

【指标评估的技术要点】

参考本书“CYP2C19”。

【指标评估的影响因素】

1. 外源性污染　CYP3A5 测定方法大多数需要使用 PCR 技术扩增目标基因，待测者的标本受到外源性 DNA 污染时，如使用外源性的免疫细胞治疗、输血、妊娠等情况，可能会导致假阳性结果。另外，实验操作不恰当也可能引起假阳性结果。

2. 技术性因素　PCR 技术的非特异性扩增和基因芯片的非特异性杂交可能引起假阳性结果。在 PCR 和基因芯片技术中，对温度的控制不准确可能导致假阴性结果。

（黄　彬，陈培松）

参考文献

C-反应蛋白

【定义】

C-反应蛋白(C-reactive protein, CRP),是指机体在受到感染或组织损伤时血浆中一类急剧上升的蛋白质,是一种急性时相反应蛋白。CRP在肝脏合成,是由五种相同的多肽链组成的分子量约为105 kDa的五元环。

参考范围:正常成年人的CRP值一般小于5 mg/L,新生儿CRP小于0.6 mg/L,出生后4 d~1个月婴儿的参考值小于1.6 mg/L,文献中标注的健康个体的期望值通常小于3 mg/L。各实验室也可按照自身的患者总数检查目标值的可转移性,必要时可设定合适的参考范围,超出参考范围即考虑异常。

【分类】

CRP在健康人血中浓度很低,在任何伴有感染、炎症和组织损伤(如创伤、栓塞、外科手术、急性心肌梗死、肿瘤浸润、免疫性疾病等)的疾病情况下,患者血清中都会伴有CRP浓度的升高,且升高迅速,在炎症开始后的6~12 h就可检出血液中升高的CRP,并于18~24 h后达到峰值,可为正常水平的数十倍至数千倍,故其是炎症或组织损伤时的非特异性标志物。

【诊断思路】

诊断思路见图35。

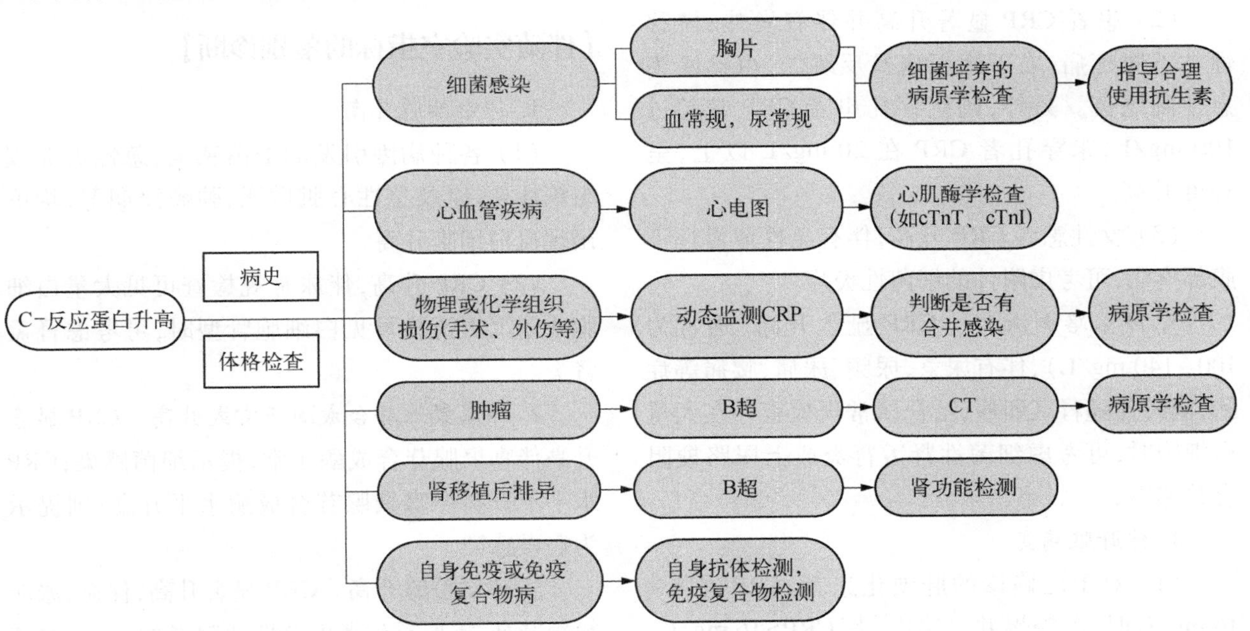

图35　C-反应蛋白升高的诊断思路图

(1) 结合病史,鉴别细菌感染和病毒感染,CRP升高与细菌感染程度呈正相关,在炎症初期较白细胞升高快,且不受放射、化疗、皮质激素治疗、性别、年龄、贫血、妊娠等因素的影响,故有助于细菌感染的早期诊断;而CRP在绝大多数病毒感染者血清中浓度基本不变。

(2) 鉴别心血管疾病,CRP在急性局部缺血和心肌梗死时升高,并可预兆不稳定心绞痛患者的局部缺血，心绞痛患者继续梗死，以及吸烟者冠状动脉死亡。

（3）结合病史和其他相关指标，对组织的物理或化学损伤（创伤、手术等）、肿瘤、免疫性疾病等进行鉴别诊断。

【伴随临床症状的鉴别诊断】

1. 伴呼吸道症状　CRP 升高伴有发热、典型的呼吸道症状，考虑肺部感染，需结合查体和胸片明确诊断。若 CRP 大幅度升高（数倍以上）且寡聚腺苷合成酶正常，则可确诊为细菌感染；若 CRP 不升高且寡聚腺苷合成酶水平升高，则提示为病毒感染。

2. 伴腹部疼痛

（1）患者 CRP 显著升高并伴有上腹部疼痛、压痛、发热、恶心呕吐等症状，考虑急性胰腺炎。另外，急性胰腺炎时可根据 CRP 升高程度判断疾病严重程度，若 CRP>120 mg/L，提示为急性坏死性胰腺炎；CRP<120 mg/L，则提示为急性水肿性胰腺炎。

（2）患者 CRP 显著升高并伴有发热、转移性右下腹疼痛、右下腹压痛及反跳痛，可诊断为急性阑尾炎。另外，阑尾穿孔患者 CRP 常超过 100 mg/L，未穿孔者 CRP 在 20 mg/L 以上，呈轻度升高。

（3）女性患者 CRP 升高，伴有急性或慢性下腹部疼痛，可考虑附件的细菌性炎症。

3. 伴尿路刺激征　CRP 显著升高（通常为 100～140 mg/L），伴有尿急、尿频、尿痛、腰痛等症状，同时伴随肾区叩痛，结合尿常规检查存在大量白细胞时，可考虑细菌性肾盂肾炎或上尿路梗阻合并感染。

4. 伴肝脏病变

（1）对于已确诊的肝硬化患者，CRP 在 8～16 mg/L 时，需警惕并发感染，若 CRP>16 mg/L，则需要考虑存在继发细菌感染，并给予及时治疗。

（2）结合病史，CRP 升高伴有低热、全身疲乏无力、恶心、呕吐、食欲减退，或进一步伴有腹部胀痛、黄疸等，需要考虑急性或慢性肝炎，还有进一步加重为重型肝炎的可能。因 CRP 是一种主要由肝脏合成的蛋白质，故其能反映肝细胞损伤程度，病情越重，CRP 水平越高，表明肝损伤程度越大。

5. 伴贫血、出血、发热、肝脾肿大等血液系统疾病症状　CRP 浓度>100 mg/L，伴有贫血、出血、发热、肝脾肿大等血液系统疾病症状且已确诊为白血病的患者，提示有合并感染，需要尽早治疗，以挽救患者生命。

6. 伴胸腔积液　CRP 升高伴有胸腔积液时，需鉴别是良性或恶性胸腔积液，而通常血液与胸液 CRP 浓度的比值可对结核性胸液和癌性胸液进行鉴别。一般来讲，若血液/胸液 CRP 浓度<1，则为结核性胸腔积液，相反，若血液/胸液 CRP 浓度>1，则为癌性胸腔积液。

7. 伴羊膜破裂　CRP 升高（通常超过 50 mg/L）伴有羊膜破裂且有绒毛膜炎的孕妇，提示有宫内并发感染，需要尽早治疗和预防。

8. 伴心闷、胸痛、憋喘　CRP 持续升高并伴有心闷、胸痛、憋喘等典型症状，提示有心绞痛、心肌梗死等心血管系统疾病的可能。

【伴随实验室指标的鉴别诊断】

1. 伴白细胞升高

（1）各种病因引发的细菌感染、急性炎症或组织坏死，以及急性心肌横死、肿瘤浸润等，均可出现血白细胞升高。

（2）CRP 升高，伴尿常规检查可见大量白细胞或尿沉渣镜检可见白细胞管型时，可考虑肾盂肾炎。

2. 伴寡聚腺苷合成酶正常或升高　CRP 显著升高伴寡聚腺苷合成酶正常，提示细菌感染；CRP 水平不升高伴寡聚腺苷合成酶水平升高，则提示为病毒感染。

3. 伴淀粉酶升高　CRP 显著升高，伴血、尿淀粉酶升高，需要首先考虑急性胰腺炎的可能，并结合患者症状和体征作出进一步诊断。

4. 伴 α_1-酸性糖蛋白升高　对于已确诊的肝硬化患者，CRP > 8 mg/L，α_1-酸性糖蛋白 > 1 250 mg/L 时，可诊断为肝硬化患者的继发感染。

5. 伴肌酸激酶同工酶或肌钙蛋白升高　CRP

升高，伴肌酸激酶同工酶（CK－MB）或肌钙蛋白升高，可考虑急性心肌梗死。

【需进一步检查的实验室指标】

1. 血常规检查　主要是白细胞计数及分类计数。

2. 尿常规检查　包括尿白细胞、尿液沉渣。

3. 血生化检查　肝功能，如ALT、AST、胆红素、胆汁酸、尿胆原、白蛋白等；肾功能，主要是BUN、Scr、血尿素、血尿酸、尿蛋白、α_2巨球蛋白、β_2微球蛋白等。

4. 血液免疫　包括免疫球蛋白和自身抗体的检测。

5. 细菌培养　包括血液或尿液细菌培养。

6. 心肌损伤标志物相关　包括肌红蛋白、心肌肌钙蛋白等。

7. 其他　包括心电图、CT、B超、MRI、PCT等。

【指标评估的技术要点】

CRP的定量检测常采用免疫比浊法，简便快速，自动化程度高，目前大多数临床实验室采用颗粒强化的免疫散射比浊法进行测定。除免疫比浊法外，CRP的检测还可采用灵敏度较高的放射免疫测定法（RIA）、免疫荧光法（FIA）和酶联免疫吸附实验（ELISA），但较不常用。

【指标评估的影响因素】

1. 非疾病性因素　受检者在采血前需保持平静、松弛，避免剧烈活动，采血前一天不要摄入过于油腻和高蛋白的食物，并保证24 h不饮酒和12 h以上的空腹状态，避免血液中的酒精成分影响检验结果。

2. 药物影响因素　影响血脂的药物，如调脂药、避孕药、某些降压药、激素等会对测定产生一定的影响，故测定前最好停用数天或数周。另外，大剂量的阿司匹林会降低冠心病患者血液中CRP的水平。

3. 其他干扰因素　血清或血浆中一定浓度的胆红素、血红蛋白、类风湿因子或脂血可能会对检测有干扰作用。

【超敏C－反应蛋白】

1. 定义　超敏C－反应蛋白（hypersensitive CRP, hsCRP），与普通CRP属于同一种蛋白，只是由于测定方法更为敏感而得名。hsCRP主要采用乳胶增强的免疫散射比浊法和免疫透射比浊法进行检测，使灵敏度得到了很大的提高，检测低限延伸至0.005～0.10 mg/L，使低浓度CRP的测定更加准确。

2. 临床应用　除普通CRP的临床应用外，hsCRP最重要的是能够诊断和预测心血管事件的发生，主要有以下几个方面。

（1）对健康人群首发心血管事件进行预测。将hsCRP纳入常规胆固醇筛查中，诊断和预测心血管事件的风险不再单独依赖于LDL－C一个指标，即通过hsCRP浓度的升高筛选出胆固醇水平正常，但未来心血管病事件的高风险无症状者，以此来提高对心血管风险的预测水平。研究显示，hsCRP长期在3～10 mg/L时，提示存在心血管病的高风险。

（2）预测冠心病患者心血管事件再发风险。过去十年的众多研究表明，hsCRP是冠状动脉疾病预测和诊断的良好标志物。当冠心病患者血清中hsCRP浓度每增加一个标准差时，发生非致命性心肌梗死的相对危险将增加45%。再者，hsCRP可作为冠心病患者病情恶化及发生心肌梗死危险的独立预报因子，提示可利用hsCRP来区分高危险和低危险者。

（3）监测药物疗效。hsCRP升高（>2.1 mg/L）的健康男子，服用阿司匹林可使其未来心肌梗死危险降低60%；另外，血脂正常而hsCRP升高的人群，早期使用他汀类药物可使发生心血管事件的风险几乎减半。

（4）预测所有因素的死亡率。文献报道，若患者入院时，hsCRP浓度>5 mg/L，则任何原因导致的死亡率均升高50%～330%不等，若入院时hsCRP浓度>10 mg/L，死亡危险性将成倍增加。因此，作为一项独一无二的死亡危险性分选标志物，hsCRP应作为患者入院时的常规检测，并根据检测结果来筛选出需要特别监护的高危患者。

（5）预测心力衰竭和心绞痛。有研究显示，

hsCRP 浓度升高的不稳定性心绞痛患者，出院后有 64%的再入院率。综上，我们可以看出，hsCRP 是健康人群或心绞痛/心肌梗死患者发生心血管事件的有效预测指标，是独立于脂类之外的危险因子，美国一些临床医师已将 hsCRP 的检测作为每年健康体检的内容之一。

3. hsCRP 评估的影响因素

（1）年龄：40 岁以下男女 hsCRP 水平相当，40 岁以上男性高于女性。

（2）肥胖：肥胖可导致 hsCRP 升高。

（3）吸烟：吸烟可导致 hsCRP 升高，产生大量炎症因子。

4. hsCRP　对于伴随其他实验室指标或临床症状疾病的鉴别诊断、指标评估的技术要点等均同普通 CRP。

（袁　慧）

参考文献

DNA 倍体分析

【定义】

细胞核中的 DNA 形态与含量的变化伴随着细胞的完整生命周期，借助现代技术手段，这些变化可以被观察、研究和归纳，进而用于临床的诊疗活动。进行 DNA 形态正常与否的检测称为染色体核型分析，涉及染色体的数量、形态结构；进行 DNA 含量变化检测的技术称为 DNA 倍体分析，涉及 DNA 周期、倍型、凋亡分析。

1. DNA 周期　又称细胞周期，指细胞分裂结束到下一次细胞分裂结束所经历的时间。从增殖的角度来看，高等动物的天然细胞分为三类。

（1）连续分裂细胞：又称为周期细胞，其细胞周期持续循环并连续分裂，如表皮生发层细胞、部分骨髓细胞。

（2）休眠细胞：又称 G_0 期细胞，暂不分裂，但在适当的刺激下可重新进入细胞周期，如淋巴细胞、肝、肾细胞等。

（3）不分裂细胞：又称终末细胞，不可逆地脱离细胞周期、不再分裂的细胞，如神经元、肌细胞。

2. DNA 指数（DNA index，DI）　待检细胞样本 G_0/G_1 峰与正常二倍体细胞 G_0/G_1 峰的平均荧光强度的比值。

3. 倍体（Ploidy）　又称倍型，指染色体数目，也指总 DNA 含量。

4. 染色体倍性　即染色体倍数，指细胞内同源染色体的组数，其中只有一组的称为“单倍体”。单倍体与一倍体（体细胞仅含一个染色体组的个体）有区别，正常人是二倍体，体细胞含有 2 个同源染色体，生殖细胞中含 1 个染色体组。体细胞也可在分化成熟的过程中通过核内复制使其拷贝数倍增，例如，2 岁儿童的心脏细胞含有 85%的二倍体和 15%的四倍体核，到 12 岁时，两者比例大致相等；而成年人心脏细胞含有 27%的二倍体，71%的四倍体和 2%的八倍体。在大多数情况下，人体细胞只有一个细胞核，染色体倍性即为细胞的倍性。如果物种本身为多倍体，那么它的单倍体的体细胞中含有的染色体组数一定多于一个。如四倍体水稻的单倍体含两个染色体组，六倍体小麦的单倍体含三个染色体组。

5. 整倍体　是具有一组或多组同源染色体的细胞或生物体（可以不包括性染色体），染色体数量是相应单倍体的整倍数，整倍体细胞可以是人体正常细胞，也可为肿瘤细胞。

6. 异倍体　与整倍体相对应，异倍体多出或缺少染色体，如具有单个额外染色体（唐氏综合征）或缺失染色体（特纳综合征），当体细胞的一部分中检测到非整倍时，称为染色体嵌合，对应的临床症状没有完全性的异倍体严重。异倍体起源于细胞分裂期，染色体未被正确分离，也是许多肿瘤发生的特征。

7. 细胞凋亡　理化、生物因素导致的多细胞生物体特征性细胞变化（形态学）和细胞程序性死亡，是受高度调节和控制的不可逆过程。这些变化包括总 mRNA 降低，胞质空泡化，细胞核皱缩、片段化，染色质凝聚，染色体 DNA 片段化，产生凋亡小体等。成年人每天凋亡 50 亿~70 亿个细胞，8~14 岁的儿童，则每天凋亡 200 亿~300 亿个细胞。

【分类】

DNA 倍体分析依据检测内容进行分类，包括细胞周期各时相细胞比例、DNA 指数、增殖活性、细胞凋亡指数。

1. 细胞周期各时相细胞比例　完整的细胞周期可分为四个阶段。

（1）G_1 期（gap1）：指从有丝分裂完成到 S 期 DNA 复制之前的时间。

（2）S 期（synthesis phase）：指 DNA 复制的时期。

（3）G_2 期（gap2）：指 DNA 复制完成到有丝分裂开始之前的一段时间。

（4）M 期：又称 D 期（mitosis or division），细胞分裂开始到结束。

此外，还有一个特殊的阶段（G_0，间隙 0/静止）用于描述未进入细胞分裂周期的状态，通常称为静止期。细胞周期的时间长短与物种的细胞类型有关，细胞的 G_1 期长短不同，是造成细胞周期差异的主要原因。细胞周期蛋白和细胞周期蛋白依赖性激酶（CDK）决定细胞周期的进展。当细胞周期抑制基因，如 RB、p53 等突变时，可能导致细胞不受控制地增殖，形成肿瘤。虽然肿瘤细胞中细胞周期的持续时间等于或长于正常细胞周期，但是在肿瘤中活跃分裂细胞（相对于 G_0 期的静止细胞）比例远高于正常组织中而凋亡细胞数目保持一致，细胞数净增加。细胞周期异常和处于不同期的细胞比例改变是肿瘤细胞的突出特征。

2. DNA 指数　DI 为 0.9~1.1 的细胞是二倍体；DI 为 1.9~2.1 的细胞为四倍体；二倍体细胞有正常的 DNA 含量但不能排除染色体形态异常。发现较多 DNA 异倍体考虑为肿瘤或癌前病变；如无明显异倍体，但 G_0/G_1 峰的 CV 增大，并伴有>10%~15%的 S 期细胞和一个突出的 4 倍体峰，提示为可疑肿瘤或增生旺盛的病变；如无明显异倍体，但有一个突出的 4 倍体细胞峰和>15%的 S 期细胞，并伴有 G_0/G_1 峰的 CV>9%，提示为肿瘤或增生旺盛的病变。

3. 增殖活性　包括 S 期细胞比例（S-phase fraction，SPF）和增殖指数（proliferous index，PI）。计算公式如下。

$$SPF = S/(G_0/1 + S + G_2M) \times 100\%$$

$$PI = (S + G_2M)/(G_0/1 + S + G_2M) \times 100\%$$

4. 细胞凋亡指数（apoptosis index，AI）　DNA 二倍体细胞 G_0/G_1 峰前亚二倍体峰细胞占分析细胞的百分比（%）。

【诊断思路】

诊断思路见图 36。

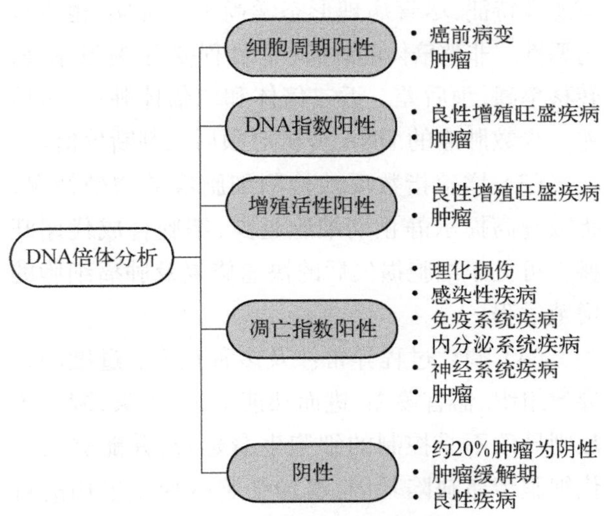

图 36　DNA 倍体分析诊断思路图

临床意义

（1）正常细胞及肿瘤细胞在生长增殖时，细胞核内 DNA 结构及含量都会发生变化。通过对细胞核内的 DNA 测定能了解正常细胞周期变化及发现恶性增殖的肿瘤细胞。DNA 倍体分析对肿瘤的诊断、预后有很高的价值。DNA 含量常和某种细胞周期相关蛋白同时检测,可用于确定细胞处于某一特定周期阶段。

(2) DNA 异倍体往往出现在组织病理学改变之前,和癌前病变增生程度有关,是癌前病变发生癌变的一个重要指标。DNA 异倍体的细胞往往伴有遗传学的异常,提示 DNA 异倍体可能是细胞染色体发生了某些不稳定性改变(如癌基因突变)的结果,且这些不稳定性改变可以积累。因此,在组织病理学未确认癌变存在前,DNA 异倍体展示细胞的恶性转化过程,可作为监视细胞癌变的一个有益的补充。肿瘤组织中异倍体率显著高于癌旁组织、正常组织。实体肿瘤远端 2 cm 的癌旁组织中 DNA 含量接近癌组织,不同于正常组织,可视为不安全范围。DNA 异倍体出现是鉴别良性与恶性肿瘤的特异性指标:良性肿瘤和正常组织良性增生不出现 DNA 异倍体细胞,实体瘤以超三倍体或多倍体居多。实体恶性肿瘤的异倍体出现率>70%,淋巴瘤和白血病以亚二倍体居多,出现率达 50%。交界性肿瘤形态学介于良恶性之间,难以鉴别,如果交界性肿瘤出现异倍体即已具有恶性特征,尽管病理形态学尚不能证实,也应视为恶性。非整倍体的肿瘤:恶性程度高,复发率高,转移率高,预后差。近二倍体和二倍体肿瘤,预后差。少数肿瘤的 DNA 分析对预后无判断价值。

(3) 增殖指数反映检测细胞群的增殖情况,指数越高提示静止期细胞越少,细胞合成代谢旺盛。可见于细胞损失后的快速修复及肿瘤细胞的增殖过程。

(4) 凋亡过程异常涉及多种疾病:过度凋亡导致组织、器官萎缩,进而功能减退、丧失;凋亡不足则导致不受控制的细胞生命延长,并能够向子代细胞传递缺陷基因,增加细胞癌变或患病的可能性。调节因素如 Fas 受体和胱天蛋白酶促进凋亡,而一些 Bcl－2 蛋白家族成员抑制凋亡。p53 通过中止细胞周期于 G_1 或间期来阻止细胞复制,从而给予细胞修复时间。如果损伤广泛且修复失败,它将诱导细胞凋亡。对 p53 或干扰素基因的调节功能的破坏或抑制将导致凋亡不足,引起肿瘤、自身免疫疾病、炎性疾病和病毒感染。病毒可以在细胞凋亡过程中被包裹在凋亡小体中而保持完整,被吞噬细胞吞噬后,避免诱发宿主反应,这有利于病毒的传播。

【伴随临床症状的鉴别诊断】

1. 伴发热　只有肿瘤导致的发热才会出现 DNA 倍体分析异常。

2. 皮肤黏膜出血　伴随 DNA 倍体分析异常时,多见于血液系统肿瘤。

3. 咳嗽、咳痰　伴随 DNA 倍体分析异常时,多见于肺部肿瘤。

4. 吞咽困难、恶心、呕吐　伴随 DNA 倍体分析异常时,见于上消化道的肿瘤如食管癌、胃癌;神经系统肿瘤。

5. 腹痛、便血、便秘、明显消瘦　可见于下消化道肿瘤如结直肠癌。

6. 黄疸　溶血性黄疸见于血液系统肿瘤,肝细胞性黄疸见于肝脏肿瘤,梗阻性黄疸见于肝内及肝外机械梗阻,如肝内或肝外肿瘤压迫引起。

7. 水肿　全身性水肿见于心源性、肾源性、肝源性、内分泌代谢疾病、药物性水肿,多能够找到原发疾病,可以是良性、慢性疾病,也可是恶性肿瘤或急性进展性疾病所导致,但 DNA 倍体分析异常时,几乎只见于肿瘤疾病,同时可伴随凋亡异常、消瘦、体重减轻等。

8. 关节痛　风湿性骨关节炎及骨肿瘤常伴随 DNA 倍体分析异常,需其他检查手段予以区分。

9. 血尿、排尿困难　白血病及其他血液系统疾病时伴随 DNA 倍体分析异常,需其他手段区分;泌尿系统肿瘤时可因肿瘤的部位不同而症状各异。

【伴随实验室指标的鉴别诊断】

1. 血液分析结果异常　白细胞分类及计数异常,可见于感染、肿瘤、无菌坏死性炎症等;贫血伴红细胞数量、形态异常,可见于血液系统疾病、慢性消耗性疾病,血小板数量或功能异常可见于自身免疫性血小板减少、血液系统疾病等。血液系统肿瘤时,外周血图片染色镜检及骨髓染色镜检都能发现形态、数量明显异常细胞。

2. 尿液分析结果异常　尿液中出现红白细胞与泌尿系统感染、肿瘤、机械损伤、自身免疫性疾病有关，或者系统性疾病在肾脏的部分表现，伴随DNA倍体分析异常时，需要进一步检查区分自身免疫疾病与肿瘤。

3. 血生化检查异常　如免疫球蛋白定量、蛋白电泳分别对应不同的疾病谱，但在肿瘤时结果异常程度较良性肿瘤、慢性疾病改变明显。

4. 血清学感染标志物异常　常提示近期的感染或复发状态，伴随DNA倍体分析异常时，有助于病因诊断及疗效的监测。

5. 血清学　ANA、自身抗体谱异常，提示自身免疫性疾病存在，如甲状腺炎、血小板减少性紫癜、溶血性贫血、风湿性关节炎、荨麻疹、红斑狼疮样综合征、血管炎综合征和1型糖尿病等，多伴随DNA倍体分析异常，需要进一步检查区分自身免疫疾病与肿瘤。

【需进一步检查的实验室指标】

1. 肿瘤标志物检查　用于判断肿瘤的预后及疗效监测。

2. 器官特异性自身抗体谱检查　用于鉴别诊断及疗效监测。

3. 感染性疾病标志物的多次检查　用于观察疗效，监测疾病转归。

4. 肿瘤基因突变及靶向治疗易感基因检查　用于制订个体化治疗方案。

5. Bax、Bcl－2、c－myc、p53、Fas/FasL等凋亡相关基因的表达水平检测　用于观察疗效，监测疾病转归。

6. 组织病理学检查　用于区分不典型增生、原位癌、转移癌及确定肿瘤类型、分期；免疫组化检测，用于判断肿瘤生物学特征，辅助制订治疗方案。

【指标评估的技术要点】

DNA倍体分析常用的方法包括流式细胞术和Feulgen染色结合计算机图像扫描分析两种，获得细胞DNA含量的定量分析、形态学参数，评估肿瘤生物学特征。

1. DNA倍体分析　能够发现的只是染色体数目和总量的变化而非染色体结构的异常，因此DNA含量的正常不能排除染色体结构异常的存在。发现DNA异倍体考虑为肿瘤或癌前病变；如无明显异倍体，但G_0/G_1峰的CV增大，并伴有>10%～15%的S期细胞和一个突出的4倍体峰，提示为可疑肿瘤或增生旺盛的病变。如无明显异倍体，但有一个突出的4倍体细胞峰和>15%的S期细胞，并伴有G_0/G_1峰的CV>9%，提示为肿瘤或增生旺盛的病变。

2. 样本制备　采用流式细胞仪进行的DNA倍体分析的样品可以是手术或细针穿刺组织（置于盐水中），其重量为0.05～0.1 g，制备为单细胞悬液上机检测；也可以是胸腹水（肝素抗凝，5～50 mL）支气管镜灌洗液、尿液、胆胰液，或各种含有待检细胞的其他体液，或各种培养细胞，必要时要经过浓缩。无论何种细胞，其总数应不少于10^6个。标本应尽快送检以避免细胞的溶解。如果将细胞离心分离出来并以70%乙醇固定，可以保存1周之久。也可在术中标本离体后，用细胞刷子取细胞或直接印片制备薄层细胞；或术中标本冷冻切片；或借鉴液基细胞学的取材、细胞保存及薄层制片方法，最后用Feulgen染色结合计算机图像扫描分析。

3. 流式细胞术　对DNA含量测定较为精确，能够发现近二倍体的异倍体细胞，但需要制备细胞悬液，测定后悬液丢弃。因检测速度快、通量大、重复性好而被广泛用于骨髓、外周血、胸腹水、培养细胞等含细胞数量较多样本的检测。Feulgen染色计算机图像扫描分析的优点是结果直观，可以同时观察细胞形态，玻片可长期保存，结果可重复。薄层制片后用Feulgen染色法对细胞核染色、显微摄像，通过逐一检测每一个细胞核的积分吸光度值，转化成数字信号，经计算机处理，将运算产生的各种参数储存的图像和数据进一步分析诊断。该系统对细胞DNA含量的定量分析，可获得单纯从形态上难以得到的肿瘤生物学特征信息，不仅为形态学评估肿瘤生物学特征提供了有价值的补充，而且也有助于提高对形态学的认识水平，目前广泛用于液基宫颈上皮细胞癌前病变、实体肿瘤病变范围的检查。

4. 正常组织对照　癌组织均含有一定比例的正常二倍体细胞。

（1）癌组织源于正常组织，可能残存一些同源组织正常细胞。

（2）癌组织的血液供应和支持组织往往是从正常组织延伸过来的，存在一些成纤维细胞、血管内皮细胞及血细胞等。

（3）机体的免疫监视功能细胞，大量浸润的淋巴细胞、巨噬细胞等。做倍体检测时，一般采用组织中淋巴细胞作对照，但应注意到有的正常组织非二倍体细胞比例很大。

5. 肿瘤预后　流式细胞术分析细胞DNA含量，可为判断肿瘤的生物学行为提供客观而准确的资料，辅助肿瘤的早期诊断和鉴别诊断。DNA含量高，出现异倍体，S期细胞比率高提示恶性程度高，复发率高，转移率高，预后差。DNA倍体异质性是恶性肿瘤的重要生物学特性之一。如果患者是DNA异质性肿瘤，这表明它是多克隆起源的、肿瘤恶性度更高；增加了治疗的难度和复杂性，预后更差。

6. 细胞凋亡的检测　常用方法为显微镜形态学观察及免疫、分子生物学方法两类。细胞染色后光学显微镜可以观察到胞膜起泡和凋亡小体；电子显微镜是确定细胞凋亡的金标准，可以确定不同凋亡时期的细胞。免疫学方法检测通过ELISA、免疫印迹法检测组蛋白；分子生物学方法则有DNA凝胶电泳（DNA ladder）；荧光原位杂交、免疫组化技术检测Bax、Bcl－2、c－myc、p53、Fas/FasL等凋亡相关基因的表达水平。流式细胞仪将形态学、DNA降解、DNA末端标记（TUNEL）线粒体膜电位分析技术结合为一体，实现检测细胞凋亡的方式有多种：① 观察直方图，是否在倍体细胞峰（G_1峰）左侧出现亚二倍体细胞峰（凋亡峰）判断是否存在细胞凋亡及凋亡率；② 光散射法观察前向散射光和侧向散射光强度检测凋亡细胞的形态特性；③ 借助荧光染料和（或）荧光标记抗体、核酸探针定量分析凋亡相关蛋白质、基因表达水平，计算细胞增殖与死亡率，同时可实现单个细胞分选。

【指标评估的影响因素】

1. 实验应设正常对照　一般以人外周血淋巴细胞作为正常二倍体对照，若检测标本为组织，则应以同种正常组织细胞为对照。

2. 各种原因造成的细胞死亡都会影响荧光参数　死细胞会成为G_0/G_1期前峰，可误认为是亚二倍体峰或凋亡峰。死亡细胞超过20%，判断为标本不合格。

3. 标本处理的注意事项

（1）尽量保证新鲜采集后及时送检，尽量减少死亡细胞。

（2）标本接收后及时处理。

（3）组织块石蜡包埋后可在室温稳定保存12个月。

（兰小鹏，赵　猛）

参考文献

DPD基因多态性

【定义】

DPD（dihydropyrimidine dehydrogenase）基因，官方名称为DPYD基因，定位于人染色体1p21.3，包含26个外显子，Gene ID为1806，其编码的DPYD｛dihydropyrimidine dehydrogenase［NADP（+）］｝蛋

白由 1 025 氨基酸残基组成，分子量为 111 401 Da。DPD 酶是嘧啶类分解代谢的起始和限速酶。

二氢嘧啶脱氧酶（DPD）在 5－Fu 降解和灭活过程中起着重要作用。是嘧啶类分解代谢的起始和限速酶，将 5－FU 还原为二氢氟尿嘧啶（FUH2），再经过另外 2 种酶催化形成最终代谢产物经肾脏排出体外。DPYD 主要分布于肝脏和外周血单核细胞中，在肿瘤组织、炎性组织中也有分布。

【分类】

根据 DPD 变异类型，可分为点突变、小片段插入/缺失、大片段插入/缺失及拷贝数变异。DPD 用药相关的变异主要是点突变和小片段缺失，影响 DPD 与底物的结合或稳定性，导致 DPD 活性缺乏。

【临床意义】

预测药物疗效，当 DPD 基因某些位点发生突变后，DPYD 活性降低或缺失时，5－FU 的分解代谢减弱，导致 5－FU 在体内清除受阻，从而导致 5－FU 的不良反应明显增强；当 DPD 基因某些位点发生突变，DPYD 活性显著升高时，5－FU 分解代谢增强，合成代谢降低，导致 5－FU 经合成代谢生成具有生物学活性的核苷类似物的能力减弱，从而易导致对 5－FU 治疗的耐药现象。

DPD 野生型患者应用 5－FU 毒副作用较小，且 5－FU 临床疗效明显，可以根据需要酌情使用；DPD 基因突变的患者，特别是纯合突变，DPD 活性降低甚至缺乏，5－FU 的系统清除率降低，毒副作用大，建议降低用药剂量或换药。

【诊断思路】

诊断思路见图 37。

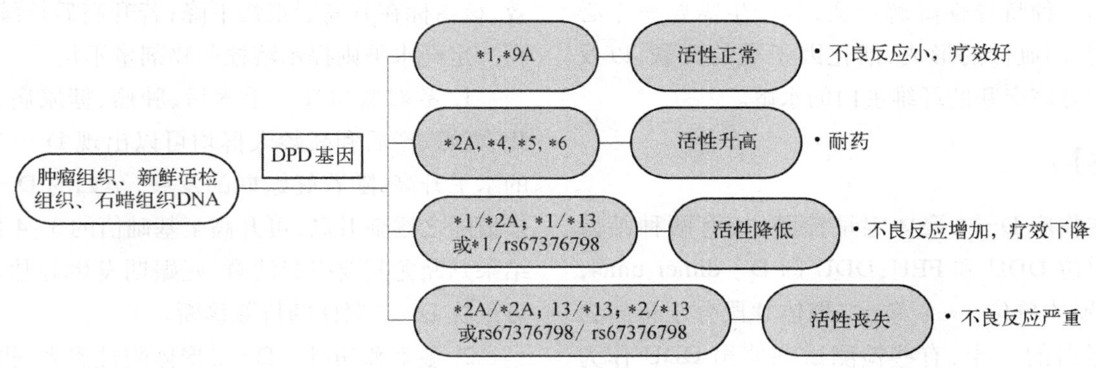

图 37　DPD 基因多态性诊断思路图

在使用氟类药物进行抗肿瘤治疗时，应该检测 DPD 基因多态性，根据 DPD 基因多态性制订治疗方案，避免药物的毒副作用等。

【需进一步检查的实验室指标】

根据 DPD 基因参与的信号通路，在检测 DPD 基因多态性时，可以进一步检测 TS 和 MTFHR 等在甲基化转移过程中的酶相关基因的变异状态或其活性。详见本书 TS 基因多态性和 MTFHR 基因多态性指标。

【指标评估的技术要点】

1. 基因突变　突变位点、类型对对化疗药物及靶向药物有不同的用药提示意义。

2. 突变的比例　对于组织样本，应评估肿瘤细胞在组织样本中的比例，并通过与突变比例结合，计算肿瘤细胞中的突变比例，突变的比例越高，其用药提示作用越强。

3. 取材时间　检测结果说明取材时的基因突变情况，由于肿瘤的异质性，取材时间与检测时间间隔较长时，对肿瘤患者体内肿瘤基因突变的情况会出现偏差。

【指标评估的影响因素】

1. 检测方法　目前检测 DPD 基因多态性的方法主要有 Sanger 测序、ARMS－PCR、高通量测序、数字PCR和基因芯片等。每种方法学都存在优缺点,需要根据实际情况进行选择,如Sanger测序可检出未知突变。但对突变DNA所占比例要求较高,仅能检出超过10%的基因突变。

2. 样本类型　对于组织标本,样本量过少、未取到肿瘤组织、肿瘤组织过少等可导致假阴性结果。取材需要有专用的保存管。

(李　艳,童永清,吕永楠)

参考文献

D-二聚体

【定义】

D-二聚体(D-Dimer, D-D)是两个纤维蛋白单体经活化因子XIII交联后,再经纤溶酶水解所产生的一种特异性降解产物,其产生需要三个必要过程,即血栓的形成、活化因子XIII的交联,以及纤溶酶对该交联的纤维蛋白的水解。

【分类】

在临床D-二聚体定量检测中,有两种结果报告单位DDU和FEU;DDU即D-dimer units, D-二聚体单位,一个D-二聚体片段分子量约为纤维蛋白的一半,有些检测试剂使用DDU作为报告形式;FEU即fibrinogen equivalent units,纤维蛋白原等量单位,是用降解前的纤维蛋白原分子量来衡量D-二聚体的量。一个D-二聚体片段相当于纤维蛋白分子量的一半,因此1 FEU相当于2 DDU,即1 ng/mL FEU≈2 ng/mL DDU。

【诊断思路】

诊断思路见图38。

D-二聚体只有在血栓形成后才会升高,所以是机体活动性血栓形成的特异性分子标志物,是继发性纤溶亢进的重要依据。升高主要见于静脉血栓、深静脉血栓、肺栓塞、弥散性血管内凝血、重症肝炎等,常伴随FDP升高,由于D-二聚体检测的敏感性高且特异性低,故其阴性结果对于排除血栓性疾病尤其是静脉血栓具有临床指导意义,是一项阴性排除试验。

D-二聚体另一重要应用就是溶栓治疗监测,应用溶栓药物后D-二聚体明显升高,若达到疗效,该指标在升高后很快下降;若升高后持续维持在一定高水平则提示溶栓药物剂量不足。

1. 鉴别假阳性　手术后、肿瘤、糖尿病、肝硬化、妊娠、产后和高龄人群均可以出现D-二聚体的水平升高,随着妊娠期的发展,孕妇的D-二聚体值随之逐渐升高,可升高至基础值的3~4倍,故结果判断尤其要引起注意,妊娠期发生静脉血栓,可干扰D-二聚体的排除诊断。

2. 鉴别假阴性　D-二聚体阴性患者,仍有极少数(<2%)患者伴静脉血栓,其原因可能是血栓体积很小或来自远端小血栓;也可能是放射线或超声检查出现假阳性提示;标本采集时间与实际发生临床表现相隔太长;或是机体本身纤溶活性降低。

【伴随临床症状的鉴别诊断】

1. 伴患肢突然肿胀疼痛、软组织张力增强、活动后加重、抬高患肢后可减轻

(1) 伴股白肿:即全下肢明显肿胀、剧痛,股三角区、腘窝、小腿后方均有压痛,皮肤苍白,伴体温升高和心率加快。考虑下肢静脉血栓,可结合多普勒超声、静脉造影等其他检查。

(2) 伴股青肿:即患肢剧痛,下肢动脉痉挛,

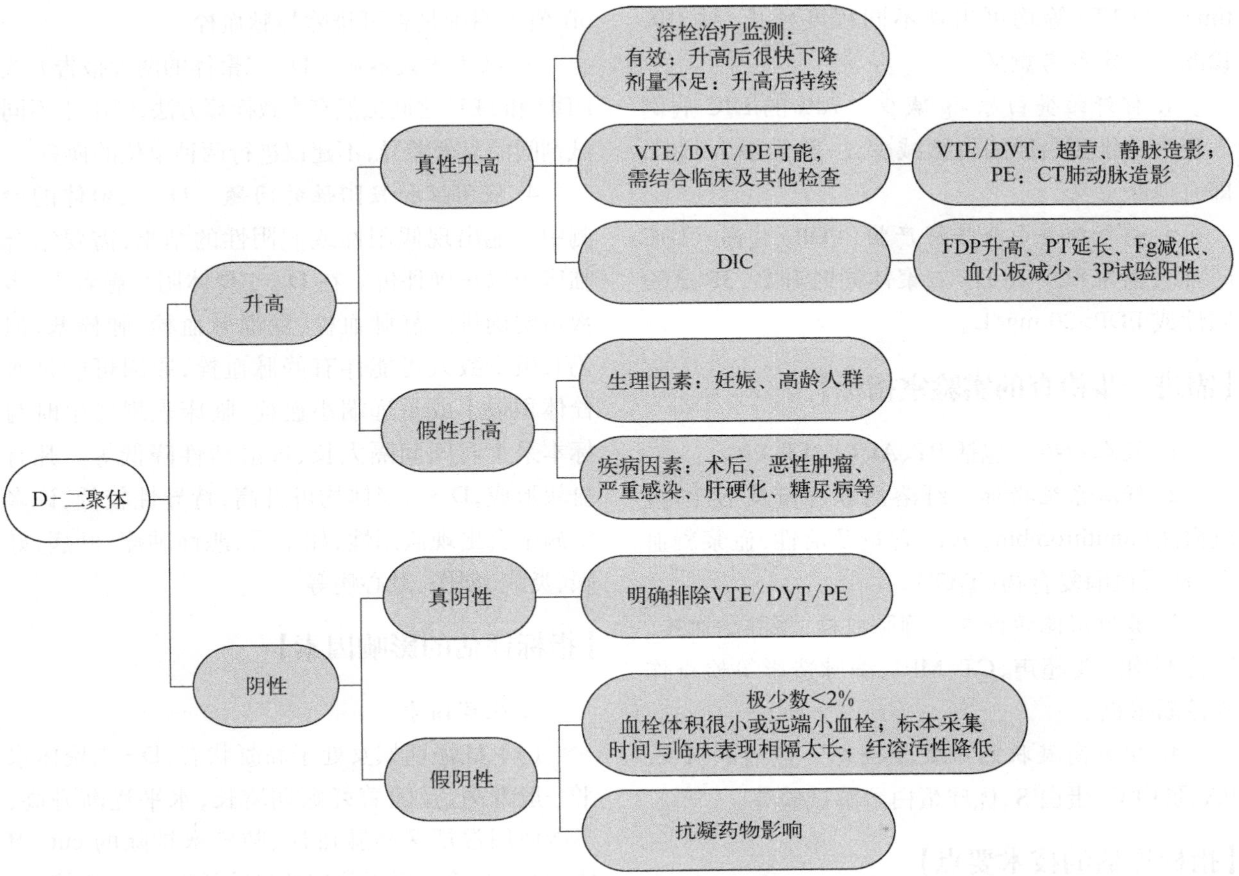

图 38　D-二聚体异常的诊断思路图

肢体缺血，皮肤发亮呈青紫色、皮温低伴有水泡，足背动脉搏动消失，全身反应强烈，体温升高，甚至发生休克或静脉性坏疽。高度考虑下肢深静脉血栓。

2. *伴呼吸困难及气促、胸痛、咯血*　肺栓塞的典型临床表现为呼吸困难、胸痛、咯血三联征，但多数仅有一两个症状，以原因不明的劳力性呼吸困难最为常见，咯血提示肺梗死，确诊需结合其他实验室检查如胸片、心电图、动脉血气等，若下肢静脉检查发现患肢静脉扩张、僵硬度增加、肿胀且一侧大腿或小腿周径较对侧宽 1 cm 即有诊断意义。

3. *伴皮肤出血、瘀斑*　弥散性血管内凝血（disseminated intravascular coagulation，DIC）最常见的临床表现是突发出血，常见于皮肤一处或多处大片瘀斑或血肿，亦可表现为牙龈、伤口部位渗血不止或血液不凝固。

4. *伴低血压及休克*　急性 DIC 可发生低血压休克，因血管内皮损伤引起的 DIC，以败血症最常见；DIC 早期，以休克及微血栓引起的脏器功能障碍为主，晚期则以出血为突出症状。高危肺栓塞也会发生低血压休克，且高度可疑，首选 CT 肺动脉造影明确诊断。

【伴随实验室指标的鉴别诊断】

1. *动脉血气分析*　对肺栓塞诊断不具有特异性，仅作为提示，可表现为低氧血症、肺泡-动脉血氧饱和度增大，需要 CT 肺动脉造影鉴别诊断并结合其他影像学检查；对于深静脉血栓 DVT 的鉴别诊断首选多普勒超声和静脉造影。

2. *伴血小板减少*　约 95% 的 DIC 都有血小板减少，一般低于 100×10^9/L，如血小板计数在 150×10^9/L 以上，DIC 可能性不大。

3. *伴凝血酶原时间（prothrombin time，PT）延长*　DIC 时 PT 明显延长，一般延长 3 s 以上即有意义，阳性率达 90% 以上；其他如出血时间（bleeding time，BT）、凝血酶时间（thrombin time，TT）、活化部分凝血活酶时间（activated partial thromboplastin

time，APTT）等均可出现不同程度延长，对 DIC 诊断有一定参考意义。

4. 伴纤维蛋白原 Fg 减少　70%的 DIC 病例表现为纤维蛋白原的持续减少，一般低于 1.5 g/L 即有诊断意义。

5. 伴纤维蛋白原降解产物（FDP）升高　DIC 时常表现为 FDP 和 D－二聚体同时升高，3P 试验阳性或 FDP>20 mg/L。

【需进一步检查的实验室指标】

1. 凝血四项　包括 PT、APTT、TT、Fg。

2. 纤溶系统指标　纤溶酶原含量及活性，抗凝血酶（antithrombin，AT）含量及活性，血浆凝血酶-抗凝血酶复合物（TAT）。

3. 其他影像学检查　静脉血栓、深静脉血栓、肺栓塞均需要超声、CT、MRI、静脉造影等检查作为诊断依据。

4. 相关高凝状态血液学检查　包括 t－PA、PA、蛋白 C、蛋白 S、优球蛋白溶解试验等。

【指标评估的技术要点】

1. 不同试剂间检测结果的差异　D－二聚体是纤维蛋白原降解产物，其大小和抗原决定簇不可能完全相同，因此，D－二聚体既没有国际标准和统一的标准品，也没有行业标准品，其标准化问题至今未解决。检测试剂使用的是单克隆抗体识别的方法，所以，由于识别的抗原表位不同，抗体对 D－二聚体不同片段亲和力不同，不同试剂间检测结果必然存在差异，不可比较。

2. 关注阈值（cut off 值）而非参考区间更有意义　D－二聚体检测的特点是灵敏度高而特异性低，故其阴性结果的排除诊断价值比其阳性结果更具临床意义。参考范围反映的是健康人群 D－二聚体水平，而 cut off 值是临床临界值或阈值，当用于静脉血栓排除性诊断时，必须先确定排除性诊断的临界值即 cut off 值。作为排除静脉血栓的一项指标，D－二聚体检测必须要求较高的灵敏度和阴性预测值（NPV），由美国 FDA 认证的 D－二聚体检测方式，其适用范围也分为“辅助性诊断”和“排除性诊断”，因此需关注不同适用指征的 cut off 值来明确是否可排除静脉血栓。

3. 报告方式不同　D－二聚体的两种报告方式 DDU 和 FEU 之间虽然有大致换算方法，但由于不同试剂间的显著差异，不建议进行两种单位的换算。

4. 假阴性和假阳性的问题　D－二聚体的检测中可能出现假阳性或假阴性的结果，需要结合临床予以正确评价。在 D－二聚体阴性患者中，多数可明确排除静脉血栓、深静脉血栓、肺栓塞，但仍有极少数人可能伴有静脉血栓，原因可能是血栓体积很小或是远端小血栓、临床表现发生时与标本采集时间间隔太长、纤溶活性降低等。凡有血块形成，D－二聚体均可升高，特异性较低，许多疾病中会出现假阳性，如术后、恶性肿瘤、肝病、妊娠、炎症、创伤、冠心病等。

【指标评估的影响因素】

1. 生理因素

（1）妊娠期妇女处于高凝状态，D－二聚体水平一般升高，且随着妊娠期增长，水平逐渐升高，不能使用常规深静脉血栓、肺栓塞排除的 cut off 值，而应参考适用于孕妇的排除诊断 cut off 值。

（2）高龄人群（>60 岁）的 D－二聚体水平一般较高，需要排除年龄因素的影响。

2. 药物因素　肝素等抗凝药物、抗血小板药物会使 D－二聚体水平下降甚至出现假阴性。抗凝治疗过程中 3~6 个月，D－二聚体值逐渐减低。

3. 类风湿因子　类风湿因子滴度高达 8 000 时，会导致 D－二聚体阳性率增加 50%。

4. 疾病和治疗措施的影响　如过去 7 d 内进行过溶栓治疗，过去 4 周内有创伤或手术史、大出血、败血症、严重感染或肺炎、动脉粥样硬化等都可引起 D－二聚体水平升高，需要在诊断时注意鉴别。

5. 标本采集的影响　D－二聚体标本采集需使用专用的枸橼酸钠抗凝管，若错误使用其他抗凝剂，如肝素采血管则必然引起 D－二聚体检测的错误。

（胡晓波）

参考文献

E2A－PBX1易位

【定义】

E2A基因位于19p13.3，编码螺旋-环-螺旋增强子结合因子E12和E47。部分ALL患者19号染色体上的E2A(TCF3)基因与1号染色体上的PBX1基因的易位，即t(1;19)(q23;p13.3)；2A－PBX1(TCF3－PBX1)。具有t(1;19)的ALL约95%有E2A/PBX1基因融合，转录E2A/PBX1融合mRNA。世界卫生组织(World Health Organization，WHO)2014年将B淋巴母细胞白血病/淋巴瘤伴t(1;19)(q23;p13.3)；E2A－PBX1单列为一种具有独特免疫表型及遗传学特征的白血病类型。

【分类】

E2A－PBX1易位导致一种融合蛋白的产生，这种融合蛋白作为转录激活物，具有致癌作用，同时可以干扰由E2A和PBX1编码的转录因子的正常功能。功能性融合基因存在于19号染色体上，在一些病例中，可能有衍生1号染色体的丢失，从而导致不平衡易位。基因表达谱研究显示，这种疾病具有独特的特征。极少的ALL病例中出现另一种E2A基因的易位，即t(17;19)。这一易位涉及17号染色体上的HLF基因，并且与不良预后有关。这表明E2A基因重排本身不是这种白血病的诊断标准。

B－ALL的一个亚型，通常为超二倍体B－ALL，具有一个核型完全相同的t(1;19)易位，它既不涉及E2A基因也不涉及PBX1基因，不应该与本实体相混淆。缺乏预期表型的伴t(1;19)的B－ALL病例，可能并不代表E2A－PBX1 B－ALL。

【临床意义】

伴有该融合基因的白血病免疫表型为前B细胞性ALL，儿童相对多见，占儿童ALL的5%～6%。初诊时白细胞高，易发生中枢神经系统白血病。成人可见，但发生率不高。临床特点通常与其他类型ALL相似。

E2A－PBX1融合蛋白可阻断HOX基因和E2A靶基因的表达。有关E2A－PBX1的预后意义尚有争议，目前比较一致的意见是：伴有t(1;19)的ALL患者标准化疗的预后差，儿童ALL更明显；而强烈化疗后的预后良好。以前长期无病生存率30%，用强化疗后，目前接近80%。t(1;19)也发生在1%的早前B细胞ALL，这些病例预后比较好，不需强化疗。原B－ALL中发现一种少见的易位t(17;19)(q22;p13)/E2A－HLF，该融合蛋白能抑制凋亡，临床可见DIC及高钙血症。

【诊断思路】

诊断思路见图39。

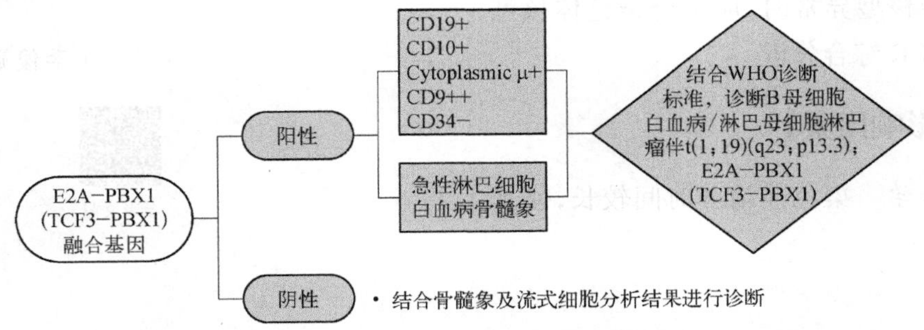

图39　E2A－PBX1(TCF3－PBX1)融合基因异常的诊断思路图

【需进一步检查的实验室指标】

1. 形态学和细胞化学　一般为急性淋巴细胞白血病骨髓象，无独特的形态学和细胞化学特征可与其他类型 ALL 相区别。

2. 流式细胞分析　母细胞有典型的 $CD19^+$、$CD10^+$的细胞质 μ(cytoplasmic μ, Cμ)重链阳性前 B 细胞表型，虽然不是所有前 B－ALL 都有 t(1;19)。当白血病显示典型的 CD9 强表达，并且不表达 CD34 或仅有少量的白血病细胞表达有限的 CD34 时，即使没有检测出 Cμ，也应疑为该种白血病。

【指标评估的技术要点】

t(1;19)可以用染色体核型分析、FISH 及 PCR 等方法进行检测。

染色体核型分析易于发现复杂核型分析，但灵敏度相对较低，对隐匿的染色体异常难以发现。FISH 的检测灵敏度较高，对标的基因的发现能力较强，但涉及复杂核型异常时会出现不典型信号。

传统 PCR 是到达平台期后进行检测，则检测重复性差，无法直接从终点产物量推算出起始模板量。RQ－PCR 方法有效地解决了传统定量只能终点检测的局限，在 PCR 体系中加入荧光基团，利用荧光信号积累实时监测整个 PCR 进程，实现了每一轮循环均检测一次荧光信号的强度，大大地提高了灵敏度，可检测 10^{-6}～10^{-5}以上，且重复性好。TaqMan 探针法的 RQ－PCR，采用相对定量法检测 E2A/PBX1 基因的 mRNA 水平，技术特异性好，假阳性低，是在进行特异性引物扩增时加入特异的荧光探针进行杂交，特异的探针可识别靶序列中单个碱基的错配、缺失或突变。

当涉及复杂核型异常时，应结合染色体核型分析、FISH 及 PCR 综合分析。

【指标评估的影响因素】

1. 细胞遗传学　染色体培养时间较长，使其对白血病诊断及治疗带来不便；染色体培养技术要求高，培养有时较易失败，即使培养成功也会出现部分细胞不分裂或细胞分裂象不足，这些均会导致常规的细胞遗传学无法检出阳性结果，且细胞遗传学技术较难发现一些染色体易位的亚显微结构。

2. FISH　由于 FISH 检测的实验操作较复杂，标本处理不当时较难检出，易出现假阳性的结果，且费用较高，需要一定的设备，限制了其临床使用。

3. Western Blot　Western Blot 法操作步骤较为复杂，处理样品需要合适的温度、pH 和足够的细胞数才可以取得较好的结果，限制了其临床适用性。

4. PCR　PCR 技术分为反转录 PCR 及实时荧光定量 PCR 进行阐述。

(1) 反转录 PCR：转录 PCR 的灵敏度较高，适用于 MRD 的监测，但属定性实验，不能对白血病患者做定量分析，也可能会因 RNA 降解而出现假阴性。

(2) 实时荧光定量 PCR：为灵敏度较高的定量检测方法，在 MRD 检测中具有非常重要的优势。

PCR 技术由于其快速、高度的灵敏性而广泛应用于白血病患者的初诊及 MRD 检测，又因其可对融合基因进行定性及定量分析，这些优点均使 PCR 技术在白血病患者的诊断、治疗及预后等方面发挥重要作用。但因 PCR 技术的灵敏性较高、污染等原因容易造成一定程度的假阳性。因此，在做 PCR 检测时往往需要设立对照组，使实验过程复杂，实时定量荧光 PCR 检测时需要专有的仪器，进行 PCR 检测时需要 1～2 d 的时间，这些原因都会影响患者的早期诊断与治疗。

（李俊勋，欧阳涓）

参考文献

EB 病毒

【定义】

EB 病毒(Epstein－Barr virus, EBV)又称为人疱疹病毒4型,为嗜B细胞的DNA病毒,属于疱疹病毒γ亚科淋巴滤泡病毒属。EBV是两位英国科学家Epstein和Barr在1964年在研究非洲儿童恶性淋巴瘤病因时发现的一种病毒。EBV主要感染B细胞和咽部上皮细胞,也可感染NK细胞和T细胞,可导致传染性单核细胞增多症、Burkitt淋巴瘤及鼻咽癌等良性、恶性肿瘤。EBV是一种人类重要的肿瘤病毒。

【分类】

根据病毒基因多态性迄今未发现EBV有不同型别,但从不同细胞系或不同组织分离到的EBV的基因结构有一定差别,可分为两个亚型,我国以1型病毒流行为主。在体外细胞培养条件下,1型(A型)病毒转化B细胞的能力强于2型(B型)病毒。

【诊断思路】

诊断思路见图40。

【伴随临床症状的鉴别诊断】

1. 伴随发热、咽炎、颈淋巴腺炎、肝脾肿大、血单核细胞和异型淋巴细胞增多　首先考虑的是传染性单核细胞增多症。该病是一种急性全身性淋巴细胞增生性疾病,起病急缓不一,病程可持续数周,预后较好。

2. 伴随发生于颌骨、颅面骨、腹腔器官和中枢神经系统的肿瘤,并有地方流行性　可考虑Burkitt淋巴瘤。Burkitt淋巴瘤是一种分化程度较低的单克隆B细胞瘤,具有明显地方流行性,好发于6岁左右的儿童。患者血清中有高价EBV抗体,患者淋巴组织培养中可见EBV颗粒,20%患者的RS细胞中可以找到EBV,所以EBV被认为与Burkitt淋巴瘤有密切关系。

3. 伴随鼻塞、涕中带血、耳闷堵感、听力下降、复视及头痛　可考虑鼻咽癌。鼻咽癌是指发生于鼻咽腔顶部和侧壁的恶性肿瘤,在我国南部是最为常见的癌症之一。大量证据证明了EBV是鼻咽癌的主要致病因子。

4. 伴有无痛性颈部或锁骨上淋巴结进行性肿大、发热、盗汗、瘙痒及消瘦等全身症状　可考虑为霍奇金淋巴瘤。霍奇金淋巴瘤是一种恶性淋巴瘤,经流行病学研究证实EBV与霍奇金淋巴瘤不同的病理分型有不同的关系。淋巴细胞为主型的霍奇金淋巴瘤很少与EBV有关,而大约30%的结节硬化型病例及90%的混合细胞型和淋巴细胞减少型病例的RS细胞中有EBV标记。

【伴随实验室指标的鉴别诊断】

(1) 与伴单核细胞增多的巨细胞病毒、腺病毒、甲型肝炎病毒、风疹病毒等感染鉴别。

(2) 与急性淋巴细胞性白血病鉴别诊断,骨髓细胞学检查有确诊价值。

【需进一步检查的实验室指标】

1. EBV的分离培养

2. EBV抗原检测　包括病毒核抗原(EBNA)和膜蛋白抗原(LMP)检测。

3. EBV核酸检测　包括原位杂交、斑点印迹杂交、Southern blot和PCR。

4. 血清学诊断　原发感染急性期可检测抗衣壳抗原抗体,感染后3～4周可检测抗早期抗原IgG,非急性期可检测抗EBNA1 IgG。

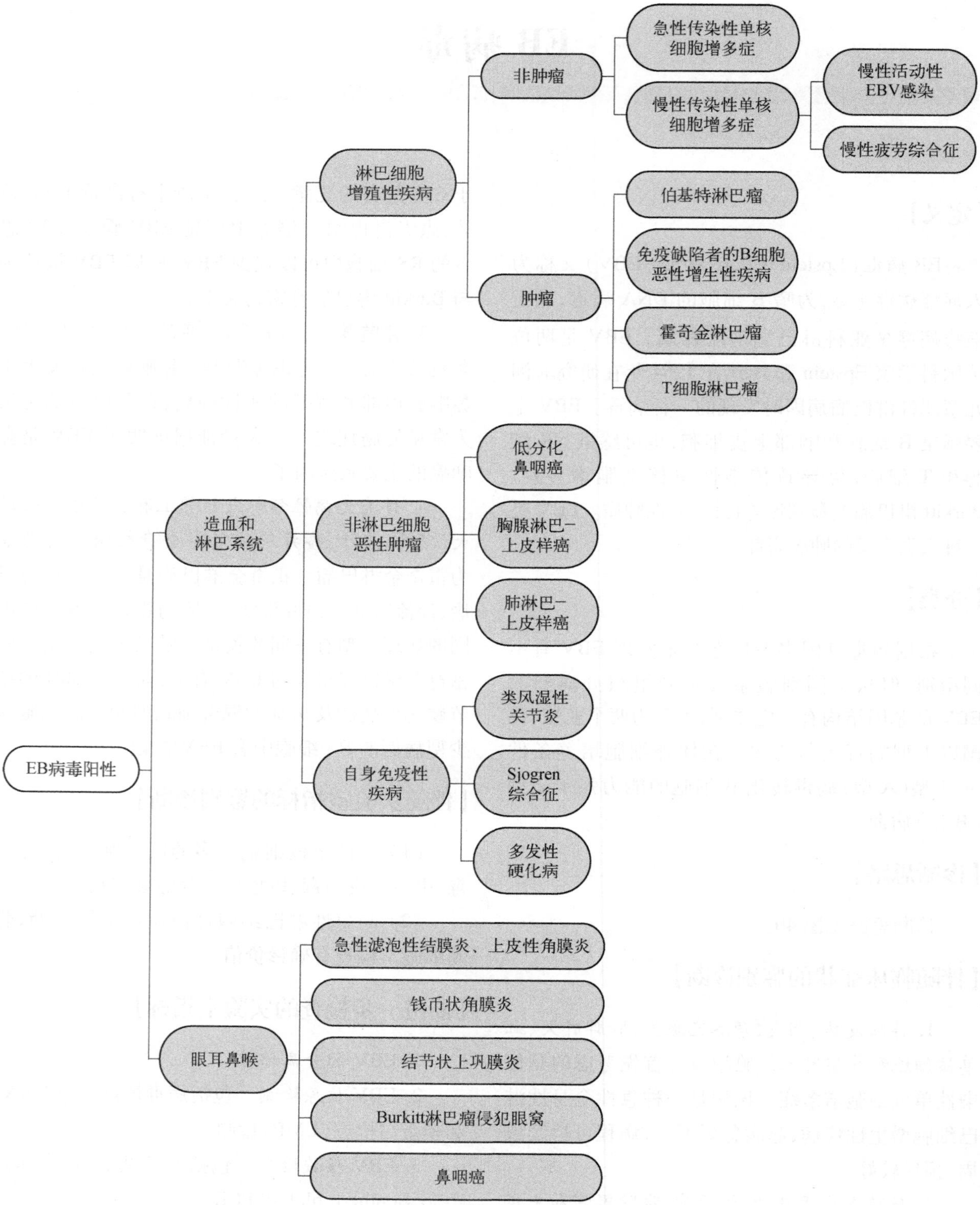

图 40　EB 病毒阳性的诊断思路图

5. 血常规检查　重点检测白细胞总数，异型淋巴细胞数量，血红蛋白含量。

6. 骨髓涂片　重点观察有无 R－S 细胞。

7. 尿常规检查　重点检测蛋白尿，红细胞尿。

8. 肝功能检查　如 ALT。

9. 脑脊液常规及生化检查

【指标评估的技术要点】

1. 血常规检查　血象改变是传染性单核细胞增多症的特征之一。早期白细胞总数可正常或偏低，以后逐渐升高，一般为(10～20)×10^9/L，也有高达(30～50)×10^9/L 者，异型淋巴细胞增多可达 10%～30%。异型淋巴细胞超过 10%或其绝对数超过 1.0×10^9/L，具有诊断价值。

霍奇金淋巴瘤常伴有轻度或中度贫血，部分患者嗜酸性粒细胞升高。骨髓涂片找到 R－S 细胞是霍奇金淋巴瘤骨髓浸润的依据。

2. 病毒分离培养与鉴定　EBV 培养是将经过滤的唾液、含漱液、外周血细胞和肿瘤组织接种于新鲜的人脐带 B 细胞或脐带淋巴细胞中，采用免疫荧光技术或核酸检测等技术对培养物进行鉴定。

3. 血清学检测　常用的 EBV 感染血清学标志物包括 VCA IgM 及 IgG，抗 EA IgG、抗 EBNA1 IgG 和抗 EBNA2 IgG，EBV 特异性抗体检测多用免疫酶染色法或免疫荧光法。单份血清补体结合试验滴度超过 1/32，红细胞凝集抑制试验滴度超过 1/1 280 有诊断意义。双份血清，恢复期抗体滴度比急性期升高 4 倍以上可以确诊。异嗜性抗体检测主要用于诊断传染性单核细胞增多症。

4. EBV－DNA 定量检测　测定 EBV－DNA 负荷量是 EBV 诊断的重要技术，可用于早期快速诊断及血清型鉴定。检测方法很多种，包括原位杂交、斑点印迹杂交、Southern blot 杂交和核酸扩增等。目前通常采用实时定量逆转录 PCR 的方法来测定 EBV－DNA 负荷量。

【指标评估的影响因素】

(1) 由于 EBV 分离培养鉴定耗时长而且需要特殊细胞，不宜作为常规检验方法。

(2) 血清学检测的结果不能特异性反映 EBV 的活动状况，此检测方法较为局限，特异性及灵敏性相对较低。

(3) 异嗜性凝集素为一特异性的 IgM 抗体，但仍有 10%～15%的传染性单核细胞增多症患者不能检测出此抗体，故异嗜性抗体检测阴性不能排除传染性单核细胞增多症。

(4) 对于传染性单核增多症患者，病毒定量最合适的标本是血浆或血清。对于移植后淋巴增殖性疾病患者，EBV 感染细胞通常是 B 细胞，检测病毒定量最合适的标本是全血。对于慢性活动性感染患者，EBV 感染细胞通常是 T 细胞、NK 细胞或 B 细胞，检测病毒定量最合适的标本是外周血单核细胞。

（陈　茶）

参考文献

EB 病毒相关抗原抗体

【定义】

EB 病毒(epstein-barr virus，EBV)，又称人类疱疹病毒 4 型(Human herpesvirus 4，HHV－4)，属于疱疹病毒，γ 亚科，于 1964 年在非洲儿童的霍奇金淋巴瘤组织培养中发现，基本结构为核样物、衣壳和包膜 3 个部分，B 细胞是其感染的主要宿主细胞，感染的 B 细胞可表达一系列 EB 病毒特异性抗原分子，诱导机体产生免疫反应。可引起传染性单核细胞增多症，并与鼻咽癌、Burkitt 淋巴瘤、霍奇金淋巴瘤及多发性硬化症的发生关系密切。

【分类】

EBV 长期潜伏在淋巴细胞内，以环状 DNA 形式游离在胞质中，并整合在染色体内，EBV 仅能在 B 细胞中增殖，可使其转化，能长期传代。

1. 抗原分类　根据病毒抗原表达时所处的病毒增殖周期的不同阶段，将 EBV 抗原分为 3 类。

（1）潜伏期表达的抗原，包括 EBV 核心抗原（EBNA）和潜伏期膜蛋白。

（2）EBV 增殖早期抗原（EA）。

（3）病毒增殖晚期抗原包括 EBV 衣壳抗原（VCA）及 EBV 包膜抗原（MA）。

2. 抗体分类　EBV 感染人体后，针对不同的抗原分子，机体会产生不同的抗体，且在发病急性期升高，主要有以下几种。

（1）VCA－IgM 抗体：VCA－IgM 抗体是新近 EB 病毒感染的标志，VCA－IgG 出现后可持续多年甚至终生，因此不能区别新近感染与既往感染；低亲和力 VCA－IgG，提示急性期感染。

（2）EA－IgG 抗体：EA 是 EBV 进入增殖性周期初期形成的一种抗原，EA－IgG 抗体是近期感染或 EB 病毒活跃增殖的标志。

（3）EBNA－IgG 抗体：EBNA－IgG 于发病后 3~4 周出现，持续终生，是既往感染的标志。

（4）MA 中和抗体：MA（膜抗原）是中和性抗原，可以产生相应的中和抗体。

（5）淋巴细胞决定膜抗原（LYDMA）抗体：LYDMA 是补体结合抗体，也是既往感染的标志。由于人群中 EBV 感染率达到 90%，因此，判断 EBV 感染时期和阶段则显得更为重要，目前研究推荐使用多种抗体联合检测的方法。

【诊断思路】

诊断思路见图 41。

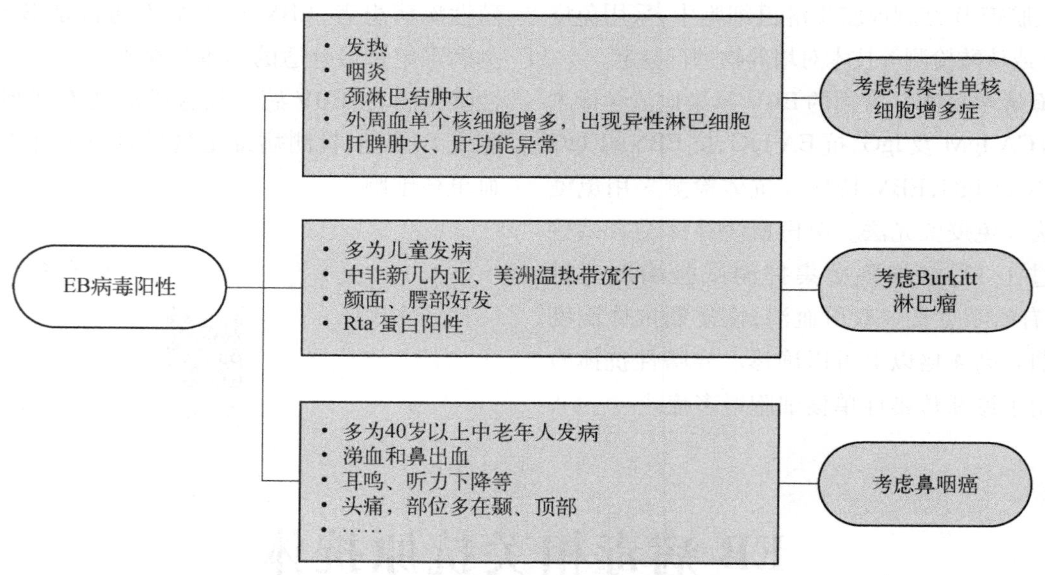

图 41　EB 病毒阳性的诊断思路图

EBV 实验室检测的方法主要有：嗜异性凝集试验、病毒培养分离法、聚合酶链式反应（PCR）、病毒荧光检测及血清学抗体检测等，检测 EBV 可作为相关疾病的辅助诊断，各种试验方法由于其检测特异性、灵敏度及检测条件等不同各有优缺点。

1. 直接检查　病毒利用抗补体免疫荧光法检查淋巴细胞或上皮细胞 EBV 核抗原。利用核酸杂交和 PCR 或 Real time－PCR 技术检测病毒。

2. 病毒分离培养与鉴定　标本可以是唾液、咽漱液、外周血细胞及肿瘤组织。由于 EBV 的传播方式以口腔传播为主，所以咽漱液中病毒的分离率最高。接种新鲜的人脐带血淋巴细胞，培养 4

周,病毒阳性培养物,通过抗补体免疫荧光法进行EB鉴定。

3. 血清学诊断　嗜异性抗体检测可用于辅助诊断传染性单核细胞增多症。进行针对病毒VCA、EA和EBNA的抗体测定,不同疾病患者的体内针对EBV不同的抗原成分所产生的抗体的组成及水平均有一定的特征性。

4. EBV的基因诊断技术　EBV DNA基因组全序列平均172 kb,由5种重复序列单位即内部重复序列,末端重复序列和5种特异的间隔性序列构成。可以在病变组织内检测病毒基因组核酸和病毒基因组转录产物。PCR技术敏感性高、特异性强的特点使其在EB病毒相关疾病的临床诊断中越来越重要。原位杂交技术EBV原位杂交技术是将EBV DNA或RNA杂交到与其互补的核苷酸序列探针上,清除掉未被杂交的探针,留下的探针通过标记的自显像或色谱分析而被确定。临床上常用EBER-1作为探针,该探针是一段能与EBV编码的小mRNA特异性结合的碱基序列,其可探查经甲醛固定,石蜡包埋的NPC标本。原位杂交既可确定病毒的存在情况,还可区别感染的细胞种类,是检测EBV最为敏感的指标。

【伴随临床症状的鉴别诊断】

由EBV感染引起或与EBV感染有关疾病主要有传染性单核细胞增多症、非洲儿童淋巴瘤(即Burkitt淋巴瘤)、鼻咽癌等。

1. 伴传染性单核细胞增多症　该症是一种急性淋巴组织增生性疾病。多见于青春期初次感染EB病毒后发病。临床表现多样,但有三个典型症状为发热、咽炎和颈淋巴结肿大。随着疾病的发展,病毒可播散至其他淋巴结。肝脾肿大、肝功能异常,外周血单核细胞增多,并出现异型淋巴细胞。偶尔可累及中枢神经系统(如脑炎)。此外,某些先天性免疫缺陷的患儿中可呈现致死性传染性单核白细胞增多症。

2. 伴非洲儿童淋巴瘤　多见于5~12岁儿童,在中非新几内亚和美洲温热带地区呈地方性流行。好发部位为颜面、腭部。所有患者血清含EB病毒抗体,其中80%以上滴度高于正常人。在肿瘤组织中发现EBV基因组,故认为EBV与此病关系密切。

3. 伴鼻咽癌　多发生于40岁以上中老年人。EB病毒与鼻咽癌关系密切,表现在所有病例的癌组织中有EBV基因组存在和表达患者血清中有高效价EBV抗原(主要HCV和EA)的IgG和IgA抗体。一病例中仅有单一病毒株,提示病毒在肿瘤起始阶段已进入癌细胞。

【伴随实验室指标的鉴别诊断】

1. 传染性单核细胞增多症(IM)　在我国儿科临床,诊断指南如下。

(1) 下列临床症状中的3项:发热、咽峡炎、颈淋巴结大、肝脏肿大、脾脏肿大。

(2) 下列3条实验检查中任意一项:① 抗EBV-VCA-IgM和抗EBV-VCA-IgG抗体阳性,且抗EBV-NA-IgG阴性;② 抗EBV-VCA-IgM阴性,但抗EBV-VCA-IgG抗体阳性,且为低亲和力抗体;③ 嗜异性凝集抗体阳性;④ 外周血异淋巴细胞比例≥0.10和(或)淋巴细胞增多≥5.0×10^9/L。同时满足以上2条者,可诊断EBV-IM。

2. 慢性活动性EBV感染(CAEBV)　诊断指南如下。

(1) 持续或反复发作的IM类似症状和体征:下述症状持续3个月以上方可诊断,包括发热、持续性肝功能损害、多发性淋巴结病、肝脾肿大、全血细胞减少、视网膜炎、间质性肺炎、牛痘样水泡及蚊虫过敏等。

(2) EBV感染及引起组织病理损害的证据,下述标准≥1条即可诊断。① 血清EBV抗体滴度异常升高,包括VCA-IgG≥1∶640或抗EA-IgG≥1∶160,VCA/EA-IgA阳性;② 在感染的组织或外周血中检测出EBER-1阳性细胞;③ 外周血PBMC中或EBV-DNA水平高于102.5拷贝/μg DNA;④ 受累组织中EBV-EBERs原位杂交或EBV-LMPI免疫组化染色阳性;原位杂交或EBV-LMPI免疫组化染色阳性;⑤ Southern杂交在组织或外周血中检测出EBV-DNA。

(3) 排除目前已知疾病所致的上述临床表现。

3. EBV 相关噬血淋巴组织细胞增生症(EBV-HLH) EBV-HLH 的诊断包括 HLH 的诊断和 EBV 感染两个方面。

(1) HLH 诊断标准：依据 HLH-2004 方案，以下 8 条有 5 条符合即可诊断 HLH。① 发热；② 脾脏增大；③外周血至少存在两系减少，血红蛋白<90 g/L，血小板<100×10^9/L 及中性粒细胞<110×10^9/L；④ 高三酰甘油血症或低纤维蛋白原血症；⑤ 骨髓、脾脏或淋巴结中有噬血现象；⑥ NK 细胞活力降低或缺乏；⑦ 血清铁蛋白≥500 mg/L；⑧ 可溶性 CD25≥2 400 U/mL。

(2) EBV 感染的证据：下列 2 条有 1 条即可诊断。① 血清学抗体检测提示原发性急性 EBV 感染或活动性感染；② 分子生物学方法包括 PCR、原位杂交和 Southern 杂交从患者血清、骨髓、淋巴结等受累组织检测 EBV 阳性。

【需进一步检查的实验室指标】

由于慢性 EBV 感染易并发其他系统的并发症，包括血液系统、消化系统、神经系统、肺、眼、皮肤和(或)心血管系统(包括动脉瘤和血管病变)。相应的检查包括血常规检查、血生化检查以及其他相应检查如 B 超、CT 及 MRI 等。

【指标评估的技术要点】

根据 EBV 不同的检测方法，对其技术要点有不同的要求。其中几个关键的检测方法技术要求如下。

1. 培养法 EBV 分离鉴定耗时长且需要特殊的组织培养条件。目前 EBV 培养主要应用于对 EBV 感染的发病机制、预防、治疗的体外研究。

2. 免疫学检测技术

(1) 免疫荧光法：此法需要细胞培养，以 EBV 激活的 B95-8 细胞或 Raji 细胞涂片，经显色剂显色后用荧光显微镜观察结果。

(2) 免疫组化技术：此法是以带有 EBV 基因组的淋巴母细胞株 B95-8 细胞或 Raji 细胞涂片，经显色剂显色后用普通显微镜观察结果。该方法常用于检测血清中 EBV 的抗 EBV 壳抗原 VCA-IgA 或抗早期抗原 EA-IgG。

3. ELISA 法 目前对 EBV 抗原研究较多的是 VCA、EA 和 EBNA 潜伏膜蛋白(LMP)、EBV 编码的早期核糖核酸等。ELISA 法对抗原质量要求较高，随着基因重组技术的发展，多种 EBV 抗原已被表达纯化，使 ELISA 法诊断相关疾病的价值大大提高。

4. EBV 的基因诊断技术

(1) EBV 原位杂交技术：将 EBV DNA 或 RNA 杂交到与其互补的核苷酸序列探针上，清除掉未被杂交的探针，留下的探针通过标记的自显像或色谱分析而被确定，临床上常用 EBER-1 作为探针。

(2) PCR 技术：普通 PCR 操作烦琐，临床上不常使用。荧光定量 PCR 需要加入荧光物质作为监测信号，常用于检测 EBV 的荧光物质有荧光探针和荧光染料两种，该方法敏感、特异，并成功地应用于检测诊断与 EBV 有关的疾病。

【指标评估的影响因素】

临床诊断中，EBV 不同的检测方法有着不同的影响因素，培养法耗时长且需要特殊的组织培养条件，对操作人员的水平和熟练程度均要求较高；免疫荧光法和免疫组化法的结果判断均有一定的主观性；基因检测法敏感度和特异性方面均较高，但检测成本高、需要专门的仪器和较高的技术人员的操作水平。实时定量荧光 PCR(real-time PCR)实现了从定性到定量的飞跃，可用于早期诊断和监测患者预后，具有广阔的应用前景。ELISA 法诊断 EBV 的敏感性和特异性不断提高，操作简单、快速，试验结果应用酶标仪读数，准确性高，自动化操作程度高，在临床得到广泛应用。

(陶志华)

参考文献

EGFR 基因突变

【定义】

表皮生长因子受体(epidermal growth factor receptor, EGFR)是一种跨膜受体酪氨酸激酶,在相应配体的作用下,参与细胞的生长、增殖调控。EGFR 胞内段酪氨酸激酶区(tyrosine kinase, TK)编码基因的异常突变,可导致 EGFR 产生不依赖配体的持续激活,进而导致细胞异常增殖,是癌症发生发展的重要机制。近年来,针对 EGFR 的酪氨酸激酶区发展了一系列靶向药物,如吉非替尼、阿法替尼、奥希替尼等,检测 EGFR 的酪氨酸激酶区突变可帮助评估 EGFR 酪氨酸激酶抑制剂类药物(EGFR tyrosine kinase inhibitors, EGFR - TKIs)治疗效果。

【突变的分类】

根据 EGFR 突变类型,可分为点突变、小片段插入/缺失、大片段插入/缺失及拷贝数变异。EGFR - TKIs 用药相关的突变主要是点突变和小片段缺失。EGFR 突变主要集中在 18~21 号外显子,即 TK 编码区。以 19 号外显子小片段缺失(19 del)和 21 号外显子 L858R 点突变最为常见,两者约占 90%。

【临床意义】

EGFR 基因突变主要用于评估 EGFR - TKIs 的治疗效果。目前 EGFR - TKIs 类靶向治疗药物已经发展有三代,第一代 EGFR - TKIs,有吉非替尼(Gefitinib,商品名:易瑞沙)和厄洛替尼(Erlotinib,商品名:特罗凯)等;第二代 EGFR - TKIs,有阿法替尼(Afatinib)等;第三代 EGFR - TKIs,有 Osimertinib(AZD9291),Rociletinib(CO - 1686)和 HM61713 等。

EGFR - TKIs 的治疗效果与 EGFR 突变的密切相关。

1. *EGFR 突变与第一代、第二代 EGFR - TKIs 疗效* EGFR - TK 区(18~21 号外显子)激活性突变提示 EGFR - TKI 类药物敏感。其中 19 外显子上的缺失突变(Del 19)和 21 外显子 L858R 突变约占所有突变的 90%,此外还有 18 外显子 G719S、G719C、G719A 突变,20 外显子的 V765A、T783A 突变等。在非小细胞肺癌中,中国人群 EGFR 敏感性突变携带率可达 50% 以上,远高于西方人群(约 10%)。EGFR 野生型,提示 EGFR - TKIs 不敏感。

20 外显子 EGFR T790M 突变,提示第一代和第二代 EGFR - TKIs 耐药,往往为继发性。在应用第一代和第二代 EGFR - TKIs 后,约有 40%~55%的继发性耐药突变与 EGFR T790M 突变相关。少数患者可在使用 EGFR - TKIs 治疗前即携带有 T790M 的原发性突变。

EGFR 21 外显子 T854A、19 外显子 D761Y、L747S 突变,也与第一代和第二代 EGFR - TKIs 继发性耐药有关。

2. *EGFR 突变与第三代 EGFR - TKIs 疗效* 前述 EGFR 激活性突变也提示第三代 EGFR - TKIs 敏感。同样,EGFR 野生型(无突变)也提示第三代 EGFR - TKIs 不敏感。

EGFR T790M 突变,提示第一代和第二代 EGFR - TKIs 耐药,但仍提示第三代 EGFR - TKIs 敏感。

20 外显子 C797S 突变,则提示第三代 EGFR - TKIs 不可逆性耐药。

【诊断思路】

诊断思路见图 42。

美国国立综合癌症网络(National Comprehensive

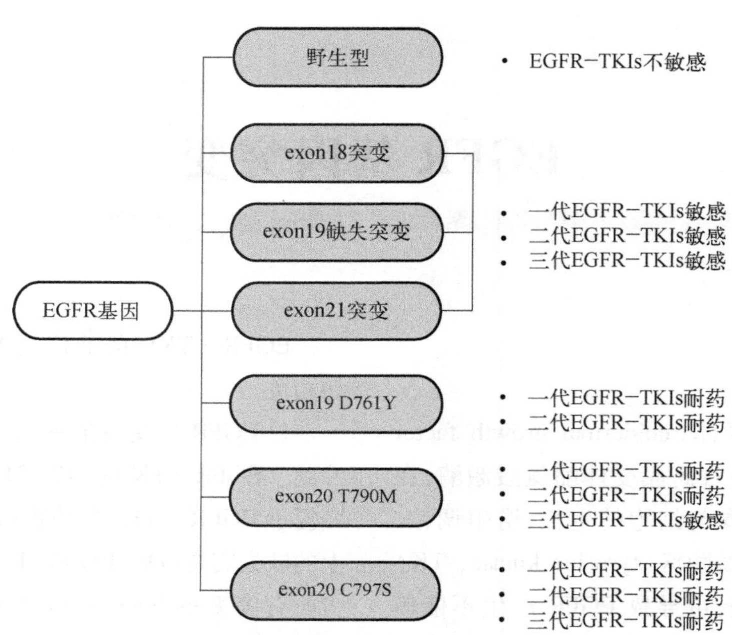

图 42　非小细胞肺癌 EGFR 基因突变诊断思路图

Cancer Network, NCCN)指南和《中国原发性肺癌诊疗规范(2015 年版)》等均指出,非小细胞肺癌(NSCLC)患者在有条件的情况下均应进行 EGFR 基因突变检测,原位或转移肿瘤新鲜组织、活检组织、手术切除标本和细胞学标本均可作为检测样本。在以上样本无法获取时,也可选择血液循环肿瘤 DNA(circulatingtumor DNA, ctDNA)检测。根据检测结果,如携带有敏感性突变而没有耐药突变,应考虑以第一代或第二代 EGFR－TKIs 作为一线治疗方案。

对于使用第一代和第二代 EGFR－TKIs 的患者,一般用药 8~16 个月会出现继发性耐药,因此,在用药后可定期检测 EGFR 基因突变情况,如出现 T790M 基因突变,应考虑第一代和第二代 EGFR－TKIs 耐药,但仍可能对第三代 EGFR－TKIs 敏感。

在应用第三代 EGFR－TKIs 后,也应定期检测 EGFR 突变情况。如出现 C797S 等突变,应考虑第三代 EGFR－TKIs 耐药。此时应考虑其他治疗方案。

【需进一步检查的实验室指标】

EGFR 下游及旁路途径的异常激活,可传导与 EGFR－TK 区异常激活类似的激活信号,因此其信号通路上其他因子的异常激活与 EGFR－TKIs 的药物敏感性密切相关。

1. *KRAS 基因突变*　约有 25%的肺腺癌患者带有 KRAS 基因突变,KRAS 基因突变可导致 RAS 信号因子激活,导致 EGFR－TKIs 不敏感。EGFR 和 KRAS 基因突变同时存在者少见。

2. *ALK 基因重排*　有 2%~7%的非小细胞肺癌携带有 ALK 基因重排。EGFR 基因突变与 ALK 重排很少并发。ALK 重排者,对吉非替尼等 EGFR－TKIs 一般不敏感,应考虑克唑替尼、色瑞替尼等靶向治疗。

3. *BRAF 基因检测*　BRAF G469A 基因突变阳性的非小细胞肺癌对吉非替尼敏感性降低,该突变通常出现在 KRAS、EGFR 野生型患者中。

4. *HER2 与 MET 扩增检测*　HER2 和 MET 扩增在 EGFR－TKIs 继发性耐药中也可能发挥重要作用。两者可通过免疫组化和荧光原位杂交等技术进行检测。

【指标评估的技术要点】

1. *检测方法*　EGFR 基因突变常用的检测方法包含 Sanger 测序,ARMS－PCR,高通量测序及数字 PCR 等方法。

(1) Sanger 测序:是基因检测的金标准,准确性最高,并且可检出未知突变。但对突变 DNA 所占比例要求较高，仅能检出10%以上突变比例的基因突变。

（2）ARMS－PCR：ARMS－PCR可检测出低至0.1%比例的突变DNA，且检测准确性高，但只能检测已知突变位点。

（3）高通量测序：高通量测序技术通过提高测序深度，可检出稀有突变。可用于组织、细胞及ctDNA的检测。其最大的优势在于可同时检测大量基因的突变。但对检测的设备技术有一定要求。

（4）数字PCR：数字PCR技术对于检测稀有突变具有优势。可检出低于0.01%的突变。准确性高，特别适合ctDNA的检测，其缺点在于只能检测已知突变，且检测通量较低。

2. 突变的比例　突变的比例越高，其用药提示作用越强。

【指标评估的影响因素】

1. 样本类型　石蜡组织样本(FFPE)，其取材时的固定过程不规范和蜡块的保存时间过久等因素，均可能影响DNA的完整性，进而影响检测结果。ctDNA样本由于含量极低，需采用灵敏度较高的检测方法，对实验室要求较高。取材需要有专用的保存管。保存不当可导致ctDNA降解和白细胞裂解释放大量DNA稀释ctDNA，进而导致假阴性结果。

2. 肿瘤细胞比例　对于组织样本，应评估取材样本的肿瘤细胞比例，当肿瘤组织过少，甚至未取到肿瘤组织时，检测结果会受到影响。

3. 取材时间　由于肿瘤的异质性，取材时间与检测时间间隔较长时，检测结果和肿瘤患者体内实际的基因突变情况会出现偏差。

（姜　傥，姜育燊）

参考文献

EML4－ALK融合基因

【定义】

EML4－ALK融合基因是由EML4(echinoderm microtubule associated protein like 4)基因和ALK(anaplastic lymphoma receptor tyrosine kinase)两种基因在不同的断裂点断裂后融合而成。其中EML4基因定位于人染色体2p21，包含个26外显子，Gene ID为27436，ALK基因定位于人染色体2p23.2～p23.1，包含个29外显子，Gene ID为238。间变淋巴瘤激酶(anaplastic lymphoma kinase，ALK)是一个由细胞外配体结合区、跨膜区及胞内的酪氨酸激酶区组成的1 620个氨基酸的跨膜蛋白，属于胰岛素受体家族。

棘皮动物微管相关样蛋白4(echinoderm microtubule associated protein-like 4，EML4)属于棘皮动物微管相关样蛋白家族，由N末端碱基区(N－terminal basic region)、疏水的棘皮动物微管相关蛋白(hydrophobic echinoderm microtubule associated protein，HELP)区以及WD重复区3部分构成。WD重复区是一段通常以色氨酸、天冬氨酸结尾的氨基酸的序列，包含了4～16个重复的单元，其所有的单元一起形成一个beta螺旋结构。WD重复区作为一个大家族广泛存在于真核生物中，负责细胞信号转导、细胞周期控制、细胞凋亡调控等。

【分类】

日本学者首次发现EML4－ALK融合基因。基因的重排发生在2号染色体短臂上的2区1带和2区3带，由ALK基因的3′端与EML4基因的5′端

倒位融合形成。EML4 基因断裂后形成不同长度的外显子拼接片段，插入位置相对保守的 ALK 基因的 19 号、20 号外显子之间，从而形成有 11 个变体的 EML4 - ALK 融合蛋白。融合基因大多都有致瘤性，其中变体 1 最常见，变体 3a/3b 次之。以最常见的变体 1 为例，EML4 在 WD 重复区处断裂，形成一个由 N 末端碱基区、HELP 区、部分 WD 重复区组成的片段与 ALK 的胞内区融合口。融合基因中 EML4 的启动子位 TALK 胞内酪氨酸激酶的上游，从而导致融合基因活化，表达 EML4 - ALK 融合蛋白。通过 EML4 的胞外结构形成的二聚体使 ALK 在缺乏配体的情况下受体持续自磷酸化，进而持续激活下游细胞信号通路导致细胞恶性转化。

【临床意义】

肺癌是目前世界上发病率和死亡率较高的恶性肿瘤，其中非小细胞肺癌（non-small cell lung cancer, NSCLC）占到肺癌的 80% ~ 85%，目前化疗仍为主要治疗手段，但是目前利用分子靶向药物治疗 NSCLC 已经进入新时代。EML4 - ALK 融合基因是 NSCLC 肿瘤驱动基因，为 NSCLC 个体化治疗提供了一个新的靶点，EML4 - ALK 融合基因的抑制剂已经进入临床应用，并取得了较好的治疗效果。

2013 年由美国病理协会、国际肺癌研究协会、分子病理学协会发布的《肺癌分子标志物检测指南 2013》指出，所有含有腺癌成分的 NSCLC 均需检测 ALK。克唑替尼是首个口服 ALK 抑制剂，NSCLC 患者初始使用效果良好，但是大部分患者治疗一年内即产生耐药，致使疾病复发进展，克唑替尼产生耐药的主要机制为 ALK 激酶区二次突变、ALK 融合基因的拷贝数扩增、ALK 信号转导旁路的激活，其中以 ALK 激酶结构域发生二次突变为最常见机制。在 2015 年之后美国国立综合癌症网络发布的 NSCLC 指南中，FDA 批准色瑞替尼用于 ALK 重排阳性的克唑替尼治疗后进展或无法耐受的患者。

【诊断思路】

诊断思路见图 43。

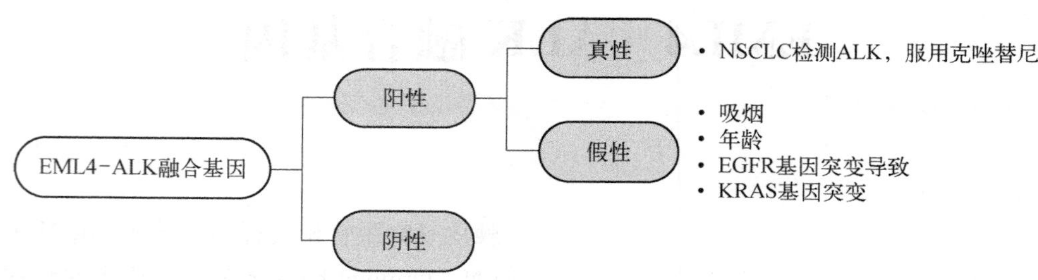

图 43　EML4 - ALK 融合基因异常的诊断思路图

非小细胞肺癌患者考虑使用克唑替尼等靶向药物时，应该检测是否存在 EML4 - ALK 融合基因，以便选择合适的治疗方案。

【需进一步检查的实验室指标】

EML4 - ALK 阳性率与患者是否吸烟有很大的相关性，同时也与患者年龄、腺癌、EGFR 和 KRAS 是否突变等因素相关。

（1）EGFR、KRAS、BRAF、EML4 - ALK 融合基因等之间一般不同出现同时变异，EML4 - ALK 融合基因一般只有在 EGFR、KRAS 和 BRAF 等基因突变阴性的时候才进行检测。

（2）ROS1 等融合基因与 EML4 - ALK 融合基因为排斥性变异，当 EML4 - ALK 融合基因阴性的时候，可以考虑检测 ROS1 等融合基因。

【指标评估的技术要点】

1. 融合基因　融合基因类型对化疗药物及靶向药物有不同的用药提示意义。

2. 融合基因的比例　对于组织样本，应评估肿瘤细胞在组织样本中的比例，并通过与融合基因比例结合，计算肿瘤细胞中的融合基因比例，融合基因的比例越高，其用药提示作用越强。

3. 取材时间　检测结果说明取材时的融合基

因情况，由于肿瘤的异质性，取材时间与检测时间间隔较长时，对肿瘤患者体内肿瘤融合基因的情况会出现偏差。

【指标评估的影响因素】

1. 检测方法　EML4－ALK 基因检测，免疫组织化学法是临床通常将活组织检查和外科手术切除的病灶标本采用免疫组化的方法进行检测，是一种较为简便实用的检查手段。荧光原位杂交是通过不同颜色的荧光信号来检测基因重排的ALK。用2种不同标记的探针检测ALK基因断裂点的相对两端，正常的ALK显示出黄色信号，而发生重排的ALK显示出分离的红色和绿色信号。只要ALK发生基因重排均可检出。基于RT－PCR检测的方法是一种快速的、敏感的诊断ALK融合基因的方法，但该方法需要高纯度的mRNA，而临床上多数患者的组织标本都用福尔马林固定、蜡块包埋，难以提取高质量RNA。

2. 样本类型　对于组织标本，样本量过少、未取到肿瘤组织、肿瘤组织过少等可导致假阴性结果。取材需要有专用的保存管。

（李　艳，童永清，吕永楠）

参考文献

ERCC1 基因多态性

【定义】

切除交错互补修复基因（Excision repair cross complementing genel, ERCC1）是核苷酸切除修复系统的关键生物分子。ERCC1 基因多态性一般不影响蛋白质的表型，但对其表达有上调或下调作用，影响其DNA修复能力，因而对于铂类等诱导DNA双链共价交联而发挥抗肿瘤作用的化疗药物疗效有一定的指导价值。

【分类】

目前已证实ERCC1存在100多个SNPs，最常见的是rs3212986和rs11615。

1. rs11615（NC_000019.10：g.45420395A>G）　位于4号外显子的第118号密码子转变，不同基因型均编码天冬氨酸（Asn），但可能影响ERCC1的转录效率以及蛋白表达水平，从而影响ERCC1的DNA修复能力。

2. rs3212986（NC_000019.10：g.45409478C>A）　位于3′非翻译区（3′UTR）第8 092位，可能与其mRNA的稳定性及基因功能改变有关。

【临床意义】

ERCC1基因多态性常用于评估铂类化疗药物的临床疗效和相关毒性。

铂类药物是重要的肿瘤化疗药物，迄今已发展有三代，包括第一代顺铂，第二代的卡铂，第三代的奥沙利铂、奈达铂等。其主要作用机制是通过在DNA双链中形成共价交联，并与DNA绑定形成铂－DNA加合物，抑制DNA复制，进而促进细胞凋亡。ERCC1表达降低的细胞DNA修复功能不足，更容易受到铂类药物的杀伤。

1. ERCC1 rs11615 多态性　AA基因型的患者与GG基因型的患者相比，在使用铂类化疗药物时，可能具有更高的肾毒性风险、更低的生存率和更差的反应。GG基因型的患者则拥有更低的肾毒性风险、更高的生存率和更好的反应。AG基因型介于两者之间。

2. ERCC1 rs3212986 多态性　AA基因型患

者与 CC 基因型患者相比，在使用铂类化疗药物时，可能具有更低的肾毒性风险。CC 型则拥有更高的肾毒性风险。AC 型介于两者之间。

此外，ERCC1 基因多态性与多种肿瘤的遗传易感性相关，推测因为 ERCC1 基因多态性导致的表达水平降低，使正常细胞中 DNA 修复能力降低，从而更易发生肿瘤。

【诊断思路】

诊断思路见图 44。

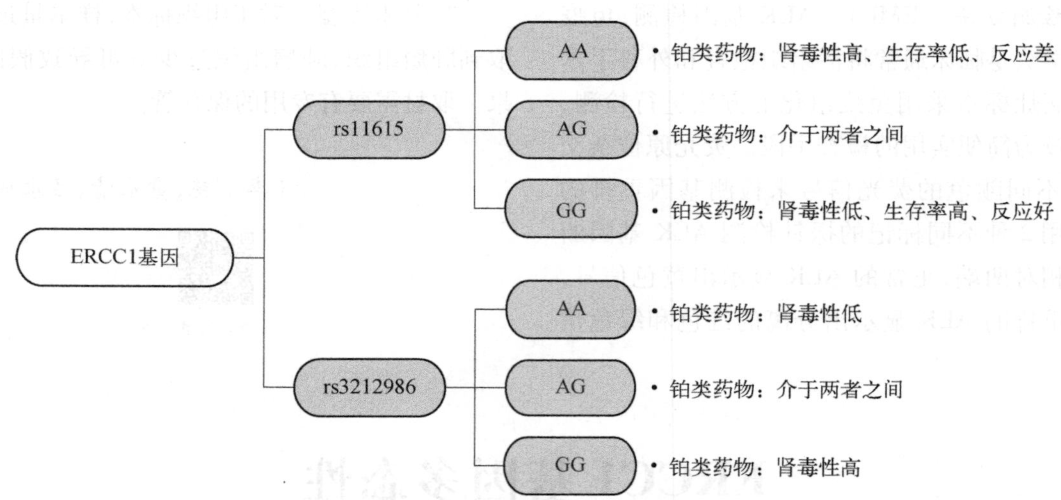

图 44　ERCC1 基因多态性诊断思路图

经过 ERCC1 基因多态性检测，对用药提示为毒性低、疗效好的基因型，支持铂类药物用药。而对于用药提示为毒性强、疗效差的基因型，则提示应考虑其他治疗方案。

【需进一步检查的实验室指标】

1. *ERCC1 表达检测*　ERCC1 基因多态性并不影响 ERCC1 蛋白表型，而只影响其表达，检测 ERCC1 mRNA 或蛋白水平表达，可进一步评估 ERCC1 对铂类药物的用药疗效。ERCC1 表达水平对基于铂类药物的化疗疗效间存在负相关。

2. *MTHFR、XRCC1、AKT1、GSTP1 等基因多态性检测*　铂类化疗药物评估涉及多种 DNA 损伤修复机制，MTHFR、XRCC1 及 AKT1、GSTP1 的多态性，对于评估铂类药物的治疗也有一定的指导价值。

【指标评估的技术要点】

1. *检测方法*　目前检测基因多态性的方法主要有 Sanger 测序、ARMS－PCR、高通量测序、数字 PCR 和基因芯片等。对于基因多态性检测，不要求有较低的检出限，故上述方法之间差距不大。

2. *检测位点*　ERCC1 基因多态性位点有 100 多个，不同位点对铂类药物用药的指示等级不同。依据 PharmGKB 数据库，本节列出的两种多态性对铂类药物应用的指示等级均为 2B 级，即多项重复性研究中有中等程度证据支持具有相关性，但其中一些研究统计学无显著性差异。

【指标评估的影响因素】

样本取自外周血，检测胚系基因型，对评估毒性反应更有价值；样本取自肿瘤组织样本，检测肿瘤细胞基因型，对评估药物疗效更有价值。

也有采用咽拭子等样本检测胚系基因型别，但考虑口腔细菌、DNA 降解等因素影响较大，一般临床应用较少。

如采用肿瘤组织样本，则肿瘤细胞比例、取材时间等因素会影响检测结果对肿瘤细胞的指示价值。

（姜　傥，姜育燊）

参考文献

ETV6 - RUNX1 融合基因

【定义】

ETV6 基因，又称 TEL 基因，属 ETS 转录因子家族成员，编码转录抑制因子。ETS 家族成员在细胞的增殖、分化、迁移、组织重塑、血管生成及造血细胞转化过程中都起着重要的作用，有研究表明，伴有 ETV6 基因敲除胚胎造血干细胞的嵌合体小鼠在出生后的第 1 周便存在造血功能缺陷。ETV6 基因定位于 12p13，DNA 全长约 300 kb，共 8 个外显子，编码 452 个氨基酸。ETS 家族成员的 C -端都有一个 ETS 结构域，该结构域是由 85 个氨基酸组成的高度保守区域，可识别核心元件 GGAA 从而介导 TEL 与 DNA 相结合。而在其氨基端同样有一高度保守的 HLH 结构域（又称 B 结构域或 point 结构域），由 652 个氨基酸组成，它可以介导 TEL 基因之间或与其他不同转录因子之间的蛋白-蛋白相互作用形成同二聚体或异二聚体，从而参与基因的表达和调控。

【分类】

作为一种肿瘤抑制基因，ETV6 多以染色体易位的形式参与到血液病的发病中，常见的对手基因已超过 20 种。RUNX1 基因是继 PDGFRβ 之后第二个被发现的 ETV6 的对手基因，也是 ETV6 最常见的对手基因，且研究表明 ETV6 - RUNX1 融合基因多见于淋系白血病或者可以说只见于淋巴性白血病。这是因为 ETV6 - RUNX1 融合蛋白严重影响了髓系细胞的发育，它通过干扰细胞的自动调节环路，迫使表达 ETV6 - RUNX1 融合基因的髓系细胞发生程序性细胞死亡。其中 t(12;21) 所致的 ETV6 - RUNX1 被认为是儿童前 B - ALL 中最常见的一种融合基因，约占儿童前 B - ALL 的近 25%，而且是一种预后良好的指标。此发现使 ETV6 基因在白血病发病机制中的作用受到真正的重视，因为临床发现有此融合基因的患者预后相对较好。同时还发现，在部分 ETV6 - RUNX1 重排阳性的 ALL 病例中，没有发生重排的 12 号同源染色体会发生包含 ETV6 基因在内的部分短臂的缺失。即使没有发生上述缺失现象，仍然缺乏野生型 ETV6 等位基因的表达。这表明 ETV6 的功能缺失在 ALL 的发病机制中也起着一定的作用。尽管 ETV6 - RUNX1 重排在急性淋巴细胞白血病中发生率较高，但是 ETV6 - RUNX1 融合蛋白真正的致病机制仍不清楚。科学家们一直努力建立含有 ETV6 - RUNX1 融合基因的小鼠白血病模型，但都没能成功。也没有证据表明 ETV6 - RUNX1 融合蛋白对正常造血细胞的影响可达到可导致白血病的程度。在造血生成过程中，ETV6 - RUNX1 融合蛋白仍可结合到 RUNX1 靶基因的启动子或增强子区域，如 T 细胞受体 β 增强子。但与正常情况下激活这些靶基因相反，ETV6 - RUNX1 融合蛋白抑制这些基因的表达，这种抑制作用依赖于 ETV6 基因的 HLH 结构域，通常由 N - CoR 介导，N - CoR 是核受体辅阻遏复合体的一部分，也可由其他辅阻遏复合体如 SMRT 及 mSin3A 来介导。而这种转录抑制作用可被曲古抑菌素 A（trichostatin - A）——一种组蛋白去乙酰化抑制剂所阻止。

【临床意义】

此类白血病儿童常见，约占 B - ALL 的 25%，是儿童 ALL 最常见的遗传学改变。婴儿中未见。在年长儿童中发生率降低，至成人则罕见。临床特点与其他类型 ALL 相似。

t(12;21)(p13;q22)；ETV6 - RUNX1 易位导致一种融合蛋白的形成，这种融合蛋白可能通过显性负性形式干扰转录因子 RUNX1 的正常功能。

此种白血病可能具有独特的基因表达特征。对新生儿血样的研究显示，多年后发生了白血病的儿童中，存在着这种易位，因而，ETV6－RUNX1 易位被认为是白血病发生中的一个早期事件。有证据表明，这种易位对于白血病的发生是必要的，但并不是足够的。

目前认为，ETV6 作为抑癌基因发挥其抗白血病的作用。但是，当 ETV6 和 RUNX1 融合后则会导致 ETV6 和 RUNX1 各自功能的严重受损，即 ETV6 和 RUNX1 基因各自发生杂合性缺失，如果剩余拷贝再发生进一步的丢失或突变，则有可能致其功能的完全丧失。有研究指出，ETV6 基因剩余拷贝的缺失是造成“前白血病干细胞”转化为“白血病干细胞”的关键性因素，也就是诱发白血病发生的“二次打击”。

伴 ETV6－RUNX1 易位的 B－ALL 有很好的预后，90%以上的儿童可以治愈，尤其是具有其他低危因素(favourable risk factor)的儿童。复发通常比其他类型 ALL 晚得多。因为这种易位是一个早期事件，因此有人提出，事实上一些晚期的复发是源于持续存在的“前白血病”克隆。在最初的白血病克隆被清除后，这些有 ETV6－RUNX1 易位的“前白血病”克隆发生了额外的遗传学改变。具有诸如年龄超过 10 岁或白细胞计数高等不良预后因子的这类白血病患儿预后不好，但比起其他具有这些同样不良预后因子的患儿来讲，它仍然是一组预后相当好的疾病。

【诊断思路】

诊断思路见图 45。

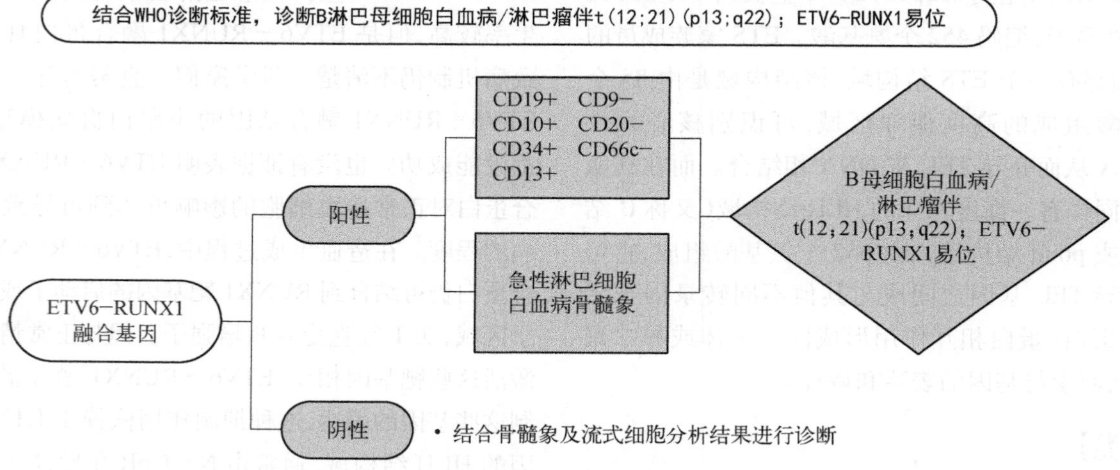

图 45　ETV6－RUNX1 融合基因异常的诊断思路图

【需进一步检查的实验室指标】

1. *形态学和细胞化学*　无独特的形态学和细胞化学特征可与其他类型 ALL 相区别。

2. *免疫表型*　母细胞有 $CD19^+$、$CD10^+$ 的表型，通常 $CD34^+$；其他相对特异性的表型特征包括几乎不或完全不表达 CD9、CD20 和 CD66c。通常表达髓系相关抗原，特别是 CD13。但这并不提示混合表型急性白血病。

【指标评估的技术要点】

目前常用于检测 ETV6/RUNX1 融合基因的方法主要有传统显带技术、Southern blot 及 RT－PCR 等技术。传统显带技术虽可检测出多数染色体的数量异常及质量异常，但缺点是影响因素多，如分裂象少或形态不理想及染色体异常隐匿等。Southern blot 可以独立地检测出相关的对手基因，但它对技术要求高，且费时费力，而且检测的染色体是有限的。RT－PCR 的敏感度高，但同时带来的弊端是假阳性率和假阴性率高。而双色融合 FISH 技术作为一种分子遗传学分析技术，弥补了染色体显带技术的不足，具有快速、灵敏、可靠的特点，既可检测中期分裂象，也可检测间期细胞。可较精确地测定各种染色体数量和结构的改变，在检测隐匿性异常中起着不可替代的作用。

【指标评估的影响因素】

当患者的融合基因异常累及多条染色体和(或)复杂异常时,可能影响 FISH 及 PCR 检测结果。因此,当以上检测有不典型异常时,应结合染色体核型分析综合判断,以免影响检测的准确性。

(李俊勋,欧阳涓)

参考文献

FIP1L1 - PDGFRA 融合基因

【定义】

FIP1L1 - PDGFRA 融合基因是最为常见的血小板衍化生长因子受体 A(platelet-derived growth factor receptor A, PDGFRA)重排形式,它是由于 4 号染色体 q12 区段内 800 kb 的隐匿缺失而成,使得 PDGFRA 基因 5′端的激酶区与 FIP1L1(Fip1 - like - 1)基因 3′端融合而成,其蛋白产物是一种具有肿瘤学特性的持续激活的酪氨酸激酶,能激活下游靶标转录活化因子 5(STAT5)的信号传导途径,引起细胞克隆性增殖。

【临床意义】

FIP1L1 - PDGFRA 融合基因最早是在嗜酸性粒细胞增多综合征(hypereosinophilic syndrome, HES)中发现的。HES 是一组病因不明,以血液和(或)骨髓嗜酸性粒细胞(eosinophil cell, EC)持续增多,组织中大量 EC 浸润为特征的疾病,其诊断标准是:① 外周血 EC 绝对计数>1.5×10^9/L,并持续 6 个月以上;或者少于 6 个月但伴有器官受损的证据;② 除外其他原因引起的 EC 增多,如寄生虫感染、过敏性疾病或其他可引起 EC 增多的疾病;③ 出现多系统多器官损害。临床上确定 HES 的原因并不容易,而明确病因又有临床上的迫切性,因为嗜酸性粒细胞的浸润及释放的细胞因子、酶类和其他蛋白可能对心脏、肺、中枢神经系统及其他脏器造成损害。嗜酸性粒细胞增多可能源自髓系肿瘤,如慢性嗜酸粒细胞白血病(chronic eosinophil leukemia, CEL)、慢性粒细胞白血病或 AML 的肿瘤性克隆,或者可能是由反应性或肿瘤性 T 细胞异常细胞因子释放引起的反应性增生。FIP1L1 - PDGFRA 基因编码融合蛋白具有肿瘤学特性的持续激活的酪氨酸激酶,促嗜酸性粒细胞克隆性增殖,通常表现为 CEL,但也能表现为 AML、T - LBL 或者两者同时存在,WHO 将其归入伴有嗜酸性粒细胞增多及 PDGFRA 重排的髓系与淋系肿瘤。对于 FIP1L1 - PDGFRA 融合基因阳性的患者接受低剂量酪氨酸激酶抑制剂伊马替尼治疗,可以达到临床和分子生物学的完全缓解;而在诊断时根据所查出的异常做定量 PCR 检测也可为监测治疗反应提供一个参考基准。

【诊断思路】

诊断思路见图 46。

【需进一步检查的实验室指标】

FIP1L1 - PDGFRA 融合基因阳性患者除了异常嗜酸性细胞增多以外,常表现有肥大细胞的增多、胰蛋白酶活性的增强以及骨髓纤维化等。对于 FIP1L1 - PDGFRA 融合基因阴性患者,首先注意检查可导致嗜酸粒细胞反应性增多的因素如寄生虫感染、过敏性疾患,排除反应性因素后,可以进一步进行细胞遗传学检测是否存在 5q33 染色体易位,即是否存在血小板衍化生长因子受体 B/

结合WHO诊断标准，诊断伴有嗜酸粒细胞增多及PDGFRA重排的髓系与淋系肿瘤

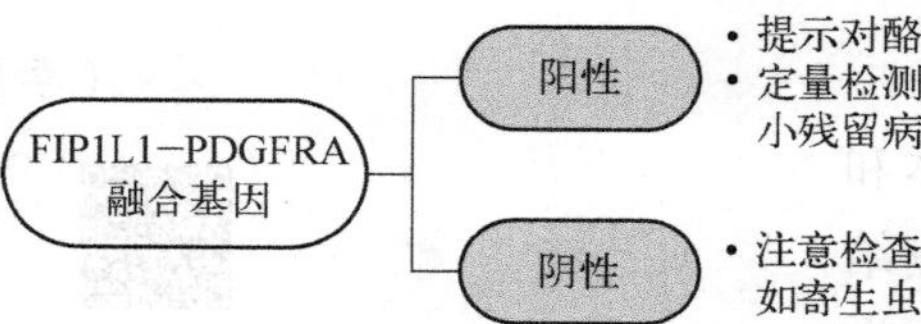

- 提示对酪氨酸激酶抑制剂治疗有效，指导治疗
- 定量检测融合基因可以判断治疗反应，检测微小残留病

- 注意检查可导致嗜酸粒细胞反应性增多的因素如寄生虫感染、过敏性疾患

图 46　FIP1L1－PDGFRA 融合基因异常的诊断思路图

PDGFRB 重排；是否存在 8p11 染色体易位，则是否存在纤维母细胞生长因子受体 1（fibroblast growth factor 1，FGFR1）重排；是否存在大量幼稚细胞，是否为伴有嗜酸粒细胞增多 PDGFRB 或 FGFR1 异常的髓系肿瘤的证据；另外，检测淋巴细胞表型是否存在 $CD3^-CD4^+$ 的异常 T 细胞群体及 TCR 基因重排，此类患者还有 IL－3、IL－5 及 GM－CSF 升高等证据，以诊断是否为伴有嗜酸性粒细胞增多 PDGFRB 或 FGFR1 异常的淋系肿瘤的证据。

【指标评估的技术要点】

FIP1L1－PDGFRA 融合基因是由于 4 号染色体 q12 区段内 800 kb 的隐匿缺失，使得 PDGFRA 基因 5′端的激酶区与 FIP1L1 基因 3′端融合而成，该缺失通常不能被常规染色体核型分析所识别，因此，检测 FIP1L1－PDGFRA 融合基因临床常用的方法是荧光原位杂交（FISH）及 PCR。而这两种方法也各有利弊：检测 FIP1L1－PDGFRA 融合基因，FISH 敏感度不如 PCR，但由于 FIP1L1 的断裂点散落在一个 40 kb 的区域，其个体变化较大，有 PCR 引物未覆盖到断裂位点导致检测结果阴性的可能；此外 PDGFRA 还可以与其他伙伴基因发生易位，最常见的有 BCR、KIR5B、CDK5RAP2 和 ETV6 等。利用 4q12 FISH 重排探针，不仅能检测 FIP1L1－PDGFRA 融合基因，还能发现其他非典型的 PDGFRA 易位形式。PCR 可以直接检测 FIP1L1－PDGFRA 融合基因数量，从而动态监测融合基因水平。该方法具有快速简便、灵敏度高、重复性好、可准确定量等优点，技术已较为成熟，被广泛应用于临床检测。PCR 检测融合基因可以反映患者对治疗的反应性，其 MRD 的动态变化，与患者的临床预后存在内在相关性，是检测预后的良好指标。

【指标评估的影响因素】

1. PCR　由于 FIP1L1 的断裂点散落在一个 40 kb 的区域，其个体变化较大，有 PCR 引物未覆盖到断裂位点导致检测结果阴性的可能。

2. 分析前　实时定量荧光 PCR MRD 检测受标本质量及标本采集、保存运输的影响，结果评估时也要注意。

（李俊勋，欧阳涓）

参考文献

FK506 不良反应

【定义】

FK506 又名他克莫司、普乐可复等，是由链霉菌产生的一种大环内酯类抗生素，具有较强的免疫抑制作用，临床上常用于肝移植及其他器官移植术后排斥反应的预防，尤其适用于其他免疫抑

制剂难以控制的排斥反应。FK506 有效血药浓度为 5 ~ 15 ng/mL，其谷值血药浓度过高（超出 20 ng/mL）易致肾毒性和高血糖等不良反应，过低（低于 5 ng/mL）易引起移植排斥反应。

【分类】

1. *心血管系统反应* 临床常见高血压；偶有肥厚性心肌病、外周水肿（心包积液、胸腔积液）、心动过速等；心律失常、心肌梗死、心力衰竭、栓塞性疾病等较为罕见。

2. *神经系统反应* 主要表现为震颤、头痛、感觉异常、失眠等神经毒性症状，严重者可出现精神错乱、语言失常、视觉失常、运动不能、嗜睡、幻觉等症状。

3. *肾脏毒性反应* 主要表现为血肌酐升高、尿素升高、尿量变化等肾功能异常，偶见肾小管坏死，严重者可出现肾衰竭。

4. *消化系统反应* 一般表现为腹泻、便秘、恶心、呕吐、肝功能异常、黄疸、体重、食欲改变等。

5. *代谢系统反应* 主要表现为高血糖，也可出现血钙、血钾、血磷升高或降低，酸碱平衡失调等。

6. *骨骼肌肉系统反应* 一般表现为关节痛、肌肉酸痛、肌张力过高或痉挛，偶见骨骼肌抽搐。

7. *呼吸系统反应* 可表现为呼吸困难、哮喘，严重者可出现呼吸衰竭。

8. *皮肤反应* 主要表现为皮肤瘙痒、红斑、皮疹、脱发，偶见荨麻疹、多毛等。

9. *血液系统反应* 可表现为白细胞增多或减少、贫血、血小板减少、全血细胞减少等，此外还可出现凝血功能异常、血小板减少性紫癜等临床症状。

10. *其他* 可出现全身或局部感染，肿瘤发生机会增多，并可引起血管炎等自身免疫性疾病，偶有机体水肿、无力、局部疼痛等表现。

【诊断思路】

诊断思路见图 47。

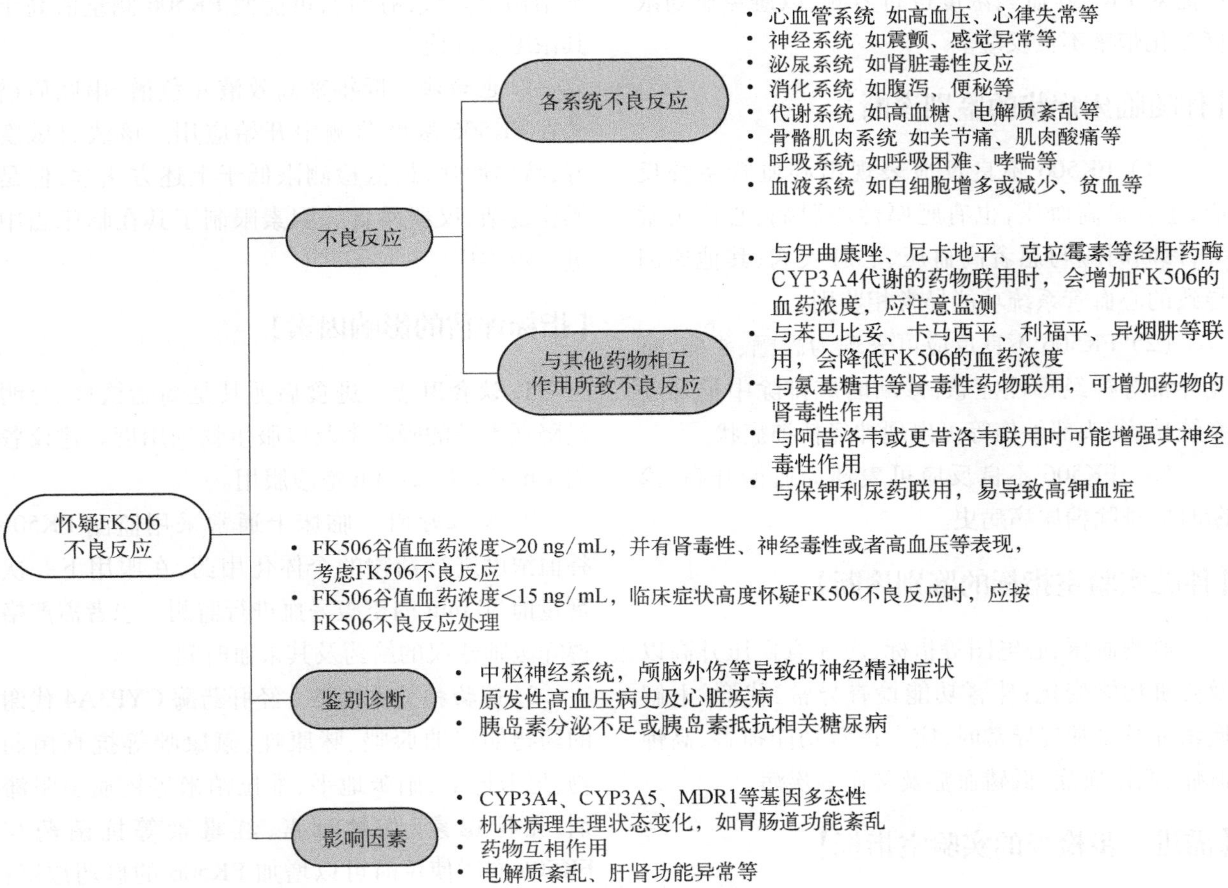

怀疑FK506不良反应

- 不良反应
  - 各系统不良反应
    - 心血管系统 如高血压、心律失常等
    - 神经系统 如震颤、感觉异常等
    - 泌尿系统 如肾脏毒性反应
    - 消化系统 如腹泻、便秘等
    - 代谢系统 如高血糖、电解质紊乱等
    - 骨骼肌肉系统 如关节痛、肌肉酸痛等
    - 呼吸系统 如呼吸困难、哮喘等
    - 血液系统 如白细胞增多或减少、贫血等
  - 与其他药物相互作用所致不良反应
    - 与伊曲康唑、尼卡地平、克拉霉素等经肝药酶CYP3A4代谢的药物联用时，会增加FK506的血药浓度，应注意监测
    - 与苯巴比妥、卡马西平、利福平、异烟肼等联用，会降低FK506的血药浓度
    - 与氨基糖苷等肾毒性药物联用，可增加药物的肾毒性作用
    - 与阿昔洛韦或更昔洛韦联用时可能增强其神经毒性作用
    - 与保钾利尿药联用，易导致高钾血症
- FK506谷值血药浓度>20 ng/mL，并有肾毒性、神经毒性或者高血压等表现，考虑FK506不良反应
- FK506谷值血药浓度<15 ng/mL，临床症状高度怀疑FK506不良反应时，应按FK506不良反应处理
- 鉴别诊断
  - 中枢神经系统，颅脑外伤等导致的神经精神症状
  - 原发性高血压病史及心脏疾病
  - 胰岛素分泌不足或胰岛素抵抗相关糖尿病
- 影响因素
  - CYP3A4、CYP3A5、MDR1等基因多态性
  - 机体病理生理状态变化，如胃肠道功能紊乱
  - 药物互相作用
  - 电解质紊乱、肝肾功能异常等

图 47 怀疑 FK506 不良反应的诊断思路图

1. FK506不良反应的诊断　FK506不良反应诊断应根据患者临床症状、易患因素、用药、血药浓度检测情况综合分析后做出判断。当FK506谷值血药浓度>20 ng/mL时，又有上述一个或多个系统不良反应表现时，可诊断为FK506不良反应。如临床高度怀疑FK506不良反应（如肾毒性、神经毒性症状较为明显），即使FK506谷值血药浓度<15 ng/mL，仍需按FK506不良反应进行处理。

2. FK506不良反应的预防　根据患者年龄、疾病状态、肝肾功能等指标合理给药，与此同时，密切监测患者FK506血药浓度、血肌酐、尿量、肝功能等指标以制订合理的个体化、安全治疗方案，注意诱发或加重不良反应因素。当FK506血药浓度超过20 ng/mL，或临床出现肝肾功能异常甚至出现震颤、头痛、感觉异常等神经毒性症状应警惕是否为FK506不良反应，并及时调整药物剂量。FK506治疗窗较窄、不良反应多，个体差异较大，易受其他类型联合用药影响，故在临床应用过程中需对FK506血药浓度进行监测，以避免血药浓度变化带来不良反应。

【伴随临床症状的鉴别诊断】

（1）FK506不良反应表现出心血管系统反应，主要是高血压，也有肥厚性心肌病、心律失常等，诊断时应与患者高血压、心脏疾病、其他原因导致的心血管系统功能异常相鉴别。

（2）FK506不良反应可表现为震颤、头痛、感觉异常等神经毒性症状，诊断时应排除中枢神经系统疾病、头部外伤等可出现神经精神症状。

（3）FK506不良反应可表现为血糖升高，诊断时应排除糖尿病病史。

【伴随实验室指标的鉴别诊断】

监测血压、心电图等指标，应注意血压升高以及心脏功能变化；伴肾功能检查异常、代谢、电解质紊乱及血常规异常时，应考虑肾功能损害、高钾血症、低镁血症、低磷血症及贫血等疾病。

【需进一步检查的实验室指标】

1. 血常规检查　包括血红蛋白、红细胞、白细胞、血小板计数等。

2. 肾功能检查　包括尿常规、尿量、血肌酐、尿素等。

3. 电解质及代谢检查　包括钾、钠、钙、磷及血糖等。

【指标评估的技术要点】

1. 免疫学方法

（1）化学发光酶联免疫分析法（CLEIA）：是临床FK506浓度监测应用的主要方法，具有稳定、可靠性高等特点。

（2）酶联免疫分析法（ELISA）：是临床应用较为广泛的免疫学方法，具有价格低廉、快速敏感等特点，是目前临床FK506浓度监测应用较为广泛的方法之一。

（3）微粒子酶免疫分析法（MEIA）：该法操作简单，测试速度快，所需样品量少，最低检测限较低（1.5 ng/mL）。但是不能完全识别FK506原本结构及其代谢产物，可能使FK506测量值高于其浓度实际值。

2. 色谱法　近年来高效液相色谱-串联质谱法在FK506浓度监测中开始应用。该法灵敏度好，特异性强，最低检测限低于上述方法学，但是操作复杂、仪器昂贵等因素限制了其在临床当中进一步推广。

【指标评估的影响因素】

1. 饮食因素　进食后尤其是高脂饮食，会明显降低本品的吸收率及口服生物利用度。建议餐前1 h或餐后2~3 h空腹服用。

2. 采血时间　临床上通常采用监测FK506谷值浓度进行药物的个体化用药，在服用下一次剂量前30 min内空腹采血进行监测。患者需严格遵守医师建议的给药及其采血时间。

3. 药物相关性改变　经肝药酶CYP3A4代谢的药物如伊曲康唑、咪康唑、氟康唑等抗真菌药物，尼卡地平、硝苯地平、维拉帕米等钙通道阻滞剂，克拉霉素、克林霉素、红霉素等抗菌药与FK506同时使用时可以增加FK506的血药浓度；而苯巴比妥、苯妥英钠、卡马西平、利福平、异烟肼等与 FK506 同时使用时，可能使 FK506 的血药浓度降低。此外，本品与氨基糖苷、两性霉素 B、万古霉素、非载体类抗炎药等肾毒性药物联用时，其肾毒性作用可能增强；与阿昔洛韦或更昔洛韦联用时可能增强其神经毒性作用；尽量避免与保钾利尿药联用，从而减少高钾血症的发生。

4. 其他　监测血液采样前大量饮水或者输液造成血容量改变，以及患者年龄、疾病基础等个体差异均有可能对指标的评估造成一定的影响。

（周铁丽）

参考文献

FLT3 基因

【定义】

FLT3（Fms-like tyrosine kinase，FMS 样的酪氨酸激酶 3）属于Ⅲ型受体酪氨酸激酶（receptor tyrosine kinase Ⅲ，RTK Ⅲ）家族成员。近年来，许多大样本研究已经证实 FLT3 的激活突变在急性粒细胞白血病（acute myelocytic leukemia，AML）的发生及疾病进展中起到十分重要的作用。

【分类】

FLT3 基因突变分为激活突变和非激活突变两大类。目前，受到广泛关注的是 FLT3 的激活突变。现已证实 FLT3 的激活突变主要有两种：① 内部串联重复（internal tandem duplication，ITD），此类突变在 AML 和骨髓增生异常综合征（myelodysplastic syndromes，MDS）患者中的发生率分别为 15%～35%和 5%～10%，在急性淋巴细胞白血病（ALL）中的发生率<1%，且主要见于双表型的 ALL（髓系细胞和淋巴细胞均受累）病例；② 活化环中的点突变（point mutation in the activation loop，TKD 点突变），在 AML、MDS 和 ALL 患者中的发生率分别为 5%～10%、2%～5%和 1%～3%。

【临床意义】

FLT3 ITD/TKD 这两种激活突变均能引起 FLT3 发生自动磷酸化，进而导致 FLT3 发生配体非依赖性的组成性激活，进一步激活其下游异常的信号转导，从而起到促进增殖和抑制凋亡的作用。具有 FLT3/ITD 激活突变的 AML 患者通常具有外周血白细胞计数高，临床预后较差，易复发等独特的临床特征。并且由于 FLT3 激活突变的检测方法简单易行，越来越多的研究者致力于将 FLT3 作为 AML 患者常规的检测手段，用以指导 AML 患者的治疗、预后判断及作为微小残留白血病的检测手段和白血病患者化疗药物的又一新靶点（目前已有针对 FLT3－ITD 突变进行治疗的药物）。

【诊断思路】

诊断思路见图 48。

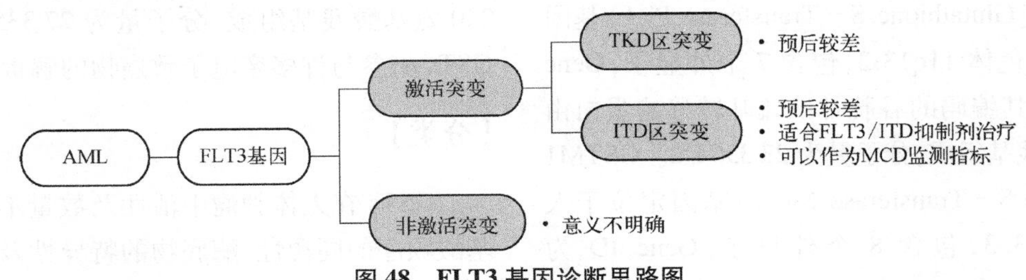

图 48　FLT3 基因诊断思路图

（1）当怀疑 AML 或诊断 AML 时，进行 FLT3 的检测。

（2）根据 FLT3 的基因突变情况选择治疗方案和监测方案。

【需进一步检查的实验指标】

（1）形态学、免疫分型等其他指标的检测。

（2）AML 其他分子标志物如 NPM1、FLT3、ABL1、IDH1 和 Notch1 等的检测。

【指标评估的技术要点】

由于 FLT3 的突变检测有多个区域和位点，目前针对 FLT3 的检测方法主要是测序，包括一代测序和二代测序技术。

1. 一代测序　该技术被认为是检测的金标准，理论上能够检测所有的 FLT3 突变类型，包括已知和未知的。然而 FLT3 基因片段较长，对全基因覆盖性的测序需要分几次反应进行，并且目前一代测序的费用相对较高，操作复杂。

2. 二代测序　目前二代测序技术在血液系统疾病分子标志物的检测逐渐成为主流。通过设置合适的检测组合，二代测序技术可以在一次检测中完成疾病诊断的多个指标，对标本量的要求低。FLT3 的检测通常是放在 AML 的检测组合中完成（如 illumina 公司的 TruSight Myeloid Sequencing Panel）。随着的成本不断下降，二代测序在临床上的应用会越来越广泛。

【指标评估的影响因素】

1. 外源性污染　FLT3 测定方法大多数需要使用 PCR 技术扩增目标基因，当测者的标本受到外源性 DNA 污染时，如使用外源性的免疫细胞治疗、输血和妊娠等状况，可能会导致假阳性的结果。另外，实验操作不恰当也可能引起假阳性或者假阴性结果。

2. 技术性因素　PCR 技术的非特异性扩增和基因芯片的非特异性杂交可能引起结果的假阳性。在二代测序中，测序深度也会影响结果的判断，可能引起假阴性。

（黄　彬，陈培松）

参考文献

GSTP1、GSTM1、GSTT1 基因多态性

【定义】

谷胱甘肽硫基转移酶（glutathiones S－transferase，GSTs），目前发现至少有 8 个家族组成，其中 GSTP1、GSTM1 和 GSTT1 等基因较为重要。GSTP1（Glutathione S－Transferase Pi 1）基因定位于人染色体 11q13.2，包含 7 个外显子，Gene ID 为 2950，其编码的谷胱甘肽硫基转移酶蛋白由 210 氨基酸残基组成，分子量为 23 356 Da。GSTM1（Glutathione S－Transferase Mu 1）基因定位于人染色体 1p13.3，包含 8 个外显子，Gene ID 为 2944，其编码的谷胱甘肽硫基转移酶 Mu 1 由 218 氨基酸残基组成，分子量为 25 712 Da。GSTT1（Glutathione S－Transferase Theta 1）基因定位于人染色体 22q11.23，包含 6 个外显子，Gene ID 为 2952，其编码的谷胱甘肽硫基转移酶 theta－1 由 240 氨基酸残基组成，分子量为 27 335 Da。体内 GSTs 酶参与许多亲电子致癌物的解毒代谢过程。

【分类】

GSTs 在人体肿瘤中活性及数量不一，根据氨基酸顺序的同源性、酶底物的特异性及抗原性，将细胞质中的GSTs分为GST－α(GSTA)、GST－μ(GSTM)、GST－π(GSTT)、GST－θ(GSTP)及GST－σ(GSTMO)5个亚型，每类又由不同的同工酶组成，如GSTM1～5、GSTT1、GSTP1等。细胞质GSTs均以二聚体形式存在，其活性部分含有谷胱甘肽结合点和底物结合点。其中同工酶α、μ、π及θ在体内含量较丰富。人群中并非每个个体都含有这五种同工酶，不同的GST表型是由其基因多态性决定的。已经证明GST基因家族中GSTT1、GSTP1、GSTM1基因位点有多态性。研究表明，GSTs在体内表达水平的高低是决定细胞对一些有毒化学物质的敏感性的关键因素。

【临床意义】

GSTM1和GSTT1基因多态均为编码基因完全缺失，导致具有该基因型个体该酶活性极低。GSTP1基因编码区+313和+341核着酸位点处发现两个变异，其中+313位点存在A→G转换，导致编码氨基酸由异亮氨酸变异为撷氨酸，+341位点由碱基C变异为T导致丙氨酸变异为撷氨酸，这两个多态性位点，均位于GSTP1酶的底物结合区。GSTP1基因多态对酶活性的影响与底物有关，以1－氯－2，4－二硝基苯为底物时，变异GSTP1酶活性降低，而以7，8－二轻基－9，10－环氧苯并芘为底物时活性反而升高，推测可能是由GSTP1酶底物结合位点与不同亲电子底物的差异性结合引起。

GSTs是一个具有多种功能的Ⅱ相代谢酶家族，其主要功能是催化某些内源性或外来有害物质增加疏水性，使之易于穿越细胞膜，分解后排出体外。在正常细胞内，它是细胞抗损伤、抗癌变的主要解毒系统；而肿瘤细胞则常通过表达GSTs来保护自身不受化疗药物的伤害，是引发肿瘤耐药的重要机制之一。

目前研究较多的主要是GSTM1和GSTT1的缺失多态性以及GSTP1的一个重要的高发SNP区域(A313G，Ile105Val)与癌症疗效的关系。这些基因缺失和多态性导致相应酶无活性或低活性，从而使个体对化疗药物的清除率降低，药效时间增长。

GSTs多态性影响酶活性，降低化疗药物毒副作用。其多态性影响酶活性，导致肿瘤细胞对化疗药物敏感性发生变化，临床结果显示GSTM1基因缺失型患者接受以铂类为基础的化疗方案时，其基因缺失型患者接受以铂类为基础的化疗方案时治疗疗效优于未缺失型患者。GSTP1基因第105密码子由原来的异亮氨酸(Ile)变为缬氨酸(Val)使酶活性显著降低，导致机体对化疗药物耐药。

【诊断思路】

诊断思路见图49。

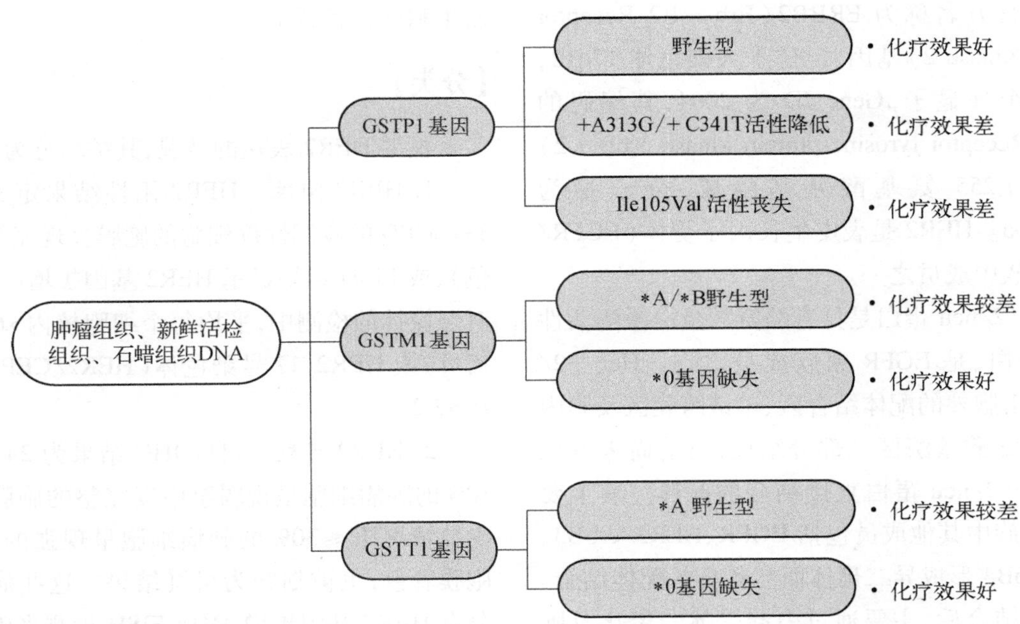

图49　GSTP1、GSTM1、GSTT1基因多态性诊断思路图

肿瘤患者在使用化疗药物时，应该检测GSTP1、GSTM1、GSTT1基因多态性，根据GSTP1、GSTM1、GSTT1基因多态性选择不同药物。

【需进一步检查的实验室指标】

GSTs在人体内分布广泛，参与信号通路繁杂，在检测GSTs时，也可以进一步检测CYP1A1、MRP1和ABCC1等基因。

【指标评估的技术要点】

1. 基因多态性　GSTs基因多态性存在很多种类型，不同类型对化疗药物在体内代谢的影响与很大差异。

2. 基因突变　GSTs基因突变，也会影响酶的活性，从而影响化疗在体内代谢的影响。

【指标评估的影响因素】

1. 检测方法　GSTP1、GSTM1、GSTT1基因多态性的检测方法可以采用PCR扩增后直接DNA测序、免疫组织化学法等，也有实验室使用更为灵敏的检测方法如等位基因特异性PCR、突变富集PCR等方法检测特定的突变位点。

2. 样本类型　对于组织标本，样本量过少、未取到肿瘤组织、肿瘤组织过少等可导致假阴性结果。取材需要有专用的保存管。

（李　艳，童永清，吕永楠）

参考文献

HER2基因扩增

【定义】

HER2（human epidermal growth factor receptor 2）基因，官方名称为ERBB2（Erb－B2 Receptor Tyrosine Kinase 2）基因，定位于人染色体17q12，包含32个外显子，Gene ID为2064，其编码的ERBB2（Receptor tyrosine-protein kinase erbB－2）蛋白由1 255氨基酸残基组成，分子量为137 910 Da。HER2是表皮生长因子受体（EGFR/ErbB）家族中成员之一。

Her－2/neu蛋白是具有酪氨酸蛋白激酶活性跨膜慵蛋白，是EGFR家族成员之一。Her－2/neu蛋白由胞外的配体结合区、单链跨膜区及胞内的蛋白酪氨酸激酶区三部分组成，目前尚未发现能与Her－2/neu蛋白直接结合的配体。其主要通过与家族中其他成员包括EGFR、HER3/erbB3、HER4/erbB4形成异二聚体而与各自的配体结合。当与配体结合后，主要通过引起受体二聚化及胞质内酪氨酸激酶区的自身磷酸化，激活酪氨酸激酶的活性。HER2癌基因的致瘤机制是抑制凋亡，促进增殖；增加肿瘤细胞的侵袭力，促进肿瘤血管新生和淋巴管新生。

【分类】

根据HER2表达的情况，其扩增分为三类。

1. HER2阳性　HER2阳性结果定义为IHC 3+（>30%的浸润性癌细胞的胞膜呈现完整的强着色），或FISH结果显示HER2基因扩增（在未设内对照探针的检测中，平均每个细胞核内>6个基因拷贝）或HER2/17号染色体（HER2/CEP17）信号比>2.2。

2. HER2可疑　可疑IHC结果为2+（指至少10%的肿瘤细胞呈现弱至中度完整的胞膜染色）。少数情况下≤30%的肿瘤细胞呈现强的、完整的胞膜着色，也被划归为可疑结果。这些病例中部分有HER2基因扩增，需要FISH检测来确定。

可疑的 FISH 结果是指 HER2/CEP17 在 1.8~2.2，或在无内对照探针的检测中平均每个细胞核内基因拷贝数在 4.0~6.0。需要注意 HER2/CEP17 在 2.0~2.2 者过去被判定为 HER2 基因扩增，宜采取靶向药物治疗，但目前尚无证据说明这些患者必须进行靶向药物治疗，这主要与 17 号染色体的非整体性有关。17 号染色体多体尚无明确的定义，约占检测病例标本的 8%，多数显示 4~6 个 HER2 基因拷贝，若将 17 号染色体多体定义为 CEP17≥3，实际上多数患者并无蛋白和 mRNA 表达增加，HER2 基因拷贝数在 4~6 个的患者也是如此。

3. HER2 阴性　指 IHC 0 或 1+（任何比例的肿瘤细胞有微弱的、不完整的胞膜染色或无着色）或 FISH 中 HER2/CEP17<1.8，或在无内对照探针的检测中平均每个细胞核内<4 个 HER2 基因。若考虑到曲妥珠单抗的治疗潜力时，5%假阴性的上限就显得过高，实验室应尽量把假阴性率降到接近 0。

【临床意义】

Her－2/neu 蛋白通常只在胎儿时期表达，成年以后只在极少数组织内低水平表达。然而在多种人类肿瘤中却过度表达，如乳腺癌、卵巢癌、肺腺癌、原发性肾细胞癌、子宫内膜癌等，并提示预后不良。

研究表明，30%以上的人类肿瘤中存在 HER2 基因扩增/过度表达（如乳腺癌、卵巢癌、子宫内膜癌、输卵管癌、胃癌和前列腺癌等），其中 20%~30%的原发性浸润性乳腺癌有 HER2 基因的扩增/过度表达。HER2 的过度表达与肿瘤的发生和侵袭有关，可提高转移的危险。

此外，HER2 基因扩增是影响乳腺癌生长与转移的最重要的因素之一。在约 30%的乳腺癌中可出现 HER2 基因过度表达，并与患者预后较差相关。HER2 过度表达的乳腺癌患者病情进展迅速，化疗缓解期短，内分泌治疗效果差，无病生存和总生存率低。

目前把 HER2 基因扩增状态作为乳腺癌药物治疗（环磷酰胺、阿霉素、5－氟尿嘧啶和曲妥珠单抗）的主要参考指标。由于只有 HER2 过度表达和基因扩增的乳腺癌患者用赫赛汀治疗才可能有效，因此正确检测和评定乳腺癌的 HER2 基因扩增状态至关重要。

FDA 批准了赫赛汀和拉帕替尼等针对 HER2 扩增的肿瘤的靶向药物。曲妥珠单抗主要通过阻断 HER2/Src 相互作用、引起 HER2 受体下调和促进抗体介导的细胞毒作用而达到治疗肿瘤的目的。HER2 基因扩增阳性的转移性乳腺癌中，25%的患者单药治疗有效，并且与其他化疗药联合应用具有协同作用，与阿霉素、环磷酰胺、紫杉醇联合应用可显著延长患者无病生存期和总生存期。在 ER 和 HER2 均阳性的患者中，曲妥珠单抗和激素联合治疗有效。

【诊断思路】

诊断思路见图 50。

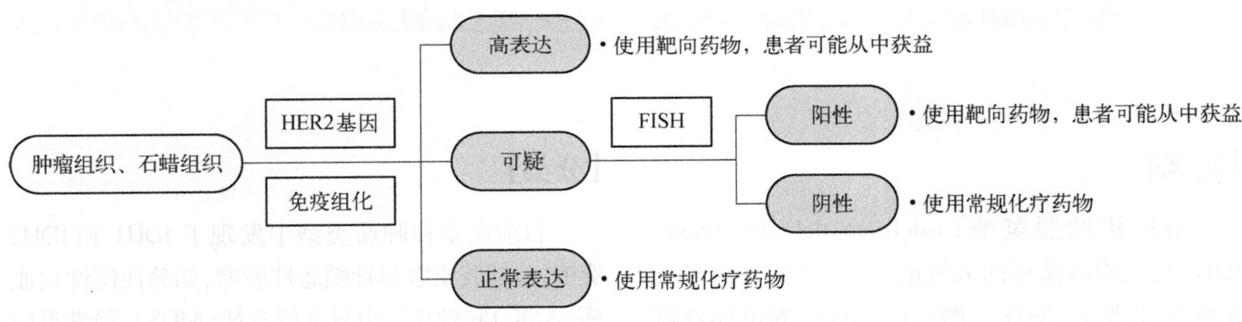

图 50　HER2 基因扩增诊断思路图

乳腺癌或胃癌等肿瘤患者，考虑使用曲妥珠单抗等靶向药物治疗时，应该检测 HER2 基因扩增的状态。

【需进一步检查的实验室指标】

根据 HER2 基因的信号传导通路，在检测

HER2 基因表达的同时，进一步可以检测 PI3K、BRAF 等基因的变异状态，也可以进一步检测 HER2 基因的变异状态。

1. PI3K 基因突变检测　PI3K 基因存在原发性或继发性突变，在使用曲妥珠单抗等靶向药物治疗过程中或者治疗前，均有可能会出现 PI3K 基因发生突变，导致曲妥珠单抗等靶向药物耐药。

2. BRAF 基因突变检测　BRAF 基因存在原发性或继发性突变，在使用曲妥珠单抗等靶向药物治疗过程中或者治疗前，均有可能会出现 BRAF 基因发生突变，导致曲妥珠单抗等靶向药物耐药。

【指标评估的技术要点】

1. 基因变异　变异类型（点突变或拷贝数）对靶向药物有不同的用药提示意义。

2. 肿瘤细胞的比例　对于组织样本，应评估肿瘤细胞在组织样本中的比例，肿瘤细胞的比例越高，其用药提示作用越强。

3. 取材时间　检测结果说明取材时的基因变异情况，由于肿瘤的异质性，取材时间与检测时间间隔较长时，对肿瘤患者体内肿瘤基因变异的情况会出现偏差。

【指标评估的影响因素】

1. 检测方法　目前检测 HER2 基因的方法包括：免疫组织化学（IHC）技术检测 HER2 蛋白过表达、荧光原位杂交（FISH）技术检测 HER2 基因拷贝数、酶联免疫吸附试验（ELISA）检测血清 HER2E 或肿瘤组织 P185。

尽管病理常规工作中最实用的方法是 IHC 和 FISH。IHC 较 FISH 节约成本、简单易行，但容易受到组织处理方法、固定时间等影响，其结果判断和解释存在较大的变异，而 FISH 具有高度的重复性和可靠性，但 FISH 由于对操作人员和结果判读人员要求较高，因此易受人为因素的影响。因此 IHC 是初步筛查的首选方法，而由于 FISH 技术检测乳腺癌 HER2/neu 基因敏感性及稳定性较高，可作为最终确诊 HER2 基因状态的方法。

2. 样本类型　对于组织标本，样本量过少、未取到肿瘤组织、肿瘤组织过少等可导致假阴性结果。取材需要有专用的保存管。

（李　艳，童永清，吕永楠）

参考文献

IDH1 基因突变

【定义】

异柠檬酸脱氢酶（isocitrate dehydrogenase, IDH）是三羧酸循环的关键酶，主要功能是将异柠檬酸转化为 α-酮戊二酸（α-KG），为机体新陈代谢提供能量和生物合成前体物质。IDH 包括 IDH1 和 IDH2 两种亚型。目前有研究显示：其基因突变与肿瘤的形成、预后和 IDH 小分子抑制剂治疗疗效有关。

【分类】

目前在多种肿瘤类型中发现了 IDH1 和 IDH2 突变，包括胶质瘤和骨髓恶性肿瘤，如急性髓性白血病（AML）和骨髓增生异常综合征（MDS），最常见的突变类型为 R132 密码子的突变，其他位点突变频率较低且大多为无意义突变（missense substitutions）。IDH1 突变赋予突变蛋白新的活性，导致 α-KG 转化为 D-2-羟基戊二酸（2-HG）代谢物。2-

HG通过抑制α－KG依赖性组蛋白和DNA脱甲基酶导致细胞表观遗传失调。越来越多的临床前和临床证据表明IDH1突变参与肿瘤形成，与肿瘤的预后有密切关系。此外，检测到IDH1突变是使用IDH小分子抑制剂治疗的重要依据。

【临床意义】

（1）IDH1突变是胶质瘤和AML的预后指标。

（2）IDH1突变是使用IDH小分子抑制剂治疗的重要依据。目前已有多个IDH小分子抑制剂处于临床试验期，而IDH1突变检测是实现这一药物精准治疗的基础。

【诊断思路】

诊断思路见图51。

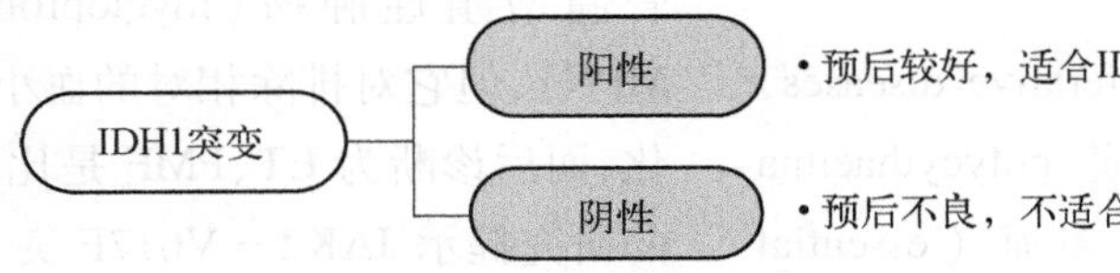

图51 胶质瘤/AML患者IDH1诊断思路图

根据IDH1突变的结果 判断患者的预后以及是否适合IDH小分子抑制剂治疗。

【进一步检查的实验指标】

1. IDH2突变检测 IDH的另一亚基单位，意义和IDH1类似。

2. MGMT基因启动子甲基化检测 用于判断胶质瘤替莫唑胺治疗的敏感性。

【指标评估的技术要点】

参考指标FTL3的相关内容。

【指标评估的影响因素】

参考指标FTL3的相关内容。

（黄　彬，陈培松）

参考文献

JAK2－V617F突变

【定义】

JAK（Janus Kinase）家族是一类非受体型酪氨酸蛋白激酶，包括JAK1、JAK2、JAK3和TYK2 4种。该族成员有7个同源区（JH1～7），其中JH1区为激酶区，JH2区为伪激酶区。与其他酪氨酸蛋白激酶不同，JAK内无Src同源区2（SH2）结构，因其既能催化与之相连的细胞因子受体发生酪氨酸磷酸化，又能磷酸化多种含特定SH2区的信号分子从而使其激活，而被称为JAK（两面神激酶）。一部分生长因子和大部分细胞因子能通过JAK激活信号转导因子和转录激活因子（STAT），从而影响基因的转录调节。JAK－STAT信号传导途径参与细胞的增殖、分化、凋亡及免疫调节等许多重要的生物学过程，JAK2是这一信号通路的主要成分。

【分类】

JAK2 位于 9 号染色体 9p24 位点，共有 24 个外显子。一些 JAK2 突变可以持续激活 JAK－STAT 途径，是肿瘤发生的起因。目前已发现的 JAK2 基因突变位点有 20 多个。临床上报道较多，意义比较确切的是 JAK2－V617F 突变。

【临床意义】

骨髓增殖性疾病（myeloproliferative diseases, MPD）主要包括真性红细胞增多症（polycythaemia vera, PV）、原发性血小板增多症（essential thrombocythemia, ET）和原发性骨髓纤维化（idiopathic myelofibrosis, IMF）。已经证实有约 90%的 PV 及 50%的 ET 和 IMF 患者存在 JAK2 基因 V617F 点突变。在 2016 年 WHO 血液肿瘤分类系统中，有无 JAK2 突变成为 Ph 染色体阴性 MPD 主要的诊断指标。因为 JAK2－V617F 为肿瘤特异性的，在其他原因引起的红细胞增多中未见到，故 JAK2－V617F 成为 PV 诊断的敏感性指标。然而就髓性肿瘤而言，JAK2－V617F 对 PV 来说并不是特异性的，它也可在 50%左右的 ET、PMF 或 RARS－T（难治性贫血伴环状铁幼粒细胞增多-伴血小板增多症）中见到，在其他髓性肿瘤中较少见，在淋系肿瘤中未见到，因此目前主流观点认为 JAK2－V617F 检查不能被用来区分骨髓增殖性肿瘤（myeloproliterative neoplasms, MPN），但它对排除相对的血小板增多和骨髓纤维化，而后诊断为 ET、PMF 是比较好的证据。最近的研究提示 JAK2－V617F 突变的定量检测（alle burden）有助于区分 PV、ET 和 IMF。另外，在血栓性疾病中，JAK2－V617F 突变的概率也远远高于正常人。

【诊断思路】

诊断思路见图 52。

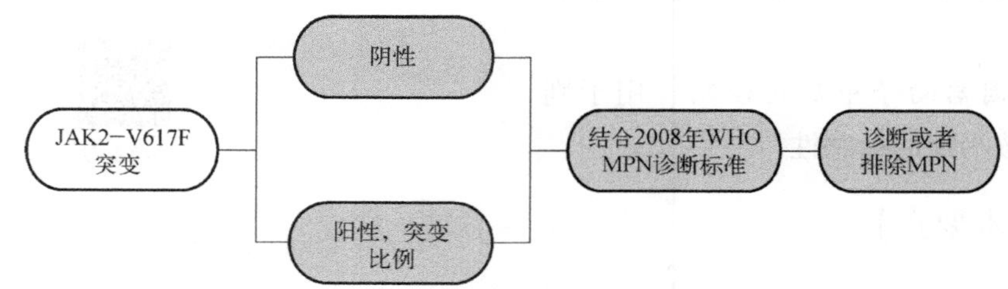

图 52　JAK2－V617F 突变的诊断思路图

（1）首先判断是否为 JAK2－V617F 突变阳性。若为阳性，则对阳性的结果进行进一步定量，判断 JAK2－V617F 突变型和野生型的比例。

（2）结合其他实验室结果，根据 2016 年 WHO MPN 诊断标准，诊断或者排除 MPN。

【进一步检查的实验指标】

（1）MPN 相关的细胞形态学、免疫分型及其他分子检测，如 BCR－ABL 等。

（2）JAK2 其他位点的突变，如 12 外显子的其他检查。

（3）血液学指标的检查。

【指标评估的技术要点】

目前，JAK2－V617F 的测定方法包括 PCR－直接测序法、荧光定量 PCR 法、PCR－高分辨率熔解曲线法、等位基因特异性 PCR 法、二代测序等。其中荧光定量 PCR 法在临床上使用比较广泛。

1. *测序技术（包括一代测序和二代测序）* 该技术能够检测 JAK2 常见的和未知的突变类型。但一代测序技术在临床应用比较少。在二代测序平台上，JAK2 突变的检测很少作为单独的检测，一般是放在某个检测组合中。

2. *荧光定量 PCR 法*　该技术敏感度高，通用性强，平台简单，并且可以通过标准曲线对突变型和野生型比例进行定量。但是荧光定量方法只能够检测已知的等位基因类型。且用于区分不同基因型的探针可能存在非特异性结合的情况。

3. *PCR－高分辨率熔解曲线法*　该技术的方法简单，通过和标准品对照可以区分不同的等位基因,也有助于提示未知的等位基因型,但是对仪器(光谱范围和温控)和试剂(饱和荧光染料)的要求高,临床上使用也较少。

【指标评估的影响因素】

1. 外源性污染 JAK2 - V617F 测定方法大多数需要使用PCR技术扩增目标基因,当测者的标本受到外源性DNA污染时,如使用外源性的免疫细胞治疗、输血、妊娠等状况,可能会导致假阳性的结果。另外,实验操作不恰当也可能造成假阳性结果。

2. 技术性因素 PCR技术的非特异性扩增和基因芯片的非特异性杂交可能引起结果的假阳性。使用荧光定量PCR技术,如果突变型和野生型是在同一管中检测,由于存在非特异性扩增和探针的非特异性结合等因素,一般要求突变型和野生型的Ct值相差在8以内。

3. 年龄 大部分研究显示,随着年龄增大,JAK2 - V617F 阳性的概率增多,但 JAK2 - V617F 的定量检测一般在较低的水平。

(黄 彬,陈培松)

参考文献

KIT基因突变

【定义】

KIT又称为肥大细胞/干细胞生长因子受体(Mast/stem cell growth factor receptor, SCFR)、CD117,是一种跨膜酪氨酸激酶受体(tyrosine kinase receptor, RTK)蛋白,参与Src、PI3K、JAK/STAT、RAS/MAPK等信号通路的激活。KIT基因突变是重要的肿瘤驱动机制之一,与伊马替尼、舒尼替尼的疗效,以及肿瘤的诊断和预后相关。

【分类】

KIT基因突变的序列特征主要为缺失突变(deletion)、点突变(SNP),偶见插入突变(insertion)等。

KIT基因突变依据其功能可分为激活性突变和失活性突变。激活性KIT基因突变主要出现在近膜区二聚化结构域(exon8、exon9)、近膜结构域(exon11)和激酶结构域(exon13、exon17)。与肿瘤发生发展相关。在不同肿瘤中,KIT基因突变形式也有所差别,在胃肠道间质瘤(gastrointestinal stromal tumor, GIST)中,KIT基因70%的突变发生在11外显子(exon11),其次是exon9。在急性髓系白血病(AML)中,KIT突变主要发生于exon17(16%)和exon8(13%)。失活性突变较为罕见,与遗传缺陷有关。

常见的激活性突变位点有V654A、T670I、D820Y和N822K等。

【临床意义】

KIT基因激活性突变可导致KIT异常活化,与胃肠道间质瘤、睾丸精原细胞瘤、肥大细胞病、黑色素瘤,以及急性骨髓性白血病的发生相关。临床上,主要用于受体酪氨酸激酶抑制剂类药物(receptor tyrosine kinase inhibitor, rTKI)用药指导和判断肿瘤预后

1. rTKI用药指导 肿瘤组织发生KIT基因exon11突变时,对伊马替尼/格列卫(Imatinib/Gleevec)较为敏感,而舒尼替尼/索坦(Sunitinib/Sutent)敏感性弱;exon9突变者舒尼替尼敏感;exon17突变,则提示伊马替尼和舒尼替尼无效,可考虑其他抑制剂,例如,达沙替尼(Dasatinib)和尼罗替尼(Nilotinib)等。索拉非尼(Sorafenib)在exon17在伊马替尼耐药的患者中也有一定的治疗效果。

2. 判断肿瘤预后　伴 KIT 突变的 GIST 患者预后较差。KIT 突变还是成人急性髓系白血病（AML）患者预后差的因素，在儿童中可能无显著的预后意义。但主要是 exon17 突变者预后差，exon8 突变对预后的影响可能并不显著。

【诊断思路】

诊断思路见图 53。

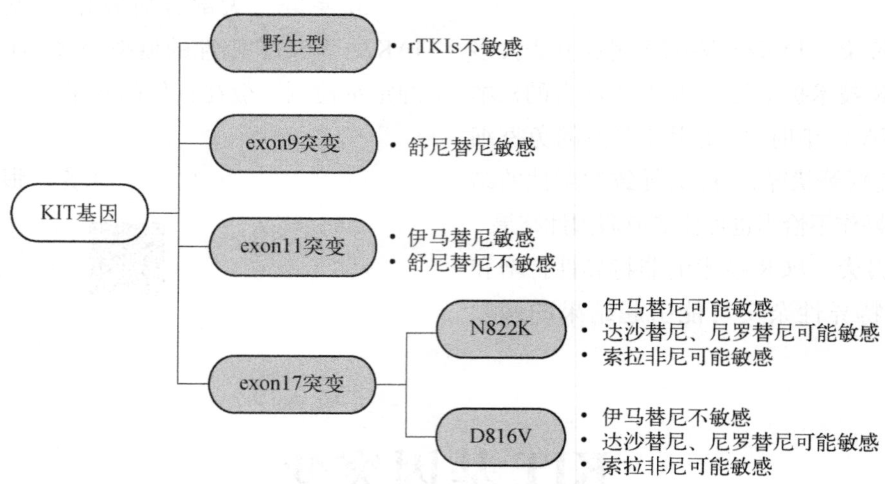

图 53　KIT 基因突变诊断思路图

1. 胃肠道间质瘤（GIST）诊治　GIST 中 KIT 突变率为 80%～85%，主要为位于 exon11 的近膜区突变（阳性率 66%，占 KIT 突变的 88%），其次为 exon9（13%），exon13、exon17 突变少见（分别约 1.2%、0.6%）。

GIST 患者 KIT 突变类型对其靶向用药的选择具有重要指导意义。exon11 突变提示伊马替尼疗效好，exon9 突变提示舒尼替尼疗效好，exon17 突变则应考虑达沙替尼、尼罗替尼和索拉非尼等。此外，伴 KIT 基因突变的 GIST 患者预后较差。

2. 急性髓细胞性白血病诊治　KIT 突变主要见于核心结合因子相关的 AML（CBF－AML），主要发生于 exon17 和 exon8。exon8 突变主要为缺失突变（D419del），exon17 突变则主要为 D816V，也存在 N822K 突变。N822K 突变者伊马替尼可能敏感，但 D816V 突变者伊马替尼不敏感。

KIT 基因突变是成人 CBF－AML 患者预后差的因素，在儿童 CBF－AML 中可能无显著的预后意义。但更主要的是 exon17 突变的患者预后差，exon8 突变对预后的影响可能并不显著。

3. 其他肿瘤诊治与分型　在肥大细胞增多症患者中主要为 KIT D816V 突变，见于 93%的惰性或侵袭性的 SM，在高分化的 SM 中阳性率较低（29%），其他 KIT 基因突变少见（<3%）。鼻窦 NK/T 细胞淋巴瘤中 KIT 突变率约 50%，以 V825（exon17）、E561（exon11）突变多见。精原细胞瘤患者中 KIT exon17 突变率为 13%～18%，exon11 突变率约 5%，另有 21%的患者 KIT 基因拷贝数增多；睾丸肿瘤患者 KIT 突变率约 8%，以 exon17 的 D816、D820、N822 突变多见。不同亚型的黑色素瘤患者中 KIT 突变率为 28%～39%，以 exon11 的近膜区突变为主。以框内的 InDels 突变为主，导致 1 至几个氨基酸的缺失或插入；在 exon17 中，多为氨基酸替代突变，主要发生在 D816、N822 位点。

4. 家族性胃肠道间质瘤辅助诊断　遗传性 KIT 突变可导致家族性胃肠道间质瘤综合征，家系中的 KIT 杂合突变携带者可有色素沉着、荨麻疹、肥大细胞增多症等表现，易发生 GIST。

【需进一步检查的实验室指标】

1. PDGFR 基因检测　PDGFR 突变常见于 KIT 阴性的胃肠道间质瘤中，exon18 的 D842 位氨基酸编码突变（D842V）提示伊马替尼耐药，但 exon18 上的其他突变（D846Y，N848K，Y849K 和 HDSN845－848P）则提示伊马替尼敏感。

2. CYP3A4 基因检测　伊马替尼、舒尼替尼等酪氨酸激酶抑制剂在体内的代谢受CYP450 3A4状态的影响，即使检测到了KIT基因激活性突变，使用伊马替尼、舒尼替尼等酪氨酸激酶抑制剂不一定能达到预期临床疗效，需要考虑其他因素的干扰。

【指标评估的技术要点】

1. *检测方法* PDGFR基因检测方法有Sanger测序、ARMS－PCR、高通量测序、数字PCR等。

（1）Sanger测序：是基因检测的金标准，准确性最高，并且可检出未知突变。但对突变DNA所占比例要求较高，仅能检出10%以上突变比例的基因突变。

（2）ARMS－PCR：ARMS－PCR可检测出低至0.1%比例的突变DNA，且检测准确性高，但只能检测已知突变位点。

（3）高通量测序：高通量测序技术通过提高测序深度，可检出稀有突变。可用于组织、细胞及ctDNA的检测。其最大的优势在于可同时检测大量基因的突变。但对检测的设备技术有一定要求。

（4）数字PCR：数字PCR技术对于检测稀有突变具有最大的优势。可检出低于0.01%的突变。准确性高，特别适合ctDNA的检测，其缺点在于只能检测已知突变，且检测通量较低。

2. *突变的比例* 突变的比例越高，提示其用药作用越强。

【指标评估的影响因素】

1. *样本类型* 石蜡组织样本（FFPE），其取材时的固定过程不规范和蜡块的保存时间过久等因素，均可能影响DNA的完整性，进而影响检测结果。ctDNA样本由于含量极低，需采用灵敏度较高的检测方法，对实验室要求较高。取材需要有专用的保存管。保存不当可导致ctDNA降解和白细胞裂解释放大量DNA稀释ctDNA，进而导致假阴性结果。

2. *肿瘤细胞比例* 对于组织样本，应评估取材样本的肿瘤细胞比例，当肿瘤组织过少，甚至未取到肿瘤组织时，检测结果会受到影响。

3. *取材时间* 由于肿瘤的异质性，取材时间与检测时间间隔较长时，检测结果和肿瘤患者体内实际的基因突变情况会出现偏差。

（姜　傥，姜育燊）

参考文献

MDR1基因多态性

【定义】

MDR1（multidrug resistance protein 1）基因，也称ABCB1（ATP binding cassette subfamily B member 1）基因，定位于人染色体7q21.12，包含29个外显子，Gene ID为5243，其编码的MDR1蛋白由1 280氨基酸残基组成，分子量为141 479 Da。MDR1，作为一种广泛分布于全身各组织和器官的重要转运体，对多种药物在体内的吸收、分布、代谢、排泄过程，以及防止有害外源性物质的侵袭起重要作用。

在生理状态下，MDR1在细胞中也参与转运功能，其底物有类固醇、激素及胆红素等，并能防止毒素及外源性异物的入侵。几乎所有的肿瘤类型中，包括癌、肉瘤、白血病和淋巴瘤等，均有MDR1基因的表达。因此，肿瘤细胞中，通过MDR1基因编码P－gp，该蛋白有ATP依赖性跨膜转运活性，可将药物转运至细胞外，使细胞获得耐药性。

【分类】

目前发现了MDR1基因的50个SNP多态性，这种MDR1基因多态性直接影响P－gp的表达，与抗肿瘤药物与免疫抑制剂等多种药物的代谢动力学有重要关联。其中MDR1基因多态性主要为SNP rs1045642（C3435T）、rsll28503（C1236T）和rs2032582（G2677T/A），与药物代谢密切相关。

【临床意义】

MDR1基因3435 CC/CT型使得MDR1表达增加，增大肿瘤细胞的耐药性，使蒽环类抗肿瘤药疗效不显著，而TT型患者，能较好地吸收化疗药物，使药物在体内维持相对较高的血药浓度，对药物较为敏感。

MDR1基因12外显子C1236T多态性，与脑胶质瘤替莫唑胺疗效相关，1236CC基因型患者的总生存期优于CT和TT基因型患者。MDR1基因G2677T/A多态性，与紫杉醇的疗效相关，2677GG基因型患者的总生存期差于GA、GT、TT、TA基因型患者。

【诊断思路】

诊断思路见图54。

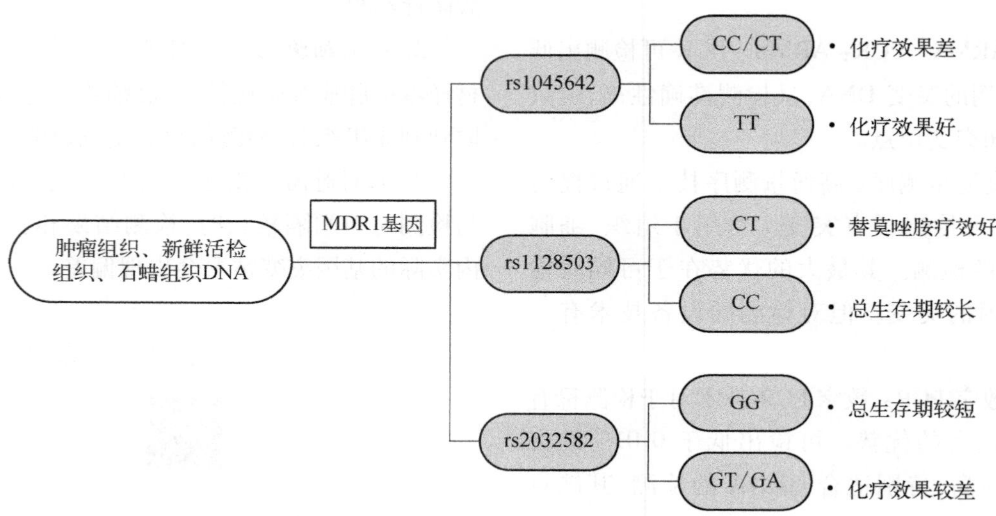

图54 MDR1基因多态性诊断思路图

在使用紫杉醇、替莫唑胺等化疗药物时，应该检测MDR1基因多态性，根据基因多态性选择适合的化疗药物，评价患者预后等。

【需进一步检查的实验室指标】

根据MDR1基因参与的信号传导通路，在检测MDR1基因多态性的同时，可以进一步检测RASAL1、DUSP7、ATP2B4和GDF15等基因甲基化的状态等。

1. RASAL1等基因甲基化检测　RASAL1、DUSP7、ATP2B4和GDF15等基因甲基化状态调节MDR1基因的表达量，从而影响MDR1基因多态性与药物疗效的关系。

2. CYP3A5基因多态性检测　CYP3A4等细胞色素P450家族基因多态性影响了化疗药物在体内的代谢，从而与MDR1基因多态性起到协同或拮抗作用。

【指标评估的技术要点】

1. 基因突变　突变位点、类型对对化疗药物及靶向药物有不同的用药提示意义。

2. 突变的比例　对于组织样本，应评估肿瘤细胞在组织样本中的比例，并通过与突变比例结合，计算肿瘤细胞中的突变比例，突变的比例越高，提示其用药作用越强。

3. 取材时间　检测结果说明取材时的基因突变情况，由于肿瘤的异质性，取材时间与检测时间间隔较长时，对肿瘤患者体内肿瘤基因突变的情况会出现偏差。

【指标评估的影响因素】

1. 检测方法　目前检测MDR1基因多态性的方法主要有Sanger测序、ARMS－PCR、高通量测序(NGS)、数字PCR和基因芯片等。每种方法学都存在优缺点,需要根据实际情况进行选择,如Sanger测序可检出未知突变。但对突变DNA所占比例要求较高,仅能检出超过10%的基因突变。

2. 样本类型　对于组织标本,样本量过少、未取到肿瘤组织、肿瘤组织过少等可导致假阴性结果。取材需要有专用的保存管。

(李　艳,童永清,吕永楠)

参考文献

MGMT 甲基化

【定义】

MGMT(O－6－Methylguanine－DNA Methyltransferase)基因,定位于人染色体10q26.3,包含6个外显子,Gene ID为4255,其编码的MGMT(Methylated－DNA－protein-cysteine methyltransferase)蛋白由2 073氨基酸残基组成,分子量为21 646 Da。MGMT是一种高效的DNA直接修复酶,能修复DNA序列中的6－氧-甲基鸟嘌呤损伤,是人类细胞中迄今发现的唯一一种修复该损伤的甲基转移酶。

MGMT作为一种DNA修复蛋白,能够移除DNA上鸟嘌呤O^6位点的能致突变毒性和细胞毒性的烷基化加合物,使损伤的鸟嘌呤恢复,从而能够保护细胞对抗烷化基团的损害,是肿瘤耐受烷化剂药物的主要原因。MGMT在DNA修复蛋白中是以直接损伤逆转路径,只需一步反应就能将O^6－AG上的烷化基团共价转移到自身的半胱氨酸残基活性位点上,使DNA上损伤的鸟嘌呤复原。甲基化的MGMT蛋白失去活性,随后从DNA上释放下来,通过泛素化路径降解,而不能重新脱甲基化以恢复活性。

【分类】

MGMT是一种普遍存在的DNA修复酶,可以保护染色体免受烷化剂的致突变作用、致癌作用和细胞毒作用的损伤。烷化剂能使DNA鸟嘌呤O^6位发生烷基化。因为对6－氧-甲基化鸟嘌呤在复制过程中与T配对,导致DNA中G:C配对转换为A:T配对,并且6RG－DNA加合物可能与相对的胞嘧啶残基发生交联而封闭DNA复制,这是导致突变形成肿瘤的重要步骤。MGMT是唯一能将O^6鸟嘌呤加合物从DNA上移除的蛋白,可在突变发生以前中和这种损失作用。MGMT将6RG的烷基转移到其活性部位的半胱氨酸残基上,使DNA恢复原貌。其自身会在修复过程中不可逆失活。

【临床意义】

MGMT在正常细胞中的分布具有相当强的特异性,不同类型的细胞和组织其表达的数量相差很大,而其数量与细胞生长特性密切相关。MGMT与肿瘤的发生呈负相关,正常人体组织中的一定水平的MGMT表达可抑制突变的发生和原癌基因的活化,是机体抵抗烷化剂损伤的主要因素。目前研究发现,MGMT甲基化与多种恶性肿瘤密切相关,例如,其是Barrett食管发生腺癌癌变的高危因素,也是宫颈癌发生发展的危险因素。

此外，可以检测患者体内 MGMT 活性，评估烷化剂治疗效果，制订个体化治疗方案，增强烷化剂化疗药物的临床效果，减少化疗药物引起的骨髓抑制的不良反应，提高患者对化疗药物的耐受性。

肿瘤细胞对含甲基或氯乙基抗癌药物耐药常与 MGMT mRNA 及其蛋白高表达有关，检测 MGMT 甲基化能评估化疗的有效率和预后。烷化剂的作用依赖于其与 DNA 形成的烷基，引起链内交联的能力，而 MGMT 可将烷基从烷基化的 DNA 链中移除，致使烷化剂治疗无效，大量研究表明，肿瘤细胞中 MGMT 表达与烷化剂耐药有关。

【诊断思路】

诊断思路见图 55。

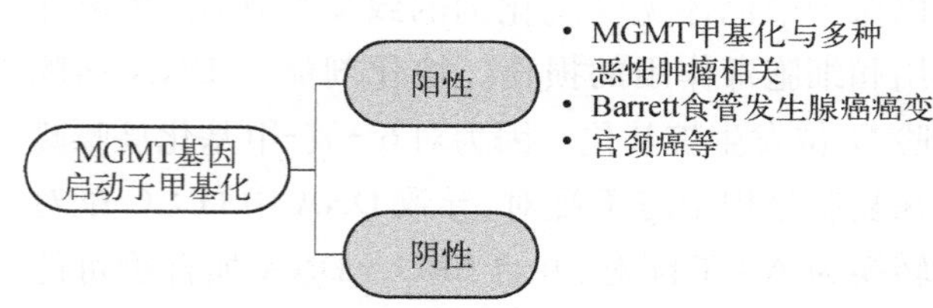

图 55　MGMT 基因启动子甲基化诊断思路图

对于脑胶质瘤患者，考虑使用替莫唑胺等烷化剂治疗或评价其预后时，应该检测 MGMT 基因启动子甲基化状态，根据 MGMT 基因启动子甲基化状态制订合适的诊疗方案。

【需进一步检查的实验室指标】

烷化剂是肿瘤治疗中通常采用的治疗方案，除了 MGMT 基因启动子甲基化，还需要考虑烷化剂药物代谢特异性基因 ALDH1A1 和 p53 基因突变等。

1. IDH1 和 IDH2 基因突变　IDH1 和 IDH2 基因突变状态与脑胶质瘤患者对烷化剂敏感性及患者预后相关，也是评价低级别脑胶质瘤风险程度的指标之一。

2. 1p、19q 染色体缺失检测　1p、19q 染色体缺失状态与脑胶质瘤患者对烷化剂敏感性及患者预后相关，也是评价低级别脑胶质瘤风险程度的指标之一。

【指标评估的技术要点】

1. 基因甲基化　基因甲基化部位和类型对化疗药物有不同的用药提示意义。

2. 基因甲基化的比例　对于组织样本，应评估肿瘤细胞在组织样本中的比例，并通过与基因甲基化比例结合，计算肿瘤细胞中的基因甲基化比例，基因甲基化的比例越高，提示其用药作用越强。

3. 取材时间　检测结果说明取材时的基因甲基化情况，由于肿瘤的异质性，取材时间与检测时间间隔较长时，对肿瘤患者体内肿瘤基因甲基化的情况会出现偏差。

【指标评估的影响因素】

1. 检测方法　MGMT 基因甲基化检测采用甲基化逆转录聚合酶链式反应（RT－PCR）等，也有实验室使用更为灵敏的检测方法如等位基因特异性 PCR、突变富集 PCR 等方法检测特定的突变位点。

2. 样本类型　对于组织标本，样本量过少、未取到肿瘤组织、肿瘤组织过少等可导致假阴性结果。取材需要有专用的保存管。

（李　艳，童永清，吕永楠）

参考文献

MLL－AF4 融合基因

【定义】

t(4;11)(q21;q23)易位(形成 MLL－AF4 融合基因)是急性淋巴细胞白血病中第二大常见的染色体异常,是一个独立的预后不良因素。MLL－AF4 融合蛋白是由 MLL 基因的 N 端与 AF4 基因的 C 端融合在一起形成融合蛋白,决定了 MLL－AF4 阳性急性淋巴细胞白血病的发生发展。

这种易位可能发生于胚胎发育期,从易位发生到发展为白血病,有一个短的潜伏期。这种推测的证据包括此种白血病通常发生于较小的婴儿,并且这种易位在随后发生了白血病的新生儿血样中已有检出。

【分类】

MLL 基因重排的对手基因可达 40 种以上,11q23 上的 MLL 基因可与对手基因中任何一种基因产生易位。目前发现 MLL 基因易位重排类型有 60 多种,其最常见的是 MLL－AF4,其他常见的伙伴基因包括位于 19p13 上的 ENL 基因和位于 9p22 上的 AF9 基因。

【临床意义】

伴 MLL 重排的 ALL 是<1 岁的婴儿最常见的白血病。年龄较大的儿童不常见。随着进入成年,发病率开始增加。患者典型表现为白细胞计数非常高,通常>100 000/UL。诊断时,中枢神经系统受累的概率也很高。器官受累可见,但单纯淋巴瘤的出现不是典型表现。预后极差,多数患者对常规化疗耐药,即使行异基因造血干细胞移植后也容易复发。

【诊断思路】

诊断思路见图 56。

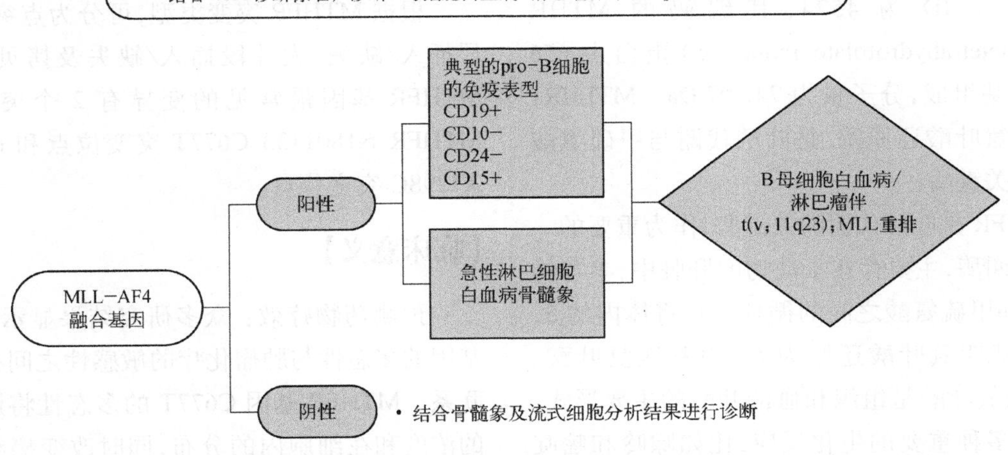

图 56　MLL－AF4 融合基因异常的诊断思路图

【需进一步检查的实验室指标】

1. 形态学和细胞化学　无独特的形态学和细胞化学特征可与其他类型 ALL 相区别。在一些伴 MLL 重排的白血病病例中,可以识别出淋巴母细胞和单核母细胞两种不同细胞群,并可通过免疫表型加以证实,这样的病例应属于B细胞/髓系白血病。

2. 免疫表型　伴MLL重排的ALL,尤其是t(4;11)ALL表现典型的祖B(pro-B)细胞的免疫表型,即$CD19^+$、$CD10^-$、$CD24^-$,同时CD15也阳性。特征性地表达硫酸软骨素蛋白聚糖-神经-胶质抗原2(NG2),并具有相对特异性。

【指标评估的技术要点】

目前常用于检测MLL-AF4融合基因的方法主要有Southern blot、FISH及RT-PCR等技术。Southern blot可以独立地检测出相关的对手基因,但对技术要求高,且检测的染色体有限。双色融合FISH技术作为一种分子遗传学分析技术,弥补了染色体显带技术的不足,具有快速、灵敏、可靠的特点,既可检测中期分裂象,也可检测间期细胞。可较精确地测定各种染色体数量和结构的改变,在检测隐匿性异常中起着不可替代的作用。RT-PCR的敏感度高,但同时带来的弊端是假阳性率和假阴性率高。

【指标评估的影响因素】

当涉及复杂核型异常时,应结合染色体核型分析、FISH及PCR综合分析。

(李俊勋,欧阳涓)

参考文献

MTFHR基因多态性

【定义】

MTHFR(Methylenetetrahydrofolate Reductase)基因,定位于人染色体1p36.22,包含13个外显子,Gene ID为4524,其编码的MTHR(Methylenetetrahydrofolate reductase)蛋白由656氨基酸残基组成,分子量为74 597 Da。MTFHR,亚甲基四氢叶酸还原酶,是叶酸代谢与甲硫氨酸代谢中的关键酶。

MTHFR是叶酸代谢的关键酶,作为重要的一碳单位代谢酶,主要存在于动物的肝脏中,参与体内HCY和甲硫氨酸之间的循环。它将体内的5,10-亚甲基四氢叶酸还原为5-甲基四氢叶酸。5-甲基四氢叶酸是组织和血清叶酸的主要形式,参与体内多种重要的生化反应,比如嘌呤和嘧啶的合成,并为DNA、RNA和蛋白质的甲基化提供甲基,影响DNA代谢。MTHFR酶活性的改变会导致5-甲基四氢叶酸生成障碍,引起高半胱氨酸血症、高半胱氨酸尿症和血浆低甲硫氨酸,同时也会影响DNA合成和甲基化,从而造成一系列病理改变,引发多种疾病。

【分类】

根据MTHFR突变类型,可分为点突变、小片段插入/缺失、大片段插入/缺失及拷贝数变异。MTHFR基因最常见的变异有2个突变位点,MTHFR rs1801133 C677T突变位点和rs1801131 A1298C突变位点。

【临床意义】

预测药物疗效:众多研究结果显示,MTHFR基因的多态性与肿瘤化疗的敏感性之间存在密切联系。MTHFR基因C677T的多态性将影响叶酸的浓度和在细胞内的分布,同时改变癌细胞的生长和对化疗的敏感性,这使得C677T基因型的多态性能很好的预测患者对5-FU的敏感性。而A1298C基因型多态性与患者对5-FU的敏感性之间的确切关系尚不明确,有研究显示突变型的

1298AC 有效率明显低于野生型 1298AA，但野生型的 1298AA 携带者腹泻、恶心呕吐、黏膜炎的发生率也明显高于突变型。但有研究证实 677 位点多态性对化疗敏感性的影响明显高于 1298 位点多态性。

MTHFR 基因的 677TT 型对 5－FU 的敏感性较高，建议选用 5－FU 或以 5－FU 为基础的化疗方案，而 677CT 型和 677CC 型对 5－FU 的敏感型较低，不建议使用。MTHFR 基因 1298AA 型患在 CFL 方案中对 5－FU 敏感性较高，建议使用，但毒副反应较明显，用药前注意预防。但研究显示 677 位点多态性与 1298 位点多态性两者之间以 677 位点多态性对氟类疗效的影响为主。

【诊断思路】

诊断思路见图 57。

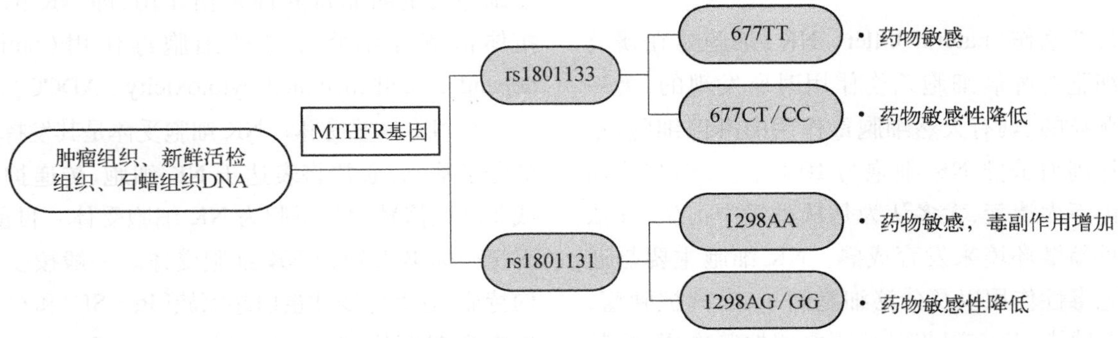

图 57　MTHFR 基因突变异常的诊断思路图

在使用氟类药物时，应该检测 MTHFR 基因突变状态，根据 MTHFR 基因突变状态选择化疗方案。

【需进一步检查的实验室指标】

根据 MTFHR 基因参与的信号通路，在检测 MTFHR 基因多态性时，可以进一步检测 DPD 和 TS 等在甲基化转移过程中的酶相关基因的变异状态或其活性。详情见本书 MTFHR 基因多态性和 TS 基因多态性相关章节。

【指标评估的技术要点】

1. 基因突变　突变位点、类型对对化疗药物及靶向药物有不同的用药提示意义。

2. 突变的比例　对于组织样本，应评估肿瘤细胞在组织样本中的比例，并通过与突变比例结合，计算肿瘤细胞中的突变比例，突变的比例越高，其用药提示作用越强。

3. 取材时间　检测结果说明取材时的基因突变情况，由于肿瘤的异质性，取材时间与检测时间间隔较长时，对肿瘤患者体内肿瘤基因突变的情况会出现偏差。

【指标评估的影响因素】

1. 检测方法　目前检测 MTHFR 基因多态性的方法主要有 Sanger 测序、ARMS－PCR、高通量测序（NGS）、数字 PCR 和基因芯片等。每种方法学都存在优缺点，需要根据实际情况进行选择，如 Sanger 测序可检出未知突变。但对突变 DNA 所占比例要求较高，仅能检出超过 10%的基因突变。

2. 样本类型　对于组织标本，样本量过少、未取到肿瘤组织、肿瘤组织过少等可导致假阴性结果。取材需要有专用的保存管。

（李　艳，童永清，吕永楠）

参考文献

NK细胞表面标记

【定义】

自然杀伤(natural killer, NK)细胞是在研究淋巴细胞对肿瘤细胞杀伤作用时所发现的,为一组大颗粒的、具有天然细胞毒作用的淋巴细胞,正常人外周血成熟NK细胞为10%左右,但其确切来源仍不太清楚,大多认为是从骨髓中衍生,并依赖于骨髓微环境来发育成熟。NK细胞主要是通过细胞毒性作用以及分泌细胞因子,发挥抗肿瘤、抗病毒感染、免疫调节以及造血调控等作用,在某些情况下,还参与移植物抗宿主反应和超敏反应的发生。由于NK细胞极少存在表面受体,因此,过去主要通过检测NK细胞活性来了解NK细胞的功能。如今,随着单克隆抗体技术的发展和流式细胞仪的普及,以及对NK细胞生物学特性了解的更加深入,目前临床上常采用三色荧光标记单克隆抗体标记NK细胞,将$CD3^-/CD16^+/CD56^+$作为NK细胞表面标记。

自然杀伤T细胞(natural killer T cell, NKT)是一类既表达自然杀伤细胞谱系标志,又表达T细胞谱系标志,同时表现NK细胞和T细胞两方面性质的T细胞亚群。目前多以CD3+/CD16+/CD56+作为检测NKT细胞的标志。

【分类】

与T、B细胞相比,NK细胞表面标记的特异性是相对的,部分NK细胞具有T细胞分化抗原,表现出CD2、CD3和CD8阳性。目前,常用的检测NK细胞表面标记有CD16、CD56、CD57、CD69、CD11b、CD94、CD96和CD158等,但NK细胞表面标记主要以CD16、CD56来鉴别。其中CD16分子又称为低亲和性IgG Fc受体,当IgG类抗体与靶细胞表面相应抗原表位特异性结合后,可通过其Fc段与NK细胞表面FcR Ⅲ结合,发挥针对靶细胞的定向非特异性杀伤作用,即NK细胞的抗体依赖性细胞介导的细胞毒作用(antiboby dependent cell mediated cytotoxicity, ADCC)。

1. *NK细胞受体* NK细胞受体是其发挥功能的分子基础,通常将表达于NK细胞、传递抑制性或刺激性信号的分子归为NK细胞受体。目前,尚无统一标准来划分NK细胞受体。一般按受体结构特征,分为免疫球蛋白超家族〔Ig-SF〕和C型凝集素样超家族(C-type lectin superfamily, CL-SF);按NK细胞受体的配体是否为MHC Ⅰ类分子,将NK细胞受体划分为MHC Ⅰ类分子受体和非MHC Ⅰ类分子受体;按其功能可分为NK细胞激活性受体(natural killer cell activating receptor, NKAR)与NK细胞抑制性受体(natural killer cell inhibitory receptor, NKIR)。其中,NKAR主要包括CD16、自然细胞毒受体(natural cytotoxicity receptor, NCR)、DAP12耦联的杀伤细胞激活性受体(killer-cell activatory receptor, KAR)和协同刺激受体。NKIR主要包括杀伤细胞免疫球蛋白样受体(killer immunoglobulin-like receptor, KIR)与CD94/NKG2复合物。

2. *其他膜分子* 除上述细胞受体外,NK细胞还表达其他膜分子,参与NK细胞杀伤等免疫学过程。这些膜分子主要包括整合素家族、免疫球蛋白超家族(Ig-SF)、C型凝集素样超家族(CL-SF)、连接结构和碳水化合物等结构。NK细胞不表达TCR/CD3复合物,但部分NK细胞表达CD3ζ链,当用CD16抗体刺激NK细胞时,ζ链可发生酪氨酸磷酸化,引起胞质内钙离子浓度升高,促进细胞因子的合成和ADCC作用。但NKT细胞可表达T细胞谱系标志CD3分子。

(1) CD3:CD3是T细胞的重要表面标记,

由γ、δ、ε、ζ和η五种肽链聚合而成，其中γε或δε以非共价键形式聚合成异二聚体，ζζ或ζη通过二硫键相连。CD3分子是通过盐桥与TCR形成稳定的复合物结构。在TCRαβ/CD3复合物中，80%~90%是由γε、δε和ζζ三种二聚体聚合的CD3分子，10%~20%由γε、δε和ζη三种二聚体组成。CD3分子以δε链和γε链异二聚体形式分别与TCR的α链和β链相结合，形成TCR/CD3复合物。CD3的五种肽链均能参与TCR的转导信号。CD3与TCR肽链都属于跨膜分子，但CD3分子处于胞质内部分较长，它们在细胞内均含有免疫受体酪氨酸活化基序，能起到在细胞内转导信号的作用。以上几种CD3组成成分可在NK细胞，特别是不成熟的NK细胞胞质中发现，但却不表达于NK细胞的表面。

（2）CD16：CD16分子又称低亲和力IgG Fc受体，主要表达于NK细胞表面，是一种相对特异的NK细胞表面标记。CD16通过结合人IgG_1和IgG_3的Fc段，进而发挥ADCC作用。CD16可与ζ链非共价结合，结合后可使ζ链的酪氨酸发生磷酸化，进而活化NK细胞。

（3）CD56：即神经细胞黏附分子。在人类造血细胞中，仅表达于NK细胞和少数活化的淋巴细胞亚群。CD56由五个Ig类和两个纤维结合素Ⅲ型结构域组成，可参与黏附分子在NK细胞与其靶细胞之间的黏附，但其功能仍具争议，尽管尚未证实CD56可参与NK细胞功能的发挥，但CD56却是人NK细胞最具价值的表面标记之一。

【诊断思路】

诊断思路见图58。

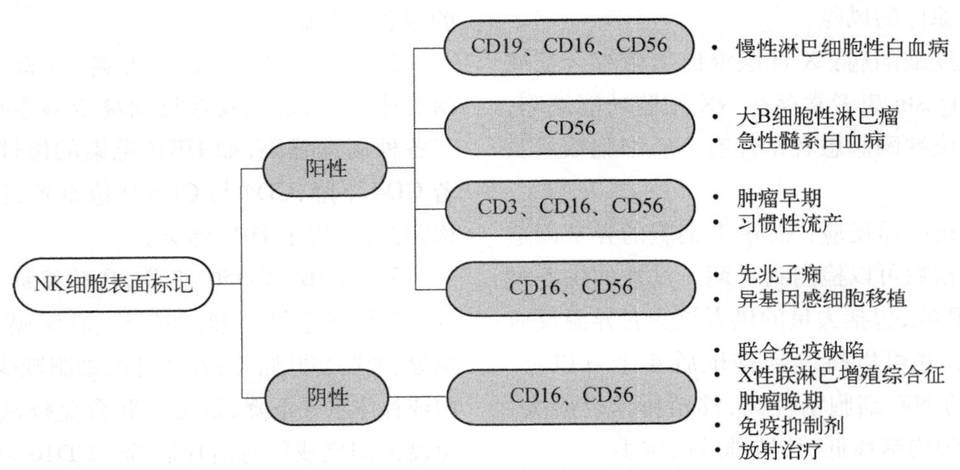

图58　NK细胞表面标记异常的诊断思路图

临床意义　NK细胞被公认为是机体抗肿瘤以及抗病毒免疫的第一道防线。目前通常应用流式细胞仪对外周血CD3、CD16和CD56进行检测，可以推测患者外周血是否具有NK细胞增殖或活化。实体瘤、血液系统肿瘤、艾滋病、免疫缺陷病、免疫抑制药的应用，都会导致体内的NK细胞活性下降或功能缺陷。同时，NK细胞功能缺陷或低下的患者更易发生感染和肿瘤。宿主抗移植物反应时NK细胞活性升高。

（1）肿瘤：NK细胞对肿瘤有免疫监视的作用，当NK细胞功能低下或缺陷时会提高肿瘤的发生率和转移率。通过NK细胞的变化可间接判断肿瘤发生、发展、是否转移以及预后转归。大多数肿瘤患者的外周血NK细胞数量和活性均明显下降。胃癌、乳腺癌、卵巢癌、肺癌及白血病等癌症患者均存在NK细胞功能低下，NK细胞活性下降在晚期癌症患者中表现尤为显著。

CD56是NK细胞的主要标记，也成为诊断NK细胞肿瘤的重要指标，某些血液肿瘤如急性髓细胞白血病（AML）和T细胞淋巴瘤等肿瘤细胞会同时出现CD56的表达升高。

$CD3^+/CD16^+/CD56^+$的NKT细胞可通过发挥细胞毒效应直接杀伤肿瘤细胞，尤其是在血液性肿瘤如非霍奇金氏淋巴瘤、白血病等。在实体瘤中，肺癌和乳腺癌患者中高表达CD3+/CD16+/CD56+的NKT细胞也发挥了重要的抗肿瘤效应。

（2）感染性疾病：NK细胞功能低下或缺陷的患者极易感染疱疹病毒、巨细胞病毒、EB病毒、腮腺炎病毒、流感病毒、HIV、结核分枝杆菌、金黄色葡萄球菌、隐球菌、白色念珠菌、寄生虫等多种病原体，并且临床对症治疗的效果也显著低于NK细胞功能正常的患者。与此同时，病原体感染又可进一步损伤NK细胞，抑制其功能的发挥。HCV包膜蛋白可与NK细胞的CD81分子结合，抑制NK细胞的功能。HBV可通过诱导IL-10和TGF-β来减弱NK细胞的功能，使得CD16表达下降。HIV患者NKp30表达缺陷，导致NK细胞抗真菌能力显著下降。尿道致病性大肠埃希菌可通过溶血素A来损伤NK细胞。因此，无论是先天性还是后天性的NK细胞功能下降都可增加机体感染病原体的风险。

（3）免疫缺陷病：X性联淋巴增殖综合征或Chediak-Higashi患者常存在NK细胞功能缺陷，重症联合免疫缺陷病患者常伴有NK细胞数量及活性下降。

（4）移植排斥反应：去除T细胞的异基因造血干细胞移植后可以检测到早期一过性的供者型NK细胞的高峰，包括大量的供者抗受者异源反应性NK细胞，并可以持续到移植后4个月以上。此外，受者的NK细胞活性高，移植排斥反应大，受者的NK细胞活性低，移植排斥反应小。

（5）其他：如习惯性流产、先兆子痫等，导致习惯性流产（自然流产≥3次）的病因较多，其中免疫方面的因素起重要作用。NKT细胞参与了正常妊娠的维持，患者先天或后天NKT细胞表达异常，均可导致习惯性流产的发生。通常情况下，习惯性流产者外周血可见$CD3^+$、$CD16^+$、$CD56^+$的NKT细胞增多。此外，妊娠妇女先兆子痫外周血往往也出现CD3-、CD16+、CD56+NK细胞数量的上升。

【伴随临床症状的鉴别诊断】

1. 伴随发热、感染、贫血、出血、溃疡　考虑急性髓细胞白血病。

2. 伴随肿块、疼痛、出血、梗阻等　考虑肿瘤可能。

3. 伴随黄疸、乏力、食欲减退　考虑HBV感染。

4. 伴随反复发热、不明原因腹泻、消瘦、黏膜疱疹、咳嗽咳痰等　考虑HIV感染的可能。

5. 伴随反复化脓、发热、腹泻、消瘦、淋巴结肿大　考虑免疫缺陷病。

6. 伴随高热、皮疹、腹泻、肝脾肿大　考虑移植物抗宿主反应。

【伴随实验室指标的鉴别诊断】

1. 伴血常规检查白细胞升高，红细胞、血小板减少；骨髓或外周血涂片出现大的幼稚淋巴细胞；免疫学检验显示CD3-、CD16-/+、CD56+和CD57-，基因分析为TCR/IgH基因重排阴性，染色体分析为复杂核型　可考虑NK细胞肿瘤相关的侵袭性白血病。

2. CD56阳性细胞数升高，伴血常规中淋巴细胞升高，血清免疫学检测提示病毒感染　常见于各种病毒感染，如HBV感染的慢性乙型肝炎；若CD4下降，CD4与CD8比值倒置，且HIV抗体检测阳性，提示HIV感染。

3. $CD16^+$/$CD56^+$下降，伴肿瘤标志物提示阳性　常见于恶性肿瘤，如胃癌、乳腺癌、大肠癌、卵巢癌、肺癌和肝癌等；若伴淋巴细胞减少，免疫球蛋白或补体水平下降，常见于联合免疫缺陷病、接受免疫抑制剂或放射治疗后等。$CD16^+$/$CD56^+$升高可见于习惯性流产及先兆子痫。

【需进一步检查的实验室指标】

1. 血常规检查　包括白细胞及其分类、红细胞、血小板等检测，有助于辅助诊断感染性疾病及血液系统疾病。

2. 血涂片和骨髓涂片检查　有助于血液系统肿瘤的辅助诊断。

3. 血生化检查　包括肝、肾、心功能，电解质等检测，有助于判断肝、肾、心功能损伤情况。

4. 免疫血清学检查　肿瘤标志物检测有助于判断肿瘤的发生以及预后监测；C-反应蛋白、降钙素原检测，有助于判断感染性疾病；HBV、HCV、

HIV、梅毒抗体检测，有助于诊断乙肝、丙肝、艾滋病、梅毒；免疫球蛋白定量检测可间接反映机体免疫状态。

5. 淋巴结病理活检　有助于辅助判断肿大淋巴结的性质。

6. 其他　包括影像学检查（如X线、CT、MR、PET）、B超、心电图等。可进一步判断有无其他脏器损伤。

【指标评估的技术要点】

1. 流式细胞术　目前检测NK细胞表面标记的标准方法是运用流式细胞仪。实验前保证标本无溶血，其他影响结果的因素较少。联合检测$CD3^-$、$CD16^+$、$CD56^+$亚群的结果更为准确，如只测定$CD16^+$的亚群，可能会混入少量的NK样T细胞。

2. 免疫组织化学　其影响因素较多。

（1）标本前处理过程中固定时间过长或过短均会对染色结果产生不良影响。如果固定时间不足易造成抗原弥散，固定时间过长则会破坏抗原活性。

（2）切片的质量是保证染色质量的基本要求，切片刀痕和皱褶部位易引起假阳性。

（3）修复强度不够，结果可能会出现假阴性。

【指标评估的影响因素】

1. 生理因素影响　有研究表明，孕龄1~4个月时，$CD16^+$亚群细胞数量升高，而在4~6个月和8~10个月时，$CD16^+$亚群细胞数量明显减少。运动影响较小，但老龄化可使结果偏低。

2. 标本采集、保存及运输过程的影响　抗凝剂的使用、运送容器的质量、无菌状况，血液标本是否溶血、脂血、黄疸，标本是否凝固，对检测结果可能存在干扰。全血标本采集后可在室温保存36 h，4~8℃可保存72 h而检测结果稳定。EDTA抗凝血标本是最佳标本。

（兰小鹏，赵　猛）

参考文献

NOTCH1基因

【定义】

NOTCH基因编码一类高度保守的细胞表面受体，调节从海胆到人等多种生物细胞的发育，由Notch受体、Notch配体（DSL蛋白）及细胞内效应器分子（CSL－DNA结合蛋白）三部分组成。其中Notch受体分为1、2、3、4亚型。Notch信号影响细胞正常形态发生的多个过程，包括多能祖细胞的分化、细胞凋亡、细胞增殖及细胞边界的形成。

【分类】

目前已经在多种肿瘤中发现存在NOTCH1的基因突变，包括血液系统、消化系统、生殖系统和头颈部肿瘤等。自2004年A. P Weng在*Science*上发表了T－ALL中存在高频NOTCH1突变以来，NOTCH1在急性淋巴细胞白血病中的作用引起了广泛的关注。目前报道的NOTCH1基因突变位点较多，按照突变后NOTCH1功能的改变，分为活化突变和非活化突变。

【临床意义】

大部分研究提示，有接近50%的T－ALL患者存在NOTCH1活化突变。NOTCH1的持续激活可以通过调节白血病细胞的分化、增殖从而促进肿瘤发生。近年来基于NOTCH1的临床研究发现，NOTCH1中的活化突变与更好的治疗结果相关，这一类患者往往有着更佳的预后。《WHO 造血与淋巴组织肿瘤分类（2016）》以及《中国成人急性淋巴细胞白血病诊断与治疗指南（2016 年版）》均强调了 NOTCH1 基因突变检查的重要性，并且明确指出 NOTCH1 活化突变是预后较好的指标。

【诊断思路】

诊断思路见图 59。

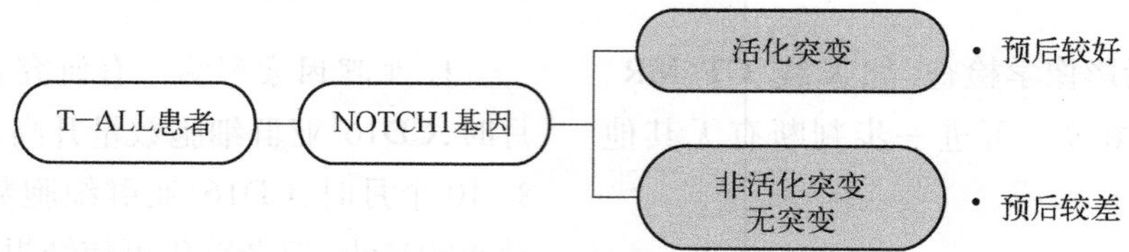

图 59　NOTCH1 基因诊断思路图

（2）根据患者的用药方案确定有无必要进行 NOTCH1 的检测。

（3）根据 NOTCH1 的基因型指导药物的选择和剂量。

【需进一步检查的实验指标】

1. T－ALL 的细胞形态、免疫表型检测

2. T－ALL 遗传学和基因表达谱　TEL－AIML1，9p 缺失等。

【指标评估的技术要点】

目前针对 NOTCH1 的检测方法主要是测序。包括一代测序和二代测序技术等。

1. 一代测序　该技术被认为是检测的金标准，理论上能够检测所有 NOTCH1 突变，包括已知和未知的。但检测通量小，操作复杂，在临床上使用较少。

2. 二代测序　该技术具有高度并行化、微型化和自动化的特点，一轮运行可以得到 1 500 亿对碱基的序列信息，平均测序深度≥100 倍（可根据具体检测要求改变）。相比传统测序技术，二代测序技术具有测序准确率高（≥99.9%）、可检测未知突变、大片段基因缺失、基因的插入、缺失、倒位、错义、检测流程自动化程度高等特点。

【指标评估的影响因素】

1. 外源性污染　NOTCH1 测定方法大多数需要使用 PCR 技术扩增目标基因，待测者的标本受到外源性 DNA 污染时，如使用外源性的免疫细胞治疗、输血、妊娠等状况，可能会导致假阳性的结果。另外，实验操作不恰当也可能引起假阳性或者假阴性结果。

2. 技术性因素　PCR 技术的非特异性扩增和基因芯片的非特异性杂交可能引起结果的假阳性。在二代测序中，测序深度也会影响结果的判断。测序深度不够可能引起假阴性。

（黄　彬，陈培松）

参考文献

NPM1 基因

【定义】

核仁磷酸蛋白（nucleophosmin，NPM、B23、N038 或 NPM1）是一种主要定位于核仁，可在核仁与细胞质之间穿梭的蛋白分子，其基因定位于 5 号染色体长臂上（5q35），共有 12 个外显子，其中第

12 外显子最长(358 bp),广泛地表达于各种类型的细胞。NPM1 蛋白与核糖体的转运、中心体的生物合成、DNA 聚合酶活性的调节均有密切的关系,此外 NPM1 蛋白和 P53、P19ARF 蛋白相互作用,进而调控细胞的周期进程和增殖发育,研究显示 NPM1 蛋白在各种组织来源(胃、结肠、卵巢、膀胱及前列腺)的肿瘤中表达升高,在肿瘤形成过程中发挥重要作用。NPM1 的突变常发生在外显子 12。胞质异常表达 NPM 是这一基因突变的标志。

【分类】

NPM1 基因突变可导致 NPM1 蛋白的 C 末端序列改变,使之主要定位于细胞质中,通过野生和突变蛋白之间的异二聚体化,破坏正常血细胞的增殖、分化与凋亡,导致白血病的发生。迄今,已报道 NPM1 基因突变至少有 55 种类型,几乎全是外显子 12 的插入突变,使突变型比野生型多了 4 个碱基,导致框移突变。NPM1 基因突变最常见的是突变 A,960_963dupTCTG,占所有突变的 75%~80%,突变形式是第 12 外显子的第 956 位至 960 位的 4 对核苷酸发生重复,也就是插入 TCTG,导致阅读框移位,使蛋白 C 末端的 7 个氨基酸被另外 11 个氨基酸所取代,研究报道有极少数病例 NPM1 突变累及第 9 和 11 号外显子。突变 B 和 D 各占 10% 和 5%,分别插入的是 CATG 和 CCTG,其余突变类型较少见。所有的突变都可使决定蛋白核仁内定位的第 290、280(或仅 290)位酪氨酸残基发生缺失,并在 C 末端获得一个额外的核输出信号,使得 NPM1 蛋白发生异常的细胞质内定位。

【临床意义】

NPM1 基因突变是 AML 中最常见的重现性基因异常之一。发病率随年龄而升高,见于 2%~8% 的儿童 AML 和 27%~35% 的成人 AML。NPM1 突变见于 45%~64% 的核型正常成人 AML,女性多于男性,是目前 AML 中检出率最高的一种基因突变。鉴于 NPM1 突变的 AML 具有独特的临床、基因表达谱和免疫表型特点及良好预后,2008 年版 WHO 造血和淋巴组织肿瘤分类中将此类白血病从 AML 非特指型(NOS)中作为暂定的一个实体独立出来,纳入重现性遗传异常 AML。随着对 NPM1 基因突变研究意义的进一步明确,WHO 分型标准 2016 年版中已经将其正式单列为重现性遗传异常 AML 的一个型别。

NPM1 基因突变是预后良好因素,NPM1 突变 AML 患者有更好的 OS(overall survival, OS)、无病生存(disease-free survival, DFS)、低累积复发率。特别是 NPM1 突变而 FLT3-ITD 阴性患者有良好的预后,完全缓解率(complete remission, CR)升高且无复发生存(relapse-free survival, RFS)、OS 明显延长。

NPM1 基因突变非常稳定,当这类 AML 患者复发,仍可以检测到 NPM1 突变,因此可以作为 MRD 检测标记。

NPM1 基因突变除有助于评估白血病化疗的预后外,尚可预测骨髓移植的治疗效果。对 NPM1 突变型的患者施行骨髓移植并不能改善病情;而 NPM 野生型的患者接受骨髓移植后则可获明显的血液学缓解。因此,NPM1 突变的检测可辅助临床医生对患者是否做骨髓移植做出正确的决策,以减轻患者的经济负担及避免不必要的手术风险。

【诊断思路】

诊断思路见图 60。

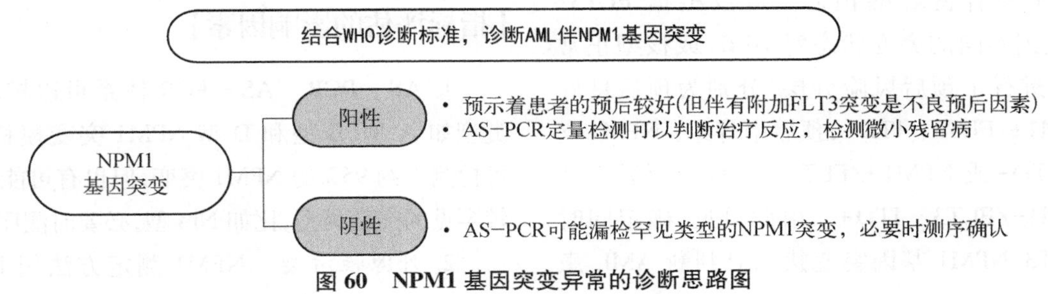

图 60 NPM1 基因突变异常的诊断思路图

【需进一步检查的实验室指标】

NPM1基因突变阳性的AML患者具有特定的临床特征：患者一般没有MDS或MPN病史，女性患者多见（特别是在伴单核分化的NPM1突变的AML中）。骨髓原始细胞比例、LDH水平均较高，患者常表现贫血和血小板减少，但较其他类型AML白细胞及血小板计数为高，全血细胞减少罕见，骨髓巨核细胞个数也有增多趋势。患者可有髓外累及，最常见的受累部位是齿龈、淋巴结和皮肤。

1. 形态学分型　NPM1突变的AML发生率在FAB各亚型中具有异质性，它出现在除M0和M7外的所有FAB亚型中，其中以M5/M4最多见，其次是M2，因此在临床中常规检测NPM1突变可为AML的诊断分型提供依据。该型别的AML幼稚细胞在形态上也有着一定特征：即原始细胞的细胞核呈现“杯口样（cuplike）”。

2. 免疫表型　NPM1突变的AML最显著的免疫表型特征是原始细胞CD34表达减弱或者缺失（约80%的病例CD34阴性）；此外，表达髓系标记CD15、CD13及CD33，其中CD33往往高表达；约一半的NPM1突变的AML原始细胞具单核分化标记如CD64、CD14、CD11b及CD4；研究显示，初诊时CD45及干细胞标记CD123表达较强者（>50%）OS较短且患者容易复发。

3. 染色体核型　NPM1基因突变阳性的AML患者正常核型比例也高于NPM1基因突变阴性的AML患者。

4. 分子生物学　NPM1突变常常伴随FLT3基因的NLK，ITD突变。NPM1突变的AML患者中有约40%患者伴有FLT3-ITD突变，两者之间的相互关系对于判断AML的预后非常重要。在不伴有FLT3-ITD突变的患者中，NPM1突变阳性患者才具有良好的预后。可以根据FLT3/NPM1基因不同的突变状态对AML或核型正常的AML进行了预后风险分层，分别为预后良好组：NPM1+/FLT3-ITD-，预后中等组：NPM1-/FLT3-ITD-或NPM1+/FLT3-ITD+，预后不良组：NPM1-/FLT3-ITD+。由此可见，确定同时检测FLT3/NPM1基因突变状态对判断AML患者预后具有重要的指导意义。

此外，NPM1突变的AML表现不同的基因表达谱，其特征为HOX基因表达上调。

【指标检测的技术要点】

检测NPM1突变的方法是毛细管电泳法（capillary electrophoresis，CE）、测序、高分辨熔解曲线方法（high resolution melting curve，HRM）及等位基因特异PCR（allele-specific PCR，AS-PCR）方法。也可以用免疫组化方法检测胞质NPM1蛋白，但临床少用。

CE法可以有效区分NPM1基因野生型和突变型PCR产物之间4个碱基的大小差异，其优点是直观、准确、可检测已知和未知突变、可对突变比例定量。测序法是所有检测方法的金标准。然而，2种方法均需要对PCR产物进行后处理，存在操作烦琐、耗时、灵敏度低、易造成模板污染和假阳性的缺点。

HRM是近几年来发展起来的突变筛查技术，通过产物的熔点差异进行区分。一条特定的熔解曲线就代表一个特定的DNA序列，只要有一个碱基变化，曲线表现就会有所不同，因此具有很高的分辨率。HRM法操作简单快速、价格便宜、灵敏度更高，而且闭管式操作大大降低了模板污染和假阳性的可能性，因此更适合于临床应用。

AS-PCR方法同时扩增野生型和突变型模板，通过引入错配碱基、引物筛选和体系优化，最终确定的AS-PCR引物对野生型NPM1基因无扩增作用，具有高度的特异性，此对于准确的定量也非常重要。该体系的灵敏度高达0.01%，因此更适合用于定量分析和对MRD的监控。

因此，按照临床标本的检测能力和不同检测方法各自的特点，HRM法可用于对NPM1突变筛查，而AS-PCR法可用于对后续的MRD进行定量。

【指标评估的影响因素】

1. AS-PCR　AS-PCR体系可以扩增常见类型如A型、B型和D型NPM1突变模板，因此可检测大约95%的NPM1突变，但也有可能漏检比较罕见的突变类型，比如Nm型，必要时测序确认。

2. 外源性污染　NPM1测定方法用PCR技

术扩增目标基因，待测者的标本受到外源性 DNA 污染时，如使用外源性的免疫细胞治疗、输血、妊娠等状况，可能会导致假阳性的结果。

3. 荧光定量 PCR 使用荧光定量 PCR 技术，如果突变型和野生型是在同一管中检测，由于存在非特异性扩增和探针的非特异性结合等因素，一般要求突变型和野生型的 Ct 值相差在 8 以内。

（欧阳涓，李俊勋）

参考文献

NQO1 基因多态性

【定义】

NQO1（NAD（P）H Quinone Dehydrogenase 1）基因，定位于人染色体 16q22.1，包含 6 个外显子，Gene ID 为 1728，其编码的 NQO1（NAD（P）H dehydrogenase ［quinone］ 1）蛋白由 274 氨基酸残基组成，分子量为 30 868 Da。NQO1，还原型辅酶/醌氧化还原酶（NAD（P）H quinone dehydrogenase 1），又称为 DT－硫辛酰胺脱氢酶（DT－diaphorase），是一种黄素酶，NQO1 在器官中分布广泛，但在肝脏、肾脏、肠胃道中水平最高。

NQO1 是一种黄素酶，催化醌双电子还原反应，能够借助 NADH 或 NADPH 作为电子供体，催化体内醌类化合物的还原反应，对酿及其衍生物有解毒作用。酿在自然界中广泛存在，能诱发哺乳动物细胞癌变、突变和坏死。经过 NQO1 代谢后，酿类直接被还原成氢酿，在胞内被稳定结合和排泄，避免生成不稳定的半酿类物质。因而 NQO1 的还原性能够保护细胞不被自然界中的酿类等生物异源性物质所损伤。相关研究结果表明，NQO1 基因突变可导致酶活性降低，增加肿瘤发生的危险性。

【分类】

根据 NQO1 基因发生变异位点的不同，将 NQO1 基因分为 NQO1＊1 型（野生型）、NQO1＊2 型（P187S）和 NQO1＊3 型（R139W），NQO1＊2 型和 NQO1＊3 型均降低 NQO1 酶的活性。

【临床意义】

NQO1 基因 C465T 突变导致其产生缺乏外显子 4 的可变剪接的 mRNA，它缺乏这个外显子编码的醌结合位点，编码蛋白的催化活性最小，最终导致耐药，此突变使 NQO1 基因编码的 187 位氨基酸由脯氨酸变成了丝氨酸，虽不影响其 mRNA 的合成，但可能改变酶的二级结构，使酶活力发生变化，野生型（C/C）的个体 NQO1 酶活力正常，而具有杂合型（C/T）的个体，酶的活力降低，突变型（T/f）的个体，酶活力完全丧失，该位点与直肠癌、胃癌、白血病、肺癌等许多恶性肿瘤包括一些常见病如帕金森氏症等疾病的相关性均有研究。

NQO1 基因 C465T 突变（被命名为 NQO1＊3）导致其产生缺乏外显子 4 的可变剪接的 mRNA，它缺乏这个外显子编码的醌结合位点，编码蛋白的催化活性最小，最终导致丝裂霉素耐药。

【诊断思路】

诊断思路见图 61。

在使用丝裂霉素、拉帕等抗肿瘤药物时，应该检测 NQO1 基因多态性，根据 NQO1 基因多态性的状态，选择合适的治疗方案。

【需进一步检查的实验室指标】

根据 NQO1 基因参与生理作用，在检测 NQO1 基因多态性时，可以进一步检测 CYP2E1、

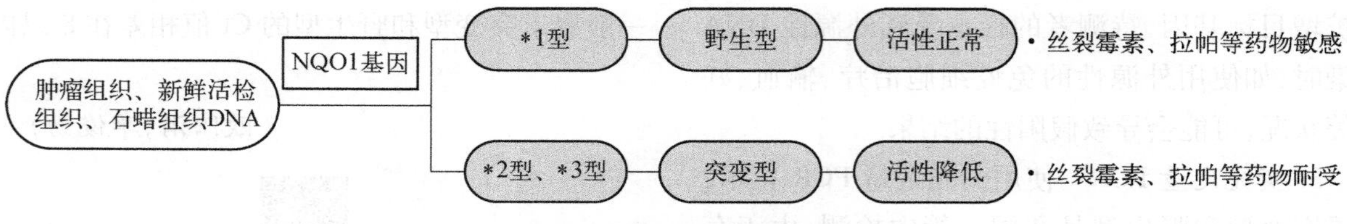

图 61　NQO1 基因多态性诊断思路图

SOD2 和 CYP4F2 等基因的多态性或表达情况。

（1）CYP2E1、SOD2 和 CYP4F2 等基因，参与了机体氧化应激过程，与 NQO1 基因的功能具有协同作用。

（2）TNF、COX2 等基因，与 NQO1 基因共同参与了 TNF 诱导的活化通路，TNF、COX2 等基因的功能状态影响了 NQO1 基因的功能。

【指标评估的技术要点】

1. 基因突变　突变位点、类型对对化疗药物及靶向药物有不同的用药提示意义。

2. 突变的比例　对于组织样本，应评估肿瘤细胞在组织样本中的比例，并通过与突变比例结合，计算肿瘤细胞中的突变比例，突变的比例越高，其用药提示作用越强。

3. 取材时间　检测结果说明取材时的基因突变情况，由于肿瘤的异质性，取材时间与检测时间间隔较长时，对肿瘤患者体内肿瘤基因突变的情况会出现偏差。

【指标评估的影响因素】

1. 检测方法　目前检测 NQO1 基因多态性的方法主要有 Sanger 测序、ARMS－PCR、高通量测序（NGS）、数字 PCR 和基因芯片等。每种方法学都存在优缺点，需要根据实际情况进行选择，如 Sanger 测序可检出未知突变。但对突变 DNA 所占比例要求较高，仅能检出超过 10% 的基因突变。

2. 样本类型　对于组织标本，样本量过少、未取到肿瘤组织、肿瘤组织过少等可导致假阴性结果。取材需要有专用的保存管。

（李　艳，童永清，吕永楠）

参考文献

PIK3CA 基因突变

【定义】

PIK3CA 基因编码Ⅰ类磷脂酰肌醇－3－激酶（phosphatidylino-sitol 3－kinases，PI3Ks）的 p110α 催化亚单位，即 PI3Kp110α。PI3Kp110α 可通过激活 AKT 信号通路，调控体细胞增殖、分化、存活等许多重要的生理功能。PIK3CA 基因突变可使其激酶活性增强，持续激活下游 AKT 信号通路，增强细胞侵袭和转移能力，在肿瘤的发生发展中起着至关重要的作用，在临床上，PIK3CA 基因突变检测常用于指导 EGFR－TKI 类药物治疗、抗 EGFR 类药物治疗、抗 HER2 类药物治疗等，同时对于临床诊断及预后有着重要意义。

【分类】

根据 PIK3CA 基因突变序列特征类型，可分为点突变、小片段插入/缺失、大片段插入/缺失及拷贝数变异。

PIK3CA 基因突变约 80% 发生在螺旋区（exon9）和激酶区（exon20）。主要突变位点有 E542K、E545K、E545Q、H1047R、M1043I、Q546K、Q546P 和 Q546R。

【临床意义】

1. *PIK3CA 基因突变与肿瘤靶向治疗* 由于 PIK3 是 EGFR、HER2 等生长因子受体的下游信号，PIK3CA 基因突变引起 PI3K 激活可导致针对其上游信号因子的靶向治疗失效，如非小细胞肺癌中的 EGFR－TKI 类药物治疗、结直肠癌中的抗 EGFR 类药物治疗、乳腺癌的抗 HER2 类药物治疗等。PIK3CA 靶向抑制剂 XL147（NCT00692640）、BEZ235（NCT01343498）、GDC－0941（NCT00975182）和 BYL719（NCT01719380）等正在临床试验中。

2. *PIK3CA 基因突变与肿瘤预后* PIK3CA 基因突变在多种上皮性肿瘤如肺癌、结直肠癌、乳腺癌中，均提示预后不良。

【诊断思路】

诊断思路见图 62。

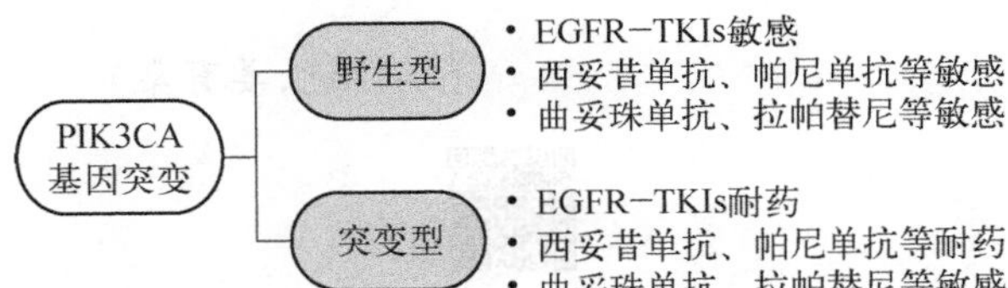

图 62　PIK3CA 基因突变诊断思路图

1. *PIK3CA 基因突变与非小细胞肺癌* 在非小细胞肺癌（NSCLC）中，PIK3CA 基因突变率为 2%～7%。PIK3CA 突变可能更多存在于肺鳞癌，而在腺癌中相对较低；在获得性耐药的 EGFR 敏感突变的肺癌患者中有 5% 的患者存在 PIK3CA 突变，提示该突变是 EGFR－TKIs 继发耐药的一个可能原因，在肿瘤诊治过程中应考虑动态检测 PIK3CA 突变。

目前，PIK3CA 靶向抑制剂如 XL147（NCT00692640）、BEZ235（NCT01343498）和 GDC－0941（NCT00975182）等已完成 Ⅰ 期临床试验。

此外，PIK3CA 突变与非小细胞肺癌的无进展生存期（PFS）降低和总生存期（OS）缩短相关，提示预后不良。

2. *PIK3CA 基因突变与结直肠癌* PIK3CA 基因在结直肠癌中的阳性突变率相对较高，可达 32%，且往往与 KRAS、NRAS、BRAF 发生交叉突变。研究表明，PIK3CA 基因突变使结直肠癌患者对抗 EGFR 药物明显不应答。15%～20% 的结直肠癌（CRC）有 4,5－二磷酸磷脂酰肌醇 3 激酶（PIK3CA）活化突变。因此，对于结直肠癌患者进行 PIK3CA、KRAS、NRAS、BRAF 等多基因检测，才能正确指导并选择抗 EGFR 药物，从而更好地进行个体化靶向治疗。

大多数情况下，PIK3CA 突变的晚期结直肠癌提示预后不良，但对 KRAS 野生型的患者无预后意义。目前，PI3K 抑制剂 BYL719 用于转移性结直肠癌的临床试验也已开展（NCT01719380）。

3. *PIK3CA 基因突变与乳腺癌* PIK3CA 基因突变是乳腺癌中最常见的基因突变之一。PIK3CA 基因突变通过 PI3K/AKT 的途径引发 AKT 持续活化，导致成纤维细胞和乳腺上皮细胞的生长和转化，抑制细胞凋亡，与乳腺癌的发生和发展密切相关。PIK3CA 基因突变存在于所有类型的乳腺癌中，更常见于 PR 阳性及 ER 阳性的乳腺癌。

PIK3CA 基因突变在乳腺癌不同分子亚型中突变发生率也不相同；而且 PIK3CA 状态也会影响靶向药物的治疗效果。PIK3CA 突变最易发生于完整表达 PTEN 基因、存在淋巴结转移、ER（+）/PR（+）/HER2（+）的肿瘤中。研究结果显示，PIK3CA 基因突变的 HER2 阳性乳腺癌患者接受曲妥珠单抗/曲妥珠单抗（trastuzumab/herceptin）治疗的疗效显著降低，总生存期（OS）显著缩短。PIK3CA 突变还可加剧肿瘤细胞对拉帕替尼（lapatinib）的治疗抵抗。由于 PIK3CA 基因突变的 HER2 阳性乳腺癌患者对化疗和抗 HER2 治疗产生耐药，所以需要对此类人群确定其他的治疗方案。

【需进一步检查的实验室指标】

1. *RAS、BRAF 基因检测* 对于结直肠癌患者进行 PIK3CA、RAS、BRAF 等多基因检测，才能正确指导并选择抗 EGFR 药物，从而更好地进行个体化靶向治疗。

2. PTEN 表达检测　PTEN 可通过对 PI3K 去磷酸化而抑制其活性，故 PTEN 表达缺失可导致 PI3K 途径激活。在结直肠癌中，PTEN 表达缺失也提示西妥昔单抗耐药。在乳腺癌中，PTEN 表达缺失多发生于激素受体阴性患者。

【指标评估的技术要点】

1. 检测方法　PIK3CA 常用的检测方法包含 Sanger 测序、ARMS－PCR、高通量测序、数字 PCR 等。

（1）Sanger 测序：是基因检测的金标准，准确性最高，并且可检出未知突变。但对突变 DNA 所占比例要求较高，仅能检出 10%以上突变比例的基因突变。

（2）ARMS－PCR：ARMS－PCR 可检测出低至 0.1%比例的突变 DNA，且检测准确性高，但只能检测已知突变位点。

（3）高通量测序：高通量测序技术通过提高测序深度，可检出稀有突变。可用于组织、细胞及 ctDNA 的检测。其最大的优势在于可同时检测大量基因的突变。但对检测的设备技术有一定要求。

（4）数字 PCR：数字 PCR 技术对于检测稀有突变具有最大的优势。可检出低于 0.01%的突变。准确性高，特别适合 ctDNA 的检测，其缺点在于只能检测已知突变，且检测通量较低。

2. 突变的比例　突变的比例越高，其用药提示作用越强。

【指标评估的影响因素】

1. 样本类型　石蜡组织样本（FFPE），其取材时的固定过程不规范和蜡块的保存时间过久等因素，均可能影响 DNA 的完整性，进而影响检测结果。

ctDNA 样本由于含量极低，需采用灵敏度较高的检测方法，对实验室要求较高。取材需要有专用的保存管。保存不当可导致 ctDNA 降解和白细胞裂解释放大量 DNA 稀释 ctDNA，进而导致假阴性结果。

2. 肿瘤细胞比例　对于组织样本，应评估取材样本的肿瘤细胞比例，当肿瘤组织过少，甚至未取到肿瘤组织时，检测结果会受到影响。

3. 取材时间　由于肿瘤的异质性，取材时间与检测时间间隔较长时，检测结果和肿瘤患者体内实际的基因突变情况会出现偏差。

（姜　傥，姜育燊）

参考文献

PML－RARα 融合基因

【定义】

PML－RARα 是急性早幼粒细胞白血病（acute promyelocyticleukemia，APL）特征性融合基因，即位于染色体 15q22 区带的早幼粒细胞白血病（PML）基因易位至 17 号染色体，与位于 17q11－12 的维 A 酸受体 α（RAR 酸）基因构成新的融合基因 PML/RARα。

【分类】

PML－RARα 融合基因形成的时候，RAR 因基因断裂点位于第 2 内含子，而 PML 基因有 3 个区域参与了 t(15;17) 易位，即内含子 6（bcr1）、外显子 6（bcr2）和内含子 3（bcr3）。根据 PML 基因断裂部位不同，可分为3种PML/RAR同基因亚型，分别为长型（L型、bcr1，约占55%）、短型（S型、bcr3，约占40%）和变异型（V型、bcr2，约占5%）。

【临床意义】

1. 特征性变异　PML－RARα为融合蛋白的异常调控使粒细胞分化阻滞在早幼粒细胞阶段，从而导致APL白血病的发生。

2. 早期诊断　APL常伴弥散性血管内凝血表现，是一种临床凶险的白血病，PML/RAR临融合基因的检测对于早期诊断APL十分重要。

3. 早期治疗　APL是一种可以治愈的白血病，临床上凡具有PML－RARα的融合基因或者t（15；17）易位的APL对维A酸和砷制剂治疗有效，PML－RARα剂融合基因的检测对于APL早期干预，早期治疗十分重要。

4. 疗效监测　NCCN指南中将PCR检测PML/RAR治融合基因用于APL微小残留病MRD检测来监测疗效，指导治疗。

5. 亚型　PML－RARα，不同基因亚型的临床特点及预后有所不同：L型最常见；V型患者初诊时纤维蛋白原水平最高，出血发生率也最低；S型患者最易伴发FLT3－ITD突变和CD34阳性表达，而CD34阳性是不良预后因素，因此在同等危险度分组情况下，S型APL患者预后有可能较L型和V型差。了解PML－RARα较亚型的研究有助于在现有危险度分组的基础上进一步评价APL患者的预后，从而指导个体化治疗。

【诊断思路】

诊断思路见图63。

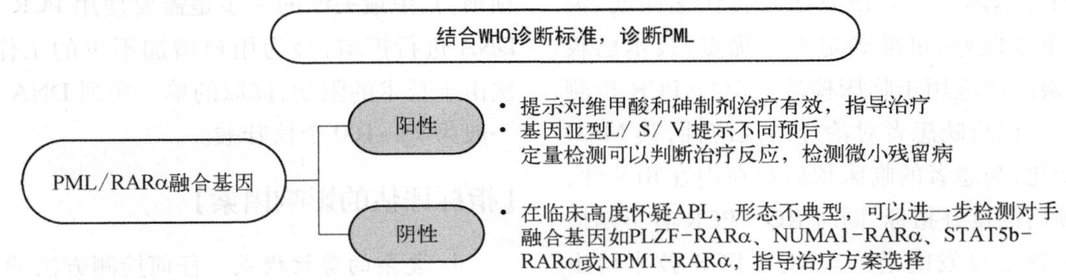

图63　PML/RARα融合基因异常的诊断思路图

【需进一步检查的实验室指标】

APL有特征性形态特点：大量胞质含有颗粒的异常早幼粒细胞，有粗颗粒（多颗粒）型/典型APL与细颗粒（颗粒过少）型APL两种类型。细颗粒APL与粗颗粒APL不同，白细胞数很高，倍增时间快。

APL有特征性免疫表型：低表达或不表达HLA－DR、CD34、CD11a、CD11b和CD18，CD33常为均一性强表达、而CD13呈异质性。成熟细胞标记CD15为阴性或弱阳性表达，常与CD2与CD9共表达。表达CD56提示预后不良。

有一部分患者在临床高度怀疑APL，形态学特征常与APL相似但不典型，可以进一步检测对手融合基因，主要是涉及RAR的变异易位。这些变异融合伙伴包括11q23上的ZBTB16（此前称为早幼粒细胞白血病锌指基因或PLZF）、11q13上的核基质相关基因（NUMA1）、5q35上的核磷蛋白基因（NPM1）和17q11.2上的STAT5B等（2488）。APL变异型包括t（11；17）（q23；q12）ZBTB6－RARq和STAT5B－RAR2融合基因者对维A酸耐药，但APL伴t（5；17）（q35；q12）NPM1/RARq者对维A酸有反应。

【指标评估的技术要点】

PML/RAR融合基因主要用分子检测手段包括荧光原位杂交（FISH）、RT－PCR、荧光定量PCR技术、基因芯片和高通量测序等技术。

1. FISH　该技术是一种通过标记了荧光素的DNA按照碱基互补原则与待检DNA进行杂交

后,利用出现的荧光信号的数量和位置来反映标本中存在的相应特异性基因的数量和位置的方法。它对处于分裂期和分裂间期的细胞均可以进行检测,具有形象直观、灵敏度高、特异性强、无放射性和可进行多重染色等优点,且适用于血液、骨髓、组织等多种临床标本的检测。FISH 技术的局限性在于步骤较复杂,过程中影响因素(溶液 pH 值、温度、时间等)较多。FISH 技术检测 PML/RARα 融合基因的敏感性及特异性均优于常规细胞遗传学。

2. *实时定量荧光 PCR(real-time quantity PCR, RQ-PCR)* 该方法是在 PCR 反应体系中加入荧光物质,通过实时检测荧光信号在 PCR 过程中的累积变化,利用已知浓度的标准品制作的标准曲线对未知浓度的样品进行定量分析的方法,它可以直接检测目的基因的起始数量,从而动态监测融合基因水平。该方法具有快速简便、灵敏度高、重复性好、可准确定量等优点,技术已较为成熟,被广泛应用于临床检测。RQ-PCR 检测融合基因可以反映患者对治疗的反应性,其 MRD 的动态变化,与患者的临床预后存在内在相关性,是检测预后的良好指标,同时 RQ-PCR 有早期检测分子生物学复发的潜力。RQ-PCR 技术检出 MRD,比传统的细胞学方法及临床症状出现早 5~8 个月,是现在临床上应用最广、最多的方法,2016 年 NCCN 指南中将 RQ-PCR 检测 PML/RAR 上融合基因用于 APL MRD 检测,监测疗效,指导治疗。

3. *基因芯片技术* 通过将大量探针分子固定于支持物表面,再与标记的样品分子进行杂交,通过检测各个探针分子的杂交信号强度获取样品分子的数量和序列信息的方法。该方法具有快速、简便、分辨率高和高通量等优点,可以通过设计不同的探针阵列一次性对样品大量序列进行多项检测和分析,此外还可用于突变基因的检测和发现。

4. *高通量测序* 又称二代基因测序(next generation sequencing, NGS)NGS 其实是一个基于一代测序方法的升级。将第一代中使用的双脱氧核苷酸(ddNTP)换成了带有 4 种不同颜色荧光标志物的脱氧核糖核苷三磷酸(dNTP),依靠颜色区分 dATP、dTTP、dCTP 和 dGTP。替换为 dNTP 后,NGS 不再依靠合成的终止以及电泳获得基因的顺序,而是在 DNA 合成酶合成一一对应双链 DNA 的同时,由于使用的所有原料都是带有荧光标志物的 dNTP(dATP、dTTP、dCTP、dGTP),每合成一个互补链,荧光标志物就放出对应的颜色,再使用机器读取这些合成时放出的颜色就可得到基因的序列,由于这种一边合成一边测序的方法大大提高了速度,所以更多的目标 DNA 可以被在相较于一代测序更短的时间内完成检测,降低成本。NGS 也有其局限性:首先 NGS 的样本制备比较烦琐,其中最关键的一步是需要使用 PCR 对目标 DNA 进行扩增,会为用户增加不少的工作量;其次由于技术的限制,读取的单一序列 DNA 的长度一般为 75~100 个核苷酸。

【指标评估的影响因素】

1. *复杂的剪切模式* 任何检测方法的结果判读都会由于断裂点或者剪接模式不同而变得复杂。比如 10% 的 t(15;17)PML-RARα 断裂会发生在 PML 第 6 外显子,与内含子断裂不同,这样形成的嵌合转录本序列会稍微不同,可能导致与探针杂交失败而检测不到。

2. *实时定量荧光 PCR* MRD 检测受标本质量及标本采集、保存运输的影响,结果评估时候也要注意。

(欧阳涓,李俊勋)

参考文献

RAS 基因突变

【定义】

RAS 基因家族有 HRAS、KRAS 和 NRAS 三种,编码 21KD 的 RAS 蛋白,又称为 P21 蛋白或 G 蛋白。RAS 蛋白为膜结合型 GTP/GDP 结合蛋白,参与 EGFR 下游信号传导通路。KRAS 和 NRAS 基因突变可导致 EGFR 等信号通路持续激活,是肿瘤发生发展的重要机制之一。

约 30%的肿瘤存在 KRAS/NRAS 基因突变,KRAS 和 NRAS 基因突变与 EGFR 酪氨酸激酶抑制剂类药物(EGFR－TKIs)、抗 EGFR 类药物等多种肿瘤的靶向药物治疗疗效相关,对肿瘤的诊断和预后判断也有一定指导价值。

【突变的分类】

RAS 基因突变主要为点突变。目前在 RAS 基因上已发现有 40 余个点突变。其中,99%以上的突变集中在 12、13 和 61 密码子,即 codon12、13、61。近年来,RAS 基因的其他外显子区域突变也日益受到重视。

【临床意义】

RAS 基因突变导致的 Ras 蛋白持续活化,激活下游信号分子,包括 RAF、MEK、ERK－MAPK 通路和 PI3K、AKT、mTOR 通路。因此,可导致针对其上游 EGFR 的抑制性治疗失效。

临床上,RAS 突变检测常用于抗 EGFR 类药物和 EGFR－TKIs 类药物的疗效评估。

1. *抗 EGFR 类药物* 在结直肠癌中,KRAS、NRAS 突变的癌患者对西妥昔单抗、帕尼单抗等抗 EGFR 类药物反应一般较差。NCCN 指南与中国结直肠癌诊疗规范(2015 年版)均明确指出,在进行抗 EGFR 类药物如西妥昔单抗治疗前,所有结直肠癌均需进行 KRAS 等基因检测,KRAS、NRAS 基因野生型者,才建议进行抗 EGFR 类药物如西妥昔单抗治疗。

2. *EGFR－TKIs 类药物* 对非小细胞肺癌,KRAS、NRAS 突变者可导致 EGFR－TKIs 类药物如厄洛替尼等无效,故对非小细胞肺癌进行 EGFR－TKIs 类药物治疗时,也应该进行 KRAS、NRAS 基因检测。

3. *抗 RAS 治疗* 目前有安卓健(Antroquinonol)等在研药物,对于 KRAS 突变者有一定的治疗作用。

4. *肿瘤预后判断* 有研究指出,在非小细胞肺癌中,KRAS 基因突变者预后较差。在结直肠癌中,也有类似的提示作用,但仍存争议。

【诊断思路】

诊断思路见图 64。

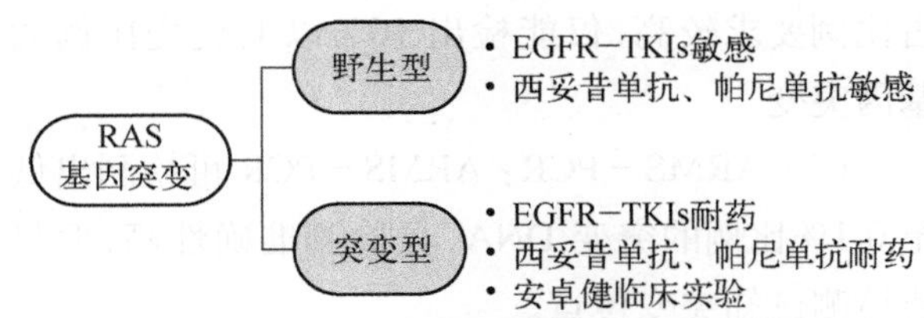

图 64 RAS 基因突变诊断思路图

1. *结直肠癌治疗* 如前所述,在有条件的情况下,结直肠癌患者均需进行 KRAS、NRAS 基因检测,KRAS、NRAS 基因野生型者,才建议进行抗 EGFR 类药物如西妥昔单抗治疗。对于突变者,可考虑其他治疗方案,也可考虑安卓健等临床实验类药物治疗。在治疗过程中,KRAS、NRAS 突变可导致西妥昔单抗和帕尼单抗继发性耐药。此时应考虑其他治疗方案。

肿瘤新鲜组织、活检组织、手术切除标本和细胞学标本均可作为检测样本。在以上样本无法获取时，也可选择血液循环肿瘤 DNA（circulating tumor DNA，ctDNA）检测。

2. 肺癌治疗　非小细胞肺癌进行 EGFR－TKIs 类药物治疗时，也应该进行 KRAS、NRAS 基因检测。如检出 KRAS、NRAS 基因突变，提示 EGFR－TKIs 治疗效果差。

【需进一步检查的实验室指标】

1. BRAF 基因检测　KRAS 野生型的结直肠癌患者，可进一步检测 BRAF 突变，BRAF V600E 突变可导致西妥昔单抗和帕尼单抗不敏感。KRAS 野生型的肺癌患者，如出现 BRAF 基因突变，也可导致 EGFR－TKIs 类药物不敏感。

2. KRAS、NRAS 基因全基因检测　当前 KRAS、NRAS 检测多采用热点突变或外显子测序检测，近年来有研究指出，RAS 基因的全序列突变对治疗均有一定的价值。

【指标评估的技术要点】

1. 检测方法　RAS 突变常用的检测方法包含 Sanger 测序、ARMS－PCR、高通量测序及数字 PCR 等方法。

（1）Sanger 测序：是基因检测的金标准，准确性最高，并且可检出未知突变。但对突变 DNA 所占比例要求较高，仅能检出 10%以上突变比例的基因突变。

（2）ARMS－PCR：ARMS－PCR 可检测出低至 0.1%比例的突变 DNA，且检测准确性高，但只能检测已知突变位点。

（3）高通量测序：高通量测序技术通过提高测序深度，可检出稀有突变。可用于组织、细胞及 ctDNA 的检测。其最大的优势在于可同时检测大量基因的突变。但对检测的设备技术有一定要求。

（4）数字 PCR：数字 PCR 技术对于检测稀有突变具有最大的优势。可检出低于 0.01%的突变。准确性高，特别适合 ctDNA 的检测，其缺点在于只能检测已知突变，且检测通量较低。

2. 突变的比例　突变的比例越高，其用药提示作用越强。

【指标评估的影响因素】

1. 样本类型　石蜡组织样本（FFPE），其取材时的固定过程不规范和蜡块的保存时间过久等因素，均可能影响 DNA 的完整性，进而影响检测结果。ctDNA 样本由于含量极低，需采用灵敏度较高的检测方法，对实验室要求较高。取材需要有专用的保存管。保存不当可导致 ctDNA 降解和白细胞裂解释放大量 DNA 稀释 ctDNA，进而导致假阴性结果。

2. 肿瘤细胞比例　对于组织样本，应评估取材样本的肿瘤细胞比例，当肿瘤组织过少，甚至未取到肿瘤组织时，检测结果会受到影响。

3. 取材时间　由于肿瘤的异质性，取材时间与检测时间间隔较长时，检测结果和肿瘤患者体内实际的基因突变情况会出现偏差。

（姜　傥，姜育燊）

参考文献

ROS1 融合基因

【定义】

ROS1（ROS Proto－Oncogene 1，Receptor Tyrosine Kinase）基因，定位于人染色体 6q22.1，包含 46 个外显子，Gene ID 为 6098，其编码的 ROS1（Proto-oncogene tyrosine-protein kinase ROS）蛋白

由 2 347 氨基酸残基组成,分子量为 263 915 Da。基本结构由胞外 N -末端配体结合区(氨基酸 1-1861)、跨膜区(氨基酸 186201882)及胞内 C -末端 464 个氨基酸构成的络氨酸激酶活性区(氨基酸 1883-2347)组成。

ROS1 酪氨酸激酶参与激活多条下游信号传导通路。包括 RAS-MAPK/ERK、PI3K/AKT/mTOR、JAK/STAT3 以及 PLCγ/IP3 和 SHP2/VAV3 途径,调控肿瘤细胞的生长、增殖、分化及细胞周期。此外,ROS1 激酶结合细胞骨架蛋白和细胞-细胞相互作用蛋白,直接或间接介导细胞骨架蛋白磷酸化,参与正常细胞的转化过程。ROS1 基因最显著的特征在于细胞外区域由 6 个重复序列组成,与纤维连接蛋白具有高度同源性,而纤维连接蛋白是一种细胞外基质和血浆蛋白,在细胞黏附中伴有重要作用,它可以直接翻译黏附分子参与细胞内的信号通路。

ROS1 属于酪氨酸激酶胰岛素受体基因,在多个肿瘤细胞系中高表达。其基因重排最初是 1987 年在神经胶质瘤中被发现。2007 年,Rikova 等利用磷酸化蛋白质组学技术证实 ROS1 重排是导致 NSCLC 的驱动基因。研究表明,ROS1 融合在 NSCLC 中突变率为 1%~2%,因此可以作为一种潜在的靶向治疗分子。

【分类】

在 NSCLC 患者中已发现 9 种不同的 ROS1 融合基因型,包括最早发现于神经胶质母细胞瘤中的 FIG-ROS1 以及 CD74-ROS1、SLC34A2-ROS1、TPM3-ROS1、SDC4-ROS1、EZR-ROS1、LRIG3-ROS1、KDELR2-ROS1 和 CCDC6-ROS1。与 ROS1 发生融合的最常见基因是 CD74-ROS1,约占 30%,其次是 EZR-ROS1。在 NSCLC 中 SLC34A2-ROS1 和 CD74-ROS1 为最常见的两种。SLC34A2-ROS1 和 CD74-ROS1 均是跨膜蛋白,其中 SLC34A2-ROS1 融合亚型是由 SCL34A2 的外显子 4 和 ROS1 的外显子 32 或外显子 34 断裂融合而成,CD74-ROS1 是由 CD74 的外显子 6 和 ROS1 的外显子 32 或外显子 34 断裂融合形成的。

【临床意义】

ROS1 基因作为 NSCLC 肿瘤驱动基因,为 NSCLC 个体化治疗提供新的治疗手段,ROS1 在 NSCLC 中突变率为 1%~2%,是潜在的分子靶向治疗基因。由于 ROS1 与 ALK 的络氨酸激酶区域有 49%的同源性,因此,克唑替尼作为 ALK 抑制剂同样对 ROS1 驱动的肿瘤细胞和组织具有抑制作用。NSCLC 指南将 ROS1 基因融合检测纳入晚期 NSCLC 一线治疗方案中。

克唑替尼治疗具有临床获益、缓解迅速持久,耐受性良好,毒副作用易于管理,治疗相关导致永久停药的毒副反应发生率很低,且绝大部分患者在治疗过程中生活质量提高或稳定。但是 ROS1 阳性患者耐药机还有待解决,可能为以下机制:原有靶基因的二次突变(G2032R、L2155S 和 L2016 等)、上皮间质化和旁路激活(EGFR 通路活化,KIT 突变活化等)。

【诊断思路】

诊断思路见图 65。

非小细胞肺癌患者,考虑使用克唑替尼等靶向药物时,应检测 ROS1 融合基因,以便制订合理的治疗方案。

【需进一步检查的实验室指标】

ROS1 临床特征与 ALK 易位患者的临床特征相似,此外,ROS1 融合基因阳性的 NSCLC 患者也可同时伴有 EGFR 和(或)K-Ras 基因突变及 EML4-ALK 融合基因。通过氨基酸序列分析,在酪氨酸激酶区 ROS1 基因与 ALK 基因有 49%同源性。

(1) EGFR、KRAS、BRAF、ROS1 融合基因等之间一般不同出现同时变异,ROS1 融合基因一般只有在 EGFR、KRAS 和 BRAF 等基因突变阴性的时候才进行检测。

(2) EML4-ALK 等融合基因与 ROS1 融合基因为排斥性变异,当 ROS1 融合基因阴性的时候,可以考虑检测 EML4-ALK 等融合基因。

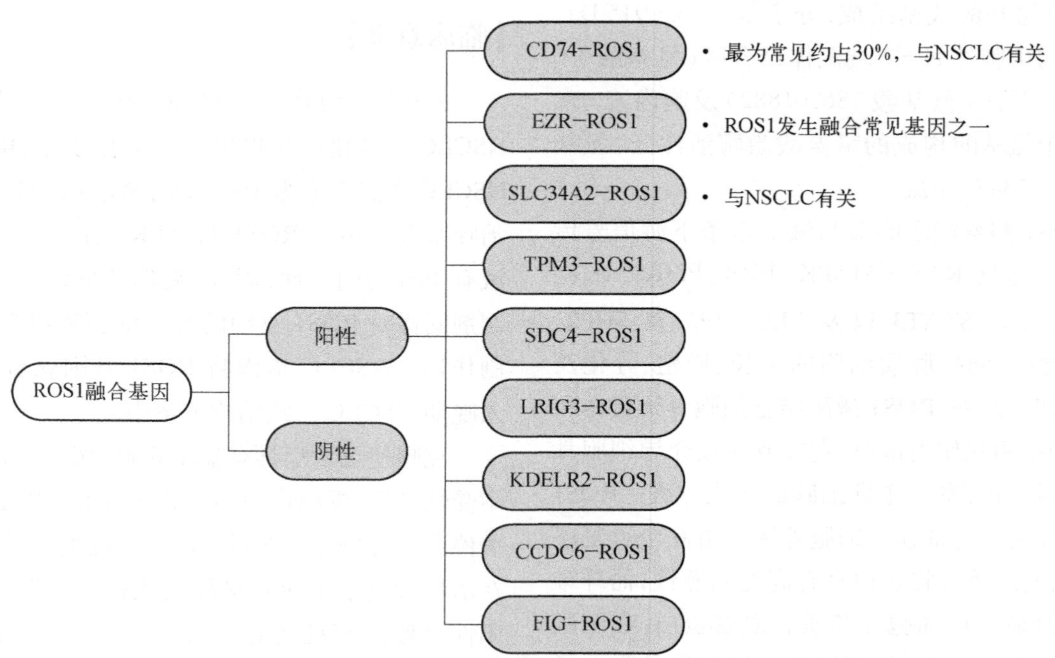

图 65 ROS1 融合基因异常的诊断思路图

【指标评估的技术要点】

1. 融合基因　融合基因类型对化疗药物及靶向药物有不同的用药提示意义。

2. 融合基因的比例　对于组织样本，应评估肿瘤细胞在组织样本中的比例，并通过与融合基因比例结合，计算肿瘤细胞中的融合基因比例，融合基因的比例越高，其用药提示作用越强。

3. 取材时间　检测结果说明取材时的融合基因情况，由于肿瘤的异质性，取材时间与检测时间间隔较长时，对肿瘤患者体内肿瘤融合基因的情况会出现偏差。

【指标评估影响因素】

1. 检测方法　ROS1 基因检测，免疫组织化学法是临床通常将活组织检查和外科手术切除的病灶标本采用免疫组化的方法进行检测，是一种较为简便实用的检查手段。荧光原位杂交是通过不同颜色的荧光信号来检测基因重排的 ROS1。用 2 种不同标记的探针检测 ROS1 基因断裂点的相对两端，正常的 ROS1 显示出黄色信号，而发生重排的 ROS1 显示出分离的红色和绿色信号。只要 ROS1 发生基因重排均可检出。基于 RT－PCR 检测的方法是一种快速的、敏感的诊断 ROS1 融合基因的方法，但该方法需要高纯度的 mRNA，而临床上多数患者的组织标本都用福尔马林固定、蜡块包埋，难以提取高质量 RNA。

2. 样本类型　对于组织标本，样本量过少、未取到肿瘤组织、肿瘤组织过少等可导致假阴性结果。取材需要有专用的保存管。

（李　艳，童永清，吕永楠）

参考文献

RRM1 - mRNA 表达

【定义】

RRM1 (Ribonucleotide Reductase Catalytic Subunit M1)基因定位于人染色体 11q15.5,包含 19 个外显子, Gene ID 为 6240,其编码的 RIR1 (Ribonucleoside-diphosphate reductase large subunit)蛋白由 792 氨基酸残基组成,分子量为 90 070 Da。RIR1,即核苷二磷酸还原酶大亚基,参与 DNA 合成、修复,抑制肿瘤生长和转移,属于肿瘤抑制基因。临床上,RRM1 基因表达是一个有助于指导临床是否选择吉西他滨化疗的重要分子标志物。

【分类】

根据 RRM1 mRNA 表达的情况,其表达分为三类,即高表达、低表达和正常表达,与管家基因表达相比,如果 RRM1 mRNA 表达值与管家基因 mRNa 表达比值大于 1.5,认为属于高表达,如果 RRM1 mRNA 表达值与管家基因 mRNa 表达比值小于 0.5,认为属于低表达,RRM1 mRNA 表达值与管家基因 mRNa 表达比值介于 0.5~1.5,认为属于正常表达。

【临床意义】

核糖核苷酸还原酶(ribonucleotide reductase, RR)是 DNA 合成过程中的限速酶,是 RNA 合成的前体,RRM1 为 RR 调节亚单位,是抑癌基因,也是吉西他滨主要分子靶点。

RRM1 在细胞周期 G_1 和 S 期高表达,RRM1 基因完全缺失导致 RR 活性完全丧失,致使吉西他滨不能进入癌细胞而失效。RRM1 是一个有助于指导临床是否选择吉西他滨化疗的重要分子标志物。

预测药物疗效:临床研究显示,RRM1 mRNA 低表达者应用含吉西他滨化疗方案的患者中位生存率(median survival, MS)比高表达者更长[(13.7~15.4 个月):3.6 年]。RRM1 低表达者,对吉西他滨化疗敏感;RRM1 mRNA 高表达者对吉西他滨耐药,并预示无疾病进展生存期短。

在 2010 年中国肺癌高峰论坛上就 NSCLC 生物标志物的疗效预测问题上指出 RRM1 基因高表达可作为吉西他滨耐药的预测因子,但尚不足以推荐常规检测应用。

【诊断思路】

诊断思路见图 66。

在使用 GEM 之前,应该进行 RMM1 基因表达检测,检测保本类型应为肿瘤组织,包括新鲜活检组织、石蜡组织或者肿瘤组织来源的 mRNA。

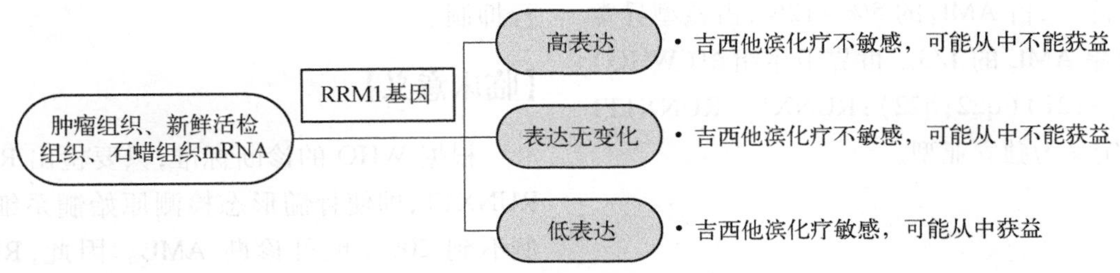

图 66　RRM1 基因表达诊断思路图

【需进一步检查的实验室指标】

1. ERCC1、BRCA1　由于 RRM1 基因参与多种信号传导通路，在检测 RRM1 基因表达时，进一步可以检测 ERCC1、BRCA1 等基因的表达。RRM1 mRNA 表达受 BRCA1 基因的影响，BRCA1 mRNA 表达下降 RRM1 mRNA 亦随之下降，RRM1 mRNA 检测的可靠性也会受影响。因此，在检测 RRM1 mRNA 同时权衡 BRCA1 基因表达也是极其必要的。

2. RRM1 基因突变/多态性　RRM1 基因某些位点突变/多态性，可通过影响 RRM1 表达从而影响吉西他滨用药。RRM1 c.2464G>A 突变与吉西他滨耐药有关，RRM1 c.2464G>A 突变属于同义突变，并未导致氨基酸改变，但可影响 RRM1 mRNA 表达。RRM1 启动子－37A>C 和－524C>T 突变也与吉西他滨为基础的化疗疗效有关。RRM1 −37C>A 多态性提示 RRM1 活性降低，影响 RRM1 mRNA 表达，从而导致吉西他滨细胞毒性增加。

【指标评估的技术要点】

1. 表达水平　由于人类基因表达变异较大，在检测 RRM1 基因表达的时，其检测结果与选择的参考基因如 BACT、GAPDH 等关系较大。

2. 肿瘤细胞比例　对于组织样本，应评估肿瘤细胞在组织样本中的比例，肿瘤细胞的比例越高，其用药提示作用越强。

【指标评估的影响因素】

1. 检测方法　RRM1 mRNA 表达检测一般采用相对荧光定量 PCR 或基因芯片等，也可以采用 RNA 测序的策略检测。上述方法均为相对定量检测，且缺乏标准化，常导致测定结果不一致。其检测结果需要结合临床实践进行评价。

2. 样本类型　对于组织标本，样本量过少、未取到肿瘤组织、肿瘤组织过少等均可影响检测结果。mRNA 检测，对实验室要求较高，取材及核酸保存需要有专用的保存管。

（李　艳，童永清，吕永楠）

参考文献

RUNX1－RUNX1T1 融合基因

【定义】

RUNX1－RUNX1T1 融合基因也被称为 AML1/ETO，由 t(8;21)(q22;q22)染色体易位而成。t(8;21)(q22;q22)是 AML 最常见的染色体结构异常之一，占 AML 的 5%～12%，占核型异常伴成熟迹象 AML 的 1/3。世界卫生组织(WHO)将伴有 t(8;21)(q22;q22)；RUNX1－RUNX1T1 的 AML 定义为独立亚型。

【分类】

RUNX1－RUNX1T 基因融合是通过 RUNX1 基因的第 5 和第 6 外显子之间的断裂点和 RUNX1T 基因第 1 和第 2 外显子之间的断裂点实现。保留了 RUNX1 的 RHD 集合与和 ETO 的多个功能区域。其与 CBFB 亚基形成的异二聚体可活化靶基因病对正常的 AML1 基因进行抑制。

【临床意义】

根据 WHO 的诊断标准，只要检出 RUNX1－RUNX1T，即使骨髓形态检测原始髓系细胞的比例不到 20%，也可诊断 AML。因此，RUNX1－RUNX1T1 融合基因的检测可用于 AML 的诊断。

此外，大多数研究认为，RUNX1 - RUNX1T1 融合基因的存在预示着患者的预后较好。

由于携带相同融合基因的患者在诊断和治疗上存在一定的同质性以及预后的可比性，融合基因检测被广泛地应用于白血病的诊断分型及疗效观察。对 RUNX1 - RUNX1T1 基因转录本进行定量分析，可以用于患者体内白血病细胞的负荷水平的判断，微小残留病检测和复发风险预测。另一方面，监测融合基因表达量还有助于临床医师进一步在分子水平上确定白血病患者治疗后是否获得完全缓解，以便及时调整治疗方案，减轻患者的痛苦和经济负担。

【诊断思路】

诊断思路见图 67。

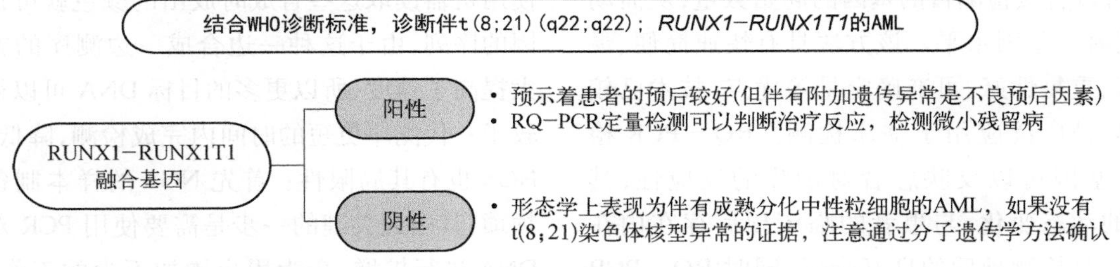

图 67　RUNX1 - RUNX1T1 融合基因异常的诊断思路图

【需进一步检查的实验室指标】

伴 RUNX1 - RUNX1T1 AML 是一种通常表现为中性粒细胞伴有成熟分化的 AML，主要见于 FAB 分型的 M2 型，也可以见于 M1、M4、M5。多见于年轻人。

临床特点：在初诊时，可有如髓系肉瘤样的肿瘤存在，此类病例起初的骨髓涂片呈现原始细胞数量低的错觉，但骨髓原始细胞<20%也应诊断为 AML。

免疫表型特征是一部分原始细胞高表达 CD34、HLA - DR、MPO 和 CD13，但相对弱表达 CD33，通常有粒细胞分化的信号。表现为一部分细胞表达 CD15 和 CD65 显示粒细胞成熟。有时原始细胞组群显示成熟不同步的现象，如共表达 CD34 和 CD15。这组白血病常表达淋系标志如 CD19 和 PAX5，还可表达胞质 CD79a。某些病例 TdT 阳性，但一般表达很弱。一部分病例表达 CD56，可能提示预后不良。

RUNX1 - RUNX1T1 使 CFB 发生转化，很可能是由于正常 RUNX1 靶基因通过异常招募核转录共抑制复合体致使转录抑制所致。超过 70%的患者有额外的染色体异常，如性染色体丢失或丢失 9q22 的 del(9q)。此外，RUNX1 - RUNX1T1 融合基因阳性的 AML 患者还存在其他突变分子，而这些突变分子协同导致白血病的发生。在 RUNX1 - RUNX1T1 融合基因阳性患者中发现了 C - Kit、FLT3、ASXL1、N/KRAS 基因突变，而且伴随 c - kit 突变时预示患者的预后较差；而 FLT3 基因高表达的 RUNX1 - RUNX1T1 白血病患者复发率较高，预后也较差。对于该类患者进行这些基因表达状况的检测和进一步深入研究，有可能为指导临床预后分层和个体化治疗提供有力的理论依据。

【指标评估的技术要点】

RUNX1 - RUNX1T1 融合基因检测主要用分子检测手段包括荧光原位杂交(FISH)、RT - PCR、荧光定量 PCR、基因芯片和高通量测序等技术。

1. FISH　该技术是一种通过标记了荧光素的 DNA 按照碱基互补原则与待检 DNA 进行杂交后，利用出现的荧光信号的数量和位置来反映标本中存在的相应特异性基因的数量和位置的方法。它对处于分裂期和分裂间期的细胞均可以进行检测，具有形象直观、灵敏度高、特异性强、无放射性、可进行多重染色等优点，且适用于血液、骨髓、组织等多种临床标本的检测。FISH 技术的局限性在于步骤较复杂，过程中影响因素(溶液 pH

值、温度、时间等)较多。FISH技术检测RUNX1－RUNX1T1融合基因的敏感性及特异性均优于常规细胞遗传学。

2. 实时定量荧光PCR(real-time quantity PCR, RQ－PCR) 该方法是在PCR反应体系中加入荧光物质,通过实时检测荧光信号在PCR过程中的累积变化,利用已知浓度的标准品制作的标准曲线对未知浓度的样品进行定量分析的方法,它可以直接检测目的基因的起始数量,从而动态监测融合基因水平。该方法具有快速简便、灵敏度高、重复性好、可准确定量等优点,技术已较为成熟,被广泛应用于临床检测。RQ－PCR检测融合基因可以反映患者对治疗的反应性,其MRD的动态变化,与患者的临床预后存在内在相关性,是检测预后的良好指标,同时RQ－PCR有早期检测分子生物学复发的潜力。RQ－PCR法检出MRD,比传统的细胞学方法及临床症状出现早5~8个月,是现在临床上应用最广、最多的方法。

3. 基因芯片技术 通过指将大量探针分子固定于支持物表面,再与标记的样品分子进行杂交,通过检测各个探针分子的杂交信号强度获取样品分子的数量和序列信息的方法。该方法具有快速、简便、分辨率高、高通量等优点,可以通过设计不同的探针阵列一次性对样品大量序列进行多项检测和分析,此外还可用于突变基因的检测和发现。

4. 高通量测序又称二代基因测序(next generation sequencing, NGS) NGS其实是一个基于一代测序方法的升级。将第一代中使用的双脱氧核苷酸(ddNTP)换成了带有4种不同颜色荧光标志物的脱氧核糖核苷三磷酸(dNTP),依靠颜色区分dATP、dTTP、dCTP和dGTP。替换为dNTP后,NGS不再依靠合成的终止以及电泳获得基因的顺序,而是在DNA合成酶合成对应双链DNA的同时,由于使用的所有原料都是带有荧光标志物的dNTP(dATP、dTTP、dCTP、dGTP),每合成一个互补链,荧光标志物就发出对应的颜色,再使用机器读取这些合成时放出的颜色就可得到基因的序列,由于这种一边合成一边测序的方法大大提高了速度,所以更多的目标DNA可以被在相较于一代测序更短的时间内完成检测,降低成本。NGS也有其局限性:首先NGS的样本制备比较烦琐,其中最关键的一步是需要使用PCR对目标DNA进行扩增,会为用户增加不少的工作量;其次由于技术的限制,读取的单一序列DNA的长度一般为75~100个核苷酸。

【指标评估的影响因素】

实时定量荧光PCR MRD检测受标本质量及标本采集、保存运输的影响。此外患者完全缓解,RUNX1－RUNX1T1融合基因能以低拷贝数存在于已分化的细胞中,PCR MRD结果评估时候要注意动态观察,并结合流式细胞、形态、FISH等其他实验室检查结果。

(欧阳涓,李俊勋)

参考文献

S100 β蛋白

【定义】

S100 β是存在于中枢神经系统的星形胶质细胞和少突胶质细胞中的一种钙依赖性调控蛋白。

S100 β蛋白水平的升高是多种疾病的生物学指标,血清S100 β蛋白含量可间接地反映外伤性脑损伤(TBI)的严重程度,对判断中枢神经系统损伤的程度、鉴别神经系统疾病及预后具有重要价值。

【诊断思路】

诊断思路见图 68。

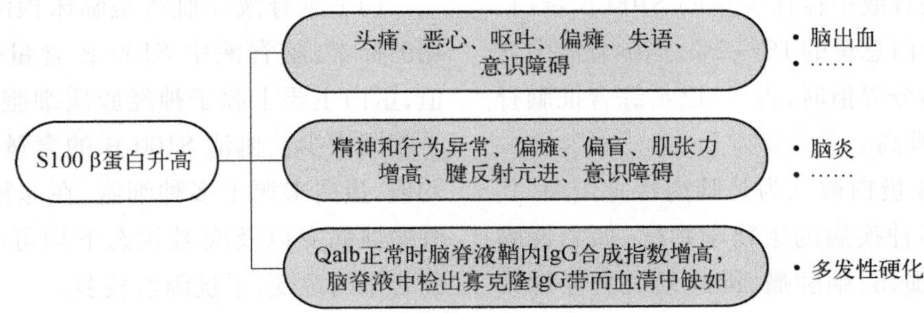

图 68 S100 β 蛋白升高的诊断思路图

【伴随临床症状的鉴别诊断】

1. 伴头痛、恶心、呕吐、偏瘫、失语、意识障碍等症状　需考虑脑出血,头部 CT 检查有助于明确诊断。通过监测脑出血后血清中 S100 β 蛋白含量的变化,可以帮助分析出血量、病情轻重程度并判断预后。

2. 伴精神和行为异常、偏瘫、偏盲、不同程度的意识障碍、肌张力增强、腱反射亢进等症状　需考虑病毒性脑炎的可能,脑脊液常规检查和神经影像学检查可有助于明确诊断。

3. 伴肢体无力、感觉异常,应考虑多发性硬化和吉兰-巴雷综合征,多发性硬化还伴有单眼或双眼视力下降、眼球震颤、意向性震颤、吟诗样语言、精神症状等　依据病史,结合脑脊液鞘内 IgG 合成指数、寡克隆 IgG 带及神经电生理检查可有助于明确诊断;吉兰-巴雷综合征以肢体对称性迟缓性肌无力为首发症状,若脑神经受累或自主神经受累还可出现相应神经瘫痪、自主神经功能障碍如皮肤潮红、出汗增多等,脑脊液蛋白-细胞解离是实验室特征之一,结合神经电生理等检查以鉴别。

【伴随实验室指标的鉴别诊断】

1. 伴随脑脊液压力升高,呈均匀血性　应考虑脑出血。

2. 伴脑脊液压力轻至中度升高,淋巴细胞明显增多,蛋白含量轻度升高,糖和氯化物含量正常　需考虑病毒性脑炎。结合脑脊液病原学检查,可排除结核性脑膜炎、化脓性脑膜炎及真菌性脑膜炎。

3. 伴脑脊液/血清白蛋白比率正常时脑脊液鞘内 IgG 合成指数升高,脑脊液中检出寡克隆 IgG 带而血清中缺如　应考虑为多发性硬化。

【需进一步检查的实验室指标】

脑脊液检查

(1) 常规检查:包括压力、性状,糖、氯化物含量,细胞数及分类。脑出血时,脑脊液压力常升高,呈均匀血性。病毒性脑炎的患者,脑脊液压力轻度至中度升高,白细胞数一般在(50~500)×10^6/L,最多可达 1 000×10^6/L,以淋巴细胞和单核细胞为主;红细胞数增多一般在(50~1 000)×10^6/L,蛋白含量可升高,但多低于 1.5 g/L,偶可高达 10 g/L;糖和氯化物含量多正常。多发性硬化的患者,单个核细胞数正常或轻度升高,一般不超过 15×10^6/L。

(2) 鞘内免疫球蛋白检测:连续两次 CSF-Alb/S-Alb 比值正常,而 CSF-IgG/S-IgG 比值升高 4 倍以上时,应考虑多发性硬化。

(3) 寡克隆 IgG 带:脑脊液中寡克隆 IgG 带阳性而血清中为阴性时,应考虑多发性硬化的诊断。

【指标评估的技术要点】

(1) S100 β 蛋白主要存在于脑组织中,脑脊液、血液、尿液、唾液、羊水等体液中均可检出，不同部位的组织间液 S100 β 含量可能存在很大差别。

（2）正常脑脊液中存在少量的 S100 β 蛋白，占脑内可溶性蛋白总量的 1%～2%，当脑脊液中含量≥0.2 μg/L 为分界值时，吉兰-巴雷综合征脑脊液 S100 β 显著升高。

（3）S100 β 蛋白被认为是脑内特异蛋白，其水平的升高是多种疾病的生物学指标，如急性脑损伤、围生期脑损伤、脑肿瘤、神经系统炎症性或退行性疾病以及精神疾病等。

（4）正常生理情况下，S100 β 不能通过血脑屏障，但在脑血管疾病时，S100 β 既可直接经受损的血脑屏障，又可经蛛网膜下腔的蛛网膜颗粒或脑室内的脉络丛进入循环系统，导致血清 S100 β 含量增加。当发生外伤性脑损伤（TBI）时，S100 β 蛋白可通过血脑屏障进入血液，测定血清 S100 β 蛋白含量可间接地反映 TBI 的严重程度。

（5）血清 S100 β 主要来源于神经细胞，但一些非神经细胞在损伤时也可释放 S100 β，机体遭受创伤时 S100 β 升高不仅要考虑到神经系统损伤，还有可能合并有其他器官系统损害。

【指标评估的影响因素】

（1）脑脊液和血清是临床检测 S100 β 最常用的标本，脑脊液中 S100 β 含量代表全脑平均值，蛋白主要来源于神经胶质细胞，特异性高，受干扰因素少。血清 S100 β 的含量代表机体的平均值，蛋白来源于多种细胞，在非神经系统损伤、肿瘤性病变以及应激状态下均可能出现 S100 β 的含量的改变，干扰因素较多。

（2）S100 β 常用的检测方法有 ELISA、电化学发光法、荧光免疫法、放射免疫分析法和免疫放射测定法等。与 ELISA 法相比，电化学发光法敏感度高，可达 pg/mL 水平线性范围宽，反应时间短，20 min 以内可完成测定，试剂稳定性好，2～5℃可保持 1 年以上。

（续　薇）

参考文献

TCR 基因重排

【定义】

基因重排现象是每个淋巴细胞在早期经历的一个正常的过程，由于机体每个淋巴细胞的重排基因都是特有的，所以 T 细胞和 B 细胞才能辨别出各种不同的抗原。如若机体在某些致瘤因素的作用下失去对某个基因重排细胞的控制，则该细胞就会出现无控制的单克隆性增生，最终导致淋巴瘤的形成。

TCR 基因重排是指在 T 细胞性淋巴细胞发育过程中，T 细胞基因组上彼此分离的基因片段通过 DNA 重组便可形成有效的 TCR 基因，进而表达抗原受体的过程。恶性疾病（如恶性淋巴瘤或淋巴细胞性白血病）是由在 TCR 基因重排过程的任何一个阶段产生了单克隆增生而引发的病变。

【分类】

αβ 和 γδ 链组成了 T 细胞表面抗原受体分子 TCR，约 95%的外周 T 细胞 TCR 含有 α 和 β 两条链，两者均有 C、V、J 区，β 链还含有 D 区。δ 和 γ 链组成了其余大部分的 TCR 分子，不表达 β 和 α 链的成熟外周 T 细胞，约占 5%。γ 链的 VJ 和 β 链的 VDJ 片段决定了 TCR 的特异性，为识别环境中各式各样的抗原，γ 和 β 链可通过 DNA 重排组成多种特异性不同的 TCR 分子。TCR 基因按照特定的顺序发生基因重排：TCRδ 基因最先发生，其次为 γ 基因，再者为 β、α 基因。Moreau 等报道 TCRγ 基因重排发生在几乎所有的 TCRα/βT 淋巴瘤中，而 TCRβ 基因重排发生在大部分 TCRγ/δT 细胞淋巴瘤中，因此即便检测出 TCRβ 或 γ 基因重排也不能证明其来源于 T 细胞的 γ/δ 或 α/β 细胞。由于 α 基因的结构比较复杂，而发育后阶段的 T 细胞中常缺失 δ 基因，因此，β 和 γ 链常用来作为 TCR 重排克隆性分析。

【临床意义】

1. *T 淋巴母细胞白血病/淋巴瘤*　T 淋巴母细胞白血病/淋巴瘤是一种定向于 T 细胞系的淋巴母细胞肿瘤，典型表现为由小至中等大小的母细胞组成。母细胞胞质少，染色质密度中等至稀疏，核仁不明显，累及骨髓和外周血（急性 T 淋巴母细胞白血病，T－ALL），或表现为原发胸腺、淋巴结或结外部位受累（急性 T 淋巴母细胞淋巴瘤，T－LBL）。习惯上，当只限为肿块性病变，没有或有最低限度的外周血和骨髓累及的证据时，应该使用淋巴瘤这一术语。当有广泛骨髓和外周血受累时，淋巴母细胞白血病则是更为合适的术语。如果患者表现为肿块性病变，并且骨髓中出现淋巴母细胞，那么，划分淋巴瘤和白血病则较为武断。在许多治疗方案中，将骨髓中母细胞数>25%，作为定义白血病的界限。与髓系白血病相反，确立 ALL 诊断的母细胞比例并没有一个达成共识的下限。一般来讲，当母细胞数<20%时，应避免诊断为 ALL。

T－ALL 典型表现为白细胞计数升高、大的纵隔肿块或其他组织肿块。淋巴结和肝脾肿大常见。对于特定白细胞计数和肿瘤负荷来讲，T－ALL 比 B－ALL 相对更多地保留正常骨髓造血。T－LBL 常表现为前纵隔的一个生长迅速的肿块，有时表现为呼吸系统的急症。胸腔积液常见。

2. *T 幼淋巴细胞性白血病*　T 幼淋巴细胞性白血病（T－PLL）是一种罕见的侵袭性 T 细胞白血病，以小至中等大小、具有成熟胸腺后 T 细胞表型的幼淋巴细胞增生为特征，可累及外周血（PB）、骨髓（BM）、淋巴结、肝、脾和皮肤。大部分患者表现为肝、脾和全身淋巴结肿大。20%的患者可见皮肤浸润，少数患者有浆液性渗出（主要累及胸膜腔）。贫血和血小板减少常见。淋巴细胞计数升高，通常 $>100\times10^9/L$，半数患者可 $>200\times10^9/L$。血清免疫球蛋白正常。血清学检查 HTLV－1 通常（－）。

T 细胞受体 γ 和 β 链发生克隆性重排。关于 TCR 基因重排的临床及预后意义未有明确报道。

3. *T 细胞大颗粒淋巴细胞白血病*　T 细胞大颗粒淋巴细胞（T－LGL）白血病是一种以外周血中大颗粒淋巴细胞持续（>6 个月）增多［通常在 $(2\sim20)\times10^9/L$］为特征的异源性疾病，原因不明。

T－LGL 白血病占成熟淋巴细胞白血病的 2%～3%。男女发病率相似，没有明显的发病年龄高峰。25 岁以前发病罕见（<3%），绝大多数患者（73%）发病年龄为 45～75 岁。

TCR 基因重排研究显示 T－LGL 白血病的病例通常都是克隆性的。无论表达何种受体，所有病例均有 TCRγ 基因重排。表达 TCRαβ 受体的病例发生 TCRγ 基因重排，表达 TCRγδ 受体的病例，其 TCRβ 基因可能处于胚系结构。T－LGL 白血病没有独特的核型异常，但少数病例报道有染色体数量和结构异常。染色体及 TCR 基因重排的临床及预后意义未有明确报道。

4. *儿童期系统性 EBV 阳性 T 细胞淋巴组织增殖性疾病*　儿童期系统性 EBV 阳性 T 细胞淋巴组织增殖性疾病是儿童和年轻成人的一种威胁生命的疾病，以 EBV 感染的伴有活化细胞毒性表型的 T 细胞克隆性增生为特征，发病没有性别偏向。先前健康的患者急性起病，出现发热和全身不适，提示是一种急性病毒性呼吸系统疾病。在数周到数月期间，患者进展为肝脾大和肝功能衰竭，有时伴有淋巴结病。实验室检查显示全血细胞减少，肝功能检测异常，并且常有异常的 EBV 血清学现象，即抗 EBV 衣壳抗原 IgM（VCA－IgM）抗体滴度低或缺乏。此病通常合并嗜血细胞综合征、凝血病、多器官功能衰竭和脓毒症。一些病例发生在记录有 CAEBV 病史的患者中。疾病常因多器官衰竭，脓毒症和死亡迅速进展，通常经过数天到数周。这类疾病的部分临床病理特征与进展性 NK 细胞白血病有重叠。大部分病例呈暴发性的临床过程，通常经过数天至数周，结局是死亡。然而，一些病例显示持续数月至一年的亚急性病程。肿瘤细胞有 T 细胞受体（TCR）基因的单克隆性重排。

5. 种痘样水疱病样淋巴瘤　种痘样水疱病样淋巴瘤是一种发生在儿童的 EBV 阳性的皮肤 T 细胞淋巴瘤，并且与两种现象有关：对昆虫叮咬敏感和对光敏感。

此病主要见于儿童和青少年，他们多来自亚洲，或者中美洲及南美洲后裔的美国人中，以及墨西哥。与其他 EBV 阳性 T 细胞或 NK 细胞淋巴瘤一样，此病的诱因可能与 EBV 特异性免疫反应过程中细胞毒性 T 细胞的功能缺陷有关。此病成人罕见。

疾病特点是先有丘疹水疱样的出疹，之后通常发生溃疡，然后结痂的皮肤病变过程。在一些病例，特别是疾病晚期，可以出现全身性症状，包括发热、消瘦、淋巴结病和肝脾肿大。当病变累及全身时，临床过程更具有侵袭性。

大部分病例有克隆性的 TCR 基因重排。部分起源于 NK 细胞的病例不显示 TCR 基因重排。

6. 肠病相关性 T 细胞淋巴瘤　肠病相关性 T 细胞淋巴瘤（EATL）是一种来源于肠上皮内 T 细胞的肿瘤，瘤细胞显示不同程度的转化，但肿瘤通常由大淋巴样细胞组成的，常伴炎症性背景。邻近的小肠黏膜绒毛萎缩，隐窝增生。10%～20%的病例由形态单一的中等大小的瘤细胞组成。这种单形性亚型（Ⅱ型 EATL）呈散发性，无肠病的危险因素。

少数患者自儿童期起就有肠病病史，大多数患者在成人期发病或在淋巴瘤诊断的同时诊断为肠病。通常表现为腹痛，常发生肠穿孔。部分患者有难治性肠病的前驱过程，有时伴有肠溃疡（溃疡性空肠炎）。单形性亚型的临床表现相似，但大多数患者无肠病的证据。

所有的形态学亚型均发生 TCRβ 和 TCRγ 基因的克隆性重排。90%的肠病患者有 HLADQA1 * 0501、DQB1 * 0201 基因型，TCRβγ 基因克隆性重排。在邻近肠病的黏膜也可发现类似的克隆性重排，这种基因型也见于 EATL 患者。

与原发于淋巴结的 PTCL 不同，大多数 EATL 病例（58%～70%）有 9q31.3qter 染色体区域复杂片段的扩增，或者显示 16q12.1 的缺失。这些特征在 EATL 的两种亚型中都很普遍，并在两者之间构建了共同的遗传学联系。但是，经典型 EATL 常常有 1q 和 5q 的获得，而单型性亚型更多地以 8q24（MYC）扩增为特征。

本病预后通常较差，患者由于难以控制的营养不良导致衰弱，并常死于腹部合并症。小肠是最常见的复发部位。经典型和单形性 EATL 临床过程相似。

【诊断思路】

诊断思路见图 69。

在诊断 TCR 基因重排的基础上，根据相应临床症状及相关检查，确定相关的 T 细胞相关肿瘤诊断。

【需进一步检查的实验室指标】

1. 形态学及组织病理学

（1）T 淋巴母细胞白血病/淋巴瘤：在形态学上，T－ALL/LBL 中的淋巴母细胞与 B－ALL/LBL 中的淋巴母细胞无法区别。在涂片中，细胞中等大小，核浆比大；淋巴母细胞体积变化很大，小淋巴母细胞染色质非常致密、核仁不明显；大的母细胞染色质细而弥散、核仁相对明显。细胞核呈圆形、不规则形或扭曲。胞质内可见空泡。T－ALL 的母细胞偶尔可能类似于更成熟的淋巴细胞，在这样的病例中，就需要免疫表型检测来与成熟（外周）T 细胞白血病相鉴别。

在骨髓切片中，淋巴母细胞核浆比例高，核膜薄，染色质细点状，核仁不明显。据报道，T－ALL 核分裂象比 B－ALL 多。在 T－LBL 中，淋巴结结构通常完全破坏，伴有被膜累及。在副皮质区部分受累者可见残留的生发中心。有时由于纤维组织延伸可形成多结节的结构，酷似滤泡淋巴瘤。可见到“星空”现象，有时类似于伯基特淋巴瘤，但

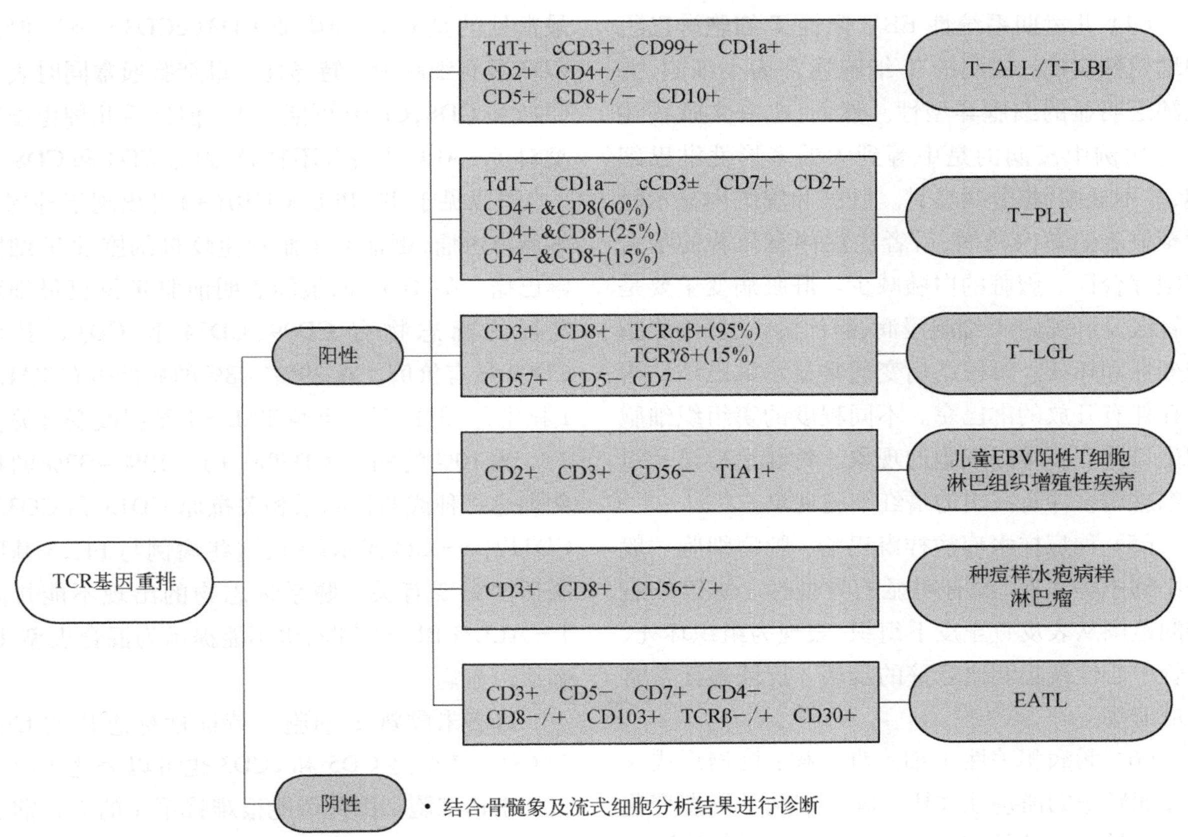

图 69 TCR 基因重排异常的诊断思路图

核仁与胞质不明显。母细胞具有圆形或扭曲核，核分裂象数目通常较多。在胸腺，实质被广泛取代和弥漫浸润。具有 T－LBL 形态学表现的部分病例，当在淋巴瘤细胞中伴有明显的嗜酸性粒细胞浸润时，可能与嗜酸性粒细胞增多、髓细胞增生和涉及位于 8p11.2 上的 FGFR1 基因的细胞遗传学异常有关。

（2）T 幼淋巴细胞性白血病：外周血涂片诊断所见为以小至中等大小的淋巴样细胞为主，这种淋巴细胞有非颗粒性嗜碱性胞质，核呈圆形、椭圆形或明显的不规则，可见核仁。在 25%的病例中，瘤细胞小，在光镜下可见不到核仁（小细胞型）。5%的病例核形显著不规则，甚至呈脑回样。除了核形特点，常见的形态特征是出现胞质突起或胞质内空泡。骨髓弥漫浸润，但仅依靠骨髓组织学很难作出诊断。

（3）T 细胞大颗粒淋巴细胞白血病：血和骨髓涂片的主要淋巴细胞是大颗粒淋巴细胞，有中等至多量胞质，内有细腻或粗块状的嗜苯胺蓝颗粒。大颗粒淋巴细胞中的颗粒常呈现平行管状排列的特征性超微结构，并含有许多在细胞溶解过程中起作用的蛋白，如穿孔素和粒酶 B。对于诊断 T－LGL 白血病所要求淋巴细胞增多的程度尚无一致意见，但 LGL 的数量>2×10^9/L 常与克隆性增生相关。LGL 数量少于 2×10^9/L，但达到所有其他相应标准的病例，也符合 T－LGL 白血病的诊断。尽管血细胞数量减少，50%的病例骨髓中细胞数量正常或下降；其余病例骨髓中细胞数量轻度增加。粒细胞系常发生核左移，网织纤维有轻－中度增生。骨髓受累程度不一，LGL 成分通常不足 50%，呈现间质性/窦内浸润，凭形态学很难辨认。常见非肿瘤性结节状淋巴细胞聚集灶，由许多 B 细胞组成，周围环绕以 CD4（+）的 T 细胞。脾累及的特征性的表现是 LGL

浸润红髓髓索和髓窦，并使之扩张，增生的白髓常不受累。

（4）儿童期系统性 EBV 阳性 T 细胞淋巴组织增殖性疾病：浸润的 T 细胞通常为小细胞，并且缺乏明显的细胞异型性。然而，也有文献描述有些病例中浸润的是中等到大的多形性淋巴细胞，核不规则，核分裂易见。肝脏和脾脏内显示轻度至显著的窦内浸润，后者往往伴有显著的嗜血细胞综合征。脾脏的白髓减少。肝脏病变主要是汇管区及肝窦内 T 细胞浸润、胆汁淤积、肝细胞脂肪变性和坏死。淋巴结病变通常显示淋巴结结构保存伴有开放的淋巴窦。不同程度的窦组织细胞增生可伴有吞噬红细胞的现象。骨髓活检显示组织细胞增生伴有突出的嗜红细胞现象。

（5）种痘样水疱病样淋巴瘤：肿瘤细胞一般是小到中等大小，没有明显的异型性。淋巴细胞浸润范围从表皮直至皮下组织，表现为组织坏死、血管中心性聚集和血管壁的浸润。皮肤表面常常形成溃疡。

（6）肠病相关性 T 细胞淋巴瘤：肿瘤形成一个浸润肠壁的溃疡性肿块。肿瘤细胞学形态变化很大。最常见的情况是肿瘤细胞形态相对单一，为中至大细胞，核圆形或多角形、空泡状，核仁明显，胞质淡染、量中等或丰富。少数情况下，肿瘤细胞有明显核的多形性，可伴多核细胞，形态和间变性大细胞淋巴瘤相似。大多数肿瘤可见炎性细胞浸润，包括大量的组织细胞和嗜酸性粒细胞。一些病例由于炎性细胞的数量众多，以至于掩盖了数量相对较少的肿瘤细胞。许多病例可见瘤细胞浸润隐窝上皮。肿瘤旁黏膜（特别是在空肠）常有肠病改变，包括绒毛萎缩、隐窝增生、固有层淋巴细胞和浆细胞增多和上皮内淋巴细胞增多。

单形性 EATL（Ⅱ型 EATL）的肿瘤细胞核中等大、圆形、深染，胞质淡染。肠隐窝上皮的浸润非常显著。邻近的肠黏膜显示绒毛萎缩，隐窝增生，隐窝和表面上皮的上皮内淋巴细胞增多非常显著。缺乏炎症背景，坏死不如经典的 EATL 常见。

2. 免疫表型

（1）T 淋巴母细胞白血病/淋巴瘤：在 T－ALL/LBL 中，淋巴母细胞呈 TdT（+），可表达 CD1a、CD2、CD3、CD4、CD5、CD7 和 CD8。其中最常见的是 CD7 和胞质 CD3（cCD3）（+），但仅 CD3 具有细胞种系特异性。母细胞通常同时表达 CD4 和 CD8，CD10 可能（+）。但这后几种免疫表型对 T－ALL 来说并不特异，因为 CD4 和 CD8 双（+）可以见于 T－PLL，CD10（+）可出现于外周 T 细胞淋巴瘤，更常见于血管免疫母细胞性 T 细胞淋巴瘤。除 TdT 外，最能表明前驱 T 淋巴母细胞特征的标志物有 CD99、CD34 和 CD1a；其中 CD99 最有价值。在 29%～48% 的病例中有 TAL－1 核染色，但这不一定与 TAL－1 基因改变有关。

约 10% 的病例 CD79a（+）。19%～32% 的病例表达一种或两种髓系相关抗原 CD13 和 CD33。CD117（c－kit）偶尔（+），这些病例与 FLT3 基因激活性突变有关。髓系标志物的出现不能排除 T－ALL/LBL 的诊断，也不能提示为混合表型 T/髓系白血病。

许多未成熟 T 细胞的特征性标志物如 CD7 和 CD2，甚至是 CD5 和 cCD3 也可以表达于前驱自然杀伤细胞。因此可能很难将罕见的真正前驱 NK 细胞 ALL 与只表达未成熟标志物的 T－ALL 相鉴别。NK 细胞特征性标志物 CD56 的表达不能排除 T 细胞白血病。按照抗原表达，T－ALL/LBL 可分为不同的胸腺内分化阶段：祖 T（pro－T）细胞（$cCD3^+$、$CD7^+$、$CD2^-$、$CD1a^-$、$CD34^{+/-}$）；前 T（pre－T）细胞（$cCD3^+$、$CD7^+$、$CD2^+$、$CD1a^-$、$CD34^{+/-}$）；皮质 T 细胞（$cCD3^+$、$CD7^+$、$CD2^+$、$CD1a^+$、$CD34^-$）和髓质 T 细胞（$cCD3^+$、$CD7^+$、$CD2^+$、$CD1a^-$、$CD34^-$、表面 $CD3^+$）。在祖 T 和前 T 细胞阶段 CD4 和 CD8 为双阴性，而皮质 T 细胞阶段则表现为双阳性（$CD4^+$ $CD8^+$）表型。髓质 T 细胞阶段只表达 CD4 和 CD8 中的一种。一些研究表明，T 细胞分化阶段与生存率有一定相关性。与 T－LBL 相比，T－ALL 趋向于显示更不成熟的免疫表型，但两者之间有重叠。

（2）T 幼淋巴细胞性白血病：T 幼淋巴细胞是外周 T 细胞，肿瘤细胞呈 TdT、CD1a 均（－），而 CD2、CD3、CD7（+）；CD3 染色可能呈胞膜弱阳性。CD52 通常强表达，并可应用于靶向治疗。

60%的患者瘤细胞呈CD4(+)、CD8(-),25%的患者呈CD4和CD8双表达,这种表型几乎为T幼淋巴细胞性白血病独有特征;15%的患者呈CD4(-)、CD8(+)。免疫组化显示有肿瘤基因TCL1的过表达,应用这种方法可检测治疗后骨髓中是否有残留的瘤细胞。

(3) T细胞大颗粒淋巴细胞白血病:T-LGL白血病是一种表达CD3、CD8和T细胞受体(TCR)αβ的成熟细胞毒性T细胞的疾病,罕见亚型包括CD4(+) TCRαβ(+)的病例和TCRγδ(+)的病例,后者有60%表达CD8,余者CD4/CD8(-)。T-LGL白血病常见CD5和CD7的表达下降或异常丢失。超过80%的病例表达CD57和CD16。50%或更多病例表达CD94/NKG2和KIR家族,这两个家族是与NK相关的组织相关性复合物(MHC)类型1受体。KIR阳性的病例通常显示一致性的单一同工体表达,这可以作为反映其克隆性的代用指标。T-LGL表达细胞毒性效用蛋白TIA1、粒酶B和粒酶M。在骨髓活检中,应用相应的抗体和CD8可确认主要在间质和窦内浸润的T-LGL,从而明确诊断。

(4) 儿童期系统性EBV阳性T细胞淋巴组织增殖性疾病:肿瘤细胞最典型的表型是$CD2^+$、$CD3^+$、$CD56^-$和$TIA1^+$。大部分继发于急性原发性EBV感染的病例是$CD8^+$,与之相反,发生于严重CAEBV基础上的病例是$CD4^+$。少数病例显示同时有$CD4^+$和$CD8^+$的EBV感染的T细胞。EBV编码的RNA(EBER)是阳性。

(5) 种痘样水疱病样淋巴瘤:浸润的淋巴细胞是细胞毒性T细胞表型,少数情况下有表达CD56的NK细胞表型。

(6) 肠病相关性T细胞淋巴瘤:肿瘤细胞$CD3^+$、$CD5^-$、$CD7^+$、$CD8^{-/+}$、$CD4^-$、$CD103^+$、$TCR\beta^{+/-}$,表达细胞毒颗粒相关蛋白。几乎所有病例都有不同数量的肿瘤细胞$CD30^+$。邻近的肠病性黏膜的上皮内淋巴细胞常表达异常的免疫表型,与此种肿瘤的免疫表型一样,即$CD3^+$、$CD5^-$、$CD8^-$和$CD4^-$。单形性亚型具有独特的免疫表型,即$CD3^+$、$CD4^-$、$CD8^+$、$CD56^+$和$TCR\beta^+$,邻近的黏膜上皮内淋巴细胞也具有相同的表型。

3. 细胞遗传学异常和癌基因

(1) T淋巴母细胞白血病/淋巴瘤:T-ALL/LBL几乎总是显示克隆性的T细胞受体基因(TCR)重排,但约20%的病例同时出现IGH基因的重排。50%~70%的T-ALL/LBL病例中发现有异常核型。最常见的重现性细胞遗传学异常为涉及14q11.2上的α和δ TCR位点、7q35上的β、7q14-15上的γ位点与多种伙伴基因的易位。在大多数病例中,这些易位通过使伙伴基因与TCR位点之一的调节区域并列在一起,从而造成伙伴基因的转录调节异常。最常涉及的基因包括转录因子基因HOX11(TLX1)(10q24)和HOX11L2(TLX3)(5q35)。前者存在于7%的儿童和30%的成人T-ALL病例中,后者存在于20%的儿童和10%~15%的成人病例中。

已发现有罕见的惰性T母细胞增生的病例,累及上呼吸消化道、以多部位复发为特征,但没有系统性的播散。这些病例在形态学和免疫表型上与T-LBL都难以区分,但却缺少TCR基因的克隆性重排。

(2) T幼淋巴细胞性白血病:T幼淋巴细胞白血病最常见的染色体异常是染色体14的倒置伴q11和q32长臂上存在断点,这种异常在80%患者中出现。10%有i(14;14)(q11;q32)的互交型易位。这些易位将染色体14q32.1的TCL1A和TCL1B并置在TRA@位点,并通过易位而活化。t(X;14)(q28;q11)易位不常见,但常累及染色体14q11的MTCP1基因TCRαβ位点,MTCP1基因和染色体Xq28上的TCL1具有同源性,两者均具有癌基因的特性,可以诱发转基因鼠发生T细胞白血病(CD4-/CD8+)。TCL1可阻止肿瘤细胞的活化诱导性死亡,从而进一步导致肿瘤发展。

70%~80%病例有8, idic(8p11), t(8;8)(p11-12;q12)和三倍型8q。FISH研究显示12p13的缺失也是T-PLL的一个特点。分子和FISH研究均11q23的显示共济失调毛细血管扩张突变(ataxia telangiectasia mutated, ATM)基因位点缺失,突变分析显示在T-PLL中存在ATM位点的错义突变。T-PLL是共济失调毛细血管扩张患者常见的继发性肿瘤。常规核型分析显示患者有6号染色体异常(33%)和17号染色体异常(26%)。一些病例发生TP53基因(位于17p13.1)的缺失和p53蛋白的过表达。

(3) T细胞大颗粒淋巴细胞白血病：TCR基因重排研究显示，T－LGL白血病的病例通常都是克隆性的。无论表达何种受体，所有病例均有TCRγ基因重排。表达TCRαβ受体的病例发生TCRγ基因重排，表达TCRγδ受体的病例，其TCRβ基因可能处于胚系结构。T－LGL白血病没有独特的核型异常，但少数病例报道有染色体数量和结构异常。

(4) 儿童期系统性EBV阳性T细胞淋巴组织增殖性疾病：肿瘤细胞有T细胞受体(TCR)基因的单克隆性重排。全部病例中隐藏的EBV游离基因形式是一个克隆。分析的全部病例均携带A型EBV，或者是野生型，或者是LMP1基因有30 bp的缺失。EBER原位杂交显示大部分浸润的淋巴细胞阳性。没有可鉴定出的一致性的染色体异常。

(5) 种痘样水疱病样淋巴瘤：大部分病例有克隆性的TCR基因重排。部分起源于NK细胞的病例不显示TCR基因重排。EBER原位杂交在全部非典型细胞中均阳性，但LMP1一般是阴性。通过末端重复序列的分析，EBV在感染的细胞中是单克隆的。

(6) 肠病相关性T细胞淋巴瘤：所有的形态学亚型均发生TCRβ和TCRγ基因的克隆性重排。90%的肠病患者有HLADQA1＊0501、DQB1＊0201基因型，TCRβγ基因克隆性重排。在邻近肠病的黏膜也可发现类似的克隆性重排，这种基因型也见于EATL患者。

与原发于淋巴结的PTCL不同，大多数EATL病例(58%～70%)有9q31.3qter染色体区域复杂片段的扩增，或者显示16q12.1的缺失。这些特征在EATL的两种亚型中都很普遍，并在两者之间构建了共同的遗传学联系。但是，经典型EATL常常有1q和5q的获得，而单型性亚型更多地以8q24(MYC)扩增为特征。

【指标评估的技术要点】

检测DNA重排的“金标准”是Southern blot法，但该方法需要提取大量高质量的DNA分子，然而石蜡包埋标本DNA分子降解成小片段，限制该方法的应用。PCR法具有省力、省时、高效、快速等优点，同时对样本DNA的质量和数量要求低，所以PCR技术应用非常广泛，并逐渐替代淋巴瘤基因重排检测的“金标准”。由于TCR多样性导致淋巴瘤重排方式不尽相同，而以往采用的通用引物只能覆盖一部分重排，具有很大的局限性，假阴性率高，阻碍其在临床诊断中的应用。研究表明，TCRγ基因重排的阳性率仅为73.3%，只有结合其他基因标志物共同检测，才能让检测更加精确。因此，为规范化PCR分析技术和解决引物不完全等问题，2003年建立了BIOMED－2多重PCR引物系统，其中包括扩增效率可达86%的TCRβ引物，该引物含有绝大部分Vβ和Jβ功能性基因片段，即13个Jβ、2个Dβ和23个Vβ。TCRγ基因是TCR基因重排分析的另一个优选基因，其原因是TCRγ所包含的Jγ和Vγ基因片段数量相对较少，5个连接基因中分别有两组具有高度同源性，而且其可变区家族I的7个Vγ片段也具有高度同源性。BIOMED－2引物系统设计了3个Vγ和2个Jγ引物，使得TCRγ的扩增效率可达90%。几乎所有T细胞克隆性增生均可被TCRγ和TCRβ引物系列联合检测出，而TCRγ/δ T细胞淋巴瘤则可采用TCRδ引物扩增检测。

尽管BIOMED－2引物组合已大大提高了T细胞性淋巴瘤的TCR基因重排检出率，但在后续的研究中(包括使用新鲜组织)，其检出率仍未达100%，排除研究材料的问题，可能与BIOMED－2引物设计有关，如TCR1.2正常重排导致的假阳性结果。

【指标评估的影响因素】

由于淋巴瘤常常遇到分型的困难，IG/TCR重排克隆性分析的确提供了更多的参考依据，因而在淋巴瘤的辅助诊断中，IG/TCR 重排分析近年来备受关注，但其应用需要慎重。由于跨系列的重排现象较常见，故 IG 或 TCR 重排绝不能作为 T/B 系列肿瘤的重要依据。即检测到 IGH 重排不能说明就是 B 细胞肿瘤，检测到 TCR 重排也不能说明就是 T 细胞肿瘤。首先要明确的是，IG/TCR 重排本身并不是肿瘤细胞所特有的，其指标本身并不具备良好的特异性，因此，只有通过克隆多样性来区分。但单个免疫细胞的反应性增殖和肿瘤性增殖几乎无法通过 IG/TCR 序列的多样性鉴别，尤其是单克隆/寡克隆性的免疫细胞反应性增殖合并免疫多样性下降时，很难和肿瘤性的增殖相鉴别。由于免疫机制的复杂性，该分析对检测和判断结果人员的免疫学知识非常高，且常需要结合临床状况判断。而解读报告的人员也要具备相当的免疫学知识，才能真正有效地将报告和患者的临床情况结合起来分析。

（李俊勋，欧阳涓）

参考文献

TOP2 mRNA 表达

【定义】

人 TOP2 基因，也称 TOP2A［Topoisomerase（DNA）Ⅱ Alpha］基因，定位于人染色体 17q21.2，包含 36 个外显子，Gene ID 为 7153，其编码的 TOP2 蛋白由 1 531 氨基酸残基组成，分子量为 174 385 Da。TOP2，拓扑异构酶Ⅱ（Topoisomerase Ⅱ），编码 DNA 拓扑异构酶Ⅱ，是核基质成分之一，在核内发挥作用，能调节核酸空间结构动态变化，参与 DNA 的复制、转录、重组及修复过程。TOP2 在哺乳动物中又分为 α 亚型和 β 亚型。其中，TOP2α 的功能主要与细胞的增殖和多潜能性相关，而 TOP2β 在神经发育中具有重要作用。

【分类】

根据 TOP2 mRNA 表达的情况，其表达分为三类，即高表达、低表达和正常表达，与管家基因表达相比，如果 TOP2 mRNA 表达值与管家基因 mRNA 表达比值大于 1.5，认为属于高表达，如果 TOP2 mRNA 表达值与管家基因 mRNA 表达比值小于 0.5，认为属于低表达，TOP2 mRNA 表达值与管家基因 mRNA 表达比值介于 0.5～1.5，认为属于正常表达。

【临床意义】

拓扑异构酶是细胞核内数量仅次于组蛋白的一类酶。在哺乳动物中，主要存在Ⅰ型和Ⅱ型两种拓扑异构酶。拓扑异构酶Ⅰ（type Ⅰ topoisomerase，Top1）催化产生 DNA 分子上的单链缺口，而拓扑异构酶Ⅱ（type Ⅱ topoisomerase，Top2）则催化产生 DNA 分子上的双链缺口。依托泊苷（Etoposide）为细胞周期特异性抗肿瘤药物，是 DNA 拓扑异构酶Ⅱ抑制剂，作用于晚 S 期或 G_2 期，通过直接作用 TOP2A 或仅与双链 DNA 中的一条链结合以影响 TOP2A 功能。TOP2 有 TOP2A 和 TOP2B 两种亚型，研究表明 TOP2A 酶活性的降低或表达水平降低都会造成依托泊苷耐药。

目前上市的拓扑异构酶Ⅱ抑制剂还有：替尼泊苷、多柔比星、伊达比星、表柔比星和米托蒽醌等。如果 TOP2 表达降低或者活性下降，提示依托泊苷、替尼泊苷、多柔比星、伊达比星、表柔比星和米托蒽醌等抗肿瘤药物可能发生耐药。

阿霉素/多柔比星为细胞周期非特异性化疗药物，是蒽环霉素类抗肿瘤药物。其作用机制在于可直接作用于 DNA，插入 DNA 的双螺旋链，使双链解螺旋，抑制 DNA 和 RNA 的生物合成。研究表明 TOP2A 的表达水平可作为预测患者对蒽环霉素类化疗药物敏感性的分子靶标。TOP2A 的表达水平高的患者对药物敏感。

此外，研究显示，在乳腺癌、结直肠癌、肝细胞性肝癌等肿瘤中，TOP2A 的过表达与肿瘤早期发病、药物治疗反应及较差的预后相关，并且预示 TOP2A 基因扩增可能是导致这些差异的内在机制。

【诊断思路】

诊断思路见图 70。

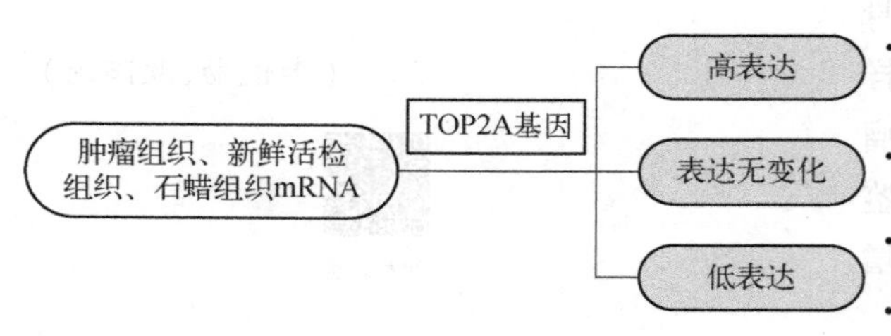

图 70　TOP2A 基因表达诊断思路图

肿瘤应该检测 TOP2A 基因表达状态，预测药物疗效，同时评价患者预后。

【需进一步检查的实验室指标】

TOP2 基因参与的信号通过较为复杂，在检测 TOP2 基因表达状态时，也可以进一步检测 HER2 基因、BRCA1、BRCA2 等基因的表达。

1. *BRCA1 和 BRCA2 基因表达检测*　BRCA1 和 BRCA2 基因也参与了 DNA 损伤后的修复，因此 BRCA1 和 BRCA2 基因的表达状态也会干扰 DNA 的修复能力，从而影响 TOP2A 基因与药物之间的关系。

2. *HER2 基因表达检测*　HER2 基因与 TOP2A 基因在基因组中定位比较接近，HER2 基因的表达状态也会 TOP2A 与药物疗效之间的关系。

【指标评估的技术要点】

1. *表达水平*　由于人类基因表达变异较大，在检测 TOP2A 基因表达的时，其检测结果与选择的参考基因如 BACT、GAPDH 等关系较大。

2. *肿瘤细胞比例*　对于组织样本，应评估肿瘤细胞在组织样本中的比例，肿瘤细胞的比例越高，其用药提示作用越强。

【指标评估的影响因素】

1. *检测方法*　TOP2A mRNA 表达检测一般采用相对荧光定量 PCR 或基因芯片等，也可以采用 RNA 测序的策略检测。上述方法均为相对定量检测，且缺乏标准化，常导致测定结果不一致。其检测结果需要结合临床实践进行评价。

2. *样本类型*　对于组织标本，样本量过少、未取到肿瘤组织、肿瘤组织过少等均可影响检测结果。mRNA 检测，对实验室要求较高，取材及核酸保存需要有专用的保存管。

（李　艳，童永清，吕永楠）

参考文献

TP53 基因多态性

【定义】

TP53(Tumor Protein P53)基因,也称P53基因,定位于人染色体17p13.1,包含12个外显子,Gene ID为7157,其编码的细胞肿瘤抗原p53蛋白由393氨基酸残基组成,分子量为43 653 Da。p53蛋白在避免癌症发生机制上扮演重要的角色,如细胞凋亡、基因组稳定性和抑制血管新生。

【分类】

根据PT53突变类型,可分为点突变、小片段插入/缺失、大片段插入/缺失及拷贝数变异。P53突变主要在高度保守区内,大部分突变是位于4个突变热点区域的错义突变,分别为aa129~146、171~179、234~260、270~287四个区域。点突变以175、248、249、273、282位点发生率最高。

【临床意义】

TP53基因突变检测用于各类肿瘤发生机制的研究、肿瘤的诊断治疗及预后评价。p53基因抑癌基因的缺失,引起家族性各种不同癌症的发生,这些不同的癌症包括乳癌、脑瘤、恶性肉瘤、骨癌等,很多都是在年轻时发生的,是一种罕见的常染色体显性遗传疾病,主要的特征有早发性的癌症(<45岁)、同时发生多种部位癌症或肉瘤。目前,美国FDA没有批准任何针对TP53的靶向药物,针对TP53突变的基因疗法、靶向肿瘤疫苗和抗癌药物正处于临床试验早期,这些药物包含APR-246(PRIMA-1 MET)、MK-1775、ALT-801、Kevetrin。也有研究携带TP53突变的癌细胞对Aurora A激酶抑制剂Alisertib敏感,该药用于治疗非小细胞肺癌的研究正处于临床Ⅱ期研究当中。

TP53基因突变的临床意义主要有以下几点。

(1) 90%的SCLC患者组织标本中可检测到TP53基因突变,NSCLC患者约60%突变。可以用肿瘤的监测及复发等监控。

(2) 突变者多对放化疗反应差,也容易发生转移,可作为治疗疗效和预后判定的指标。

(3) 若p53基因常在肿瘤发生的早期发生突变,则有助于肿瘤的早期诊断。

(4) 野生型p53基因能抑制癌细胞的生长,通过基因转入技术改变p53基因突变株有望达到基因治疗的目的。

【诊断思路】

诊断思路见图71。

在进行肿瘤靶向治疗时,可以考虑检测TP53基因突变状态,评价常规化疗药物的疗效,指导靶向药物的选择,以及为选择合适的疾病诊疗中的监测指标提供依据等。

【需进一步检查的实验室指标】

P53基因参与集体重要的信号传导通络,在检测P53基因突变时,可以进一步检测Bax/Bcl2、Fas/Apol、IGF-BP3等信号传导分子。

1. Bax/Bcl2基因表达检测　Bax/Bcl2信号分子位于TP53分子的上游,其表达水平调节TP53的表达。

2. PTEN基因突变检测　PTEN信号分子位于TP53分子的上游,其突变状态调节TP53的表达。

【指标评估的技术要点】

1. 基因突变　突变位点、类型对对化疗药物及靶向药物有不同的用药提示意义。

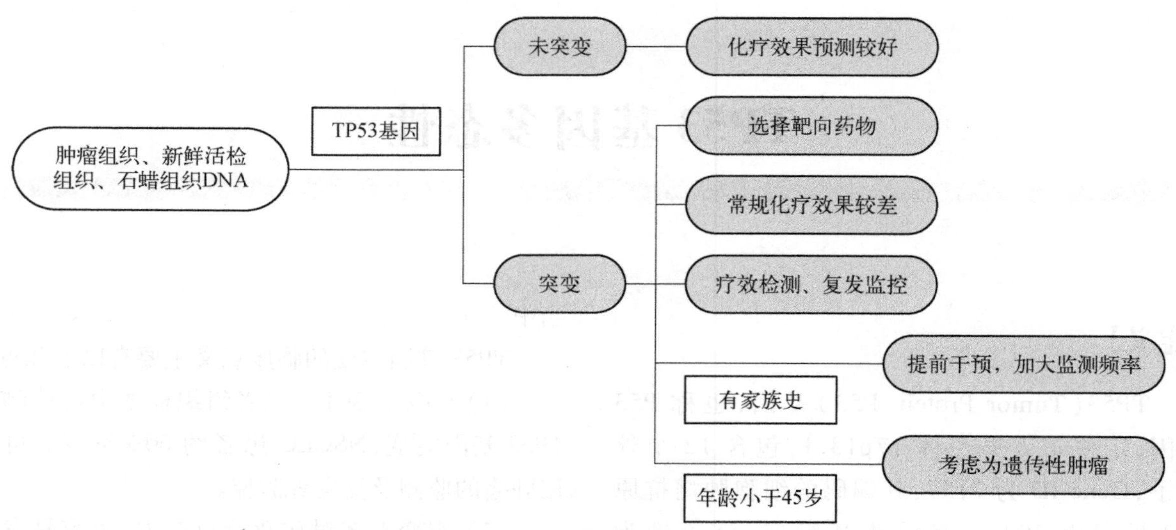

图 71　TP53 基因突变诊断思路图

2. 突变的比例　对于组织样本，应评估肿瘤细胞在组织样本中的比例，并通过与突变比例结合，计算肿瘤细胞中的突变比例，突变的比例越高，其用药提示作用越强。

3. 取材时间　检测结果说明取材时的基因突变情况，由于肿瘤的异质性，取材时间与检测时间间隔较长时，对肿瘤患者体内肿瘤基因突变的情况会出现偏差。

【指标评估的影响因素】

1. 检测方法　目前检测 TP53 基因突变的方法主要有 Sanger 测序、ARMS－PCR、高通量测序、数字 PCR 和基因芯片等。每种方法学都存在优缺点，需要根据实际情况进行选择，如 Sanger 测序可检出未知突变。但对突变 DNA 所占比例要求较高，仅能检出超过 10% 的基因突变。

2. 样本类型　对于组织标本，样本量过少、未取到肿瘤组织、肿瘤组织过少等可导致假阴性结果。取材需要有专用的保存管。

（李　艳，童永清，吕永楠）

参考文献

TPMT 基因多态性

【定义】

TPMT（Thiopurine S－Methyltransferase）基因，定位于人染色体 6p22.3，包含 10 个外显子，Gene ID 为 7172，其编码的 TPMT（Thiopurine S－Methyltransferase）蛋白由 245 氨基酸残基组成，分子量为 28 180 Da。TPMT，硫嘌呤甲基转移酶，是一种催化硫嘌呤类化合物甲基化的酶。TPMT 的活性会影响硫嘌呤类药物类药物的敏感性和毒性反应。

【分类】

目前已发现 23 种可能会引起 TPMT 酶活性降低的 SNP 位点，根据 SNP 位点变异的不同，将 TPMT 基因分为 TPMT＊1（野生型）至 TPMT＊40（变异性）等至少 40 种亚型。对不同人种进行的研究发现，TPMT＊2（G238C）、TPMT＊3A（G460A 和 A719G）和 TPMT＊3B（A719G）这三种亚型最为常见，其余的则非常罕见。

在 TPMT 基因的编码区有多种点突变，这些点突变构成了 TPMT 遗传多态性的分子基础。通过对 TPMT 缺陷或中等活性个体作基因型-表型分析（genotype-phenotype analysis），发现在 TPMT 基因的编码区有多种点突变，这些数量有限的点突变构成了 TPMT 遗传多态性的分子基础。

【临床意义】

研究表明，TPMT 基因型与巯嘌呤类药物的毒副作用密切相关。TPMT 基因多态性导致酶活性降低，使得患者服用巯嘌呤类药物的毒副作用风险增加。TPMT 多态性会导致服用标准剂量药物的患者体内活性产物增加，发生骨髓抑制和危及生命的毒副反应。在接受 6-巯基嘌呤（6 MP）治疗的儿童急性淋巴性白血病患者中，TPMT 基因型会对微小残留病（minimal residual disease，MRD）产生影响，携带多态性基因的患者 MRD 阳性概率减小。在接受 AZA 和 6 MP 治疗的患者中，携带多态性基因的患者发生剂量限制型造血毒性的风险升高，但是通过剂量调整，这些患者的毒副作用可以避免。美国 FDA 在其用于药物标注的药物基因组学生物标记中，已将 TPMT 多态性作为巯嘌呤类药物的标注，多态性携带者服用巯嘌呤药物的毒副作用风险增大。因此，检测患者 TPMT 基因型对于避免巯嘌呤类药物的严重毒副反应非常必要，携带 TPMT 多态性等位基因的患者应该降低剂量以避免毒副作用的发生。

TPMT 通过单基因共显遗传获得其活性。TPMT 活性与巯嘌呤核苷酸代谢物的浓度呈反比。由于遗传而获得突变、无活性等位基因（纯合子突变）可影响 TPMT 功能，对这类患者使用常规剂量的硫鸟嘌呤可导致严重的骨髓抑制，使 TPMT 高比例杂合子患者出现中至重度骨髓抑制，而那些存在野生型 TPMT 等位基因纯合子的患者其 TGN 代谢物水平及相应的骨髓抑制程度则均较低。

【诊断思路】

诊断思路见图 72。

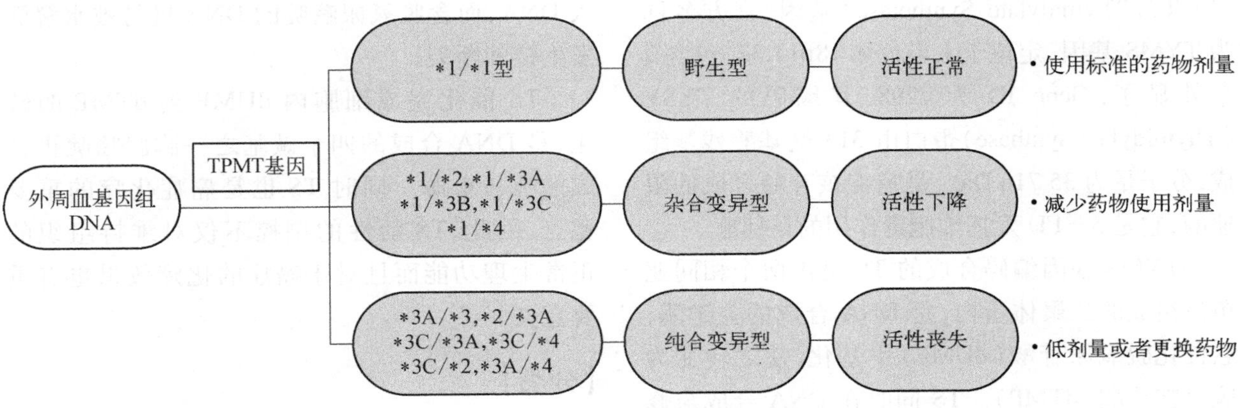

图 72　TPMT 基因多态性诊断思路图

在考虑使用巯基嘌呤类药物时，应该检测 TPMT 基因多态性，根据 TPMT 基因多态性的状态，选择给予巯基嘌呤药物的计量。

【需进一步检查的实验室指标】

根据 TPMT 基因的作用，在检测 TPMT 基因型时，需要进一步进行血常规检查，同时可以进一步检测 ITPA 基因多态性等。

1. 血常规检查　通过检验血常规，定量观察受检者血细胞，特别是白细胞的变化，避免发生严重的毒副作用。

2. ITPA 基因多态性　ITPA 基因多态性与

TPMT基因多态性具有协同作用,其多态性影响TPMT基因多态性与药物之间的关系。

【指标评估的技术要点】

1. 基因多态性　TPMT基因多态性存在很多种类型,不同类型对巯基嘌呤在体内代谢的影响与很大差异。

2. 基因突变　TPMT基因突变,也会影响酶的活性,从而影响巯基嘌呤在体内代谢的影响。

【指标评估的影响因素】

1. 检测方法　目前TPMT基因多态性一般采用PCR-RFLP、DNA直接测序法、荧光PCR法、HRM法和毛细管电泳法等。无论采用基因测序检测,还是采用基因芯片法等其他方法进行检测,均需要对TPMT基因进行基因分型,其检测的基因位点是否全面,决定了TPMT基因分型的准确性,同时其检测结果的可靠性需要结合临床实践进行评价。

2. 标本采集　TPMT基因多态性检测采用的是EDTA抗凝的外周血,严重脂血、溶血会影响DNA的提取而导致检测失败;而使用肝素抗凝时将抑制PCR扩增的酶活性,而造成检测失败。

(李　艳,童永清,吕永楠)

参考文献

TS基因多态性

【定义】

TS(Thymidylate Synthetase)基因,官方名称为TYMS基因,定位于人染色体18p11.32,包含7个外显子,Gene ID为7298,其编码的TYSY(Thymidylate synthase)蛋白由313氨基酸残基组成,分子量为35 716 Da。是嘧啶核苷酸合成的限速酶,它是5-FU发挥细胞毒作用的目标酶。

TYMS基因编码合成的TS是由两个相同亚单位组成的二聚体蛋白,是DNA合成的关键酶,它催化脱氧尿苷酸(dUMP)甲基化,使之转变为脱氧胸苷酸(dTMP)。TS同时在DNA合成与修复、细胞增殖与分化中有十分重要的作用。

在胸腺嘧啶的合成通路中,5,10-甲基四氢叶酸(5,10-MTHF)被转运到dUMP处,在胸腺嘧啶合成酶(TS)的作用下转化为dTMP,而自身氧化为二氢叶酸(DHF)。胸腺嘧啶合成酶将dUMP转变成dTMP是DNA合成的限速步骤,对于保持DNA的动态平衡进而保证DNA合成的忠实性起着关键作用,如果这个转变途径受到障碍,DNA合成时dUMP就可能取代dTMP掺入DNA,而含脱氧尿嘧啶的DNA极易被水解而发生链的断裂。

TS催化完成细胞内dUMP到dTMP的转化,是DNA合成的四个碱基之一胸腺嘧啶再合成的唯一来源。同时TS也是癌症化疗的重要靶点,因此,TS活性的调控不仅对维持组织的正常生理功能而且对于癌症的化疗效果也有重要意义。

【分类】

TS基因非翻译区(untranslated region, UTR)中存在多态性。多态性可以分为两类,即长度多态性(length polymorphism)和位点多态性(site polymorphism)。TS基因长度多态性可分为两类:一类为串联重复序列数目不同(variable number of tandem repeats, VNTRS),如小卫星;另一类长度多态性是基因的某一片段的缺失或插入所致,如微卫星。基因位点多态性是基因组中散在的碱基的不同,包括点突变、单个碱基的置换(又称单核苷酸多态性,SNP)、缺失和插入。不少学者认为,TS 基因多态性与患癌症危险性密切相关。3R 等位基因与患结直肠癌风险升高相关,这可能是 3R 等位基因导致 TS 表达水平升高,促进细胞过度增殖、逃避衰老和凋亡的缘故。2R 和 TS3′UTR 6 bp 等位基因在中国南方胃癌病因学中可能起到协同作用,存在正交互作用。

【临床意义】

预测药物疗效:5-氟尿嘧啶(5-FU)本身并无抗癌作用,在体内需转变为一磷酸脱氧核糖氟尿嘧啶核苷(FdUMP)而起作用。FdUMP 抑制胸腺嘧啶核苷酸合成酶,从而阻止脲嘧啶脱氧核苷酸转变为胸腺嘧啶脱氧核苷酸,影响 DNA 的生物合成,从而导致细胞损伤和死亡。而 TS 基因的多态性如 3R 等位基因导致 TS 表达水平升高,促进细胞过度增殖、逃避衰老和凋亡,降低了 5-FU 的化疗疗效。

TS 高表达患者对 5-FU 化疗方案的疗效较差,建议改用其他药物,有研究显示,3R/3R 基因型对 5-Fu 反应差,存活率低。这一结论在直结肠癌转移病灶、急性淋巴细胞白血病和胃肠癌等的研究中都得到证实。而研究显示 TS 水平较低的患者能在术后含 5-FU 类药物的辅助化疗中得到明显益处,建议使用含 5-FU 类药物。

【诊断思路】

诊断思路见图 73。

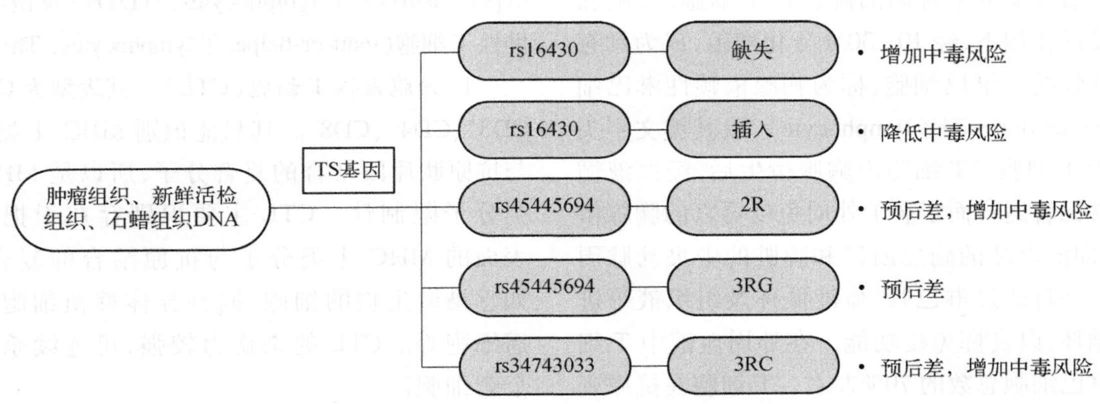

图 73 TS 基因多态性诊断思路图

在使用氟类药物进行抗肿瘤治疗时,应该检测 TS 基因多态性,根据 TS 基因多态性制订治疗方案,避免药物的毒副作用等。

【需进一步检查的实验室指标】

根据 TS 基因参与的信号通路,在检测 TS 基因多态性时,可以进一步检测 DPD 和 MTFHR 等在甲基化转移过程中的酶相关基因的变异状态或其活性。详细见本书 DPD 基因多态性和 MTFHR 基因多态性相关章节。

【指标评估的技术要点】

1. 基因突变　突变位点、类型对对化疗药物及靶向药物有不同的用药提示意义。

2. 突变的比例　对于组织样本,应评估肿瘤细胞在组织样本中的比例,并通过与突变比例结合,计算肿瘤细胞中的突变比例,突变的比例越高,其用药提示作用越强。

3. 取材时间　检测结果说明取材时的基因突变情况,由于肿瘤的异质性,取材时间与检测时间间隔较长时,对肿瘤患者体内肿瘤基因突变的情况会出现偏差。

【指标评估的影响因素】

1. 检测方法　目前检测 TS 基因多态性的方法主要有 Sanger 测序、ARMS-PCR、高通量测序

(NGS)、数字PCR和基因芯片等。每种方法学都存在优缺点,需要根据实际情况进行选择,如Sanger测序可检出未知突变。但对突变DNA所占比例要求较高,仅能检出超过10%的基因突变。

2. 样本类型　对于组织标本,样本量过少、未取到肿瘤组织、肿瘤组织过少等可导致假阴性结果。取材需要有专用的保存管。

(李　艳,童永清,吕永楠)

参考文献

T细胞

【定义】

T细胞来源于骨髓的淋巴样干细胞,在胸腺微环境的作用下,经10~30 d分化增殖,成为具有免疫活性的小淋巴细胞,称为胸腺依赖性淋巴细胞(thymus dependent lymphocyte),取其英文字头命名为T细胞。T细胞由胸腺衍生后,经血液循环和淋巴管运行而定居于外周免疫器官的胸腺依赖区,即淋巴结的副皮质区和脾脏的中央动脉周围区。并且通过淋巴管、血液循环及组织液等进行再循环,以发挥免疫功能。在外周血液中T细胞占淋巴细胞总数的70%左右。T细胞在抗原刺激下可分化为淋巴母细胞,除少数成为记忆细胞外,多数继续分化增殖成为具有免疫效应的致敏淋巴细胞,参与细胞免疫反应。

【分类】

T细胞的表现型与其表达的功能相一致,故通常以细胞表现型确定T细胞亚群。T细胞的表现型由两类标志分子组成。一类为T细胞共有分子,如TCR及CD3等T细胞特征性分子,用以区分于非T细胞。另一类为亚群特有分子,如CD4或CD8分子等。T细胞的共有分子尚有CD2及CD7,这些分子亦表达于早期不成熟T细胞表面,用于鉴定T细胞发育的阶段。

人的T细胞至少可区分为4个主要的亚群,即细胞毒性T细胞(cytotoxic T lymphocytes, CTL或Tc)、抑制性T细胞(suppressor T lymphocytes, STL或Ts)、迟发型超敏反应性T细胞(delayed type hypersensitivity T lymphocytes, TDTH)及诱导-辅助性T细胞(inducer-helper T lymphocytes, Th/ind)。

1. 细胞毒性T细胞(CTL)　其表型为$CD2^+$、$CD3^+$、$CD4^-$、$CD8^+$。其只能识别MHC Ⅰ类分子与抗原肽片段结合的复合分子,所以是MHC Ⅰ类分子限制性。CTL主要识别存在于把细胞表面的MHC Ⅰ类分子与抗原结合的复合物,如感染微生物的细胞、同种异体移植细胞及肿瘤细胞等。CTL的杀伤力较强,可连续杀伤数个靶细胞。

2. 抑制性T细胞(Ts)　其表型与CTL细胞亚群相同,具有抑制细胞免疫和抑制体液免疫的作用。

3. 辅助/诱导性T细胞(Th/ind)　其表型为$CD2^+$、$CD3^+$、$CD4^+$、$CD8^-$。具有协助体液免疫和细胞免疫的功能。

4. 迟发型超敏反应性T细胞(TDTH)　其表型与Th/ind相似。

【诊断思路】

诊断思路见图74。

CD3是所有成熟T细胞表面的共同标志,代表总T细胞。CD3降低主要见于免疫缺陷病、AIDS、先天性胸腺发育不全综合征、联合免疫缺陷病,还见于恶性肿瘤、系统性红斑狼疮、某些病

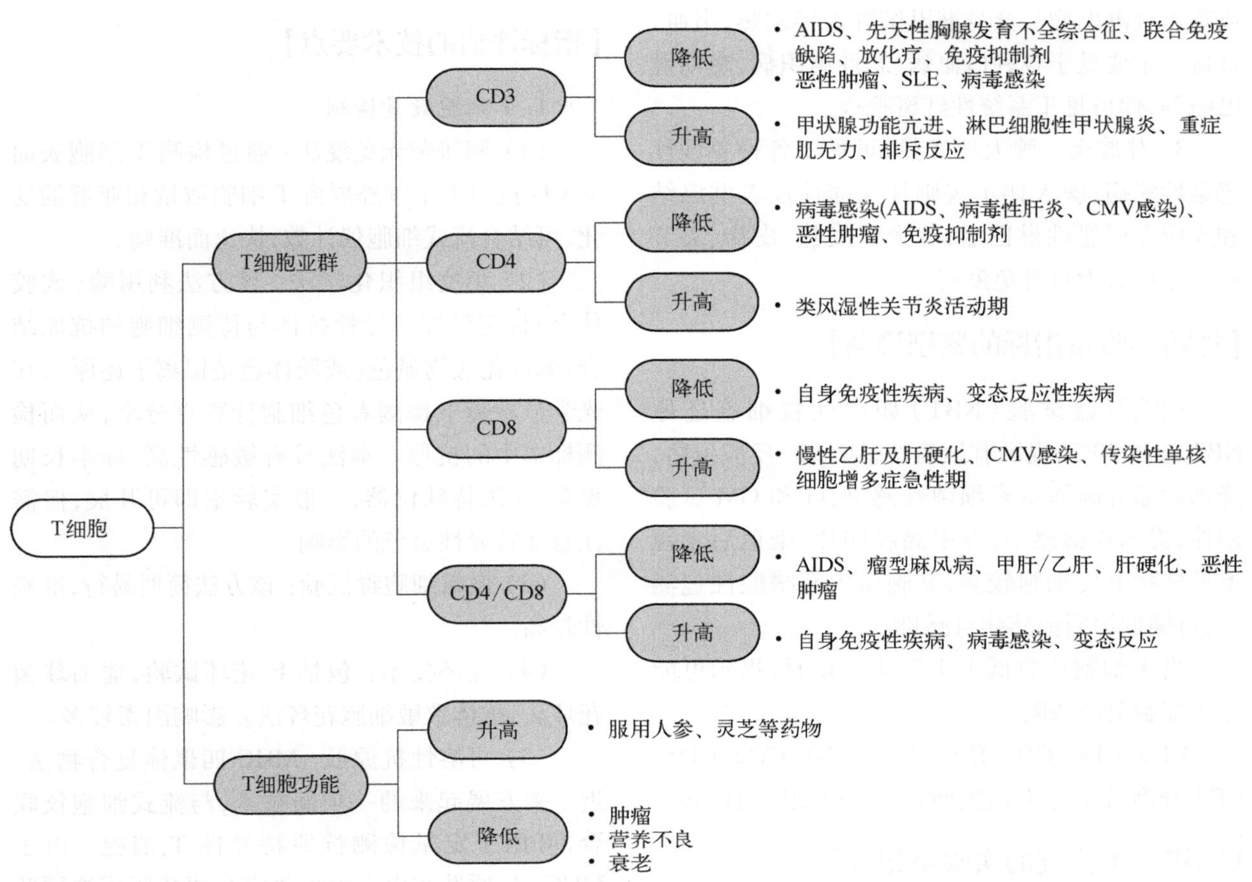

图 74　T 细胞异常的诊断思路图

毒感染、放化疗及使用免疫抑制剂等；CD3 升高见于甲状腺功能亢进、淋巴细胞性甲状腺炎、重症肌无力及器官移植后排斥反应。CD4 是辅助/诱导 T 细胞的标志，代表 T 辅助/诱导细胞亚群。降低见于某些病毒感染、恶性肿瘤及应用免疫抑制剂等。升高见于类风湿性关节炎活动期。CD8 是抑制/杀伤 T 细胞的标志，代表 T 抑制/细胞毒细胞亚群。CD8 降低见于自身免疫病、变态反应性疾病，1 型糖尿病等。升高见于慢性乙型肝炎及肝硬化、巨细胞病毒感染、传染性单核细胞增多症急性期。CD4/CD8 比值：降低见于 AIDS（常<0.5）、瘤型麻风病、甲型肝炎、乙型肝炎及某些慢性肝炎、肝硬化、恶性肿瘤进行期和复发等。升高常见于自身免疫性疾病、病毒感染、变态反应等。

T 细胞功能检测可反映细胞免疫功能，服用人参、灵芝等药物时活性增强；肿瘤、营养不良、衰老时活性降低。

【伴随临床症状的鉴别诊断】

1. 伴发热　感染性发热起病急有或无寒战，全身不适感及定位症状和体征，白细胞计数高于 12×10^9/L 或低于 5.0×10^9/L，可伴随出现呼吸道、消化道症状，肝脾淋巴结肿大，脑膜刺激征。非感染性发热，发热病程较长，超过 2 个月，长期发热但一般情况良好，无明显感染中毒症状，伴有贫血、无痛性多部位淋巴结肿大、肝脾肿大。

长期不规则发热、慢性腹泻超过 1 个月，对一般抗生素无效、消瘦、原因不明的全身淋巴结肿大，反复细菌、真菌、原虫等感染，卡波氏肉瘤，结合流行病学资料及 HIV 抗原检测可诊断艾滋病。

2. 伴淋巴结肿大　伴疼痛的淋巴结肿大多为急性炎症引起，常有局部红、肿、热等炎症表现；而无痛性淋巴结肿大常见于恶性肿瘤转移、淋巴瘤等。淋巴结肿大伴皮肤瘙痒者应考虑变态反应或霍奇金淋巴瘤。全身淋巴结肿大伴发热、出血、贫血者主要见于各种白血病、恶性组织病、晚期淋巴瘤等，偶可见于系统性红斑狼疮。

3. 伴脾大　脾大伴发热，可见于各种急慢性感染性疾病；脾大伴不规则性无痛性浅表淋巴结肿大应考虑恶性淋巴瘤；脾大伴发热、皮疹、关节痛应考虑有无自身免疫病。

【伴随实验室指标的鉴别诊断】

四唑氮蓝试验（NBT）如中性粒细胞还原NBT超过20%，提示有细菌性感染，C-反应蛋白，降钙素原升高提示有细菌性感染，G和GM试验阳性，提示真菌感染，鼻甲黏膜印片，染色后光镜下见柱状上皮细胞较多，其胞质内有嗜酸性包涵体，可辅助诊断流感病毒感染。

当T细胞总数低于1.2×10^9/L时，提示可能存在细胞免疫缺陷。

CD3、CD4、CD8升高，且有CD1、CD2、CD5、CD7升高可能为T细胞型急性淋巴细胞白血病。

【需进一步检查的实验室指标】

1. 血常规及红细胞沉降率检查　包括血红蛋白、红、白细胞，血小板计数及白细胞分类，判断疾病对血液系统的损伤情况。

2. 血生化测定　肝、肾、心功能，电解质，血脂，判断疾病是否累及肝肾。

3. 免疫学检查　免疫血清学检查包括免疫球蛋白、补体、C-反应蛋白（CRP），降钙素原等；细胞免疫检查包括淋巴细胞转化试验、E花环形成试验、结核菌素试验等；各种自身抗体检测；细胞因子检测；传染病的免疫学检测包括抗病毒抗体、艾滋病、梅毒等性传播疾病的病原体检查。有助于疾病的辅助诊断。

4. 血涂片和骨髓涂片检查　有助于辅助诊断造血系统疾病。

5. 免疫组织化学检测　有助于疾病的辅助诊断。

6. 流式细胞仪检测　有助于疾病的辅助诊断。

7. 其他相应检查　CT、MRI、B型超声、PET、淋巴结造影等，有助于判断疾病对脏器的损伤情况。

【指标评估的技术要点】

1. T细胞数量检测

（1）间接荧光免疫法：通过检测T细胞表面的CD抗原来了解外周血T细胞数量和亚群的变化，可结合流式细胞仪计数，快速而准确。

（2）免疫组织化学法：该方法利用酶（或胶体金）标记已知特异性抗体与待测细胞的抗原结合，酶催化底物显色（或胶体金是银离子还原），在光学显微镜下检测着色细胞计算百分率，从而检测标本中的抗原。本法具有敏感性高、标本长期保存、无须特殊仪器，一般实验室即可开展，但需注意非特异性染色的影响。

（3）微量细胞毒试验：该方法简便易行，准确性较高。

（4）花环技术：包括E花环试验，葡萄球菌花环法，抗体致敏细胞花环法。影响因素较多。

（5）可溶性抗原肽-MHC四聚体复合物法。近年来发展起来的一项新技术，与流式细胞仪联合，可用于定量检测抗原特异性T细胞。由于MHC-抗原肽在生产中需要完全清楚所用抗原肽的序列，所以并非所有情况下均能使用这种方法。

2. T细胞功能试验

（1）T细胞增殖试验

1）形态学方法：淋巴细胞受丝裂原刺激后转化为淋巴母细胞，其形态结构发生明显变化，通过染色镜检，可计算出淋巴细胞转化率。优点：方法学简单，无须特殊仪器设备。缺点：依靠肉眼观察形态学变化，准确性较差。

2）放射性核素（^{3}H-TdR）掺入法：淋巴细胞在PHA或特异性抗原刺激下转化为淋巴母细胞，发生转化过程中，细胞DNA合成大量增多。此时在细胞培养液中加入氚标记的胸腺嘧啶核苷，使^{3}H-TdR掺入新合成的DNA中，根据掺入细胞内的核素的量可判断淋巴细胞转化程度。该方法灵敏度高，结果可靠，但需要特殊的仪器，易发生放射性污染。

3）MTT法：在细胞培养终止前数小时内加入MTT，掺入细胞后，在细胞活化增殖时通过线粒体能量代谢过程，MTT代谢形成蓝紫色的甲瓒沉积于细胞内或细胞周围,形成的甲瓒的量与细胞活化增值的程度成正相关。甲瓒经异丙醇溶解后呈紫蓝色,借助酶标仪测定 OD 值,可反映细胞增殖水平。该方法灵敏度不及^{3}H－TdR 掺入法,但操作简便,且无放射性污染。

（2）细胞介导的细胞毒试验：CTL 对靶细胞有直接细胞毒作用,通过溶解、破坏靶细胞的能力了解 CTL 的功能。主要有^{51}Cr 释放法,乳酸脱氢酶释放法。

（3）T 细胞分泌功能测定：体外激活的 T 细胞可分泌多种细胞因子,可借助免疫学、细胞学及分子生物学方法分别检测细胞因子含量及生物学活性,以反映 T 细胞功能。

（4）T 细胞功能体内检测法：包括接触性超敏反应、迟发型超敏反应等。

【指标评估的影响因素】

1. *分析前影响因素*

（1）分析前受检者状态对检验结果的影响：年龄、性别、疲劳、饮食,精神紧张和运动因素,种族因素,自然环境等都会干扰试验结果。如年老体弱者及接触放射源职业者 T 细胞亚群比例、E 花环形成试验及 T 细胞转化试验检测结果偏低。如免疫抑制剂类药物,如环磷酰胺、地塞米松、环孢素等可致 T 细胞亚群比例、E 花环形成试验及 T 细胞转化试验结果降低;冬虫夏草、人参、黄芪、灵芝等可致检测结果偏高。

（2）分析前标本采集、保存及运输过程的影响,抗凝剂的使用,运送容器的质量、无菌状况,血液标本是否溶血、脂血、黄疸,标本是否凝固,对检测结果都有干扰。

2. *分析中影响因素*　不同的检测方法,不同的检测人员等都会对结果产生影响。

（兰小鹏,赵　猛）

参考文献

T 细胞表面标志

【定义】

T 细胞表面标志（Surface markers of T lymphocyte）是指存在于 T 细胞表面的一些膜分子,包括各种表面受体和表面抗原。这些膜分子不仅可用于区分不同免疫细胞,也是 T 细胞识别抗原、T 细胞活化以及 T 细胞与其他免疫细胞相互作用的分子基础。

【分类】

1. *T 细胞抗原受体（T cell antigen receptor,TCR）*　TCR 是 T 细胞表面存在的能与抗原发生特异性结合的受体,也是所有 T 细胞特征性的表面标志。TCR 在 T 细胞表面与 CD3 组成 TCR－CD3 复合物,TCR 识别抗原后刺激信号是通过 CD3 分子传递的。

2. *细胞因子受体（cytokine receptor, CKR）*　T 细胞表面具有多种 CKR,包括 IL－1R、IL－2R、IL－4R、IL－6R、IL－7R 等,通过与相应细胞因子的结合而实现对 T 细胞活化、增殖及分化的调节。T 细胞表面 CKR 的种类、密度及亲和力与细胞的状态有关。

3. *分化抗原（CD）*　T 细胞表面可表达多种 CD 分子,如 CD45、CD3、CD4、CD8、CD5、CD7、CD2 等,这些膜分子对于 T 细胞的检测、T 细胞对抗原的特异性识别和应答,以及 T 细胞与其他免疫细胞之间的相互作用等都有着不同的生物学作用。

CD45存在于所有的白细胞上，故亦称白细胞共同抗原（leukocyte common antigen，LCA）。CD45是一种跨膜蛋白，有多种表型，不同表型CD45的差异主要在于其分子的细胞外部分。根据T细胞表面CD45的不同，可将成熟T细胞分为两种类型，表达CD45RA者为初始T细胞，表达CD45RO者为记忆T细胞。CD45具有蛋白酪氨酸磷酸酶活性，参与免疫突触的形成，与T细胞活化的调节有关。

CD3是T细胞的重要表面分子，它有五种肽链，即γ、δ、ε、ζ和η，γδ或δε以非共价键形式结合成异二聚体，两条ζζ或ζη以二硫键相连。CD3分子能通过盐桥与TCR形成稳定复合物结构，TCR识别抗原后刺激信号是通过CD3分子传递的。CD3和TCR均为贯穿细胞膜的分子，但CD3分子胞内区较TCR长，含有10个免疫受体酪氨酸活化基序（immunorecepter tyrosine-based activation motif，ITAM），能起到细胞内传导的作用。

CD4主要表达于部分外周血成熟的T细胞和胸腺细胞上，亦可见于单核/巨噬细胞和某些树突状细胞上。CD4分子为细胞膜表面单链跨膜糖蛋白，是辅助性T细胞的重要表面标志。CD4分子也是人类免疫缺陷病毒的特异性受体，它能与HIV包膜蛋白gp120结合，从而参与介导HIV感染$CD4^+$ T细胞。

CD8表达与T细胞、胸腺细胞及某些NK细胞质膜上。CD8分子是细胞毒性T细胞（cytotoxic T lymphocyte，CTL）的重要表面标志，是由两条多肽链组成的跨膜糖蛋白，属免疫球蛋白超家族成员。CD8的胞外区各有一个IgSF样功能区，CD8分子通过该区和MHC类分子的非多肽区结构域结合，增强CTL与靶细胞的相互作用。

CD5存在于所有的外周血T细胞上，极少部分（2%~5%）的B细胞及许多B细胞慢性淋巴细胞白血病（B－CLL）细胞上有CD5表达。在未成熟的胸腺皮质细胞也有CD5的表达，但其表达量远不及成熟的T细胞。抗CD5抗体能够增强丝裂原对T细胞的增殖反应。

CD7不仅出现早，而且贯穿表达于整个T细胞发育过程，是识别T细胞较好的标记抗原。CD7与髓性白细胞有5%~10%的交叉反应，故有时还要借助多项分化抗原来进一步鉴别之。

CD2即E玫瑰花结形成细胞受体，又称绵羊红细胞受体，CD2分子分布于所有的T细胞以及某些NK细胞上。CD2与淋巴细胞功能相关抗原-3（lymphocyte function associated antigen－3，LFA－3）或CD58相互作用后，能够诱发一种有别于TCR－CD3复合物与多肽/MHC复合物相结合而诱发T细胞活化的另一活化途径。其特点是使T细胞能较早地黏附于巨噬细胞，从而导致T细胞活化。这个活化途径的发生较TCR/CD3复合物所诱发的T细胞活化早，而且在无TCR/CD3复合物存在的情况下亦可以发生。

【诊断思路】

诊断思路见图75。

CD45又名白细胞分化抗原，CD45在非造血组织中不存在，因此是区别淋巴瘤，白血病与非造血组织肿瘤的一个良好标志物。CD45阳性见于淋巴瘤（特别是大细胞性的非霍奇金淋巴瘤）和白血病，也见于淋巴细胞增多症，免疫缺陷病。

CD2、CD3、CD5、CD7主要分布于T细胞系和T细胞亚型。CD2阳性见于急性白血病、霍奇金淋巴瘤、T细胞非霍奇金淋巴瘤；CD3阳性见于霍奇金淋巴瘤、急性白血病；CD5阳性见于B细胞慢性淋巴细胞性白血病、小细胞性淋巴瘤、霍奇金淋巴瘤、急性白血病等。CD5必须与其他T细胞特异性单抗一起检测T细胞淋巴瘤，如CD5阳性，其他T细胞标志物阴性，而B细胞标记阳性时，则应诊断为B细胞淋巴瘤；CD7阳性，见于霍奇金淋巴瘤、急性白血病及淋巴细胞增多症。在T细胞淋巴瘤，当丢失其他T细胞抗原时，却能表达CD7，故CD7是T细胞有价值的肿瘤标志物。

CD4是辅助（诱导）T细胞的标志，代表T辅助（诱导）细胞亚群。CD4降低见于某些病毒感染、恶性肿瘤及应用免疫抑制剂等；升高见于类风湿性关节炎活动期。CD8是抑制（杀伤）T细胞的标志，代表T抑制/细胞毒细胞亚群。CD8降低见

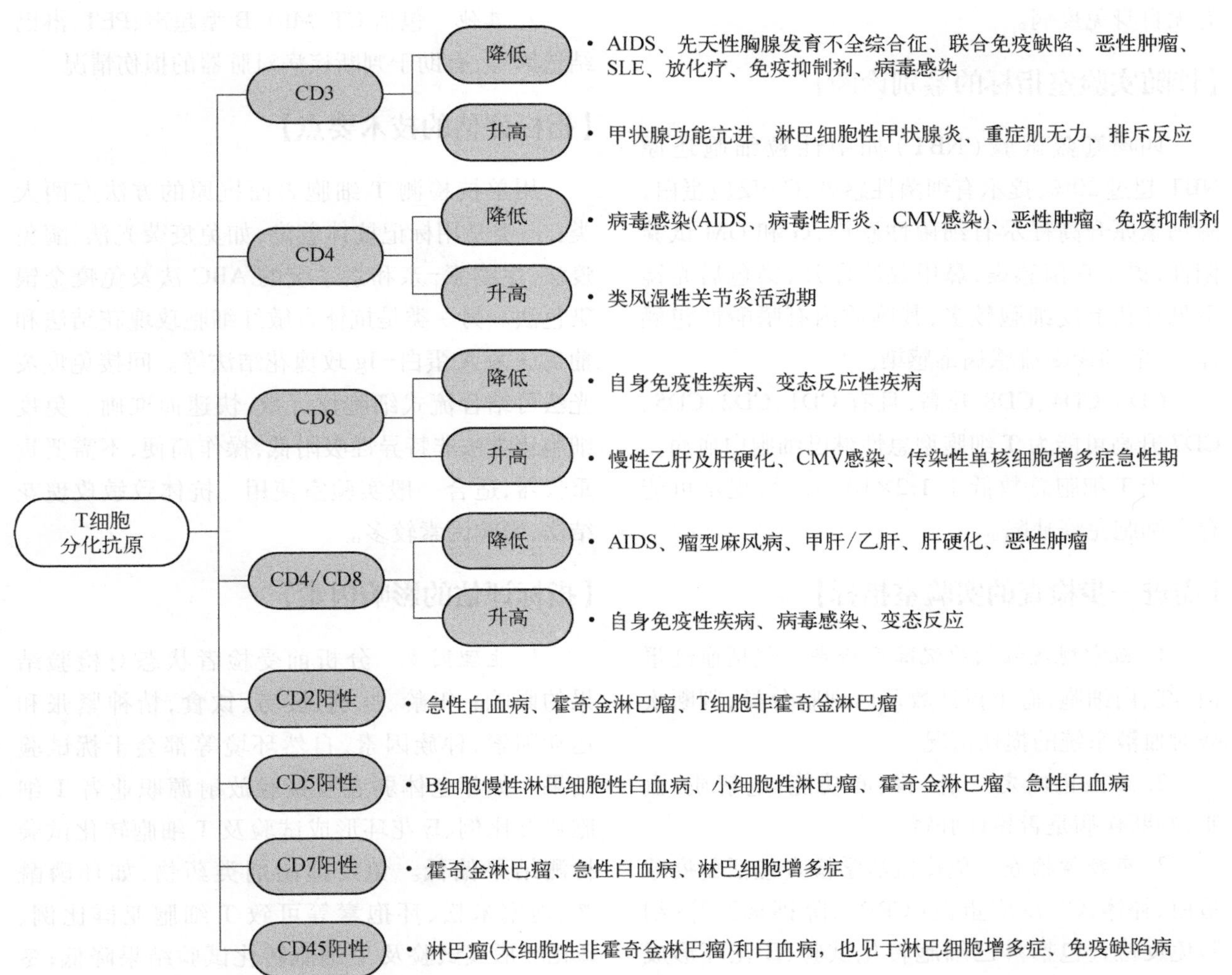

图 75　T 细胞分化抗原异常的诊断思路图

于自身免疫病、变态反应性疾病，1 型糖尿病等；升高见于慢性乙型肝炎及肝硬化、巨细胞病毒感染、传染性单核细胞增多症急性期。CD4/CD8 比值：降低见于 AIDS（常<0.5）、瘤型麻风病、甲型肝炎、乙型肝炎及某些慢性肝炎、肝硬化、恶性肿瘤进行期和复发等；升高常见于自身免疫性疾病、病毒感染、变态反应等。

【伴随临床症状的鉴别诊断】

1. *伴发热*　感染性发热起病急有或无寒战，全身不适感及定位症状和体征，白细胞计数高于 12×10^9/L 或低于 5.0×10^9/L，可伴随出现呼吸道、消化道症状，肝脾淋巴结肿大，脑膜刺激征。非感染性发热，发热病程较长，超过 2 个月，长期发热但一般情况良好，无明显感染中毒症状，伴有贫血、无痛性多部位淋巴结肿大、肝脾肿大。

长期不规则发热、慢性腹泻>1 个月，对一般抗生素无效、消瘦、原因不明的全身淋巴结肿大，反复细菌、真菌、原虫等感染，卡波肉瘤，结合流行病学资料及 HIV 抗原检测可诊断艾滋病。

2. *伴疼痛的淋巴结肿大*　多为急性炎症引起，常有局部红、肿、热等炎症表现；而无痛性淋巴结肿大常见于恶性肿瘤转移、淋巴瘤等。淋巴结肿大伴皮肤瘙痒者应考虑变态反应或霍奇金淋巴瘤。全身淋巴结肿大伴发热、出血、贫血者主要见于各种白血病、恶性组织病、晚期淋巴瘤等，偶可见于系统性红斑狼疮。

3. *脾大伴发热*　可见于各种急慢性感染性疾病；脾大伴不规则性无痛性浅表淋巴结肿大应考虑恶性淋巴瘤；脾大伴发热、皮疹、关节痛应考虑有无自身免疫病。

【伴随实验室指标的鉴别诊断】

四唑氮蓝试验（NBT）如中性粒细胞还原NBT超过20%，提示有细菌性感染，C-反应蛋白，降钙素原升高提示有细菌性感染，G和GM试验阳性，提示真菌感染，鼻甲黏膜印片，染色后光镜下见柱状上皮细胞较多，其胞质内有嗜酸性包涵体，可辅助诊断流感病毒感染。

CD3、CD4、CD8升高，且有CD1、CD2、CD5、CD7升高可能为T细胞型急性淋巴细胞白血病。

当T细胞总数低于1.2×10^9/L时，提示可能存在细胞免疫缺陷。

【需进一步检查的实验室指标】

1. *血常规及红细胞沉降率检查* 包括血红蛋白、红、白细胞，血小板计数及白细胞分类，判断疾病对血液系统的损伤情况。

2. *血生化测定* 肝、肾、心功能，电解质，血脂，判断疾病是否累计肝肾。

3. *免疫学检查* 免疫血清学检查包括免疫球蛋白、补体、C-反应蛋白（CRP），降钙素原等；细胞免疫检查包括淋巴细胞转化试验、E花环形成试验、结核菌素试验等；各种自身抗体检测；细胞因子检测；传染病的免疫学检测包括抗病毒抗体、艾滋病、梅毒等性传播疾病的病原体检查。有助于疾病的辅助诊断。

4. *血涂片和骨髓涂片检查* 有助于辅助诊断造血系统疾病。

5. *免疫组织化学检测* 有助于疾病的辅助诊断。

6. *流式细胞仪检测* 有助于疾病的辅助诊断。

7. *其他* 包括CT、MRI、B型超声、PET、淋巴结造影等，有助于判断疾病对脏器的损伤情况。

【指标评估的技术要点】

用单抗检测T细胞表面抗原的方法有两大类：一类是用标记抗体着染，如免疫荧光法、酶免疫法、生物素-亲和素系统的ABC法及免疫金银染色法。另一类是抗体致敏红细胞玫瑰花结法和葡萄球菌A蛋白-Ig玫瑰花结法等。间接免疫荧光法可结合流式细胞仪计数，快速而准确。免疫细胞化学法非特异性吸附低，操作简便，不需要贵重仪器，适合一般实验室使用。抗体致敏玫瑰花结法，影响因素较多。

【指标评估的影响因素】

1. *生理因素* 分析前受检者状态对检验结果的影响：年龄、性别、疲劳、饮食，精神紧张和运动因素，种族因素，自然环境等都会干扰试验结果。如年老体弱者及接触放射源职业者T细胞亚群比例、E花环形成试验及T细胞转化试验检测结果偏低。免疫抑制剂类药物，如环磷酰胺、地塞米松、环孢素等可致T细胞亚群比例、E花环形成试验及T细胞转化试验结果降低；冬虫夏草、人参、黄芪、灵芝等可致检测结果偏高。

2. *标本采集、保存及运输过程的影响* 抗凝剂的使用、运送容器的质量、无菌状况，血液标本是否溶血、脂血、黄疸，标本是否凝固，对检测结果可能存在干扰。

（兰小鹏，赵　猛）

参考文献

UGT1A1 基因多态性

【定义】

UGT1A1（UDP Glucuronosyltransferase Family 1 Member A1）基因定位于人染色体 2q37.1，包含 5 个外显子，Gene ID 为 54658，其编码的 UGT1T1 蛋白由 533 氨基酸残基组成，分子量为 59 591 Da。UGT1A1，尿苷二磷酸葡萄糖醛酸转移酶 1A1（uridine diphosphoglucu-ronosyl transferase 1A1），参与多种物质的葡萄糖醛基化，这一结合反应的目的在于增加底物的水溶性，增加从胆汁和尿液中的排泄量，达到物质代谢、解毒的目的。UGT1A1 基因是 UGTs 基因家族中的一员，UGT1A1 基因的产物尿苷二磷酸葡萄糖醛酸转移酶 1A1 的主要作用是使各种不同外源性药物和内生底物葡萄糖醛酸化，增加底物的极性，使其更好地从体内被清除，如胆红素、雌激素、伊立替康等。

【分类】

根据 UGT1A1 基因多态性型，可分为插入、缺失、单核苷酸多态性。目前 UGT1A1 基因多态性主要集中在启动子区 TATA 序列及第 1 外显子区突变。UGT1A1 基因启动子区存在大量 TA 碱基重复序列，最常见的为 6 个 TA 重复序列，即（TA6/TA6 或＊1/＊1）；UGT1A1＊28 为 7 个 TA 重复序列，包括纯合突变型（TA7/TA7 或＊28/＊28）和杂合突变型（TA6/TA7 或＊1/＊28）。UGT1A1＊6 的多态性表现为 211G>A，形成 3 种基因型：G/G、A/G 和 A/A，且 UGT1A1＊6 的多态性目前仅在亚洲人群中发现。

【临床意义】

临床研究表明，UGT1A1＊6 型和＊28 型与伊立替康引发的副反应有着强相关性，且种族差异。在高加索患者中，UGT1A1＊28 纯合子（TA7/7）和杂合子（TA6/7）显著增加患者发生严重粒细胞减少和腹泻的风险。而在亚洲患者中，UGT1A1＊6 型显著增加患者发生 3～4 级中性粒细胞减少、血小板减少及腹泻的风险。

研究发现，基因 UGT1A1 启动子区域的多态性与药物伊立替康的毒副作用有相关性。如果盲目用药可造成中性粒细胞减少及腹泻的不良反应。美国 FDA 已建议患者在使用伊立替康前要进行 UGT1A1 基因型的检测。

【诊断思路】

诊断思路见图 76。

UGT1A1 基因多态型与患者治疗的毒副作用密切相关，野生型患者接受该药物治疗时产生毒副作用风险较低，突变和杂合型则相对较高。

【需进一步检查的实验室指标】

1. SLCO1B1、ABCB1、ABCC2 和 CYP3A4 等基因多态性检测　伊立替康在体内代谢主要受 UGT1A1 基因的调节，同时也会受 SLCO1B1、ABCB1、ABCC2 和 CYP3A4 等基因的调节，因此在检测 UGT1A1 基因多态性为野生型时，如果伊立替康治疗疗效不佳或者患者出现严重的毒副作用时，应该进行 SLCO1B1、ABCB1、ABCC2 和 CYP3A4 等基因多态性检测。

2. 血常规检查　在使用伊立替康伊立替康治疗过程中，应该定期检查血常规，监测中性粒细胞的变化。

3. 大便常规检查　通过大便常规检查，可以及时发现伊立替康的毒副作用的验证程度。

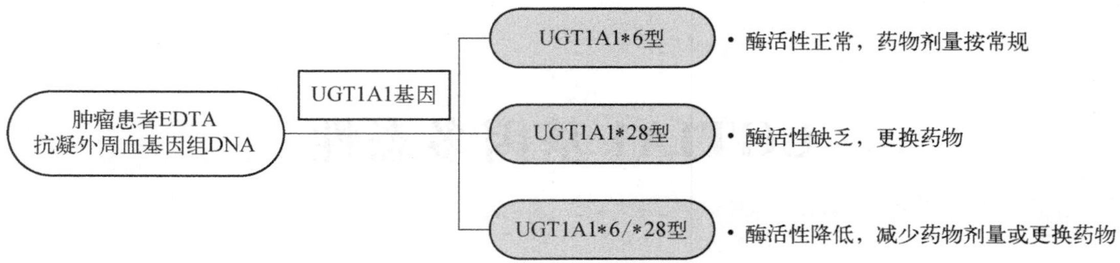

图 76　UGT1A1 基因多态性诊断思路图

【指标评估的技术要点】

1. 基因多态性　UGT1A1 基因多态性存在很多种类型，不同类型对伊立替康在体内代谢的影响与很大差异。

2. 基因突变　UGT1A1 基因突变，也会影响酶的活性，从而影响伊立替康在体内代谢的影响。

【指标评估的影响因素】

1. 检测方法　目前 UGT1A1 基因多态性一般采用 PCR - RFLP、DNA 直接测序法、荧光 PCR 法、HRM 法和毛细管电泳法等。无论采用基因测序检测，还是采用基因芯片法等其他方法进行检测，均需要对 UGT1A1 基因进行基因分型，其检测的基因位点是否全面，决定了 UGT1A1 基因分型的准确性，同时其检测结果的可靠性需要结合临床实践进行评价。

2. 标本采集　UGT1A1 基因多态性检测采用的是 EDTA 抗凝的外周血，严重脂血、溶血会影响 DNA 的提取而导致检测失败；而使用肝素抗凝时将抑制 PCR 扩增的酶活性，而造成检测失败。

（李　艳，童永清，吕永楠）

参考文献

VKORC1 基因

【定义】

维生素 K 环氧化物还原酶复合亚单位 1（vitamin K epoxide reductase complex subunit 1，VKORC1）是介导华法林抗凝效应最重要的分子，编码维生素 K 循环中的关键酶，华法林（一种香豆素衍生物，临床常用的处方抗凝药物，治疗窗较窄）通过抑制该酶，阻断维生素 K 以辅助因子形式参与的羧化酶催化反应，从而抑制凝血因子Ⅱ、Ⅶ、Ⅸ、Ⅹ的凝血功能而产生抗凝作用。

【分类】

在我国，VKORC1 基因突变主要为 1639 基因位点的变异，该位点野生型为 G，突变型为 A，因此其基因型为：VKORC1 GG 型，酶活性高；VKORC1 GA 型，酶活性中；VKORC1 AA 型，酶活性低。

【临床意义】

VKORC1 遗传变异会导致 VKORC1 酶活性降低，使维生素 K 依赖性凝血因子的功能降低，机体对华法林的敏感性增加。通常情况下，VKORC1 和 CYP2C9 一起用于评估个体对华法林的敏感性及个体化用药。

【诊断思路】

诊断思路见图31。

(1)根据患者的用药方案确定有无必要进行VKORC1的检测。

(2)根据VKORC1和CYP2C9的基因型检测结果确定华法林起始剂量,参见CYP2C9。

【需进一步检查的实验室指标】

1. INR值 通常情况下,使用华法林治疗过程中必须定期监测患者INR值,以评价治疗效果和调整治疗方案。

2. CYP2C9 影响华法林疗效的另一个关键酶,和VKORC1一起指导华法林的用药。

【指标评估的技术要点】

目前VKORC1的测定方法包括PCR-直接测序法(也称PCR-Sanger测序)、PCR-焦磷酸测序法、荧光定量PCR法、PCR-基因芯片法、PCR-高分辨率熔解曲线法和等位基因特异性PCR法等。目前CFDA批准的试剂主要采用PCR-基因芯片法和荧光PCR法。

1. *测序技术(包括Sanger测序法和焦磷酸测序法)* 该技术被认为是检测的金标准,理论上能够检测所有的VKORC1基因型,包括已知和未知的。Sanger测序法测序长度较长,但是灵敏度不高,当组织中靶基因突变比例低于20%时,可能出现假阴性结果。焦磷酸测序法检测灵敏度较高,对体细胞突变和甲基化等可实现定量检测,对低丰度突变(<3%)容易出现假阴性;分型准确可靠,通量较高。焦磷酸测序长度仅10多个碱基,不能对长片段进行分析。两种测序方法对试剂和仪器有特殊要求,费用较高,操作复杂及耗时较长。

2. *荧光定量PCR法* 该技术灵敏度高,通用性强,定量结果(相对或者绝对)有助于提示标本是否污染(因理论上等位基因拷贝数是相同的)。其缺点是只能检测已知的等位基因类型,且用于区分不同基因型的探针可能存在非特异性结合的情况,因此,实验结果判断时应谨慎、仔细。

3. *PCR-基因芯片法* 该技术通量高,可在一次实验中完成多种基因型的检测,结果判断比较直观,但可能存在非特异杂交和显色(发光),导致假阳性结果。应确保试剂按要求保存,杂交和洗片务必在避光条件下进行,芯片加样时注意使液体铺满整个反应区,但不能溢出、不能出现气泡,以防交叉污染。

4. *PCR-高分辨率熔解曲线法* 该技术的方法简单,快速,通量大,结果准确,既可以通过标准品对照区分不同的等位基因,也可以提示未知的等位基因,但是对仪器(光谱范围和温控)和试剂(饱和荧光染料)的要求高,不能排除待测核酸中新出现的遗传变异,临床上使用较少。

5. *等位基因特异性PCR法* 该技术根据等位基因某一碱基的差异设计引物,正义链引物3′端的第一个碱基与等位基因特异碱基互补,特异性引物仅扩增与其相应的等位基因,而不扩增其他等位基因。因此,PCR扩增产物有无是鉴定特异性等位基因的基础,特异性PCR扩增产物可通过琼脂糖凝胶电泳检出,该方法也可与实时荧光定量PCR结合起来进行基因分型。方法操作简单、耗时较少、灵敏度高,是等位基因分型中常用的技术。

【指标评估的影响因素】

1. *外源性污染* VKORC1测定方法大多数需要采用PCR技术扩增目标基因,待测标本受到外源性DNA污染时,如使用外源性的免疫细胞治疗、输血和妊娠等情况,可能会导致假阳性结果。另外,实验操作不恰当也可能引起假阳性结果。

2. *技术性因素* PCR技术的非特异性扩增和基因芯片的非特异性杂交可能引起假阳性结果。在PCR和基因芯片技术中,对温度的控制不准确可能导致假阴性结果。

(黄 彬,陈培松)

参考文献

WT1 基因

【定义】

WT1 基因是 1990 年由 Call 等从儿童肾脏 Wilms 瘤细胞中分离出来的，定位于人类染色体 11p13，长约 56 kb，其编码产物能阻止细胞从 G_0 或 G_1 中期进入 S 期，故 WT1 基因被认为是抑癌基因。随后的研究发现 WT1 基因在白血病细胞中的表达量很高，可达正常骨髓细胞的 10^3 ~ 10^5 倍。

【分类】

早期对 WT1 的研究主要集中在其表达水平。多数研究认为，初诊时 WT1 基因的过度表达与较差的预后显著相关。WT1 的基因突变主要为单碱基的 SNP 和小片段的拷贝数变异（CNV），多发生于第 7 和第 9 外显子。国外的临床试验提示，WT1 基因在白血病中的突变概率为 5% ~ 10%。初诊的白血病患者如果携带 WT1 基因突变，此类突变可作为监测微小残留白血病（MRD）的非特异分子生物学指标。近年来的研究发现，WT1 基因突变可以作为急性髓细胞性白血病（AML）预后的指标，存在 WT1 基因突变的急性白血病患者往往预后不佳。

【临床意义】

WT1 是一个原始的胚胎基因，其表达和细胞的增殖、周期调控和分化有密切关系。目前大部分观点认为 WT1 基因可能同时具备抑癌基因和原癌基因两种角色，因此该基因的过度表达和急性白血病的发生发展有密切关系。大部分研究提示，急性白血病均有不同程度的 WT1 表达升高，而 WT1 的表达水平和患者的预后呈负相关。初诊时 WT1 的表达水平越低，患者的完全缓解率越高，无病生存期也越长。由于 WT1 在各种类型白血病中的表达均升高，利用 WT1 的表达来检测残留白血病细胞的方法可用于几乎所有的白血病患者，可以考虑作为广谱的 MRD 指标，对早期预测复发及判定预后有重要的临床意义。对 WT1 基因突变的研究提示，该基因的突变在儿童和成人急性白血病中都是预后不佳的指标，特别是合并有 FLT3 突变的患者。

【诊断思路】

诊断思路见图 77。

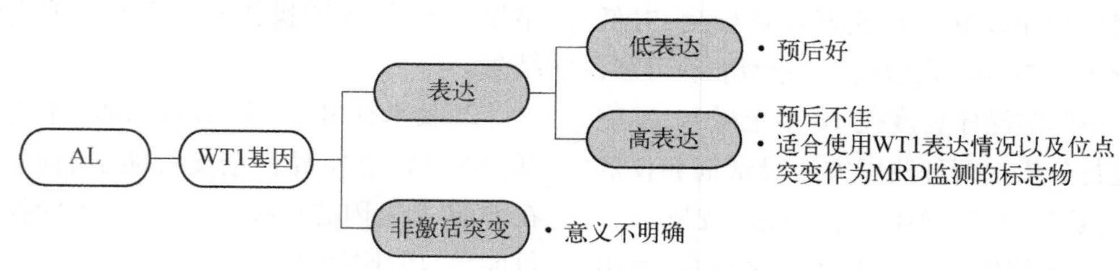

图 77　WT1 基因诊断思路图

（1）对于儿童和成人急性白血病患者，都可以考虑进行 WT1 基因的表达和突变检测。

（2）根据 WT1 基因的表达水平以及突变情况选择治疗方案。

【需进一步检查的实验室指标】

（1）细胞形态学、免疫分型等其他指标的检测。

（2）ALL 其他分子标志物的检测，如 NPM1、

FLT3、ABL1、IDH1 和 Notch1 等。

【指标评估的技术要点】

WT1 基因突变检测技术的评价指标和影响因素参考本章 Index 60 FLT3。

目前主要采取荧光定量 PCR 技术检测 WT1 基因表达水平，以 ABL 基因作为内参，进行双标准曲线的相对定量。荧光定量 PCR 技术的检测敏感性可以达到 10^5。可采用免疫组化技术检测 WT1 表达，但在定量的性能上远远不如荧光定量 PCR 技术。

【指标评估的影响因素】

影响 WT1 基因表达水平的主要因素包括：① 用于检测的总细胞数及肿瘤细胞在其中的比例；② RNA 提取的方法；③ 实验操作者的熟练程度和经验；④ 标本采集后的保存条件。

（黄　彬，陈培松）

参考文献

α-L-岩藻糖苷酶(AFU)

【定义】

α-L-岩藻糖苷酶是一种溶酶体酸性水解酶，广泛分布于机体的组织细胞、血液和体液内，参与含岩藻糖基的糖蛋白、糖脂的分解代谢。AFU 的缺乏主要用于诊断遗传性岩藻糖贮积病。原发性肝癌患者的血清中 AFU 活性明显升高。

【分类】

AFU 的化学本质是一种糖蛋白，血清中的 AFU 分子量为 270~390 kDa。以肝肾组织活性较高，AFU 分子根据其糖链组成与结构不同，可出现不同的同工酶表现形式。用聚丙烯酰胺凝胶电泳分离人血清 AFU 同工酶可显示 2 条主带及 5 条细带。这可能与酶蛋白四级结构差异有关，并与 AFU 分子中唾液酸含量有关。

【诊断思路】

诊断思路见图 78。

岩藻糖苷贮积症主要是遗传基因缺陷，患者体内 α-岩藻糖苷酶缺陷是本病的主要病因。本病分幼儿型和成人型。

（1）幼儿型的病理改变为肝细胞内有特征性细胞质包涵体及许多直径为 0.5~5 μm 的空泡，空泡外包有一层膜，一些空泡内含有透明的碳水化合物，必须用过碘酸染色才能显示出空泡内容物。还有一些空泡内充以亲水性圆形结构，这种结构是由复合性脂质特异的板层所组成。细胞质包涵体也可见于库普弗细胞、组织细胞、巨噬细胞、肾小体上皮细胞、胆管上皮细胞、内皮细胞和心肌细胞。大多数细胞含有许多透明空泡，也可见亲水性致密包涵体和成层结构物质沉积。在脑组织内，白质显示有大量巨噬细胞和髓磷脂明显损失，血管周围间隙存在颗粒状脂质。在灰质内，有神经元丧失，残存的神经元均含有外面包有一层膜的透明空泡，直径为 0.8~2.4 μm，其内含有小颗粒网状及少量平行的成层结构。星形细胞、少突神经细胞及毛细血管内皮细胞，也含有透明空泡或致密亲水网状物质。在组织化学上，包涵体呈 PAS 染色弱阳性，碱性染色无异染性。

（2）成人型组织学特征为皮肤呈血管角质瘤样改变，成纤维细胞内有空泡。神经 Schwann 细胞、肌上皮细胞、汗腺分泌细胞及血管内皮细胞内

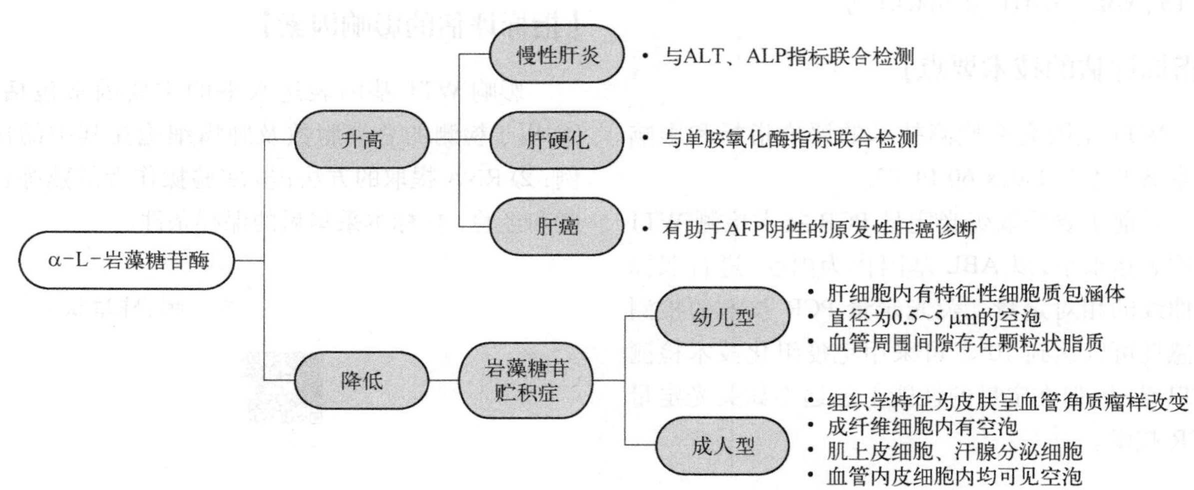

图 78　α-L-岩藻糖苷酶异常的诊断思路图

均可见空泡。由于内皮细胞有空泡，真皮血管肿胀，可引起管腔狭窄或闭塞。

【伴随临床症状的鉴别诊断】

1. 伴弥漫性血管角质瘤皮损　根据临床特征，弥漫性血管角质瘤皮损，实验室检查及特异性酶测定，可以获得诊断。在鉴别诊断方面需注意与其他几种黏脂贮积症相鉴别。成人型除可出现进行性智力和运动发育障碍、生长迟缓、肌无力和肌张力低下、面容粗笨、无肝脾肿大、无角膜浑浊之外，其最具特征性的表现为皮肤有弥漫性血管角质瘤，表现为针尖大小、蓝褐色、隆起的皮损起初分布于腹背部，以后可扩展至上、下肢。

2. 伴肝部疾病　α-L-岩藻糖苷酶活性升高有助于AFP阴性的原发性肝癌的发现，与AFP、CEA联合测定可提高诊断原发性肝癌的敏感性与特异性。同时对原发性肝癌手术、疗效评价、预后判断均有重要价值；转移性肝癌、肝硬化、慢性肝炎时均有AFU升高；肺癌、乳腺癌、子宫癌、肝硬化及糖尿病也可见升高。

【伴随实验室指标的鉴别诊断】

1. α-L岩藻糖苷酶降低　α-L岩藻糖苷酶下降主要用于遗传性AFU缺乏症的诊断，并借以与其他遗传性黏多糖贮积病的鉴别。

2. 伴AFP改变　AFU是对原发性肝细胞性肝癌检测的又一敏感、特异的标志物。原发性肝癌患者血清AFU活力显著高于其他各类疾患（包括良、恶性肿瘤）。血清AFU活性动态曲线对判断肝癌治疗效果、估计预后和预报复发有着极其重要的意义，甚至优于AFP。但是，值得提出的是，血清AFU活力测定在某些转移性肝癌、肺癌、乳腺癌、卵巢或子宫癌之间有一些重叠，甚至在某些非肿瘤性疾患如肝硬化、慢性肝炎和消化道出血等也有轻度升高，在使用AFU时应与AFP同时测定，可提高原发性肝癌的诊断率，有较好的互补作用。

【需进一步检查的实验室指标】

1. 肿瘤标志物　包括甲胎蛋白（AFP）、癌胚抗原（CEA）。

2. PAS染色　在周围血液淋巴细胞内可见有PAS染色弱阳性的空泡。

3. 体液检测　在汗液中，氯化物和钠的含量较正常人高3~9倍，尿中无过多黏多糖排出，但有过多含岩藻糖的低聚糖和双糖排出。

4. 肝组织活检　组织细胞生化分析显示有α-岩藻糖苷酶缺陷。

5. X线检查　有多发性骨发育不良，骨骺成熟延迟，颅骨增厚，腰背部侧弯，伴以椎体双凸畸形，椎体发育不全，椎体前上部呈鸟嘴状。

【指标评估的技术要点】

血清 AFU 测定有荧光法、比色法、速率法等，前两者难以自动化，目前已很少使用。临床使用较多的主流方法为速率法。血清 AFU 催化 2 -氯对硝基酚- α - L -岩藻糖苷（CNPF）的水解反应，生成 2 -氯对硝基酚（CNP），CNP 在 405 nm 左右有较强吸收，通过监测 CNP 的生成速率（吸光度升高速率）可测定血清 AFU 活性。成人参考区间为<40 U/L。不同测定方法结果可能有差异，各实验室应验证所引用参考区间或建立本实验室的参考区间。

【指标评估的影响因素】

AFU 广泛分布于机体的组织细胞、血液和体液内，参与含岩藻糖基的糖蛋白、糖脂的分解代谢。妊娠期间 AFU 会生理性升高，分娩后即恢复至正常水平。标本溶血会影响检测。

（石玉玲）

参考文献

β - tubulin Ⅲ mRNA 表达

【定义】

细胞微管在维持细胞形态、调控细胞有丝分裂中起重要作用，微管是由 α -和 β -微管蛋白组成异源二聚体。β 微管蛋白分为 7 种亚型，Ⅲ型 β 微管蛋白（tubulin beta 3 class Ⅲ，TUBB3）即 β - tubulin Ⅲ。β - tubulin Ⅲ 的异常表达与肿瘤发生发展和抗微管类化疗药物的疗效密切相关。

【分类】

β - tubulin Ⅲ mRNA 表达依据表达水平可分为高表达与低表达。

一般通过表达水平与内参基因如 β - actin 的比值确定其 cut off 值，不同的检测体系会有所不同。

【临床意义】

1. 抗微管类药物用药指导　抗微管类药物是临床上常用的抗肿瘤化疗药物。主要有紫杉类的紫杉醇（paclitaxel，PTX）、多西紫杉醇/多西他赛（taxotere，TXT）和长春碱类的长春碱（vincaleukoblastine，VLB）、长春新碱（vincristine，VCR）、长春瑞滨（vinorelbine，NVB）等。

紫杉醇类可特异性结合到微管蛋白上，导致肿瘤细胞内微管聚合并使其稳定，使细胞内微管聚集，从而抑制微管网的正常重组，干扰细胞各种功能，特别是使细胞停止分裂。

长春碱类可抑制肿瘤细胞内微管蛋白的聚合，特别是抑制纺锤体微管的形成，使核分裂停滞于细胞分裂中期，从而抑制肿瘤细胞生长。

在使用抗微管类化疗药物治疗时，肿瘤组织 β - tubulin Ⅲ低表达者有效率明显高于高表达者，而且获益较多。β - tubulin Ⅲ高表达者则容易发生耐药，其耐药机制除与表达量增加导致其活性增强外，可能还与其糖基化和磷酸化形成抗药表型相关，β - tubulin Ⅲ高表达使细胞在低氧水平和微营养素的环境中仍能存活。

2. 肿瘤预后判断　有研究提示，β - tubulin Ⅲ低表达者较高表达者具有更好的化疗疗效，更长的生存期。但也有研究认为，β - tubulin Ⅲ表达水平与肿瘤预后无明确相关性，目前尚存争议。

【诊断思路】

诊断思路见图 79。

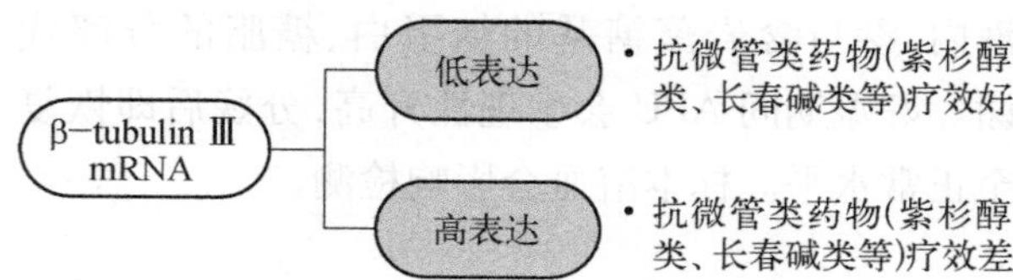

图 79 β-tubulin Ⅲ mRNA 表达水平诊断思路图

在使用抗微管类化疗药物前,如有条件,应考虑进行 β-tubulin Ⅲ mRNA 表达水平检测。低表达者提示抗微管类化疗药物疗效更好。

【需进一步检查的实验室指标】

1. β-tubulin Ⅲ蛋白表达水平检测 β-tubulin Ⅲ表达水平检测可以在mRNA 水平和蛋白水平检测,蛋白水平检测更能说明其实际表达水平。缺点是免疫组化等蛋白表达检测属于半定量检测,不如 Q-PCR 精确。

2. 其他相关基因检测 对紫杉醇类药物,ABCB1、CYP2C8 等参与其代谢,相关基因检测可进一步评估机体对药物的代谢能力。

3. 药物浓度监测 上述基因检测评估的药物有效性及毒性,辅助临床判断用药剂量,可通过药物浓度监测结果,适当调整用药剂量。

【指标评估的技术要点】

1. 内参基因的选择和检测 cut off 值的确定一般需通过计算 β-tubulin Ⅲ mRNA 表达水平与内参基因的表达水平,计算其比例,确定 cut off 值,判断高表达和低表达。

2. 样本中肿瘤细胞的比例 肿瘤细胞比例过低,可能导致代表性不足。

【指标评估的影响因素】

1. 检测方法 目前检测 β-tubulin Ⅲ mRNA 表达水平主要采用反转录荧光定量 PCR(qRT-PCR)方法。

2. 样本类型及保存 由于 mRNA 易降解,石蜡标本保存条件保存时间对检测结果有较大影响。新鲜组织样本应做防 RNA 降解处理,尽快检测。

(姜 傥,姜育燊)

β-羟丁酸

【定义】

β-羟丁酸亦称 D-3-羟丁酸,化学分类为羧酸,分子式为 $C_4H_8O_3$,常与乙酰乙酸和丙酮一起总称为酮体,β-羟丁酸约占酮体总量的 70%。正常情况下,肝内脂肪酸分解代谢产生的酮体,经血液运送至其他组织氧化生成 CO_2、H_2O,并产生能量。当糖代谢发生障碍时,脂肪的分解代谢增加,这时肝内酮体产生的速度超过肝外组织利用速度,血中酮体增加,称酮血症,过多的酮体从尿中排出,称酮尿。

【分类】

根据其在人体内的分布,β-羟丁酸可分为血清 β-羟丁酸和尿液 β-羟丁酸。

【诊断思路】

诊断思路见图 80。

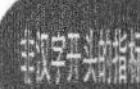

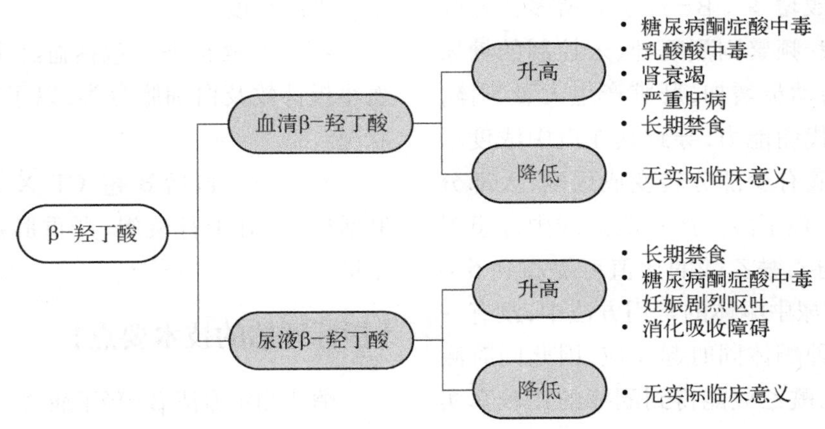

图 80　β-羟丁酸诊断思路图

【伴随临床症状的鉴别诊断】

1. 伴酸中毒、伴呼吸频率增快，呼吸深，大部分患者呼吸中可有类似烂苹果气味的酮臭味　需考虑糖尿病酮症酸中毒。常伴糖尿病症状加重，确诊需检测血糖、尿酮、血酮、血酸碱度、血电解质及尿素氮。

2. 伴恶心、腹痛、脱水等乳酸性酸中毒的临床表现　乳酸性酸中毒特异性不强，视病因不同而异，症状轻者可仅有恶心、腹痛、食欲下降、头昏、嗜睡、呼吸稍深快。病情较重或严重患者可出现脱水、呼吸深大、意识障碍、四肢反射减弱、瞳孔扩大、深度昏迷或休克。需注意的是乳酸酸中毒是糖尿病患者的一种急性并发症，发生于1/3的糖尿病酮症酸中毒患者，确诊需检测血清乳酸盐。

3. 伴心律失常、Kussmaul 呼吸，以及轻微腹痛、腹泻、恶心、呕吐、胃纳下降等胃肠道症状　需考虑为代谢性酸中毒，确诊需检测动脉血气和血生化指标。

4. 伴昏迷、血糖显著升高、尿酮体阳性或强阳性　需考虑糖尿病酮症酸中毒，确诊需检测血浆胰岛素、血气分析。

5. 伴昏迷、头晕乏力、肢体麻木、心慌、手抖、出汗等　需考虑长期禁食或饥饿、消化不良引起的低血糖，一般有患者进食不足史，或有过量注射胰岛素或过量服用降血糖药史。确诊需检测血糖。

6. 伴多尿、多饮、多食、消瘦　多见于糖尿病酮症酸中毒与肾衰竭多尿期鉴别，需检测肾功能各项指标和血生化检查，同时 X 线尿路平片和造影、肾穿刺活组织等检查，对于肾衰竭病因诊断有帮助。

7. 伴黄疸、肝区疼痛、肝腹水、门静脉高压等症状　需考虑严重肝病，确诊需检测肝功能各项生化指标、各型肝炎病毒、B 超、CT 等。

8. 伴停经、呕吐等　需考虑妊娠剧烈呕吐所致的酮酸症。

【伴随实验室指标的鉴别诊断】

1. 伴血糖升高　β-羟丁酸升高伴血糖显著升高，此时可考虑糖尿病酮症酸中毒；若伴血清乳酸升高，可考虑乳酸性酸中毒。可进一步检查血常规、生化各项指标包括血糖、淀粉酶等、动脉血气分析、尿糖及尿酮体检查。半数以上糖尿病酮症酸中毒患者会出现血、尿淀粉酶非特异性升高，有时其升高幅度较大；血中酮体升高的同时，其在尿液中的排泄增加，患者出现酮尿，由于尿酮体检测方便，在患者出现糖尿病酮症酸中毒时应常规检测尿酮体。

2. 伴尿酮体阳性　此时提示体内胰岛素缺乏，警告糖尿病患者即将或可能已存在糖尿病酮症或酮症酸中毒，提示需进一步行血糖和血气分析等。

3. 伴血糖降低　β-羟丁酸升高伴低血糖可考虑长期禁食、饥饿、消化吸收障碍等。

4. 伴乙酰乙酸增多　β-羟丁酸增多伴乙酰乙酸增多，在饥饿、频繁剧烈呕吐、未控制的糖尿病患者体内，脂肪动员增加，肝脏产生大量酮体，超过周围组织的代谢能力，导致其在血中浓度增加。其中乙酰乙酸有少部分转变成丙酮，大部分在肝脏转变成β-羟丁酸。严重酮症酸中毒患者体内β-羟丁酸与乙酰乙酸的比值可提高到6：1。目前检测血或尿中酮体的常用方法中，没有一个方法能和这三种酮体同时起反应，因此同时测定β-羟丁酸和乙酰乙酸能得到酮症的比较真实的情况，对患者病情的鉴别诊断和患者的跟踪监护更有意义。

5. 伴尿素、肌酐异常　β-羟丁酸增多伴少尿、多尿以及尿素和肌酐异常，此时应考虑肾衰，进一步检查可发现肾功能各项检查提示肾衰，血浆中白蛋白减少，血钙偏低，血磷升高，血钾和血钠随病情而定。

6. 伴谷丙、谷草转氨酶异常　β-羟丁酸增多伴谷丙、谷草转氨酶异常，可考虑由严重肝病引起，需进一步检查生化各项肝功能指标包括血清酶类及血清铁等、甲胎蛋白、凝血功能、各型肝炎病毒以及B超、CT、肝组织活检等。

【需进一步检查的实验室指标】

1. 糖尿病相关指标　如血糖、尿糖、糖耐量、糖化血红蛋白、胰岛素、C肽、胰高血糖素、抗胰岛素自身抗体等。以明确机体血糖异常所处的状态。

2. 血液生物化学检查　检测血清乳酸、尿素、肌酐、谷丙及谷草转氨酶、血脂等。以评估患者的机体状态及是否累及其他器官。

3. 尿常规检查　即尿常规11项包括尿酸碱度、尿比重、尿糖、尿酮体、尿蛋白等检查，了解肾脏损害的程度。

4. 血常规检查　包括血红蛋白，红、白细胞，血小板计数及白细胞分类，以了解患者机体基础状况。

5. 其他　包括B超、CT、X线、MRI、肾活检、肝活检等，对于肾衰竭、严重肝病的病因诊断有帮助。

【指标评估的技术要点】

酶法测定血清β-羟丁酸这一特异性方法因其灵敏度高、速度快、样品不需预处理便可直接测定，所用血清量少，试剂易配，保存时间长，且易于自动化等特点，故目前已成为临床实验室检验β-羟丁酸的常规方法；血清β-羟丁酸酶法测定需采集空腹静脉血，参考区间为0.031~0.263 mmol/L。

【指标评估的影响因素】

1. 生理因素　长期饥饿引起β-羟丁酸升高；妊娠呕吐引起检测结果升高。

2. 生活因素　减肥、营养不良、剧烈运动使检测结果升高；情绪紧张影响检测结果。

3. 环境因素　脂血使检测结果呈假性升高。

4. 药物因素　升高β-羟丁酸的药物有双胍类药物、乙醇等；β-羟丁酸不受一般巯基化合物的干扰，不受乳酸、维生素C（抗坏血酸）、水杨酸盐治疗的影响。

5. 标本的质量　血液标本应防止溶血，否则造成检测结果假性降低。

（秦　雪）

参考文献

γ-谷氨酰基转移酶

【定义】

γ-谷氨酰基转移酶（γ-GT 或 GGT），是一种含巯基的线粒体酶，是催化γ-谷氨酰基转移反应的一种酶，主要分布在肾、胰、肝、肠和前列腺中，GGT 在肝内主要存在于肝细胞胞质及肝胆管上皮细胞内，血液中的 GGT 主要来源于肝胆，以多种形式存在，在红细胞中含量甚低。GGT 是胆道疾病诊断及鉴别诊断的良好指标。

【分类】

同一种属中由不同基因或等位基因所编码的多肽链单体、纯聚体或杂化体，具有相同的催化作用，但其分子构成、空间构象、理化性质、生物学性质以及器官分布或细胞内定位不同的一组酶称为同工酶。γ-GT 同工酶种类分为γ-GT1、γ-GT2、γ-GT3 和γ-GT4。

【诊断思路】

诊断思路见图 81。

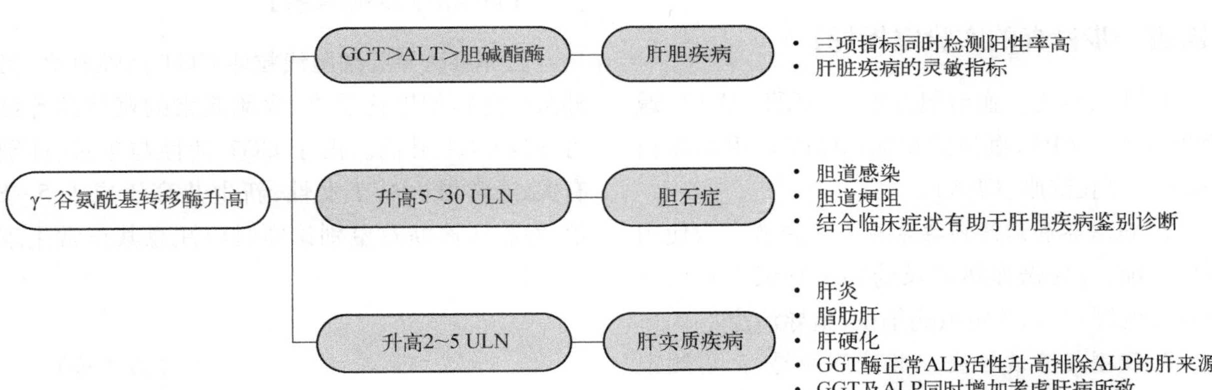

图 81　γ-谷氨酰基转移酶升高的诊断思路图

GGT 是肝胆疾病的灵敏指标。胆道疾病，如胆石症、胆道炎症、肝外梗阻时，GGT 明显升高。肝实质疾病，如肝炎、脂肪肝、肝硬化时 GGT 一般只是中度升高，这有助于肝胆疾病的鉴别诊断。若 ALP 升高而 GGT 正常可完全排除 ALP 的肝来源，若 ALP 和 GGT 均增加，则应先排除肝外引起 GGT 升高的原因，如排除则 GGT 升高为肝病所致。GGT 通过分解血清中谷胱甘肽为肿瘤细胞提供半胱氨酸来源，从而促进肿瘤细胞选择性生长，因此，GGT 还可用于判断恶性肿瘤有无肝转移，肿瘤患者如有 GGT 的升高，则有肝转移的可能。同时，GGT 还用于监测慢性肝炎肝硬化患者是否转为肝癌的参考指标。

【伴随临床症状】

1. 伴腹痛　2/3 以上的患者发生于右上腹，也有发生于中上腹者。腹痛常局限于右肋下胆囊区，而右肩胛下区也可有放射性疼痛。

2. 伴恶心、呕吐　60%~70%的患者可有反射性恶心和呕吐。

3. 伴发热、全身症状　80%的患者可有中度发热。当发生化脓性胆囊炎时，可出现寒战、高热、烦躁及谵妄等症状。严重者可发生感染性休克。

4. 与以下疾病进行鉴别　如急性病毒性肝炎、急性胰腺炎、急性阑尾炎、消化性溃疡急性穿孔和右心衰竭等疾病相鉴别。

【伴随实验室指标】

1. 血白细胞计数及分类　白细胞计数常升高,在无失水情况下,白细胞计数超过 20×10^9/L,分类中有显著核左移者,并血中降钙素原升高,常提示病情严重。

2. 血清学检测　GGT 是肝胆疾病检出率最高的酶。胆道疾病,如胆囊炎、胆石症、肝外梗阻时,GGT 升高达正常值上限的 5~30 倍。肝实质疾病,如肝炎、脂肪肝、肝硬化时 GGT 只是中度升高达正常值上限的 2~5 倍,这有助于肝胆疾病的鉴别诊断。GGT 还可用于判断恶性肿瘤有无肝转移,同时,GGT 还用于监测慢性肝炎肝硬化患者是否转为肝癌的参考指标。

【需进一步检查的实验室指标】

1. 生化检查　血清胆红素、转氨酶(ALT)、碱性磷酸酶(ALP)、血清淀粉酶(AMY)、甲胎蛋白(AFP)、癌胚抗原(CEA)。

2. 血培养和血清内毒素检查　患者在未使用抗生素前,应先做血培养及药物敏感试验和血清内毒素的测定,以鉴定致病细菌,指导治疗。

3. B 型超声波检查　此法简便易行,可测定胆囊大小、胆囊厚度,尤其对检测胆石正确可靠。

4. 放射诊断学检查　腹部 X 线平片、胆系造影。

5. CT 检查　对胆囊增大、囊壁增厚及胆石的存在有很大的诊断价值。

【指标评估的技术要点】

血清 GGT 测定有比色法、速率法等,比色法少用。现多采用 2002 年 IFCC 提出 GGT 的测定参考方法,以 L-γ-谷氨酰-3-羧基苯胺为底物的连续监测速率法,用于血清 GGT 测定标准化。该方法以血清 GGT 催化 L-γ-谷氨酰-3-羧基-对硝基苯胺向甘氨酸和 L-γ-谷氨酰-3-羧基-对硝基苯胺本身的 L-γ-谷氨酰基转移反应,释放 5-氨基-2-硝基苯甲酸。5-氨基-2-硝基苯甲酸在 410 nm 波长处有强吸收。其生成速率与血清 GGT 浓度成正比。参考区间 6~46 U/L。GGT 同工酶主要采用电泳法进行测定,但使用不同的支持物分离出的同工酶区带数量和位置可不同。

【指标评估的影响因素】

乙醇可诱导肝细胞线粒体 GGT 活性升高,另外某些药物如巴比妥类、含雌激素的避孕药等都可导致 GGT 升高。由于 GGT 活性与年龄、性别有关,通常男性高于女性,新生儿高于成人 5~8 倍,在临床诊断及鉴别诊断时应注意其正常生理性差异。

(石玉玲)

参考文献

A

阿尔茨海默病相关神经丝蛋白 AD7c－NTP

【定义】

阿尔茨海默病相关神经丝蛋白(Alzhemier-associated neuronal thread protein，AD7c－NTP)是一种 41 kD 的跨膜磷蛋白，为神经丝蛋白家族的一员，表达于正常成人额叶和颞叶皮质的神经元中。

AD 患者脑脊液中 AD7c－NTP 明显增多，作为一种生物标志物对 AD 的早期诊断具有价值。

【诊断思路】

诊断思路见图 82。

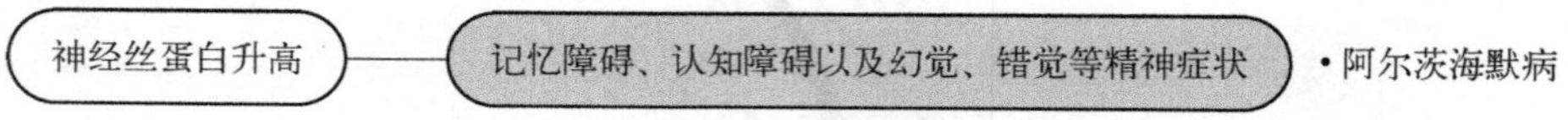

神经丝蛋白升高 —— 记忆障碍、认知障碍以及幻觉、错觉等精神症状 ·阿尔茨海默病

图 82　神经丝蛋白升高的诊断思路图

【伴随临床症状的鉴别诊断】

伴记忆障碍(以近记忆障碍为主)、认知障碍，以及幻觉、错觉等精神症状时，高度怀疑 AD，应进行 MRI 等影像学检查及神经心理学测验以明确诊断。

【伴随实验室指标的鉴别诊断】

脑脊液可无明显异常，偶可发现 tau 蛋白、β－淀粉样蛋白升高。

【需进一步检查的实验室指标】

1. 脑脊液检查常规检查　包括压力、性状，糖、氯化物含量，细胞数及分类，AD 患者脑脊液常规检查常无明显异常。

2. tau 蛋白及 β－淀粉样蛋白检测　偶有 tau 蛋白及 β－淀粉样蛋白升高。

3. 脑脊液蛋白组学检测　异常蛋白的表达，如 apoE、AChE，可作为 AD 的辅助诊断。

【指标评估的技术要点】

(1) AD7c－NTP 正常参考区间尚无权威报道，有文献报道，脑脊液 AD7c－NTP 为(1.2±0.7) ng/mL，尿液中为<1.5 ng/mL。

(2) 在早期和中度 AD 患者的皮质神经元、脑组织抽提物、脑脊液中都有升高，且在疾病的早期阶段，其含量与痴呆的严重程度呈正比。

(3) 脑脊液及尿液样本中的 AD7c－NTP 对诊断轻度认知功能障碍具有较高的敏感度和特异性。

【指标评估的影响因素】

(1) 采集脑脊液时应避免混入血液，宜离心后检测，以免影响检测结果。

(2) 检测尿样留取 24 h 尿标本或晨尿的中段尿，混匀，肉眼观察，如尿液浑浊或颜色很深，应弃去，选取清亮的标本进行尿常规测定。

(3) 检测 AD7c－NTP 的方法一样都是采用 ELISA 法，脑脊液检查对诊断 AD 具有较高的灵敏度和特异度。

(续　薇)

参考文献

阿米巴

【定义】

阿米巴虫（*Ameba*）属于肉足鞭毛门、根足虫纲、阿米巴目、内阿米巴科、内阿米巴属的一类原生动物，音译阿米巴（*Ameba*），现已知内阿米巴属的溶组织内阿米巴（*Entamoebahistolytica*）会引发阿米巴痢疾和肝脓肿，耐格里属（*Naegleria*）和棘阿米巴属（*Acanthamoeba*）主要引起脑膜脑炎、角膜炎和皮肤损伤等。

【分类】

由于生活环境不同，阿米巴可分为内阿米巴和自由生活阿米巴。前者寄生于人和动物，主要有4个属，即内阿米巴属、内蜒属、嗜碘阿米巴属和脆双核阿米巴属。后者生活在水和泥土中，偶尔侵入动物机体，主要有5个属，即耐格里属、棘阿米巴属、哈曼属、简便虫（*Vahlkampfia*）属和萨平（*Sappinia*）属。

【诊断思路】

诊断思路见图83。

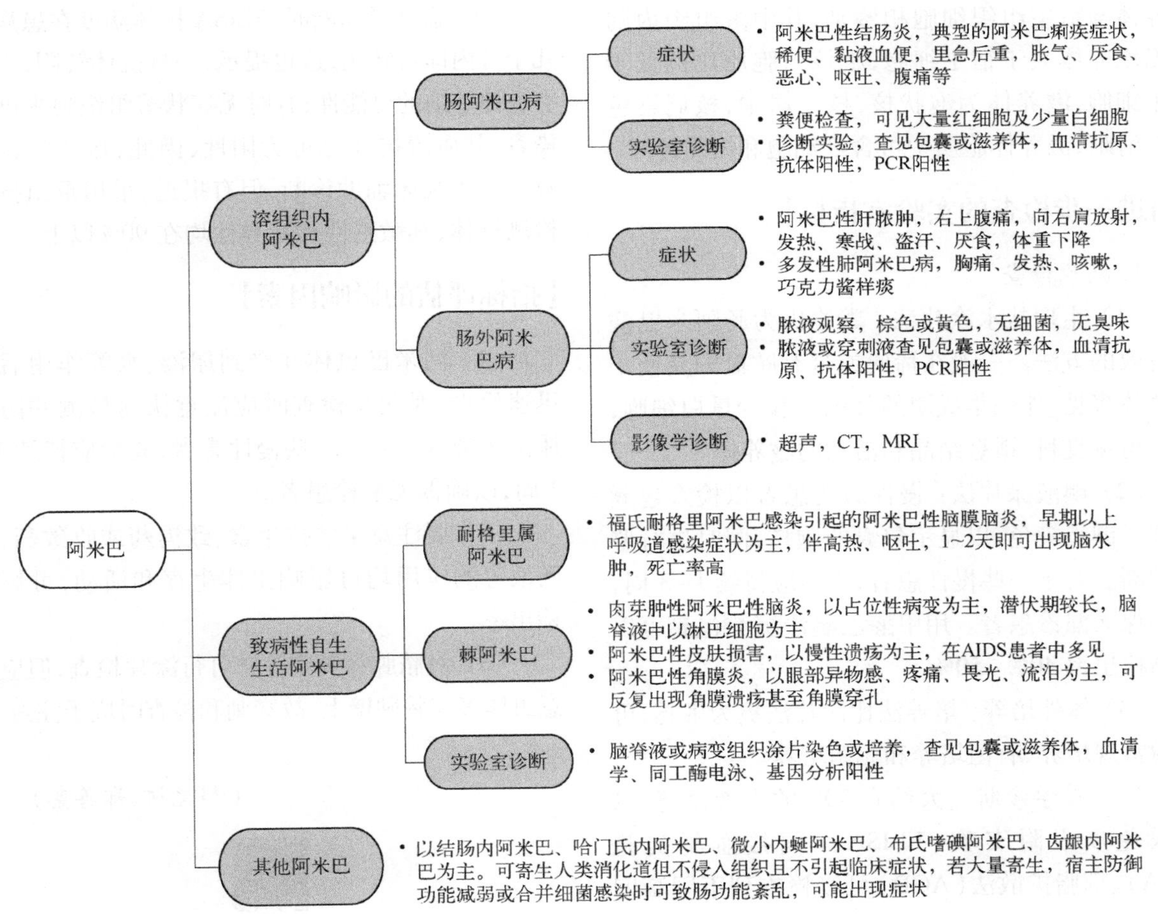

图83　阿米巴诊断思路图

粪便、脑脊液或阴道分泌物中检出滋养体、包囊或原虫即可确诊。

A

【伴随临床症状的鉴别诊断】

阿米巴肠病需和细菌性痢疾、血吸虫病、肠结核、结肠癌、慢性非特异性溃疡性结肠炎等鉴别。

1. *伴腹泻* 普通型阿米巴原虫病起病一般缓慢，有腹部不适，腹泻，每日数次。

2. *伴有里急后重* 腹痛加剧和腹胀。

3. *伴有压痛* 回盲肠、横结肠，尤其是直肠部可有压痛，症状似溃疡病或阑尾炎。

【伴随实验室指标的鉴别诊断】

（1）腹泻时大便呈脓血痢疾样，从新鲜粪便标本中查到吞噬有红细胞的阿米巴滋养体或包囊。

（2）在粪便检查时，溶组织内阿米巴须与白细胞及其他肠道原虫相区别。

（3）对于脓肿穿刺液等检查时，应注意镜下滋养体与宿主组织细胞相鉴别，其中溶组织内阿米巴滋养体大于宿主细胞，胞核与胞质比例低于宿主细胞，滋养体为泡状核，核仁居中，核周染色质粒清晰，滋养体胞质中可含红细胞和组织碎片。

【需进一步检查的实验室指标】

1. *病原检查*

（1）生理盐水涂片法：粪检仍为肠阿米巴病最有效的方法。一般在稀便或带有脓血的粪便中滋养体多见，伴黏集成团的红细胞和少量白细胞，有时可见夏科-雷登结晶和活动的滋养体。

（2）碘液涂片法：慢性腹泻患者以检查包囊为主。碘液染色，以显示包囊的胞核，同时进行鉴别诊断。对于一些慢性患者，粪检应持续1~3周，以确保无漏诊患者。用甲醛乙醚法沉淀包囊可以提高检出率40%~50%。

（3）体外培养：培养法比涂片法更为敏感，可分为常规培养、有菌培养和无菌培养。

2. *免疫学诊断* 大约有90%的患者血清，以酶联免疫吸附实验（ELISA）、间接血凝实验（IHA）、琼脂扩散法（AGD）可以检查到不同滴度的抗体。

3. PCR 提取脓液穿刺液或粪便培养物、活检的肠组织、皮肤溃疡分泌物、脓血便甚至成形便的DNA，用适当的引物，进行扩增反应，对反应产物进行电泳分析，可以区别溶组织内阿米巴和其他阿米巴原虫。

4. *影像学诊断* 对肠阿米巴病诊断可应用结肠镜；肠外阿米巴病，如肝脓肿可应用超声波检查、计算机断层扫描（CT），亦可在超声波监测下穿刺减压、治疗；肺部则以X线检测为主。

WHO专门委员会建议，显微镜下检出含四核的包囊应鉴定为溶组织内阿米巴/迪斯帕内阿米巴；粪中检测含红细胞的滋养体应高度怀疑为溶组织内阿米巴感染；血清学检查结果，高滴度阳性应高度怀疑溶组织内阿米巴感染。

【指标评估的技术要点】

（1）肠阿米巴可根据临床表现，结合病原诊断，一旦粪检中检出包囊或滋养体即可诊断。

（2）血清学诊断时，ELISA抗体滴度在患病后几个月内即可转阴，这也提示，一旦抗体转阴，提示有急性感染的可能性；有时无症状溶组织阿米巴感染者，其血清抗体也可为阳性，因此，血清学诊断只能作为临床辅助诊断，但有报道，采用重组抗原检测抗体，其敏感性和特异性均在90%以上。

【指标评估的影响因素】

（1）阿米巴虫体在受到尿液、水等作用后会迅速死亡，因此在检查时应注意快速检测并防止尿液污染等。对于一些慢性患者，粪检应持续1~3周，以确保无漏诊患者。

（2）要注意某些抗生素、致泻药或收敛药、灌肠液等的应用均可影响虫体生存和活动，可影响检出率。

（3）对脓肿穿刺液等亦可行涂片检查，但应注意虫体多在脓肿壁上，故穿刺和检查时应予注意。

（郝晓柯，郑善銮）

参考文献

埃可病毒

【定义】

埃可病毒（ECHO Virus）属于人类肠道病毒，单正链RNA病毒。其与柯萨奇病毒、新肠道病毒以及脊髓灰质炎病毒在形态、生物学性状、感染及免疫过程等方面相似。埃可病毒是1951年在脊髓灰质炎患者粪便中分离能使培养细胞发生病变的病毒，当时被命名为人类肠道细胞病变孤儿病毒（enteric cytopathogenic human orphan virus，ECHOV），其英文缩写拼读为埃可病毒。埃可病毒只对人类有感染性，多发于夏、秋季，绝大多数为隐性感染。ECHO病毒类似于柯萨奇病毒，可引起多个器官的感染，导致无菌性脑膜炎、无菌性脑炎、皮疹、心肌炎、心包炎、流行性胸痛等。常见临床症状为上呼吸道感染、发热、非化脓性脑膜炎和皮疹。

【分类】

埃可病毒可分为30多个型，包括1~9、11~27和29~33型，其中第10型、28型和34型被重新归类于呼吸病毒1型、鼻病毒1型和柯萨奇病毒A组24型。

【诊断思路】

诊断思路见图84。

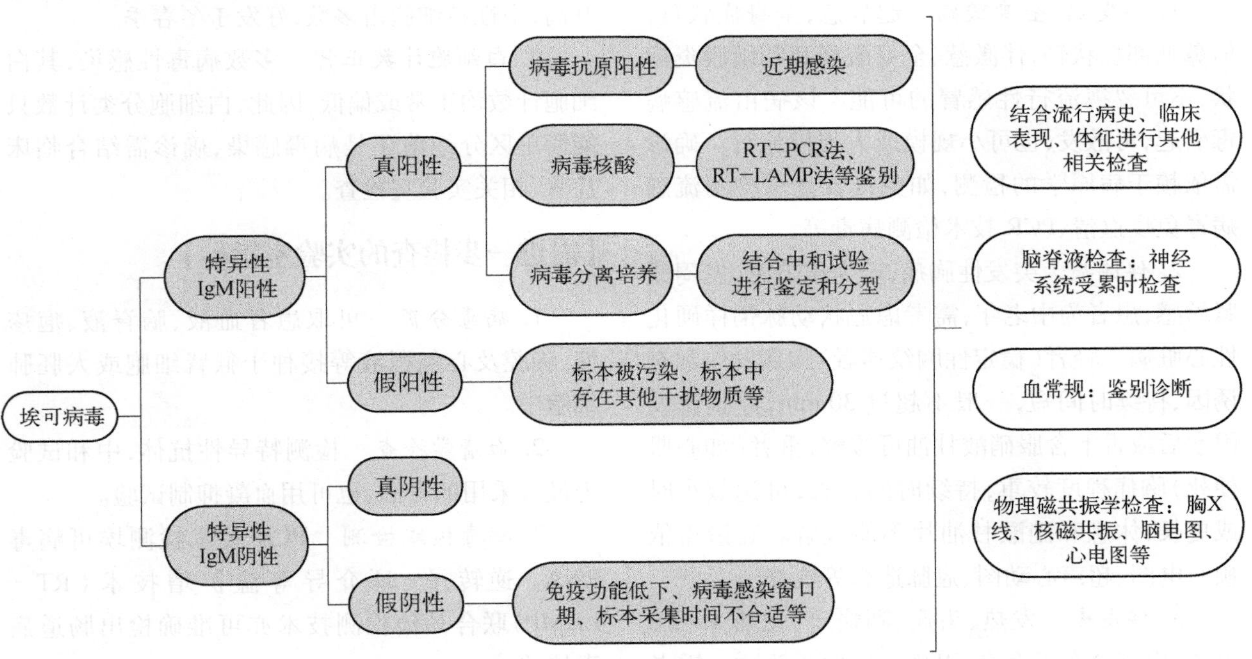

图84　埃可病毒感染相关疾病诊断思路图

临床意义　该病毒与柯萨奇病毒均属肠道病毒，其感染部位与柯萨奇病毒相似，所致临床症状具有多样性，因此仅根据临床表现不能对病因作出诊断，确诊必须有赖于微生物学检查。

（1）无菌性脑膜炎：可由埃可病毒3、11、18、19型感染导致，表现为发热、头痛和脑膜炎刺激征等。常发生于每年夏秋季。另外，其他肠道病毒如柯萨奇病毒、新肠道病毒等均可引起该病。其中，埃可病毒3、11、18、19型，新肠道病毒71型曾引起暴发流行。

（2）皮疹：埃可病毒感染可引起皮疹，其临床表现类似于风疹，第一孕季感染可累及胎儿，但很少引起畸形。皮疹为斑丘疹，持续1~3 d自然消退。

（3）心肌炎、心包炎：埃可病毒1、6、9、19型可引起心肌炎、心包炎，但该病毒与心肌炎的相关性没有柯萨奇B组病毒高，因此注意与之鉴别诊断。其临床表现常取决于病变的程度，轻重变异很大，可完全没有症状，也可以猝死。约半数于发病前1~3周有病毒感染前驱症状，包括发热、全身疲惫、呕吐、恶心等。然后出现心悸、胸痛、呼吸困难、水肿等。

（4）流行性胸痛：常由柯萨奇B组病毒引起，若表现为单侧胸痛及突发性发热，但胸部X线多为正常，需考虑该病的可能。另外，其他肠道病毒也可引起散发性胸痛，需注意鉴别诊断。

【伴随临床症状的鉴别诊断】

1. 伴发热、全身酸痛　起病急，全身症状重，但鼻咽部症状轻，伴激惹、全身酸痛和咽结膜炎症状，不可忽视流行性感冒的可能。该病由流感病毒引起，可散发，也可小规模或大规模流行。确诊需依赖于病原学的检测，如免疫荧光法检测流感病毒免疫血清、PCR技术检测病毒等。

2. 伴胸痛　突发性胸痛，若为压迫感、发闷或紧缩感，患者为中老年，需考虑冠状动脉粥样硬化性心脏病。轻者（稳定性胸绞痛者）胸痛发作常有诱因，持续时间短，一般不超过30 min，停止诱发因素后或舌下含服硝酸甘油可缓解；重者（如心肌梗死）胸痛程度较重，持续时间较长，可达数小时或更长，休息和硝酸甘油片不能缓解。确诊需依赖心电图、超声心动图、冠脉造影等检查。

3. 伴皮疹　发热、头痛、咽痛等，发热1~2 d出疹，皮疹分布于全身，以面、颈、躯干为主。需考虑风疹的可能。此病由风疹病毒引起，是一种常见的急性传染病，一般1~2 d疹退，常伴耳后、颈部淋巴结肿大。若妊娠早期孕妇感染风疹，将会严重损害胎儿，引起先天性风疹综合征。确诊需依赖流行病学资料、临床症状及病原学检查等。

【伴随实验室指标的鉴别诊断】

1. 脑脊液检查　轻度异常脑脊液检查细胞数一般为（100~300）$\times10^6$/L，多不超过500$\times10^6$/L。脑脊液蛋白轻度增加或正常，糖、氯化物正常。需与其他病毒性或细菌性脑膜炎相鉴别。

（1）流行性腮腺炎病毒性脑膜炎：其发生率仅次于肠道病毒性脑膜炎，一般发生于腮腺受累之后，多发生于冬春季，血清淀粉酶一般升高。

（2）结核性脑膜炎：患者多有结核病史或病灶，起病缓慢，病程较长，脑膜刺激征较明显，脑脊液改变较明显，尤以蛋白升高为主，常超过1 g/L，静置常有薄膜形成，用此膜作涂片可检出抗酸杆菌，或用PCR技术检出结核杆菌DNA，糖与氯化物减少。未确诊前应考虑按结核性脑膜炎处理。

（3）流行性脑膜炎：肠道病毒性脑膜炎常伴有皮疹且可出现瘀点，故与流行性脑膜炎有相似之处。区别要点为后者脑膜刺激征和中毒症状较明显，脑脊液呈化脓性改变，周围血白细胞数显著升高，中性粒细胞占多数，好发于冬春季。

2. 白细胞计数正常　多数病毒性感染，其白细胞计数均正常或偏低，因此，白细胞分类计数只能简单区分细菌还是病毒感染，确诊需结合临床症状、相关实验室检查。

【需进一步检查的实验室指标】

1. 病毒分离　可取患者血液、脑脊液、疱疹液、胸腔及心包积液等接种于猴肾细胞或人胚肺细胞中。

2. 血清学检查　检测特异性抗体，中和试验为最常采用的方法，也可用血凝抑制试验。

3. 病毒核酸检测　PCR技术检测埃可病毒RNA。逆转录-环介导等温扩增技术（RT-LAMP）联合其他检测技术亦可准确检出肠道病毒核酸。

4. 血常规检查　白细胞计数多正常或偏低，常伴淋巴细胞比例升高。

5. 脑脊液检查　神经系统受累时可检查脑脊液生化等。

6. 心电图、胸部X线等检查　胸痛患者可检查心电图、胸部X线等以鉴别排除其他相关疾病。

【指标评估的技术要点】

1. 血清学检测　采用ELISA试验、免疫印迹试验可检测患者血清中IgG和IgM抗体。其中，特异性IgM抗体具有重要的临床诊断意义，提示近期感染。

2. 中和试验　该试验是一种传统的方法，可对病毒进行鉴定和分型，其敏感性较低。

3. 病毒抗原及核酸检测　采用单克隆抗体间接免疫荧光法和RT－PCR技术等可对病毒抗原及核酸进行检测，检测速度快。RT－LAMP技术具有反应灵敏、特异性强、用时短、操作简单且不需要借助特殊仪器设备等优点。

4. 血常规检查　多数病毒感染，白细胞多正常，因此需进一步应用其他实验室检查进行鉴别诊断。

5. 脑脊液检查　神经系统受累时可表现为外观清亮、压力升高、白细胞计数可增多，多以单核细胞为主，蛋白正常或轻度增多，糖和氯化物正常。

6. 胸部X线检查　若为流行性胸痛患者，胸部X线多为正常。若为心肌炎患者，可表现为双肺或单侧纹理增多，网格状、斑片状阴影，心影扩大或正常等。

7. 心电图　心肌炎患者可表现为ST－T改变和各型心律失常，特别是室性心律失常和房室传导阻滞等。如合并有心包炎可有ST－T段上升，严重心肌损害时可出现病理性Q波。需与冠状动脉粥样硬化性心脏病患者，尤其是心肌梗死患者相鉴别。

【指标评估的影响因素】

1. 标本采集种类及时间　由于埃可病毒可引起多个系统的病变，因此标本可采取患者的咽拭子、粪便、脑脊液、心包液等。病程早期采集粪便、直肠拭子和咽拭子；引起无菌性脑膜炎患者采集脑脊液；少数患者根据症状可采集水疱液等。

2. 病毒培养　用原代或传代猴肾细胞或人源培养细胞培养分离病毒，并根据出现CPE的情况收集病毒液。

3. 血清学检测　应采取早期和恢复期双份血清进行检测。

4. 病毒核酸检测的特异性　病毒核酸检测的特异性依赖于引物设计的特异性，也是其难点所在。

（廖　璞）

参考文献

癌胚抗原

【定义】

癌胚抗原（carcino-embryonic antigen，CEA）是大肠癌组织产生的一种酸性糖蛋白，因最初发现于结肠癌而得名，分子量为180 kDa。

【诊断思路】

CEA主要来源于胎儿的胃、肠道和血液，在成人的肠道、胰腺、肝组织也有少量存在。出生后，CEA形成受抑制，在健康成人的血液中很难检测出。CEA广泛存在于内胚叶起源的消化系统癌，在乳腺癌、肺癌及其他恶性肿瘤患者的血清中也有升高，是一种广谱肿瘤标志物。患有结肠腺癌的患者，CEA含量通常很高，20%～50%良性肠道、胰腺、肝脏和肺部疾患的患者CEA的含量轻度到中度升高，但通常不会超过10.00 μg/L

诊断思路见图 85。

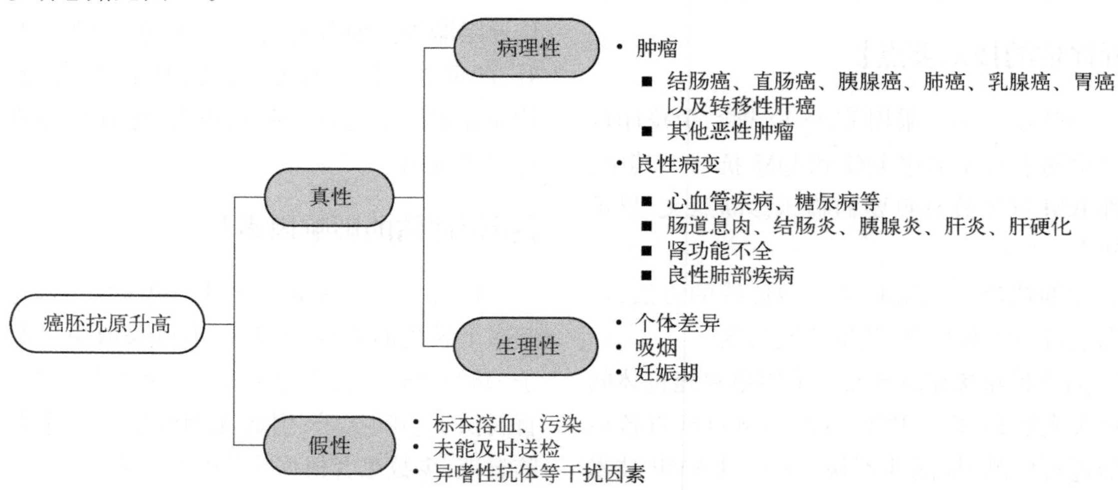

图 85 癌胚抗原升高的诊断思路图

1. 特异性与敏感性　CEA 不是诊断某种恶性肿瘤的特异性指标，它的升高可以反映出多种肿瘤的存在，是一个广谱性肿瘤标志物。对恶性肿瘤的疗效判断、病情发展、监测和预后估计是一个较好的肿瘤标志物，但其特异性不强，灵敏度不高，对肿瘤早期诊断作用不明显。

2. 生理性升高与病理性升高鉴别　除了多种肿瘤存在时 CEA 会高于参考范围，在某些良性疾病、抽烟、妊娠期，甚至是正常人血清中也可以检测到 CEA 高于参考范围。CEA 轻度升高可见于一些良性消化道疾病如肠梗阻、胆道梗阻、胰腺炎、肝硬化、结肠息肉、溃疡性结肠炎，这些消化道良性疾病患者中 25% 的人血清 CEA 可暂时性升高。吸烟者血清 CEA 升高，长期吸烟者可高达 15.00 μg/L。CEA 并非恶性肿瘤的特异性指标，在良性疾病中的升高也占有一定比例，并集中在 5.01～10.00 μg/L 范围内，CEA 大于 10.00 μg/L 时对恶性肿瘤的诊断意义较大。

【伴随临床症状的鉴别诊断】

1. 伴腹部症状　定位不确切的持续性隐痛、腹部包块、肠梗阻等症状考虑结肠癌可能性。患者常伴排便形态与粪便形状改变，多表现为排便次数增多、腹泻、便秘、粪便带血、脓或黏液。CEA 阳性率一般达 60%，一般通过结肠镜和病理组织活检可以确诊。

2. 伴便血、直肠刺激症状　便血、直肠刺激症状等考虑直肠癌可能性。患者常伴有便前肛门有下坠感，里急后重，排便不尽感，下腹痛。CEA 阳性率 25%～85%，一般通过直肠指检和肛镜检查、病理组织活检可以确诊。

【伴随实验室指标的鉴别诊断】

1. 伴大便隐血试验阳性　首先要考虑直肠癌、结肠癌、胃癌等恶性消化道肿瘤疾病的可能性。大便隐血试验为消化道肿瘤大规模普查或高危人群的初筛方法，80%～90% 直肠癌患者会出现便血，同时伴有腹部疼痛、直肠刺激症状等。另外，消化道良性疾病如溃疡、肠结核、克罗恩病、溃疡性结肠炎、钩虫病、结肠息肉等隐血试验也常为阳性，可通过结肠镜和病理组织活检进行鉴别。隐血试验连续检测可作为消化道恶性肿瘤普查的一个筛选指标，对早期发现结肠癌、直肠癌、胃癌等恶性肿瘤有重要的价值。

2. 伴随其他肿瘤标志物的鉴别诊断

（1）伴甲胎蛋白（AFP）升高：肝脏有占位性病变的患者，联合检测 AFP 和 CEA，若 AFP 单项阳性，尤其是 AFP>400 μg/L，考虑为原发性肝癌；若 AFP 和 CEA 均阳性，或 CEA 单项阳性，考虑为转移性肝癌；若 AFP、CEA 均阴性，考虑为肝良性肿瘤。

（2）伴降钙素升高：甲状腺髓样癌患者血清

降钙素和CEA升高，两者联合检测可以提高诊断的敏感性，有助于甲状腺髓样癌的早期诊断和治疗。甲状腺髓样癌手术后降钙素和CEA明显下降，肿瘤复发时两者再次升高，降钙素和CEA对于判断手术效果和肿瘤复发有重要意义；动态检测血清降钙素和CEA，可作为临床上诊断甲状腺髓样癌的辅助手段，以及病情监测和疗效观察。

（3）伴神经元特异性烯醇化酶（NSE）升高：肺癌患者血清NSE和CEA升高，CEA联合NSE检测能有效鉴别肺癌和肺结核，并可以作为肺癌分型和分期的辅助诊断指标。

（4）伴CA125/CA153/CA199升高：CA125是很重要的卵巢癌相关抗原，CA153是一种乳腺癌相关抗原，CA199是一种与胰腺癌、胆囊癌、结肠癌和胃癌相关的肿瘤标志物，又名胃肠癌相关抗原。联合检测肿瘤标志物CEA与CA125、CA153、CA199等糖链抗原类肿瘤标志物可显著提高卵巢癌、乳腺癌、胰腺癌、肝癌、直肠癌等恶性肿瘤诊断的敏感性，为临床治疗提供依据。

【指标评估的技术要点】

1. *血清学水平检测* 除传统的放射免疫分析（RIA）和酶联免疫分析（ELISA）外，还有三类全自动免疫化学分析系统（化学发光免疫分析系统、荧光免疫分析系统和电化学发光免疫分析系统）广泛地应用于临床，可以实现对CEA的快速、准确的定量/半定量检测。传统的放射免疫技术因为其放射性可能对人体有害，现在已经逐步开始淘汰，酶联免疫分析技术虽说有着标志物制备简单、有效期长、对环境无污染等优点，但是在灵敏度方面具有一定局限性。目前运用最多的是化学发光、电化学发光免疫技术，它具有灵敏、快速、稳定、选择性强、重现性好、易于操作、方法灵活等优点。使用不同生产商生产的测定试剂盒检测，检测结果会由于检测方法、校准和试剂特异性的不同而有所差异，因此不同实验室在报告结果时应注明检测方法，并且在进行指标的临床解释时不应将不同检测方法得到的结果之间进行比较，除非该实验室出具的结果报告声明两种方法所检测到的结果可以比较。

2. *特异性* CEA的特异性较差，一般不用于肿瘤的早期诊断，但是在治疗监测、病程分析、疗效评估方面意义重大。CEA术前升高而术后下降，且降至正常参考水平以下，往往预示治疗有效，预后良好。CEA浓度不下降或下降很少，提示肿瘤切除不完全，有残留肿瘤或肿瘤转移或存在多发性肿瘤。CEA检测对肿瘤术后复发敏感性很高，可达80%以上。往往早于临床、病理检查、影像检查等。

3. *参考值范围* 健康成年人血清浓度 <2.5 μg/L，不同标本如血液、尿液、胸腹水等须有不同的参考值。不同地区、人群、方法、试剂、设备应建立自己实验室的参考范围。

【指标评估的影响因素】

1. *非疾病性因素* 吸烟、酗酒会引起CEA偏高，妊娠期妇女CEA可能高于正常参考区间。

2. *标本污染* 当唾液污染标本时会引起CEA偏高。

3. *钩状效应* 当待测样品中CEA浓度过高时，会出现带现象使实际结果很低，出现假阴性。

4. *携带污染* 高浓度标本会使紧随其后的标本测定结果偏高。

5. *异嗜性抗体或人抗鼠抗体* 当患者标本中含有抗IgG抗体或抗鼠抗体，能与检测试剂发生反应，导致结果异常。在影像学检查或治疗时输注过鼠单克隆抗体的患者可能检测出高浓度的CEA，以致出现假阳性。

6. *热灭活* 不能使用热灭活的标本，接受高剂量生物素治疗的患者会影响检测结果。

7. *标本保存* 空腹抽取静脉血，避免溶血、污染。如不能及时送检，应分离血清后置-20℃冷冻保存。

（吴文苑，林豪芸）

参考文献

A

艾滋病病毒

【定义】

艾滋病病毒，即人类免疫缺陷病毒（human immunodeficiency virus，HIV），是人类获得性免疫缺陷综合征（aquired immunodeficiency syndrome，AIDS）的病原体，是造成人类免疫系统缺陷的一种病毒。HIV－1 和 HIV－2 都是有包膜的 RNA 病毒，分类上属于逆转录病毒科慢病毒属。

【分类】

1. 根据血清学分类　根据血清学 HIV 分为 2 型：HIV－1 和 HIV－2。世界各地流行的病毒，以 HIV－1 为主，HIV－2 流行主要限于西非国家。

2. 根据基因组分类　HIV 基因组频繁变异，从不同个体分离到的 HIV 毒株间有不同的基因遗传特性，结构基因 *env* 和调节基因 *nef* 变异较常发生，*env* 变异最频繁，突变率为 1‰。根据 *env* 序列可将 HIV－1 分为 M（main）、O（outlier）、N（new）3 个组 12 个亚型，其中 M 群为主要的流行群。按核苷酸序列同源性的差异，可将 M 群进一步分成不同的基因型（A～K，没有 E 和 I），O 和 N 各 1 个亚型；HIV－2 有 6 个亚型（A～F）。全球流行的主要是 M 组 HIV－1，但是亚型分布不同，美国、欧洲、澳大利亚是 B 亚型。我国以 HIV－1 为主要流行株，已发现的有 A、B、B′、C、D、E、F 和 G 8 个亚型，还有不同流行重组型，目前流行 HIV－1 主要亚型是 AE 重组型。

【诊断思路】

诊断思路见图 86。

HIV/AIDS 的诊断需结合流行病学史，临床表现和实验室检查等进行综合分析，慎重作出诊断。

【伴随临床症状的鉴别诊断】

HIV 感染后多数患者的临床症状是非特异性的，如临床发现以下症状时应高度怀疑艾滋病，包括发热、出汗、乏力、肌痛、厌食、恶心、腹泻和头痛、怕光和脑膜刺激征等症状。部分感染者躯干出现皮疹，少数人可出现脑炎、周围神经炎和急性多发性神经炎。体检可有颈、腋、枕部淋巴结肿大，偶有肝脾肿大，个别有口腔、食管溃疡或念珠菌感染。结合患者个人输注血制品史，性乱史或患有性病，静脉药瘾史等，应尽快结合实验室检查进行诊断。

1. 与持续发热的疾病鉴别　在临床上经多种检查未发现病因、持续 3 周体温超过 38.5℃ 称为“不明原因发热”。对于此类患者的鉴别诊断，HIV 血清检测起决定性的作用。

2. 与以结核病为首的慢性消耗性疾病鉴别　由于 HIV 感染极易合并结核，所以对结核患者应同时注意有无 HIV 感染的流行病毒学史。

3. 与其他引起淋巴结肿大的疾病及肿瘤鉴别　如传染性单核细胞增多症和淋巴瘤等。

4. 少数原发性 $CD4^+$ 淋巴细胞减少症（ICL）可并发严重机会性感染与 AIDS 相似，但无 HIV 感染流行病学资料，以及 HIV－1 和 HIV－2 病原学检测阴性可与 AIDS 区别。

5. 继发性 $CD4^+$ 细胞减少　多见于肿瘤和自身免疫性疾病经化学或免疫抑制治疗后，根据病史常可区别。

【伴随实验室指标的鉴别诊断】

1. 伴严重的机会感染　致死性机会感染，最常见的是肺孢子囊虫肺炎；隐孢子虫引起慢性肠炎；弓形虫引起脑炎、脑脓肿、肺炎等；白色念珠菌

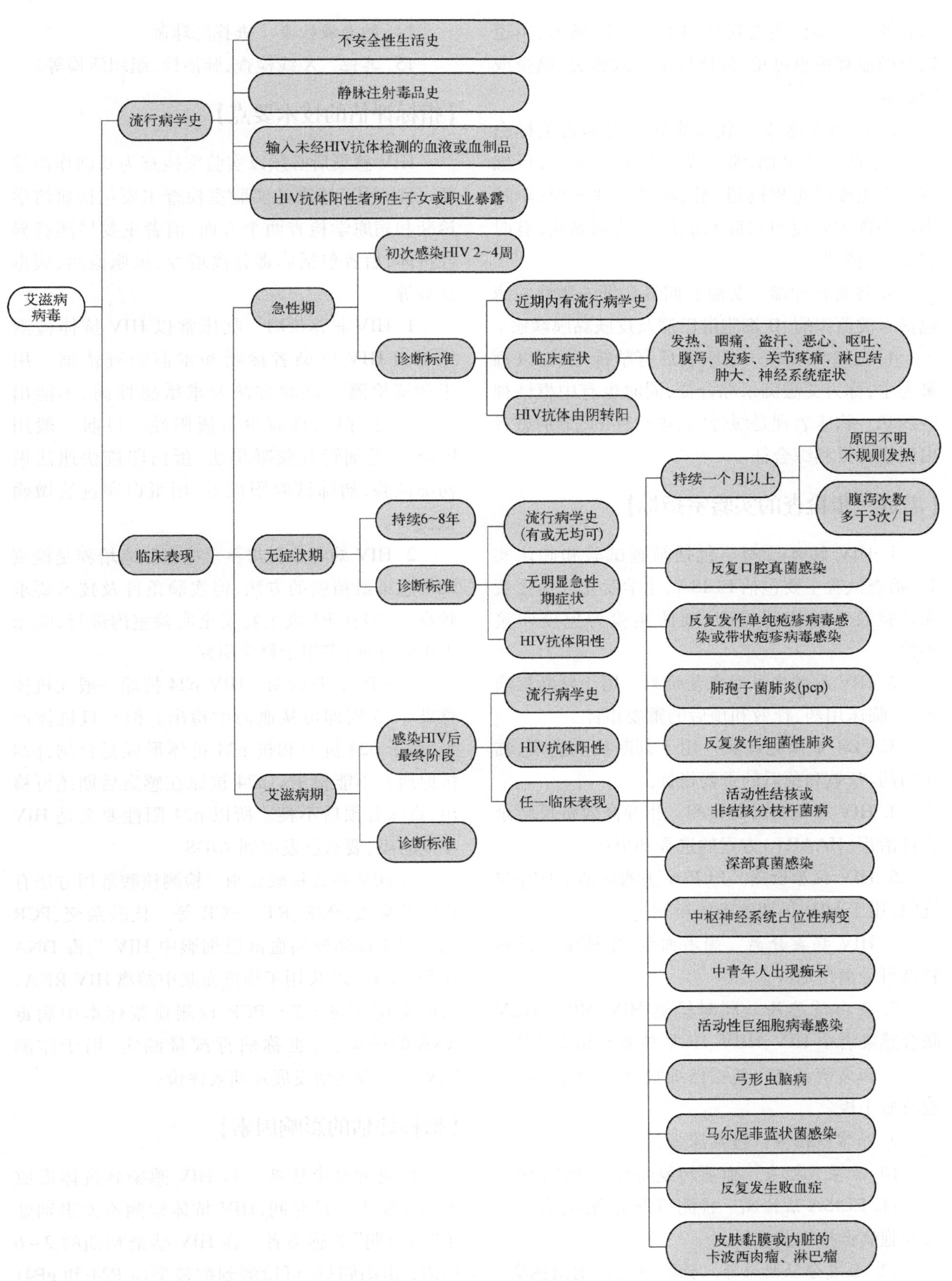

图 86　艾滋病病毒诊断思路图

A

引起的病变部位主要包括口腔、食管、肠道、阴道以及败血症中也可见；分枝杆菌可致肺炎、脑炎或败血症。

2. 伴病毒感染 乳头瘤病毒引起舌毛样白斑，见于前艾滋早期，常为艾滋发病的先兆；巨细胞病毒主要侵犯胃肠道、肝、肺、脑、视网膜；单纯疱疹病毒主要侵犯口腔和肛周皮肤和黏膜，有时侵及脑、肺、肝。

3. 伴恶性肿瘤 艾滋病期最常见的恶性肿瘤包括卡波西肉瘤、B细胞淋巴瘤及皮肤黏膜鳞癌。

4. 艾滋病脑病 临床表现有精神症状，以痴呆为主，称为艾滋痴呆综合征，同时也有中枢性神经症状。临床表现是缓慢的、进行性的，个别患者出现格林贝利综合征。

【需进一步检查的实验室指标】

1. HIV抗体检测 包括筛查试验和确认实验，筛查试验主要包括ELISA、化学发光或免疫荧光试验及各种快速检测，确认实验为免疫印迹实验。

2. HIV核酸定性和定量检测 用于判断疾病进展、临床用药、疗效和预后的重要指标。

3. $CD4^{+}$T细胞计数 用于判断疾病进展、临床用药、疗效和预后的重要指标。

4. HIV基因型耐药检测 指导高效抗反转录病毒治疗（HAART）方案的选择和更换。

5. HIV抗原检测 ELISA法测血清HIV p24抗原，用于HIV早期感染的辨别。

6. HIV病毒分离 患者血浆、单核细胞或脑脊液可分离出HIV。

7. 蛋白质芯片 同时检测HIV、HBV、HCV联合感染者中HIV、HBV、HCV核酸和相应抗体。

8. 血常规检查 包括白细胞、血红蛋白、红细胞及血小板。

9. 尿常规检查 包括尿蛋白。

10. 血生化检查 血清转氨酶及肾功能检查。

11. ELISA法检测 检测弓形虫、肝炎病毒及巨细胞病毒抗体或抗原。

12. 血或分泌物培养 诊断继发性细菌感染。

13. 痰涂片 查找肺孢子菌。

14. 脑脊液检查 查找隐球菌。

15. 其他 X线检查、肺活检、组织活检等。

【指标评估的技术要点】

HIV感染后必须以实验室检查为基础作出诊断，目前HIV感染的实验室检查主要包括血清学诊断和病原学检查两个方面，前者主要检测特异性抗体，后者包括病毒分离培养、抗原检测、病毒核酸等。

1. HIV抗体检测 临床常以HIV抗体检测结果为HIV感染者诊断和术前筛查依据。用于初筛检测的试验方法要求敏感性高，不能出现假阴性，但允许有少量假阳性。目前一般用ELISA、毛细管乳胶凝集法、蛋白印迹快速法做初筛试验，初筛试验阳性者，用蛋白印迹法做确证试验。

2. HIV病毒分离培养 病毒分离培养是检测HIV感染最精确的方法，但实验条件及技术要求较高，且需在P3级生物安全实验室内进行，临床上难以开展，多用于科学研究。

3. HIV抗原检测 HIV p24抗原一般在机体感染2～3周即可从血清中检出。但一旦抗体产生，由于p24抗原和抗p24抗体形成复合物，p24抗原通常不能检出。p24抗原在感染后期还可检出，意味着预后不良。所以p24阳性要么是HIV早期感染，要么已发展到AIDS。

4. HIV病毒核酸检测 检测核酸常用方法有核酸杂交法、PCR、RT－PCR等。核酸杂交、PCR均可用于检测外周血淋巴细胞中HIV病毒DNA序列。RT－PCR用于检测血浆中游离HIV RNA，目前常用定量RT－PCR检测血浆标本中病毒RNA的拷贝数，也称病毒载量测定，用于监测HIV感染者病情发展及药效评价。

【指标评估的影响因素】

1. 患者自身情况 从HIV感染到抗体形成大约需要3个月时间，HIV抗体检测不能识别处于“窗口期”的感染者。在HIV感染初期的2～6周内，用印迹试验可检测到抗核蛋白P24和gP41抗体。

2. 实验室技术人因素　由于不熟悉新试剂性能、加样误差、缩短反应时间和孵育温度误差造成结果偏差，另外，忽视内部和外部质量控制也是其中人为影响因素之一。

3. 采集和处理标本方式　血浆标本需无溶血、无微生物污染，无过多脂质，避免反复冻融。以下情况血浆不能用于实验：血液凝固、标本留取超过 30 h、标本没有标记。

4. 试剂质量　注意过期试剂的检查，使用过期试剂可造成假阴性；注意同一公司试剂不同批号的误差。

5. 仪器设备　酶标仪、洗板机、移液器等设备需定期校准。

（陈　茶）

参考文献

B

白蛋白

B

【定义】

白蛋白由肝实质细胞合成，在血浆中的半衰期为15~19 d，是血浆中含量最多的蛋白质，占血浆总蛋白的57%~68%，其合成率主要受血浆中水平调节，在肝细胞中几乎没有储存。白蛋白能维持血浆胶体渗透压的稳定，能与体内许多难溶性的小分子有机物和无机离子可逆地结合而帮助这些物质在血液循环中运输，并有很多重要生理功能。同时，白蛋白还是人体内一种重要的营养物质，白蛋白分解产生的氨基酸，可用于合成组织蛋白，氧化分解以供应能量或转变成其他含氮物质。

正常情况下，血浆中白蛋白含量稳定。当有疾病发生时，特别是肝肾功能不全或者消耗性疾病等，白蛋白由于合成不足或丢失过量常表现为不同程度的降低。当白蛋白降低至25 g/L以下时机体易产生腹水。

【分类】

按来源可分为白蛋白和外源性白蛋白。目前临床上常把静脉输注白蛋白作为一种治疗手段。也就是所谓的外源性白蛋白，是一种血液制品，由健康人的血液提炼加工而获得，其主要功能是增强人的免疫力和抵抗力。外源性白蛋白输注必须严格的遵循治疗指征，主要用于急性失血引起的低蛋白血症，或肝硬化、肾病引起的水肿或腹水等危重病症的治疗。

【诊断思路】

诊断思路见图87。

要注意鉴别因输注白蛋白而引起的白蛋白水平一过性升高。

【伴随临床症状的鉴别诊断】

1. 白蛋白水平降低伴营养不良临床表现

（1）伴面容消瘦、面色苍白等贫血症状：查体可见患者面容消瘦，面色苍白，肌肉松弛，缺乏弹性，并容易疲劳。小儿可有体重减轻，生长发育迟缓等。此为蛋白质缺乏引起的营养不良。适度补充优质蛋白一般可纠正症状。

（2）伴明显的皮下脂肪变薄：多见于儿童，是由脂肪缺乏引起的营养不良，容易患脂溶性维生素缺乏症包括维生素A、维生素D的缺乏等。进一步行维生素测定可明确诊断。

（3）伴频发低血糖：多见于糖类缺乏引起的营养不良，临床常表现为疲劳、一过性眩晕和视物模糊、生长发育迟缓等。

（4）伴儿童骨骼牙齿发育异常：多是缺钙或缺磷引起的营养不良，缺钙磷程度与疾病严重程度有一定相关，严重者甚至可发生骨质疏松、病理性骨折、软骨病或低钙抽搐等。

（5）伴肌肉无力：如有血钾水平降低，是由于钾不足导致的营养不良，严重者甚至可发生心律失常。

（6）伴便秘：多是食物纤维不足造成，多补充食物纤维可改善。

2. 白蛋白水平降低，伴随肝脏损伤的各种表现

（1）伴随皮肤黏膜黄染、肝区疼痛、恶心、呕吐：需考虑急性病毒性肝炎。血清丙氨酸氨基转移酶可升高明显，病毒血清学阳性，病情严重者如合并肝性脑病、肺炎、急性肾衰竭、上消化道出血、腹水，或伴有内毒素血症者，则可考虑重症肝炎的可能。

（2）伴疲劳或无明显症状：血清谷氨酰转肽

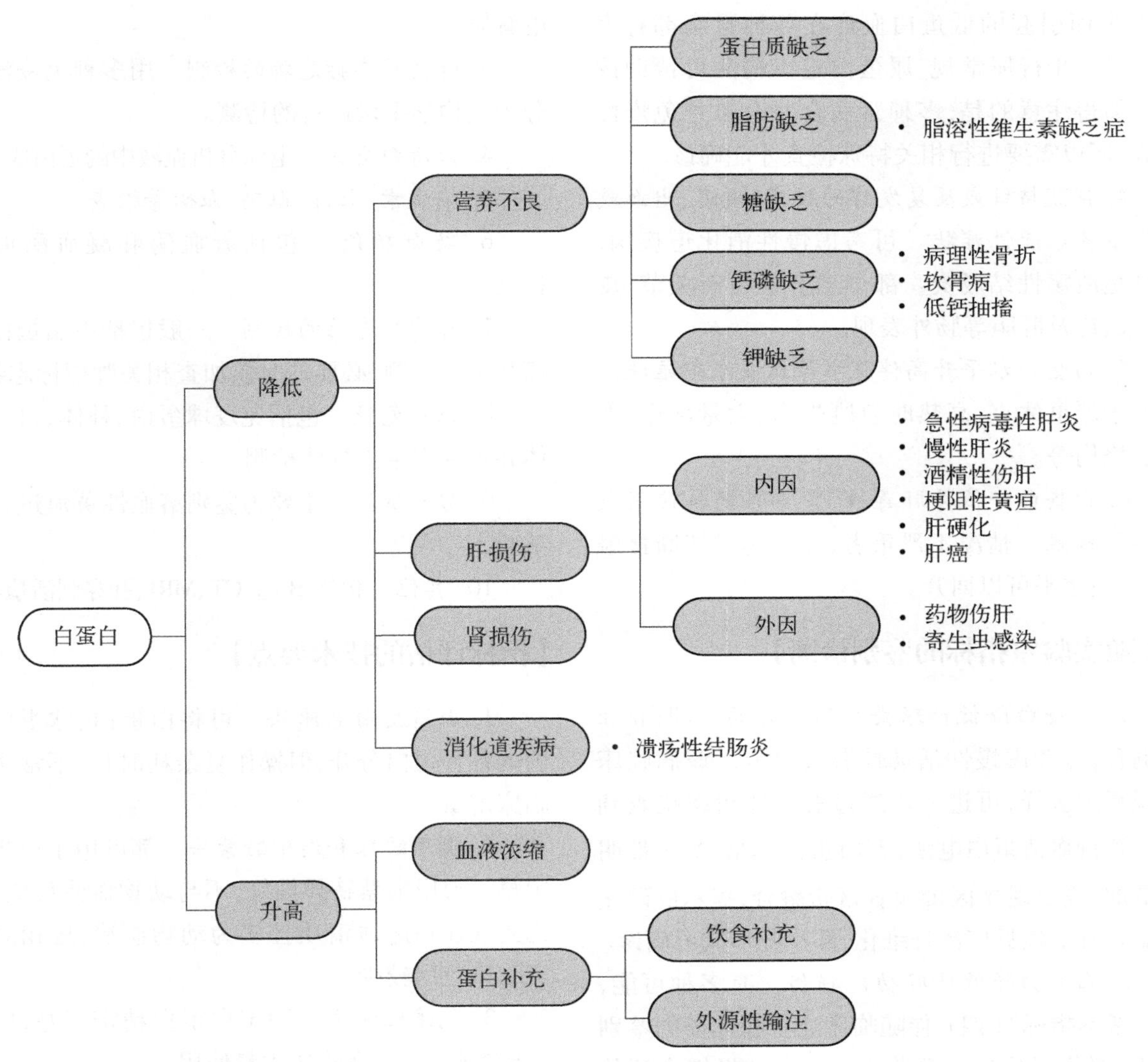

图 87　白蛋白异常的诊断思路图

酶升高，有既往急性肝炎病史者，需考虑慢性肝炎或慢性活动性肝炎。

（3）伴随大量饮酒史：如有血清胆红素、谷丙转氨酶、谷草转氨酶、谷氨酰转肽酶不同程度升高，考虑酒精性脂肪肝或酒精中毒性肝炎。进一步行影像学检查可明确诊断。

（4）伴严重黄疸：血清胆红素、碱性磷酸酶、谷氨酰转肽酶升高异常升高，考虑胆道梗阻性黄疸。进一步行胆道 B 超检查，尿胆红素和尿胆素原检查可确诊。

（5）伴长期肝病史、下肢水肿等：血清蛋白电泳见白蛋白带降低、γ 区带明显增加或有 γ 区带和 β 区带融合，考虑肝硬化可能。进一步血清学检查示血清单胺氧化酶、血氨、胆红素、谷丙转氨酶异常升高，血清谷草转氨酶、谷氨酰转肽酶不同程度升高高度提示肝硬化。肝活检见广泛纤维化，假小叶形成可确诊。

（6）伴肝区持续性钝痛、刺痛或胀痛：总胆汁酸和其他肝酶不同程度升高，伴全身和消化道症状，有肝炎或肝硬化史，应考虑原发性肝癌可能。血清甲胎蛋白水平结果高于 400 μg/L，同时进行包括超声、CT、磁共振成像等在内的影像学检查基本可明确原发性肝癌的诊断。

需要鉴别的是，继发性肝癌，或者其他部位和组织的肿瘤，可以没有肝脏严重病变的症状，甲胎蛋白一般多为阴性，鉴别的主要方法为检查肝脏以外器官有无原发癌肿病灶。

3. 伴随蛋白尿、水肿等　考虑肾病可能。蛋白丢失而引起的低蛋白血症在各种肾病都有表现。进一步行尿常规、尿蛋白定量检测可帮助诊断。值得注意的是，多种肾病合并有自身免疫性疾病，所以需要进行相关特殊检查才能确诊。

4. 伴随持续或反复发作的腹痛、腹泻、出血或消化不良等慢性症状　可考虑慢性消化道疾病，尤其是溃疡性结肠炎。部分患者还可有关节、皮肤、眼、口及肝胆等肠外表现。

5. 白蛋白水平升高伴脱水等血液浓缩症状　常见于严重休克、高热时急剧失水、大量出血、严重的烧伤等。

6. 白蛋白降低伴肝毒性、肾毒性药物使用或化学物接触　情况不严重者，在停药或切断接触后，蛋白水平可以回升。

【伴随实验室指标的鉴别诊断】

1. 白蛋白降低伴球蛋白显著升高　即白/球比倒置，可考虑慢性活动性肝炎可能。该病临床表现复杂多样，可进一步通过肝活体组织检查确诊。若行血清蛋白电泳，若白蛋白降低，γ 区带明显增加，或出现 γ 区带和 β 区带融合，提示肝硬化可能。肝活检见广泛纤维化，假小叶形成可确诊。

2. 白蛋白降低伴肝功能损伤　有多种可能，可参考本指标"（四）伴随临床症状和体征的鉴别诊断"部分并结合影像学和病理学结果综合评估病情。还需警惕寄生虫病的发生。特别是损伤肝脏的寄生虫病。常见的如华支睾吸虫，肝片形吸虫，细粒棘球绦虫和多房棘球绦虫幼虫等。

3. 白蛋白降低伴肾功能损伤、蛋白尿　需考虑肾病可能，特别是肾病综合征常表现为因大量蛋白从尿丢失而引起的低蛋白血症、总蛋白、白蛋白降低。进一步行尿常规、尿蛋白定量检测可帮助确诊。

【需进一步检查的实验室指标】

1. 血常规检查　包括血红蛋白、红、白细胞、血小板计数和白细胞分类。

2. 血生化检查　包括肝肾功能、血脂、血糖、电解质。

3. 肝炎病毒标志物的检测　用多种免疫法或分子生物学手段进行的检测。

4. 血清白蛋白　电泳分析血液中的蛋白成分。

5. 维生素、血钾、血钙、血磷等检查

6. 凝血功能　包括凝血酶和凝血酶原的检测。

7. 肿瘤标志物的检测　一般包括甲胎蛋白和癌胚抗原检测，必要的时候加查相关肿瘤标志物。

8. 血液免疫　包括免疫球蛋白、补体、自身抗体和各种寄生虫抗体检测。

9. 溶血试验　主要为鉴别溶血性黄疸进行的试验。

10. 其他　包括 B 超、CT、MRI、肝穿刺活检等。

【指标评估的技术要点】

1. 血清蛋白电泳法　可将白蛋白、球蛋白在内的各种蛋白分开，但操作复杂耗时长，不常用于临床定量。

2. 溴甲酚绿和溴甲酚紫法　都可用于白蛋白定量。溴甲酚紫特异性好，不与动物血清反应，考虑到现在临床血清质控多为动物血清，故相对而言临床应用较少。

3. 免疫比浊法　测定白蛋白精密度好，但由于成本较高，未在临床大量使用。

【指标评估的影响因素】

1. 外源性白蛋白　低蛋白血症外源性白蛋白静脉输注前，必须对患者进行白蛋白检测，确认其具有指征才能进行。

2. 蛋白渗透　在评估输注效果时，输注后立即测定白蛋白含量往往不升高，这是因为渗透作用使输注的白蛋白从循环中渗透入组织。

（渠　巍，吕瑞雪）

参考文献

白细胞

【定义】

白细胞（white blood cell，WBC）是血液中来源于骨髓造血干细胞、在人体发挥免疫作用的有核细胞，因血液离心后其位于白色中间层——白膜层而得名。临床最常用的白细胞参数是白细胞计数和白细胞分类计数，即定量测定一定体积血液内白细胞总数或某类白细胞数量，结果通常以每升全血中的细胞数量或某类白细胞占白细胞总数的百分比来表达。不同类型白细胞生理功能存在差异，在病理状态下，可引起各种类型白细胞数量和质量发生改变。

【分类】

根据胞质内有无特殊颗粒，白细胞可分为粒细胞和非粒细胞，其中粒细胞根据所含特殊颗粒的染色性质分为中性粒细胞（neutrophil，N）、嗜酸性粒细胞（eosinophil，E）、嗜碱性粒细胞（basophil，B），非粒细胞分为淋巴细胞（lymphocyte，L）和单核细胞（monocyte，M）。中性粒细胞因胞核分叶情况不同又可分为中性分叶核粒细胞（neutrophilic segmented granulocyte，Nsg）和中性杆状核粒细胞（neutrophil stab granulocyte，Nst）。

【诊断思路】

诊断思路见图88。

白细胞计数常用于提示感染、恶性血液病及类白血病反应，也用于辅助监测机体的治疗反应、骨髓造血功能和机体状态等。

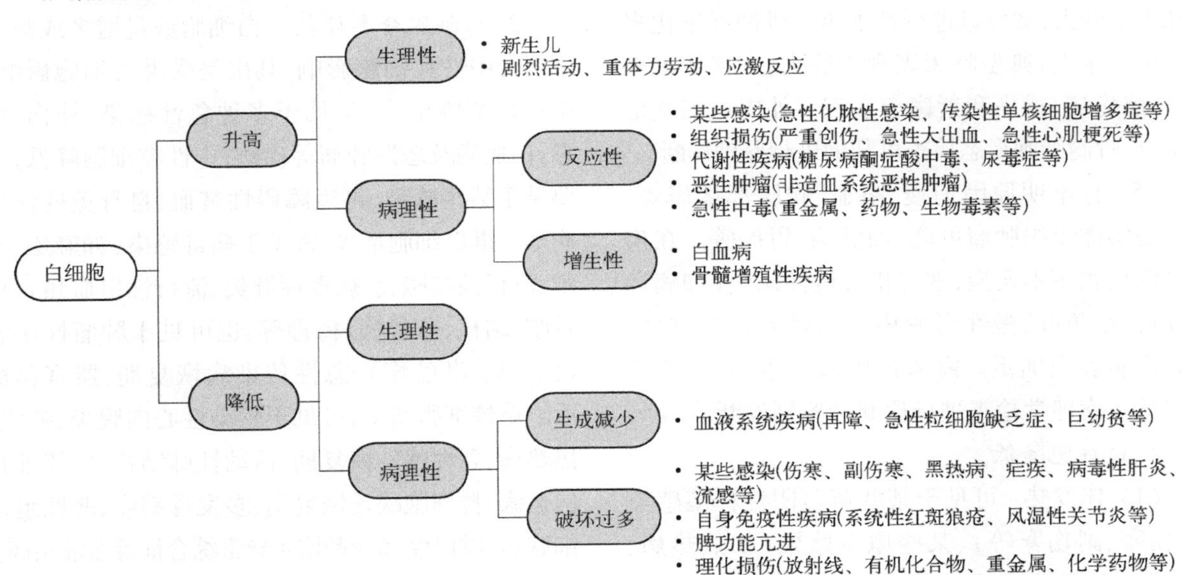

图88 白细胞异常的诊断思路图

【伴随临床症状的鉴别诊断】

1. 白细胞升高

（1）伴发热、咽喉肿痛、腹痛、咳嗽、浅表淋巴结肿大等：应首先考虑感染性疾病，如革兰阳性球菌引起的急性化脓性感染（如局部脓肿、脑膜炎、肺炎、阑尾炎、扁桃体炎等），某些病毒引起的感染（如传染性单核细胞增多症、流行性乙型脑炎等），以及某些真菌、螺旋体、立克次氏体及寄生虫感染性疾病，患者临床表现除发热外，因感染部位和严重程度而有局部或全身性表现；需通过病原学检查才能明确。

B

（2）伴严重外伤、大手术、大面积烧伤等：此时白细胞数量升高为机体组织损伤后的应激反应，根据病史和症状体征可初步判断。此外，急性心肌梗死、急性大出血等亦可引起白细胞反应性增多。

（3）伴全身无力、烦躁、皮下水肿、呼吸深大等：可见于糖尿病酮症酸中毒、尿毒症等，可伴有极度口渴、多饮、多尿、呼气时有烂苹果味、高血压、贫血、恶心、呕吐和昏迷等表现。

（4）伴发热、贫血、出血、肝脾淋巴结肿大、骨关节疼痛等：常见于各种类型白血病、骨髓纤维化等血液系统疾病。急性白血病大部分起病急骤、进展迅速，常见症状有发热、进行性贫血、出血和多种浸润表现，常伴骨关节疼痛、较明显的肝、脾、淋巴结肿大，甚至中枢神经系统浸润表现（不同类型疾病首发症状和典型表现存在差异）；慢性白血病早期症状可能不典型，仅有乏力、消瘦、食欲减退、发热等表现，随着疾病进展出现全身淋巴结、肝脏和脾脏肿大，贫血呈进行性加重。骨髓纤维化多见于中老年人，典型临床表现为脾大，常伴体重减轻、骨骼疼痛、感染和紫癜等表现。外周血细胞形态检查、骨髓细胞形态检查可帮助进行鉴别诊断。

（5）伴不明原因消瘦、咯血、胸腹部疼痛等：应考虑实体组织肿瘤可能，如肝癌、胃癌等。在疾病早期症状多不典型，常有相关慢性病史（如病毒性肝炎、脂肪肝、慢性胃溃疡等），随着疾病进展，原有疾病表现加重。需通过肿瘤标志物、影像学检查甚至病理学检查进行诊断和鉴别诊断。

2. 白细胞降低

（1）伴发热：可见于某些革兰阴性杆菌感染（如伤寒、副伤寒等）、某些原虫感染（如黑热病、疟疾等）和某些病毒感染（如病毒性肝炎、流感等）。多呈季节性，或有流行病学接触史。

（2）伴贫血、出血和发热：应怀疑再生障碍性贫血。急性再障起病急，进展迅速，常以出血和感染发热为主要表现，贫血随着病程发展进行性加重。出血表现除皮肤、黏膜出血广泛而严重外，还常伴有消化道出血、血尿、眼底出血（常伴有视力障碍）和颅内出血。慢性再障起病缓慢，常以贫血为主要表现，出血多限于皮肤黏膜，可并发感染，但常以呼吸道为主，容易控制。通过骨髓检查可以明确诊断。

（3）伴皮损、关节疼痛、血管炎、蛋白尿等：可见于系统性红斑狼疮、类风湿关节炎、硬皮病、皮肌炎等结缔组织病。通常有多系统受累（即皮肤、关节、肌肉、心、肾、造血系统、中枢神经等可同时受累）表现，病程长，病情复杂，可伴发热，免疫学检测类风湿因子、自身抗体阳性等有助于疾病诊断。

（4）伴脾脏肿大、溶血性贫血表现：见于某些感染、门脉肝硬化等多种原因引起的脾功能亢进。

【伴随实验室指标的鉴别诊断】

1. 红细胞计数和血小板计数　白细胞计数、红细胞计数和血小板计数均降低见于再生障碍性贫血、骨髓增生异常综合征和骨髓纤维化等；白细胞升高而红细胞和血小板进行性减少，可见于各种急慢性白血病；白细胞升高而红细胞和血小板无明显变化，通常见于某些感染性疾病。

2. 白细胞分类计数　白细胞数量增多或减少主要受中性粒细胞影响，其次是受淋巴细胞影响。中性粒细胞增多，常见于多种急性感染、外伤、中毒、白血病及恶性肿瘤等疾病；中性粒细胞降低，主要见于某些感染、再生障碍性贫血、自身免疫性疾病等。淋巴细胞增多，常见于病毒感染（如麻疹、水痘、流行性腮腺炎、病毒性肝炎、流行性出血热）、百日咳、结核、布鲁病、梅毒等，也可见于肿瘤性疾病（白血病、淋巴瘤）、急性传染病恢复期、器官移植后。单核细胞增多，可见于感染性心内膜炎、疟疾、黑热病、急性感染恢复期、活动性肺结核、单核细胞白血病、粒细胞缺乏恢复期、多发骨髓瘤、恶性组织细胞病、淋巴瘤和骨髓增生异常综合征等血液疾病。

3. 白细胞形态检查　通过显微镜检查观察白细胞各种形态变化，有助于急慢性白血病诊断、鉴别诊断及治疗后缓解状况的观察，可以了解感染程度，提示各种血液相关性疾病，对白细胞异常疾病进行诊断和疗效观察。如感染性疾病可见中性粒细胞大小不均、中毒颗粒、空泡形成、杜勒小体、退行性变等中毒性改变；白血病可见较多原始和幼稚细胞；发现棒状小体，对鉴别急性白血病类型有重要价值，主要见于急性粒细胞白血病（多见）和急性单核细胞白血病（少见）。此外，通过白细胞形态检查可对血细胞分析仪白细胞计数结果的准确性进行评估。

【需进一步检查的实验室指标】

1. 骨髓形态检查

2. 病原微生物检查　包括血液、尿液、痰液、脑脊液、关节液、胸腔积液、腹水和脓液分泌物等标本的细菌培养与鉴定。

3. 生化检查　包括常规生化检查（血糖、血脂、肝肾功等）、急性反应蛋白、降钙素原检测等。

4. 肿瘤标志物检查

5. 细胞遗传学和分子生物学检查

6. 其他　包括胃肠道X线、胃肠镜、超声、CT、磁共振等。

【指标评估的技术要点】

白细胞计数可使用血液分析仪或显微镜进行检测，以前者最为常用。血液分析仪进行白细胞检测的原理主要有电阻抗法和光散射法，具有标本用量少、检测速度快、结果重复性好、操作便捷和易于标准化等优点，适合批量标本检测。血液分析仪白细胞计数结果应通过校准溯源至国际血液学标准化委员会发布的参考方法。中国成年人仪器法白细胞计数的参考区间为$(3.5\sim9.5)\times10^9/L$。为了保证检测结果的准确可靠，实验室应依据仪器厂家说明书和（或）行业标准《临床血液学检验常规项目分析质量要求》的要求规范开展性能验证并保证符合要求（如批内精密度和日间精密度CV应≤4.0%和6.0%，正确度偏倚应≤5.0%，准确度允许总误差应≤15%），使用具有溯源性的配套校准物或定值新鲜血对仪器至少每半年进行一次规范校准，开展室内质控并参加室间质量评价活动。若实验室内部有多个检测系统，应定期进行系统间的结果比对。手工显微镜法使用牛鲍计数板对白细胞计数，是白细胞计数的传统方法，简便易行，无须特殊设备，但检测速度慢、结果重复性较差，难以满足常规工作批量标本的检测需求。在规范操作条件下，当血液分析仪检测结果存在干扰因素导致结果不可靠时，手工法可用于结果复核。

【指标评估的影响因素】

1. 生理性变化　健康人1 d之内白细胞数量通常清晨较低，下午较高，最高值和最低值可相差1倍。运动、劳动、冷热刺激等可出现一过性白细胞升高。妊娠期白细胞数量可升高，通常在产后2周内恢复正常。吸烟者白细胞总数平均较非吸烟者高约30%。

2. 干扰因素　标本存在血小板聚集、大血小板、冷球蛋白、冷纤维蛋白原、有核红细胞、中性粒细胞聚集、难溶性红细胞、疟原虫和高三酰甘油等均会影响白细胞计数结果。

（周文宾，彭明婷）

参考文献

白细胞尿

【定义】

正常尿液中可有少量白细胞，一般离心尿（400 g离心5 min）每高倍镜视野（HP）白细胞为1～2个，属于正常范畴。当新鲜尿离心沉渣白细胞>5个/HP，或尿白细胞排泄率>40万/1 h，或尿

Addis 计数白细胞>100 万/12 h,称为白细胞尿。

尿亚硝酸盐试验：某些革兰阴性杆菌能将尿中蛋白质代谢产物硝酸盐还原为亚硝酸盐,测定尿液中是否存在亚硝酸盐就可以快速推测泌尿系统细菌感染的情况。

【分类】

根据白细胞种类,可分为以下几种。

1. 中性粒细胞、多形核细胞尿 见于尿路感染、间质性肾炎、肾移植早期。

2. 淋巴细胞尿 见于急性肾盂肾炎、肾脏移植排异、淋巴细胞白血病、狼疮性肾炎、局灶性节段性肾小球硬化等。

3. 嗜酸性粒细胞尿 见于过敏性间质性肾炎、血吸虫感染、前列腺炎。

【诊断思路】

诊断思路见图 89。

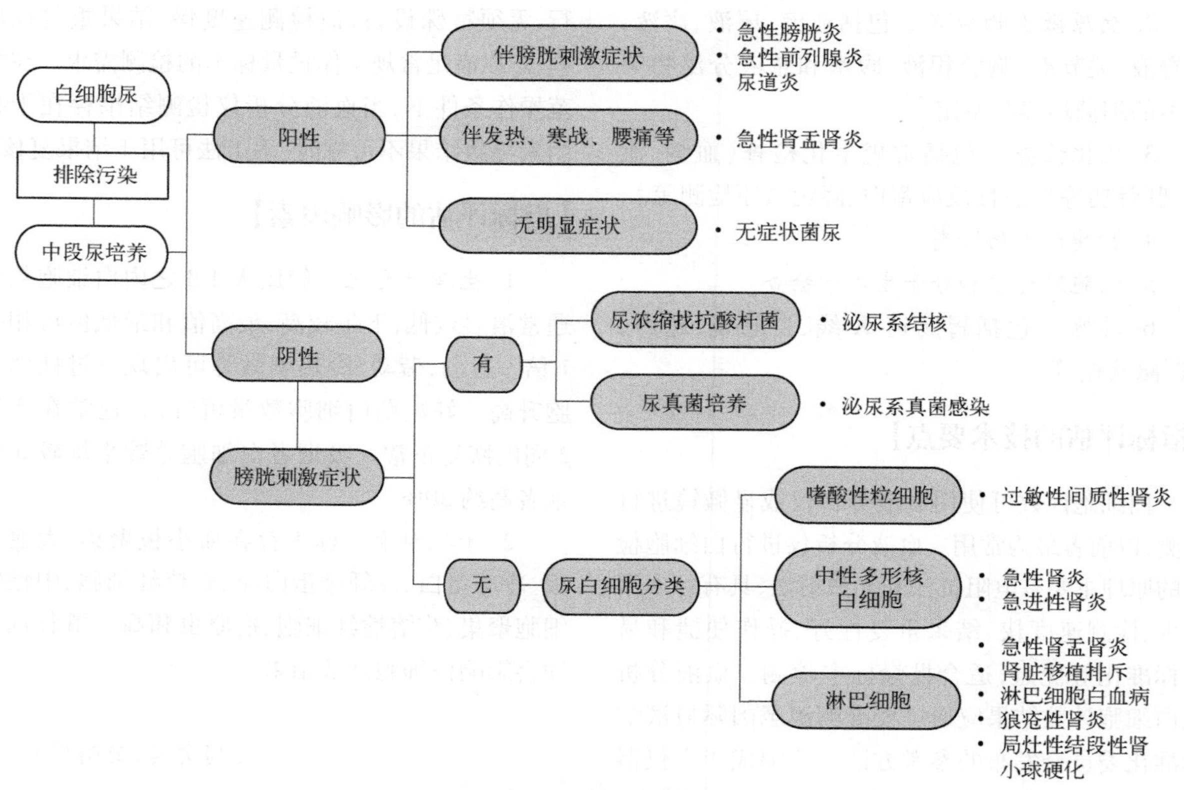

图 89 白细胞尿异常的诊断思路图

1. 排除污染引起的假阳性结果 阴道分泌物引起的脓尿除可见白细胞外,尚可见大量扁平上皮细胞;会阴部周围炎症或脓肿引起的脓尿,通常伴局部疼痛等炎症表现;尿液标本留取操作不规范,应留取清洁中段尿、导尿或膀胱穿刺尿。

2. 对白细胞尿的来源进行定位分析 泌尿系统邻近器官病变：肾周炎症或脓肿、输尿管周围炎症、阑尾脓肿、卵巢炎症或脓肿、结肠或盆腔脓肿等;泌尿系统疾病：泌尿系统感染(分为上尿路感染和下尿路感染,如肾盂肾炎、肾盂积脓、肾脓肿、肾结核、肾结石伴感染、输尿管炎症、尿道炎症、尿道旁腺炎症或脓肿、前列腺炎症或脓肿等,常伴乏力、发热等全身表现或尿路刺激症状);泌尿系统非感染性疾病(某些肾小球疾病、肾小管间质疾病等)。

3. 确定特异性感染或非特异性感染 根据病原学检查结果可区分,对尿细菌培养阴性、治疗无效的白细胞尿,应注意特异性感染如结核、真菌等。对不伴尿路刺激症状的白细胞尿,应注意泌尿系统非感染性疾病,须将离心后的尿沉渣涂片染色镜检,进行白细胞分类。

【伴随临床症状的鉴别诊断】

1. 伴尿路刺激症状　见于膀胱炎、尿道炎，患者可出现血尿，中段尿培养阳性可确诊。

2. 伴发热、乏力　多见于急性肾盂肾炎，患者可有肾区压痛和叩痛。当转为慢性肾盂肾炎时可合并尿浓缩能力损害、贫血、高血压等，CT 显示肾盂肾盏变形、萎缩；若发热为午后低热，需要考虑肾结核，尿抗酸染色常阳性；另外肾肿瘤的患者也可出现发热、乏力表现，肾脏增强 CT 可确诊。

3. 伴多尿、烦渴、蛋白尿　需要考虑间质性肾炎，尿常规多提示低比重尿、高 pH 尿。患者多有反复肾盂肾炎发作史或镇痛药物滥用史。

4. 伴高血压、肾功能异常　需考虑肾小球肾炎，可有血尿、蛋白尿，肾穿刺活检可确诊。

5. 伴皮疹、发热、淋巴结肿大　多见于系统性红斑狼疮活动引起的急性间质性肾炎，患者可有关节痛，多为无菌性白细胞尿。另外还可见于血液系统肿瘤，如白血病、多发性骨髓瘤，多合并血象异常。

【伴随实验室指标的鉴别诊断】

1. 伴肾功能异常、尿蛋白增多、尿比重降低　多提示间质性肾炎，多为肾小管性蛋白尿，尿微量蛋白增多，肾小管浓缩功能差，出现多尿、低比重尿。

2. 伴红细胞尿　需考虑尿路结石并发感染、肾结核、肿瘤等。另外需考虑自身免疫性疾病如系统性红斑狼疮、抗中性粒细胞胞质抗体(ANCA)相关性血管炎、过敏性紫癜性肾炎等，患者多伴皮疹、发热、不明原因贫血等。

3. 尿亚硝酸盐试验阳性、尿细菌计数增多　多见于尿路感染，需进一步行中段尿培养明确诊断。

【需进一步检查的实验室指标】

1. 血常规、C-反应蛋白(CRP)、血沉检查等　包括白细胞计数、中性粒细胞百分比、CRP，血沉增快，多提示感染或自身免疫性疾病活动期。

2. 生化肝肾功能、电解质

3. 自身免疫指标　包括补体、抗核抗体谱、免疫球蛋白、抗中性粒细胞胞质抗体等。

4. 中段尿培养、尿沉渣镜检、尿涂片、尿亚硝酸盐试验　明确是否尿路感染。

5. 其他　包括泌尿系超声、腹部平片、肾脏 CT 或 MRI 等。

【指标评估的技术要点】

1. 尿白细胞定性　尿白细胞定性临床上均使用干化学法检测，其原理是通过酯酶检测白细胞，既能检测完整的细胞又能测定细胞破坏后的胞质内容物以辨别细胞的多少，而镜检法是通过显微镜检测尿液完整细胞的数量，所以仪器检测和显微镜检查可出现偏差。干化学法只能测定中性粒细胞，不与淋巴细胞、单核细胞反应，当肾移植患者发生排异反应，尿中以淋巴细胞为主时，会出现阴性结果，此类患者应以显微镜检查法为准；尿液中污染甲醛或高浓度胆红素或使用某些药物时，可产生假阳性；尿蛋白>5 g/L 或尿液中含有大剂量先锋霉素Ⅳ或庆大霉素等药物时，可使测试结果偏低或出现假阴性。实际应用中需将两种方法结合起来分析。

2. 尿亚硝酸盐试验(NIT)　尿亚硝酸盐试验阳性取决于 3 个重要条件：尿中致病菌是否存在硝酸盐还原酶，尿在膀胱内是否停留足够细菌作用时间(4 h)，患者尿中是否存在适量硝酸盐。NIT 单一实验影响因素较多，结果阴性不能排除菌尿的可能，结果阳性也不能完全肯定泌尿系统感染，需与白细胞酯酶、尿沉渣镜检、尿液细菌培养等结果综合起来分析。

【指标评估的影响因素】

1. 样本处理　尿液标本处理不当可出现假阴性结果，尿标本置于温度高的环境或放置时间过长，也会引起白细胞破坏。

2. 尿 pH　尿 pH 升高，白细胞容易破坏，pH 为 8.4 时，白细胞可于数分钟内破坏。大量饮水可以稀释尿液，尿液渗透压降低使尿中白细胞崩解。

3. 乳糜尿鉴别　尿中含大量脓细胞时，使尿呈米汤样改变，应注意与乳糜尿鉴别。乳糜尿通常无或有少量白细胞，乳糜实验阳性。

4. *尿培养影响因素* 中段尿培养影响因素多,阴性不能完全排除尿路细菌性感染的存在。如标本放置时间过久、标本留取时未能无菌操作以及预防性使用抗菌药物等均可导致假阳性或假阴性结果。

5. *高比重尿* 高比重尿使亚硝酸盐试验灵敏度降低;假阳性见于陈旧尿、偶氮剂污染尿;不能正常饮食的患者因缺乏硝酸盐,即使有细菌感染也可出现阴性。使用利尿剂或口服大量维生素C可出现假阴性,而进食硝酸盐丰富的菠菜可出现假阳性。

(李 智,周 蓉)

参考文献

本周蛋白

【定义】

本周蛋白(Bence-Jones protein, BJP),是一种免疫球蛋白的轻链单体或其聚合体,由于其分子量较小,能自由通过肾小球滤过膜,再通过肾小管重吸收入血。正常情况下尿BJP为阴性,当某些疾病如多发性骨髓瘤、巨球蛋白血症、原发性淀粉样变性等,血清BJP浓度升高,当超过肾近曲小管重吸收的极限时,自尿中排泄出,即为本周蛋白,因此通过检测尿BJP能一定程度上反映是否发生相关疾病以及疾病的严重程度。

【分类】

根据免疫球蛋白轻链种类可分为分κ、λ两种,分别以单体和二聚体形式存在,机体游离κ的产量大约为游离λ的2倍,但由于其清除速度更快,血清中λ游离轻链的浓度高于κ游离轻链,两者的半衰期短,只有2~6 h。

【诊断思路】

诊断思路见图90。

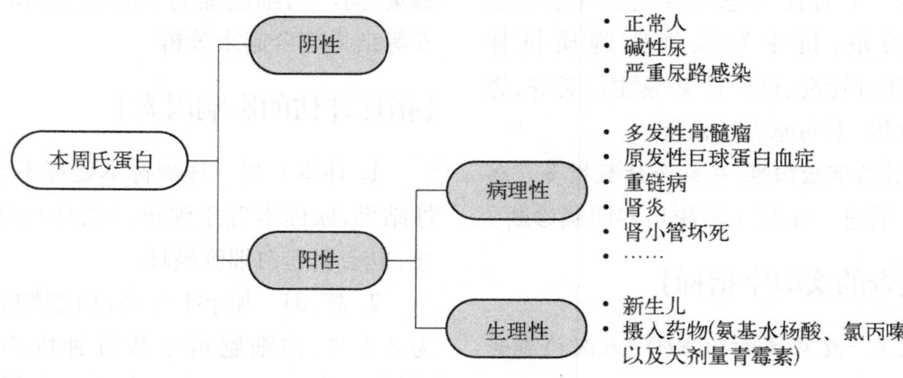

图90 本周蛋白异常的诊断思路图

2. *鉴别本周蛋白真性和假性变化* 患者摄入如氨基水杨酸、氯丙嗪等药物或尿液中混入精液导致尿检假阳性,另外新生儿可呈弱阳性,均属于生理性范畴;患者碱性尿,严重尿道感染导致本周蛋白破坏而无法测出,此时为假阴性。

3. *鉴别病理性本周蛋白升高的病因* 尿本周

蛋白阳性多见于多发性骨髓瘤，本周蛋白量反映了产生本周蛋白的单克隆细胞数，对观察骨髓瘤病程和判断化疗效果有意义。阳性也见于意义未明的单株免疫球蛋白血症、原发性巨球蛋白血症、淀粉样变性等，可能与尿中存在免疫球蛋白碎片有关。一过性尿本周蛋白阳性可见于肾炎、肾小管坏死。

【伴随临床症状和体征的鉴别诊断】

1. 伴贫血、乏力、骶部疼痛、蛋白尿、脊髓压迫症状、发热、肝脾肿大或抵抗力减低等表现　需考虑多发性骨髓瘤。

2. 伴面色苍白、肝脾肿大、淋巴结肿大、紫癜和神经系统异常等血电泳中M蛋白为IgM　需考虑原发性巨球蛋白血症，是一种骨髓中浆细胞样淋巴细胞克隆增生所致。

3. 伴蛋白尿、严重水肿、低蛋白血症、充血性心力衰竭、肝脏肿大、巨舌和舌僵硬等感觉神经病变表现等　需考虑原发性淀粉样变性疾病，是其典型特征，组织行刚果红染色可确诊。

4. 伴慢性腹泻、脂肪泻和体重减轻，伴全身性症状（如淋巴结肿大、肝脾肿大和贫血等）　结合免疫固定电泳见异常重链，需考虑重链病。

【伴随实验室指标的鉴别诊断】

1. 伴血涂片异常　血涂片可见红细胞缗钱样排列，可伴少数幼粒、幼红细胞，血沉显著增快，晚期可见骨髓瘤细胞大量出现，需考虑多发性骨髓瘤进展至浆细胞白血病。

2. 伴骨髓象、骨髓细胞流式免疫分型异常　多发性骨髓瘤患者骨髓象可见异常浆细胞增多，多大于10%，可见原幼浆、火焰浆及双核浆等，细胞免疫表型 $CD138^{+}$、$CD56^{+}$，并伴有基因IgH重排。原发性巨球蛋白血症患者可见淋巴细胞比例升高，形态伴淋巴细胞质细胞样改变。

3. 伴免疫固定电泳、血液免疫球蛋白分型定量异常　浆细胞增殖疾病、淀粉样变性等患者血液或尿液蛋白电泳时可见一浓而密集的染色带，扫描呈现M蛋白，依据免疫固定电泳可对血M蛋白进行进一步分型，如重链病可发现α、γ、μ型重链异常增多；若电泳M蛋白为IgM，需考虑原发性巨球蛋白血症及IgM型多发性骨髓瘤的可能。

4. 伴钙磷、肌酐异常　多发性骨髓瘤患者因骨质破坏，血中出现高钙血症，血磷可正常，单克隆抗体沉积肾脏致肾功能不全，甚至肾衰竭，血肌酐、尿素氮等升高。

【需进一步检查的实验室指标】

1. 血常规、红细胞形态、血沉检查

2. 骨髓象、骨髓细胞流式免疫分型　有助于对血液系统疾病做出进一步诊断。

3. 血液和尿液免疫固定电泳、血液免疫球蛋白分型定量检查　可对血浆中异常的M蛋白和尿本周蛋白进行分类，明确是免疫球蛋白的类型或其组分。

4. 血清肿瘤标志物　目前临床上常用的肿瘤标志物对上述疾病的早期诊断有一定的帮助，血清免疫球蛋白检查可明确瘤细胞增殖情况以及对正常免疫球蛋白的影响。

5. 其他影像学、染色体及基因检查、淋巴结活检等　明确器官累及情况及分子病理分型。

【指标评估的技术要点】

尿本周蛋白的检测随机尿、24 h尿或透析浓缩尿均可。测定常用热沉淀-溶解法、免疫比浊法、尿蛋白电泳、尿免疫固定蛋白电泳。热沉淀-溶解法操作简便，无须特殊仪器设备，多用于过筛检测，但其灵敏度较低，且主观因素较强。免疫比浊法基于抗原抗体特异性结合，形成免疫复合物导致反应液的浊度增加来定量。此方法快捷简单、适合自动化分析，可减少人为误差，具有良好的准确度与精密度，适合大多数临床实验室应用。免疫固定电泳是区带电泳与免疫沉淀反应相结合，比蛋白电泳更加敏感，而且可以确定尿液单克隆蛋白重链和轻链的类别。

【指标评估的影响因素】

1. 热沉淀溶解法影响因素　当患者已有肾功能的损害，而使尿液中白、球蛋白等干扰蛋白增多，在加酸加热后常有凝集或沉淀，不利于结果判断，浑浊尿液、脓尿或尿液中混入精液可导致假阳性。尿液污染、大量细菌及结晶等可能影响本周蛋白的检测。

2. 免疫电泳、免疫固定电泳等影响因素　需要特异性抗体参与，试剂的保存、转运等过程中不当会影响抗原抗体特异性结合。此外，免疫电泳、免疫固定电泳的灵敏度高，在操作中可经常检测到非特异性的条带，某些蛋白如C3、C4等和抗血清之间存在相似的抗原表位，血清试剂的特异性不够时，可发生交叉反应，引起假M蛋白条带出现。

3. 免疫比浊法影响因素　免疫比浊法检测的是免疫复合物产生的浊度，故脂浊、溶血等会对结果产生较大的影响，可用患者血浆作为空白对照，降低本底干扰。需要特异性抗体参与，试剂的保存、转运等过程中不当也会影响抗原抗体特异性结合。

（张　钧）

参考文献

苯巴比妥中毒

【定义】

患者过量服用苯巴比妥或存在苯巴比妥代谢障碍因素导致苯巴比妥在体内蓄积，血药浓度达到30~50 mg/mL及以上，即为苯巴比妥中毒。

【分类】

据临床表现，苯巴比妥中毒可分为轻度中毒、中度中毒和重度中毒三级。轻度中毒表现为嗜睡，但易唤醒，言语不清，感觉迟钝，有判断及定向力障碍，各种反射存在，体温、脉搏、呼吸、血压均正常；中度中毒则为沉睡，强力推动可唤醒，但并非全醒，不能答问，进入昏迷状态。腱反射消失，呼吸稍慢但浅，血压正常，角膜反射、咽反射仍存在，可有唇、手指或眼球震颤；重度中毒者深度昏迷，早期可能有四肢强直、腱反射亢进、踝阵挛、划足底试验阳性等，后期则全身弛缓，各种反射消失。瞳孔对光反应存在，有时瞳孔散大，有时则缩小，呼吸浅慢、不规则或是潮式呼吸，可发生肺水肿（短效类中毒发生），后期因坠积性肺炎而呼吸困难更甚，脉搏细速、血压降低，严重者发生休克、尿少、尿闭、氮质血症等，最终可因呼吸中枢麻痹、休克或长期昏迷并发肺部感染而死亡。

【诊断思路】

诊断思路见图91。

1. 苯巴比妥中毒的诊断　苯巴比妥中毒的诊断应根据临床表现、用药情况、易患因素及特殊检查等综合分析后作出判断。临床应用量为催眠量5~10倍时可引起中度中毒，10~15倍时引起重度中毒，血药浓度高于30~50 mg/mL又有上述中毒表现时，则可诊断为苯巴比妥中毒，大于80~100 mg/mL时有生命危险。即使苯巴比妥浓度<30 mg/mL，如尿液苯巴比妥定性阳性，又有上述中毒表现时，仍需按苯巴比妥中毒进行处理。

2. 苯巴比妥中毒的预防　预防关键是根据患者年龄、肝功能状态和肾功能状态等制定个体化用药方案，对本品药物的处方、使用、保管应严格管理，注意促发或加重中毒的因素，特别是对精神不稳者和精神不正常的人。要防止药物依赖性，长期服用大量巴比妥类药物的人，不能突然停药，应逐渐用其他药物代替，并逐渐减量、停药。

【伴随临床症状的鉴别诊断】

1. 伴困倦、嗜睡苯巴比妥中毒反应　可表现为困倦、嗜睡等，应注意与患者本身的睡眠习惯，

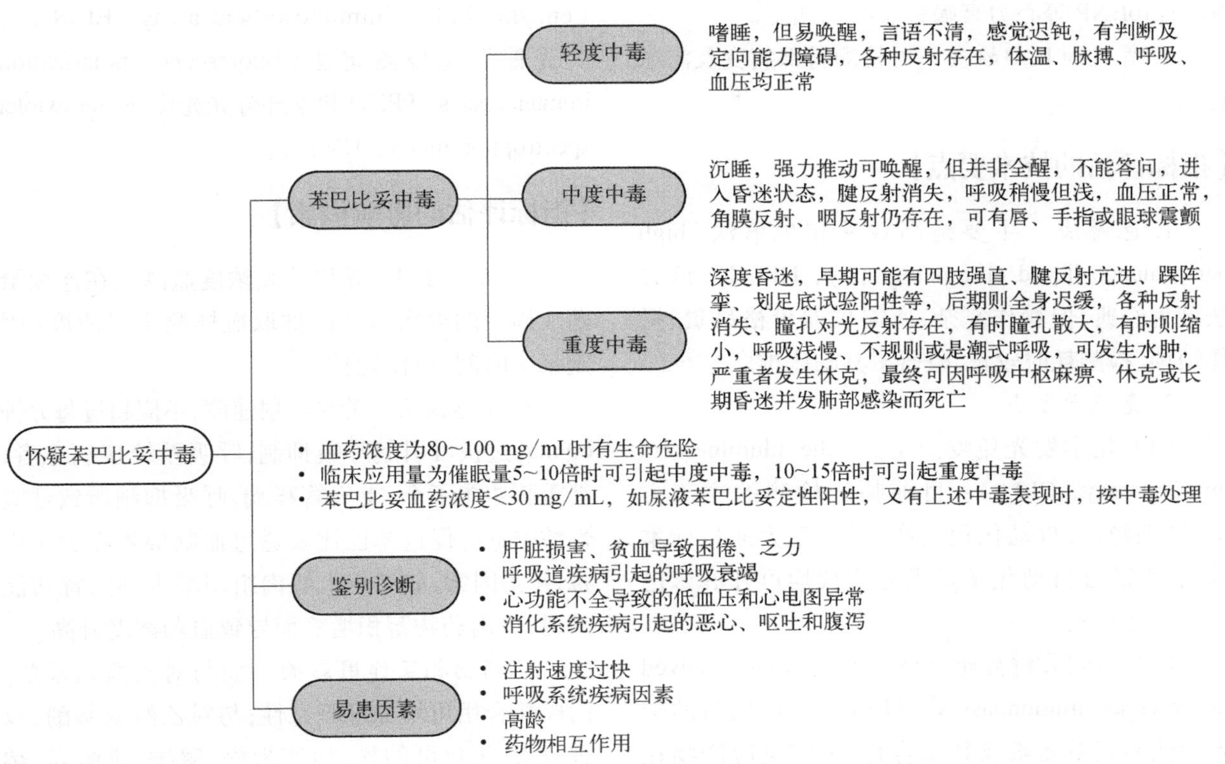

图 91 怀疑苯巴比妥中毒的诊断思路图

肝脏损害及贫血所致的疲劳、乏力、困倦相区别，也可能是脑出血的先兆，要提高警惕。

2. 伴呼吸变浅、变慢苯巴比妥中毒反应　可表现为呼吸变浅、变慢，大剂量巴比妥类可降低延髓呼吸中枢对二氧化碳分压（PCO_2）和 pH 变化的敏感性，使呼吸抑制导致呼吸衰竭，应注意与呼吸道病变、肺组织病变、肺血管病变和胸廓病变等原因引起的呼吸衰竭相鉴别。

3. 伴低血压和心脏功能异常　苯巴比妥中毒易引起心肌收缩力减弱，心排出量下降，且外周血管肌弹性降低，血管通透性增加和静脉淤血，回心血量减少，进一步降低心排出量，应注意与各种原因引起的心功能不全和心衰相鉴别。

4. 伴恶心、呕吐和腹泻　苯巴比妥中毒可抑制胃肠蠕动，导致肠鸣音减弱或消失，患者可表现为恶心、呕吐和腹泻，应注意与胃炎、结肠炎和肠易激综合征等常见消化道疾病鉴别。

【伴随实验室指标的鉴别诊断】

1. 伴肝功能检查异常、红细胞及血红蛋白下降　应该考虑贫血；肝功能检查异常需要考虑肝脏损害。

2. 伴肺功能、胸部影像学检查异常　应考虑支气管炎症、支气管痉挛、异物等阻塞气道等呼吸道病变；肺炎、重度肺结核、肺气肿、弥散性肺纤维化、成人急性呼吸窘迫综合征（ARDS）等肺组织病变；气胸和胸腔积液等胸廓病变。

3. 伴心电图和心衰标志物异常　心电图异常提示心脏原发疾病；心力衰竭标志物异常提示心力衰竭。

4. 伴B超、胃镜或与炎症、水盐电解质代谢紊乱等有关实验室检查异常　B超、胃镜发现异常，根据镜下病理特点考虑消化道器质性病变；伴炎症、水盐电解质代谢紊乱应考虑胃肠消化道炎症性疾病。

【需进一步检查的实验室指标】

1. 血常规和血生化检查　尤其是红细胞及血红蛋白水平和肝脏排泄及解毒功能的检测。

2. 肺呼吸功能检查　包括通气功能、换气功能、呼吸调节功能及肺循环功能的测定。

3. 心脏功能检查　包括心电图和 BNP 及

NT－proBNP 等心力衰竭标志物的测定。

4. 胃镜和B超检查　可检测胃部病变及泌尿道结石。

【指标评估的技术要点】

1. 色谱法　主要是高效液相色谱法（high performance liquid chromatography，HPLC），该方法最为经典，但操作复杂、所需仪器价格昂贵、操作烦琐、检测耗时较长，阻碍了其临床推广。

2. 免疫学方法

（1）化学发光免疫测定法（chemiluminescent immunoassay，CLIA）：目前临床检测的主流方法，结果稳定，自动化程度高，适用于大通量标本检测，大部分自动化学发光分析仪均可开展苯巴比妥浓度检测。

（2）时间分辨荧光免疫测定法（time-resolved fluorescence immunoassay，TRFIA）：运用新的荧光特性的镧系元素及其螯合物，测定反应产物在反应体系发生后的荧光强度，根据产物荧光强度和相对荧光强度的比值来判断体系中分析物的浓度，从而达到定量分析，同 RIA 法相比，本法灵敏度大大地提高，交叉反应率低于 FPIA 法，具有无放射性污染，示踪稳定，可多标记，标准范围宽等优点；该方法克服荧光免疫分析法背景较强的缺点，分析灵敏度得到大幅提高，具备分析速度快、线性范围宽、标志物制备简便和稳定性高的优点。

其他检测方法还包括酶联免疫吸附测定法（enzyme-linked immunosorbent assay，ELISA）、荧光偏振免疫测定法（fluorescence polarization immunoassays，FPIA）和紫外分光光度法（ultraviolet spectrophotometry，UV）等。

【指标评估的影响因素】

1. 采血时间　苯巴比妥浓度监测应在连续给药 4 周后的再次给药前抽取血样测定谷浓度（固定某一时间，以便比较）。

2. 易患因素　静脉注射速度，不应超过每分钟 60 mg，过快可引起呼吸抑制；呼吸系统疾病患者，严重肺功能不全、支气管哮喘、呼吸抑制所致呼吸性酸中毒可促进苯巴比妥透过血脑屏障而加重中毒；年龄因素，如老年人肌肉组织减少，肝、肾功能减退，体内药物蓄积增多而导致血药浓度升高。

3. 药物相互作用影响　如与对乙酰氨基酚、丙戊酸合用可增加肝脏毒性；与对乙酰氨基酚、双香豆素、氢化可的松、地塞米松、睾酮、雌激素、孕激素、口服避孕药、氯丙嗪、氯霉素、多西环素、灰黄霉素、地高辛、洋地黄毒苷、苯妥英钠及环孢素合用时，会使其代谢加速，疗效降低；与钙离子拮抗剂合用时增强其降压作用。

（周铁丽）

参考文献

苯妥英钠中毒

【定义】

患者过量服用苯妥英钠或由于个体差异导致肝代谢（羟化）能力达饱和，此时即使增加很小剂量，血药浓度非线性急剧增加引起血药浓度 >40 μg/mL，即为苯妥英钠中毒。

【分类】

根据给药途径、给药持续时间和剂量，苯妥英钠中毒可分为静脉注射急性中毒、口服急性中毒和慢性中毒三类。静脉注射急性中毒是由于苯妥英钠大剂量静脉注射或注射速度过快，致房室传导阻滞、心动过缓、心血管性虚脱和呼吸抑制等；口服急性中毒主要表现为小脑和前庭系统症状，如眩晕、震颤、视力障碍、发音及咽下困难或共济失调等，还可出现恶心、呕吐、头痛、精神错乱及昏迷等症状。并能抑制胰岛素释放，引起高血糖，甚至酮症酸中毒或高渗性非酮症昏迷；慢性中毒可表现为齿龈增生，因刺激胃黏膜而引起厌食、恶心、呕吐。白细胞减少，并因其抗叶酸作用导致巨幼细胞性贫血。小脑综合征，表现为共济失调、眼球震颤、手颤和复视。症状与苯妥英钠的剂量和血药浓度关系密切，血浆平均浓度为 20 μg/mL 时出现震颤，30 μg/mL 出现运动失调，超过 40 μg/mL 时发生昏迷。

【诊断思路】

诊断思路见图 92。

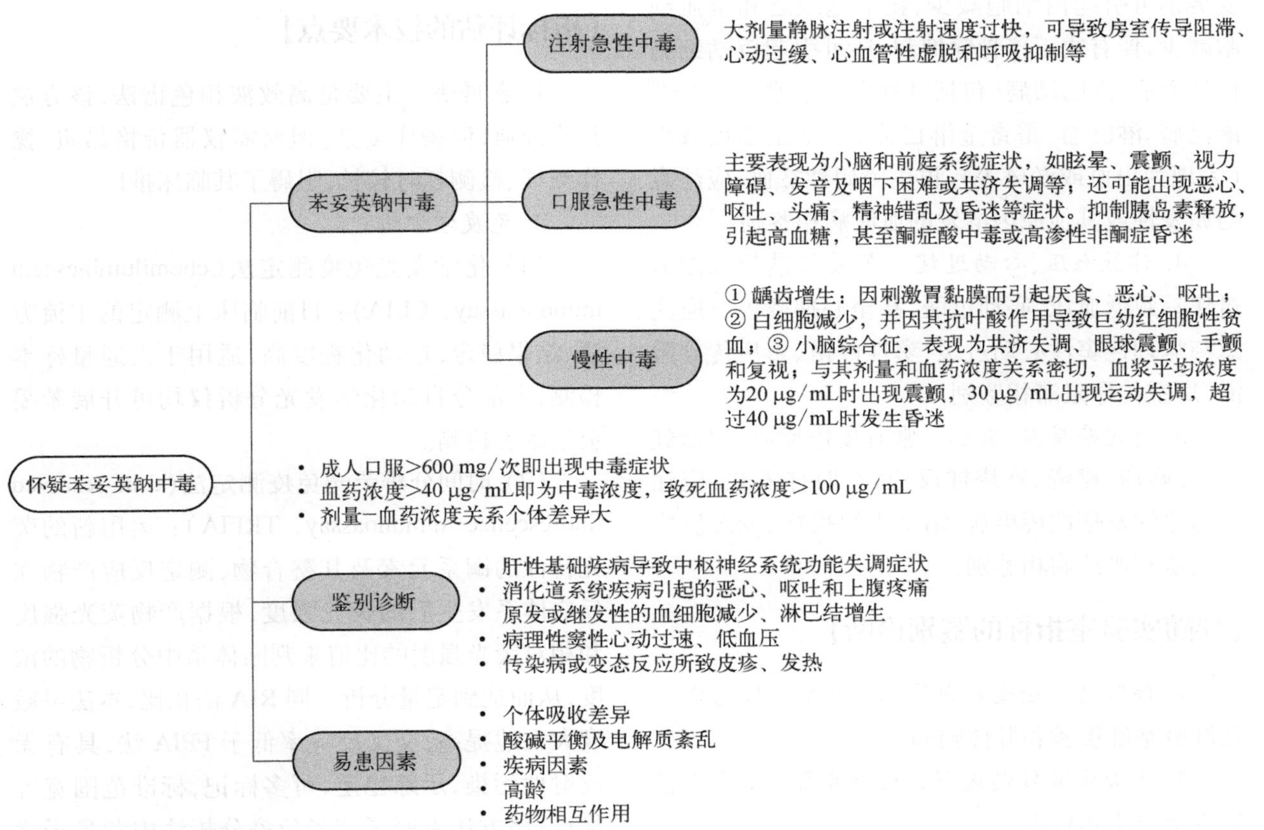

图 92　怀疑苯妥英钠中毒的诊断思路图

1. *苯妥英钠中毒的诊断*　苯妥英钠中毒的诊断应根据临床表现、用药情况、易患因素及特殊检查等综合分析后作出判断。苯妥英钠血药浓度>40 μg/mL 即为中毒浓度，致死血药浓度>100 μg/mL，最小致死量 2～5 g，成人口服>600 mg/次即出现中毒症状。苯妥英钠剂量-血药浓度关系个体差异大，如患者有癫痫病并有服药史，又有上述中毒表现时，血液及胃内容物中检测出苯妥英钠，即使苯妥英钠血药浓度<30 mg/mL，仍需按苯妥英钠中毒进行处理。

2. *苯妥英钠中毒的预防*　预防关键是根据患者年龄、肝功能状态和肾功能状态等制定个体化用药方案，特别是对小儿和老年人。对本品药物的处方、使用、保管应严格管理，注意促发或加重中毒的因素。苯妥英钠剂量-血药浓度关系个体差异大，长期服用大量苯妥英钠制剂的人，要定期查血药浓度。

【伴随临床症状的鉴别诊断】

1. *伴共济失调、意识模糊*　长期服用苯妥英钠会引起神经系统不良反应，如眩晕、头痛，严重时可引起眼球震颤、共济失调、语言不清和意识模糊,应注意与肝病脑病相鉴别,后者伴有原发肝脏基础疾病的表现。

2. 伴恶心、呕吐和上腹疼痛 长期服用苯妥英钠会有轻度恶心、呕吐、食欲缺乏、上腹疼痛等。这些症状与药物强碱性有关,饭后服用可防止或减轻。上腹部疼痛应注意与肠胃炎和输尿管结石相鉴别。

3. 伴血细胞减少、淋巴结增生 长期服用苯妥英钠可引起白细胞减少、粒细胞缺乏和全血细胞减少,伴有或不伴骨髓抑制;还可引起巨幼细胞性贫血症、淋巴结病(包括良性淋巴结增生)、假性淋巴瘤、淋巴瘤、霍奇金淋巴瘤;罕见血小板减少(表现为出血或淤斑等)、再生障碍性贫血,应注意与原发性或其他原因继发的血液病相鉴别。

4. 伴低血压、心动过缓 苯妥英钠静脉注射过快易致低血压、心动过缓,甚至心搏骤停。应注意与病理性窦性心动过缓、窦性停搏、窦房传导阻滞、房室传导阻滞相鉴别。

5. 伴皮疹反应、发热 常有皮疹反应,包括红斑、荨麻疹、痤疮、麻疹样反应,有时伴发热,应注意与急性发疹性传染病、结缔组织疾病、变态反应与过敏和血液病相鉴别。

【伴随实验室指标的鉴别诊断】

1. 伴肝功能检查和血氨浓度异常 应考虑存在肝脏基础疾病和肝性脑病。

2. 伴泌尿道B超或胃镜检查异常 应考虑输尿管结石或肠胃炎。

3. 伴骨髓增生不良或淋巴结肿大 骨髓增生不良或淋巴结肿大应考虑原发性血液病。

4. 伴心率和心电图检测异常 心率低于每分钟40次,心电图显示P波速率低于每分钟60次,P－R间期大于0.12 s时考虑病理性窦性心动过缓。

5. 伴病原体检出 检出病原体应考虑感染性发热及原发性皮疹。

【需进一步检查的实验室指标】

1. 血生化和血氨浓度检查 尤其是肝脏损伤标志物的检测。

2. 胃镜和B超检查 可检测胃部病变及泌尿道结石。

3. 骨髓象和淋巴结检查 主要是骨髓象的镜检和淋巴结病理活检。

4. 心率和心电图检查 主要测定心率次数和心电图中P－R间期时长。

5. 病原体检查 需氧及厌氧条件下培养检测病原体。

【指标评估的技术要点】

1. 色谱法 主要是高效液相色谱法,该方法最为经典,但操作复杂,但所需仪器价格昂贵、操作烦琐、检测耗时较长,阻碍了其临床推广。

2. 免疫学方法

(1) 化学发光免疫测定法(chemiluminescent immunoassay, CLIA):目前临床上测定的主流方法,结果稳定,自动化程度高,适用于大通量标本检测,大部分自动化学发光分析仪均可开展苯妥英钠浓度检测。

(2) 时间分辨荧光免疫测定法(time-resolved fluorescence immunoassay, TRFIA):运用新的荧光特性的镧系元素及其螯合物,测定反应产物在反应体系发生后的荧光强度,根据产物荧光强度和相对荧光强度的比值来判断体系中分析物的浓度,从而达到定量分析。同RIA法相比,本法灵敏度大大地提高;交叉反应率低于FPIA法,具有无放射性污染,示踪稳定,可多标记,标准范围宽等优点;该方法克服了荧光免疫分析法中背景干扰较强的缺点,分析灵敏度得到大幅提高,具备分析速度快、线性范围宽、标志物制备简便和稳定性高的优点。

其他检测方法还包括酶联免疫吸附测定法、荧光偏振免疫测定法、放射免疫法和紫外分光光度法等。

【指标评估的影响因素】

1. 采血时间 苯妥英钠浓度监测应在连续给药3周后的再次给药前抽取血样测定谷浓度(固定某一时间,以便比较)。

2. 易患因素 苯妥英钠吸收率个体差异大,

受食物影响，应用一定剂量药物后肝代谢（羟化）能力达饱和，此时即使增加很小剂量，血药浓度非线性急剧增加；酸碱平衡失调及电解质紊乱，如低钾性碱中毒、代谢性酸中毒引起的尿 pH 降低会减少药物排泄，造成肠肝循环重吸收增加；年龄因素，如老年人肌肉组织减少，肝、肾功能减退，体内药物蓄积增多而导致血药浓度升高。

3. 药物相互作用影响　如与对乙酰氨基酚同时使用可引起肝毒性增加，使苯妥英钠血药浓度升高；与氯霉素、异烟肼、保泰松、磺胺类合用可能降低本品代谢使血药浓度增加，增加本品的毒性。

（周铁丽）

参考文献

吡啶啉、脱氧吡啶啉

【定义】

在骨组织中，相邻胶原蛋白互相交联，起到稳定胶原纤维的作用。这种交联结构在胶原降解过程中解离出吡啶啉（Pyridinoline，PYD）和脱氧吡啶啉（Deoxypyridinoline，DPD）两种化合物，它们不能重新用于合成胶原，只能释放到血液循环，不经过肝脏的降解，并经由尿液排出体外。因此，尿液中的吡啶啉和脱氧吡啶啉成为胶原降解和骨吸收的灵敏的生化标志物。吡啶啉和脱氧吡啶啉在血液和尿液中均以肽结合及游离形式存在。其中在尿液中肽结合态占 60%，游离态占 40%。吡啶啉存在于骨骼和血管等各种结缔组织中，而脱氧吡啶啉几乎只存在于骨和牙的 I 型胶原中，因此后者反映骨吸收更为特异。

【分类】

1. 升高　分为生理性升高和病理性升高。

（1）生理性升高：男女尿中吡啶啉和脱氧吡啶啉儿童期较高，绝经期妇女吡啶啉和脱氧吡啶啉出现生理性升高。

（2）病理性升高：尿液吡啶啉和脱氧吡啶啉升高见于原发性甲状旁腺功能亢进、肾源性继发性甲状旁腺功能亢进、甲状腺功能亢进、骨软化症、绝经后骨质疏松、Paget 骨病、风湿病、移植相关骨质疏松、儿童生长激素缺乏、肿瘤、肿瘤骨转移、肿瘤相关性高钙血症、多发性骨髓瘤等。

2. 降低　用于检测治疗后骨吸收的变化。与基线水平相比，尿液吡啶啉和脱氧吡啶啉降低，表明治疗有效。

【诊断思路】

诊断思路见图 93。

该指标主要用于治疗中患者骨吸收的监测，以及在骨质减少和骨质疏松患者中评价骨代谢、骨吸收，发现高风险骨折患者、在癌症患者中确定骨转移的标志，还用作治疗反应的指标。

【伴随临床症状的鉴别诊断】

1. 伴骨质疏松　伴随吡啶啉和脱氧吡啶啉升高的骨质疏松症其骨折风险可能升高，如已经启动治疗，则表征治疗无效需更换方案。

2. 伴骨痛　吡啶啉和脱氧吡啶啉升高者，如存在骨痛，要考虑 Paget 骨病和原发性骨肿瘤或其他部位肿瘤骨转移，血清碱性磷酸酶（ALP）可显著升高，病变部位的影像学和组织学检查可予确诊。

3. 中老年骨折　伴吡啶啉和脱氧吡啶啉升高，提示患者骨量丢失造成骨质疏松的可能。

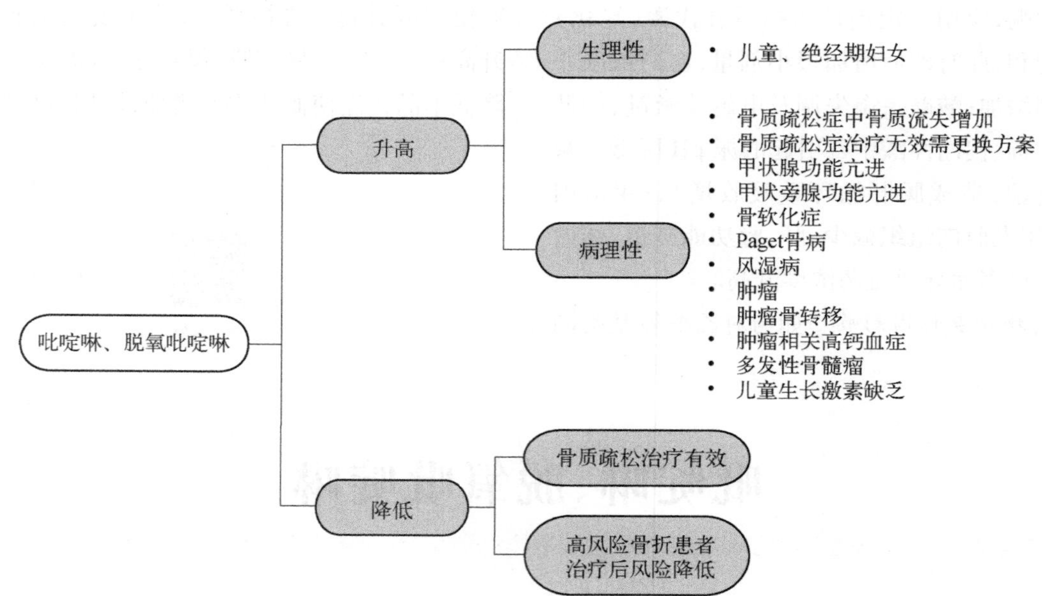

图 93　吡啶啉、脱氧吡啶啉异常的诊断思路图

4. *骨软化症*　伴吡啶啉和脱氧吡啶啉升高，提示患者存在骨量丢失状况。

5. *高钙血症*　其症状可包括多尿、烦渴、厌食、呕吐、便秘、腹痛和抑郁等。血钙升高，且伴Ⅰ型胶原β降解产物升高，应考虑原发性甲状旁腺功能亢进，测定血浆甲状旁腺素(PTH)。

6. *多发性骨髓瘤*　伴吡啶啉和脱氧吡啶啉升高，提示骨损害程度较重，预后不良。

【伴随实验室指标的鉴别诊断】

1. *伴甲状旁腺素(PTH)升高*　原发性甲状旁腺功能亢进时PTH升高，后者引起骨吸收加快，导致尿液吡啶啉和脱氧吡啶啉升高。

2. *伴碱性磷酸酶(ALP)升高*　骨破坏的病变过程中往往同时升高，包括在风湿性关节炎和肿瘤骨转移中。

3. *伴血清25羟基维生素D降低*　若长期低于20 μg/L可照成血钙降低，诱发继发性甲状旁腺功能亢进，造成尿液吡啶啉和脱氧吡啶啉升高。

【需进一步检查的实验室指标】

1. *骨密度测定*　是判断骨质疏松的金标准，尿液吡啶啉和脱氧吡啶啉只是提示骨量流失的辅助指标。

2. *血浆甲状旁腺素(PTH)*　甲状旁腺功能亢进时升高。

3. *血清钙*　高钙血症中升高。

4. *血清碱性磷酸酶(ALP)和骨钙素*　作为骨转换的血清标志。

5. *血清游离羟脯氨酸*　同属骨吸收的血清标志。

6. *血清Ⅰ型前胶原羧基端前肽(PⅠCP)或氨基端前肽(PⅠNP)*　作为Ⅰ型胶原合成的血清标志。

7. *红细胞沉降率*　恶性肿瘤转移和风湿性关节炎时升高。

8. *血清25羟基维生素D*　维生素D缺乏时低于20 μg/L。

【指标评估的技术要点】

1. *检测方法*　尿液吡啶啉和脱氧吡啶啉可采用HPLC法和标记免疫法(ELISA或CLIA等)测定。HPLC法包括酸水解(释放交联肽段)和纤维素分离层析，采用反相原理进行HPLC分离，用荧光发一次分别测定吡啶啉和脱氧吡啶啉，可省略酸水解步骤，直接测量交联的游离片段。吡啶啉的免疫学方法除了可测量“游离”和寡肽结合性片段，还可测量分子量高达 10 kDa 的肽结合性吡啶啉。吡啶啉的免疫反应性好，一般采用竞争法测定。脱氧吡啶啉的免疫学方法只能测定“游离”片段（除非再增加酸水解步骤）。由于脱氧吡啶啉和抗体的免疫反应性低，也给免疫分析带来困难。

2. *校正尿液* 吡啶啉和脱氧吡啶啉的含量通常用同一标本的肌酐来校正，以减小尿量和体重的影响。

3. *吡啶啉和脱氧吡啶啉的存在方式* 吡啶啉和脱氧吡啶啉都有“游离”和肽结合两种形式，它们皆可用作骨吸收的生化指标，与骨相比，来源于皮肤或其他结缔组织的吡啶啉和脱氧吡啶啉可以忽略。吡啶啉和脱氧吡啶啉是比游离羟脯氨酸更为特异性的骨吸收指标。

【指标评估的影响因素】

1. *生物学变异* 尿液吡啶啉和脱氧吡啶啉的排泄有生理节律，上午 5～8 时最高，下午 5～8 时最低。卧床 5 d，尿液吡啶啉和脱氧吡啶啉排泄量增加 28%，在 3～7 周内重新活动，脱氧吡啶啉排泄显著下降至基础水平，而吡啶啉无变化。早晨和上午服用钙剂可使脱氧吡啶啉排泄下降。吡啶啉和脱氧吡啶啉的个体变异可达 24%～27%，天间变异较小。

2. *标本储存* 吡啶啉和脱氧吡啶啉在紫外线下迅速失活（半衰期<30 s），而暴露于自然光线下不受影响，可在－20℃长期保存，在 20℃可稳定 6 周，反复冻融也不影响结果。

3. *参考区间* 参考区间随年龄增加而升高，女性更加明显。关于免疫学方法和 HPLC 法测定结果的相关性，不同来源的报道存在差异，建议每个实验室要建立或确认自己的参考区间。

（汪子伟，林　铖）

参考文献

丙氨酸氨基转移酶、天门冬氨酸氨基转移酶

【定义】

丙氨酸氨基转移酶（ALT）是催化丙氨酸与 α－酮酸之间氨基转移反应的酶类，是常用的临床检验项目之一。ALT 主要存在于肝脏，也广泛分布于心脏、肾脏、骨骼肌、胰腺、脾脏、肺、红细胞等组织细胞中，同时也存在于正常体液如血浆、胆汁、脑脊液及唾液中。其以肝脏中最丰富，主要存在于细胞质。当组织损伤或坏死时，血清中 ALT 升高。ALT 是反映肝细胞损伤的灵敏指标，主要用于肝脏疾病的诊断。

天门冬氨酸氨基转移酶（AST）催化天门冬氨酸和 α－酮酸之间氨基转移反应的酶，广泛存在于多种组织，按含量多少顺序为心脏、肝脏、骨骼肌、肾脏等，这些组织损伤或坏死时，血清中 AST 升高。

【分类】

国际酶学委员会根据酶所催化反应的性质和类型，将酶分为六类，把催化底物之间进行某些基团的转移或交换的 ALT、AST 称为转移酶类。人体 ALT 有两种不同活性的同工酶 ALTs 和 ALTm，分别存在于细胞质及线粒体。AST 同工酶分别为 c－AST 来自组织细胞细胞质，m－AST 来自线粒体 SAT 活性大部分分布于细胞的线粒体。

【诊断思路】

诊断思路见图 94。

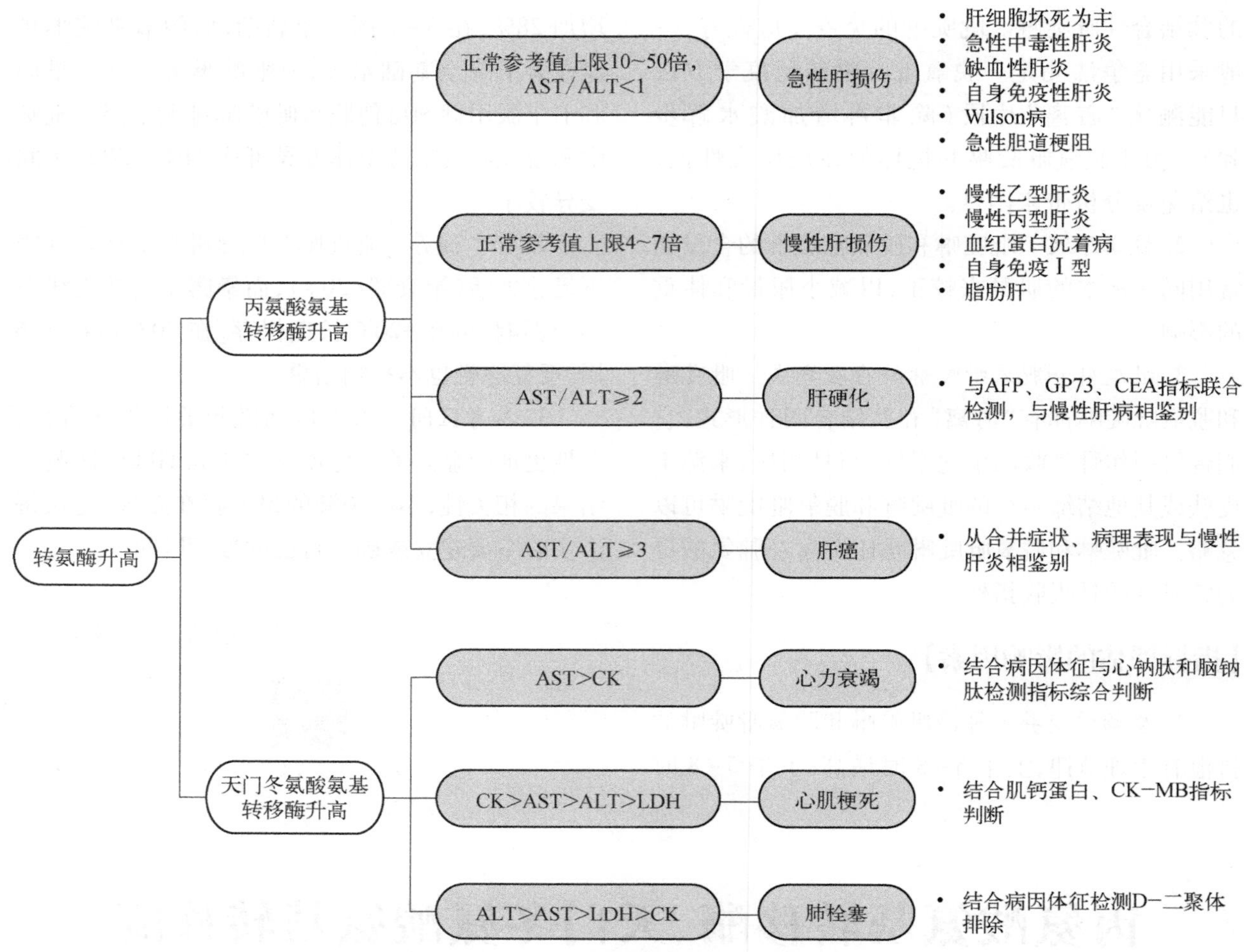

图 94　丙氨酸氨基转移酶、天门冬氨酸氨基转移酶升高的诊断思路图

1. 急性肝损伤　以肝细胞坏死为主，血液 ALT 水平急剧升高。常大于正常参考范围上限 10～50 倍。AST/ALT（DeRitis 值），急性肝炎时比值 1。常见于药物或毒物中毒、缺血性肝炎、急性病毒性肝炎和急性胆道梗阻等。

2. 慢性肝损伤　发病时间长、病变缓和，肝脏呈周期性受损。ALT 在病情稳定期可正常，活动期升高至 4～7 倍。AST 可长期轻度升高一般小于 4 倍。常见于慢性乙肝、丙肝、脂肪肝、血红蛋白沉着病、自身免疫性肝病等。

3. 肝硬化　是一种常见的由不同病因引起的慢性、进行性、弥漫性肝病。其病理特点为广泛的肝细胞变性和坏死，纤维组织弥漫性增生，并有再生小结节形成，正常肝小叶结构和血管解剖的破坏，导致肝脏逐渐变形、变硬而成肝硬化。更多的 AST 从坏死的细胞中释放出来，DeRitis 值≥2，是区别于急性肝炎的指标之一。

4. 肝癌（原发性肝癌）　肝痛、乏力、食欲缺乏、消瘦是最具特征性的临床症状。DeRitis 比值≥3。AFP 与 ALT 联合监测可用于与慢性肝病鉴别，若 AFP 下降而 ALT 仍高，多考虑肝炎。若 AFP 持续升高，而 ALT 逐渐下降，成分离曲线多考虑肝癌。值得注意的是，重症肝炎时因大量肝细胞坏死，血中 ALT 逐渐降低，而胆红素却进行性升高，出现所谓“酶胆分离”现象，提示肝坏死的前兆。

【伴随临床症状的鉴别诊断】

ALT 升高在多种疾病中都会出现。主要与胆道疾病、心肌梗死、肾脏疾病、骨骼肌疾病、胰腺炎等疾病相鉴别。

1. 伴黄疸

(1) 肝细胞性黄疸：肝细胞在胆红素的摄取、转化、肝细胞内转运和排出。肝外的各个环节中的任何障碍均可引起肝细胞性黄疸。

1) 如病毒性肝炎、中毒性肝炎、肝硬化、肝脓肿、肝癌和脂肪肝等病。

2) 肝细胞的炎症和肿胀等因素可压迫肝内胆管，加重胆红素的排泄障碍，血清胆红素一般不超过 170 μmol/L 其中结合胆红素常升高，占 30% 以上。

3) 阻塞性黄疸：胆囊炎、胆石病、胰腺炎及胰腺癌等病引起。

4) 肝外机械性梗阻：先天性胆管闭锁及先天性胆总管扩张可导致肝外及肝内阻塞性黄疸。

(2) 溶血性黄疸：由于红细胞破坏增加，胆红素生成过多而引起的溶血性黄疸。

1) 红细胞本身缺陷以致脆性增加而易于裂解。

2) 形态异常：如遗传性球形红细胞增多症。

3) 酶的异常：如红细胞缺乏 6-磷酸葡萄糖脱氢酶(G6PD)和谷胱甘肽合成酶，血红蛋白结构异常，如镰形红细胞性贫血。

4) 血浆中存在溶血因素：生物因素如疟原虫和蛇毒，化学因素如苯肼、萘和砷化氢等。

5) 免疫因素：如血型不符的输血和自身免疫性溶血。

6) 物理因素：如人工心脏瓣膜引起的红细胞损伤等。血清总胆红素常小于 85 μmol/L 其中非结合胆红素占 80%以上。

2. 伴发热胸骨后疼痛、心肌梗死

(1) 发热：伴有心动过速、心律失常。

(2) 胸骨后疼痛：剧烈而持久的胸骨后疼痛常发生于安静或睡眠时体温 38℃左右，心肌酶活性升高。

(3) 白细胞升高和红细胞沉降率增快。

(4) 进行性心电图变化。

3. 伴腹痛

(1) 炎症：急性胃炎、急性肠炎、胆囊炎、胰腺炎腹膜炎等。

(2) 穿孔：胃穿孔、肠穿孔、胆囊穿孔等。

(3) 梗阻：肠梗阻、胆道结石梗阻、胆道蛔虫症、输尿管结石梗阻、急性胃扭转、卵巢囊肿扭转等。

(4) 破裂：异位妊娠破裂、卵巢囊肿破裂、脾破裂等。

(5) 血管病变：肠系膜动脉血栓形成、腹主动脉瘤、肾梗死等。

(6) 其他：大叶性肺炎、带状疱疹、变态反应性疾病、腹型紫癜、铅中毒。

【伴随实验室指标的鉴别诊断】

1. 伴血清胆红素升高　正常人血清结合胆红素和总胆红素的比例(CB/TB)<20%~35%；肝细胞性黄疸与梗阻性黄疸时(CB/TB)>35%，可达 50%~80%；黄疸消退时，结合胆红素较易排出，CB/TB 可下降。

2. 伴尿液中胆红素升高　溶血性黄疸尿液中不含胆红素，肝细胞性和阻塞性黄疸均呈阳性反应。

3. 伴尿液中尿胆原升高　急性大量溶血时，尿液中尿胆原显著增加；慢性少量溶血时，尿胆原含量变化不大。肝细胞性黄疸时，尿液尿胆原可增加，肝内胆淤时则可减少，甚至消失。肝外阻塞时尿中多无尿胆原，尤其是癌性黄疸。

4. 伴粪中尿胆原升高　阻塞性黄疸时可见下降，结石性梗阻常为不完全性，而癌性梗阻则可完全性。

5. 伴血清蛋白质变化

(1) 血清白蛋白下降见于严重肝实质损害，如慢性肝炎，失代偿期肝硬化和晚期肝癌。

(2) 血清球蛋白升高和白蛋白、球蛋白比例倒置见于活动性慢性肝病和结缔组织病等。血清总蛋白的变化在肝细胞性黄疸时比较明显，长期肝外阻塞和胆汁性肝硬化，血清 α_2 和 β 球蛋白明显升高。

6. 伴血浆凝血酶原时间延长　肝细胞性黄疸、阻塞性黄疸时凝血酶原时间延长。

7. 伴心肌酶活性变化　血清 CK、CK-MB、LDH、肌钙蛋白 I 含量升高，其中 CK-MB、肌钙蛋白Ⅰ诊断心肌梗死的敏感性和特异性均较高。其升高的幅度和持续时间常用于判定梗死的范围和严重性。

8. 伴血降钙素原升高　提示体内存在细菌感染。

9. 血白细胞总数及中性粒细胞升高　尿中出现大量红细胞提示泌尿系统结石，肿瘤或外伤。有蛋白尿和白细胞提示泌尿系统感染。脓血便提示肠道感染，血便提示绞窄性肠梗阻，肠系膜血栓栓塞，出血性肠炎等。

10. 血清淀粉酶升高　提示为胰腺炎。血糖与血酮的测定可用于排除糖尿病酮症引起的腹痛。

【需进一步检查的实验室指标】

1. 病毒性肝炎标志物的检测　HBsAg、抗HBc、抗HCV或HCV-RNA检测与病毒性肝炎相鉴别。

2. 免疫功能检测　IgG、IgA、补体、抗核抗体检测与自身免疫性肝炎相鉴别。

3. 肿瘤标志物检测　AFP、γ-GT、ALP、AFU、CA125、CA199、CEA排除肝脏肿瘤病变。

【指标评估的技术要点】

ALT、AST转氨酶活性浓度测定方法可分为固定时间法和连续监测法两大类，无论什么方法，酶促反应速率都需要通过测定底物或产物来实现。国际临床化学联合会（IFCC）推荐的酶偶联反应连续监测法（速率法）为目前的主流方法。用稳定准确的酶校准物或酶参考物对测定全过程进行校正，可溯源到IFCCC参考方法。

同工酶的测定方法可分为直接法和间接法两大类，直接法是指利用同工酶之间酶催化动力学性质或免疫原性不同，不需对同工酶各组分预先分离，直接测定其中某一种同工酶的方法，多采用化学抑制、免疫抑制、热变性等原理。间接法是依据同工酶之间的理化性质（带电性、分子大小、糖链等）的不同，先用电泳技术、凝胶层析技术、亲和层析技术将各同工酶组分开，再利用酶催化性质对同工酶进行定量分析的方法。直接法只能测定同工酶的某一组分，由于操作方便，适合于自动生化分析仪，而间接法操作复杂，需要特殊装置。不适合自动生化分析仪，但能同时分析同工酶的各个组分。

【指标评估的影响因素】

1. 标本采集　避免溶血，溶血可造成红细胞内各种酶大量释放，如ALT、AST活性分别比血清高7倍和5倍左右。少量红细胞的破坏就可引起血清中ALT、AST酶活性明显升高。抗凝剂使用，临床测定以血清作为首选，可采用肝素抗凝血浆，需空腹。标本采集后应尽快分离血清进行测定。

2. 温度　ALT室温25℃可放置2 d，AST可放置3 d不受影响。如当天不能测定，应将血清分离后置冰箱中冷藏。

3. 副反应　副反应是指酶促反应体系中，除待测酶反应外，其他非待测物和物质引起的干扰待测酶测定的反应。如酶偶联法测定ALT时，由于反应体系中含有大量的NADH和LD，可与血液标本中所含的丙酮酸反应，引起340 nm波长处吸光度下降，从而引起ALT活性测定误差，对于副反应的干扰可通过加入副反应抑制剂，双试剂底物启动模式可避免。

4. 其他　血清中过量胆红素、脂质、药物干扰等均可影响酶活性浓度的测定。

（石玉玲）

参考文献

丙戊酸不良反应

B

【定义】

丙戊酸(valproic acid)是一种广谱抗癫痫药物,对各种类型癫痫均具有不同程度疗效。丙戊酸可用于多种发作,最适用于全身性发作,如全身性强直痉挛发作、肌阵挛发作、失张力发作、失神发作等,亦适用于部分性发作及少年型肌阵挛癫痫、婴儿阵挛、Lennox 综合征等,且该药对高热惊厥复发具有预防作用。丙戊酸钠有效血药浓度为 50~100 μg/mL(350~700 μmol/L),当血药浓度>120 μg/mL 时可出现明显不良反应。

【分类】

1. 消化系统　常见恶心、呕吐、食欲减退、胃肠道痉挛、腹泻、便秘等,症状通常随继续治疗而减轻;长期服用偶见胰腺炎。

2. 神经系统　嗜睡、疲乏、行为异常、面部及肢体抽搐、震颤及共济失调,偶见中枢过度兴奋症状和失眠。

3. 内分泌/代谢　肝脏中毒时出现球结膜及皮肤黄染,致死性肝功能障碍,2 岁以下儿童使用该药肝功能损害危险较高,发生率达 1/500;可见食欲亢进、体重增加。

4. 血液系统　偶见血小板减少症或血小板聚集抑制以致异常出血或瘀斑,甚至白细胞减少及全血细胞减少。

5. 皮肤　少见过敏性皮疹,偶见暂时性脱发。

6. 泌尿生殖系统　可见月经不规则、闭经及多囊卵巢。

【诊断思路】

诊断思路图见 95。

1. 丙戊酸不良反应诊断　一般认为该药治疗浓度范围为 50 ~ 100 μg/mL,血药浓度高于 120 μg/mL 时不良反应增多,但个体差异很大,血药浓度与剂量相关性较高,但不稳定,故需要进行血药浓度监测。出现恶心、呕吐、眩晕、肌张力降低、反射减弱、瞳孔缩小、昏迷、代谢性酸中毒、呼吸功能障碍等药物过量表现时,应立即停药。丙戊酸不良反应救治,应立即采取催吐、洗胃、渗透性利尿、辅助性通气及其他支持治疗,注意尿排出量;静脉给予纳洛酮对抗丙戊酸钠中枢抑制作用,同时口服药用炭;严重中毒者需进行血液透析及血浆置换。

2. 丙戊酸不良反应预防　应用丙戊酸时需注意合理用药,应单一用药、避免多药联用、按癫痫发作类型选用、自小剂量开始按医嘱服药。丙戊酸治疗 6 个月内每月进行肝功能及血常规检查,该药血浆蛋白结合率呈非线性,对代谢、清除及分布有一定影响,临床解释丙戊酸血药浓度时需加以注意,游离药浓度相比总浓度更接近于治疗预测。出现视力障碍、黄疸、皮疹、长时间呕吐、腹泻及浅色大便等症状时,应考虑停药或更换药品。

【伴随临床症状的鉴别诊断】

(1) 丙戊酸钠最常见不良反应为肝功能异常,可出现血清转氨酶升高及黄疸等,诊断时应排除其他原因导致的肝功能异常。

(2) 应用丙戊酸钠治疗患者出现呕吐、嗜睡及精神状态改变时应考虑高氨血症可能性,需排除其他引起高氨血症及脑病因素,如肝功能衰竭、血液病及代谢性疾病等,对精神科患者精神状态改变需与患者情绪改善、精神病症状恶化及其他精神症状相鉴别,应在治疗期间同时检测肝功能及血氨水平。

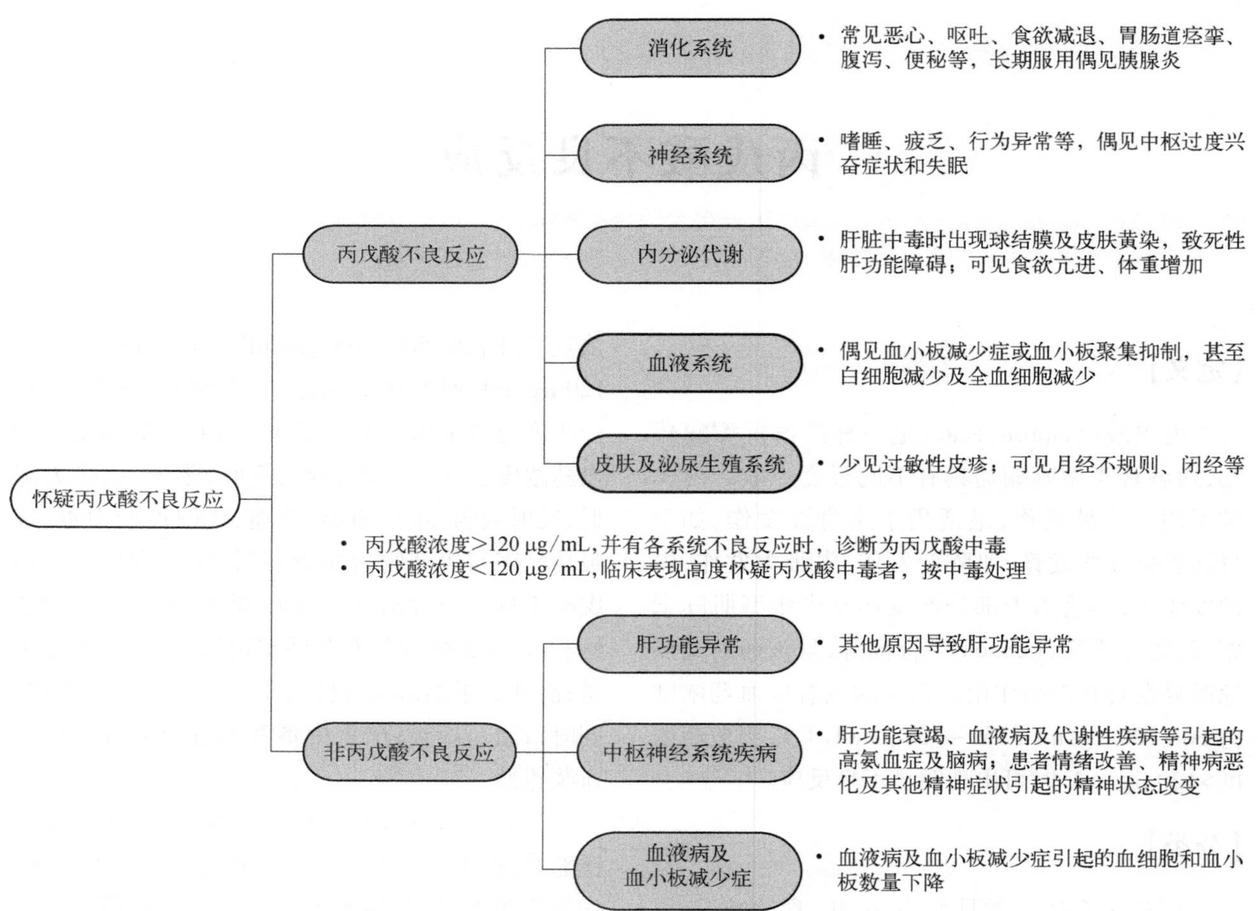

图 95　怀疑丙戊酸不良反应的诊断思路图

（3）丙戊酸钠可抑制骨髓造血，引起红细胞、白细胞及血小板数量下降，常见血小板减低，需与其他血液病、血小板减少症相鉴别。

【伴随实验室指标的鉴别诊断】

尿酮试验出现假阳性可能是由于酮性代谢产物随尿液排出；甲状腺功能可能受用药影响；乳酸脱氢酶、丙氨酸氨基转移酶和门冬氨酸氨基转移酶可能出现轻度升高，提示无症状性肝脏中毒；血清胆红素可能出现升高，提示潜在严重肝脏中毒。

【需进一步检查的实验室指标】

1. 肝功能检查　包括乳酸脱氢酶、丙氨酸氨基转移酶和门冬氨酸氨基转移酶等。

2. 肾功能检查　包括尿常规、血清肌酐和尿素等。

3. 血常规检查　全血细胞（包括血小板）计数。

【指标评估的技术要点】

1. 荧光偏振免疫法（fluorescence polarization immunoassaym，FPLA）　目前测定丙戊酸的主要方法，是一种均相酶免疫分析方法，具有自动化程度高、快速、准确、适用于大批量样品分析测定、无放射性同位素污染问题，以及不受内滤效应影响可检测浑浊标本等优点，适用于临床常规药物浓度的监测。但该方法成本较高，不能同时测定多种药物。

2. 高效液相色谱法（high performance liquid chromatography，HPLC）　其中柱前衍生化-高效液相色谱法是目前应用较多的方法，具有结果稳定、可靠等优点，但该方法灵敏度较低，样品测定前需要进行衍生化处理、操作比较复杂耗时较长等缺点。

3. 其他检测方法　还包括酶扩大免疫测定技术（enzymemultiplied immunoassay technique，EMIT）、高效液相色谱法-质谱技术（high performance

liquid chromatography-mass spectrometry，HPLC－MS）、气相色谱法（gas chromatographic，GC）和毛细管区带电泳法（capillary zone electrophoresis，CZE）等。

【指标评估的影响因素】

1. *肝硬化及病毒性肝炎* 可使血浆蛋白结合率减低，丙戊酸分布容积增加，半衰期延长；低蛋白血症和（或）尿毒症可使游离丙戊酸浓度增加。

2. *药物相互作用影响* 卡马西平、苯巴比妥、苯妥英钠、扑米酮和乙琥胺，均可通过肝药酶的诱导作用增加丙戊酸的代谢速率，使得血药浓度降低，半衰期缩短；与美罗培南、亚胺培南、厄他培南、多利培南合用时，可使该药血药浓度降低；与红霉素、克拉霉素和西咪替丁等与联用时，可使该药血药浓度上升。

丙戊酸与乙醇、麻醉药或其他中枢抑制药物合用时，中枢抑制作用增强；与拉莫三嗪合用时可出现毒性并升高严重皮肤疾病风险；与肝素、华法林等抗凝剂溶栓类药物合用时可引起出血；与阿司匹林、双嘧达莫合用时可抑制血小板聚集而使出血时间延长；与苯巴比妥、扑米酮合用时可增加出现中枢神经系统严重抑制风险；与具有肝脏毒性药物合用时可增强肝毒性；与洛沙平、氟哌啶醇、单胺氧化酶抑制药、噻吨类、吩噻嗪类及三环类抗抑郁药合用时可增强中枢抑制作用，且上述药物可降低惊厥阈，减弱丙戊酸钠的作用。

3. *丙戊酸钠不良反应的易患因素* 患有肝病或明显肝功能损害者、对丙戊酸或丙戊酸盐过敏者及尿素循环障碍及高氨性脑病患者禁用，患有肾病、血液病者和有先天性代谢异常者慎用，因其可能有致畸作用孕妇慎用，2 岁以下小儿应用时需定期检查肝功能。

（周铁丽）

参考文献

丙型肝炎病毒

【定义】

丙型肝炎病毒（hepatitis C virus，HCV）属于黄病毒科（Flaviviridae）肝炎病毒属（*hepacivirus*），其基因组为单股正链 RNA，由约 9.6×10^3 个核苷酸组成。HCV 引起的丙型肝炎呈全球性流行，不同性别、年龄、种族、民族人群均对 HCV 易感。急性丙型肝炎临床表现为全身乏力、食欲减退、恶心和右季肋部疼痛等，少数伴发热，轻度肝大，部分患者出现脾大，少数患者出现黄疸。急性丙型肝炎易迁延发展成慢性，少数病例可发展成肝硬化或肝细胞癌。全球大约有 3.5 亿艾滋病感染者，其中 11%～14%同时感染丙型肝炎病毒。ART 成功应用于 HIV 的治疗，大大降低了 HIV 患者死亡率，因此 HCV 相关的肝脏疾病成为 HIV 患者的主要威胁。

【分类】

HCV 基因易变异，目前可至少分为 6 个基因型和多个亚型。按照国际通行的方法，以阿拉伯数字表示 HCV 基因型，以小写的英文字母表示基因亚型（如 1a、2b、3c 等）。HCV 基因型与干扰素的治疗应答存在相关性。HCV 1b 和 2a 基因型在我国较为常见，其中以 1b 型为主（56.8%），其次为 2 型（24.1%）和 3 型（9.1%），未发现基因 4 型和 5 型，6 型相对较少（6.3%）；在西部以及南部区域，基因 1 型比例低于全国平均比例，西部基因 2 型和 3 型比例高于全国平均比例，南部（包括香港和澳门地区)和西部基因3型和6型比例高于全国平均比例。混合基因型少见(约2.1%),多为基因1型混合2型。我国HCV感染者IL－28B基因型以rs12979860 CC为主(84.1%),而该基因型对干扰素抗病毒治疗应答较好。

【诊断思路】

诊断思路见图96。

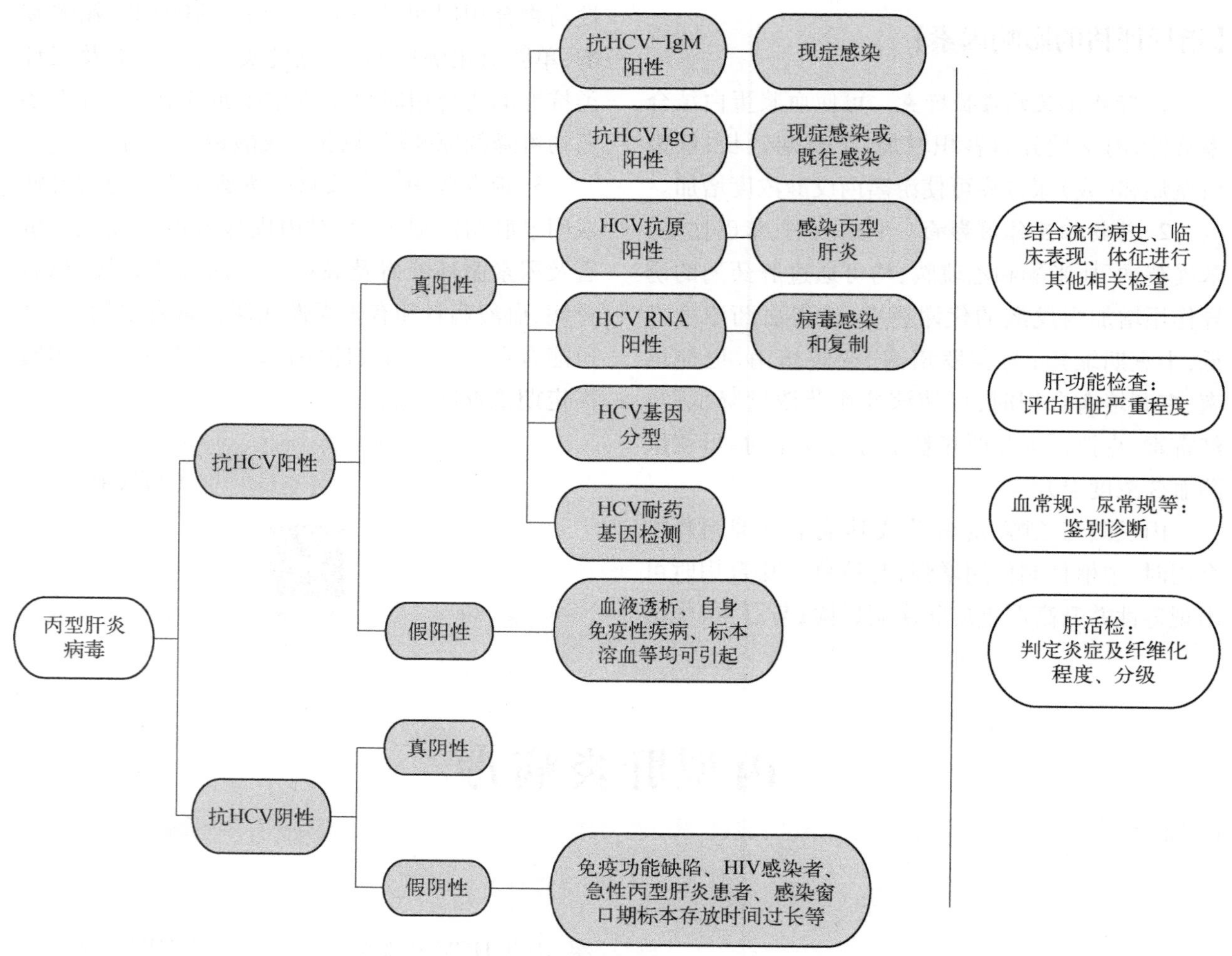

图96　丙型肝炎病毒诊断思路图

临床意义　丙型肝炎可无任何症状和体征,抗HCV IgM和(或)IgG阳性,可诊断为丙型肝炎;肝功能和肝组织正常者为无症状HCV携带者。

(1) 急性丙型肝炎：临床表现一般较轻,多无明显症状,少数病例有低热,血清ALT轻度升高,无黄疸型占2/3以上,即使是急性黄疸型病例,黄疸亦属轻度。

(2) 慢性肝炎：原有丙型肝炎者再次出现肝炎症状、体征及肝功能异常者。其症状体征同乙型慢性肝炎。

(3) 肝炎肝硬化：多有慢性肝炎病史。有乏力、腹胀、肝掌、蜘蛛痣、脾大、腹水、脚肿,胃底食管下段静脉曲张,白蛋白下降,A/G倒置等肝功能受损和门脉高压表现。

(4) 原发性肝癌：起病隐匿,早期缺乏典型症状。临床症状明显者,病情大多已进入中、晚期。本病常在肝硬化的基础上发生。表现为肝区疼痛,肝脏肿大,黄疸,腹水,有进行性消瘦、发热、食欲缺乏、恶病质等。可转移至肺、骨、脑、淋巴结等,常伴有伴癌综合征。

【伴随临床症状的鉴别诊断】

1. 伴急性腹痛　若以急性腹痛起病或并发急性胰腺炎,需与妊娠急性脂肪肝相鉴别。常表现为黄疸重、肝缩小,严重低血糖及低蛋白血症,尿胆红素阴性。

2. 伴发热　若伴随明显的发热症状,需考虑流行性出血热、伤寒。常引起感染中毒性肝炎,可通过原发病的临床特点和实验室检查加以鉴别。

3. 伴肝外梗阻症状　若黄疸伴肝外梗阻症状,需考虑肝外梗阻性黄疸。常见病因有胆囊炎、胆石症、肝癌、胆管癌等。有原发性症状、体征,肝功能损害轻。实验室检查直接胆红素升高为主。

4. 伴关节疼痛　若伴随关节肿痛、晨僵、关节畸形等症状,应考虑慢性肝炎同时伴有肝外症状,异常免疫引起类风湿性关节炎。

5. 伴血尿　若伴随血尿、水肿、高血压,需考虑肾小球肾炎。

6. 伴眼干口燥　若伴随眼干口燥,需考虑眼干口燥综合征。

7. 伴扁平苔藓　需考虑慢性肝炎同时伴有肝外症状,异常免疫引起扁平苔藓。

【伴随实验室指标的鉴别诊断】

1. 伴血红蛋白尿　若黄疸伴随有血红蛋白尿、贫血、发热,需考虑溶血性黄疸。常有药物或感染等诱因,黄疸大多较轻。可通过检测间接胆红素鉴别,后者间接胆红素升高。

2. 伴自身抗体阳性　若自身抗体阳性应考虑自身免疫性肝炎,如原发性胆汁性肝硬化(PBC)和自身免疫性肝病。PBC 主要累及肝内胆管,自身免疫性肝病主要破坏肝细胞。可进行病理组织检测及鉴别。

3. 血清铜及铜蓝蛋白降低　若伴随血清铜及铜蓝蛋白降低,应考虑肝豆状核变性(Wilsons disease),眼角膜边缘可发现凯-弗环(Kayser-Fleischer ring)。

4. 伴类风湿因子阳性　若伴随类风湿因子阳性,并伴随关节肿痛、晨僵等,应着重考虑异常免疫引起的类风湿性关节炎。

【需进一步检查的实验室指标】

1. 肝功能检查　谷氨酸氨基转移酶(AST)、丙氨酸氨基转移酶(ALT)、乳酸脱氢酶(LDH)、胆碱酯酶、血清蛋白、胆红素、血氨、血糖、血清胆固醇、补体、胆汁酸。

2. 甲胎蛋白(AFP)

3. 肝纤维化指标　HA、LN、脯氨酸羟化酶等。

4. 血常规检查　包括血红蛋白,红、白细胞,血小板计数以及白细胞分类。

5. 尿常规　尿胆红素、尿胆原、管型。

6. 其他相应检查　电子计算机断层成像(CT)、磁共振(MRI 或 MR)、病理学诊断等。

【指标评估的技术要点】

1. HCV 感染窗口期　一般为 3~6 个月,该期间病毒抗体检测为阴性,易造成漏诊。

2. 抗 HCV IgM 和抗 HCV IgG　HCV 抗体不是保护性抗体,是 HCV 感染的标志。抗 HCV IgM 阳性提示现症 HCV 感染,抗 HCV IgG 阳性提示现症感染或既往感染。抗 HCV 阴转与否不能作为抗病毒疗效的指标。

3. HCV RNA 定量检测　HCV RNA 阳性是病毒感染和复制的直接标志。常用方法包括巢式 PCR、bDNA 探针技术、竞争 PCR、荧光定量法等。HCV RNA 定量检测可用于 HCV 现症感染的确认、抗病毒治疗前基线病毒载量分析、应答评估。

4. HCV 基因分型　HCV 基因分型的方法有分子生物学和血清学两大类,前者包括 DNA 测序法、型特异性引物扩增法、基因芯片、探针杂交等,后者是合成 HCV 特异性多肽来检测其特异性的抗体从而区分基因型,但不能区分亚型。如果其他试剂不能区分亚型,可以采用基于核心区或 NS5B 区的 DNA 测序法。HCV 基因分型结果有助于判定治疗的难易程度及制订抗病毒治疗的个体化方案。

5. HCV 耐药相关基因检测　DAA 的单药治疗容易导致耐药的发生,目前检测耐药相关基因突变的方法有 DNA 测序法,包括 PCR 产物直接测序法、新一代深度测序方法,以及体外表型分析法,即测定抑制病毒复制所需的药物浓度如 EC50 或 EC90。

6. 其他　通过研究发现,HIV/HCV 共感染患者肝纤维化发展很快。血清转氨酶水平持续升高对于预测可能发生肝病进展的患者有重要的意义。

【指标评估的影响因素】

1. HCV感染窗口期　平均为72 d,此期间该病毒抗原抗体检测为阴性,易造成漏诊。

2. 抗HCV IgM检测　受较多因素的影响,如球蛋白、RF等,稳定性不如抗HCV IgG。

3. HCV RNA检查　在应用DAA的治疗方案中,绝大多数患者在短期治疗后,HCV RNA迅速降低甚至低于检测水平。在这种情况下,高灵敏度的HCV RNA检测试剂的临床预测价值(如预测治疗失败)的重要性还需要进一步研究。

4. HCV基因分型　HCV基因分型的方法有分子生物学和血清学两大类,前者包括DNA测序法、型特异性引物扩增法、基因芯片、探针杂交等,后者是合成HCV特异性多肽来检测其特异性的抗体从而区分基因型,但不能区分亚型。分子生物学分型方法主要基于5′-UTR,但5′-UTR可用于检测1~5型,不适合用于亚型的检测及1型与6型的区分。

5. 其他　若患者同时存在血液透析、自身免疫性疾病时,病毒检测指标可能出现假阳性。若存在HIV共感染、急性丙型肝炎窗口期时,则可能出现病毒检测指标假阴性。

(廖　璞)

参考文献

补　体

【定义】

补体(complement)是存在于正常人血清及组织液中一组具有酶原活性的蛋白质,是机体免疫防御系统的重要组成成分。它包括约30种可溶性蛋白及膜结合蛋白,统称为补体系统。生理情况下,血清中大多数补体成分均以无活性的酶前体形式存在,只有在某些活化物的作用下或在特定的表面上,补体各成分才依次活化,发生连锁的酶促反应,表现出各种生物学活性,如溶菌杀菌、细胞毒、调理吞噬、免疫黏附、中和溶解病毒和炎性介质等作用。

【分类】

按补体性质和功能可以分为三大类。

1. 在体液中参与补体活化级联反应的各种固有成分

(1) 参与经典激活途径(classical pathway)的组分:如C1q、C1r、C1s、C2、C4。

(2) 参与甘露糖结合凝集素途径(mannan binding lectin pathway, MBL pathway)的组分:如MBL、MASP-1、MASP-2。

(3) 参与旁路激活途径(alternative pathway)的组分:如B因子、D因子。

(4) 共同的固有成分:C3。

(5) 共同的末端反应成分:如C5、C6、C7、C8、C9。

2. 以可溶性形式或膜结合形式存在的各种补体调节蛋白

(1) 血浆可溶性调节蛋白:如备解素(P)、C1抑制物、I因子、C4结合蛋白、H因子、S蛋白(Sp/Vn)、Sp40/40。

(2) 膜结合调节蛋白:如衰变加速因子(DAF)、膜辅助蛋白(MCP, CD46)、同源限制因子、膜反应性溶解抑制因子(MIRL, CD59)等。

3. 结合补体片段或调节补体生物效应的各种受体　CR1~CR5，以及其他补体活性片段的受体（如C5aR、C3aR、C4aR等）。

【诊断思路】

诊断思路见图97。

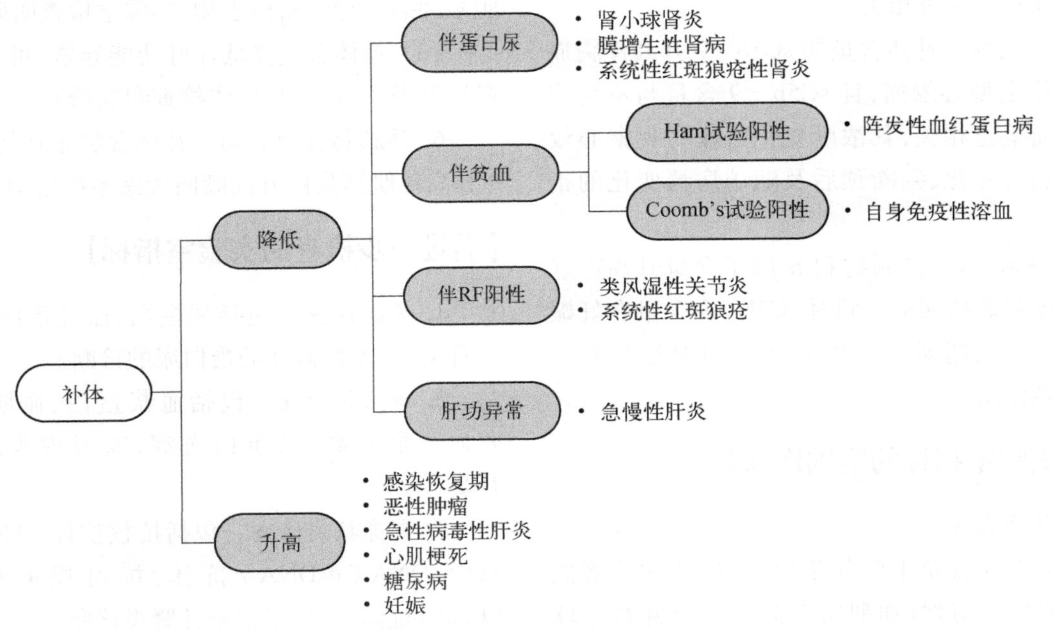

图97　补体异常的诊断思路图

补体含量升高和降低的鉴别诊断

（1）高补体血症：临床较少见。主要见于感染恢复期和某些恶性肿瘤患者，常为C2、C3、C4和C9的升高。急性病毒性肝炎、心肌梗死、糖尿病、妊娠等也可出现补体升高。

（2）补体含量降低的疾病：SLE、冷球蛋白血症、自身免疫性溶血性贫血、类风湿性关节炎、移植排斥反应、细菌感染、大面积烧伤、大出血和肾病综合征、急慢性肝炎、肝硬化、营养不良等。

【伴随临床症状的鉴别诊断】

1. 伴水肿

（1）血清C3及总补体下降伴水肿、少尿、上呼吸道感染（多为扁桃体炎）：需考虑急性肾小球肾炎。可进一步检查尿常规、血生化，发现血尿、蛋白尿及肾功能不全可鉴别诊断。

（2）补体含量低下伴水肿、颊部蝶形红斑、口腔溃疡、光过敏等临床表现：需考虑系统性红斑狼疮肾炎，查抗核抗体谱、抗磷脂抗体、抗组织抗体、尿常规可鉴别诊断。同时C3低下预示系统性红斑狼疮处于活动期，C4低下预示系统性红斑狼疮活动且易感。

（3）补体含量低下伴水肿、乏力、食欲缺乏、黄疸、上消化道出血、腹水考虑肝硬化。

2. 伴紫癜　C1q、C4明显下降伴对称性紫癜、周围神经病变、乏力、关节痛等，考虑冷球蛋白血症，需进一步行冷球蛋白、血小板抗体测定，与特发性血小板减少性紫癜相鉴别。

3. 伴关节痛　补体含量低下伴关节痛、晨僵，考虑类风湿性关节炎。查类风湿因子、X线检查可鉴别诊断。

4. 伴皮疹、蝶形红斑　补体含量低下伴蝶形红斑、皮疹、脱发、口腔溃疡、光过敏等考虑系统性红斑狼疮，可行抗核抗体谱、抗磷脂抗体检查明确诊断。

5. 伴乏力、食欲缺乏　补体含量降低伴乏力、食欲缺乏可出现在肝炎，查体可有黄疸、发热等，行肝功能检查、各型病毒肝炎的抗原、抗体测定可鉴别诊断。研究发现，在急性肝炎中主要为C3下降，而在慢性肝炎中C3、C4均下降。

6. 伴消瘦　总补体含量明显升高伴不明原因

的消瘦可倾向考虑恶性肿瘤，联合肿瘤标志物及影像学检查进一步诊断。近来有研究表明：补体升高程度与肿瘤体积大小、生长速度呈正相关，与肿瘤分化程度呈负相关。

7. 伴胸痛　补体含量如 sC5b－9 升高伴胸痛考虑不稳定型心绞痛，且 sC5b－9 含量与不稳定型心绞痛呈正相关，其浓度变化可作为观察心绞痛患者病情变化、判断预后及随访病情变化的指标之一。

8. 妊娠　C1 抑制物和 B 因子含量升高伴妊娠可出现在妊高征中。同时 sC5b－9 含量在妊娠期高血压潜伏期即有所升高，其对妊高征具有一定的预测作用。

【伴随实验室指标的鉴别诊断】

1. 伴蛋白尿

（1）补体含量下降伴蛋白尿、抗链球菌溶血素“O”阳性、一过性血肌酐升高考虑急性肾小球肾炎。

（2）补体含量下降伴蛋白尿、低蛋白血症、高脂血症、血尿，倾向考虑膜增生性肾炎，需行肾脏穿刺明确诊断。

（3）补体含量下降伴蛋白尿、自身抗体阳性、血肌酐升高，考虑系统性红斑狼疮肾炎，肾脏穿刺活检可明确诊断。

2. 伴贫血　补体异常伴贫血可发生于阵发性血红蛋白尿、自身免疫性溶血性贫血，前者可伴有 DAF 缺陷，后者则表现为补体含量显著降低，行酸溶血实验（Ham 实验）、抗人球蛋白（Coombs）实验鉴别诊断。

3. 伴类风湿因子（RF）阳性　补体含量低下伴 RF 阳性可出现在类风湿性关节炎或系统性红斑狼疮，需根据其临床表现及特异性实验室检查进行鉴别诊断。前者有明显的晨僵、对称性关节炎、类风湿结节、X 线片的改变等，后者有蝶形红斑、皮疹、口腔溃疡、光过敏、抗核抗体阳性等。

4. 伴细菌感染　细菌感染，特别是革兰阴性菌感染时，常常由于补体替代途径的活化使补体水平降低。C3 缺陷可导致严重感染。如补体含量升高，表明感染处于恢复期。

5. 伴肝功能异常

（1）补体含量升高伴肝功能异常，可见于肝、胆系肿瘤。行肿瘤标志物、影像学检查明确诊断。

（2）补体含量降低伴肝功能异常，可见于急、慢性肝炎。行抗原、抗体检查明确诊断。

6. 伴肌钙蛋白升高　补体含量尤其是 sC5b－9 升高伴肌钙蛋白升高倾向考虑不稳定型心绞痛。

【需进一步检查的实验室指标】

1. 尿液检查　包括尿蛋白、血红蛋白尿有助于肾炎、阵发性血红的蛋白尿的诊断。

2. 血生化检查　包括血浆蛋白、血肌酐等，若血肌酐升高、低蛋白血症，需考虑膜增生性肾炎。

3. 自身抗体检查　包括抗核抗体（ANA）、抗双链 DNA（dsDNA）抗体、抗可提取核抗原（ENA）抗体，有助于狼疮性肾炎诊断。

4. 类风湿因子检查　有助于诊断类风湿性疾病。

5. 肌钙蛋白、心肌酶谱　有助于诊断心肌相关疾病。

6. 酸溶血实验（Ham 实验）、抗人球蛋白（Coombs）实验　前者有助于诊断阵发性血红蛋白尿，后者有助于诊断自身免疫性溶血。

7. 血常规检查　包括血红蛋白测定，红细胞、白细胞、血小板计数。伴有贫血、白细胞或血小板减少时需考虑系统性红斑狼疮性肾炎。

【指标评估的技术要点】

1. CH50 总补体活性测定　该法主要检测经典途径总补体溶血活性，敏感性低，重复性差。

2. 补体结合试验　敏感性高，特异性强，但因操作烦琐，已很少用。

3. 补体 C3、C4 含量测定　现多用散射或透射比浊法。操作简单、特异性强、重复性好。

【指标评估的影响因素】

1. 补体容易失活、降解　待测血清在室温（18～25℃）不得超过 6 h，2～8℃不得超过 24 h，故应于采血分离血清后立即测定，否则于-20℃冻存。

2. 急性期反应　C3、C4也属急性期反应蛋白，故在全身性感染、风湿热、皮肌炎、Reiter综合征、心肌梗死、严重创伤以及妊娠时血清C3、C4含量均可升高，但这种测定结果无助于疾病的诊断。

（兰小鹏，赵　猛）

参考文献

B

6

层粘连蛋白

C

【定义】

层粘连蛋白(laminin，LN)，是一种相对分子量为850 kDa的糖蛋白，主要由肝脏细胞和内皮细胞合成，在肝脏纤维化时肝细胞也可产生，与Ⅳ型胶原共同构成基底膜的主要成分，与胶原、蛋白多糖、糖胺多糖等共同组成细胞间质(ECM)。

血清LN正常参考范围为0~130 μg/L，超出参考范围即考虑异常。

【临床意义】

在肝脏纤维化时，LN合成增加并沉积于Disse间隙中，与Ⅳ型胶原结合形成连续的内皮基底膜，此即所谓的"血窦毛细血管化"，影响组织与血液间营养和代谢物质的转换，导致肝细胞功能障碍，并可能是门静脉高压形成的主要物质基础之一，在肝硬化形成过程中起重要作用。因此，血清中LN含量升高，被认为是反映肝脏纤维增生的指标。

【诊断思路】

诊断思路见图98。

(1) LN升高，首先通过影像学检查确认是否为肝纤维化，进而结合患者病史、症状体征和其他肝功能检查进行肝脏疾病的鉴别诊断。LN升高的肝脏疾病有慢性活动性肝炎、酒精性肝炎、肝硬化和肝癌。

(2) LN升高，在排除肝纤维化和肝脏疾病的情况下，可结合患者病史和症状体征考虑其他疾病

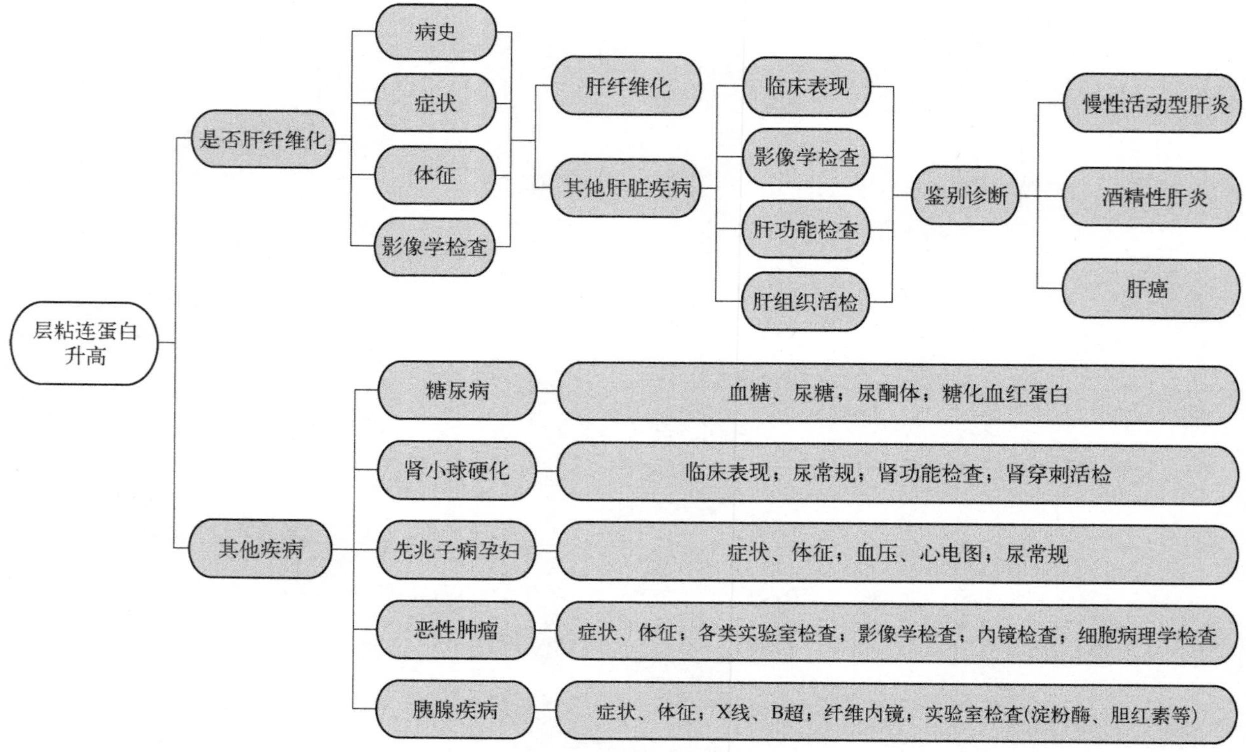

图98　层粘连蛋白升高的诊断思路图

的可能，如糖尿病、肾小球硬化和先兆子痫孕妇等。

【伴随临床症状的鉴别诊断】

同PⅢNP指标“伴随实临床症状的鉴别诊断”部分1~5条。

【伴随实验室指标的鉴别诊断】

1. 伴白细胞计数增多　LN升高伴血白细胞计数增多，主要是中性粒细胞增多，需要首先考虑酒精性肝炎的可能。

2. 伴血糖和（或）尿糖升高　LN升高伴血糖和（或）尿糖升高，需要考虑糖尿病的可能。

3. 伴蛋白尿、血尿　LN升高伴中量蛋白尿（++），镜下血尿，需要考虑肾小球硬化的可能，此时常有无菌性白细胞尿、葡萄糖尿等。

4. 伴低蛋白血症、高脂血症　LN升高伴低蛋白血症、高脂血症，除肝脏疾病外，需要考虑肾小球硬化的可能，此时血浆白蛋白常低于30 g/L，同时血清IgG水平降低，补体大多正常。

5. 伴血、尿淀粉酶升高　Ⅳ-C升高伴血、尿淀粉酶升高，需要考虑胰腺疾病的可能，并结合患者临床症状、体征进行进一步鉴别诊断。

其他同PⅢNP指标“伴随实验室指标的鉴别诊断”3~8条，同Ⅳ-C指标“伴随实验室指标的鉴别诊断”1~2条。

【需进一步检查的实验室指标】

同PⅢNP指标。

【指标评估的技术要点】

目前，LN的定量检测多采用免疫化学发光法，正常人血清中LN含量通常为0~130 μg/L，大部分在0~60 μg/L，肝病患者血清LN水平大于130 μg/L，并随肝病加重递增。

【指标评估的影响因素】

严重溶血、脂血样本不适宜做LN定量检测。

（袁　慧）

参考文献

茶碱中毒

【定义】

茶碱（theophylline）是甲基嘌呤类药物，需制成水溶性较高的盐类供药用，国内用2分子茶碱与1分子乙二胺生成的氨茶碱具有强心、利尿、扩张冠状动脉、松弛支气管平滑肌和兴奋中枢神经系统等作用。茶碱主要用于治疗支气管哮喘、肺气肿、支气管炎、心脏性呼吸困难等疾病。

【分类】

1. 茶碱类药物中毒引起的主要不良反应

（1）消化系统：主要表现为恶心、呕吐、胃部不适、食欲减退等。少数患者由于胃肠道刺激，可见血性呕吐物或柏油样便。

（2）心血管系统：主要表现为心悸、心律失常。静脉注射过快或茶碱血药浓度高于20 μg/mL时，可出现毒性反应，表现为心律失常、心率增快、肌肉颤动或癫痫。静脉注射过快还可引起一过性低血压或周围循环衰竭。

（3）神经系统：可见有头痛、失眠、易怒。不同茶碱药物其不良反应的表现、强度不尽相同，临床多选用不良反应小的药物治疗。

（4）过敏反应：少数患者可出现过敏反应，表现为接触性皮炎、湿疹或脱皮。

（5）局部反应：肌内注射可引起局部红肿、疼痛。

2. 根据茶碱中毒的症状可以将其分为3类

（1）轻度中毒：恶心、呕吐、头痛、不安、失眠、焦虑不安及易激动等，学龄前期儿童常表现为睡眠和行动异常。

（2）中度中毒：还可出现心前区不适、心悸、心律失常或呼吸不规则等。

（3）重度中毒：可有室性心动过速、精神失常、惊厥、癫痫发作、抽搐、脱水、昏迷，甚至呼吸和心搏骤停。

【诊断思路】

诊断思路见图99。

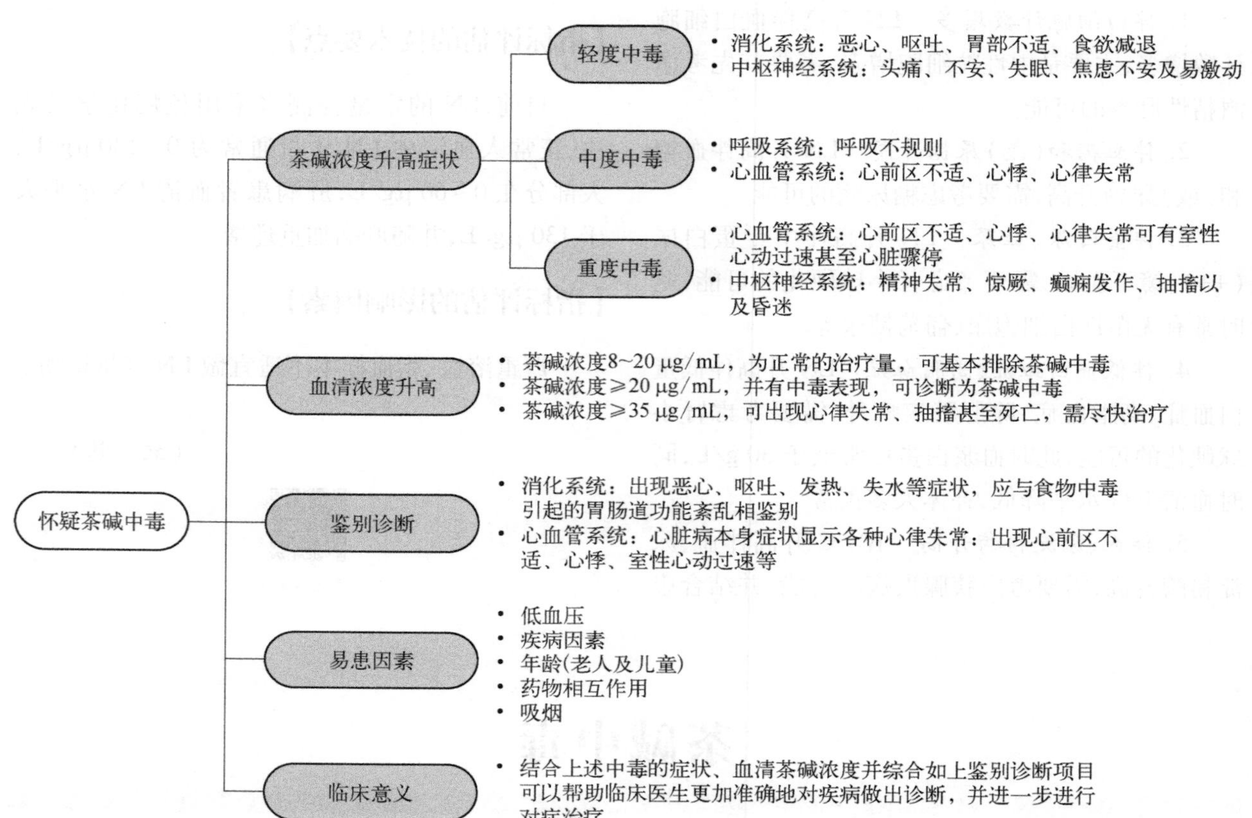

图99　怀疑茶碱中毒诊断思路图

1. 茶碱中毒的诊断　诊断氨茶碱中毒应具有5个条件：① 有氨茶碱使用不当的病史；② 有氨茶碱中毒的症状；③ 这些症状不能用其他原因来解释；④ 氨茶碱减量或停用后症状减轻甚至消失；⑤ 氨茶碱血浓度≥20 μg/mL为中毒值。此外，诊断时要密切结合血清浓度值，血清治疗浓度参考值：成人及少年为8~20 μg/mL，对运动诱发哮喘的最适治疗浓度为15 μg/mL，新生儿为5~10 μg/mL，最小中毒浓度成人及少年为20 μg/mL，新生儿则为15 μg/mL，当血清浓度>35 μg/mL时，可出现严重的心律失常、抽搐，甚至死亡。

2. 茶碱中毒的预防　茶碱中毒与用药剂量与静脉滴注速度相关，用药剂量要因人因病而异，肝功能及心功能障碍者剂量要减少。静脉滴注时要混匀，慢滴，用药过程中要严密观察。当出现恶心、呕吐、头痛、不安、失眠及易激动等症状时，应考虑为茶碱中毒而及时减量或停药。

【伴随临床症状的鉴别诊断】

1. 消化系统　茶碱中毒可出现恶心、呕吐、发热、失水等症状，应与食物中毒所引起的胃肠道功能紊乱相鉴别。此外，应与肝脏疾病引起的谷丙转氨酶、谷草转氨酶升高相鉴别。

2. 心血管系统　茶碱所导致的不良心脏反应

与心脏本身的疾病所鉴别，如出现心前区不适、心悸、室性心动过速、心脏骤停、心率或节律的任何改变时均应考虑茶碱中毒的可能，应及时对血药浓度进行检测和研究。

【伴随实验室指标的鉴别诊断】

1. 消化系统　伴随肝功能检查指标（谷丙转氨酶、谷草转氨酶升高等）异常时，应与肝脏本身的病变相鉴别。

2. 心血管系统　患者出现严重的血压降低异常、肌钙蛋白升高等，应与心脏本身的病变相鉴别。

【需进一步检查的实验室指标】

1. 消化系统　包括谷丙转氨酶、谷草转氨酶、碱性磷酸酶、总胆红素、总蛋白等。此检查指标可以辅助鉴别肝脏本身病变与茶碱中毒引起的指标变化，指标的改变结合茶碱中毒的临床症状可使临床医生利于诊断。

2. 心血管系统　包括心电图、肌钙蛋白、肌红蛋白、乳酸脱氢酶、肌羧激酶及凝血酶原时间等。此检查可以帮助临床医生对是否茶碱中毒进行进一步确认。

【指标评估的技术要点】

1. 色谱法　使用高效液相色谱法，此方法专一性强、杂质干扰少、精确度高、重现性好。但仪器昂贵、操作复杂、样本预处理费时，不能够满足临床大批量分析的需要，因此不利于推广。

2. 紫外法（UV）　此方法样品预处理烦琐，且测定的精确度和准确度不高。

3. 克隆化酶供体免疫分析法　此方法在常规生化分析仪上就可以快速分析和急诊测定（单个样本只需要 15 min），与 HPLC 法相比，缩短药物浓度测定时间。

其他检测方法还包括荧光偏振免疫测定法（FPIA）、薄层色谱扫描法（thin layer chromatography scanning，TLCS）等。

【指标评估的影响因素】

1. 年龄因素　儿童茶碱清除率较快，半衰期较成人短，血药浓度达峰时间短；老年人茶碱半衰期比正常人长，为心脏代偿不足所致，肺心病，肺气肿能显著降低茶碱的清除率，即使剂量不大，也可使血药浓度过高引起茶碱中毒，因此老年患者及长期用药者应注意茶碱血药浓度监测以防中毒。

2. 联合用药对茶碱血药浓度的影响　别嘌呤醇可抑制茶碱体内代谢的药物酶，致使茶碱清除率降低，血药浓度升高；此外，如与美西律、克拉霉素、罗红霉素、环丙沙星、林可霉素、红霉素、依诺沙星、西咪替丁、别嘌醇等合用时，可降低茶碱清除率，增加血浆中茶碱浓度；与吗啡因或其他黄嘌呤类类药并用时，可增加其作用和毒性；与碱性药物合用，可导致本药排泄减少；与大蒜新素合用，可使茶碱代谢减慢，半衰期延长而导致茶碱中毒。

3. 个体差异　茶碱血药浓度及疗效的个体因素很复杂，从而存在很大的个体差异。儿童自主神经不稳定对茶碱比较敏感。

4. 吸烟对茶碱血药浓度的影响因素　吸烟者对茶碱的清除率可增加 50%～100%，对于每天吸烟大于 15 支者对清除率的影响更加明显。

5. 疾病因素　冠状动脉硬化性心脏病者，较易发生中毒，而心律失常者可能性更大；甲状腺功能亢进者对茶碱比较敏感；原有恶心、呕吐及低血压者对茶碱的敏感性增加。

（周铁丽）

参考文献

出血时间

C

【定义】

出血时间(bleeding time, BT)测定是指皮肤受特定条件刺破后自然出血到自然止血所需要的时间。该过程反映了皮肤毛细血管与血小板间的一系列相互作用,包括血小板黏附、活化、释放和聚集等反应。当与这些反应过程中相关的因子有缺陷时,出血时间可出现异常,如血管性血友病因子(vWF)和纤维蛋白原含量(Fg)等。

【分类】

无。

【诊断思路】

诊断思路见图100。

BT一般不作为常规筛查试验,而对有皮肤和黏膜出血表现、疑似初期止血缺陷的患者有诊断提示的作用。BT延长见于血小板数量或质量的异常如血小板减少症、血小板无力症;见于某些凝血因子的缺乏如血管性血友病(vWD)、弥散性血管内凝血(DIC);见于血管性疾病如遗传性出血性毛细血管扩张、单纯性紫癜等。BT缩短一般不具特殊诊断意义,不敏感,见于某些严重血栓病。

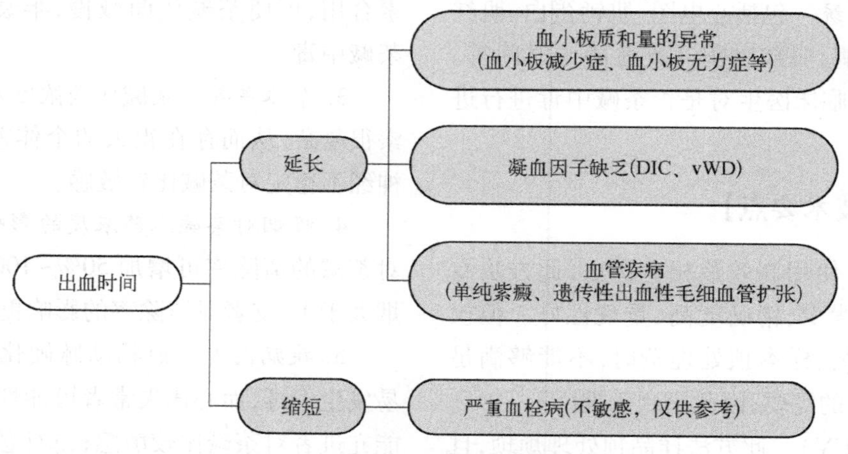

图100 出血时间异常的诊断思路图

【伴随临床症状的鉴别诊断】

BT延长涉及血小板、凝血因子和血管壁等因素,通过血小板计数、血小板功能试验、PT、APTT、凝血因子活性测定等方法可基本鉴别前两种因素导致的BT延长。由于其操作要求高、重复性差等原因,许多实验室已很少进行BT测定,而其区别于血小板功能检测的优点在于BT测定可反映血管壁功能的异常。

1. 伴皮肤黏膜出血 1型vWD最常见皮肤黏膜出血,出现鼻出血、牙龈出血、月经过多、青紫和血肿等。血小板无力症女性患者几乎都会发生月经过多,特别是初潮时。慢性DIC仅表现为轻度皮肤黏膜出血;急性DIC常有皮肤多点位出血、瘀斑及静脉穿刺渗血,常伴消化道等大出血。

2. 伴高频神经性耳聋、听力丧失、白内障等MYH9相关的血小板减少症 部分患者表现为高频听力丧失和白内障,可有轻度出血或有出血倾向。

【伴随实验室指标的鉴别诊断】

1. 血小板计数　血小板计数低于 100×10^9/L 时,BT 与血小板计数结果呈负相关,提示当血小板计数与 BT 延长时间不成比例时表明可能伴随血小板功能缺陷。

2. 血小板聚集试验　血小板无力症时,血小板对瑞斯托霉素有聚集而对其他无聚集或聚集明显减低;巨大血小板综合征,常伴外周血中血小板计数减少,体积增大,聚集试验中对瑞斯托霉素无聚集,而对其他诱导剂有正常聚集反应或轻度减低。伴随 BT 延长的血小板功能缺陷病,多数为遗传性功能异常,常伴随染色体缺陷,可结合相应的染色体和基因分析进行鉴别。

3. PT、APTT、凝血因子活性测定　PT、APTT 为凝血因子缺乏的初筛试验,可确定内外源性的凝血因子缺乏,进一步进行凝血因子抗原浓度或活性测定,可确定是哪一种因子的缺乏导致的 BT 延长。DIC 时大量凝血因子消耗而致 BT 延长。

4. vWF 抗原测定　在排除血小板功能缺陷疾病的前提下,vWF 降低或出现 vWF 多聚体检测异常,提示为血管性血友病(vWD)。

【需进一步检查的实验室指标】

红细胞比容:红细胞比容<30%的中、重度贫血患者 BT 会延长,这些患者在输注红细胞或使用促红细胞生成素 EPO 后尽在红细胞比容超过 30%的情况下,BT 会比治疗前缩短。

【指标评估的技术要点】

1. 切口方向　平行切口(切口与肘窝关节皮肤褶皱平行)的出血时间较垂直切口(切口与肘窝关节皮肤褶皱垂直)长一些,垂直切口产生瘢痕较小,水平切口对阿司匹林的作用更敏感。

2. 切口数目　应用一只测定器作 1 个或 2 个切口。

3. 切口深度　虽然通过统一的出血时间测定器固定切口的长度和深度来控制 BT 的重复性,但切口的深度在一定程度上仍取决于操作者使用的压力不同以及患者个体皮肤柔韧性的不同,导致刀片切入皮肤的深度发生变化。

【指标评估的影响因素】

1. 药物　许多药物通过影响血小板功能使 BT 延长,如抗血小板药物阿司匹林、氯吡格雷,且持续时间可达 4~5 d,因此试验前一周应停用此类药物;另外,还有非类固醇类抗炎药物、抗生素如青霉素和头孢菌素类药物等。治疗剂量的肝素和香豆素类抗凝药物对 BT 没有影响。

2. 其他　患者前臂若有静脉导管、进行静脉输注、有水肿、溃疡或出血时应视为禁忌证。

(胡晓波)

参考文献

雌激素

【定义】

雌激素(Estrogen, E)是育龄女性卵巢分泌的一种类固醇激素,是女性的主要性激素,随月经周期呈周期性改变。正常育龄妇女体内活性雌激素主要为雌二醇(Estradiol, E_2)。

【分类】

雌激素依据其分子结构分类,可分为 E_2、雌酮(Estrone, E_1)和雌三醇(Estriol, E_3)。卵巢主要合成E_2和雌酮E_1两种雌激素，但循环血中尚有E_3，E_3是E_2和E_1的代谢产物。E_2是女性体内生物活性最强的雌激素。正常育龄妇女体内主要为E_2，循环血中含量67～1 800 pmol/L不等，随着月经周期呈周期性改变。在卵泡期初水平最低，可低至100 pmol/L以下，在排卵期最高，可达1 800 pmol/L以上。绝经后妇女E_2水平持续低于100 pmol/L。E_1在育龄妇女血循环中的水平为70～500 pmol/L，也呈周期性变化，绝经后E_1水平持续在110～135 pmol/L。绝经后E_1/E_2值显著升高，E_1为绝经妇女体内主要的雌激素。在育龄妇女循环血中的E_3是E_2和E_1的降解产物，活性最弱，非妊娠期水平很低，主要由肝脏合成；但是妊娠期E_3则是非妊娠期的几百倍乃至上千倍，妊娠期E_3主要由胎儿胎盘单位合成，合成后通过母体血循环，在肝脏代谢，和硫酸或葡萄糖醛酸结合形成结合型E_3，从尿排出。E_3在调节胎儿宫内发育的过程中有重要作用，并能影响妊娠子宫对催产素的敏感性。妊娠晚期测定母血或尿中E_3值，对评价胎儿胎盘单位功能有重要价值。

【诊断思路】

诊断思路见图101。

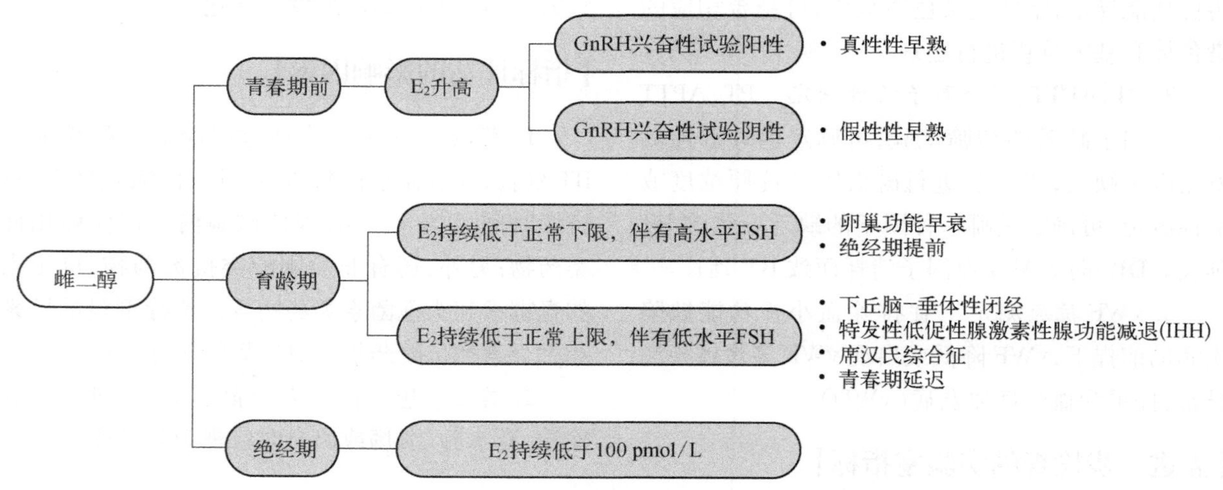

图101　雌二醇诊断思路图

1. *雌激素升高*　① 性早熟诊断，青春期前，雌激素升高，GnRH兴奋试验阳性，提示真性性早熟；GnRH兴奋试验阴性，提示假性性早熟；② 卵巢过度刺激综合征辅助诊断，诱发排卵过程中出现卵巢过度刺激综合征（ovarian hyperstimulation syndrome，OHSS）时E_2明显升高。

2. *雌激素降低*　① 卵巢功能衰退诊断：育龄妇女E_2持续低于正常参考值的下限，若伴随高水平的FSH，提示卵巢功能衰退，见于卵巢功能早衰，早期绝经等；② 下丘脑-垂体性闭经的诊断：育龄妇女E_2持续低于正常参考值的下限，若伴随低水平的FSH，提示下丘脑、垂体功能抑制或减退所致的卵巢功能抑制，见于下丘脑-垂体性闭经、青春期延迟、席汉综合征等；③ 绝经期诊断：绝经期，E_2持续低于100 pmol/L，伴随高水平的FSH。

3. *协助监测胎儿-胎盘单位功能*　妊娠期E_3主要由胎儿-胎盘单位产生，测定孕妇尿E_3含量反映胎儿-胎盘功能状态。正常妊娠29周E_3迅速增加，正常足月妊娠E_3排出量平均为88.7 nmol/24 h尿。妊娠36周后尿中E3排出量连续多次均<37 nmol/24 h尿或骤减>30%～40%，提示胎盘功能减退。E_3<22.2 nmol/24 h尿或骤减>50%，提示胎盘功能显著减退。

【伴随临床症状的鉴别诊断】

1. 闭经

（1）卵巢性闭经：没有卵子的发育与排卵，伴随着雌激素水平的低下，也就没有月经。原发性闭经常见有先天性卵巢发育不全：染色体病，典型的染色体核型为45，X；继发性闭经常见于卵巢功能早衰：40 岁前卵巢内不再有卵子的发育与排卵。检测雌激素表现为小于 73 pmol/L，而 LH、FSH 均高于 40 U/L。

（2）垂体性闭经：① 席恩综合征（Sheehan syndrome）由于产后大出血所致，垂体功能低下，可累及性腺、肾上腺、甲状腺轴及生长激素。雌激素低水平，检测各有关激素：LH、FSH、PRL、TSH 等低下。② 垂体肿瘤（泌乳素瘤，促性腺激素瘤）、空泡蝶鞍，雌激素低水平，检测 PRL、FSH、LH 则升高。

（3）下丘脑闭经：Kallmann 综合征，由于 KAL 基因缺乏，造成嗅神经元和 GnRH 神经元不能建立联系，造成无性症发育及嗅觉丢失或低下。

（4）闭经溢乳综合征：PRL 升高，低雌激素状态，闭经、溢乳等。

（5）子宫性闭经：雌激素水平在正常范围内周期性变化，闭经源于子宫受损。

2. 性早熟

（1）真性性早熟：即性腺轴自身提早启动，青春期前出现第二性征，伴有雌激素和促性腺激素的升高，GnRH 兴奋试验阳性。

（2）假性性早熟：即性腺轴并未启动，而由于非性腺以外的其他原因，引起雌激素的增加而出现某些性症，GnRH 兴奋试验阴性。

3. 不规则子宫出血

（1）青春期功血：由于性腺轴的周期变化停留在卵泡期，卵泡反复发育，雌激素水平尚不足以达到排卵前高峰，诱导产生促排卵的 LH 峰，雌激素在低水平波动，当低于一定水平，内膜失去支持时便少量出血。

（2）更年期功血：由于性腺的逐步衰老，月经失去规律，称为绝经过渡期，平均约四年。因卵巢功能开始衰退，对垂体激素反应差，卵泡发育推迟，出现无排卵不规则月经。测定 E_2、P、FSH、LH，表现为 E_2、P 逐渐下降，FSH、LH 逐渐升高，并失去规律；特别是 FSH 值高于 LH，FSH/LH 大于 1，在 E_2、P 的下降中，P 先于 E_2，这是因为在卵巢功能的衰退过程中，开始是排卵的减少，即有卵泡的发育但数量减少，且并不是每次均排卵，表现为雌激素相对于孕激素为升高，临床表现为功血。

（3）排卵期出血：育龄期妇女，月经周期正常，有排卵的子宫少量出血。主要因为排卵前的 E_2 高峰及下降过低，不足维持子宫内膜而致少量出血。

【伴随实验室指标的鉴别诊断】

1. 育龄妇女 E_2 持续低于正常参考值的下限，伴高水平的 FSH　考虑卵巢早衰或者绝经期提前。

2. 育龄妇女 E_2 持续低于正常参考值的下限，伴低水平的 FSH　考虑下丘脑-垂体性功能障碍或者青春期延迟。

【需进一步检查的实验室指标】

（1）垂体 FSH 的检测见 FSH 检测项。

（2）垂体 LH 的检测见 LH 检测项。

【指标评估的技术要点】

临床检验时，雌激素检测多采用标记免疫检测技术，早期采用放射免疫分析，现今多采用化学发光免疫分析，各检测平台包括磁性微粒包被抗体、碱性磷酸酶标记的酶促反应或电化学发光等多项技术，实现了高通量、自动化，满足了临床需求。标记免疫技术检测平台使用的抗体特异性决定了检测的特异性，标志物的放大程度决定了检测的灵敏度。目前用于临床的检测平台几乎都能满足临床检验的需求，测得的结果除非有特殊要求，不需要再用其他方法确诊。但从研究的角度看，用免疫学方法检测雌激素是不够理想的。雌激素是类固醇，类固醇本质上不是完整的抗原物质，本身缺乏免疫原性，所以利用抗原-抗体特异反应进行检测的效果不如完整抗原物质。质谱检测是雌激素测定的理想技术，也可以说是金标准，目前尚不具备广泛用于临床检验的可行性。

【指标评估的影响因素】

必须结合临床信息对测定出的结果进行合理性的分析，检验报告单上的信息一定要准确。

1. 年龄　患者的年龄是判断性激素、促性腺激素是否正常的重要依据。青春期雌激素处于低水平，低于正常生育年龄的男女。女性更年期后雌激素明显降低，而促性腺激素（LH、FSH）高于

40 U/L。因此，激素测定时一定要获取准确的患者年龄信息。

2. 月经周期 月经期是判断女性性腺轴激素是否正常时需考虑的问题。采血时间必须考虑月经周期中激素的周期性变化。女性性激素、促性腺激素测定的检验单上必须有末次月经时间，以备分析结果时参考。

3. 联合判定结果 下丘脑-垂体-性腺的功能相互调节，相互影响，相互制约，需要多个激素同时测定，联合分析才能得到正确的结果。如雌二醇水平持续低于 100 pmol/L，究竟是卵巢本身功能障碍还是垂体或下丘脑的问题，只有与 LH、FSH 同时测定才能判定。如果出现的结果用一般的生理调节不能解释的时候，需要重复测定或进行其他的检查。如当垂体激素与性腺激素均为高水平的时候，就要考虑是否有使用外源性激素，或者存在肿瘤等情况。

4. 结果 判断时需考虑的其他因素，正用激素类药物或进食含激素食物等将影响测定结果；高脂餐后采血，血脂太高影响脂溶性激素在血液中的分布，在血液的脂质层中激素高，血清中激素减少，同时脂类干扰测定中的免疫(抗原-抗体)反应，造成结果偏低。

（吕时铭）

参考文献

促甲状腺激素

【定义】

促甲状腺激素（thyroid stimulating hormone，TSH）是腺垂体分泌的具有促进甲状腺滤泡上皮细胞增生、甲状腺激素合成和释放的作用，用于间接评估甲状腺功能。TSH 浓度升高是由于某种原因导致急性或慢性甲状腺功能不全或垂体瘤时，导致 TSH 大量增加。TSH 浓度降低是指脑垂体功能减退、甲状腺功能活跃或者给甲状腺功能低下的患者治疗时使用过量的甲状腺激素，导致 TSH 大量减少。

【分类】

1. 根据 TSH 结构分类 TSH 由腺垂体嗜碱性细胞分泌的一种糖蛋白类激素，由 α、β 两个亚单位以非共价键相互连接而成，α 亚基与 LH、FSH 及 HCG 的亚基基本相同，β 亚基决定激素的功能特异性，能控制 T_3、T_4 的分泌，同时又受 T_3、T_4 的负反馈调节。

2. 根据 TSH 产生原因分类 分为病理性、药物刺激性和生理性。TSH 降低可分为继发性甲状腺功能减退、甲状腺功能亢进；TSH 升高可分为垂体性甲状腺功能亢进和原发性甲状腺功能减退。

【诊断思路】

诊断思路见图 102。

1. 鉴别一过性、持续性的 TSH 升高或降低 持续性的 TSH 升高或降低，一般是病理性的，而一过性的 TSH 升高或降低多为生理应激状态或者药物引起。

2. 鉴别垂体功能障碍、下丘脑功能障碍、甲状腺疾病所导致的 TSH 升高或降低 TSH 是脑垂体的产物，下丘脑释放促甲状腺激素释放激素可刺激脑垂体释放 TSH。TSH 依次刺激甲状腺产生并释放 T_3、T_4，这三个器官正常时，可利用 TSH 开启或关闭甲状腺激素的产生，维持血流中甲状腺激素含量的稳定。可通过 CT、MRI 鉴别 TSH 大量增加或减少的原因。

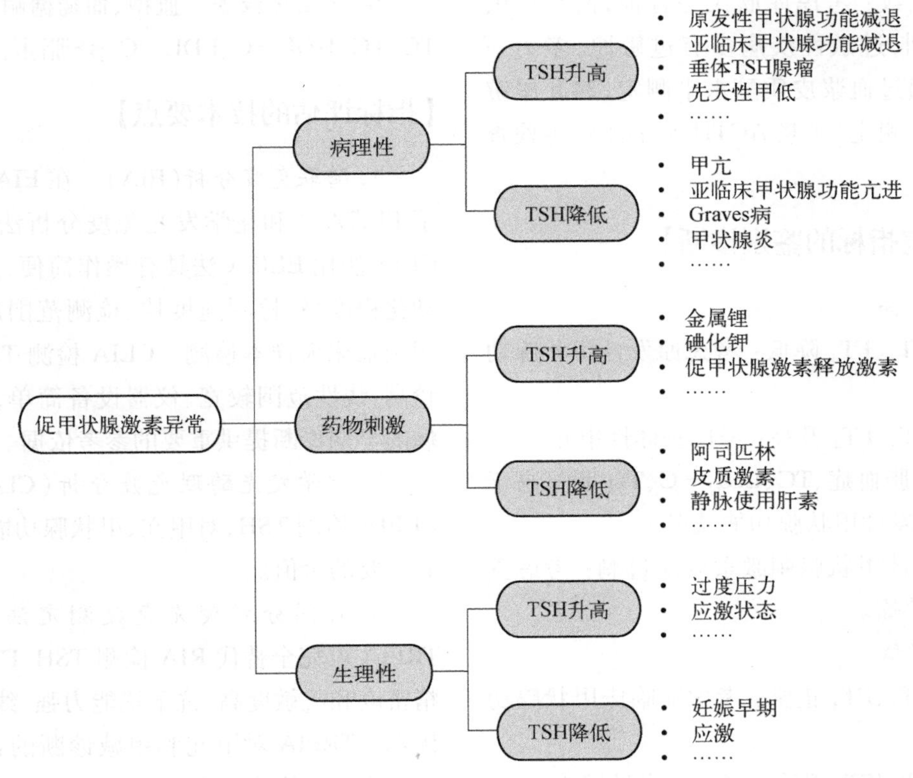

图 102　促甲状腺激素异常的诊断思路图

【伴随临床症状的鉴别诊断】

1. TSH 升高

(1) 伴嗜睡、怕冷、毛发脱落及稀疏、体重增加、记忆力减退、月经失调：考虑原发性甲低，需与桥本甲状腺炎相鉴别，确诊需依赖 TSH、甲状腺激素、抗-TPO、MRI 等检测。

(2) 伴认知功能和情绪改变：考虑亚临床甲低，多见于慢性淋巴细胞性甲状腺炎、产后甲状腺炎。与 TSH 的基线水平、甲状腺手术史、抗-TPO 效价等有关，确诊需检测 TSH 基线水平、抗-TPO 效价、MRI 等。

(3) 伴头痛、视力减退、垂体功能低下：考虑垂体分泌 TSH 腺瘤，确诊需检测 MRI、TSH、甲状腺激素、肿瘤相关激素等。

(4) 甲状腺正常或稍大，伴呼吸困难、吞咽困难、面颈部淤血、音调改变：考虑地方性甲状腺肿，可根据地域性、饮食习惯、TSH、甲状腺激素、MRI 等检查确诊。

(5) 伴智力迟钝、生长发育迟缓、基础代谢低下：考虑先天性甲低，是各种原因导致的新生儿甲状腺功能低下。患儿的甲状腺多比正常的小得多，5%~10% 由于下丘脑或垂体疾病所引起。需对新生儿进行常规筛查，检查 TSH、T_4 等具鉴别意义。

(6) 伴甲状腺肿大、小腿胫前局限性黏液性水肿：考虑桥本甲状腺炎，是一种以自身甲状腺组织为抗原的慢性自身免疫性疾病。需与成人甲状腺功能减退相鉴别，确诊需检测 TSH、甲状腺激素、抗-TPO、MRI 等。

2. TSH 降低

(1) 伴多汗、容易激动、食欲增大、消瘦、手抖、脚抖、心悸胸闷、气短：考虑甲状腺功能亢进，检测 TSH 水平是实验室最敏感的指标，还可检测三碘甲腺原氨酸、T_3、T_4 等。

(2) 伴心率加速、房性心律失常、左心室肥厚、骨质疏松：考虑亚临床甲状腺功能亢进，需与心脏疾病相鉴别，可检查 TSH、甲状腺激素、心脏彩超、X 线、MRI 等。

(3) 伴向心性肥胖、满月脸、下腹部及大腿内侧等处有紫纹：考虑库欣氏综合征，需与过敏性疾病相鉴别，过敏性疾病多有过敏原，多为一过性的。可通过血浆皮质醇水平测定、24 h 尿游离皮质醇水平测定、血浆 ACTH 水平测定等检查鉴别。

C

【伴随实验室指标的鉴别诊断】

1. TSH 升高

(1) 伴 FT_3、FT_4 降低：考虑原发性甲状腺功能减退。

(2) 伴 FT_3、FT_4 升高：考虑垂体性甲亢。

(3) 伴高脂血症、TC、LDL－C、TG 明显高于正常：考虑原发性甲状腺功能减退。

(4) 伴垂体甲状腺刺激素分泌过剩：考虑垂体分泌 TSH 腺瘤。

2. TSH 降低

(1) 伴 FT_4、FT_3 正常：考虑亚临床甲状腺功能亢进。

(2) 伴 FT_3、FT_4 升高：考虑原发性甲亢。

(3) 伴 FT_3、FT_4 降低：考虑周围组织抵抗所导致的甲状腺激素抵抗综合征。

(4) 伴泌乳素水平升高：考虑甲低引起继发的高泌乳素血症，通过检查血清 PRL 水平、蝶鞍区 X 线平片、TSH、甲状腺激素等诊断。

(5) 伴高血压、低血钾、ACTH 分泌过多：考虑库欣氏综合征。

【需进一步检查的实验室指标】

1. 促甲状腺激素释放及时兴奋试验　可用于辅助诊断原发性甲状腺功能减退、甲状腺性甲亢、下丘脑及垂体病变引起的甲状腺功能减退等。

2. 基础代谢率　甲状腺摄碘率低于正常，呈扁平曲线；血清 T_4 降低，血清 T_3、FT_3 亦可降低。

3. 甲状腺自身抗体检查　血中抗甲状腺微粒体抗体(TMA)、抗甲状腺球蛋白抗体(TGA)。

4. 影像学检查　头颅平片、CT、磁共振或脑室造影等。

5. 血常规检查　红、白细胞，血红蛋白，白细胞分类计数及血小板计数等。

6. 血生化检查　血糖、葡萄糖耐量曲线低平、TC、TG、HDL－C、LDL－C、β－脂蛋白、电解质等。

【指标评估的技术要点】

1. 酶联免疫分析(EIA)　在 EIA 基础上创立了 ELISA 法和化学发光免疫分析法(CLIA 法)，CLIA 法比 ELISA 法具有操作简便、重复性好、自动化程度高、检测速度快、检测范围广等优点，适用于临床大样本检测。CLIA 检测 TSH 的灵敏度较高，线性范围较宽、仪器设备简单，为甲状腺疾病的早期诊断提供重要的参考依据。

2. 化学发光酶联免疫分析(CLEIA)　应用 CLEIA 检测 TSH，对甲亢、甲状腺功能减退的诊断有重要的价值。

3. 时间分辨荧光免疫测定法(TRFIA)　TRFIA 可完全替代 RIA 检测 TSH、FT_3、FT_4，具有精密度和灵敏度高、抗干扰能力强、线性范围宽等优点。TRFIA 对甲亢和甲减诊断的符合率、精密度和重复性均明显高于 CLIA。

4. 电化学发光免疫测定(ECLIA)　ECLIA 准确度优于 RIA，对于甲状腺疾病的诊疗具有更高的敏感性和特异性。ECLIA 检测孕妇甲状腺素水平有助于正确评价孕妇的甲状腺功能。

【指标评估的影响因素】

1. 非疾病因素　过度压力、急性病会影响 TSH 试验结果，妊娠头 3 个月内 TSH 结果可能偏低等。

2. TSH 检测的干扰物　异嗜性抗体、巨大促甲状腺激素 IgG、TSH－IgG 等。

3. 药物影响　阿司匹林、皮质激素及静脉使用肝素可促使促甲状腺激素降低。摄入金属锂、碘化钾、促甲状腺激素释放激素可使促甲状腺激素升高。

（谢小兵）

参考文献

促甲状腺激素受体抗体

【定义】

促甲状腺激素受体抗体(anti-thyroid-stimulating hormone receptor antibody, TRAb)是机体免疫系统识别促甲状腺激素受体产生的自身抗体。TRAb与TSH受体(TSHR)结合,可以发挥促甲状腺激素(thyroid-stimulating hormone, TSH)类似的作用,也可以封闭TSHR,阻断TSH与TSHR结合,影响甲状腺功能。TRAb是自身免疫性甲状腺疾病的主要血清标志物。

【分类】

TRAb是一种多克隆抗体,按功能不同有两种分类方法。

(1) 分为甲状腺刺激抗体(TSAb)和甲状腺生长封闭性抗体(TSBAb)两种。TSAb与TSHR结合具有促进甲状腺滤泡分泌、致甲状腺毒症的功能,是弥漫性毒性甲状腺肿(Graves病)的致病性抗体。TSBAb与TSHR结合时占据了TSHR,不发挥促进作用,却阻断了TSH与TSHR的结合,导致甲状腺功能减低,是部分自身免疫性甲状腺炎患者发生甲状腺功能减低的致病因素。

(2) 分为三种成分:① 甲状腺刺激性抗体(TSAb),它与TSHR结合促进甲状腺激素的合成和释放,为Graves病发生发展的主要原因。② 甲状腺生长刺激性免疫球蛋白(TGI),它与TSHR结合后仅促进甲状腺组织生长,不促进甲状腺激素的合成和释放。③ 甲状腺功能抑制抗体(TFIAb)或甲状腺生长封闭性抗体(TGBAb),与TSHR结合后阻断和抑制甲状腺功能。

【诊断思路】

诊断思路见图103。

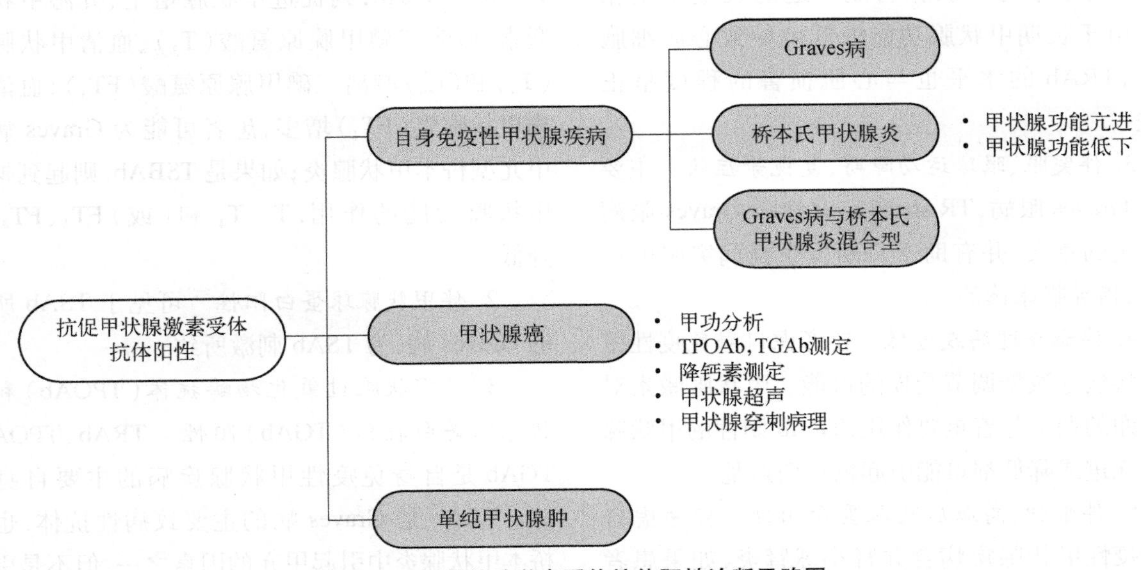

图103　促甲状腺激素受体抗体阳性诊断思路图

【伴随临床症状的鉴别诊断】

1. 伴甲状腺功能亢进症状　甲状腺功能亢进的临床症状为甲状腺肿大、食量大、心慌、精神亢奋，部分伴突眼征等。TRAb 阳性伴甲状腺功能亢进症状，临床上可能存在两种情况。

（1）首先考虑弥漫性毒性甲状腺肿（即 Graves 病）。TRAb 中的 TSAb 是 Graves 病的致病性自身抗体，也是诊断 Graves 病的特异性指标，TSAb 可存在于所有未经治疗的 Graves 病患者血清中。目前 TSAb 检测存在技术困难，以 TRAb 代替 TSAb，Graves 病 TRAb 阳性率高达 80%左右。TRAb 阳性的 Graves 病患者在停用抗甲状腺药物后，甲亢复发的可能性要高于 TRAb 阴性者。因此 TRAb 仍呈阳性的 Graves 病患者要适当地延长药物治疗的时间，直至 TRAb 的结果转为阴性。

（2）TRAb 阳性伴甲状腺功能亢进症状可出现在部分桥本甲状腺炎（HT）患者中，TRAb 是导致 HT 患者甲状腺功能亢进的原因，TRAb 阳性率可达 40%左右。

2. 伴甲状腺功能减退症状　TRAb 阳性伴甲减相关症状时要考虑甲状腺自身免疫损伤引起的功能降低，TRAb 中的 TSBAb 是致病因素。TRAb 的水平与甲状腺功能减退的程度呈正相关。由于长期甲状腺功能降低可导致心肌细胞损害，TRAb 的水平也与心肌损害的程度呈正相关。

3. 伴突眼、眼球运动障碍、复视等症状　主要见于 Graves 眼病，TRAb 测定对诊断 Graves 眼病有一定的意义，并有助于判断发生浸润突眼的可能性，指导临床诊治。

4. 伴血糖过高或过低　要考虑自身免疫性甲状腺疾病导致糖调节受损的可能。甲状腺激素对糖代谢的调节起着重要作用，TRAb 阳性的甲状腺功能亢进或降低都可能引起糖代谢紊乱。

5. 伴水肿、高血压及尿蛋白阳性　要考虑自身免疫性甲状腺疾病合并肾小球肾炎，如果患者血糖高，尚要考虑自身免疫性甲状腺疾病合并糖尿病肾病的可能。

6. 伴复发性流产　应考虑是甲状腺功能异常所致。甲状腺自身免疫性疾病与多种不良妊娠结局有关，建议高危人群（既往有甲状腺疾病史、甲状腺手术史、出现不孕、流产、早产等妇女）应在妊娠前及妊娠期间常规检查甲状腺功能及甲状腺自身抗体，有助于早期诊断，合理干预，以达到优生优育的目的。

7. 伴妊娠　此时需要高度重视，TRAb 存在于孕妇体内时，可以通过胎盘引起新生儿发生甲状腺功能异常。

8. 伴发热、皮肤红斑等系统性红斑狼疮临床症状　要考虑自身免疫性甲状腺疾病伴发 SLE 的可能，应进一步检测抗核抗体（ANA）、ENA、dsDNA 抗体等以明确诊断。

9. 伴单纯甲状腺肿　TRAb 在单纯性甲状腺肿中的阳性率约为 5%。

10. 伴甲状腺结节　甲状腺结节有良性结节和甲状腺癌。血清降钙素明显阳性有助于辅助诊断甲状腺髓样癌。高分辨率超声检查是评估甲状腺结节首选方法，甲状腺穿刺病理检查则是确诊方法。

【伴随实验室指标的鉴别诊断】

1. 伴甲状腺功能指标异常　如果患者体内的 TRAb 是 TSAb，则促进甲状腺增生、分泌甲状腺激素，血清三碘甲腺原氨酸（T_3）、血清甲状腺素（T_4）和（或）游离三碘甲腺原氨酸（FT_3）、血清游离甲状腺素（FT_4）增多，患者可能为 Graves 病或甲亢型桥本甲状腺炎；如果是 TSBAb，则起到抑制甲状腺功能的作用，T_3、T_4 和（或）FT_3、FT_4 则降低。

2. 伴甲状腺球蛋白阳性　可见于 TSAb 所致的 Graves 病，为 TSAb 刺激所致。

3. 伴甲状腺过氧化物酶抗体（TPOAb）和甲状腺球蛋白抗体（TGAb）阳性　TRAb、TPOAb、TGAb 是自身免疫性甲状腺疾病的主要自身抗体。TRAb 是 Graves 病的主要致病性抗体，也是桥本甲状腺炎中引起甲亢的因素之一，但不是引起桥本甲状腺炎的主要原因，TRAb 在 Graves 病中阳性率最高，可达 80%～95%。TGAb 与 TPOAb 均属

C

于破坏性抗体，在 Graves 病中阳性率为 30%～50%，但在桥本甲状腺炎中的阳性率较高，TgAb 达 50%～60%，而 TPOAb 高达 80%～90%，故 TPOAb 阳性可以作为判断桥本甲状腺炎的一个重要指标。在单纯性甲状腺肿人群中，上述三种抗体阳性率与健康人群相近。

4. 伴心肌酶升高　甲状腺激素缺乏不仅可影响心室的功能、减慢心率、增加冠心病风险，而且可导致心包积液、心肌损害等，心肌酶谱升高。

5. 伴血糖和 HbA1c 等糖代谢指标异常　甲状腺激素调控血糖代谢，因此在自身免疫性甲状腺疾病中要注意伴发 2 型糖尿病的可能。

【需进一步检查的实验室指标】

1. 甲状腺功能监测指标　主要为甲状腺激素指标，包括 T_3、T_4 和 FT_3、FT_4、甲状腺球蛋白、促甲状腺激素等（TSH）等。

2. 自身抗体　甲状腺自身抗体，包括 TPOAb、TGAb；ANA、ENA 及抗线粒体抗体（AMA）等。

3. 血生化检查　肝肾功能、心肌酶谱等。

4. 血常规检查　包括血红蛋白，红、白细胞，血小板计数以及白细胞分类。

5. 尿常规检查　包括尿液沉渣、24 h 尿蛋白定量及尿白蛋白排泄率等。

【指标评估的技术要点】

TRAb 包括 TSAb 和 TSBAb，目前临床上尚无检测 TSAb 和 TSBAb 的有效手段，仅常规检测 TRAb。当前临床实验室检测 TRAb 的方法主要有酶联免疫分析法、放射受体分析法和电化学发光法。三种方法学以及不同品牌试剂应用时，检测结果可能会产生差异。电化学发光法检测自动化程度高，检测性能稳定，不易受人为操作的影响。

【指标评估的影响因素】

TRAb 为 Graves 病的主要抗体，阳性率 80%～95%，甲亢型 HT 患者血清 TRAb 也有 40% 阳性，要注意鉴别。TRAb 联合检测 TGAb 与 TPOAb 有助于鉴别诊断。TGAb 与 TPOAb 是 HT 的主要相关抗体，TGAb 达 50%～60%，而 TPOAb 高达 80%～90%。Graves 中 TgAb 与 TPOAb 阳性率仅在 30%～50%。

（范列英）

参考文献

促肾上腺皮质激素

【定义】

促肾上腺皮质激素（adreno cortico tropic hormone，ACTH）是由脑垂体前叶在下丘脑促皮质激素释放激素（CRH）的作用下，在腺垂体嗜碱性细胞内进行合成和分泌，是维持肾上腺正常形态和功能的重要激素。成人血浆 ACTH 参考区间为：晨 8 时 10～55 ng/L，午夜 12 时<10 ng/L；两者比值大于 2。促肾上腺皮质激素分泌过度是指由于各种原因所导致的脑垂体分泌过多的 ACTH；促肾上腺皮质激素分泌缺乏是指由于体外注射过量的皮质激素或疾病所导致的垂体 ACTH 分泌过少。

【分类】

1. ACTH 分泌升高原因分类　分为病理性和一过性。病理性如垂体性、垂体外性、肾上腺损伤，如 Cushing 综合征多为垂体分泌过量的

ACTH 所导致；异位 ACTH 综合征是垂体以外的肿瘤分泌大量 ACTH 所致。一过性如烧伤、手术、低血糖等。

2. ACTH 分泌降低原因分类　分为生理性及病理性。

【诊断思路】

诊断思路见图 104。

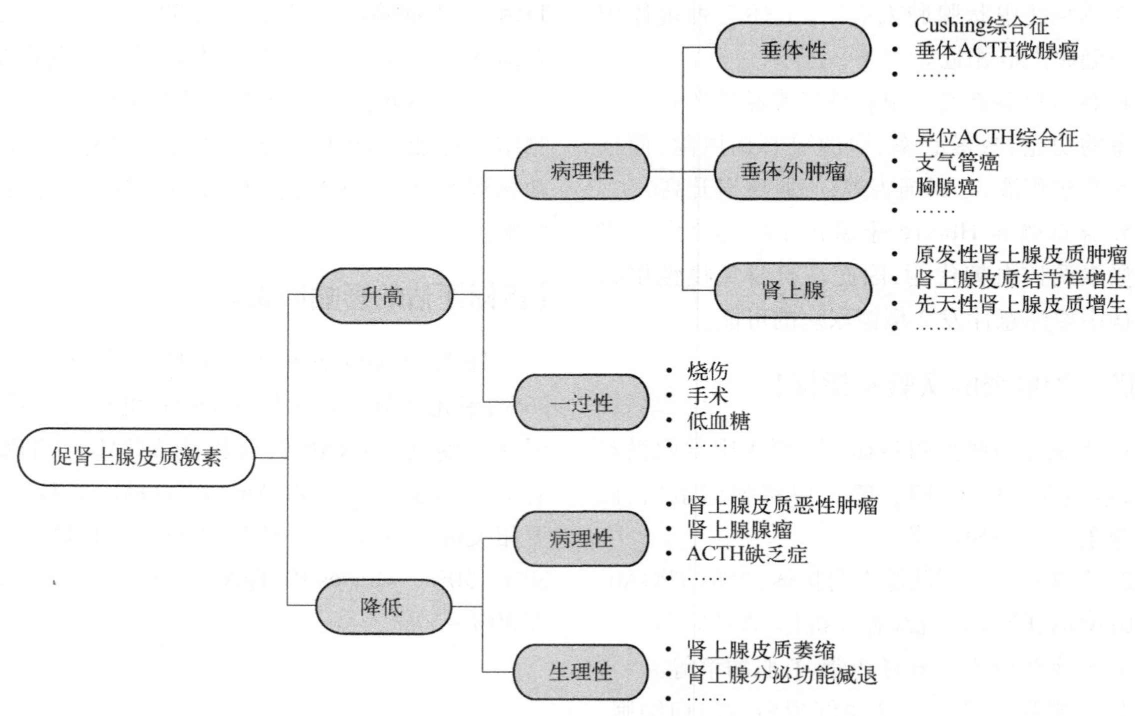

图 104　促肾上腺皮质激素异常的诊断思路图

1. 鉴别一过性、病理性 ACTH 分泌升高　一过性的 ACTH 分泌升高可见于烧伤、手术、低血糖等应激状态时。病理性的 ACTH 分泌升高，可见于阿狄森氏病、先天性肾上腺皮质增生和垂体依赖型柯兴氏综合征。罹患异位 ACTH 分泌的肿瘤如支气管癌、肺癌、胸腺癌等，ACTH 明显升高。

2. 鉴别生理性及病理性 ACTH 分泌降低　生理情况下，下丘脑、垂体和肾上腺三者处于相对动态平衡中，ACTH 分泌降低，将引起肾上腺皮质萎缩、分泌功能减退。病理性 ACTH 分泌降低，可见于常见于肾上腺皮质恶性肿瘤、肾上腺腺瘤和 ACTH 缺乏症等。

【伴随临床症状和体征的鉴别诊断】

1. ACTH 分泌升高

（1）伴血压升高、血糖升高、体重增加、腹围增大：考虑肾上腺皮质功能亢进，长期高血压可导致心、肾、视网膜的病理变化，心脏可肥厚或扩大。通过肾上腺 CT、垂体 MRI 可鉴别。

（2）伴皮肤紫纹：ACTH 升高伴皮肤紫纹，需考虑皮肤紫癜、异位 ACTH 综合征、库欣综合征等，可检查抗肾上腺皮质抗体、肾上腺皮质显像等。

（3）伴骨质疏松：以胸椎、腰椎及骨盆最为明显，患者常诉腰痛及全身疼痛。骨质疏松严重者，可出现脊椎压缩性骨折。可检查 CT、MRI 等。

（4）伴痤疮：考虑库欣综合征，多由于肾上腺皮质雄激素分泌增多所导致，需与内分泌紊乱相鉴别，可检查性激素水平、皮质醇等。

（5）伴性腺功能障碍：考虑库欣综合征，女性表现为月经紊乱或闭经；男性患者睾丸小而软。可检查性激素水平、B 超等。

2. ACTH 分泌降低

（1）伴全身乏力：考虑由肾上腺皮质功能减退引起，可检查双肾 B 超、肾上腺皮质显像等。

（2）伴水电解质紊乱：低血钾，考虑肾上腺皮质肿瘤，低血钾可导致心律失常、精神异常等，可检查B超、CT、MRI等。

（3）伴血压下降：若血压严重下降考虑急性肾上腺皮质危象，可检查血浆ACTH基础值、连续性ACTH兴奋试验、垂体MRI、CT等。

（4）伴皮肤黏膜色素沉着或苍白：慢性原发性肾上腺皮质减退特征性改变，色素沉着以暴露部位及易摩擦部位明显，继发性肾上腺皮质减退患者皮肤苍白。可检查肾上腺皮质显像、ACTH、皮质醇等。

【伴随实验室指标的鉴别诊断】

1. ACTH分泌升高

（1）血清ACTH>200 ng/L：提示异位分泌，多见于小细胞肺癌。先天性肾上腺皮质增生、原发性肾上腺皮质功能减退、肾上腺切除、垂体皮质醇增多症、休克、低血糖、手术及创伤等疾病可见血清ACTH升高。乳腺、胃、结肠癌等肿瘤也可见ACTH升高。

（2）伴血皮质醇和尿游离皮质醇（UFC）升高：下丘脑-垂体功能紊乱，脑垂体以外的组织分泌异源性ACTH，如肺癌、胸腺癌、胰腺癌等癌组织。

（3）伴血皮质醇和UFC降低：原发性肾上腺皮质功能减退，如阿狄森氏病、先天性肾上腺皮质增生症等。

（4）伴雄激素分泌升高：考虑库欣综合征。

（5）伴电解质紊乱：高血压、水肿、多尿、低血钾，考虑肾上腺皮质癌、异位ACTH综合征等。

2. ACTH分泌降低

（1）伴血浆皮质醇和UFC升高：考虑肾上腺皮质腺瘤或癌等原因所致原发性皮质醇增多症。

（2）ACTH降低伴血浆皮质醇和UFC降低：提示下丘脑、垂体病变所致的继发性肾上腺皮质功能减退，如脑手术、脑外伤、脑缺血坏死、颅内肿瘤压迫、放疗等造成垂体分泌功能减退。

（3）伴低钠、低血糖：考虑成人孤立性ACTH缺乏，可检测ACTH、低血糖兴奋试验。

【需进一步检查的实验室指标】

1. 促肾上腺皮质激素释放激素-赖氨酸血管升压素（CRH－LVP）兴奋试验　用于鉴别ACTH依赖的和非依赖的Cushing综合征等。

2. ACTH兴奋试验　了解肾上腺皮质分泌皮质醇的功能。

3. 替美拉酮兴奋试验　鉴别肾上腺皮质增生者和异源性ACTH及肾上腺皮脂腺癌等。

4. 皮质醇　血皮质醇、尿皮质醇。

5. 血常规检查　包括血红蛋白，红、白细胞，血小板计数及白细胞分类。

6. 影像学检查　包括X线、CT、MRI等。

7. 血生化　包括肝肾功能、电解质、血脂、血糖等。

【指标评估技术要点】

1. ACTH检测方法　目前多采用RIA及化学发光免疫技术测定。ACTH检测以放免法为主，有抽提法和直接法，后者简便，但易受其他物质干扰。ACTH极不稳定，放置室温易受蛋白酶降解，血样应用EDTA抗凝，并立即分离血浆冷藏，冷冻可稳定数月。

2. 甲吡酮试验　甲吡酮是11β－羟化酶的抑制剂，临床上通过测定尿17－OHCS排泄增加的程度，作为对ACTH分泌储备能力的检查，甲吡酮试验时，血中ACTH浓度至少应升高到200 pg/mL以上，才能判断为正常。

3. ACTH兴奋试验　该试验根据ACTH可迅速刺激肾上腺皮质合成释放皮质醇原理，分别检测使用ACTH前后血浆中皮质醇的变化，反应下丘脑-垂体-肾上腺皮质调节轴功能状态。用于诊断原发或继发性皮质功能减退。

4. 短期ACTH试验、延长期ACTH试验鉴别　原发性和继发性肾上腺皮质功能减退，还需增加基础ACTH的检测。

5. 地塞米松抑制试验　地塞米松是一个强效的糖皮质激素，能抑制ACTH的合成，与皮质醇无交叉反应，有助于诊断和鉴别诊断库欣综合征，以区别其为皮质增生还是肿瘤，异位ACTH综合征也不受抑制。

【指标评估的影响因素】

1. 非疾病性因素　烧伤、损伤、中毒及遇到攻击全身做出警戒性反应时。

2. 药物相关性改变　安非他明、胰岛素、左旋多巴、甲氧氯普胺和RU486可导致ACTH水平上升。地塞米松、甲地孕酮、泼尼松、氢化可的松等药物可引起ACTH水平下降。

（谢小兵）

参考文献

D

单胺氧化酶

D

【定义】

单胺氧化酶(monoamine oxidase, MAO),也称含黄素胺氧化酶,是催化单胺氧化脱氨反应的一群酶,特异性不强,广泛分布于肝脏、心脏、肾脏和神经组织的线粒体中,具有调节生物体内胺浓度的功能,许多内源性胺,如组胺、5-羟色胺、酪胺等,和外源性胺都可经此酶进行生物转化,同时与组织纤维化密切相关,在胶原形成的过程中,参与了胶原成熟最后阶段架桥的形成,使胶原和弹性硬蛋白结合,促进结缔组织成熟。

【分类】

按其编码基因不同可分为单胺氧化酶A和单胺氧化酶B。单胺氧化酶A参与去甲肾上腺素(NE)、5-羟色胺(5-HT)和多巴胺(DA)的代谢,主要分布在肝脏、心脏、肾脏及神经组织中。单胺氧化酶B主要参与苯乙胺(PEA),并和单胺氧化酶A一起,参与多巴胺(DA)的代谢,主要分布在神经组织和血小板中。但临床实验室检测中并不区分单胺氧化酶A和B。

按其异常升高机制的不同可分为新生结缔组织引起的单胺氧化酶活性升高和坏死的细胞线粒体引起的单胺氧化酶活性升高。

【诊断思路】

诊断思路见图105。

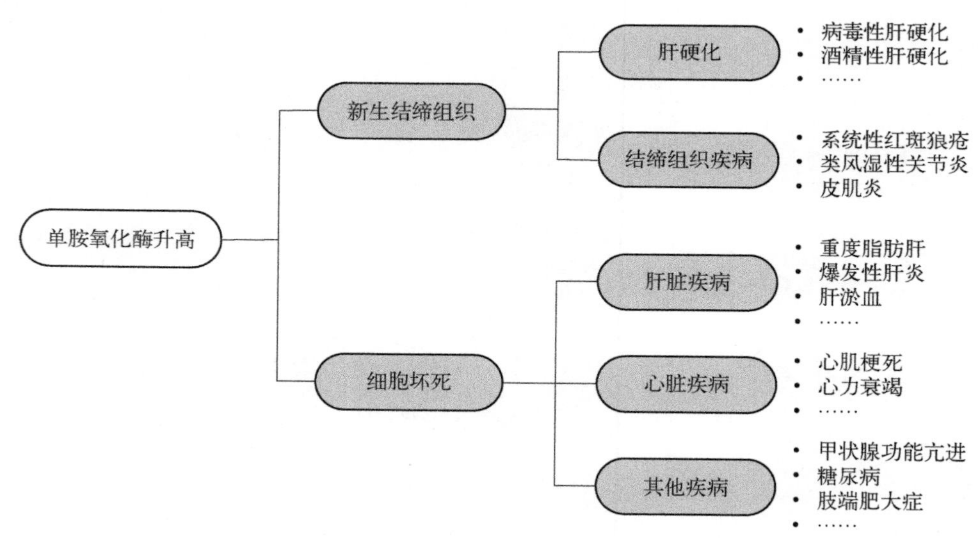

图105 单胺氧化酶升高的诊断思路图

【伴随临床症状和体征的鉴别诊断】

1. 伴乏力、腹痛或其他消化道症状(如消化不良、腹泻、厌油腻) 要考虑慢性肝脏疾病,如肝硬化和脂肪肝;肝硬化的患者可能同时伴有肝掌、蜘蛛痣,脂肪肝患者通常会比较肥胖。

2. 伴的皮肤巩膜黄染、茶水样小便或皮肤瘙痒 考虑暴发性肝炎或伴有肝细胞坏死的急性肝炎,如急性病毒性肝炎、中毒性肝炎、杆端螺旋体病等。

3. 伴有门脉高压表现（如腹水、脾功能亢进、腹壁静脉曲张、食管胃底静脉曲张破裂出血等） 要考虑肝硬化失代偿期。

4. 伴发热、全身皮肤黏膜病变以及肌肉关节疼痛症状 需考虑相关结缔组织疾病，如系统性红斑狼疮可伴有颊部蝶形红斑，类风湿关节炎可伴有关节肿痛，皮肌炎可伴有肌肉痛或肌肉无力。

5. 伴胸闷、呼吸困难 要考虑右心衰竭，肺源性心脏病引起的慢性右心衰竭以体循环淤血为主要表现，可出现肝淤血肿大伴压痛，持续的右心衰竭可致心源性肝硬化，应与其他类型的肝硬化相鉴别。

6. 伴胸骨后压榨性疼痛，向肩胛部放射 要考虑急性心肌梗死。

【伴随实验室指标的鉴别诊断】

1. 伴肝纤维化四项异常 血清中的单胺氧化酶活性与肝纤维化四项［层粘连蛋白（LN）、Ⅳ型胶原（CⅣ）、透明质酸（HA）、Ⅲ型前胶原氨端肽（PⅢNP）］的变化存在一致性，能反应肝脏的纤维化程度，并与肝表面结节形成的进程相平行。

2. 伴乙肝表面抗原阳性 要考虑慢性乙型肝炎引起的肝硬化，此时还可伴有肝掌、蜘蛛痣、低蛋白血症、腹水等肝功能减退或门脉高压的表现，也要排除其他嗜肝病毒，如丙肝病毒和少见非嗜肝病毒引起的肝硬化。

3. 伴肝酶、胆红素升高 暴发性肝炎或急性肝炎伴肝细胞坏死可致单胺氧化酶升高，同时伴有谷丙转氨酶、谷草转氨酶和胆红素升高，慢性肝炎肝硬化急性发作也可引起单胺氧化酶升高，及肝酶、胆红素升高。

4. 伴血脂异常 考虑重度脂肪肝引起的肝脏细胞变性坏死。

5. 伴自身抗体阳性、血沉升高 全身结缔组织疾病导致的单胺氧化酶升高可同时伴有自身抗体，系统性红斑狼疮可伴有双链 DNA（dsDNA）抗体、抗 Sm 抗体阳性，类风湿关节炎可伴有类风湿因子（RF）阳性，皮肌炎可伴有 Jo－1 抗体、抗信号识别颗粒（SRP）抗体阳性。

6. 伴利钠肽、肌钙蛋白（cTnT、cTnI）及肌酸激酶（CK－MB）升高 见于右心衰肝淤血。

【需进一步检查的实验室指标】

1. 血常规、血生化检查 包括肝肾功能、利钠肽、肌钙蛋白、血脂等。

2. HBV－DNA

3. 尿常规检查

4. 免疫学检查 检查病毒抗原抗体、自身抗体、补体等。乙肝表面抗原阳性，或丙肝抗体阳性见于病毒性肝炎；抗 dsDNA 抗体阳性，或抗 Sm 抗体阳性，或抗磷脂抗体阳性，或抗核抗体滴度异常可见于系统性红斑狼疮。

5. 其他 心电图、X 线、B 超、CT 等。心电图 st 段异常改变见于心肌梗死；X 线提示心影大可见于慢性心力衰竭，肺间质性改变可见于系统性红斑狼疮；B 超可鉴别肝硬化和脂肪肝；CT 可进一步明确是否存在肝硬化或其他病变。

【指标评估的技术要点】

血清单胺氧化酶测定有化学比色法、速率法等，不同方法测定结果可能有一定差异。比色法是血清单胺氧化酶催化苄胺-偶氮-β-萘酚生成苄醛-偶氮-β-萘酚，然后用环己烷提取产物，被提取物和单胺氧化酶的活性成正比，与已知量的苄醛-偶氮-β-萘酚比色判断单胺氧化酶的活性。速率法是血清单胺氧化酶催化苄胺生成谷氨酸的过程中转换 NADH 为 NAD^+，通过测定 NADH 吸光度在 340 nm 波长处的下降速率判断单胺氧化酶的活性。此方法快捷简单、适合自动化分析，可减少人为误差，具有良好的准确度与精密度，适合大多数临床实验室应用。

【指标评估的影响因素】

检测血清或血浆均可，反应温度为 37℃，溶血及冷冻保存标本 3 d，对测定结果无甚影响。分析容器或管道污染而混杂有其他一些物质，可能影响酶的活性测定。某些药物，如避孕药、肾上腺皮质激素、左旋多巴肼类等，可能会影响单胺氧化酶活性的测定。

（张　钧）

单核细胞增多李斯特氏菌

D

【定义】

单核细胞增多李斯特氏菌(Listeriamonocytogenes)为短小的革兰阳性无芽孢杆菌，有鞭毛，可产生荚膜。在自然界普遍存在，不易被冻融、强光等环境因素所杀灭。

【分型】

根据菌体和鞭毛抗原不同，分为4个血清型和多个亚型，抗原结构与毒力无关。1型以感染啮齿类动物为主，4型以感染反刍动物为主，各型均可感染人类，以1a、2b、4b亚型最为多见，4b亚型致病力最强。本菌与葡萄球菌、链球菌和大肠埃希菌等均有共同抗原，故血清学诊断缺乏特异性。

【诊断思路】

诊断思路见图106。

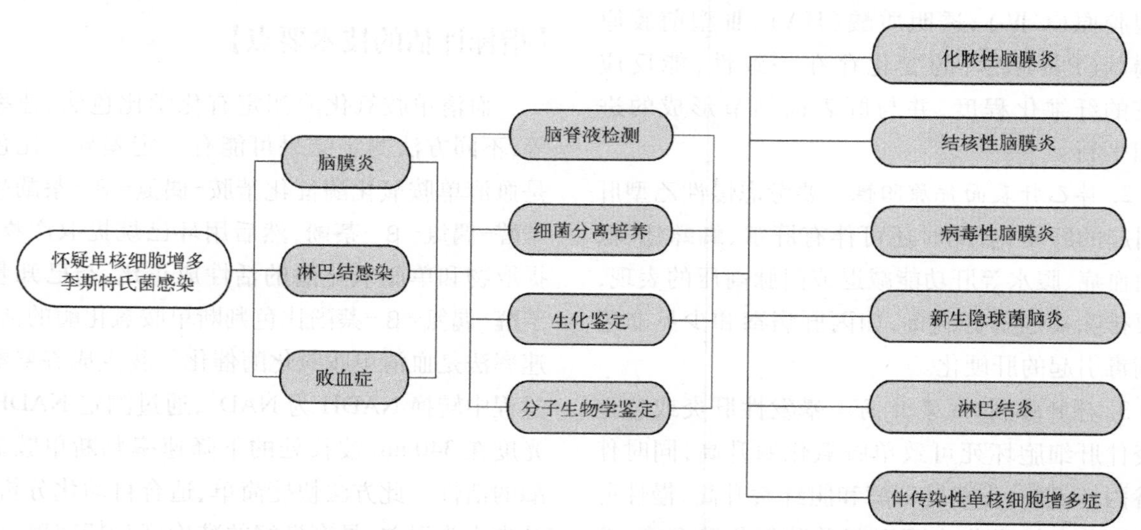

图106　怀疑单核细胞增多李斯特氏菌感染的诊断思路图

【伴随临床症状的鉴别诊断】

1. 伴高热、头痛、恶心、呕吐、颈强直等脑膜炎症状　单核细胞增多李斯特氏菌主要以粪-口途径传播，也可经胎盘、产道垂直感染。脑膜炎是本病最常见的临床表现。成人患者常表现高热、头痛、恶心、呕吐、颈强直、昏迷，个别患者还可出现抽搐、偏瘫、脑疝。白细胞升高以粒细胞为主，偶见单核细胞增高。脑脊液改变与其他化脓性脑膜炎相似。胎儿经胎盘感染此菌后，可出现流产、胎死宫内或生后数日的新生儿发生严重播散性李斯特氏菌病；新生儿室中的暴发流行表现为播散性内脏肉芽肿和脓肿形成。新生儿可在通过产道时或产后被感染，产后1~3周发病，主要表现为拒食、多哭、易激惹、高热、恶心、呕吐、嗜睡、惊厥、囟门突出及脑膜刺激征。有脑膜炎者多数同时有败血症存在，部分患者可仅表现为败血症，其临床表现与其他细菌引起者并无特殊之处。李斯特氏菌还可引起心内膜炎、关节炎、骨髓炎、腹膜炎及胆囊炎。接触病畜还可引起化脓性皮肤感染或化脓性结膜炎。

2. 伴颈及全身淋巴结肿大、肝脾肿大　淋巴结感染者可突然发热、发冷、头痛、咽痛、颈及全身淋巴结肿大、肝脾肿大、白细胞升高，并有程度不一的单核细胞增多。与传染性单核细胞增多症的主要区别是：① 李斯特氏菌感染者嗜异性凝集试验阴性；② 血或咽拭子培养可分离到李斯特氏菌。

3. 伴传染性单核细胞增多症　单核细胞增多李斯特氏菌为细胞内寄生菌，常伴随EB病毒感染引起传染性单核细胞增多症，本菌致成人感染主要为引起脑膜炎和败血症等。

【伴随实验室指标的鉴别诊断】

1. 伴脑脊液白细胞增多、细菌培养阳性　应与嗜血流感杆菌、脑膜炎双球菌、肺炎双球菌、葡萄球菌、变形杆菌、大肠杆菌等各种细菌性脑膜炎进行鉴别。此型脑膜炎伴随高颅压和脑脊液混浊，呈米汤样或脓性改变，细胞数高于 $1\,000\times10^6$/L（$1\,000/mm^2$），且分类中以中性多形核粒细胞占多数，蛋白>1 g/L，葡萄糖<0.84 mmol/L，氯化物浓度亦下降时，应考虑化脓性脑膜炎。进一步进行细菌分离培养和生化反应进行感染菌的鉴定。单核细胞增多李斯特氏菌为革兰阳性短小杆菌，常呈V字形排列，较少呈长链状，但42.8℃培养下可形成长链，有鞭毛，在25℃运动活泼，35℃动力缓慢，无芽孢，一般不形成荚膜，在血清葡萄糖蛋白胨水中可形成多糖荚膜。生化反应触酶阳性，七叶苷阳性，发酵葡萄糖产酸，水解马尿酸盐，甲基红、V－P试验阳性，CAMP实验阳性。

2. 结核性脑炎　有结核密切接触史，有结核病灶，高头颅压，特征性的脑脊液改变，脑脊液中分离到结核杆菌。

3. 病毒性脑炎

（1）各种病毒性脑膜炎诊断要点为：① 常有特定之流行季节；② 各有其特殊的全身表现，如肠道病毒可伴腹泻、皮疹或心肌炎；③ 脑脊液改变除细胞病毒性脑膜炎细菌数及分类与结脑不易鉴别外，生化改变则不相同，病毒性脑膜脑炎脑脊液糖及氯化物正常或稍高，蛋白升高不明显，多低于1 g/L（100 mg/dL）；④ 各种病毒性脑炎或脑膜炎有其特异的实验室诊断方法，如血清学检查及病毒分离等。

（2）轻型病毒脑炎和早期结脑鉴别比较困难，处理原则是：① 先用抗结核药物治疗，同时进行各项检查，如结素试验、肺X线片等以协助诊断；② 不用激素治疗，如短期内脑脊液恢复正常则多为病毒脑炎而非结脑；③ 鞘内不注射任何药物，以免引起脑脊液成分改变增加鉴别诊断之困难。

4. 新型隐球菌脑膜脑炎　其临床表现、慢性病程及脑脊液改变应与结核性脑膜炎鉴别，但病程更长，并可自发缓解。慢性进行性颅压高症状比较突出，与脑膜炎其他表现不同。确诊靠脑脊液涂片，用墨汁染色可见圆形、具有厚荚膜的真菌孢子，沙保氏培养基上可见新型隐球菌生长。

5. 淋巴结炎　细菌分离培养、生化反应进行病原菌的分离鉴定。

【需进一步检查实验室指标】

1. 血常规检查　白细胞计数，中性白细胞百分比等。

2. 脑脊液检查　浑浊度、细胞数、蛋白浓度、葡萄糖浓度、氯化物浓度、涂片、培养等。

3. 分子生物学鉴定　常用的分子生物学鉴定技术有核酸杂交、核酸扩增、生物芯片技术、细菌16S rRNA基因序列测定技术等。

【指标评估的技术要点】

1. 标本检查　标本检查可取血液、脑脊液，也可采集宫颈、阴道、鼻咽部分泌物，新生儿脐带残端、羊水等,引起肠道感染者可取可疑食物、粪便和血液等。根据细菌形态学、培养特性及生化反应作出诊断。

2. 培养特性　单核细胞增多李斯特氏菌为短小的革兰染色阳性无芽孢杆菌,有鞭毛,可产生荚膜。营养要求不高,20~25℃时具运动性,37℃运动消失,此特征可作为初步判定。此菌能在4℃条件下生长,可进行冷增菌,故容易导致食品生产或加工过程的污染,而引起食源性感染。从血液、CSF或其他无菌部位标本直接镜检发现或分离出革兰阳性、规则、短杆菌时,应怀疑该菌感染。

3. 易感性　人群易感染性在自然界普遍存在,土壤、烂菜、污水、江河水道、饲料中均可有该菌存在,因此常被人和动物所携带。易感人群为新生儿、高龄孕妇和免疫力低下者。污染的动物性食品如牛奶、鸡肉、冷藏食物可致感染暴发流行。

【指标评估的影响因素】

人类李斯特氏菌病没有特异的临床征象,临床识别比较困难。凡新生儿感染及免疫功能低下者发热而原因不明时均可怀疑本病。但应与流感、粟粒性结核、伤寒、传染性单核细胞增多症、败血症等鉴别;确诊有赖于分离到致病菌。在疾病早期取血、骨髓、脑脊液、受损皮肤黏膜及新生儿脐带残端、羊水、喉及外耳道分泌物、粪、尿等作细菌培养,均可分离到致病菌。由于李斯特氏菌能发酵多种糖类,与多种细菌(葡萄球菌、链球菌)等有相同的抗原,可引起交叉反应,故血清学诊断无意义。

(李智山)

参考文献

单克隆免疫球蛋白(M蛋白)

【定义】

单克隆免疫球蛋白(monoclonal protein, MP),也称M蛋白,是B细胞或浆细胞单克隆恶性增殖产生的大量类别、亚类,型、亚型,基因型和独特型相同的均一免疫球蛋白。由于这种蛋白产生于单一的细胞克隆(monoclone),且多出现于多发性骨髓瘤(multiple myeloma)、巨球蛋白血症(macroglobulinemia)或恶性淋巴瘤(malignant lymphoma)患者的血或尿中,故称为“M蛋白”。M蛋白的氨基酸序列、空间构象、电泳特性均相同。

【分类】

根据免疫固定电泳技术可确定M蛋白亚型:IgG、IgA、IgM、IgD、IgE、轻链(κ或λ)型。由于M蛋白的轻链分子量较小,可通过肾小球从尿中排出,这种在尿中检出的免疫球蛋白的轻链称本-周氏蛋白(Bence Jones proteins)。

【诊断思路】

诊断思路见图107。

1. 思路图补充

(1) 良性M蛋白血症一般无临床症状,往往在其他疾病就诊时发现血中有M蛋白,但M蛋白含量并不呈进行性升高,血清中M蛋白IgG<30 g/L,IgA<20 g/L,骨髓浆细胞<10%,无溶骨性病变、贫血、高钙血症和肾功能不全。在少部分正常老年人群中也可出现M蛋白。

(2) 一过性M蛋白含量升高发生于炎症后

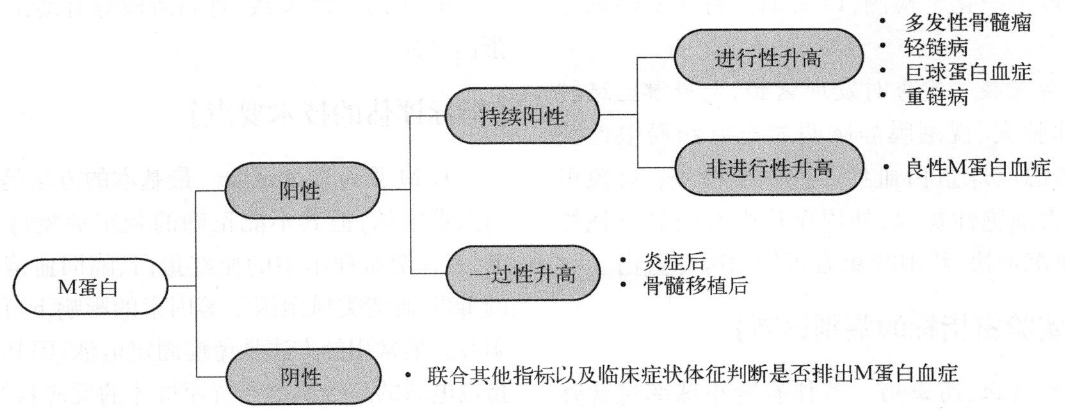

图 107　M 蛋白异常诊断思路图

或骨髓移植后，这种单克隆免疫球蛋白升高水平有限：IgG<30 g/L，IgA<20 g/L，IgM<10 g/L；骨髓无骨髓瘤细胞；X 线检查无溶骨性病变。

2. 鉴别一过性与持续性 M 蛋白血症　一过性 M 蛋白血症多为炎症后或骨髓移植后。持续性 M 蛋白血症又分为进行性增加型和非进行性增加型，前者多见于多发性骨髓瘤、轻链病、巨球蛋白血症、重链病等恶性 M 蛋白血症，其 M 蛋白多>30 g/L；后者多见于良性 M 蛋白血症，M 蛋白多<20 g/L。

3. 鉴别 M 蛋白组分　多发性骨髓瘤患者的 M 蛋白中 IgG 型最多，IgA 型次之，IgM、IgD、IgE 型少见；巨球蛋白血症患者的 M 蛋白为 IgM 型，其中 70%为 κ 轻链；重链病分为 IgA 重链（α 链）病、IgG 重链（γ链）病、IgM 重链（μ 链）病、IgD 重链（δ 链）病、IgE 重链（ξ 链）病；而对 κ－Ig 和 λ－Ig 型轻链片段比例的分析可以较准确地判断出相关疾病。正常血清中 κ/λ 比例约为 2∶1，当 κ/λ 比例>4∶1 或<1∶1 时应考虑 κ 型或 λ 型 M 蛋白血症。

【伴随临床症状的鉴别诊断】

1. 伴骨骼疼痛

（1）M 蛋白血症伴骨骼疼痛或溶骨性骨质破坏、贫血、肾功能不全等：需考虑多发性骨髓瘤。确诊该病需要行骨髓穿刺活检，必要时需行骨质破坏处穿刺。骨 X 线、尿本周蛋白、血清钙磷、血象对鉴别诊断有重要意义。同时多发性骨髓瘤在血片中可发现红细胞呈缗钱状排列。

（2）M 蛋白血症伴骨骼疼痛或病理性骨折、贫血、发热、乏力、出血倾向：需考虑轻链病。80%的患者有反复发作的胸骨、腰背、肋骨、脊柱以及膝关节、指关节疼痛，部分表现为游走性。该疾病常有心脏、神经、肝、肾受累，多数患者表现为长期、难恢复的乏力、头痛、肺部感染等症状。肾脏受累时半数以上表现为肾病综合征。

2. 伴淋巴结肿大

（1）M 蛋白血症伴全身淋巴结肿大、高黏滞综合征、肝脾肿大等症状：需考虑巨球蛋白血症。该疾病原因不明，骨损害不常见，疾病发展类似淋巴瘤，需行骨髓穿刺加以鉴别。需注意，该疾病大部分患者无临床症状。

（2）M 蛋白血症伴弥漫性腹部淋巴肿大和吸收不良综合征：需考虑 IgA 重链（α 链）病。组织病理学检查可见小肠固有层绒毛的萎缩以及淋巴细胞、浆细胞或免疫母细胞的大量浸润。骨 X 线检查未见溶骨性损害。

3. 伴周围神经病变　M 蛋白血症伴多发性周围神经病变（polyneuropathy）、脏器肿大（organomegaly）、内分泌障碍（endocrinopathy）、皮肤病变（skinchenge）需考虑 POEMS 综合征。

4. 伴其他疾病　患者因其他疾病就诊发现 M 蛋白血症，多无明显症状且 M 蛋白呈一过性改变或非进行性增加，此时需考虑良性 M 蛋白血症。

5. 伴淀粉样变性　M 蛋白形成淀粉样蛋白质沉积到组织器官，可压迫组织，影响其功能，此时需考虑淀粉样变性。因淀粉样变性缺乏特异性，需行免疫组织化学检测，以明确淀粉样变性的生化类型。

6. *伴紫癜* 检查时发现紫癜、全身淋巴结肿大、肝脾肿大、视网膜静脉明显充血和局限性狭窄，须考虑巨球蛋白血症。进一步检查：血象可见正色素细胞性贫血，外周血片中有明显缗钱样现象；血沉加快；约10%患者可检出冷球蛋白。

D

【伴随实验室指标的鉴别诊断】

1. *伴贫血、高血钙* 若伴有肾小球率过滤降低、血肌酐升高、贫血、高血钙，应考虑多发性骨髓瘤。此时行进一步检查可发现：骨X线显示骨质破坏；外周血片中有明显的钱串形成现象；骨髓象显示浆细胞异常增生，并有质的改变；尿蛋白以单克隆轻链免疫球蛋白为主，尿本周蛋白阳性。

2. *伴本周蛋白尿* 检测本周蛋白对轻链病的诊断是必不可少的项目，并对多发性骨髓瘤、原发性巨球蛋白血症、重链病等疾病的诊断、鉴别和预后判断均有一定帮助。

3. *伴轻链比例的变化* 正常血清中κ/λ比例约为2∶1，当2κ/λ比例>4∶1或<1∶1时应各考虑κ型或λ型M蛋白血症。

4. *伴蛋白尿* M蛋白血症伴蛋白尿见于多发性骨髓瘤、轻链病等。蛋白尿为大量M蛋白在肾脏中沉积引起肾脏组织损害所致。

5. *伴细菌感染* 大量M蛋白伴细菌感染常见于多发性骨髓瘤。同时，部分巨球蛋白血症患者主要表现为反复细菌感染。

【需进一步检查的实验室指标】

1. *血常规检查* 包括血红蛋白定量、红细胞计数、血小板计数、复片查找有无红细胞呈缗钱状排列有助于多发性骨髓瘤的诊断。

2. *血生化* 电解质、肾功能检查等可反映是否引起肾脏功能变化、骨质破坏等。

3. *血、尿免疫固定蛋白电泳* 分析血、尿中免疫球蛋白的组分有助于诊断M蛋白血症类型。

4. *尿本周蛋白* 有助于诊断轻链病。

5. *炎症指标* C-反应蛋白、血沉等主要反应M蛋白血症是否合并感染。

6. *其他* 骨X线、骨髓活检等有助于确诊M蛋白血症。

【指标评估的技术要点】

1. *M蛋白定性试验* 最基本的方法是血清蛋白区带电泳，但其不能正确的判定免疫球蛋白类型，且在溶血样本中的血红蛋白、陈旧血清中聚合的IgG、血清类风湿因子等因素的影响下可出现假阳性。最常用的方法是免疫固定电泳，因其结合了蛋白电泳的高分辨率和抗原抗体的反应特异性，已成为单克隆抗体定性和分型鉴定的首选方法。

2. *M蛋白定量试验* 血清免疫球蛋白定量测定为M蛋白的初筛试验，常用的方法有单向琼脂免疫扩散法和免疫比浊法。因其所使用的抗血清存在特异性差异，可造成M蛋白定量结果不一致，联合使用区带电泳光密度扫描可纠正误差。动态监测对M蛋白血症的病情和疗效判断有一定价值。

3. *本周蛋白测定* 检测方法常用化学法（加热沉淀法）和免疫法两种。前者临床常用，但敏感性低且不能确定轻链类型；后者可确定轻链类型。

4. *κ-Ig和λ-Ig定量测定* 主要有单项免疫扩散法和免疫比浊法。

【指标评估的影响因素】

1. *假性M蛋白条带的情况* 当血液凝固不完全，血清中含有纤维蛋白原；血管内溶血时血清内血红蛋白结合珠蛋白含量升高；缺铁性贫血时血清转铁蛋白浓度升高；某些应急状态下球蛋白浓度增加及先天性高脂蛋白血症；双白蛋白血症、白蛋白变异、白蛋白结合青霉素等药物后电泳行为改变。

2. *尿本周蛋白测定* 测定时，其沉淀变化需肉眼观察，由于操作过程中人为影响因素较多，敏感性较低，常导致判断有误差。

（兰小鹏，赵　猛）

参考文献

胆固醇

【定义】

胆固醇(total cholesterol, TC)是细胞膜和细胞器的构成成分,也是胆汁酸、类固醇激素和维生素D3的前体,血清胆固醇检测方法为酶法和化学法。TC含量改变除体重因素影响外还与年龄、激素、遗传基因变异有关,TC的含量可随年龄增加而增加,绝经后的女性随着体内雌激素分泌减少呈现TC升高,相同环境下部分个体TC升高可能与个体的代谢、吸收关系密切。

【分类】

1. 根据构成成分分类　TC是游离胆固醇(FC)和胆固醇酯(CE)或酯化型胆固醇(EC)的总和。正常CE约占TC的70%,当卵磷脂胆固醇酰基转移酶(LCAT)遗传缺陷或肝实质损害时,CE合成降低,CE/TC比值也是肝功能评价的指标之一。

2. 根据理化性质和功能　胆固醇分为小而低密度脂蛋白胆固醇(sdLDL－C)、极低密度脂蛋白胆固醇(VLDL－C)、低密度脂蛋白胆固醇(LDL－C)和高密度脂蛋白胆固醇(HDL－C)。主要在肝脏合成,以低密度脂蛋白(LDL)形式转运到周围组织,以高密度脂蛋白(HDL)形式运回肝脏,胆固醇的浓度受吸烟、饮食、年龄、性别、遗传等多方面因素影响。总胆固醇作为基线指标,提示是否该进一步进行脂蛋白代谢的实验室检查。

(1) 高密度的脂蛋白胆固醇(HDL－C):是早期识别动脉粥样硬化的重要指标,对冠心病的危险性评估具有重要意义,人体约25%的血清总胆固醇是以HDL的形式运送。

(2) 低密度脂蛋白胆固醇(LDL－C):是仅有的具有单一载脂蛋白即$ApoB_{100}$的脂蛋白类别。LDL－C的功能与HDL－C相反,LDL－C被认为具有很高的致动脉粥样硬化性,与冠心病的死亡率呈明显相关性。LDL－C与HDL－C联合可用于冠心病发生危险的鉴别诊断。

(3) 极低密度脂蛋白胆固醇(VLDL－C):在肝脏合成主要转运三酰甘油,约90%为脂质,VLDL增多是会使血浆出现絮状物或表现浑浊。

(4) 小而低密度脂蛋白胆固醇(sdLDL－C):体积最大的脂蛋白,正常仅存在于餐后血浆中,在各脂蛋白中含量最少。

【诊断思路】

诊断思路见图108。

【伴随临床症状的鉴别诊断】

(1) 伴黄色瘤LDL受体功能受损导致血浆LDL摄取减少、LDL水平升高,杂合子升高为正常LDL－C水平中位数的2~3倍,纯合子LDL－C水平升高为正常的4~6倍。其中纯合子FH会出现阿基利斯肌腱黄色瘤和结节状黄色瘤,需要与继发性血脂异常如胆汁性肝硬化、先天性胆道闭锁、Alagille综合征等结合临床表现加以鉴别。

(2) 伴黄斑瘤和早发角膜弓升高的LDL通常为小而密LDL颗粒,患者血脂表型变化很大,包括单纯LDL升高(Ⅱa型)、LDL升高伴高TG血症(Ⅱb型)和LDL正常伴高TG血症(Ⅳ型),FCHL伴有早发脑血管疾病(CVD)的风险。

(3) 伴精神萎靡、嗜睡、食欲下降患者多有甲状腺激素水平降低,同时有高脂蛋白血症,其中LDL增加的原因主要由于受体调节的LDL分解减少,甲状腺功能减退时胆固醇可能会升高很明显,>8 mmol/L(310 mg/dL)。

(4) 伴皮肤瘙痒、黄疸出现胆道梗阻或肝功

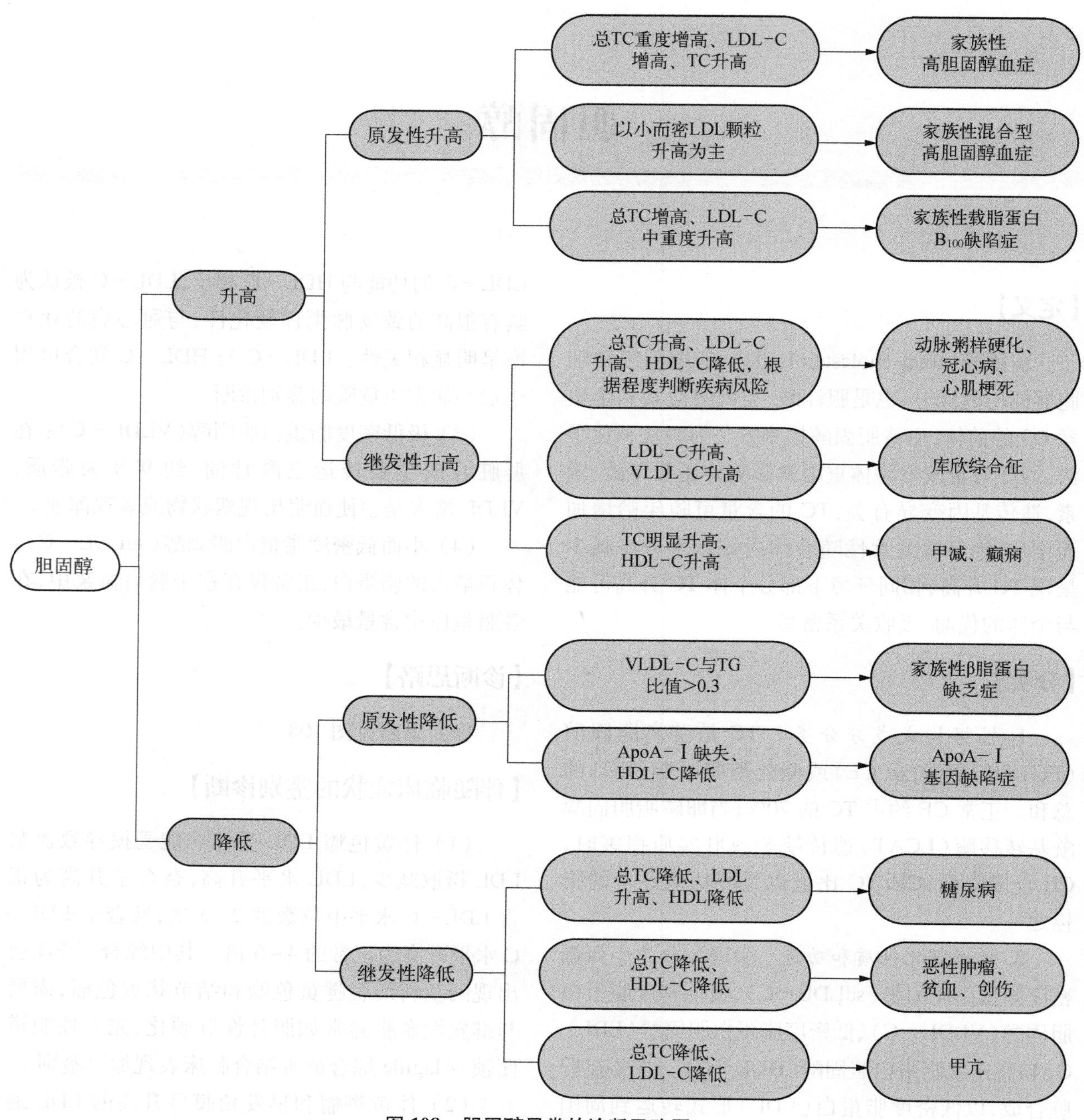

图 108　胆固醇异常的诊断思路图

能损伤时，TC、TG 均升高，高胆固醇血症和高磷酸酶血症是原发性胆汁性肝硬化出现时效最长的标志。

（5）伴胸痛、胸闷血清 TC 或 LDL－C 升高，同时可伴 TG 轻至中度升高。临床可结合 HDL－C 的变化进行鉴别，血清 HDL－C 每增加 0.4 mmol/L（15 mg/dL），冠心病的风险减低 2%～3%。

（6）伴眩晕、肢体麻木血清 TC 或 LDL－C 升高，可进一步结合 CT 或 MRI 影像学检查确诊。

（7）伴妊娠一般伴有胆固醇和三酰甘油浓度的适度升高，在分娩后恢复正常，其中还包括 VLDL、LDL 和 HDL，主要由于雌激素水平升高。

（8）伴水肿、蛋白尿、血尿中度病例通常会出现低水平的高胆固醇血症（Ⅱa），严重病例会出现高三酰甘油血症（Ⅱb），血浆胆固醇和白蛋白浓度呈负相关。血液透析后患者会表现 HDL 浓度降低及残核颗粒浓度升高。

（9）伴多饮多食、体重减轻青少年的 1 型糖尿病表现为酮症和高三酰甘油血症，2 型糖尿病 VLDL(50%~100%)会出现中度升高，肥胖患者尤为明显。LDL 检测值通常正常，HDL 会减少且富含三酰甘油。5 型糖尿病也称乳糜微粒血症，由于胰岛素不足和来自脂肪组织的脂肪酸增加引起脂蛋白酯酶缺乏，促进三酰甘油合成，HDL 降低，LDL 升高。

【伴随实验室指标的鉴别诊断】

1. TC 升高　TC 升高常伴随的指标有 LDL－C 升高，TG 升高，HDL－C 降低及糖耐量降低等。

(1) 伴 LDL－C 升高：TC>5.4(200)mmol/L(mg/dL)时，有患冠心病和动脉粥样硬化风险，同时伴 LDL－C>4.0(150)mmol/L(mg/dL)，具有心肌梗死风险。肌钙蛋白是发现心肌坏死的特异性指标，肌酸激酶同工酶(CK－MB)可对心肌坏死程度以及心梗的阶段进行监测和鉴别。LDL－C 是冠心病及动脉粥样硬化的主要风险评估指标，是实验室检查的主要筛查项目，同时也是冠心病(coronary artery disease, CAD)药物治疗的检测指标。

(2) 伴 TG 升高：TG 升高可见于家族性高 TG 血症、家族性混合高脂血症、冠心病、动脉粥样硬化、肾病综合征、糖原累积症、急性胰腺炎等。当 TG 浓度 1.1~4.0 mmol/L 时，冠心病发生风险增加；而极度升高>11.3 mmol/L 时，患胰腺炎危险性增加。

(3) 伴 HDL－C 降低：HDL－C<0.9(35)mmol/L(mg/dL)时，患冠心病风险极高。

(4) 伴糖耐量降低：1 型和 2 型糖尿病患者出现糖耐量降低时，男性冠心病危险性增加 2 倍，女性危险性增加 3~4 倍。

(5) 其他：妊娠伴有胆固醇和三酰甘油浓度的适度升高，在分娩后恢复正常。其中还包括 VLDL、LDL 和 HDL，主要由于雌激素水平升高。HDL－C 升高可见于使用苯妥英钠的癫痫患者；库欣综合征使用环孢霉素会引起 LDL－C 升高；使用免疫抑制剂如皮质类固醇会引起胰岛素耐受，进而导致高三酰甘油血症和 HDL－C 的减少。

2. TC 降低　TC 降低常伴随的指标有 VLDL－C 降低，ApoA－Ⅰ基因缺陷，血清 TC 降低等。

(1) 伴 VLDL－C 降低：由于 apoE 异常导致代谢异常，出现血浆 VLDL－C 水平降低，HDL 变化不明显，VLDL－C 与三酰甘油比值>1，即Ⅲ型高脂蛋白血症。

(2) 伴 ApoA－Ⅰ基因缺陷：HDL 的主要蛋白成分是 ApoA－Ⅰ，其基因突变可致血浆 ApoA－Ⅰ缺失，HDL－C 水平明显降低，早发冠心病(CHD)。

(3) 血清 TC 降低：肾病综合征的严重程度判别可结合 TC 降低程度和 TG 改变，中度病例通常会出现低水平的高胆固醇血症(Ⅱa)，严重病例会出现高三酰甘油血症(Ⅱb)，血浆胆固醇和白蛋白浓度呈负相关。血液透析治疗后患者会表现 HDL 浓度降低及残核颗粒浓度升高。

(4) 其他：如骨髓瘤、创伤、慢性贫血也会出现 HDL－C 降低。

【需进一步检查的实验室指标】

1. *结合冠脉造影(CAG)、心电监测、超声心动图(UCG)*　对冠心病、心肌梗死、动脉粥样硬化实施鉴别诊断。

2. *颈动脉内中膜厚度(carotid intima-media thickness, CIMT)*　可以反映动脉粥样硬化的产生和程度，是早期动脉粥样硬化的无创性标志物，作为冠心病的筛查具有明显优势。

3. *心血管磁共振(cardiovascular magnetic resonance, CMR)*　可以发现亚临床动脉和冠状动脉斑块，其优势可以对斑块定量分析，同时区分斑块的组织成分。但 CMR 存在时间和空间分辨率不足等缺陷，仅用于主动脉、颈动脉等大血管的成像检查。

4. *基因型或表型检测*　对家族性代谢异常血症具有诊断意义。

5. *其他*　如生化常规、血尿常规、动脉弹性实验、肾功能超生、B 超、甲状腺功能检查等。

【指标评估的技术要点】

1. *参考范围*　成人血清总胆固醇正常值为

2.85~5.18 mmol/L(110~200 mg/dL),TC<5.18 mmol/L(200 mg/dL)为合适水平,5.19~6.19 mmol/L(201~239 mg/dL)为边缘升高,≥6.22 mmol/L(240 mg/dL)为升高水平。

2. 总胆固醇(TC)水平的测定　可分为酶法和化学发光法,目前国内建议酶法作为临床实验室测定TC的常规方法。

3. 低密度脂蛋白胆固醇(LDL－C)水平的测定　测定方法包括公式法和直接测定法,国内建议直接测定的匀相法作为实验室常规方法。正常成年男女血清LDL－C的理想范围<4.0 mmol/L(155 mg/dL),4.0~4.9 mmol/L(150~190 mg/dL)为中等危险,大于>4.9 mmol/L(190 mg/dL)为高危。

4. 高密度脂蛋白胆固醇(HDL－C)水平的测定　测定方法包括匀相法、沉淀法、超速离心发和电泳法,直接匀相法因其特异性、精密度好,操作简单作为国内实验室检测的常规方法。成人血清HDL－C含量参考范围≥0.9 mmol/L(35 mg/dL)。

注:1 mg/dL=0.025 86 mmol/L,1 mmol/L=38.67 mg/dL。

【指标评估的影响因素】

血脂测定特别注意分析前变异对结果的影响,其中包括样本收集处理因素、生物学因素、临床因素、药物诱因等。

1. 血样标本采集和处理过程　如采血时体位变化、止血带阻滞血流时间、抗凝剂及血样保存时间、存放温度等均会对检测结果造成一定影响。

2. 生物学因素　如年龄、性别、个体间以及种族差异,会出现生物学变异,在分析时需要结合变异指数判定结果的变化。

3. 血脂检测　检测前24 h内剧烈运动或剧烈情绪波动也是影响血脂检查的因素,因此采血前2周保持膳食、运动习惯和体重稳定,女性避开月经期和妊娠期。餐后HDL－C、LDL－C浓度会有所下降,采血前空腹12 h,可确保结果的准确性。

4. 抽血　抽血前受试者至少休息5 min,静脉穿刺过程止血带使用不应超过1 min,避免血清/血浆样本反复冻融。多数脂蛋白、脂质的检测可采用血浆也可采用血清,但应在采血后2 h内将血浆或血清尽快分离,4℃最多可存放1周。血浆适合做脂蛋白分析,EDTA是最常用的脂质分析研究的抗凝剂。

5. 药物诱导　如抗高血压药、免疫抑制剂、雌激素等药物会对受试者TC水平存在影响,检测前需询问并根据药物半衰期进行停药。

(府伟灵,余　抒)

参考文献

胆红素

【定义】

胆红素是胆色素的一种,主要来自红细胞的破坏,是人胆汁中的主要色素。机体每天产生250~400 mg胆红素,其中20%来自肌红蛋白、含血红素的酶的降解及造血过程中少量红细胞的过早破坏。80%来自衰老红细胞破坏所释放的血红蛋白。血液胆红素含量升高可出现黄疸。

直接胆红素是指未结合胆红素在肝细胞内转化,与葡萄糖醛酸结合形成的结合胆红素。相对的,未在肝内经过葡萄糖醛酸化的叫做间接胆红素。临床上测定直接胆红素水平主要用于鉴别黄疸的类型。直接胆红素升高，说明经肝细胞处理和处理后胆红素从胆道的排泄发生障碍。而间接胆红素偏高往往预示着肝脏的病变。

胆红素在肠道内经历转化及肝肠循环，有小部分重吸收的胆素原随血液进入体循环，并运送至肾脏随尿排出，称为尿胆素原。尿胆素原被空气氧化后生成尿胆素，是尿的主要色素。正常人尿中检测不到尿胆红素，临床上将尿胆素原、尿胆素、尿胆红素检查称为“尿三胆”，是鉴别黄疸类型的重要指标。

【分类】

1. *根据是否入肝与葡萄糖醛酸结合*　分为直接胆红素和间接胆红素。间接胆红素经过肝脏代谢可变为直接胆红素。直接胆红素是结合型胆红素，由肝细胞分泌入胆管，随胆汁排入肠道，在回肠下段或结肠内细菌作用下进行水解和还原反应。正常情况下，血液中胆红素含量很少。现临床生化多检测总胆红素和直接胆红素水平，两者之差即为间接胆红素。

2. *根据液相色谱分析结果*　可将血浆胆红素在分为四种，即α胆红素、β胆红素、γ胆红素和δ胆红素。δ胆红素是一种白蛋白和胆红素间非酶促反应形成的共价结合物，在血中含量极低，有报道称可作为判断严重肝病预后的指征之一。但液相色谱法需要特殊仪器且操作过于复杂，无法普及。现已有干化学全自动生化分析仪对其进行检测，其临床应用尚待验证。

【诊断思路】

诊断思路见图109。

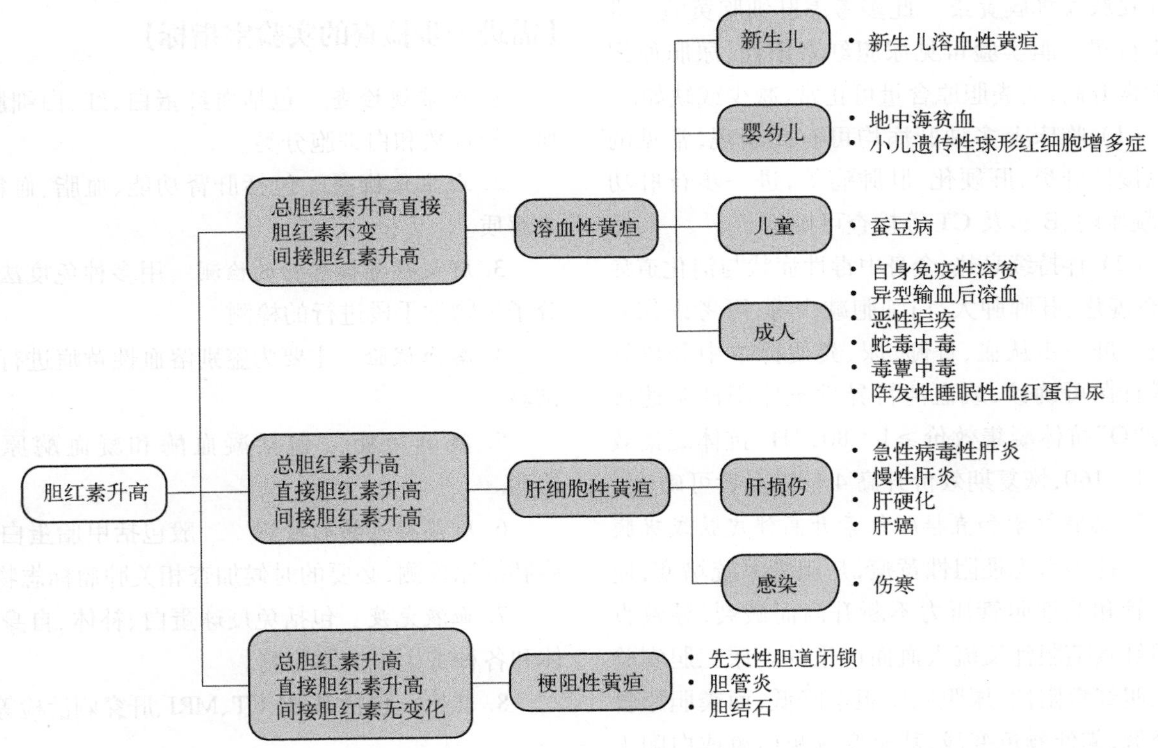

图109　胆红素升高的诊断思路图

【伴随临床症状的鉴别诊断】

1. *总胆红素和间接胆红素升高，伴皮肤或巩膜黄疸*　贫血且外周血网织红细胞增多。尿中尿胆原、尿胆素增加而无胆红素。急性发作时有血红蛋白尿，呈酱油色，慢性溶血时尿内含铁血黄素增加，24 h粪便胆素原排出量增加。

（1）新生儿需警惕新生儿溶血性黄疸的发生。最常见原因是ABO溶血，它由母亲与胎儿的血型不合引起，以母亲血型为O、胎儿血型为A或B最多见，造成的黄疸较重。进一步行新生儿溶血检查可诊断。

（2）婴幼儿有此症状需警惕地中海贫血和小儿遗传性球形红细胞增多症。地中海贫血分轻中重型，血细胞涂片和骨髓片检查可帮助确诊，基因检测可确诊具体类型。遗传性球形红细胞增多症黄疸多为间歇性发作并常有脾肿大的症状，血涂片检查可见球形红细胞增多，进一步行红细胞孵育后脆性试验和自身溶血试验可确诊。

（3）儿童需警惕蚕豆病，此病发病急，是一种6-磷酸葡萄糖脱氢酶（G6PD）缺乏所导致的疾病，多因食用蚕豆后而发作，诊断相对较容易。

（4）成人有此类症状多为获得性溶血性贫血，如自身免疫性溶血性贫血、异型输血后溶血、恶性疟疾、蛇毒、毒蕈中毒、阵发性睡眠性血红蛋白尿等。

2. 总胆红素、直接胆红素和间接胆红素均升高伴皮肤或巩膜黄染　此多考虑肝细胞黄疸。进一步行尿三胆实验可见尿胆红素阳性，尿胆原尿胆素常升高，而粪胆原含量可正常、减少或缺如。

（1）临床上多种肝病均可有此表现，常见的有急慢性肝炎、肝硬化、肝肿瘤等，进一步行肝功能、凝血酶、B超及CT等检查可确诊。

（2）伴持续高热、全身中毒性症状与消化道症状、玫瑰疹、肝脾肿大、白细胞减少等，可考虑伤寒感染。进一步从血、骨髓、尿、粪便标本中分离到伤寒杆菌可确诊，或血清特异性抗体阳性肥达氏反应“O”抗体凝集效价≥1∶80，“H”抗体凝集效价≥1∶160，恢复期效价升高4倍以上者可确诊。

3. 总胆红素和直接胆红素升高伴皮肤或巩膜黄染　此多考虑梗阻性黄疸，是胆管系统堵塞，使胆小管和毛细胆管压力不断升高而破裂，导致直接胆红素随胆汁反流入血而产生的。尿三胆实验见尿胆红素阳性，尿胆原尿胆素降低，而粪胆原含量降低，粪便颜色变浅，甚至变成灰白色或白陶土色。临床多见于先天性胆道闭锁、胆管炎、胆结石，或胰腺肿瘤等疾病，明确的诊断需更多血清学检查，结合B超或CT检查结果综合判断。

【伴随实验室指标的鉴别诊断】

1. 化学毒物　很多化学毒物（如砷、四氯化碳）可致肝脏发生中毒性肝损伤，从而发生肝细胞性黄疸，最终导致肝炎、肝纤维化、硬化，甚至肝癌等严重后果。

2. 临床上还有多种方法鉴别肝细胞性黄疸和梗阻性黄疸

（1）较肝细胞性黄疸而言，梗阻性黄疸的血清碱性磷酸酶、谷氨酰转肽酶升高更为明显。

（2）两种黄疸都可见凝血酶原时间延长，而肝细胞性黄疸得凝血酶原时间不能被维生素K纠正。

（3）肝细胞性黄疸胆固醇常降低，而梗阻性黄疸常升高。

（4）在阻塞性黄疸时常出现的一种特殊的脂蛋白，称为脂蛋白-X。存在于低密度脂蛋白中，其生成可能与胆汁中的磷脂反流有关。测定其水平有助于了解胆汁淤积的严重程度。

【需进一步检查的实验室指标】

1. 血常规检查　包括血红蛋白、红、白细胞、血小板计数和白细胞分类。

2. 血生化检查　包括肝肾功能、血脂、血糖、电解质。

3. 肝炎病毒标志物的检测　用多种免疫法或分子生物学手段进行的检测。

4. 溶血试验　主要为鉴别溶血性黄疸进行的试验。

5. 凝血功能　包括凝血酶和凝血酶原的检测。

6. 肿瘤标志物的检测　一般包括甲胎蛋白和癌胚抗原检测，必要的时候加查相关肿瘤标志物。

7. 血液免疫　包括免疫球蛋白、补体、自身抗体和各种寄生虫抗体检测。

8. 其他　包括B超、CT、MRI、肝穿刺活检等。

【指标评估的技术要点】

改良化学氧化法和氧化酶法检测胆红素具有良好的精密度和准确性，抗干扰能力强，线性范围宽，是临床常见的检测方法。

【指标评估的影响因素】

钒酸氧化法检测胆红素时，受脂血、溶血和维生素C的干扰较明显，现在已经不多用于临床。

（渠　巍，吕瑞雪）

参考文献

胆碱酯酶

【定义】

胆碱酯酶（ChE）是由肝合成而分泌入血的一类糖蛋白，亦是一类催化酰基胆碱水解的酶类，又称酰基胆碱水解酶，它的作用是水解乙酰胆碱。

【分类】

人体内的胆碱酯酶有两类种，一种是乙酰胆碱酯酶（AChE），又称真性胆碱酯酶或特异性胆碱酯酶或胆碱酯酶Ⅰ；另一种是丁酰胆碱酯酶（BuChE），又称假性胆碱酯酶或非特异性胆碱酯酶或拟乙酰胆碱酯酶（PChE）或胆碱酯酶Ⅱ。临床实验室常规检测的血清胆碱酯酶即指后一种。

乙酰胆碱酯酶（AChE）存在于红细胞、神经组织、肌肉、肺、脑灰质等中，其中主要存在于胆碱能神经末梢突触间隙，特别是运动神经终板突触后膜的皱褶中聚集较多；也存在于胆碱能神经元内和红细胞中，此酶对于生理浓度的Ach作用最强，特异性也较高。假性胆碱酯酶广泛存在于神经胶质细胞、血浆、肝、肾、肠中，其中主要由肝脏合成，对Ach的特异性较低，除可用于乙酰胆碱外，假性胆碱酯酶可水解其他胆碱酯类。

【诊断思路】

诊断思路见图110。

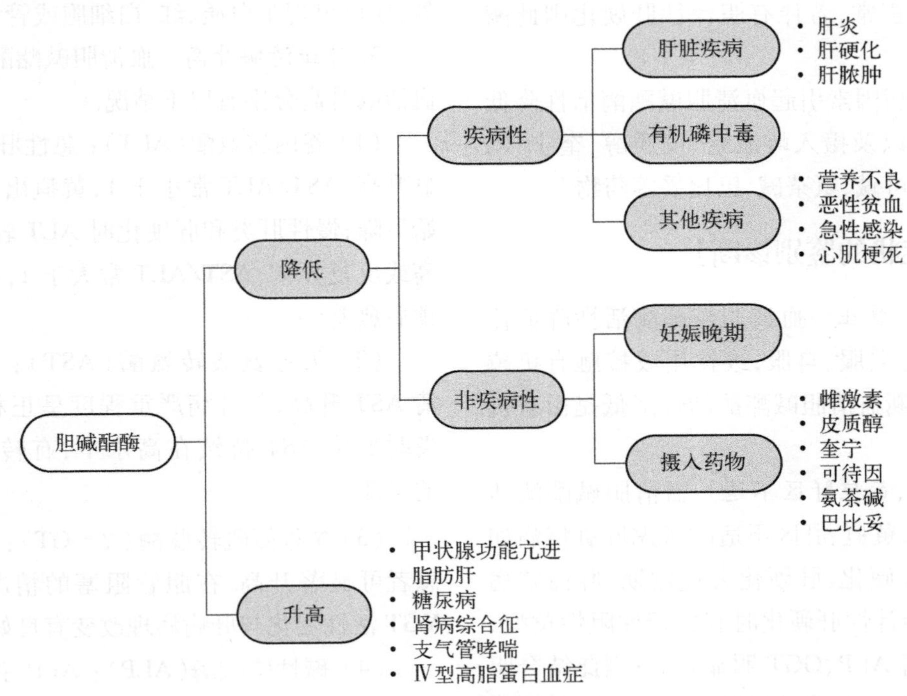

图110　胆碱酯酶异常的诊断思路图

（1）依据胆碱酯酶活性升高和降低其临床诊断思路不同。

1）当测定血清胆碱酯酶活性升高时，多见于脂肪肝、甲状腺功能亢进、糖尿病、肾病综合征、高血压、支气管哮喘、Ⅳ型高脂蛋白血症等。

2）当测定血清胆碱酯酶活性降低时，多见于有机磷中毒、肝炎、肝硬化、营养不良、恶性贫血、急性感染、心肌梗死、肺梗死、肌肉损伤、慢性肾炎、皮炎等。

（2）诊断是否为有机磷中毒时，依据血清胆碱酯酶活性降低的程度可判断与有机磷接触与服用有机磷中毒的轻重，有机磷中毒轻度中毒降低30%、中度中毒降低50%、重度中毒降低70%。

（3）肝脏疾病时，由于血清胆碱酯酶由肝脏合成，故此酶活性降低常常反映肝脏受损。急性病毒性肝炎患者血清胆碱酯酶降低与病情严重程度有关，与黄疸程度不一定平行，若持续降低，常提示预后不良；慢性肝炎：慢性迁延型肝炎患者此酶活力变化不大，慢性活动型肝炎患者此酶活力与急性肝炎患者相似；肝硬化若处于代偿期，血清胆碱酯酶多为正常，若处于失代偿期，则此酶活力明显下降；肝性脑病患者，血清胆碱酯酶明显降低，且多呈持久性降低；肝外胆道梗阻性黄疸患者血清胆碱酯酶正常，若伴有胆汁性肝硬化则此酶活力下降。

（4）非疾病因素引起血清胆碱酯酶活性降低见于妊娠晚期以及摄入雌激素、皮质醇、奎宁、吗啡、可待因、可可碱、氨茶碱、巴比妥等药物。

【伴随临床症状的鉴别诊断】

1. 伴恶心、呕吐　血清胆碱酯酶活性降低伴恶心、呕吐及有误服、自服，或饮用或接触有机磷杀虫剂即可诊断血清胆碱酯酶活性降低是由有机磷中毒引起。

2. 伴乏力、黄疸肝区不适　血清胆碱酯酶活性降低伴乏力、黄疸、肝区不适时考虑肝脏疾病如肝炎、胆汁性肝硬化、肝硬化失代偿期、肝性脑病等。肝炎时，胆汁性肝硬化时有长期梗阻性黄疸、肝脾肿大、血清ALP、GGT明显升高；因此结合胆红素、谷丙转氨酶、谷草转氨酶、碱性磷酸酶、胆汁酸、腺苷脱氨酶、岩藻糖苷酶等肝功指标及B超、CT诊断肝炎、胆汁性肝硬化、肝硬化失代偿期、肝性脑病等进行鉴别。

3. 伴发热、贫血等　血清胆碱酯酶活性降低伴发热、贫血等需考虑由肝外疾患（如全身营养不良、重度贫血、癌症晚期、血吸虫病、败血症、重症肺结核等）。

【伴随实验室指标的鉴别诊断】

1. 伴血红蛋白下降　血清胆碱酯酶活性降低伴血红蛋白下降可依据血常规各项指标协助判断肝炎的严重程度，急性肝炎初期白细胞总数正常或略高，一般不超过$10\times10^9/L$，黄疸期白细胞总数正常或稍低，淋巴细胞相对增多，偶可见异型淋巴细胞。重型肝炎时白细胞可升高，红细胞下降，血红蛋白下降。肝炎肝硬化伴脾功能亢进可有血小板、红细胞、白细胞减少的“三少”现象。

2. 伴尿胆红素或尿胆原尿　血清胆碱酯酶活性降低伴尿胆红素或尿胆原尿时，依据尿胆红素和尿胆原的检测早期发现肝炎，同时有助于黄疸的鉴别诊断。肝细胞性黄疸时两者均阳性，溶血性黄疸时以尿胆原为主，梗阻性黄疸以尿胆红素为主。深度黄疸或发热患者，尿中除胆红素阳性外，还可出现蛋白质、红、白细胞或管型。

3. 伴血清酶升高　血清胆碱酯酶活性降低伴血清酶升高分别有以下情况。

（1）谷丙转氨酶（ALT）：急性肝炎时ALT明显升高，AST/ALT常小于1，黄疸出现后ALT开始下降；慢性肝炎和肝硬化时ALT轻度或中度升高或反复异常，AST/ALT常大于1，比值越高，则预后愈差。

（2）天冬氨酸转氨酶（AST）：在肝病时血清AST升高，与肝病严重程度呈正相关；急性肝炎时如果AST持续在高水平，有转为慢性肝炎的可能。

（3）γ谷氨酰转肽酶（γ－GT）：肝炎和肝癌患者可显著升高，在胆管阻塞的情况下更明显，YGT活性变化与肝病病理改变有良好的一致性。

（4）碱性磷酸酶（ALP）：ALP主要用于肝和骨骼。当肝病时，肝内或肝外胆汁排泄受阻时，组织表达的ALP不能排出体而回流入血，导致血清ALP活性升高。

4. 伴多项血生化指标异常　血清胆碱酯酶活性降低伴多项血生化指标异常见于以下情况。

(1) 胆红素升高：急性或慢性黄疸型肝炎时血清胆红素升高，活动性肝硬化亦可升高且消退缓慢，重型肝炎常超过171 μmol/L。一般情况下，肝损程度与胆红素含量呈正相关；直接胆红素在总胆红素中的比例尚可反映淤胆程度。

(2) 血浆胆固醇：肝细胞严重损伤时，胆固醇在肝内合成减少，故血浆胆固醇明显下降，胆固醇愈低，预后愈险恶，而梗阻性黄疸时胆固醇升高。

(3) 胆汁酸：血清中胆汁含量很低，当肝炎活动时胆汁酸升高，由于肝脏对胆红素和胆汁酸的运转活动不同，检测胆汁酸有助于鉴别胆汁淤积和高胆红素血症。

(4) 血清蛋白：在急性肝炎时，由于白蛋白半衰期较长以及肝脏的代偿功能，血清蛋白质和量可在正常范围内。肝硬化、重型肝炎时出现白蛋白下降，Y球蛋白升高，白/球(A/G)比例下降甚至倒置。

5. 伴凝血酶原活动度(PTA)降低　PTA高低与肝损程度成反比，<40%是诊断重型肝炎的重要依据，亦是判断重型肝炎预后的敏感指标。

6. 伴补体合成减少　清胆碱酯酶活性降低伴补体合成减少见于肝细胞严重损害时，如重症肝炎、肝硬化失代偿期、肝性脑病、肝癌等。

7. 甲胎蛋白(AFP)　AFP含量的检测是筛选和早期诊断HCC的常规方法。肝炎活动、肝细胞癌变和肝细胞修复时，AFP均有不同程度的升高，应进行动态观察。急性重型肝炎AFP升高时，提示有肝细胞再生，为预后良好的标志。

【需进一步检查的实验室指标】

1. 血常规检验　包括白细胞、红细胞、血小板、血红蛋白、白细胞分类等。

2. 尿常规检查　包括尿胆红素或尿胆原。

3. 病原学检查　包括甲型、乙型、丙型、丁型、戊型肝炎病毒等。

4. 免疫学检查　包括补体、免疫球蛋白、自身抗体、ENA谱等。

5. 感染性疾病筛查　包括乙肝、丙肝、梅毒、艾滋病等。

6. 血生化检验　包括肝肾功能、电解质、血脂等。

7. 糖尿病相关检查　包括血糖、尿糖、糖耐量试验等。

8. 凝血功能及血栓检测　包括PT、APTT、FIb、FDP、D－D、TM等。

9. 其他　包括心电图、脑电图、B超、X线片、组织活检、CT扫描、MRI等。

【指标评估的技术要点】

(1) 血清胆碱酯酶测定的临床意义在于酶活力降低。肝脏合成PChE，故肝实质细胞损害时降低。有机磷毒剂是AChE及PChE的强烈抑制剂，测定血清ChE与测定全血ChE一样，是协助有机磷中毒诊断及预后估计的重要手段。

(2) 诊断是否为有机磷中毒时，依据血清胆碱酯酶活性降低的程度可判断与有机磷接触与服用有机磷中毒的轻重；血清胆碱酯酶活性降低为肝脏疾病时应结合肝酶学指标、肿瘤标志物等进行鉴别。

【指标评估的影响因素】

1. 非疾病因素　非疾病因素引起血清胆碱酯酶活性降低见于妊娠晚期。

2. 药物相关性因素　摄入某些药物如雌激素、皮质醇、奎宁、吗啡、可待因、可可碱、氨茶碱、巴比妥等药物可使血清胆碱酯酶活性降低。

(石玉玲，陈建芸)

参考文献

蛋白 C

D

【定义】

蛋白 C(protein C, PC)为一种维生素 K 依赖性血浆蛋白,它通过体内血栓调节蛋白-凝血酶复合物激活后形成活化 PC(APC),具有灭活因子Ⅴa、Ⅷa 和刺激纤维蛋白溶解作用,因而 PC 具有抗凝和促纤溶作用。

【分类】

根据测定结果分类,PC 测定可分为升高及降低两类,升高是指 PC 抗原含量或活性高于正常参考值。造成其升高的因素可能与内分泌激素相关或酸中毒后并内毒素血症和高凝状态损伤血管内皮细胞使血栓调节蛋白和蛋白 S 释放增多,加速 PC 激活形成 APC,肝合成 PC 升高有关。降低是指蛋白 C 抗原含量或活性低于正常参考值。原因主要为先天性缺陷和获得性减少两类,遗传性蛋白 C 缺乏症分为Ⅰ型、Ⅱ型两类,因 PC 在肝内合成,肝病时其含量下降,DIC、手术后、口服双香豆素抗凝剂时也可减低。

【诊断思路】

诊断思路见图 111。

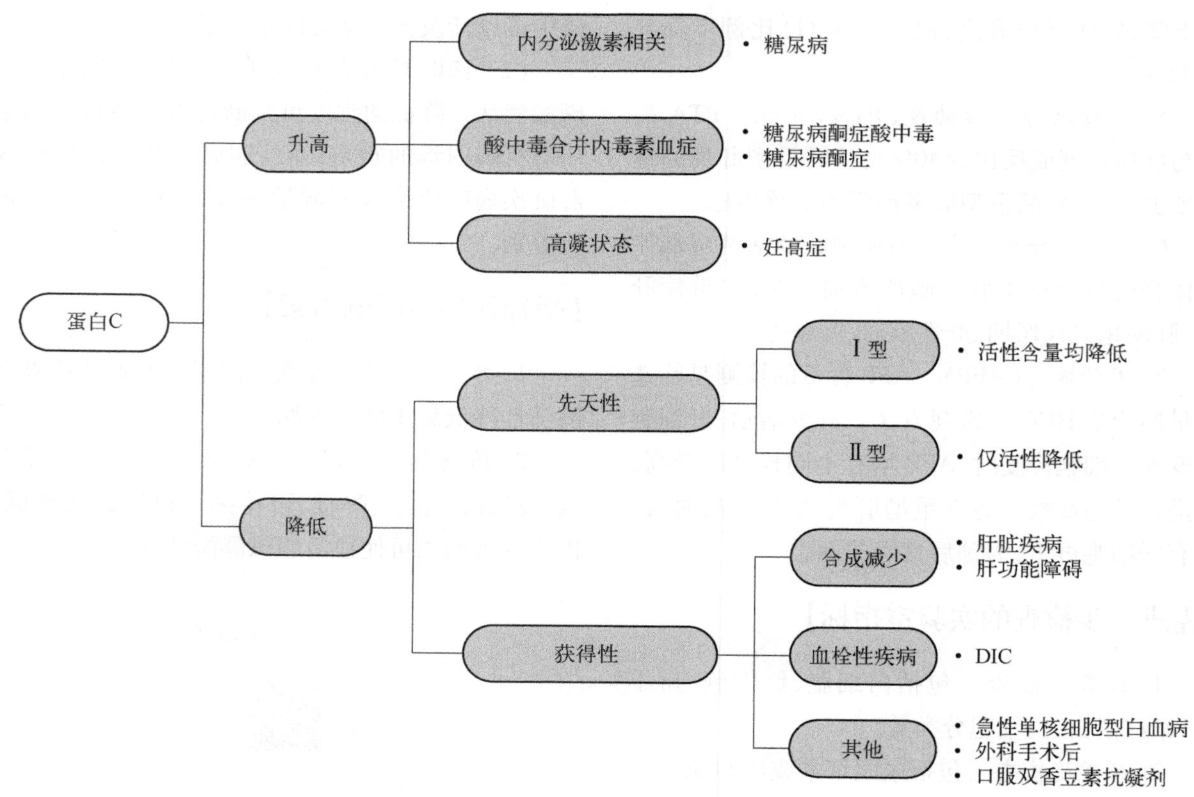

图 111　蛋白 C 异常的诊断思路图

【伴随临床症状的鉴别诊断】

1. 蛋白 C 升高

（1）伴三多一少症状：需考虑糖尿病及糖尿病酮症酸中毒。

（2）伴昏迷：需考虑糖尿病酮症酸中毒。此病为最常见的糖尿病急症，早期三多一少症状加重，酸中毒失代偿后，呼气中有烂苹果味，后期严重失水，晚期意识障碍。需与其他类型糖尿病昏迷（低血糖昏迷、高渗高血糖综合征、乳酸性酸中毒以及其他疾病所致昏迷：尿毒症、脑血管意外）等鉴别。

（3）伴妊娠期高血压：主要表现为血压升高、水肿、体重增加过多、蛋白尿，患者自觉头痛头晕、恶心呕吐、视力模糊、上腹部疼痛等，产前、产时或产后可发生抽搐昏迷。

2. 蛋白 C 降低

（1）伴遗传倾向，无明显诱因反复出现血栓形成：需考虑遗传性蛋白 C 缺乏症。根据遗传方式可分为：① 杂合型蛋白 C 缺乏症，为常染色体显性或不完全显性遗传，多见于 30~40 岁成人，血栓性静脉炎或皮肤微血管栓塞出现皮肤坏死是该病特有表现，血浆 PC 值呈中等度降低；② 纯合型蛋白 C 缺乏症，常见于婴儿，出生后即有内脏静脉血栓广泛形成、DIC、皮肤及指趾坏死；组织学检查可见小血管及毛细血管内有微血栓形成和纤维蛋白沉着；患儿多在早期死亡，其蛋白 C 活性仅为正常值 1%以下。

根据 PC 改变及基因缺陷可分为：Ⅰ型和Ⅱ型蛋白 C 缺乏症。Ⅰ型患者 PC：Ag 含量与活性均降低，Ⅱ型患者 PC：Ag 正常而活性降低。

（2）伴恶心、厌油、肝区不适、乏力等全身表现：需考虑肝功能障碍。主要表现除消化道表现外，可有肝掌蜘蛛痣、肝腹水、出血倾向、门静脉高压等。

（3）伴多发性出血倾向，可出现多发性微血管栓塞的症状和体征：需考虑 DIC。

（4）伴贫血、高热、出血等：需考虑急性白血病可能。其中，在急性单核细胞白血病中蛋白 C 更易出现减低，主要表现为淋巴结和肝脾肿大、贫血、发热、出血等。

【伴随实验室指标的鉴别诊断】

1. 蛋白 C(PC)升高

（1）伴血糖升高和尿糖阳性：此时应注意鉴别其他原因所致尿糖阳性和血糖升高。例如，甲亢、胃空肠吻合术后，因碳水化合物在肠道吸收快，可引起进食后血糖过高，出现糖尿，但 FPG 和 2h PG 正常。严重肝病时肝糖原合成受阻，肝糖原贮存减少，进食后血糖偏高，但 FPG 偏低，蛋白 C 减低。

（2）伴血酮体升高：需考虑糖尿病酮症酸中毒，该病患者尿糖强阳性、尿酮阳性，血糖升高，血 PH<7.3，血碳酸氢根<15 mmol/L。

2. 蛋白 C 活性降低

（1）伴血栓形成

1）伴血小板进行性下降、纤维蛋白原减低、3P 试验阳性、D－二聚体升高等：需考虑弥散性血管内凝血。该患者需与重症肝炎（黄疸、D－二聚体正常）、血栓性血小板减少性紫癜（黄疸、微循环衰竭少见）、原发性纤维蛋白溶解亢进症（D－二聚体正常）等鉴别。

2）遗传性蛋白 C 缺乏症实验室检查结果与 DIC 一致，但蛋白 C 活性不能测出，且皮肤损害，活检显示表浅和深部小动脉或小静脉有广泛的血栓形成，并伴有血管壁纤维蛋白样坏死和皮下脂肪广泛性出血。

（2）伴白细胞增多，骨髓象异常：需考虑急性白血病，特别是急性单核细胞白血病时蛋白 C 抗原量及活性会减低，骨髓 NEC 中原单核、幼单核≥30%，且原单、幼单及单核细胞≥80%。

【需进一步检查的实验室指标】

1. 血常规检查　包括血红蛋白、红细胞、白细胞，血小板计数以及白细胞分类。

2. 凝血四项及特殊凝血项目检查　包括 PT、活化部分凝血活酶时间（APTT）、凝血酶时间（TT）、纤维蛋白原（FIB）；FDP、D－二聚体。

3. 骨髓象检查　骨髓涂片细胞学检验、细胞化学染色等。

4. 活化蛋白C抵抗试验（APCR） 常用手工法，是血栓疾病的一个好发性指标。

5. 糖尿病相关检查

（1）糖尿病异常严重程度或控制程度检查：① 尿糖测定；② 血糖测定和OGTT；③ 糖化血红蛋白（HbA_1C）和糖化血浆白蛋白测定。

（2）胰岛β细胞功能检查：① 胰岛素释放试验；② C肽释放试验等。

6. 血生化检查 包括肝功能、电解质、酶类等。

7. 其他 包括腹水穿刺、肝脏活组织检查、B超、CT、磁共振等。

【指标评估的技术要点】

蛋白C的测定可分为蛋白C抗原测定（PC：Ag）及蛋白C活性测定（PC：A），PC：Ag正常参考值为102.5±20.1%，PC：A正常参考值为100.24±13.18%。根据检测原理，目前用于定量检测蛋白C的方法可归为三大类。

（1）根据PC的抗原特性而形成的免疫学方法包括ELISA、放射免疫分析法、火箭免疫电泳法等，常用ELISA法，但操作烦琐，检测时间长。

（2）根据PC抗凝活性形成的APTT凝固法 该法专一性强，但干扰因素多，检测结果变数较大。

（3）采用发色底物法该方法能准确、特异地反映PC活性，不仅结果真实稳定，而且操作简便易行，具有快速的优点。

【指标评估的影响因素】

（1）目前，市售试剂盒中采用激活剂大多来自美国东南部蛇类中分离纯化，因此，这种激活剂无法在国内大批量生产应用，故许多蛇类中分离提纯PC激活剂对血浆中其他凝血因子有部分激活，易受多种因素干扰，特异性相对较低。

（2）标本采集后尽早进行提取，提取按相关文献进行，提取后应尽快试验，若不能马上试验，可将标本放于-20℃保存，取出后应立即置37℃水浴中融冻，但应避免反复冻融。

（3）注意结果审核与复查，应结合标本质量和临床诊断等对结果做出综合判断后，才能发出正确检验报告，重视异常结果复查，必要时重新采集标本进行复查，并加强与临床沟通，及时掌握反馈信息。

（王惠萱，何　媛）

参考文献

蛋白S

【定义】

蛋白S（protein S，PS）是一种维生素K依赖性酶原，可协同活化蛋白C（APC），消除凝血因子Ⅹa对凝血因子Ⅴa、凝血因子Ⅸa对凝血因子Ⅷa保护作用，使之被水解。PS在血浆中以游离状态和C4bBP结合状态存在，结合状态（C4bBP）的蛋白S没有生理活性。

【分类】

根据病因分类，PS降低分为遗传性PS缺乏及获得性PS降低，根据PS含量活性不同，遗传性PS缺乏分为Ⅰ、Ⅱ、Ⅲ型，获得性PS减低可由肝病、皮肤血栓性坏死性静脉炎等疾病导致。

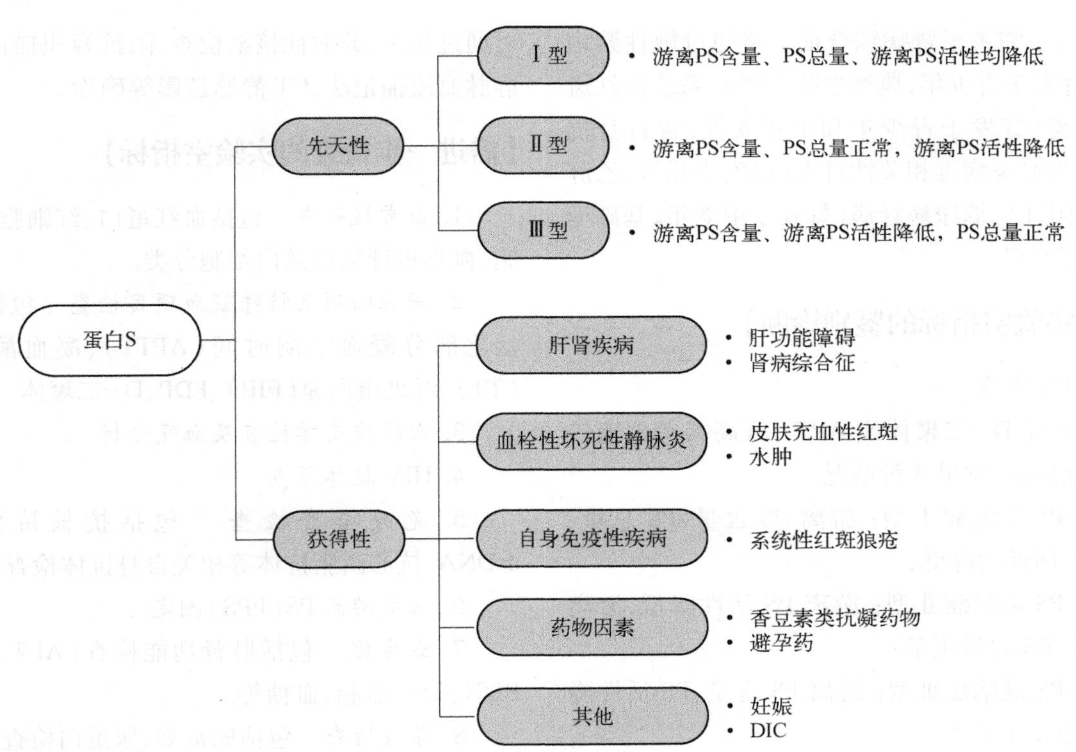

图 112　蛋白 S 诊断思路图

【诊断思路】

诊断思路见图 112。

【伴随临床症状的鉴别诊断】

1. PS 缺乏　伴家族性病史，肺栓塞等：需考虑遗传性 PS 缺陷症。遗传性 PS 缺陷症是一种常染色体显性遗传疾病，在先天性易栓症家族中占 10%。临床可将遗传性 PS 缺陷症分为三型，可通过游离 PS 含量、总 PS 含量及 PS 活性不同鉴别。可根据遗传表型分为纯合子型和杂合子型，纯合子或复合杂合子患者一般在出生后表现为暴发性紫癜而死亡，而杂合子患者临床表现通常较轻，无血栓形成。

2. PS 降低

（1）伴乏力、食欲缺乏、肝掌、蜘蛛痣等：需考虑肝功能障碍所致获得性 PS 缺乏。肝硬化时因门静脉血流瘀滞，门静脉等静脉血栓形成，临床表现变化较大，急性或亚急性发展时，表现为中、重度腹胀痛或突发剧烈腹痛、脾大等。

（2）伴皮肤充血性红斑、水肿后色素沉着等：需考虑血栓性静脉炎。包括血栓性浅静脉炎及深部血栓形成。主要临床表现为沿静脉走行的红、肿、痛和明显的压痛等。

1）血栓性浅静脉炎临床可分为浅表性良性血栓性静脉炎和游走性血栓性静脉炎，其区别主要是除病因外，前者多累及一条静脉并继续向上发展；而后者无一定形式，往往是一条或几条静脉同时或先后受累，此起彼伏地反复发作。

2）深静脉血栓形成按其发生部位和病情不同可分为小腿深静脉血栓形成（Homan 征）及髂、股血栓性静脉炎（弥漫性水肿、皮肤青紫等）。

（3）伴发热、皮疹、面部红斑等：需考虑系统性红斑狼疮。系统性红斑狼疮是一种有多系统损害的慢性自身免疫性疾病，临床表现为发热、皮疹（蝶形红斑等）、关节痛、心包炎等。

（4）伴自发性、多发性出血、休克等：需考虑弥散性血管内凝血。临床表现为多发性出血倾向、不易用原发病解释的为循环衰竭或休克，多发性微血管栓塞症状及体征等。需与重症肝炎、血栓性血小板减少性紫癜及原发性纤溶亢进症鉴别。

（5）伴大量蛋白尿、低白蛋白血症、水肿、高脂血症等：需考虑肾病综合征。需与过敏性紫癜肾炎（好发于青少年，典型皮肤紫癜）、系统性红斑狼疮肾炎（好发于青少年和中年女性，含自身抗体）、乙型肝炎病毒相关性肾炎（好发于儿童，乙肝血清学阳性）、糖尿病肾病（好发于中老年，基础糖尿病）等鉴别。

【伴随实验室指标的鉴别诊断】

1. PS 缺陷

（1）伴 D-二聚体或 APTT 升高需考虑遗传性 PS 缺陷症，常见 3 种情况。

1）PS 缺陷症Ⅰ型：游离 PS 含量，PS 总量、游离 PS 活性均降低；

2）PS 缺陷症Ⅱ型：游离 PS 活性降低，游离 PS 含量、PS 总量正常；

3）PS 缺陷症Ⅲ型：游离 PS 含量、PS 活性降低、PS 总量正常[3]。

（2）伴 ALT、AST 升高等：需考虑肝脏疾病所致获得性 PS 缺陷症。患者可表现为消化吸收不良、黄疸、出血和贫血、脾大、腹水等。可通过实验室检测（肝细胞受损、胆红素代谢障碍、肝脏合成功能降低等肝功能减退指标）、影像学检测（超声、CT、MRI）、胃镜（鉴别上消化道出血具体原因）诊断及鉴别。

2. PS 降低

（1）伴血小板进行性下降、血浆纤维蛋白原降低、3P 实验阳性等：需考虑 DIC。DIC 患者血小板<100×10^9/L，血浆纤维蛋白原含量<1.5 g/L 或>4 g/L，3P 试验阳性或血浆 FDP>20 mg/L，PT 缩短或延长 3 s 以上。

（2）伴尿蛋白>3.5 g/d，血浆白蛋白<30 g/L 等：需考虑肾病综合征。需与骨髓瘤性肾病等疾病鉴别，肾活检可确诊。

（3）伴 ANA 阳性、抗 ENA 抗体阳性、补体 C3、C4 改变等：需考虑系统性红斑狼疮。SLE 存在多系统累及，每种临床表现均须与相应各系统疾病相鉴别，可出现多种自身抗体及不典型临床表现，尚须与其他结缔组织病和系统性血管炎等鉴别。

（4）伴静脉压升高等：需考虑静脉血栓症。可通过超声、放射性核素检查、阻抗容积描记法和静脉血流描记法、CT 静脉造影等确诊。

【需进一步检查的实验室指标】

1. 血常规检查　包括血红蛋白、红细胞、白细胞、血小板计数以及白细胞分类。

2. 凝血四项及特殊凝血项目检查　包括 PT、活化部分凝血活酶时间（APTT）、凝血酶时间（TT）、纤维蛋白原（FIB）、FDP、D-二聚体。

3. 血液流变学检查及血气分析

4. HIV 抗体筛查

5. 免疫全套检查　包括抗核抗体、抗 dsDNA、抗心磷脂抗体等相关自身抗体检查。

6. 血浆游离 PS（FPS）测定

7. 血生化　包括肝肾功能检查（ALT、AST、BUN、Cr）、血脂、血糖等。

8. 尿液检查　包括尿常规、尿蛋白检查等。

9. 肺功能检查　包括肺泡氧分压与动脉血氧分压差，通气与灌注比值等。

10. 心电图　包括心向量、超声心动图检查。

11. 其他　包括组织活检、胸部 X 线片、CT、MRI、动静脉造影等。

【指标评估的技术要点】

（1）PS 抗原的检测采用免疫火箭电泳法，总 PS 抗原含量参考值为 96.6±9.8%，游离 PS 抗原含量参考值为 100.9±11.6%。该法是将单项免疫扩散与电泳相结合的一项定量检测技术，实际上是加速的单向扩散试验。快速简便，但火箭电泳作为抗原定量只能检测出 mg/mL 级别以上含量，如低于此水平则难以形成可见的沉淀峰。

（2）血浆游离 PS（FPS）检测采用凝固法，参考值为 100.9±29.1%。该法具有较强的抗干扰能力，可避免高脂、黄疸和溶血对结果测定的干扰。

【指标评估的影响因素】

1. 样本控制

（1）血清：使用不含热源和内毒素的试管，操作过程中避免任何细胞刺激。

（2）血浆：需采用 EDTA、柠檬酸盐或肝素抗凝。

（3）细胞上清液：必须离心去除颗粒和聚合物。

2. 分析中控制

（1）试剂恢复室温，密封保存，避免反复冻融。

（2）严格按照说明中标注时间、加液量及顺序进行温育操作。

3. 注意结果审核与复查应该结合标本质量和临床诊断等对结果做出综合判断后，才能发出正确检验报告，重视异常结果的复查，必要时重新采集标本进行复查，并加强与临床沟通，及时掌握反馈信息。

（王惠萱，何　媛）

参考文献

蛋白尿

【定义】

健康人尿中仅含有极少量的蛋白质（40<100 mg/d），常规尿蛋白质定性检查为阴性。当每日尿蛋白排出量持续超过 50 mg 时，即称为蛋白尿，尿蛋白定性检测阳性。

【分类】

根据尿蛋白含量，蛋白尿可分为轻度蛋白尿、中度蛋白尿、重度蛋白尿及微量蛋白尿四种。轻度蛋白尿是指 24 h 尿蛋白量≤1 g；24 h 尿蛋白量达 13.5 g 时为中度蛋白尿；重度蛋白尿亦称大量蛋白尿，指 24 h 尿蛋白>3.5 g。当尿中白蛋白的 24 h 排泄率高于正常人水平（≥20 μg/min），但又低于常规尿蛋白检测方法的检出水平（≤200 μg/min）时，称为微量蛋白尿（即 20～200 μg/min）。近年来，微量蛋白尿在临床上颇受重视，因为其反映了肾脏及心血管系统的早期病变，被认为是肾脏及动脉病变的一个“窗口”，对老年人、高血压及糖尿病患者肾脏的早期损害极具诊断价值。

除尿蛋白定量检测之外，临床上尚根据肾小球滤过膜损伤程度及蛋白尿的组分变化将其定义为选择性蛋白尿、非选择性蛋白尿、混合性蛋白尿和单纯性蛋白尿。非选择性蛋白尿有发展为肾衰的危险，常提示预后较差。

根据各种肾脏及肾外疾病，肾脏的损伤部位、性质及尿蛋白发生的病理机制，尿蛋白被进一步定义为肾小球性蛋白尿、肾小管性蛋白尿、组织性蛋白尿和溢出性蛋白尿。

此外，根据蛋白尿产生的原因，还将蛋白尿定义为生理性、体位性及病理性蛋白尿。因此，当尿蛋白定性检查显示阳性时，应注意进行尿蛋白定量、尿蛋白成分分析，并结合临床进行尿液沉渣的显微镜检查及肾功能等有关检查，必要时应行肾穿刺检查，以便对疾病的诊断和鉴别诊断提供参考依据，明确导致蛋白尿的具体疾病，以便对症治疗。

【诊断思路】

诊断思路见图 113。

1. 鉴别真性、假性蛋白尿　所谓假性蛋白尿是指因一些物理因素（尿液长时间放置或冷却等）或其他原因（混入血液、脓液、炎症、肿瘤分泌物以及月经血、白带等）导致蛋白成分混入尿液中的情况。

2. 鉴别一过性、持续性蛋白尿　持续性蛋白尿一般多为病理性蛋白尿，而一过性蛋白尿常可见于功能性蛋白尿和体位性蛋白尿。

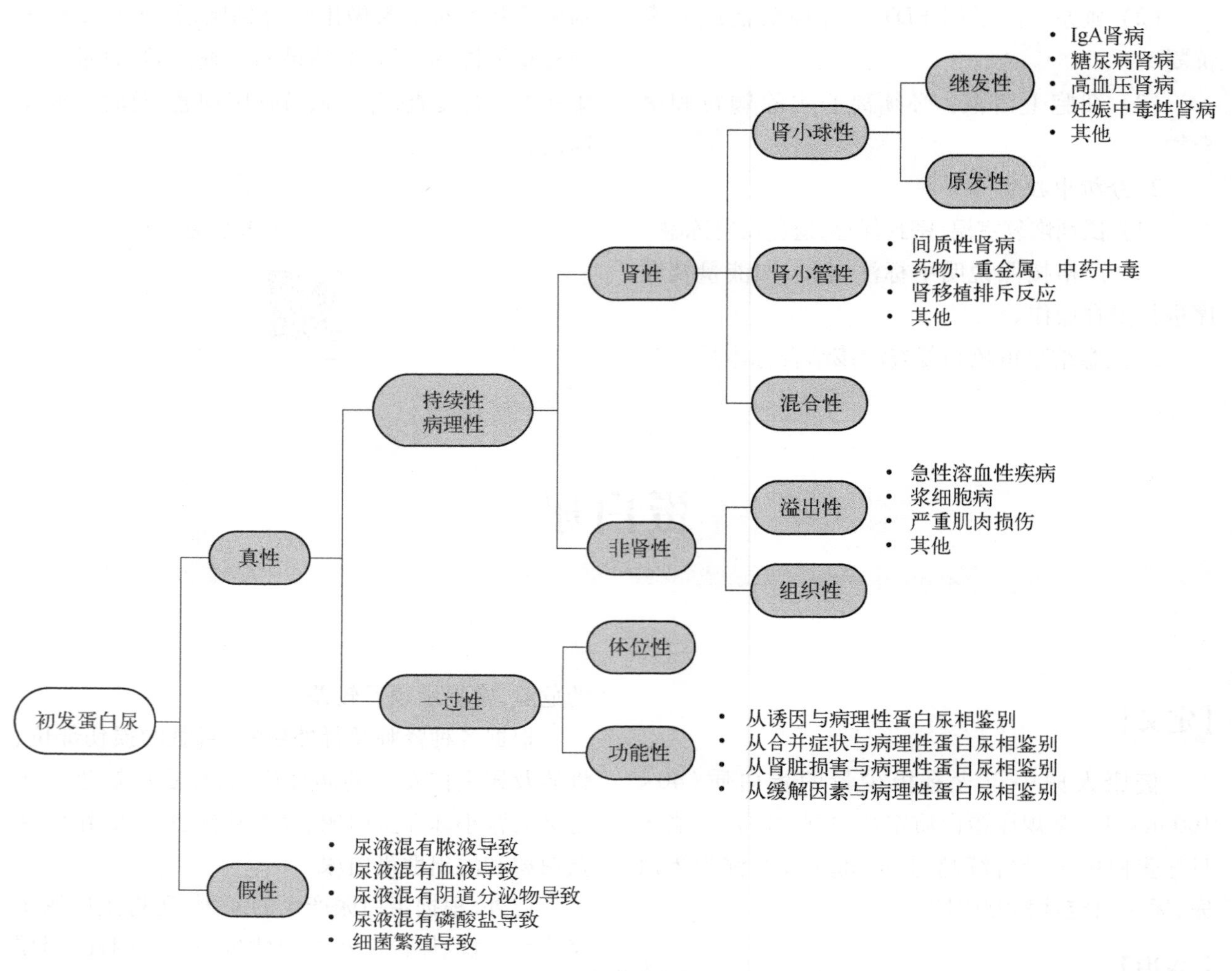

图 113　蛋白尿诊断思路图

3. 鉴别病理性蛋白尿　确立病理性蛋白尿后，应进一步判定肾性、非肾性蛋白尿、蛋白尿的程度、选择性与非选择性蛋白尿等。

【伴随临床症状的鉴别诊断】

1. 伴发热

（1）蛋白尿伴发热、出血倾向及肾脏损害：需考虑流行性出血热性肾损害。蛋白尿日间变化量大，可由“1+”突增至“3+～4+”，并可出现酸碱、电解质平衡紊乱，凝血功能异常。确诊可依赖病毒分离、特异性抗体及病毒核酸检测。

（2）蛋白尿伴低热、乏力、食欲缺乏：需考虑肾结核。尿液常呈酸性、含少量蛋白和不等量的红、白细胞。确诊需要结核杆菌检查、特异性抗体检测及结核杆菌核酸检测。X 线尿路平片、肾盂照影和肾活检对鉴别诊断有重要意义。

（3）蛋白尿伴发热，皮肤蝶形红斑、关节痛、肾功能受损及多个系统和脏器损害：需注意排除系统性红斑狼疮性肾炎。由于 SLE 临床表现多式多样，变化多端，早期表现不典型时容易误诊。

2. 伴紫癜　蛋白尿伴典型的皮肤紫癜，需考虑过敏性紫癜性肾炎。常伴关节痛、腹痛、黑便，蛋白尿或血尿多在皮疹出现后 1～4 周出现，好发于青少年。

3. 伴水肿　轻度蛋白尿伴水肿，可见于心源性水肿，伴有心功能不全病征，如心脏增大、心杂音、肝大、静脉压升高等。蛋白尿尤其是重度蛋白尿伴水肿，最常见于肾源性水肿，常伴其他肾脏病的症状，如高血压、血尿、管型尿、眼底改变等。

4. 伴咯血　蛋白尿伴咯血，可见于流行性出血热。此外，尚可见于肺出血-肾炎综合征(Goodpasture syndrome)，以青年男性多见，表现为严重咯血、呼吸困难和急进性肾衰竭，伴血尿、蛋白尿、管形尿。可以进一步检查血循环中抗肾小球基底膜抗体、肾活检等帮助确诊。

5. 伴腰背痛　蛋白尿伴腰背痛可以见于多种泌尿系统疾病，如肾炎呈深部胀痛，位于腰肋三角区，并有轻微的叩痛；肾盂肾炎蛋白尿较轻微，腰痛及叩痛较明显。

6. 伴少尿、多尿

(1) 蛋白尿伴少尿：可见于急性肾炎、急进性肾炎(蛋白尿伴少尿、血尿、高血压、水肿)；若同时伴有高血压或其他器官的动脉硬化表现，多为肾小动脉硬化性肾病蛋白；同时伴乏力、食欲缺乏、腹水，皮肤黄染者，多见于肝肾综合征；大量蛋白尿伴少尿、水肿、高脂血症和低蛋白血症者，常见于肾病综合征；蛋白尿伴少尿或多尿，可见于肾小管病变等。

(2) 蛋白尿伴多尿、多饮、多食、消瘦：多见于糖尿病肾病。

7. 伴全身多器官性淀粉样变性　蛋白尿伴全身性多器官性淀粉样变性(心、肾、消化道、皮肤、肝、脾等)，多见于肾淀粉样变性，好发于中老年，对难治性蛋白尿尤需考虑，确诊可借助肾活检诊断。

8. 伴眼、耳异常　蛋白尿伴眼(球形晶状体等)、耳(神经性耳聋等)异常及肾功能损伤，患者多为儿童，需考虑奥尔波特综合征(Alport syndrome)，确认需要肾活检。

【伴随实验室指标的鉴别诊断】

1. 伴血尿　蛋白尿伴血尿、肾功能异常，首先要考虑肾小球肾炎的可能，此时常伴有少尿、水肿、高血压等临床症状。还可见于间质性肾炎、尿路感染、泌尿系结石、结核、肿瘤、多囊肾、遗传性肾病、流行性出血热肾损害等。此外，也可见于一些全身性疾病，例如，① 感染性疾病：败血症、流行性出血热、猩红热、钩端螺旋体病和丝虫病；② 免疫和自身免疫性疾病：系统性红斑狼疮、血管炎、皮肌炎、类风湿关节炎、系统性硬化症引起肾损害；③ 心血管疾病：急进性高血压、慢性心力衰竭、肾动脉栓塞和肾静脉血栓形成等。

2. 伴脓尿、菌尿　蛋白尿伴脓尿、菌尿及尿路刺激症状，多为尿路感染所致。

3. 伴氨基酸尿、葡萄糖尿和大量磷酸盐尿　此时应注意考虑范科尼综合征(Fanconi syndrome)、脑-眼-肾(Lowey)综合征等。

4. 伴贫血、高血钙　若伴有不可解释的肾衰竭、贫血、高血钙、体重下降或骨疼痛，应考虑多发性骨髓瘤的诊断。此时进一步检查可发现：血清单克隆球蛋白升高、蛋白电泳M带，尿蛋白以单克隆轻链免疫球蛋白为主，尿本周蛋白阳性。骨髓象显示浆细胞异常增生，并有质的改变。

5. 伴高脂血症、低蛋白血症　大量蛋白尿(>3.5 g/24 h尿)伴有低蛋白血症、水肿或高脂血症，则为肾病综合征。

6. 伴肾性糖尿、低比重及低渗性尿　轻度蛋白尿伴肾性糖尿、低比重及低渗性尿，要考虑急、慢性肾小管间质性肾炎的可能。部分患者有用药后出现全身过敏的表现(药疹、药物热、外周嗜酸性细胞增多，时有关节痛及淋巴结肿大)。有的可出现无菌性白细胞尿、肾功能受损。确诊多依赖于肾穿刺活检。

【需进一步检查的实验室指标】

1. 血常规检查　包括血红蛋白，红、白细胞，血小板计数及白细胞分类。

2. 尿液检查　包括24 h尿蛋白定量、微量白蛋白排泄率、尿液沉渣及尿红细胞相差显微镜检查。

3. 尿蛋白　电泳分析尿蛋白成分，是肾小球性，还是肾小管性。

4. 血、尿免疫固定蛋白　电泳分析血、尿液中免疫球蛋白的组分。

5. 血生化　肝肾功能、电解质、血脂等。

6. 血免疫学检查　包括免疫球蛋白、补体、各种自身抗体、抗病毒抗体、艾滋病、梅毒等性传播疾病的病原体检查等。

7. 糖尿病相关检查　血糖、尿糖、糖耐量检测、糖化血红蛋白(GHb)胰岛素、C肽、胰高血糖素、抗胰岛素自身抗体等。

8. 其他相应检查　包括B超、CT、X线、肾活检等。

【指标评估的技术要点】

1. 尿蛋白定性试验　目前普遍采用干化学试纸条法，其主要为定性或分级式的半定量检测、多种项目的干扰因素较多、易出现假阳性、假阴性结果。临床上仅作为初步筛查及确诊后的随访观察。进一步需结合尿沉渣分析及相应项目的湿化学检查、结合临床资料综合判断。

2. 尿蛋白定量试验　反映24 h尿蛋白排泌量，比定性试验更客观、准确。尿蛋白定性及定量试验之间有一定的相关性，大致为：定性尿蛋白±~+，定量约为0.2~1 g/24 h尿；3+常为1~2 g/24 h尿；3+~4+，定量常>3 g/24 h尿。

3. 随机尿蛋白/肌酐比值　24 h尿蛋白定量是诊断病理性蛋白尿的“金标准”，但是，留取24 h尿样烦琐费时，常常存在定时不准确、部分尿液丢失、患者依从性差、24 h尿保存困难等问题，从而影响了结果的准确性。近年来许多研究发现，随机尿蛋白/肌酐比值与24 h尿蛋白定量之间有良好的相关与回归关系。因此，有趋向采用随机尿蛋白/肌酐比值测定来代替24 h尿蛋白定量。

4. 尿微量白蛋白测定　尿微量白蛋白采用常规方法无法检出，目前主要采用的测定方法包括放射免疫法、ELISA法及免疫透射比浊法，以后者应用较为普遍。

【指标评估的影响因素】

1. 非疾病性因素　蛋白尿的日间变异可达30%~40%，清晨最低，下午最高。为此，24 h尿蛋白定量在临床诊断中有重要意义。此外，发热、直立位、运动、应激、乙醇、高脂饮食等因素可使尿蛋白升高；而高纤维素饮食可降低尿蛋白。

2. 药物相关性改变　一些可引起肾小管损伤的药物、皮质类固醇等可升高尿蛋白；而血管紧张素转换酶抑制剂等的使用可降低尿蛋白。

3. 假性蛋白尿干扰　见前述。

4. 注意复查　通常不能以一次检查便下诊断。首次检查出现尿蛋白时，须复查并定期观察。如复查仍发现异常时，便需要接受包括血、尿的一系列检查，并综合临床症状进行诊断和鉴别诊断。

5. 尿液留取应注意

（1）收集尿液的时间：尽量保证新鲜尿液送检，一般采用第一次晨尿送检。

（2）送检尿量：一般5~10 mL，如要测尿比重则不能少于50 mL，24 h尿的留取方法遵照医嘱。

（3）留取实时尿时，应尽量取中段尿，避免非尿成分的干扰。

（姜　傥）

参考文献

滴　虫

【定义】

滴虫（阴道毛滴虫，Trichomonasvaginalis）又称“白带虫”，属于鞭毛纲、毛滴虫目、毛滴虫科的一类原生动物，主要寄生在人体阴道和泌尿道的鞭毛虫，引起阴道滴虫病，如滴虫性阴道炎和尿道炎，并以性传播为主的一种传染病。阴道毛滴虫仅有滋养体期并无包囊期。

【分类】

1. 根据滴虫生物学特性可分为3种毛滴虫见于人体

（1）人毛滴虫：主要寄生于肠道。

（2）阴道毛滴虫：主要寄生于阴道内。

（3）口腔毛滴虫：主要寄生于口腔内。

2. 根据滴虫在人体所寄生的部位导致的疾病分类

（1）滴虫性阴道炎：女性患者主要是阴道炎的症状，典型表现为白带增多伴中至重度外阴瘙痒。阴道分泌物稀薄，黄绿色，泡沫状，可有臭味。阴道液pH明显升高，常>5.0。检查可见阴道黏膜充血、红肿，有散在小出血点，宫颈红斑水肿及点状出血使之呈特征性的草莓样外观，后穹窿常充满稀薄灰黄色有泡沫的白带具有特征性。男性滴虫病常感染前列腺和尿道，多数无症状呈带虫状态，但常导致性伴侣的连续重复感染。

（2）滴虫性尿道炎：症状与体征尿道口处痒感、烧灼痛，伴尿频、尿急、尿痛与终末血尿。尿道口红肿，并有少量无色透明的稀薄或乳状分泌物。晨起时有少许分泌物附着于尿道口上。

（3）滴虫性前列腺炎：当患者出现慢性前列腺炎的症状，采用常规抗生素及其他综合治疗措施无效果，患者的配偶又患有滴虫性阴道炎时，应该考虑到可能存在滴虫性前列腺炎。对患者的尿液及前列腺液直接涂片，进行显微镜镜检，也可以通过染色法来检查比常规的分泌物或前列腺液涂片直接镜检更加敏感准确。

【诊断思路】

诊断思路见图114。

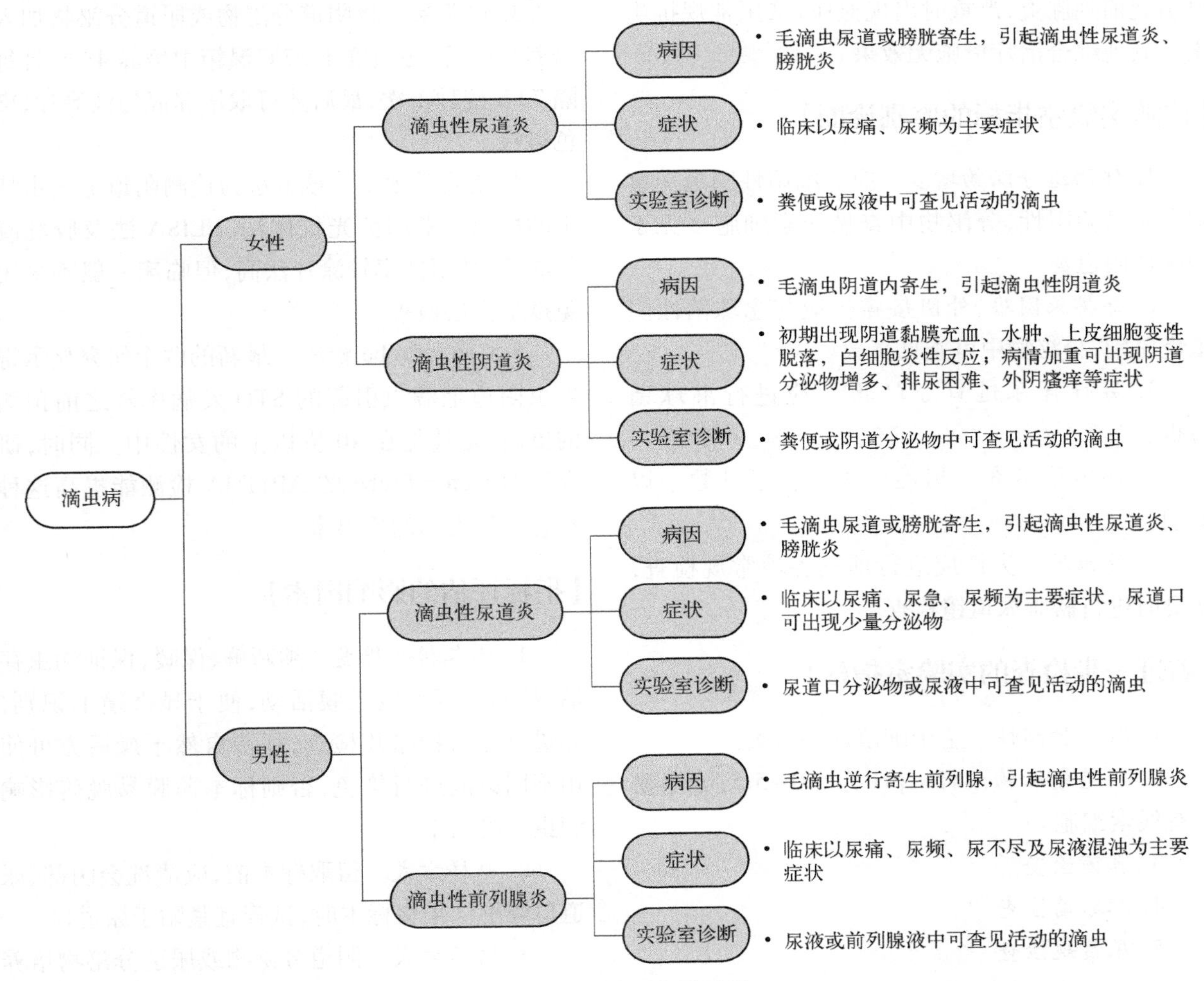

图114　滴虫病诊断思路图

尿道分泌物、前列腺液、尿液或阴道分泌物中检出滴虫即可确诊。

【伴随临床症状的鉴别诊断】

1. 伴阴道分泌物增多　可见于细菌性阴道病，其表现为：① 非化脓性、灰白色黏稠阴道分泌物；② 阴道分泌物有鱼腥味。

2. 伴排尿困难、外阴瘙痒　可见于念珠菌性阴道炎，但白带呈奶酪样或豆渣样，阴道有白色假膜，真菌检查阳性。

3. 伴不孕不育　阴道毛滴虫能吞噬精子，可致不孕，与男性不育应予区别。

4. 伴尿道口分泌物　男性患者尿道遭滴虫侵犯后多无症状，但有些可有少量的分泌物出现，应与男性淋菌性性病区分。

5. 伴血尿　男性患者前列腺遭滴虫侵犯后，可引起前列腺炎，严重时出现血尿，采用常规抗生素及其他综合治疗措施无效果。

【伴随实验室指标的鉴别诊断】

1. 伴阴道分泌物增多　应与细菌性阴道炎鉴别。胺试验阳性，分泌物中查见线索细胞多见于细菌性阴道炎。

2. 伴排尿困难、外阴瘙痒　应与念珠菌性阴道炎鉴别，分泌物中可查见真菌。

3. 男性伴尿道口分泌物　应进行淋球菌检查。

4. 伴不孕不育　男性应进行精子计数予以鉴别。

5. 伴血尿　男性应进行前列腺液常规检查，必要时进行膀胱尿道镜检查。

【需进一步检查的实验室指标】

1. 胺试验阳性　鉴于细菌性阴道炎。

2. 阴道分泌物分析　pH 为 5.0~5.5，分泌物中有线索细胞。

3. 真菌检查

4. 淋球菌检查

5. 尿常规检查

6. 前列腺液常规检查

7. 精子计数

8. 精子抗体检测

9. 膀胱尿道镜检查

【指标评估的技术要点】

1. 悬滴法　悬滴法是检查阴道毛滴虫最简单方法，检查时，在涂片上，加 1 gtt 生理盐水后加盖玻片，用 100~200 倍镜检，可见原虫鞭毛波动膜活动；在生理盐水中加 5%的中性红，滴虫并不死亡，且不着色，周围形成粉红色，易于原虫辨认；或用 1 600 倍吖啶橙液 1 gtt 滴入新鲜标本上，再在荧光显微镜下观察，可见虫体带有淡黄绿色的荧光，直接镜检法检出率极高。

2. 涂片染色法　分泌物涂片后，须待自然干燥后方可使用不同染液进行染色，否则标本薄膜易脱落影响滴虫的检出率。

3. 培养法　将阴道分泌物或尿道分泌物加入培养基内后，必须置于 37℃温箱中培养 48 h，且每隔 72 h 接种 1 次，最后才可取培养混匀液涂片，染色镜检。

4. 免疫学方法　该方法为检测阴道毛滴虫特定的抗原。常用荧光抗体法、ELISA 法及胶乳凝集法等，其阳性率较涂片法高，但临床一般不采用免疫学方法检查。

5. Gen－Probe 检测　最新的两个研究显示寄生虫阴道毛滴虫引起的 STD 发病率较之前预测的更高，尤其是在 40 岁以上的女性中。同时，研究证明 Gen－Probe 的 APTIMA 检测能提高这种被忽视的疾病的检出率。

【指标评估的影响因素】

1. 标本新鲜程度　须新鲜、保暖，保证滴虫存活，使原虫鞭毛波动膜活动，便于显微镜下识别；而进行分泌物涂片检查，须待自然干燥后方可使用不同染液进行染色，否则标本薄膜易脱落影响滴虫的检出率。

2. 取样方式　留取标本前，应清洗会阴部、尿道口周围。采集标本时，试管宜紧贴于尿道口。

3. 培养方式　阴道分泌物或尿道分泌物培养时，必须置于 37℃温箱中培养至少 48 h，否则阳性低，甚至导致假阴性结果。

（郝晓柯，郑善銮）

参考文献

地高辛中毒

D

【定义】

地高辛（digoxin）是临床上最常使用的强心苷类药物，具有正性肌力、负性频率和心脏电生理作用。适用于治疗各种急性和慢性心功能不全、心房颤动和扑动，室上性心动过速等。地高辛有效血药浓度为0.5～2.0 ng/mL，当地高辛血药浓度>2 ng/mL，又有中毒临床表现时，可诊断为地高辛中毒。如临床高度怀疑地高辛中毒，即使地高辛浓度<2 ng/mL，仍需按地高辛中毒进行处理；一般地高辛浓度<0.5 ng/mL，可基本排除地高辛中毒。该药物有效治疗的安全范围较窄，个体差异较大，临床治疗剂量接近中毒量的60%，容易发生不同程度的中毒反应。

【分类】

1. 地高辛中毒引起各系统不良反应

（1）胃肠道反应：胃肠道反应为较常见的早期中毒症状，主要表现为厌食、恶心、呕吐和腹泻等。

（2）中枢神经系统反应：主要表现为眩晕、头痛、失眠、疲倦和谵妄等，还可出现黄视、绿视和视物模糊等视觉障碍，可能与地高辛在视网膜分布较多有关。视觉障碍常为地高辛中毒的先兆，可作为停药的指征之一。

（3）心脏反应：心脏反应是地高辛最严重的毒性反应，可能出现各种心律失常，常见类型有快速心律失常、房室传导阻滞和窦性心动过缓等，其中以快速心律失常的室性期前收缩出现最早、最多，约占心脏毒性反应的1/3。室性心动过速最为严重，应立即停药并抢救。地高辛引起的心脏毒性主要与$Na^{+}-K^{+}-ATP$酶的高度抑制及其引起的细胞严重失钾有关。

（4）罕见的不良反应：包括嗜睡、头痛、皮疹和荨麻疹（过敏反应）。

2. 根据心律失常严重程度分类　地高辛中毒程度依据心律失常的严重程度分为3级。

（1）轻度中毒：出现间歇性窦房传导阻滞、Ⅰ度房室传导阻滞、Ⅱ度Ⅰ型房室传导阻滞及偶发期前收缩。

（2）中度中毒：出现二联律、多源性室性期前收缩等。

（3）重度中毒：出现房性阵发性心动过速伴房室传导阻滞、室性心动过速、完全性房室传导阻滞等。

【诊断思路】

诊断思路见图115。

1. 地高辛中毒的诊断　地高辛中毒的诊断应根据临床表现、用药情况、易患因素及特殊检查等综合分析后作出判断。当地高辛血药浓度>2 ng/mL，又有上述中毒表现时，则可诊断为地高辛中毒。如临床高度怀疑地高辛中毒，即使地高辛浓度<2 ng/mL，仍需按地高辛中毒进行处理；一般地高辛浓度<0.5 ng/mL，可基本排除地高辛中毒。

2. 地高辛中毒的预防　根据患者年龄、心功能状态和肾功能状态等制定个体化用药方案，注意促发或加重中毒的因素，同时警惕中毒先兆，当出现一定次数的室性期前收缩、窦性心动过缓、胃肠道症状或视觉异常时，应考虑地高辛中毒及时

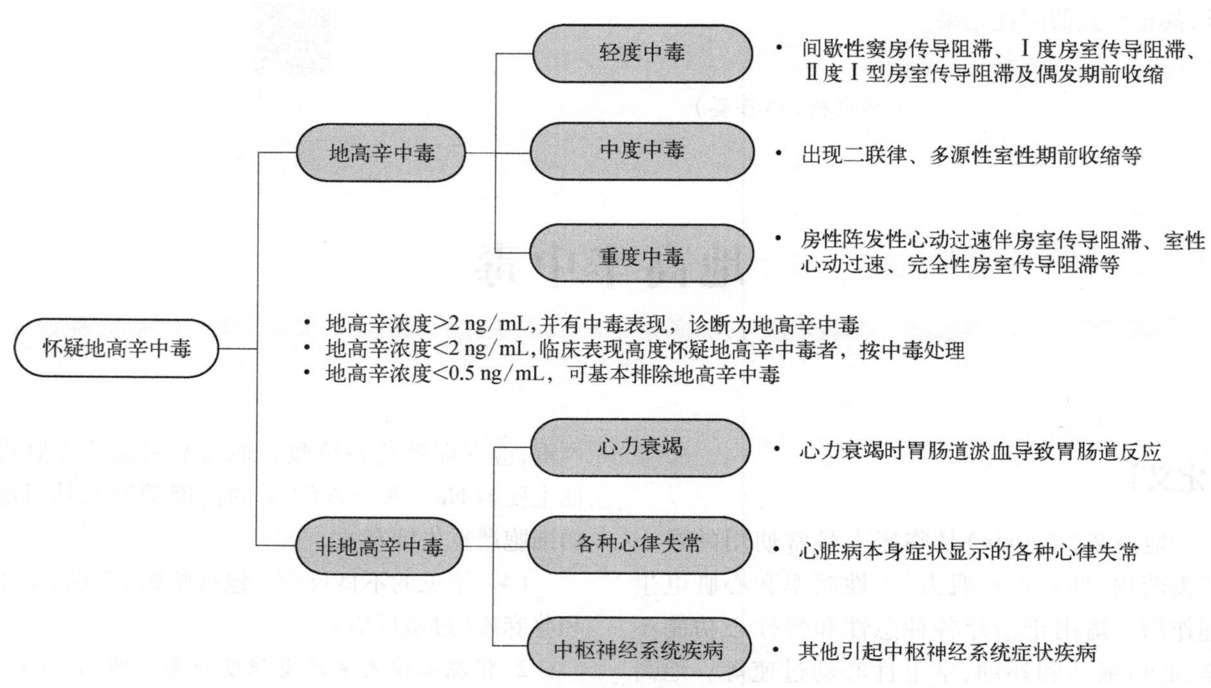

图 115　怀疑地高辛中毒诊断思路图

减量停药。

【伴随临床症状的鉴别诊断】

地高辛中毒反应表现出胃肠道反应,如厌食、恶心、呕吐和腹泻等,是由于其兴奋延髓催吐化学感受区,应注意与地高辛用药量不足时,心力衰竭未得到控制所致的胃肠道反应相区别,后者是由胃肠道静脉淤血而导致的。

心脏反应表现应与心脏病本身症状显示的各种心律失常相鉴别,如室性期前收缩、室性心动过速、心房颤动、不同程度的房室传导阻滞及窦性心动过缓等,心率<60 次/分或出现节律的改变应高度怀疑地高辛中毒,及时停药。此外,本病应与其他引起意识中枢神经系统症状的疾病相鉴别。

【伴随实验室指标的鉴别诊断】

伴血电解质紊乱、肾功能检查异常、甲状腺功能检查异常及心功能检查指标异常时,应考虑低钾血症、低镁血症、高钙血症、肾衰竭、甲状腺功能减低及心肌缺血等疾病,上述疾病可以导致地高辛在体内蓄积或机体对地高辛敏感性升高,从而大大增加了地高辛中毒的危险性。

【需进一步检查的实验室指标】

1. *血电解质检查*　尤其是钾、钙和镁离子浓度的测定。

2. *肾功能检查*　包括尿常规、血清肌酐、尿素氮、内生肌酐清除率和尿渗量检查等。

3. *甲状腺功能检查*　包括甲状腺素 T_4、三碘甲状腺原氨酸 T_3、游离 T_3 和 T_4,以及促甲状腺素等指标的测定。

4. *心功能检查*　包括肌酸激酶、乳酸脱氢酶、肌钙蛋白和肌红蛋白等检查。

【指标评估的技术要点】

1. *色谱法*　主要包括高效液相色谱法和液相-质谱联用分析法(HPLC－MS－MS),该方法最为经典,但操作复杂,其中 HPLC－MS－MS 特异性最强,但所需仪器价格昂贵、操作烦琐、检测耗时较长,阻碍了其临床推广。

2. *免疫学方法*

(1) 化学发光免疫测定法(CLIA):是目前主流方法,结果稳定,自动化程度高,适用于大通量标本检测,大部分化学发光分析仪均可开展地高辛浓度检测。

(2) 时间分辨荧光免疫测定法(time-resolved fluorescence immunoassay, TRFIA): 运用新荧光特性镧系元素及其螯合物,测定反应产物在反应体系发生后的荧光强度,用体系中分析物浓度根据产物荧光强度和相对荧光强度的比值来判断,从而达到定量分析。同 RIA 法相比,本法灵敏度大大地提高;交叉反应率低于 FPIA 法,具有无放射性污染,示踪稳定可多标记,标准范围宽等优点;该方法克服荧光免疫分析法背景较强的缺点,分析灵敏度得到大幅提高。

(3) 其他检测方法: 还包括放射免疫法(radioimmunoassay, RIA)、酶联免疫吸附测定法(ELISA)、荧光偏振免疫测定法(FPIA)和干化学法(dry chemical assay)等。

【指标评估的影响因素】

1. 采血时间　地高辛浓度监测应在血药浓度处于稳态时抽取血样,由于地高辛通常在常规给药 7 d 后达到稳态,达峰时间为服药后 2~6 h,因此,测定地高辛血药浓度峰值的采血时间应选择在常规给药一周后并于此次服药后的 6~8 h 之内。

2. 年龄因素　如老年人肌肉组织减少、肾功能减退,体内药物蓄积增多而血药浓度升高。

3. 药物相互作用影响　如与奎尼丁、螺内酯、红霉素、卡托普利等药物同时使用可使地高辛血药浓度升高;与吲哚美辛同用由于地高辛肾清除的减低使其半衰期延长增加地高辛中毒危险,与两性霉素 B、皮质激素或失钾利尿药同用时,可引起低血钾而致地高辛中毒,与柳氮磺吡啶、新霉素、果胶、考来烯胺和其他阴离子交换树脂同用时,可抑制地高辛吸收而降低血药浓度。

4. 地高辛中毒的易患因素　存在多种易患因素可使地高辛中毒的危险性增大,如甲状腺功能低下等情况,使地高辛在组织内分布变化;肾衰竭和心肌缺血等疾病因素,引起地高辛蓄积或心肌功能损害对地高辛敏感性增加;电解质紊乱可增加地高辛中毒风险,如低钾血症、低镁血症和高钙血症等;年龄因素,即老年人肌肉组织减少、肾功能减退可使地高辛蓄积增加。

(周铁丽)

参考文献

淀粉酶

【定义】

淀粉酶(Amylase, AMY)属于水解酶类,能水解淀粉、糖原和有关多糖中的 O-葡萄糖键。人体内的淀粉酶主要由胰腺和唾液腺分泌,其他组织如肺、肝、甲状腺、脂肪等亦含此酶。成人血清 AMY 参考区间: 35~135 U/L。

【分类】

1. 根据作用的方式分类　可分为 α-淀粉酶(EC3.2.1.1)与 β-淀粉酶(EC3.2.1.2)。

(1) α-淀粉酶: 广泛分布于动物(唾液、胰脏等)、植物(麦芽、山萮菜)及微生物。以 Ca^{2+} 为必需辅因子并作为稳定因子,既作用于直链淀粉,亦作用于支链淀粉,无差别地切断 α-1,4-链。

(2) β-淀粉酶: 主要见于高等植物中(大麦、小麦、甘薯、大豆等),细菌、牛乳、霉菌中也有存在。作用位点是从非还原性末端逐次以麦芽糖为单位切断 α-1,4-葡聚糖链。

2. 根据来源分类　根据来源血液淀粉酶分为

胰淀粉酶(P－AMY)和唾液淀粉酶(S－AMY)。

(1) 唾液淀粉酶是由唾液腺分泌的一种水解酶。作用于可溶性淀粉、直链淀粉、糖原等α－1,4－葡聚糖,水解α－1,4－糖苷键的酶,属于α－淀粉酶的一种。

(2) 胰淀粉酶由胰腺以活性状态排入消化道,是最重要的水解碳水化合物的酶。和唾液腺分泌的淀粉酶一样都属于α－淀粉酶,作用于α－1,4糖苷键,对分支上的α－1,6糖苷键无作用,故又称淀粉内切酶,其作用的最适pH为6.9,可通过肾小球滤过,是唯一能在正常时于尿中出现的血浆酶。

【诊断思路】

诊断思路见图116。

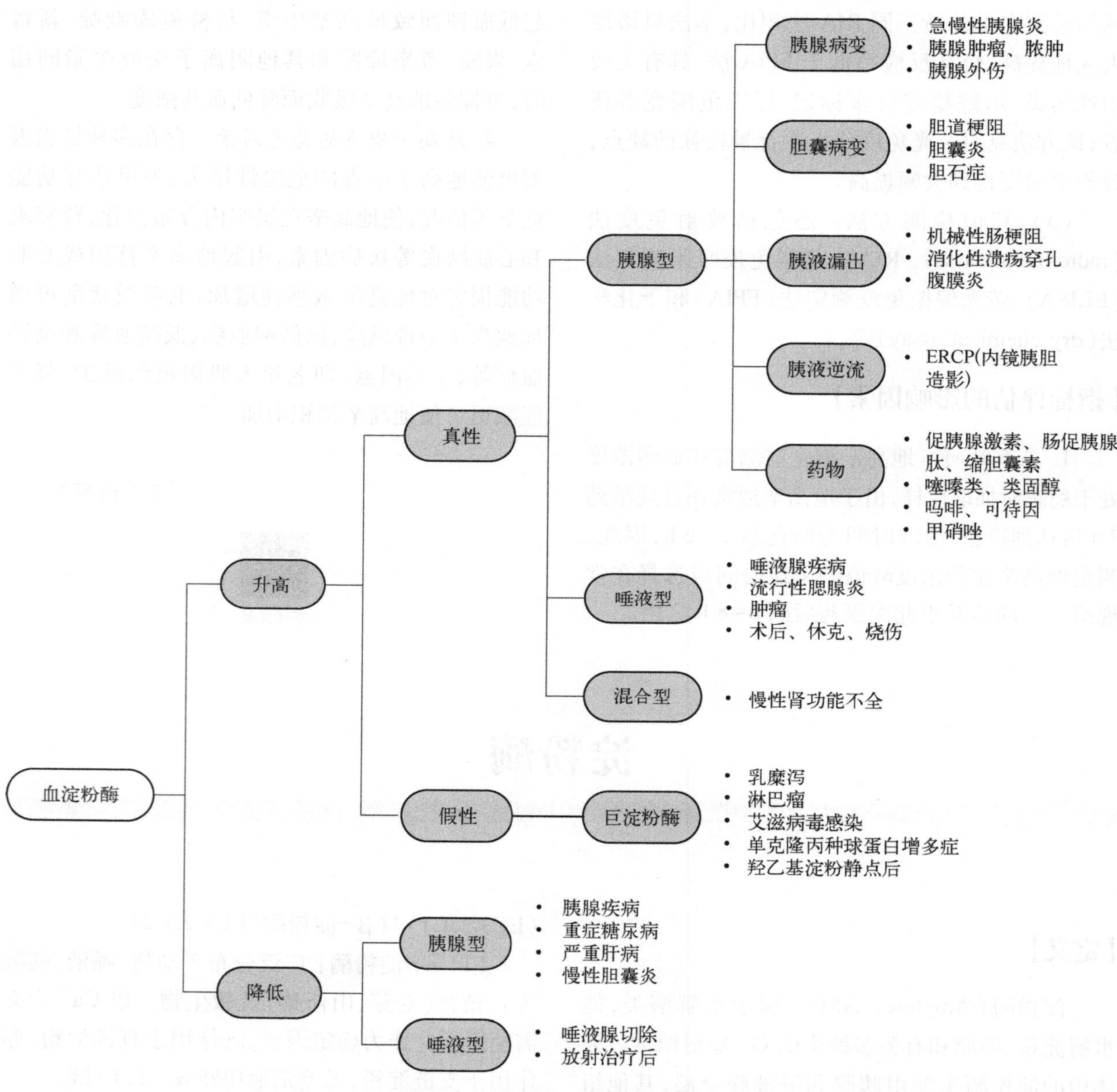

图116 淀粉酶异常的诊断思路图

1. 鉴别胰腺型、非胰腺型淀粉酶升高

(1) 胰腺型淀粉酶升高:见于胰腺疾病,如急性胰腺炎、慢性胰腺炎急性发作、胰腺肿瘤引起的胰腺导管阻塞、胰腺脓肿、胰腺损伤、胆道梗阻、胆囊炎等;胰液从消化道漏出、吸收,如机械性肠梗阻、腹膜炎、消化性溃疡穿孔(因大量含淀粉酶的十二指肠液漏至腹膜腔被腹膜吸收)、腹部手术后(主要是上腹部手术)、肠系膜血栓形成或血管栓塞、肠管坏死、腹膜透析等；胰液逆流，如 ERCP（内镜胰胆造影）等胰、胆管检查等；药物，如促胰腺激素、肠促胰腺肽、缩胆囊素、噻嗪类、类固醇、吗啡、可待因、甲硝唑等。

（2）唾液腺型淀粉酶升高：唾液腺疾病、流行性腮腺炎、细菌性腮腺炎、肿瘤产生淀粉酶、术后、休克、烧伤等。

（3）两者淀粉酶均升高：如慢性肾功能不全导致肾脏滤过减少。

2. 鉴别真性、假性升高　巨淀粉酶是淀粉酶与蛋白质结合形成的一种分子，因为它比较大，所以它经由肾脏过滤比较缓慢。巨淀粉酶血症多出现于乳糜泻、淋巴瘤、艾滋病感染、单克隆丙种球蛋白增多症时；羟乙基淀粉静点后也会出现巨淀粉酶血症。

3. 血淀粉酶减低

（1）胰腺淀粉酶减少：因胰腺疾病造成胰脏功能丧失（胰腺全切除、胰腺广泛切除、急性暴发性胰腺炎）、重症糖尿病、严重肝病、慢性胆囊炎等。

（2）唾液腺型淀粉酶减少：唾液腺切除，放射治疗后。

【伴随临床症状和体征的鉴别诊断】

1. 伴腹痛

（1）伴剧烈持久的上腹部疼痛：考虑消化性溃疡穿孔，鉴别需结合腹部影像学检查、诊断性腹穿等。

（2）伴右下腹压痛和反跳痛：考虑阑尾炎，鉴别需结合疼痛特点、影像学检查等。

（3）伴阵发性绞痛和黄疸：考虑急性胆囊炎和胆石症，确诊需结合影像学和血清酶学、胆红素等指标。

（4）伴上腹心窝部痛：可考虑心绞痛、心肌梗死，确诊需结合心律、心率、心电图、心肌标志物变化。

（5）伴脐周持续隐痛、恶心呕吐：可考虑肠系膜血栓，确诊需结合体格检查、影像学检查和白细胞计数、血细胞比容升高。

（6）伴中下腹痛并向会阴部放射或伴有月经紊乱、阴道出血的女性考虑异位妊娠：需结合月经史、性生活史、妊娠史及妇科检查、阴道后穹窿诊断性穿刺的资料进行分析。

2. 伴反复大量呕吐　考虑高位小肠梗阻，确诊需结合影像学检查及其他实验室检查。

【伴随实验室指标的鉴别诊断】

1. 血淀粉酶升高　伴尿淀粉酶升高见于胰腺疾病和其他导致淀粉酶升高的急腹症，如消化性溃疡穿孔、肠系膜梗死、肠梗阻、阑尾炎、胆道感染、胆石症，但是绝大多数非胰腺炎疾病所致的淀粉酶升高不超过正常参考值上限的 3 倍。确诊急性胰腺炎需结合影像学及其他实验室指标，如血脂肪酶、胰腺非酶分泌物[如胰腺相关蛋白（PAP）、胰腺特异蛋白（PSP）和尿胰蛋白酶原活性肽（TAP）]，血清非特异性标志物对胰腺炎的病情判断有帮助，如 C－反应蛋白（CRP）、白细胞介素 6（IL－6）、血细胞计数及血生化指标等。

2. 血淀粉酶升高　伴尿淀粉酶正常应考虑巨淀粉酶血症，因为淀粉酶与免疫球蛋白或异常血清蛋白结合形成复合物无法通过肾脏滤过，可通过测定血清淀粉酶与肌酐清除率比值 Cam/Ccr 加以鉴别，如果 Cam/Ccr 比值降低，则有助于本病之确诊。正常人 Cam/Ccr 为 3.1% ± 0.1%，而巨淀粉酶血症时可 < 1%。急性胰腺炎时 Cam/Ccr 比值明显升高。在唾液型（S 型）高淀粉酶血症时，Cam/Ccr 比值亦降低，此时需用柱层析法确定血清中有无巨淀粉酶存在。某些疾病，如吸收不良综合征、慢性胰腺炎和某些癌瘤等，也可一过性出现巨淀粉酶血症，且与病情恶化相一致。

【需进一步检查的实验室指标】

1. 血脂肪酶　急性胰腺炎、胰管阻塞等胰腺疾患时，脂肪酶上升达正常值的 10 倍至数十倍，一般与淀粉酶升高平行，但脂肪酶活性上升的持续时间长。

2. 尿淀粉酶　尿淀粉酶较血清淀粉酶升高较迟，于急性胰腺炎起病后 12～24 h 始可升高，下降亦较慢(多持续 3~10 d)。慢性胰腺炎急性发作时,可有中等程度升高。此外,胰腺癌、胰腺损伤、急性胆囊炎等,此酶活性亦升高。

3. 尿胰蛋白酶原 2　胰蛋白酶原的分子量比较小(25 kDa),易由肾小球滤出,但是肾小管对胰蛋白酶原-2 的重吸收低于胰蛋白酶原-1,因此,尿中前者的浓度较大。在急性胰腺炎时尿中胰蛋白酶原-2 的浓度明显升高。急性胰腺炎时尿胰蛋白酶原-2 的特异性为 95%,敏感性为 94%,优于淀粉酶,是一个比较敏感而特异的诊断指标。尿胰蛋白酶原-2 阴性结果多半可以除外急性胰腺炎,而阳性结果时应做进一步检查以确定诊断,也应做动态观察。

4. 血常规检查　包括血红蛋白,红、白细胞,血小板计数及白细胞分类,急性胰腺炎可表现白细胞增加,中性粒细胞核左移;液体丢失可导致血细胞比容升高。

5. 血生化检查　急性胰腺炎时血糖升高;5%~10%急性胰腺炎患者有三酰甘油升高,可能是胰腺炎的病因,也可能继发于胰腺炎。10%急性胰腺炎患者有高胆红素血症;血清转氨酶、乳酸脱氢酶和碱性磷酸酶升高。严重患者血清白蛋白降低、尿素氮升高。血清钙下降,下降幅度与临床严重程度平行。

【指标评估的技术要点】

由于测定原理和底物性质的不同,淀粉酶的测定结果受方法的影响较大,不同方法参考值亦有所不同。目前临床常用方法包括碘-淀粉比色法、酶偶联法、染料释放法和干化学法。

1. 碘-淀粉比色法　以天然淀粉为底物,方法简单,但重复性不好,酶反应线性差,测定范围窄,高浓度时往往误差较大。

2. 酶偶联法　以分子组成确定的寡聚糖为底物,试剂稳定,水解产物确定,定量准确。

3. 染料释放法　以染料与可溶性限定底物(多为分子结构明确的人工合成的底物)结合,稳定性显著提高,其测定方式为动力法,已成为目前主流的 α-淀粉酶测定方法。

4. 干化学法　其方法原理来源于染料稀释法(需分离染料淀粉)。具有简便、快速、试剂保存时间长、干扰因素少等优点,成为急诊生化检验的首选。由于认知程度、仪器和试剂价格等诸多因素尚未广泛应用。

【指标评估的影响因素】

1. 生理变异　新生儿淀粉酶缺乏,满月后才出现此酶,随着年龄增才逐步升高,约 5 岁达到成人水平,老年人开始下降,约降低 25%。

2. 药物　口服避孕药、可待因、吗啡、麻醉药、磺胺及酒精中毒会使测定结果偏高。

3. 激活剂　阴离子有激活淀粉酶的作用,其中以 Cl^-、Br^- 为最强。

4. 抑制剂

(1) Ca^{2+} 是淀粉酶分子的组成部分,所以除肝素外,一般抗凝剂如草酸盐、枸橼酸盐、EDTA 等因能与 Ca^{2+} 结合,抑制淀粉酶活性而不宜应用。

(2) 血清三酰甘油浓度高时,可以抑制淀粉酶活性,应将标本加以稀释,以降低其影响。

5. 污染　唾液污染会使标本测定结果偏高。

(孙艳虹)

参考文献

丁型肝炎病毒

D

【定义】

丁型肝炎病毒（hepatitis D virus，HDV）呈球形，直径35~37 nm。HDV是一种缺陷病毒，在血液中由HBsAg包被，其复制、表达抗原及引起肝损害须有HBV或其他嗜肝DNA病毒（如WHV）的辅佐。但细胞核内的HDV RNA无须HBV的辅佐能自行复制。HDV基因组为单股环状闭合负链RNA，长1 679 bp，其二级结构具有活酶活性，能进行自身切割和连接。HDV和HBV可同时感染人体，但大部分情况下是在HBV感染的基础上引起重叠感染。当HBV感染结束时，HDV感染也随之结束。HDV和HBV同时感染可引起自限性肝炎，症状体征与急性乙型肝炎相同。HDV和HBV重叠感染可表现为原来血清HBsAg阳性者，病情突然活动，易发展为慢性肝炎，常导致病情恶化，可在两年内形成肝硬化和肝衰竭。

【分类】

不同国家和不同地域HDV核酸和氨基酸序列的明显差异提示有HDV亚型的存在。目前，虽然血清型只有一种，但基因型至少可分为Pezu Ⅰ型、Japan Ⅰ型和普通型3种。其中Pezu Ⅰ型与其他型有很大差异，其调节结构有很大改变，从而影响到受感染细胞中大、小HDVAg的平衡而直接损害肝细胞，这可能就是Pezu型引起重型肝炎的原因。

【诊断思路】

诊断思路见图117。

临床表现　有现症HBV感染，同时血清HDV Ag或抗HDV IgM或高滴度HDV IgG或HDV RNA阳性，或肝内HDV Ag或HDV RNA阳性，可诊断为丁型肝炎。

【伴随临床症状的鉴别诊断】

1. 伴头痛　若伴随乏力、头痛、发热、咽炎，应考虑是由其他病毒引起的肝炎，如EB病毒引起的传染性单核细胞增多症。实验室检查可发现非典型性淋巴细胞增多，血清病原学检查也可资鉴别。

2. 伴关节痛　若伴随蝶形红斑、关节痛、头痛、环形红斑，需考虑系统性红斑狼疮，该疾病也能引起ALT升高及脾大，需注意鉴别。

3. 伴腰痛　若伴随发热、寒战、腰痛及膀胱刺激征，需考虑细菌感染引起的肝损害，如急性肾盂肾炎。

4. 伴节律性腹痛　若伴随节律性腹痛、嗳气、反酸及上腹胀，应考虑消化系统疾病引起的ALT轻度升高，需主要鉴别。

5. 伴孕期持续性恶心　如伴随孕期持续性恶心、呕吐、乏力及黄疸，需考虑妊娠急性脂肪肝，此病症需与重症肝炎相鉴别。

6. 伴休克　如伴发热、休克，需考虑细菌引起的肝损害，如中毒性休克。

7. 伴玫瑰疹　若伴随发热、脾大及玫瑰疹，需考虑斑疹伤寒。该疾病也能引起ALT升高及脾大，需注意鉴别。

【伴随实验室指标的鉴别诊断】

1. 伴自身抗体阳性　若自身抗体阳性应考虑自身免疫性肝炎。自身免疫性肝病主要破坏肝细胞。可进行病理组织检测及鉴别。

2. 伴ALT轻度升高　如ALT只是轻度升高，需考虑消化系统疾病，如急慢性胃炎、胃及十二指肠溃疡、胰腺炎、胆囊炎及一些肠寄生虫。一般会有对应的临床症状，可加以鉴别。

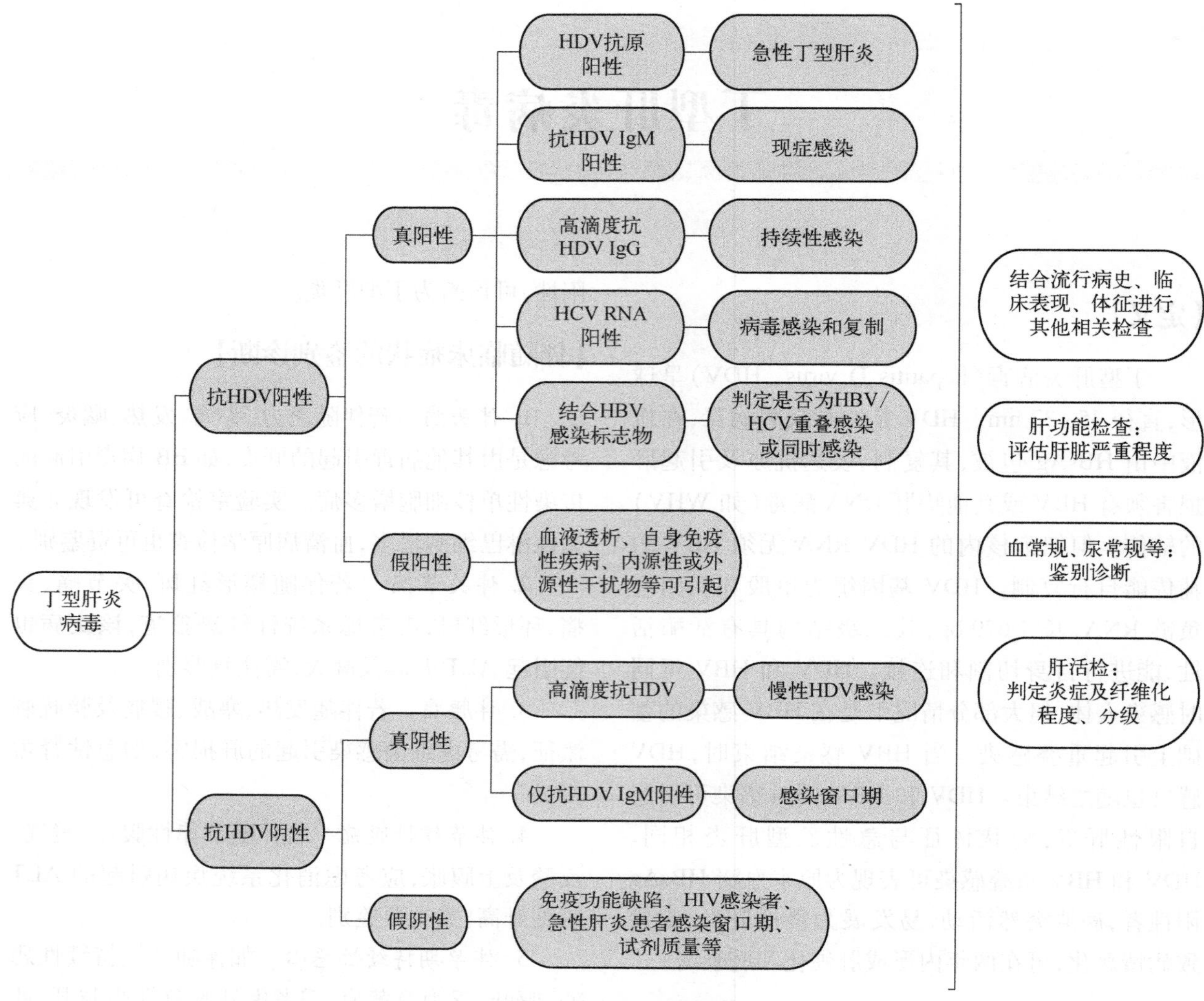

图 117　丁型肝炎病毒诊断思路图

3. 伴心肌酶活力升高　若伴随心肌酶活力高，应考虑心肌梗死引起的淤血肝。

4. 伴结核菌素试验阳性　结合对应临床症状，需考虑肝结核引起的细菌性肝病。

5. 血清铜及铜蓝蛋白降低　若伴随血清铜及铜蓝蛋白降低，应考虑肝豆状核变性（Wilsons disease），眼角膜边缘可发现凯-弗环（Kayser - Fleischer ring）。

【需进一步检查的实验室指标】

1. γ-谷氨酰转肽酶（GGY）
2. 血清碱性磷酸酶（ALP）
3. 总胆汁酸（TBA）
4. 胆碱酯酶
5. 甲胎蛋白（AFP）
6. 血常规检查　包括血红蛋白，红、白细胞，血小板计数及白细胞分类。
7. 尿常规　包括尿胆红素、尿胆原、管型。
8. 维生素 K 缺乏或拮抗剂-Ⅱ诱导蛋白（protein induced by vitamin K absence or antagonist - Ⅱ，PIVKA - Ⅱ）
9. 其他　包括 CT、磁共振、病理学诊断等。

【指标评估的技术要点】

1. HDV 感染标志物　机体感染丁肝病毒后，一般经过 7～10 d 的潜伏期血清中可检测出特异性 HDV - Ag 和抗- HDV - IgM，其浓度逐渐升高，随后开始出现 HDV - IgG 抗体。两种感染方式的抗体规律不一致。同时感染时 HDV－IgM 和 HDV－IgG 存在的时间短，重叠感染的 HDV－IgM 可持续存在，HDV－IgG 可存在的时间也长。

2. HDV－IgG　HDV－IgG 在不同类型的乙型肝炎中检出率不同，呈现慢性活动性肝炎、肝硬化高于慢性迁延性肝炎及急性肝炎的分布。HDV－IgG 滴度的动态观察对 HDV 感染的预后判断有重要参考价值。

3. HBV 血清学检测　在 HBeAg 阳性的 CHB 患者中，基线抗－HBc 定量对聚乙二醇化干扰素（PegIFN）和 NAs 治疗的疗效有一定的预测价值。

4. HDV 患者与 HBV 感染呈多样式组合，不同临床类型的乙肝患者 HDV 感染的比例不同。其中，重型肝炎和慢性肝炎感染率较高。因此，在测定乙肝五项的同时测定 HDV－Ag、抗－HDV－IgM、抗－HDV－IgG 对临床诊断、治疗、预后检测非常有意义。

【指标评估的影响因素】

1. 肝组织的丁肝抗原检测　此检测是丁肝病毒感染最可靠的指标，但需进行肝活检，有时不宜采用。

2. HDV RNA 检测　目前首个获得 CE－IVD 认证的丁肝病毒（HDV）RNA 分子诊断定量试剂盒已上市。实时荧光定量对实验环境要求较高，应注意绝对无菌操作。配制反应体系时，液体缓慢加至管底，不要加至管壁；所有液体的混匀要用振荡器，不要用移液器吹打；反应体系配备完毕后低速离心数秒，不能产生气泡。

3. 标本采集容器　应洁净干燥，避免污染标本。

（廖　璞）

参考文献

D

二氧化碳分压

E

【定义】

二氧化碳分压（partial pressure of carbon dioxide, PCO_2）是表示溶解于血液中的二氧化碳分子所产生的压力。血中物理溶解的二氧化碳约占血中二氧化碳总量的5%，且多水化成碳酸，与碳酸的浓度保持动态平衡。PCO_2的高低直接受呼吸作用的调节，其大小直接影响血液的pH，因此，测定PCO_2可反映呼吸功能对酸碱平衡的调节能力。动脉血PCO_2参考区间为4.65～5.98 kPa（35～45 mmHg）。

【分类】

PCO_2在动脉血和静脉血中溶解的量略有不同，二氧化碳分压又可分为动脉血二氧化碳分压（$PaCO_2$）和静脉血二氧化碳分压（$PvCO_2$）。$PaCO_2$正常约为4.67～6.00 kPa（35～45 mmHg），因CO_2弥散力很强，能自由地从肺泡弥散至血液中，故血浆内PCO_2与肺泡内PCO_2经常维持平衡。$PaCO_2$实际反映了肺泡内PCO_2，两者基本相符。$PvCO_2$正常为5.30～7.30 kPa（40～55 mmHg）。

【诊断思路】

诊断思路见图118。

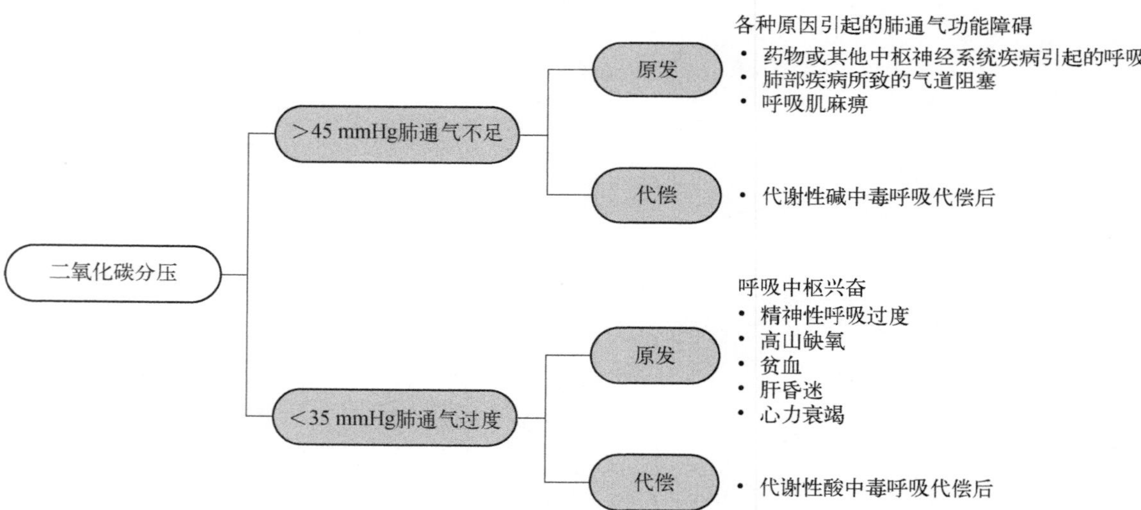

图118　二氧化碳分压异常的诊断思路图

【伴随临床症状和体征的鉴别诊断】

$PaCO_2$与溶解于血浆中二氧化碳量有关，它反映肺泡通气量的水平，亦即反映二氧化碳产生和排出两者的关系，故能反映出酸碱平衡中的呼吸性因素。

1. 伴呼吸功能紊乱

（1）呼吸深快：在二氧化碳产生无改变的情况下，二氧化碳排出增多，则PCO_2下降，提示通气过度。确诊需结合原发病、临床表现和其他实验室检查鉴别原发性（呼吸因素）和继发性（代谢因素）。

（2）呼吸浅快：PCO_2因二氧化碳排出增多而降低，需结合精神神经系统临床和实验室检查鉴别是否存在神经精神疾患（如癔症、精神病、脑炎、脑膜炎、采血时精神紧张）；同时伴有缺氧症状提示肺水肿、肺纤维化、肺炎，需结合影像学检查加以鉴别；疼痛、高热、贫血、肝性脑病所致血氨升高临床也有呼吸浅快表现，须加以甄别。

（3）呼吸浅慢甚至呼吸衰竭：二氧化碳潴留，提示通气不足，确诊需结合原发病、临床表现和其他实验室检查鉴别原发性和继发性；伴中枢神经的抑制症状，提示严重通气不足，二氧化碳急性潴留。

2. *伴神经精神症状* 轻度缺氧可有注意力不集中、定向障碍；伴有二氧化碳潴留的严重缺氧者，可出现头痛、兴奋、抑制、嗜睡、抽搐、意识丧失甚至昏迷等。慢性胸肺疾患引起的呼吸衰竭急性加剧，低氧血症和二氧化碳潴留发生迅速，可出现明显的神经精神症状，即肺性脑病。

3. *伴心血管功能障碍* 严重的二氧化碳潴留和缺氧可引起心悸、球结膜充血水肿、心律失常、肺动脉高压、右心衰竭、低血压等。

4. *伴消化系统症状* 如溃疡病症状、上消化道出血、肝功能异常等在二氧化碳潴留时均可能出现。

5. *伴肾脏并发症* 严重二氧化碳潴留多可出现功能性肾功能不全，晚期可出现肾衰竭。

6. *伴酸碱失衡和电解质紊乱* 呼吸因素引起的二氧化碳潴留，以及临床上应用糖皮质激素、利尿剂和食欲缺乏等因素常可并发酸碱失衡和电解质紊乱。

【伴随实验室指标的鉴别诊断】

1. *$PaCO_2$低于正常值伴 pH 升高* 为低碳酸血症，提示通气过度，示二氧化碳排出过多，为呼吸性碱中毒，如某些肺炎、肺梗死、哮喘等。

2. *$PaCO_2$高于正常值伴 pH 正常和标准碳酸氢盐（SB）增多* 机体的代偿机制使 pH 调整到正常范围，提示代偿性呼吸性酸中毒。

3. *$PaCO_2$高于正常值伴 pH 下降* 多发生在严重的或急剧的二氧化碳潴留时，如慢性肺部疾病急性加剧时，二氧化碳急剧潴留，因机体的代偿作用发生较慢，来不及进行调节。当 PCO_2升高达 70~85 mmHg 以上时，机体已不能充分发挥代偿作用。呼吸中枢对 PCO_2失去反应，呼吸抑制进一步加重，血内 PCO_2继续升高，pH 下降，呈失代偿性呼吸性酸中毒。

【需进一步检查的实验室指标】

1. *血气分析* 结合血气分析中的 PaO_2、pH、SaO_2有助于判断是否存在酸碱紊乱、是原发性还是继发性酸碱紊乱以及酸碱紊乱的类型。在海平面平静呼吸空气的条件下：① $PaCO_2$正常或下降，$PaO_2<60$ mmHg 提示Ⅰ型呼吸衰竭。② $PaCO_2>50$ mmHg，$PaO_2<60$ mmHg 提示Ⅱ型呼吸衰竭。

2. *血液电解质* 包括 Na^+、K^+、Ca^{2+}、Mg^{2+}、Cl^-和 HCO_3^-、AG 等，有助于判断酸碱紊乱的代偿情况。

3. *血乳酸* 协助判断是否存在代谢性酸碱紊乱，另外休克患者组织灌注不足可以起无氧代谢和高乳酸血症，监测有助于评估休克及复苏变化趋势。

【指标评估的技术要点】

目前 PCO_2的监测手段主要通过血气分析和经皮二氧化碳分压进行监测。临床血气分析中 PCO_2的测定多采用离子选择性电极（ion selective electrode，ISE）法和电化学原理进行测定。此外，还可以利用金属氧化物半导体场效应管（metaloxidesemiconductor fieldeffect transistors，MOSFET）和 ISE 复合产物，即离子敏场效应管（ion sensitive field effect transistor，ISFET）、基于气体对光谱选择性吸收原理和基于气体通透皮肤特性的原理进行测定。

1. *离子选择性电极法* ISE 是利用半透膜电势测量溶解于血液中的二氧化碳含量。该方法只允许二氧化碳透过膜进入电极液，而不允许其他带电离子进入，否则会带来很大干扰，不允许膜有破裂和污染（通常测量电路中设有膜漏监测电路）。电极久用后，膜会被污染或老化，需要经常更换电极和电极液。按这种原理进行的测量装置通常系统较复杂,很难小型化。

2. *离子敏场效应管法* ISFET测量血液中二氧化碳浓度和分压,关键是选择合适的透气膜和水凝胶材料,若选择适当,可使电极响应时间只需30 s。该传感器可通过注射针插入血管进行测定。测量的装置体积小、功耗低、易于集成。但是若要制成小型PCO_2电极,则电解液室必须很小,相应地其内部电解液数量则较少。考虑到测量过程中电解液的泄漏和蒸发,就很难进行长时间的连续测量,这是它的主要缺点。

E

3. *光谱选择性吸收法* 此法基于朗伯-比尔定律和气体分子对光谱选择性吸收原理进行的光纤PCO_2测定,关键是选择半渗透窗口材料,该材料除了要求与生物体相容,能透过二氧化碳外,必须能阻止血液进入腔内,还要有足够的柔软性以确保对血压的响应。为兼顾气体渗透和光学反射率的要求,光密度要作相应的控制。

4. *经皮二氧化碳分压($TCPCO_2$)监测* 是了解人体在各种生理与病理情况下的二氧化碳的动态变化,还可以有助于了解各种药物对二氧化碳的影响过程。该方法的主要限制因素是$TCPCO_2$探测器的重量与尺寸大小及非常小的气体采样体积。

【指标评估的影响因素】

1. *分析前变异*

(1) 离体时间:血液细胞在离体后仍然继续消耗氧产生二氧化碳,因此抽血后需立即送检,如不能立即检测,需将标本置于冰盒内保存,不超过2 h。

(2) 肝素用量:肝素用量过多,可造成稀释性误差,使PCO_2偏低,出现假性低碳酸血症。

2. *生物学变异*

(1) 呼吸频率:正常呼吸稳定情况下PCO_2不随年龄体位而变化,但采血前患者心理状态不稳定,短时间会影响其呼吸状态,如害怕抽血会使呼吸急促,使PCO_2下降;瞬间憋气使PCO_2增加。

(2) 体温:体温高于37℃,每增加1℃,PCO_2增加4.4%。

3. *溶血* 可导致PCO_2明显升高。

(孙艳虹)

参考文献

F

肺炎衣原体

【定义】

肺炎衣原体（*Chlamydophila pneumoniae*，Cpn）是一种严格寄生于真核细胞内、具有独特发育周期（原体和网状体）、能通过细菌滤器、主要引起呼吸道感染疾病的人兽共患病原体，代表株为TWAR株。Cpn感染率极高，有40%～86%的无症状成年人Cpn抗体阳性。主要通过飞沫传播，也可通过接触传播。易感人群年龄呈双峰分布，分别为8～9岁和70岁左右。

【分类】

肺炎衣原体分类上属于衣原体目，衣原体科，衣原体属，肺炎衣原体种，只有一个血清型。

【诊断思路】

诊断思路见图119。

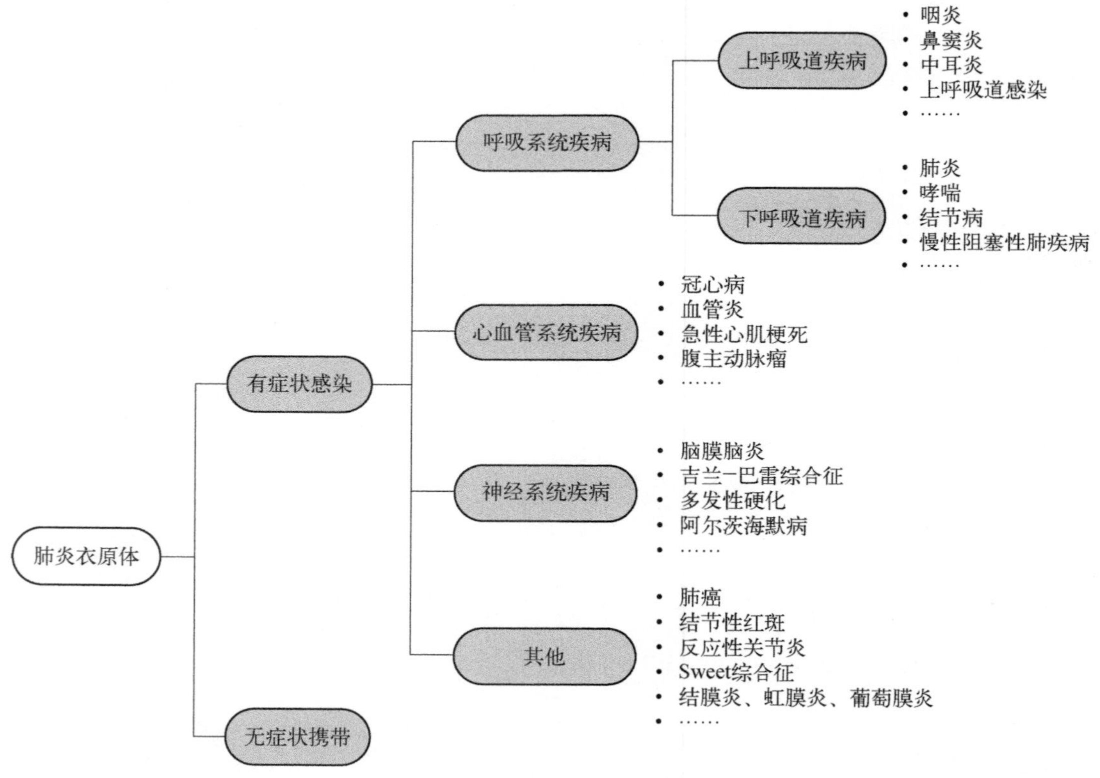

图119　肺炎衣原体诊断思路图

【伴随临床症状的鉴别诊断】

1. 伴咳嗽、发热等呼吸道症状　Cpn感染伴随的症状有刺激性干咳，发热，胸痛等，起病隐匿，病程长。可能伴随肺外表现如甲状腺炎、红斑结节和吉兰-巴雷综合征等。白细胞计数大多正常，血沉加快。在症状上和常规实验室检查上难以与肺炎支原体、病毒和军团菌等引起的上呼吸道感染和间质性肺炎鉴别，只能通过特异性 IgM，核酸检测等鉴别。持续性咳嗽，症状严重而影像学改变不明显可与细菌性肺炎鉴别。

2. 伴随胸闷、胸痛、气促等症状　有研究表明，动脉粥样硬化斑块中能直接分离出 Cpn，其感染引起的慢性炎症促进了动脉粥样硬化的发生和发展，但具体担任的角色仍需进一步研究。此外，Cpn 感染还与高血压、短暂性脑缺血发作、腹主动脉瘤等心血管系统疾病相关。需与自主神经功能失调，心肌炎，心包病，肌肉、骨、关节疾病（如胸肌劳损、颈椎病和肋软骨炎等）和急腹症等鉴别。

3. 伴随神经系统症状　中枢神经系统疾病如脑膜脑炎、吉兰-巴雷综合征等患者脑血管内可以检测到 Cpn。不仅如此，Cpn 还与阿尔茨海默病和多发性硬化等有关。

【伴随实验室指标的鉴别诊断】

1. 伴白细胞改变　Cpn 感染时白细胞轻度升高或正常，需与肺炎支原体、军团菌、病毒等特殊病原体感染相鉴别。

（1）肺炎支原体：在非典型病原体性肺炎中发病率最高，多为刺激性干咳。实验室检查可见肺炎支原体 IgM、IgG、IgA 等阳性，咽拭子或肺泡灌洗液等 Mp 核酸检测阳性。

（2）军团菌：为革兰阴性杆菌，无荚膜。其引起的感染半数病例可成群发病，暴发流行多见于医院、旅馆、建筑工地等公共场所。肺部有化脓性支气管炎，亦可为大叶炎变，伴有小的脓肿。痰、血或胸腔积液 BCYE 或其他特殊培养基可以培养出军团菌，呼吸道分泌物直接荧光法检查阳性，血液间接荧光法（IFA）检查抗体阳性。

（3）病毒：引起肺炎多由上呼吸道感染蔓延而成，呼吸道合胞病毒、副流感病毒及腺病毒等引起的肺炎常见于 5 岁以下儿童。起病多缓慢，有发热、头痛、咳嗽、乏力等。X 线检查肺部炎症呈斑点状、片状或均匀的阴影。白细胞总数可正常、减少或略增加。Cpn 和病毒均可引起间质性肺炎，鉴别方式主要依赖实验室诊断。

（4）肺结核：白细胞升高不明显，起病缓慢，病程长，多伴有低热、盗汗和咳嗽等症状，开放性肺结核痰里可查见抗酸阳性杆菌，核酸检测阳性，T-spot TB 试验可查见结核分枝杆菌效应 T 细胞。

2. 免疫球蛋白升高　Mp 感染后可产生血清特异性 IgM、IgG 及 IgA。需与自身免疫病、多发性骨髓瘤及其他感染性疾病鉴别。

（1）自身免疫性疾病多伴随不明原因发热、关节疼痛、皮肤红斑、口干眼干等症状。自身抗体检测可查见自身免疫病特异性抗体阳性，如类风湿性关节炎可有 ANA，CCP 抗体等阳性。

（2）多发性骨髓瘤的临床症状表现为骨痛（腰背部最多见）、蛋白尿、感染等。实验室检查可有血清总蛋白明显升高，血清蛋白电泳的 γ 区或 β 区或 α_2 区出现一窄底高峰，又称 M 蛋白，尿单克隆免疫球蛋白轻链（即尿本周蛋白），骨髓活检浆细胞增多。

【需进一步检查实验室指标】

1. Cpn 相关实验室检查　痰液染色镜检查包涵体；Cpn 分离培养鉴定；荧光抗体实验或酶联免疫吸附实验等检测血清中 Cpn 特异性的 IgM、IgA、IgG；PCR 技术扩增 Cpn 特定基因序列和 PSTI 片段，ompA 基因和 16S rRNA 基因的可变区等。

2. 血常规检查　白细胞、红细胞、血小板、中性粒细胞百分比、淋巴细胞百分比等。

3. 炎性指标　ESR、CRP、PCT、IL-6 等。

4. 血生化检查　肝肾功能。

5. 血液免疫　补体、自身抗体、免疫球蛋白、抗病毒抗体、梅毒抗体、HIV 抗体等。

6. 其他　X 线、CT 等。

【指标评估的技术要点】

1. 培养鉴定　Cpn 专性寄生于真核细胞内，是公认最难分离培养的衣原体之一。分离培养不仅需要用于细胞培养的实验环境，还要求工作人员技术娴熟。该法是诊断 Cpn 感染的“金标准”，但方法复杂，费时费力，且易受标本采集、运送、时间等多因素干扰而敏感性不高，一般不用于临床诊断。

2. 抗体检测　Cpn 感染机体后，早期产生抗

F

Cpn IgM，随着免疫反应增强出现 IgG 和 IgA，通过检测 IgM 效价或双份血清 IgG 和 IgA 效价有助于诊断 Cpn 急性感染。用于检测 Cpn 抗体的方法有微量荧光免疫测定（microimmunofluorescence，MIF），补体结合试验（CF）和酶联免疫吸附试验（ELISA）。其中，MIF 是血清学方法诊断 Cpn 的“金标准”，即用 FITC 标记的羊抗人抗体检测血清中是否有抗 Cpn 抗体。该试验阳性率为 50%～70%，急性感染的判断标准为双份血清抗体效价有 4 倍升高。由于该试验不仅需要双份血清，还需要抗体持续存在，故不能用于早期诊断。此外，MIF 试验的特异度还受到了其他种属的抗衣原体抗体的影响。以 1∶16 作为感染判断标准，则 MIF 较 PCR 有更高的特异度、阳性预测值和阴性预测值，但二者的敏感度都不高。

3. 抗原检测　抗衣原体蛋白酶样活性因子（chlamydial protease-like activity factor，CAPF）单克隆抗体用免疫印迹法、ELISA 或间接免疫荧光法检测标本中的衣原体抗原。该试验不与沙眼衣原体产生交叉反应，具有很好的灵敏度和特异度，能快速地做出早期诊断，继而尽快给予治疗。

4. Cpn 特异的核酸检测　PCR 扩增 Cpn16S rDNA、pmp4、ompA 和 Cpn_0809（一个编码种特异的 53 kDa 的蛋白的基因）来检测临床样本是否有 Cpn 的核酸。该法快速，但是合格标本获取不易，要求标准化的核酸提取和扩增程序，配备齐全的实验室及专业技术人员。有研究表明，PCR 的特异度、阳性预测值和阴性预测值均低于 MIF 法，其灵敏度也未明显高于 MIF 法。

【指标评估的影响因素】

1. 患者因素　老年人和儿童由于免疫力低下，血清学检测方法可能出现假阴性。先天性或者获得性免疫缺陷者、器官移植、使用免疫抑制剂者血清学方法检测 Cpn 阴性，不能排除 Cpn 感染。

2. 样本因素

（1）样本质量：培养要求有活力的 Cpn。可以取的样本有痰液、支气管肺泡灌洗液、鼻腔吸取物等。拭子最好选用涤纶的刷头和塑料柄。

（2）样本运送方式：标本采集后需接种于特殊的转运培养基，4～8℃条件下运输，因为 Cpn 在室温下会迅速失去活力。常用的运送培养基为 2SP 培养基。24 h 内不能接种者，置于 −70℃ 保存。液体标本与培养基的比例为 1∶2。

3. 人员操作因素

（郝晓柯，贺文芳）

参考文献

肺炎支原体

【定义】

肺炎支原体（*Mycoplosma*，Mp）是一类缺乏细胞壁、形态上呈高度多形性、能通过除菌滤器，在无生命培养基中能生长繁殖的最小原核细胞型微生物。Mp 可通过黏附造成呼吸道感染，也可进入血液，累及心血管系统、中枢神经系统、皮肤及肝肾器官等。

【分类】

Mp 是原核生物界、柔壁菌门、柔膜体纲、支原体目、支原体科、支原体属、肺炎支原体种。

【诊断思路】

诊断思路见图 120。

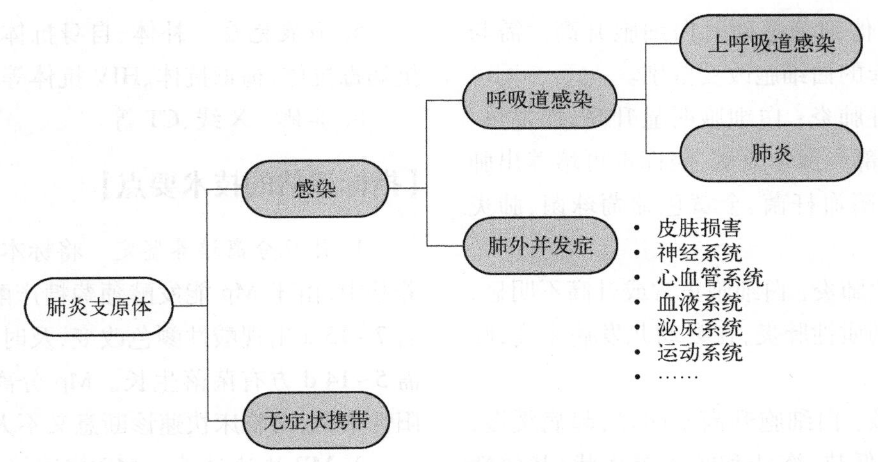

图 120　肺炎支原体诊断思路图

【伴随临床症状的鉴别诊断】

1. *伴发热、咽痛、咳嗽等呼吸道症状*　Mp 感染主要引起轻型上呼吸道感染和支原体肺炎等。主要症状为持续的阵发剧烈干咳，一般无痰或者少量黏液痰，疾病加重时，3～4 d 可发展为湿咳。需要鉴别的疾病有：咳嗽变异性哮喘也伴随干咳，但咳嗽多发生于晨起和夜间，有过敏史和家族史，肺功能显示为阻塞性通气功能障碍；百日咳咳嗽则表现为阵发性痉挛性咳嗽并有特殊的吸气声，病程较长，可达数周甚至 3 个月之久。此外，Mp 引起的呼吸道感染还需与细菌、病毒、真菌和其他特殊病原体性呼吸道感染鉴别，主要依赖病原学证据、临床症状和影像学检查。

2. *伴皮疹*　25%Mp 感染可见皮疹，形态为红色斑丘疹、麻疹样或猩红热样皮疹，也可有水疱。多见于躯干及四肢，散在或密集，有或无痒感。严重者可发展为斯-约综合征。本病伴发的皮疹需与病毒疹（如麻疹病毒、风疹病毒、柯萨奇病毒、肠病毒、细小病毒 B19、呼吸道合胞病毒等）、细菌（如伤寒沙门菌等）感染引起的皮疹以及自身免疫性疾病（如系统性红斑狼疮）伴发的皮疹鉴别。病毒疹多有特征性的出疹时间，病毒核酸和抗体检测阳性。伴有玫瑰疹的伤寒患者细菌培养出伤寒沙门菌即可诊断。伴随蝶形红斑等皮疹的自身免疫病患者通常还伴有关节疼痛、自身抗体阳性等。

3. *伴神经系统症状*　Mp 侵犯神经系统时可出现高热、惊厥、昏迷、脑膜刺激征及精神行为异常等，表现为脑膜脑炎、脊髓炎、精神障碍和格林-巴利综合征等。与其他引起神经系统症状的疾病的鉴别主要依靠现病史、实验室检查以及影像学检查（脑电图、CT 和 MRI 检查等）。感染引起神经系统症状，脑脊液可培养出脑膜炎奈瑟菌、肺炎链球菌、流感嗜血杆菌和隐球菌等，或者检测到病毒核酸，如肠道病毒、巨细胞病毒和乙脑病毒等。颅内占位病变和血管病变等可通过 CT、MRI、DSA 等检出。

4. *伴血液系统症状*　Mp 感染时可发生溶血性贫血、血小板减少、凝血功能障碍，严重者可引起 DIC 或血栓形成。可通过骨髓细胞学形态、外周血涂片、凝血因子检测等与血液系统疾病鉴别。

5. *伴心血管系统症状*　Mp 感染累及心血管系统可表现为心肌炎、心包炎、急性充血性心力衰竭、房室传导阻滞等。多数患者在出现症状前有呼吸道症状。与草绿色链球菌导致的心内膜炎等的鉴别主要依赖病原体检测。

6. *伴肌肉关节疼痛*　Mp 相关的肌肉关节疼痛多为游走性、发作性，以大、中关节为主，关节腔积液少见。需与运动损伤、感染、自身免疫病引起的肌肉关节痛鉴别。

7. *伴泌尿系统、消化系统症状等*　可出现急性肾炎、肾衰竭、转氨酶升高、肝脏肿大等，但其均可随 Mp 感染的控制而恢复。

【伴随实验室指标的鉴别诊断】

1. *白细胞改变*　Mp 感染时白细胞轻度升高

或正常,混合其他细菌感染时白细胞升高。需与其他病原体引起的白细胞改变鉴别。

(1) 细菌性肺炎:白细胞明显升高,伴发热、咳嗽、咳痰及肺部影像学改变,痰标本可培养出肺炎链球菌、流感嗜血杆菌、金黄色葡萄球菌、肺炎克雷伯菌等。

(2) 病毒性肺炎:白细胞正常或升高不明显,影像学表现为间质性肺炎,在婴幼儿发病率高,呼吸困难明显。

(3) 肺结核:白细胞升高不明显,起病缓慢,病程长,多伴有低热、盗汗和咳嗽等症状,开放性肺结核痰里可查见抗酸阳性杆菌。

(4) 真菌:念珠菌、隐球菌、组织胞质菌等真菌感染所致的肺炎多在许多疾病基础上发生,如先天性或者获得性免疫缺陷、血液病、器官移植、长期使用抗生素等。可取肺泡灌洗液等作培养及涂片,如能检出真菌即可区别。

2. 血红蛋白降低及网织红细胞增加　Mp 感染时可发生溶血性贫血,多发生与年龄稍大的儿童或少年,且常同时伴有皮疹、心肌炎或神经系统并发症。血清 Coombs 直接试验阳性,50%~90%冷凝集素升高。需与缺铁性贫血,巨细胞性贫血和免疫介导的溶血性贫血鉴别。

3. 转氨酶升高　部分 Mp 感染者 ALT 升高。需与病毒性肝炎、药物性肝炎、自身免疫性肝病等鉴别。

4. 免疫球蛋白升高　Mp 感染后可产生血清特异性 IgM、IgG 及 IgA。需与自身免疫病、多发性骨髓瘤及其他感染性疾病鉴别。

【需进一步检查的实验室指标】

1. Mp 特异的实验室诊断　支原体分离培养鉴定;酶联免疫吸附试验等检测血清中 Mp 特异性的 IgM、IgA、IgG 或直接检测 Mp 抗原;PCR 技术扩增 16S rRNA 基因的可变区,P1 蛋白基因和 ATP 酶操纵子等。

2. 血常规检查　白细胞、红细胞、血小板、中性粒细胞百分比、淋巴细胞百分比等。

3. 炎性指标　ESR、CRP、PCT、IL-6 等。

4. 血生化检查　肝肾功能。

5. 血液免疫　补体、自身抗体、免疫球蛋白、抗病毒抗体、梅毒抗体、HIV 抗体等。

6. 其他　X 线、CT 等。

【指标评估的技术要点】

1. 传统分离培养鉴定　将标本接种于液体培养基中,由于 Mp 能发酵葡萄糖产酸,一般于孵育后 7~15 d 出现酸性颜色改变,及时接种平板后仍需 5~14 d 方有菌落生长。Mp 分离培养耗时长,阳性率低,对临床快速诊断意义不大。

2. MP 快速培养　MP 快速培养需要一种液体培养基,其组成材料除 MP 结构繁殖增生所需要的营养成分外,还加入青霉素和醋酸铊等物质抑制杂菌生长。而 MP 生长的代谢产物使培养液中指示剂颜色发生改变来判断生长,菌量大约 10^4 有诊断意义。该方法方便、快速、准确、无须特殊设备,可作为一般实验室常规 MP 感染的诊断方法。由于该法存在一定的假阳性和假阴性,其灵敏度和特异性还需要进一步验证。

3. 酶联免疫吸附测定　用 170 kDa 的 P1 蛋白检测血清中特异性的 IgM、IgA、IgG 抗体。该法灵敏度和特异性均高,快速而经济,是临床应用最普遍的方法。但有时出现假阳性和假阴性反应,如抗体可能在症状出现 2 周后才升高。此外,检测结果受年龄、疾病病程、机体免疫功能及试剂盒不同等方面的影响。需要特别注意的是,由于 Mp 和生殖支原体有很多具有交叉反应的抗原决定簇,血清学检查很难区分两者。

4. 被动颗粒凝集法　该方法运用表面吸附 MP 抗原的明胶颗粒代替动物红细胞进行凝集反应以检测是否有 Mp 特异的抗体。日本富士株式会社 MP 抗体检测试剂盒即应用此法,该方法消除了非特异性反应,特异性高但灵敏度低,无须特别设备即可操作,对 MP 感染具有诊断价值,且抗体效价与 MP 感染严重程度成正相关。缺点是:其进口价格较贵,窗口期不能被检测,尤其是急性期患者,易造成漏检;此外治愈后还会有抗体存在,会被误诊为假阳性,检测时应注意。

5. 补体结合试验　是诊断 Mp 感染常用的血清学方法之一,在国外应用极广泛。试验所用抗原常为三氯甲烷-甲醇提取的糖脂类抗原。急性期和恢复期双份血清效价呈 4 倍增加者，或单份血清效价≥1：64 者即可诊断。但老年患者中，补体结合试验阴性尚不能排除 Mp 感染。另一缺点是它主要检测 IgM 抗体，故初次感染时出现阳性，再次感染时常呈阴性。有报道称细菌性脑膜炎及胰腺炎患者血清可出现补体结合试验假阳性。

6. 直接检测抗原　免疫荧光法、ELISA 法。用荧光或酶标记的多克隆抗体或单克隆抗体以间接法或直接法检测呼吸道分泌物中的 Mp 抗原，前者阳性率为 86%，后者可检出 10^5 cfu/mL 肺炎支原体，若检测标本中 P1 蛋白，敏感性可达到 10^4 cfu/mL。

7. PCR　普通 PCR 或 qRT－PCR 常扩增的为 16S rRNA 基因的可变区，P1 蛋白基因和 ATP 酶操纵子等。该方法用时短，灵敏度和特异度均高，各种商品化试剂一致度可达 93%～100%。缺点是操作不当易出现假阳性，菌株死亡后 DNA 还能被检测出，有些无感染症状的正常人 Mp 检测也可呈阳性。

【指标评估的影响因素】

1. 患者因素　老年人和儿童由于免疫力低下，血清学检测方法可能出现假阴性。先天性或者获得性免疫缺陷者、器官移植、使用免疫抑制剂者血清学方法检测 Mp 阴性，不能排除 Mp 感染。

2. 样本因素

（1）样本质量：Mp 可从咽拭子、鼻咽抽取液、痰液、支气管肺泡灌洗液、胸膜腔液及脑脊液中检出。临床标本的病原体含量少，分离培养时间耗时长，若样本质量不佳，结果可能为假阴性。因其有黏附细胞作用，故以试子标本为好。

（2）样本运送方式：标本采集后应浸入培养液并予最短时间接种，置 4℃可保存 24 h，否则 Mp 培养阳性率降低。

（郝晓柯，贺文芳）

参考文献

粪便常规

【定义】

粪便(feces)是食物在体内消化的最终产物，正常粪便中水分约占 3/4，固体成分约占 1/4。固体成分主要由未消化的食物残渣、已经被消化但未被吸收的食糜、消化道分泌物、食物分解产物、肠道脱落的上皮细胞、细菌等。粪便常规检验对下消化道炎症、出血鉴别、寄生虫感染、肿瘤筛查、胃肠道吸收与消化功能都有重要价值。

【分类】

1. 粪便的理学检验

（1）粪便量：健康成人排便频率为隔天 1 次至每天 1 次，每次排便量为 100～250 g。当肠胃、胰腺有炎症或功能紊乱时，粪便量和排便次数均有不同程度增加。

（2）颜色：健康成人粪便因含粪胆素而呈黄褐色。婴儿粪便因所含的胆红素未转变成胆绿素，而呈黄绿色或金黄色糊状。由于饮食和疾病的因素，粪便的颜色会产生变化。常见的病理性粪便颜色变化有：鲜红色提示肠道下段出血，暗红色提示阿米巴痢疾，白色或灰白色提示胆道梗阻或钡餐造影，绿色提示婴儿肠炎，黑色提示上消化道出血等。

（3）性状：健康人的粪便为成形、条带状，其性状、硬度常与进食的食物种类有关。病理情况下，粪便的性状会发生变化，如黏液增多提示肠道受刺激或有炎症，鲜血便提示下消化道有出血，脓便及脓血便常见于细菌性痢疾、阿米巴痢疾、溃疡性结肠炎、结肠癌或直肠癌等，胨状便提示过敏性肠炎及慢性菌痢，稀糊状或稀汁样便见于各种腹泻，白陶土样便常见于阻塞性黄疸，米泔样便呈乳白色淘米水样，多见于霍乱、副霍乱。乳凝块状便常见于婴儿消化不良等。

（4）寄生虫：粪便中如存在虫体较大的肠道寄生蠕虫如蛔虫、蛲虫、绦虫等或其片段时，肉眼即可分辨；钩虫虫体，须粪便筛洗后能见。

2. 粪便的化学检验

（1）粪便隐血实验：主要用于消化道出血、消化道肿瘤的筛检和鉴别。

（2）粪便脂肪检查：病理情况下，因脂肪泻粪便脂肪增加可见于胰腺疾病，如慢性胰腺炎、胰腺癌、胰腺纤维囊性变等。肝胆疾病，如胆汁淤积性黄疸、胆汁分泌不足、病毒性肝炎、肝硬化等；小肠病变：如乳糜泻、肠源性脂肪代谢障碍综合征等，其他病理性增加如胃、十二指肠瘘，消化性溃疡等。

3. 粪便的显微镜检验　粪便显微镜检查主要是检查粪便中有无病理成分，如各种细胞增多、寄生虫虫卵、异常细菌、真菌、原虫等。

【诊断思路】

诊断思路见图 121。

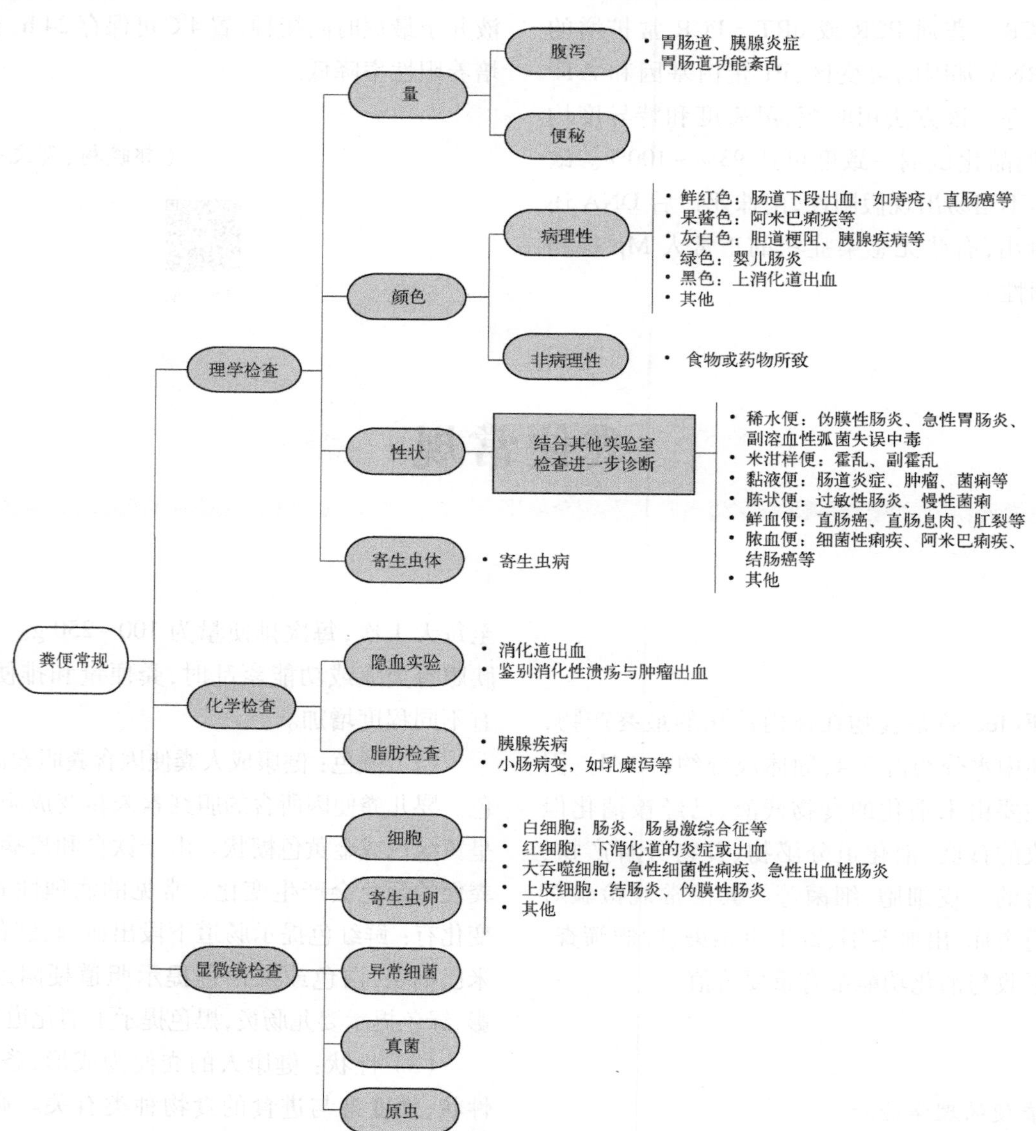

图 121　粪便常规诊断思路图

1. 腹泻诊断　粪便检查对腹泻的诊断非常重要，腹泻经粪便检查可作出初步诊断。腹泻是指排便次数增多(>3 次/d)，粪便量增加(>200 g/d)，粪质稀薄(含水量>85%)。常用检查有大便隐血试验，涂片查白细胞、红细胞、脂肪滴、寄生虫及虫卵，大便细菌培养等。

2. 溃疡性结肠炎诊断　排便次数及便血程度与溃疡性结肠炎病情轻重有关，轻者排便 2~4 次/d，便血轻或无；重者>10 次/d，脓血显见，可出现大量便血。粪便性状多为糊状，重症可呈稀水样大便。

3. 克罗恩病诊断　该病粪便多为糊状，一般无脓血和黏液。

4. 结直肠癌诊断　排便习惯与粪便性状改变常为结直肠癌最早出现的症状。多以血便为突出表现，或有痢疾样脓血便伴里急后重。或表现为顽固性便秘，大便形状变细。也可表现为腹泻与糊状大便，或腹泻与便秘交替，粪质无明显黏液脓血，多见于右侧结直肠癌。

5. 消化性溃疡诊断　消化性溃疡合并出血，可表现为黑粪，粪便隐血试验呈阳性。消化性溃疡指胃肠道黏膜被自身消化而形成的溃疡，可发生于食管、胃、十二指肠、胃-空肠吻合口附近，以及含有胃黏膜的 Meckel 憩室。

【伴随临床症状的鉴别诊断】

1. 持续性鲜血便或脓血便伴大便习惯改变　可出现腹泻或腹泻与便秘交替，局部腹痛，体重减轻，贫血，需考虑是否有结直肠肿瘤的发生。肿瘤的发生多伴有炎症反应，结直肠癌患者由于炎症、血运障碍与机械刺激等原因，导致癌灶表面黏膜发生糜烂、溃破，甚至癌灶本身破裂导致消化道出血，故会引起持续性便血。确诊需结合肿瘤标志物，影像学及内镜检查等检测手段。

2. 柏油样便伴腹痛　柏油样便伴餐后 1 h 内出现上腹部疼痛，疼痛经 1~2 h 后逐渐缓解，提示或有胃溃疡。胃溃疡属上消化道出血，是消化性溃疡最常见的并发症，由于红细胞在肠腔内停留的时间较长，遭到破坏，血红蛋白在肠道内与硫化物结合形成硫化亚铁，使粪色变黑。又由于硫化亚铁刺激肠黏膜分泌较多的黏液，而使粪黑而发亮，故形成柏油样便。结合 X 线钡餐检查和内镜检查进行确诊。

3. 黏液脓血便　伴有发热、腹痛、腹泻、里急后重，同时伴有全身毒血症症状考虑是否患细菌性痢疾。细菌性痢疾多为志贺菌属引起的肠道传染病。志贺菌经消化道感染人体后，引起结肠黏膜的炎症和溃疡，并释放毒素入血。大便镜检可见大量脓细胞和红细胞，并有巨噬细胞。粪便培养出志贺菌阳性可确诊。

【伴随实验室指标的鉴别诊断】

1. 持续性鲜血便或脓血便伴 CEA，CA19－9 升高　考虑结直肠癌的发生。当血清 ALP、LDH 活性升高可能是结直肠癌肝转移的第一指征。随着分子生物学技术的发展，有遗传倾向的患者应进行 APC 和 DCC 基因检测；p53 基因突变可了解腺瘤的癌变倾向。

2. 粪便显微镜检查发现脂肪滴，食物残渣伴血清、尿淀粉酶升高，血清脂肪酶升高　提示胰腺炎的发作。

3. 大便次数增加，水样便伴血常规中性粒细胞升高，C－反应蛋白(C－reactive protein，CRP)升高　提示急性肠胃炎的发生。

4. 婴幼儿秋冬季大便次数增加，水样便，检测轮状病毒抗原阳性　为病毒性肠胃炎。

5. 白陶土样粪便，伴血中结合胆红素显著升高、尿胆红素阳性　怀疑阻塞性黄疸。

【需进一步检查的实验室指标】

1. 急性炎症的实验室检查　包括血常规、C－反应蛋白(CRP)、白介素－6(IL－6)、血培养等的检测。

2. 粪便细菌培养　如志贺菌属、金黄色葡萄球菌、霍乱弧菌、弯曲菌等。

3. 肿瘤标志物检测　如 CEA、CA19－9 等。

4. 肝功能检测　如血清总胆红素、间接胆红素、直接胆红素等。

5. 血清酶　淀粉酶、尿淀粉酶、脂肪酶检测等。

6. 常见肠道致病病毒免疫学实验　如轮状病毒抗体检测。

7. 其他　如CT、X线钡餐、胃肠镜等。

【指标评估的技术要点】

1. 样本采集及运送

（1）粪便检验标本采集及运送正确与否，直接影响到检验结果的准确性。收集的粪便不能混有尿液、消毒剂及污水，破坏粪便的有形成分。

（2）采集新鲜标本，选择含有异常成分的粪便，如黏液或脓血等部分；外观颜色无异常的粪便从其表面、深处及末端等多处采集。

（3）检查肠内原虫滋养体时，应立即保温送检。一般常规检查不应超过1 h。

（4）检测前告知患者停用影响检验结果的药物和食物。

2. 灌肠或服用油类泻剂　粪便常因过稀且混有有底等影响检验结果。

【指标评估的影响因素】

1. 人员技能　做好检测人员的技能培训工作，正确掌握粪便病理成分的形态学特点和鉴别方法。

2. 食物和药物干扰　部分药物和食物会影响检验结果的准确性。如使用番茄和西瓜会引起粪便鲜红色；食用铁剂会有黑便等。

3. 样本保存及运输　粪便运送方式影响检验结果。如婴儿粪便通过尿不湿运送，粪便中含有纸巾等物质均会影响结果。

（李　智）

参考文献

粪便潜血

【定义】

粪便潜血（fecal occult blood，FOBT），又称粪便隐血、便隐血、便潜血、大便潜血、大便隐血。胃肠道少量出血时，粪便外观的颜色可无明显变化，因红细胞被溶解破坏，故显微镜也观察不到红细胞，这种肉眼及显微镜均不能证明的出血称为潜血（隐血）。隐血可以通过隐血试验来证实，用化学法或免疫法等方法来证实大便隐血的试验，称为大便隐血。

【分类】

1. 阴性　健康人。排除导致粪便潜血假阴性的干扰因素。

2. 阳性　见于各种原因引起的消化道出血，如药物致胃黏膜损伤、溃疡性结肠炎、钩虫病、胃溃疡、消化道恶性肿瘤等。排除导致便潜血假阳性的干扰因素。

【诊断思路】

诊断思路见图122。

1. 消化道出血的判断　药物导致的胃黏膜损伤（如服用阿司匹林）、肠结核、克罗恩病、胃溃疡、各种胃炎、溃疡性结肠炎、结肠息肉、钩虫病、消化道恶性肿瘤等。

2. 消化性溃疡与肿瘤出血的鉴别　FOBT对消化性溃疡的阳性诊断率为40%~70%，呈间断性阳性；治疗后，当粪便外观正常时，FOBT阳性仍持续5~7 d，如出血完全停止，隐血试验即可转为阴性。消化道恶性肿瘤阳性率早期为20%，晚期可达95%，且持续阳性。

【伴随临床症状的鉴别诊断】

1. 持续粪便潜血阳性且伴大便习惯改变，可

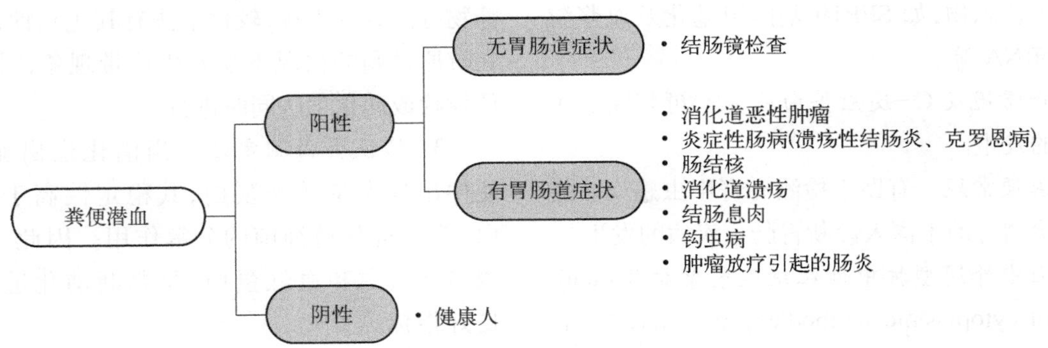

图 122　粪便潜血异常的诊断思路图

有腹泻或腹泻与便秘交替，局部腹痛，体重减轻，贫血，经治疗不见好转　需考虑是否有结直肠癌。肿瘤的发生多伴有炎症反应，结直肠癌患者由于炎症、血运障碍与机械刺激等原因，导致癌灶表面黏膜发生糜烂、溃破，甚至癌灶本身破裂导致消化道出血，故会引起持续性便血。确诊需结合肿瘤标志物，影像学及内镜检查等检测手段。

2. 粪便潜血阳性伴上腹部不适，食欲减退、腹泻、乏力、消瘦，贫血，及血液循环系统症状　询问病史在钩虫病流行区，提示有钩虫病的可能。检出病原体才可确诊。可多次进行粪便显微镜检查，查找钩虫卵或粪便淘洗法找到成虫并镜下观察其结构确诊。

3. 粪便潜血阳性伴慢性腹泻，呈糊状或水样、腹痛、里急后重，易反复发作，发热　提示或有炎症性肠病（inflammatory bowel disease，IBD）。IBD 包括溃疡性结肠炎（ulcerative colitis，UC）和克罗恩病（Crohn's disease，CD）。IBD 患者由于炎症反应，黏膜不断破坏和修复，会导致肠道出血。故粪便潜血阳性。

4. 患有心血管疾病的患者出现粪便潜血　首先询问病史，是否服用阿司匹林等非甾体药物，有研究显示，阿司匹林会引起胃出血等消化道出血症状，或可引起粪便潜血。

5. 粪便潜血伴宫颈癌放疗后　宫颈癌放疗后会引起迟发性放射性直肠炎，引起粪便潜血阳性。

【伴随实验室指标的鉴别诊断】

1. 粪便潜血阳性伴 CEA、CA125、CA19－9 等肿瘤标志物升高　考虑消化道肿瘤的发生。随着分子生物学技术的发展，更多的肿瘤标志物联合检测帮助消化道肿瘤的鉴别诊断，如有研究发现使用 M2－PK 联合便潜血可有效增加结直肠癌的检出率。

2. 粪便潜血伴粪便常规脓血便，粪便镜检见白细胞、红细胞、脓细胞，粪便细菌培养等　有利于 IBD 的检出。欧美有研究报道，结合血中外周型抗中性粒细胞包浆抗体（anti-neutrophil cytoplasmic antibodies，p－ANCA）和抗酿酒酵母抗体（anti-saccharomyces cerevisiae antibodies，ASCA）分别是溃疡性结肠炎和克罗恩病的相对特异性抗体，同时检测这两种抗体有助于其的诊断和鉴别诊断，但该方法在亚洲炎症性肠病患者的诊断价值低于欧美。

3. 粪便潜血伴血常规检查贫血像，粪便理学检查及显微镜检查发现成虫或虫卵　可帮助寄生虫病，如钩虫病的鉴别诊断。

4. 粪便潜血试验［血红蛋白单克隆抗体（Hb－mAb）］联合转铁蛋白试验［转铁蛋白单克隆抗体（TF－mAb）］联合检测　可提高消化道出血的检出率。由于消化道出血时，粪便中出现大量转铁蛋白，其稳定性高于血红蛋白，能抵抗肠道细菌的分解作用，减少由于血红蛋白抗原性消失而出现的假阴性结果。

【需进一步检查的实验室指标】

1. 肿瘤标志物的检测　持续性粪便潜血怀疑消化道肿瘤的发生，可检测与消化道肿瘤相关的肿瘤标志物，如血清 CEA、CA125、CA19－9、CA724。随着分子生物学技术的发展，还有新的肿瘤分子标志物，如 SEPT9 基因甲基化及血浆游离 microRNA 等。

2. 血常规及 C－反应蛋白检查　可判断是否有炎症的发生。

3. 粪便常规　有助于检测有寄生虫感染。粪便化学检测有助于深入诊断胃肠道疾病的发生。

4. 血中外周型抗中性粒细胞胞浆抗体（anti-neutrophil cytoplasmic antibodies，p－ANCA）和抗酿酒酵母抗体（anti-saccharomyces cerevisiae antibodies，ASCA）检测　帮助鉴别诊断溃疡性结肠炎和克罗恩病。

5. 影像学和内镜检查　结合 CT、B 超、磁共振及内镜等影像学诊断胃肠道疾病。

6. 肠结核相关检测　红细胞沉降率、结核菌素（PPD）实验、抗结核抗体测定及混合淋巴细胞培养+干扰素测定（T－Spot）对肠结核进行鉴别诊断。

【指标评估的技术要点】

目前用于便潜血检测的有 3 种方法。

1. 化学法　如邻联甲苯胺法、邻甲苯胺法、联苯胺法、愈创木酯法等。其原理是利用血红蛋白中的含铁血红素有类似过氧化物酶的作用，将供氢体中的氢转移给 H_2O_2 生成水，供氢体脱氢后形成发色基团而呈色。晨色的深浅可反映血红蛋白（出血量）的多少。

2. 免疫学方法　如免疫单向扩散法、对流免疫电泳法、胶体金免疫层析试验、乳胶免疫化学凝集法、单克隆抗体胶体金免疫层析试验。免疫法特异的针对人血红蛋白抗原表位，可排除饮食及药物等因素的干扰，较化学法有其优越性，然而其在抗原过剩的情况下易发生后带现象，需结合粪便性状或和化学法同时进行。

3. 转铁蛋白测定法　当消化道出血时，粪便中出现大量转铁蛋白，其稳定性高于血红蛋白，能抵抗肠道细菌的分解作用。因此，联合检测转铁蛋白和血红蛋白，是判断消化道出血的良好指标。

目前，以四甲基联苯胺（3，3′，5，5′－tetramethylbenzidine，TMB）和愈创木酯为显色基质的隐血试带在临床上广泛使用，患者可自行留取标本进行检测，特别适用于大规模消化道肿瘤的普查。

【指标评估的影响因素】

1. 样本采集　便潜血化学法的影响因素主要有标本保存时间过长，患者食用含血红蛋白的食物，含过氧化物酶的新鲜蔬菜，铁剂等药物，检验器材被铜离子、铁离子、消毒剂等污染等。

2. 检测方法　采用免疫法检测便潜血时应注意若消化道大量出血，需稀释粪便，防止粪便血红蛋白浓度过高产生后带现象。检测前避免服用刺激消化道的药物，导致疾病漏检。低温保存标本，可出现假阴性。反应时间不足也可导致假阴性。

（李　智）

参考文献

风疹病毒

【定义】

风疹病毒（rubella virus，RV）为单股正链 RNA 病毒，属于披膜病毒科（*Togaviridae*）风疹病毒属（*Rubivirinae*），是风疹病的病原体。风疹的临床特征是皮疹和发热，常伴有耳后、枕部淋巴结肿大。孕妇妊娠早期感染风疹病毒，将严重损害胎儿，引起流产、死产，出生后白内障、耳聋、心脏病或智力低下等，即先天性风疹综合征。

【分类】

风疹病毒是披膜病毒科风疹病毒属中唯一的成员。在披膜病毒科中还有另外一属就是α病毒属。风疹病毒中只有一种血清型存在，与其他披膜病毒没有抗原交叉。根据E1基因序列的不同可以分为至少两种基因型，即由北京BRDⅡ株和香港XG379株构成的基因Ⅱ型和其他株构成的基因Ⅰ型。Ⅰ型主要在欧洲、日本和西半球流行，又分为不同亚型。Ⅱ型主要在亚洲和欧洲部分地区流行，它具有更高的遗传多样性，可能由多种基因型组成。

【诊断思路】

诊断思路见图123。

【伴随临床症状的鉴别诊断】

1. *伴随发热第3~5 d出疹* 一般考虑为麻疹。麻疹首先出现在耳后、发迹，3~4 d扩展至全身，躯干尤其是背部皮疹分布均匀密集，部分融合，手掌、足底可见皮疹，皮疹为淡红色斑丘疹，直径大于风疹。典型皮疹3~5 d消退，皮疹消退后多留色素沉着和糠麸样脱屑。

2. *伴随发热第1~2 d，出现皮疹* 考虑为猩红热。猩红热首先出现在耳后、颈部，1 d内迅速蔓延至全身，皮疹为全身弥漫性潮红的基础上出现“鸡皮疹”。皮疹消退后不留色素沉着，可有糠麸样脱屑，甚至大块脱皮。

(3) 小儿伴随发热3~5 d出疹考虑为幼儿急疹。幼儿急疹的特点为疹出热退，皮疹消退后不留色素沉着，亦无脱皮，通常无淋巴结肿大。

(4) 伴随药物过敏史，大多服药后1~2周出疹考虑为药物疹。药物疹为多形性，抗过敏和皮质激素治疗有效。

(5) 伴随发热数天至数周，热型不规则，发病4~6 d后发疹的可考虑为传染性单核细胞增多症。传染性单核细胞增多症发疹常见的是斑丘疹，呈向心性分布，1周内隐退，无脱屑。特征性表现为全身浅表淋巴结肿大，颈部多见，无压痛，肝脾肿大，轻度压痛，血常规检查出现超过10%异型淋巴细胞。

【伴随实验室指标的鉴别诊断】

1. *伴随血常规检查白细胞总数减少或正常，粒细胞计数降低，而淋巴细胞相对升高* 可考虑为水痘、风疹、麻疹、埃可病毒等感染。

2. *伴随血常规检查白细胞总数升高* 可考虑为猩红热。

3. *伴随血常规检查嗜酸性粒细胞增多* 可考虑为药物疹。

【需进一步检查的实验室指标】

1. *风疹病毒核酸检测* 包括核酸杂交，定量PCR和RT－PCR。

2. *风疹病毒的分离培养* 在AGMK细胞中干扰试验是用来证明风疹病毒存在的常用技术，可以进行确切的诊断。

3. *血清学诊断* 包括风疹病毒特异性IgM抗体和IgG抗体检测，判断近期和既往感染。

4. *风疹病毒抗原检测* 包括补体结合试验、血凝抑制试验、免疫沉淀、血小板凝集、免疫荧光试验和ELISA。

【指标评估的技术要点】

1. *病毒分离* 目前病毒分离在临床上不多用，仅用以确认先天性感染，或了解婴儿释放病毒的状况。风疹病毒可以从先天性感染的患者的鼻咽部、结膜、尿、多节表层和脑脊液等标本中分离出来，其中在患者发疹前后6 d的时间较容易从鼻咽部分离出病毒。

原代或次代非洲绿猴肾细胞对风疹病毒最为敏感，通常不产生CPE，但是它能干扰其他病毒在这些细胞中的增殖。在非洲绿猴肾细胞中干扰试验是一种用来证明风疹病毒的存在的常用技术，当用这种技术时，常利用免疫荧光试验或中和实验来检测病毒抗原。

用于病毒培养的常用传代细胞有RK－13、

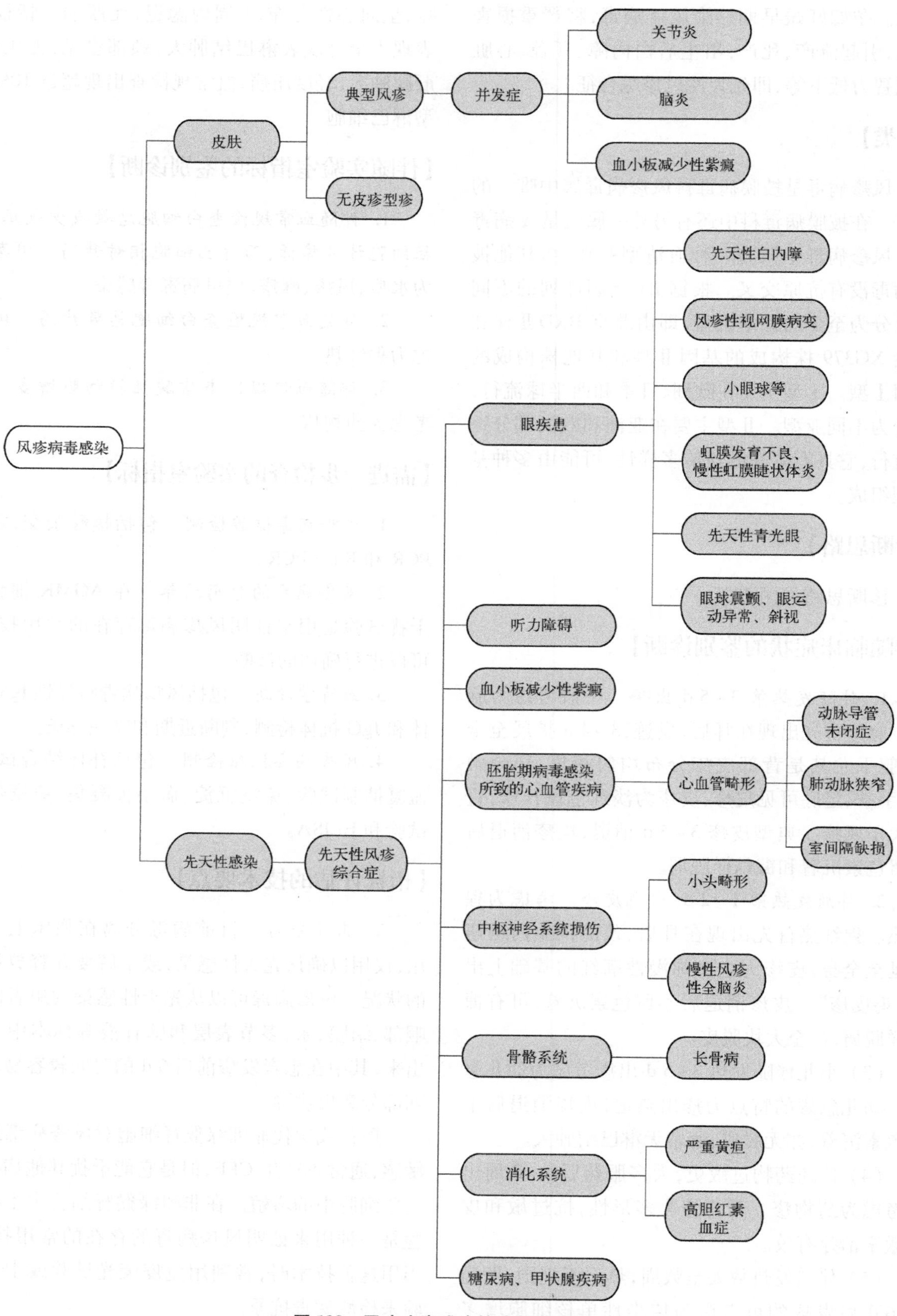

图 123　风疹病毒感染的诊断思路图

F

Vero 和 BHK－21 等细胞株，在传代细胞中可以形成 CPE 但差异很大，还要求严格地控制 pH，需密切注意细胞传代数和生长状况。病毒接种后 12 h 可以检出病毒基因组 RNA，26 h 后达到高峰。相比之下，病毒的蛋白合成在培养后 12 h 可以用免疫荧光检出，16 h 就达到高峰。

2. 血清学检测　目前大多数风疹病的患者都是通过血清学方法进行检测和诊断的。恢复期患者血液标本中风疹病毒特异性 IgG 含量高于急性期 4 倍可以确诊。对育龄妇女查 IgG 抗体，有助于了解是否感染过风疹，会不会在妊娠中有初发感染风疹的可能性，一般如果有高滴度 IgG 抗体存在，代表已感染风疹，不存在孕期初发感染风疹而发生胎儿畸形的危险。风疹病毒特异性 IgM 抗体测定可用来对近期感染诊断，少数情况下 IgM 抗体也可以在再感染的患者体中检测出来。风疹病毒抗原可以通过以下的血清学检测方法检测：如补体结合试验、红细胞凝集素抑制试验、免疫沉淀、血小板凝集、免疫荧光实验和 ELISA 等，其中 ELISA 实验检测风疹病毒特异的 IgG 和 IgM 抗体中已成为主要的检测方法。

3. RT－PCR　目前对风疹感染的实验室诊断主要依靠血清学试验，但是风疹病毒的 IgM 抗体至少要 5 d 以后才能出现，而且对于其他样本如羊水、胎儿组织等不能进行有效检测。所以采用 RT－PCR 技术检测病毒 RNA，是一种敏感而又快速的方法，可以与血清学试验一起作为风疹的诊断方法。利用风疹病毒特异性引物进行 RT－PCR，扩增出病毒特异性片段进行电泳分析和测序，或利用荧光定量 PCR 直接检测荧光信号，或直接从标本中提取基因组核酸用特异性探针进行核酸杂交。

【指标评估的影响因素】

（1）在进行干扰试验时，每次试验都应该包括阳性（含已知风疹病毒）和阴性（不含风疹病毒）对照的非洲绿猴肾细胞管。它们应与接种的患者标本的细胞管一起接受肠道病毒 ECHO11 病毒的攻击。阳性对照管必须能干扰 ECHO11 的感染，而阴性对照管必须在 2～4 d 内显示阳性（1+～3+）的细胞病变（CPE）。如果阴性对照管在 24 h 便出现严重的 CPE（3+～4+），试验应认为失败，需重复试验。同样，如果阴性对照管在 4 d 后仍不出现明显的 CPE，亦认为失败而必须重做。

（2）进行血清学检测时，如果仅依靠一次检测风疹病毒特异性 IgG 存在不足以证明风疹病毒感染，需要对婴儿的血浆进行连续的风疹病毒特异性的 IgG 抗体检测。在大多数情况下，如果婴儿体内风疹病毒特异性 IgG 抗体在几个月内浓度持续下降，则很可能是由于母亲体内的风疹病毒特异性 IgG 抗体进入到了婴儿体内，而不是由于婴儿自身产生的抗体，相反如果婴儿确实是先天性的风疹病毒感染，那么在这段时间内，风疹病毒特异性的 IgG 抗体的浓度肯定会上升，而不是持续下降。

（3）酶免疫试验主要有间接法和捕获法，间接法会受类风湿因子的影响，需预先中和类风湿因子以避免假阳性。

（陈　茶）

参考文献

附睾蛋白4

【定义】

附睾蛋白4（human epididymis protein 4，HE4）是WFDC2基因的表达产物，由124个氨基酸组成。该蛋白是一个相对分子质量较小的、半胱氨酸含量丰富的酸性分泌型蛋白，是乳酸蛋白（whey acidic protein，WAP）结构域家族中的一员。目前作为一种新型肿瘤标志物，被认为对上皮性卵巢癌早期诊断和卵巢良、恶性肿瘤鉴别诊断及预后分析具有重要价值。

【分布】

正常组织中，HE4在近端气管和唾液腺中高表达，肺、前列腺、脑垂体、甲状腺和肾脏中相对较少。而在肿瘤组织中，以卵巢浆液性癌表达最高；其次肺腺癌、乳腺癌、膀胱移行细胞癌、胰腺癌组织中偶有较高表达。其中值得关注的是HE4在正常的卵巢上皮细胞和癌旁组织中不表达，但在卵巢浆液性癌及卵巢子宫内膜样癌细胞中高表达。后来证实HE4不仅在组织细胞水平高表达，分泌型HE4在卵巢癌患者血清中同样可实现检测。

【诊断思路】

诊断思路见图124。

目前HE4主要用于辅助临床卵巢癌的早期诊断、鉴别诊断、风险评估及治疗监测。

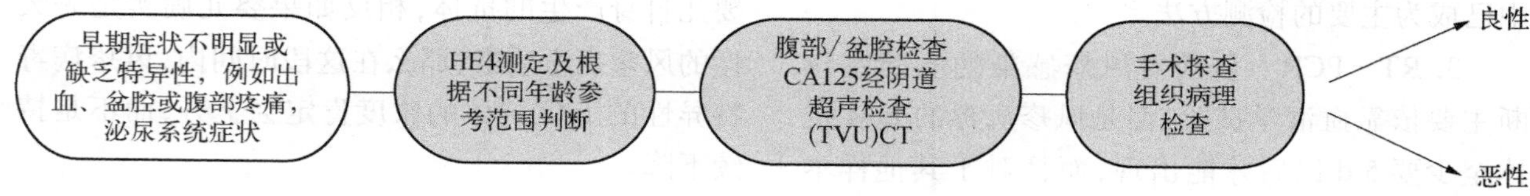

图124　附睾蛋白4诊断思路图

1. 辅助上皮细胞型卵巢癌的早期诊断　HE4诊断敏感度约为72.9%、特异性约为95%，其敏感性优于目前临床上普及的血清标志物：糖类抗原125（carbohydrate antigen 125，CAl25）。但两者结果分布性不同，有互补性。因此HE4与CAl25联合检测，可进一步提高肿瘤诊断的敏感性和特异性，最大限度降低漏诊率及误诊率，提高卵巢癌早期诊断的能力。

2. 辅助卵巢癌的鉴别诊断　HE4在卵巢内膜样癌和卵巢高分化浆液性癌中有较高表达，在透明细胞癌和黏液性卵巢癌中的表达水平较低。其表达水平与FIGO分期、组织分化程度呈正相关。

3. 评估　帮助评估绝经前和绝经后盆腔肿瘤妇女患上皮细胞型卵巢癌的风险但尚未证明其对下列人群有效：曾经进行治疗的恶性肿瘤患者、正在进行化疗的患者和年龄低于18岁的患者。

4. 监控　监控侵袭性上皮细胞型卵巢癌患者的治疗疗效以及疾病的复发和转移HE4在复发人群血清中升高可比CAl25早5~8个月。但不推荐用于监控患有已知黏蛋白型或生殖细胞型卵巢患者。

5. 非小细胞肺癌、肺腺癌中的诊断　HE4在非小细胞肺癌、肺腺癌中的诊断效率优于CYFRA21－1和CEA。在联合检测中，常用的肺癌4项检测（SCC、CEA、CYFRA21－1、NSE）对肺癌的检出阳性率为79.44%，而HE4参与的联合检测阳性率显著提升为89.72%。

【伴随临床症状的鉴别诊断】

1. 伴胸痛　可见于肺癌患者，其血清 HE4 水平与肿瘤的病理类型及转移情况相关，血清 HE4 对腺癌有较高的敏感度，血清 HE4 水平检测可用于肺癌辅助诊断及病情评估。

2. 伴腹痛、月经异常　多见于卵巢癌。88% 的卵巢癌患者都会出现 HE4 升高的现象，最全面的卵巢癌检测方法是使用 HE4 与 CA125 联合检测。HE4 与 CA125 联合检测还能够更好的判断绝经前或绝经后盆腔肿块的良恶性，更好地对妇科良性卵巢肿块和囊肿与卵巢癌进行鉴别诊断。

【伴实验室指标的鉴别诊断】

1. 伴 SCC、CEA、CYFRA21－1、NSE 升高　在联合检测中，常用的肺癌 4 项检测（SCC、CEA、CYFRA21－1、NSE）对肺癌的检出阳性率为 79.44%，而 HE4 参与的联合检测阳性率显著提升为 89.72%。在肺腺癌的诊断中，CEA 和 CYFRA21－1 联合检测的检出阳性率为 68.46%，而 HE4 参与的联合检测阳性率为 82.31%。

2. 伴 CA125、CA15－3、铁蛋白指标升高　血清 HE4 和 CA125 联合检测对卵巢癌诊断的敏感性均高于两者单项检测，为 82.9%，其特异性高于 CA125 单项检测，低于 HE4 单项检测。在卵巢癌早期诊断中，血清 HE4 单项检测的敏感性高于 CA125 单项检测。

【需进一步检查的实验室指标】

1. 血清肿瘤标志物的检测　如 CA125、CEA、SGA、SCC、CEA、CYFRA21－1、NSE 等。建议多种肿瘤标志物联合检测可提高定性诊断的可靠性。

2. 激素检查　约 84% 卵巢癌患者可见 HCG 升高，也可用于卵巢癌的预后判断。

3. 血常规检查　血红蛋白，红、白细胞，血小板计数。

【指标评估的技术要点】

1. 电化学发光免疫法（ECLIA）

（1）该方法的线性范围在 15～1 500 pmol/L，如待测标本中 HE4 浓度超过检测上限，应以标本稀释液稀释后重新检测。

（2）国内学者采用罗氏血清 HE4 检测试剂盒检测建议的血清 HE4 参考区间为<40 岁：29.25～68.50 pmol/L；40～49 岁：32.11～68.96 pmol/L；50～59 岁：33.04～88.67 pmol/L；60～69 岁：34.72～92.35 pmol/L；>70 岁：45.18～132.00 pmol/L。各实验室应该根据本室使用的检测系统，通过调查本地区一定数量的不同年龄，性别的正常人群，对文献提出的参考范围加以验证，建立自己的参考区间。

（3）每隔 24 h 运行至少两个水平的质控物（正常值和异常值），质控结果在试剂盒说明书或实验室所需求的可接受范围。

（4）对于接受高生物素治疗的患者，必须在末次生物素治疗 8 h 后，采集标本。

（5）待测标本和质控物禁用叠氮化物、氰化物、氟化物防腐，切勿使用加热灭活的标本；含有沉淀物的待测标本检测需要充分离心。

2. 酶联免疫吸附法（ELISA）

（1）该法的线性范围为 15～900 pmol/L，如待测标本中 HE4 浓度超过此范围上限，应以稀释液进行稀释后重新检测。

（2）该法尚未建立完善的参考区间，其他与上述 ECLIA 相同。

（3）以每块微孔板为一个批次，同时检测阴阳性质控物，质控结果符合试剂盒说明书或实验室所规定的要求。

（4）计算复孔检测的各标准品的吸光度平均值，标准品检测结果应符合试剂盒说明书的要求。每批次试验后均需以系列标准品浓度为横坐标，相应吸光度为纵坐标，制备标准曲线，待测标本 HE4 浓度可从标准曲线中获得。

（5）该法试剂盒推荐用血清标本检测，标本在检测之前可放置 2～8℃ 贮存 3 d，否则应置 −20℃ 下存放并避免反复冻融。尚未证实血浆和其他体液对 HE4 的 ELISA 试剂盒有效。

【指标评估的影响因素】

1. 年龄　年龄是影响 HE4 水平表达的重要

因素，健康人群中 HE4 水平随年龄增长而升高，在年龄较大（>70 岁）的患者中，HE4 值升高是正常现象，因此按照年龄划分 HE4 参考值范围具有重要意义。

2. 绝经与否　绝经状态是影响表观健康人群 HE4 水平的另一重要因素，绝经前、绝经后女性 HE4 水平的参考值分别为<68.96 pmol/L 与<114.90 pmol/L，绝经后水平显著升高。

3. 种族　HE4 水平含量分布存在种族差异，文献报道欧洲人群临界值为<150 pmol/L，进口试剂盒说明书建议的正常人血清 HE4 参考区间为 0~150 pmol/L，国内试剂厂商建议的参考区间为 0~75 pmol/L。

（陶志华）

参考文献

F

副流感病毒

【定义】

副流感病毒（parainfluenza virus，PIV）是一种单链 RNA 病毒，属于副黏病毒科。副流感病毒感染是常见的急性病毒性呼吸道感染性疾病，在婴幼儿主要引起下呼吸道感染，在成人主要表现为上呼吸道感染。病毒增殖仅限于呼吸道黏膜上皮，一般无病毒血症。感染可发生于任何年龄，但以婴幼儿症状为重。据统计，30%~40%的婴幼儿急性呼吸道感染都是由人类副流感病毒引起的。小儿喉炎中约 33%、下呼吸道感染中约 10%与 PIV 有关，仅次于呼吸道合胞病毒和腺病毒感染。副流感病毒感染因感染后免疫力低，易再感染、反复感染。能使感染的细胞膜发生改变，而导致感染细胞与邻近未感染细胞发生融合（cell fusion），形成多核巨细胞（polykaryocyte）合胞体（syncytium）。副流感一般预后良好，轻症多饮水，注意休息。

【分类】

根据遗传性与抗原性，PIV 可分为 4 种血清型：即 PIV1、PIV2、PIV3、PIV4。1 岁以内婴儿常感染副流感病毒 3 型，1 岁以上幼儿常感染副流感病毒 1、2 型。PIV1 一般为隔年发生一次较大的交替流行，全球都可发病。PIV1 所致的疾病谱很广，有喉气管支气管炎、毛细支气管炎、支气管炎和肺炎等，主要感染人群年龄为 7~36 月龄者，高峰为 2~3 岁。PIV2 流行趋势与 PIV1 相似，一般为每两年一次或与 PIV1 交叉流行，但也有个别地区每年都有流行。如瑞士，其流行高峰季节为秋末冬初。PIV2 感染可出现所有典型的严重下呼吸道感染的症状，但在非免疫抑制或无合并慢性病的儿童，喉气管支气管炎是最常见的疫病。PIV3 主要引起毛细支气管炎和肺炎。新生儿和小婴儿的感染率仅次于呼吸道合胞病毒。PIV4 流行病学很少有报道，且研究数据在各年龄组比较分散。但血清流行病学已证实。60%~84%的婴儿存在母源性抗体，抗体水平在 7~12 个月时下降至 7%~9%，持续低水平数年后。在 3~5 岁时上升至 50%。有报道 75%成人有 PIV4b 抗体。临床上分离出来的主要为 PIV4b 亚型，可引起不同呼吸道症状，但一般症状较轻，住院率较低。

【诊断思路】

诊断思路见图 125。

临床表现　病情轻重与年龄、病理状态、初感或再感及病毒型别有关。副流感病毒在儿童期和成人期引起的临床表现差别很大。

（1）儿童期感染：副流感病毒感染在幼龄儿

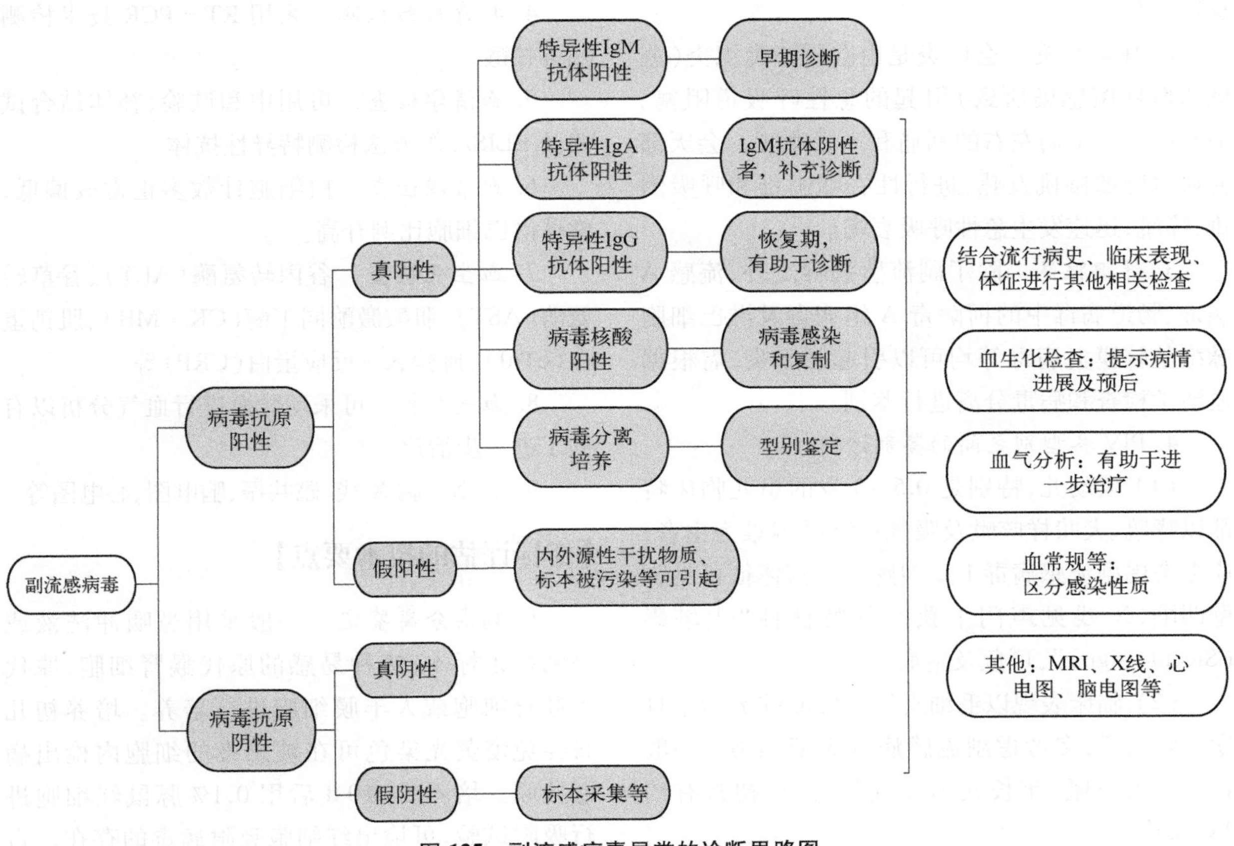

图 125　副流感病毒异常的诊断思路图

童主要引起下呼吸道疾病，急性起病，副流感病毒感染的表现有发热、鼻塞、咽痛、声嘶、犬吠样咳嗽、大量黏脓痰、喘息及呼吸道梗阻症状，重者可因缺氧、呼吸衰竭而死亡。而且该病毒4个血清型间感染的临床表现有明显不同。1型病毒感染最易引起哮吼。6月~3岁龄为好发年龄段，还可引起中耳炎。2型病毒感染的主要表现也是哮吼，但较1型感染轻而少见，8月~3岁龄为好发年龄段。1型和2型病毒感染的起病较急，出现鼻塞、流涕、咽痛，经过不同过程后发生痉挛性犬吠样咳嗽、声音嘶哑、喘鸣、三凹征和吸气性呼吸困难，甚至发绀，多在夜间发作，重者发生喉梗阻，这是声门下水肿和浓稠分泌物堵塞呼吸道所致。3型病毒传染性较强，1岁内婴儿感染后表现为毛细支气管炎和肺炎，发热较高，1~3岁幼儿表现为哮吼，年长儿表现为气管炎、支气管炎。初发感染者常有约4 d发热。在严重联合免疫缺陷症患儿，3型病毒感染的发病率较高，且可形成巨细胞性肺炎。3型病毒感染并发中耳炎者比1型病毒感染者多见。4型病毒感染一般仅有轻度呼吸道症状，不易被发现。

（2）成人期感染：不论哪型副流感病毒，在成人期感染所引起的表现通常为上呼吸道炎，如鼻炎、咽喉炎，伴周身不适，易致慢性气管炎、慢性咽炎、慢性扁桃体炎等加重。老年人易并发肺炎，免疫功能缺陷的成人也可引起致死性肺炎。副流感病毒感染还是同种异体骨髓移植患者致死性肺炎的重要病因。

3. 与其他病原体所致肺炎的鉴别诊断　如其他病毒性肺炎、细菌性肺炎、真菌性肺炎等，可结合X线、肺纤支镜、组织活检等加以鉴别。

【伴随临床症状的鉴别诊断】

1. 伴高热　流感的临床特征是急起高热，全身中毒症状严重而呼吸道症状很轻，体温常达39~40℃，一般持续2~3 d后渐退。呼吸道合胞病毒感染的发病年龄、临床症状均与副流感病毒3型感染相似。这些都需通过病原学或血清学检查加以区分。

2. 伴会厌炎　会厌炎是由会厌蜂窝织炎(流感嗜血杆菌感染所致)引起的急性呼吸道阻塞。前驱症状为1周左右的咽痛和声音嘶哑。会厌部充血水肿如樱桃发热,进行性吞咽困难和呼吸困难,哮吼,迅速发生急性呼吸衰竭。

3. 伴腮腺炎　除了副流感病毒之外,流感A病毒、肠道病毒中的柯萨奇A组病毒及淋巴细胞脉络丛脑膜炎病毒等均可以引起腮腺炎,需根据血清学检查和病毒分离进行鉴别。

4. PIV各型别之间的鉴别诊断

(1) 婴幼儿,特别是0.5~3岁的患儿临床特征以哮吼、犬吠样咳嗽及吸气性呼吸困难为主者,应多考虑副流感病毒1、2型感染。其体征可见胸壁凹陷,X线见声门下狭窄的特征性"尖塔影(Steeple sign)",可危及生命。

(2) 临床表现以毛细支气管炎或肺炎为主且发热较高者,多考虑副流感病毒3型感染。一般1~3岁为哮吼,年长儿为支气管炎,病初常有约4 d发热。

(3) 临床表现较轻,不发热,有轻度呼吸道症状者,多考虑副流感病毒4型感染。

【伴随实验室指标的鉴别诊断】

1. 伴白细胞正常　多数病毒性感染,其白细胞计数均正常或偏低,因此,白细胞分类计数只能简单区分细菌还是病毒感染,确诊需结合临床症状、相关实验室检查。

2. 伴淋巴细胞比例增多　多数病毒感染如流感、副流感均可导致淋巴细胞增多,此外,还有百日咳、传染性单核细胞增多症、急性传染性淋巴细胞增多症、淋巴细胞性白血病。

【需进一步检查的实验室指标】

1. 细胞培养及病毒分离　用易感细胞培养病毒,产生典型的细胞病变。

2. 病毒鉴定分型　用中和试验进行鉴定和分型。

3. 病毒抗原检测　采用单克隆抗体间接免疫荧光法检测病毒抗原。

4. 病毒核酸检测　采用RT-PCR技术检测病毒核酸。

5. 血清学检查　可用中和试验、补体结合试验及ELISA等方法检测特异性抗体。

6. 血常规检查　白细胞计数多正常或偏低,常伴淋巴细胞比例升高。

7. 血生化检查　谷丙转氨酶(ALT)、谷草转氨酶(AST)、肌酸激酶同工酶(CK-MB)、肌钙蛋白(cTnI)、血糖、C-反应蛋白(CRP)等。

8. 血气分析　可采动脉血进行血气分析以有助于进一步治疗。

9. 其他　胸X线、磁共振、脑电图、心电图等。

【指标评估的技术要点】

1. 病毒分离鉴定　一般采用鼻咽冲洗液或鼻咽拭子标本,接种易感的原代猴肾细胞、原代人胚肾细胞或人羊膜细胞进行培养。培养初几日经免疫荧光染色可在被感染的细胞内检出病毒抗原。培养5~10 d后用0.1%豚鼠红细胞进行吸附试验,可检出红细胞吸附病毒的存在。盲目传代有助于提高病毒分离的阳性率。副流感病毒能使豚鼠和鸡红细胞发生凝集,病毒的最终鉴定可通过血凝抑制试验及红细胞吸附抑制试验来完成。

2. 快速病原诊断　可将患者鼻咽部分泌物作涂片,用1~3型副流感病毒荧光抗体检测脱落上皮细胞中的病毒特异性抗原。此外,PT-PCR技术检测各型副流感病毒核酸,快速而灵敏。

3. 血清学检查　中和试验、补体结合试验及血凝抑制试验检测血清特异性IgG型抗体,急性期和恢复期双份血清抗体效价升高4倍以上有诊断价值。用酶联免疫吸附试验检测急性期血清特异性IgM型抗体,有助于早期诊断。但每次再感染都可导致其他型病毒抗体回忆性升高,所以单一血清学检查结果只能作参考。

【指标评估的影响因素】

1. 流行病学　副流感病毒感染流行期间临床诊断较易,散发病例的临床诊断较难。

2. 标本采集　标本采集过程中的人为操作误

差，对病原标本的获得与否具有决定性意义。规范操作、增加采集范围、恒温保存快速送检等都是保证相关指标阳性的因素。

3. 感染　副流感病毒多数患者会产生 IgG 抗体，但 IgM 抗体的检出率大约只有一半，3 岁以下的儿童感染后 IgM 抗体的应答最强，所以这些儿童的 IgM 抗体检测结果极不可靠。与其他的呼吸道感染性疾病（如呼吸道合胞病毒感染）类似，应补充检测特异性的 IgA 抗体，即使在无法检出 IgM 抗体的情况下，也能够对可疑的急性感染患者给出明确的诊断结果。

（廖　璞）

参考文献

F

G

钙

【定义】

钙是人体内含量最多的阳离子，总钙量中约99%以碳酸钙或磷酸钙的形式存在于骨骼及牙齿，1%左右分布于各种软组织，细胞外液中钙含量仅占体内总钙量的0.1%。钙参与细胞的多种生理活动，对维持正常的酸碱平衡、神经肌肉应激性、腺体分泌、酶活性、凝血过程、营养物质吸收等起重要作用。钙主要经十二指肠吸收，通过肠道和肾脏排泄，主要受活性维生素D[1,25-$(OH)_2D_3$]、降钙素、甲状旁腺激素的调节。

G

【分类】

血液中的钙绝大部分存在于血清中，根据存在形式，血清总钙分成游离钙及结合钙两部分。游离钙是血清钙发挥生理作用的形式，约占血清总钙的45%。结合钙包括蛋白结合钙和复合钙（如柠檬酸钙、碳酸氢钙及其他有机酸钙盐等），蛋白结合钙约占血清总钙的40%，复合钙约占血清总钙的15%。蛋白结合钙与游离钙之间受血清酸碱度影响，可以相互转化。

【诊断思路】

诊断思路见图126。

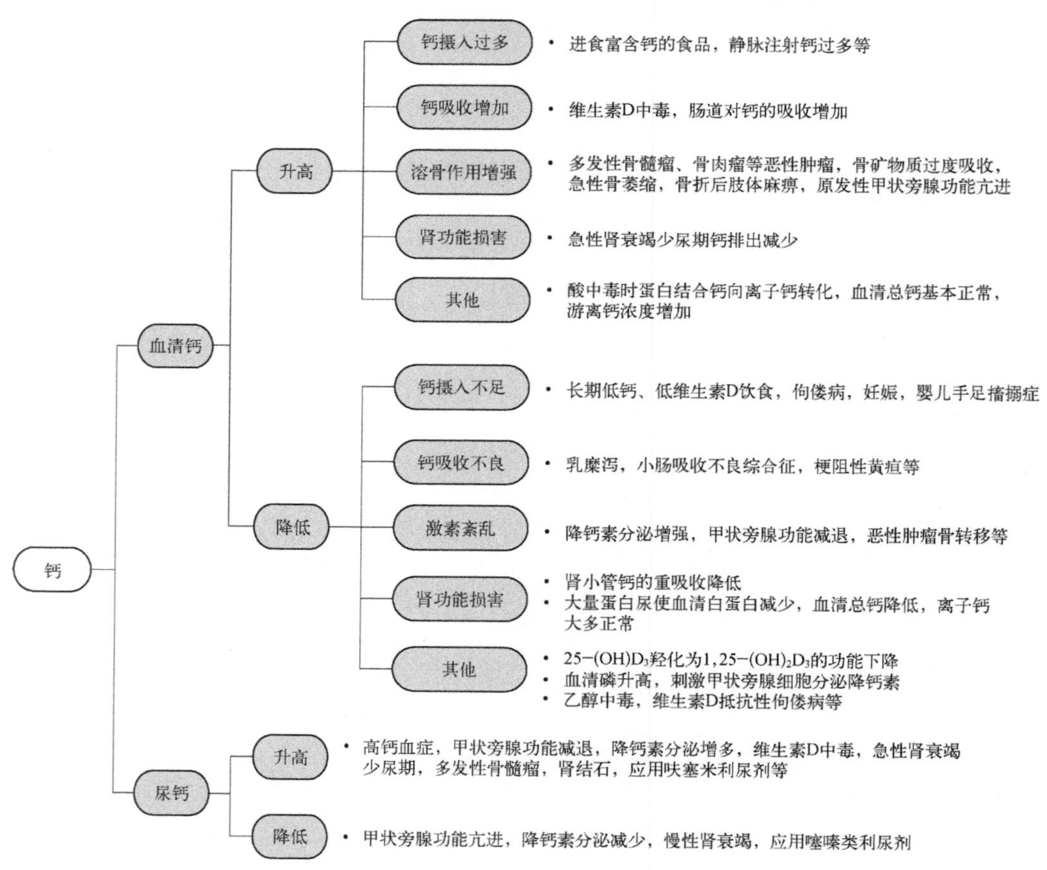

图126　钙代谢异常诊断思路图

2. 血清钙升高

(1) 钙摄入过多：进食大量牛奶等富含钙的食品、静脉输注钙过多等。

(2) 钙吸收增加：维生素D中毒等造成肠道对钙吸收增加。

(3) 溶骨作用增强

1) 恶性肿瘤时，骨矿物质过度吸收，如分泌前列腺素E_2的肾癌、肺癌，分泌破骨细胞刺激因子的多发性骨髓瘤、骨肉瘤、白血病、Burkitt淋巴瘤。

2) 急性骨萎缩、骨折后肢体麻痹。

3) 原发性甲状旁腺功能亢进时，甲状旁腺激素过度分泌。

(4) 肾功能损害：急性肾衰竭少尿期钙排出减少而沉积于软组织中，多尿期时沉积于软组织中的钙大量释放。

(5) 其他：酸中毒时蛋白结合钙向离子钙转化，血清总钙基本正常，游离钙浓度增加。

3. 血清钙降低

(1) 钙摄入不足：长期低钙、低维生素D饮食，佝偻病，妊娠，婴儿手足搐搦症等。

(2) 钙吸收不良：乳糜泻、小肠吸收不良综合征、梗阻性黄疸等。

(3) 激素紊乱：降钙素分泌增强、甲状旁腺功能减退、恶性肿瘤骨转移等，可导致低钙血症。

(4) 肾脏损害

1) 慢性肾炎累及肾小管时影响钙的重吸收导致血清钙含量降低，肾衰竭出现大量蛋白尿可使血清白蛋白减少、血清总钙降低、离子钙大多正常。

2) 肾实质破坏，25-(OH)D_3羟化为1,25-(OH)$_2D_3$功能下降。

3) 肾功能不全时血清磷升高，刺激甲状旁腺细胞分泌降钙素。

(5) 其他：碱中毒时血清游离钙浓度降低，急性坏死性胰腺炎时钙与游离脂肪酸结合形成皂化物，使血清钙降低。

4. 尿钙升高　高钙血症、甲状旁腺功能减退、降钙素分泌增多、维生素D中毒、急性肾衰竭少尿期、多发性骨髓瘤、肾结石、应用呋塞米利尿剂等。

5. 尿钙降低　甲状旁腺功能亢进、降钙素分泌减少、慢性肾衰竭、应用噻嗪类利尿剂等。

【伴随临床症状的鉴别诊断】

1. 血清钙升高伴骨痛、骨折、骨骼畸形　提示溶骨活动、甲状旁腺功能亢进、骨肿瘤或肿瘤骨转移、骨石化症等，鉴别需结合其他临床表现、影像学检查以及甲状旁腺激素、肿瘤标志物等实验室检查。

2. 血清钙升高伴贫血、出血、淋巴结肿大　提示多发性骨髓瘤、白血病、Burkitt淋巴瘤等，鉴别需结合血常规、骨髓细胞形态学、淋巴结活检等实验室检查。

3. 血清钙升高伴少尿或无尿、水肿、血尿、蛋白尿　提示肾功能损害，鉴别需结合肾功能、血电解质、尿常规、尿蛋白及比重等实验室检查。

4. 血清钙降低伴手足搐搦、神经肌肉应激性增强　提示降钙素分泌增强、甲状旁腺功能减退、慢性肾炎尿毒症、佝偻病与软骨病、大量输入柠檬酸盐抗凝血，鉴别需结合其他临床表现、输血及用药史、血清磷、血肌酐、激素等实验室检查。

5. 尿钙升高伴恶心呕吐、腰痛、血尿、膀胱刺激征　提示肾结石等。

【伴随实验室指标的鉴别诊断】

1. 血清钙浓度变化伴尿钙浓度变化　血清钙升高伴尿钙升高见于钙剂治疗、维生素D中毒；血清钙升高伴尿钙降低见于甲状旁腺功能亢进、降钙素分泌减少、慢性肾衰竭、家族性低尿钙高钙血症；血清钙降低伴尿钙升高见于甲状腺滤泡旁细胞分泌降钙素亢进。

2. 血清钙升高伴异常免疫球蛋白、M蛋白、碱性磷酸酶常升高　见于多发性骨髓瘤。

3. 伴其他电解质紊乱　高血钙伴低血磷见于甲状旁腺功能亢进；高血钙伴高血磷见于维生素D中毒、恶性肿瘤、Addison病等；低血钙伴高血磷提示甲状旁腺功能减退症、肾衰竭；低血钙伴低血磷提示维生素D代谢紊乱、肠道吸收障碍。

4. 血清钙降低伴白蛋白降低　见于慢性肝病、肾衰竭。

5. 血清游离钙降低伴淀粉酶升高　见于急性胰腺炎。

【需进一步检查的实验室指标】

1. *血液检查* 血常规、血肌酐、尿素氮、电解质、白蛋白、酸碱度等检测有助于了解肝肾功能；甲状旁腺激素、维生素D、降钙素等检测有助于了解是否存在激素水平紊乱；血淀粉酶检测有助于了解是否存在急性胰腺炎；碱性磷酸酶、M蛋白检测有助于了解是否存在多发性骨髓瘤。

2. *尿液检查* 包括24 h尿电解质、尿蛋白、尿液pH，有助于判断肾功能。

3. *骨密度、X线、病理活检* 有助于判断是否存在骨原发性肿瘤或骨转移瘤。

G

【指标评估的技术要点】

1. *血清总钙测定* 血清总钙检测的决定性方法为同位素稀释质谱法，参考方法为原子吸收分光光度法，WHO和我国推荐的常规方法为邻甲酚酞络合酮法。

（1）邻甲酚酞络合酮法（O－CPC法）：邻甲酚酞络合酮是金属复合染料，也是酸碱指示剂，在碱性溶液中与钙形成紫红色络合物，该紫红色络合物在580 nm处有特征性吸收，用8－羟基喹啉可消除标本中镁离子的干扰，测得吸光度后与同样处理的钙标准液进行比较可以定量血钙含量。O－CPC法对血清总钙检测的参考区间为成人2.03～2.54 mmol/L，儿童2.25～2.67 mmol/L。该方法优点为：操作简便、快速、稳定，敏感性高、精密度好，可同时用于手工和自动生化分析仪；缺点为：反应体系受pH影响较大。镁离子也可与邻甲酚酞络合酮产生紫红色络合物，因此用8－羟基喹啉可消除标本中镁离子的干扰。

（2）原子吸收分光光度法：用浓盐酸溶液稀释待测血清后，送入乙炔火焰，基态钙原子吸收来自空心阴极灯的422.7 nm光，用原子吸收分光光度仪进行检测，吸光度值与钙浓度成正比。原子吸收分光光度法对血清总钙检测的参考区间为成人2.03～2.54 mmol/L，儿童2.25～2.67 mmol/L。原子吸收分光光度法作为参考方法，具有检测精密度高的优点，但缺点为仪器昂贵，检测成本高。

2. *游离钙测定* 血清游离钙检测的参考方法为离子选择电极法（ISE法）。

ISE法的检测原理是游离钙与钙离子选择电极膜结合，如果游离钙离子在膜内外两面分布不均，会产生一个跨膜电位，因为钙离子选择电极内溶液的钙浓度是恒定的，所以膜电位的变化与血清中的游离钙离子浓度成正比。ISE法对血清游离钙检测的参考区间为成人1.10～1.34 mmol/L，儿童1.07～1.27 mmol/L。该方法具有操作简便、快速、精确度和敏感性高，重复性好的优点。

3. *尿钙的测定* 尿钙的测定方法有离子选择电极法（ISE法）、甲基百里香酚蓝比色法（MTB法）、原子吸收分光光度法、EDTA滴定法等。

（1）离子选择电极法（ISE法）：检测原理与血清游离钙测定类似，ISE法对尿钙（24 h尿液中钙的含量）检测的参考区间为2.7～7.5 mmol/24 h。

（2）甲基百里香酚蓝比色法（MTB法）：利用钙在碱性条件下能与甲基百里香酚蓝（MTB）结合，生成蓝紫色的复合物，通过分光光度计检测610 nm处吸光度值，根据公式计算出总钙含量。

【指标评估的影响因素】

（1）标本的采集时间、运输及处理、检测仪器、试剂等非疾病因素的质量控制直接影响钙的测定结果。

（2）pH改变对游离钙测定影响较大，pH降低能使血清游离钙增加，反之减少，故血标本尽可能防止CO_2逸出，避免pH增加。不同采血体位对游离钙测定亦有影响。

（3）邻甲酚酞络合酮法测定时采用用血清或肝素抗凝血浆标本，不能用EDTA盐及草酸盐作抗凝剂的标本。

（戎　荣，沈佐君）

参考文献

甘胆酸

【定义】

甘胆酸(Cholyglycine, CG)是胆酸与甘氨酸结合而成的结合胆酸,是主要胆酸之一,由肝细胞合成,随同胆汁进入十二指肠,帮助食物消化,99%以上的甘胆酸通过肝–肠循环被重吸收。

外周血中的甘胆酸主要以蛋白结合形式存在,游离甘胆酸甚微。当人体肝细胞受损或胆汁淤滞影响甘胆酸代谢和循环时,肝细胞摄取甘胆酸的能力下降,血液中游离甘胆酸含量升高,升高程度与肝细胞损害及胆汁酸代谢障碍的严重程度相关。

【分类】

甘胆酸升高可分为假性升高和真性升高,假性升高常见于血清中混有纤维蛋白或其他颗粒性物质的干扰,真性升高又可分为生理性升高和病理性升高。正常妊娠由于血中孕酮水平的升高,降低了平滑肌的张力,导致妊娠期间胆囊张力降低和排空抑制,从而引起胆汁淤积,CG 轻度升高,此为生理性升高;当疾病进展,到妊娠晚期 CG 继续升高可导致妊娠期肝内胆汁淤积症(Intrahepatic cholestasis of pregnancy, ICP),此为病理性升高,临床需要及时处理。在妊娠期妇女中,CG 是诊断妊娠期肝内胆汁淤积症最灵敏的指标,根据甘胆酸升高的程度,可分为孕妇轻度肝内胆汁淤积(2.7~10 mg/L)、中度肝内胆汁淤积(10~30 mg/L)和重度肝内胆汁淤积(≥30 mg/L)。

此外,病理性升高也可见于肝细胞受损或胆汁郁滞的肝胆疾病,如急慢性肝炎、胆石症、肝硬化、肝癌等。

【诊断思路】

诊断思路见图 127。

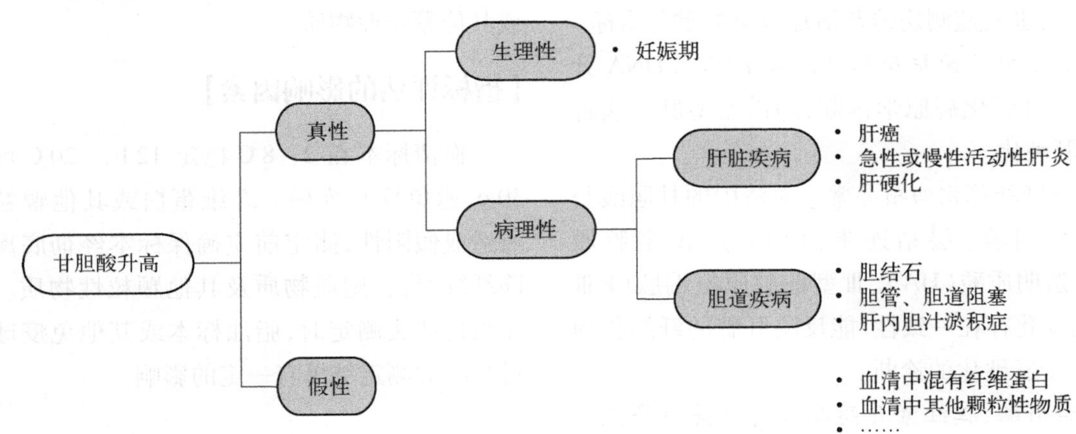

图 127　甘胆酸升高的诊断思路图

1. 鉴别血清甘胆酸真性及假性升高　血清中混有纤维蛋白或其他颗粒性物质能导致 CG 假性升高,与真性升高区别的关键在于是否存在肝胆道疾病,标本检测之前需要充分离心排除干扰。

2. 鉴别血清甘胆酸病理性及生理性升高　明确为真性升高后,需进一步明确病理性还是生理性升高,前者往往见于肝胆疾病,如肝癌、急性肝炎、慢性活动性肝炎、肝硬化、胆结石和妊娠期肝内胆汁淤积症等情况；妊娠期 CG 轻度升高属于生理性范畴。

【伴随临床症状的鉴别诊断】

1. 伴黄疸和尿黄　考虑暴发性肝炎或伴有肝细胞坏死的急性肝炎，如急性病毒性肝炎。

2. 伴有门静脉高压的症状，如腹水、脾功能亢进、腹壁静脉曲张、食管胃底静脉曲张破裂出血等　要考虑肝硬化失代偿期。

3. 伴中上腹或右上腹压痛　要考虑胆囊结石症。胆囊结石在无感染时，一般无特殊体征或仅有右上腹轻度压痛；若出现中上腹及右上腹压痛、肌紧张，同时还可扪及肿大而压痛明显的胆囊，提示发生急性胆囊感染可能。

4. 伴皮肤瘙痒和抓痕　孕妇在妊娠晚期甘胆酸显著升高伴无皮肤损伤的瘙痒和四肢皮肤抓痕，要考虑是妊娠期肝内胆汁淤积症的可能。

5. 伴呕吐、精神症状或高血压　对于妊娠期妇女，应注意与子痫前期和妊娠期急性脂肪肝相鉴别。

【伴随实验室指标的鉴别诊断】

1. 伴胆汁酸升高　肝内胆汁淤积会伴有血清总胆汁酸升高，总胆汁酸是诊断 ICP 主要的实验证据之一，也是监测病情及治疗效果的重要指标。

2. 伴乙肝表面抗原阳性或伴 HBV－DNA 升高　用于肝硬化病原学诊断，即由乙型肝炎病毒引起的肝硬化。

3. 伴肝纤维化四项异常　血清中的甘胆酸与肝纤维化四项［层粘连蛋白（LN）、Ⅳ型胶原（CⅣ）、透明质酸（HA）、Ⅲ型前胶原氨端肽（PⅢNP）］的变化存在一致性，能反映肝脏的纤维化程度，可用于肝硬化的诊断。

4. 伴肝酶、胆红素升高及血清白蛋白降低　暴发性或急性肝炎当发生肝细胞坏死，或者慢性肝炎肝硬化急性发作时可有甘胆酸、肝酶及胆红素升高。

5. 伴 AFP 升高　需排除肝癌的可能性。

【需进一步检查的实验室指标】

1. 肝功能及肝纤维化指标

2. 免疫学检查　包括常见嗜肝病毒检测，如乙肝表面抗原或丙肝抗体等。

3. B 超、CT、造影等　B 超可明确是否存在胆石症，鉴别肝硬化和脂肪肝；CT 可进一步明确是否存在肝癌、肝硬化或其他病变。胆造影可显示胆囊结石或胆管结石的情况。

4. 肿瘤指标　可发现是否存在肝脏肿瘤。

5. HBV－DNA　可发现是否存在乙肝感染。

6. 血常规、CRP 及血沉检查

【指标评估的技术要点】

血清甘胆酸测定的方法有色谱法和免疫法。色谱法灵敏度高，但需要特殊仪器，技术要求高，很少在临床常规使用。免疫法包括放射免疫法、酶标法、化学发光法和胶乳增强免疫比浊法。临床上以化学发光法和胶乳增强免疫比浊法最为常用。此两种方法特异性好、精密度和灵敏度高，适合自动分析，能很好地满足临床实验室要求。

由于甘胆酸的结果容易受血清中颗粒状物质的影响，因此检测前需排除血清中混有纤维蛋白或其他颗粒性物质。

【指标评估的影响因素】

血清标本在 2～8℃稳定 12 h，－20℃可保存 30 d，避免反复冻融。纤维蛋白或其他颗粒物质可造成假阳性，测定前应确保标本经彻底离心去除纤维蛋白、胞质物质及其他颗粒性物质。采用免疫比浊法测定时，脂浊标本或其他免疫球蛋白过高时对测定结果有一定的影响。

（张　钧）

参考文献

甘油三酯(三酰甘油)

【定义】

三酰甘油(triacylglyceride, TG)又称三酰甘油,主要为细胞代谢提供能量,血浆中 TG 占酯类的 90%~95%。食物中的脂肪经消化吸收后,以 TG 形式形成 CM 释放入血,临床上测定的 TG 是血浆中各种脂蛋白所含 TG 的总和。TG 水平受遗传和环境双重影响,同时存在种族、饮食、年龄、性别以及生活习惯差异,因此对 TG 水平的划分以及"个体化"治疗是目前临床诊治的重要前提。

【分类】

1. *根据三酰甘油升高的程度分类* 根据血浆中 TG 的不同含量可分为轻度、中度、重度和极重度几种类型,《内分泌学会临床实践指南》指出轻度(1.7~2.3 mmol/L,150~199 mg/dL)或中度(2.3~11.2 mmol/L,200~999 mg/dL)高三酰甘油血症可能是心血管疾病的危险因素,可作为(Cardiov ascular disease, CAD)的风险评估,而重度(11.2~22.4 mmol/L,1 000~1 999 mg/dL)和极重度(>22.4 mmol/L,>2 000 mg/dL)高三酰甘油血症增加胰腺炎的风险。

2. *根据病因分类* 高三酰甘油血症通常是由于遗传因素和富含三酰甘油的脂蛋白分泌增加或清除障碍等因素导致,分为原发性和继发性两种类型。血浆三酰甘油增加的因素有运动、肥胖、酒精过量摄入过量、代谢综合征、2 型糖尿病及某些遗传性代谢紊乱(如家族性高三酰甘油血症、家族性联合高脂血症及家族性异常脂蛋白血症)。

【诊断思路】

诊断思路见图 128。

【伴随症状的鉴别诊断】

(1) 伴短暂性记忆丧失、腹痛常见于共存的遗传性高三酰甘油血症伴获得性血浆三酰甘油代谢障碍,以及一些可能性因素引起的 TG 显著性升高的药物。如不及时纠正 TG 水平,会出现胰腺炎反复发作,TG>2 000 mg/dL 时有生命危险。与单纯性胰腺炎的鉴别要点是前者可出现发疹性黄色素瘤以及短暂性记忆丧失。

(2) 伴肥胖未经治疗的 2 型糖尿病患者和胰岛素缺乏者常伴有高三酰甘油血症,主要原因为脂肪组织的脂肪酶对 TG 清除减少或肝 VLDL 分泌增多,可以通过高三酰甘油治疗后纠正。接受治疗的 2 型糖尿病患者血脂异常为遗传性因素所致,主要表现为 TG 轻度增加、HDL 水平降低、致密性小 LDL 颗粒增加。

(3) 伴腹型肥胖、腰围增大代谢综合征的诊断标准包括:腰围增大、三酰甘油水平升高、HDL 胆固醇水平降低、血压升高、空腹血糖升高,符合 3 个或 3 个以上条件即可诊断为代谢综合征。在检验诊断中,代谢综合征患者血脂异常可分为血浆三酰甘油轻度或中度升高,apoB 高于正常平均水平,LDL 水平正常情况下 HDL 降低。

(4) 伴肝脾肿大家族性高三酰甘油血症(familial hypertriglyceridemia, FHTG)是一种常见常染色体显性遗传疾病,FHTG 患者表现为 VLDL 升高,LDL 和 HDL 水平降低,除非出现严重高三酰甘油血症(如乳糜微粒血症综合征),一般无明显临床症状。FHTG 的诊断根据家族史和被检测者及亲属空腹脂蛋白谱,约一半的一级亲属三酰甘油水平为 250~1 000 mg/dL,通常无早发 CAD 的家族史,也可能不存在 LDL-C 水平升高。

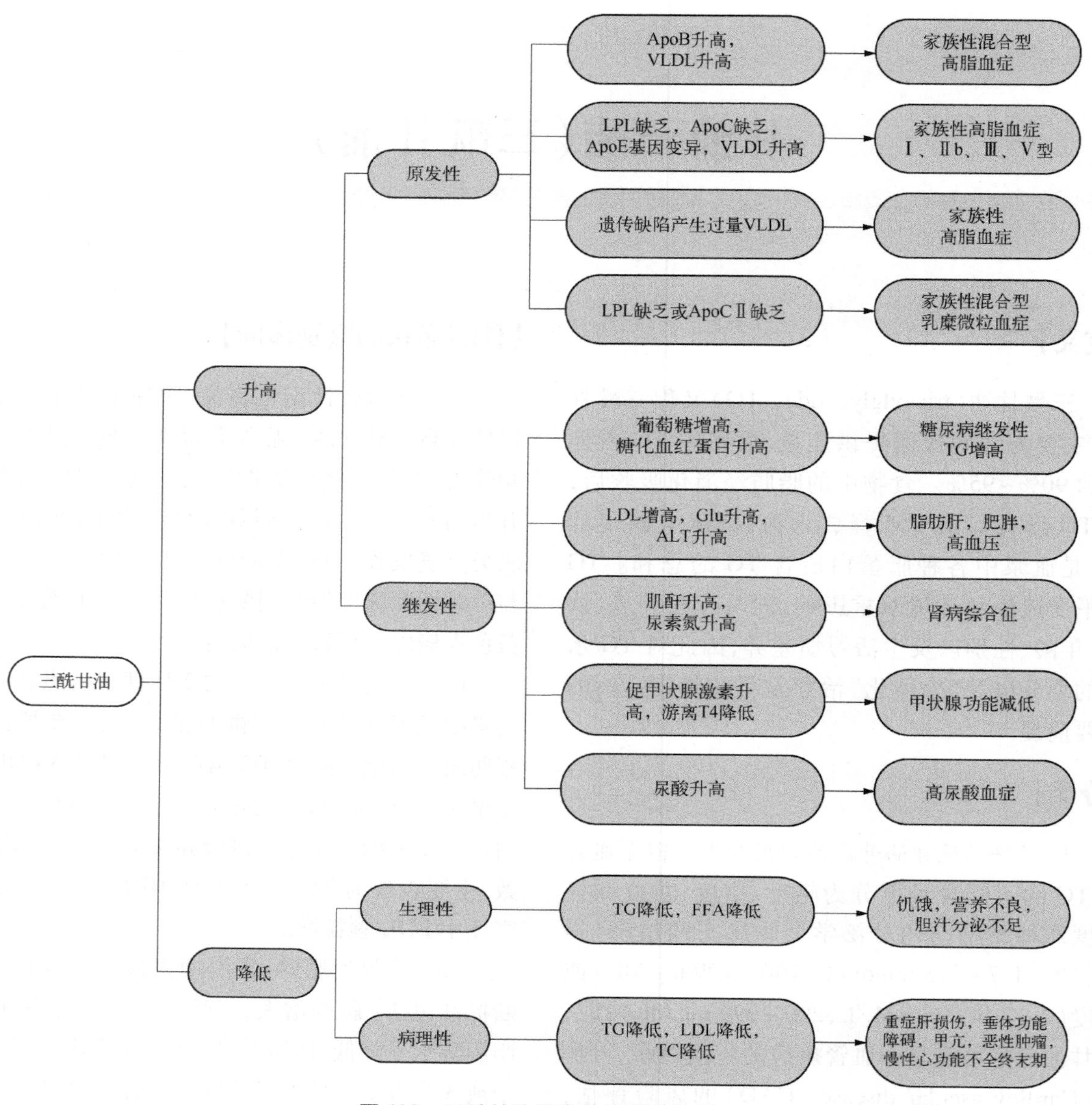

图 128　三酰甘油异常的诊断思路图

(5) 伴水肿、蛋白尿肾病综合征患者血浆 TG、总 TC、VLDL－C 和 LDL－C 均升高，而 HDL 可升高、降低或维持正常水平。

(6) 伴向心性肥胖、紫纹柯兴氏综合征也称库欣综合征，血清 TG 升高较总 TC 更明显，VLDL 和 LDL 也有升高，同时血糖升高、糖耐量受损，约 20%有显性糖尿病。

(7) 伴肌肉关节疼痛系统性红斑狼疮可继发高脂血症，相关指标 TG、总 TC 升高，低蛋白血症，凝血因子活性增加，纤溶酶活性降低。如肌肉关节疼痛同时，身体多处出现红斑或皮疹，可考虑系统性红斑狼疮的可能与通风进行鉴别。

【伴随实验室指标的鉴别诊断】

1. TG 升高　高 TG 血症对血管内皮功能的影响主要与小而低密度脂蛋白（sdLDL）密切相关，高 TG 可引起 HDL－C 降低、sdLDL 升高，三者在代谢中密切相关。

(1) 伴 VLDL 升高：中度高三酰甘油血症患者合并糖尿病时，可引起血浆 VLDL 明显升高，同时出现空腹 CM 血症。Ⅳ型高脂蛋白血症 TG 升高伴 VLDL 升高，当出现 CHO 轻度升高时，需根据 LDL－C 水平对Ⅳ型和Ⅱb 型高脂蛋白血症进行鉴别。

（2）伴 HDL－C 显著降低：HDL 缺乏综合征患者（Tangier 病），血浆 TG 轻微升高（2.26～4.52 mmol/L，200～400 mg/dL），然而 HDL－C 显著降低。患者伴有不同程度的角膜混浊、贫血、脾大、肾功能不全等。

（3）伴 CM 升高：家族性 LPL 缺乏是一种罕见的常染色体隐性遗传病，儿童发病的指征是空腹血出现 CM，TG 极重度升高，临床表现为Ⅰ型高脂蛋白血症。可伴有腹痛、急性胰腺炎反复发作及肝脾肿大。

（4）伴 CHO 升高：Ⅱb 型高脂蛋白血症，CHO 和 TG 同时升高，称为混合型高脂蛋白血症。Ⅲ型高脂蛋白血症即家族性异常 B 脂蛋白血症，血浆 CHO 和 TG 升高，同时出现 apoE 基因突变，纯合子居多，血浆中无 CM。Ⅴ型高脂蛋白血症，CHO 和 TG 均升高，但以 TG 升高为主。鉴别Ⅰ型和Ⅴ型的关键是Ⅴ型出现年龄较晚，且伴有糖耐量异常。

2. TG 降低　血浆 TG 含量低于正常水平，主要与饥饿、胆汁分泌不足、吸收障碍等因素相关。

（1）生理性 TG 降低：胆汁分泌不足，使脂肪不能完全吸收，TG 合成降低；或空腹时间过长，导致合成 TG 原料不足，体内 TG 囤积减少。生理性 TG 降低均可通过调整饮食，使血液中 TG 含量达到正常水平。

（2）病理性 TG 降低：病理性低 TG 血症的诊断标准为（<0.55 mmol/L，50 mg/dL），甲状腺功能亢进、重症肝损害、垂体功能减退、肿瘤晚期、慢性心功能不全终末期、先天性 β－脂蛋白缺乏症、使用肝素等，均可出现 TG 降低。

【需进一步检查的实验室指标】

1. 糖尿病相关检测　空腹血糖、糖化血红蛋白、口服糖耐量、胰岛素抵抗、C 肽等。

2. 结合临床症状　目前尚无对家族性脂代谢异常的统一的诊断方法和诊断标准，重点是结合临床症状如发现黄瘤。

3. 染色体检查、家族遗传病筛查　由基因缺陷所致的高脂血症多具有家族聚积性和遗传倾向，结合分子诊断对疑似家族性高脂血症诊断、分型具有重要的诊断意义。

4. 其他　生化常规、血尿常规、动脉弹性实验、肾功能超生、B 超、甲状腺功能检查等。

【指标评估的技术要点】

1. 参考范围　TG<1.7 mmol/L 为合理范围，现有国内外研究结论及相关指南明确，TG>1.7 mmol/L 需要改善生活方式和饮食习惯加以控制，TG>2.26 mmol/L 提示有心血管疾病风险，需要选择降脂药物防止病变。男性 TG 平均水平较女性高，且两种性别均表现随年龄增加而增长的趋势。

2. 采样时机　推荐高三酰甘油血症的诊断应根据空腹三酰甘油水平，而不是非空腹三酰甘油水平。

3. 检测方法　TG 的测定方法主要分酶法和化学法两大类，化学法虽然有抽提完全、检测灵敏度高等优点，但由于操作步骤繁琐，不适用于日常检测工作。目前酶法为临床实验室推荐的测定方法，操作简便、适用自动分析、线性范围宽等是该方法的主要优点。但酶法中的一步法 GPO－PAP，结果中含有游离甘油（FG），为去除 FG 的干扰需要进行（FG）的单独测定或双试剂（两步法：LPL 和 4－AAP 组成的试剂二次测定）。

4. 脂蛋白电泳结合 TC、TG 水平　有助于高脂血症分型检测，但该方法本身的可靠性欠佳以及半定量的分析方法用于临床受限，目前该方法对某些家族异常性脂蛋白血症（如 β－脂蛋白血症）仍然具有诊断价值。

5. 超速离心分离血浆脂蛋白　采用化学法（ALKB）或酶法分别测定各类脂蛋白中 TG 和 TC 的含量是高脂血症诊断的理想方法，但该方法所需设备昂贵且操作复杂用于常规检查适用性较差。

【指标评估的影响因素】

1. 分析前影响　血脂测定的影响因素主要来源于分析前，包括受检个体、性别、年龄、种族等生物学因素；饮食习惯、生活习惯、情绪等行为因素；

药物引发的继发性因素等。

2. 血样标本采集和处理　禁食状态、血液浓缩、采血部位、抗凝剂与防腐剂、标本贮存的时间温度等均会对检测结果造成影响。

3. 使用药物　采血前至少1周停止服用影响血脂的药物(激素、避孕药、β-受体阻滞剂、塞嗪类利尿剂等),不能停止时要记录用药情况。

(府伟灵,余　抒)

参考文献

肝豆状核变性基因检测

【定义】

肝豆状核变性(hepatolenticular degeneration, HLD),又称Wilson病(Wilson disease, WD)。是一种常染色体隐性遗传的铜代谢障碍性疾病。世界范围的发病率为1/100 000~1/30 000,致病基因携带者约为1/90。该疾病是由铜转运P型ATP酶编码基因ATP7B基因突变所致。ATP7B基因位于13q14.3,包括21个外显子和20个内含子。ATP7B突变可导致铜转运P型ATP酶功能减弱或消失,引起血清铜蓝蛋白(ceruloplasmin, CP)合成减少及胆道排铜障碍,蓄积在体内的铜离子在肝、脑、肾、角膜等处沉积导致相关疾病。

【分类】

ATP7B基因含有21个外显子,基因的变异位点繁多。目前,人类基因组数据库中已发现的基因突变有500余种。

从突变序列改变分类,以点突变为主,也可见小片段插入、缺失和剪切位点改变。

从突变意义上讲,以错义突变或无义突变为主。

仅有少数几个热点突变,而且不同地区、种族的人群突变特点不同。欧美人群最常见的突变为H1069Q,我国肝豆状核变性患者的ATP7B基因有3个突变热点,即R778L,P992L和T935M,占所有突变的60%左右,而最常见的突变为R778L。

近年来,除了ATP7B外,有研究发现如COMMD1、XIAP、Atox1等也与该病相关。

【临床意义】

美国肝病学会以及欧洲肝病学会的指南均推荐对肝豆状核变性患者的一级亲属即同胞或子女进行基因筛查。鉴于肝豆状核变性存在晚发型患者,携带相同基因型的患者可能有不同的临床表现,因此进行家系内症状前患者筛查对其早期诊治具有重要的意义。有肝豆状核变性生育史或家族史的夫妻,在再次生育时进行产前诊断也很有必要,通过ATP7B的检测能大大提高诊断的准确性。

【诊断思路】

诊断思路见图129。

【需进一步检查的实验室指标】

1. 铜代谢相关的生化检查　① 血清铜蓝蛋白降低:正常为200~500 mg/L,患者<200 mg/L,<80 mg/L是诊断WD的强烈证据。② 尿铜增加:24 h尿铜排泄量正常<100 μg,患者≥100 μg;③ 肝铜量:正常<40~55 μg/g(肝干重),患者>250 μg/g(肝干重)。

2. 血、尿常规检查　WD患者有肝硬化伴脾功能亢进时其血常规可出现血小板、白细胞和(或)红细胞减少;尿常规镜下可见血尿、微量蛋白尿等。

3. 肝肾功能　患者可有不同程度的肝功能改

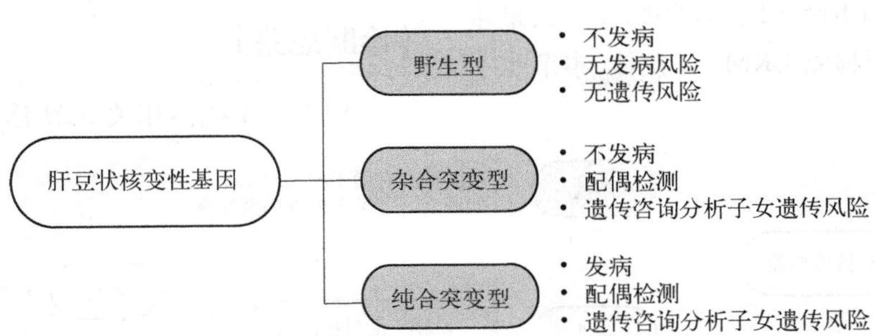

图 129　肝豆状核变性基因诊断思路图

（需注意，遗传病基因检测应在遗传咨询师指导下进行检测和结果分析）

变，如血清总蛋白降低、球蛋白升高，晚期发生肝硬化。肝穿刺活检测定显示大量铜过剩，可能超过正常人的5倍以上。发生肾小管损害时，可表现氨基酸尿症，或有血尿素氮和肌酐升高及蛋白尿等。

4. 先证者及直系亲属基因检测　对于遗传性疾病，家系检测和分析对其诊断意义重大。

【指标评估的技术要点】

1. 检测方法　点突变主要采用基于PCR技术的点突变检测技术，也可采用基因芯片和高通量测序（NGS）技术检测。对于基于PCR或基因芯片的检测方法，可检测已知突变位点，而NGS技术可检测未知或新发突变。

2. 分析数据库　ATP7B等基因的变异分析依赖已知变异类型的数据库，仍有大量未知变异或临床意义未明的变异尚需验证。

3. 家族史及家系检测和分析　对于遗传性疾病，家族史和家系检测分析对其诊断意义重大。特别是对于临床意义未明的变异，先证者检测有重要辅助诊断价值。

【指标评估的影响因素】

有无先证者检测：有无先证者对临床意义未明的变异分析至关重要。

（姜　傥，姜育燊）

参考文献

肝肾微粒体抗体

【定义】

肝肾微粒体抗体（liver/kidney microsomal antibodies, LKM）是一组能与肝细胞质和近端肾小管起反应的自身抗体，因此命名为LKM抗体。后来发现LKM抗体存在3种亚型，每种亚型的临床意义完全不同。正常情况下该抗体是阴性的。

【分类】

根据靶抗原不同，可将LKM抗体分为3种亚型。

（1）LKM－1抗体：靶抗原为细胞色素P450 2D6，是AIH特异性自身抗体。

（2）LKM－2抗体：靶抗原为细胞色素P450 2Ca，可见于药物诱导性肝炎。

（3）LKM－3抗体：靶抗原为UGT1，可见于慢性丁型肝炎。因 LKM－1 抗体的临床意义最重要，目前临床上主要检测 LKM－1 抗体，本节也主要介绍该亚型。

【诊断思路】

LKM－1 抗体相关 AIH 诊断思路见图 130。

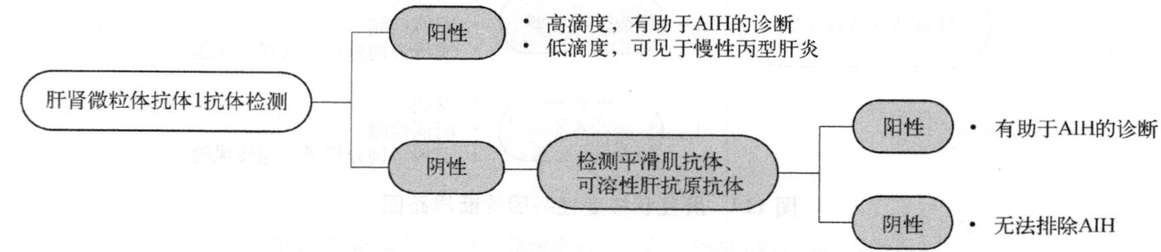

图 130　肝肾微粒体抗体 1 抗体相关 AIH 的诊断思路图

LKM－1 抗体临床应用注意事项

（1）LKM－1 抗体是 AIH 特异性辅助诊断指标：但敏感性较低，阴性无法排除 AIH 的可能。

（2）LKM－1 抗体偶可见于慢性丙型肝炎患者：需要引起注意。

（3）LKM－1 抗体是Ⅱ型 AIH 的分型指标：Ⅱ型 AIH 以少儿多发。

【伴随临床症状和体征的鉴别诊断】

1. 伴黄疸、乏力、皮肤瘙痒　LKM－1 抗体阳性伴黄疸、乏力、皮肤瘙痒，需与原发性胆汁性胆管炎（PBC）、原发性硬化性胆管炎（PSC）相鉴别，考虑可能存在 AIH 与 PBC 或 PSC 的重叠。

2. 低滴度 LKM－1 抗体阳性的肝病患者　须注意排除酒精性、药物性肝病、病毒性肝病以及非酒精性脂肪肝病的可能。

3. 伴发热、皮肤红斑、斑疹、肌肉关节痛　LKM－1 抗体阳性伴发热、皮肤红斑、斑疹、肌肉关节痛，考虑可能存在 SLE、类风湿关节炎等风湿病。

【伴随实验室指标的鉴别诊断】

1. 伴转氨酶、IgG 异常升高　LKM－1 抗体阳性伴转氨酶、IgG 异常须先排除酒精性、药物性肝病、病毒性肝病以及非酒精性脂肪肝病的可能。

2. 伴血清碱性磷酸酶（ALP）或 γ 谷胺酰转肽酶酶（GGT）明显升高　LKM－1 抗体阳性伴血清 ALP 或 GGT 明显升高，需考虑 AIH 与 PBC 或 PSC 同时存在的可能。

3. 伴 AMA 阳性　LKM－1 抗体阳性伴 AMA 阳性，需考虑 AIH 与 PBC 同时存在的可能。

4. 伴贫血、白细胞减少、血小板减少，ESR、CRP 升高　LKM－1 抗体阳性，伴有贫血、白细胞或血小板减少，ESR、CRP 升高时，需考虑系统性红斑狼疮、类风湿关节炎等风湿病的可能。

5. 伴 dsDNA 抗体、Sm 抗体、核糖体 P 蛋白抗体等自身抗体阳性　LKM－1 抗体阳性伴有 dsDNA 抗体、Sm 抗体、核糖体 P 蛋白抗体、CCP 抗体、RF 等自身抗体阳性，需考虑同时存在系统性红斑狼疮、类风湿关节炎等风湿病的可能。

【需进一步检查的实验室指标】

1. 血常规检查　包括白细胞及分类、红细胞、血红蛋白、血细胞比容、血小板，主要反映是否存在系统性自身免疫性疾病。

2. 肝功能　转氨酶用于辅助 AIH 诊断；ALP、GGT 主要用于与胆汁淤积性肝病如 PBC、PSC 相鉴别。

3. ANA、平滑肌抗体、可溶性肝抗原抗体等其他 AIH 相关自身抗体　有助于更好地辅助诊断 AIH。

4. 抗线粒体抗体、gp210 抗体、sp100 抗体等　有助于判断是否 AIH 伴发原发性胆汁性胆管炎。

5. C－反应蛋白和血沉　主要反映疾病活动性。

6. dsDNA、ENA、CCP、RF 等自身抗体　主要反映是否存在 SLE、类风湿关节炎等风湿病。

7. 乙肝两对半、丙肝、戊肝相关指标检测　主要用于排除病毒性肝病。

8. 其他　B 超和 CT 可以从影像学角度判断

肝脏损伤及硬化等情况;肝活检有助于确诊疾病。

【指标评估的技术要点】

1. *间接免疫荧光法(IIF)* 通常以大鼠肝和肾组织作为检测基质,通过荧光显微镜进行判读,其荧光特点是肝细胞呈明显细颗粒或均质状荧光,肾脏呈现近端肾小管荧光。该方法灵敏度和特异度都较差,结果不易判读,而且受主观因素影响大,目前已很少应用。

2. *免疫印迹法(IB)* 目前国内常用该方法,以细胞色素 P450 2D6 为靶抗原来检测 LKM-1 抗体。具有较好的灵敏度和特异度,但无法定量检测。

【指标评估的影响因素】

目前,LKM-1 抗体检测质量控制和标准化程度相对薄弱。不同检测方法、不同生产厂家的试剂、不同检验单位、不同检验人员等都会对检测结果产生影响。

(仲人前,杨再兴)

参考文献

G

肝素、低分子肝素

【定义】

近端深静脉血栓患者需要早期、足量、长期应用肝素或低分子肝素抗凝治疗,两者机制都是抑制某些凝血因子活性而发挥抗凝作用。临床使用肝素和低分子肝素防治血栓性疾病,血液透析、体外循环过程中,需进行血浆肝素浓度测定监测肝素的合理用量。

【分类】

(1) 肝素干扰凝血过程的多个环节,在体内外均有抗凝作用;作用于凝血酶和 FXa 发挥抗凝作用。但普通肝素可与多种血浆蛋白结合而降低其抗凝活性,生物利用率低,且与其结合的血浆蛋白水平差异较大,其抗凝活性不可预测,用药过程中需严格监测 APTT。肝素与凝血因子结合位点较多,对血小板质和量都有影响,出血和血小板减少发生率较高。

(2) 低分子肝素(LMWH)是普通肝素的短链制剂,与抗凝血酶Ⅲ(AT-Ⅲ)结合而发挥抗凝作用,但不能同时结合凝血酶加强 AT-Ⅲ抗凝血酶的作用,仅保留抗 FXa 的作用。与血浆蛋白结合力低,生物利用率高,抗凝活性可预测,用药过程无须监测 APTT,半衰期较普通肝素长 2~4 倍。对其他凝血因子影响小,出血发生率低。用于治疗大多数简单的近端静脉血栓患者。

【诊断思路】

诊断思路见图 131。

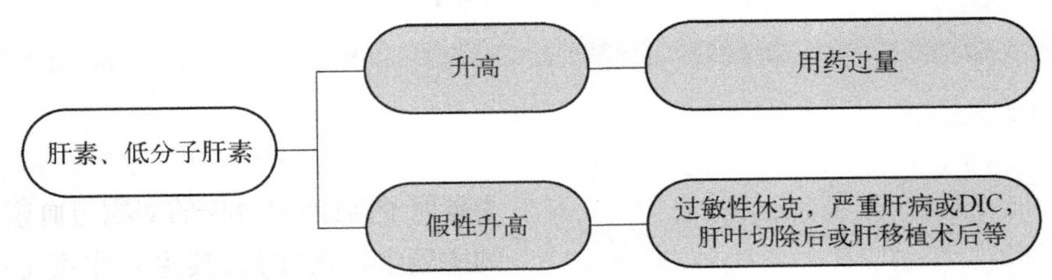

图 131 肝素、低分子肝素异常的诊断思路图

肝素浓度测定主要用于肝素治疗剂量的监测，但在过敏性休克，使用氮芥或放疗后，严重肝病或DIC，肝叶切除后或肝移植术后等患者血浆中肝素呈现病理性增多，需注意排除。

【伴随临床症状的鉴别诊断】

1. 伴复发性VTE　初期治疗时应用未分化肝素，将最初24 h内的APTT控制在下限值以上才能充分达到药物抗凝作用，如早期未充分达到合适APTT值，将导致VTE复发率升高。

2. 伴过敏性休克　使用氮芥或放疗后，严重肝病或DIC，肝叶切除后或肝移植术后等患者血浆中肝素也会增多，需注意鉴别。

【伴随实验室指标的鉴别诊断】

1. APTT　普通肝素易与血浆蛋白结合且差异较大，用药过程要严格监测APTT，而低分子肝素无须监测APTT。

2. INR　国际标准化比值，为减少血栓性疾病的进展和复发性VTE事件，某些患者采用维生素K拮抗剂先于肝素或低分子肝素而后重叠4~5 d的治疗方案，口服该药时应定期监测INR调整剂量，使其维持在2.0~3.0。

【需进一步检查的实验室指标】

各种血栓前状态及其标志物可增加抗凝治疗后复发性VTE风险。

（1）自身凝血抑制物的缺陷，如抗凝血酶、蛋白C、蛋白S等缺陷。

（2）特定基因突变，Ⅴ因子Leiden突变、凝血酶原20210A突变。

（3）其他高Ⅷ因子水平，高同型半胱氨酸血症，抗磷脂抗体的存在，抗凝治疗停止后高浓度D-二聚体等因素都可增加复发性VTE发生率。

【指标评估的技术要点】

1. 采血与离心　采样与离心过程必须细心，以避免血小板激活释放血小板第4因子（PF4），抑制肝素活性。

2. 温育时间和温度　严格按要求控制温育时间和温度，否则影响检测结果。

3. 干扰样本　严重黄疸患者检测中应设自身对照。

4. 肝素制剂制作　标准曲线的肝素制剂应与患者使用的一致。

5. 采血时间　必须与用药时间紧密对应，使检测结果可以正确指导临床用药剂量的调整。

【指标评估的影响因素】

1. 吸烟　因为吸烟减少肝素的半衰期使肝素消除更快，故吸烟者浓度比非吸烟者浓度偏低。

2. 病理性因素　过敏性休克，使用氮芥或放疗后，严重肝病或DIC，肝叶切除后或肝移植术后等患者血浆中肝素增多，对检测产生干扰，需注意排除。

（胡晓波）

参考文献

睾　酮

【定义】

睾酮（testosterone，T）是一种雄性激素，含有19个碳原子，血液中98%的睾酮与血浆蛋白结合，游离的睾酮生物活性强，其主要作用是维持生精，刺激生殖器官的发育，维持正常性欲，促进蛋白的合成。

【分类】

睾酮属于类固醇激素，根据分子结构分类，同属于类固醇激素的雄激素主要还有双氢睾酮（DHT）、脱氢异雄酮（DHIA）和雄烯二酮等；雄激素类类固醇常是雌、孕激素类类固醇合成过程的中间产物。

【诊断思路】

诊断思路见图 132。

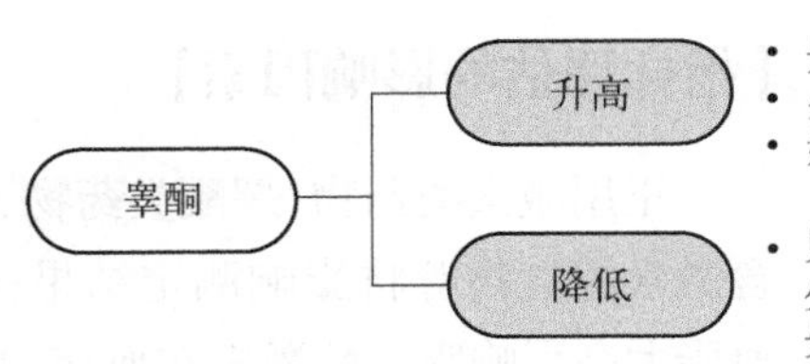

图 132　睾酮异常的诊断思路图

1. 睾丸功能受损与继发性睾丸功能降低相鉴别　在男性不育、性功能障碍、男性性腺功能减退：如少精、精子活动度减弱等需测定睾酮，睾酮降低，伴有 LH、FSH 异常升高常常提示睾丸功能受损；睾酮降低，伴有 LH、FSH 异常低水平常常提示继发性睾丸功能降低。输精管结扎患者血 T、DHT 明显下降。

2. 协助诊断卵巢男性化肿瘤　短期内进行性加重的雄激素过多症状往往提示卵巢男性化肿瘤。

3. 多囊卵巢综合征　患者血清雄激素可能正常，也可能升高。若治疗前雄激素水平升高，治疗后下降，可作为评价疗效的指标之一。

4. 肾上腺皮质增生或肿瘤血清雄激素异常升高

5. 两性畸形的鉴别　男性假两性畸形及真两性畸形，睾酮水平在男性正常范围内；女性假两性畸形则在女性正常范围内。

6. 女性多毛症　测血清睾酮水平正常时，多考虑毛囊对雄激素敏感所致。

7. 用药监控　应用睾酮或具有雄激素作用的内分泌药物如达那唑等，用药期间有时需要做雄激素测定。

8. 高催乳素血症　有雄激素过高的症状和体征，常规雄激素测定在正常范围者，应该测定血催乳激素。

【伴随临床症状的鉴别诊断】

1. 先天性肾上腺皮质增生　此疾病胎儿肾上腺皮质合成皮质醇缺乏或皮质醇酶缺乏，不能将 17α 羟孕酮羟化为皮质醇，因此其前质积聚，并向雄激素转化，产生大量雄激素。临床表现为阴蒂肥大，有时显著增大似男性阴茎。严重者伴有阴唇融合，两侧大阴唇肥厚有皱，并有不同程度的融合，类似阴囊。

2. 妇女多毛症　由于雄激素生成增多和 5α－还原酶活性升高，致使血 DHT 升高，而且 5α－还原酶活性与多毛程度和血清中 3α－did－G 的水平呈正相关。

3. 多囊卵巢综合征　排卵障碍持续高水平的 LH 分泌，刺激卵巢分泌过多的雄激素。

4. 男性不育、性功能障碍、男性性腺功能减退

（1）睾酮降低，伴有 LH、FSH 异常升高常常提示睾丸功能受损。

（2）睾酮降低，伴有 LH、FSH 异常低水平常常提示继发性睾丸功能降低。

（3）输精管结扎患者血 T、DHT 明显下降。

【伴随实验室指标的鉴别诊断】

1. T 升高，伴随 LH 升高　见于多囊卵巢综合征。

2. T 升高，伴随 17α 羟孕酮升高和尿 17 酮及 17 羟含量增加　见于先天性肾上腺皮质增生。

3. T 降低，伴随 PRL 升高　见于高泌乳素血症。

4. T 降低，伴随 LH、FSH 升高　见于原发男性性腺功能减低（无睾、隐睾）、克兰费尔特综合征（Klinefelter syndrom，又称先天性睾丸发育不全染

色体病）；伴随 LH、FSH 降低，提示垂体前叶功能减退。

【需进一步检查的实验室指标】

17α 羟孕酮、DHT、DHEA、SHBG、PRL。部分病例需行染色体或基因检测，参阅本检测指标鉴别诊断部分。

【指标评估的技术要点】

临床检验时，睾酮检测多采用标记免疫检测技术，早期采用放射免疫分析，现今多采用化学发光免疫分析，各检测平台包括磁性微粒包被抗体、碱性磷酸酶标记的酶促反应或电化学发光等多项技术，实现了高通量、自动化，满足了临床需求。标记免疫技术检测平台使用的抗体特异性决定了检测的特异性，标志物的放大程度决定了检测的灵敏度。目前用于临床的检测平台几乎都能满足临床检验的需求。但从研究的角度看，用免疫学方法检测睾酮是不够理想的。睾酮是类固醇，类固醇本质上不是完整的抗原物质，本身缺乏免疫原性，所以利用抗原-抗体特异反应进行检测的效果不如完整抗原物质，质谱检测是睾酮测定的理想技术。

【指标评估的影响因素】

正用激素类药物（睾酮类药物、避孕药）或进食含激素类食物等将影响测定结果；高脂餐后采血，血脂太高影响脂溶性激素在血液中的分布，在血液的脂质层中激素高，血清中激素减少，同时脂类干扰测定中的免疫（抗原-抗体）反应，造成结果偏低。

（吕时铭）

参考文献

弓形虫

【定义】

弓形虫（Toxoplasma），是猫科动物的肠道球虫。该虫呈世界性分布，人和许多动物都能感染，引起人兽共患的弓形虫病，在宿主免疫功能低下时，可致严重后果，是一种重要的机会性致病原虫。隶属于球虫纲、艾美目、艾美科。

【分类】

根据弓形虫发育的全过程，可分为 5 个不同形态的发育阶段：滋养体、包囊、裂殖体、配子体和卵囊。其中滋养体、包囊和卵囊与弓形虫病的传播和致病有关。

【诊断思路】

诊断思路见图 133。

2. 弓形虫感染　免疫功能正常者感染弓形虫后，包囊可长期寄生于宿主中枢神经系统或横纹肌内，临床上多无明显症状或体征，仅弓形虫病原学检测呈阳性。

3. 弓形虫脑病　临床上表现为脑炎、脑膜炎、脑膜脑炎、癫痫、精神异常等，可出现头痛、眩晕、谵妄、肌痛、淋巴结肿大等，脑脊液中可查见弓形虫速殖子。

4. 弓形虫眼病　主要为复发性、局限性、坏死性视网膜脉络膜炎，临床上表现为视力模糊、眼痛、畏光、盲点和流泪等。眼底表现为后极部视网膜水肿，黄斑渗出性病灶。新鲜病灶边界模糊，青灰色，轻度隆起，周围有视网膜出血；陈旧性病灶为卫星状散在白色圆形斑块及色素斑，或黄斑部色素上皮脱落。

5. 弓形虫肝病　弓形虫破坏肝细胞引起肝实

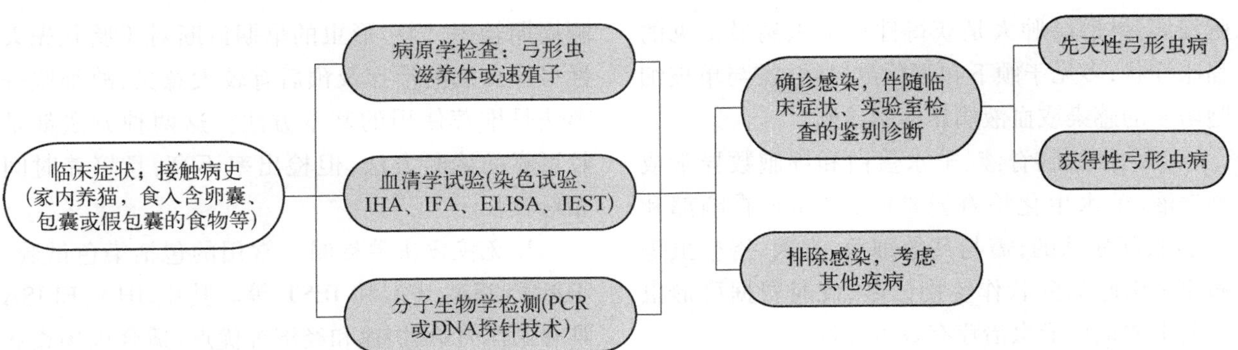

图 133　弓形虫病诊断思路图

质炎症浸润和局部坏死，临床上表现为食欲减退、肝区疼痛、腹水、轻度黄疸、肝硬化、脾大等，病程长易复发。

6. *弓形虫心肌心包炎*　临床上可出现发热、腹痛、扁桃体炎、眼睑浮肿等，常无明显心脏异常症状，也可出现心悸、颈静脉怒张、胸痛、呼吸困难等，偶可闻及心包摩擦音。重者可出现胸前或胸骨后钝痛、锐痛，疼痛向颈部和肩部放射，如不及时治疗可出现心力衰竭。

7. *弓形虫肺炎*　临床上表现有咳嗽、咳痰、胸痛、气短、肺部啰音等，X 线检查有炎症浸润灶；肺部病变多合并巨细胞病毒和细菌感染，呈间质性和小叶性肺炎表现。

8. *其他*　弓形虫在妊娠初期妇女的获得性感染中，可通过胎盘屏障，常使胎儿发生广泛病变而导致流产、早产、死产等，可见无脑儿、脑积水、小头畸形、小眼畸形、智力发育不全等，成为人类先天性感染中最为严重的疾病之一。

【伴随临床症状的鉴别诊断】

弓形虫感染通常是无症状的，但先天性感染和免疫功能低下者的获得性感染常引起严重的弓形虫病。

1. *巨细胞病毒感染*　婴儿在感染巨细胞病毒后，可出现肝脾肿大、血小板减少、小头畸形等临床表现，尿中可查到巨细胞病毒包涵体，鼻咽部、血或尿中可分离出巨细胞病毒，血清巨细胞病毒特异性抗体检测结果呈阳性等。

2. *疱疹病毒感染*　婴儿感染疱疹病毒后，可以出现高热、热退疹出或疹出热退、颈周淋巴结肿大等临床表现，脑脊液呈病毒感染改变，外周血白细胞总数减少，淋巴细胞增多，血清疱疹病毒特异性抗体检测结果呈阳性等。

3. *风疹病毒感染*　婴儿感染风疹病毒后，可以出现发热、黏膜玫瑰色或出血点、肌张力低下等临床表现。出生前诊断主要依据从羊水中分离到风疹病毒，出生后诊断则主要依据从喉、尿液、脑脊液和其他组织中分离到风疹病毒，血清风疹病毒特异性抗体检测结果呈阳性等。

4. *传染性单核细胞增多症*　约有 10% 获得性弓形虫病被误诊为传染性单核细胞增多症。传染性单核细胞增多症的异型淋巴细胞常占白细胞总数 10% 以上，无嗜酸性粒细胞增多，血清嗜异性凝集抗体滴度≥1∶64；而弓形虫病的异型淋巴细胞常占白细胞总数 10% 以下，可有轻度嗜酸性粒细胞增多，血清嗜异性凝集抗体结果呈阴性等。

5. *淋巴结结核*　以颈部淋巴结结核最常见，主要侵犯颌下、颈前区沿胸锁乳突肌前缘等部位的淋巴结，常为一侧性，可以软化后变为冷性脓肿，向外穿破而遗留瘘管，结核菌素试验常呈阳性反应；而弓形虫性淋巴结炎虽然也以颈部多见，但炎症发展缓慢，肿大程度小，较少出现压迫症状，血清弓形虫特异性抗体或抗原试验结果呈阳性等。

【伴随实验室指标的鉴别诊断】

（1）弓形虫感染者伴随血清 IgM、IgG、IgE 升高，同时体内循环免疫复合物增多或呈阳性，需要与其他风湿免疫疾病、免疫复合物性肾炎或血清病等作鉴别诊断。

（2）伴随机体组织内单核细胞及少数多核细

胞浸润，淋巴结肿大是获得性弓形虫病最常见的临床症状，多见于颌下和颈后淋巴结，需与单核细胞增多的感染或血液病作鉴别诊断。

(3) 伴随脑脊液、羊水蛋白和细胞数异常或脑脊液、羊水生化检查异常时，如同时有脑部和(或)眼部症状的，需与其他细菌、真菌、寄生虫等病原体引起的症状作鉴别诊断，此时根据弓形虫感染史或抗弓形虫治疗有效可确诊。

【需进一步检查的实验室指标】

1. 血常规、血生化检查　包括白细胞计数与分类(特别是单核细胞计数)，肝功能检查、肾功能检查、免疫球蛋白检查、细胞免疫功能检查等，对弓形虫病的诊断有提示意义。

G

2. 病原学检查　从受检者体液(脑脊液、血液、骨髓、羊水、胸腔积液、腹水等)或组织中检获弓形虫速殖子或卵囊，具有确诊意义。目前人群检查病原体常用的方法是动物接种分离法及细胞培养法。

3. 血清学检查　由于弓形虫病原学检查阳性率不高，所以血清学检查是目前广泛应用的重要辅助诊断手段，包括染色试验(dye test, DT)、间接血凝试验(IHA)、间接荧光抗体试验(IFA)、酶联免疫吸附试验(ELISA)和免疫酶染色试验(IEST)等。

4. 生物标志物检测　检测弓形虫的特异性基因片段与病原学检测具有同样的确诊价值。

5. 机体免疫力的检查　包括T细胞表面IL-2受体检查，用来诊断婴儿先天性弓形虫病，并判断患者的免疫功能。

6. 其他　在孕妇怀孕期间，进行B超、羊水或胎血检查，可以了解胎儿弓形虫感染情况的变化。

【指标评估的技术要点】

1. 涂片染色法　是目前弓形虫病病原学检查的常用方法之一，此方法较为简便，但阳性率不高，往往容易漏检。可通过免疫酶或荧光染色法观察特异性反应，从而提高检出率。

2. 动物接种分离法　也是常用的确诊方法之一，此类方法可作多种体液接种，但此法检测周期较长；细胞分离法同样是常用方法之一，检测周期较短，因弓形虫的早期诊断对于胎儿先天性弓形虫病的治疗及预后有较大意义，故细胞分离法是推荐使用的基本方法。这两种方法都是较可靠的诊断方法，但检出率不高，且培养时间相对较长。

3. 免疫方法学检测　常用的包括染色试验、IHA, ELISA、IFA和IEST等。其中IHA、ELISA具有操作简单、快速和经济等优点，适合现场查病时使用。DT是一种较为特别的免疫试验，此实验对弓形虫的诊断效果较好，可用于临床诊断和流行病学调查。IFA和IEST检测IgM，可适用于临床早期诊断。

4. 分子诊断学检测　针对生物标志物的分子诊断检测技术方法，将PCR及DNA探针技术用于检测弓形虫感染，更具有特异、灵敏、早期诊断的意义。

【指标评估的影响因素】

(1) 涂片染色法检查方法由于所取标本量较少，并且受标本的新鲜度、取材部位、制片数量以及操作规范程度等多种因素的影响，在弓形虫病检查应用中存在较高的漏检率。动物接种分离法或细胞培养法同样存在检出率不高的情况，且培养过程中影响因素较多，培养时间较长。

(2) 针对弓形虫的抗体与免疫复合物等免疫方法学检查，具有快速、操作简便、经济的特点，能够很好地弥补病原学诊断的缺陷，血清学试验是目前广泛应用的重要辅助诊断手段，但也应注意到免疫方法学易受机体其他免疫系统相关疾病的影响，故结果解释需紧密结合临床症状与病史。

以上各种检查方法各有优缺点，所以诊断弓形虫病时，应结合患者临床症状和接触病史，选择合适的实验室检查指标进行针对性筛查，往往有助于对弓形虫感染的早期诊断与鉴别诊断。

(陈　茶)

参考文献

钩　虫

【定义】

钩虫(hookworm)是钩口科线虫的统称,发达的口囊是其形态学特征,是寄生在人体消化道的危害性最严重的线虫之一。隶属于扁形动物门、尾感器亚纲,圆线目,钩口科,钩口线虫属。

【分类】

寄生人体的钩虫主要有十二指肠钩口线虫,简称十二指肠钩虫;美洲板口线虫,简称美洲钩虫;偶尔寄生人体的还有锡兰钩口线虫和犬钩口线虫;巴西钩口线虫的感染期幼虫虽可侵入人体,但一般不能发育为成虫,可引起皮肤幼虫移行症。在我国,十二指肠钩虫与美洲钩虫引起的钩虫病仍是严重危害人民健康的寄生虫病之一。

【诊断思路】

两种钩虫的致病作用相似。十二指肠钩蚴引起皮炎者较多,成虫导致的贫血亦较严重,同时还是引起婴儿钩虫病的主要虫种,因此,十二指肠钩虫较美洲钩虫对人体的危害更大。人体感染钩虫后是否出现临床症状,除与钩蚴侵入皮肤的数量及成虫在小肠寄生的数量有关外,也与人体的健康状况、营养条件及免疫力有密切关系。有的虽在粪便中检获虫卵,但无任何临床征象者,称为钩虫感染。有的尽管寄生虫数不多,却表现出不同程度的临床症状和体征者,称为钩虫病。

诊断思路见图 134。

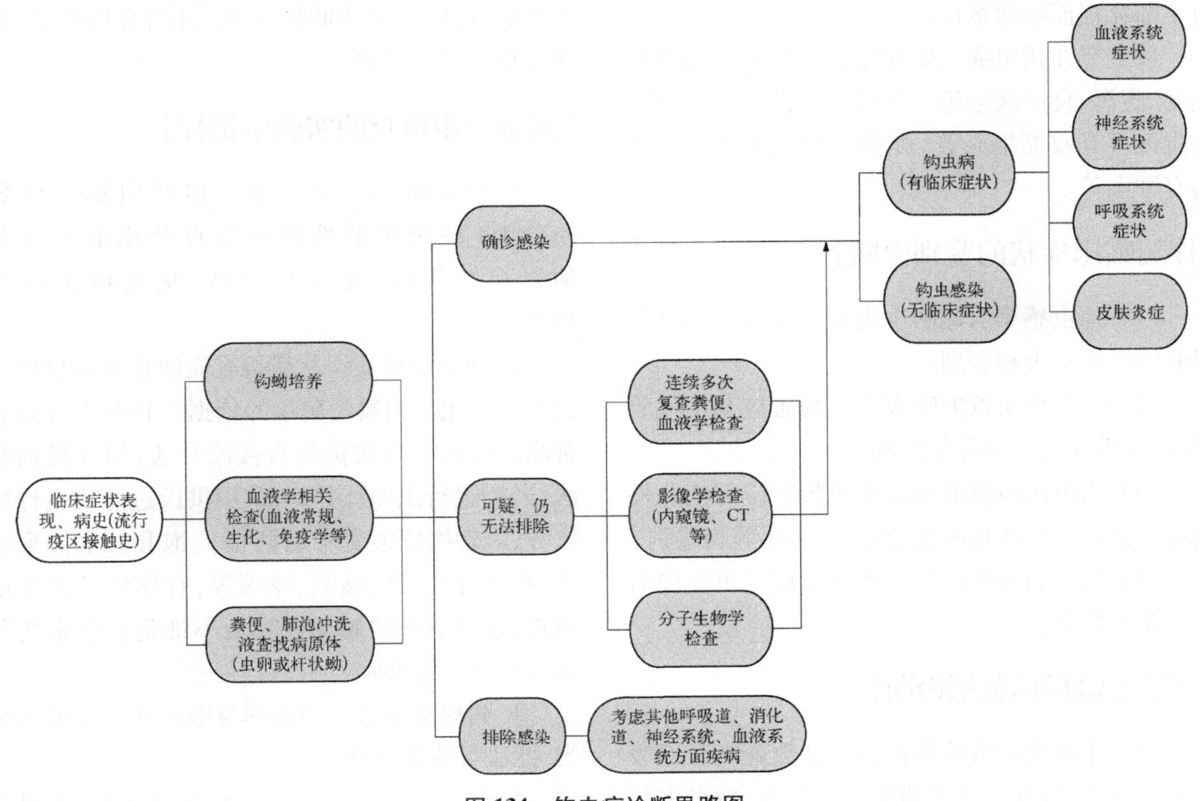

图 134　钩虫病诊断思路图

2. 幼虫所致病变及症状

（1）钩蚴性皮炎：感染期幼虫侵入皮肤后，数分钟至1 h即可引起钩蚴性皮炎，俗称“粪毒”。表现为局部皮肤先有烧灼、针刺、奇痒感，继而出现充血斑点或丘疹，1～2 d内成为水疱。

（2）呼吸道症状：钩蚴感染人体后，幼虫经血管移行至肺，穿过肺毛细血管进入肺泡时，可引起局部出血及炎性病变。患者可出现咳嗽、痰中带血，常伴有发热、畏寒等全身症状。重者可有剧烈干咳和嗜酸性粒细胞增多性哮喘，甚至大咯血。

3. 成虫所致病变及症状

（1）消化道病变及症状：成虫咬附于肠黏膜，可造成散在性出血点及小溃疡（直径3～5 mm），有时也可有大块出血性瘀斑出现，其深度可达黏膜下层甚至肌层。在黏膜层、固有层及黏膜下层可见嗜酸性粒细胞及淋巴细胞浸润。患者可出现上腹不适或疼痛、恶心、呕吐、腹泻和便秘等症状。钩虫寄生引起消化道大出血的报道也较多，常因误诊而危害严重，值得重视。

（2）贫血：钩虫对人体的危害主要是由于成虫的吸血活动，致使患者长期慢性失血，铁和蛋白质不断耗损而导致贫血。

（3）婴儿钩虫病：最常见的症状为解柏油样黑便、腹泻、食欲减退等。体征有皮肤、黏膜苍白，心尖区可有收缩期杂音，肺偶可闻及啰音，肝、脾均有肿大等。

【伴随临床症状的鉴别诊断】

（1）钩虫感染引起的皮炎应与血吸虫感染引起的尾蚴性皮炎相鉴别。

（2）钩虫病所致的呼吸系统损害应与支气管哮喘、慢性支气管炎等相鉴别。

（3）钩虫病所致的消化系统损害应与消化性溃疡、肠结核、慢性结肠炎、细菌性痢疾等相鉴别。

（4）钩虫病所致的缺铁性贫血应与再生障碍性贫血相鉴别。

【伴随实验指标鉴别诊断】

（1）伴随全血嗜酸性粒细胞计数升高与呼吸系统症状，需与支气管哮喘疾病相鉴别，后者多数在年幼或青年时发病，并在春秋季或遇寒时发作，发作时症状出现与消失均较快，且以呼气性呼吸困难为特点，哮喘停止后与正常人无异。

（2）皮炎症状伴随全血嗜酸性粒细胞计数增多与免疫球蛋白升高者，需与变态反应性疾病或血吸虫尾蚴性皮炎作鉴别诊断。后者常可结合检验免疫学相关项目排查。

（3）贫血伴随消化道出血、排黑便、柏油便或血水便者，需与消化道溃疡、肝炎性消化道出血相鉴别。消化性溃疡的主要症状为慢性、周期性、节律性的上腹部疼痛。十二指肠溃疡疼痛多在两餐之间发生，持续不减直至下餐进食或服制酸药物后缓解。一部分十二指肠溃疡患者，尤其是在睡前进餐者，可在半夜发生疼痛。胃溃疡疼痛的发生较不规则，常在餐后1 h内发生，经1～2 h后逐渐缓解，直至下次进食后再复出现上述情况。X线钡餐检查，内镜检查是其主要诊断方法。

（4）贫血伴随消化道功能紊乱，如恶心、呕吐、腹泻者，需与肠结核、慢性结肠炎、细菌性痢疾等消化道疾病相鉴别，后者多伴有发热、盗汗、消瘦、全身乏力、恶心、呕吐、腹胀、食欲减退等症状、里急后重，脓血便等临床症状，可结合检验学、影像学检查项目排查。

【需进一步检查的实验室指标】

1. 血常规、血生化检查　包括白细胞计数与分类（特别嗜酸性粒细胞百分比值和绝对值），血红蛋白、血小板计数，免疫球蛋白等检查。

2. 病原学检查　从受检者粪便检查以检出钩虫卵或孵化出钩蚴是确诊的依据。目前人群查病常用的病原学方法仍是直接涂片法，如改良加藤法（若需进行虫卵计数，可采用洪氏过滤改良计数法等，对轻度感染者不易漏检）、饱和盐水浮聚法等；在流行区出现咳嗽、哮喘等，宜作痰及血常规检查，如痰中有钩蚴及表现为小细胞低色素性贫血可确诊为钩虫病。

3. 钩蚴培养法　检出率与饱和盐水浮聚法相当，此法可鉴定虫种。

4. 免疫诊断方法　方法有皮内试验、间接荧光抗体试验等。

5. *内镜检查* 内镜检查有助于发现钩附在肠黏膜内的成虫。

【指标评估的技术要点】

1. *改良加藤法粪便检查方法* 是钩虫病确诊最可靠的诊断方法,但对轻度感染者、晚期患者及经过有效防治的疫区感染人群常常会发生漏检,反复检查可提高阳性率。

2. *饱和盐水浮聚法* 钩虫卵比重约为1.06,虫卵在饱和盐水(比重约1.20)中,容易上浮。此法操作简便,检出率较高,被列为钩虫病诊断的首选检查方法。

3. *钩蚴培养法* 可鉴别上述两种寄生人体钩虫的虫种,对临床上选用驱虫药物有意义。钩蚴培养法也可进行计数定量,并兼有浓缩和稀释的优点,但培养时间较长。

4. *免疫诊断方法* 应用于钩虫产卵前,并结合病史进行早期诊断,但均因特异性低而少于应用。

5. *内镜检查* 该检查需按医院常规进行,结果可作为诊断依据,不适用于普查,仅对高度疑似患者可作进一步检查确诊。

【指标评估的影响因素】

1. *改良加藤法粪便检查方法* 由于所取粪便量较少,并受虫体排卵、粪便的新鲜度、干湿度、制片数量以及操作规范程度等多种因素的影响,在查病应用中存在一定的漏检率,饱和盐水浮聚法可提高虫卵检出率。

2. *钩蚴培养法* 此法检出率与饱和盐水浮聚法相近,但易受培养环境的温度与孵育时间影响,一般需3~5 d。

3. *免疫诊断方法* 易受机体其他免疫系统相关疾病的影响,故结果解释需紧密结合病史与临床症状。

(陈 茶)

参考文献

谷氨酸脱氢酶

【定义】

谷氨酸脱氢酶(glutamic acid dehydrogenase, GDH)是线粒体酶,仅存在于细胞线粒体内,主要存在于肝脏、心脏及肾脏细胞线粒体的基质及内膜中,而以肝组织活性最高。

【分类】

无。

【诊断思路】

诊断思路见图135。

健康人正常情况下血中含量很低。在肝脏中,GDH主要分布于肝小叶中央区肝细胞线粒体内,其活性测定是反映肝实质损害的敏感指标,反映肝小叶中央区的坏死程度。在发生肝脏疾病时,肝细胞线粒体受损,使血清中GLDH活性明显升高,且GLDH活性无季节性波动,个体差异小,不受其他因素影响,可作为诊断肝细胞病变的重要指标。

在肝病早期谷丙转氨酶(ALT)即可出现改变,但特异性差,其升高幅度不一定完全反映肝细胞损害的程度。而当细胞坏死与线粒体崩解时,酶解离并逸出细胞,GLDH会特异性升高。所以,GLDH正常不能排除肝细胞的轻度损害,而GLDH异常则提示肝细胞坏死。

由于GLDH在体内的生物半衰期为16 h,所

G

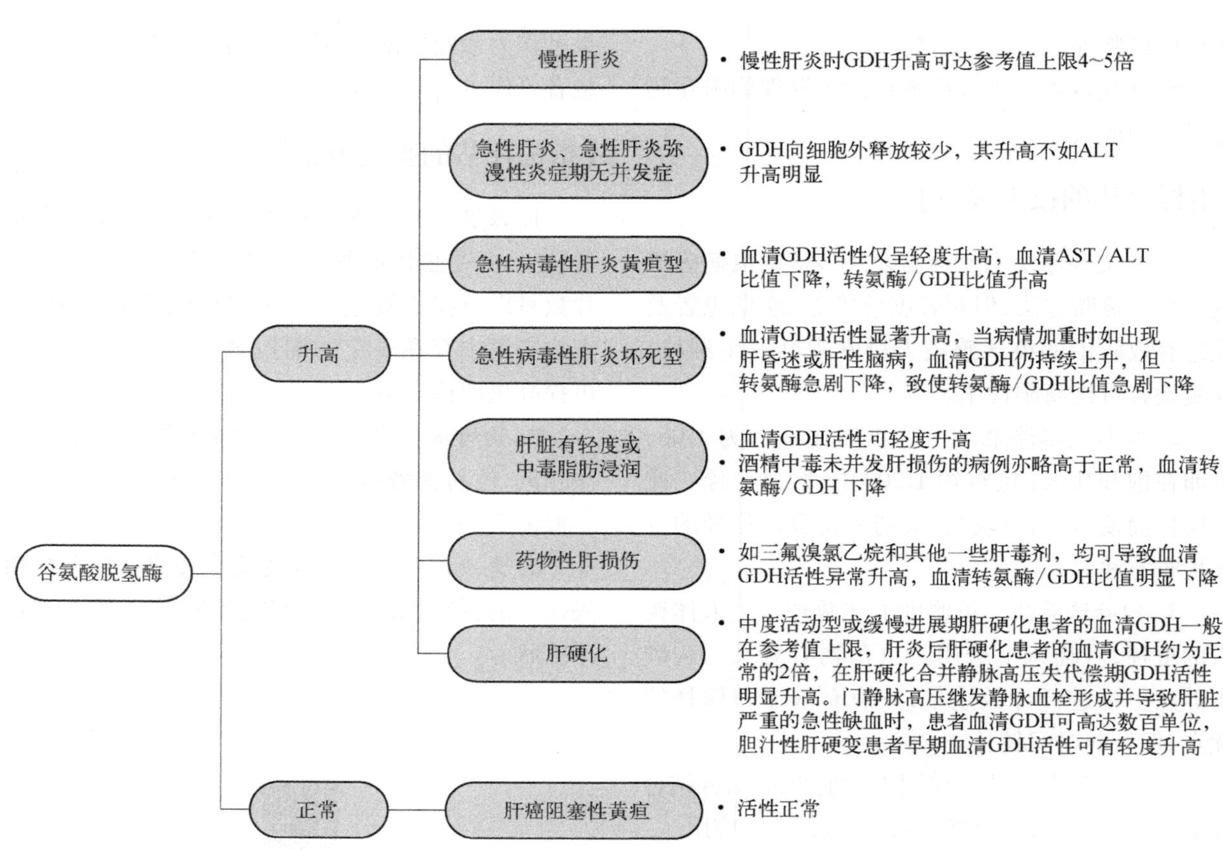

图 135　谷氨酸脱氢酶异常的诊断思路图

以当病情得到良好控制或改善后，GLDH 活性随即降低，故 GLDH 可作为疗效的指标。GLDH 持续高水平，提示肝细胞线粒体破坏持续存在，表明预后不良。

【伴随临床症状的鉴别诊断】

1. 门静脉高压　有很多肝内、外因素可引起，表 5 列举了个型门静脉高压的鉴别要点。

表 5　各型门静脉高压的鉴别要点

类型		病　史	症　状	体　征	实验室检查及其他检查
肝内型		慢性肝病史、血吸虫病史、嗜酒、药物或毒物接触史、胆石、胆道蛔虫及胆系感染史，曾输血或血制品	消瘦、乏力、食欲缺乏、腹泻、腹胀、肝区不适、大便不规则或胃肠出血，水肿	肝轻度肿大或明显肿大，脾大并逐渐增大，脸色黝黑，蜘蛛痣、肝掌，可能有黄疸，皮下瘀点，腹壁静脉怒张、水肿、腹水	轻度贫血或全血减少，低蛋白血症，出、凝血时间延长，凝血酶原时间延长，转氨酶正常或轻度升高，腹水为漏出夜特点，出现与病因相关的免疫学检查结果，X 线科发现食管胃底静脉曲张，B 超可见门静脉及脾静脉扩大，腹水及脾大
肝外型	肝前型	有脐静脉插管史，腹部手术史，门静脉炎症或血栓形成，外伤史或先天异常	多数患者起病急，伴有低热、腹痛、腹胀，部分患者胃肠出血	肝不肿大，脾大，早期出现腹水但为暂时性，腹部压痛，局部可能听到血管杂音，无脐周静脉怒张	白细胞正常或升高，肝功能正常，腹水可为渗出液或漏出夜，X 线血管造影可发现阻塞部位，B 超可发现阻塞部位逐渐形成海绵状血管瘤样变化，阻塞以上部位血管扩大
	肝后型	缩窄性心包炎，下腔静脉阻塞，心衰，肿瘤，药物或毒物接触史	迅速发展腹胀，腹痛	进行性肝脾肿大，和进行性增长的腹水	肝功能正常或异常，腹水黄，有时为血性，蛋白含量高，常超过 30 g/L，肿瘤引起者可在腹水中找到肿瘤细胞，X 线血管造影，腹腔镜检查均有助于诊断，B 超检查可发现肝脾肿大，腹水并可能发现肿瘤

2. 腹水　肝硬化占首位，其他如心脏病、肾病、肿瘤、感染及营养不良均可发生腹水。因此，首先要鉴别腹水为感染性和非感染性（表 6），然后根据其他临床表现和检查确定病因诊断。

表 6　感染性和非感染性腹水鉴别要点

	感染性	非感染性
外观	较深黄色，浑浊，常自凝	浅黄色，清透，不自凝
比重	>1.018，但 10% 的心源性或肾病 >1.019	<1.018，但 10% 的结核和 40% 肿瘤低于 1.016
pH，血液/腹水，pH 梯度	下降，7.25±0.06，pH 梯度>1	正常，7.47±0.07，pH 梯度=1
白细胞总数和中性多个核细胞(PMN)	$>500\times10^9$/L，PMN >50%	$<300\times10^9$/L，PMN <25%
乳酸盐	升高，33.79±4.2	11.1±7.9
腹水葡萄糖，腹水/血清比值	下降，比值<1	变化较小，比值>1
蛋白，腹水/血清比值	>25 g/L，比值>0.5	10~20 g/L，比值<0.5
腺苷脱胺酶	结核性特别高	<1 U/L
细菌学（涂片和培养）检查	阳性率 20%~50%	阴性

【伴随实验室指标的鉴别诊断】

GDH 与 ALT 联合测定　两者联合测定有助于区别急性病毒性肝炎及慢性肝炎。计算 ALT/GDH 比值有助于判定肝细胞的坏死程度。弥散性炎性病变如急性肝炎时，GDH 因属线粒体酶故释放较少，而 ALT 因属胞质酶，故释放较多，ALT/GDH 比值增加；若 ALT/GDH 比值下降，表明细胞坏死严重，线粒体中 GDH 释放增加。

【需进一步检查的实验室指标】

（1）检测甲、乙、丙、丁和戊肝的免疫学指标确认是否为传染性肝炎。

（2）检测甲胎蛋白明确肝癌的可能性。

【指标评估的技术要点】

测定此酶是了解肝脏实质损害的一个敏感指标。GDH 是一种线粒体酶，且主要分布在小叶中央区，酒精性肝病病变主要在肝小叶中央区，且主要为线粒体损害，故 GDH 往往作为酒精性肝损害的标志。

通常检测 GLDH 使用速率法，速率法是通过 GLDH 与谷氨酸合成酶（GOGAT）共同参与谷氨酸的合成，在氨同化和转化成有机氮化合物的代谢中起重要作用。GLDH 催化 $NH4^+$、α－酮戊二酸和 NADH，生成丙氨酸和 NAD^+，引起 340 nm 吸光度下降。通过测定 340 nm 吸光度的下降速率，计算 GLDH 活性。

【指标评估的影响因素】

抽血前一天不吃过于油腻、高蛋白食物，避免大量饮酒。血液中的酒精成分会直接影响检验结果。样本中，抗坏血酸<40 mg/dL、血红蛋白<5 g/L、脂质<1.2 g/L、尿酸<50 mg/dL、肌酐<50 mg/dL，还原型谷胱甘肽<50 mg/dL，对测定结果无明显影响。

（石玉玲，廖　扬）

参考文献

谷氨酸脱羧酶抗体

【定义】

谷氨酸脱羧酶抗体（glutamic acid decarboxylase antibody，GADA）是以谷氨酸脱羧酶为靶抗原的自身抗体。谷氨酸脱羧酶可以催化谷氨酸转变为抑制性神经递质 γ－氨基丁酸，有两种异构体，按分子量的不同分别命名为 GAD65 和 GAD67。人胰腺中仅含有 GAD65，而 GAD67 主要分布于脑组织中。GAD65 抗体主要反映 1 型糖尿病，而 GAD67 抗体主要反映僵人综合征等神经系统自身免疫性疾病。正常情况下 GADA 为阴性。

【分类】

根据靶抗原分子量的差异，可以将 GADA 分为 GAD65 抗体和 GAD67 抗体。

【诊断思路】

GADA 抗体相关糖尿病的诊断思路见图 136。

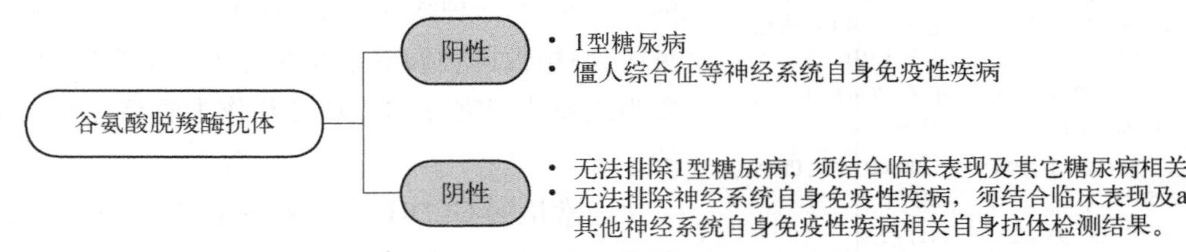

图 136　谷氨酸脱羧酶抗体异常的诊断思路图

GADA 临床应用注意事项　目前的临床实验室常规检测中，并未严格区分 GAD65 抗体和 GAD67 抗体，检测的也是二者的混合物。因此，GADA 对糖尿病的相关临床应用注意事项与 ICA 相同。但同时，GADA 还可以用于僵人综合征等神经系统自身免疫性疾病的辅助诊断，如在脑脊液中查出该抗体，其诊断特异性更强。

【伴随临床症状和体征的鉴别诊断】

1. 伴典型“三多一少”症状　GADA 阳性，伴随多饮、多食、多尿和体重减轻的患者，如发病年龄在 30 岁以内，血糖水平高，则可确诊为 1 型糖尿病。

2. 伴肥胖、乏力　GADA 阳性，伴随肥胖、乏力、血糖升高等表现，提示 2 型糖尿病患者可能发生了胰岛细胞的自身免疫损伤。

3. 伴酮症酸中毒症状　GADA 阳性，伴随酮症酸中毒症状，高度提示 1 型糖尿病。

4. 伴腹肌、背肌、面肌、咀嚼肌等持续僵硬、强直，呈“板样”以及突发性痉挛等表现　GADA 阳性，需考虑僵人综合征的可能，并注意与癔症、先天性肌强直、纤维肌痛、肌炎、颈椎病、神经肌强直和肌强直等疾病相鉴别。

【伴随实验室指标的鉴别诊断】

1. 伴血糖升高、糖耐量异常、出现尿糖　GADA 阳性，伴随血糖升高、糖耐量异常、出现尿糖，须结合患者年龄、体重及临床症状，在 1 型、2 型糖尿病及其他可能引起血糖升高的疾病如应激性高血糖、妊娠期糖尿病等之间进行鉴别。

2. 伴血胰岛素、C 肽异常　GADA 阳性，伴随胰岛素、C 肽降低，考虑 1 型糖尿病可能；如伴随胰岛素、C 肽升高，须充分结合临床症状和实验室其他指标在 1 型和 2 型糖尿病之间进行鉴别。

3. 伴尿微量白蛋白异常　GADA 阳性，伴尿微量白蛋白异常，高度提示 1 型糖尿病引起了糖尿病肾病。

4. 伴尿酮体阳性　GADA 阳性，伴随尿酮体阳性，提示 1 型糖尿病发生酮症或酮症酸中毒。

【需进一步检查的实验室指标】

1. 血糖、尿糖及糖耐量试验　血糖检测主要用于糖尿病的诊断、病情判断及监测疗效，若血糖结果无法确诊糖尿病，需进一步做糖耐量试验；尿糖检测对于糖尿病的辅助诊断也有一定价值。

2. 尿酮体检测　用于反映是否出现了酮症或酮症酸中毒。

3. 胰岛素、C 肽检测　用于反映胰岛 β 细胞的储备功能。

4. 糖化血红蛋白、糖化血清蛋白　糖化血红蛋白主要反映取血前 2 个月左右时间里平均血糖水平，用于监测血糖水平的控制程度，而且对诊断糖尿病有价值，对鉴别糖尿病性高血糖和应激性高血糖也有重要价值。糖化血清蛋白主要反映取血前 1~3 周平均血糖水平，用于监测短期血糖的改变。

5. 肾功能　主要用于反映糖尿病是否累及到肾脏。

6. *尿微量白蛋白* 是用于判断糖尿病肾病的早期、灵敏指标。

7. *其他糖尿病相关自身抗体* 如胰岛细胞抗体、谷氨酸脱羧酶抗体、胰岛素抗体等。有助于更好地确诊和鉴别1型和2型糖尿病。

8. *其他* B超、CT、X线、磁共振、肾活检、检眼镜等,主要用于鉴定糖尿病是否累及了肾脏、血管、眼、心脏及神经系统。

9. *若怀疑僵人综合征* 还需做脑电图、头部CT、MRI、脑脊液等检查。

【指标评估的技术要点】

1. *酶联免疫吸附试验(ELISA)* 该法优点是操作简单,对技术要求不高,可以批量检测样本。缺点是存在较高的假阳性率。

2. *免疫印迹法* 将胰岛细胞成分(包括谷氨酸脱羧酶)电泳分离,并转印到纤维素膜上,应用酶标记的二抗进行检测。优点是在同时检测多种胰岛细胞成分自身抗体时,对每种抗体可以进行鉴定,有利于各种糖尿病相关自身抗体的联合应用。缺点是无法定量检测,不适用于批量检测样本。

【指标评估的影响因素】

1. *非疾病性因素* GADA的阳性率受到年龄、种族、遗传背景的影响,随着年龄增长,ICA的阳性率及滴度会逐渐降低。此外,不同种族以及基因型对ICA也有影响。

2. *糖尿病病程的影响* GADA在糖尿病早期阳性率和滴度均较高,但随着疾病的进展,其阳性率和滴度都会逐渐下降。

3. *检测技术的影响* 目前,由于GADA的检测方法多为手工操作,其检测质量控制和标准化程度在所有检验项目中相对薄弱。不同检测方法、不同生产厂家的试剂、不同检验单位、不同检验人员等都会对检测结果产生影响。

(仲人前,杨再兴)

参考文献

骨钙素

【定义】

骨钙素(osteocalcin, OC)又称骨含γ-羧谷氨酸蛋白(bone gamma-carboxyglutamic-acid-containing proteins, BGP),分子量5 800 Da,是骨基质中主要的钙结合非胶原蛋白,主要由成骨细胞合成,部分进入血液。骨钙素的形成依赖维生素K,维生素D可促进其形成。其生理作用尚未完全明了,目前的研究认为与骨转化相关,血清骨钙素浓度反映成骨细胞活性,为骨形成过程中骨更新(或转换)的血清标志物。血清骨钙素不受骨吸收因素影响,可用于了解骨骼更新和转化状况,骨更新越快,骨钙素值越高,反之则降低。

【分类】

1. *升高* 骨钙素升高可为生理性升高及病理性升高。

生理性升高可见于成长过程中的骨更新高峰期。儿童期血清骨钙素水平很高,青春期前达峰值,女性更年期可出现第二个峰值。绝经后骨质疏松症由于是高转换型的,骨钙素也可明显升高;老年性骨质疏松症是低转换型的,因而升高不明显。

病理性升高见于导致骨形成增强的疾病或疾病过程,如变形性骨炎(Paget骨病)、原发性甲状旁腺功能亢进、骨折愈合、成骨性肉瘤等。此外,甲状腺功能亢进或骨质疏松治疗后，骨形成增强，也可出现骨钙素升高。

2. 降低　骨钙素降低常见于疾病中。如甲状旁腺功能减退，以及库欣综合征、低转换型骨质疏松或部分风湿性关节炎等。糖尿病时，由于胰岛素绝对不足或作用减弱，也可导致成骨细胞骨钙素分泌减少，引起血浆骨钙素水平降低。

【诊断思路】

诊断思路见图 137。

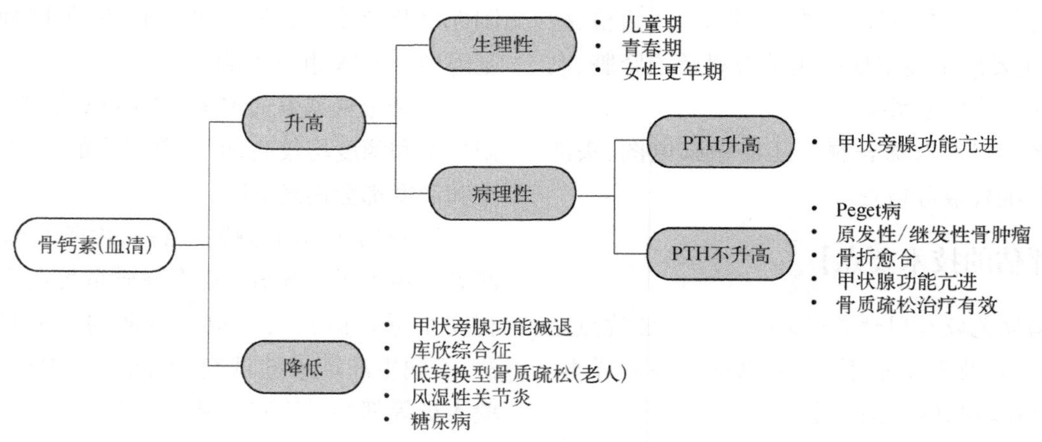

图 137　骨钙素(血清)异常的诊断思路图

该指标用于预测患者骨质疏松的风险，鉴别骨质疏松的高转化型(见于绝经期后)和低转化型(见于老年人)、评估骨质疏松症的疗效、肿瘤患者骨转移的可能性，以及肿瘤骨转移的疗效。

【伴随临床症状的鉴别诊断】

1. 伴骨质疏松　骨钙素升高的骨质疏松症为高骨转换型骨质疏松，一般血清碱性磷酸酶(ALP)也升高；常见于绝经后骨质疏松，骨吸收加快，但骨代谢代偿性加快，骨钙素水平升高。骨钙素降低伴有骨质疏松者，应考虑糖尿病等因素。

2. 伴骨痛　骨钙素升高者，如存在骨痛，要考虑 Paget 骨病和原发性骨肿瘤或其他部位肿瘤骨转移，血清碱性磷酸酶(ALP)可显著升高，病变部位的影像学和组织学检查可予确诊。

3. 伴多尿、烦渴、厌食、呕吐、便秘、腹痛和抑郁等　上述为高钙血症常见症状，检测血钙可明确高钙血症诊断，若骨钙素升高，伴上述症状时，应考虑原发性甲状旁腺功能亢进，测定血浆甲状旁腺素(PTH)有助于诊断。

4. 伴多饮、多食、多尿、消瘦等　骨钙素降低伴有上述症状，应考虑糖尿病引发的骨质疏松，检查血糖指标可确诊。

5. 伴黄疸、体虚、肝区疼痛、头痛、恶心、呕吐等　骨钙素降低伴有上述症状，应考虑慢性肝病引起的蛋白合成不足，进而导致骨钙素降低。肝功能等相关检查可确诊。

【伴随实验室指标的鉴别诊断】

1. 伴甲状旁腺素(PTH)升高　腺瘤是原发性甲状旁腺功能亢进的常见病因，PTH 升高合并高钙血症是其主要特征，PTH 引起骨更新加快，因而 OC 往往升高。

2. 伴碱性磷酸酶(ALP)升高　骨钙素与碱性磷酸酶同属成骨细胞活性指标，在甲状旁腺功能亢进、骨转移肿瘤、高转换型骨质疏松、骨软化症和 Paget 病中两者往往同时升高，在低转换型骨质疏松中两者同时降低。

3. 伴血清 25 羟基维生素 D 降低　若长期低于 20 μg/L 可造成血钙降低，诱发继发性甲状旁腺功能亢进，造成 OC 和 ALP 升高。

4. 伴血糖异常　骨钙素降低伴有血糖异常，应考虑糖尿病引起的骨钙素形成不足，有骨质疏松的风险。

5. 伴肝功能异常　骨钙素降低伴有肝功能异常，应考虑慢性肝病引起的骨钙素形成不足。

【需进一步检查的实验室指标】

1. 骨密度测定　当怀疑有骨质疏松症时，骨密度测定是判断骨质疏松的金标准，骨钙素可评估骨质疏松为高骨转换型骨质疏松还是低骨转换型骨质疏松。

2. 甲状旁腺素(PTH)检测　怀疑有甲状旁腺功能亢进时，可检测到PTH升高。

3. 血清钙　骨钙素升高时，如伴有高钙血症，可提示甲状旁腺功能亢进。

4. 血清碱性磷酸酶(ALP)　与骨钙素同属骨转换的血清指标，在Paget骨病和原发性或继发性骨肿瘤等骨破坏性疾病中可同时升高。

5. 红细胞沉降率　在恶性肿瘤转移和风湿性关节炎时升高。

6. 血清维生素D　维生素D促进骨钙素的形成，并对骨钙代谢起调节作用，骨质疏松时，应检测维生素D，缺乏时低于20 μg/L。

【指标评估技术要点】

1. 检测方法　当前骨钙素主要采用定量免疫分析的方法测定，由于这类方法尚未实现标准化和一致化，测定值在不同品牌不同实验室之间不被互认。在使用试剂供应商提供的参考区间前，应验证是否适合所服务的人群。

2. 检测靶标　血液中的骨钙素具有异质性，约1/3为完整分子(即全段骨钙素)，约1/3为N端中分子片段(N-MID)，还有约1/3为氨基酸短肽。全段骨钙素不稳定，如不能立即测定，无论置室温还是4℃，都会因放置时间延长而降解，导致血清骨钙素测定结果明显下降。但被降解后形成的N-MID却要稳定得多。为此，目前已有测定N-MID的骨钙素试剂，实践表明，不仅灵敏度高，而且稳定性更好。

【指标评估的影响因素】

1. 受检者年龄与性别　因不同年龄骨更新率不同，OC值随年龄的变化而不同，儿童期血清骨钙素水平很高，青春期前达峰值。女性更年期可出现第二个峰值。女性绝经后骨钙素也可明显升高。女性平均水平高于男性。

2. 维生素D、K水平　骨钙素的合成是维生素K依赖的，且受维生素D的调控，当这两种维生素中某一种缺乏时，都会造成OC降低。

3. 采样时间　OC的分泌存在昼夜节律，午夜至凌晨最高，下午至傍晚最低。因此做对比时，采血时间应一致，且血清标本须及时从晨起空腹禁食血中分离。

4. 抗凝剂　抗凝剂对OC测定结果影响极大，与血清检测相比，肝素血浆结果约为80%，EDTA血浆约为65%，枸橼酸血浆约为70%，草酸盐/氟化物血浆约为40%，所以不建议用血浆代替血清进行测定。

5. 放置时间　样本不宜久放，采集的血清标本若无法当天测定，须低温冷冻保存。

(汪子伟，姜育燊)

参考文献

骨髓检查

【定义】

骨髓检查是血液病诊断和疗效评估的主要检查手段，许多血液系统疾病检测常用骨髓标本进行检测，以传统的骨髓涂片为代表的骨髓细胞形态学检查，以及骨髓组织病理活检结合细胞遗传学、细胞分子生物学以及细胞免疫学（流式细胞术、涂片或活检的免疫标记）等现代诊断技术，构成了骨髓检查的整体。

骨髓细胞形态学检查，是骨髓检查的最常规方法，是指通过显微镜了解骨髓中细胞数量、分布、细胞形态、结构和有无异常细胞等，以协助诊断疾病、观察疗效、判断预后的方法。

【分类】

1. *根据染色方式分类* 其常规染色方法为瑞氏染色，其次还包括用于鉴别诊断的细胞化学染色如过氧化物酶染色、中性粒细胞碱性磷酸酶染色、铁染色等。

2. *根据方法学分类* 除细胞形态学检查外，还有骨髓组织病理活检、细胞免疫学（包括流式细胞术、涂片或活检的免疫标记）、分子遗传学分析（如染色体核型分析）、分子生物学检查（如融合基因分析）等。

3. *根据主要受累的细胞系列分类* 骨髓检查的血液系统疾病可分为红细胞疾病、白细胞疾病、造血干细胞疾病、出血及血栓性疾病等。

【诊断思路】

诊断思路见图138。

血液与造血系统疾病按照不同细胞系的异常分为红细胞疾病、白细胞疾病、出血及血栓性疾病、淋巴瘤及其他。对于急性白血病国际上已形成特定的诊断体系，在经典的FAB分型基础上，还有目前常用的MICM分型以及WHO分型。按照主要受累的细胞系列分为急性髓系白血病AML（又称急性髓细胞或非淋巴细胞白血病）和急性淋巴细胞白血病ALL两大类。

1. *红细胞系统疾病* 包括各类贫血和红细胞增多症等。贫血根据红细胞形态及MCV、MCHC等指标分为大细胞性、正细胞性、小细胞性贫血：① 大细胞性贫血常见有叶酸/维生素B_{12}缺乏导致的巨幼细胞性贫血、伴网织红细胞大量增生的溶血性贫血和骨髓增生异常综合征（MDS）和部分的再生障碍性贫血；② 正细胞性贫血常见有急性失血、溶血性贫血和骨髓低增生性贫血等；③ 小细胞性贫血常见有缺铁性贫血、地中海贫血、血红蛋白病、铁粒幼细胞性贫血、慢性炎症性贫血等。红细胞增多症主要见于真性红细胞增多症，属于骨髓增殖性疾病。

2. *白细胞系统疾病* 分为髓系和淋系，其中髓系包括粒细胞和单核细胞，淋系包括淋巴细胞和浆细胞。除急性白血病外，髓系疾病常见有慢性粒细胞白血病、慢性粒单核细胞白血病、类白血病反应；淋巴细胞系疾病常见有慢性淋巴细胞白血病、淋巴瘤、多毛细胞白血病、幼淋巴细胞白血病等；浆细胞疾病常见有多发性骨髓瘤、单克隆免疫球蛋白血症、原发性巨球蛋白血症等。

3. *巨核细胞系统疾病* 除急性巨核细胞白血病外，包括原发性血小板增多症和其他巨核细胞数量减少或成熟障碍导致的血小板减少性疾病。

【伴随临床症状的鉴别诊断】

1. *伴发热* 血液系统恶性肿瘤常伴发热症状的出现，不明原因的发热需要进一步骨髓检查予以确诊。但需要排除其他疾病引起的发热，如常见的感染性疾病引起的发热：传染性单核细胞增多症、艾滋病、伤寒、全身性真菌病、疟疾、黑热病等；风湿病也可以引起不同程度的发热，需要予以排除。实体瘤和血液系统肿瘤均可引起发热，实体瘤中以原发性肝癌最常见，其次为肺癌、肾癌、甲状腺癌等，通常为无寒战的发热，抗感染治疗无效，常伴进行性消瘦和贫血。血液系统肿瘤中，恶性组织细胞病常见高热、乏力、多汗、肝脾淋巴结肿大和全血细胞减少；淋巴瘤的发热常达38℃以上，可为持续发热也可为周期热，盗汗，抗感染治疗无效；嗜血细胞综合征常见发热伴寒战、盗汗、乏力以及肝脾淋巴结肿大。

2. *伴肝、脾、淋巴结肿大*

（1）脾大常见有传染性疾病、血液病和慢性肝病等，血液病中如自身免疫性溶血等免疫性血液病可出现轻度脾大；巨脾症常见于慢性粒细胞性白血病、幼淋巴细胞白血病、毛细胞白血病、脾性淋巴瘤、慢性骨髓纤维化、真性红细胞增多症、尼曼-匹克病、戈谢病等。

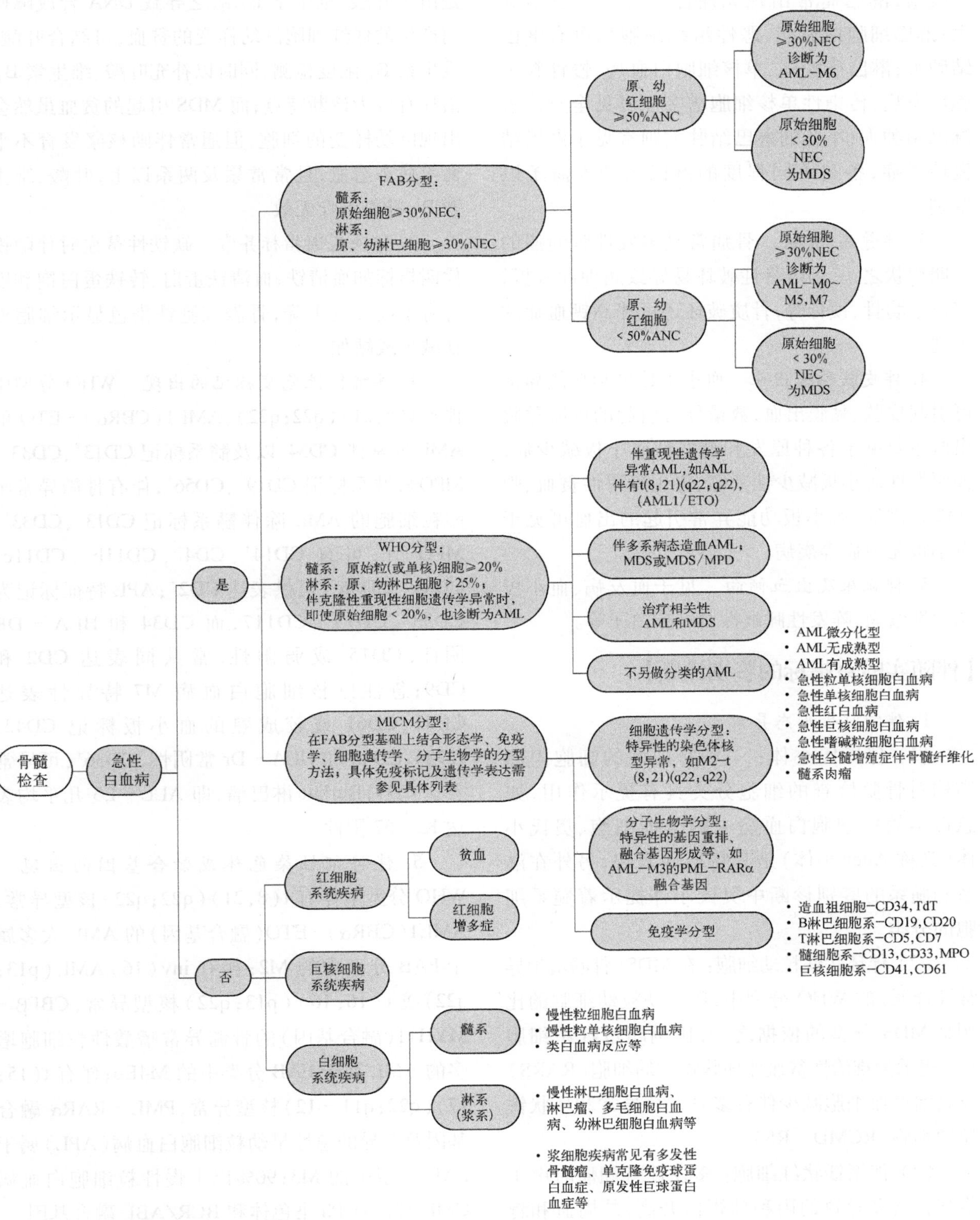

图 138　骨髓检查诊断思路图

ANC：全部骨髓有核细胞；NEC：非红系骨髓有核细胞；MDS：骨髓增生异常综合征；MPD：骨髓增殖性疾病

G

（2）淋巴结肿大是血液系统疾病诊断的重要线索，淋巴瘤常出现无痛性进行性淋巴结肿大；淋巴细胞白血病、恶性组织细胞病可有淋巴结肿大；淋巴瘤晚期、单核细胞白血病、慢性粒细胞白血病、传染性单核细胞增多症可见全身浅表淋巴结肿大；小儿的淋巴结肿大则常见于淋巴结慢性炎症，各类不同程度的淋巴结肿大需予以鉴别。

3. 伴骨痛、骨折　骨痛常是多发性骨髓瘤的早期症状之一，因溶骨性破坏易导致病理性骨折，多位于肋骨、锁骨等，骨质破坏还可伴高钙血症的出现。

4. 伴皮肤黏膜出血　血小板数量和功能异常可引起皮肤、黏膜出血，数量异常引起的皮肤黏膜出血主要见于各种原发和继发性血小板减少症，如原发性血小板减少性紫癜、再生障碍性贫血、脾功能亢进等；血小板功能异常引起的出血可见于血小板无力症等疾病。

5. 伴血尿及出血倾向　见于血友病、血小板减少性紫癜、阵发性睡眠性血红蛋白尿等。

【伴随实验室指标的鉴别诊断】

1. 伴特征性形态异常

（1）伴奥氏小体：一些特征性的细胞内部结构对骨髓检查的细胞分类具有提示作用，如急性早幼粒细胞白血病中的柴捆细胞、奥氏小体（又称 Auer 小体）是其特征性表现，另外在淋系和髓系的鉴别诊断中奥氏小体提示着髓系细胞的分类。

（2）伴环状铁粒幼细胞：在 MDS（骨髓增生异常综合征）的 WHO 分型中，环状铁粒幼细胞的比例是 MDS 分型的依据之一，比例超过红系细胞 15%提示为难治性贫血伴环状铁粒幼细胞（RARS）或难治性血细胞减少伴有多系发育异常和环状铁粒幼细胞（RCMD－RS）。

（3）伴缗钱状红细胞：多发性骨髓瘤时由于浆细胞增多导致的丙种球蛋白升高，外周血和骨髓常伴有红细胞缗钱状排列的特征。

（4）伴泪滴样红细胞：骨髓纤维化时可见数量不等的泪滴状红细胞。

2. 伴叶酸、维生素 B_{12} 缺乏　巨幼细胞性贫血是由于叶酸、维生素 B_{12} 缺乏导致 DNA 合成障碍而产生的伴红细胞巨幼样变的贫血，可结合叶酸/维生素 B_{12} 浓度检测，同时以补充叶酸、维生素 B_{12} 治疗有效为诊断特点；而 MDS 引起的贫血虽然会出现巨幼样变的细胞，但通常伴随核浆发育不平衡等病态造血，且常常累及两系以上，叶酸、维生素 B_{12} 补充治疗无效。

3. 伴铁代谢指标异常　缺铁性贫血时伴随铁代谢指标如血清铁、血清铁蛋白、转铁蛋白饱和度等有不同程度下降，骨髓细胞铁染色显示细胞外铁减少或缺如。

4. 伴特征性免疫标记的出现　WHO 分型中伴有 t(8;21)(q22;q22)，AML1(CBRα)－ETO 的 AML 通常伴 $CD34^+$ 以及髓系标记 $CD13^+$、$CD33^+$、MPO+，淋系标记 $CD19^+$、$CD56^+$；伴有骨髓异常嗜酸粒细胞的 AML 除伴髓系标记 $CD13^+$、$CD33^+$、MPO^+ 外，可有 $CD14^+$、$CD4^+$、$CD11b^+$、CD11c、$CD64^+$、$CD36^+$，可供表达 $CD2^+$；APL 特征标记为 $CD33^+$、$CD13^+$、CD117，而 CD34 和 HLA－DR 阴性，$CD15^-$ 或弱阳性，常共同表达 CD2 和 CD9；急性巨核细胞白血病 M7 特异性表达 CD41、CD61 或较成熟的血小板标记 CD42，CD34、CD45 和 HLA－Dr 常阴性，$CD36^+$，可异常表达 CD7；Burkitt 淋巴瘤，即 ALL－L3 几乎均表达 Ki－67 阳性。

5. 伴特征性染色体或融合基因的出现　WHO 分型中伴有 t(8;21)(q22;q22) 核型异常，AML1(CBRα)－ETO（融合基因）的 AML 大多属于 FAB 分型中的 M2；伴有 inv(16) AML(p13;q22) 或 t(16;16)(p13;q22) 核型异常，CBFβ－MYH11（融合基因）的骨髓异常嗜酸性粒细胞增多的 AML 属于 FAB 分类中的 M4Eo；伴有 t(15;17)(q22;q11－12) 核型异常，PML－RARα 融合基因及变异的急性早幼粒细胞白血病（APL）属于 FAB 分型中的 M3；90% 以上慢性粒细胞白血病 CML 常伴有 Ph 染色体和 BCR/ABL 融合基因。

6. 伴血小板数量或功能异常　特发性血小板减少性紫癜 ITP 伴有巨核细胞成熟障碍；原发性血小板增多症血小板计数 $>1\,000\times10^9/L$，巨核细胞增生明显体积较大；巨大血小板综合征除血小板减少及血小板体积巨大外，伴血小板膜GPⅠb-Ⅸ质或量的异常是其诊断依据，瑞斯托霉素不能诱导血小板聚集且不能纠正；血小板无力症表现为血小板膜GPⅡb/Ⅲa质或量的异常，血小板聚集功能异常，ADP、胶原、凝血酶和肾上腺素不能诱导聚集，瑞斯托霉素及vWF作用下起始血小板聚集正常。

【需进一步检查的实验室指标】

1. 骨髓组织病理学检查　淋巴瘤是起源于淋巴结或其他淋巴组织的恶性肿瘤，其诊断以病理组织学检查为主要依据，初期未侵犯骨髓时，骨髓检查无法诊断，需要进行淋巴结穿刺活检进行确诊；累积骨髓时，需要结合病理活检、免疫标记及必要的分子生物学检查进行确诊。

2. 外周血常规和涂片检查　血液系统疾病的诊断还需要结合外周血象进行判断，外周血象表现是其诊断标准依据之一。如外周血中浆细胞>20%或绝对值>2.0×10^{9}/L是浆细胞白血病的诊断标准之一。

3. 血生化检查　包括蛋白电泳（如多发性骨髓瘤时M蛋白的出现）、血钙或磷测定等。

4. 影像学检查　包括X线、B超、PET/CT等。

【指标评估的技术要点】

1. 取材　骨髓检查可反映疾病真实状态，其技术要点在于穿刺标本的成功取材。首选髂骨后上棘为穿刺部位，严格无菌操作，采样量不宜过多以小于0.2 mL为宜，以免骨髓液被外周血稀释。抽吸骨髓液时患者有特殊的痛感；骨髓液中有较多骨髓小粒和脂肪滴；骨髓涂片镜下可见骨髓特有细胞：巨核细胞、网状细胞、成骨细胞、破骨细胞等。

2. 细胞染色　细胞形态学检查是基于人工判读的，依据细胞核染色质疏密程度、胞质深浅和颗粒颜色、粗细等作出判断，瑞氏染色和其他特异性的细胞化学染色的过深、过浅将对细胞分类人工判读造成干扰。

【指标评估的影响因素】

1. 取材的影响　骨髓检查的取材成功与否与疾病后续诊断紧密相连，常见的取材不良是骨髓液被外周血稀释，无法反映骨髓真实的增殖状态，延误骨髓检查的各项诊断。另一种为骨髓"干抽"，是指非技术原因或非穿刺部位不当，导致多次、多部位穿刺抽不出骨髓液的现象，骨髓干抽对某些血液疾病如骨髓纤维化、再生障碍性贫血、骨髓极度增生的真性红细胞增多症等具有重要提示作用，但需要首先排除穿刺技术原因和穿刺位置不当的影响。

2. 细胞染色的影响　骨髓涂片中细胞染色的效果好坏直接影响对细胞分类的判读。目前常用的骨髓涂片染色为瑞氏染色，还包括其他特殊的细胞化学染色。传统瑞氏染色容易受染色液配制和染色时间的影响，染色效果易产生差异。故使用传统瑞氏染色时，应根据染色液配制时间调整最佳染色时间，以达到最佳染色效果。同时建议使用商品化染色液，建立标准化操作流程，缩小人为染色的差异。

3. 形态学人工判读的影响　骨髓细胞形态学检查作为人工判读的一种检查手段，存在不同程度的人员差异，形态学判读依赖人员的经验和对疾病和综合认知。其差异主要存在于一些疑难细胞的分类和判读，传统肉眼判读无法做到准确无误。如淋巴系统疾病、混合细胞白血病、淋巴瘤等形态学上难以诊断。因此骨髓检查往往需要结合临床、免疫标记、基因检测和其他实验室检查才得以明确诊断。

（胡晓波）

参考文献

G

骨髓增生程度

【定义】

骨髓增生程度是指骨髓造血的活跃程度。判断方法是计数单位容积骨髓液内骨髓有核细胞数的多少，或是通过显微镜低倍镜下观察骨髓涂片中有核细胞的多少，以此来评价骨髓的增生程度。

【分级】

骨髓增生程度的分级有三级、五级、七级、八级等分类方法，临床多采用五级分类法，分为增生极度活跃、增生明显活跃、增生活跃、增生降低和增生极度降低。五级分类法在低倍镜（×10）下观察骨髓中成熟红细胞与所有有核细胞的比例，判断骨髓增生程度；在高倍镜（×40）下观察每高倍镜视野下的有核细胞数，具体标准见表7。对骨髓增生程度进行分级，有助于初步判断血液系统疾病的病种和病因、判断疾病预后、协助诊断恶性肿瘤的骨转移等。

表7 骨髓增生程度

增生程度	成熟红细胞：有核细胞	有核细胞数/高倍镜视野（HPF）
增生极度活跃	1：1	>100
增生明显活跃	10：1	50~100
增生活跃	20：1	20~50
增生降低	50：1	5~10
增生极度降低	200：1	<5

【诊断思路】

诊断思路见图139。

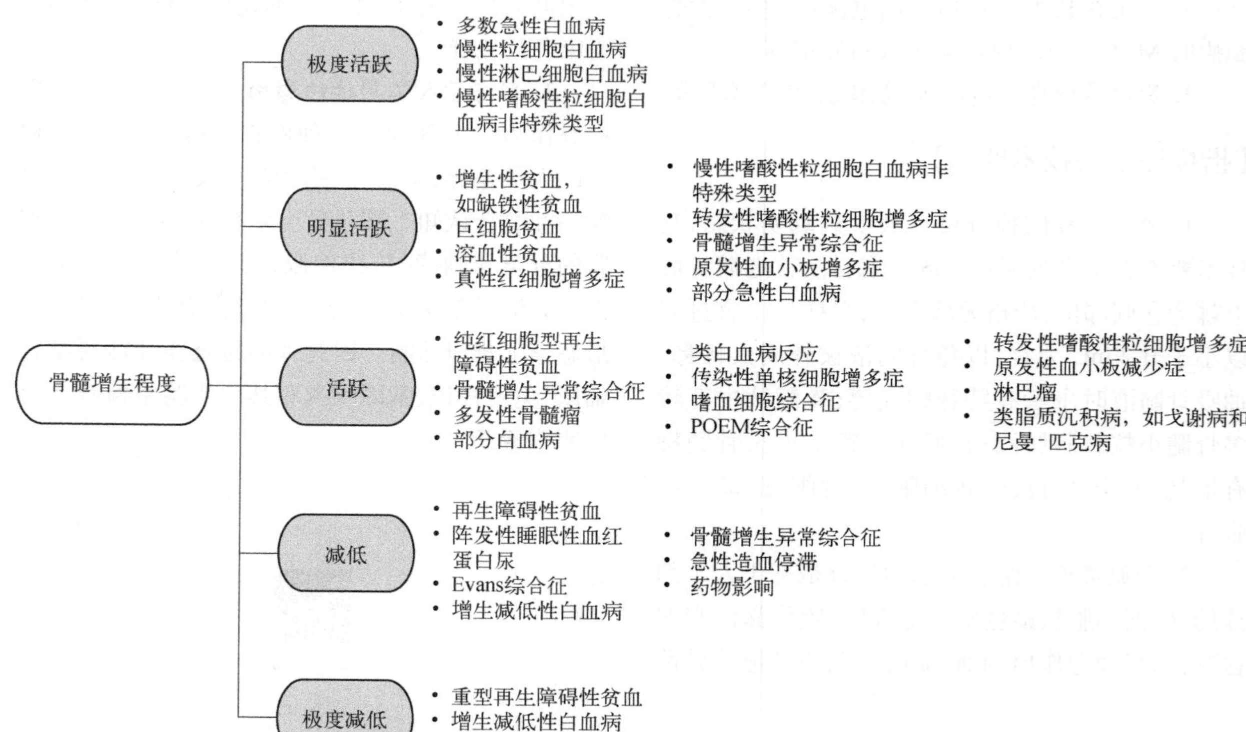

图139 骨髓增生程度诊断思路图

【伴随临床症状和体征的鉴别诊断】

1. 伴发热

（1）骨髓增生极度活跃伴发热

1）若伴胸骨下段局部压痛或同时出现皮肤黏膜瘀点、瘀斑、齿龈出血、女性月经量过多，需考虑急性髓系白血病（AML），不同分型的AML还具有特殊的表现，如M4和M5患者可出现皮疹或粒细胞肉瘤、牙龈增生和肿胀。

2）若同时伴有伴胸腺肿块、单侧睾丸无痛性肿大等体征，需考虑急性淋巴细胞白血病（ALL）。

3）若伴随头痛、恶心、呕吐、颈项强直等临床表现，需考虑中枢神经系统白血病。部分急性白血病患者骨髓增生降低，进行骨髓或外周血细胞形态检查可发现粒系、单核系、淋巴系的原始幼稚细胞异常增多。实验室诊断需进行骨髓细胞学、染色体、融合基因及细胞免疫表型分析等检查，进一步诊断和分型。

（2）骨髓增生活跃伴发热

1）若同时存在原发病如恶性肿瘤和感染，需考虑类白血病反应，实验室检查外周血涂片以中晚幼粒细胞为主，中性粒细胞碱性磷酸酶（NAP）活性显著升高且无Auer小体有助于诊断。

2）若发热病程较短，伴感染、淋巴结肿大和肝脾肿大，需考虑传染性单核细胞增多症，实验室检查外周血涂片可见大量反应性淋巴细胞，血清嗜异性抗体和EB病毒检测阳性有助于诊断。

3）若发热病程较长、抗生素治疗无效、肝脾肿大及黄疸、神经系统症状如惊厥、共济失调等，需考虑噬血细胞综合征，实验室检查全血细胞减少、铁蛋白水平升高、高三酰甘油血症、低纤维蛋白原血症、低NK细胞活性、sCD25水平升高为主要诊断依据。

2. 伴贫血

（1）骨髓增生明显活跃伴贫血症状：如乏力、头晕、头痛、心悸、活动后气短、眼花等，需考虑各种增生性贫血，如缺铁性贫血、巨幼细胞贫血、溶血性贫血。此外，缺铁性贫血还可伴随皮肤黏膜苍白、匙状甲（反甲）、食欲减退、异食癖等特殊表现；巨幼细胞贫血还可伴随反复发作的口角炎及手足对称性麻木、感觉障碍等神经系统症状，严重时出现轻度黄疸；溶血性贫血常见疾病有遗传性球形红细胞增多症、红细胞葡萄糖-6-磷酸脱氢酶缺乏症、血红蛋白病、自身免疫性溶血性贫血、阵发性睡眠性血红蛋白尿（PNH），常伴随腰背痛及四肢酸痛、寒战、高热、黄疸、肝脾肿大。实验室依据网织红细胞计数、骨髓铁染色、铁代谢、叶酸/维生素B_{12}测定、溶血相关检查如血清（浆）游离血红蛋白、间接胆红素、尿胆原、尿含铁血黄素、酸溶血（Ham）试验、抗人球蛋白试验、流式细胞术检测CD55、CD59及FLAER等可以诊断和鉴别。对于增生性贫血，还应注意其病因或原发病如消化系统疾病（胃溃疡、十二指肠溃疡、胃癌、结直肠癌、肝胆疾病），依靠病史、影像学、胃镜、肠镜可确诊。

（2）骨髓增生活跃伴贫血症状：需考虑到原发性纯红细胞型再生障碍性贫血（PRCA）；继发性PRCA的可能病因有恶性肿瘤（胸腺瘤、胃癌、乳腺癌、胆管癌等）、血液系统肿瘤（慢性淋巴细胞白血病、淋巴瘤、多发性骨髓瘤、慢性髓细胞白血病、原发性骨髓纤维化等）、感染（人类微小病毒B19、肝炎病毒、HIV病毒、EB病毒等）、自身免疫病（SLE、RA等），因此还伴随有原发病的临床表现。实验室检查包括血常规、网织红细胞计数、骨髓象、溶血相关检查、微小病毒B19抗体滴度等。

3. 伴出血

（1）骨髓增生明显活跃伴出血：以鼻、口腔和胃肠道黏膜多见，或伴有血栓形成，若外周血血小板数量超过$600\times10^9/L$，需考虑原发性血小板增多症。血栓易发生在老年患者，好发部位多见于脑血管、脾血管、肠系膜血管和指血管，因本病病程缓慢，部分患者也可长期无明显症状，实验室将血小板计数结合骨髓细胞形态、血小板聚集试验等有助于诊断。

（2）骨髓增生活跃伴皮肤黏膜瘀点、瘀斑：瘀点、瘀斑多位于手臂远端、小腿以下等负重部位的皮肤，可伴随黏膜出血如鼻出血、牙龈出血，女性患者可仅表现为月经量增多，需考虑原发免疫性血小板减少症，以往称为特发性血小板减少性紫癜（ITP）。在排除其他原因导致的血小板减少后，实验室检查骨髓涂片巨核细胞数量增加伴成熟障

G

碍、血小板膜糖蛋白特异性自身抗体有助于诊断。

4. 伴三系血细胞减少

（1）骨髓增生活跃伴三系血细胞减少：临床表现如乏力、心悸、气短、易疲劳、面色苍白，可同时出现鼻出血、齿龈出血、皮肤瘀点瘀斑，或同时出现易发生感染、肝脾肿大等，需考虑骨髓增生异常综合征（MDS）。该病的临床症状缺乏特异性，诊断主要依靠外周血细胞计数、血细胞形态学、骨髓细胞形态学、环形铁粒幼细胞计数、染色体检查，其中，按照 2016 年 WHO 对 MDS 的分型建议，根据外周血细胞减少、有无原始细胞及 Auer 小体、骨髓中发育异常的细胞系及百分比、原始细胞百分比、环形铁粒幼细胞百分比及 5q -染色体异常，将 MDS 分为 MDS 伴单系病态（MDS - SLD）、MDS 伴多系病态（MDS - MLD）、MDS 伴环形铁粒幼细胞（MDS - RS，又分为单系病态 MDS - RS - SLD 和多系病态 MDS - RS - MLD）、MDS 伴单纯 5q -异常、MDS 伴原始细胞增多（MDS - EB，又分为 MDS - EB1 和 MDS - EB2）、MDS 未分类（MDS - U）几种亚型。部分 MDS 患者骨髓可呈低增生性，通过骨髓或外周血的病态造血现象、骨髓有核红细胞糖原染色（PAS）阳性、骨髓染色体核型异常、早期髓系细胞相关抗原 CD34、CD117 表达增多可以与 AA 鉴别。

（2）增生降低或重度降低伴三系血细胞减少：临床表现如头晕、乏力、皮肤瘀点、瘀斑等，需注意再生障碍性贫血（AA）、PNH、自身抗体介导的全血细胞减少如 Evans 综合征和免疫相关性全血细胞减少、急性造血停滞、T 细胞大颗粒淋巴细胞白血病（T - LGL）。① 再生障碍性贫血时头晕、乏力、面色苍白进行性加重，伴不同程度的皮肤黏膜出血、呼吸道感染，分为重型再障（SAA）和非重型再障（NSAA），实验室主要依据骨髓增生程度、血小板、中性粒细胞及网织红细胞计数诊断。② 由于 PNH 与 AA 可相互转化，部分 PNH 由 AA 转化而来，还有部分 PNH 血红蛋白尿症状不明显，因此对 AA 患者应动态监测骨髓或外周血细胞 CD55 和 CD59、Ham 试验等。③ 自身抗体介导的全血细胞减少如 Evans 综合征和免疫相关性全血细胞减少，通过检测造血细胞膜自身抗体、外周血 Th1/Th2 降低、血清 IL - 4 和 IL - 10 水平升高可以鉴别。④ 急性造血停滞多见于慢性溶血性贫血的患者，也称再障危象，结合病毒感染病史、用药史或 1 个月内的自限性病程可以判定，部分患者微小病毒抗体滴度升高。⑤ T 细胞大颗粒淋巴细胞白血病多伴有脾大，外周血细胞形态及细胞免疫表型分析有助于诊断。

5. 伴肝脾肿大

（1）增生极度活跃伴脾进行性肿大，而继发腹部不适、胀痛等症状，有时出现低热，需考虑慢性髓性白血病，也称慢性粒细胞白血病（CML）。实验室依靠骨髓细胞学、Ph 染色体、BCR - ABL 融合基因检查可以明确。

（2）增生极度活跃伴肝脾肿大、淋巴结肿大、乏力、头晕等，随病情进展，可伴发消瘦、盗汗，需考虑慢性淋巴细胞白血病。实验室诊断依靠骨髓细胞学、免疫表型分析、染色体检查得出。

（3）骨髓增生活跃伴肝脾肿大发生在婴幼儿，需注意类脂质沉积病如戈谢病（Gaucher）和尼曼-匹克病（Niemann-Pick）。戈谢病也称脑苷脂沉积症，多发生于婴儿，以脾大尤为明显；尼曼-匹克病也称神经磷脂沉积症，多发生于幼儿，以肝肿大为主，也可见淋巴结肿大。类脂质沉积病为先天缺陷性脂质代谢障碍所致的疾病，依据家族史、神经系统检查、骨髓及脑脊液检查予以明确。

6. 伴浅表淋巴结肿大

（1）骨髓增生明显活跃伴受累器官局部淋巴结肿大、腹泻、呼吸困难、乏力、头晕等，需考虑慢性嗜酸性粒细胞白血病非特殊类型，该病也称为特发性嗜酸粒细胞增多综合征，由于外周血中成熟的嗜酸性粒细胞持续升高，浸润累及一个或多个器官系统，其诊断须在排除感染性疾病、过敏性疾病及其他血液系统疾病后得出。

（2）骨髓增生活跃伴浅表淋巴结肿大、发热、消瘦、盗汗，需考虑淋巴瘤。其中霍奇金淋巴瘤为无痛性颈和锁骨上淋巴结进行性肿大，而非霍奇金淋巴瘤中肿大的淋巴结一般不沿相邻区域发展，较易累及滑车上淋巴结、口咽环、腹腔和腹膜后淋巴结，可依据淋巴结病理切片或穿刺活检、免疫组化、染色体和基因检查进行分型和诊断。

7. 伴骨痛

（1）骨髓增生活跃伴骨痛、以骨骼局部肿块起病，多见于肋骨、胸骨、颅骨等，可同时表现为进行性对称性远端感觉运动障碍，包括刺痛感和麻木感、肌无力，需考虑多发性骨髓瘤（MM）。实验室检查发现血清和（或）尿出现单克隆M蛋白或轻链、高钙血症、高尿酸血症，骨髓细胞学发现大量原始+幼稚浆细胞和（或）组织活检证实有浆细胞瘤有助于诊断。

（2）骨髓增生活跃伴骨痛、周围神经病变和肝脏肿大等，需考虑POEMS综合征。实验室检查发现性腺功能紊乱、单克隆免疫球蛋白异常升高，有助于诊断。

8. 伴多血质和高黏滞血症表现　骨髓增生明显活跃伴多血质和高黏滞血症表现，如颜面及颈部皮肤红紫、黏膜充血呈淡蓝色，齿龈出血、鼻衄，神经系统症状如头痛，眩晕，耳鸣等，需考虑真性红细胞增多症。实验室依据血常规、促红细胞生成素（EPO）、JAK2 V617F基因突变可以诊断。

【伴随实验室指标的鉴别诊断】

1. 伴血红蛋白降低

（1）骨髓增生活跃伴血红蛋白降低：若骨髓细胞中红系增生为主，且不伴病态造血，需要鉴别增生性贫血（缺铁性贫血、巨幼细胞贫血、溶血性贫血），对于缺铁性贫血和溶血性贫血，还应进一步查找病因；若伴有骨髓一系或两系病态造血、环形铁粒幼细胞或原始细胞增多，应注意MDS；若骨髓中仅红系造血障碍、原红细胞消失且无病态造血，应注意PRCA。此外，还应注意慢性感染、炎症或肿瘤性疾病继发的慢性病性贫血。

（2）骨髓增生明显活跃或极度活跃伴血红蛋白降低：在除外增生性贫血后，进一步依据骨髓原始+幼稚细胞比例、类型、铁染色、中性粒细胞碱性磷酸酶染色、异常细胞、细胞遗传学、分子生物学、免疫表型，鉴别环形铁粒幼细胞性贫血、急、慢性白血病、浆细胞病。

2. 骨髓增生降低或重度降低伴全血细胞减少　再生障碍性贫血患者全血细胞减少，至少包括髂骨和胸骨2个部位的骨髓穿刺结果提示骨髓增生降低或重度降低，活检确定骨髓增生降低，需注意再生障碍性贫血可能转化为阵发性睡眠性血红蛋白尿（PNH），可以通过流式细胞术检测骨髓或外周血CD55、CD59阳性和阴性细胞比例来明确；对于自身抗体介导的全血细胞减少（如Evans综合征和免疫相关性全血细胞减少），血清IL－4和IL－10水平升高，$CD5^{+}$ B细胞比例升高。此外，还需注意部分急性白血病、PNH患者骨髓呈低增生性，急性造血停滞和药物影响下，骨髓也可呈增生降低。

3. 骨髓增生活跃伴球蛋白升高　若有血清M蛋白，伴高钙血症、血沉加快，骨髓中原始和幼稚浆细胞增多，考虑为多发性骨髓瘤或POEM综合征。

4. 骨髓增生活跃伴血沉加快　在排除感染、结核、肿瘤性疾病后，需注意多发性骨髓瘤和淋巴瘤的鉴别，依据病理结果、骨髓细胞形态、尿蛋白、血清M蛋白、尿本-周蛋白、血钙可以鉴别。

【需进一步检查的实验室指标】

1. 骨髓细胞化学染色　有助于鉴别急性髓系白血病、急性淋巴细胞白血病、急性单核细胞白血病、类白血病反应、毛细胞白血病等。

2. 细胞遗传学和分子生物学检查　有助于急性白血病分型等。

3. 细胞免疫分型　有助于急性白血病、PNH的诊断和分型。

4. 骨髓活检　骨髓细胞学检验不能反映骨髓组织结构及间质成分，在骨髓纤维化、骨髓增生极度低下或极度活跃时，需要进一步了解骨髓造血状态和纤维组织的增生程度，则需要骨髓病理学检查即骨髓活检。

5. IL－4和IL－10检测　用于Evans综合征等自身抗体介导的全血细胞减少相关疾病的诊断。

6. 尿本周蛋白　阳性有助于诊断多发性骨髓瘤。

7. 溶血相关检查　判断血管内溶血的实验室指标。

8. 血清蛋白电泳　血清M蛋白有助于诊断和鉴别多发性骨髓瘤。

9. 血清免疫球蛋白　包括 IgG、IgA、κ 轻链、λ 轻链。

10. 抗人球蛋白试验　也称 Coombs 试验，有助于诊断 AIHA。

11. 血清生化　包括肝功（总胆红素、直接胆红素、间接胆红素、乳酸脱氢酶、总蛋白、白蛋白、球蛋白）、离子（血钙）、铁代谢、叶酸、维生素 B_{12} 测定，间接胆红素是血管内溶血的指标之一，乳酸脱氢酶是浆细胞病鉴别和预后的辅助指标之一，铁代谢检查用于缺铁性贫血和噬血细胞综合征的实验室诊断，叶酸、维生素 B_{12} 测定用于巨幼细胞贫血的诊断。

12. 血常规及外周血细胞形态　包括白细胞计数及分类、红细胞、血红蛋白、红细胞平均值参数、血小板计数，有助于判别外周血象的数值变化、计数原始/幼稚细胞比例、观察细胞异常形态。

13. 网织红细胞计数　包括网织红细胞百分比和网织红细胞绝对值，以外周血标本初步判断骨髓红系增生程度。

14. 尿常规　尤其是尿蛋白、尿胆原和尿胆红素，尿蛋白有助于筛查 MM，尿胆原和尿胆红素是血管内溶血的依据。

【指标评估的技术要点】

1. 对骨髓涂片的要求

（1）取材满意，即涂片可见骨髓小粒或脂肪小滴、镜下无骨髓稀释、中性粒细胞杆状核>分叶核、含有骨髓特有细胞如成骨细胞和破骨细胞等。

（2）涂片均匀。

（3）染色良好，即颜色深浅适中、胞质颗粒清楚。

2. 判断　骨髓增生程度时选择体、尾交界处细胞分散良好的区域，观察多个视野取平均值；增生程度介于两个级别之间时，增生程度适当上调。因骨髓穿刺可能有血液混进导致骨髓部分稀释。骨髓增生程度介于两个级别之间，增生程度可适当上调。

3. “干抽”的处理　在骨髓穿刺过程中非技术原因而未抽到骨髓的情况称为“干抽”，常见的原因有骨髓纤维组织增生、骨髓增生极度活跃造成组织致密、骨髓增生极度降低、恶性肿瘤骨髓浸润，见于原发性或继发性骨髓纤维化、白血病或真性红细胞增多症、再生障碍性贫血、恶性淋巴瘤、骨髓转移癌等。一般可更换部位如选取胸骨柄再进行骨髓穿刺，部分病例（如骨髓纤维化）需做骨髓活检进行骨髓病理学检查。

【指标评估的影响因素】

1. 骨髓穿刺的量　一般抽取骨髓液 0.2 mL，过多易混进血液。抽取骨髓液时混进少量血液称为骨髓部分稀释，混进大量血液或抽取标本完全为血液时称为骨髓完全稀释。骨髓稀释表现为骨髓涂片上骨髓小粒或油滴少或不见，显微镜下骨髓特有细胞少，有核细胞少，中性粒细胞杆状核<分叶核。骨髓稀释时细胞学检查判断的增生程度比实际偏低，无法准确反映出实际骨髓增生程度。

2. 骨髓涂片制备　制备涂片时应将血膜涂布于玻片中央位置，呈“舌头状”，分为头、体、尾三部分，不应使血膜过厚、涂片过于弥漫分布或出现凝块。涂片制备太厚，细胞聚集不能展开，影响细胞形态辨认；涂片太薄，细胞全被推散分布不匀，造成分类困难。

3. 骨髓涂片染色

（1）未干透的血膜不能染色，否则染色时血膜易脱落。

（2）注意染色时间与染液浓度、染色时温度成反比，而与细胞数量成正比。

（3）冲洗时不能先倒掉染液，应用流水冲去，以防染料沉淀在血膜上。

（4）染色过淡时，可以复染。

（5）染色偏酸或偏碱时，均应更换缓冲液重染。染色太深，其结构不清；染色太浅，也不易形态辨认。

4. 判断　骨髓增生程度时应选择骨髓涂片上体尾交界处、细胞分散良好的区域，观察多个视野取平均值；增生程度介于两个级别之间时，增生程度适当上调。

5. 药物因素　某些药物在使用过程中会发生骨髓抑制，骨髓增生降低或重度降低，表现为全血细胞减少、中性粒细胞减少或缺乏，因此在评估骨髓增生程度时，还应注意患者既往疾病及用药史。

（续　薇）

参考文献

管型尿

【定义】

管型在远端肾小管和集合管形成，呈圆柱形。肾小管有使尿液浓缩酸化的能力，有利于管型形成。管型由 Tamm-Horsfall 蛋白（THP）、细胞等成分组成。

正常人 12 h 尿中管型应少于 5 000 个，每毫升尿内含 2～5 个，或每一低倍镜视野小于 1 个。如果尿液中管型增多，称为管型尿。

【分类】

根据管型所含成分不同将管型分为以下数种。

1. 透明管型　由 THP、清蛋白和氯化物构成，为无色透明、内部结构均匀的圆柱状体，两端钝圆，偶含少量颗粒。当透明管型内含有少量红细胞、白细胞和上皮细胞，称为透明细胞管型。由于折光性低，需在暗视野下观察，否则容易漏检。在正常成人浓缩尿中偶尔可见到。运动、重体力劳动、麻醉、利尿剂、发热时可出现一过性增多；各种急性肾小球肾小管疾病，如肾病综合征、慢性肾炎、恶性高血压和心力衰竭时可见增多。

2. 颗粒管型　为肾实质病变崩解的细胞碎片、血浆蛋白及其他有形物凝聚于 THP 上形成，颗粒总量超过管型体积的 1/3，称为管型颗粒。颗粒管型按颗粒的粗细分为两种。粗颗粒管型中常充满粗大颗粒，多呈暗褐色；细颗粒管型含许多细沙样颗粒，不透明，呈灰色或微黄色。粗细颗粒管型的形成一般有两种理论：其一是颗粒管型形成早期，多为粗大颗粒，如在肾内滞留时间较长，粗颗粒经过降解逐渐成为细颗粒，变为细颗粒管型；另一种观点认为，粗颗粒管型经过氧化物酶染色呈阳性反应，因此是来自粒细胞。而细颗粒管型酯酶染色阳性、过氧化物酶染色阴性，是来自肾上皮细胞。此管型提示肾脏有实质性损害，见于急、慢性肾小球肾炎、肾盂肾炎、肾移植排异反应等。此外，颗粒管型中的一些颗粒，经研究证明是由清蛋白、免疫球蛋白 IgG、IgA、IgM、补体 C3 等构成。在骨髓瘤患者尿中可出现外形与蜡样管型类似的本周蛋白管型；在全身性淀粉样变性时，可见到淀粉样蛋白组成的淀粉样蛋白管型。

3. 细胞管型　细胞含量超过管型体积的 1/3，称为细胞管型。按其所含细胞命名为：① 肾小管上皮细胞管型，在各种原因所致的肾小管损伤时出现；② 红细胞管型：常与肾小球性血尿同时存在，临床意义与血尿相似；③ 白细胞管型：常见于肾盂肾炎、间质性肾炎等；④ 混合管型：同时含有各种细胞和颗粒物质的管型，可见于各种肾小球疾病。

4. 蜡样管型　由颗粒管型、细胞管型在肾小管中长期停留变性或直接由淀粉样变性的上皮细胞溶解后形成，呈质地厚、有切迹或扭曲、折光性强的浅灰或浅黄色蜡烛状。蜡样管型出现提示局部肾单位有长时间阻塞，有少尿或无尿存在，说明肾病变严重，多见于慢性肾衰竭，在急性肾小球肾炎、肾病综合征、恶性高血压、肾移植排斥反应、淀粉样变性中也可见到。

5. 脂肪管型　管型内脂肪滴含量在 1/3 以上时可称为脂肪管型，因管型中含有大小不一、折光性强的椭圆形脂肪小球而得名。若用偏振光显微

G

镜观察，管型基质黑暗，脂肪滴显明亮，脂肪滴中心部位可见典型的“马耳他十字”形。染色特点：S染色和SM染色，脂肪滴均不被染色；苏丹染色，脂肪滴被染成橙色或红色。

脂肪管型是来自细胞管型中的一种特殊形式，是肾小管上皮细胞脂肪变性、崩解，大量的脂肪滴进入管型内而形成。含有脂肪变性的肾小管上皮细胞管型是脂肪管型的过度型，多见于肾病综合征、慢性肾小球肾炎、肾小管中毒及类脂性肾病等。

6. 宽大管型　由蛋白质及坏死脱落的上皮细胞碎片构成，外形宽大，其宽度可达50 μm以上，是一般管型的2~6倍。宽大管型具有所有管型的特征，既宽又长，可横跨整个视野，不规则，易折断，有时呈扭曲形。宽大管型也有透明状，可包容颗粒、细胞等各种成分，也可形成蜡样变化，一般形成于较宽大的肾小管内，主要是在破损扩张的肾小管、集合管或乳头管内形成。常见于慢性肾衰竭少尿期，提示预后不良，故又称肾功能不全管型。

7. 细菌管型和真菌管型　分别指管型的透明基质中含大量细菌或真菌，见于感染性疾病。此两种管型中的内容物在普通光学显微镜下呈颗粒状，易与颗粒管型混淆，需要借助相差显微镜或染色法鉴别，国外更有采用透射电镜技术来识别细菌或真菌管型的实验研究。

8. 结晶管型　也称作盐类管型，因管型基质中含有尿酸盐、草酸盐、磷酸盐、药物等化学结晶体而得名。此类管型的形成与尿液的pH值、温度、结晶饱和度、胶状物质的浓度等因素有关。

9. 血液管型　指血液进入肾小管后，红细胞崩解破坏，其各种成分同时存在的管型。若形成的管型呈颗粒纤维状，则称颗粒纤维状血液管型；若血液破坏后形成均质化管型，则称为均质状血液管型，与血红蛋白管型类似。不染色条件下也可呈现暗红色或红褐色，在酸性尿液环境下可呈灰褐色。

10. 血红蛋白管型　管型内充满血红蛋白。其来源有两种，血液管型或红细胞管型中的红细胞溶解，血红蛋白均质化。溶血性输血反应或自身原因（如阵发性睡眠性血红蛋白尿、自身免疫性溶血性贫血等）引起的血管内溶血时，过多的血红蛋白进入肾小管而形成血红蛋白管型。管型内一般无明显完整的红细胞，但含有血红蛋白，因此不染色状态下也可呈现均匀的橘红色。

11. 肌红蛋白管型　由于肌肉组织损伤、大面积烧伤等原因，产生大量的肌红蛋白进入肾小管，并形成肌红蛋白管型。显微镜下观察管型呈淡橘红色，不易与血红蛋白管型区分。若要鉴别，需采用饱和硫酸铵尿肌红蛋白定性实验确认，更敏感和特异性的方法是用抗肌红蛋白的单克隆抗体进行酶联免疫吸附法测定。

【诊断思路】

诊断思路见图140。

【伴随临床症状的鉴别诊断】

1. 白细胞管型伴尿频、尿急、尿痛　考虑泌尿系感染；若伴恶心、呕吐、发热、寒战，则考虑上尿路感染，或合并泌尿系结石。

2. 蛋白管型伴慢性肾功能受累时肾体积无明显缩小　可考虑糖尿病肾病、骨髓瘤、淀粉样变可能，好发于老年人，确诊多依赖于糖尿病病史、血尿免疫电泳、骨髓活检、肾活检、心脏彩超等相关检查。

3. 红细胞管型伴高血压、发热　考虑IgA肾病、急性肾小球肾炎、急进型肾小球肾炎，依赖肾活检、自身抗体、免疫球蛋白、补体等相关检查。

【伴随实验室指标的鉴别诊断】

1. 蜡样管型　常见于肾功能不全晚期，提示预后不良。

2. 红细胞管型　可肯定是肾小球源性血尿，基本排除感染性血尿和外科原因性血尿。

3. 蛋白管型　伴尿本周蛋白阳性、血游离轻链、尿轻链异常时，考虑骨髓瘤/淀粉样变；结合骨髓穿刺活检、肾穿刺活检、血钙、$β_2$微球蛋白等相关检查可明确诊断或鉴别。

【需进一步检查的实验室指标】

1. 血常规检查　血常规、血沉、凝血功能、网

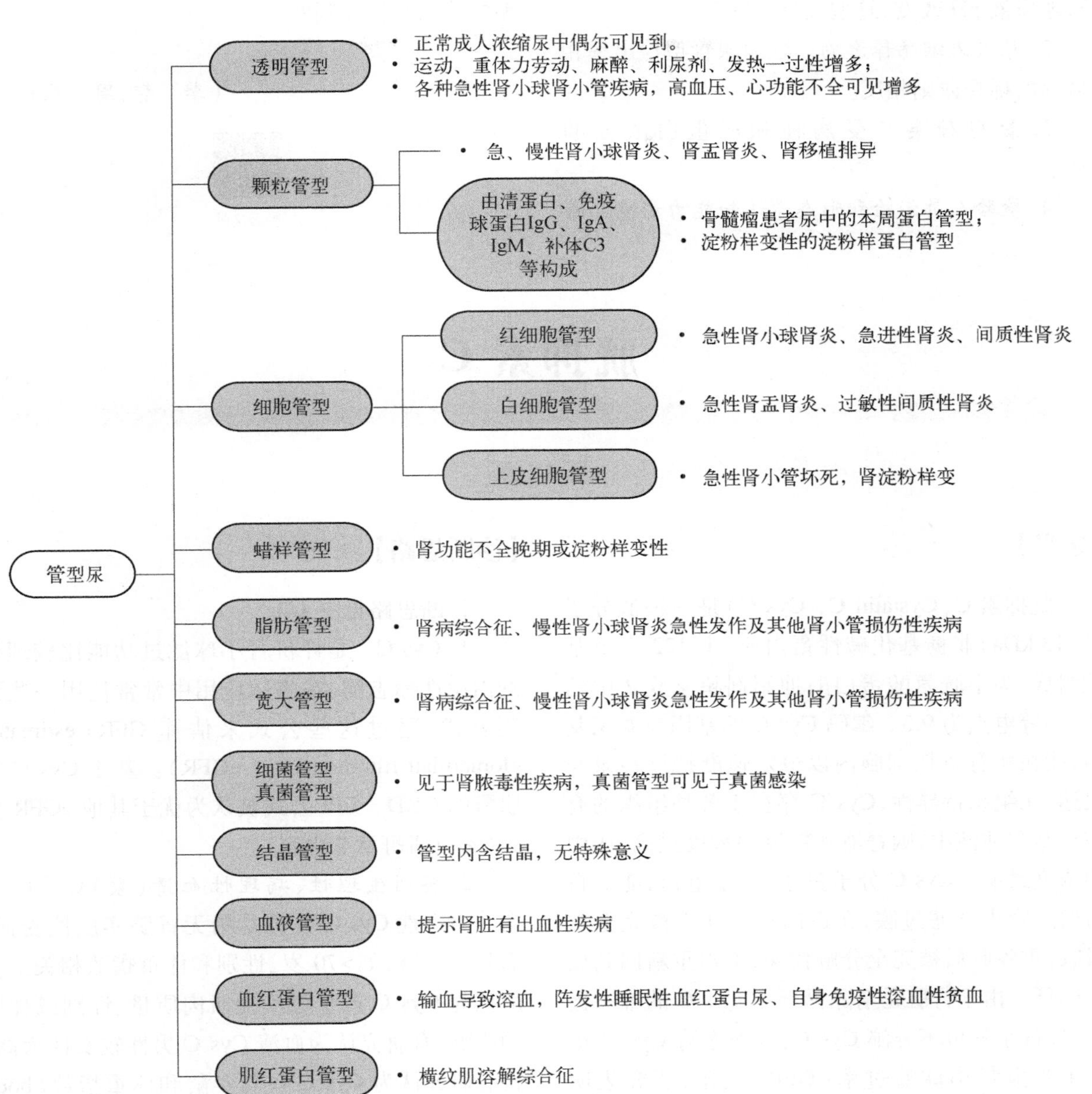

图 140　管型尿诊断思路图

织红细胞等。

2. 尿液检查　尿常规、尿红细胞相差显微镜检查、24 h 尿蛋白定量、微量白蛋白排泄率、尿特殊蛋白、尿电解质、尿糖、尿氨基酸等。

3. 血生化检查　肝肾功能、电解质、血脂、心肌指标、骨代谢等。

4. 血免疫检查　免疫球蛋白、补体、各种自身抗体、肝炎指标、血、尿免疫固定蛋白电泳等。

5. 糖尿病肾病相关检查　特征性糖尿病眼底改变的检查、血糖、尿糖、糖化血红蛋白、糖化白蛋白、胰岛素、C 肽、抗胰岛素自身抗体等。

6. 其他　包括 B 超、X 线、CT、肾活检、肿瘤标志物等。

【指标评估的技术要点】

尿液要新鲜，pH 应在 6 以下，若为碱性尿，红细胞和管型易溶解。

【指标评估的影响因素】

1. 尿液新鲜程度的影响　尿液放置时间过

长，随尿液 pH 改变，管型成分会降解。

2. 尿液浓缩稀释影响　浓缩尿管型检出率相对较高，稀释尿则相反。

3. 管型种类　受病种和尿蛋白浓度的影响。

4. 检验人员经验和形态学认知能力影响　管型的检出和种类判断。

（李　智，周　蓉）

参考文献

胱抑素 C

G

【定义】

胱抑素 C（Cystatin C，Cys C）是一种低分子量（13 kDa）非糖基化碱性蛋白质，由 122 个氨基酸组成，为半胱氨酸蛋白酶抑制剂超家族 2 中的成员，等电点为 9.3。编码 Cys C 的基因属看家基因，能在所有有核细胞内以恒定速度持续转录与表达，无组织特异性，Cys C 存在于各种组织的有核细胞和体液中，脑脊液和精液中浓度最高，尿中的浓度最低。Cys C 分子量小、带正电荷，能够自由通过肾小球滤过膜，在近曲小管几乎被完全重吸收，重吸收后被完全分解代谢，不再重新回到血液循环。由于肾脏是清除循环中 Cys C 的唯一器官，且肾小管也不分泌 Cys C，因而血清 Cys C 浓度主要由肾小球滤过率（GFR）决定，研究表明 Cys C 年龄从 4 个月~70 岁产生率相对恒定，且基本不随昼夜节律变化，也不受肌肉、性别及种族影响。因此 Cys C 是迄今基本满足理想内源性 GFR 标志物要求的内源性物质。

【分类】

1. 血 Cys C　该值升高与各种急慢性肾功能异常、肾移植排斥反应有关；近年来也发现其浓度异常与心血管疾病、脑血管疾病的、妊娠相关性疾病发生有密切关系。

2. 尿 Cys C　该值升高与肾小管功能受损有关。

【诊断思路】

诊断思路见图 141。

1. Cys C　是评价肾小球滤过功能比较理想的内源性标志物，在临床应用中常常使用一些预测公式，通过这些公式来估算 GFR（estimated glomerulau filtration rate，eGFR）。基于 Cys C 与肌酐的 CKD－EPI 公式被认为优于其他 eGFR 公式（参见肌酐章节内容）。

2. 鉴别生理性、病理性血清（浆）Cys C 升高　生理性 Cys C 升高是指无肾脏实质性受损，而只与年龄，如>70 岁、性别和体重指数相关。一般认为 Cys C 产生量不受肌肉质量、性别或种族的影响，有研究认为血清 Cys C 男性较女性为高，也有研究认为 Cys C 仅与年龄和体重指数（body mass index，BMI）相关而与性别无关。Reutens 等认为 Cys C 仅与 BMI、腰围或胰岛素抵抗指数≥中位数人群的糖尿病发病率相关。

3. 鉴别肾脏受损部位　由于机体产生的 Cys C 完全能自由通过肾小球滤过膜，然后全部被近端小管细胞全部重吸收并降解，当肾小球功能受损，肾小管功能正常，血清 Cys C 就会升高；但在肾小球滤过功能正常，而肾小管功能受损时，滤过的 Cys C 肾小管不能将其完全重吸收并降解，尿中 Cys C 浓度就会明显升高，此时检测尿中 Cys C 浓度是反映肾小管受损非常敏感的指标。

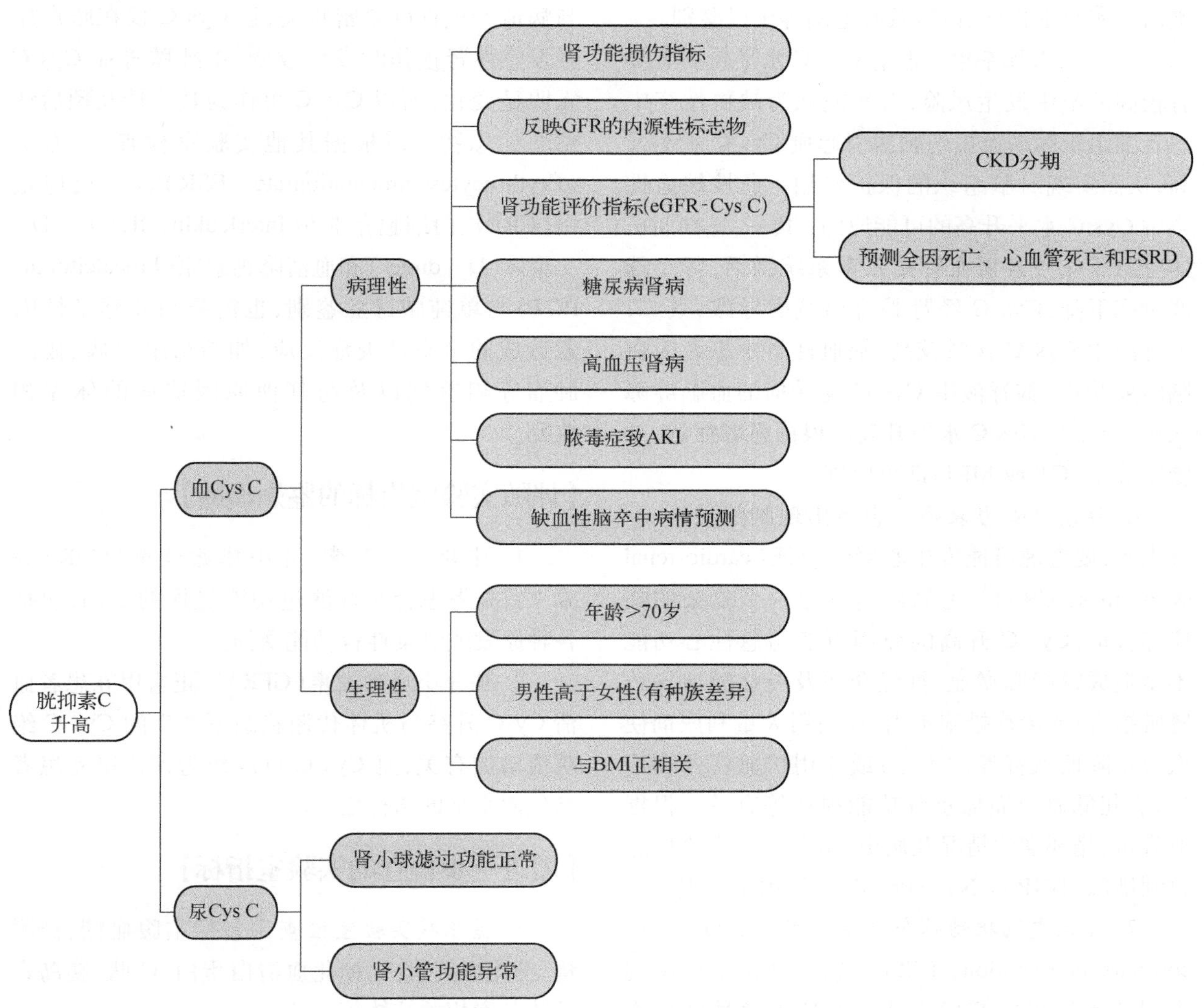

图 141　胱抑素 C 升高的诊断思路图

【伴随临床症状的鉴别诊断】

1. 伴口干、口渴、饥饿和体重下降　需考虑是否患糖尿病。已有大量文献报道表明 Cys C 不仅是早期肾损害的标志，还能够预测糖尿病的发生，参与糖尿病合并冠心病、外周动脉疾病和糖尿病肾病等糖尿病大血管及微血管病变的发生和发展。确诊需要进行糖尿病系列实验室检查，如血糖、糖化血红蛋白(HbA1b)等。

2. 伴疲乏、贫血、蛋白尿　考虑为慢性肾病(chronic kidney disease, CKD)。肾脏疾病起病隐匿，患者出现水肿，尿蛋白阳性等症状，许多患者初诊时就已是 CKD。确诊尚需检测肾功能、eGFR 等实验室指标。

3. 伴不明原因发热、消瘦、出血等症状　要高度怀疑是否有恶性肿瘤出现，Cys C 产生于所有有核细胞，白血病及其他实体肿瘤细胞异常增生会导致 Cys C 浓度升高，确诊还需影像学、骨髓细胞学以及其他检测手段。

4. 伴妊娠　孕妇妊娠 20 周以上后出现蛋白尿、高血压、水肿等，病情严重者会出现头晕、头痛、眼花等自觉症状，甚至出现昏迷、抽搐等严重临床表现要高度考虑妊娠高血压综合征(pregnancy-induced hypertension syndrome, PIH)。孕妇出现升高是 PIH 患者并发肾损害所致肾小球滤过膜屏障、肾小管内皮细胞和上皮细胞裂隙膜等结构功能降低的指标。PIH 临床症状典型，诊断并不困难，需询问孕妇是否有肾病史、糖尿病史，加做尿蛋白等实验室指标、血压及心电图等予以鉴别。

5. 伴缺血性卒中　血清 Cys C 水平较高者具有较高的卒中发生风险，有研究认为缺血性卒中患者脑组织因缺血损伤刺激引起血 Cys C 水平升高，从而实现对脑组织的保护作用。急性缺血性卒中 Cys C 水平升高的可能原因：其一，急性期机体应急反应使肾素血管紧张素系统激活，肾小球滤过率下降，Cys C 经肾脏排出减少导致；其二，脑脊液中 Cys C 含量较高，缺血性卒中患者因血脑屏障受损，脑脊液中 Cys C 经受损的血脑屏障入血，导致血 Cys C 水平升高。根据患者症状，及脑影像学（CT 或 MRI）即可鉴别。

6. 伴急性心力衰竭　患者出现胸闷憋气、下肢水肿，要考虑可能发生心肾综合征（cardio-renal syndromes，CRS）。心肾综合征是一个复杂的临床综合征，Cys C 升高的原因可能与急性心功能不全造成肾静脉淤血，神经介质及炎症激活导致肾脏损害；或治疗措施不当，如使用大量利尿剂使血容量降低致肾灌注不足；或应用扩血管药物治疗，引起低血压而加重肾功能损伤等有关。根据血容量、循环灌注情况及病史，结合心衰生物标志物利钠肽（BNP 或 NT－ProBNP）可用于鉴别。

7. 伴经皮冠状动脉介入诊疗术（Percutaneous coronary intervention，PCI）　患者 PCI 术后出现少尿或无尿可能与发生造影剂所致急性肾损伤（contrast induced acute kidney injury，CI－AKI）并发症有关，患者血清 Cys C 升高。有研究证实 PCI 术前 Cys C 升高和不良预后存在相关性，认为血清 Cys C 在是 CI－AKI 的强力预测因子。当然需要详细回顾患者病史、入院前的病史、治疗史和用药史，必要时，行肾活检明确诊断。同时需要与慢性肾功能不全进行鉴别诊断，并鉴别是肾前性、肾后性急性肾损伤或肾血管疾病。

8. 伴儿童感染、全身炎症反应综合征（systemic inflammatory response syndrome，SIRS）、脓毒血症　除了出现发热、咳嗽、肺渗出等症状外，又出现少尿甚至无尿时，要高度怀疑是否并发 AKI。脓毒症并发 AKI 时死亡率高达 67.3%，是儿童发生脓毒症后最常见的死亡原因，研究表明和炎症因子在脓毒症致急性肾损伤儿童中显著升高，并与病情严重程度紧密相关，且 Cys C 仅在脓毒症并发急性肾损伤时发生改变，单纯脓毒症 Cys C 无明显变化，所以 Cys C 可作为其病情及预后评估的标志物。需根据其他实验室检查如，血沉（Erythrocytesedimentationrate，ESR）、C－反应蛋白（CRP）、白细胞介素 6（Interleukin，IL－6）、D－二聚体（D－dimer）和血清降钙素原（Procalcitonin，PCT）与单纯脓毒症鉴别，也需要与非感染性因素造成的全身性炎症反应，如结缔组织病、血液肿瘤等相鉴别以及与其他原因造成的休克相鉴别。

【伴随实验室指标的鉴别诊断】

1. 伴肾功能异常、肾小球滤过率（GFR）异常　首先考虑肾小球滤过功能受损的疾病，包括各种原发或继发性肾功能受损。

2. 伴肾小球滤过率（GFR）　正常甲亢患者血清 CysC 升高与机体代谢状态下产生的 Cys C 绝对值增加有关，血 Cys C 可以作为评价甲亢患者高代谢水平的指标之一。

【需进一步检查的实验室指标】

1. 糖尿病实验室检查　包括空腹血糖、糖耐量、糖化血红蛋白、糖化血清白蛋白、C 肽、胰岛素及胰岛素相关抗体等。

2. 尿蛋白检测　包括尿微量蛋白/肌酐比（Ratioofalbumin/creatinine，ACR）、尿 α_1 微球蛋白、尿 β_2 微球蛋白、尿转铁蛋白、尿 IgG、尿 N－乙酰－β－D－葡萄糖苷酶（NAG）、尿免疫固定电泳等。

3. 肿瘤相关检查　疑似恶性肿瘤时可检测肿瘤相关生物标志物、肝脏酶类、尿酶以及影像学检查。

4. 血栓相关指标　对于卒中患者还应检测止血与血栓相关指标，如 D－二聚体、纤维蛋白降解产物（fibrin degradation products，FDP）及抗凝血酶（antithrombin，AT）等。

5. 心肌相关生物标志物　对于心肾综合征和冠状动脉综合征（coronaryarterysyndromes，AS）患者还需进一步检测心肌相关生物标志物，如脑利钠肽(BrainNatriureticPeptide, BNP 或 Pro－BNP)、心肌钙蛋白(SerumcardiactroponinT, TnT 或 TnI)、CK－MB 质量等。

6. *感染指数检测* 对 SIRS 或脓毒血症伴肾损伤,还需进行感染指标检测,如血培养、C－反应蛋白(CRP)、白细胞介素 6(Interleukin, IL－6)、D－二聚体(D－dimer)和血清降钙素原(Procalcitonin, PCT)等。

【指标评估的技术要点】

(1) 早期血清 Cys C 检测技术多为非均相检测技术,如放射免疫技术、荧光免疫技术以及各种酶免疫技术,这几种非均相检测技术操作繁琐,检测耗时,影响因素多,难于自动化等很难在临床广泛应用。由于血清中 Cys C 浓度低,故需要较高分析灵敏度和特异性的检测方法。

(2) 目前推荐使用颗粒增强透射免疫比浊法及颗粒增强散射免疫比浊法,属于均相检测技术。前者可以在各类全自动生化分析仪上检测,后者则需要专用设备。如许多检测技术一样,不同检测系统间其结果会存在差异。许多研究认为颗粒增强散射免疫比浊法检测 Cys C 的准确度高,偏倚较小,检测 Cys C 的倒数与碘海醇肾小球滤过率的相关性好于透射免疫比浊法。全球肾脏疾病预后改善组织(Kidney Disease: improving Global Outcome, KDIGO)指南推荐在报告 Cys C 水平时同时报告通过 Cys C 估算的 GFR,有助于临床医生更方便对肾功能进行评估。

【指标评估的影响因素】

(1) 不同检测方法和不同检测系统的影响 Cys C 检测通常基于免疫比浊原理,不同生产厂家使用抗原抗体不同,其量值溯源不同,检测结果会有一定差异。目前推荐临床实验室可溯源至(ERM－DA471/IFCC)的检测系统,以推进 Cys C 检测一致性。

(2) 目前认为 Cys C 产生受白细胞介素 10(IL－10)调节,高 IL－10 抑制其产生。因此,当感染性疾病或非感染性自身免疫性炎症时,可影响 Cys C 检测;有证据表明,糖皮质激素降低 Cys C 的产生,这可能会导致过高估计了定期使用糖皮质激素的肾移植患者的肾功能。

(3) 严重脂血、溶血、输注脂肪乳患者及慢性粒细胞性白血病白细胞特别高时,可能都会对比浊法的 Cys C 检测产生影响。

(李　智)

参考文献

H

红细胞

【定义】

红细胞（red blood cell，RBC）是血液中含量最多的有形成分，其主要功能是负责血液中氧气和二氧化碳的运输以及酸碱平衡的维持，因含有血红蛋白而呈红色。

【分类】

通常所说的红细胞指成熟红细胞。正常成熟红细胞呈双凹圆盘形，大小相对均一，平均直径7.2~7.5 μm，Wright 染色后呈粉红色，中央 1/3 为生理性淡染区。异常红细胞根据细胞大小不同可分为小红细胞（直径<6 μm）、大红细胞（直径>10 μm）和巨红细胞（直径>15 μm），根据细胞形态变化可分为球形红细胞、椭圆形红细胞、靶形红细胞、口型红细胞、镰形红细胞、棘红细胞、泪滴形红细胞等，根据血红蛋白含量差异可分为低色素性红细胞、高色素性红细胞和嗜多色性红细胞等，根据红细胞所含异常内容物和排列异常可分为含豪焦小体红细胞、含卡波环红细胞、嗜碱性点彩红细胞、有核红细胞、缗钱状形成红细胞和自凝红细胞等。此外，根据细胞成熟程度，可分为原始红细胞、早幼红细胞、中幼红细胞、晚幼红细胞、网织红细胞和成熟红细胞。

【诊断思路】

诊断思路见图 142。

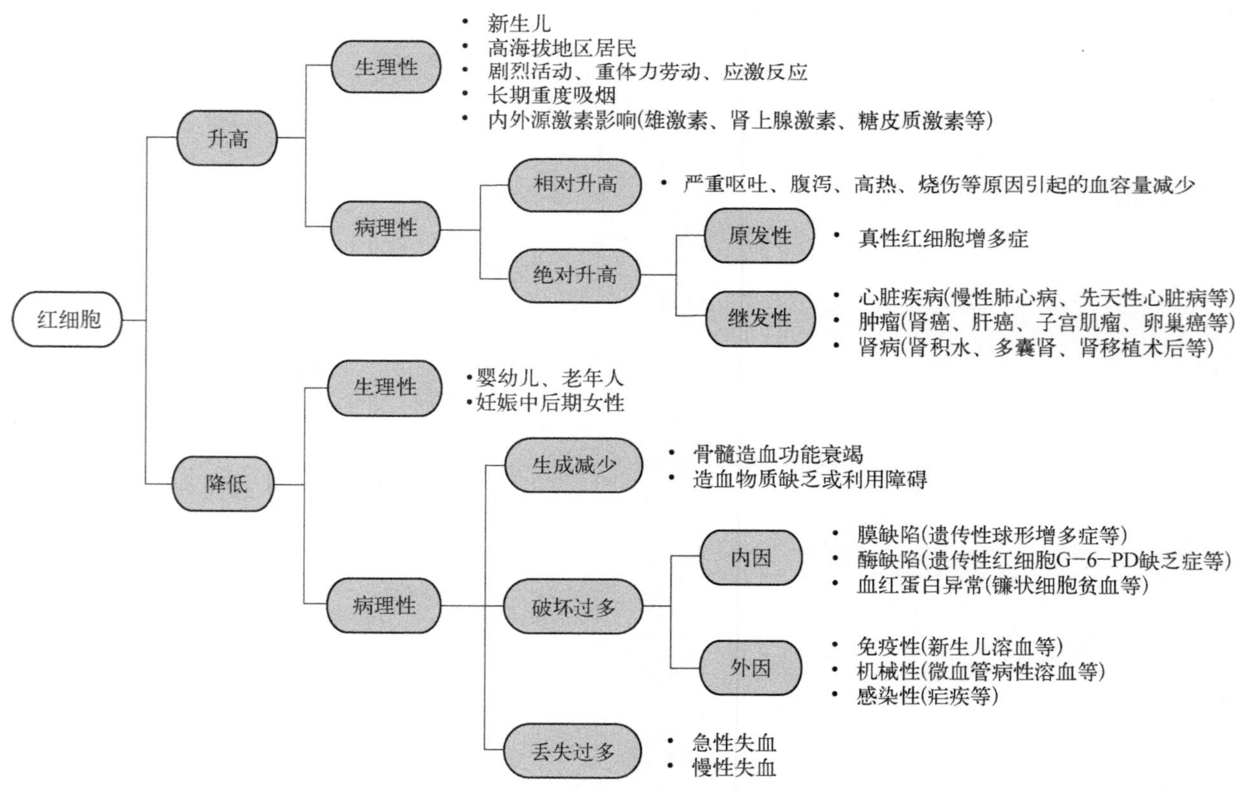

图 142　红细胞异常的诊断思路图

【伴随临床症状的鉴别诊断】

1. 红细胞数量减少

(1) 伴进行性贫血、易发或反复性感染、出血倾向、无肝脾淋巴结肿大：可见于再生障碍性贫血、急性造血功能停滞等骨髓造血功能障碍性疾病。

(2) 伴口角炎、舌炎、指甲条纹状隆起或反甲等：可见于缺铁性贫血。

(3) 伴恶心、腹泻、便秘等消化道症状等：可见于巨幼细胞性贫血，若伴有下肢对称性深部感觉及震动感消失等神经系统症状，应考虑叶酸缺乏引起的巨幼细胞性贫血。

(4) 伴黄疸、肝脾肿大等：多见于血管外溶血性贫血，包括红细胞膜缺陷、红细胞内酶缺陷和血红蛋白结构异常等红细胞内在缺陷引起的溶血性贫血以及免疫性、机械性和某些感染性因素等红细胞外在异常引起的溶血。

(5) 伴血尿：见于肾脏疾病、溶血性贫血（如阵发性睡眠性血红蛋白尿症）和泌尿系统肿瘤等。

(6) 伴恶心、肝区不适、腹水等：需考虑严重肝病和肝硬化，常见于慢性肝炎、营养性和酒精中毒引起的肝硬化。

2. 红细胞数量增多

(1) 伴大汗、严重呕吐或腹泻：考虑短时间内体液大量丢失引起的暂时性红细胞增多。

(2) 伴活动后气短胸闷，长期咳嗽、咳痰，不同程度呼吸困难：应考虑肺心病引起的继发性红细胞增多。多见于老年人，有慢性支气管炎、阻塞性肺气肿、支气管扩张、肺结核、支气管哮喘及硅肺等病史。

(3) 伴皮肤黏膜红紫、头晕乏力、进行性肝脾肿大、局部组织肿胀或出血：见于真性红细胞增多症。

【伴随实验室指标的鉴别诊断】

1. 血红蛋白测定　通常血红蛋白浓度和红细胞数量的变化方向是一致的，但变化程度可不一致，如大细胞性贫血时，血红蛋白浓度降低程度低于红细胞计数下降程度，而小细胞低色素性贫血时，血红蛋白浓度降低程度较红细胞计数下降更明显。同时检测红细胞计数和血红蛋白浓度并作比较，有助于分析原因判断贫血类型。

2. 白细胞和血小板计数　外周血红细胞减少伴白细胞和血小板减少，提示红细胞生成骨髓造血功能障碍，如再生障碍性贫血；红细胞减少而白细胞和血小板数量正常，见于各种原因引起的溶血性贫血；红细胞进行性减少而白细胞升高，见于各种白血病和骨髓纤维化等疾病。

3. 网织红细胞计数　网织红细胞计数可帮助了解幼红细胞增生程度，判断贫血原因是否为骨髓性。溶血性贫血及急性失血性贫血骨髓代偿性增生功能良好，网织红细胞计数升高；再生障碍性贫血和纯红细胞再生障碍性贫血，网织红细胞显著减少。

4. 有核红细胞计数　正常成人外周血中不会见到，仅新生儿外周血液中可见到少量有核红细胞。正常成人外周血有核红细胞增多可见于白血病、骨髓纤维化、骨髓转移癌、淋巴瘤、溶血性贫血、失血性贫血、巨幼细胞性贫血等疾病，以及重金属和有机化合物中毒。

5. 红细胞平均指数和红细胞体积分布宽度（red blood cell distribution width, RDW）测定　根据自动血液分析仪可获得平均红细胞容积（mean corpuscular volume, MCV）、平均红细胞血红蛋白含量（mean corpuscular hemoglobin, MCH）和平均红细胞血红蛋白浓度（mean corpuscular hemoglobin concentration, MCHC）和 RDW 等参数，有助于贫血形态学分类（详见“血红蛋白”）。

6. 红细胞形态检查　红细胞检查对于追踪贫血的病因具有重要意义，与血红蛋白测定、网织红细胞计数及其他参数结合，可判断贫血性质。红细胞形态异常包括大小异常、形状异常、血红蛋白含量异常、结构异常和排列异常等。

【需进一步检查的实验室指标】

1. 外周血细胞形态检查

2. 骨髓细胞形态检查

3. 尿常规

4. 生化检查　如肾功能、内分泌功能、胆红素、铁代谢（血清铁蛋白、总铁结合力、转铁蛋白等）、叶酸和维生素 B_{12} 检测等。

5. 红细胞膜缺陷检查和红细胞酶缺陷检查　如红细胞渗透脆性试验、酸化甘油溶血试验、高渗冷溶血试验、高铁血红蛋白还原试验、变性珠蛋白小体生成试验、G－6－PD 测定等。

6. 血红蛋白电泳分析

7. 抗人球蛋白试验

8. 其他　如超声、胃肠镜、影像学检查等。

【指标评估的技术要点】

红细胞计数可采用自动化血液分析仪或显微镜检查法进行检测，前者最为常用。血液分析仪进行红细胞计数的原理是电阻抗原理，具有标本用量少、检测速度快、结果重复性好、操作便捷和易于标准化等优点，适合批量标本的检测。中国成年人仪器法红细胞计数的参考区间为：(4.3~5.8)×10^{12}/L（男性）和(3.8~5.1)×10^{12}/L（女性）。为了保证检测结果的准确可靠，实验室应依据仪器厂家说明书和（或）行业标准《临床血液学检验常规项目分析质量要求》的要求规范开展性能验证并保证符合要求（如批内精密度和日间精密度 CV 应≤2.0%和 2.5%，正确度偏倚应≤2.0%，准确度允许总误差应≤6.0%），使用具有溯源性的配套校准物或定值新鲜血对仪器至少每半年进行 1 次规范校准，开展室内质控并参加室间质量评价活动。若实验室内部有多个检测系统，应定期进行系统间的结果比对。手工显微镜法使用牛鲍计数板对红细胞计数，简便易行，无须特殊设备，但检测速度慢、结果重复性较差，在常规检测工作中已较少使用。在仪器计数结果不可靠（如红细胞数量较低、存在干扰等）需要确认、不具备条件使用血液分析仪时，可采用显微镜检查法进行红细胞计数。

【指标评估的影响因素】

1. 生理性变化　婴幼儿、妊娠中后期孕妇及造血功能减退的老年人红细胞数量偏低；胎儿及新生儿、生活在高原地区的居民、长期吸烟者、剧烈活动和重体力劳动者、发生应激反应时红细胞数量偏高。

2. 干扰因素　血标本不合格（如标本中有凝块、溶血、严重脂血）可导致红细胞计数结果不可靠，白细胞计数过高、巨大血小板会导致红细胞计数结果假性升高；红细胞过小、存在冷凝集素、冷球蛋白、温抗体型自身免疫性溶血性贫血患者标本等会导致红细胞计数结果假性降低。

（周文宾，彭明婷）

参考文献

红细胞沉降率

【定义】

红细胞沉降率（erythrocyte sedimentation rate，ESR）是指红细胞在一定条件下的沉降速度，通常以 xx mm/h 表达，又称为血细胞沉降率（简称血沉）。

【诊断思路】

诊断思路见图 143。红细胞沉降率异常以升高为主，需考虑生理性和病理性因素。

【伴随临床症状的鉴别诊断】

1. 红细胞沉降率增快

(1) 伴发热：需考虑感染（如急性细菌感染、风湿热、结核病、疟疾等）、组织损伤等炎症反应性疾病。急性细菌感染时 2~3 h 内即会出现红细胞沉降率增快现象，慢性炎症病情加重时红细胞沉

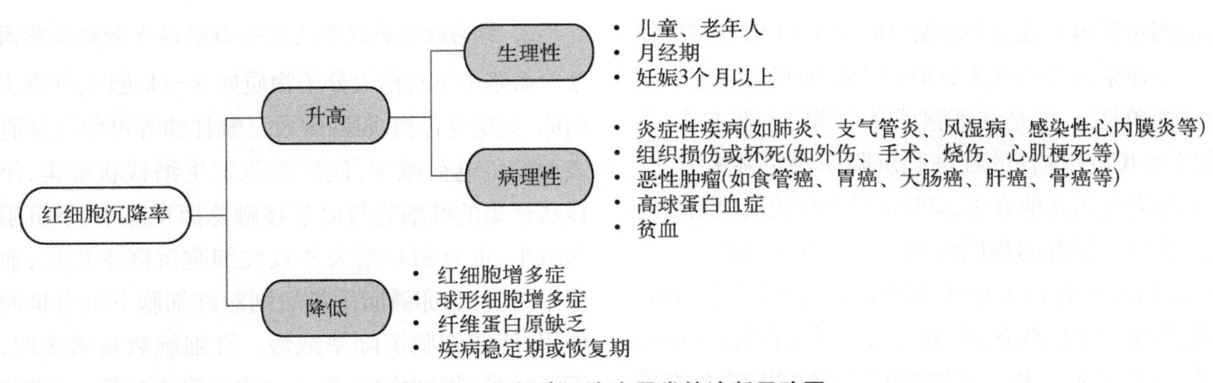

图 143　红细胞沉降率异常的诊断思路图

降率常常增快；较大手术创伤可导致红细胞沉降率增快，如无合并症多于 2~3 周内恢复正常；急性心肌梗死时红细胞沉降率也会增快，据此可与急性心绞痛鉴别。

（2）伴关节疼痛、皮损、血管炎等：常见于类风湿性关节炎，系统性红斑狼疮等自身免疫性疾病。通常疾病反复发作、并进行性加重，有多个器官受累。

（3）伴食欲减退、腹胀、厌油腻食物、皮肤膜或皮肤黄染等：需考虑慢性肝脏疾病，包括慢性肝炎、慢性活动性肝炎、肝硬化、慢性酒精性肝病和原发胆汁性肝硬化等；随着病情加重，可出现肝区隐痛、肝大、触痛，部分患者出现蜘蛛痣和肝掌，重型肝炎可见腹水、少尿、出血倾向和意识障碍、昏迷等。

（4）伴反复感染、泡沫尿、骨痛、淋巴结肿大等：常见于淋巴造血系统肿瘤，如多发性骨髓瘤、单克隆免疫球蛋白血症、淋巴瘤等。起病隐匿，早期可仅有 M 蛋白血症而无临床表现，逐渐进展出现异常免疫细胞及 M 蛋白危害人体症状。多发性骨髓瘤主要有反复感染、泡沫尿、骨痛，甚至无外伤即发生骨折、高钙血症、贫血、肾功能异常等症状，有时只表现其中某一种症状。淋巴瘤常见症状为淋巴结无痛性进行性肿大及肿大淋巴结对周围脏器压迫症状、也可出现发热、盗汗、消瘦等临床表现。

（5）伴不明原因消瘦、咯血、胸腹部疼痛等：应考虑实体组织肿瘤可能，如肝癌、胃癌等。疾病早期症状多不典型，常有相关慢性病史（如病毒性肝炎、脂肪肝、慢性胃溃疡等），随着疾病进展，原有的疾病表现加重。

（6）伴贫血：多种原因引起的贫血可导致红细胞沉降率加快。

2. 红细胞沉降率减慢

（1）伴皮肤黏膜绛红色、脾大、高血压等：可见于真性红细胞增多症和高原病、肺心病、遗传性血红蛋白异常等原因引起的继发性红细胞增多症。

（2）伴贫血、黄疸、脾大等：可见于遗传性球形红细胞增多症，为红细胞膜蛋白结构异常所致遗传性慢性溶血性疾病，常伴有急性发作的溶血性贫血。感染或持续重体力活可诱发溶血加重，甚至发生再障危象。多在儿童期发病，轻型患者常到成年才被诊断，有阳性家族史。

（3）伴皮肤黏膜出血、术后渗血不止等：可见于遗传性和获得性纤维蛋白原缺乏症、弥散性血管内凝血等。

【需进一步检查的实验室指标】

1. 血细胞分析　包括红细胞计数、红细胞比容测定等。

2. 血细胞形态检查

3. 生化检查　包括常规生化检查（如血糖、血脂、肝肾功能等）、急性 C-反应蛋白、降钙素原检测等。

4. 免疫球蛋白测定

5. 病原微生物学检查

6. 肿瘤标志物检测

7. 其他　包括胃肠道 X 线、胃肠镜、超声、CT、磁共振等。

【指标评估的技术要点】

根据 ICSH 指南，红细胞沉降率测定方法分为魏氏法、改良魏氏法和替代方法 3 类。

1. 魏氏法　将枸橼酸钠抗凝血液置于特制刻

度的测定管内垂直立于室温（18~25℃）1 h，细胞沉降后上层血浆高度的毫米数值即为红细胞沉降率。该方法简单易行，曾是红细胞沉降率测定主要方法，目前仍是 ICSH 推荐的红细胞沉降率测定参考方法。实验室若使用其他方法，应验证其与魏氏法检测结果的一致性。标准的魏氏法测定管长度为 300 mm，上下直径相同，有标准毫米刻度，管内径为 2.55 mm。测定管架应平稳放置，避免震动和阳光直射，保证测定管管直立 90±1 度。红细胞沉降率检测应在标本采集后 4 h 内完成，吸取标本时需绝对避免产生气泡。

2. 改良方法和替代方法　改良方法主要是指基于魏氏法原理的自动化红细胞沉降率测定方法，而替代方法主要是指一些快速检测方法。这些方法简单快速，能够自动得出分析结果，并可提供红细胞沉降动态图形，目前在许多实验室得到应用。

H

【指标评估的影响因素】

1. 生理性变化　12 岁以下儿童或 60 岁以上高龄者、女性月经期、妊娠 3 个月以上者，红细胞沉降率可加快，其增快可能与生理性贫血或纤维蛋白原含量增加有关。

2. 影响红细胞沉降速度的血浆因素和红细胞因素　血浆中不对称大分子物质如 γ－球蛋白、纤维蛋白原、免疫复合物、胆固醇及三酰甘油等可使红细胞表面的负电荷减少，使红细胞发生缗钱状聚集，缗钱状聚集的红细胞与血浆接触总面积减小，下沉阻力减小、重力相对增大导致红细胞沉降率加快；血浆中白蛋白、卵磷脂等物质则对红细胞下沉有抑制作用，使红细胞沉降率减慢。红细胞数量增多时，下沉时受到阻力增大使红细胞沉降率减慢；红细胞数量减少时，红细胞总表面积减少使得 ESR 加快；红细胞形态变化对红细胞沉降率的影响多为减慢。

3. 分析前影响因素　检测应在标本采集后 4 h 内测定完毕，否则会出现假性升高。应注意血细胞比容对红细胞沉降率影响，CLSI 对红细胞沉降率测定参考方法要求调节 Hct≤0.35，以消除 Hct 对红细胞沉降率的影响。

（周文宾，彭明婷）

参考文献

红细胞尿

【定义】

正常人在一般饮食、生活和活动的情况下，尿液中无红细胞或个别情况下偶然出现极微量的红细胞。新鲜尿沉渣红细胞数在 0~2 个/HP 范围内，如 Addis 计数则红细胞数在（0~5）$\times10^5$/12 h 或男（0~3）$\times10^4$/1 h，女（0~4）$\times10^4$/1 h，当尿内红细胞异常增多则为红细胞尿，又称为血尿。

【分类】

1. 根据程度分类

（1）肉眼血尿：通常尿液中含血量>1 mL/1 000 mL 尿液，则尿液呈红色或呈洗肉水色，称肉眼血尿。

（2）镜下血尿：部分肉眼血尿不能察觉，只能通过显微镜检查发现，尿液离心沉淀后，每高倍视野红细胞>3 个称为镜下血尿。

2. 根据病因分类

（1）非肾小球源性血尿：均一性红细胞尿，红细胞外形及大小多见正常，形态较一致。整个尿标本中红细胞形态不超过 2 种。尿中畸形红细胞占红细胞总数的 20%以下。

（2）肾小球源性血尿：尿中可见 2 种形态以上红细胞，如大红细胞、小红细胞、棘形红细胞等。

尿中畸形红细胞占红细胞总数的80%以上。

目前常用的区分肾性和非肾性血尿的新方法有：① 棘形红细胞百分率法：即红细胞具有1个或多个胞质突起样细胞（以≥5%为标准）。② 红细胞容积曲线法：肾性血尿，呈不对称曲线，尿红细胞平均容积（MCV）小于静脉血MCV；非肾源性血尿，红细胞容积曲线法呈对称曲线，尿红细胞的MCV大于静脉血红细胞的MCV。③ 流式细胞术：测定抗血红蛋白抗体或抗Tamm－Horsfall蛋白抗体染色的红细胞，以鉴别血尿来源。

（3）混合性红细胞尿：指尿中含有均一性和非均一性两类红细胞。尿中畸形红细胞占红细胞总数的20%以上，但小于80%。

【诊断思路】

诊断思路见图144。

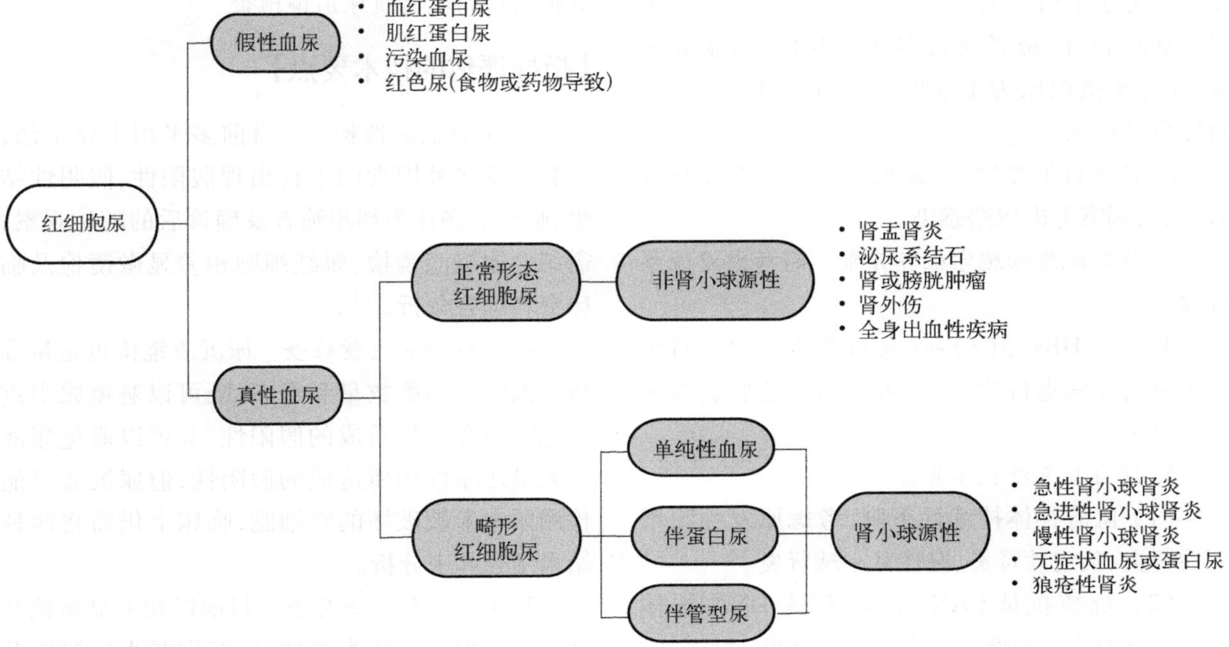

图144　红细胞尿诊断思路图

【伴随临床症状的鉴别诊断】

1. 伴寒战、发热　见于急性肾盂肾炎及肾实质感染，患者往往尿路刺激症状不明显，可有患侧腰痛，如为慢性肾盂肾炎可表现为反复发作，需排除泌尿系统结石及尿路畸形等。男性若同时出现膀胱刺激症状则常为急性前列腺炎，直肠指诊前列腺压痛，尿中可有红、白细胞。

2. 伴泡沫尿、水肿、高血压　需考虑急慢性肾小球肾炎、急进性肾小球肾炎，可行24 h尿蛋白定量、免疫血指标及肾穿刺活检进一步明确。伴水肿、高血压，可见于先天性多囊肾、肾动脉栓塞、结节性动脉炎。

3. 伴尿路刺激症状　多见于膀胱炎、尿道炎，尿中可有红、白细胞，可行中段尿培养及尿亚硝酸盐试验；另外需考虑肾结核，尿沉渣涂片可能查到抗酸杆菌。

4. 伴身体其他部位出血或者皮肤黏膜出血　见于血液病及其他有出血倾向的全身性疾病，如败血症、流行性出血热、钩端螺旋体病、抗中性粒细胞胞质抗体（ANCA）相关性血管炎。可进一步行血培养、细菌学检测、病毒分离、自身免疫抗体检测，必要时行骨髓穿刺。

5. 伴腰部疼痛　若为持续性钝痛多见于肾盂肾炎、肾周围炎、多囊肾等。若为间歇性钝痛多见于肾积水并感染。如为腰腹部绞痛并向会阴部放射，则需考虑肾、输尿管结石或血块、乳糜凝块、干酪性物质、肿瘤组织碎块等。可行X线、B超等检查确诊。

6. 伴无痛性、间歇性肉眼血尿　需考虑肾肿瘤、膀胱肿瘤等。肾肿瘤可触及肾区肿块，静脉肾盂造影、B 超、CT 等可确诊。膀胱肿瘤晚期可出现尿频、尿痛；肾肿瘤双手合诊可能触及肿块，膀胱镜可以观察膀胱肿瘤的部位和范围，同时可以活检，可同时行尿脱落细胞检查。

【伴随实验室指标的鉴别诊断】

1. 伴蛋白尿和(或)肾功能异常　若尿蛋白中以大分子蛋白为主，多见于急、慢性肾小球肾炎及肾病综合征，患者通常多伴有高血压、水肿症状；小分子蛋白尿为主常提示间质性肾炎。可行肾穿刺活检确诊。

2. 伴尿白细胞增多、菌尿　若同时有尿路刺激症状，则需考虑尿路感染。

3. 伴尿脱落细胞学检查异常　需考虑泌尿系肿瘤。

4. 伴血 HBsAg(+)和(或)HBeAg(+)　肾组织中有乙肝病毒抗原沉积，可诊断为乙肝病毒相关性肾炎。

5. 伴自身免疫抗体异常

(1) 血清补体持续性下降，考虑原发性膜增生性肾炎、狼疮性肾炎、慢性肾小球肾炎。

(2) 抗核抗体(ANA)、抗双链 DNA 抗体(Anti－dsDNA)阳性应考虑狼疮性肾炎。

(3) ANCA 阳性需考虑 ANCA 相关性血管炎。

(4) 血清免疫球蛋白 IgA 升高，提示 IgA 肾病可能，结合肾活检病理结果可明确诊断。

6. 伴血抗链球菌溶血素 O(ASO)升高及 C3 下降　应考虑急性链球菌感染后肾炎。

【需进一步检查的实验室指标】

1. 血常规及 C－反应蛋白(CRP)检查　包括红细胞、白细胞、血红蛋白、血小板及中性粒细胞百分比等。

2. 血生化　肝肾功能、电解质、血糖、血脂等。

3. 血清免疫学指标　包括 IgA、IgM、IgG 等免疫球蛋白，补体、自身抗体、肝炎梅毒相关病毒。

4. 血液学检查　怀疑血液病时应做出凝血时间、血小板计数、凝血酶原时间、凝血因子检查。

5. 尿液检查　包括尿红细胞、白细胞；中段尿培养；24 h 尿蛋白定量、尿微量白蛋白排泄率；尿沉渣及尿红细胞相差显微镜检查；尿脱落细胞检查。

6. 尿三杯试验　用来区别血尿来源部位。

7. 血、尿免疫固定电泳　电泳分析血、尿中免疫球蛋白成分。

8. 辅助检查　腹部平片、超声、肾脏 CT 或磁共振、肾活检、膀胱尿道镜检查。

【指标评估的技术要点】

尿红细胞定性检查：目前多采用干化学法，但容易受多种因素的干扰出现假阳性、假阴性结果，临床上多作为初步筛查及确诊后的随访观察，需结合尿沉渣镜检、尿红细胞相差显微镜检及临床资料综合分析。

1. 尿红细胞定量检查　尿沉渣镜检可定量分析尿液中红细胞数量和形态，既可以避免尿中过氧化物酶类似物造成的假阳性，又可以避免尿液中大量还原性物质造成的假阴性，但尿沉渣只能检测尿中未被破坏的红细胞，临床上仍需将两种结果结合起来分析。

2. 鉴别尿红细胞形态　目前以相差显微镜及红细胞容积曲线法为首选，可鉴别肾小球源性及非肾小球源性血尿。

3. 复查发现红细胞尿　需多次复查，不能以一次结果作为诊断依据。另外，需注意尿比重，在尿液浓缩的情况下，尿红细胞数增多易被误认为镜下血尿阳性。

4. 标本留取　尽量保证新鲜尿液送检，一般在留取后 2 h 内检测完毕。

【指标评估的影响因素】

1. 大量饮水　大量饮水后因尿液中的红细胞在低渗状态下发生裂解，显微镜检查可出现假阴性。

2. 器官出血　在某些情况下，其他器官出血可混入尿内而呈现假阳性。如子宫、阴道、肛门指诊疾病出血等，可导致尿检假阳性。

3. 可使尿液变红的药物或食物　摄入某些食

物或服用某些药物可使尿液变红色，服用一些药物，如大黄、利福平、苯妥因钠、氨基比林；或食用某些食物，如甜菜根、黑酱果，尿呈红色透明不混浊，静置后无红色沉淀，振荡无烟雾状，显微镜检查无红细胞，潜血试验阴性。

4. 严重溶血　当发生溶血时或体内红细胞大量破坏时，血浆中的游离血红蛋白增多，当浓度超过 150～250 mg/L 时，游离的血红蛋白由肾脏排出，形成血红蛋白尿，呈暗红色，含量大时呈酱油色。常见于严重的大面积烧伤、恶性疟疾、伤寒、各种溶血性疾病、错型输血、CO 中毒、体外循环手术后、器官移植后的排异反应、前列腺电切、低渗液吸收入血、蛇毒、毒蕈以及磷、砷、苯胺中毒等。

5. 肌红蛋白尿　挤压综合征、严重大面积烧伤、大动脉栓塞致肌肉严重受损等，因大量肌红蛋白自损伤的肌细胞中释放，经肾脏排泄而发生肌红蛋白尿。肌红蛋白尿呈红色，均匀透明，静置后无沉淀，镜检无红细胞，潜血试验阳性。

6. 血卟啉病、铅中毒　由于卟啉代谢障碍所致的卟啉尿，尿液放置后或日晒后可呈红色、棕红色或葡萄酒色。尿液均匀透明，静置后无沉淀，镜检无红细胞，潜血试验阴性，尿紫胆原试验阳性。

（李　智，周　蓉）

参考文献

呼吸道合胞病毒

【定义】

呼吸道合胞病毒（respiratorysyncytical virus）是一种 RNA 病毒，属于副粘病毒科。Morris 于 1956 年首次在伴有感冒症状的猩猩体内分离到，并命名为猩猩感冒因子（CCA）。次年 Chanock 等人从两个患呼吸道疾病婴儿的鼻、咽分泌物中分离到与 CCA 抗原一致的病毒；根据该病毒在组织培养中的细胞融合病变特征命名为呼吸道合胞病毒（Respiratory Sycytial Virus，RSV）。据统计，每年 45%～50%住院治疗的婴幼儿毛细支气管炎及 25%的婴幼儿肺炎由 RSV 直接感染所致，是婴幼儿因呼吸道疾病住院的首要原因。此外，婴儿严重 RSV 感染是婴幼儿哮喘和儿童哮喘的重要致病因素，其严重性远远超出其他微生物病原。婴幼儿症状较重，可有发热、鼻炎、咽炎及喉炎，以后表现为细支气管炎及肺炎。少数病儿可并发中耳炎、胸膜炎及心肌炎等。成人和年长儿童感染后，主要表现为上呼吸道感染。

【分类】

迄今为止，RSV 被认为只有一个血清型，但用克隆抗体（McAb）检测，可见其分为两个血清群：1956 年分离到 Long 株（1 群），1962 年分离到 18537 号 RSV（2 群）。根据 RSV 的 G 蛋白与单克隆抗体反应的不同，以及 G 蛋白基因的不同，将 RSV 分为两种基因型：RSV－A（即 1 群）、RSV－B（即 2 群）。RSV－A 包括：SAA1，GA1，GA2…GA6，GA7，NA1，NA2，ON1，CB－A。RSV－B 包括：URU1，URU2，GB1，GB2，BA11，BA12，AB4 等。从世界各地资料，总体上看 RSV－A 在疾病感染方面占优势地位。G 蛋白的高度变异在 RSV 病毒感染与复发感染中发挥了重要作用。G 蛋白的基因改变是 RSV 分型的基础，因此，它的变异也是 RSV 不同亚型导致疾病轻重不同的关键。

【诊断思路】

诊断思路见图 145。

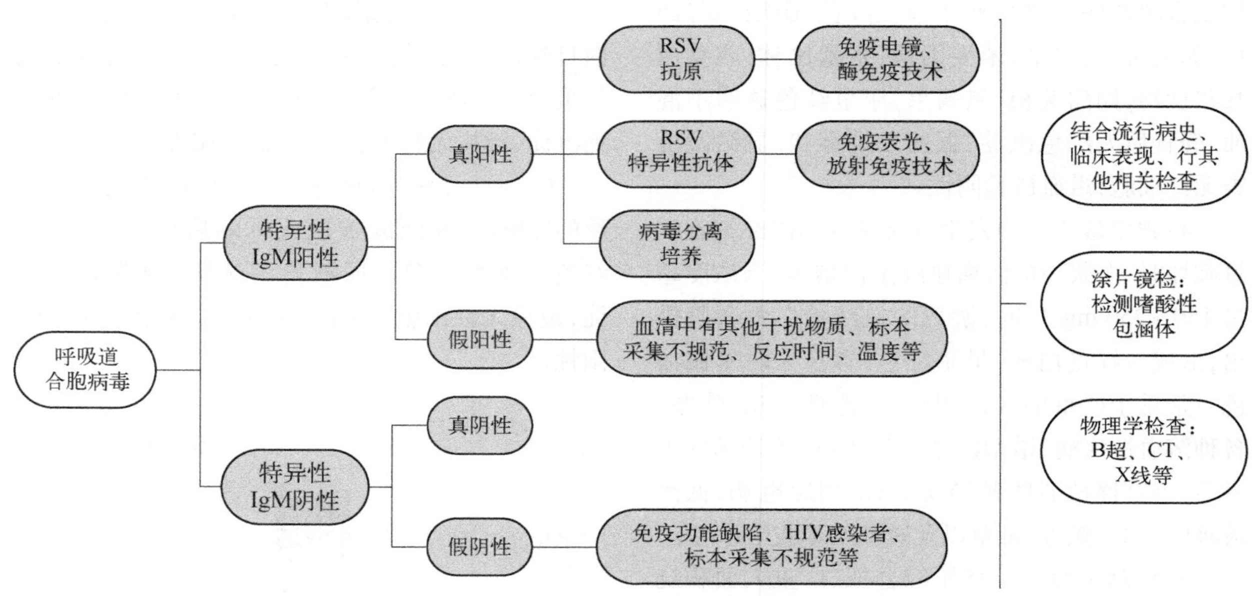

图 145　呼吸道合胞病毒性肺炎的诊断思路图

临床表现　该病毒感染可引起呼吸道合胞病毒性肺炎，本病多见于婴幼儿，其中半数以上为1岁以内婴儿，男多于女，其比例为（1.5～2）∶1。潜伏期为4～5 d。初期可见咳嗽、鼻堵塞。约2/3的病例有高热，最高可至41℃，但发热一般不是持续性的，较易由解热药退烧，高热时间多数为1～4 d，少数为5～8 d。约1/3病儿中度发热，多持续1～4 d。多数病例的热程为4～10 d。轻症病例呼吸困难及神经症状不著，中、重症有较明显的呼吸困难、喘憋、口唇青紫、鼻扇及三凹征，少数重症病例也可并发心力衰竭。胸部听诊多有细小或粗、中啰音，叩诊一般无浊音，少数有过清音。

（1）与其他病毒性肺炎的鉴别诊断：由于不同病毒引起肺炎的临床症状非常相似，无明显特征，故确诊依赖于实验室的特异性病原学检查。

（2）与细菌性肺炎的鉴别诊断：多种细菌感染均可引起肺炎，如肺炎链球菌、金黄色葡萄球菌、甲型溶血性链球菌、肺炎克雷伯杆菌、流感嗜血杆菌、铜绿假单胞菌等。其确诊需要结合临床症状、流行病学资料及细菌培养等。

（3）与非典型肺炎的鉴别诊断：军团菌、支原体和衣原体等，由于其血象大多正常，故需要结合影像学检查、临床表现及病原体检查等加以鉴别。

（4）与其他病原体所致肺炎的鉴别诊断：如真菌性肺炎、立克次体、弓形虫、寄生虫（如肺包虫、肺吸虫、肺血吸虫）等，可结合肺纤支镜、组织活检等加以鉴别。

【伴随临床症状的鉴别诊断】

1. 伴鼻咽部卡他症状　起病较急初期有咽干、咽痒或烧灼感，发病同时或数小时后可有喷嚏、鼻塞、流清水样鼻涕。2～3 d后变稠可伴咽痛，有时由于耳咽管炎使听力减退也可出现流泪、味觉迟钝、呼吸不畅、声嘶、少量咳嗽等。一般无发热及全身症状，或仅有低热、不适、轻度畏寒和头痛，检查可见鼻腔黏膜充血、水肿、有分泌物。除呼吸道合胞病毒感染外，多数为鼻病毒引起，次为副流感病毒、埃可病毒、柯萨奇病毒等，鉴别需借助快速检测或病原学检查。

2. 伴咳嗽、喘息　2～5 d后感染进展到下呼吸道，主要表现为咳嗽、喘息、呼吸困难。应与过敏性哮喘、支气管哮喘、支气管炎、支气管扩张、喘息性支气管炎、肺气肿等进行鉴别。

【伴随实验室指标的鉴别诊断】

1. 伴白细胞正常　大多数的病毒感染都表现为外周血白细胞计数和分类大多在正常范围，应注意与支原体肺炎早期、衣原体肺炎相鉴别。

2. 伴血小板减少　部分病例可有血小板减少，应该与汉坦病毒肺综合征加以鉴别。

3. 伴酶学异常　部分呼吸道合胞病毒感染的患者可出现心肌酶、cTnI 等的升高，这应该与人感染高致病性禽流感等加以鉴别。

【需进一步检查的实验室指标】

1. 病原学检查

(1) 病毒分离：采鼻咽部分泌物行病毒分离，敏感性和特异性高，但技术复杂，不适于快速诊断，临床很少应用。

(2) 免疫电镜技术：用于检测呼吸道脱落细胞的 RSV 抗原敏感性和特异性均高，方法也较简单。

(3) 免疫荧光技术：用荧光素标记的病毒特异性抗体，检测标本中病毒特异性抗原，常用间接免疫荧光法。所用标本常为呼吸道脱落细胞。

(4) 放射免疫技术：用放射性核素标记的病毒特异性抗体，检测标本中的病毒特异性抗原，敏感性高。

(5) 酶免疫技术：常采用碱性磷酸酶-抗碱性磷酸酶桥联酶标技术检测标本中病毒特异抗原，方法简便、快速，实用性好。

2. 血清学检查　取急性期和恢复期双份血清检测特异性抗体，抗体效价 4 倍以上增长者有确诊价值。检测血清特异性 IgM 型抗体，阳性出现早，有早期诊断价值，但某些影响因素干扰试验结果。

3. 其他　包括 B 超、CT、X 线等。

【指标评估的技术要点】

1. 呼吸道标本　病原标本的准确获得是一个重要的技术要点。鼻咽拭子、痰及通过气管收集的标本均可作为该病毒呼吸道感染标本。鼻咽拭子和鼻咽灌洗液可供鼻病毒、呼吸道合胞病毒、肺炎衣原体、溶血性链球菌等的病原学诊断。痰标本应在医护人员指导下留取，符合要求的痰标本应在低倍镜视野中 ≤10 个鳞状上皮细胞，以及 ≥25 个白细胞。上呼吸道标本存在正常菌群，在病原学诊断时需加以注意。

2. 包涵体　副黏病毒科具有的胞质内包涵体也是一个应该注意的要点。包涵体经 HE 染色后，在光学显微镜下可见其呈红色或暗红色、具有清晰的边界和匀质的边缘。见于细胞质内，一个细胞中常可发现 1~10 个多形性包涵体，一般呈圆形或椭圆形。呼吸道合胞病毒呈嗜酸性包涵体。

【指标评估的影响因素】

1. 标本采集　标本采集过程中的人为操作误差，对病原标本的获得与否具有决定性意义。规范操作、增加采集范围、恒温保存快速送检等都是保证相关指标阳性的因素。

2. 免疫荧光快速诊断技术(IF)　该技术的阳性符合率可达 90% 以上。但其检出率受取材部位、细胞数量和咽分泌物的影响。将咽拭子标本先接种于敏感细胞，然后用间接免疫荧光法或免疫酶法检测，可使检出阳性率提高。

3. 其他　ELISA 灵敏性、操作性最差，不适合临床推广使用；APAAP 法步骤多，易出现非特异性着色，耗时长，不宜推广；ICA 灵敏度较高，可作为基层医院门诊筛查；DFA 法简单、快速、敏感度和特异性高，是基层医院 RSV 感染早期诊断的优选方法，适合基层医院推广应用。

（廖　璞）

参考文献

弧菌属

【定义】

弧菌属(*Vibrio*)是一类菌体短小，呈弧形弯曲的革兰染色阴性细菌。该属细菌广泛分布于自然界，以水表面最多，代表菌种为霍乱弧菌(*V. Cholerae*)。

【分类】

弧菌属(*Vibrio*)属于弧菌科(Vibrionaceae)，目前已知至少有36个种，与人类感染有关的有霍乱弧菌(*V. Cholerae*)、副溶血弧菌(*V. parahaemolyticus*)、拟态弧菌(*V. minicus*)、创伤弧菌(*V. vulnificus*)、河弧菌(*V. fluvialis*)、弗尼斯弧菌(*V. furnissii*)、溶藻弧菌(*V. alginolyticus*)、麦氏弧菌(*V. metschnikovii*)、辛辛那提弧菌(*V. cincinnatiensis*)和鲨鱼弧菌(*V. carchariae*)等，其中以霍乱弧菌和副溶血性弧菌最为重要。

【诊断思路】

诊断思路见图146。

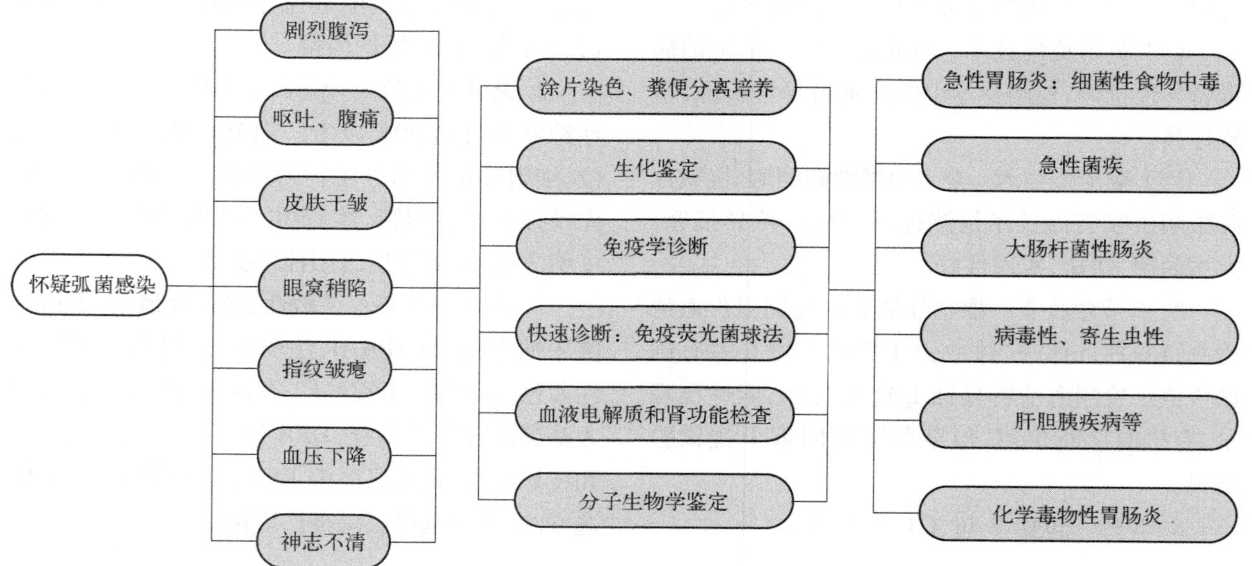

图146　怀疑弧菌感染的诊断思路图

【伴随临床症状的鉴别诊断】

1. 伴剧烈腹泻、呕吐、脱水　O1群霍乱弧菌感染可从无症状或轻型到严重的致死性腹泻。霍乱弧菌古典生物型所致疾病较El Tor型严重。典型病例在弧菌进入人体2~3 d突然出现无痛性剧烈腹泻和呕吐，不伴里急后重，大便有泥浆样或水样含粪，见黏液，随机转为米泔水样或洗肉水样血便，无粪质，便次逐渐增加，每天数次至十余次。多数患者伴有腓肠肌痛性痉挛，有的出现腹直肌痉挛引起腹痛，先腹泻后出现喷射性、连续性呕吐，偶有恶心，成人一般无发热。轻度脱水时口唇皮肤干燥，眼窝稍陷。重度脱水时有烦躁不安、惊恐、音哑及眼眶下陷、两颊深凹，闭目难合，或神志不清。皮肤干皱，无弹性，指纹皱瘪，舟状腹，血压下降，尿量减少。由于水分和电解质的大量丢失而导致失水、代谢性酸中毒、低碱血症和低容量性休克及心律不齐和肾衰竭，如未接受治疗处理，患者死亡率高达60%。O139群霍乱弧菌感染比O1群弧菌感染严重，表现为脱水严重和死亡率高。

2. 伴食物中毒　副溶血性弧菌引起食物中毒系经烹饪不当的海产品或盐腌制品传播。因食物容器或砧板生熟不分污染该菌后，也可发生。由该菌引起食物中毒常年均可发生，潜伏期5~72 h，可从自限性腹泻至中度霍乱样病症，表现有腹痛、腹泻、呕吐和低热，粪便多为水样，少数为血水样，恢复较快，病后免疫力不强，可重复感染。

【伴随实验室指标的鉴别诊断】

伴急性胃肠炎型腹痛、腹泻霍乱弧菌感染引起剧烈腹泻和呕吐，腹泻物呈米泔水样。应与金黄色葡萄球菌、蜡样芽孢杆菌、副溶血弧菌等感染引起的急性胃肠炎型腹泻，志贺菌引起的急性细菌性痢疾，大肠杆菌型肠炎等细菌性感染和病毒性、寄生虫肠道感染性疾病相关腹泻相区别，并与化学毒物与生物毒物引起的胃肠炎相鉴别。通过粪便或呕吐物标本的涂片染色、细菌分离培养、生化试验、免疫学诊断以及相关快速诊断方法进行病原菌的鉴别诊断。

【需进一步检查的实验室指标】

1. 血常规检查　脱水导致血液浓缩，红细胞及血红蛋白升高，白细胞数升高，中性粒细胞数和单核细胞数增多。

2. 尿液检查　可见蛋白质、红细胞、白细胞。

3. 大便常规检查　可见黏液，镜检可见少量白细胞。

4. 血液电解质和肾功能检查　血清电解质病初可维持正常水平，其后可出现严重的低钾血症和低钠血症。可出现功能性肾衰竭，尿素氮水平升高，碳酸氢钠下降。

5. 快速诊断直接荧光抗体染色和抗O1群抗原的单克隆抗体凝集试验　可快速诊断霍乱弧菌感染。最近用基因探针杂交及PCR快速诊断法，可直接从原始食物标本或腹泻标本中检测耐热毒素基因进行副溶血性弧菌的快速诊断。

6. 免疫学诊断血清学试验　可检测血清抗菌抗体和抗毒素抗体，抗菌抗体于发病第5日出现，半月时达峰值，继而下降，10个月恢复正常。

【指标评估的技术要点】

1. 标本　取疑似霍乱患者的粪便、肛拭子、呕吐物。疑似副溶血性弧菌引起食物中毒采集患者粪便、肛拭或剩余食物等标本。

2. 直接悬滴及制动试验　急性期粪便滴于玻片上，暗视野镜下可见活动细菌。滴入霍乱免疫血清时，运动停止，可作为初筛诊断。对O139弧菌，不能制动。换用抗O139弧菌血清后，则可制动。

3. 涂片染色　粪便黏液直接涂片，革兰染色后，镜下可见革兰阴性弧菌，呈鱼群状排列。

4. 分离培养　将标本首先接种碱性蛋白胨水增菌，37℃孵育6~8 h后直接镜检并做分离培养。常用选择培养基为TCBS，该培养基含有硫代硫酸盐、枸橼酸盐、胆盐及蔗糖，因霍乱弧菌分解蔗糖而表现为黄色菌落。挑选可疑菌落进行生化反应及与O1、O139群多价和单价血清做玻片凝集反应。

【指标评估的影响因素】

1. 轻型霍乱　霍乱为烈性传染病，对首例患者的病原学诊断应快速、准确，并及时做出疫情报告。流行期间，典型患者的诊断并不困难，但散在的、轻型病例应与其他原因腹泻相区别。

2. 标本保存　霍乱弧菌不耐酸及干燥，为避免因粪便发酵产酸而使病菌灭活，采集标本应及时培养或放入Cary－Blair保存液中运输，肠道细菌常用的甘油盐水缓冲保存液不适用于霍乱弧菌。

（李智山）

参考文献

环孢素 A 不良反应

【定义】

环孢素 A（Ciclosporin A）又名环孢霉素 A、环孢多肽 A、环孢灵、山地明等，是真菌代谢产物中分离到的环状多肽混合物，由 11 个氨基酸组成，属于强效细胞免疫抑制剂。环孢素 A 有效血药浓度为 50～300 ng/mL，当机体血药浓度超出 600 ng/mL 时，容易出现肾毒性、肝功能损害等不良反应，其发生率较高，严重程度、持续时间与剂量、血药浓度相关，多为可逆性；而血药浓度过低时则易发生排斥反应。

【分类】

1. 环孢素 A 引起各系统不良反应　肾毒性发生率为 10%～50%，多出现在疗程的最前四个月，尤其是原有潜在的肾损害患者。血清肌酐和尿素氮水平可呈现剂量依赖性升高，部分患者表现为少尿或无尿、水肿，停药后大部分患者可以逐渐恢复。长期大剂量应用者可出现不可逆的肾小管萎缩、纤维化及微动脉损伤。

（1）肝功能损害：多见于用药早期，患者出现肝功能异常，转氨酶升高，表现为疲乏无力、肝区胀痛、黄疸等；严重者会肝功能衰竭乃至死亡。

（2）胃肠道反应：常见食欲减退、恶心、呕吐、腹痛、腹泻、疼痛（一般在停药 6 个月消失）及消化性溃疡等。

（3）神经系统反应：常见于治疗的第一周，出现震颤、头痛、感觉异常、手足灼热。

（4）代谢内分泌系统反应：出现高脂血症、高尿酸血症、高钾血症、低镁血症等临床症状。

（5）心血管系统反应：血压升高。

（6）肌肉骨骼系统反应：常见肌痛性痉挛、肌痛等。

（7）皮肤、眼睛反应：可见多毛症、痤疮、皮疹、睫毛脱落、角膜上皮缺损等。

（8）感染：用药期间可能出现继发感染，多为病毒感染，如巨细胞病毒、疱疹病毒感染等。

2. 环孢素 A 与其他药物相互作用所致不良反应

（1）环孢素 A 与氨基糖苷类抗生素、喹诺酮类药物、非甾体抗炎药、H_2受体拮抗剂、两性霉素 B、万古霉素、甲氨蝶呤、他克莫司、美法仑、袢利尿药美托拉宗或甘露醇合并用药时，会增加肾毒性的发生。

（2）环孢素 A 与大环内酯类抗生素（红霉素、阿奇霉素和克拉霉素）、酮康唑、氟康唑、伊康唑、伏立康唑、地尔硫䓬、尼卡地平、维拉帕米、甲氧氯普胺、口服避孕药、达那唑、甲泼尼龙（高剂量）、别嘌醇、胺碘酮、胆酸和衍生物、蛋白酶抑制药、伊马替尼、秋水仙碱合用时，可增加血中环孢素水平，应注意及时监测。

（3）环孢素 A 与西咪替丁、雷尼替丁以及性激素合用时，可使血小板减少和发生肝毒性。

（4）环孢素 A 与硝苯地平合用可增加牙龈增生的发生率。

（5）环孢素 A 与皮质甾醇合用可能有惊厥发生。

（6）环孢素 A 与保钾药物（如保钾利尿药、血管紧张素转换酶抑制药、血管紧张素Ⅱ受体拮抗药）或含钾药物同时使用时应特别注意，因为可能引起明显的血清钾升高。

【诊断思路】

诊断思路见图 147。

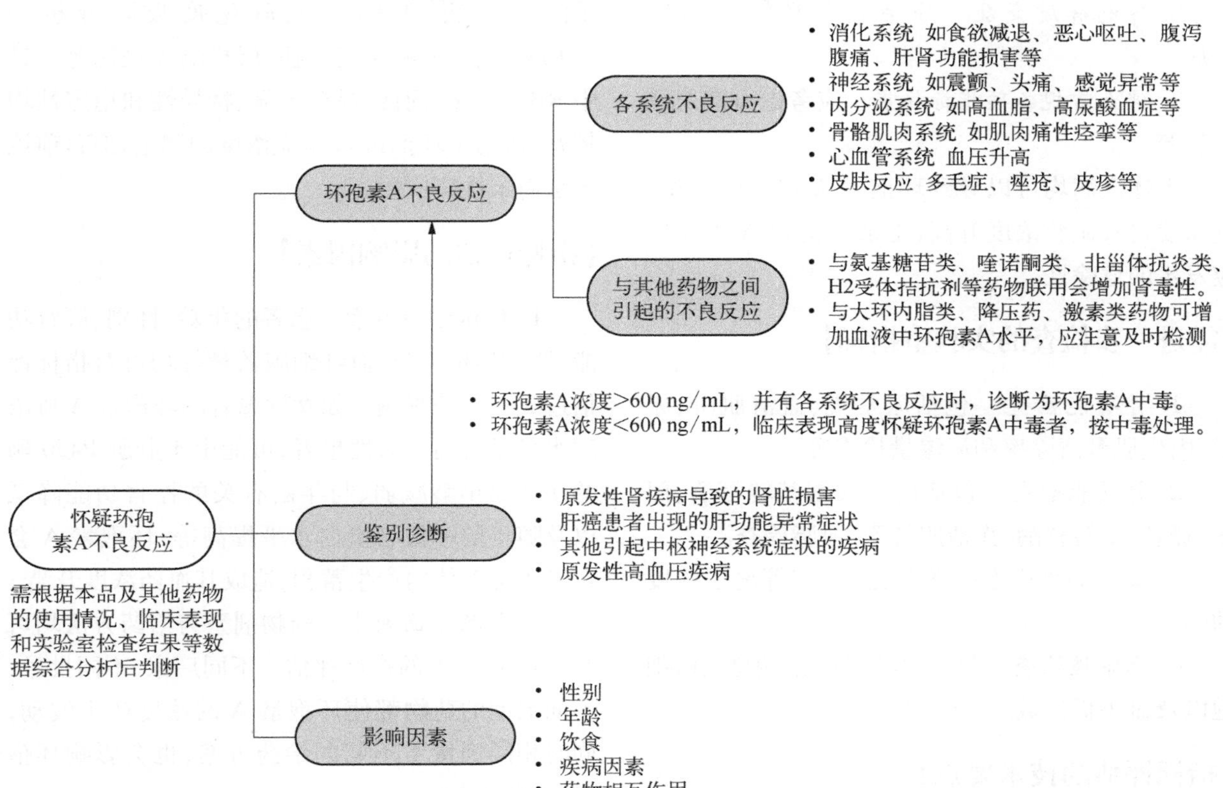

图 147　怀疑环孢素 A 不良反应的诊断思路图

1. 环孢素 A 不良反应的诊断　环孢素 A 不良反应的诊断应根据用药情况、易患因素、临床表现以及实验室检查等综合分析后作出判断。当环孢素 A 血药浓度>600 ng/mL，同时又出现上述不良反应时，则可诊断为环孢素 A 中毒。如果临床高度怀疑环孢素 A 中毒（如肾毒性、肝功能损害等症状较为明显同时又长时间服用环孢素 A 时），即使环孢素 A 血药浓度<600 ng/mL，仍需按环孢素 A 中毒进行处理。

2. 环孢素 A 不良反应的预防　由于本品有肾损害，用药前应检查肾功能，需至少测定 2 次血肌酐来确定可靠的血清肌酐基值。在治疗的前 4 周内，应每隔 1 周测定一次肌酐水平，以后每月测定 1 次。若出现异常值时应降低给药剂量。本品也可引起血清胆红素及偶见肝酶呈剂量依赖性和可逆性升高。应密切监测肝功能，若出现异常应降低给药剂量。在使用环孢素 A 治疗时，要考虑患者年龄、肾功能状态等各种因素，制定个体化治疗方案，同时应警惕患者在用药过程中出现的各种异常表现，如果出现问题要及时进行处理。

【伴随临床症状的鉴别诊断】

1. 伴脏器损害

（1）环孢素 A 长期服用后会导致肾脏损害，患者表现出少尿、无尿或水肿等症状，需要与患者原发性肾疾病相鉴别。

（2）肝癌晚期时会出现疲乏无力、肝区胀痛、发热、肿块、腹水等症状，环孢素 A 长期服用后也会导致肝功能异常，应与肝癌晚期相区分。

2. 伴神经系统症状　环孢素 A 治疗的第 1 周，常会出现震颤、头痛、感觉异常等神经系统症状，诊断时应排除中枢神经系统疾病、头部外伤等。

3. 伴心血管系统症状　环孢素 A 心血管系统不良反应主要表现为高血压，应与患者原发性高血压相鉴别。

【伴随实验室指标的鉴别诊断】

1. 伴肝肾功能异常　应考虑肝肾功能损害。

2. 伴电解质紊乱　应考虑高钾血症、低镁血症。

3. 伴血常规各项指标异常　应考虑血液系统疾病等。

上述疾病均可以导致环孢素A在体内蓄积，进而使得其血药浓度升高，增加环孢素A不良反应发生的危险性。

【需进一步检查的实验室指标】

1. 肾功能检查　包括尿常规、血清肌酐、尿素、内生肌酐清除率和尿渗量检查等。

2. 肝功能检查　包括丙氨酸氨基转氨酶、门冬氨酸氨基转移酶、血清胆红素、血脂检查。

3. 血电解质检查　尤其是钾、镁等离子浓度的测定。

4. 血常规检查　包括血红蛋白、红细胞、白细胞以及血小板计数。

【指标评估的技术要点】

1. 色谱法　主要是高效液相色谱法（HPLC），该方法特异性高，重复性好，但色谱条件要求高，耗时，较难普及推广。

2. 免疫学方法　主要包括荧光偏振免疫分析法（FPIA）和放射免疫法（RIA）。FPIA法测定自动化程度高，速度快，适用于批量检测时使用，已成为测定环孢素A血药浓度的首选方法。RIA在测定环孢素A血药浓度时灵敏度最高，但操作中不能完全自动化，应用中存在同位素污染及辐射伤害等缺点。

3. 其他方法　如高效毛细管电泳法（HPCE）、受体结合法（RBA）、酶联免疫吸附分析法（ELISA）、酶增幅免疫法柱、层析酶免疫法等。其中RBA快速、简便、灵敏可靠、特异性和稳定性均较好，适用于环孢素A全血浓度的测定，但目前该方法尚未推广应用。

【指标评估的影响因素】

1. 机体方面因素　患者的年龄、性别、肝肾功能、器官移植天数、血红细胞数量等均可对指标评估造成一定的影响。如女性患者的环孢素A血浓度水平显著高于男性患者；可能由于肝脏P450酶的功能随年龄减弱、与年龄有关的器官功能降低以及随年龄增长脂蛋白水平提高等，环孢素A会在老年患者体内产生蓄积，造成其血药浓度升高。

2. 药物方面因素　药物剂型与给药方法均可影响环孢素A的指标评估。不同厂家、不同批号、不同剂型的药物都使环孢素A的浓度产生波动，同时相同剂量下不同的给药方案，也会影响环孢素A的血药浓度。

3. 药物相互作用因素　如与抗真菌药、皮质类固醇、钙通道阻滞剂、大环内酯类抗生素、FK506、西咪替丁、雷尼替丁等同时使用时，可使环孢素A的血药浓度升高；与抗结核药、抗惊厥、抗癫痫药、抗糖尿病药等联用时，可加快环孢素A在肝内的代谢，从而使其血浓度迅速下降。

（周铁丽）

参考文献

H

环瓜氨酸肽抗体

【定义】

环瓜氨酸肽（cycle-citrullinated peptide，CCP）为人工合成的含有瓜氨酸的环状短肽，采用ELISA、化学发光免疫分析等技术在类风湿性关节炎（RA）患者血清中检测到能够识别CCP的抗体。目前CCP抗体已成为RA特异性的血清标志物。

【分类】

CCP抗体有IgG、IgA和IgE亚型,IgG型是主要亚型,也是目前检测的主要抗体亚型,CCP抗体IgG亚型诊断价值最高。

【诊断思路】

诊断思路见图148。

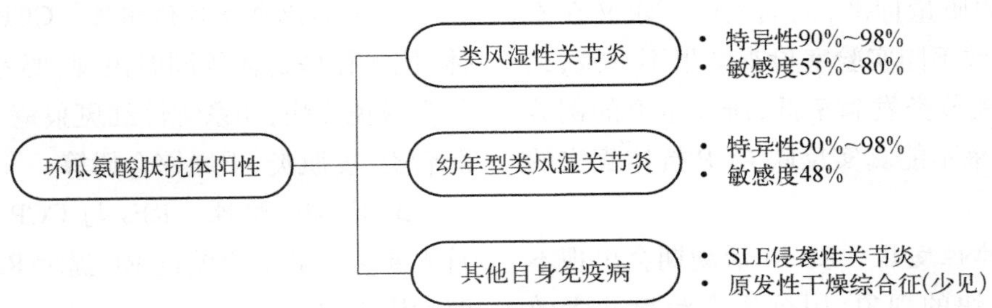

图148　环瓜氨酸肽抗体阳性诊断思路图

CCP抗体是RA诊断标准之一　CCP抗体是RA特异性血清标志物,2009年美国风湿病协会已将CCP抗体纳入RA诊断标准中(表8)。CCP抗体在RA中阳性率55%~80%,特异性达90%~98%,甚至早在RA临床症状出现前数年CCP抗体即可呈阳性。幼年类风湿关节炎(juvenile rheumatoid, JRA)虽然与成人RA相似,以慢性滑膜炎为主要特征,但常伴有全身多系统损害,早期临床症状很不典型。在JRA患者血清中,CCP抗体阳性率48%、特异性高达98.3%。类风湿因子(RF)在成人RA中阳性率高达70%~80%,而在JRA中的阳性率仅25%左右。表明CCP抗体在辅助诊断JRA中有较高的临床应用价值。此外,其他自身免疫病,如SLE侵蚀性关节炎、原发性干燥综合征患者等CCP抗体也有一定的阳性率。

表8　ACR/RULAR 2009年RA诊断标准(最新)

受累关节数	分值(0~5分)
1中大关节	0
2~10中大关节	1
1~3小关节	2
4~10小关节	3
>10至少一个为小关节	5
血清学抗体检测	(0~3)
RF或抗CCP均阴性	0
RF或抗CCP至少一项低滴度阳性	2
RF或抗CCP至少一项高滴度阳性	3
滑膜炎持续时间	(0~1)
<6周	0
≥6周	1
急性期反应物	(0~1)
CRP或ESR均正常	0
CRP或ESR升高	1

注:6分或以上肯定RA诊断。

【伴随临床症状的鉴别诊断】

由于CCP抗体是RA高度特异性血清标志物,血清CCP抗体阳性结合RA临床症状,可以作出诊断。要注意的是RA并发其他疾病时,CCP抗体检测有助于诊断和鉴别诊断。

1. *伴关节肿痛、肌肉疼痛*　关节肿痛是RA的最常见症状.症状明显时全身都有可能发生疼痛。肢体与躯干部位的疼痛则可能引起内脏和神经系统的病变。严重时肌肉也会出现疼痛、损害,同时可能伴肌肉无力症状。系统性疾病红斑狼疮、混合性结缔组织病、皮肌炎也会出现关节肿痛、肌肉疼痛和皮肤损害,但CCP抗体为阴性,如果合并有RA,CCP抗体可为阳性。

2. *伴皮肤红斑、光敏感*　CCP抗体阳性患者出现皮肤蝶形红斑、光敏感,要考虑RA合并SLE或者SLE侵蚀性关节炎的可能。RA合并SLE和SLE侵蚀性关节炎不是一个概念,前者患者需分别满足RA、SLE诊断标准,后者通常是符合SLE诊断标准同时CCP抗体阳性。在SLE中有半数以上患者出现关节炎，其中大部分患者（约95%）为非侵蚀性关节炎。SLE非侵蚀性关节炎患者血清CCP抗体阳性率7%左右，SLE侵蚀性关节炎患者血清CCP抗体阳性率文献报道相差很大，从7%~80%。可能的原因：一是CCP抗体检测试剂无国际上统一的质量标准，试剂生产厂家又在不断更新试剂，导致不同实验室检查结果不一致；二是SLE侵蚀性关节炎发病率低，研究报道的例数少，获得的阳性率不能真实反映CCP抗体真实的阳性情况。

3. 伴不规律性发热　RA在活动期会出现不规则发热、血沉快的现象，用抗生素治疗并无效果。系统性红斑狼疮、成人斯帝尔病、脂膜炎等都可以出现关节痛伴发热。CCP抗体阳性有助于RA诊断。

H

4. 伴皮肤黏膜症状　皮肌炎、干燥综合征、白赛病、脂膜炎症状会出现皮疹、口腔溃疡、皮肤溃疡等。RA患者出现皮肤黏膜症状，要注意RA合并上述自身免疫病。

5. 伴黄疸　CCP抗体阳性伴皮肤黄疸，要警惕RA并发药物性肝损、原发性胆汁性胆管炎（PBC）等情况。肝功能、肝炎病毒指标及PBC相关自身抗体指标检测有助于辅助诊断。药物性肝损多为肝细胞性黄疸，PBC则为梗阻性黄疸、胆汁淤积指标阳性及PBC相关自身抗体阳性，包括线粒体抗体M2、4、8亚型等。

6. 伴胸闷、胸痛　临床研究已经发现RA患者易并发动脉粥样硬化性疾病。主要的原因如下。

1）RA多为中、老年女性患者。

2）RA患者长期关节组织炎症反应产生的炎症因子，TNF-α、IL-1、IL-6等具有促进动脉斑块形成的作用。

3）治疗RA的一些药物，如糖皮质激素对脂质和葡萄糖代谢作用以及对血压的影响，加上中老年女性本身易出现糖、脂代谢异常等，均易升高RA患者患动脉粥样硬化的风险。因此，CCP抗体阳性患者伴胸闷、胸痛要及时就诊，进行心电图、急性冠脉综合征相关的血液指标检测或影像学检查，以及时诊断突发心血管事件。

【伴随实验室指标的鉴别诊断】

1. 伴RA33抗体、核周因子抗体、葡萄糖6磷酸异构酶等RA其他标志物阳性　辅助RA确诊。

2. 伴其他自身抗体阳性　CCP抗体伴抗核抗体、抗线粒体抗体等同时出现，要考虑RA合并其他自身免疫病，如系统性红斑狼疮、原发性胆汁性胆管炎、皮肌炎、干燥综合征等。

3. 伴RFs阳性　RFs与CCP抗体同时阳性首先要考虑RA，高滴度RF提示RA病情进展、关节骨质受损。

4. 伴血脂高、CRP等异常升高　注意RA患者伴发冠状动脉、颈动脉粥样硬化。

5. 伴血沉升高　血沉升高反映RA病情活动情况，通常RFs或其亚型定量检测联合血沉测定，有助于观察RA病情活动状态及疗效。

【需进一步检查的实验室指标】

1. 其他的RA相关血液指标检测　包括RFs和RF亚型、RA33抗体、核周因子抗体、葡萄糖6磷酸异构酶等。

2. 其他自身抗体　如怀疑合并其他自身免疫病，可进一步检测线粒体抗体及其亚型、抗核抗体、ENA、自身免疫肝病抗体谱等。

3. 血沉、CRP

4. 血常规检查　红细胞、白细胞及分类、血红蛋白、血小板计数。

5. 血生化指标　包括血脂、肝肾功能、心肌酶谱。

【指标评估的技术要点】

1. 全自动化学发光免疫检测　目前市场已有全自动化学发光免疫检测技术应用于临床检测CCP抗体，自动化检测结果稳定、重复性好、可报告范围比ELISA方法宽，且可以定量检测抗体浓度。

2. 酶联免疫吸附法（ELISA）　具有较好的灵敏度、重复性和准确度。由于目前CCP抗体检测没有国际上公认的参考方法，不同厂家试剂可能会出现不一致的结果。

【指标评估的影响因素】

CCP 抗体阳性对 RA 辅助诊断价值很大，一般情况下诊断灵敏度 55%～80%、特异性达 90%～98%，非 RA 性风湿病和健康对照也有少数量阳性，要注意鉴别诊断。

（范列英）

参考文献

环磷酸腺苷、环磷酸鸟苷

【定义】

环磷酸腺苷(cAMP)，细胞内的第二信使，由于某些激素或其他分子信号激活腺苷酸环化酶催化 ATP 环化而形成，是一种小分子半抗原。环磷酸鸟苷(cGMP)，广泛分布于各种组织中，由鸟苷酸环化酶催化 GTP 而生成。cAMP、cGMP 是一对拮抗物，共同调节和控制着细胞的生长、分化和繁殖，是调控机体生理、生化和物质代谢功能的重要因子。

【分类】

根据其在人体内的分布，可分为血浆、尿液、脑脊液中的 cAMP 及 cGMP。

【诊断思路】

诊断思路见图 149。

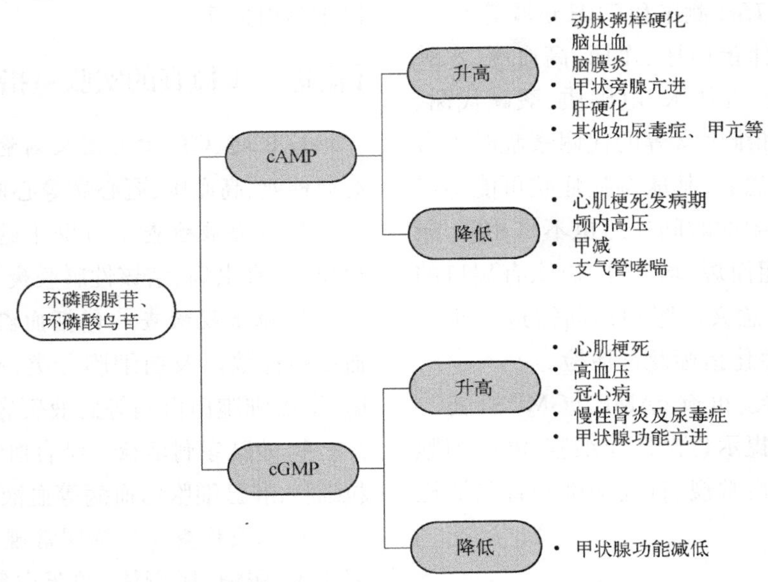

图 149　环磷酸腺苷、环磷酸鸟苷异常的诊断思路图

【伴随临床症状的鉴别诊断】

1. 伴胸闷、呼吸困难　伴胸痛、气促、乏力、心悸等症状需考虑心血管疾病。若产生剧烈而持久的胸骨后疼痛，休息及硝酸酯类药物不能完全缓解，同时伴有血清心肌酶活性升高，需考虑为心肌梗死；若因体力活动、情绪激动等诱发，突感心前区疼痛，需考虑冠心病，确诊需做冠状动脉造影及

血管内成像技术。

2. 伴意识障碍　如突然发生的剧烈头痛、恶心、呕吐和脑膜刺激征，伴或不伴局灶体征时，需考虑蛛网膜下腔出血；伴头痛、呕吐、视力障碍、意识障碍、癫痫、血压升高等症状时，应鉴别诊断为颅内高压；伴低热、盗汗、食欲减退、全身倦怠无力、精神萎靡不振及脑膜炎刺激征时，应考虑结核性脑膜炎；伴头疼、浑身无力、肢体运动障碍，并可继发癫痫，视物不清，甚至失明等，需考虑为脑囊虫病，此时脑脊液白细胞数明显增加，且嗜酸性粒细胞占优势，头颅 CT 可见脑实质、脑室内低密度囊虫影或高密度的囊虫钙化影。

3. 伴易怒、消瘦、心悸、心动过速，失眠，对周围事物敏感，情绪波动，甚至焦虑　可考虑甲状腺功能亢进，需进一步检测甲亢相关血液指标如血清 FT_3、FT_4、TT_3、TT_4、TSH 等。

4. 伴精神倦怠，反应迟钝面色苍白，眼睑和颊部虚肿，表情淡漠，记忆力减退，智力低下，嗜睡，反应迟钝，多虑等症状　需考虑甲减，此时血脂、肌酸磷酸激酶活性升高，葡萄糖耐量曲线低平，确诊需检测甲状腺功能检查，血清 TT_4、TT_3、FT_4、FT_3 低于正常值，并进行 TSH 测定和 TRH 试验等。

5. 伴蛋白尿　伴蛋白尿、血尿、高血压、水肿时，需考虑慢性肾炎，若伴水、电解质、酸碱代谢、蛋白质、糖类、脂肪和维生素等的代谢紊乱时可考虑尿毒症，在不同的患者，其尿毒症症状可能不尽相同，各系统症状发生的时间先后也不尽相同，尿沉渣检查如能发现粗而短、均质性、边缘有裂口的蜡样管型，对诊断有意义。鉴别诊断需进一步检测尿液各项常规及生化指标及肾活检。

6. 伴淋巴结肿大、出血 cAMP、cGMP 升高　伴淋巴结肿大、出血提示急慢性粒细胞、淋巴细胞白血病，需进一步做血常规、骨髓穿刺和骨髓活检进行鉴别诊断。

【伴随实验室指标的鉴别诊断】

1. 伴心电图异常　cAMP、cGMP 升高伴心电图异常时需考虑急性心肌梗死、高血压、冠心病及支气管哮喘等疾病，可通过进一步检查 B 超、CT、心电图及测量血压、特异性过敏原等加以鉴别诊断。

2. 伴脑脊液检查异常　cAMP 升高伴脑脊液检查异常时需考虑脑出血、蛛网膜下腔出血、脑囊虫病、结核性脑膜炎等疾病，脑脊液中的 cAMP 降低时需考虑颅内高压，还需进一步检查脑脊液的性状及生化指标。

3. 伴尿蛋白升高　cAMP、cGMP 升高伴尿蛋白升高时需考虑慢性肾炎、尿毒症等。

4. 伴甲状腺功能检查异常　伴血清 TT_3、TT_4、FT_3、FT_4 升高，同时伴 TSH 下降，即可确诊为甲状腺功能亢进；若 T_3 和 FT_3 升高，T_4 和 FT_4 正常，但 TSH 下降，则为“T_3 甲亢”。若 cGMP 降低伴血清 TT_4、TT_3、FT_4、FT_3 降低，需考虑甲减，并进一步检测血清 TSH 值以鉴别诊断甲减的类型。

5. 伴特异性过敏原检测异常　血浆 cAMP 降低伴特异性过敏原检测异常，需考虑为支气管哮喘，对于有典型症状和体征的患者，除外其他疾病引起的喘息、气急、胸闷和咳嗽后，可作出临床诊断；对不典型病例，应作支气管舒张或激发试验，阳性者可确诊。

6. 伴骨髓穿刺活检异常　cAMP、cGMP 升高伴骨髓穿刺活检异常时需考虑急慢性粒细胞、淋巴细胞白血病。

【需进一步检查的实验室指标】

1. B 超、CT、心电图及测量血压　有助于急性心肌梗死、高血压、冠心病等心血管疾病的诊断。

2. 脑脊液检查　有助于脑出血、蛛网膜下腔出血、脑囊虫病、结核性脑膜炎等疾病的诊断。

3. 血常规检查　包括血红蛋白，红、白细胞，血小板计数以及白细胞分类，有助于急慢性粒细胞、淋巴细胞白血病等血液疾病的鉴别诊断。

4. 骨髓穿刺活检　结合血常规，有助于急慢性粒细胞、淋巴细胞白血病等血液疾病的鉴别诊断。

5. 尿液检查　包括尿常规 11 项如尿酸碱度、尿比重、尿糖、尿酮体、尿蛋白等及尿液生化为诊断慢性肾炎、尿毒症等提供诊断依据。

6. 甲状腺功能相关检测　血清 FT_3、FT_4、TT_3、TT_4、TSH 等。

7. 特异性过敏原检测　有助于支气管哮喘的诊断。

8. 血生化　心肌酶谱、肝功能、肾功能、电解质、血脂等。

9. 其他　X线、MRI、肾活检、肝活检等。

【指标评估的技术要点】

应采用同位素标记法，同位素标记法是利用放射性核素作为示踪剂对研究对象进行标记的微量分析方法，该法灵敏度高，方法简便，定位定量准确，适合生理条件，但须特定仪器检测。

【指标评估的影响因素】

1. 检查前　应将皮肤清洗干净。在冬季寒冷的室外进到室内后不要立即取血，应使身体暖和以后，特别是应使采血的耳垂和手暖和起来。在采指血前不要用热水烫手，保持手指干燥，如指尖有伤口、甲沟炎、红肿或皮肤病应避开使用此手指。

2. 检查后　要用消毒棉球紧压穿刺部位3~5 min止血，同时放松上捋的衣袖。切勿揉搓穿刺部位，以免造成局部淤血出现"青紫"。止血后也不要触摸穿刺点，以免感染。偶尔有人因空腹、休息不好、精神紧张等因素抽血后出现"晕针"现象：头昏、脸色苍白、全身乏力、呼吸困难。此时要立即向医生求助，同时自己可平躺在候诊椅上，松开腰带，进行深呼吸，在医生的帮助下数分钟后便可得到缓解。有"晕针"史的人下次抽血时可带些糖果、巧克力等，抽完血后立即含服可避免此类现象的发生。最后要向医生问清取化验报告单的时间和地点，以便得到及时诊治。

（秦　雪）

参考文献

环形铁粒幼细胞

【定义】

环形铁粒幼细胞（ringed sideroblast）：骨髓涂片经铁染色后，幼红细胞胞质内可见蓝绿色、实体感、有折光性、大小不等的铁颗粒，这种胞质内含铁颗粒的幼红细胞称为铁粒幼细胞；若含铁颗粒在5颗或以上且围绕核周排列1/3圈以上则称环形铁粒幼细胞。

【诊断思路】

诊断思路见图150。

临床意义　环形铁粒幼红细胞占骨髓幼红细胞比例≥15%时，对骨髓增生异常综合征尤其是MDS伴环形铁粒幼细胞（MDS－RS）亚型的诊断有意义。环形铁粒幼细胞增多还见于铁代谢性疾病，如遗传性/获得性铁粒幼细胞型贫血和先天性红系造血异常型贫血等。

【伴随临床症状和体征的鉴别诊断】

1. 伴贫血　环形铁粒幼细胞增多伴贫血，可见于MDS－RS伴单系病态造血（MDS－RS－SLD）、MDS－RS伴多系病态造血（MDS－RS－MLD）。骨髓细胞学红系发育异常、环形铁粒幼细胞≥15%、铁代谢测定可以诊断与鉴别。环形铁粒幼细胞增多伴婴幼儿时期发生的贫血，见于遗传性疾病。

2. 伴肝脾肿大　环形铁粒幼细胞增多伴肝脾肿大，且有明确的诱因，如长期服用异烟肼、吡嗪酰胺、环丝氨酸以及所有吡哆醇拮抗剂等用药史、酗酒和毒物接触史，可以考虑继发性铁粒幼细胞性贫血、维生素B_6反应性贫血、乙醇诱发的铁粒幼细胞贫血、铅中毒、红系造血异常所致贫血等。

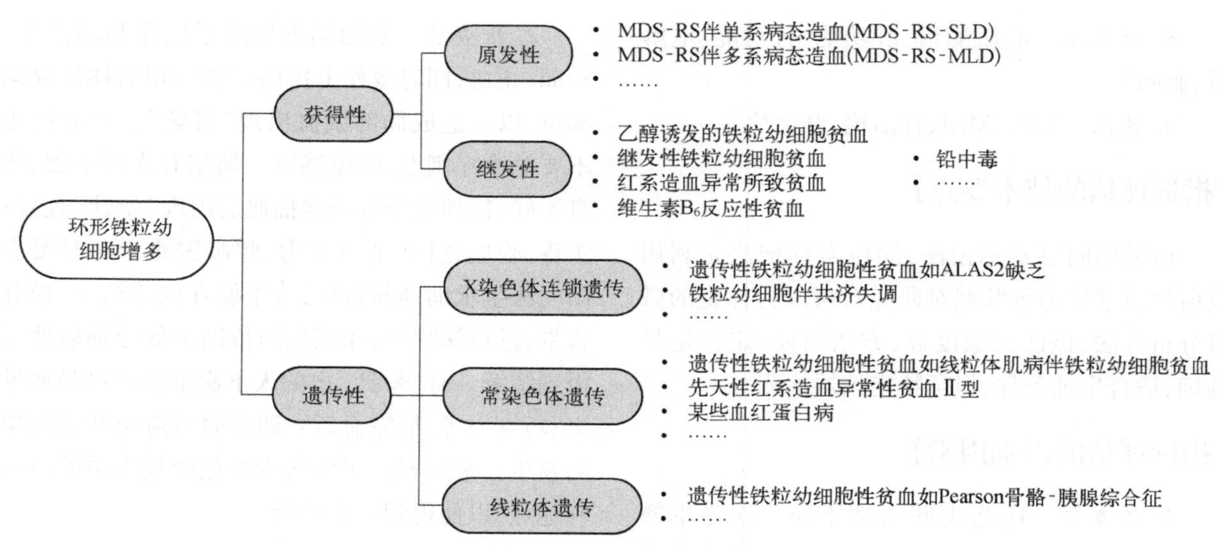

图 150　环形铁粒幼细胞增多的诊断思路图

伴脾大，见于 ALAS2（δ-氨基乙酰丙酸合成酶 2 基因）缺乏和线粒体肌病伴铁粒幼细胞贫血等。

3. 伴共济失调　环形铁粒幼细胞增多伴共济失调临床表现，见于铁粒幼细胞贫血伴共济失调。

4. 伴黄疸　环形铁粒幼细胞增多伴间接性黄疸及胆石症、肝脾肿大等见于先天性红系造血异常性贫血Ⅱ型（CDA Ⅱ型）。

5. 伴胰腺外分泌功能紊乱　环形铁粒幼细胞增多伴胰腺外分泌功能紊乱，见于 Pearson 骨骼-胰腺综合征。

【伴随实验室指标的鉴别诊断】

1. 伴病态造血　环形铁粒幼细胞增多伴有 1 系或多系病态造血，骨髓原始细胞<5%，外周血原始细胞<1%，无奥氏小体，见于骨髓增生异常综合征；如骨髓中有核红细胞有两个或两个以上细胞核或分叶核，常见核碎裂，血涂片中可见中到重度异形红细胞增多和嗜多色性红细胞，并可见一定数量球形红细胞，见于先天性红系造血异常性贫血Ⅱ型（CDA Ⅱ型）。

2. 伴骨髓中不成熟前体细胞异常定位　环形铁粒幼细胞增多伴骨髓中不成熟前体细胞异常定位，同时伴粒单系集落形成单位集簇/集落比值增大（集落减少或缺如但集簇增多），白血病祖细胞集落增多，见于骨髓增生异常综合征。其他继发性或遗传性疾病较少有这种改变。

3. 伴遗传学和分子生物学指标异常　环形铁粒幼细胞增多伴特殊的染色体核型等遗传学指标、基因突变或融合基因等分子生物学指标，免疫表型等免疫学指标、见于遗传性疾病或骨髓增生异常综合征等。

【需进一步检查的实验室指标】

1. 铁代谢　血清铁、铁蛋白、转铁蛋白饱和度、总铁结合力测定，鉴别铁缺乏或铁利用障碍。

2. 血常规检查　包括红细胞、血红蛋白、红细胞平均值参数。

3. 网织红细胞计数　包括网织红细胞百分比和网织红细胞绝对值。

【指标评估的技术要点】

1. 铁粒的识别　应注意在铁染色下铁粒的形态，观察时细微的转动细准焦螺旋，可在幼红细胞质中看到蓝绿色、实体感、圆形、有折光性、大小不等的小体，注意与染液渣滓的鉴别。正常个体中，骨髓幼红细胞中的铁颗粒常一个或多个定位于细胞质中，铁粒幼细胞占骨髓幼红细胞的 19%～44%，且不含有环形铁粒幼细胞。疾病状态下，幼红细胞中的铁颗粒沉积于线粒体中，铁过载的线粒体扭曲变形肿胀不易辨认，由于人类有核红细胞线粒体主要分布于细胞核周，故普鲁士蓝染色阳性的铁颗粒在核周形成独特的“环形”分布特点，即环形铁粒幼细胞。

2. 准确区分环形铁粒幼细胞和铁粒幼细胞　从铁粒的数量和在细胞中的分布能够很容易区分。环形铁粒幼细胞中铁颗粒数量至少为5个，分布在幼稚红细胞核周且围绕核周排列1/3圈以上；铁粒幼细胞中的铁颗粒一般为1个或多个，分布在幼稚红细胞胞质中。

【指标评估的影响因素】

铁染色对环形铁粒幼细胞的影响包括以下几点。

（1）骨髓涂片标本不能污染铁质。

（2）铁染色液配制：亚铁氰化钾溶液和盐酸的比例取决于盐酸的实际浓度，浓盐酸随放置时间变长而浓度下降，因此应适当增加浓盐酸的量。

（3）铁染色液存放时间：新鲜配制的铁染色液为淡黄色，若变为绿色则不宜使用。

（4）骨髓涂片铁染色后的存放时间：染色后放置数日观察可能造成细胞外铁阳性强度增加。

（续　薇）

参考文献

黄体生成素

【定义】

黄体生成素（luteinizing hormone，LH）是腺垂体分泌的促性腺激素，受下丘脑GnRH和性腺激素的调节，生育期年龄妇女LH随月经周期出现周期性变化，至排卵期达到峰值。

【分类】

黄体生成素是垂体前叶合成分泌的糖蛋白激素，M=34 000。由α、β两个链（亚基）组成，其α链与FSH、TSH、HCG相同，β链是特异的。但只有完整分子具有生物活性。

【诊断思路】

诊断思路见图151。

LH的主要作用是促排卵与促进黄体发育成熟，而FSH的主要生理作用是刺激卵泡发育，因此LH与FSH在育龄妇女卵巢的卵泡发育、排卵与黄体发育过程中起相辅相成的作用。临床上LH、FSH通常同时测定，FSH/LH比值对卵巢储备功能有评估价值。

1. 了解排卵情况　测定LH峰值，可以估计排卵时间及了解排卵情况，有助于不孕症的治疗、计划生育及研究避孕药的作用机制。

2. 诊断闭经原因　FSH与LH水平低于正常值，提示闭经原因在腺垂体或下丘脑；FSH与LH水平均高于正常值上限，提示卵巢功能障碍。

（1）垂体性闭经：① 席汉氏综合征（Sheehan syndrome）由于产后大出血所致，垂体功能低下的，可累及性腺、肾上腺、甲状腺轴及生长激素。检测各有关激素：FSH、LH、PRL、TSH等低下，雌激素低水平。② 垂体肿瘤（泌乳素瘤，促性腺激素瘤）、空泡蝶鞍，雌激素低水平，检测FSH、PRL、LH则升高。

（2）下丘脑闭经：GnRH刺激试验，LH反应正常，说明为下丘脑性闭经。

（3）其他原因闭经：子宫性闭经LH、FSH无异常改变；LH升高，FSH正常或低下，T正常或者升高，可见于多囊卵巢综合征。

3. 协助诊断多囊卵巢综合征　测定LH/FSH比值，如LH/FSH>3，表明LH呈高值，有助于诊断多囊卵巢综合征。

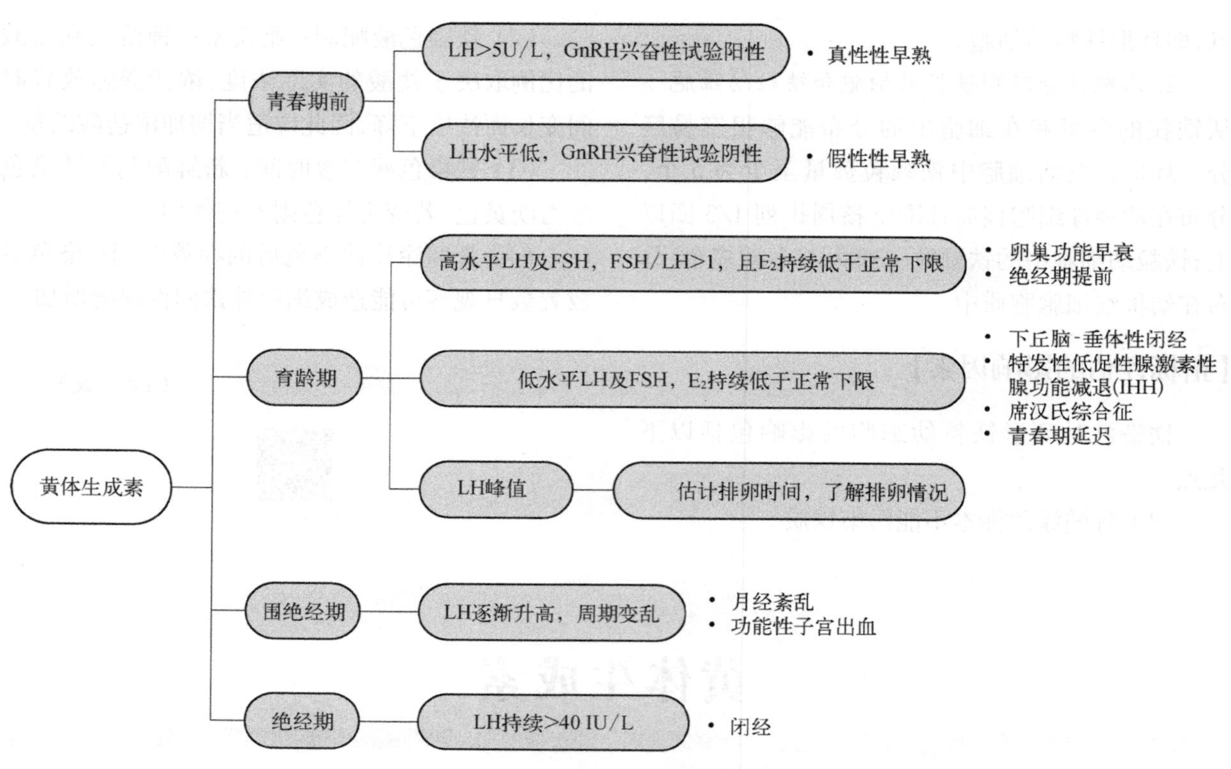

图 151　黄体生成素诊断思路图

4. 评估卵巢储备功能　测定 LH、FSH，LH/FSH 比值<1，提示卵巢储备功能下降。

5. 协助判断性早熟　真性性早熟是由促性腺激素分泌增多引起，FSH 及 LH 呈周期性变化。假性性早熟，FSH 与 LH 水平较低，且无周期性变化。

6. 在成年男性，LH、FSH 水平通常稳定在 5 U/L 左右，若异常升高，通常提示睾丸功能降低，有助于男性不育的诊断。

【伴随临床症状的鉴别诊断】

1. 闭经

（1）FSH、LH、E_2 等均正常水平，并周期性改变的闭经，应考虑子宫发育不良、子宫腔粘连、子宫内膜破坏等，应进一步作子宫影像学检查。

（2）FSH、LH 高水平、E_2 低水平，提示卵巢功能衰退。

（3）FSH、LH 低水平、E_2 低水平，提示下丘脑-垂体以上部位功能异常。

2. 不规则子宫出血　LH 相关的不规则子宫出血多表现为更年期功血，由于性腺的逐步衰老，月经失去规律，称为绝经过渡期，平均约四年。因卵巢功能开始衰退，对垂体激素反应差，卵泡发育推迟，出现无排卵不规则月经。测定 E_2、P、FSH、LH，表现为 E_2、P 逐渐下降，FSH、LH 逐渐升高，并失去规律；特别是 FSH 值高于 LH，FSH/LH 大于 1，在 E_2、P 的下降中，P 先于 E_2，这是因为在卵巢功能的衰退过程中，开始是排卵的减少，即有卵泡的发育但数量减少，且并不是每次均排卵，表现为雌激素相对于孕激素为升高，临床表现为功血。

3. 假性性早熟　是青春期提前的临床表现，但 FSH 与 LH 均低水平。

【伴随实验室指标的鉴别诊断】

1. LH、FSH 持续高水平无周期性变化　育龄妇女 E2、P 持续低于正常参考值的下限，测定 FSH，FSH 高水平考虑卵巢早衰或者绝经期提前。

2. LH、FSH 持续低水平无周期性变化　育龄妇女 E_2、P 持续低于正常参考值的下限，无周期性改变。测定 FSH，低水平的 FSH 考虑下丘脑-垂体功能障碍或者青春期延迟。

3. 男性不育、性功能降低，睾酮等雄激素水平降低或持续低水平，测定 FSH　FSH 低水平考虑下丘脑-垂体功能障碍,FSH 高水平考虑睾丸功能障碍。

【需进一步检查的实验室指标】

垂体 FSH 及 PRL、AMH、E_2、P 的检测有助于鉴别诊断,具体参阅本检测指标鉴别诊断部分;原发性性腺轴功能障碍或发育障碍,需要相关细胞遗传学与基因诊断,以明确诊断遗传缺陷。

【指标评估的技术要点】

临床检验时,LH 的检测多采用标记免疫检测技术,早期采用放射免疫分析,现今多采用化学发光免疫分析,各检测平台包括磁性微粒包被抗体、碱性磷酸酶标记的酶促反应或电化学发光等多项技术,实现了高通量、自动化,满足了临床需求。标记免疫技术检测平台使用的抗体特异性决定了检测的特异性,标志物的放大程度决定了检测的灵敏度。LH 属于糖蛋白激素适合免疫学技术检测,目前用于临床的检测平台几乎都能满足临床检验的需求。

【指标评估的影响因素】

黄体生成素测定的准确与否是实验室的事,但是实验室要发出准确的报告必须结合临床信息对测定出的结果进行合理性的分析,医生要分析一个结果也要结合临床表现,因此检验报告单上的信息一定要准确。

1. 年龄　患者的年龄是判断性激素,促性腺激素是否正常的重要依据。青春期雌激素处低水平,低于正常生育年龄的男女。女性更年期后雌激素明显降低,而促性腺激素(LH、FSH)高于 40 IU/L。因此,在作激素测定时一定要获取准确的患者年龄信息。

2. 月经周期　月经期是判断女性性腺轴激素是否正常时需考虑的问题。采血时间必须考虑月经周期中激素的周期性变化。女性性激素、促性腺激素测定的检验单上必须有末次月经时间,以备分析结果时参考。

3. 联合判定结果　下丘脑-垂体-性腺的功能相互调节,相互影响,相互制约,需要几个激素同时测定,联合分析才能得到正确的结果。如果出现的结果用一般的生理调节不能解释或各结果相互矛盾、排斥的时候,需要重复测定或进行其他的检查。如当垂体激素与性腺激素均为高水平的时候,就要考虑是否有使用外源性激素,或者存在肿瘤等情况。

4. 结果判断时需考虑的其他因素　正用激素类药物或进食含激素食物等将影响测定结果;高脂餐后采血,血脂太高,脂类可干扰测定中的免疫(抗原-抗体)反应,造成结果偏低。

(吕时铭)

参考文献

蛔　虫

【定义】

蛔虫(*Roundworm*)属于线虫动物门、线虫纲、蛔目、蛔科的一类无脊椎动物。是人体肠道内最大的寄生线虫,感染率可达 70% 以上。成虫寄生于小肠,可引起蛔虫病(*Ascariasis*)。

【分类】

蛔虫虫卵根据发育阶段可分为受精卵和未受精卵;根据致病时期不同可分为幼虫移行和成虫寄生。

【诊断思路】

诊断思路见图152。

粪便中检出蛔虫虫卵或成虫即可确诊。

【伴随临床症状的鉴别诊断】

1. 伴随疾病

（1）蛔蚴移行症：蛔蚴在寄生宿主体内移行时引起发热、全身不适、荨麻疹等。抵达肺脏后引起咳嗽、哮喘、痰中带血丝等症状，重者可有胸痛、呼吸困难和发绀。肺部X射线检查可见迁徙性浸润性阴影，临床上称为过敏性肺炎或勒夫勒氏综合征。末梢血液嗜酸性粒细胞明显增多，约10%的患者痰中可查到蛔蚴。

（2）肠蛔虫症：常见症状有脐周疼痛、食欲缺乏、善饥、腹泻、便秘、荨麻疹等，儿童有流涎、磨牙、烦躁不安等，重者出现营养不良。一旦寄生环境发生变化如高热时，蛔虫可在肠腔内扭结成团，阻塞肠腔而形成蛔虫性肠梗阻，患者出现剧烈的阵发性腹部绞痛，以脐部为甚，伴有恶心、呕吐，并可吐出蛔虫，腹部可触及能移动的腊肠样肿物。有时蛔虫性肠梗阻可发展成绞窄性肠梗阻、肠扭转或套叠，必须及时手术治疗。蛔虫也可穿过肠壁，引起肠穿孔及腹膜炎，若不及时手术可致死亡。

（3）异位蛔虫症：蛔虫有钻孔的习性，肠道寄生环境改变时可离开肠道进入其他带孔的脏器，引起异位蛔虫症，常见以下几种：① 胆道蛔虫症，以儿童及青壮年为多，女性较常见。诱因有高热、腹泻、妊娠、分娩等。妊娠时胃酸减少，膨大的子宫迫使肠道移位，分娩时强烈的宫缩诱发肠蠕动增加，均可促使蛔虫向胆管逆行。此病发病骤然，右上腹偏中有剧烈阵发性绞痛，钻凿样感，患者辗转不安、恶心、呕吐，可吐出蛔虫。发作间期无疼痛或仅感轻微疼痛。若蛔虫钻入肝脏可引起蛔虫性肝脓肿，必须及早手术治疗。② 胰管蛔虫症，多并发于胆道蛔虫症，临床征象似急性胰腺炎。③ 阑尾蛔虫症，多见于幼儿，因小儿阑尾根部的口径较宽，易为蛔虫钻入。其临床征象似急性阑尾炎，但腹痛性质为绞痛，并呕吐频繁，易发生穿孔，宜及早手术治疗。

（4）其他：胆道蛔虫症、蛔虫性肠梗阻、蛔虫性胰腺炎、阑尾炎、肝肺蛔虫病，尿道和生殖器官蛔虫病以及蛔虫性肉芽肿等。幼虫致病期部分患者肺部X线检查，可见浸润性病变，病灶常有游走现象；成虫致病期可损伤肠黏膜、荨麻疹、皮肤瘙痒、血管神经性水肿，结膜炎、化脓性胆管炎、胆囊炎、甚至发生胆管坏死、穿孔，以及肠扭转和肠坏死。蛔虫幼虫在体内移行、发育、蜕皮还可引起吕

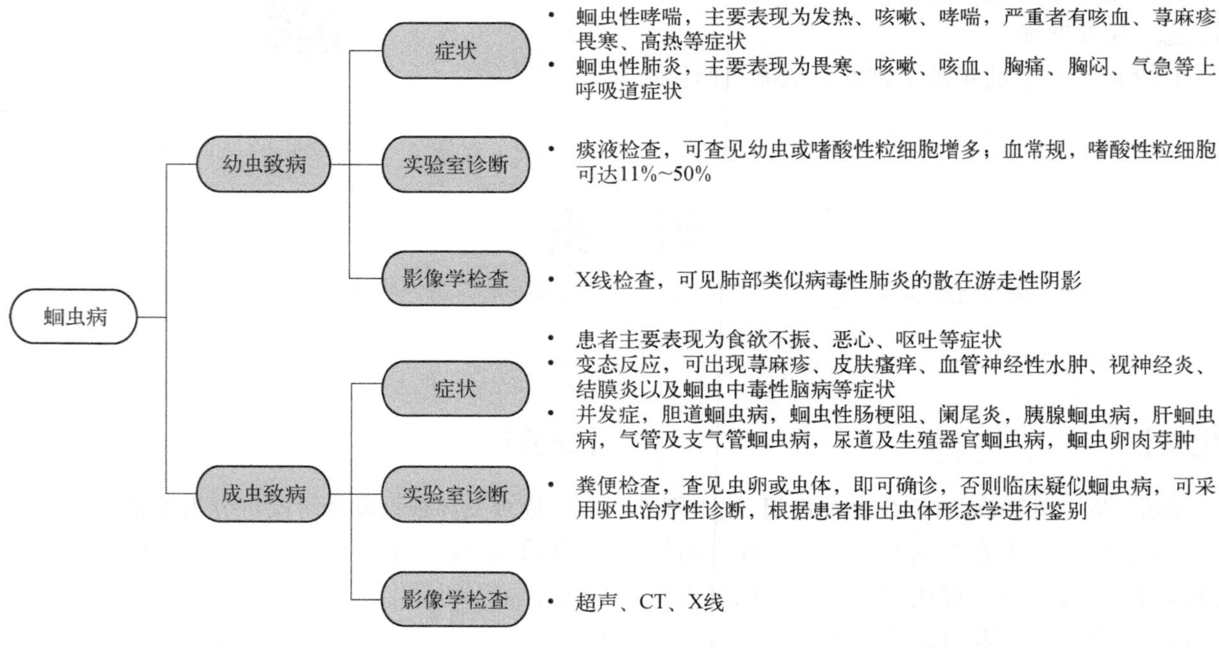

图152　蛔虫病诊断思路

弗勒综合征（Loffler syndrome）。临床上以肺部炎症症状为主，伴有全身表现：患者发热、咳嗽、哮喘、血痰及血中嗜酸性粒细胞比例升高，X 线检查可见浸润性病变，重度感染时可出现肺水肿、肺出血等。多在 1~2 周内自愈。

2. 伴随症状

（1）伴食欲缺乏、恶心、呕吐，以及间歇性脐周疼痛等表现。

（2）伴荨麻疹、皮肤瘙痒、血管神经性水肿，以及结膜炎等症状。

（3）伴突发性右上腹绞痛，并向右肩、背部及下腹部放射。疼痛呈间歇性加剧，伴有恶心、呕吐等。

（4）伴粪便虫卵：自患者粪便中检查出虫卵，即可确诊。对粪便中查不到虫卵，而临床表现疑似蛔虫病者，可用驱虫治疗性诊断，根据患者排出虫体的形态进行鉴别。疑为肺蛔症或蛔虫幼虫引起的过敏性肺炎的患者，可检查痰中蛔蚴确诊。严重者可引起营养不良、智能和发育障碍，有时出现情绪不宁、烦躁、磨牙、瘙痒及惊厥等；部分患者可出现过敏反应，如血管神经性水肿、顽固性荨麻疹等；有时还会引起胆道蛔虫病、蛔虫性肠梗阻及肠穿孔、腹膜炎等严重并发症。

【伴随实验室指标的鉴别诊断】

1. 粪便检查　在粪便检查中，蛔虫卵与其他虫卵相区别。

2. 伴嗜酸性粒细胞增多　其他寄生虫感染，如蛲虫、钩虫、疟原虫、血吸虫、肺吸虫等；某些感染如结核、传染性单核细胞增多症、猩红热等；一些药物如青霉素、链霉素、头孢菌素等；变态反应性疾病如支气管哮喘、荨麻疹。

【需进一步检查的实验室指标】

1. 粪便检查　检出虫卵、虫体，即可确诊，常采用沉淀法和饱和盐水浮聚法。对粪便中查不到虫卵，而临床表现疑似蛔虫病者。

2. 驱虫治疗性诊断　根据患者排出虫体形态进行鉴别。

3. 痰液检查　嗜酸性粒细胞增多且可见幼虫。

【指标评估的技术要点】

自人体排出的蛔虫卵，有受精卵和未受精卵之分。受精蛔虫卵呈宽椭圆形，大小为（45~75）μm×（35~50）μm，卵壳自外向内分为三层：受精膜、壳质层和蛔甙层。壳质层较厚，另两层极薄，在普通显微镜下难以分清。卵壳内有一个大而圆的细胞，与卵壳间有新月形空隙。卵壳外有一层由虫体子宫分泌物形成的蛋白质膜，表面凹凸不平，在肠道内被胆汁染成棕黄色。未受精蛔虫卵多呈长椭圆形，大小为（88~94）μm×（39~44）μm，壳质层与蛋白质膜均较受精蛔虫卵薄，无蛔甙层，卵壳内含许多大小不等的折光性颗粒。若蛔虫卵的蛋白质膜脱落，卵壳则呈无色透明，但因为其卵壳有一定厚度，并且透明，仍可与其他线虫卵区别。

【指标评估的影响因素】

由于卵壳蛔甙层的保护作用，食用醋、酱油或腌菜、泡菜的盐水、10%的硫酸、福尔马林、盐酸、硝酸或磷酸等溶液不会影响卵内幼虫的发育，但对能溶解或透过蛔甙层的有机溶剂或气体，如氯仿、乙醚、乙醇和苯等有机溶剂以及氨、溴甲烷和一氧化碳等气体则很敏感，卵细胞或幼虫皆可被杀死。

（郝晓柯，郑善銮）

参考文献

H

活化部分凝血活酶时间

【定义】

活化部分凝血活酶时间（activated partial thromboplastin time，APTT）是在体外模拟体内内源性凝血全部条件（37℃条件下，在待检血浆中加入足量的活化接触因子激活剂和部分凝血活酶，再加入适量钙离子，即可通过激活FⅦ而启动内源性凝血途径，使乏血小板血浆凝固）测定血浆凝固所需的时间。

【分类】

根据测定结果分类，分为活化部分凝血活酶时间延长及缩短两类，APTT延长是指超过正常对照区间上限10 s及以上者；低于正常对照区间下限10 s及以上者为APTT缩短。这是目前判断内源性凝血因子缺乏最可靠、最常用、最敏感的筛选试验，也是监测肝素用量的良好指标。

根据病因分类，又可将APTT异常分为先天性异常、获得性异常及其他因素。先天性异常往往是某种凝血因子缺乏而致，引起获得性异常的因素很多，可为原发性疾病亦可为继发性疾病，其他因素则包括口服抗凝剂等药物性因素。

【诊断思路】

诊断思路见图153。

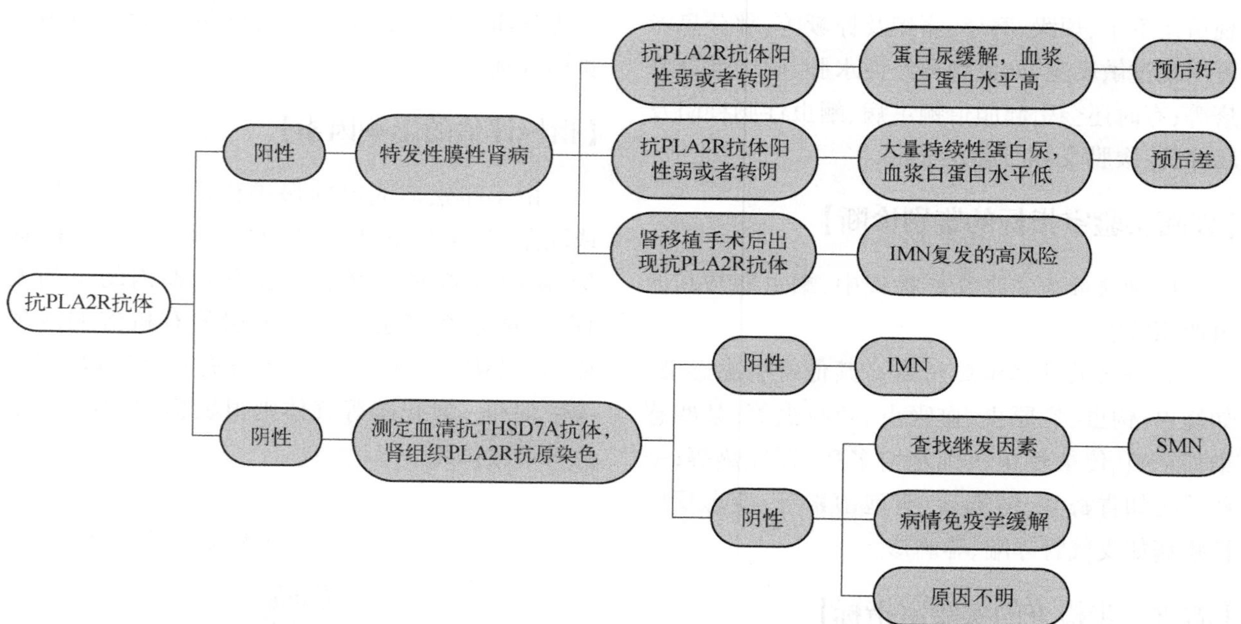

图153　活化部分凝血活酶时间异常的诊断思路图

【伴随临床症状的鉴别诊断】

1. APTT延长

（1）伴出血倾向，有家族史

1）伴软组织血肿、关节出血：需考虑血友病及先天性原发性纤溶亢进症可能。①血友病甲（hemophilia A，HA）是一种X染色体连锁的凝血因子Ⅷ量和分子结构异常引起的隐性遗传性出血性疾病，但女性血友病甲患者极其罕见。关节出血是本病典型的出血症状之一。最常见的并发症为颅内出血及周围神经系统症状。所有内源性凝血系统的筛选试验均可延长。② 血友病乙(Hemophilia B, HB)因其遗传方式和出血表现与血友病甲相似,容易混淆。其发病机制为缺乏因子Ⅸ。最为常见的合并症为泌尿道出血、消化道出血、其他部位黏膜出血、中枢神经系统出血多为致命并发症。APTT 延长但 PT 和 TT 正常。③ 先天性原发性纤溶亢进症(α_2 抗纤溶酶缺乏、纤溶酶原活化抑制物-1 缺乏、纤溶酶原活化物增多),患者常有自幼反复轻微外伤或手术后出血特点,或有异常出血家族史。

2) 伴儿童期出血倾向、随年龄增长严重程度减轻:需考虑血管性血友病可能。血管性血友病,即血管性血友病(von Willerbrand disease, vWD)。本病患者血浆内 vWF 因子缺乏或分子结构异常。发病率较血友病高,常发生于儿童期,随年龄增长,出血严重程度可逐渐减轻。可通过病史提问(注意发病年龄、出血诱因、出血程度及部位),临床症状,体检发现及实验室检查确诊。

(2) 伴恶心、肝区不适、腹水等:需考虑严重肝病。各种获得性因素导致严重肝病、肝硬化患者 APTT 均可延长,根据临床表现、实验室及影像学检查可确诊病因,从而达到治疗效果。

(3) 伴出血倾向,无家族史:需考虑维生素 K 缺乏症及纤溶亢进症。

1) 维生素 K 缺乏症,主要表现为轻重不一的出血症状,常见表浅的皮肤紫癜和瘀斑等,患者凝血因子减少,PT、APTT 延长,补充维生素 K 后,病情可恢复正常。

2) 原发性纤溶和继发性纤溶的主要区别在于前者仅有纤溶酶的大量生成。原发性纤溶亢进症以获得性居多,严重肝脏疾病、肿瘤等包含其中,主要表现为全身多部位自发性或轻微外伤后出血,继发性纤溶亢进症是指继发于血管内凝血的纤溶亢进,主要见于弥散性血管内凝血。

(4) 伴败血症,表情淡漠、痴呆、齿龈炎、抽搐、出血倾向:需考虑系统性红斑狼疮。狼疮样抗凝物质存在于血液循环中,导致 APTT 延长。

2. APTT 缩短

(1) 伴血栓形成:需考虑血栓性疾病。除 APTT 缩短外,可根据患者实验室及影像学检查结合临床进行诊断治疗。

(2) 伴妊娠高血压:可结合血液检查、肝肾功能检查、尿液检查及临床表现确诊。

(3) 伴大量蛋白尿、低白蛋白血症、高度水肿及高脂血症:需考虑肾病综合征。此病需与过敏性紫癜肾炎(好发于青少年皮肤紫癜)、系统性红斑狼疮(好发于中年女性,多种自身抗体)、乙型肝炎相关性肾小球肾炎(多见于儿童,活检见 HBV 抗原沉积)、糖尿病肾病(好发于中老年,有糖尿病史)等疾病鉴别。

【伴随实验室指标的鉴别诊断】

1. APTT 延长

(1) 伴 FⅧ水平下降:需考虑 HA、vWD。vWD 发生与 FⅧ在体内载体 vWF 缺乏有关,可通过出血时间延长、vWF 抗原水平下降、瑞斯托霉素诱导的血小板聚集下降等鉴别。

(2) 伴凝血因子缺乏:需考虑 HA、HB、其他遗传性凝血因子缺乏性疾病(如凝血因子Ⅸ、Ⅺ、Ⅻ、激肽释放酶原缺乏等),可通过相关实验室检查鉴别。

(3) 伴 FⅨ缺乏:需考虑血友病乙、获得性维生素 K 依赖因子缺乏。肝病,双香豆素类药物、长期使用抗生素可致维生素 K 缺乏,但此时一般有多个维生素 K 依赖因子而不是仅 FⅨ缺乏。

(4) 伴 vWF 减少:需考虑血管性血友病、血小板型血管性血友病、获得性血管性血友病。血小板型血管性血友病的血小板与血浆内 vWF 亲和性增加,故血浆内 vWF 缺乏,本病常合并有血小板减少,患者血小板对低浓度瑞斯托霉素聚集反应增强,可有自发性血小板聚集,如加入正常人血小板则聚集功能恢复正常。获得性血管性血友病见于系统性红斑狼疮、血管增生性疾病等。

【需进一步检查的实验室指标】

1. 血液及凝血常规检查、肝肾功能检查、尿常规检查及 24 h 尿蛋白定量等。

2. 相关凝血因子筛查

(1) CT 测定:试管法(参考值 4~12 min)、硅

H

管法（参考值 12～30 min）、塑料管法（参考值 10～19 min），升高见于Ⅷ、Ⅸ因子水平降低，降低见于高凝状态、血栓性疾病等。

（2）激活凝血时间（ACT）测定：试管法（参考值 70±0.76 min），临床意义同 CT。

（3）FⅧ定性实验：一期法（参考值 24 h 纤维蛋白凝块不溶解），缺乏（完全溶解）见于肝脏疾病、SLE、DIC 等。

（4）复钙时间（RT）测定：手工法（参考值 2.8±0.5 min），升高见于凝血因子缺乏，降低见于血栓性疾病。

（5）蝰蛇毒时间（RVVT）测定：手工法（参考值 13～14 s），升高见于抗凝物质存在，降低见于高凝状态。

（6）蝰蛇毒磷脂时间（RVVCT）、蝰蛇毒复钙时间（RVVRT）测定等：手工法均延长提示因子Ⅹ缺乏，均正常而 PT 延长提示因子Ⅶ缺乏。

3. 相关凝血因子缺乏纠正实验

（1）凝血酶原消耗试验：手工法（参考值 >25 s）降低见于 DIC、原发性纤溶亢进症等。

（2）凝血酶原消耗纠正试验：手工法（凝血酶原时间由缩短转为正常），正常血浆管纠正提示缺乏因子Ⅷ、Ⅸ、Ⅻ。正常血清管纠正提示缺乏因子Ⅸ、Ⅺ、Ⅻ。

（3）STGT 实验：手工法（参考值 10～14 s），延长见于血友病、DIC 等。

（4）简易凝血活酶纠正试验：手工法（凝血酶生成时间由延长转为正常）。

4. 凝血因子Ⅷ活性测定　常用一期法，Ⅷ：C 降低见于 HA、vWD、DIC；Ⅸ：C 降低见于 HB、肝病、维生素 K 缺乏等。

5. 病理性抗凝物质检查

（1）复钙交叉试验：试管法（参考值 2.3～4.28 min）为血液循环中有无病理性抗凝物质筛选试验。

（2）狼疮抗凝物质测定：Lupo 试验（参考值 31～44 s），Lucor 试验（参考值 30～38 s）。阳性见于有狼疮抗凝物质存在患者，如 SLE、自发性流产等。

（3）凝血因子Ⅷ抑制物测定：Bethesda 法（参考值 FⅧ：C 阴性），阳性见于血友病甲等疾病。

6. 相关高凝状态血液学检查　包括 t－PA、PA、蛋白 C、蛋白 S、优球蛋白溶解试验等。

7. 其他　心电图、超声心动图、肝脏活组织检查、B 超等影像学检查。

【指标评估的技术要点】

APTT 参考区间为 25～35 s，由于使用不同 APTT 试剂，每个实验室必须建立相应的参考区间。

1. APTT 测定　目前通用血液凝固仪检测，其操作简便、快速、重复性好，常用光学法和磁珠法，磁珠法检测结果不受黄疸、乳糜、溶血标本的干扰。

2. 其他　若被检血浆中有狼疮抗凝物质存在，则 APTT 延长。确定有狼疮抗凝物质存在者，在标本中加入血小板溶解物后，延长的 APTT 可被纠正。

【指标评估的影响因素】

1. 药物因素　检测前需停用影响止凝血功能的药物至少 1 周，若口服抗凝剂或应用肝素则会导致凝血功能相应指标异常。

2. 标本因素　冷冻血浆可降低 APTT 对狼疮抗凝物与 FⅦ、FⅪ等缺乏的灵敏度，采血后应立即送检，否则凝血因子活性逐步降低，影响检测结果。

3. 试剂因素　包括激活剂及部分凝血活酶（磷脂），激活剂包括对凝血因子相对灵敏的白陶土，对肝素相对灵敏的硅藻土及对狼疮抗凝物相对灵敏的鞣花酸等。高质量激活剂的激活作用更迅速，在一定程度上消除了接触激活造成的误差。磷脂主要来源于兔脑组织，一般选用 FⅧ、FⅨ、FⅪ的血浆浓度为 200～250 U/L 灵敏的试剂。

（王惠萱，何　媛）

参考文献

活化蛋白 C 抵抗

【定义】

正常情况下，血浆中加入活化蛋白 C（APC），由于 APC 裂解 FⅤa 和 FⅧa，APTT 应延长，但当患者血浆中加入 APC 后未见 APTT 延长的此类 APC 抗凝反应低下的现象称为活化蛋白 C 抵抗（activated protein C resistance，APCR）现象。90% 的遗传性 APCR 患者是由Ⅴ因子 Leiden 突变（以发现者城市荷兰 Leiden 命名）介导的常染色体显性遗传，即 FⅤ基因的单个位点突变（1691 位 G→A）导致 FⅤ分子氨基酸序列第 506 位精氨酸 Arg（R）→谷氨酰胺 Gln（Q）（FⅤ R506Q）。因 506 位点的 Arg 恰好是 APC 灭火活化 FⅤ的切割位点，故在 APTT 试验时，含 Leiden 突变的活化 FⅤ对外源性 APC 产生抵抗而使 APTT 延长，而表现为 APCR 现象。

【分类】

根据病因分为遗传性 APCR 和获得性 APCR；90% 的遗传性 APCR 患者主要由Ⅴ因子 Leiden 突变引起，另一些突变可通过引起 APC 辅因子活性缺乏或降低导致 APCR，如伴Ⅴ因子 Ile359Thr 突变和 Glu119Stop 假性纯合子、Ⅴ因子单倍体等；获得性 APCR 可由多种因素引起，如口服避孕药、炎症等，蛋白 C 途径中任何干扰 APC 活性的组分异常都可引起 APCR。

【诊断思路】

诊断思路见图 154。

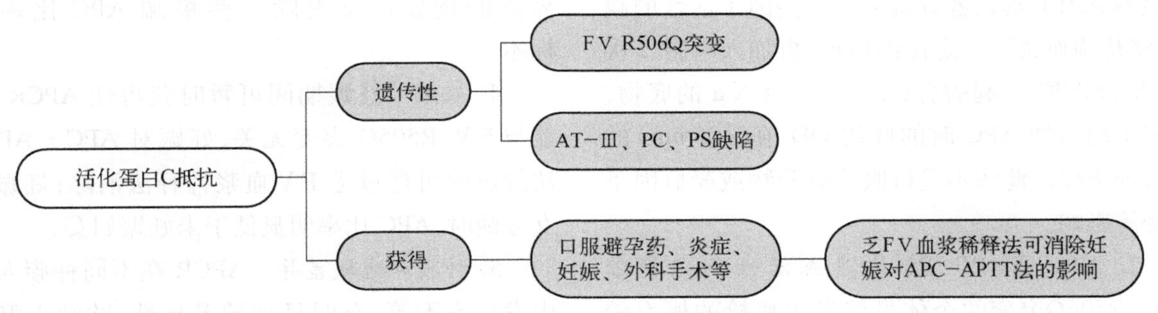

图 154　活化蛋白 C 抵抗诊断思路图

临床上，APCR 试验可用于各种疑为静脉血栓 VTE 形成，肺栓塞、口服避孕药、外科手术前、家族性血栓性疾病等患者的病因及危险因素分析。

【伴随临床症状的鉴别诊断】

伴静脉血栓（VTE）：APCR 是静脉血栓 VTE 倾向患者最常见的遗传性异常，Ⅴ因子 Leiden 突变纯合子患者血栓风险高，会在早期出现临床表现，较杂合子患者发病早；多数患者首次发病表现为深静脉血栓（DVT）。

【伴随实验室指标的鉴别诊断】

1. APC－APTT 法　作为筛选 APCR 的常用方法，以标准 APTT 试验为基础，通过检测受检血浆加与不加 APC 的 APTT 比值量化，即 APTT（加 APC）值/APTT（不加 APC）值，以 APC 比率（APC ratio）或 APC 敏感率（APC－SR）表示。此方法适用于大规模人群筛选，但对于口服抗凝药物，肝素治疗或使用狼疮抗凝物质的患者，其本身 APTT 延长，无法用此方法检测 APCR 的存在，可使用改良法。

2. FⅤ DNA序列分析通过分子生物学方法直接检测Leiden突变。常用PCR－RFLP法(限制性片段长度多态性PCR)对FⅤ基因1 691位点进行分析,检测FⅤ R506Q突变存在与否。

【需进一步检查的实验室指标】

1. APTT延长者的APCR检测方法(改良法)

(1) 加乏FⅤ血浆稀释法：用乏FⅤ血浆与患者血浆4∶1预先混合稀释后测定APTT,计算APC比率。此法敏感性和特异性较APC－APTT法大大提高,可应用于口服抗凝药物及肝素治疗患者的APCR,缺点是受乏FⅤ血浆来源的影响较大,更换批号时应重新建立临界值或使用混合乏FⅤ血浆。

(2) PT法测定FⅤ：应用含钙组织促凝血酶原激酶试剂,通过凝固时间的观察值与预期值比率(Obs/Exp)来表达。此法可正确区分正常与FⅤ R506Q杂合子突变,所需标本少,方法易于标准化。此法对使用狼疮抗凝物质等抗凝治疗患者APCR检测适用。

(3) 发色底物法：为克服APC－APTT法无法检测APTT延长者凝血早期一些因子活性的缺陷,将待检血浆以一定比例稀释,再加入磷脂、FⅨa、FⅩ和APC一起孵育,最后加入FⅩa的底物,检测不加与加APC时的底物OD值(405 nm)的比值为指标。此法不受口服抗凝药物或凝血因子改变等影响。

2. AT－Ⅲ、PC、PS浓度或活性测定 携带FⅤ R506Q突变的个体虽然发生血栓的概率较高,但很多个体可能并不发生血栓,除非同时携带其他遗传缺陷,如AT－Ⅲ、PC、PS缺陷,同时检查AT－Ⅲ、PC、PS等水平能更好确定血栓形成原因。

【指标评估的技术要点】

1. 离心分离血浆 室温下2 000 g离心20 min可避免血小板的冷激活,分离血浆必须保证去除血小板,即使有正常计数1%的血小板污染都会使APC比率大为降低。

2. 标准化 选择健康个体混合血浆作为正常对照,测定APC比率,将患者APC－SR除以正常对照的APC－SR得到标准化APC比率。可校正因试剂不同引起的误差。

【指标评估的影响因素】

1. 离心分离血浆中的血小板污染 离心分离血浆时必须保证去除血小板,即使正常计数1%的污染都会使APC比率大大降低。对于冻存复溶血浆尤为重要。

2. APTT试剂与APC APTT试剂对APC反应的敏感性及APC质量与浓度不同可导致结果不一,需特别注意APTT试剂、APC质量和操作的准确性。

3. 正常对照血浆的选取 APCR在普通人群中发生率较高,且有突变的纯合子或杂合子人群可不出现表型症状,故相当一部分个体可能被认为是正常对照,这会极大影响APCR临界值的确定。应去除一些极端APC比率的标本。

4. 妊娠 妊娠期间可暂时获得性APCR,可能与FⅤ R506Q突变无关,妊娠对APC－APTT法的影响可通过乏FⅤ血浆稀释法消除;妊娠妇女分娩时,APC比率明显低于未妊娠妇女。

5. 种族和地域差异 APCR在不同种族人群中发生率不等,有明显地域差异性,欧洲人群中最高。

(胡晓波)

参考文献

J

肌钙蛋白 T/I

【定义】

肌钙蛋白(Tn)是肌肉收缩的调节蛋白,分子呈球形,紧密附着于收缩纤维上,主要存在于骨骼肌和心肌中,调节肌肉的收缩和舒张。

【分类】

Tn 由三种不同的亚基组成,包括:肌钙蛋白 T(TnT)、肌钙蛋白 I(TnI)和肌钙蛋白 C(TnC)。TnI 和 TnT 均有快骨骼肌亚型、慢骨骼肌亚型、心肌亚型 3 种,分别有不同的基因编码,cTnI 和 cTnT 具有心肌特异性。cTnT 的健康人参考值为<0.05 μg/L;>0.05 μg/L 高度怀疑急性心肌梗死,AMI 的临界值为>0.5 μg/L。cTnI 的健康人参考值为<0.04 μg/L,cTnI>0.04 μg/L 高度怀疑急性心肌梗死,急性心肌梗死的临界值>0.5 μg/L,但在实际工作中应按照使用的厂家试剂提供的参考值标准判断。

【诊断思路】

诊断思路见图 155。

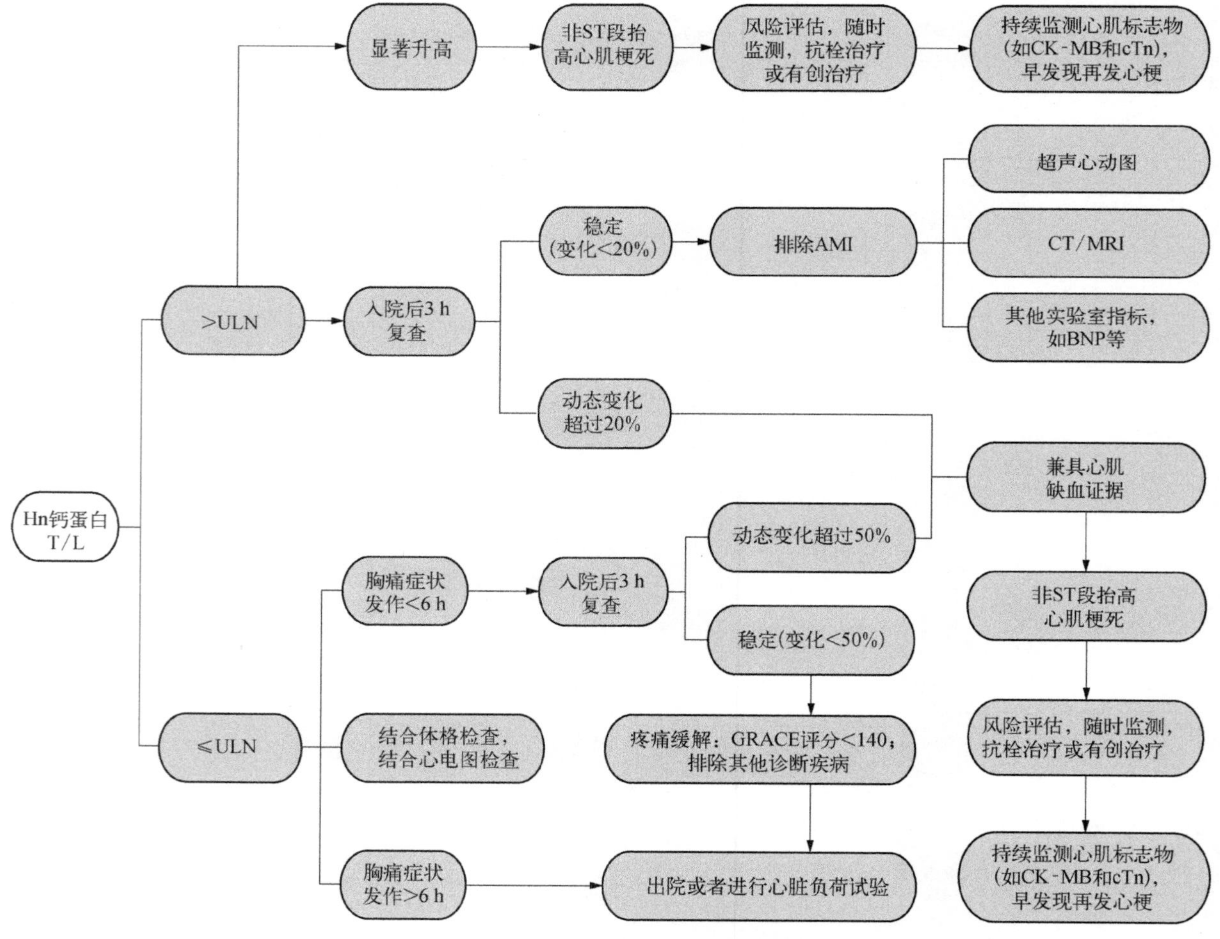

图 155 肌钙蛋白 T/I 诊断思路图

1. cTn 升高用于诊断急性心肌梗死(AMI) cTnT 和 cTnI 在急性心肌梗死诊断方面无显著差异,诊断价值一致,cTn 升高提示存在心肌损伤。胸痛患者初诊检测结果阴性时,建议 2 h 后重复测定,如果胸痛发生 8 h 后仍为阴性结果,则可以排除心肌损伤的诊断。cTn 在 AMI 患者发病后 3~6 h 升高,发病 10~120 h 内检测敏感性最大,于发病后 10~48 h 达到高峰,可以用于 AMI 的诊断,特别是对于非 Q 波心肌梗死(MI)、亚急性 MI 或用 CK－MB 无法判断的患者更有意义。对于任何冠状动脉疾患患者,即时心电图或其他检查阴性,只要 cTn 升高,应视为具有高危险性。持续升高的 cTn 表明存在不可逆的心肌坏死,仅仅局部或间质浸润的心肌炎患者较少出现 cTn 升高。

目前,国内外指南主流推荐对于诊断或排除 ACS 可以根据 hs－cTn 两点变化率进行,推荐使用 0 h/3 h 法,入院即查和 3 h 后复查 hs－cTn,可以根据两次结果的相对变化情况,同时结合参考 99 百分位和动态变化,排查 ACS。

2. cTn 升高用于诊断微小心肌损伤(MMD) cTn 升高可以发现未达到 AMI 诊断标准的不稳定心绞痛(UAP)患者出现 MMD 的可能。UAP 患者 cTn 增幅小,治疗后多数可以转阴,说明心肌细胞一过性损伤或微损伤。动态监测 cTn 水平变化对于诊断和判断 UAP 具有重要意义,如 UAP 患者 cTnT 阳性应密切监视,必要时可行冠脉造影,观察冠脉病变严重程度,并给予药物治疗。cTn 对 UAP 诊断的时间窗为胸痛发作后数小时至数天,也可达到数周,应联合监测 CK－MB 综合判断。

另外,其他情况引起的 MMD,如心肌炎、钝性心肌外伤、心肌挫伤、甲状腺功能减退患者的心肌损伤、药物的心肌毒性、严重脓毒血症导致的左心衰等情况 cTn 也可升高。此外,急性心肌炎患者检测 cTn 具有较高的敏感性,然而这种升高多为低水平升高。

3. cTn 结合其他心肌标志物变化用于判断 AMI 后进行溶栓治疗是否出现再灌注 cTn 在冠脉再灌注平均指数判断要优于 CK－MB 和肌红蛋白(Mb),结合典型的临床表现或心电图的变化可以用于判断溶栓疗效。心肌梗死后梗死的血管再灌注会使大量 cTn 释放,溶栓治疗后 cTn 测定结果急剧升高是治疗成功的标志。

4. cTn 水平可以估计梗死的面积和心功能 cTn 后期的峰值与梗死面积正相关,可以反映心肌细胞坏死的数量,但是这种方法可靠性不大,容易受到梗死动脉出现再灌注的干扰。cTn 累计释放量和心功能受损程度呈正相关。

5. cTn 水平能用于评估经皮冠状动脉腔内血管成形术(PTCA)和围术期心脏受损的程度,特别是鉴别冠状动脉搭桥手术后 MI 和 MMD 的鉴别 cTn 被推荐用来评估 PTCA 和围术期心脏受损程度,确定有无围术期 AMI 或了解心脏及瓣膜手术时心脏保护措施是否得当,特别是冠状动脉搭桥术后 MI 和 MMD 的鉴别。一般有围术期 MI 者 cTnT 会持续释放,术后第 4 d 达到高峰;而无 MI 者 cTnT 释放取决于心脏停搏时间的长短。

6. cTn 还能用于心力衰竭的危险分层 cTn 可用于诊断急性心肌梗死等心力衰竭(HF)的原发病,也可应用于心力衰竭的危险分层。在没有心肌缺血的心力衰竭患者中,若肌钙蛋白水平持续升高,表明患者心肌细胞存在进行性损伤及坏死。推荐将肌钙蛋白联合脑钠肽/N 末端脑钠肽原(BNP/NT－proBNP)测定用于对心力衰竭患者进行危险分层,能更好地预测心力衰竭患者的死亡风险。

此外,目前发展的高敏肌钙蛋白(hs－cTn)在各种病因 HF 的诊断、危险分层、预后、再住院率及病死率的预测上有重要价值,比 NT－proBNP 和超敏 C－反应蛋白(hs－CRP)提供更强大和独立的预后价值。

7. cTn 升高在慢性肾衰竭血透患者表明不良心血管事件 cTnT 升高代表慢性肾衰竭患者预后不良,冠状动脉粥样硬化性心脏病或猝死的可能性加大。cTnI 敏感度较 cTnT 差很多。

8. 联合心电图 ST 段压低的程度来判断心肌缺血损伤的程度

9. 作为原发性高血压左心室肥厚的标志物

【伴随临床症状的鉴别诊断】

1. 伴胸痛 患者具有典型的胸痛表现就诊

后，应对相应心肌损伤标志物进行检查，检测 cTn 能够帮助诊断 AMI 或冠心病(ACS)，在胸痛发生 3~6 h 很少检测出肌酸激酶(CK)活性超出正常参考上限时即可检测到 cTn，同时具有极好的心肌组织特异性，成为心肌损伤诊断的优势诊断标志物。对于这一类患者，除典型胸痛外，肌钙蛋白升高多超 1.0 mL，常伴有 CK－MB 的升高，肌钙蛋白的变化往往是由升高转为降低，不伴有 BNP/NT－proBNP 的出现。

2. 伴心电图的改变　心电图改变是诊断 AMI 的标准之一，心肌损伤标志物 cTn 升高超过参考值上限 99%伴有心电图出现病理性 Q 波形成或提示新发缺血性改变可以明确诊断 AMI。

3. 伴呼吸困难

(1) 怀疑心力衰竭的呼吸困难、气短症状入院患者，检测 cTn 可以判断心力衰竭的危险度。血清中 cTn 的水平能敏感地反映出细胞的损伤和心肌收缩装置的退化程度。cTn 不仅仅是心力衰竭患者心肌损伤的敏感标志物，也是心力衰竭远期心脏事件的独立预测因子。这类患者往往不具有胸痛症状，肌钙蛋白升高往往不会超过 1.0 ng/mL，肌钙蛋白的变化往往是持续低水平但不下降，常伴有 BNP/NT－proBNP 升高。

(2) 怀疑肺部疾病的呼吸困难患者常伴有咳嗽、咳痰，呼吸困难进行性加重，此时检查 cTn 也会存在升高，需要用肺功能检查确诊是否为慢性阻塞性肺病(COPD)。COPD 患者检查 cTn 常提示心肌损伤，会增加住院死亡率。

4. 伴影像学改变　通过 cTn 检测诊断为 AMI 或 ACS 的患者可以进行影像学检查检测相关动脉和心血管损伤情况，从而明确诊断和判断病变部位。

5. 伴高血压　cTn 是心肌损伤的敏感而特异的指标，但在很多高血压患者中也有 cTn 升高的现象，这种现象是由于高血压时发生了心肌损伤或高血压本身疾病所致。

6. 伴肾脏衰竭　肾衰竭患者检测 cTn 能够很好地判断心肌是否发生了微小损伤，肾衰患者常发生冠状动脉综合征，cTns 水平的连续性升高表明具有心肌损害。晚期肾病患者血清中 cTnT 的升高可能是由于存在一定程度的心肌损伤。

7. 伴心前区疼痛　患者出现心前区疼痛，怀疑可能是发生了心肌炎疾病。在可疑心肌炎病例可出现 cTn 水平升高，其持续时间与炎性状态进展的严重性相平行，成为急性心肌炎的诊断标志物。然而明确心肌炎的诊断还需要依靠病理组织学检查。

【伴随实验室指标的鉴别诊断】

1. 伴心肌损伤标志物

(1) 结合心肌损伤标志物，可以对于 AMI 不同时期进行诊断：① 早期标志物：Mb 和 CK－MB，在 AMI 发生 6 h 内血中即可升高；② 确诊标志物：cTn，在 AMI 发生 6~12 h 血中升高。临床上结合 cTn 和 CK－MB 组合，能够用于 AMI 诊断。

(2) 其他的心肌损伤相关蛋白，如缺血修饰性白蛋白(IMA)、髓过氧化物酶(MPO)、CD40L、妊娠相关血浆蛋白等也可以与 cTn 同时检测用以评价心肌缺血和对 ACS 危险性分类，进一步帮助临床得到更精确的结论。

2. 伴 BNP/NT－proBNP　在心力衰竭患者体内均可检测到 hs－cTn、NT－proBNP、心房利钠肽前体、中段心房利钠肽前体及和肽素等 5 项心脏标志物水平的升高，且与肾脏功能有关，可用于心力衰竭患者的危险分层。联合检测 hs－cTnT 和 NT－proBNP 比单一检测其中一项更有助于判断心力衰竭患者的预后。

3. 伴血脂　高血脂是 ACS 的高危险因素之一，存在高血脂患者检测出现 cTn 升高表明心肌发生损害，应怀疑 ACS 甚至 AMI 的发生。

4. 伴血同型半胱氨酸(HCY)　血 HCY 是 ACS 的独立危险因素，HCY 升高患者检测出现 cTn 升高也表明心肌发生损害，应怀疑 ACS 甚至 AMI 的发生。

5. 伴血糖　cTn 检测在糖尿病患者中用于判断出现心肌损伤或预测未来发生严重的心脏损害疾病具有很大意义。

【需进一步检查的实验室指标】

1. 血清学心肌损伤标志物　如 Mb、CK－MB 等，结合其他心肌损伤标志物能够确诊冠心病，用于诊断急性心肌梗死，也能反映心肌损伤的程度，有助于后续检测和治疗。

2. BNP、NT－proBNP 血清学检查　结合 BNP 的指标进一步确定心肌损伤程度和功能。

3. 心电图检查　结合心电图持续监测可以帮助确诊冠心病甚至心肌梗死。

4. 心血管影像学检查　心血管影响学检查包括胸部 X 片、CT 等，能帮助识别心血管器质性损伤和病变。

5. 血脂检查　血脂检查可以判断心血管疾病的危险程度，为冠心病的发生提供病因学依据。

6. 血清 HCY 检测　血清 HCY 作为心血管疾病的独立危险因素能够为冠心病的发生提供病因学依据。

7. 血糖检查　血糖检查可以帮助判断冠心病可能的病因和并发症。

8. 肾功能检查　如肌酐、尿微量蛋白等检测肾功能可以帮助判断冠心病患者是否存在肾功能损伤相关并发症。

【指标评估的技术要点】

应用于 cTnT 的检测方法有免疫比浊法、化学发光法、电化学发光法和金标层析法，试剂已由罗氏公司申请专利，方法试剂不存在标准化问题，避免了由于多个厂家生产造成的实验标准不一的问题。cTnI 测定多采用金标层析法、化学发光法和电化学发光法。由于生产厂家较多，各家试剂测定标准不一、结果不一。cTnI 的参考值应该与 cTnT 具有一致性和可比性。

随着先进生产技术的投入，各种检测灵敏度、检测低限更低，在 CV 小于 10%的前提下，可以测量到 99%分位或更低的技术的超敏肌钙蛋白检测方法相继问世。hs－cTn 检测系统和试剂的方法不但能够检测到 AMI 患者血中 cTn 升高或降低，还能检测到健康人群血中 cTnI 的含量。hs－cTn 检测是一项改进传统 cTn 性能的检测方法，具有灵敏度更高，检测下限、不精密度更低，参考区间更小等优点。当心肌细胞出现微小损伤时，就可检测到 hs－cTn 的升高。最好的检测方法是化学发光免疫检测法，且可在全自动分析仪上完成，操作简便。

【指标评估的影响因素】

cTnT 为罗氏公司独家专利，因方法单一，易实现标准化，避免了由方法内在所致的测定结果可比性的差异；而 cTnI 测定方法众多，由方法内在所致因素对测定结果可比性的影响也较大。

1. 抗体的氨基酸序列抗体　cTn 在患者的血清中会有不同程度的降解，由于其在血清中存在形式的不同其半衰期也不同，各种检测方法针对不同抗原决定簇的 cTn 抗体，其免疫反应也必然不同。

2. 选用标本抗凝剂　采用全血或血浆标本时的某些抗凝物质（如 EDTA）也会对检测产生影响，EDTA 螯合血标本中的钙离子影响检测值，肝素也可以直接与 cTn 结合阻断抗原表位或改变分子构象而影响检测结果。

3. 标本贮存时间和温度

4. 干扰反应对测定产生的影响　类风湿因子（RF）、心肌肌钙蛋白自身抗体、人抗鼠抗体（HAMAs）或嗜异性的抗体对商品试剂有明显的干扰。cTn 也可能受内源物质，如血红蛋白（Hb）、纤维蛋白和胆红素的干扰。溶血、黄疸或高胆红素血症及风湿等因素对 cTn 测定也有一定的影响，有的可能会产生假阳性结果。血 pH 值的水平也会影响 cTn 的测定结果。

5. 疾病因素　少数无心肌受损的非心源性疾病，如慢性肾衰竭、皮肌炎和 Duchenne 肌营养不良，以及横纹肌溶解症患者血清中会出现心肌肌钙蛋白的假性升高，应结合其他指标判断是否存在真正的心肌损伤。冠状动脉造影剂也可引起一些 cTnI 检测系统测定结果的假性升高，尤其是造影术后 4 h 内采样，cTnI 的检测结果应仔细分析和辨别。

6. 生理因素　年龄以及某些生理变异会导致 cTn 的变异情况。新生儿血清 cTn 基线水平略高于成人，同时，在肥厚型心肌病中也存在与 cTnI 具有相似作用的“野生型”cTnI。

（袁　慧）

参考文献

肌酐、肾小球滤过率

【定义】

肾脏清除率是指某一种物质在一定时间内(通常以 1 min 为单位)由尿液排出的量相当于多少毫升血浆含该物质的量。一般用肾小球滤过率[glomerular filtration rate, GFR, mL/(min·1.73 m^2)]表示。GFR 是肾功能分期的主要依据,对于慢性肾脏病(chronic kidney disease, CKD)的诊断、分期、治疗及预后评估有重要意义。

肌酐(creatinine)的分子量为 113,其主要是体内肌酸的代谢产物,少部分由食物经机体消化吸收而来。肌酐易由肾脏排出,在控制蛋白质的摄入量、活动相对恒定时,检测血清肌酐的含量是评估肾脏的排泄功能最常用的方法。

【分类】

1. 根据血肌酐升高、肾小球滤过率下降急缓分类　可分为急性和慢性肾功能不全。

2. 根据肾小球滤过率下降严重程度分类　慢性肾脏病可分为 5 期(表 9)。

表 9　慢性肾病病分期

分 期	描　述	GFR[mL/(min·1.73 m^2)]
1	肾损伤,GFR 正常或升高	≥90
2	肾损伤,GFR 轻度下降	60~89
3a	GFR 轻-中度下降	45~59
3b	GFR 中-重度下降	30~44
4	GFR 严重下降	15~29
5	肾衰竭	<15

3. 根据 GFR 测定方法分类

(1) 菊粉肾脏清除率(inulin clearance, Clin):Clin 是测定外源性物质清除率的实例,是评价 GFR 的金标准。虽然菊粉清除率准确性高,但其测量方法繁琐,价格昂贵,临床上不能常规使用。

(2) 放射性核素评价:GFR 使用放射性核素标记的造影剂检测 GFR,能准确地反映肾小球滤过功能,较菊粉清除率更方便、易行,是临床中检测 GFR 比较准确的方法,被认为是临床工作中评价 GFR 的“金标准”。

(3) 肌酐清除率(creatinine clearance, Ccr):临床上使用 Ccr 来评价 GFR 避免了肌肉容积变化及肌酐肾外清除的影响,通常也会受到采样时间及尿液收集的完整性等实际困难的困扰。

(4) 在临床应用中常使用一些预测公式,通过这些公式来估算 GFR(estimated glomerulau filtration rate, eGFR)。KIDGO 推荐使用 CKD-EPI 公式(即下表中 eGFR1、eGFR2 或 eGFR3 公式)来估算成人 CKD 患者的 GFR。此外,还有中国 eGFR 协作组公式和 FQ-eGFR 公式,见表 10。

表 10　CKD-EPI、中国 eGFR 协作组和 FQ-eGFR 的 7 个估算公式

公 式	公 式 来 源	方 程 式	相关参数说明
eGFR1	CKD-EPI 2009 Cr 公式	$eGFR1 = 141 \times Min(Cr/k, 1)^a \times Max(Cr/k, 1)^{-1.209} \times 0.993^{年龄}$(女性 × 1.108)	k = 0.9(男性)/0.7(女性) a = -0.411(男性)/-0.329(女性)

（续表）

公 式	公 式 来 源	方 程 式	相关参数说明
eGFR2	CKD－EPI 2012 Cys C 公式	eGFR2 ＝ 133 × Min(Cys C/0.8, 1)$^{-0.499}$ × Max(Cys C/0.8, 1)$^{-1.328}$ × 0.996^{年龄}(女性 × 0.932)	
eGFR3	CKD－EPI 20121 Cys C－Cr 联合公式	eGFR3 ＝ 135 × Min(Cys C/0.8, 1)$^{-0.375}$ × Max(Cys C/0.8, 1)$^{-711}$ × Min(Cr/k, 1)^{a} × Max(Cr/k, 1)$^{-0.604}$ × 0.995^{年龄}(女性 × 0.969)	k ＝ 0.9(男性)/0.7(女性) a ＝－0.207(男性)/－0.248(女性)
eGFR4	中国 eGFR 协作组 Cys C 公式	eGFR4 ＝ 86 × Cys C$^{-1.132}$	
eGFR5	中国 eGFR 协作组 Cys C－Cr 联合公式	eGFR5 ＝ 169 × Cr$^{-0.608}$ × Cys C$^{-0.630}$ × 年龄$^{-0.157}$(女性) × 0.83	
eGFR6	FQ－eGFR Cys C 公式	eGFR6 ＝ 78.64 × Cys C$^{-0.964}$	
eGFR7	FQ－eGFR Cys C－Cr 联合公式	eGFR5 ＝ 173.9 × Cr$^{-0.184}$ × Cys C$^{-0.725}$ × 年龄$^{-0.193}$(女性 × 0.89)	

注：上述各公式中 Cr 以 mg/dL、Cys C 以 mg/L、年龄以岁为单位。

国内研究结果表明，CKD－EPI 开发的 3 个公式中，eGFR2 和 eGFR3 公式并不适用于中国成人 CKD 患者的肾功能评估，这与种族差异所致估算公式的不适用性有关。国内开发的 4 个公式中，除 eGFR5 公式外，eGFR4、eGFR6 和 eGFR7 公式比 eGFR1 公式更适用于中国成人 CKD 患者的肾功能评估。

【诊断思路】

诊断思路见图 156。

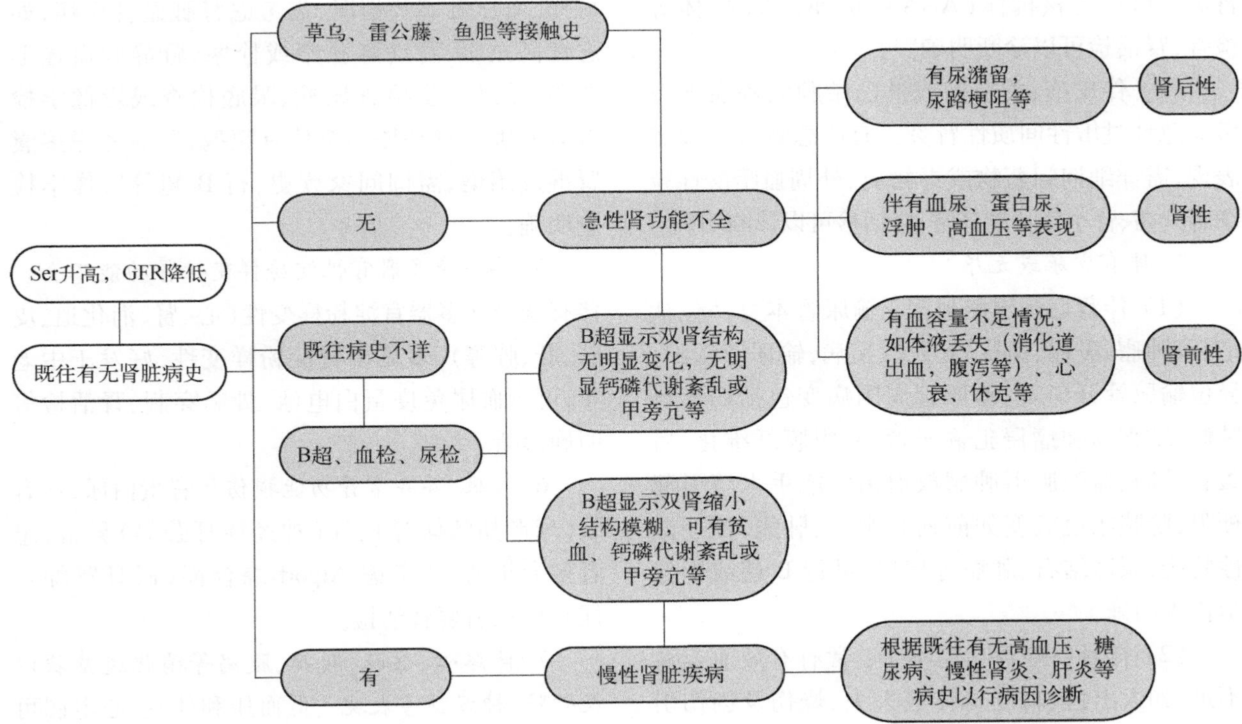

图 156　Scr 升高、GFR 下降的诊断思路图

Scr 降低、GFR 升高：可能与贫血、肌营养不良、肌萎缩、白血病、尿崩症等疾病有关。也可见于糖尿病肾病早期肾脏高滤过期。

【伴随临床症状的鉴别诊断】

1. 伴发热

（1）伴血压下降、烦躁、焦虑、神情紧张、面色和皮肤苍白、口唇和甲床轻度发绀、肢端湿冷等表现需考虑感染性休克导致急性肾前性肾功能不全，同时可有恶心、呕吐、尿量减少、心率增快等表现。可根据临床表现、血象检查等诊断。

（2）伴有上呼吸道感染、肠道感染等前驱症状需考虑 IgA 肾病，尿检可见血尿，肾活检可以诊断明确。

（3）伴低血压、皮肤黏膜瘀点、瘀斑、异性淋巴细胞需考虑流行性出血热性肾损害。尿检可有蛋白尿、尿红细胞、白细胞、管型等，部分患者血 ALT、AST 升高，凝血功能异常等。确诊可依赖病毒分离、特异性抗体及病毒核酸检测。

（4）伴皮肤蝶形红斑、关节痛、蛋白尿、血尿及多个系统和脏器损害需考虑系统性红斑狼疮性肾炎。可行抗核抗体（ANA）、抗 dsDNA 抗体等检查，肾活检可以诊断明确。

（5）伴皮疹、关节痛或淋巴结肿大等表现需考虑急性过敏性间质性肾炎。有些患者可有腹痛表现，需详细询问药物或毒物史，外周血嗜酸性粒细胞升高、肾小管功能异常，肾活检可以诊断明确。

2. 伴有少尿或无尿

（1）伴肾后性尿路梗阻：输尿管本身病包括结石、肿瘤、炎症、结核、先天性疾病，输尿管膨出、异位输尿管开口等；输尿管周围病变包括妇产科肿瘤、结直肠肿瘤侵犯输尿管、后腹膜纤维化、后腹膜肿瘤、盆腔脏器肿瘤放射治疗或手术等引起梗阻；膀胱尿道病变如前列腺肥大、肿瘤，神经源性膀胱，尿道结石、肿瘤等疾病，可行 B 超或影像学检查明确。

（2）伴肾前性肾功能不全：常有有效血容量不足，如大出血、胃肠道体液丢失、烧伤及创伤引起大量渗液；败血症所致的循环衰竭及休克；心源性休克、药物麻醉、脊髓损伤诱发的低血压休克；肾脏大血管疾病导致肾脏灌注不足如动脉粥样斑块栓塞、血栓栓塞、夹层动脉瘤撕裂等。

（3）伴肾性因素：如急进性肾小球肾炎等，可查抗中性粒细胞胞质抗体（ANCA）、抗核抗体（ANA）、抗肾小球基底膜抗体（抗 GBM）等，肾活检可以诊断明确。急性肾小管坏死或者急性间质性肾炎，也可表现为肾功能不全伴有少尿或无尿，可有药物或者毒物接触史，或者有感染等诱发因素，如果过敏引起，可有血嗜酸性粒细胞增多等表现，可查尿 pH、尿沉渣、尿浓缩稀释试验等，肾活检可以诊断明确。

3. 伴咯血　可见于流行性出血热。此外，还可见于 Goodpasture's 综合征，以青年男性多见，表现为急进性肾衰竭、严重咯血和呼吸困难，伴有血尿、蛋白尿、管型尿，可以进一步检查抗肾小球基底膜抗体（抗 GBM）等，肾活检可以诊断明确；原发性小血管炎性肾损害也可表现为急进性肾损伤伴有咯血，多见于老年人，可进一步检查 ANCA，肾活检可以诊断明确。

4. 伴腰腹痛　有高血压、心血管等系统性疾病史的患者若出现血肌酐升高，伴有突发腹痛、血尿、血压升高等情况，需考虑肾脏血管疾病，如恶性高血压、肾动脉狭窄或栓塞、肾静脉血栓形成等，需进一步检查尿检、眼底检查或影像学检查等明确。肾功能不全伴有腹痛，还需考虑多囊肾继发感染，需询问家族史，行 B 超等影像学检查明确。

5. 伴全身多器官性淀粉样变性肾功能不全　伴有全身性多器官淀粉样变性（心、肾、消化道、皮肤、肝、脾等），多见于肾淀粉样变性，好发于中老年，可行血尿免疫蛋白电泳、骨髓穿刺、肾活检等明确诊断。

6. 伴眼、耳异常肾功能损伤　有蛋白尿，伴有眼（球形晶状体等）、耳（神经性耳聋等）异常，患者多为儿童，需考虑 Alport 综合征（眼耳肾综合征），确认需要肾活检。

7. 伴恶心、呕吐、腹痛、腹泻等消化道症状以及心脏、神经损害表现　低血压和休克、心电图可有不同程度的房室传导阻滞，头昏、头痛、烦躁不安、重者可有神经麻痹、昏迷、抽搐。考虑鱼胆、乌

J

头碱等毒物中毒。

【伴随实验室指标的鉴别诊断】

1. 伴尿素氮升高　BUN/Cr(单位均为 mg/dL)的意义：① 器质性肾衰竭，BUN 与 Cr 同时升高，因此 BUN/Cr≤10∶1；② 肾前性少尿，肾外因素所致的氮质血症，BUN 可较快上升，但 Scr 不相应上升，此时 BUN/Cr 常>10∶1。

2. 伴血尿、蛋白尿、血肌酐升高　伴血尿和(或)蛋白尿首先要考虑肾小球肾炎的可能，此时可伴有血尿、少尿、水肿、高血压等临床症状。还可见于间质性肾炎、多囊肾、遗传性肾病等。此外，还可见于一些全身性疾病，如：① 感染性疾病：败血症、流行性出血热、猩红热、钩端螺旋体病、病毒性肝炎、感染性心内膜炎等；② 免疫和自身免疫性疾病：系统性红斑狼疮、血管炎、类风湿关节炎、系统性硬化症、皮肌炎等疾病引起的肾损害；③ 心血管疾病：高血压(包括急进性高血压)、慢性心力衰竭、肾动脉狭窄或栓塞、肾静脉血栓形成等；④ 代谢性疾病：糖尿病、甲状腺功能减退或亢进等；⑤ 其他：如肾淀粉样变、骨髓瘤性肾损伤、药物毒物中毒等。

3. 伴氨基酸尿、葡萄糖尿和大量磷酸盐尿　提示有肾小管功能受损需考虑范科尼综合征(Fanconi syndrome)、脑-眼-肾(Lowey)综合征等，还需要考虑药物或毒物引起的间质性肾炎或肾小管坏死。

4. 伴有高血钙　若出现不明原因的肾功能不全伴有与肾功能减退不一致的贫血、高血钙、体重下降或骨痛需考虑多发性骨髓瘤性肾损害，可进一步检查血尿免疫蛋白电泳、尿本周蛋白、骨髓穿刺等。

【需进一步检查的实验室指标】

1. 血液检查　包括血红蛋白、红细胞计数、白细胞计数、血小板计数、白细胞分类、血沉、C-反应蛋白、网织红细胞计数等。

2. 尿液检查　包括尿常规、24 h 尿蛋白定量、尿微量白蛋白等。

3. 尿蛋白　电泳分析尿蛋白成分，是肾小球性还是肾小管性。

4. 血、尿免疫固定电泳　电泳分析血、尿液中免疫球蛋白的组分。

5. 血生化　肝肾功能、电解质、血糖、血脂、铁代谢指标、骨代谢指标、心肌酶谱、脑钠肽等。

6. 血免疫学检查　包括免疫球蛋白、补体、各种自身抗体，肝炎、艾滋病、梅毒等性传播疾病的病原体检查等。

7. 糖尿病相关检查　糖化血红蛋白、糖化白蛋白、胰岛素、C 肽、胰高血糖素等。

8. 甲状腺相关检查　甲状腺功能。

9. 肿瘤指标

10. 其他　B 超、CT、X 线、肾活检等。

【指标评估的技术要点】

肌酐的测量目前常用的测定方法主要分为两类：碱性苦味酸法(Jaffe 反应)及酶法。Jaffe 法主要缺点是特异性差，某些头孢类药物可引起正干扰，而胆红素可引起负干扰。酶法测定肌酐包括脱氢酶法与氧化酶法，前者特异性好，但试剂稳定性稍差；后者试剂稳定，但易受强还原性药物的干扰，如止血敏、羟苯磺酸钙等对其检测有明显负干扰。

【指标评估的影响因素】

1. 肌肉容积　血肌酐与肌肉容积相关，每 20 g 肌肉每天可产生 1 mg 的血肌酐。因此，相同的 Scr，消瘦者的肾功能损伤比肌肉发达者更为严重。

2. 肾小管对肌酐的排泌及肌酐的肾外排泄　当 GFR 下降到正常的 1/3 时，血肌酐才开始上升，这是因为肌酐存在肾小管排泌及肾外排泌途径；随着肾功能的减退，肾小管排泌及肾外排泌肌酐增加。因此，肾脏功能下降的早期和晚期都不能直接应用 Scr 来判断 GFR 的实际水平，否则会造成对 GFR 的过高估计。使用西咪替丁可抑制肾小管对肌酐分泌。

3. 肌酐测量的误差

(1) 对肌酐测定方法本身的影响因素，如胆红素对苦味酸法测定肌酐的负干扰；某些还原性药物对氧化酶法测定肌酐的负干扰。

（2）体内肌酐测量的误差肾功能每日的短暂波动会导致血清肌酐水平的波动，主要与细胞外容积、每日不同的时间点及不同的体位有关。

（3）饮食对肌酐测定的影响在肉类食物摄入量稳定，身体的肌肉代谢又没有大的变化，肌酐的生成就会比较恒定。吃肉多会引起肌酐波动，但是一般情况下不会引起肌酐有明显上升。

（李　智，周　蓉，沈　杰）

肌红蛋白尿

【定义】

含有游离肌红蛋白的尿称为肌红蛋白尿。正常情况下血浆中肌红蛋白含量很少。肌红蛋白尿排出体外时初呈粉红色，很快变为棕色或棕黑色，类似于可口可乐或德国黑啤颜色。其病因有肌肉创伤、肌肉缺氧、肌肉炎症、肌肉代谢紊乱、中毒等。由代谢因素所致的肌红蛋白尿，最常见病因是横纹肌溶解症。快速大量的肌红蛋白代谢和低血压可引起少尿和肾衰竭。

【分类】

肌红蛋白尿按照病因分为代谢性、营养性、应激性、损伤性或遗传性肌红蛋白尿。

【诊断思路】

诊断思路见图 157。

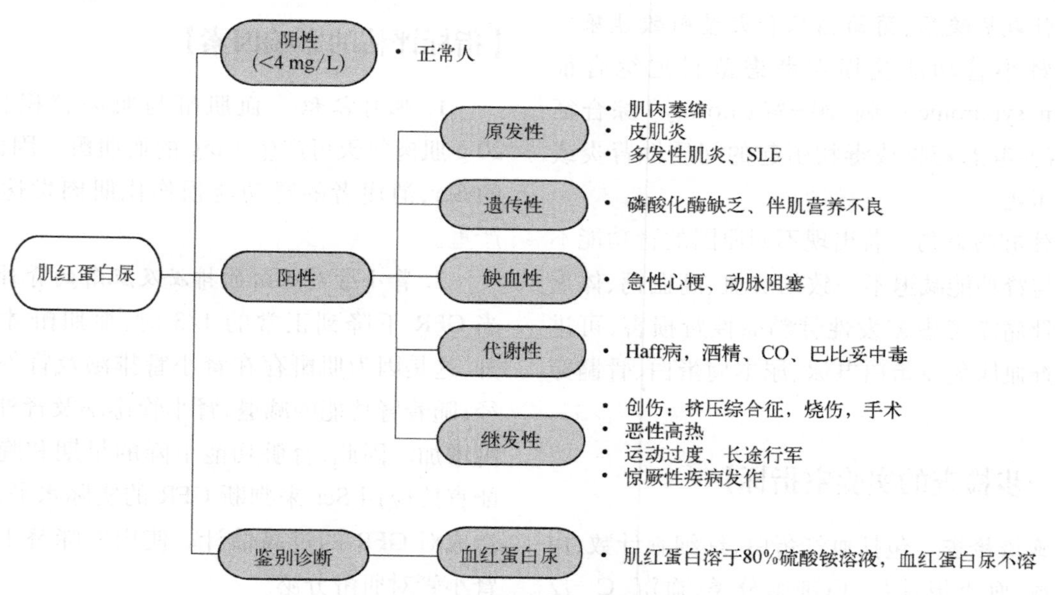

图 157　肌红蛋白尿诊断思路图

1. 询问病史

（1）疑有肌红蛋白尿时，询问有无广泛软组织损伤（如挤压伤、严重烧伤、电灼伤等）、肌细胞缺氧（如大动脉栓塞）、肌肉炎症（如皮肌炎、多发性肌炎等）、中毒（如蛇毒、蜂毒、蜘蛛毒和重度乙醇中毒等）、剧烈肌痉挛、恶性高热、剧烈运动等病史。挤压伤患者 24 h 内出现褐红素（酱油样尿）或自述血尿，应考虑肌红蛋白尿。肌红蛋白尿浓度在伤肢减压后 3～12 h 达到高峰，以后逐渐下降，1～2 d 后自行转轻；食用过水产品，并在 24 h 以内发生横纹肌溶解症，即 Haff 病。

（2）排除有色食物和药物（如利福平）的影响。

（3）通过尿液检查除外血尿、脓尿和结晶尿，再通过尿胆红素检查除外胆红素尿。剩下的是血红蛋白尿、肌红蛋白尿和卟啉尿。确定是否为肌红蛋白尿时注意是否有明显诱因、出现肌肉疼痛无力的症状、尿液颜色改变成棕色或棕黑色；尿常规检查观察有无红细胞，谷草转氨酶、乳酸脱氢酶、肌酸激酶等血清肌酶升高；联苯胺试验阳性，蔗糖溶血试验阴性，Coombs 试验阴性；淀粉凝胶或醋酸纤维纸进行尿液电泳试验，可分离出肌红蛋白。

2. 肾功能检查　本症常引起急性肾功能不全，注意相应肾功能检查。肌红蛋白尿常可引起急性肾衰竭，其发生机制仍未了解，可能与以下因素有关：肾小管梗阻；损伤的肌肉释放蛋白溶解酶激活血管收缩物质，造成肾脏缺血；肌红蛋白分解产物铁色素等的直接肾毒性作用损伤肾小管。

【伴随临床症状的鉴别诊断】

1. 伴肌肉疼痛　慢性广泛性肌肉疼痛伴皮肤触痛，同时伴有睡眠障碍时应考虑与纤维肌痛综合征相鉴别；另外，感冒和过量运动也可引起肌肉疼痛，也要给予鉴别。

2. 伴乏力、易疲劳和脂质沉积性肌病　脂质沉积性肌病是一类脂质代谢紊乱的线粒体疾病，可有反复发作的肌痛、肌无力和肌红蛋白尿，多有诱因，如运动、感染等。

3. 伴血尿　肌红蛋白尿伴血尿，需考虑继发性的肾功能障碍。

4. 伴发热、黄疸、腰背痛、肝脾肿大等　需考虑溶血性贫血或阵发性睡眠性血红蛋白尿的可能。

【伴随实验室指标的鉴别诊断】

1. 伴贫血、总胆红素和间接胆红素升高、红细胞寿命缩短和尿隐血阳性　需与溶血引起血红蛋白尿症相鉴别。实验室可采用尿中加入 3.2 M 硫酸铵后，肌红蛋白尿不生成异常色素沉淀的方法加以鉴别。

2. 伴肌酸激酶升高　需与心肌炎、病毒性肝炎、肌营养不良等相鉴别。

3. 伴颗粒管型　需注意与肾小球肾炎、肾小管损伤相鉴别。

4. 微量肌红蛋白（5 ng/mL）　可采用放射免疫法检测，当肌红蛋白的浓度高于 100 μg/mL 时，尿液变色明显。在 1 μg/mL 的浓度时，肌红蛋白可用邻苯甲胺试纸检测。

【需进一步检查的实验室指标】

1. 尿肌红蛋白

2. 肾功能、肝功能、电解质及血脂

3. 血清肌酸激酶

4. 血常规、粪便常规和潜血、红细胞沉降率、C-反应蛋白、免疫球蛋白、补体、自身抗体、肝功能、血脂、甲状腺功能

5. 尿液检查

6. 尿蛋白定量

7. 尿蛋白电泳

8. 血、尿免疫固定蛋白电泳

9. 血免疫学检测

10. 其他

【指标评估的技术要点】

（1）尿常规检测时，潜血假阳性率较高，血红蛋白尿和肌红蛋白尿均可呈阳性反应，因此必须以新鲜尿液的镜检结果作为判断是否存在镜下血尿的标准。

（2）肌肉活检可以用于检测肌红蛋白尿的组织学变化，用于揭示肌红蛋白尿产生的原因。但若肌肉活检进行得时间太早，如急性肌肉衰竭期时肌肉纤维有非特异性变性和再生。故若怀疑潜在的代谢功能障碍时应推迟肌肉活检时间，从而更好地揭示组织化学变化。另外在复发性肌红蛋白尿相关的脂质疾病中，肌肉活检结果常显示阴性，如 CPT Ⅱ缺陷患者。

【指标评估的影响因素】

（1）药物相关性因素。

（2）肌肉活检进行时间。

（李　智）

参考文献

肌酸激酶及其同工酶（质量法）

【定义】

肌酸激酶（CK）又称肌酸磷酸激酶，是一种二聚体酶，能可逆地催化肌酸和三磷酸腺苷生成磷酸肌酸和二磷酸腺苷的反应，是细胞能量代谢的关键酶。CK 分子量为 86 kDa，通常存在于动物的心脏、肌肉以及脑等组织的细胞质和线粒体中，其中骨骼肌含量最高，其次是心肌和脑，是一个与细胞内能量运转、肌肉收缩、ATP 再生有直接关系的重要激酶。肌酸激酶由 M 和 B 两个亚基组成，可形成 CK－MM（肌肉型）；CK－MB（杂化型）和 CK－BB（脑型）三种同工酶，另在心肌和骨骼肌细胞线粒体中存在另一种结构不同的 CK，即 CK－MiMi。其中 CK－MM 主要存在于骨骼和心肌中；CK－MB 主要存在于心肌中；CK－BB 在脑和膀胱组织中，MiMi 型主要存在于心肌和骨骼肌线粒体中。

【分类】

肌酸激酶及其同工酶升高按病理生理可分为生理性升高和病理性升高。生理性升高见于人体剧烈或持久运动后，可导致 CK 活性明显升高，运动越剧烈，时间越长，则 CK 活性上升的幅度越大，通常在运动后 12～20 h 达到峰值，并维持 36～48 h。生理性升高亦可见于怀孕妇女，妊娠妇女通常在 14～26 周时出现 CK 活性降低，而后又逐渐升高，分娩时 CK 升高。病理性升高见于心脏疾病（如急性心肌梗死、心肌炎等）、中枢神经系统所致的脑血管疾病（如脑炎、脑梗死等）、肌肉病变（如多发性肌炎、肌营养不良等）及肿瘤。

按照病因可分为非肌病性和肌病性高肌酸激酶及肌酸激酶同工酶血症。非肌病性高肌酸激酶及肌酸激酶同工酶血症可见于心肌损伤或坏死，此时肌酸激酶及肌酸激酶同工酶 CK－MB 升高且 CK－MB/CK 比值增大。脑部疾病与脑损伤时血清 CK 与脑型同工酶 CK－BB 常同时升高，若血清中出现异常水平的 CK 与 CK－BB 而又排除脑部疾病时，应注意肿瘤的可能。肌病性高 CK 血症包括炎症性肌病、代谢性肌病、先天性肌病、肌营养不良、内分泌性肌病等。另肌肉直接缺血或损伤，恶性高热、应用某些药物（如他汀类降脂药物）、酒精、有机磷农药、苯酚中毒等也常使 CK 升高。

按照临床表现可分为症状性高肌酸激酶及肌酸激酶同工酶血症和无症状性高肌酸激酶血症。症状性高肌酸激酶及肌酸激酶同工酶血症见于急性心肌梗死、心肌炎、脑炎、癫痫、脑梗死、多发性肌炎、横纹肌溶解症、进行性肌营养不良、重症肌无力、肌萎缩症等等。无症状性高肌酸激酶血症见于杜氏肌营养不良的基因携带者，具某种基因缺陷，其本人不表现任何症状。

肌酸激酶由按组成亚基不同，可分为 CK－MM（肌肉型）、CK－MB（杂化型）、CK－BB（脑型）和 CK－Mt（线粒体型）。骨骼肌几乎只含 CK－MM，心肌中除 CK－MB 外，也主要含此型同工酶，CK－MM 是健康成人血清 CK 的主要成分，因此肌肉创伤、感染、惊厥、癫痫，特别是破伤风可导致患者血清 CK－MM 高于正常人 7 倍；另缺氧、进行性肌营养不良，肺栓塞，甲状腺机能低下，脑血管疾病，巴比妥或其他外源性毒物中毒，亦会引起血清 CK－MM 升高。血清 CK－MB（质量）测定的最重要意义在于诊断急性心肌梗塞。当发生AMI时，CK活性在3～8 h升高，血中半寿期约为15 h，峰值在10～36 h，3～4 d后回复至正常水平。急性心肌梗死胸痛发作后4～6 h，患者血清CK－MB先于总活性开始升高，12～36 h达峰值，多在72 h内恢复正常；如果梗死后3～4 d，CK－MB仍持续不降，表明心肌梗死仍在继续进行，如果已下降的CK－MB再次升高则提示原梗死部位病变扩展或有新的梗死病灶；如果胸痛患者在48 h内尚未出现CK－MB升高，即可排除急性心肌梗死的诊断。血清CK－BB的高低与脑损伤范围的大小及死亡率的高低相一致，在脑血管意外及脑手术后，血清CK－BB亦可升高。

【诊断思路】

诊断思路见图158。

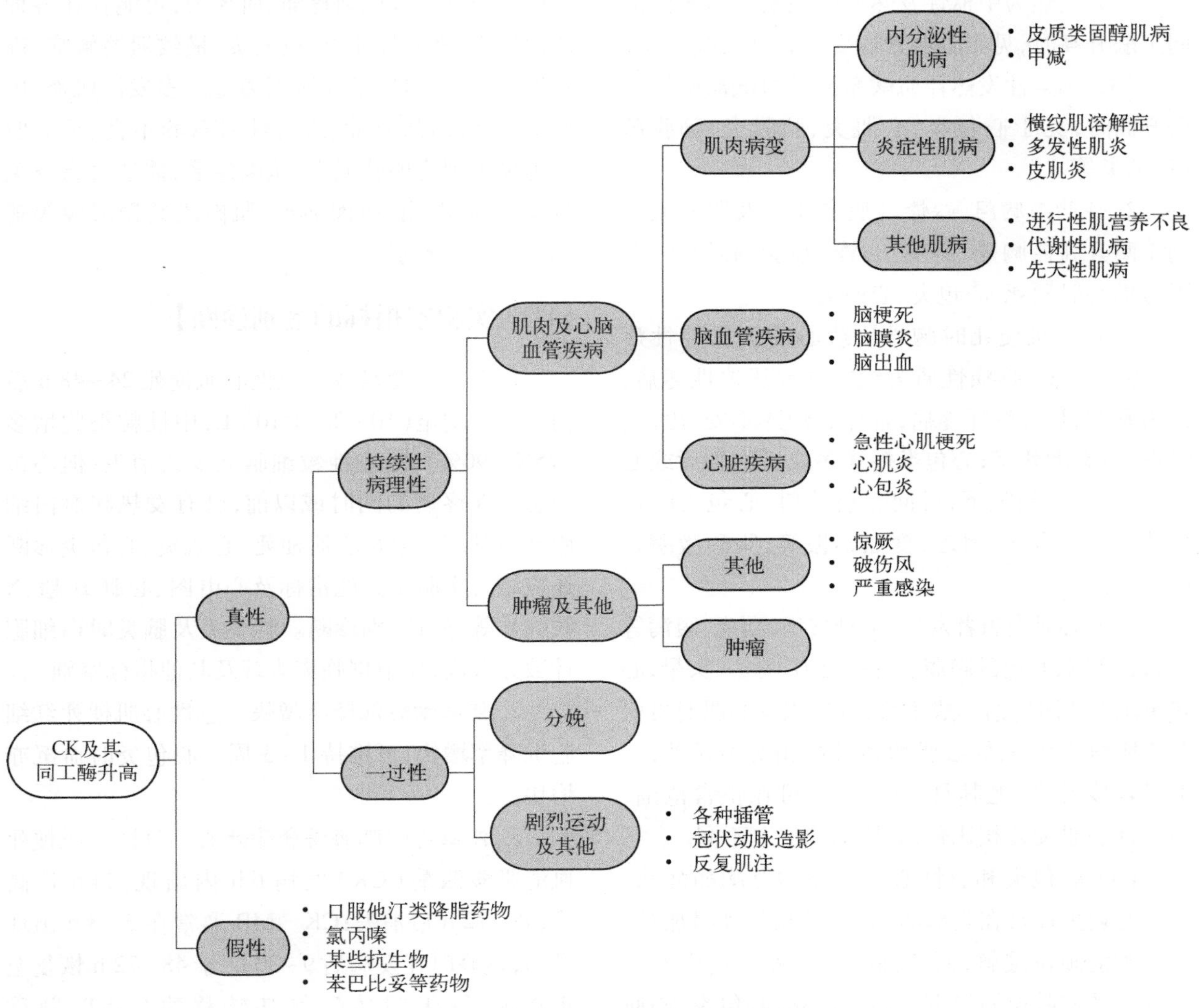

图158 CK及其同工酶升高的诊断思路图

（1）CK及其同工酶升高要鉴别生理性升高和病理性升高，是否口服他汀类降脂药物、氯丙嗪、某些抗生素、苯巴比妥等药物或是否由各种插管、手术、心脏介入、心导管、冠状动脉造影、运动试验、反复肌注、剧烈运动等引起的一过性升高。

（2）鉴别CK及其同工酶升高是由心脏疾病、肌肉病变、中枢神经系统脑血管疾病、肿瘤还是其他因素所致。

（3）心脏手术和非心脏手术后都将导致CK活性的升高，且升高的幅度与肌肉的损伤范围的大小及手术时间的长短密切相关。因此依据临床表现、症状、体征、病史、查体及检查结果鉴别升高的肌酸激酶及肌酸激酶同工酶的来源部位以帮助诊断。

【伴随临床症状的鉴别诊断】

1. 伴发热

（1）以无菌性炎症引起的发热伴肌酸激酶及肌酸激酶同工酶升高，多由血管栓塞或血栓形成引起，如心肌梗死、脑梗死。

（2）发热为中枢性发热肌酸激酶及肌酸激酶同工酶升高时，见于脑血管病变、脑外伤、癫痫等。

（3）感染性发热伴肌酸激酶及肌酸激酶同工酶升高时，见于心包炎、心肌炎、脑膜炎、脑膜脑炎、脑炎等。

2. 伴胸痛胸闷、心悸　肌酸激酶及肌酸激酶同工酶升高伴胸痛、胸闷、心悸、心慌、心律不齐，可考虑心肌梗死、心包炎、心肌炎。

（1）心肌梗死时胸骨后或心前区压榨性疼痛、心律失常：疼痛性质为绞窄样或压迫性疼痛，或为紧缩感、烧灼样疼痛，常伴有烦躁不安、出汗、恐惧，或有濒死感；心包炎疼痛多位于胸骨后或心前区，少数在剑突下，可向左肩放射，心包炎时伴发热、畏寒、多汗、困乏、食欲不振等，肌酸激酶轻度升高。

（2）心肌炎患者发热、全身酸痛、咽痛、腹泻等症状：胸闷、心前区隐痛、心悸、乏力、恶心、头晕，心包炎患者心肌酶谱一般不会升高，累及心肌时可引起心肌酶的升高，但心肌酶谱升高相对不显著，一般呈轻度升高，尤其是 CK－MB 可在正常范围，与急性心肌梗死相比较，心肌酶峰显著不同。

（3）心包炎和急性心肌梗死均有胸痛症状，急性心包炎通常在胸部活动，咳嗽和呼吸时加重，坐起和前倾位缓解，而急性心肌梗死胸痛则不随胸部活动或卧位而加重。心肌梗死、心包炎、心肌炎时除肌酸激酶及肌酸激酶同工酶检测加以鉴别，心电图，心脏 B 超等可加以鉴别。

3. 伴头痛、眩晕　肌酸激酶及肌酸激酶同工酶升高伴头痛、眩晕、恶心呕吐、头晕、肢体无力、麻木等可考虑脑梗死、脑出血、脑膜炎及脑炎等。脑梗死和脑出血引起的头痛称为中枢性头痛，发作时呈胀痛和钝痛样。除头痛外，还有一侧或双侧肢体麻木、乏力、神志恍惚等表现。若为脑出血，由于颅内压力升高和淤血的刺激，上述症状会更严重，蛛网膜（覆盖脑组织的膜状组织）下腔出血引发的头痛非常剧烈，同时还伴有呕吐、颈硬等表现。除脑梗死、脑出血引发头痛外，颅脑感染如脑膜炎、脑膜脑炎、脑炎、脑脓肿也引发头痛，可通过 CT 扫描，MRI、腰部穿刺等检查进行鉴别。

4. 伴肌肉疼痛、肌无力　肌酸激酶及肌酸激酶同工酶升高伴肌肉疼痛、肌无力，可能存在各种肌肉损伤、多发性肌炎、皮肌炎、横纹肌溶解症、进行性肌营养不良、重症肌无力等。多发性肌炎、皮肌炎、横纹肌溶解症、进行性肌营养不良、重症肌无力可表现为四肢无力、肌肉疼痛，需通过自身免疫检验、肌电图、肌肉活检、肌肉磁共振成像等辅助检查加以鉴别。

【伴随实验室指标的鉴别诊断】

1. 伴白细胞增多　急性心肌梗死 24～48 h 后白细胞可增至（10～20）$\times 10^9$/L，中性粒细胞增多（75%～90%），嗜酸性粒细胞减少或消失；但心包炎患者在疼痛的同时或以前，已有发热和血白细胞计数升高。急性心肌梗死、心肌炎、心包炎诊断还应结合实验室其他指标及心电图、心脏 B 超、X 线胸片等进行鉴别诊断。脑膜炎及脑炎时白细胞计数亦升高，应根据临床表现及其他指标鉴别。

2. 伴红细胞沉降率增快　急性心肌梗死红细胞沉降率增快，可维持 1～3 周。心包炎时血沉亦增快。

3. 伴血清心肌酶谱含量升高　急性心肌梗死血清肌酸激酶（CK）发病 6 h 内出现，24 h 达高峰，48～72 h 后消失；CK－MB 通常在 3～8 h 出现升高，达峰时在发病后 9～30 h，于 48～72 h 恢复至正常水平；天门冬酸氨基转移酶（AST，曾称 GOT）在起病 6～12 h 后升高，24～48 h 达高峰，3～6 d 后降至正常；乳酸脱氢酶（LDH）发病后 8～12 h 升高，2～3 d 达高峰，1～2 周才恢复正常；乳酸脱氢酶同工酶 LDH1 在急性心肌梗死后数小时总乳酸脱氢酶尚未出现前就已出现，可持续 10 d，其阳性率超过 95%。而脑梗死、脑出血、脑膜炎及脑炎时天门冬酸氨基转移酶、乳酸脱氢酶同工酶

LDH1 不升高。

4. 血清肌红蛋白含量升高和尿肌红蛋白排泄　急性心肌梗死血清肌红蛋白含量升高在 4 h 左右出现，高峰消失较 CK 快，多数 24 h 即恢复正常；尿肌红蛋白在梗死后 5～40 h 开始排泄，持续平均可达 83 h。而脑梗死、脑出血、脑膜炎及脑炎时血清肌红蛋白含量不升高，尿中无肌红蛋白排泄。

5. 伴肌钙蛋白（cTn）　肌钙蛋白被认为是目前用于心肌梗死诊断的最特异的实验室指标，最早可在症状发作后 2 h 出现；具有较宽的诊断窗：cTnT（5～14 d），cTnI（4～10 d）。心肌炎时肌钙蛋白亦可升高，可通过心电图、心脏 B 超等加以鉴别。

6. 伴脑钠肽（BNP）/氨基末端脑钠肽前体 NT－proBNP　心肌生物力学应力指标如脑型利钠肽（BNP）/NT－proBNP 升高已被证明对 ACS 导致的死亡和心力衰竭具有预测价值，AMI 发生后血浆 BNP 在 24 h 内快速升高，然后趋于一个比较稳定的值。脑梗死、脑出血、脑膜炎及脑炎时脑钠肽（BNP）/氨基末端脑钠肽前体 NT－proBNP 不升高。

7. 伴 C－反应蛋白升高肌酸激酶升高　伴 C－反应蛋白升高见于心肌梗死、心肌炎、心包炎、脑膜炎及脑炎等。应根据临床表现、实验室检测指标（肌钙蛋白、肌红蛋白等）及心电图、B 超等加以鉴别。

8. 伴血糖升高及糖耐量降低　急性心肌梗死时，由于应激反应，血糖可升高，糖耐量可暂降低，2～3 周后恢复正常。

【需进一步检查的实验室指标】

1. 血常规检查　包括白细胞、红细胞、血小板、血红蛋白、白细胞分类等。

2. 心肌酶谱检查　包括肌酸激酶及肌酸激酶同工酶、谷草转氨酶、乳酸脱氢酶、乳酸脱氢酶同工酶 1、肌钙蛋白、肌红蛋白等。

3. 脑脊液常规检验（白细胞及红细胞计数和分类）和脑脊液生化检验（蛋白、糖、氯等）

4. 免疫学检查　包括脑钠肽（BNP）/氨基末端脑钠肽前体 NT－proBNP、C－反应蛋白、抗核抗体（ANA）、ENA 谱等。

5. 感染性疾病筛查　包括乙肝、丙肝、梅毒、艾滋病等。

6. 血生化检验　包括肝肾功能、电解质、血脂等。

7. 细菌学检查　细菌涂片、细菌培养。

8. 糖尿病相关检查　血糖、尿糖、糖耐量试验等。

9. 凝血功能及血栓检测　包括 PT、APTT、FIb、FDP、D－D、TM 等。

10. 其他　包括心电图、脑电图、心脏 B 超、X 线胸片、肌电图、肌肉活检、CT 扫描，MRI、肌肉磁共振成像等。

【指标评估的技术要点】

1. 肌酸激酶检测方法　酶偶联法（速率法）原理：CK 催化 ADP 与磷酸肌酸之间的反应，产生 ATP，偶联己糖激酶（HK）及葡萄糖－6－磷酸脱氢－6－磷酸脱氢酶（G6PD）的催化反应。HK 催化葡萄糖被 ATP 磷酸化，形成葡萄糖－6－磷酸（G6P）。G6PD 催化 G6P 被 NADP+氧化成 6－磷酸葡萄糖酸内酯（6－PG）和 NADPH，后者的生成速率与 CK 活性成正比。

2. 肌酸激酶同工酶检测　可用免疫抑制法测 CK－MB 活性和免疫化学发光法测质量，由于免疫抑制法测 CK－MB 活性是通过抑制 M 亚基，测 B 亚基活性，结果乘 2 即得 CK－MB 活性，此法由于方法学的局限受诸多因素干扰而出现假阳性值；而 CK－MB 质量测定是免疫化学发光技术，是利用被包被于细微铁微粒上的单克隆抗体进行的免疫反应，通过磁性分离血中的干扰物质后加入 ALP 标识抗体，再通过磁性分离去除多余的 ALP 标识抗体，最后加入发光基质进行酶促反应所产生的化学发光来进行测定，此法有免疫反应所具有的高度专一性，能排除诸多因素干扰。因此建议肌酸激酶同工酶检测采用 CK－MB 质量检测。

【指标评估的影响因素】

1. 非疾病因素　生理性升高见于人体剧烈或持久运动后，可导致 CK 活性明显升高，运动越剧烈，时间越长，则 CK 活性上升的幅度越大，通常在运动后 12～20 h 达到峰值，并维持 36～48 h。生理性升高亦可见于怀孕妇女，怀孕妇女通常在 14～26 周时出现 CK 活性降低，而后又逐渐升高，分娩时 CK 升高。

2. 药物相关性因素　应用某些药物（如他汀类降脂药物氯丙嗪、某些抗生素、苯巴比妥等）、酒精、有机磷农药、苯酚中毒等也常使 CK 升高。

3. 盐水稀释对 CK 的影响　血清中存在内源性的抑制剂表观 CK 活力随稀释倍数增加而增加，故 CK 活力显著升高的样本不宜用盐水稀释。

4. 溶血和组织损伤产生的 ATP 对 CK 的影响　红细胞及所有组织中含有腺苷酸激酶反应产生的 ATP 导致表观 CK 活力增加。因此溶血浓度较高时可致 CK 活性假性升高。

5. 温度对 CK 的影响　CK 活性不稳定温度和光照可使 CK 酶活性易丧失，因此标本采集后最好尽快分离，将血清放到 4℃冰箱避光保存。

（石玉玲，陈建芸）

参考文献

脊髓灰质炎病毒

【定义】

脊髓灰质炎病毒（poliovirus）属于人类肠道病毒，单正链小 RNA 病毒，是脊髓灰质炎的病原体。脊髓灰质炎是一种急性传染病，临床症状以发热、上呼吸道症状、肢体疼痛为主；该病毒侵犯脊髓前角运动神经细胞，导致迟缓性肢体麻痹，多见于儿童，又称“小儿麻痹症”。通过疫苗接种可有效预防脊髓灰质炎，据统计，通过疫苗接种，脊髓灰质炎发病率下降了 99%，包括中国在内的大多数国家和地区实现了无脊髓灰质炎野病毒传播的目标。

【分类】

根据抗原不同可分为 Ⅰ、Ⅱ、Ⅲ 共 3 个血清型，它们的物理性状相同，各型间很少交叉免疫，分别可用相应的免疫血清作中和试验定型，各型间的核苷酸序列有 36%～52% 的同源性。相关研究表明，若早产儿给予减毒脊髓灰质炎疫苗（IPV）接种能够产生对 3 个血清型的病毒株的保护性抗体，并产生与足月儿相同数量的特异性 $CD4^{+}$ $CD45RO^{+}CD69^{+}IFN-\gamma^{+}$ 脊髓灰质炎记忆 T 细胞。

【诊断思路】

诊断思路见图 159。

临床意义　脊髓灰质炎病毒是导致脊髓灰质炎的病原体，该病是一种急性传染病。本病潜伏期 5～35 d，临床上可表现多种类型：轻型、顿挫型、无瘫痪型、瘫痪型。90% 以上为无症状或轻型病例，仅可从粪便或鼻咽部分泌物中分离出病毒抗体。顿挫型占 4%～8%，仅表现为发热、头痛、乏力，咽喉肿痛，或食欲缺乏、恶心、腹痛等症状。无瘫痪型则有脑膜刺激征表现，但临床症状与其他肠道病毒引起的脑膜炎难以鉴别，全身症状也较顿挫型重。瘫痪型主要分以下几期：

（1）前驱期：主要表现为发热、乏力、多汗，可伴咽痛、咳嗽等呼吸道症状或食欲下降、恶心、呕吐、腹痛等消化道症状。

（2）瘫痪前期：可有前驱期直接进入，或症状消失后 1～6 d 再次出现体温上升，头痛、烦躁或嗜睡、感觉过敏、颈背强直疼痛。脑膜刺激征阳性，腱反射消失。

（3）瘫痪期：常于起病后 3～10 d 出现肢体瘫

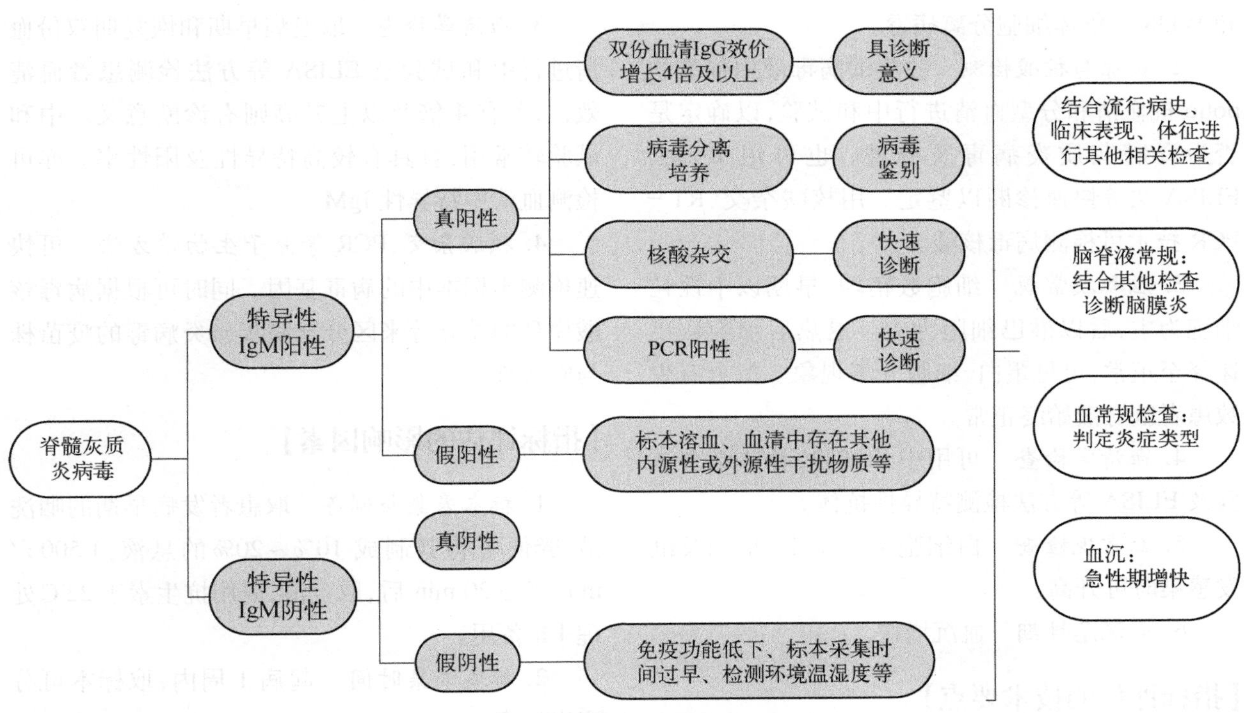

图 159　脊髓灰质炎病毒诊断思路图

痪，多于体温开始下降时出现，瘫痪前可有肌力减弱，伴腱反射减弱或消失，并逐渐加重。无感觉障碍，瘫痪早期可伴发热和肌痛，多数患者体温下降后瘫痪就不再发展。可分为：① 脊髓型（最常见）；② 延髓型；③ 脑型；④ 混合型。

（4）恢复期：瘫痪通常从远端肌群开始恢复，持续数周至数月，轻型1~3个月内可基本恢复，重者6~18个月或更长时间。

（5）后遗症期：瘫痪1~2个月仍没有恢复则为后遗症期。长期瘫痪的肢体可发生肌肉萎缩等。

【伴随临床症状的鉴别诊断】

1. 伴咳嗽、咽痛

（1）伴发热、乏力，咳嗽、咽痛或咽痒、头痛、流泪等呼吸道症状，需与病毒感染引起的急性鼻炎相鉴别。

（2）发热，伴咽痛、咳嗽，咳嗽时咽痛加重，需考虑急性喉炎，可由流感病毒、副流感病毒及腺病毒等引起。体格检查时可见喉部充血、水肿，有时可闻及喉部的喘息声。确诊需病原学检查。

（3）发热，伴咽痛、流泪，咽、结膜明显充血，需排除急性咽结膜炎的可能。该病主要由腺病毒及柯萨奇病毒等引起，病程4~6 d，多发于夏季，儿童多见，多可通过游泳传播。其鉴别诊断需依赖流行病学资料以及病原学检查。

2. 伴恶心、腹痛　发热，伴恶心、腹痛、呕吐等消化道症状，需考虑胃肠炎。确诊需依赖既往史以及进一步实验室检查。

【伴随实验室指标的鉴别诊断】

1. 伴脑膜刺激征　发热、头痛、恶心呕吐，伴脑膜炎刺激征阳性，需考虑各种病毒性脑炎、化脓性脑膜炎、结核性脑膜炎及流行性乙脑。确诊需依赖于生化、常规等实验室检查及病原学检查。

2. 伴肌力减弱，腱反射减弱或消失，出现瘫痪症状　应考虑感染性多发性神经根炎、周期性瘫痪以及其他骨关节病变。确诊需结合其他体征、相关影像学检查等。

【需进一步检查的实验室指标】

1. 病毒分离培养　起病早期，取患者咽部、粪便并制备悬液，加抗生素处理后，离心取上清液，接种于猴或人原代肾细胞或 Hela、Vero、HEp－2

和 WI38 二倍体细胞分离病毒。

2. 抗原与核酸检测　收集的病毒液用标准的 polio 抗血清和分型血清进行中和试验，以确定是否为脊髓灰质炎病毒及分型。也可用 IF 法、ELISA 法等快速诊断以鉴定。用核酸杂交、RT－PCR 技术可检测病毒核酸。

3. 脑积液常规　细胞数稍增，早期以中性粒细胞为主，后以淋巴细胞为主。退热后细胞数迅速降至正常，可见蛋白-细胞分离现象。但也有少数患者脑脊液始终正常。

4. 血清学检查　可用中和试验、补体结合试验及 ELISA 等方法检测特异性抗体。

5. 血常规检查　白细胞多数正常，早期及继发感染时可升高。

6. 血沉急性期　血沉增快。

【指标评估的技术要点】

1. 脑脊液改变　类似于其他病毒所致的脑膜炎，少数患者脑脊液可始终正常。确诊需结合临床症状及其他实验室检查。

2. 病毒的分离　起病 1 周内咽部及粪便内可分离出病毒，也可从血液和脑脊液中分离病毒，多次送检可增加阳性率。病毒在细胞内增殖迅速，于 24～48 h 可出现典型 CPE，细胞圆缩、堆积、坏死、脱落等。3 d 后全部细胞病变脱落视为阳性。将悬液多次于敏感细胞盲传可增强分离阳性迹象。

3. 血清学检查　取发病早期和恢复期双份血清进行中和试验及 ELISA 等方法检测患者血清效价，若有 4 倍及以上升高则有诊断意义。中和试验较常用，且具有较高特异性及阳性率。亦可检测血清中特异性 IgM。

4. 核酸杂交、PCR 等分子生物学方法　可快速检测出标本中的病毒基因。同时可根据病毒核酸序列的差异等来区分脊髓灰质炎病毒的疫苗株与野毒株。

【指标评估的影响因素】

1. 标本采集与制备　取患者发病早期的咽洗液、粪便等将其制成 10%～20% 的悬液，1 500 r/min 离心 20 min 后，取上清，需用抗生素于 22℃处理 1 h 备用。

2. 标本采集时间　起病 1 周内，取标本可分离出病毒。

3. 引物设计的特异性　直接影响病毒核酸检出的准确性。

4. 病毒感染潜伏期　若患者处于病毒感染潜伏期，以上技术检测结果可能为阴性。

（廖　璞）

参考文献

甲胎蛋白及甲胎蛋白异质体－L3

【定义】

甲胎蛋白（α－fetoprotein，αFP 或 AFP）是一种胚胎特异性的糖蛋白，分子量为 67 kDa。在胚胎早期（1～2 个月）主要由卵黄囊和肝脏合成分泌，少量 AFP 也可由胃肠道细胞合成，随后主要由肝脏主导。在胎儿出生约两周内，体内合成的甲胎蛋白急剧减少。

甲胎蛋白异质体主要指 L3 型甲胎蛋白（AFP－L3），它与小扁豆凝集素（LCA）具有很强的亲和力。AFP－L3 对肝癌有非常强的特异性，可达 95%以上。是临床肝癌筛查、早诊、术后检测和随访的重要指标。

【分类】

AFP可分为肝型和卵黄囊型，按照其与小扁豆凝集素（LCA）的亲和力不同，可被分为AFP－L1、AFP－L2和AFP－L3三种异质体。其中AFP－L1主要存在于良性肝脏疾病，AFP－L2多由卵黄囊分泌，也可见于孕妇血清中，AFP－L3是肝癌细胞特有的异质体并且其与LCA的亲和力最强。

【诊断思路】

诊断思路见图160。

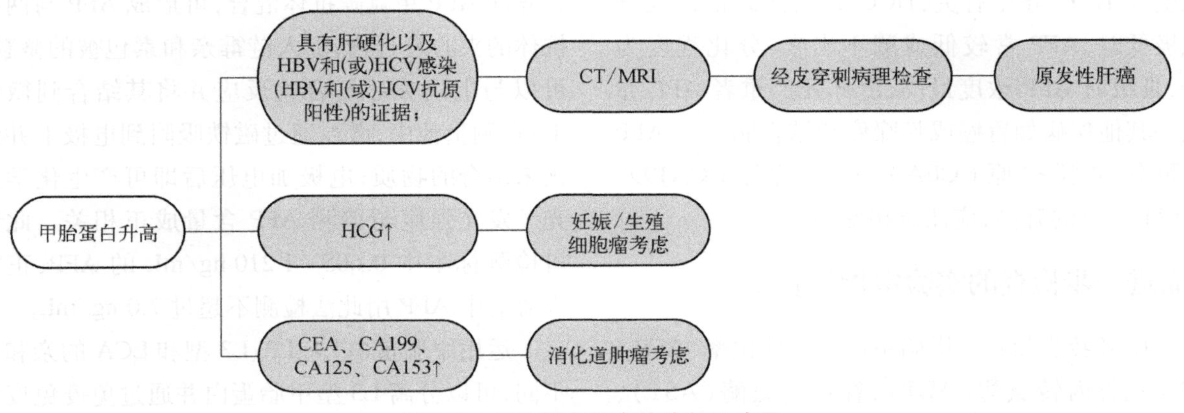

图160　甲胎蛋白升高的诊断思路图

AFP升高可见于成人血清、产妇血清、产妇羊水、婴儿血清及婴儿脑脊液中，不同的人群应该注意与不同的疾病互相鉴别。

（1）成人血清中AFP升高常见即为肝疾病，包括肝细胞癌（hepatocellular carcinoma，HCC）、慢性肝炎、肝硬化和一些消化道癌症等。需要根据临床症状及其他指标相鉴别。

（2）AFP升高亦可见于非精原细胞瘤型生殖细胞瘤、畸胎瘤，罕见也可见于苗勒管混合瘤、支持间质细胞瘤或肾母细胞瘤。

（3）产妇血清中AFP升高应该考虑胎儿或胎盘疾病，但也应排除产妇自身的肝疾病。此外，有部分产妇虽无疾病但也可见AFP的升高。应该注意鉴别。产妇羊水中AFP升高可见于胎儿开放性神经管缺陷、胎儿胸腹壁缺损或先天性肾病变等。

【伴随临床症状的鉴别诊断】

AFP升高的伴随症状有以下几种。

1. 伴进行性肝肿大　约90%以上的肝癌有进行性肝大表现，此时如AFP高于400 ng/mL，则高度怀疑原发性肝癌，需进一步做影像学及病理检查明确诊断。

2. 伴黄疸、腹水、脾大等　AFP伴黄疸可见于原发性肝癌，亦可见于慢性肝炎、病毒性肝炎等，如AFP高于400 ng/mL且持续性升高则应该高度怀疑原发性肝癌，进一步进行影像学检查、病毒学检查或病理检查可明确诊断。AFP升高伴随腹水、脾大可见于肝癌或肝硬化，可进一步通过病理学检查明确诊断。

【伴随实验室指标的鉴别诊断】

1. 伴β－HCG升高　血清AFP结合β－HCG可用于生殖细胞瘤的鉴别诊断。生殖细胞瘤病理学上主要分为精原细胞瘤和非精原细胞生殖细胞瘤。精原细胞瘤β－hCG升高，AFP正常。80%～85%的非精原细胞生殖细胞瘤AFP和（或）β－hCG升高。当精原细胞瘤出现AFP升高时，应考虑存在非精原细胞生殖细胞瘤。血清AFP水平检测有助于精原细胞瘤和非精原细胞生殖细胞瘤的治疗方案选择。

2. 伴妊娠　产妇血清或羊水AFP升高。胚胎期AFP由卵黄囊和肝脏大量合成。随着胎儿发育，AFP浓度不断下降。正常成人肝细胞几乎不产生AFP当胎儿患低氧症、宫内死亡、遗传缺陷、先天性神经管畸形、无脑儿和脊柱裂等疾病时，母体血清AFP异常升高。若胎儿有先天性肾病综合征、先天性食管及十二指肠闭锁、性染色体异常、脑积水、法洛四联症等时，羊水中 AFP 亦明显升高。

3. 伴消化道癌症指标上升　AFP 测定主要用于原发性肝癌的辅助诊断，血清含量大于 400 ng/mL 诊断阈值，其诊断原发性肝癌的阳性率可达 60%～80%，但 AFP 阴性不能排除肝癌。AFP 的浓度与 HCC 分化有关，HCC 分化接近正常或分化极低时，AFP 常较低或测不出来，分化程度为Ⅱ、Ⅲ级时 AFP 浓度最高，肝坏死严重者 AFP 亦低。其他疾病如胃癌或膜腺癌和结直肠癌等 AFP 也可伴癌胚抗原（CEA）、糖类抗原（CA199、CA242 等）的升高，应注意相鉴别。

【需进一步检查的实验室指标】

1. 肝功能指标　甲胎蛋白异质体比率（AFP－L3%）、谷丙转氨酶（ALT）、谷草转氨酶（AST）、碱性磷酸酶（ALP）、谷氨酰转肽酶（GGT）、胆红素和总蛋白等。用以鉴别其他非肝癌性肝脏疾病。

2. 血清 HCG 检测　用于排除生殖细胞瘤。

3. 消化道其他癌症指标 CEA、CA199、CA125、CA153 等　因为 AFP 并非肝癌特异性指标，联合其他癌症指标可用于鉴别其他消化道癌症。

【指标评估的技术要点】

AFP 的检测方法有多种，常用的有化学发光免疫测定（chemiluminescent immunoassay，CLIA）、ELISA、电化学发光免疫测定（electrochemiluminescentimmunoassay，ECLIA）等。

1. CLIA 法　其原理即是采用直接化学发光技术的双抗体夹心法检测。标本中的 AFP 结合到包被有抗 AFP 抗体的顺磁性微粒子；分离洗涤后加入吖啶酯标记的抗 AFP 结合物，可将随后加入的预激发液和激发液催化发光。发光单位（RLUs）与标本中的 AFP 含量成正比。此种方法检测的正常成人血清 AFP<13.4 ng/mL。

2. ELISA 法　采用双抗体夹心模式。微孔板上包被的抗 AFP 单克隆抗体可与 AFP 结合，反应之后加入酶结合物，形成 AFP 抗体－AFP－酶标记抗 AFP 抗体复合物。洗涤去除未结合在固相的反应物，加入显色剂可显色。测定的 OD 值在一定范围内可与标本中 AFP 含量成正比。此种方法测定正常成人血清 AFP 含量不超过 20 ng/mL。

3. ECLIA 法　ECLIA 法是一种在电极表面由电化学引发的特异性化学发光反应，包括电化学和化学发光两个过程。将待测标本与生物素标记的特异性 AFP 单克隆抗体和钌复合物标记的特异性 AFP 单克隆抗体混合，可形成 AFP 与两种抗体的夹心复合物；加入链霉亲和素包被的微粒，可以与上述夹心复合物反应并将其结合到微粒上；在测量池中，微粒通过磁铁吸附到电极上并洗去未结合的物质；电极加电压后即可产生化学发光。发光强度与待测 AFP 含量成正相关。此法可检测标本中 0.605～1 210 ng/mL 的 AFP，正常人血清中 AFP 用此法检测不超过 7.0 ng/mL。

运用甲胎蛋白 L1、L2、L3 型和 LCA 的亲和力不同，可以分离 L3 型甲胎蛋白并通过免疫免疫学方法进行定量检测。主要亲和交叉免疫电泳法、亲和电泳免疫印迹法和亲和吸附离心管法。通过检测异质体 AFP－L3 占总 AFP 的比值，可以得出甲胎蛋白异质体比率（AFP－L3%）。国内外研究表明，血清 AFP－L3%在原发性肝癌中显著升高而在一些良性的慢性肝病患者体内却很低，表明 AFP－L3 在鉴别良性或恶性肝病中具有重要的意义，一般认为其 cutoff 值为 10%。

血清 AFP 值和 AFP－L3%相互独立，AFP－L3 升高与 AFP 含量无关。AFP－L3%≥10%应高度怀疑肝癌的存在；AFP－L3%为低值时也不能否定肝癌的存在，因为有 15%～30%的 AFP 阳性肝癌患者 AFP－L3%<10%。此外，某些肝脏良性疾病如急性肝炎、暴发性或重症肝炎、自身免疫性肝炎等也可能会出现 AFP－L3%的升高，建议与其他检查手段联合使用，综合判断。

【指标评估的影响因素】

AFP 测定方法学主要基于抗原抗体反应，所以标本中的一些自身抗体易对检测结果造成影响。此外，一些交叉反应物质如地高辛、类 AFP 样物质，类风湿因子等也容易影响结果的测定。对于 ELISA 而言，标本质量如溶血标本、血脂标本等易干扰测定的结果。对于 CLIA 法及 ECLIA 法，高浓度标本会使紧随其后的标本测定结果偏高。

（陶志华）

甲型肝炎病毒

【定义】

甲型肝炎病毒（hepatitis A virus，HAV）属于微小RNA病毒科（*Picornaviridae*）中的嗜肝RNA病毒属（*Heparnavirus*），该属仅有HAV一个种。HAV基因组为单股线状RNA，全长由7 478个核苷酸组成。甲型肝炎人群流行率（抗-HAV阳性）约80%。在我国，大多是在幼儿、儿童、青少年时期获得感染，以隐性感染为主。随着社会发展和卫生条件改善，感染年龄有后移趋向。甲型肝炎潜伏期2~6周，平均4周。急性黄疸型甲型肝炎临床表现主要是起病急、发热、畏寒、食欲减退、恶心、呕吐、黄疸、肝脾肿大及肝区叩压痛。急性无黄疸型肝炎除了无黄疸外，其他表现与黄疸型类似。甲型肝炎罕见迁延成慢性。

【分类】

根据核苷酸序列的同源性，HAV可分为7个基因型，其中Ⅰ、Ⅱ、Ⅲ、Ⅶ型来自人类，Ⅳ、Ⅴ、Ⅵ型来自猿猴。目前我国已分离的HAV均为Ⅰ型。在血清型方面，能感染人的血清型只有一个，因此只有一个抗原抗体系统。感染后早期产生IgM型抗体，是近期感染的标志，一般持续8~12周，少数可延续6个月。IgG型抗体则是过去感染的标志，可长期存在。

【诊断思路】

诊断思路见图161。

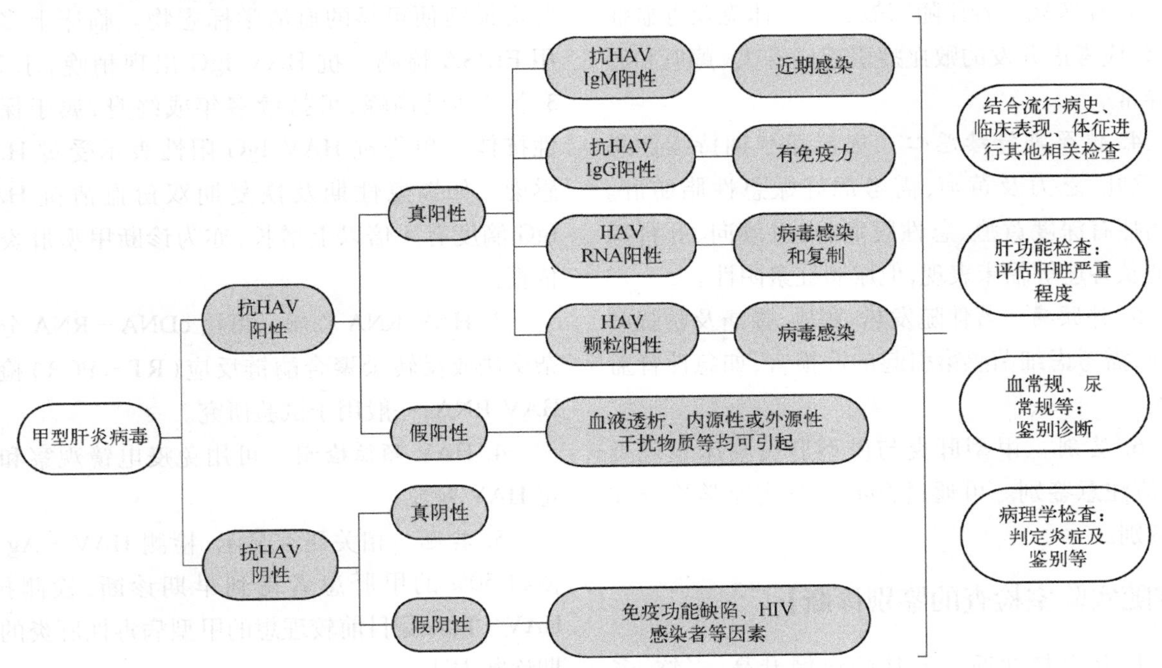

图161　甲型肝炎病毒诊断思路图

临床表现　有急性肝炎表现,并具备以下任意一项均可诊断为甲型肝炎：抗 HAV IgM 阳性；抗 HAV IgG 急性期阴性,恢复期阳性;粪便中检出 HAV 颗粒或抗原或 HAV RNA。

(1) 急性无黄疸型肝炎：表现为发热、乏力、食欲缺乏、恶心呕吐等消化道症状、肝大、有触痛和叩痛。

(2) 急性黄疸型肝炎：临床症状与无黄疸型类似,有巩膜皮肤黄染。

(3) 淤胆型肝炎：类似急性黄疸型肝炎,但自觉症状常较轻。

(4) 分急性重型和亚急性重型：其中急性重型为急性起病,严重消化道症状、神经精神症状、肝脏迅速缩小;亚急性重型为急性起病,极度乏力、严重食欲缺乏、黄疸迅速加深、腹水、出血倾向、肝脏进行性缩小。

【伴随临床症状的鉴别诊断】

1. 伴发热　若伴随长时间发热、咽峡炎、淋巴结肿大,需考虑 EBV 引起的病毒性肝炎。实验室检查异形淋巴细胞增多、嗜异凝集试验阳性。

2. 伴玫瑰疹　若伴随发热、脾大及玫瑰疹,需考虑斑疹伤寒。该疾病也能引起 ALT 升高及脾大,需注意鉴别。

3. 伴寒战　若伴随寒战、高热、休克及毒血症症状,应考虑并发的败血症引起的肝大、黄疸和肝功异常。

4. 伴孕期持续恶心　如伴随孕期持续性恶心、呕吐、乏力及黄疸,需考虑妊娠急性脂肪肝。此病症有深度黄疸、急性腹痛、出血倾向、肝肾综合征及昏迷等临床表现,但尿胆红素阴性。

5. 伴腰痛　若伴随发热、寒战、腰痛及膀胱刺激征,需考虑细菌感染引起的肝损害,如急性肾盂肾炎。

6. 鉴别　甲型肝炎与戊型肝炎临床表现类似,应注意鉴别。可通过血清学及病原学检查加以鉴别。

【伴随实验室检查的鉴别诊断】

1. 伴血糖升高　若伴随血糖升高、多饮、多食、消瘦等症状,因考虑甲型肝炎合并糖尿病。

2. 伴自身抗体阳性　若自身抗体阳性应考虑自身免疫性肝炎。自身免疫性肝病主要破坏肝细胞。可进行病理组织检测及鉴别。

3. 伴结核菌素试验阳性　若结核菌素试验阳性、寒战、高热等症状,需考虑肝结核引起的细菌性肝病。

【需进一步检查的实验室指标】

1. 肝功能检查　谷氨酸氨基转移酶(AST)、丙氨酸氨基转移酶(ALT)、乳酸脱氢酶(LDH)、胆碱酯酶、血清蛋白、胆红素、血氨、血糖、血清胆固醇、补体、胆汁酸。

2. 血常规检查　包括血红蛋白,红、白细胞,血小板计数以及白细胞分类。

3. 尿常规　尿胆红素、尿胆原、管型。

4. 甲胎蛋白(AFP)

5. 其他　肝超声波检查、心电图。

【指标评估的技术要点】

1. HAV 感染　窗口期一般为 2~6 周,该期间抗体检测显示阴性,需注意漏诊。

2. 抗 HAV IgM 和抗 HAV IgG 检查　抗 HAV IgM 阳性提示新近感染,是早期诊断甲型肝炎最简便可靠的血清学标志物。临床上多采用 ELISA 检测。抗 HAV IgG 出现稍晚,于 2~3 个月达到高峰,可持续多年或终身,属于保护性抗体。单份抗 HAV IgG 阳性表示受过 HAV 感染。如果急性期及恢复期双份血清抗 HAV IgG 滴度有 4 倍以上增长,亦为诊断甲型肝炎的依据。

3. HAV RNA 检测　可用 cDNA－RNA 分子杂交法或反转录聚合酶链反应(RT－PCR)检测 HAV RNA,一般用于试验研究。

4. HAV 颗粒检测　可用免疫电镜观察和鉴定 HAV 颗粒。

5. 其他　相关研究显示,检测 HAV－Ag 可使约 50% 的甲肝患者得到早期诊断;检测抗－HAV－IgM 是目前较理想的甲型病毒性肝炎的早期诊断方法。

【指标评估的影响因素】

（1）在慢性乙型肝炎或自身免疫性肝病患者血清中检测抗-HAV-lgM阳性时，判断HAV重叠感染需慎重，需排除类风湿因子（RF）及其他原因引起的假阳性。接种甲型肝炎疫苗后2～3周有8%～20%接种者可产生抗-HAV-IgM，需注意鉴别。

（2）标本采集容器应洁净干燥，以避免污染标本。

（3）在逆转录时的温度对结果影响较大，应注意。血液标本采集后未立即送检时应存放于4℃、-20℃或-80℃。

（4）PCR检测前需进行有效的病毒核酸提取和纯化，去除样品中能抑制PCR反应的因素。

（廖　璞）

参考文献

甲型流感病毒

【定义】

流感病毒是一种单分子负链RNA病毒，属于正粘病毒科。根据核蛋白抗原性不同，可将流感病毒分为甲、乙、丙三型。甲型流感病毒（又称A型流感病毒）为常见流感病毒，同时也最容易发生变异，一般感染哺乳动物、鸟类及禽类。感染禽类的甲型流感病毒称为禽流感病毒，其中的H5和H7亚型毒株（以H5N1和H7N7）为代表能引起严重的禽类疾病，称为高致病性禽流感。甲型流感病毒的一些亚型基因变异后能够感染人类，夏季发病率较低，冬季发病率较高。感染后的症状主要表现为高热、咳嗽、流涕、肌痛等，多数伴有严重的肺炎，严重者心、肾等多种脏器衰竭导致死亡，病死率很高。

【分类】

甲型流感病毒根据血凝素（H）和神经氨酸酶（N）抗原性的差异，分为许多亚型。H可分为17个亚型（H1～H17），N有10个亚型（N1～N10）。1997年香港首次报道发生18例H5N1人禽流感感染病例，其中6例死亡，引起全球广泛关注。1997年以后，世界上又先后几次发生了禽流感病毒感染人的事件。甲型流感病毒中至今发现能直接感染人的禽流感病毒亚型有：甲型H1N1、H5N1、H7N1、H7N2、H7N3、H7N7、H7N9、H9N2和H10N8。其中H1、H5、H7亚型为高致病性，具有高致病性的H5N1、H7N7、H7N9、H9N2等禽流感病毒，一旦发生变异而具有人与人的传播能力，会导致人间禽流感流行。2017年1月24日，北京报告首例人感染H7N9确诊病例。

【诊断思路】

诊断思路见图162。

1. 临床表现

（1）典型流感：又称单纯流感，全身中毒症状重，呼吸道症状相对轻微。临床主要表现为急起畏寒发热，体温可达39～40℃，头痛、眼痛、全身肌肉酸痛、显著乏力、食欲减退、胸骨后烧灼感等。大部分患者开始不出现上呼吸道症状，2～3 d后方出现鼻塞、流涕、喷嚏、干咳、咽痛等上呼吸道感染症状。发热多于1～2 d内达高峰，3～4 d内退热，但乏力与咳嗽可持续2周以上。体征可见急性病容、颜面红、结膜充血，有时扁桃体红肿，但无渗出物，肺部可闻干啰音。

（2）轻型流感：轻型患者呈中轻度发热，体温

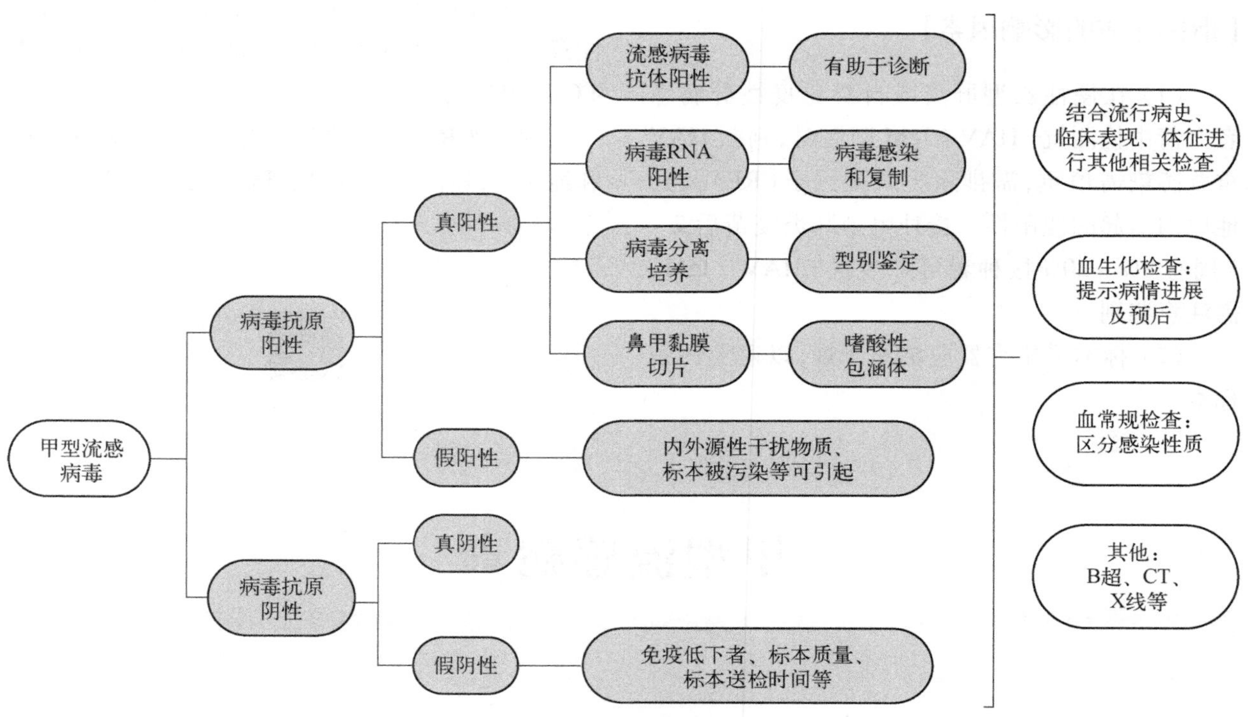

图 162　甲型流感病毒诊断思路图

在 39℃以下，全身与呼吸道症状都较轻，病程 2~3 d。

(3) 肺炎型流感(又称原发性流感病毒性肺炎)

1) 轻型，起病如典型流感，1~2 d 后咳嗽加剧，有淡灰色黏痰，无明显呼吸困难，可闻及肺部干、湿啰音。X 线检查肺有炎性阴影，1~2 周后症状渐减，炎症消散。一般多见于成年人。

2) 重型，起病同典型流感，1~2 d 后病情急剧加重；高热不退、全身衰竭、剧烈咳嗽、血性痰液、呼吸急促、发绀。双肺满布湿啰音，但无肺实变体征。痰培养无致病菌生长。此型多发于老年、孕妇、幼儿或原有较重慢性疾病与久用免疫抑制剂治疗者。本型病情严重，抗生素治疗无效，常在 1~2 周内发生呼吸、循环衰竭而死亡。

(4) 胃肠型流感：除发热外，以恶心、呕吐、腹泻为主。

2. 与其他疾病引起上呼吸道症状的鉴别诊断　很多病毒感染性疾病前期表现类似，如麻疹、脊髓灰质炎、脑炎、肝炎、心肌炎等。患病初期可有鼻塞，头痛等类似症状，应予重视。如果在上呼吸道症状 1 周内，呼吸道症状减轻但出现新的症状，需进行必要的实验室检查，以免误诊。

【伴随临床症状的鉴别诊断】

1. 伴咳嗽、咽干、咽痒　普通感冒由鼻病毒、冠状病毒、腺病毒以及呼吸道合胞病毒、埃可病毒和柯萨奇病毒等引起，也可由细菌引起。起病较急，主要表现为鼻部症状，如喷嚏、鼻塞、流清水样鼻涕，也可表现为咳嗽、咽干、咽痒或烧灼感甚至鼻后滴漏感。咽干、咳嗽和鼻后滴漏与病毒诱发的炎症介质导致的上呼吸道传入神经高敏状态有关。确诊依赖于实验室的特异性病原学检查。

2. 伴腮腺炎症　流感 A 病毒、副流感病毒、肠道病毒中的柯萨奇 A 组病毒及淋巴细胞脉络丛脑膜炎病毒等均可以引起腮腺炎，需根据血清学检查和病毒分离进行鉴别。

3. 伴肌痛　病毒的核蛋白与上皮细胞核蛋白结合，在核内组成核糖核酸型的可溶性抗原，并渗透出至胞质周围。复制的子代病毒进一步扩散感染，产生炎症反应。临床上可引起发热、肌肉疼痛和白细胞降低等全身毒血症样反应，但不发生病毒血症。应与肺炎支原体肺炎、轮状病毒肠炎、异型麻疹、钩端螺旋体病相鉴别。

4. *伴呕吐* 少数患者胃纳锐减，伴有呕吐、恶心等症状，易被误诊为急腹症，与肺炎链球菌肺炎、病毒感染前驱症状很相似，可结合血常规、影像学检查以及病原检查等区别。

5. *伴腹泻* 据统计，甲型H1N1流感患者约有1/4伴有上吐下泻症状。有些患者感染流感病毒后，发热和呼吸道症状不太明显，而出现了较明显的消化道症状，如腹泻、食欲缺乏、恶心、呕吐等。它是流感的特殊临床表现类型，应该与非细菌性急性胃肠炎的病毒感染相区别，如诺如病毒、轮状病毒等。病原学检查、血清学检测有助于鉴别诊断。

【伴随实验室指标的鉴别诊断】

1. *伴转氨酶、心肌酶谱异常* 部分肌酸激酶、天门冬氨酸氨基转移酶、丙氨酸氨基转移酶、乳酸脱氢酶的升高，这应该与呼吸道合胞病毒感染等加以鉴别。

2. *伴低钾血症* 多为轻中度低钾，目前学者认为是由于病毒和（或）病毒产生的毒性物，影响宿主细胞膜上Na－K－ATP酶的活性，引起来了钾离子由胞外转入胞内，从而导致低钾血症的发生。其他疾病如SARS、麻疹等也会有低钾血症的表现。

【需进一步检查的实验室指标】

1. *抗原检测* 取患者鼻洗液中黏膜上皮细胞的涂片标本，用荧光或酶标记的流感病毒免疫血清染色检测抗原（流感病毒），有助于早期诊断。用单克隆抗体检测抗原，能鉴定甲型流感。

2. *病毒RNA检测* PCR可在患者的分泌物中直接检测病毒RNA。此法直接、快速、敏感。

3. *病毒分离* 在患者病初3 d内取咽拭子接种鸡胚羊膜腔和尿囊腔或组织培养，进行病毒分离。

4. *鼻甲黏膜切片* 患者发病4 d内阳性率达80%～95%。方法是取玻片伸入鼻道，在鼻甲上压一下即取出，染色3～5 s，待干，用油镜检查，可见多数柱状上皮细胞原浆内有嗜酸性包涵体。也可用荧光抗体染色检查。

5. *血清学检查* 在患者病初2～4周取双份血清应用血凝抑制试验、补体结合试验等检测流感病毒抗体，效价升高4倍或以上，有助于诊断。应用中和免疫酶试验测定中和滴度，可检测中和抗体。

6. *血常规检查* 白细胞总数减少、淋巴细胞相对增加；合并细菌感染时，白细胞总数和中性粒细胞增多。

7. *生化检查* 需要更多的生化指标以提示病情进展及预后。

【指标评估的技术要点】

1. *病毒抗原检测* 病原学检查是确定人禽流感病毒的重要依据，取患者呼吸道标本（如分泌物，含漱液等），可分离出禽流感病毒。若对呼吸道标本采用免疫荧光法或酶联免疫法（ELISA）检测到甲型流感病毒核蛋白抗原及禽流感病毒H亚型抗原；或以聚合酶链反应（RT－PCR）法检测到禽流感病毒亚型特异性H抗原基因，则作为早期诊断的参考依据。

2. *病毒的分离* 通常采取发病3 d内患者的咽洗液或咽拭子，经抗生素处理后接种于9～11 d龄鸡胚羊膜腔和尿囊腔中，于33～35℃孵育3～4 d后，收集羊水和尿囊液进行血凝试验。如血凝试验阳性，再用已知免疫血清进行血凝抑制试验，鉴定型别。若血凝试验阴性，则用鸡胚再盲目传代3次，仍不能出现血凝则判断病毒分离为阴性。也可用组织培养细胞（如人胚肾或猴肾）分离病毒，判定有无病毒增殖可用红细胞吸附方法或荧光抗体方法。

3. *鼻甲黏膜切片检查* 取8 cm×0.6 cm的窄玻片伸入鼻道在鼻甲上压一下即取出，用染色液（1%美蓝甲醇液1份，1%盐基复红甲醇液1份混合）染色3～5 s，待干，油镜检查，可见多数柱状上皮细胞原浆内有嗜酸性包涵性。本法简便易行，有一定特异性。于发病4 d内阳性率高达80%～95%。

【指标评估的影响因素】

1. 流行病学接触史 发病前1周内曾到过禽流感暴发的疫点,或与病死禽有接触史,或与被感染的禽及其分泌物、排泄物等有密切接触史,或与禽流感患者有密切接触史,或有从事实验室有关禽流感病毒研究史。

2. 标本采集 标本采集过程中的人为操作误差,对病原标本的获得与否具有决定性意义。规范操作、增加采集范围、恒温保存快速送检等都是保证相关指标阳性的因素。

3. PCR - ELISA 目前一种新的检测技术PCR - ELISA,针对H7N9病毒的M、H7及N9基因序列,设计特异性引物,进行PCR扩增。这种方法结合了传统的PCR技术和ELISA技术,将分子生物学方法与免疫学方法很好地结合起来,比RT - PCR敏感性更高,特异性也更高。

(廖 璞)

参考文献

甲氧基肾上腺素(尿)

【定义】

肾上腺素(adrenaline, epinephrine, AD)是肾上腺髓质分泌的一种儿茶酚胺类激素,其生物合成主要是在髓质细胞中首先形成去甲肾上腺素(noradrenaline, NAD),然后进一步经苯乙胺-N-甲基转移酶(phenylethanolamine-N-methyltransferase, PNMT)的作用,使去甲肾上腺素甲基化形成肾上腺素。甲氧基肾上腺素(metanephrine, MN)和去甲氧基肾上腺素(normetanephrine, NMN)分别是肾上腺素和去甲肾上腺素经肝脏代谢后的中间产物。

【分类】

儿茶酚胺类激素包括肾上腺素、去甲肾上腺素和多巴胺及它们的代谢中间产物甲氧基肾上腺素、去甲氧基肾上腺素和其主要终末代谢产物香草扁桃酸(vanillymandelic acid, VM - A),及3-甲氧基-4-羟基苦杏仁酸(3 - Met hoxy - 4 - hydroxy-mandelic acid, MHMA)。儿茶酚胺根据其来源可分为交感神经细胞、肾上腺髓质和中枢神经系统源性。

【诊断思路】

诊断思路见图163。

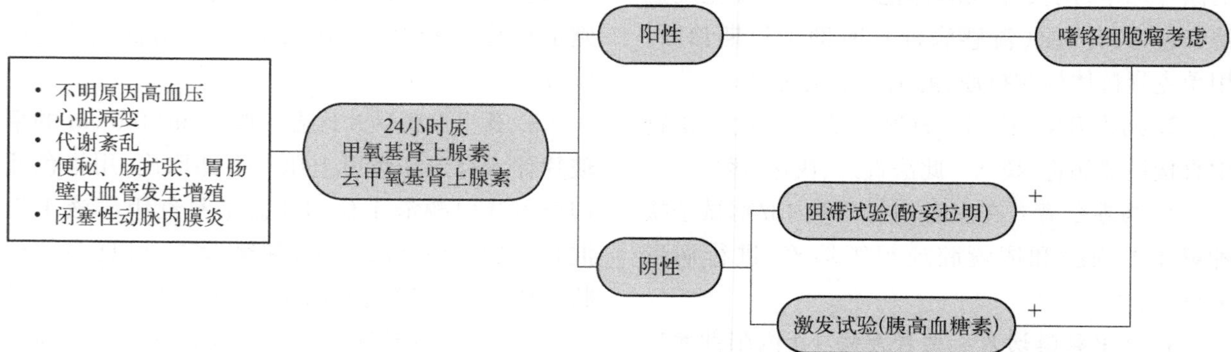

图163 甲氧基肾上腺素(尿)诊断思路图

临床上，当出现如阵发性高血压或持续性高血压阵发性加剧，伴有头痛、心悸、多汗、面色苍白及胸、腹部疼痛、紧张、焦虑、濒死感等症状及高代谢状态的患者需怀疑嗜铬细胞瘤，可通过检测患者 24 h 尿 MN 和 NMN 来诊断嗜铬细胞瘤，其联合检测阳性率达 98%，特异性可达 90%，若联合检测血 MN、NMN 和尿 MN、NMN，阳性率可达 100%，特异性达 99.7%，若其中两项为阴性也不能排除嗜铬细胞瘤。虽然检测血 MN、NMN、24 h 尿 NM 和 NMN 对嗜铬细胞瘤诊断的灵敏度和特异性都很高，但若标本采集至患者非阵发性儿茶酚胺类物质释放的静息期时，儿茶酚胺类物质及其代谢产物可不升高，此时可进行阻滞试验（如酚妥拉明）和激发试验（如胰高血糖素）进一步明确，若出现阳性结果可协助诊断嗜铬细胞瘤。

【伴随临床症状的鉴别诊断】

1. *伴阵发性高血压或持续性高血压*　阵发性加剧嗜铬细胞瘤的典型临床表现，当患者尿 MN 升高且伴有该典型症状结合影像学资料，通常能诊断嗜铬细胞瘤。但需与原发性不稳定性高血压相鉴别。某些原发性高血压患者呈现高交感神经兴奋性，表现为心悸、多汗、焦虑、心输出量增加。但患者的尿儿茶酚胺是正常的。尤其是在焦虑发作时留尿测定儿茶酚胺更有助于鉴别嗜铬细胞瘤。

2. *伴有头痛*　需鉴别颅内疾病在颅内疾病合并有高颅压时，可以出现类似嗜铬细胞瘤的剧烈头痛等症状。患者通常会有其他神经系统损害的体征来支持原发病。但也应警惕嗜铬细胞瘤并发脑出血等情况。

3. *伴有过度通气、焦虑、心率增加*　需与神经精神障碍鉴别在焦虑发作尤其是伴有过度通气时易与嗜铬细胞瘤发作相混淆。但是焦虑发作时通常血压是正常的。如果血压亦有上升，则有必要测定血、尿儿茶酚胺以助鉴别。

4. *伴有抽搐、呕吐*　需与癫痫相鉴别，癫痫发作时也类似嗜铬细胞瘤，有时血儿茶酚胺也可升高，但尿儿茶酚胺是正常的。癫痫发作前有先兆，脑电图异常，抗癫痫治疗有效等以助除外嗜铬细胞瘤。

5. *伴有潮热、出汗、急躁、情绪波动*　需与绝经综合征相鉴别处于绝经过渡期的妇女会出现多种雌激素缺乏导致的症状，如潮热、出汗、急躁、情绪波动难以控制等，类似于嗜铬细胞瘤发作，通过了解月经史，进行性激素及儿茶酚胺的测定可有助于鉴别。

6. *伴随其他症状*　如伴有多食、消瘦、易激惹需与甲状腺功能亢进鉴别，甲亢时呈现高代谢症状，伴有高血压，但是舒张压正常，且儿茶酚胺一般不会升高。冠心病心绞痛发作、急性心肌梗死等均需与嗜铬细胞瘤鉴别。一般根据发作时心电图改变、改善心肌供血治疗有效等可以与之区别，最关键的还是对尿儿茶酚胺的测定。伴有多饮、多食、多尿需与糖尿病相鉴别。

【伴随实验室指标的鉴别诊断】

当 24 h 尿 MN 和 NMN 明显升高时，结合临床表现和影像学资料不难诊断嗜铬细胞瘤。当尿 MN 和 NMN 轻度升高时，可结合以下检测指标进行鉴别。

（1）伴 T_3、T_4 升高或降低、TSH、TRH 异常，甲状腺球蛋白抗体（TGAb）、甲状腺微粒体抗体（TMAb）、甲状腺过氧化物酶抗体（TPOAb）、促甲状腺素受体抗体（TRAb）升高提示甲状腺功能亢进症和甲状腺功能减退症及甲状腺腺瘤和甲状腺癌时，尿 MN 和 NMN 可升高。

（2）伴血糖、尿糖、糖化血红蛋白、胰岛素、C－肽、胰岛素自身抗体等异常提示糖尿病。

（3）伴高脂血症、低血清白蛋白、大量蛋白尿、血尿提示慢性肾功能不全、肾病综合征等肾脏疾病。

（4）伴低血钾、高 24 h 尿钾、血浆醛固酮与肾素活性比值（ARR）升高提示原发性醛固酮增多症。

（5）伴有乙肝两对半、肝功能、HBV－DNA 检测、肝脏 B 超异常提示急性肝炎、慢性肝炎、肝硬化。

（6）伴 24 h 尿游离皮质醇、24 h 尿 17－皮质

J

类固醇、24 h 尿 17-酮类固醇等异常提示库欣综合征。

【需进一步检查的实验室指标】

临床上通常同时检测尿 MN 和 NMN 来诊断或排除诊断嗜铬细胞瘤。此外还可以同时检测以下指标来协助诊断。

1. 血浆肾上腺素和去氧肾上腺素，二羟苯丙醇(DHPG)，尿香草扁桃酸

2. 其他激素　醛固酮、肾素、性激素、甲状腺激素、24 h 尿游离皮质醇、24 h 尿 17-羟皮质类固醇、24 h 尿 17 酮类固醇等。

3. 肝肾功能 ALT、AST、ALP、γ-GT、肝炎病毒系列及肝硬化指标，肌酐、尿素氮、尿蛋白定量、尿微量蛋白、24 h 肌酐清除率等

4. 糖尿病相关检查　包括血糖、尿糖、糖耐量检测、糖化血红蛋白、胰岛素、C 肽和胰高血糖素、抗胰岛素自身抗体等。

5. 其他　包括 24 h 动态血压检测肾上腺 B 超、CT、磁共振，包括腹部和盆腔 CT 检查。

【指标评估的技术要点】

1. 标本收集要点　① 患者准备：为避免对测试结果造成干扰，告知受试者于抽血前 1 周避免使用含有对乙酰氨基酚类药物及其他含有儿茶酚的药物，包括甲基多巴、异丙肾上腺素、多巴酚丁胺和甲基多巴等；采集样本前一日不食用香蕉、茶、可乐和咖啡等含有咖啡因的食物。② 标本留取：患者从前日清晨开始留取 24 h 尿液，添加 37%浓盐酸 5 mL 作为防腐剂，记录尿液总量，混匀后留取约 4 mL 样本保存于 4℃ 当日检测，-20℃ 1 周内检测，若 1 周无法及时检测，样本需保存在-80℃。

2. 尿液稀释　尿液中含有许多盐分，在固相萃取的离子过程中，这些盐离子会对目标物的吸附产生影响，应降低盐离子的浓度，有研究表明 4 倍体积稀释，效果较好。

3. 结果解释　嗜铬细胞瘤患者的甲氧基肾上腺素含量与正常人比较有交叉，这与儿茶酚胺测定相符，应结合 MN+NMN 的值来做出临床判断。

4. 水解的重要性　甲氧基肾上腺素和甲氧基去甲肾上腺素在尿中多以硫酸盐的形式存在，若不水解，会使在固相萃取过程中萃取效率降低，导致结果偏低。

【指标评估的影响因素】

1. 检测系统的影响　检测儿茶酚胺及其代谢产物的方法有荧光法、分光光度法、高效液相色谱法、电化学分析法、高效液相色谱-电化学分析法、毛细血管电泳法和化学发光分析法。目前检测 AD 的方法很多，各种方法各有其特点，但在灵敏度、特异度和检测速度等方面还不能非常好地满足临床疾病诊断的需要。综合所有因素来说，HPLC 法仍是目前最为先进快捷的 AD 临床和实验室检测法，但是价格昂贵、操作较为复杂。而不需通过 HPLC 分离的荧光检测法是一种非常先进的分析手段，但它也存在小剂量需要提纯、检测限太高等不足。

2. 检测前因素　血浆和尿儿茶酚胺类激素测定除受所用方法影响外，检测前因素影响更突出。E 和 NE 都是主要的应激激素，任何应激状态包括对穿刺取血的恐惧、体位改变都可导致其大量释放。如由卧位突然变为立位，血中 E 和 NE 立即升高 2~3 倍。而 E 和 NE 都极易被氧化破坏，在采血后若不立即分离红细胞，室温下 5 min 内，E 和 NE 浓度将迅速下降，NM 能在分离的血清/血浆中 4℃保存 3 d，而在全血中只能保存 6 h。因此推荐在清晨空腹未起床前，插入留置式取血导管后，至少让患者保持安静平卧 30 min 以上采血。

3. 降压药　多数降压药都可能影响儿茶酚胺类激素释放，故在采血前 3~7 d 应停用降压药。儿茶酚胺升高的假阳性是由于外源性儿茶酚胺及有关药物如甲基多巴、左旋多巴、柳定心安、拟交感神经药、吗啡等，这些药物可使儿茶酚胺排泄增多长达 2 周以上。受交感神经肾上腺系统刺激，内源性儿茶酚胺亦可增加尿中儿茶酚胺的排泄，也可导致假阳性，如低血糖、精神紧张、伴随颅内压升高的中枢神经系统疾病及可乐定(cloni-dine)撤停症候群。另外，不宜进食有荧光的物质，如咖啡、巧克力、香草类食品、四环素、氯丙嗪、奎宁、水

杨酸及B族维生素等。

（陶志华）

参考文献

甲状旁腺素相关蛋白

【定义】

甲状旁腺素相关蛋白（parathyroid hormone-related protein，PTHrP）最早发现于恶性肿瘤致体液性高钙血症（humoral hypercal-cemia of malignancy，HHM）患者的血浆中，属于甲状旁腺素家族成员，具有与甲状旁腺激素（parathyroid hormone）相似的结构及生物活性。甲状旁腺素相关蛋白可由甲状腺、甲状旁腺、骨、骨髓、脑、心血管和皮肤等多种组织分泌，是调控骨溶解最重要的调节因子之一。其生理功能包含：促进肾脏和乳腺中经上皮的钙离子转运、调控多种组织（牙齿、乳腺、皮肤和胰岛等）的发育、影响胎儿的骨骼矿化、促进平滑肌的松弛、影响心肌收缩等。甲状旁腺素相关蛋白也常会由多种类型的肿瘤细胞分泌，且分泌持续分泌量大，是导致恶性肿瘤体液性高血钙血症的主要诱因。

【分类】

绝大多数情况下，甲状旁腺素相关蛋白通过自分泌及旁分泌发挥功能，血液中的浓度很低，较难检出。在以下生理及病理状况下，可从血浆中检出甲状旁腺素相关蛋白。

生理性升高可见于妊娠、哺乳及胎儿时期。

病理性升高最常见于头颈鳞状细胞癌、肺鳞癌、泌尿系统癌、胰腺癌、乳腺癌、卵巢癌和宫颈癌等肿瘤患者中。也可在在部分实体瘤及血液系统肿瘤中出现间歇性的甲状旁腺素相关蛋白升高。甲状旁腺素相关蛋白升高多表现为癌症末期临床上高钙血症，且严重影响预后。肿瘤患者中约有10%伴发高钙血症，其中80%属于非骨转移引起的恶性肿瘤致体液性高钙血症（HHM）。慢性肾功能不全患者的血浆中，可见甲状旁腺素相关蛋白C−末端堆积，使用C末端检测的方法学将检出甲状旁腺素相关蛋白升高。

【诊断思路】

诊断思路见图164。

该指标用于鉴别诊断肿瘤高钙血症以及不明原因的高钙血症的诊断。能够对实体瘤（特别是乳腺、肾和小细胞肺癌）治疗中的高钙血症进行监测。同时可作为乳预后因子评估乳腺癌骨转移的预后。可作为肿瘤高钙血症双膦酸盐治疗的相对指征。

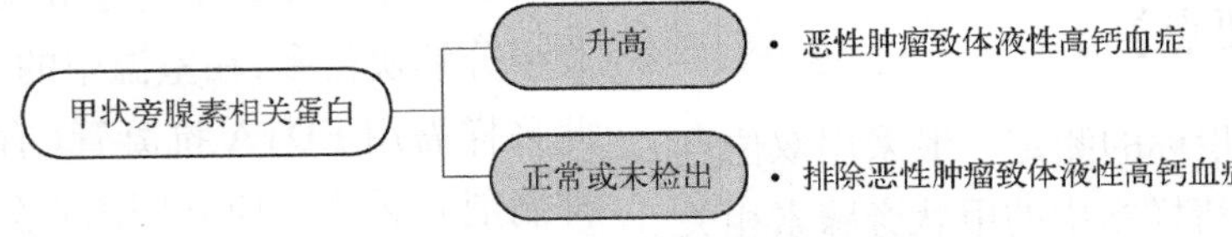

图164　甲状旁腺素相关蛋白异常的诊断思路图

【伴随临床症状的鉴别诊断】

临床上高钙血症表现为无食欲、恶心、便秘、多尿、精神异常，乃至昏迷，这是血清甲状旁腺素相关蛋白升高最常见的伴随症状。此症状需要与晚期肿瘤衰竭症状及药物的不良反应进行区分。

若血清甲状旁腺素相关蛋白不升高，可测定血清甲状旁腺素，若后者升高则为甲状旁腺功能亢进。

【伴随实验室指标的鉴别诊断】

（1）肿瘤患者伴随血钙升高、血磷和尿磷降低测定甲状旁腺素相关蛋白，若升高即可诊断恶性肿瘤体液性高血钙血症（HHM）。

（2）甲状旁腺素升高但甲状旁腺素相关蛋白正常诊断为甲状旁腺功能亢进患者，注意排除罕见恶性肿瘤异位分泌甲状旁腺素。

（3）血磷正常和甲状旁腺素水平正常（>30 pg/mL）的疑似甲状旁腺功能亢进的高血钙患者，尤其是有肿瘤病史或肿瘤风险的老年人测定甲状旁腺素相关蛋白辅助诊断恶性肿瘤致体液性高钙血症（HHM）。

（4）甲状旁腺素正常的高钙血症患者（尤其血清25羟基维生素D未接近中毒水平时）测定甲状旁腺素相关蛋白，若血浆甲状旁腺素相关蛋白升高的话，应考虑恶性肿瘤致体液性高钙血症（HHM）的可能，排查可能存在未发现的肿瘤。

J

【需进一步检查的实验室指标】

1. *血钙和血磷*　辅助诊断恶性肿瘤体液性高血钙症。

2. *甲状旁腺素*　甲状旁腺功能亢进患者甲状胖腺素升高，注意排除罕见恶性肿瘤分泌的甲状旁腺素。

3. *25羟基维生素D*　甲状旁腺素正常的高钙血症患者（尤其血清25羟基维生素D未接近中毒水平时），血浆甲状旁腺素相关蛋白升高，应考虑恶性肿瘤致体液性高钙血症（HHM）的可能。

4. *与可疑症状有关的肿瘤标志物*　辅助诊断肿瘤。

【指标评估的技术要点】

1. *检测方法*　该指标的测定一般采用双位点免疫分次测定，由于血清样本中的甲状旁腺素相关蛋白存在不同的异构体，不同测定系统（尤其是使用不同单克隆抗体株的）获得的结果彼此不可比。

2. *检测靶标*　由于甲状旁腺素相关蛋白的多种异构体的存在，其样本稀释后测量的结果常不线性，因此甲状旁腺素相关蛋白很难精确测定。甲状旁腺素相关蛋白N－末端半衰期短，、数量少、标本不易保存、故很难测到正常人血浆中甲状旁腺素相关蛋白浓度。C－末端在血液中存在时间较长而且稳定，可以得到甲状旁腺素相关蛋白的正常值，但是C－末端甲状旁腺素相关蛋白的浓度受肾功能影响极大，肾功能不全患者的血浆甲状旁腺素相关蛋白浓度可升高10倍，而其中N－末端甲状旁腺素相关蛋白的浓度正常。因此，严重肾病患者可能会出现假性血浆甲状旁腺素相关蛋白升高。

3. *交叉反应*　尽管甲状旁腺素相关蛋白的前13个氨基酸残基中有8个与PTH分子相同，但两者在分析中并不存在交叉反应。

4. *灵敏度*　因为检测方法的灵敏度有限，仅有半数正常人可检出甲状旁腺素相关蛋白。

5. *适用性*　该检测不适用于肿瘤筛查及恶性肿瘤致体液性高钙血症（HHM）筛查。

【指标评估的影响因素】

1. *生物学变异*　孕妇、哺乳期妇女和胎儿中，甲状旁腺素相关蛋白存在生理性升高。

2. *检测靶标*　测定血浆甲状旁腺素相关蛋白有助于了解恶性肿瘤致体液性高钙血症（HHM）的病理特征和甲状旁腺素相关蛋白在病理和生理上的作用。就目前所知，甲状旁腺素相关蛋白的生物活性位点在N－末端，因此N－末端或完整的甲状旁腺素相关蛋白最能反映其病理、生理特点，且测定值不受肾功能的影响。

3. *方法学局限*　使用免疫学方法进行测定时，由于异嗜性抗体的存在，甲状旁腺素相关蛋白的测定可能会出现假阳性。而当患者体内甲状旁腺素相关蛋白浓度过高时，将会出假阴性。

4. *样本*　甲状旁腺素相关蛋白在全血中比血浆中分解快得多，在室温中的半衰期仅为4 h。因此采样需用EDTA抗凝管（有些还有各种蛋白酶抑制剂），采样后应立即离心分离血浆并冷藏。

（汪子伟，林　铖）

参考文献

甲状腺激素

【定义】

甲状腺激素是甲状腺所分泌的激素，主要包括甲状腺素（Thyroxine，T_4）、3，5，3′三碘甲状腺原氨酸（Triiodothyronine，T_3）、游离甲状腺素（free thyroxine，FT_4）和游离三碘甲状腺原氨酸（free triiodothyronine，FT_3）。T_4 是判断甲状腺功能最基本的筛选试验，能真实反映甲状腺功能；T_3 是诊断甲状腺功能亢进时最灵敏的一个指标；FT_3 和 FT_4 可直接反映甲状腺功能状态。该试验参考范围受年龄、性别、种族、测试方法等的差异而不同。

【分类】

1. 按临床表现分类　可分为甲状腺性、垂体性、下丘脑性、外周组织性。

2. 根据产生的原因分类　分为生理性、药源性和病理性。

【诊断思路】

诊断思路见图 165。

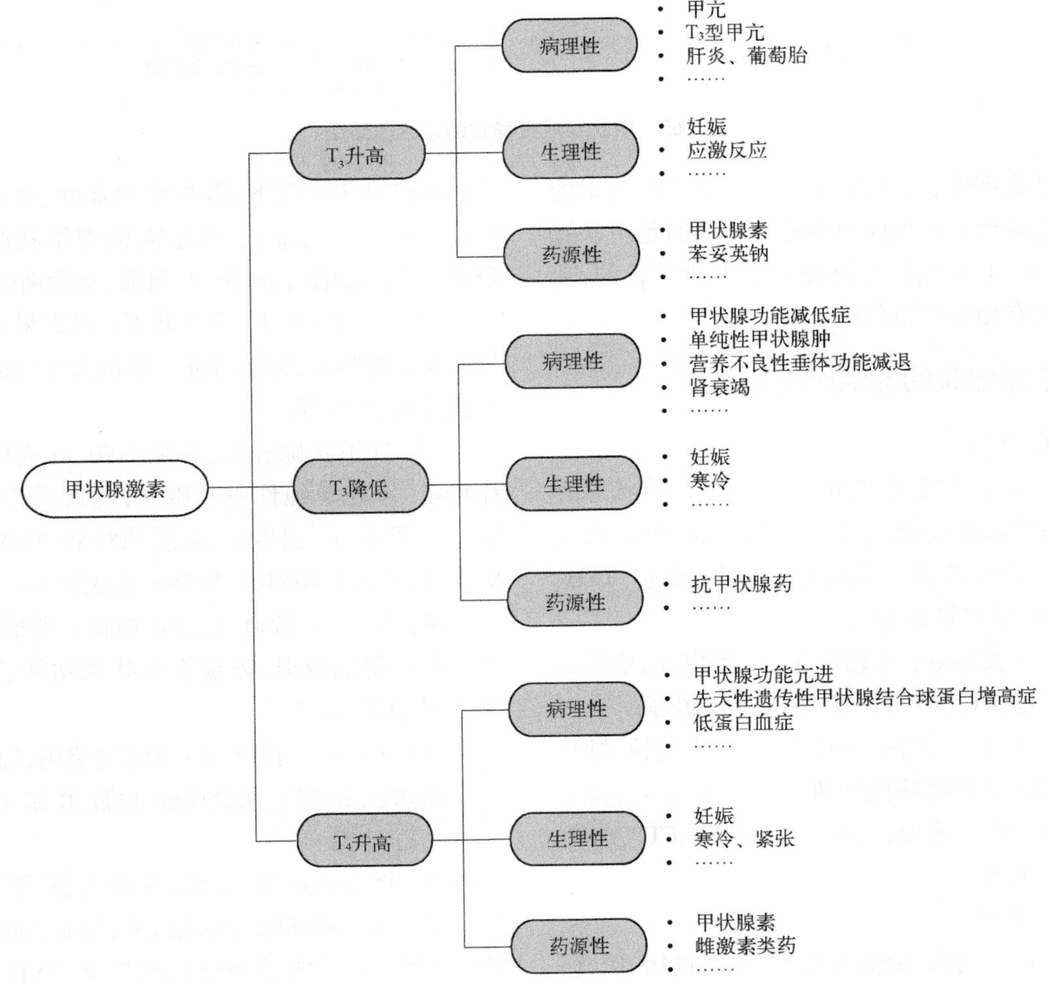

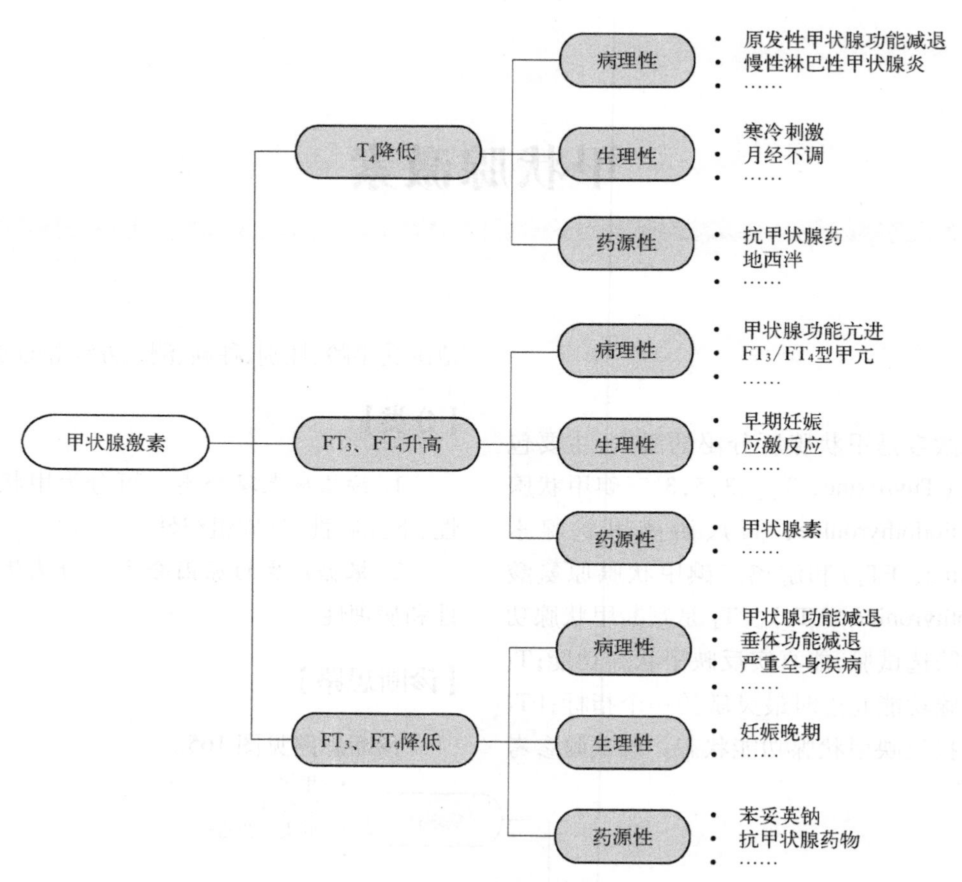

图 165　甲状腺激素异常的诊断思路图

鉴别病理性、药源性与生理性甲状腺激素的升高或降低确定病理性的应进一步判断是甲状腺性、垂体性、下丘脑性还是外周组织所导致的；药源性则是有相应的用药史。

【伴随临床症状的鉴别诊断】

1. T_3 升高

（1）伴心动过速、心慌、食欲亢进、甲状腺肿大：考虑甲状腺功能亢进症，与亚急性甲状腺炎相鉴别。确诊需进一步检查甲状腺激素、TSH、TPO－Ab、甲状腺 B 超等。

（2）伴突眼症：考虑甲亢、T_3 型甲亢，确诊需检查 T_3、T_4、FT_3、FT_4、TSH、甲状腺 B 超等。

（3）乏力、易饥饿、怕热多汗、心率增快、脉压增大：考虑甲状腺功能亢进症的复发先兆，需了解患者有无甲亢病史，检查 T_3、T_4、FT_3、FT_4、TSH、甲状腺 B 超等。

2. T_3 降低

（1）面色苍白、记忆力减退、心动过缓、厌食：考虑甲状腺功能低下，需与肾性水肿、贫血、充血性心力衰竭等相鉴别，确诊需检查甲状腺功能、TSH、X 线、心电图、血脂、心肌酶、葡萄糖耐量等。

（2）伴身材矮小、智力低下：考虑呆小症，需与侏儒症相鉴别，确诊需进一步检查甲状腺功能、生长激素、X 线等。

（3）伴甲状腺肿大、吞咽不畅、呼吸困难、声音嘶哑：考虑单纯性甲状腺肿，确诊需检查甲状腺功能、TSH、I^{131}摄取率、血清 TPOAb、TgAb、颈部 X 线、超声、CT、MRI、放射性核素成像等。

（4）伴乏力、低血压、恶心呕吐：考虑营养不良性垂体功能减退，需检查甲状腺功能、TSH、X 线、超声、CT、MRI 等。

（5）手足踝水肿、贫血：考虑肾衰竭，确诊需检查肝肾功能、电解质、尿液检查、血常、B 超、CT 等。

3. T_4 升高

（1）伴心动过速、心慌、食欲亢进、甲状腺肿大、突眼：考虑甲状腺功能亢进症，与亚急性甲状腺炎相鉴别。确诊需检查甲状腺激素、TSH、TPO－

Ab、甲状腺B超等。

（2）伴妊娠：考虑高T_4血症，是TBG过多引起，以正常妊娠生理性升高最为常见，可检查妇科B超、甲状腺功能等。

（3）伴肝区压痛、黄疸、乏力：考虑肝炎、肝硬化、肝癌，需检查肝肾功能、乙肝五项、肿瘤标志物、B超、CT、甲状腺功能等。

（4）伴贫血、低血压、抵抗力差：考虑低蛋白血症，需检查肝肾功能、乙肝五项、B超、甲状腺功能等。

4. T_4降低

（1）伴面色苍白、记忆力减退、心动过缓、厌食：考虑甲状腺功能低下，需与肾性水肿、贫血、充血性心力衰竭等相鉴别，确诊需检查甲状腺功能、TSH、X线、心电图、血脂、心肌酶、葡萄糖耐量等。

（2）伴全身乏力、双侧对称性、弥漫性甲状腺肿大：考虑慢性淋巴性甲状腺炎，与结节性甲状腺肿、甲状腺恶性肿瘤相鉴别，确诊需检查甲状腺功能、TSH、I^{131}吸碘率、抗甲状腺抗体、过氯酸钾排泌试验、彩超、甲状腺核素扫描及细胞学检查等。

（3）伴蛋白尿、血尿、水肿、高血压：考虑肾病综合征，需检查肝肾功能、电解质、尿液检查、血常、B超、CT等。

5. FT_3、FT_4升高

（1）伴心动过速、心慌、食欲亢进、甲状腺肿大、突眼：考虑甲状腺功能亢进症，与亚急性甲状腺炎相鉴别。确诊需检查甲状腺激素、TSH、TPO－Ab、甲状腺B超等。

（2）伴甲状腺肿、吞咽不适、咽部异物感、声嘶：考虑慢性甲状腺炎，需检查血沉、甲状腺功能测定、I^{131}吸碘率、甲状腺扫描、颈部X线等。

6. FT_3、FT_4降低

（1）伴面色苍白、记忆力减退、心动过缓、厌食：考虑甲状腺功能减退，需与肾性水肿、贫血、充血性心力衰竭等相鉴别，确诊需检查甲状腺功能、TSH、X线、心电图、血脂、心肌酶、葡萄糖耐量等。

（2）伴闭经、抽搐：考虑垂体功能减退，确诊需检查肾上腺功能、甲状腺功能、ACTH、GH、PRL、促性腺激素分泌试验等。

【伴随实验室指标的鉴别诊断】

1. T_3升高

（1）伴T_4浓度不高：考虑T_3型甲亢。

（2）伴TBG结合力升高：正常妊娠生理性TBG升高最为常见。

2. T_3降低

（1）伴T_4正常或低下：考虑低T_3血症，某些非甲状腺疾病如：肾病综合征、慢性肾炎、肝硬化、糖尿病、心肌梗死、恶性肿瘤等均会出现低T_3血症。

（2）伴生长激素降低：考虑呆小症。

3. T_4升高

（1）伴FT_3、FT_4正常，考虑高T_4血症，以正常妊娠生理最常见，肝炎、肝硬化、原发性肝癌、全身感染性疾病、心肌梗死等非甲状腺疾病也可引起。

（2）伴TBG过多，妊娠生理性升高。

4. T_4降低

（1）TSH明显升高：考虑原发性甲减，由于甲状腺本身的病变引起的甲减。

（2）伴碘释放率增加、TGAb及TMAb阳性、γ球蛋白IgG升高：考虑慢性淋巴细胞性甲状腺炎。

5. FT_3、FT_4升高

（1）伴TGAb及TMAb阳性、TSH升高：考虑慢性甲状腺炎。

（2）伴T_3、T_4明显升高、TSH下降：考虑甲状腺功能亢进。

6. FT_3、FT_4降低

（1）伴TSH明显升高：考虑原发性甲状腺功能减退。

（2）伴生长激素减低：考虑垂体功能减退。

【需进一步检查的实验室指标】

1. 游离甲状腺指数　反映甲状腺功能状态较灵敏。

2. 甲状腺素结合球蛋白（TBG）、TT_4/TBG比值　用于非甲状腺原因的TT_4、TT_3水平变化和TBG异常疾病的评价。

3. 甲状腺素结合力　用于了解甲状腺素的结

合位点数。

4. 甲状腺刺激免疫球蛋白、促甲状腺激素受体抗体、甲状腺激素自身抗体　有助于诊断Graves病。

5. 抗甲状腺球蛋白抗体、抗甲状腺过氧化物酶抗体　用于诊断自身免疫性甲状腺病的重要标志性抗体。

6. 影像学检查　B超、X线、CT扫描、MRI等。

7. 必要时可做甲状腺细针穿吸细胞学检查、甲状腺活检

8. 血常规检查　包括血红蛋白、红、白细胞、血小板计数以及白细胞分类。

9. 血生化检查　肝肾功能、电解质、血糖、血脂、心肌酶谱、降钙素等。

【指标评估的技术要点】

1. 非放射性标记　免疫标记技术包括ELISA法、时间分辨免疫荧光(TRFIA),是目前临床较为常用的检测方法。

2. 化学发光法　包括化学发光免疫分析(CLIA)、化学发光酶免分析(CLEIA),对甲亢、甲状腺功能减退的诊断有重要的价值。

3. 电化学发光免疫测定(ECLIA)　ECLIA对于甲状腺疾病的诊疗具有更高的敏感性和特异性。

【指标评估的影响因素】

1. 甲状腺自身抗体　甲状腺结合球蛋白、白蛋白、异嗜性抗体、非酯化游离脂肪酸、家族性白蛋白异常高甲状腺素血症、甲状腺激素自身抗体、类风湿因子等,可能导致结果异常。

2. 非疾病因素　营养状况、性别、年龄、种族等。

3. 药物　苯妥英类、阿司匹林、胺碘酮、含碘造影剂、二硝基苯酚、保泰松、硫氰酸盐等。

(谢小兵)

参考文献

甲状腺球蛋白抗体

【定义】

甲状腺球蛋白抗体(thyroglobin antibody, TGAb),是甲状腺滤泡内的甲状腺球蛋白进入血液后产生的自身抗体,由甲状腺上皮细胞合成和分泌,对甲状腺滤泡上皮细胞产生破坏作用。

【分类】

甲状腺球蛋白抗体主要属于IgG,以IgG_1、IgG_2和IgG_4抗体为主,也有IgA和IgM型抗体。

【诊断思路】

诊断思路见图166。

【伴随临床症状的鉴别诊断】

1. 伴甲状腺肿大

(1) TGAb阳性伴甲状腺双侧对称性、弥漫性肿大,隐痛及乏力:需考虑慢性淋巴性甲状腺炎,TGAb和TM-Ab阳性作为慢性淋巴性甲状腺炎的诊断指标之一,确诊可依赖血清TT_3、TT_4、TSH检测、甲状腺扫描、过氯酸钾排泌试验、甲状腺细针穿刺细胞学(FNAC)检查。

(2) TGAb阳性伴甲状腺弥漫性对称性肿大、精神过敏、多言多动、怕热、多汗、食欲亢进但体重下降、疲乏无力、突眼等症状:需考虑Graves病,并可出现白细胞总数偏低、贫血、肌肉软弱无力等

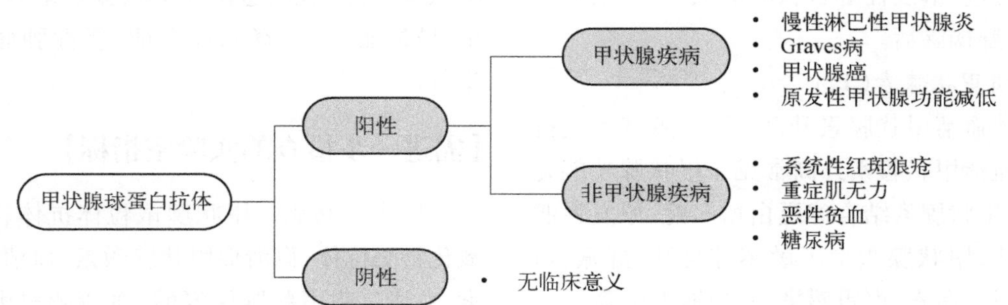

图 166　甲状腺球蛋白抗体的诊断思路图

症状。TGAb 在 Graves 病检出的效价低于在慢性淋巴性甲状腺炎中检出的水平。确诊需检测血清 TT_4、TT_3、rT_3、FT_4、FT_3、^{131}I 摄取率、T_3 抑制试验、促甲状腺激素释放激素（TRH）兴奋试验、TRAb、TSAb、TPOAb、TM－Ab。

（3）TGAb 阳性伴甲状腺局部肿块或结节，或出现声音嘶哑、呼吸困难、吞咽困难：可考虑甲状腺癌，确诊需检测血清 TT_4、TT_3、FT_4、FT_3、TSH、TSAb、TPOAb，甲状腺超声、甲状腺 CT/MRI、甲状腺细针穿刺细胞学（FNAC）检查。

2. 伴面色苍白、眼睑和颊部虚肿、全身皮肤干燥、增厚、粗糙多脱屑、非凹陷性水肿、表情淡漠、毛发脱落、手脚掌呈萎黄色、体重增加、少数患者指甲厚而脆裂　可考虑原发性甲状腺功能减低，可检测血清 TT_4、TT_3、FT_4、FT_3、TSH、TSAb、TPOAb 加以诊断。

3. TGAb 伴产后一年内出现甲状腺功能异常　可表现为甲亢或甲减或两者依次发生，可考虑是产后甲状腺炎，可做血清 TT_4、TT_3、FT_4、FT_3、TSH、TSAb、TPOAb 检查。

4. 伴发热、皮疹、关节炎、蝶形红斑、雷诺现象等症状　可考虑系统性红斑狼疮，可做 ANA、抗 dsDNA 抗体、抗 Sm 抗体、抗磷脂抗体检查和肾脏病理检查确诊。

5. 伴有骨骼肌明显疲乏无力、眼皮下垂、表情淡漠、苦笑面容、咀嚼无力、抬头困难等症状　可考虑重症肌无力，可做新斯的明试验、胸腺 CT 和 MRI、单纤维肌电图、乙酰胆碱受体抗体滴度的检测进一步确诊。

6. 伴贫血、食欲减退、腹胀、腹泻、舌炎、乏力、手足对称性麻木、感觉障碍、下肢步态不稳、行走困难等症状　需考虑恶性贫血。应行血象、骨髓涂片检查、血清维生素 B_{12}水平检测。

7. 伴多饮、多食、多尿、体重减轻、皮肤瘙痒等症状　可考虑糖尿病。确诊需要检测的项目有尿常规、血糖、OGTT、胰岛素、糖化血红蛋白、糖化血清蛋白、C－肽。

【伴随实验室指标的鉴别诊断】

1. 伴甲状腺微粒体抗体阳性　甲状腺球蛋白抗体阳性伴甲状腺微粒体抗体阳性并且滴度较高，此时可考虑慢性淋巴细胞性甲状腺炎、Riedel 甲状腺炎，滴度较低时可以考虑 Graves 病、亚急性甲状腺炎，在其他的自身免疫性疾病中，甲状腺微粒抗体阳性且滴度较低，但甲状腺球蛋白抗体是阴性的。以上疾病的鉴别必要时可进行病理活检来确诊。

2. 伴甲状腺过氧化物酶抗体阳性　甲状腺球蛋白抗体阳性伴甲状腺微粒体抗体、甲状腺过氧化物酶抗体阳性可以考虑以下疾病：慢性淋巴性甲状腺炎、Riedel 甲状腺炎、产后甲状腺炎、Graves 病、巨幼红细胞性贫血、结缔组织病、糖尿病、乳腺癌等。

3. 伴血清促甲状腺激素水平异常

（1）伴血清促甲状腺激素升高：甲状腺球蛋白抗体阳性伴血清促甲状腺激素升高，见于轻度慢性淋巴性甲状腺炎、甲状腺功能亢进、接受 ^{131}I 治疗后、原发性甲状腺功能减退等。

（2）伴血清促甲状腺激素减低：甲状腺球蛋白抗体阳性伴血清促甲状腺激素减低，常见于甲

J

状腺功能亢进、继发性甲状腺功能减退、皮质醇增多症、甲状腺摘除后。

4. 血清甲状腺素(T_4)

(1) 伴血清甲状腺素升高：甲状腺球蛋白抗体阳性伴血清甲状腺素升高常见于甲状腺功能亢进、先天性甲状腺素结合球蛋白增多症、原发性胆汁性肝硬化、甲状腺激素不敏感综合征、妊娠、口服避孕药或雌激素、严重感染、心功能不全等。

(2) 伴血清甲状腺素减低：甲状腺球蛋白抗体阳性伴血清甲状腺素减低常见于甲状腺功能减退、慢性淋巴性甲状腺炎、低甲状腺素结合球蛋白症、缺碘性甲状腺肿。另外，甲状腺素减低也可出现在甲亢的治疗过程中，尤其是在发生糖尿病酮症酸中毒、恶性肿瘤、心力衰竭等情况下。

5. 血清三碘甲状腺原氨酸(T_3)

(1) 伴血清三碘甲状腺原氨酸升高：甲状腺球蛋白抗体阳性伴血清三碘甲状腺原氨酸升高可见于甲状腺功能亢进、功能亢进型甲状腺腺瘤、多发性甲状腺结节肿大。

(2) 伴血清三碘甲状腺原氨酸降低：甲状腺球蛋白抗体阳性伴血清三碘甲状腺原氨酸降低见于甲状腺功能减退、肢端肥大症、肝硬化、肾病综合征和使用激素等。

6. 伴甲状腺球蛋白(Tg)异常

(1) 伴甲状腺球蛋白升高：甲状腺球蛋白抗体阳性伴甲状腺球蛋白升高见于甲状腺功能减退、Graves 病、甲状腺癌、遗传性高甲状腺球蛋白症、病毒性肝炎、肝硬化等。

(2) 伴甲状腺球蛋白降低：甲状腺球蛋白抗体阳性伴甲状腺球蛋白降低见于甲状腺功能亢进、肢端肥大症、肾病综合征、恶性肿瘤、严重感染等。

7. 伴甲状腺素结合球蛋白(TBg)异常

(1) 伴甲状腺素结合球蛋白升高：甲状腺球蛋白抗体阳性伴甲状腺素结合球蛋白升高见于甲状腺功能减退、肝硬化、病毒性肝炎、Graves 病、甲状腺癌、风湿病、先天性甲状腺素结合球蛋白增多症等。

(2) 伴甲状腺素结合球蛋白降低：甲状腺球蛋白抗体阳性伴甲状腺素结合球蛋白降低见于甲状腺功能亢进、遗传性甲状腺素结合球蛋白减少、肢端肥大症、肾病综合征、恶性肿瘤、严重感染等。

【需进一步检查的实验室指标】

1. 免疫功能　甲状腺微粒体抗体、甲状腺过氧化物酶抗体、血清促甲状腺激素、血清总甲状腺素、血清三碘甲状腺原氨酸、血清游离甲状腺素、血清游离三碘甲状腺原氨酸、甲状腺素结合球蛋白，各型肝炎病毒、免疫球蛋白、补体、各种自身抗体、抗病毒抗体、艾滋病、梅毒等性传播疾病的病原体等。

2. 血常规检查　包括血红蛋白浓度，红、白细胞，血小板计数以及白细胞分类。

3. 尿常规检查　即尿常规 11 项包括尿酸碱度、尿比重、尿糖、尿酮体、尿蛋白等检查。

4. 血生化检查　肝功能、肾功能、电解质、血脂等。

5. 其他　B 超、CT、X 线、MRI、^{131}I 摄取试验、促甲状腺激素释放激素兴奋试验、甲状腺素抑制试验、甲状腺活检等。

【指标评估的技术要点】

甲状腺球蛋白抗体的检测方法有放射免疫分析法、酶联免疫分析法或化学发光发等，临床多用放射免疫法。放射免疫法的特异性和敏感性均较好，主要受 TG 抗原的纯度、TG 抗原决定簇的特异性影响。但是目前 TGAb 测定方法间的变异大，因此不同方法检测的结果不能进行比较。另外，甲状腺球蛋白在分化良好的甲状腺癌患者预后和术后检测中的重要作用已被广泛接受，由于甲状腺球蛋白抗体可以影响甲状腺球蛋白的检测，所以在甲状腺癌患者中，甲状腺球蛋白抗体应作为甲状腺球蛋白检测前的辅助检测。

【指标评估的影响因素】

1. 分析前影响因素　高脂饮食、剧烈运动、标本采集时间、严重溶血、细菌污染标本可对检测结果造成干扰；采集后在 1~2 h 内由专人送检。

2. 分析中影响因素　标本应及时检测，如有特殊情况，待血液完全凝固后离心分离血清进行检测，分离后的血清在 4℃ 环境下可保存 3 d 或 -20℃ 冰冻保存较长一段时间。需要注意的是冰冻保存后的血清不能反复冻融。分离出的血清用来进行检测时不能混入红细胞、纤维蛋白丝、气泡和尘埃，否则会影响其检测结果。

（秦　雪）

参考文献

甲状腺过氧化物酶抗体

【定义】

甲状腺过氧化物酶抗体（antithyroid peroxidase autoantibody, TPO - Ab），是一组针对过氧化物酶不同抗原决定簇的多克隆抗体，以 IgG 型为主。

【分类】

无。

【诊断思路】

诊断思路见图 167。

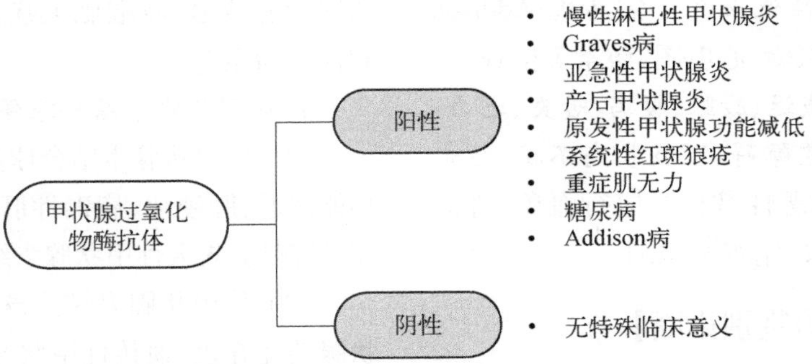

甲状腺过氧化物酶抗体
- 阳性
  - 慢性淋巴性甲状腺炎
  - Graves病
  - 亚急性甲状腺炎
  - 产后甲状腺炎
  - 原发性甲状腺功能减低
  - 系统性红斑狼疮
  - 重症肌无力
  - 糖尿病
  - Addison病
- 阴性
  - 无特殊临床意义

图 167　甲状腺过氧化物酶抗体诊断思路图

【伴随临床症状的鉴别诊断】

1. 伴甲状腺肿大

（1）TM - Ab 阳性伴甲状腺双侧对称性、弥漫性肿大，隐痛及乏力：需考虑慢性淋巴性甲状腺炎，TM - Ab、TGAb 阳性一起作为慢性淋巴性甲状腺炎的诊断指标之一，确诊可依赖血 TSH 检测、甲状腺扫描、过氯酸钾排泌试验、甲状腺细针穿刺细胞学（FNAC）检查。

（2）TM - Ab 阳性伴甲状腺弥漫性对称性肿大、精神过敏、多言多动、怕热、多汗、食欲亢进但体重下降、疲乏无力、突眼等症状：需考虑 Graves 病。并可出现白细胞总数偏低、贫血、肌肉软弱无力等症状。确诊需检测血 TT_4、TT_3、rT_3、FT_4、FT_3、甲状腺^{131}I 摄取率、T_3 抑制试验、促甲状腺激素释放激素（TRH）兴奋试验、TRAb、TSAb、TPOAb、TGAb。

（3）TM - Ab 阳性伴甲状腺疼痛、肿大且质硬；急性起病、发热等全身症状：需考虑亚急性甲状腺炎。呈血清甲状腺激素浓度升高与甲状腺摄碘率降低双向分离现象。

（4）TM - Ab 阳性伴产后甲状腺双侧对称性、弥漫性轻度肿大、轻度水肿、乏力、怕冷等症状：需考虑产后甲状腺炎。甲状腺功能检查结果和无痛性甲状腺炎相似，白细胞计数和血沉正常，无突眼征和胫前黏液性水肿。

2. 伴基础代谢率减低、黏液性水肿面容、肤色蜡黄色、女性月经过多、男性乳房发育、心动过缓、精神倦怠等症状　需考虑原发性甲状腺功能减低，并可有贫血、蛋白尿、昏迷等症状。确诊依靠检测TT_4、FT_4、TT_3、FT_3、TSH以及TRH兴奋试验。

3. 伴有发热、蝶形红斑、关节肿痛、蛋白尿等症状　需考虑系统性红斑狼疮，确诊需X线检查、抗核抗体检测。

4. 伴有骨骼肌明显疲乏无力、眼皮下垂、表情淡漠、苦笑面容、咀嚼无力、抬头困难等症状　需考虑重症肌无力，可做新斯的明试验、胸腺CT和MRI、单纤维肌电图、乙酰胆碱受体抗体滴度的检测进一步确诊。

5. 伴有多饮、多尿、多食和消瘦、疲乏无力，肥胖等症状　应考虑糖尿病，确诊依靠检测血糖、葡萄糖耐量试验。

6. 伴有全身皮肤色素加深（尤其是暴露处、摩擦处、乳晕、瘢痕等处）、无精神、易怒、体重减轻、四肢肌力下降、体位性低血压　需考虑Addison病，应行ACTH兴奋试验、心电图、激素等检查。

7. 伴贫血、食欲减退、腹胀、腹泻、舌炎、乏力、手足对称性麻木、感觉障碍、下肢步态不稳、行走困难等症状　需考虑恶性贫血。应行血象、骨髓涂片检查、血清维生素B_{12}水平检测。

【伴随实验室指标的鉴别诊断】

1. 伴甲状腺球蛋白抗体阳性　甲状腺过氧化物酶抗体伴甲状腺球蛋白抗体阳性并且滴度较高，此时可考虑慢性淋巴细胞性甲状腺炎、Riedel甲状腺炎，滴度较低时可以考虑Graves病、亚急性甲状腺炎等。

2. 伴甲状腺微粒体抗体阳性　甲状腺过氧化物酶抗体伴甲状腺微粒体抗体阳性可以考虑以下疾病：慢性淋巴性甲状腺炎、Riedel甲状腺炎、产后甲状腺炎、Graves病、恶性贫血、结缔组织病、糖尿病、乳腺癌、荨麻疹、炎症性肠病等。

3. 伴血清促甲状腺激素水平异常

（1）伴血清促甲状腺激素升高：见于轻度慢性淋巴性甲状腺炎、甲状腺功能亢进、接受^{131}I治疗后、原发性甲状腺功能减退等。

（2）伴血清促甲状腺激素减低：常见于甲状腺功能亢进、继发性甲状腺功能减退、皮质醇增多症、甲状腺摘除后。

4. 血清甲状腺素

（1）伴血清甲状腺素升高：常见于甲状腺功能亢进、先天性甲状腺素结合球蛋白增多症、原发性胆汁性肝硬化、甲状腺激素不敏感综合征、妊娠、口服避孕药或雌激素、严重感染、心功能不全等。

（2）伴血清甲状腺素减低：常见于甲状腺功能减退、慢性淋巴性甲状腺炎、低甲状腺素结合球蛋白症、缺碘性甲状腺肿。另外，甲状腺素减低也可出现在甲亢的治疗过程中，尤其是在发生糖尿病酮症酸中毒、恶性肿瘤、心力衰竭等情况下。

5. 血清三碘甲状腺原氨酸

（1）伴血清三碘甲状腺原氨酸升高：可见于甲状腺功能亢进、功能亢进型甲状腺腺瘤、多发性甲状腺结节肿大。

（2）伴血清三碘甲状腺原氨酸降低：见于甲状腺功能减退、肢端肥大症、肝硬化、肾病综合征和使用激素等。

6. 伴甲状腺素结合球蛋白异常

（1）伴甲状腺素结合球蛋白升高：见于甲状腺功能减退、肝硬化、病毒性肝炎、Graves病、甲状腺癌、风湿病、先天性甲状腺素结合球蛋白增多症等。

（2）伴甲状腺素结合球蛋白降低：可见于甲状腺功能亢进、遗传性甲状腺素结合球蛋白减少、肢端肥大症、肾病综合征、恶性肿瘤、严重感染等。

【需进一步检查的实验室指标】

1. 血常规检查　包括血红蛋白浓度，红、白细胞，血小板计数以及白细胞分类。

2. 尿常规检查　即尿常规11项包括尿酸碱度、尿比重、尿糖、尿酮体、尿蛋白等检查。

3. 血生化检查　肝功能、肾功能、电解质、血脂等。

4. 凝血功能　血浆凝血酶原时间（PT）、活化部分凝血活酶时间（APTT）、凝血酶时间（TT）、纤维蛋白原（FIB），纤维蛋白原降解产物（FDP），凝血因子等。

5. *免疫功能*　糖基化血红蛋白(HbA1c)、糖化血清蛋白、血清胰岛素和C肽水平、各型肝炎病毒、免疫球蛋白、补体、各种自身抗体、抗病毒抗体、艾滋病、梅毒等性传播疾病的病原体等。

6. *其他*　B超、CT、X线、MRI、甲状腺^{131}I摄取率试验、促甲状腺激素释放激素兴奋试验、甲状腺素抑制试验、甲状腺活检等。

【指标评估的技术要点】

检测甲状腺过氧化物酶抗体有RIA法、PHA法和ELISA方法。

1. *RIA法*　RIA法既具有免疫反应的高特异性,又具有放射性测量的高灵敏度;且操作简便易于实现自动化。但RIA法只能以免疫反应测得具有免疫活性的物质,对具有生物活性但失去免疫活性的物质是测不出的,因此RIA结果与生物测定结果可能不一致;整个反应在液相中进行,整个反应体系中抗原抗体量要有合适的比例,比例不合适会出现前带反应而产生可溶性抗原抗体复合物,不易被离心沉淀,使结合率降低,不易被离心,导致假阴性结果;存在放射线辐射和污染等问题。

2. *PHA法*　PHA法快速、简便、无须昂贵的设备,不受放射性同位素管理及处理的约束,特别适用于常规及条件较差的实验室开展。PHA法将抗原包被在醛化红细胞上,形成固相化抗原后再与相应抗体结合,因此参与反应的抗原抗体在量的比例上要求没那么高,所以不出现前滞现象。

3. *ELISA法*　ELISA方法操作简单、快速、敏感性高、特异性强、实验设备要求简单、应用范围广泛、无放射性污染、能定性及半微量、微量、超微量定量分析,是目前应用最广,发展最快的酶免疫学技术方法。缺点是重复性不好;受自身抗体、嗜异性抗体等干扰,易出现假阳性;不论仪器和手工操作,干扰因素较多,影响最大的是温度和时间。

【指标评估的影响因素】

1. *分析前影响因素*　高脂饮食、剧烈运动、标本采集时间、严重溶血、细菌污染标本可对检测结果造成干扰;采集后在1~2 h内由专人送检。

2. *分析中影响因素*　标本应及时检测,如有特殊情况,待血液完全凝固后离心分离血清进行检测,分离后的血清在4℃环境下可保存3 d或−20℃冰冻保存较长一段时间。需要注意的是冰冻保存后的血清不能反复冻融。分离出的血清用来进行检测时不能混入红细胞、纤维蛋白丝、气泡和尘埃,否则会影响其检测结果。

(秦　雪)

参考文献

甲状腺微粒体抗体

【定义】

甲状腺微粒体抗体(thyroid mitochondria antibody, TM-Ab),是一种抗甲状腺自身抗体,属于IgG类抗体。甲状腺微粒体抗体能与补体结合,高浓度时能与靶器官甲状腺结合使其发生细胞浸润性炎症和上皮细胞损伤,大量淋巴细胞以及浆细胞、自然杀伤细胞和巨噬细胞浸润,损伤甲状腺组织。

【分类】

无。

【诊断思路】

诊断思路见图168。

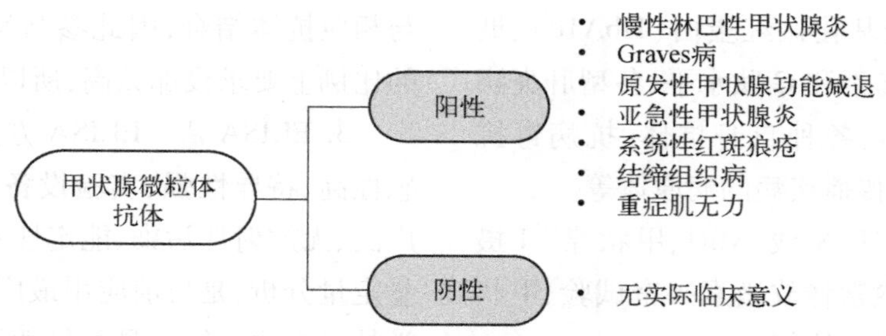

图 168　甲状腺微粒体抗体诊断思路图

【伴随临床症状的鉴别诊断】

(1) 伴突眼可出现典型的畏光、流泪、异物感、视力下降和复视等症状，眼部体征有：眼睑退缩、上睑迟落、结膜充血、眼球突出、眼外肌肥大和眼睑闭合不全等。确诊需检测甲状腺刺激性抗体、甲状腺过氧化物酶抗体、甲状腺球蛋白抗体、TSH 受体抗体等。

(2) 伴全身乏力易疲劳、高血压、高脂血症、糖尿病、甲状腺功能亢进、甲状腺功能减退、甲状腺炎症或者甲状腺肿瘤的患者均可出现全身乏力易疲劳的症状。确诊需要检查血常规、尿常规、血糖、血总胆固醇、三酰甘油、高密度脂蛋白、低密度脂蛋白、β-脂蛋白、同型半胱氨酸、血清 TT_3 和 TT_4、血清 FT_3 和 FT_4、TSH、甲状腺球蛋白抗体、甲状腺过氧化物酶抗体、胰岛素、糖化血红蛋白、糖化血清蛋白、C-肽。

(3) 伴甲状腺肿大，甲状腺可呈弥漫性Ⅰ、Ⅱ、Ⅲ度或者结节性肿大，可出现对称或者非对称性肿大。甲状腺功能亢进、单纯性甲状腺肿、甲状腺肿瘤、甲状旁腺腺瘤及慢性淋巴性甲状腺炎等疾病均可出现甲状腺肿大。确诊需检查血常规、尿常规、血糖、血清 TT_3 和 TT_4、血清 FT_3 和 FT_4、TSH、甲状腺球蛋白抗体、甲状腺过氧化物酶抗体、甲状旁腺激素、降钙素。

(4) 伴多汗怕热、食欲亢进，出现多汗怕热、皮肤温暖潮湿、面部潮红，部分患者伴有低热、体重下降等基础代谢率升高的表现，可考虑是甲状腺功能亢进或者糖尿病。确诊需要检查的项目有血常规、尿常规、血糖、血清 TT_3 和 TT_4、血清 FT_3 和 FT_4、TSH、甲状腺球蛋白抗体、甲状腺过氧化物酶抗体、胰岛素、糖化血红蛋白、糖化血清蛋白、C-肽。

【伴随实验室指标的鉴别诊断】

1. 伴甲状腺球蛋白抗体阳性　甲状腺微粒体抗体伴甲状腺球蛋白抗体阳性并且滴度较高，此时可考虑慢性淋巴细胞性甲状腺炎、Riedel 甲状腺炎，滴度较低时可以考虑 Graves 病、亚急性甲状腺炎。在其他的自身免疫性疾病中，可出现甲状腺微粒抗体阳性且滴度较低，但甲状腺球蛋白抗体是阴性。以上疾病的鉴别必要时可进行病理活检来确诊。

2. 伴甲状腺过氧化物酶抗体阳性　甲状腺微粒体抗体伴甲状腺过氧化物酶抗体阳性可以考虑以下疾病：慢性淋巴性甲状腺炎、Riedel 甲状腺炎、产后甲状腺炎、Graves 病、恶性贫血、结缔组织病、糖尿病、乳腺癌、荨麻疹、炎症性肠病等。

3. 伴血清促甲状腺激素水平异常　伴血清促甲状腺激素升高见于轻度慢性淋巴性甲状腺炎、甲状腺功能亢进、接受 ^{131}I 治疗后、原发性甲状腺功能减退等；伴血清促甲状腺激素减低常见于甲状腺功能亢进、继发性甲状腺功能减退、皮质醇增多症、甲状腺摘除后。

4. 伴血清甲状腺素异常

(1) 伴血清甲状腺素升高：常见于甲状腺功能亢进、先天性甲状腺素结合球蛋白增多症、原发性胆汁性肝硬化、甲状腺激素不敏感综合征、妊娠、口服避孕药或雌激素、严重感染、心功能不全等。

(2) 伴血清甲状腺素减低：常见于甲状腺功能减退、慢性淋巴性甲状腺炎、低甲状腺素结合球蛋白症、缺碘性甲状腺肿。另外，甲状腺素减低也可出现在甲亢的治疗过程中，尤其是在发生糖尿病酮症酸中毒、恶性肿瘤、心力衰竭等情况下。

5. 伴血清三碘甲状腺原氨酸异常

(1) 伴血清三碘甲状腺原氨酸升高：可见于

甲状腺功能亢进、功能亢进型甲状腺腺瘤、多发性甲状腺结节肿大。

(2) 伴血清三碘甲状腺原氨酸降低：见于甲状腺功能减退、肢端肥大症、肝硬化、肾病综合征和使用激素等。

6. 伴甲状腺素结合球蛋白水平异常 伴甲状腺素结合球蛋白升高见于甲状腺功能减退、肝硬化、病毒性肝炎、Graves 病、甲状腺癌、风湿病、先天性甲状腺素结合球蛋白增多症等。伴甲状腺素结合球蛋白降低可见甲状腺功能亢进、遗传性甲状腺素结合球蛋白减少、肢端肥大症、肾病综合征、恶性肿瘤、严重感染等。

【需进一步检查的实验室指标】

1. 甲状腺功能监测指标

2. 其他甲状腺自身抗体

3. 血常规检查 包括血红蛋白，红、白细胞，血小板计数以及白细胞分类。

4. 尿常规检查 即尿常规 11 项包括尿酸碱度、尿比重、尿糖、尿酮体、尿蛋白等检查。

5. 血生化检查 肝功能、肾功能、电解质、血脂等。

6. 凝血功能 血浆凝血酶原时间(PT)、活化部分凝血活酶时间(APTT)、凝血酶时间(TT)、纤维蛋白原(FIB)，纤维蛋白原降解产物(FDP)，凝血因子等。

7. 免疫功能 甲状腺球蛋白抗体、甲状腺过氧化物酶抗体、血清促甲状腺激素、血清总甲状腺素、血清三碘甲状腺原氨酸、血清游离甲状腺素、血清游离三碘甲状腺原氨酸、甲状腺素结合球蛋白，各型肝炎病毒、免疫球蛋白、补体、各种自身抗体、抗病毒抗体、艾滋病、梅毒等性传播疾病的病原体等。

8. 其他 B 超、CT、X 线、MRI、甲状腺 ^{131}I 摄取率试验、促甲状腺激素释放激素兴奋试验、甲状腺素抑制试验、甲状腺活检等。

【指标评估的技术要点】

血清甲状腺微粒体抗体检测：检查前一天晚上八点后避免进食和剧烈运动，采血前患者最好可以休息 15 min 以上，常规采集患者空腹静脉血液 4 mL 于无抗凝剂的一次性的真空采血管中，并在采血管上明确标识患者信息，在 1～2 h 内由专人送检，待血液完全凝固后离心分离血清进行检测，分离后的血清在 4℃ 环境下可保存 3 d 或 -20℃冰冻保存较长一段时间。需要注意的是冰冻保存后的血清不能反复冻融。

【指标评估的影响因素】

严重溶血、脂血标本，细菌污染标本可对检测结果造成干扰；分离出的血清用来进行检测时不能混入红细胞、纤维蛋白丝、气泡和尘埃，否则会影响其检测结果。

(秦 雪)

参考文献

钾

【定义】

钾是人体内最重要的无机阳离子之一，约 98%的钾存在于细胞内，少量存在于细胞外液中，体内的钾离子不断地在细胞内与体液之间相互交换，以保持动态平衡。钾在维持体液容量、正常渗透压及酸碱平衡、参与细胞生理代谢、保证神经肌肉的正常功能等方面具有重要作用。

【分类】

根据钾存在部位不同，大致可分为总钾量、细胞内钾和细胞外钾，血清钾主要反映了细胞外液钾离子的浓度变化。

【诊断思路】

诊断思路见图 169。

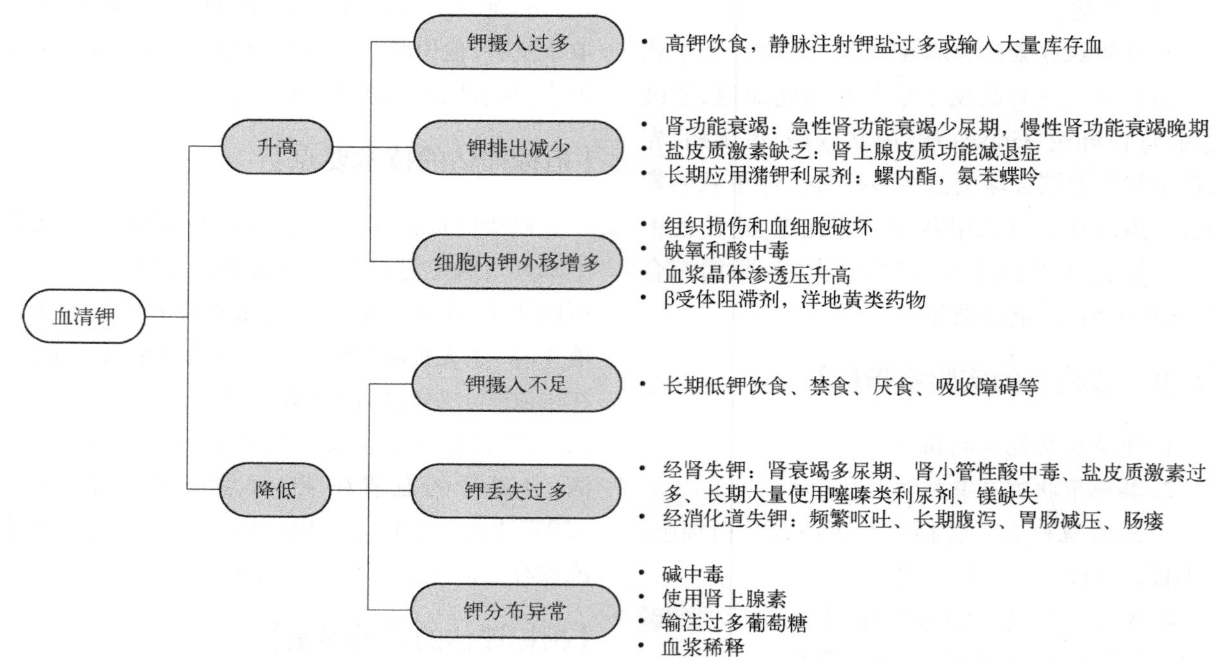

图 169　血清钾异常的诊断思路图

1. 升高

（1）钾摄入过多：高钾饮食、静脉输注钾盐过多或输入大量库存血。

（2）钾排出减少

1）肾衰竭：急性肾衰竭少尿期、慢性肾衰竭晚期因肾小球滤过率减低和肾小管排钾减少。

2）盐皮质激素缺乏：肾上腺皮质功能减退症、间质性肾炎、狼疮肾等疾病表现出对盐皮质激素的绝对缺乏和相对缺乏，使肾远曲小管、集合管排钾障碍。

3）长期应用潴钾利尿剂：螺内酯、氨苯蝶呤具有对抗醛固酮保钠排钾的作用。

（3）细胞内钾外移增多

1）组织损伤和血细胞破坏：挤压综合征、大面积损伤、严重溶血等。

2）缺氧和酸中毒：缺氧时细胞 ATP 生成不足，细胞膜上 Na^+-K^+泵转运障碍，使 Na^+在细胞内潴留，而细胞外的 K^+不易进入细胞内；酸中毒时细胞外液 H^+浓度升高，H^+进入细胞内液被缓冲，而细胞内 K^+转到细胞外维持电荷平衡。

3）血浆晶体渗透压升高：静脉应用甘露醇、高渗葡萄糖盐水使细胞内脱水，导致细胞内钾外移增多。

4）药物：β 受体阻滞剂、洋地黄类药物可抑制 Na^+-K^+-ATP 酶，使细胞内钾外移。

2. 降低

（1）钾摄入不足：长期低钾饮食、禁食、厌食、吸收障碍等。

（2）钾丢失过多

1）经肾失钾：肾衰竭多尿期、肾小管性酸中毒、盐皮质激素过多、长期大量使用噻嗪类利尿剂、镁缺失可导致肾脏排钾增多，引起低钾血症。

2）经消化道失钾：频繁呕吐、长期腹泻、胃肠减压、肠瘘等可引起消化液丢失，导致低钾血症。

（3）钾分布异常

1）碱中毒：H^+从细胞内溢出细胞外，而细胞外的 K^+进入细胞内维持电荷平衡。

2）使用肾上腺素：可激活 Na^+-K^+-ATP 酶

的活性，促进细胞外钾内移。

3）输注过多葡萄糖：尤其是加用胰岛素促进葡萄糖进入细胞合成糖原时，K^+也进入细胞内。

4）血浆稀释也可造成低钾血症：如心功能不全、肾性水肿或大量输注无钾盐液体时。

【伴随临床症状的鉴别】

1. 伴高血压　提示醛固酮增多症、库欣综合征等，鉴别需结合影像学检查、激素检测等实验室检查。

2. 伴心律失常　提示心功能不全，鉴别需结合心电图、超声心动图、心肌标志物等检查。

3. 伴呼吸困难　提示呼吸系统病变，鉴别需结合胸片、CT、磁共振等影像学检查。

4. 伴恶心、呕吐、腹痛、腹胀　提示消化功能紊乱、肠梗阻，鉴别需结合影像学检查及其他实验室检查。

5. 伴少尿或无尿、水肿、蛋白尿　提示肾功能损害，鉴别需结合血生化、尿液、病理活检等检查。

6. 伴四肢麻木、肌肉酸痛、痉挛或抽搐　提示神经肌肉病变，鉴别需结合头颅 CT、磁共振、神经电生理等检查。

7. 伴甲亢　提示甲状腺高功能腺瘤、甲状腺癌等，鉴别需结合血清甲状腺激素检测、甲状腺活检等检查。

【伴随实验室指标的鉴别诊断】

1. 高血钾伴低血钠、低血钙、高血镁　提示心功能衰竭、肾衰竭等，也可见于一些全身性疾病。

2. 高血钾伴代谢性酸中毒　提示肾小管性肾病患者，如间质性肾炎、糖尿病肾病。

3. 高血钾伴低血糖　提示高钾血症晚期及重症患者。

4. 高血钾伴尿钾浓度升高　高钾血症患者尿钾浓度及尿钾排出量增加，尿液 pH 值偏碱，尿钠排出量减少。

5. 低血钾伴其他电解质紊乱　急性低钾血症合并低钠血症多为消化液的急性丢失，低钾血症合并高钠血症主要见于重症感染、创伤和危重情况下应激反应。

6. 低血钾伴代谢性碱中毒　见于巴特综合征（Bartter syndrome）等。

7. 低血钾伴尿钾增多或减少　尿钾增多代表肾性失钾；尿钾减少代表肾外失钾，如呕吐、腹泻、胃肠引流、大量出汗等。

8. 低血钾伴肾上腺皮质激素水平异常　尿钾增多伴肾上腺皮质激素增多见于原发性醛固酮增多症，肾上腺皮质激素减低见于库欣综合征、Liddle 综合征。

9. 低血钾伴肾素水平异常　肾素升高见于肾素瘤、肾动脉狭窄，肾素减少见于原发性醛固酮增多症、Liddle 综合征。

【需进一步检查的实验室指标】

当患者出现血钾水平异常时，如需确诊，尚需结合血常规、生化、免疫标志物、影像学检查等进行鉴别。

1. 血常规检查　包括红、白细胞、血小板计数及白细胞分类、血红蛋白水平，高钾血症时体液丢失可导致血细胞比容升高。

2. 血生化检查　肾脏疾病导致血钾紊乱可出现肾功能、电解质等异常。

3. 其他　如免疫球蛋白、补体、各种自身抗体及各种感染病原体、肾上腺 CT、肾脏病理活检等检查有助于鉴别诊断钾代谢紊乱病因。

【指标评估的技术要点】

实验室常采用干化学法、火焰分光光度法、离子选择电极法对血清钾进行检测，参考区间为 3.5～5.5 mmol/L。

1. 火焰分光光度法（FES 法）　该法是测定血清钾的参考方法，其原理是以火焰作为激发光源的原子发射光谱分析法，当血清样本经雾化装置化为细雾送入火焰中燃烧时，由于 K^+得到能量后，发射出特殊波长的光谱，光通过滤光片，被光检测器接收，通过光电系统对辐射光能的测量，已知高、低值的各分析物来校准，就可求得钾含量。火焰光度法测定血清钾用血量少、操作简便、结果准确可靠、特异性好及成本低廉等特点广为临床应用。但其缺点为检测过程中，灵敏度受燃气压

J

力、标本进样速度的影响，标本加入蒸馏水后要充分混匀，否则分析的样本与实际值有一定偏差，其法测定钾不易自动化，在临床实验室已逐渐被自动化程度更高的离子选择电极法取代。

2. *离子选择电极法(ISE 法)*　离子选择电极法是目前临床检测电解质常用的方法之一，其原理是利用电极电位和离子活度的关系来测定离子活度的一种电化学技术，其核心是采用对被测离子选择性响应的敏感膜，只对水相中活化离子产生选择性响应，将离子活度转换成电信号，在一定范围内其电位与离子活度呈线性关系。钾电极采用含有缬氨霉素的中性载体膜，对 K^+ 具有很高的选择性。主要有两类方法：① 直接 ISE 法：通过测量电势，由校正曲线或计算法求得待测物的浓度，不需要样本稀释，因而测定结果不受高脂样本的影响。② 间接 ISE 法：需要稀释液来稀释测定样本所测离子活度更接近离子浓度，但对于高脂、高蛋白样本，由于脂蛋白和蛋白质占有大量体积，从而使测定结果出现假性降低。临床实际工作中以间接 ISE 法为主。

3. *干化学法*　其原理是将测定所需要的全部试剂成分固化在具有特定结构反应装置(试剂载体)上，当把样品加到载体上之后，液体成分将试剂溶解并发生反应，然后通过检测器检测反应信号。干化学法因其测试干片是一次性使用，没有电极老化和蛋白质中毒等缺点，具有定标周期长、操作简单、保养容易、稳定性好、故障低、污染少等优点，适用于临床急诊和移动检测(救护车、野外)的需要，但检测成本费用较高。

【指标评估的影响因素】

(1) 标本的采集、运输及处理、检测过程中因素控制的好坏直接影响血清钾测定结果。如采血时上臂压迫时间过久，标本放置时间过长，温度过高和反复离心导致样本细胞破坏，可导致假性高钾血症。

(2) 螺内酯、甘露醇、高渗葡萄糖盐水可升高血清钾，醛固酮则可降低血清钾，白细胞增多症、血小板增多症可使血清钾出现假性升高或降低。

(*戎　荣，沈佐君*)

参考文献

碱性磷酸酶

【定义】

碱性磷酸酶(alkaline phosphatase, ALP)是一组在碱性条件下水解磷酸单脂类化合物或转移磷酸单脂的磷酰基至其他物质的酶。

【分类】

ALP 广泛分布于人体各种组织，其中肝脏、肾脏、骨骼、小肠、胎盘等组织含量较多。正常人血清中的 ALP 成人主要来自肝脏，小儿来自骨骼，妊娠期出现胎盘 ALP，餐后 2 h，特别高脂餐后，小肠 ALP 进入血中，持续 6 h，血中 ALP 可升高 1.5~2 倍。在肝脏 ALP 主要分布于肝细胞的血窦侧和毛细胆管侧的微绒毛上，经胆汁排入小肠；当胆汁排泄不畅，毛细胆管内压升高时，可诱发 ALP 产生增多。

骨源性碱性磷酸酶(NBAP)是由骨质中分泌出来，当骨骼中钙盐沉淀不足时，该酶分泌增多。

是成骨细胞的表型标志物之一，可直接反映成骨细胞的活性或功能状况，主要用于小儿佝偻病早期诊断和亚临床鉴别的特异性参考指标，也可用于评价人体骨矿化障碍的指标。

血清同工酶对肝胆疾病的诊断意义：用聚丙

烯酰胺凝胶梯度电泳可分出 ALP 同工酶 Ⅰ ~ Ⅶ(表 11),其诊断意义主要有以下内容。

表 11　ALP 同工酶的脏器来源及临床意义

PAG	脏器来源	临床意义
Ⅰ	肝(高分子)	胆汁淤积,转移性肝癌
Ⅱ	肝细胞癌	原发性肝癌
Ⅲ	肝	正常血清成分,肝胆病
Ⅳ	成骨细胞	儿童发育期,骨病
Ⅴ	胎盘、癌	妊娠末期,Regau 癌等
Ⅵ	小肠绒毛上皮	脂餐后,O、B 血型分泌型人群
	成纤维细胞	肝纤维化
Ⅶ	肝(与 IgG 结合)	溃疡性结肠炎活动期

【诊断思路】

诊断思路见图 170。

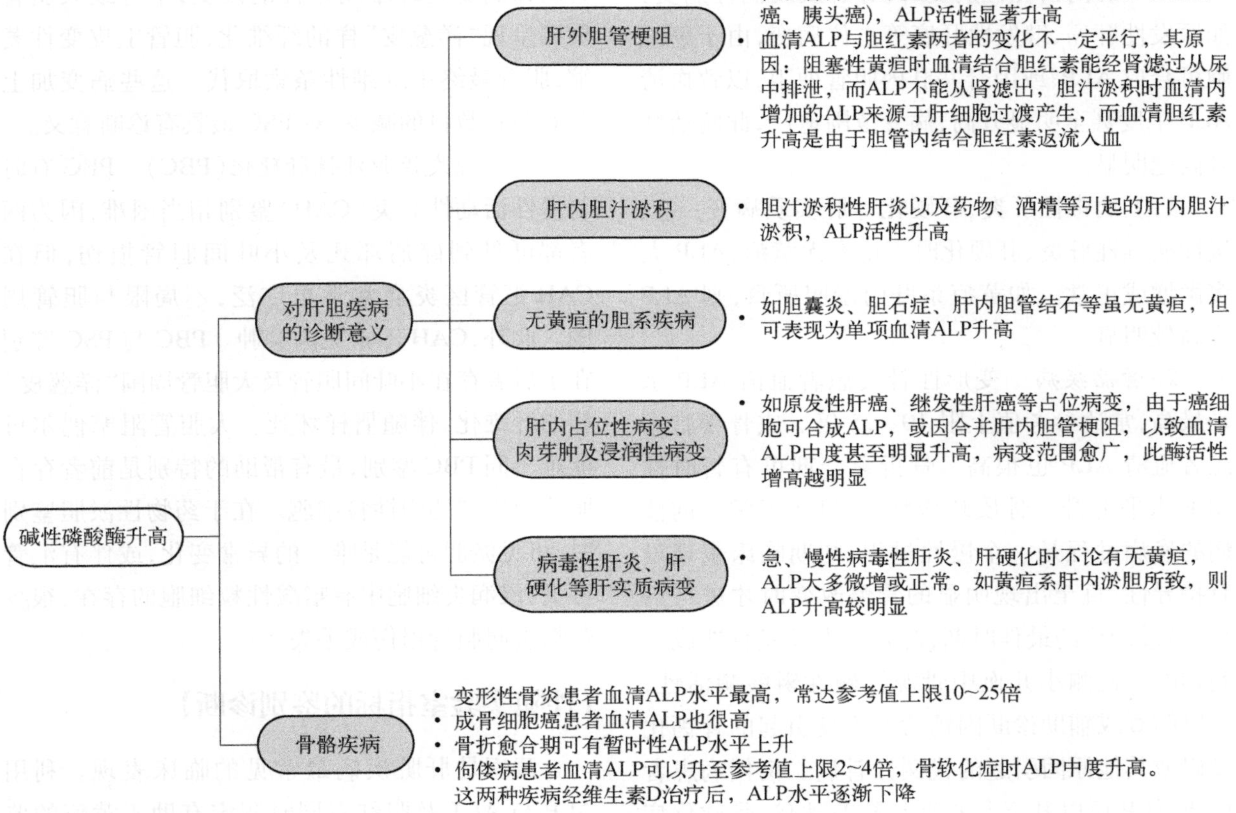

碱性磷酸酶升高
- 对肝胆疾病的诊断意义
  - 肝外胆管梗阻
    - 血清ALP活性常很早升高，可先于黄疸出现，其增高幅度与胆管梗阻的程度和时间有关
    - 在胆管持久而完全梗阻的病例(多为恶性，如胆管癌、胰头癌)，ALP活性显著升高
    - 血清ALP与胆红素两者的变化不一定平行，其原因：阻塞性黄疸时血清结合胆红素能经肾滤过从尿中排泄，而ALP不能从肾滤出，胆汁淤积时血清内增加的ALP来源于肝细胞过渡产生，而血清胆红素升高是由于胆管内结合胆红素返流入血
  - 肝内胆汁淤积
    - 胆汁淤积性肝炎以及药物、酒精等引起的肝内胆汁淤积，ALP活性升高
  - 无黄疸的胆系疾病
    - 如胆囊炎、胆石症、肝内胆管结石等虽无黄疸，但可表现为单项血清ALP升高
  - 肝内占位性病变、肉芽肿及浸润性病变
    - 如原发性肝癌、继发性肝癌等占位病变，由于癌细胞可合成ALP，或因合并肝内胆管梗阻，以致血清ALP中度甚至明显升高，病变范围愈广，此酶活性增高越明显
  - 病毒性肝炎、肝硬化等肝实质病变
    - 急、慢性病毒性肝炎、肝硬化时不论有无黄疸，ALP大多微增或正常。如黄疸系肝内淤胆所致，则ALP升高较明显
- 骨骼疾病
  - 变形性骨炎患者血清ALP水平最高，常达参考值上限10~25倍
  - 成骨细胞癌患者血清ALP也很高
  - 骨折愈合期可有暂时性ALP水平上升
  - 佝偻病患者血清ALP可以升至参考值上限2~4倍，骨软化症时ALP中度升高。这两种疾病经维生素D治疗后，ALP水平逐渐下降

图 170　碱性磷酸酶升高的诊断思路图

1. 肝胆疾病　许多肝胆病血清 ALP 均可升高,在胆汁淤积、肝内炎症和癌症时,肝细胞过度制造 ALP,后经淋巴循环和肝窦进入血液,致血清 ALP 升高。肝细胞内 ALP 浓度比血中的 ALP 仅高 5~10 倍,此种浓度梯度差远低于转氨酶,加之 ALP 是一种膜结合酶,在肝细胞内与脂性膜紧密结合不易释放,故肝病时血清 ALP 往往升高不明显。胆汁酸凭借其表面活化作用,可将 ALP 从脂性膜上溶析下来,致使胆汁淤积时血清 ALP 明显升高,故目前 ALP 主要用于诊断胆汁淤积。

(1) 肝外胆管梗阻:血清 ALP 活性常很早升高,可先于黄疸出现,其升高幅度与胆管梗阻的程度和时间有关。在胆管持久而完全梗阻的病例(多为恶性,如胆管癌、胰头癌),ALP 活性显著升高。血清 ALP 与胆红素两者的变化不一定平行,其原因:阻塞性黄疸时血清结合胆红素能经肾滤过从尿中排泄,而 ALP 不能从肾滤出,胆汁淤积时血清内增加的 ALP 来源于肝细胞过渡产生,而血清胆红素升高是由于胆管内结合胆红素反流入血，两者升高机制不同。

（2）肝内胆汁淤积：胆汁淤积性肝炎以及药物、酒精等引起的肝内胆汁淤积，ALP 活性升高，但往往不计恶性胆道梗阻之甚，与良性肝外胆道梗阻比较，ALP 升高幅度两者近似，常有重叠，有时无法区别。

（3）无黄疸的胆系疾病：如胆囊炎、胆石症、肝内胆管结石等虽无黄疸，但可表现为单项血清 ALP 升高。

（4）肝内占位性病变、肉芽肿及浸润性病变：如原发性肝癌、继发性肝癌等占位病变，由于癌细胞可合成 ALP，或因合并肝内胆管梗阻，以致血清 ALP 中度甚至明显升高，病变范围愈广，此酶活性升高越明显。

（5）病毒性肝炎、肝硬化等肝实质病变：急、慢性病毒性肝炎、肝硬化时不论有无黄疸，ALP 大多微增或正常。如黄疸系肝内淤胆所致，则 ALP 升高较明显。

2. 骨骼疾病　变形性骨炎患者血清 ALP 水平最高，常达参考值上限 10~25 倍。成骨细胞癌患者血清 ALP 也很高。骨折愈合期可有暂时性 ALP 水平上升。骨质疏松症时 ALP 正常。佝偻病的发病过程是一个慢性过程，初期临床表现没有特异性，直至出现明显的骨骼改变时才进行治疗，错过治疗的最佳时期，对儿童生长发育造成不利影响。检测小儿血中骨源性碱性磷酸酶活性，借以筛查或辅助诊断因钙营养不良引起的骨钙化障碍或其他原因引起的代谢性骨病。佝偻病患者血清 ALP 可以升至参考值上限 2~4 倍，骨软化症时 ALP 中度升高。这两种疾病经维生素 D 治疗后，ALP 水平逐渐下降。

【伴随临床症状的鉴别诊断】

淤胆或称胆汁淤滞可由各种原因引起，肝细胞、毛细胆管、肝内胆管及肝外胆管任何部位器质性或功能性的异常都可导致胆汁排泌障碍，胆汁成分反流入血流中，造成黄疸、胆色素在肝细胞内蓄积，可引起一系列病理变化及功能异常。区别大胆管阻塞与弥漫性肝内淤胆性疾病对于临床治疗十分重要，因为大胆管阻塞必须采取手术治疗，否则会导致严重的胆管炎、胆汁性肝硬化。

1. 伴大胆管阻塞　确诊大胆管阻塞时一般并不都需要肝穿刺活检，肝活检只适于肝外胆管阻塞早期患者及无法进行 PTC、ERCP 或虽进行了各种检查，但淤胆性质仍不清楚的患者。在慢性胆道阻塞患者，肝活检对于判断肝脏损害程度是有价值的。

2. 伴硬化性胆管炎（PSC）　PSC 最显著的胆管周伟病变是纤维闭塞性的改变，中等或大胆管周围呈现“洋葱皮”样的纤维化，胆管上皮变性萎缩，胆管最终由纤维性条索取代。这些病变加上叶间胆管数目的减少，对 PSC 最具有诊断意义。

3. 伴原发性胆汁性肝硬化（PBC）　PBC 有时与慢性活动性肝炎（CAH）鉴别相当困难，因为两者都可见到碎屑坏死及小叶间胆管损伤，但在 CAH 汇管区炎症常常更广泛，不局限与胆管周围。此外，CAH 不常见肉芽肿。PBC 与 PSC 鉴别在于后者存在小叶间胆管及大胆管周围“洋葱皮”样的纤维化，伴随屑样坏死。大胆管阻塞偶尔可能难于同 PBC 鉴别，最有帮助的特别是前者存在胆管内周围的中性粒细胞。在于药物性淤胆鉴别时，可见淤胆可能是唯一的异常变化，或伴有汇管区炎，浸润炎细胞中有嗜酸性粒细胞的存在，很少药物引起胆管损伤或丢失。

【伴随实验室指标的鉴别诊断】

黄疸是肝脏疾病最常见的临床表现。利用 ALP 与 ALT 及胆红素同时测定有助于黄疸的鉴别诊断（图 171）。

【需进一步检查的实验室指标】

碱性磷酸酶是与肝细胞膜结合的酶，正常时由肝细胞合成，胆汁淤积，肝内炎症或癌症时，肝及胆管内酶合成增加，致使血清酶活性升高。可根据碱性磷酸酶高分子同工酶、γ-谷氨酰基转移酶高分子同工酶、亮氨酸氨基肽酶高分子同工酶和 5′核苷酸酶结果来进一步判断胆汁淤积情况。

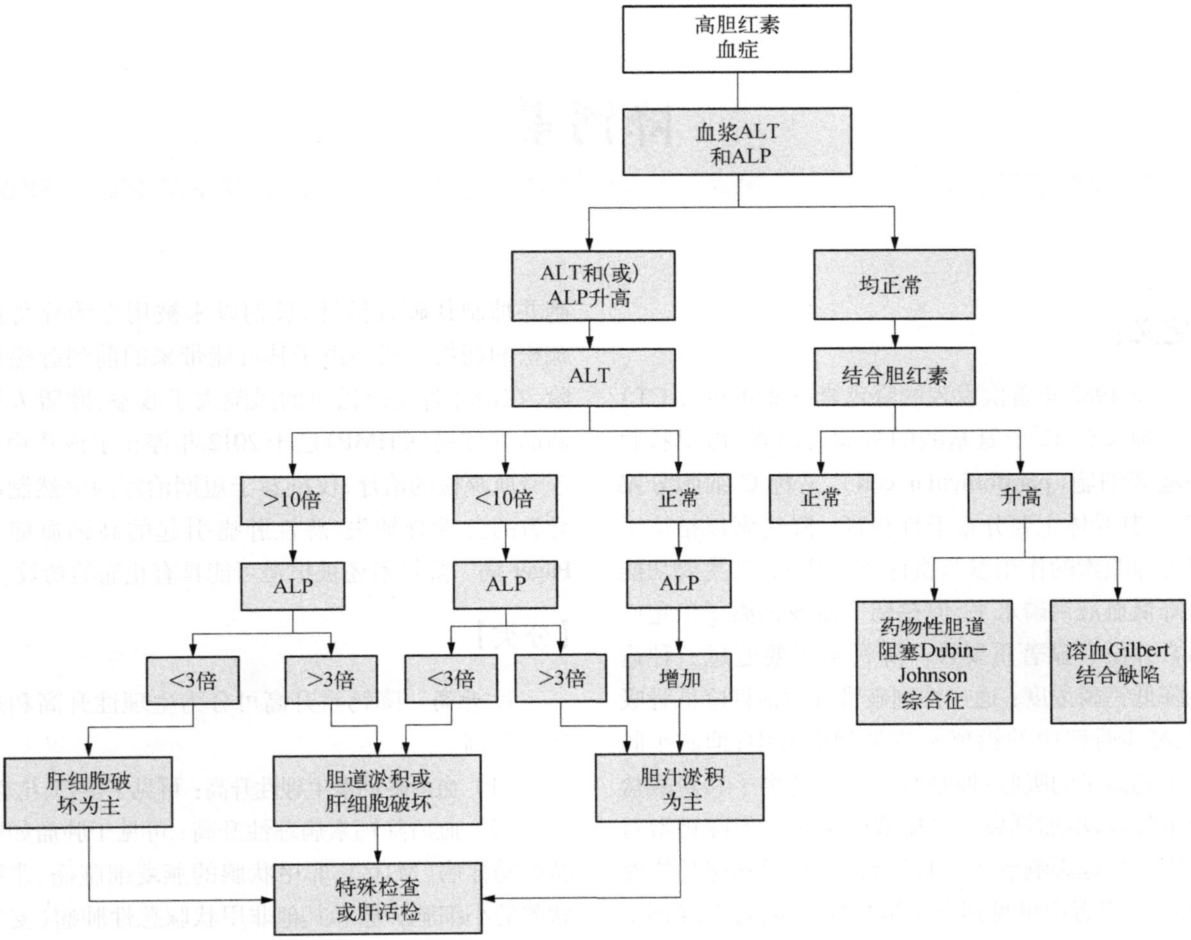

- 高胆红素血症
  - 血浆ALT和ALP
    - ALT和(或)ALP升高
      - ALT
        - >10倍 → ALP
          - <3倍 → 肝细胞破坏为主
          - >3倍 → 胆道淤积或肝细胞破坏
        - <10倍 → ALP
          - <3倍 → 胆道淤积或肝细胞破坏
          - >3倍 → 胆汁淤积为主
        - 正常 → ALP → 增加 → 胆汁淤积为主
      - 肝细胞破坏为主 / 胆道淤积或肝细胞破坏 / 胆汁淤积为主 → 特殊检查或肝活检
    - 均正常
      - 结合胆红素
        - 正常
        - 升高
          - 药物性胆道阻塞Dubin–Johnson综合征
          - 溶血Gilbert结合缺陷

图 171　黄疸的分析步骤

J

【指标评估的技术要点】

1983 年，IFCC 对速率法的底物、缓冲液等进行优化，提出 ALP 测定建议方法。2011 年，IFCC 在原建议方法基础上提出 ALP 测定参考方法，用于血清 ALP 测定标准化。速率法是通过血清 ALP 在碱性条件下转移对硝基苯酚磷酸酯（NPP）的磷酰基至水和 2－氨基－2－甲基－1－丙醇（AMP）分子，生成对硝基苯酚。在碱性条件下，对硝基苯酚以对硝基苯氧离子形式存在，呈黄色，在 405 nm 波长处有较强吸收，而 NPP 无色。在底物过剩的情况下，对硝基苯氧离子的生成速率与血清 ALP 浓度成正比，因而可通过监测对硝基苯氧离子升高测定血清 ALP 活性浓度。

【指标评估的影响因素】

血清 ALP 测定反应在碱性条件下进行，开封试剂可因吸收空气中的二氧化碳而使 pH 降低，影响测定结果，因此应注意开封试剂的使用时间，采用合适的校准计划，尤其对缓冲物质浓度较低的试剂。

（石玉玲，廖　扬）

参考文献

降钙素

【定义】

于 1962 年首次发现的降钙素(calcitonin, CT)是一种含有 32 个氨基酸的多肽类激素,由甲状腺滤泡旁细胞(parafollicular cell),又称 C 细胞分泌产生,其受体主要分布于骨和肾。降钙素以拮抗甲状旁腺激素的作用参与机体钙磷代谢,其主要功能是降低血液钙磷水平,但在调节血液钙离子恒定中通常并没有显著重要性。降钙素主要通过三种途径降低钙磷浓度:通过抑制破骨细胞活性降低骨吸收,减少骨骼中的钙离子流失到血液中;抑制小肠对于钙离子的吸收;抑制肾小管对钙离子和磷酸盐的重吸收,增加钙离子自尿液的流失。但降钙素对肾脏的生理影响较小而且短暂,如在甲状腺髓样癌(MTC)患者中可见到由于耐受性产生,过多降钙素分泌并未对肾脏的钙排泄产生影响。另外,由于骨吸收和骨形成是耦联的过程,降钙素抑制破骨细胞活性也最终会降低成骨活性。促进降钙素分泌的主要刺激因素为血浆钙离子浓度升高,胃肠道激素如胃泌素、五肽胃泌素、胰高血糖素、去甲肾上腺素的升高也可促进其分泌,生物胺如 β 肾上腺协同剂可促进降钙素分泌。而生长激素、α 肾上腺能协同剂、β 肾上腺能拮抗剂可抑制降钙素的分泌。

降钙素检测在临床医学中的主要用途是诊断和监测甲状腺 C 细胞增生及甲状腺髓样癌(MTC)。作为肿瘤标志物,降钙素与肿瘤的分级分期及预后相关。在手术后监测中若降钙素水平升高可能提示肿瘤复发。降钙素甚至可用于对可疑病灶的活检样本(如肿大的淋巴结)确定它们是否有原始癌变部位的转移。对于 2 型家族性多发性内分泌腺瘤病(MEN2)的家族成员,可以通过检测降钙素进行 MTC 的筛查。

在临床治疗中由于降钙素能够作用于破骨细胞并抑制其破骨活性,长期以来被用作治疗骨质疏松的药物。然而由于其可能带来的前列腺癌风险,在治疗骨质疏松时的风险大于收益,欧盟人用药品管理局(CHMP)已于 2012 年停止了该药物用于骨质疏松的治疗,仅推荐于短期治疗因突然制动导致的急性骨缺失、恶性肿瘤引起的高钙血症及 Paget 病。降钙素还被报道可能具有止痛的功效。

【分类】

1. 升高　降钙素升高可分为生理性升高和病理性升高。

(1) 血清降钙素生理性升高:可见于孕妇、儿童。

(2) 血清降钙素病理性升高:可见于肿瘤如甲状腺髓样癌(MTC)、非甲状腺的燕麦细胞癌、非甲状腺的小细胞肺癌和其他非甲状腺恶性肿瘤(支气管肿瘤、肺癌、乳腺癌、子宫癌、前列腺癌、胰腺癌、胰岛素瘤、血管活性肠肽瘤等);甲状腺 C 细胞增生、甲状腺功能亢进、急性和慢性肾衰竭、恶性贫血、高钙血症、高胃泌素血症(hypergastrinemia)和其他胃肠功能紊乱、慢性炎症和肺部疾病等也可见到血清降钙素升高;药物的使用,如肾上腺素、胰高血糖素、口服避孕药导致血清降钙素升高。

2. 降低　血清降钙素降低见于甲状腺先天发育不全、甲状腺全切、妇女绝经后、低血钙症和老年性骨质疏松等。

【诊断思路】

诊断思路见图 172。

该指标主要用于甲状腺髓样癌(MTC)的诊断。存在甲状腺髓样癌(MTC)的典型症状时测定血清降钙素排除甲状腺髓样癌(MTC)。当甲状腺的影像学及细胞学检查怀疑有甲状腺髓样癌(MTC)时,测定该指标,若升高则进行甲状腺活

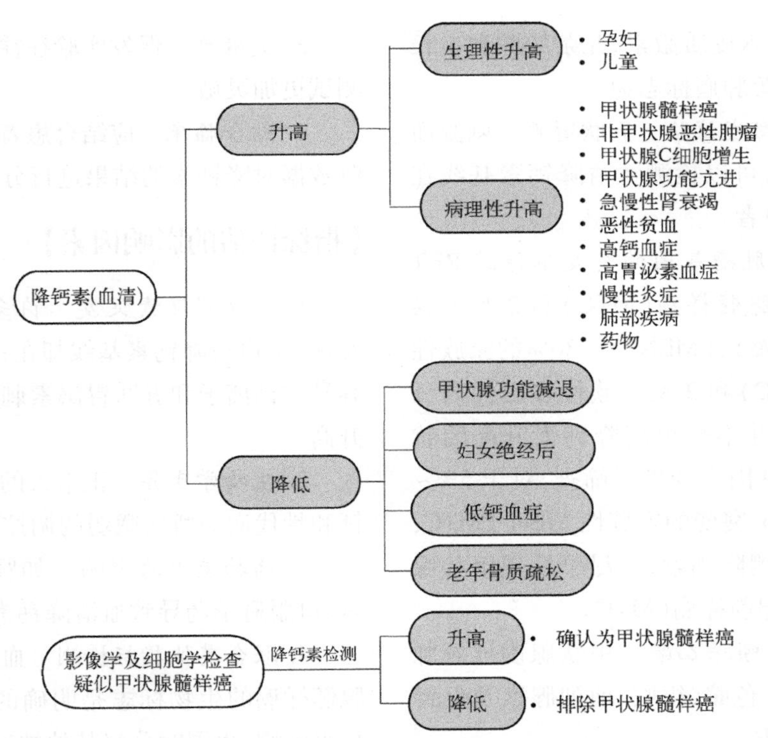

图172 降钙素(血清)升高的诊断思路图

检、扫描及超声进行甲状腺髓样癌的确诊。当存在顽固性腹泻时测定该指标可用于排除甲状腺髓样癌(MTC)。当出现原因不明的血清癌胚抗原(CEA)或神经元特异性烯醇化酶(NSE)升高时测定血清降钙素排除甲状腺髓样癌(MTC)。

【伴随临床症状的鉴别诊断】

1. 伴单侧或双侧甲状腺肿块，呼吸不畅、吞咽困难，颈侧区肿块，声音嘶哑及改变，非感冒性持续咳嗽、手足抽搐，类癌综合征者　应考虑甲状腺髓样癌(MTC)。

2. 伴有顽固性腹泻等　有10%～20%的甲状腺髓样癌晚期为腹泻型，这些患者降钙素明显升高。

3. 伴2型家族性多发性内分泌腺瘤病(MEN2)家族史或家族性甲状腺髓样癌(MTC)　定期进行降钙素检测，以尽早发现甲状腺C细胞增生或甲状腺髓样癌(MTC)。

4. 不伴随RET突变的家族性甲状腺髓样癌(MTC)和2型家族性多发性内分泌腺瘤病(MEN2)　30%的家族性甲状腺髓样癌(MTC)和2型家族性多发性内分泌腺瘤病(MEN2)并不会出现降钙素升高的状况，先检测RET癌基因突变进行筛查，对于5%～10%没有检测到RET突变的家族性MEN/FMTC，通过钙促发试验检测降钙素，以尽早发现甲状腺C细胞增生或甲状腺髓样癌(MTC)。

【伴随实验室指标的鉴别诊断】

1. 伴有血清癌胚抗原(CEA)升高　临床上明显的甲状腺髓样癌(MTC)可伴有血清CEA升高，血清降钙素明显升高可确定MTC的诊断。

2. 伴有神经元特异性烯醇化酶(NSE)、儿茶酚胺、5-羟基吲哚乙酸等升高　血清降钙素在神经内分泌肿瘤(如类癌综合征、胰岛瘤、血管活性肠多肽肿瘤或小细胞肺癌)中可升高，可以测定NSE、儿茶酚胺、5-羟基吲哚乙酸等加以鉴别。

【需进一步检查的实验室指标】

1. 血钙和血磷　CT抑制肾小管对钙离子和磷离子的重吸收，使得钙磷排出增多，血浆钙磷水平下降。

2. 血清癌胚抗原(CEA)，神经元特异性烯醇化酶(NSE)，血清和尿液儿茶酚胺　甲状腺髓样癌作为一种神经内分泌肿瘤，也同时分泌其他神经内分泌标志物，如降钙素基因相关肽、NSE、嗜铬粒蛋白 A、促肾上腺皮质激素、儿茶酚胺和生长抑素等)以及 CEA 等肿瘤标志物。

3. 五肽胃泌素激发试验　五肽胃泌素刺激而使降钙素明显升高,可以检测血清降钙素基线在正常区间的 MTC 患者。

4. RET－proto 肿瘤基因的突变不伴随 RET 突变的家族性甲状腺髓样癌(MTC)和 2 型家族性多发性内分泌腺瘤病(MEN2)　30%的家族性甲状腺髓样癌(MTC)和 2 型家族性多发性内分泌腺瘤病(MEN2)并不会出现降钙素升高的状况,先检测 RET 癌基因突变进行筛查,对于 5%～10%没有检测到 RET 突变的家族性 MEN/FMTC,通过钙促发试验检测降钙素,以尽早发现甲状腺 C 细胞增生或甲状腺髓样癌(MTC)。

5. 尿液 5－羟基吲哚乙酸　甲状腺髓样癌肿瘤细胞能分泌 5－羟色胺、组胺、前列腺素及促肾上腺皮质激素样物质。

6. 超声、降钙素、MRI、核医学检查(甲状腺显像及 PET/降钙素全身扫描)　它们在 MTC 肿瘤定位诊断及定性鉴别诊断方面均起到重要作用。

【指标评估的技术要点】

1. 检测方法　血清降钙素可采用放射免疫分析、酶免疫分析和化学发光免疫分析等方法测定,两点法免疫定量分析只能相对较好地建立参考区间的上限,不同方法灵敏度和特异性不同,且获得的结果也没有可比性。

2. 标本　患者标本可用血清也可用血浆(肝素或 EDTA 抗凝),抽血前禁食 12 h,标本采集后,应立即 4℃保存并送检。

3. 灵敏度　促发实验往往比直接进行降钙素测试更加灵敏。

4. 结合临床　应结合患者临床表现及其他检测数据对降钙素的结果进行分析评估。

【指标评估的影响因素】

1. 五肽胃泌素促发　许多 MTC 患者(尤其女性)其血清降钙素基线却在正常区间,但他们更容易被钙离子和五肽胃泌素刺激而使降钙素明显升高。

2. 生物学变异　正常人的血清降钙素会受到钙和骨代谢短暂而微弱的调控。

3. 药物使用的影响　如肾上腺素、胰高血糖素、口服避孕药导致血清降钙素升高。

4. 联合其他指标检测　血清降钙素作为甲状腺髓样癌的生物标志是明确的,作为一种神经内分泌肿瘤,也同时分泌其他神经内分泌标志物(如降钙素基因相关肽、NSE、嗜铬粒蛋白 A、促肾上腺皮质激素、儿茶酚胺和生长抑素等)以及 CEA 等肿瘤标志物。

5. 试剂盒因素　对于某些试剂盒使用高剂量 biotin 或 VB7(>5 mg/d)的患者需要停药 12 h 后才可以进行采样。对于某些试剂盒使用人抗鼠抗体或嗜异性抗体的患者可能会出现假性升高检测结果。

6. 标本　脂血或溶血的样本将影响检测结果。

(汪子伟,林　铖)

参考文献

降钙素原

【定义】

降钙素原(procalcitonin, PCT),是血清降钙素(CT)的前肽物质,是细菌感染导致的全身炎症反应的实验室诊断标志物,与脓毒血症、全身严重细菌性感染等密切相关。

【分类】

按产生部位分类：在生理状态下，人体内的PCT主要是甲状腺滤泡旁细胞（C细胞）和神经内分泌细胞合成，感染状态下，内毒素、炎症细胞因子等促使肝、肾、肺等组织器官产生PCT，使循环血中PCT浓度明显升高。在局部感染、严重创伤、慢性非特异性炎症、癌性发热、移植物宿主排斥反应和自身免疫疾病时，PCT水平不升高或轻微升高。

按升高程度分类：0.05～0.5 ng/mL提示无或者轻度全身炎症反应；0.5～2 ng/mL中度全身炎症反应，提示感染的可能性大，也可能是其他情况，如严重创伤、大型手术后等；2～10 ng/mL脓毒血症可能性较大，随时发生多器官功能障碍；>10 ng/mL几乎为严重脓毒血症或者脓毒血症性休克，死亡率极高。

【诊断思路】

诊断思路见图如173。

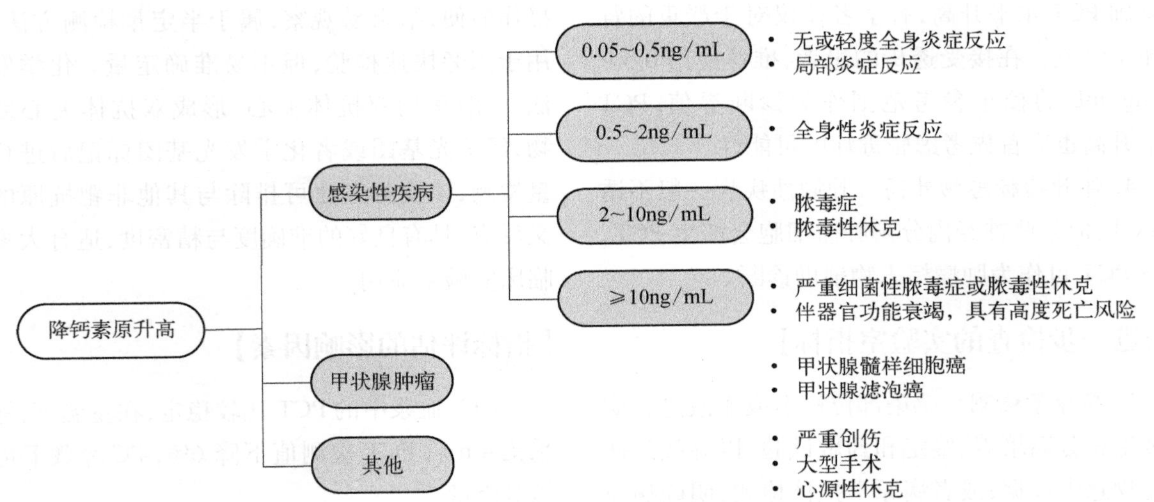

图173　降钙素原升高的诊断思路图

【伴随临床症状和体征的鉴别诊断】

1. 伴发热　首先考虑细菌感染，PCT水平与感染的严重程度呈正相关。低水平PCT提示可能是感染较轻、预后较好，或是病毒、非典型病原体感染。近年来有研究表明危重侵袭性真菌感染以及某些药物超剂量使用（如万古霉素、亚胺培南、多巴胺及呋塞米等）情况下，PCT可轻中度升高。

2. 伴胸痛、呼吸困难　考虑细菌性肺炎。严重社区获得性肺炎、院内获得性肺炎以及呼吸机相关性肺炎，均可引起PCT升高伴呼吸困难，PCT水平与病情的严重程度呈正相关，在治疗过程中监测PCT可评估抗生素疗效和判断肺炎预后。

3. 伴心脏杂音　对于存在心脏瓣膜病、瓣膜置换等相关危险因素的患者，并伴有非特异性发热的患者，需考虑感染性心内膜炎的可能，需进一步行超声心动图检查。

4. 伴头痛、呕吐等颅内高压症状　要考虑细菌性脑膜炎、病毒性脑膜炎和隐球菌脑膜炎PCT一般不升高或轻度升高。

5. 伴腹痛　PCT显著升高时伴全腹痛需考虑细菌性腹膜炎；PCT中度升高或不升高以局限性腹膜炎为主，若伴转移性右下腹疼痛可见于阑尾炎，伴右上腹痛需考虑胆囊炎；胰腺感染坏死患者中PCT明显升高。

6. 伴低血压、少尿等休克症状　需考虑脓毒症引起的感染性休克，且细菌性脓毒症患者的PCT水平显著高于非细菌性脓毒症。

【伴随实验室指标的鉴别诊断】

1. 伴白细胞增多或减少　细菌感染会引起

PCT 和白细胞升高，但严重感染时白细胞反而会减低，另外一些血液系统疾病或肿瘤也会引起非特异性的 PCT 轻度升高和白细胞数目的改变，需结合临床症状予以鉴别。

2. *伴 CRP、红细胞沉降率升高* 感染性疾病和某些形式的自身免疫性疾病可引起 PCT 升高合并 CRP、红细胞沉降率升高，感染性疾病可有明确的感染定位或病原学结果，某些自身免疫性疾病可有特异性的临床症状。

3. *伴肾功能异常* 肾功能不全较严重的患者的基础 PCT 水平升高，有学者建议对于严重的肾功能不全或正在接受透析的患者，推荐使用 0.5~1.5 ng/mL 的校正参考范围作为诊断界值，PCT 水平升高也应首先考虑脓毒症的可能性。

4. *伴肿瘤标志物升高* 肿瘤性疾病一般不诱导 PCT，但某些神经内分泌肿瘤细胞会产生 PCT，此时 PCT 可作为肿瘤标志物辅助诊断。

【需进一步检查的实验室指标】

1. *病原学检测* 感染部位标本或血液进行病原微生物分离培养、鉴定和药敏试验，以寻找致病微生物感染证据；或者病原学抗体检测，明确病原菌类型。

2. *尿常规* 尿白细胞、尿蛋白等鉴别是否尿路感染和肾脏疾病引起。

3. *其他外周血炎症指标* 血常规（白细胞计数及分类）、C-反应蛋白和细胞因子，如白介素 6 等，辅助评估炎症程度。

4. *自身抗体检测* 以明确是否存在自身免疫相关疾病。

5. *其他* 心电图、X 线、B 超、CT 等根据临床症状，选择不同的影像学辅助检查，如胸部 X 线或 CT 影像提示肺实质受累的证据；超声心动图有助于提供心内膜受累证据，腹部 B 超可作为常规初筛检查。

【指标评估的技术要点】

正常人血清中 PCT 一般小于 0.05 ng/mL（新生儿产后生理性升高），PCT 半衰期为 24 h，PCT 水平的变化可动态反应感染的变化趋势。可采用凝胶层析法、高效液相色谱法、胶体金标记法及酶联免疫荧光法、化学发光等进行 PCT 检测。前两者不仅耗时长，而且不易自动化，适用于科学研究。因此临床常采用后三者进行 PCT 检测。胶体金标记法灵敏度高，特异性高，无须特殊仪器，操作简便，结果易观察，属于半定量检测方法，适用于床旁快速检验，但不易准确定量。化学发光法，一般采用双抗体夹心，形成双抗体夹心复合物，经荧光基团或者化学发光基团标记后进行定量检测，该检测方法可排除与其他非靶抗原的交叉反应，具有良好的准确度与精密度，适合大多数临床实验室应用。

【指标评估的影响因素】

（1）血浆中的 PCT 比较稳定，在室温下，标本采集 4 h 后 PCT 检测值下降 6%，4℃冷藏下可减缓其降解。

（2）试剂中含有抗体及酶，试剂保存条件不当，检测过程中反应体系的温度等均会影响抗体及酶的生物学活性，从而影响结果的准确性。

（3）比浊及比色时可用患者血浆作为空白对照，降低本底干扰。轻度溶血、脂浊等对上述方法的测定结果无显著影响。

（张　钧）

参考文献

结合球蛋白

【定义】

结合球蛋白（Haptoglobin，Hp），又称触珠蛋白，其主要功能是结合血浆中游离的血红蛋白，防止血红蛋白丢失，是一个很敏感的血管内溶血的指标；同时结合球蛋白也是一种急性时相反应蛋白，参与宿主抗感染、损伤组织修复以及维持内环境稳定。

【分类】

Hp浓度异常可以分为Hp降低及升高。Hp降低常常提示各种溶血，尤其是血管内溶血；严重溶血结合球蛋白可能被彻底消耗，导致结果为零。Hp升高可以分为生理性升高及病理性升高：生理性升高可见于妊娠等状态；在急、慢性活动性炎症期间结合球蛋白会明显升高，属于病理性升高范畴。

【诊断思路】

诊断思路见图174。

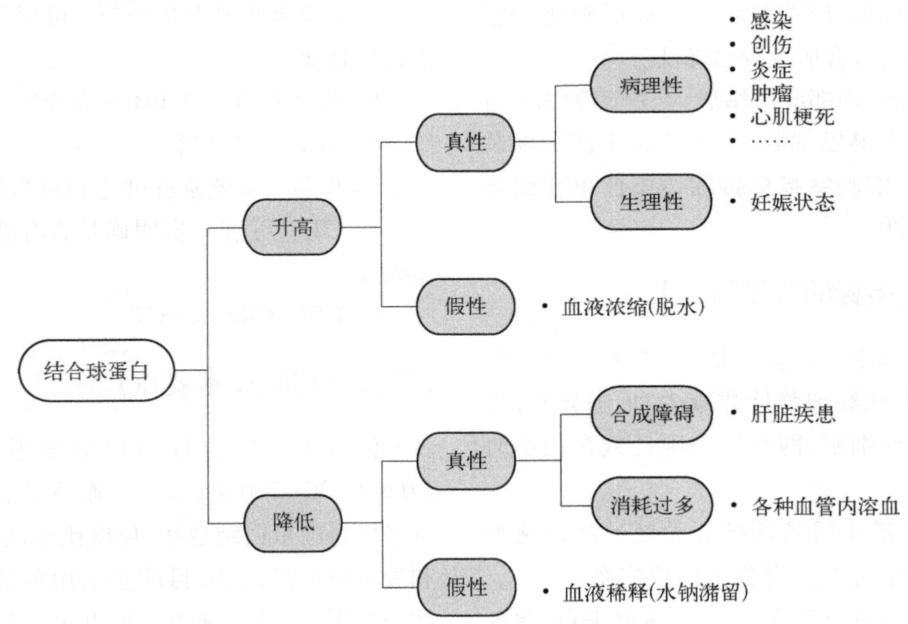

图174　结合球蛋白异常的诊断思路图

1. 鉴别真性升高和假性升高　真性升高见于感染、创伤、炎症、肿瘤及心肌梗死等，也见于妊娠状态，假性升高见于血液浓缩，如脱水状态，同时需要接合患者的血容量及其他炎症指标综合判断。

2. 鉴别真性降低和假性降低　真性降低是指血液中Hp绝对含量降低，主要见于肝脏疾病引起的Hp合成障碍或血管内溶血所致消耗过多；假性降低是指由于血液稀释，如水钠潴留所致的Hp浓度降低。

【伴随临床症状和体征的鉴别诊断】

1. Hp升高

（1）伴发热、腹泻、出疹或出血：结合旅行史需考虑感染，需进一步核实实验室炎症指标及进行病原菌培养明确病原菌。

（2）伴有特异性皮损及骨骼肌肉关节症状：如伴有蝶形红斑、亚急性皮肤红斑狼疮、盘状红斑等，或关节痛、关节炎、关节畸形及肌痛等骨骼肌肉症状，需考虑相关结缔组织疾病，如系统性红斑狼疮、类风湿关节炎。

（3）伴长期低热及恶病质：需要排除肿瘤的可能性。

2. Hp 降低

（1）伴有发热、皮肤巩膜黄染、茶水样小便或皮肤瘙痒等：结合球蛋白短期内显著降低，见于急性溶血。

（2）当伴有脾大、黄疸、贫血及骨髓造血增生明显活跃：考虑慢性溶血。

（3）伴肝大：要考虑暴发性肝炎或伴有肝细胞坏死的急性肝炎。

（4）伴乏力、腹部不适或其他消化不良、腹泻、厌油腻等症状：慢性肝脏疾病如肝硬化和脂肪肝等结合球蛋白合成减少而降低。

（5）伴发热、颈部淋巴结肿大、肝脾肿大：需结合外周血异常淋巴细胞、嗜异性凝集试验以及抗 EBV 抗体等实验室指标排除传染性单核细胞增多症的可能性。

【伴随实验室指标的鉴别诊断】

1. 伴外周血涂片检查异常　在急性溶血发作时，外周血可出现红细胞计数减少、形态异常，多染性、碎片；幼红细胞、网织红细胞计数在数小时内升高。

2. 伴骨髓增生明显活跃及骨髓幼红细胞增生　Hp 降低时提示发生急性或慢性溶血。

3. 伴血中游离血红蛋白、高铁血红蛋白、胆红素及游离血红素升高　这些均是溶血性疾病过程中溶血达到一定程度时可能异常的指标。

4. 伴尿液红蛋白、含铁血黄素、尿胆原升高　慢性溶血性贫血或急性溶血发作期，当血浆中含有的游离血红蛋白浓度达到 1 g/L 时，结合球蛋白的运输能力耗尽，出现游离血红蛋白由肾脏排出，尿液中的含铁血黄素亦可被检出。

5. 伴乳酸脱氢酶升高　Hp 升高伴该酶活力升高可见于阵发性溶血和溶血性输血反应。

6. 伴自身温抗体或冷抗体指标阳性　可见于获得性溶血性贫血。

7. 伴肝酶、胆红素升高　肝脏疾病如肝炎致结合球蛋白降低，同时伴有谷丙转氨酶、谷草转氨酶和胆红素升高。

8. 伴疟疾、溶血性链球菌、支原体等病原实验室检测阳性　可见于感染引起的溶血性贫血。

9. 伴血沉和 CRP 等其他急性时相蛋白升高　结合球蛋白在急、慢性活动性炎症期间会明显升高，血沉和 CRP 等相关急性期蛋白也会伴随升高。

【需进一步检查的实验室指标】

1. 血浆游离血红蛋白、高铁血红蛋白

2. 尿常规、尿含铁血黄素及尿蛋白定量

3. 肝功能及肾功能

4. 抗人球蛋白试验、冷凝集试验、蔗糖溶血试验和酸化血清溶血试验等　可用于诊断获得性溶血性贫血。

5. 微生物培养及 EB 病毒检测

6. 自身抗体检测

7. B 超　可鉴别肝硬化和脂肪肝。

8. CT　可进一步明确是否存在肝硬化或其他病变。

9. CBC、CRP 及 PCT

【指标评估的技术要点】

健康人中结合球蛋白的参考区间：0.3～2.0 g/L（30～200 mg/dL）。血清结合球蛋白定量可采用血红蛋白结合法、免疫比浊法、火箭电泳法和放射免疫扩散法，目前多采用免疫比浊法检测结合球蛋白，结合球蛋白亚型可采用聚丙烯酰胺凝胶电泳或者等电聚焦电泳检测。

【指标评估的影响因素】

溶血是影响结果的重要原因，因此标本需要避免体外溶血，及时检测。生理性指标如胆红素、血脂等也可能会影响检测结果。结合球蛋白正常参考范围较宽，因此一次测定的价值不大，连续观察可用于监测急性时相反应和溶血是否处于进行状态。

（张　钧）

参考文献

结核分枝杆菌

【定义】

分枝杆菌属（*Mycobacterium*）的细菌是细长略带弯曲的杆菌，因为其在生长繁殖时可形成分枝，故称分枝杆菌。分枝杆菌属细菌一般染色不易着色，染色时需加温，并能抵抗盐酸乙醇的脱色，因此又称抗酸杆菌。分枝杆菌属根据流行病学和与疾病的相关性，分为结核分枝杆菌复合群（*Mycobacterium tuberculosis complex*，MTBC）和非结核分枝杆菌（*nontuberculous mycobacteria*，NTM）。结核分枝杆菌（*M. tuberculosis*）简称结核杆菌或结核菌，1882 年由德国微生物学家郭霍（Robert Koch）发现并证实是结核病的病原体。此菌可侵犯全身各组织器官，但以肺部感染最多见。

【分类】

结核分枝杆菌复合群（*Mycobacterium tuberculosis complex*，MTBC）包括结核分枝杆菌（*M. tuberculosis*）、牛分枝杆菌（*M. bovis*）、非洲分枝杆菌（*M. ofricanum*）、田鼠分枝杆菌（*M. microti*）和羊分枝杆菌（*M. caprae*）等。

【诊断思路】

诊断思路见图 175。

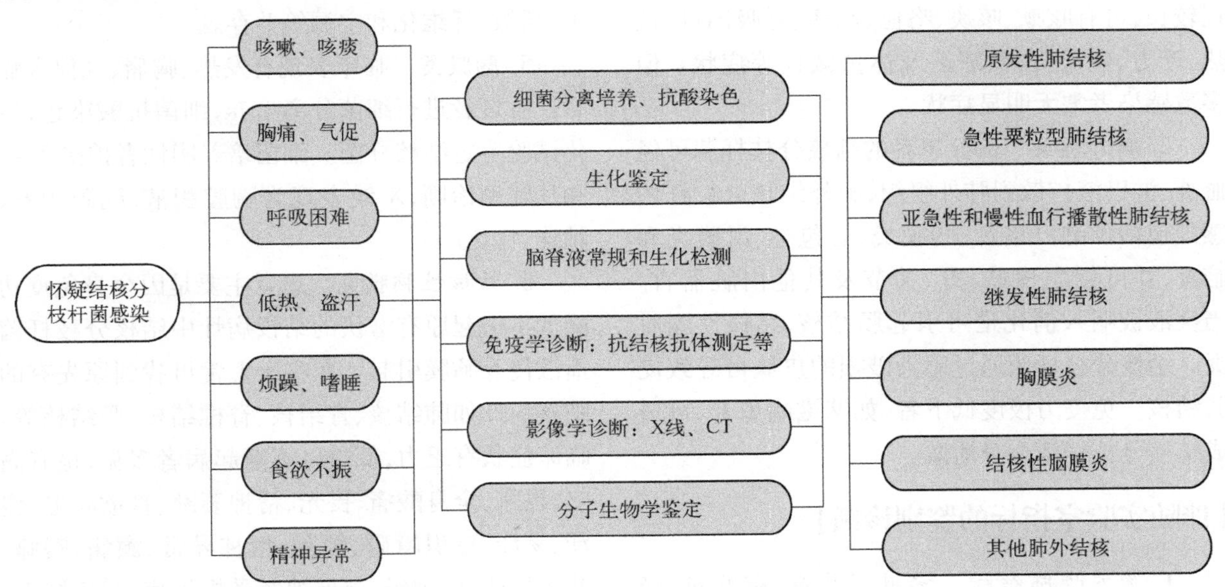

图 175　怀疑结核分枝杆菌感染的诊断思路图

【伴随临床症状的鉴别诊断】

结核分枝杆菌可经呼吸道、消化道、破损的皮肤黏膜等多种途径进入机体，侵犯多种组织器官，引起相应部位的结核病，其中以通过呼吸道引起的肺结核最为常见。

1. 肺部感染　肺结核分为原发感染和继发感染两大类。典型肺部结核起病缓慢，病程较长，可有咳嗽、咳痰、咯血、胸痛、呼吸困难、低热、乏力、盗汗、食欲不振及体重减轻等症状。多数感染者常无明显症状，仅在健康体检时通过X线检查发现。

（1）原发感染多发于儿童及未受过感染的成人。当细菌进入肺泡后即被吞噬细胞吞噬，而在其中生长繁殖导致吞噬细胞裂解，释放出大量的细菌在肺泡中引起渗出性炎症，称原发灶。感染3~6周后机体产生特异性细胞免疫，同时出现超敏反应。原发灶被吸收、纤维化、钙化。若病灶没有被完全吸收，其内仍有一定量的结核分枝杆菌长期潜伏，会成为之后内源性感染的来源。

（2）继发感染多发生于成年人，病变亦以肺部多见。病菌可以是外来的或是原来潜伏在原发灶内的。由于机体曾感染过结核分枝杆菌，有特异性细胞免疫，因此继发感染的特点是肺门淋巴结不肿大，结核病灶局限，多见于肺尖部。但对于抵抗力弱的群体及免疫功能受损者，则易出现广泛的病变、空洞和播散。典型肺结核起病缓慢，病程较长，可有咳嗽、咳痰、咯血、胸痛、呼吸困难、低热、乏力、盗汗、食欲缺乏及体重减轻等症状。但多数感染者常无明显症状。

2. 肺外感染　部分患者的结核分枝杆菌可经血液、淋巴液扩散到肺外组织，肺外结核分枝杆菌感染包括颈淋巴结炎、胸膜炎、心包炎、滑膜炎和脑炎，并可侵犯皮肤、骨、关节及其他内脏器官。当痰液被咽入消化道可引起肠结核、结核性腹膜炎。结核分枝杆菌通过感染破损的皮肤可导致皮肤结核。免疫力极度低下者，如艾滋病患者，可造成结核分枝杆菌全身播散。

【伴随实验室指标的鉴别诊断】

1. 原发性肺结核　多见于儿童，有低热，轻咳，食欲减退，盗汗等表现。肺部病理表现为有渗出性炎症，干酪样坏死。可疑者痰液细菌分离培养，细菌抗酸染色，生化试验鉴定结核杆菌。细菌培养阴性者拍摄X线胸片辅助诊断，原发综合征X线表现为肺中部片状或类圆形实变阴影，同侧肺门与纵隔淋巴结肿大，肺内原发病灶与肺门间见数条索状致密影。

2. 急性粟粒型肺结核　临床表现为发病急，寒战，高热，呼吸困难，头痛，昏睡及脑膜刺激征。常规做腰穿，脑脊液检查，并做结核分枝杆菌的分离培养，抗酸染色和生化试验鉴定。并拍摄X线胸片辅助诊断，X线表现为肺透亮度减低呈毛玻璃样，肺内分布均匀，大小一致，密度相同的粟粒状病灶，边缘较清楚或模糊。

3. 亚急性和慢性血行播散性肺结核　临床表现为症状较轻，反复发热或低热，盗汗，乏力，消瘦等。可疑者进行细菌分离培养，细菌抗酸染色，生化试验鉴定结核杆菌。细菌培养阴性者拍摄X线胸片辅助诊断，X线表现为病灶分布不均匀，上中肺野多见，下肺野少。

4. 继发性肺结核　临床表现为低热、乏力、咳嗽、咯血、盗汗。可疑者痰液细菌分离培养，细菌抗酸染色，生化试验鉴定结核杆菌。细菌培养阴性者拍摄X线胸片辅助诊断，X线表现为：好发上叶尖后端、下叶背段。可为大小不等的片状模糊阴影或结节、索条影，空洞形成，可以是渗出、增生、播散、纤维化和空洞等并存。

5. 胸膜炎　临床表现有发热、胸痛、气促等症状。可疑者进行细菌分离培养，细菌抗酸染色，生化试验鉴定结核杆菌。细菌培养阴性者拍摄X线胸片辅助诊断，X线表现为胸腔积液，胸膜肥厚、粘连、钙化。

6. 结核性脑膜炎　患者主要是因全身免疫功能低下引起原有潜伏的结核病灶中结核分枝杆菌播散侵及脑膜引起。在临床上常可找到原先有的结核病灶如肺结核、骨结核、脊椎结核、肠结核等。临床症状有乏力，低热以逐渐起病者多见，也有高热、畏寒、全身酸痛、畏光、精神萎靡、食欲减退、盗汗、易汗、意识障碍、烦躁、精神异常、癫痫、嗜睡、共济失调、面神经、外展神经受损等症，起病缓慢，发热，头痛进行性逐步加剧，时伴呕吐，当颅压逐步上升可诱发喷射性呕吐。鉴别依据有结核密切接触史，有结核病灶，高颅压，特征性的脑脊液改变，脑脊液中分离到结核杆菌。

【需进一步检查实验室指标】

1. 血常规检查　白细胞计数，中性白细胞百分比等。

2. 血沉加速

3. 尿常规检查　伴肾结核者可有血尿及蛋白尿。

4. 脑脊液常规和生化检测　脑脊液浑浊度，细胞计数，蛋白定量，葡萄糖和氯化物含量测定。脑脊液中糖及氯化物降低是结核性脑膜炎的特征。

5. 生化检测　腺苷脱氨酶（ADA）测定，结核性脑膜炎患者 ADA 值升高大于 10 U/L，而其他细菌性脑膜炎脑脊液中 ADA 值无明显升高。

6. 免疫学诊断

（1）抗结核抗体测定：以酶标法检测脑脊液中抗 PPD－IgG 抗体有助于诊断，其值高于血清抗体水平。以放射免疫法检测脑脊液中 BCG 抗体，其阳性率可达 83.3%，有助于诊断。

（2）结核菌素试验用结核菌素纯蛋白衍生物（purified protein derivative，PPD）进行皮肤试验来测定机体对结核分枝杆菌是否产生迟发型超敏反应。取 5 个单位 PPD 注射前臂皮内，48～72 h 后观察注射部位是否有红肿硬结，并测量红肿硬结的直径。一般≥5 mm 者为阳性，表示感染过结核分枝杆菌或接种过卡介苗，但不一定患结核病；≥15 mm 者提示可能有活动性肺结核；<5 mm 者为阴性，表明未感染过结核分枝杆菌，但应排除 HIV 感染者等免疫力低下人群。

（3）结核感染 T 细胞斑点试验（T－SPOT）机体感染结核分枝杆菌后，产生特异性的效应 T 细胞，后者再次受到结核分枝杆菌特异性抗原刺激时会分泌 γ－干扰素，因此可通过检测 γ－干扰素判断是否存在结核特异性的细胞免疫反应，来辅助诊断结核病或结核感染。

（4）结核菌特异抗原检测以乳胶微粒凝集试验检测结核菌胞质抗原，其特异性及敏感性均可达 95%以上，有助于诊断。

7. 分子生物学鉴定　通过 PCR 或环介导等温扩增（LAMP）等技术检测标本中特异性核酸序列，能快速判定标本中结核分枝杆菌的存在，并有较高的特异性和阳性检出率，但不能区分结核分枝杆菌是否存活。同时还可以应用 PCR、基因芯片和线性探针等技术检测基因突变来筛选相应的耐药菌。

8. 影像学诊断

（1）X 线：做肺部 X 线胸片检查，检出患者有肺结核或胸膜结核，也可通过 CT 或 X 线摄片检查有无骨结核、脊柱结核、肾结核、生殖系统结核病灶等，有助于诊断。

（2）头颅 CT：能提示结核性脑膜炎病变部位范围和某些病灶，有助于结核性脑膜炎诊断及并发症的诊断，评价疗效推断预后。

【指标评估的技术要点】

结核病的症状和体征往往不典型，虽然 X 线检查是重要方法，但确诊仍有赖于细菌学检查。

1. 标本采集　根据感染部位不同分别采取标本抗酸染色后镜检。肺结核采集咳痰，最好采集早晨第一次咳痰，连续 3 d；肾或膀胱结核以无菌导尿或取中段尿液；肠结核取粪便；结核性脑膜炎取脑脊液；脓胸、胸膜炎、腹膜炎或骨髓结核等穿刺取浓汁或分泌物。待检标本一般先集菌后检查。痰、尿、粪便等污染标本需经 4% NaOH 处理，处理后材料离心沉淀，取沉淀物作涂片染色镜检。

2. 涂片镜检　标本直接涂片或集菌后涂片，抗酸染色，找到抗酸染色阳性杆菌，经复查后即可初步诊断。

3. 分离培养　将集菌并经中和后的标本接种于罗氏培养基 35～37℃培养，每周观察生长情况，通常 3～4 周长出肉眼可见的粗糙型菌落。根据细菌的生长速度、菌落特征、产生色素情况、抗酸染色及生化反应等特征做出判断。

4. 快速诊断　痰培养比涂片敏感，一般涂片检查需菌（5×10^3）～（1×10^4）个/mL，培养需 10 个/mL，标本中细菌少于此数不易获得阳性结果，且培养时间较长。对菌量少或细菌发生 L 型变异不易培养成功的标本，目前用 PCR 技术，特异性可达 99%。此外可用 ELISA 法检查结核分枝杆菌的抗原及抗体。基因芯片技术可用于结核分枝杆菌耐药性的检测。

【指标评估的影响因素】

1. 结核分枝杆菌 L 型　由于抗结核药物的使用，患者标本中可分离出结核分枝杆菌 L 型，故多次检出 L 型亦可作为活动性结核的判断标准之一。

2. 快速 PCR 诊断　特异性 PCR 技术能特异性地扩增结核分枝杆菌核酸片段达到检测目的，灵敏度高，并在 1～2 d 内可获得结果，但 PCR 过程中应注意外源污染等问题，防止出现假阳性结果。

（李智山）

参考文献

解脲脲原体

【定义】

解脲脲原体又名解脲支原体（*Ureaplasma urealyticum*，UU）属柔膜纲支原体目支原体科脲原体属，为性传播疾病的主要病原体之一，常寄居于人体泌尿生殖道黏膜表面，可引起多种感染性疾病，如非淋球菌性尿道炎、输卵管炎，甚至造成不孕不育。妊娠期感染解脲脲原体，可导致早产、流产、低体重儿等，还可由母亲垂直传播给新生儿致新生儿肺炎。

【分类】

UU 可分为 14 种血清型（serotype）。生物分群可以分为 2 个群，分别为微小脲原体（U. parvum，UPA）及解脲脲原体（U. urealyticum，UUR），UPA 基因组大小分布于 0.75～0.78 Mb 范围，主要包括血清型 1、3、6、14；UUR 则在 0.84～0.95 Mb，包括血清型 2、4、5、7～13。

UU 可以定植于人体泌尿生殖道，根据有无生殖道感染症状分为携带状态及感染状态，感染严重程度分类可以分为急性期感染、亚急性感染以及慢性感染状态。

常规微生物检验 UU 培养半定量结果可以分为 $<10^4$ cfu/mL，以及 $>10^4$ cfu/mL。

【诊断思路】

诊断思路见图 176。

1. 鉴别导致感染的病原体　细菌、真菌及阴道毛滴虫都是导致泌尿生殖道的常见病原体，尤其是某些脲酶阳性细菌（如奇异变形杆菌、雷氏普

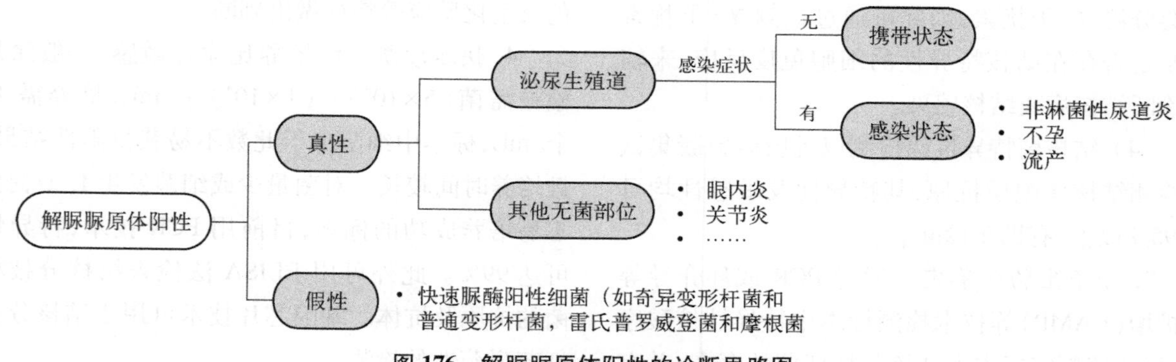

图 176　解脲脲原体阳性的诊断思路图

罗威登菌和摩根菌等）亦能造成检测结果的假阳性，在诊断的时候需同时结合细菌培养的结果，以及观察UU培养液是否混浊加以鉴别。

2. 鉴别UU的携带状态及感染　UU是女性生殖道的正常定植菌，当出现临床症状，尤其是不孕或流产时应考虑到UU感染的可能性。

【伴随临床症状和体征的鉴别诊断】

1. 伴不孕　不孕的常见原因包括排卵障碍、精液异常以及输卵管异常等，需要结合临床对不孕的原因进行分析。

2. 伴阴道流血和腹痛、妊娠产物流出　首先考虑流产，但流产的原因包括很多，如遗传因素、妊娠期急性病或孕妇生殖器官疾病等，因此发生流产时需要综合考虑分析流产原因。

3. 伴早产、胎儿宫内发育迟缓、低体重儿、胎膜早破、死胎等　产前需进行TORCH筛查，排除其他病原体感染所致。

4. 伴尿道刺激征或排尿困难等　解脲脲原体阳性引起的尿路感染症状需要与细菌（如淋病奈瑟球菌）、真菌引起的尿路感染相鉴别。

5. 伴外阴瘙痒以及白带改变（如白带增多、混浊等），伴子宫颈水肿、充血或表面糜烂等　育龄期妇女应该高度怀疑生殖道病原体所致感染，需要进一步进行检测以明确感染病原体。

6. 伴会阴部胀痛、腰酸　UU亚急性感染期合并前列腺感染时往往出现如上体征，此时需要与肾脏疾患以及劳累所致的腰肌劳损相鉴别。

7. 伴附睾部突然疼痛、增大　疼痛向同侧腹股沟或下腹部放射常因尿路感染而反复发作，可转为慢性过程，阴囊坠感明显、附睾阵痛，此时需与其他病原体或非感染性因素所致引起附睾炎相鉴别。

8. 新生儿伴发热及分泌物增多　应考虑在分娩过程中胎儿经产道娩出时被产道定植的UU感染，需与其他病原体感染所致新生儿眼炎、中耳炎、咽喉炎等区别。

【伴随实验室指标的鉴别诊断】

1. 伴泌尿生殖道分泌物感染　泌尿生殖道分泌物涂片镜检若发现线索细胞可诊断细菌性阴道病，发现真菌及阴道毛滴虫可与真菌性阴道病及滴虫性阴道病相鉴别。

2. 伴尿常规感染　UU携带者尿常规正常，当炎症进展时可有尿常规的改变，尿常规中亚硝酸盐及细菌能直接判断是否是细菌感染。

【需进一步检查的实验室指标】

1. 泌尿生殖道分泌物　培养UU在血平板上培养48 h长成细小的针尖样菌落。运用目前梅里埃公司研发支原体培养试剂盒，并且能给出相对定量的结果。

2. B超　对鉴别诊断与确定流产类型有实际价值。

3. 精液检查　精液中精子形态及活动度等指标的检查能对不孕原因进行筛查。

4. 性激素检查　血清睾酮（T）、促黄体生成素（LH）、促卵泡激素（FSH）与泌乳素（PRL），由此判断性腺轴的功能状态。

5. CBC、PCT及CRP等炎症指标　有利于区分感染病原体的类型。

6. 血常规、C－反应性蛋白（CRP）、血沉及免疫球蛋白等炎症指标检测

7. UU分型　MLST及eMLST。

【指标评估的技术要点】

1. 培养法　目前UU检测普遍采用液体培养法为定性检测，简单易行、无须特殊仪器是其突出的优点，同时可以对样本中的UU进行半定量及直接给出药敏结果，但易出现假阴性的结果。固体培养法是解脲脲原体诊断的重要科学依据，但易受外界因素影响，而且耗时较长。解脲脲原体阳性是指：① 泌尿生殖道分泌物标本或者尿液标本培养UU载量≥10^4 cfu/mL；② 无菌腔道或新生儿样本：培养结果阳性。

2. 荧光定量PCR　临床多采用解脲脲原体PCR荧光定量检测试剂盒，该方法具有简便快速、敏感性高、特异性强的优点，并且检测结果无须人为判断，客观可靠。但该方法技术要求相对较高，且依赖于荧光定量PCR仪。

3. 环介导恒温扩增（LAMP）　该方法除操作

简单，且对仪器设备要求低。反应结果通过肉眼观察即可判断，简便快捷，适合基层医疗机构开展解脲脲原体的快速诊断。

4. 体外药敏试验　由于解脲脲原体的菌落小，肉眼不可见，因此平板稀释法不适用于临床，现在临床上多采用解脲脲原体培养、鉴定、药敏一体化试剂盒测定菌株对常用抗菌药物的敏感性，此试验可为临床用药提供参考，建议采用美国临床实验室标准化协会（Clinical and Laboratory Standards Institude，CLSI）于2011年制定的人感染支原体体外药物敏感性试验标准指南（M43－A）。该指南提供了标准化的琼脂稀释法与微量肉汤稀释法进行支原体药物敏感性试验的规范性文件，并基于质控菌株给出了可参考的最小抑菌浓度（MIC）范围。

【指标评估的影响因素】

1. 标本留取　留取标本后，应注意避免接触抗菌剂、镇痛药或润滑剂，因为这些药物可能会影响解脲脲原体的活性。尿液留取应注意收集尿液的时间，尽量保证新鲜尿液送检，一般采用第一次晨尿送检。

2. 其他产脲酶细菌 UU 检测　使用的液体培养法是通过检测培养基中脲酶进行鉴定，当标本中含有其他产脲酶细菌时，则可能出现假阳性的结果，此时应观察培养基是否混浊进行判断（UU 阳性不会导致培养基变混浊）。此时需用微型过滤器过滤后再接种新培养基，以排除污染。

3. 注意复查　解脲脲原体阳性且接受治疗的患者，治疗疗程结束后，需复查并定期观察。

（张　钧）

参考文献

进行性肌营养不良基因

【定义】

进行性肌营养不良是一类由于遗传性神经肌肉缺陷病，出生后进行性肌张力下降，并伴发骨关节异常。临床分为先天性肌营养不良（fukuyama congenital muscular dystrophy，FCMD）、进行性假肥大性肌营养不良（Duchenne muscular dystrophy，DMD）、贝克肌营养不良（Becker muscular dystrophy，BMD）、肢带型肌营养不良（limb-girdle muscular dystrophy，LGMD）等类型。其中，进行性假肥大性肌营养不良又称为迪谢内肌营养不良、杜氏肌营养不良。DMD 和 BMD 是进行性肌营养不良最常见的临床类型，二者均是由编码抗肌萎缩蛋白（dystrophin）的 DMD 基因缺陷所致，统称为抗肌萎缩蛋白病（dystrophinopathy）。DMD 基因定位与 Xp21，故疾病为 X 染色体隐性遗传。FCMD 为编码 Fukutin 蛋白的 FCMD 基因缺陷所致，为常染色体隐性遗传。LGMD 目前分为16种类型，其中6种为常染色体显性遗传（LGMD1A－1F），10种为常染色体隐性遗传（LGMD2A－2J）。本章节重点介绍 DMD 基因缺陷检测。

【分类】

DMD 基因的变异类型包括点突变、大片段缺失或重复。目前已知的 FCMD 和 LGMD 基因变异也主要是这些类型。

约70%的 DMD 由 DMD 基因大片段缺失所致，约90%的 BMD 由 DMD 基因重复所致。根据其临床意义可分为致病性变异、疑似致病性变异、临床意义未明的变异、疑似良性变异和良性变异。

【临床意义】

抗肌萎缩蛋白分布于骨骼肌和心肌细胞膜的质膜面，与肌纤维膜蛋白紧密结合为抗肌萎缩蛋白结合蛋白，是肌纤维膜细胞骨架的主要成分，对维持肌纤维完整性和抗牵拉功能发挥重要作用。DMD 基因变异引起的抗肌萎缩蛋白缺乏可导致肌肉进行性肌力和肌张力减低，并出现腓肠肌等肌肉的假性肥大。

Fukutin 蛋白的功能尚未完全明确，可能与神经和肌肉的功能维持相关。LGMD 依据发病类型不同，对应基因突变不同。其中，LGMD2B 是 DYSF 基因突变引起膜蛋白 dysferlin 表达下降或缺失所致。

DMD 等基因检测的除了对进行性肌营养不良患者提供诊断依据外，对于有家族史者，可判断是否为基因变异携带者，从而推测其子代患病概率。

【诊断思路】

诊断思路见图 177。

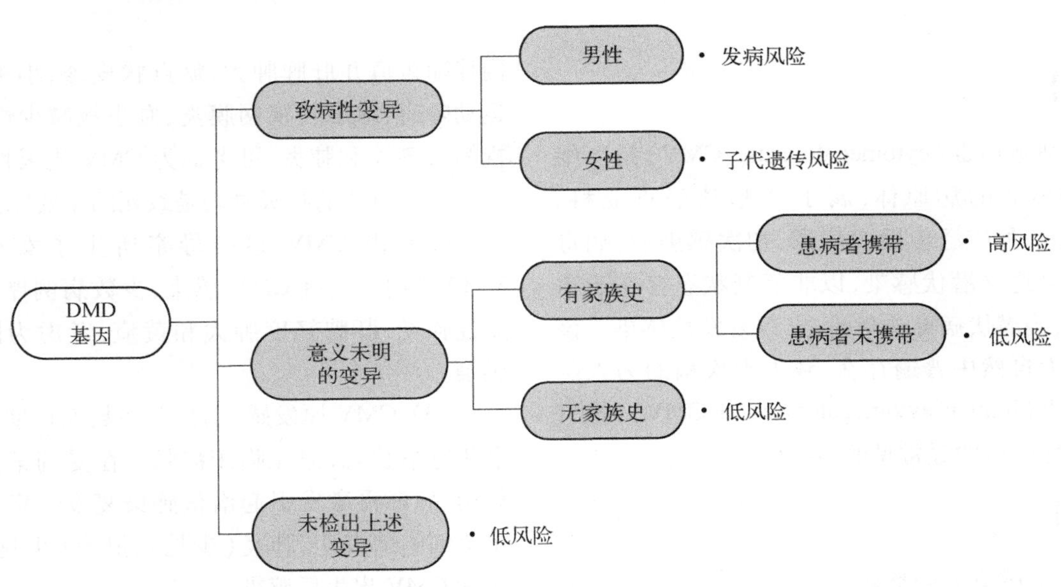

图 177 DMD 基因诊断思路图

（需注意，遗传病基因检测应在遗传咨询师指导下进行检测和结果分析）

【需进一步检测的实验室指标】

（1）肌酸磷酸激酶（CK）显著升高，数十倍至数百倍于正常值。在疾病早期甚至无症状期即可出现显著升高。

（2）肌肉活检提示肌营养不良样改变。DMD 和 BMD 患者肌肉组织抗肌萎缩蛋白免疫组织化学染色呈阴性反应。

（3）先证者及直系亲属基因检测对于遗传性疾病，家系检测和分析对其诊断意义重大。

【指标评估技术要点】

1. 检测方法　DMD 基因大片段缺失主要采用多重连接依赖探针扩增技术（Multiplex ligation-dependent probe amplification，MLPA），点突变主要采用高通量测序（NGS）技术检测。

2. 遗传数据库　DMD 等基因的变异分析依赖已知变异类型的数据库，仍有大量未知变异或临床意义未明的变异尚需验证。

3. 家族史及家系检测和分析　对于遗传性疾病，家族史和家系检测分析对其诊断意义重大。特别是对于临床意义未明的变异。

（1）有无先证者检测：对于临床意义未明的变异，有无先证者对分析至关重要。

（2）男性女性：DMD 为 X 染色体隐性遗传，呈现 X 染色体隐性遗传的遗传特征。

【指标评估的影响因素】

根据前面的章节表述。

（姜　傥，姜育燊）

参考文献

巨细胞病毒

【定义】

巨细胞病毒（cytomegalovirus，CMV）是巨细胞包涵体病的病原体，属于β疱疹病毒亚科。CMV是一种广泛传播的病毒，初次感染后，病毒在体内可建立潜伏感染，以非复制状态存在于宿主体内，当潜伏病毒被激活，出现复发性感染。该病毒在大自然中普遍存在，致人类疾病的为人巨细胞病毒（human cytomegalovirus，HCMV），是引起先天性感染的最常见的生物因素。

【分类】

CMV感染的分类如下。

1. 根据病毒在宿主体内复制情况分类　分为产毒型感染（活动性感染）和潜伏性感染（非产毒性感染）。

2. 根据感染的次序分类　分为原发性感染和再发性感染。

3. 根据感染的时间分类　分为先天性感染、围生期感染和产后感染（获得性感染）。

4. 根据临床表现分类　分为症状性感染和无症状性感染。

【诊断思路】

诊断思路见图178。

【伴随临床症状的鉴别诊断】

（1）由CMV感染母亲所生的子女出生14 d内伴随黄疸并肝脾肿大，瘀点状皮疹、小头畸形、运动障碍、脉络膜视网膜炎、血小板减少性紫癜、视神经萎缩和肺炎，可考虑为CMV先天性感染，合并肺炎所致的呼吸衰竭是致死的主要原因。

（2）由CMV感染母亲所生子女在出生3~12周内证实有CMV感染，少数病例伴短期间质性肺炎、肝脾轻度肿大和黄疸，考虑为围生期感染。

（3）CMV原发感染后，大多数人长期带毒呈潜伏感染状态，但无临床症状。在受到某些诱因作用，病毒再激发引起潜伏感染复发。患者伴随单核细胞增多症、肺炎（少见）、肝炎（少见）等考虑为CMV出生后感染。

（4）器官移植后接受免疫抑制治疗以及艾滋病患者，发生间质性肺炎、肝炎，免疫抑制患者伴随全身心感染，如CMV肺炎、肝病等，其预后较差，病死率高。

【伴随实验室指标的鉴别诊断】

1. 先天性CMV感染　应与弓形虫病、风疹、单纯疱疹病毒、新生儿败血症等鉴别。

2. 后天获得性CMV病毒感染　应与传染性单核细胞增多症、其他病毒所致的病毒性肝炎和肺炎等鉴别。

【需进一步检查的实验室指标】

1. CMV核酸检测　包括血浆PCR，实时PCR和NASBA（核酸依赖性扩增），实时PCR已成为

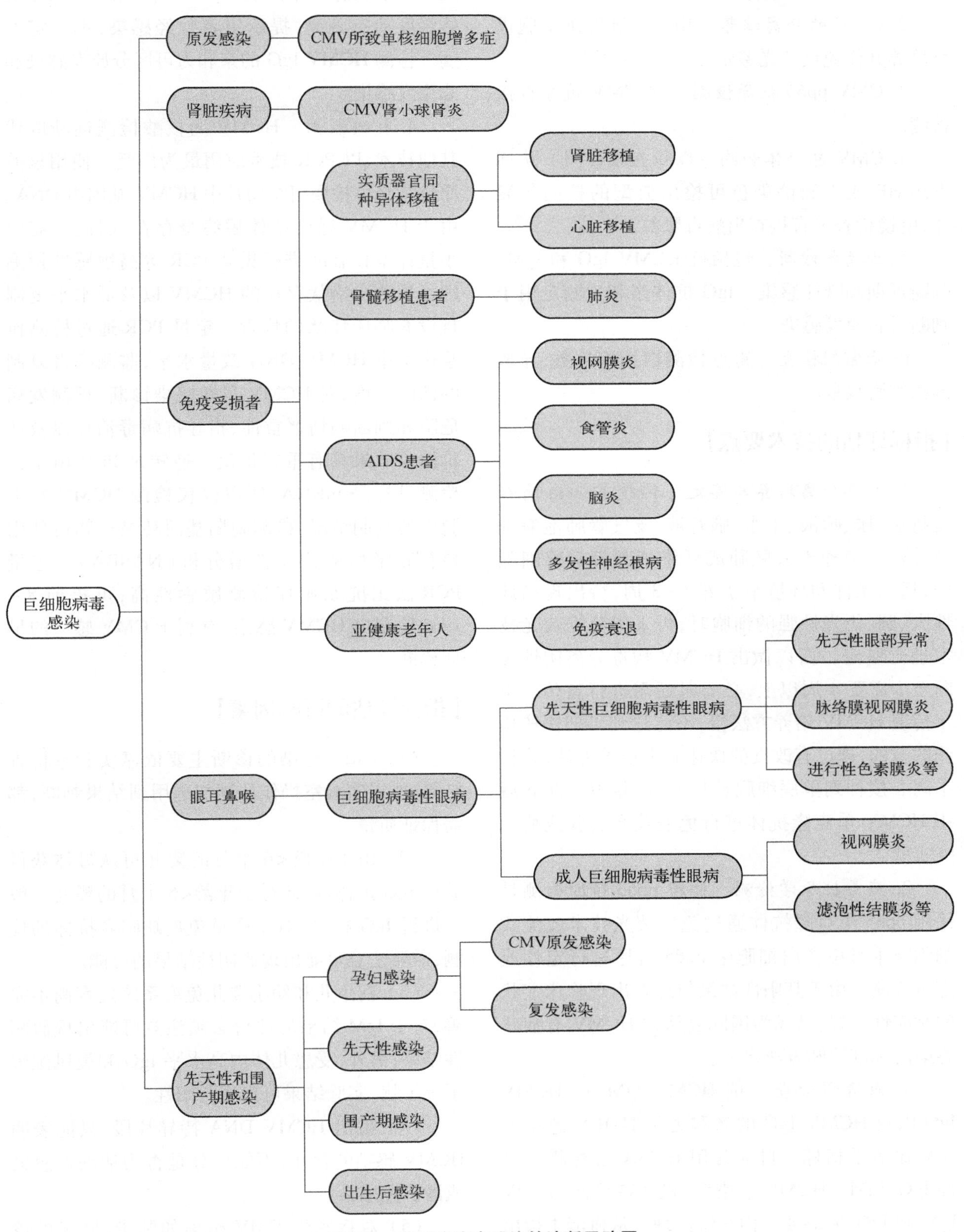

图 178　巨细胞病毒感染的诊断思路图

J

检测 CMV 的最新金标准。

2. CMV 的分离培养　用人胚肺纤维细胞进行培养并作免疫荧光鉴定。

3. CMV pp65 抗原检测　对 CMV 抗原直接检测。

4. CMV 包涵体和病毒颗粒直接检测　从标本用 HE 或吉姆萨染色可检出典型的核内包涵体，电镜检查可直接查出病毒颗粒。

5. 血清学诊断　包括抗 HCMV IgG 和 IgM，判断近期和既往感染。IgG 抗体亲和力测定用于判断是否原发感染。

6. 血常规检查　重点检测白细胞总数，异型淋巴细胞数量。

【指标评估的技术要点】

1. 病毒分离培养与鉴定　传统的病毒培养是将血、尿、唾液、羊水、脑脊液、支气管肺泡灌洗液等标本接种于人胚肺成纤维细胞等敏感细胞中，适当条件和环境下培养 1～3 周，待出现局灶性大、圆、折光性强的细胞时，再采用免疫荧光技术进行鉴定。所以做出 HCMV 病毒分离阴性诊断至少需要 4 周以上，必要时还需进行盲传。由于传统 HCMV 培养方法慢，不能达到早期快速检测的目的，现已有改良的快速病毒培养方法，将标本离心接种到单层细胞玻片上，培养 16～36 h 后用 HCMV 单克隆抗体进行免疫荧光实验或酶免疫实验。

2. 病毒抗原学检测　病毒 pp65 抗原检测是采用 pp65 单克隆抗体通过免疫荧光技术或流式细胞技术对患者白细胞中 pp65 抗原进行定性或定量检测。由于其阳性结果与患者出现临床症状的对应性良好，已成为国际公认的 HCMV 有症状感染的标准诊断方法之一。

3. 血清学检查　抗 HCMV IgM、抗 HCMV IgG 以及 HCMV IgG 的亲和力是 HMCV 感染的主要血清学指标。目前常用 ELISA 法检测特异性 IgG、IgM。HCMV 感染后，机体特异性 HCMV IgM 和 IgG 在 2～4 周内相继出现。从血清中检出 HCMV IgM 可协助诊断近期活动性 HCMV 感染。IgM 抗体为阴性，而 IgG 抗体滴度显著升高多数发生在继发感染中。抗 HMCV IgG 阳性，未见抗体滴度动态升高，提示患者曾经感染，不一定发病。检测 HCMV IgG 的亲和力可区分原发感染和非原发感染。

4. 核酸检测　HCMV 的核酸检测逐渐取代其他技术，以 PCR 技术应用最为广泛。使用核酸原位杂交可检测组织切片中 HCMV 基因组 DNA。由于 HCMV 感染个体后终身存在，因此仅需要小量样本核苷酸进行巢式 PCR 等高敏感性检测即可检测出潜伏存在的 HCMV 以及低水平复制且没有临床症状的病毒。定量 PCR 通过检测血浆标本中 HCMV DNA 载量水平，监测病毒复制的活跃程度，对 HCMV 早期感染诊断、预测发病危险和判断病情严重性、指导抗病毒治疗以及评价治疗效果具有重要价值。逆转录 PCR 由于其检测目标是 mRNA，所以仅仅检测 HCMV 在细胞中的复制情况，检测晚期基因转录产物可使用核苷酸序列依赖性扩增分析（NASBA）。定量 PCR 法比抗原血症检测敏感性高，可提前 8～14 d 检测出 HCMV 感染，有利于 CMV 感染的早期诊断。

【指标评估的影响因素】

（1）CMV 感染的诊断主要依靠实验室检查结果，所以实验室操作从试剂选用到结果判断，都需保证质量。

（2）由于年龄<6 个月的婴儿可从母体获得胎传 IgG 抗体，因此对于年龄<6 个月的婴儿一般不进行 IgG 检测；对于严重免疫缺陷者抗体的检测，需要注意可能出现假阴性结果的可能。

（3）新生儿和幼小婴儿免疫系统发育尚不完善，对于 IgM 结果的评价必须注意可能出现假阴性结果；另外，受患儿体内高水平 IgG 和类风湿因子等干扰，实验结果可出现假阳性。

（4）检出 HCMV DNA 特异片段，只能表明 HCMV 感染的存在，不能区分是否为活动性感染或潜伏性感染。

（5）对症状性 CMV 感染如肺炎，肝炎的诊断，仅仅依靠血清学或尿、血中病毒学检查阳性结果欠妥当，因为这些检测结果只能表现体内有

CMV 存在或复制，却无定位意义。

（陈　茶）

参考文献

军团菌（嗜肺军团菌）

【定义】

军团菌病是由军团菌属细菌引起的临床综合征，1976 年美国费城召开退伍军人大会时暴发流行而得名。军团菌在自然界分布甚广，江河、湖泊、供水塔、中央空调冷凝塔水都是军团菌的重要滋生地，中央空调系统是军团病的主要传染源。嗜肺军团菌（legionella pneumophila，LP）是一种兼性细胞内致病菌，革兰阴性杆菌，广泛存在于天然淡水环境中或人工水域中，在阿米巴体内寄生，亦可感染人巨噬细胞，并在其内繁殖和杀死人巨噬细胞，是引起军团菌病（军团菌肺炎）的重要病原体（占病例的 85%~90%）。

【分类】

目前已知军团菌有 52 个种，3 个亚群，70 个血清型，与人类疾病相关的有 24 种，其中嗜肺军团菌有 15 个血清型，血清型-1 是引起社区获得性肺炎和院内感染性肺炎的重要病原体。军团菌病分两类：军团菌肺炎（legionnaires pneumonia），临床特征表现为急性下呼吸道感染症状，具备肺炎的典型特征，属于非典型性肺炎范畴，又称社区获得性肺炎和院内感染性肺炎，为重型，死亡率为 15%~30%，免疫力低下的患者高达 80%，严重地威胁到人们的生命健康；庞蒂亚克热（Pontiac fever），是一种类似流感的非肺炎型军团菌感染，为轻型，症状似感冒，有发冷、发热、头痛、肌肉痛，无肺炎，绝大多数均在短期内恢复。

【诊断思路】

诊断思路见图 179。

【伴随临床症状的鉴别诊断】

1. 肺炎型　潜伏期一般为 2~10 d，前驱症状为乏力、头痛、全身肌肉酸痛，于 1~2 d 内突然发热，可达 40℃以上，多呈稽留热。病程早期即可出现多系统受累症状。绝大多数患者有咳嗽，起初为干咳，半数患者转成非脓性黏稠痰或略带脓性痰，痰中常含少量血丝，个别可咯血。

少数患者有胸痛，呼吸困难较为多见。肺部可闻及细湿啰音。继之可出现明显肺实变体征。约 25%有恶心、呕吐及腹泻等消化道症状，有的腹泻为唯一首发症状。神经症状多见于急性期，包括不同程度意识障碍、肌张力增强或阵颤、步态不稳等，可有暂时性肢体软瘫，无神经系统定位体征。多数病例体温于 8~10 d 下降，肺炎等全身症状随之好转。但重症病例可发生心、肝、肾功能损害，甚至功能衰竭致死，亦可迁延并发肺脓肿等。

2. 非肺炎型（庞蒂亚克热）　此型为该病菌感染的轻型，潜伏期为 5~66 h，半数为 36 h 左右。发冷、发热起病，体温一般不超过 39.5℃，伴头痛、肌痛等。呼吸道症状不严重，半数患者仅轻度干咳及胸痛，部分咽喉干痛。个别可有腹泻、清水样便或者失眠、眩晕、记忆力减退、意识朦胧、颈强直、震颤等神经系统表现，均较轻。非肺炎型的病程 3~5 d 自愈。

3. 军团菌肺炎　临床表现缺乏特异性，而标准细菌培养基中又不能生长军团菌，因此应综合

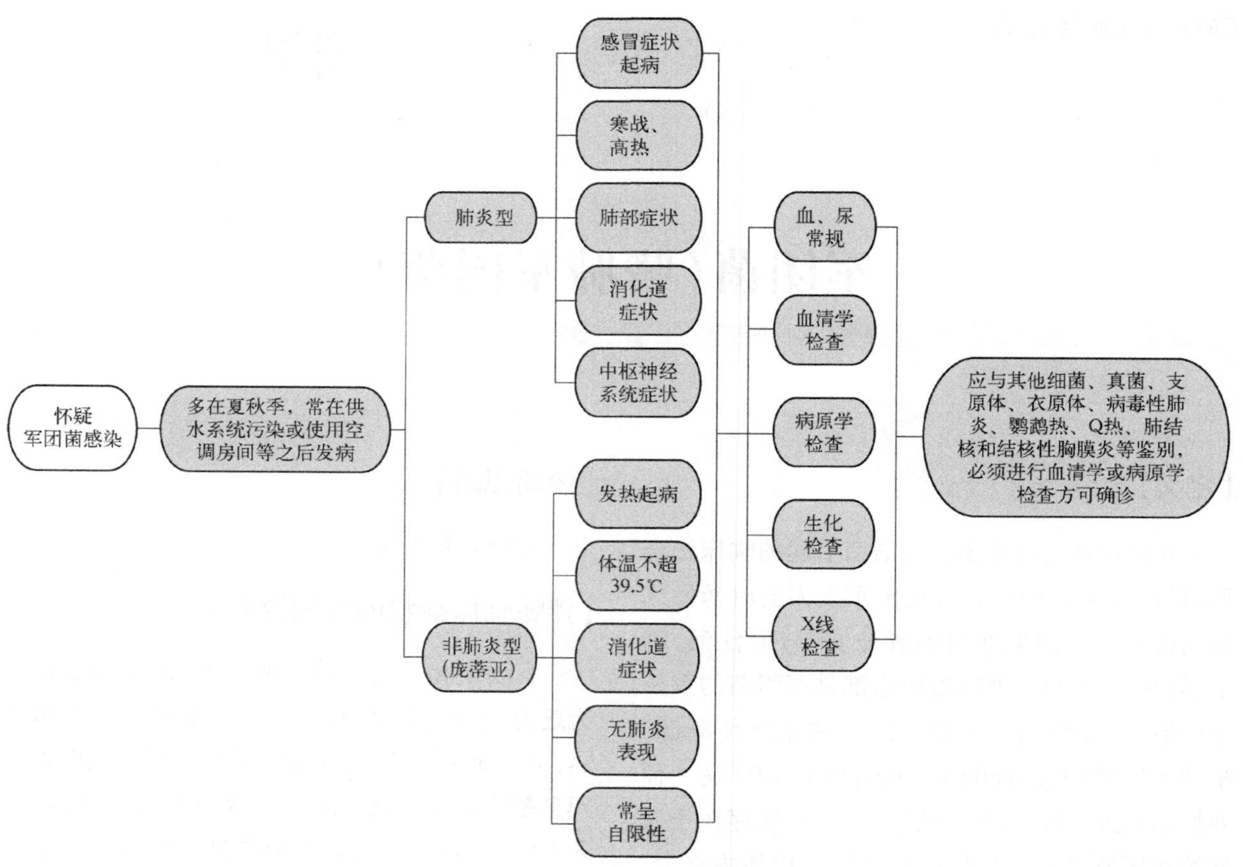

图 179 怀疑军团菌感染的诊断思路图

分析：早期发生的腹泻、ALT升高、低钠血症、尿蛋白阳性和少量红细胞或精神、神经等症状。肺炎遇到以下情况应考虑由军团菌引起的可能。

（1）用β-内酰胺类、氨基糖甙类抗生素治疗无效时。

（2）涂片革兰染色仅见大量白细胞和罕见细菌时。

（3）腹泻与精神、神经症状一并出现时。

（4）低磷血症（排除其他原因）。

（5）在肺部阴影多变的情况下，伴有少量胸腔积液者，此时应与其他细菌、真菌、支原体、衣原体、病毒性肺炎、鹦鹉热、Q热、肺结核和结核性胸膜炎等鉴别。

【伴随实验室指标的鉴别诊断】

（1）可为流行或散发发病，多发生于中老年或有慢性疾病患者。

（2）发热、大汗、咳嗽、咳白黏痰、伴胸痛、肌痛及乏力。神经、精神症状或恶心、呕吐、腹泻、严重者可出现肾衰竭表现。

（3）呼吸困难，相对缓脉，肺部可有湿啰音和实变体征或有胸膜摩擦音。

（4）白细胞总数升高，肝功能可异常，血尿素氮升高。

（5）胸部X线显示单叶或多叶变化较迅速的片状阴影，常伴有脓肿形成，胸腔积液征。

（6）特殊检查。直接荧光抗体试验阳性。肺活检组织用特殊染色军团菌阳性；间接荧光抗体试验阳性。特异性血清抗体滴定>1∶256，或双份血清对比高4倍；放射免疫测定法或酶联免疫吸附试验测定尿中可溶性细菌抗原，痰、胸液和肺组织特殊培养有嗜肺军团菌生长。

【需进一步检查的实验室指标】

1. 血常规检查　包括血红蛋白、白细胞、红细胞、血小板计数及白细胞分类。

2. *血生化* 肝肾功能、电解质、血脂等。

3. *血液免疫* 包括荧光抗体试验、特异性血清抗体检测、尿军团菌抗原检测、放射免疫测定法、酶联免疫吸附试验等。

4. *细菌培养* 痰、胸液和肺组织特殊培养有嗜肺军团菌生长。

5. *其他* 包括胸部X线、CT、肺组织活检等。

【指标评估的技术要点】

1. *细菌培养* 是实验室诊断和流行病学调查中确定军团菌感染的"金标准",特异性为100%,敏感性为50%~80%。军团菌喜爱潮湿环境,培养湿度不低于80%,在标本处理过程中避免含Na^+缓冲剂,以免抑制其生长。

2. *免疫血清学检测* 检测患者血清中抗军团菌IgM及IgG抗体是检测军团菌感染的临床常用手段,可以做出特异性诊断,敏感性为70%~80%。军团菌抗体检测中,双份血清(即急性期和恢复期血清)抗体效价呈4倍增长。实测血清效价时,间接荧光法达1∶128或以上,微量凝聚试验达1∶32或以上,试管凝集试验达1∶320或以上才有诊断意义。

3. *尿军团菌抗原检测* 在军团菌病患者的尿中抗原出现早,该检测方法可为早期诊断治疗提供依据;简便、快速、特异性高、操作简单;标本容易获得,对患者没有创伤。

【指标评估的影响因素】

1. *细菌培养* 易受标本采集质量、操作技术的影响,阳性率不一致;费时较长,7~10 d;培养基不易制作,价格较贵,对于进行环境中军团菌的样本量较大的分布调查,其应用受到很大的限制。

2. *免疫血清学检测* 20%~30%的军团菌肺炎患者其抗体滴度并不升高;与其他病原微生物存在交叉反应;部分患者在发病几年后仍可检出军团菌抗体,所以测定单份血清中抗体滴度难以断定是现症还是既往感染。

3. *尿军团菌抗原检测* 多数研究发现,试剂盒检测敏感性受以下因素影响:尿标本本采集时间、感染严重程度、尿液是否经浓缩或冷冻、是否已经抗生素治疗等。对除Lp1型以外的其他型检测敏感性很低,且检测试剂盒昂贵,不利于推广应用。

(陈 茶)

参考文献

J

K

抗 Rta 蛋白抗体

【定义】

Rta 蛋白(transcription activator)是 EB 病毒裂解的立即早期基因 BRLF1 编码的 605 个氨基酸的转录激活蛋白产物,是 EB 病毒由潜伏期转向裂解期的关键性调控因子。它能引起一系列的裂解早期基因的相继表达,最终引发 EB 病毒裂解感染。Rta 蛋白能刺激机体产生抗 Rta 蛋白抗体,抗 Rta 蛋白抗体可以作为鼻咽癌筛查与诊断的标志物。

【分类】

抗 Rta 蛋白抗体主要分为 IgA 和 IgG 两类,这两类抗体对鼻咽癌诊断的效率有所不同,有研究将 Rta 蛋白 IgA 和 IgG 抗体检测性能进行比较,结果显示 Rta - IgG 检测效能明显高于 Rta - IgA。因此,血液检测 Rta - IgG 蛋白抗体在鼻咽癌筛查和早期诊断中有非常高的临床应用价值,是鼻咽癌临床早期辅助诊断的首选。

【诊断思路】

诊断思路见图 180。

随着人们对 EB 病毒致病性与疾病相关性的不断研究,EB 病毒检测的方法也不断增多,如酶联免疫吸附试验检测抗体 IgA、IgM 和 IgG,PCR 法检测细胞内基因组及其表达产物等,根据病毒抗原表达时所处的病毒增殖周期的不同阶段,可将 EBV 抗原分为三类:① EBV 潜伏期表达的抗原:EBV 核抗原(EBNA)和潜伏期膜蛋白。② EBV 增殖早期抗原:EA。③ EBV 增殖晚期抗原:EBV 衣壳抗原(VCA)及 EBV 包膜抗原(MA)。

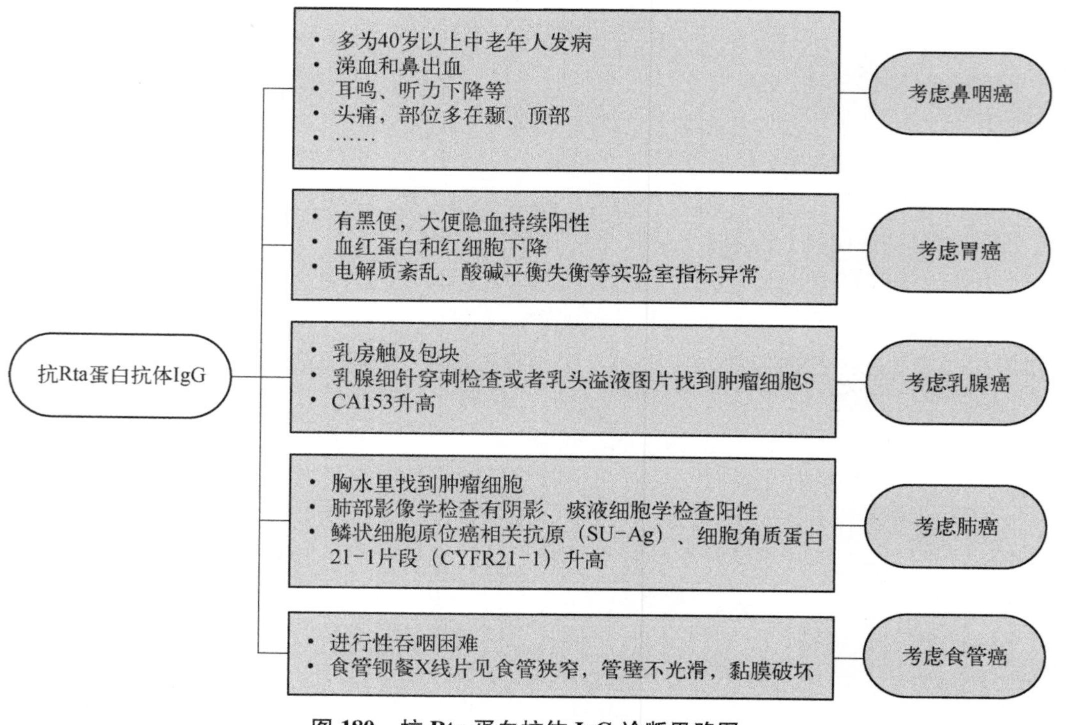

图 180　抗 Rta 蛋白抗体 IgG 诊断思路图

1. EBV 免疫检测　目前临床所测抗 EBV 抗体主要是针对病毒的衣壳抗原（VA）、早期抗原（EA）和核抗原（EBNA），包括 VCA IgA 抗体、VCA IgG 抗体、VCA IgM 抗体、EA IgG 抗体、EBNA1 IgG 抗体和 Rta－IgG 抗体。检测方法包括化学发光法和 ELISA 法。

检测结果中，若：① 抗 VCA IgM 阳性、抗 VCA IgG 阴性和抗 EBNAl IgG 阴性 EB 病毒初发感染。② 抗 VCA IgG 阳性和抗 EBNAl IgG 阴性，为 EB 病毒近期感染。③ 抗 VCA IgG 阳性和抗 EBNAl IgG 阳性，多为 EB 病毒既往感染。

大量研究证明，血清中高水平 Rta－IgG 提示具有患鼻咽癌的风险，因此，Rta－IgG 可作为鼻咽癌早期诊断的标记物，用于早期筛查。

2. EBV DNA PCR 检测　EBV 约有 100 个基因，其中重要的有编码壳抗原（VCA）、早期抗原（EA）、核抗原（EBNA）基因。PCR 引物和探针序列的设计一般选择在其较为保守核酸序列 Bam H1 W 基因。临床常用实时荧光定量 PCR 技术定量检测 EBV DNA。

对于 EB 病毒急性感染，如传染性单核细胞增多症，最早出现于临床标本中是病原体本身，采用实时荧光 PCR 法检测，可在感染早期明确病因。

临床监测鼻咽癌患者肿瘤转移、复发的手段主要是常规体检，间接鼻咽纤维镜、胸片或胸部 CT、腹部 B 超或 CT、全身骨 ECT 等物理和影像学检查，以及 VCA－IgA 抗体和 EA－IgA 抗体，但这些方法均不能准确及时反映体内 EBV 清除效果。实时荧光定量 PCR 技术定量检测 EBV DNA 能及时准确地反映机体内 EBV 存在状况，可以作为治疗后转移和复发的检测指标。

【伴随临床症状的鉴别诊断】

鼻咽癌及肝癌、胃癌、肺癌、淋巴瘤等 EB 病毒相关的肿瘤患者血清抗 Rta 蛋白 IgG 阳性率值高于正常人水平。有报道表明，肺癌组织中检出 Rta 蛋白阳性率为 12.5%、乳腺癌组织为 16.7%、食管癌组织为 13.3%、胃癌组织为 20%，而鼻咽癌阳性率高于其他癌种的阳性率可达 80%以上。有报道表明，Rta－IgG 表达与鼻咽癌临床分期无关。

Rta－IgG 与鼻咽癌存在高度相关性，其阳性首先考虑鼻咽癌，但出现与其他肿瘤鉴别。

1. 伴乳腺肿块乳腺疼痛、乳头溢液、乳头凹陷或糜烂、乳房橘皮样改变　需要考虑乳腺癌。

2. 伴上腹部不适、隐痛、嗳气、反酸、消瘦、体重减轻、食欲减退、左锁骨上淋巴结肿大、黑便等症状　需考虑胃癌。

3. 伴咽下哽噎感、胸骨后和剑突下疼痛，呈烧灼样、针刺样，出现食物滞留感，并出现进行性吞咽困难　应考虑食管癌。

4. 伴有胸闷胸痛、咯血、呼吸困难、吞咽困难、声音嘶哑等症状　需考虑肺癌。

【伴随实验室指标的鉴别诊断】

1. 抗 Rta 蛋白 IgG 阳性，患者有黑便，大便隐血持续阳性，血红蛋白和红细胞下降，电解质紊乱、酸碱平衡失衡等实验室指标异常　需要怀疑胃癌。

2. 抗 Rta 蛋白 IgG 阳性，乳腺细针穿刺检查或者乳头溢液图片找到肿瘤细胞、CA153 升高　需怀疑乳腺癌。

3. 抗 Rta 蛋白 IgG 阳性，胸水里找到肿瘤细胞，肺部影像学检查有阴影、痰液细胞学检查阳性、鳞状细胞原位癌相关抗原（SU－Ag）、细胞角质蛋白 21－1 片段（CYFR21－1）升高　需警惕肺癌。

4. 抗 Rta 蛋白 IgG 阳性，食管钡餐 X 线片见食管狭窄，管壁不光滑，黏膜破坏　需考虑食管癌。

【需进一步检查的实验室指标】

抗 EB 病毒衣壳抗原（VCA）、抗早期抗原（EA）的 IgA 抗体、EBV 核抗原检测已普遍应用于鼻咽癌筛查、诊断、疗效监测及预后判断。VCA/IgA ELISA 检测方法目前已广泛使用，其灵敏度更高，但其特异性较差，在健康人群中也有较高的阳性率。检测 EA/IgA 抗体具有较高特异性，但灵敏度较差。VCA/IgA 检出率为 89.3%，高于 Rta/IgG 检出率（81.3%），Rta/IgG 抗体和 VCA/IgA 抗体两种标志物联合检出率提高到 94.6%。因此，鼻咽癌筛查应首选 VCA－IgA，平行联合 Rta/IgG 和 VCA/IgA 可更大范围地反映 EB 病毒溶解感染期早期和晚期的抗原表达。Rta/IgG 联合 VCA/IgA、EA/IgA 等其他抗体，以更大范围地起到互补作用。

【指标评估的技术要点】

1. ELISA 法检测 Rta/IgG 抗体　该方法渐变，快速，灵敏度高，其在鼻咽部细胞发生癌变时早期即可呈阳性反应。另外，由于 Rta 蛋白在正常细胞中检测不到，其特异性也高。

2. 化学发光法检测 Rta/IgG 抗体　用于检测 EB 病毒 Rta/IgG 抗体的化学发光试剂盒，其特征在于，包括包被有抗 His 标签单抗的磁颗粒，携带 His 标签的 Rta 蛋白，携带 His 标签的特异性人工多肽及吖啶酯标记的抗 IgG 抗体。其发光效率高且强度大，易于蛋白质联结，分子量小，对联结后抗体构象影响小，且标志物稳定性好，广泛应用于临床。该方法具有灵敏度高、快速、准确、重复性好、效期长并安全无毒无污染等优点，成为取代放射免疫分析和酶联免疫分析技术的首选。

【指标评估的影响因素】

虽然高血脂、黄疸、溶血对 Rta－IgG 抗体检测结果无显著性差异，但仍建议尽量避免使用上述样本；血清中 ANA、RF 和 ENA 等自身免疫性抗体对 Rta－IgG 抗体检测无明显影响。

（陶志华）

参考文献

卡马西平中毒

【定义】

卡马西平（Carbamazeplne）是临床上常见的抗惊厥和抗癫痫药物，治疗浓度时能阻滞 Na^+ 通道，抑制癫痫病灶及其周围神经元放电并且可以减少突触传递。常用于治疗癫痫、周围神经痛、失常、躁症、张力异常及尿崩症等疾病。

【分类】

1. 各系统不良反应

（1）中枢神经系统：常见症状为头晕、嗜睡、疲劳、视力模糊、复视或平衡障碍引起共济失调。这些症状在停药后可消失。

（2）血液系统：较少见粒细胞减少或增多、血小板减少、再生障碍性贫血。

（3）消化系统：多见于用药的几周内出现食欲缺乏、恶心呕吐等。

（4）皮肤反应：少见。多在开始用药时出现皮疹（斑丘疹），一般不需停药。发生剥脱性皮炎时，需停药。

（5）其他反应：罕见有腺体病、心律失常或房室传导阻滞、骨髓抑制、中枢神经系统中毒、过敏性肝炎、低钙血症、骨质疏松、肾脏中毒、周围神经炎、栓塞性脉管炎、甲状腺功能减退、水潴留、低钠血症。

2. 过量用药所致中毒　卡马西平中毒程度根据临床表现分级如下。

（1）轻度中毒：可出现头晕、头痛、共济失调、震颤甚至谵妄。轻度肝功能损害、白细胞减少、再生障碍性贫血、心律失常等症状。

（2）重度中毒：意识障碍自模糊至昏迷，幻觉，妄想，精神错乱，再生障碍性贫血，肝功能中度损害伴黄疸，甚至发生肝性脑病。

【诊断思路】

卡马西平不良反应和中毒诊断思路见图 181。

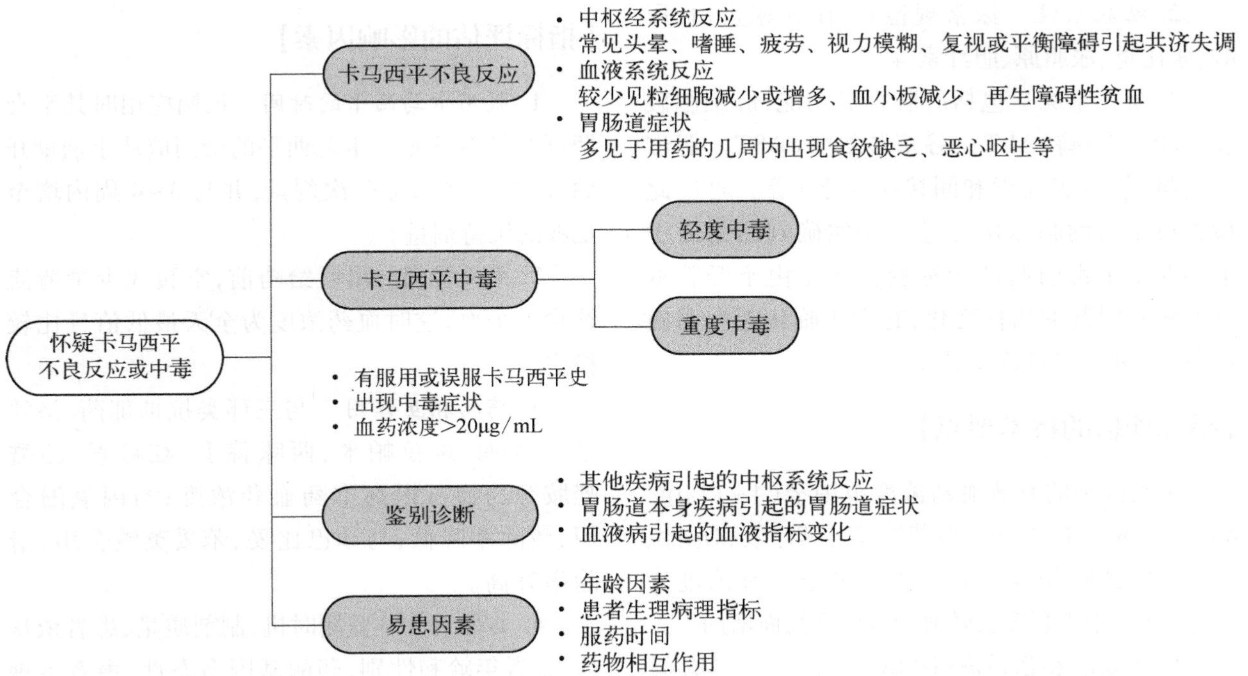

图 181　怀疑卡马西平不良反应或中毒的诊断思路图

1. 卡马西平中毒诊断要点

（1）有服用或误服卡马西平史，出现上述中毒临床表现。

（2）血药浓度高于治疗浓度：潜在中毒浓度>12 μg/mL；最低中毒浓度 15 μg/mL；血药浓度>20 μg/mL 时即可出现中毒现象。

（3）排除其他药物中毒可能性。

2. 卡马西平不良反应和中毒的救治

（1）发现不良反应或中毒现象应立即停药。

（2）内服大剂量卡马西平的清醒患者，可刺激咽部，促使呕吐；继之洗胃，并用硫酸钠导泻。

（3）严重中毒者可用透析疗法，以降低血浆卡马西平浓度。

（4）对症支持治疗：有心动过缓或心脏传导阻滞者可予以阿托品治疗，血压下降可用多巴胺、间羟胺等升压药物。如有骨髓抑制，可选用利血生、叶酸、鲨肝醇、肾上腺皮质激素等，必要时输血。

3. 卡马西平不良反应和中毒的相关因素　服药时间，饭前服用会增加胃肠反应，所以宜饭后服用；服药剂量，服药剂量应个体化；年龄因素，老年患者服用卡马西平更易引发不良反应或中毒，用药期间更要注重血药浓度监测；与其他药物之间相互作用，如与三环类抗抑郁药、洛沙平、异烟肼、维拉帕米、西咪替丁、红霉素、乙酰唑胺等药物可提高本药血药浓度，引起毒性反应。

【伴随临床症状的鉴别诊断】

1. 中枢神经系统　卡马西平引起的中枢神经系统症状应与其他疾病鉴别，如肝性脑病、其他药物中毒。

2. 消化系统　胃肠道症状应与胃肠本身疾病或其他可引起胃肠道反应的疾病相鉴别，如急性胃炎等。

3. 血液系统　应与血液病引起的血液指标变化相鉴别。

【需进一步检查的实验室指标】

1. 血液系统　全血细胞检查包括血小板、网织红细胞、血清铁、钾、钙和镁测定。通过指标的变化结合相应的卡马西平中毒的临床症状，有助于临床医生对疾病作出明确诊断。

2. *泌尿系统* 尿常规检查，比如尿蛋白、尿酸、尿比重、尿胆原、胆红素等。

3. *消化系统* 包括肝脏合成功能、肝细胞破裂、谷丙转氨酶（ALT）、谷草转氨酶（AST）、胆红素代谢（直接胆红素和间接胆红素）等。通过此检查可以帮助临床医生进一步明确判断是由于卡马西平中毒引起的指标变化还是由于肝脏本身的病变引起的指标变化，有助于临床医生明确诊断，并进一步对症下药。

【指标评估的技术要点】

卡马西平的有效血药浓度范围窄（4~12 μg/mL），个体差异大，而且血药浓度与其疗效和毒性、不良反应紧密相关。卡马西平最小中毒浓度为15 μg/mL，中毒程度会随血药浓度升高而增加。

1. *高效液相色谱法（HPLC）* 该方法具有灵敏度、精密度高、杂质干扰小、专一性强及重复性好等特点，发展迅速，应用日益广泛。但是HPLC操作费时，费用相对较高而且不适用大样本监测。

2. *荧光免疫偏振法（FPLA）* 该方法具有检测速度快、操作方便、取样量少、测定精度和灵敏度高、抗干扰能力强等特点，在国内外应用较多。

3. *其他检测方法* 还包括酶联免疫法（EMIT）、紫外分光光度法、化学发光法等。

【指标评估的影响因素】

1. *服用卡马西平的时间* 长期应用时其半衰期可下降2~3倍。卡马西平的给药应从小剂量开始，每1~2周增加一次剂量，并与3~4周内增至足够的维持剂量。

2. *采血时间* 早晨给药前，空腹或少量清淡饮食下采血，这时血药浓度为全天最低值且比较稳定。

3. *药物相互作用* 与三环类抗抑郁药、洛沙平、异烟肼、维拉帕米、西咪替丁、红霉素、乙酰唑胺等药物可提高本药血药浓度；与丙氧酚合用，清除率降低；与苯巴比妥、苯妥英钠合用，清除率升高。

4. *其他因素* 监测时机、制剂质量、患者依从性、患者年龄和性别、药酶基因多态性、患者生理和病理指标等。

（周铁丽）

参考文献

抗睾丸间质细胞抗体

【定义】

抗睾丸间质细胞抗体（antitestis antibody，AtAb），其靶抗原为睾丸间质细胞中合成雄性激素所需的酶。

【分类】

1. *根据结构分类* 可分为IgG型、IgE型、IgA型、IgM型及IgD型。

2. *根据检测样本来源分类* 可分为血清抗睾丸间质细胞抗体及宫颈分泌物抗睾丸间质细胞抗体。

【诊断思路】

诊断思路见图182。

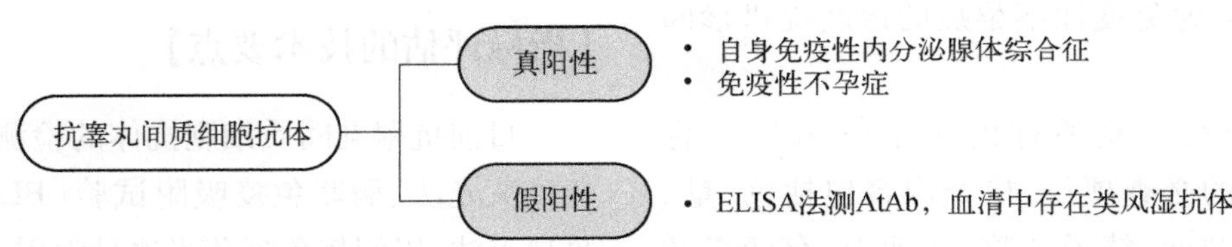

图 182　抗睾丸间质细胞抗体诊断思路图

【伴随临床症状的鉴别诊断】

1. 伴两个以上内分泌腺腺体功能低下　抗睾丸间质细胞抗体伴两个以上内分泌腺腺体功能低下，可考虑自身免疫性多内分泌腺体综合征（APG 综合征）。APG 综合征分为三型，Ⅰ型常以慢性黏膜皮肤念珠菌病变为先发病，继之伴以甲状旁腺功能减低，再后出现阿狄森氏病与性腺功能减退，上述临床表现中有两种者，可初步诊断自身免疫性多内分泌腺体综合征，此外，患者还可能同时患有慢性活动性肝炎、吸收不良综合征、秃发、恶性贫血等疾病；Ⅱ型常为阿狄森病，自身免疫性甲状腺病，1 型糖尿病（胰岛素依赖型糖尿病），性腺功能减退等病变的组合，亦可出现其他自身免疫性病变如系统性红斑狼疮，但是无甲状旁腺功能减低；Ⅲ型即自身免疫性甲状腺病，尚可合并下列疾病之一：1 型糖尿病、恶性贫血、白癜风、秃发或其他自身免疫病，但是无自身免疫性阿狄森病。可进行自身免疫性多分泌腺体综合征自身抗体谱的检测，包括抗胰岛细胞抗体、抗肾上腺（皮质）抗体、抗甲状腺微粒体抗体、抗睾丸间质细胞抗体、抗卵巢抗体、抗胎盘合体滋养层细胞抗体、抗甲状旁腺抗体、抗脑垂体抗体。

2. 伴长期不孕　抗睾丸间质细胞抗体阳性伴长期未避孕而不受孕，应考虑免疫性不孕症。若同时检测患者（包括男方和女方）血清抗精子抗体（AsAb）、抗子宫内膜抗体（EmAb）、抗透明带抗体（AZP）、抗 HCG 抗体（HCG－Ab）等含阳性者，则可进一步为免疫性不孕症的诊断提供诊断依据。

【伴随实验室指标的鉴别诊断】

1. 伴抗胰岛细胞抗体、抗肾上腺（皮质）抗体、抗甲状腺微粒体抗体、抗卵巢抗体、抗胎盘合体滋养层细胞抗体、抗甲状旁腺抗体、抗脑垂体抗体阳性　抗睾丸间质细胞抗体阳性伴上述抗体中多种抗体阳性，可初步诊断为自身免疫性多内分泌腺体综合征。

2. 伴血清抗子宫内膜抗体（EmAb）阳性、抗精子抗体阳性卵巢抗原抗体阳性伴血清 EmAb 阳性、AMH 升高　可考虑免疫性不孕症，应进一步检测抗磷脂抗体、抗精子抗体，抗卵子抗体、抗透明带抗体。

【需进一步检查的实验室指标】

1. 内分泌功能相关指标　血液垂体激素浓度测定、促甲状腺激素释放激素（TRH）兴奋实验、促性腺激素释放激素（GnRH）兴奋试验、抗垂体抗体检查可评估患者脑垂体功能；甲状腺激素（TT_3、TT_4、FT_3、FT_4）、降钙素、垂体促甲状腺激素（TSH）、自身抗体如促甲状腺激素受体抗体（TRAb）、抗甲状腺球蛋白抗体（TGAb）、抗甲状腺过氧化物酶抗体（TPOAb）的检查可为甲状腺疾病提供诊断依据；血清甲状旁腺激素（PTH）、血清钙和磷、24 h 尿液钙和磷、血清碱性磷酸酶（ALP）、皮质醇抑制试验等检查可评估患者的甲状旁腺功能；血浆醛固酮（Ald）、肾素活性（PRA）、血管紧张素Ⅱ、血浆皮质醇（F）、24 h 尿游离皮质醇（UFC）、17－羟皮质类固醇（17－OHCS）、血浆 ACTH、抗肾上腺组织自身抗体等检查，可为肾上腺疾病的诊断提供依据；性激素六项（包括睾酮、雌二醇、孕酮、促黄体生成素、催乳素及促卵泡生成激素）、促性腺激素释放（Gn－RH）兴奋试验、人绒毛膜促性腺（HCG）刺激试验等检查可评估患者性腺功能；血清/血浆葡萄糖、尿糖、抗胰岛细胞抗体等检查，可作为糖尿病确诊的手段。

2. 血液免疫　包括各型肝炎病毒、各种自身抗体等。自身抗体如抗精子抗体、抗子宫内膜抗

K

体等的检测,可为免疫性不孕症的诊断提供诊断依据。

3. 精液分析　此举有助于了解男性生育力,是不育症的必查项目,检查内容包括色、量、液化时间、酸碱度、精子计数、活动力、存活率及形态。

4. 染色体核型分析　可确诊染色性异常。

5. 血常规检查　包括血红蛋白浓度,红、白细胞、血小板计数以及白细胞分类等。血红蛋白浓度、红细胞计数等可反映机体是否有贫血;白细胞分类计数可作为机体是否处于感染状态的依据,血小板计数可初步评价机体的凝血功能。

6. 尿常规检查　即尿常规 11 项包括尿酸碱度、尿比重、尿糖、尿酮体、尿蛋白等检查,可初步评估患者的肾脏功能。

7. 血生化检查　肝功能、肾功能、电解质、血脂等。可评估患者肝功、肾功及机体状态。

8. 凝血功能　PT、APTT、TT、FIB,FDP 等进一步评价患者的凝血功能。

9. 多普勒超声检查　主要针对生殖系统,必要时检查相关内分泌器官;有助于确认精索静脉曲张。

【指标评估的技术要点】

目前抗睾丸间质细胞抗体的检测方法有间接免疫荧光法、酶联免疫吸附试验(ELISA)及酶免疫斑点法,以间接免疫荧光法最常用。

荧光免疫技术是将抗原抗体反应与荧光技术相结合而建立的一种免疫标记技术,具有高度特异性、敏感性和直观性的特点。用间接免疫荧光法检测抗睾丸间质细胞抗体,以灵长类睾丸为检测基质,睾丸间质细胞细胞质呈现平滑至细颗粒荧光。

【指标评估的影响因素】

(1) 严重溶血、脂血标本,细菌污染标本可对检测结果造成干扰。

(2) 标本应及时检测。如有特殊情况,血液标本可分离血清,并于 4℃或 - 20℃低温保存,且应避免标本的反复冻融;宫颈分泌物标本应在 2 h 内完成检测最佳。

(秦　雪)

参考文献

抗核抗体

【定义】

抗核抗体(antinuclear antibody, ANA)是指机体产生的针对真核细胞核成分(如染色体、核仁、核膜、核浆等)的自身抗体。近年来,由于越来越多的研究发现除了针对细胞核成分的自身抗体临床意义比较重要以外,针对真核细胞质成分(如线粒体、核糖体、细胞骨架等)的自身抗体也具有重要临床意义。因此,很多人建议,将针对真核细胞所有细胞成分的自身抗体统称为 ANA。这样,针对真核细胞核成分的自身抗体属于狭义 ANA 的概念,而针对真核细胞所有成分的自身抗体属于广义 ANA 的概念。正常情况下 ANA 多为阴性或低滴度阳性。

【分类】

临床上常用的 ANA 分类方法主要是根据间接免疫荧光法(indirect immunofluorescence assay, IIFA)检测真核细胞(如 HEp - 2 细胞)时所鉴定出的核型。大体包括以下几种。

1. 核均质型　分裂间期 HEp－2 细胞核浆呈均匀荧光染色，分裂期细胞浓缩染色体均匀着染，染色体以外核浆呈阴性。靶抗原主要包括 dsDNA、ssDNA、核小体和组蛋白等，这类核型多见于系统性红斑狼疮或药物诱导性狼疮患者。

2. 核颗粒（斑点）型　根据颗粒的大小又可以分为粗颗粒、细颗粒、致密颗粒和大颗粒。粗颗粒型分裂间期 HEp－2 细胞核浆呈粗颗粒荧光染色，分裂期细胞浓缩染色体区呈阴性，而染色体以外核浆呈致密荧光染色，靶抗原主要包括 U－nRNP 和 Sm 等，这类核型多见于系统性红斑狼疮、混合结缔组织病等患者。细颗粒型分裂间期 HEp－2 细胞核浆呈细颗粒荧光染色，分裂期细胞浓缩染色体区呈阴性，而染色体以外核浆呈细颗粒荧光，靶抗原主要是 SSA、RO52、SSB 等，这类核型多见于干燥综合征或系统性红斑狼疮等患者。致密颗粒型分裂间期 HEp－2 细胞核浆呈致密的细颗粒荧光染色，分裂期细胞浓缩染色体区呈现较强的颗粒荧光染色，染色体以外核浆呈阴性。靶抗原主要是 DFS70 等，这类核型与系统性风湿病没有明显关系，可以用于排除风湿病。大颗粒型分裂间期 HEp－2 细胞核浆呈粗大颗粒荧光染色，分裂期细胞浓缩染色体区呈阴性，染色体以外核浆颗粒状荧光染色增强。靶抗原尚未完全清楚，这类核型临床意义也尚未明确。

3. 核仁型　分裂间期 HEp－2 细胞核仁呈现荧光染色，这种染色可呈现均匀荧光型、斑块型、颗粒型和离散粗斑点型。靶抗原主要是纤维蛋白原、RNA 聚合酶 Ⅰ 或 Ⅲ、DNA 拓扑异构酶 Ⅰ、PM－SCL 等，这类核型多见于系统性硬化症、炎症性肌病等患者。

4. 核膜型　分裂间期 HEp－2 细胞核呈现纤细的环形荧光染色，抗体滴度较高时，整个核浆都会呈现均匀染色，与均质型非常相像，但分裂期细胞浓缩染色体区呈阴性。肝组织切片肝细胞核呈现环形荧光染色。靶抗原主要包括板层素（A、B、C）、核孔复合体成分（gp210、P62、Tpr）及内膜成分（LAP1、LAP2、LBR、MAN1）等，这类核型多见于原发性胆汁性胆管炎等患者。

5. 着丝点型　分裂间期 HEp－2 细胞核浆中均匀分布着大小、亮度均一的细点状荧光染色。分裂期细胞浓缩染色体区集中排列细点状荧光，整体呈现“棒状”或“带状”染色。靶抗原最常见的是着丝粒蛋白 B（CENP－B），其次还有 CENP－A、C、D、E、F、G、H 等，这类核型多见于系统性硬化症局限型、原发性胆汁性胆管炎等患者。

6. 核点型　分裂间期 HEp－2 细胞核浆中呈现分散的“针尖样”大小的点状荧光染色，分裂期细胞浓缩染色体区呈阴性，但在染色体以外可见散在的点状荧光。根据核点数量又可以细分为少核点型和多核点型，少核点型通常核点数少于 5，靶抗原主要是小泛素相关修饰蛋白（SUMO）、盘曲蛋白 P80，这类核型可见于干燥综合征等风湿性疾病。多核点型通常核点数多于 5，靶抗原主要是 sp100、PML 等，这类核型多见于原发性胆汁性胆管炎患者。

7. 其他核型　除上述相对常见的核型外，偶尔还会出现圈-杆状核型和细胞周期相关核型，前者主要见于丙型肝炎患者治疗过程中，后者主要包括增殖细胞核抗原型、中心粒型、纺锤体型和中间体（分离带）型等，其中抗增殖细胞核抗原抗体对系统性红斑狼疮相对比较特异，而其他的核型临床意义尚未明确。

8. 混合型　同时包含上述两种或两种以上核型。

【诊断思路】

诊断思路见图 183。

临床意义

（1）每一种特异性 ANA 抗体与相关疾病并非绝对一一对应：其中特异性最好的是 dsDNA 和 Sm 抗体，其对系统性红斑狼疮的特异性达到 99% 以上，但敏感性很低，有 60%～70% 的系统性红斑狼疮患者抗体是阴性的；核小体、Jo－1 和 SCL－70 抗体相对特异，但敏感性也很低；U1RNP、SSA 和 SSB 抗体则见于多种系统性风湿病。

（2）如 Sm 抗体与其他特异性 ANA 抗体中的一种或几种同时阳性：首先主要考虑系统性红斑狼疮，其次，结合其他临床症状和体征及相关检查，考虑系统性红斑狼疮与其他风湿性疾病重叠

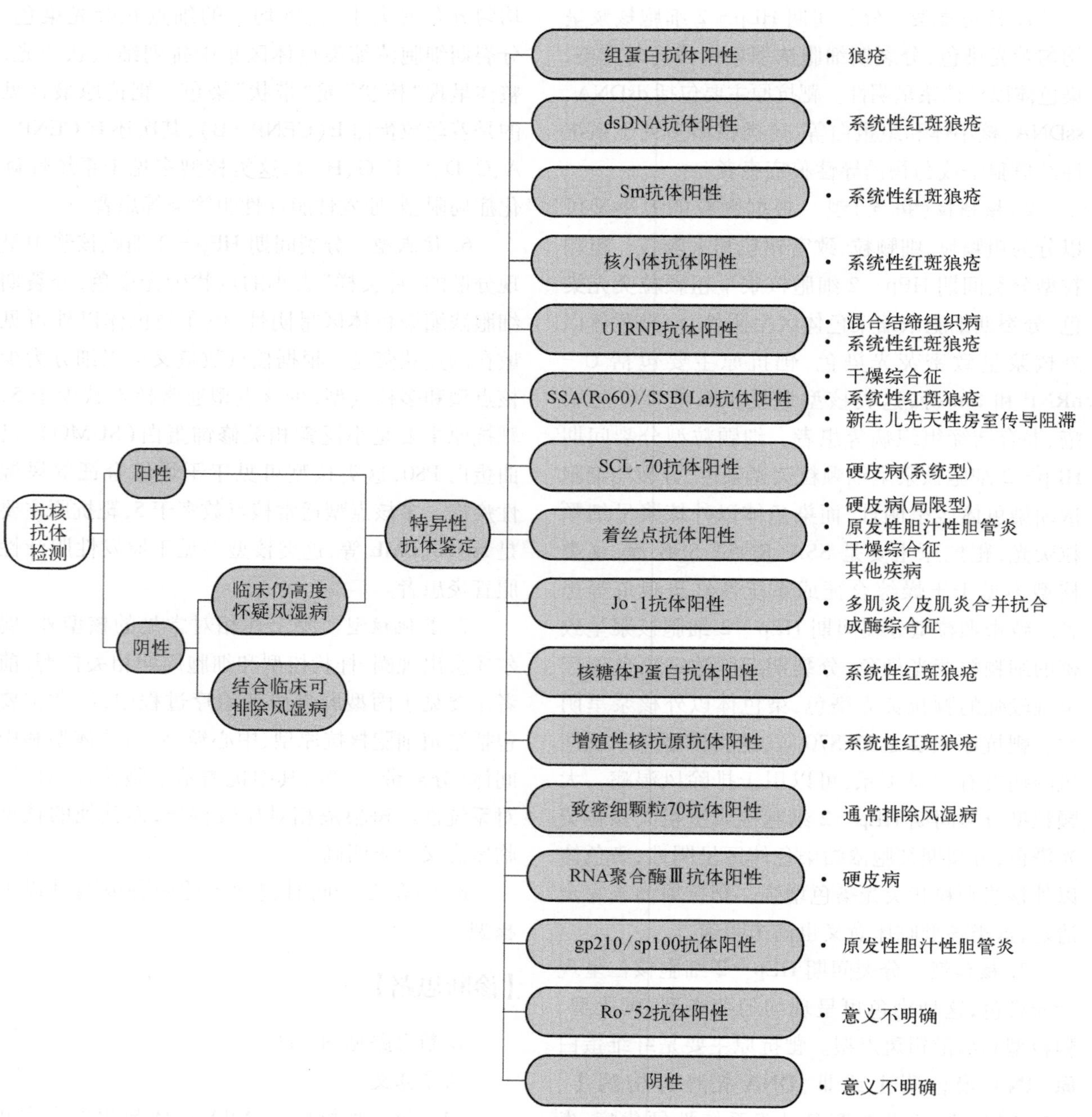

图 183　抗核抗体检测诊断思路图

的可能。

(3) 此处列出的特异性 ANA 抗体是目前临床上最常用的，此外尚有很多 ANA 抗体，如 Ku、PM－SCL、中心粒、纺锤体抗体等，由于临床应用较少，此处未列出。

【伴随临床症状和体征的鉴别诊断】

1. 伴 CREST 综合征　高滴度的着丝点型 ANA 阳性伴有 CREST 综合征表现，即钙质沉积、雷诺现象、食管功能障碍、指端硬化和毛细血管扩张等症状，需考虑局限性硬皮病。

2. 伴皮肤增厚及全身多个脏器受累　高滴度的核仁型 ANA 阳性，伴有皮肤增厚，甚至出现间质性肺纤维化、心脏、肾脏等器官受累，需考虑弥漫性硬皮病。

3. 伴发热　高滴度的 ANA 阳性，特别是均质型或颗粒型，伴有发热，需考虑系统性红斑狼疮可能性。

4. 伴皮肤斑疹、溃疡　高滴度的ANA阳性，特别是均质型或颗粒型，伴有皮肤蝶形红斑、盘状红斑、丘疹或溃疡等皮肤症状，需考虑皮肤红斑狼疮或系统性红斑狼疮的可能性。

5. 伴肌肉、关节痛　高滴度的ANA阳性，特别是均质型或颗粒型，伴有肌肉、关节非破坏性疼痛，需考虑系统性红斑狼疮的可能性。

6. 伴眼干、口干等　高滴度的ANA阳性，特别是颗粒或核仁型，伴有眼干、口干等症状，需考虑干燥综合征的可能。

7. 伴瘙痒、乏力或黄疸等　高滴度的ANA核膜型、多核点型阳性，伴有瘙痒、乏力或黄疸等症状，需考虑原发性胆汁性胆管炎的可能。

8. 伴胸腔、心包积液　需考虑系统性风湿病伴发浆膜炎。

9. 伴心梗、脑梗或动静脉血栓症状或孕妇反复习惯性流产　需考虑风湿病（特别是SLE）伴磷脂综合征的可能。

【伴随实验室指标的鉴别诊断】

1. 伴贫血、白细胞减少、血小板减少　高滴度的ANA阳性，特别是颗粒或均质型，伴有贫血、白细胞或血小板减少时，需考虑系统性红斑狼疮、干燥综合征等风湿病的可能。

2. 伴血尿、蛋白尿、管型尿等　高滴度的ANA阳性，特别是均质型或颗粒型，伴有血尿、蛋白尿、管型尿等症状，需考虑系统性红斑狼疮伴发了狼疮性肾炎的可能。

3. 伴血清碱性磷酸酶（ALP）或γ谷胺酰转肽酶（GGT）明显升高或抗线粒体抗体阳性　高滴度的ANA核膜型、多核点型阳性，伴血清ALP或GGT明显升高（超过正常上限1.5倍以上）或抗线粒体抗体阳性，需考虑原发性胆汁性胆管炎的可能。

4. 伴转氨酶升高、平滑肌抗体、肝肾微粒体抗体、可溶性肝抗原抗体等自身抗体阳性　ANA阳性伴有上述表现，需考虑自身免疫性肝炎的可能。

5. 伴脑脊液蛋白成分改变、N－甲基－D天冬氨酸受体抗体、水通道蛋白4抗体等抗体阳性　需在系统性风湿病（特别是系统性红斑狼疮）引起的脑损伤与神经系统性自身免疫性疾病之间进行鉴别。

6. 伴磷脂抗体（如心磷脂抗体、$β_2$糖蛋白抗体等）阳性　需考虑系统性风湿病（特别是SLE）伴磷脂综合征的可能。

【需进一步检查的实验室指标】

1. 血常规检查　包括白细胞及分类、红细胞、血红蛋白、红细胞压积、血小板，有助于SLE的辅助诊断，并判断疾病对血液系统的损伤情况。

2. 尿常规检查　包括尿液沉渣、24 h尿蛋白定量、尿微量白蛋白等，有助于SLE辅助诊断，并判断疾病是否累及了肾脏。

3. 血生化检查　肝肾功能、肌酸激酶及其同工酶、乳酸脱氢酶及其同工酶，有助于判断疾病是否损伤了肝脏、肾脏，有助于肌炎的辅助诊断。

4. 血液免疫　免疫球蛋白、补体、类风湿因子、IgG4，有助于SLE、RA、IgG4相关性疾病等的辅助诊断。

5. C－反应蛋白和血沉　主要反映疾病活动性。

6. 特异性ANA抗体鉴定　包括U1RNP、Sm、SSA、SSB、SCL－70、Jo－1、核小体、组蛋白、核糖体P蛋白、dsDNA、PM－SCL、RNA聚合酶Ⅲ等，有助于风湿病的诊断和鉴别诊断。

7. 脑脊液成分及N－甲基－D天冬氨酸受体抗体、水通道蛋白4抗体等自身抗体检测　有助于判断系统性结缔组织病是否引起神经系统损伤，并与神经系统自身免疫性疾病相鉴别。

8. 磷脂抗体，如心磷脂抗体、$β_2$糖蛋白抗体等　有助于排除磷脂综合征的可能。

9. 线粒体抗体、平滑肌抗体、肝肾微粒体抗体、可溶性肝抗原抗体等自身抗体　有助于原发性胆汁性胆管炎或自身免疫性肝炎的辅助诊断。

10. 其他　包括B超、CT、X线、磁共振、肾活检、肌电图、皮肤、肌肉活检等，有助于判断疾病对脏器的损伤情况。

【指标评估的技术要点】

1. 间接免疫荧光（IIF）　是目前最常用的

K

ANA 检测方法，也是目前国际上一致认可的 ANA 筛查金标准。通常以 HEp－2 细胞和灵长类或鼠的肝组织作为检测基质，通过荧光显微镜进行判读。

（1）优点：最大优点是在判断结果是阳性时，还可以同时判断核型和滴度，有利于更好地对疾病做出辅助诊断。而且，HEp－2 细胞抗原成分全面（近 200 种），因此检测敏感度高，同时有助于发现新的自身抗体。

（2）缺点：人为判断，主观影响大，不易进行质量控制和实现标准化。

2. 酶联免疫吸附试验（ELISA） 以提取核抗原混合物为靶抗原，来检测血清 ANA。目前，国际上不主张应用该方法进行 ANA 初筛，国内各个大医院和相关实验室也不采用该方法，只有一些中小医院由于经济等各方面原因，仍然采用此方法。优点是操作简单，对技术要求不高。缺点是存在较高的假阳性率，无法判断核型。

【指标评估的影响因素】

1. 非疾病性因素 正常人群中 ANA 也有 10%～30% 的阳性率，而且多数随着年龄的增长，ANA 的阳性率有所增加。性别对 ANA 也有影响，女性阳性率高于男性。此外，阳光照射也可以引起 ANA 短暂的阳性。正常人群 ANA 多为亲和力较弱的低滴度自身抗体。

2. 治疗药物的影响 很多药物都可以诱导 ANA 的产生，如肼苯哒嗪、普鲁卡因胺、异烟肼、氯丙嗪、奎尼丁、甲基多巴、米诺环素以及一些抗惊厥药物等。因此，在评价 ANA 的检测结果时，需要询问患者用药情况。

3. 检测技术的影响 目前，由于 ANA 的检测方法多为手工操作，其检测质量控制和标准化程度在所有检验项目中相对薄弱。不同检测方法、不同生产厂家的试剂、不同检验单位、不同检验人员等都会对检测结果产生影响。

（仲人前，杨再兴）

参考文献

抗精子抗体

【定义】

抗精子抗体（antispermatozoa antibody，AsAb），是精子或其可溶性抗原接触到血液后，在男女体内引起免疫反应，从而产生的相应的抗体，即抗精子抗体，可阻碍精子与卵子结合，而致不孕不育。

【分类】

按分子结构 AsAb 主要为 IgA、IgG、IgM 三种类型。

1. IgA 类 AsAb 主要存在于精液中。表面附有 IgA 的精子穿透宫颈黏液的能力大大降低，是 AsAb 致免疫不育的重要机制因素。另外 IgA 类 AsAb 与精子"摇摆现象"有关，精子表面的 IgA 类 AsAb 越多，"摇摆现象"越严重。

2. IgG 类 AsAb 为精子制动抗体，主要存在于血清中。单纯的 IgG 类 AsAb 阳性对生育能力并不影响，大多数不育男性的 IgA 和 IgG 类 AsAb 同时出现。

3. IgM 类 AsAb 可以固定补体，介导细胞溶解，促进精子凝集。女性卵泡液中含有较多补体成分，可以是结合有 IgM 类 AsAb 的精子表面大量沉积卵泡液中 TT C5b－9（补体终末产物），影响细胞 Ca^{2+} 离子平衡，进而影响精子活力和顶体反应性，阻碍精卵结合，使生育过程受到影响。

【诊断思路】

诊断思路见图 184。

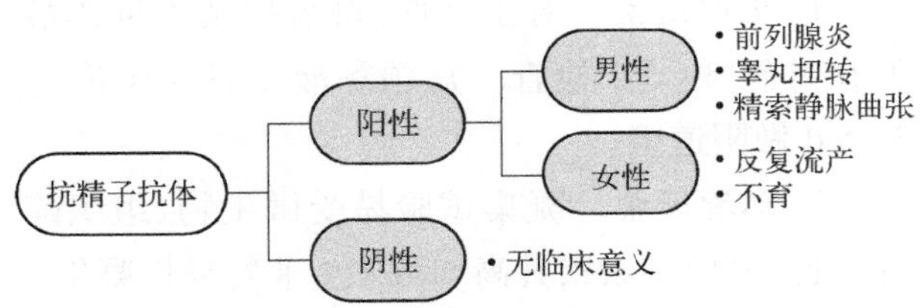

图 184 抗精子抗体诊断思路图

（1）精浆（宫颈黏液）抗精子抗体阳性，男性不育症；女性不孕症。

（2）血清抗精子抗体阳性，不孕不育症。

（3）阴性排除因抗精子抗体导致的不孕不育症。

【伴随临床症状的鉴别诊断】

1. 伴少精甚至无精

（1）伴少精甚至无精，并有尿频、尿急、尿痛，排尿不适，尿道灼烧感：需考虑前列腺炎。血常规检查白细胞及中性粒细胞增多，尿液或前列腺液涂片染色有大量白细胞或脓细胞以及巨噬细胞，细菌培养有细菌生长，同时做药敏试验。

（2）伴少精甚至无精，并有突发性一侧或两侧阴囊内睾丸剧烈持续性疼痛：需考虑睾丸扭转致不育。彩色多普勒超声检查可见睾丸血流减少或血流完全中断，而睾丸周围的组织血流正常；B 超检查或 CT 检查可见扭转睾丸。

（3）伴少精甚至无精，并有阴囊胀大，有沉重及坠胀感，或有疼痛感：需考虑精索静脉曲张致不育。阴囊温度测定可发现阴囊皮温分布不均，温度升高；阴囊多普勒超声检查，做 Valsalva 试验可听到明显静脉反流声；精索静脉造影可观察到精索内静脉反流和精索静脉曲张情况。

2. 伴反复性流产　需考虑不孕。血清中可发现卵泡刺激素（FSH）水平偏低，促黄体生成素（LH）、泌乳素（PRL）、睾酮（T）水平偏高，雌二醇（E_2）、孕酮（P）水平降低，抗心磷脂抗体（ACAb）、抗子宫内膜抗体（EmAb）和抗卵巢抗体（AoAb）的蛋白水平明显升高。

【伴随实验室指标的鉴别诊断】

（1）伴精子活力差或无活力、精子凝集、畸形精子多为不育。

（2）伴前列腺液变黄、浑浊，涂片可见大量白细胞和巨噬细胞可考虑前列腺炎致不育。

（3）伴抗心磷脂抗体（ACAb）阳性可考虑不孕，此时常伴有反复性流产。

【需进一步检查的实验室指标】

1. 精液常规、精子形态学分析、精液生化测定和前列腺液检查　包括颜色、外观、精液量、酸碱度以及显微镜检查、锌、果糖、乳酸脱氢酶以及蛋白质测定等。可了解男性精液质量的基本情况，辅助男性不育生殖系统疾病诊断。

2. 白带常规、宫颈黏液检查、特别是女性内分泌功能测定　包括 FSH、E_2、T、PRL、LH，可辅助女性不孕生殖系统疾病诊断。

3. 细胞遗传学检查　可明确或排除不孕不育是否为遗传学的因素。

4. 血、尿常规检查　进一步判断机体的基础情况。

5. B 超以及输卵管畅通性检查　可辅助了解女性生殖系统结构是否存在异常。

6. 病原微生物检查　大肠埃希菌、淋病奈瑟菌、解脲支原体、沙眼衣原体等，可明确男女生殖系统的病原学感染情况。

【指标评估的技术要点】

1. 酶联免疫吸附试验（ELISA）　为目前较常使用方法，但采用的精子膜抗原为可溶性抗原，含有多种非特异性抗原，容易造成假阳性，且易受多种因素影响。

2. 精子凝集显微镜观察法　灵敏度、特异度、假阳性率和假阴性率均优于 ELISA 法，不需附加其他操作及耗材，可作为筛查项目常规开展。

3. 间接免疫荧光生物芯片技术（简称 IIF 法）

K

通过将人的完整精子包被与芯片上，在荧光显微镜下可清楚地看到抗精子抗体结合在精子上的部位发出荧光，从而准确的定性、分型、定位。IIF法采用的二抗是单克隆抗体，故检测的特异性高于ELISA法。

4. 混合抗球蛋白反应试验（简称MAR试验） 是世界卫生组织所推荐的两种检查不孕症患者是否有抗精子抗体存在的方法之一，可对精子表面结合抗体进行定位，但成本较高，且需要有一定的技术和经验，难以在非专科的实验室常规开展。

5. 免疫珠试验（简称IBT试验） 是世界卫生组织所推荐使用方法，直接检测精子表面抗体，定性、定量、定位、敏感、特异性强。临床上多用于混合抗球蛋白反应试验无法检测的免疫性不孕不育患者。

【指标评估的影响因素】

1. 生理因素 对于女性，血清抗精子抗体最好在月经3~5 d检查。宫颈黏液于月经干净后3~5 d做阴道镜。

2. 环境因素 凝集试验易受微生物、组织碎片干扰，血中雄激素升高均可发生非特异性凝集。

3. 标本因素 精子活力、宫颈黏液的理化性质等非免疫因素影响。

（秦 雪）

参考文献

K

抗磷脂抗体

【定义】

抗磷脂抗体（antiphospholipid antibodies, aPLs）是一组异质性自身抗体，其靶抗原为磷脂、磷脂结合蛋白，以及磷脂-磷脂结合蛋白复合物。抗磷脂综合征（antiphospholipid syndrome, APS）是一种非炎症性自身免疫病，临床上以动脉、静脉血栓形成，病态妊娠（妊娠早期流产和中晚期死胎）和血小板减少等症状为表现，血清中存在aPLs，上述症状可以单独或多个共同存在。

【分类】

aPLs根据其抗原特异性可分为如下几类。

（1）阴性磷脂：如心磷脂、磷脂酰丝氨酸、磷脂酸、磷脂酰肌醇等。

（2）中性磷脂：如磷脂酰胆碱。

（3）两性磷脂：如磷脂酰乙醇胺。

（4）磷脂结合蛋白：如β_2糖蛋白I（$\beta_2$glycoprotein I, β_2GPI）、凝血酶原、膜联蛋白A5、蛋白C、蛋白S等（附表）。2006年APS诊断标准的国际共识中将狼疮样抗凝物质（lupus anticoagulant, LA）、抗心磷脂抗体（anticardiolipin antibody, aCL），以及抗β_2GPI抗体（aβ_2GPI）纳入APS诊断标准。

aPLs还根据其抗体亚型分为IgG、IgM、IgA型。APS的临床表现常与IgG型aPLs相关，IgM型aPLs单独阳性较为少见。患者体内IgG型和IgM型aPLs抗体同时阳性则与血栓或异常妊娠的相关性更强。IgA型aPLs与APS临床风险的相关性存在争议，推测IgA型β_2GPI参与血栓形成机制。在第13届抗磷脂抗体国际大会中，专家建议高度怀疑APS者，在IgG型和IgM型抗体均阴性时应检测IgA型aPLs。

【诊断思路】

诊断思路见图185。

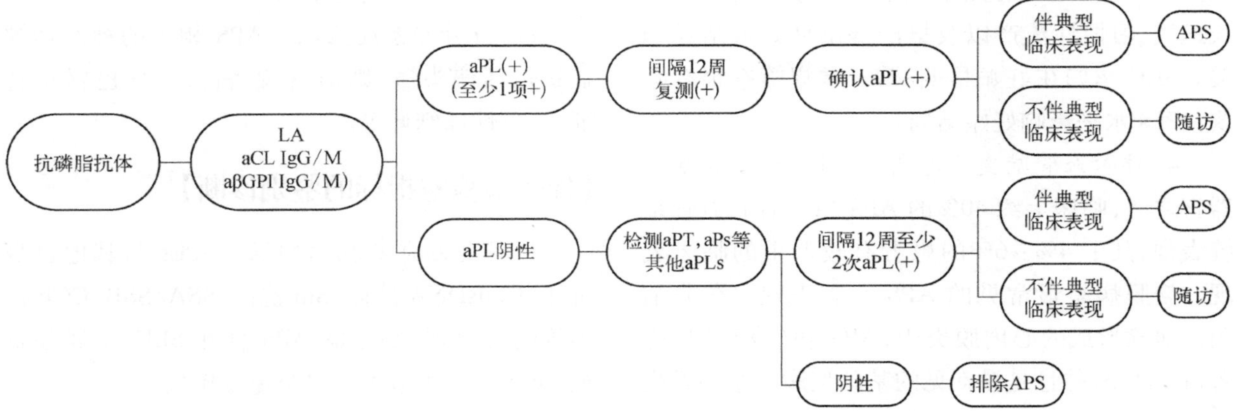

图 185　抗磷脂抗体阳性诊断思路图

1. *APS 实验室诊断标准*　在 APS 诊断标准中规定，APS 患者至少有 1 项中到高滴度的 aPLs（包括 LA，IgG 和（或）IgM 型 aCL，IgG 和（或）IgM 型 aβ_2GPI）阳性，而且其结果必须相隔 12 个周以上有两次或两次以上阳性才能初步诊断。

2. *"血清学阴性"APS 鉴别诊断*　APS 的临床表现复杂，有部分具有典型临床表现的"血清学阴性"患者由于现有血清学指标的局限性而难于诊断。多项研究指出除这些抗体外，其他的 aPLs，如抗凝血酶原抗体（antiprothrombin antibodies，aPT）、抗磷脂酰丝氨酸抗体（antiphosphatidyl serine，aPS）和抗膜联蛋白 A5（anti-annexin A5 antibodies，aANX A5）抗体等，有助于"血清学阴性"的 APS 患者诊断。

3. *APS 合并症鉴别诊断*　APS 可单独出现或合并其他疾病。APS 常与自身免疫性疾病合并，约 40%SLE 患者 aPLs 阳性，其中 10%～20%的患者最终发展为 APS。aPLs 还可见于无临床症状的肿瘤、感染性疾病和 10%左右的健康人群。

【伴随临床症状的鉴别诊断】

1. *伴血栓形成及一系列血栓引起的临床症状*　APS 最常见、最严重的并发症是动、静脉血栓，是造成 APS 患者死亡的重要原因。APS 患者中总的血栓事件发生率为 87.9%，大多数为静脉血栓，以下肢深静脉血栓最常见，以及微血栓引起的肺动脉高压等。aPLs 导致血栓形成倾向的机制尚不完全清除，目前认为可能与 aPLs 导致自身免疫反应、血管内皮细胞受损、血小板消耗、补体水平降低及凝血纤溶系统异常有关。在目前临床常规检测的 aPLs 中，LA 是反映凝血功能障碍的指标，临床研究证实 LA 不仅可以预测血栓的发生，还可预测治疗后血栓的好转情况，特异性高于 aCL 和 aβ_2GPI。

2. *伴病态妊娠*　aPLs 与习惯性流产、胎儿子宫内生长迟缓和先兆子痫等病态妊娠相关，可能与抗体影响胚胎植入、诱导子宫胎盘脉管血栓形成相关。产科 APS 的诊断标准如下。

（1）临床表现：发生 1 次以上的≥10 周不可解释的形态学正常（超声或直接检查证实）的死胎；妊娠 34 周之前因严重子痫或先兆子痫或严重胎盘功能不全；导致≥1 次的形态学正常的新生儿早产；妊娠 10 周前发生≥3 次的不可解释的自发性流产。

（2）实验室指标：血浆出现狼疮抗凝物，至少 2 次，每次间隔至少 12 周；血清中检测到中到高滴度的抗心磷脂抗体 IgG 和（或）IgM（IgG>40 GPL，IgM>40 MPL 或滴度>99 分位），至少 2 次，每次间隔≥12 周；血清中检测到抗 β_2GPI 抗体 IgG 和（或）IgM（滴度>99 分位），至少 2 次，每次间隔≥12 周。上述至少 1 项临床指标+1 项实验室指标即可诊断。

3. *伴发热、皮肤红斑等 SLE 症状*　APS 常并发 SLE，因而 aPLs 阳性患者出现持续低热、皮肤红斑是要考虑 SLE 合并 APS。SLE 好发于育龄期

K

妇女，SLE 患者妊娠期间体内 aPLs 水平与宫内生长迟缓、习惯性流产以及早产等不良妊娠结局相关。SLE 孕妇在妊娠早期 aPLs 常规筛查很有必要，aPLs 水平影响妊娠结局。

4. 伴心血管病变　心脏是 APS 重要的受累器官之一，临床上约 40%的 APS 患者有心血管系统表现，其中 4%~6%的患者有较严重的临床表现。瓣膜病是最常见的 APS 心脏表现。在非细菌性血栓形成的心内膜炎中，APS 和(或)SLE 患者占了 1/3，并且是最常见的基础疾病。左心瓣膜最常受累，二尖瓣病变比主动脉瓣病变更多见。肺动脉高压是 APS 的致命性合并症之一，发生率为 1.8~5%。

5. 伴血细胞减少及皮肤紫癜　血小板数量减少以及其引起的皮肤紫癜、血栓浅表性静脉炎是 APS 常见的临床特征。

6. 伴肾脏血栓性疾病　主要表现为肾动脉血栓/狭窄、肾脏缺血坏死、肾性高血压、肾静脉的血栓、微血管的闭塞性肾病和相关的终末期肾病统称为 APS 相关的肾病。

7. 伴恶性肿瘤相关易栓症　亚洲人群中恶性肿瘤患者的 aPLs 检出率高达 40%~60%。aPLs 阳性的肿瘤患者血栓形成的风险显著高于 aPLs 阴性肿瘤患者。部分恶性肿瘤患者中，静脉血栓形成常为恶性肿瘤的首发症状，约 10%的原发性静脉血栓患者在 5~10 年内出现恶性肿瘤。

8. 伴视力减弱或部分视野缺损　aPLs 阳性患者出现视力减弱或部分视野缺损要考虑视网膜静脉血栓的可能性。LA、aCL、aβ_2 GPI 和 aPS、aPTA 都可能增加视网膜静脉血栓的危险性，尤其是 aCL，有一定的预测价值。

9. 伴脑卒中症状　有临床统计 APS 涉及 20%的 45 岁以下卒中和心肌梗死，以及 20%的深静脉血栓形成、流产。在各种 aPLs 中，aβ_2GPI 水平与卒中风险最相关。

10. 伴多器官功能障碍　aPLs 阳性突然多器官功能障碍要考虑灾难性 APS(CAPS)，其特点为多发小血管血栓形成，短期内进展为多器官功能障碍综合征，坏死组织释放炎性因子引起系统性炎性反应综合征。CAPS 起病隐匿，进展迅速，病死率高，临床上需高度重视。

11. 伴神经系统症状　APS 相关的神经精神症状包括偏头痛、舞蹈病、癫痫、吉兰-巴雷综合征、一过性球麻痹等。

【伴随实验室指标的鉴别诊断】

1. 伴其他自身抗体阳性　aPLs 与其他自身抗体，如 dsDNA 抗体、Sm 抗体、SSA/SSB、CCP 抗体等同时出现，要考虑 APS 合并 SLE、干燥综合征、类风湿性关节炎等自身免疫疾病。

2. 伴补体 C3 或补体 C4 降低　APS 是免疫复合物性疾病，在疾病活动期补体多度激活，常常导致 C3、C4 水平降低。

3. 伴血小板数量减少、PT/APTT 异常　APS 相关疾病较多，包括静脉、动脉血栓，病态妊娠、肿瘤、感染性疾病等等，这些疾病相关的血液、体液指标均有可能异常。因此，要注意鉴别诊断。

4. 伴肿瘤标志物阳性　多见于 aPLs 阳性的肿瘤易栓症。

5. 伴肌钙蛋白等心肌受损或坏死标志物阳性　主要考虑是 APS 心血管受累，要动态监控预防急性冠脉综合征发生。

【需进一步检查的实验室指标】

1. 凝血功能　包括凝血酶原时间(PT)、白陶激活部分凝血活酶时间(APTT)、凝血酶时间、D-二聚体等。

2. 其他抗磷脂抗体除了 LA、aCL 和 aβ_2GPI 之外，其他的抗磷脂抗体包括 aPT、aPS、抗磷脂酰乙醇胺抗体等。

3. 其他自身抗体　包括 ANA、ENA、dsDNA 抗体、抗血小板抗体、CCP 抗体等。

4. 血生化检查　包括肝肾功能、心肌酶谱、高敏肌钙蛋白、补体、免疫球蛋白。

5. 血常规检查　红细胞、白细胞及分类、血小板计数、血红蛋白。

6. 血沉、CRP

【指标评估的技术要点】

目前 aPLs 实验室检测方法学的准确性和临

床应用仍然存在很多争议，即不同试剂和方法学对 aPLs 检测结果的影响性较大。LA 的初筛实验应采用两种方法，通常采用改良的 Russell 蝰蛇毒稀释时间（Dilute Russell's viper venom time，dRVVT）作为第 1 项检测，以敏感性较好的活化部分凝血活酶时间（activated partial thromboplastin time，APTT）作为第 2 项检测，使用 2 种或 2 种以上的不同原理的检测方法得到阴性结果才能排除 LA 的存在。化学发光法可以作为 ELISA 的替代方法用于 aCL 和 aβ_2GPI 抗体的检测。实验室应建立符合本实验室的 aPLs 参考范围。

【指标评估的影响因素】

aPLs 是 APS 诊断的关键血清标志物，目前国际诊断共识中仅纳入 LA，IgG 及 IgM 型 aCL 和 aβ_2GPI。对于具有典型 APS 临床表现，但"血清学阴性"患者应补充检测 aPS、aPT 等其他 aPLs。

（范列英）

参考文献

抗磷脂酶 A2 受体抗体

【定义】

磷脂酶 A2 受体（Phospholipase A2 receptor，PLA2R）表达在肾脏、肺上皮细胞以及胎盘细胞表面，其在肾脏主要定位于肾小球足细胞表面，属于甘露醇受体家族，为Ⅰ型跨膜糖蛋白。抗磷脂酶 A2 受体抗体是特发性膜性肾病（idiopathic membranous nephropathy，IMN）的主要抗体，目前已经成为 IMN 特异性的血清标志物。

【分类】

PLA2R 属于Ⅰ型跨细胞膜受体，是哺乳类动物甘露糖受体家族的 4 个成员之一，根据其分布部位分别命名为神经型（N 型）受体和肌肉型（M 型）受体。现认为 M 型 PLA2R（PLA2R1）可能是特发性膜性肾病（IMN）的主要靶抗原。研究发现，IMN 患者外周血循环及肾组织原位免疫复合物中的抗 PLA2R1 抗体主要为 IgG_4 亚型。一项对 114 例 IMN 患者不同阶段肾组织标本 IgG 亚型沉积的研究显示，76% IMN 患者 IgG_4 亚型占优势，然而在早期 IMN，64% 患者 IgG_1 占优势，肾小球毛细血管 IgG_4 沉积强度与 C1q 沉积强度负相关。表明早期 MN 抗体反应与晚期不同，IgG_4 在疾病后期成为主要的免疫球蛋白。

【诊断思路】

诊断思路见图 186。

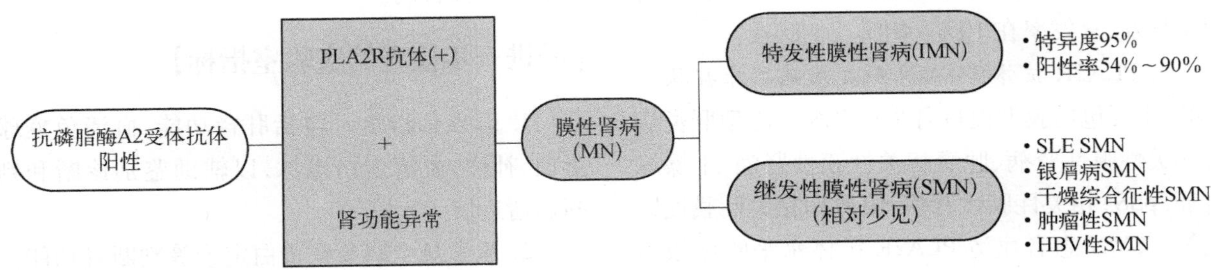

图 186　抗磷脂酶 A2 受体抗体阳性的诊断思路图

IMN 是成人肾病综合征常见的病理类型，占原发性肾病综合征的25%～30%，其特征性病理改变为肾小球上皮细胞下免疫复合物沉积伴肾小球基底膜弥漫性增厚。膜性肾病根据病因可以分为特发性（IMN）和继发性（SMN）。血清 PLA2R 抗体是 IMN 的特异性抗体，特异度高达 95%，阳性率可达 54%～82%。肾穿刺活检组织中抗 PLA2R 抗体对诊断各期 IMN 的敏感性 73%，特异性 83%。健康人群中 PLA2R 抗体几乎不存在。

检测需与患者临床特征密切结合，如 24 h 尿蛋白总量、免疫抑制剂的使用情况及疾病发现的时间等，建议对血清抗 PLA2R 抗体阴性者进行组织学 PLA2R 检测以及血清抗 1 型血小板反应蛋白 7A 域（THSD7A）抗体检测，以辅助诊断。

若抗 PLA2R 抗体为阴性，则高度提示需寻找继发性病因，且需注意观察免疫荧光结果，因为继发性 MNPLA2R 抗原并不和 IgG 共沉积，而是分布在足细胞的主体胞膜上。

动态检测抗 PLA2R 抗体对于评估 IMN 患者病情也有重要价值，如果抗 PLA2R 抗体滴度下降并转阴，说明 IMN 患者的免疫活化状态逐渐被抑制。若滴度持续不降，则提示免疫抑制方案可能无效。

【伴随临床症状的鉴别诊断】

1. *PLA2R 抗体伴大量蛋白尿、低蛋白血症等肾病综合征临床表现* 应考虑诊断 IMN。PLA2R 抗体水平与 IMN 患者的尿蛋白水平及血清蛋白水平相关，与 24 h 尿蛋白量，能够更及时反应疾病活动情况。生存风险分析显示高滴度 PLA2R 抗体水平与 IMN 疾病活动和肾功能持续下降风险相关，显示高滴度抗 PLA2R1 抗体水平是预后不良的危险因素。

2. *PLA2R 抗体肾移植* 如果术前患者血循环中 PLA2R 抗体阳性，移植后移植肾可能出现 MN 复发，复发率在 10%～40%。

3. *PLA2R 抗体伴 SMN 原发疾病临床症状* SMN 主要包括膜型狼疮肾炎（MLN）、乙型肝炎病毒相关性膜性肾病、肿瘤相关性膜性肾病、干燥综合征（pSS）相关性膜性肾病、银屑病相关性膜性肾病等。SMN 患者血清 PLA2R 抗体水平临床报道不一致，尚缺乏大样本临床观察数据。有临床观察到在 HBV 感染、SLE、pSS、银屑病和恶性肿瘤继发的膜性肾病中，少数患者出现 PLA2R 抗体阳性。

【伴随实验室指标的鉴别诊断】

1. *伴蛋白尿、血清蛋白降低和（或）血肌酐升高* 血清 PLA2R 抗体伴大量蛋白尿、血清蛋白降低、肌酐升高，首先应考虑 IMN，但也要注意鉴别 SMN。

2. *伴肾小球 IgG 抗体* 有多个临床研究显示血清抗 PLA2R 抗体和肾小球 IgG_4 联合检测在膜性肾病诊断和鉴别诊断中有重要价值。北京协和医院李航教授等采用 ELISA 检测血清 PLA2R 抗体、免疫组化测定肾穿刺组织肾小球 IgG_4，分析了 IMN 59 例、MLN 21 例、其他 SMN 12 例。结果发现 IMN 组中血清抗 PLA2R 抗体和肾小球 IgG_4 共阳性者 35 例，血清抗 PLA2R 抗体阳性而肾小球 IgG_4 阴性者 6 例，血清抗 PLA2R 抗体阴性而肾小球 IgG_4 阳性者 17 例，血清抗 PLA2R 抗体和肾小球 IgG_4 共阴性者 1 例。血清抗 PLA2R 抗体诊断 IMN 的灵敏度 69.5%，特异度 95.2%；肾小球 IgG_4 亚型诊断 IMN 的灵敏度 89.8%，特异度 52.3%；两者共阳性的灵敏度 59.3%，特异度 100%。但也有报道 10 例 IMN 和 25 例 HBV－MN 肾脏冷冻切片组化分析 IgG_1、IgG_4 亚型均有较高阳性率，两组间无差异，但 PLA2R 抗体水平 IMN 组显著高于 HBV－MN 组。

3. *伴中性粒细胞胞质抗体* 血清抗 PLA2R 抗体和抗中性粒细胞胞质抗体（ANCA）同时出现较为少见。有报道在 24 例 ANCA 阳性的 MN 中有 3 例血清 PLA2R 抗体阳性。

4. *伴 SMN 原发疾病的相关实验室指标* 血清抗 PLA2R 抗体阳性伴 dsDNA 抗体、Sm 抗体阳性，或伴乙肝病毒感染指标阳性，或伴肿瘤相关指标阳性等等，均要检测肾功能，注意鉴别原发性和继发性膜性肾病。

【需进一步检查的实验室指标】

1. *血生化指标* 包括肝肾功能、血清免疫球蛋白、补体，血清蛋白电泳，以辅助鉴别诊断和判断病情进展。

2. *尿常规* 24 h 尿蛋白定量等判断肾功能损害程度。

3. 乙肝病毒感染两对半检测、乙肝病毒 DNA 以排除因 HBV 感染所致 PLA2R 抗体阳性。

4. 其他自身抗体　如抗核抗体、ENA、dsDNA 等。

5. 肿瘤标志物　注意鉴别恶性肿瘤继发的膜性肾病。

6. 血沉、CRP

7. 血常规检查　红细胞、白细胞及分类、血红蛋白、血小板计数。

【指标评估的技术要点】

在 IMN 患者抗 PLA2R 抗体检测阴性的可能因素包括：

（1）检测试剂或检测方法敏感性不高。

（2）抗原表位异质性或存在其他导致 IMN 发病的抗原及特异性自身抗体。

（3）存在尚未发现的继发因素导致误诊 IMN。

（4）在临床缓解前自身抗体消失。

（5）血清抗体真阴性的特发性膜性肾病。

【指标评估的影响因素】

目前临床研究得到一致的结论是 PLA2 抗体水平对诊断活动期 IMN 的敏感性高达 54% ~ 82%，并且抗体血清浓度能够更及时反应疾病活动情况及患者预后。但是 PLA2 抗体诊断 IMN 的特异性尚存在一些质疑，多数报道认为对 IMN 的诊断特异性很高，但也有报道在 SMN 中，如 HBV－MN、银屑病相关 MN 等 PLA2 抗体也有一定的阳性率，在健康对照中未见有阳性报道。

（范列英，袁　慧）

参考文献

抗苗勒氏管激素

【定义】

抗苗勒氏管激素（anti-Müllerian hormone，AMH），也译做抗苗勒管激素、抗缪勒氏管激素、抗缪勒管激素等。是早期卵泡的直接产物，对于卵泡发育具有重要的作用，在评估卵巢储备功能方面的作用受到日益关注。人类 AMH 基因位于 19 号染色体（19p13.3），主要由女性卵巢窦前和窦状滤泡的颗粒细胞合成并分泌，血清 AMH 水平不受垂体促性腺激素的影响，在整个月经周期中变化不大，主要通过卵泡局部自分泌和旁分泌途径，与其Ⅱ型受体（AMHR Ⅱ）结合发挥生物学效应。可早期、准确地预测妇女卵巢储备的变化，对卵巢储备做出精确评价，抗苗勒管激素是评估卵巢储备功能理想的内分泌指标。

【分类】

AMH 目前仅发现一种蛋白亚基，为二聚体糖蛋白，是转化生长因子 β（transforming growth factor－β，TGF－β）超家族成员之一。

【诊断思路】

诊断思路见图 187。

卵巢储备系指卵巢内存留的卵泡数量与质量，代表女性配子发生及其生成甾体激素的能力。在辅助生殖领域，卵巢储备是决定治疗方案成功的关键因素之一。虽然年龄、卵泡刺激素、抑制素 B（INH B）、雌二醇和窦状卵泡计数（AFC）等可评价卵巢储备，但由于这些指标的局限性，预测效果尚不令人满意。已证实血清 AMH 水平是评价 25 岁以上女性卵巢储备的可靠指标，随年龄增长，血清 AMH 浓度每年下

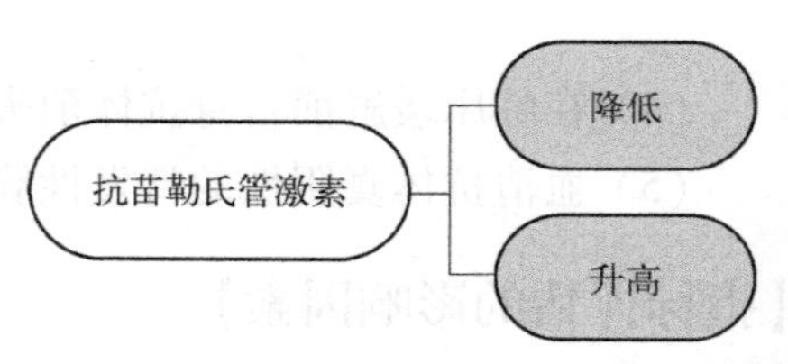

图 187　抗苗勒氏管激素异常的诊断思路图

降约 5.6%，可以精确预测女性的绝经年龄，是女性生殖功能的指标，也是不少疾病诊断的辅助指标。

1. 协助诊断卵巢储备功能　AMH＜1.9 ng/mL 提示卵巢储备功能进入快速衰退期，1.3 ng/mL 为卵巢低反应性的阈值。

2. 辅助生育　在辅助生育技术中，检测女性 AMH 水平，预测卵巢反应性，指导制定个体化的促排卵方案，避免卵巢低反应和预防过度刺激综合征的发生，提高辅助受孕成功率。AMH 水平变化可以预测卵巢过度刺激综合征风险。

3. 在多囊卵巢综合征（PCOS）诊治中的应用　PCOS 患者 AMH 水平高于同年龄段女性的 2~3 倍，测定 AMH 有助于 PCOS 的诊断；在缺少高雄激素与排卵障碍的诊断，或不能得到可信窦状卵泡计数的情况下，可以将 AMH 升高作为诊断 PCOS 的指标。作为评价 PCOS 患者治疗效果的指标，PCOS 患者血清 AMH 水平的变化趋势一定程度可以反映 PCOS 的治疗效果。

4. AMH 在盆腔肿块中的应用　大于 65 岁的绝经期女性几乎检测不到 AMH，因此可以将血清 AMH 水平作为绝经后筛查颗粒细胞肿瘤的指标。

5. 评估治疗损伤　卵巢手术后、放化疗，检测患者 AMH 水平评估卵巢功能的损伤程度。

【伴随临床症状的鉴别诊断】

闭经：AMH 降低见于卵巢早衰，16~39 岁的卵巢早衰（premature ovarian failure，POF）患者的血清平均 AMH 水平和自然绝经后妇女一样低，功能性下丘脑闭经（functional hypothalamic amenorrhea，FHA）患者的血清 AMH 水平正常或轻度增加，对功能性下丘脑闭经患者血清 AMH 水平进行检测可能有助于其与 PCOS 和卵巢早衰等疾病的鉴别。

【伴随实验室指标的鉴别诊断】

1. AMH 降低，伴随 FSH、LH 升高　提示卵巢储备功能下降。

2. AMH 升高，伴随 T 升高　见于多囊卵巢综合征。

【需进一步检查的实验室指标】

FSH、LH、E_2、P、T。意义见本检测指标鉴别诊断部分。

【指标评估的技术要点】

近年 AMH 才用于临床检测诊断，先有酶联免疫检测技术的试剂盒，现已有化学发光免疫分析的平台可检测 AMH。作为标记免疫检测技术，检测平台使用的抗体特异性决定了检测的特异性，标志物的放大程度决定了检测的灵敏度。AMH 属于蛋白激素适合免疫学技术检测，目前用于临床的检测平台几乎都能满足临床检验，现今多采用化学发光免疫分析，各检测平台包括磁性微粒包被抗体、碱性磷酸酶标记的酶促反应或电化学发光等多项技术，能实现高通量、自动化，满足临床需求。

【指标评估的影响因素】

1. 年龄　患者的年龄是判断性激素、促性腺激素是否正常的重要依据。AMH 随着年龄的增长呈下降趋势，一定要获取准确的患者年龄信息。

2. 月经周期　AMH 与月经周期的变化关系不大。

3. 药物等影响　性激素类药物、避孕药对 AMH 测定影响不大；高脂餐后采血，脂类可能干扰测定中的免疫（抗原-抗体）反应。

（吕时铭）

参考文献

抗凝血酶Ⅲ

【定义】

抗凝血酶Ⅲ(Antithrombin Ⅲ, AT Ⅲ)是凝血酶及因子Ⅻα、Ⅺα、Ⅸα、Ⅹα等含丝氨酸的蛋白酶的抑制剂。它与凝血酶通过精氨酸-丝氨酸肽键相结合,形成ATⅢ凝血酶复合物而使酶灭活,肝素可加速这一反应达千倍以上。

【分类】

根据测定结果分类,分为升高及降低两类。抗凝血酶Ⅲ升高是指因血液抗凝活性增强或先天性因素导致测定结果超过参考值上限者(一般>0.35 g/L),因血液抗凝作用减弱,抗凝血酶Ⅲ合成减少等所致低于参考值下限者(一般为<0.23 g/L)定义为抗凝血酶Ⅲ降低。

根据病因分类,可分为先天性异常及获得性异常,先天性异常包括血友病、先天性AT-Ⅲ缺乏症等,获得性异常包括肝脏疾病、DIC等获得性疾病及口服抗凝剂、手术后等药物性因素。

【诊断思路】

诊断思路见图188。

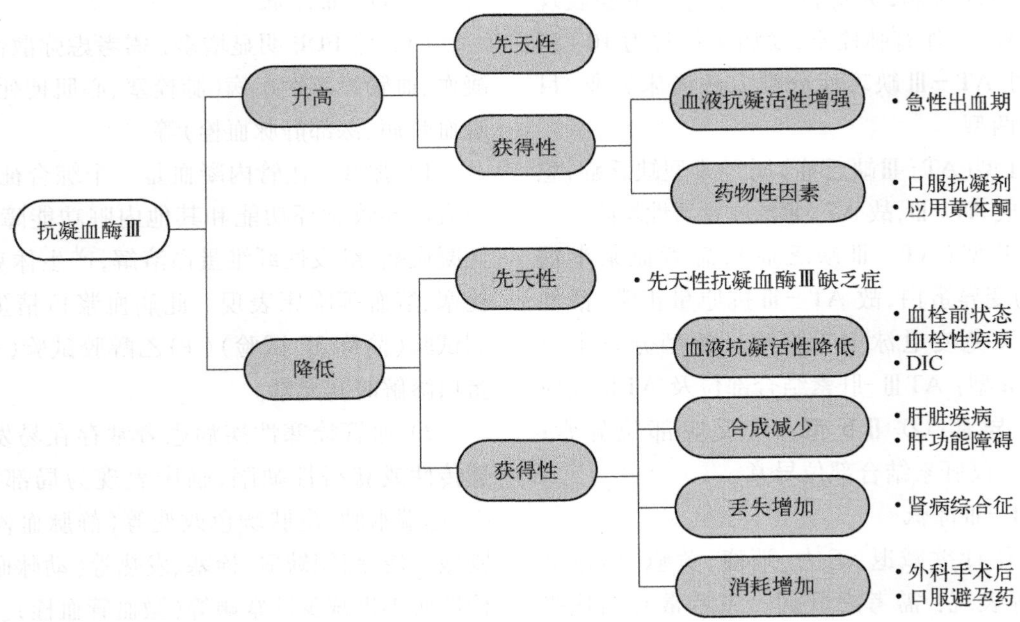

图188　抗凝血酶Ⅲ异常的诊断思路图

【伴随临床症状的鉴别诊断】

1. AT-Ⅲ抗原及活性测定升高

(1) 伴出血及家族史:需考虑血友病可能。患者终身有自发的轻微损伤及手术后长时间的出血倾向,重型可在出生后既发病,轻者发病稍晚。① 血友病甲,是凝血因子Ⅷ缺乏所致的出血性疾病,多为男性患者,X性联隐性遗传,关节、肌肉、深部组织出血等临床表现,血象一般无贫血,白细胞、血小板计数正常。所有内源性凝血系统的筛选试验均可延长，能被正常新鲜血浆或硫酸钡吸附血浆纠正。② 血友病乙，称因子Ⅸ缺乏症或Christmas病，X性联隐性遗传，女性为携带者而不发病，男性发病。临床症状与血友病甲相似，凝血检查示APTT延长，PT和TT正常，能被正常血清纠正，但不被硫酸钡吸附血浆纠正。③ 血管性血友病，即VonWillebrand综合征（简称VWD）。本病患者血浆内的vWF因子缺乏或分子结构异常。发病率较血友病为高，常发生于儿童期，随年龄的增长，出血严重程度可逐渐减轻。可通过病史提问（注意发病年龄、出血诱因、出血程度及部位），临床症状，体检发现及实验室检查确诊。

（2）伴出血及获得性临床表现：需考虑急性出血期，如急性胃出血可有黑便，急性大呕血等症状，可通过病史提问，临床症状及实验室影像学检查确诊。

2. AT－Ⅲ缺乏　伴静脉血栓，先天性异常：需考虑先天性AT－Ⅲ缺乏症可能，该病是常染色体显性遗传性疾病，男女患病率相等。主要表现为静脉血栓，可伴有肺栓塞，发病年龄常为10~35岁，先天性AT－Ⅲ缺乏症分类方法尚未完善，目前可分为两型。

（1）Ⅰ型（AT－Ⅲ缺乏症）属经典型缺乏症，患者不能合成AT－Ⅲ，故AT－Ⅲ抗原及活性均降低。

（2）Ⅱ型（AT－Ⅲ缺乏症），患者血浆半数AT－Ⅲ为变异蛋白，故AT－Ⅲ抗原量正常，活性降低。交叉免疫电泳中见慢峰。此型分三个亚型：① Ⅱa型：ATⅢ-肝素结合部位及ATⅢ反应部位均有异常；② Ⅱb型：仅反应部位异常；③ Ⅱc型：仅肝素结合部位异常。

3. AT－Ⅲ降低

（1）伴食欲减退、乏力、消瘦、黄疸、出血贫血、腹水等表现：需考虑肝病。患者常有消化吸收不良、营养不良、内分泌失调等肝功能减退症状，肝硬化时可有腹水，脾大等门静脉高压症状，可通过影像学检查及肝活检建立诊断。临床表现需与引起腹水和腹部膨隆疾病（结核性腹膜炎、腹腔内肿瘤、肾病综合征、缩窄性心包炎、巨大卵巢囊肿等）鉴别，与引起肝大血吸虫病和血液病鉴别，与引起上消化道出血消化性溃疡、胃癌等鉴别，与引起谵妄的糖尿病酮症酸中毒、尿毒症鉴别等。

（2）伴大量蛋白尿、高脂血症、低蛋白血症及高度水肿：需考虑肾病综合征。患者可有感染、血栓、急性肾损伤等并发症，需与过敏性紫癜肾炎（青少年，典型皮肤紫癜）、系统性红斑狼疮肾炎（青少年及中年女性，自身抗体）、乙型肝炎相关性肾小球肾炎（儿童及青少年，乙型肝炎病毒抗原）、糖尿病肾病（中老年，10年以上糖尿病）、肾淀粉样变性（中老年，肾活检淀粉样变性）、骨髓瘤性肾病（中老年男性、多发性骨髓瘤特征性表现）鉴别。

【伴随实验室指标的鉴别诊断】

1. AT－Ⅲ升高　伴凝血象异常需考虑血友病及急性出血期。血友病甲、乙在临床表现上类似，不易区分，血管性血友病常发生于儿童期，严重程度随年龄增长可减少，急性出血期常有获得性疾病表现。

2. AT－Ⅲ降低

（1）伴FDP明显增多：需考虑弥散性血管内凝血、血管栓塞性疾病（肺栓塞、心肌梗死、闭塞性脑血管病、深部静脉血栓）等。

1）弥散性血管内凝血是一个综合征，是广泛微血栓导致循环功能和其他内脏功能障碍，消耗性凝血病，继发性纤维蛋白溶解，产生休克、出血、栓塞、溶血等临床表现。此病血浆鱼精蛋白副凝固试验（简称3P试验）（+）乙醇胶试验（+），优球蛋白溶解时间异常。

2）血管栓塞性疾病患者常存在易发生血栓遗传性或获得性缺陷，临床表现为局部肿胀、疼痛、远端水肿、皮肤颜色改变等（静脉血栓），局部剧烈疼痛、组织缺氧、栓塞、发热等（动脉血栓），血栓性血小板减少性紫癜等（微血管血栓）。

（2）伴血红蛋白降低：需考虑肝病、肾病引起贫血。肝病常有鼻腔、牙龈出血、皮肤瘀点、瘀斑和消化道出血，与肝合成凝血因子减少、脾功能亢进和毛细血管脆性增加有关，肾病所致肾性贫血进展快慢不一，贫血程度与肾功能减退程度一致。血红蛋白大多呈中等或重度降低，白细胞和血小板计数大多正常，但因血小板黏附、聚集和释放功

K

能障碍，肾性贫血患者可有皮肤瘀斑、口腔黏膜出血、鼻衄，甚至消化道或泌尿道出血及月经过多等出血症状。骨髓象大多正常。

【需进一步检查的实验室指标】

1. 血常规检查

2. 凝血四项及特殊凝血项目检查　包括PT、活化部分凝血活酶时间（APTT）、凝血酶时间（TT）、纤维蛋白原（FIB）、FDP、D-二聚体。

3. 抗凝血酶检查

（1）抗凝血酶抗原含量测定（AT：Ag）：ELISA法，（参考值为290±30.2 mg/L），获得性AT：Ag缺乏见于肝脏疾病、DIC等。

（2）抗凝血酶活性测定（AT）：发色底物显色法，（参考值为108.5±5.3%），获得性AT缺乏见于肝脏疾病、DIC等。

（3）凝血酶-抗凝血酶复合物测定（TAT）：ELISA法，正常成人1.0～4.0 g/L，升高见于血栓前状态及血栓性疾病。

（4）肝素辅因子Ⅱ（HC-Ⅱ）活性测定：发色底物法，（参考值为100±15.3%），活性缺陷见于先天性缺陷及DIC等。

4. 组织因子途径和抑制物检查

（1）凝血酶抗凝血酶Ⅲ复合物测定（TAT）：ELISA法，（参考值为1.45±0.4 μg/L），升高见于心肌梗死等血栓性疾病。

（2）组织因子途径抑制物/因子Ⅹa复合物（TFPI/FⅩa）测定：ELISA法，用于了解DIC对组织因子启动血液凝固的机制，有助于血栓前状态的诊断。

5. 血生化　肝肾功能、电解质、酶类等。

6. 其他　腹水穿刺、肝脏活组织检查、B超、CT、磁共振等。

【指标评估的技术要点】

抗凝血酶Ⅲ检测：采用免疫火箭电泳法测定抗原正常参考值0.29±0.06 g/L，采用凝胶空斑法测定活性参考值为77.1%～103.5%，采用发色底物法测定活性参考值为103.2%～113.8%。

（1）采用免疫火箭电泳法测定抗原此法特异性强，灵敏度高，但需特殊的电泳设备且操作复杂，参考值为0.29±0.06 g/L。

（2）测定活性时可采用凝胶空斑法及发色底物法凝胶空斑法简便、价廉但不能快速测定，发色底物法简便且快速，但底物来源较难，两种方法在敏感性上无明显差异。采用凝胶空斑法测定活性参考值为77.1%～103.5%，采用发色底物法测定活性参考值为103.2%～113.8%。

【指标评估的影响因素】

1. 分析前影响因素

（1）标本应采用枸橼酸钠抗凝而不能用肝素抗凝血浆。

（2）标本采集后尽早进行提取，提取按相关文献进行，提取后应尽快进行试验，若不能马上进行试验，可将标本放于-20℃保存，取出后应立即置37℃水浴中融冻，但应避免反复冻融。

2. 分析中影响因素

（1）浓洗涤液可能会有结晶析出，稀释时可在水浴中加温助溶。

（2）各步加样均应规范，并经常校对加样枪准确性，以避免实验误差。

（3）封板膜只限一次性使用，以避免交叉污染。

（4）底物必须避光保存。

（5）严格按照操作程序进行。

3. 分析后影响因素

（1）所有样品、洗涤液、各种废弃物都应按传染物处理。

（2）注意结果审核与复查：应该结合标本质量和临床诊断等对结果作出综合判断后，才能发出正确检验报告，重视异常结果的复查，必要时重新采集标本进行复查，并加强与临床沟通，及时掌握反馈信息。

（王惠萱，何　媛）

参考文献

K

抗浦肯野细胞抗体

【定义】

抗浦肯野细胞抗体（anti-purkinje cell autoantibody，anti－PCA）是一种特异性针对小脑浦肯野细胞的抗小脑浦肯野细胞抗体，因所发现的第一个患者的名字前两个字母为“Yo”，故被称为抗 Yo 抗体。

【分类】

无。

K

【诊断思路】

诊断思路见图 189。

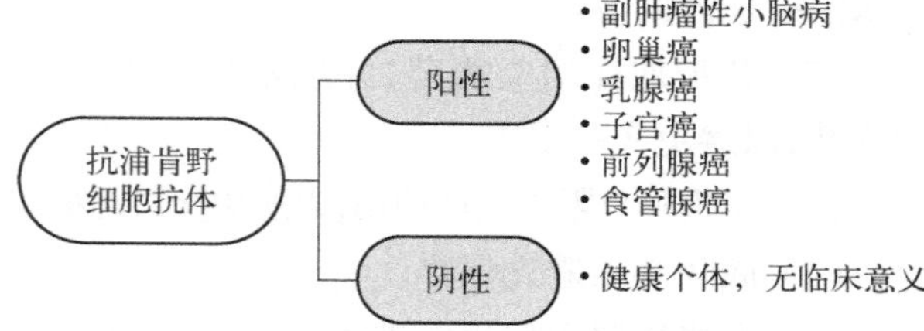

图 189　抗浦肯野细胞抗体诊断思路图

【伴随临床症状的鉴别诊断】

1. 伴小脑综合征及乳痛　应警惕乳腺癌的发生，确诊可依赖病理组织活检、影像学检查。

2. 伴小脑综合征及月经不调、不规则阴道出血、腹部疼痛，排除凝血功能障碍　应警惕卵巢癌的发生，确诊可依赖 CT、病理组织活检。

3. 伴小脑综合征及咳痰、咳嗽、发热、胸闷气短、胸部疼痛　该情况少见，男性患者应警惕小细胞肺癌。

【伴随实验室指标的鉴别诊断】

1. 伴 CEA、CA125、CA15－3 阳性常伴小脑综合征，如眼球震颤、言语功能障碍、协调功能缺陷和共济失调步态　首先要考虑有乳腺癌的可能。

2. 伴 CA125、HE4、CA72－4 阳性常伴小脑综合征，并有月经不调、不规则阴道出血、腹部疼痛等临床表现　多考虑为卵巢癌。

3. 伴 NSE、proGRP 阳性常伴发生小脑综合征，并有咳嗽、咳痰等临床表现　有小细胞肺癌的可能性。

【需进一步检查的实验室指标】

1. 血清和脑脊液免疫学特异性抗体检查　脑脊液中的抗 Yo 抗体滴度通常高于血清，在疾病初期，脑脊液通常表现为中等程度的淋巴细胞增多，总蛋白和 IgG 总量升高，出现寡克隆条带和 IgG 指数升高，表明 PCA－IgG 的鞘内合成。

2. 血液肿瘤标志物　包括 CEA、CA125、CA15－3、NSE 等血清肿瘤标志物，抗 Yo 抗体卵巢癌和乳腺癌并发副肿瘤性小脑变形（PCD）有高度特异性，联合检查肿瘤的其他高度特异性血清肿瘤标志物，提高疾病发现的特异度。

3. 凝血功能四项检查　针对某些女性患者不规则阴道出血，排除患者自身凝血功能是否障碍，提高女性生殖系统癌肿的发现率。

4. 其他　如神经系统 CT、MRI 检查，神经肌肉电生理学检查等乳房造影，盆腔 CT 检查，盆腔活检、刮宫，卵巢 CA－125 抗原定量等。

【指标评估的技术要点】

anti－PCA 阳性者几乎均为女性患者。血清滴度一般在 1∶1 000 以上，而脑脊液滴度通常又比血清高。该抗体对诊断副瘤性小脑病变合并卵巢和乳腺癌有高度特异性。肿瘤去除后，抗体滴度会降低甚至消失。尚未在非副瘤性小脑病变的患者及正常人中发现该抗体。

应用ELISA原理检测抗Yo抗体，抗原能以物理性地吸附于固相载体表面，并保持其免疫学活性；抗Yo抗体可通过共价键与酶连接形成酶结合物，而此种酶结合物仍能保持其免疫学和酶学活性；酶结合物与相应抗原或抗体结合后，可根据加入底物的颜色反应来判定是否有免疫反应的存在，而且颜色反应的深浅是与标本中相应抗原或抗体的量成正比例的，因此，可以按底物显色的程度显示试验结果。

目前用该方法检测有高效、灵敏、特异性高；吸附均匀、吸附性好、空白值低、孔底透明度高；重复性高，可靠性强；适用于血清、尿液等多种标本类型等优点。但操作过程中应避免任何细胞刺激。

【指标评估的影响因素】

1. 分析前影响因素　严重溶血、脂血标本，细菌污染标本可对检测结果造成干扰；不采用装有抗凝剂的采血管。

2. 分析中影响因素　标本应及时检测。如有特殊情况，分离血清，应将其分成小部分－70℃保存，避免反复冻融。不要在37℃或更高温度解冻，应在室温下解冻并确保样品均匀解冻，以免影响检测结果。标本中不能混入血细胞、纤维蛋白丝、尘埃和气泡，否则会影响免疫检测的结果。

（秦　雪）

参考文献

K

抗人球蛋白试验

【定义】

抗人球蛋白试验，又称Coombs试验，是检查红细胞上是否有致敏IgG或补体（直接法）以及血清中是否存在IgG抗体（间接法）的一种经典方法。通过抗人球蛋白的桥接作用，使红细胞表面IgG与抗人球蛋白抗体结合，形成肉眼可见的红细胞聚集。该试验除可测定红细胞上IgG外，也可测定补体成分（C3、C4）。

【分类】

1. 直接Coombs试验　用抗人球蛋白试剂与体内被IgG或补体致敏的待检红细胞直接反应产生凝集，检测红细胞膜上是否存在IgG或补体；用于鉴别免疫或非免疫性溶血性贫血。抗人球蛋白试剂分为多特异性和单特异性，先使用多特异性抗体检测阳性后，再用单特异性抗体进行直接Coombs试验对红细胞表面IgG或补体的分型。

2. 间接Coombs试验　用已知抗原表型的红细胞测定受检血清中是否含有相应的不完全抗体（IgG抗体）或补体，或用已知特异性的抗血清测定受检红细胞表面是否含有相应的抗原；是一种检测血清中不完全抗体或补体的方法，常用于血型鉴定、抗体筛查、交叉配血等。

【诊断思路】

诊断思路见图190。

【伴临床症状的鉴别诊断】

1. 伴黄疸　温抗体型自身免疫性溶血性贫血通常症状出现缓慢，可潜伏几个月，黄疸是患者前来就诊的直接原因，但有些患者可在短短几天内突发严重贫血和黄疸。

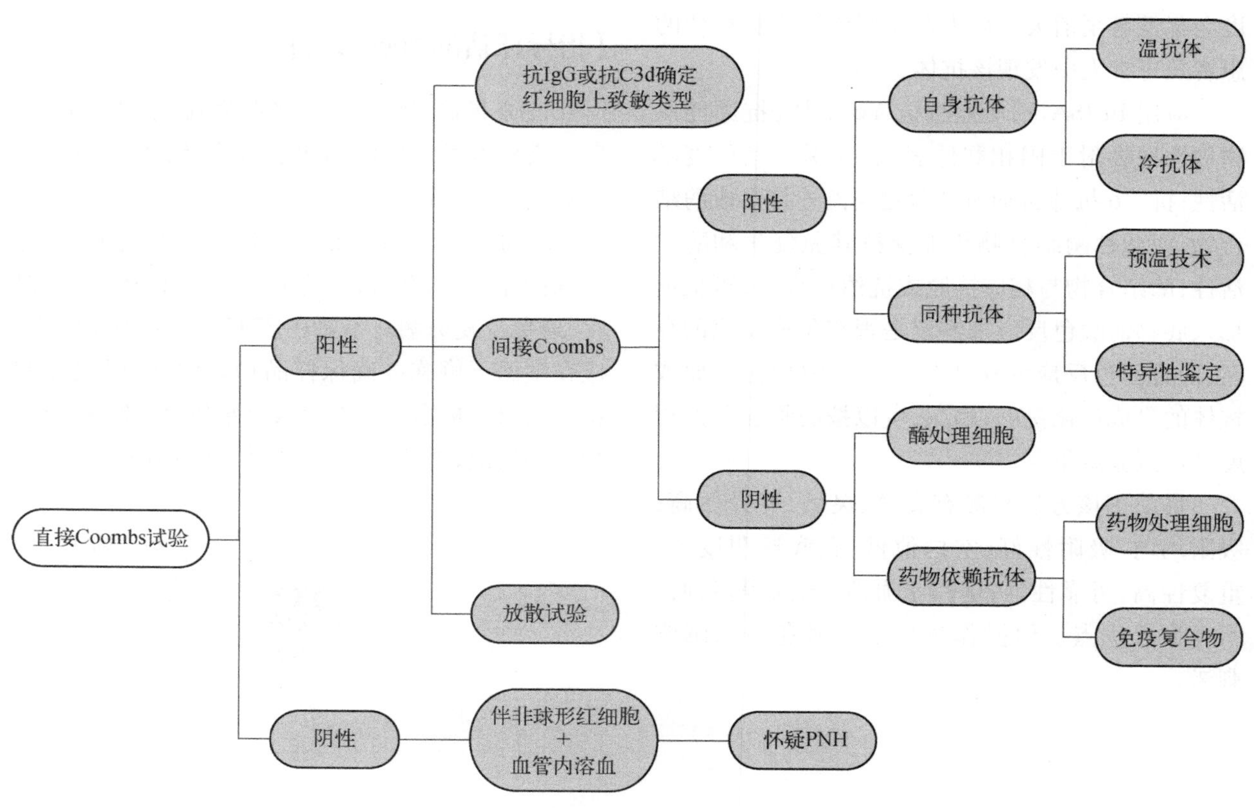

图 190　抗人球蛋白试验诊断思路图

2. 伴发热、肝脾肿大等　即使相对严重的溶血性贫血可能也仅有中度脾肿大，但某些重型患者，特别是急性发作时可出现发热、脸色苍白、黄疸、肝脾肿大、呼吸急促、心动过速或心衰等。特发性冷凝集素病可出现脾大。

3. 伴血红蛋白尿　冷抗体型（冷凝集素和溶血素介导）溶血性贫血多数为慢性，有些患者可表现为间断、急性溶血伴寒冷诱发的血红蛋白尿，还可同时出现手足发绀等寒冷介导的血管闭塞现象。阵发性冷性血红蛋白尿症发作期全身症状明显，暴露寒冷环境数分钟至数小时后，患者可出现背部或腿部剧痛、头痛等，随后出现寒战和发热，发作后第一次排尿为血红蛋白尿，通常持续数小时。急性发作时有时可出现雷诺现象与冷荨麻疹，并随之出现黄疸。

4. 伴用药史　药物诱发的直接 Coombs 阳性的溶血性贫血一般有明确用药史，半抗原/药物吸附型（如青霉素）和自身免疫型（如 α-甲基多巴）药物介导的药物性溶血表现为轻到中度溶血，症状潜伏期通常为数天至数月；三元复合物类（如头孢菌素或奎尼丁）常导致突发性严重溶血伴血红蛋白尿，重症患者可并发急性肾衰竭。

【伴随实验室指标的鉴别诊断】

1. 伴随自身免疫性溶血性贫血

（1）阳性结果：常发生，但不能确诊。健康供血者、高丙种球蛋白血症、大剂量静脉注射丙种球蛋白和药物也会引起试验阳性。温抗体型和药物诱导的自身免疫性溶血性贫血可出现抗 IgG、抗 C3 阳性或两者均阳性。

（2）阴性结果：不能排除免疫性溶血的可能，红细胞表面抗体数量低于试验检测下限时无法检出，可采取更敏感的方法定量检测红细胞结合的 IgG 抗体量以明确诊断。

2. 伴高滴度冷凝集素　慢性冷凝集素病通常出现高滴度冷凝集素（>1∶10 000）及抗补体的直接 Coombs 阳性，且通常为单独抗 C3 阳性。药物性溶血性贫血也会出现抗补体 Coombs 阳性，但低冷凝集素水平可与其相鉴别。

3. 伴CD55、CD59表达降低　阵发性睡眠性血红蛋白尿症（PNH）患者常出现酱油色尿，在温抗体型溶血性贫血中罕见，但可见于冷抗体型患者，流式细胞检测CD55、CD59表达水平降低是PNH的特征性表现，可予以鉴别。

【需进一步检查的实验室指标】

1. 抗IgG及抗C3d试验测定　确定附着在红细胞上的免疫球蛋白及补体类型。

2. 血清抗体筛查　室温或37℃进行，并用未处理或酶处理的O型红细胞做间接Coombs试验。

3. 吸收放散试验　在确认红细胞上为IgG抗体致敏后，选择合适的吸收放散试验，将IgG抗体从红细胞上放散下来，对其进行抗体鉴定。

【指标评估的技术要点】

1. 红细胞的洗涤　直接试验对红细胞的洗涤有很高要求，通常要求至少生理盐水洗涤3次，去除血浆或血清中含有的球蛋白，否则将导致试验假阴性。

2. 结果观察　试验形成的红细胞凝集强度远没有ABO定型的强度大，振荡试管力过大易将松散红细胞凝块打碎，强阳性误判为弱阳性，弱阳性误判为阴性，应以轻摇结果为准，对于弱阳性结果可通过观察细胞扣是否有缺口来判断。

3. 柱凝集试验　使用柱凝集卡进行直接试验时，注意样本中尽量不含凝块、纤维蛋白，以避免假凝集。

4. 自身凝集　如可能存在冷凝集素或温抗体导致的自身凝集，应37℃温育盐水洗涤红细胞消除冷自身抗体，并用二硫苏糖醇（DTT）等处理红细胞。

【指标评估的影响因素】

1. 红细胞自身凝集　如患者体内存在常温下的活性冷抗体，红细胞洗涤后仍可能出现离心后凝集，为避免自身凝集造成的直接试验假阳性，需加入盐水对照，即红细胞洗涤后直接离心观察，如出现盐水对照阳性则直接试验结果不可信。

2. 聚乙二醇PEG　间接Coombs试验中使用PEG时，由于血清球蛋白浓度提高，会出现血清蛋白沉淀现象，需至少4次洗涤红细胞，或用不加PEG的方法重复试验。

3. 输血史、移植史　对近期接受过输血的患者，直接Coombs阳性可能提示患者血液中新出现的同种抗体与供者红细胞相结合造成自身免疫反应的假象。近期接受过造血干细胞移植或实体器官移植的患者由于免疫抑制治疗所致可能会发展为自身免疫性溶血。

（胡晓波）

参考文献

抗神经元核抗体1、2型

【定义】

抗神经元核抗体1型（anti-neuronal nuclear antibody type1, ANNA-1）亦称抗Hu抗体。其靶抗原存在于中枢神经系统和外周神经系统的所有神经元内，也存在于相关肿瘤细胞内。

抗神经元核抗体2型（anti-neuronal nuclear antibody type2, ANNA-2）亦称抗Ri抗体。其靶抗原局限于中枢系统的神经元细胞核中。与抗Hu抗体不同的是，抗Ri抗体只与中枢神经系统的神经元反应，而不与外周神经元反应。

【分类】

根据抗体类型分类可分为 IgG 型、IgE 型、IgA 型、IgM 型及 IgD 型。

【诊断思路】

诊断思路见图 191。

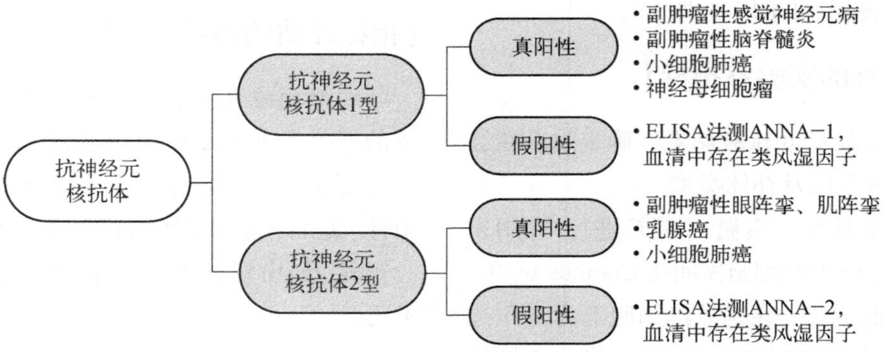

抗神经元核抗体
- 抗神经元核抗体1型
  - 真阳性
    - 副肿瘤性感觉神经元病
    - 副肿瘤性脑脊髓炎
    - 小细胞肺癌
    - 神经母细胞瘤
  - 假阳性
    - ELISA法测ANNA-1，血清中存在类风湿因子
- 抗神经元核抗体2型
  - 真阳性
    - 副肿瘤性眼阵挛、肌阵挛
    - 乳腺癌
    - 小细胞肺癌
  - 假阳性
    - ELISA法测ANNA-2，血清中存在类风湿因子

图 191　抗神经元核抗体诊断思路图

【伴随临床症状的鉴别诊断】

1. 抗神经元核抗体 1 型

(1) 伴肢体远端疼痛、麻木或感觉异常：抗神经元核抗体 1 型阳性伴四肢对称性各种感觉均减退或丧失，并向对侧、肢体近端、躯干发展，可考虑副肿瘤性感觉神经元病。临床上不明原因的四肢末端疼痛、感觉性共济失调，运动功能相对完好、维生素治疗无效及感觉传导速度减慢的患者应考虑该病。进一步进行脑脊液常规及肌电图检查，脑脊液蛋白含量可升高，可见少量淋巴细胞；肌电图检查运动传导速度基本正常，无失神经电位，但感觉神经电位波幅明显降低或消失、传导速度严重减慢或检测不出。

(2) 伴边缘叶性脑炎、脑干炎及脊髓炎的特征性症状阳性：抗神经元核抗体 1 型阳性伴以近记忆减退为主的遗忘性综合征，出现虚构、抑郁、幻觉及行为异常的边缘性脑炎症状或表现为眩晕、眼球震颤、复视、凝视麻痹、共济失调及锥体束征等脑干炎症状或出现可见的慢性进行性堆成或不对称肌无力、肌萎缩等提示脊髓前角受累的症状，应考虑副肿瘤性脑脊髓炎。进一步检查，腰穿示颅压正常，椎管通畅，脑脊液检查可见淋巴细胞及蛋白轻度升高，边缘性脑炎患者 CT 检查多无异常发现，MRI 早期可见单或双侧颞叶海马部 T_2 加权高信号病灶，晚期可见脑萎缩。

(3) 伴咳嗽、咯血、呼吸困难、气急：抗神经元核抗体 1 型阳性伴咳嗽、咯血、呼吸困难、气急、哮鸣、胸痛等呼吸系统症状，应考虑小细胞肺癌的可能。为进一步明确诊断，患者应进行脑部 MRI、胸部及上腹部增强 CT、骨显像、血常规等检查，确诊依赖于病理学检查结果。

(4) 伴腹部腹胀、腹部肿块：抗神经元核抗体 1 型阳性伴腹部或盆腔肿块，应考虑神经母细胞瘤（成神经细胞瘤）。进一步检查尿儿茶酚胺，若升高可为该病提供诊断依据。

(5) 伴男性排尿障碍、尿急、尿痛：抗神经元核抗体 1 型阳性伴男性泌尿系统病变表现，可考虑前列腺癌。可对前列腺穿刺活组织检查进行确诊。

2. 抗神经元核抗体 2 型

(1) 伴四肢震颤，瞳孔大小不等：可考虑为副肿瘤性眼阵挛、肌阵挛。

(2) 伴乳腺肿块、乳头溢液：抗神经元核抗体 2 型阳性伴乳腺肿块、乳头溢液、乳头及乳晕异常、腋窝淋巴结肿大，应考虑乳腺癌的发生。进一步进行影像学检查，如乳腺 X 线摄影、乳腺磁共振成像（MRI）检查，组织病理学可进行确诊。

(3) 伴其他相关肿瘤症状：要注意相关肿瘤，如子宫癌、膀胱癌、甲状腺癌、胸腺癌等。

【伴随实验室指标的鉴别诊断】

1. 抗神经元核抗体1型

(1)伴脑脊液淋巴细胞及蛋白升高：抗神经元核抗体1型阳性伴伴脑脊液淋巴细胞及蛋白轻度升高，可考虑副肿瘤性脑脊髓炎。可进行脑部CT、MRI进一步诊断。

(2)伴血清神经特异性烯醇化酶(NSE)升高：抗神经元核抗体1型阳性伴NSE升高，应考虑小细胞肺癌。为进一步明确诊断，患者应进行脑部MRI、胸部及上腹部增强CT、骨显像、血常规等检查，确诊依赖于病理学检查结果。

(3)伴前列腺特异性抗原(PSA)升高：抗神经元核抗体1型阳性伴血清游离PSA(F-PSA)及总PSA(T-PSA)值均明显升高，且T-PSA升高更明显，应考虑前列腺癌，确诊依赖于组织病理学检查。

(4)伴儿茶酚胺升高：抗神经元核抗体1型阳性伴血液或尿液儿茶酚胺及其代谢产物(多巴胺、高香草酸、香草扁桃酸)的浓度显著升高，可考虑神经母细胞瘤，诊断需结合临床。

2. 抗神经元核抗体2型　抗神经元核抗体2型阳性伴NSE升高，应考虑小细胞肺癌。为进一步明确诊断，患者应进行脑部MRI、胸部及上腹部增强CT、骨显像、血常规等检查，确诊依赖于病理学检查结果。

【需进一步检查的实验室指标】

1. 脑脊液常规检查　脑脊液常规检查主要检查颜色、透明度、是否凝结和蛋白定性，还包括有核细胞的显微镜镜检。

2. 神经肌肉电生理学检查　肌电图检查可为副肿瘤性感觉神经元病提供诊断依据。

3. 肿瘤标志物　如前列腺特异性抗原(F-PSA及T-PSA)、神经特异性烯醇化酶(NSE)等检查可对前列腺癌和小细胞肺癌的诊断提供诊断依据。

4. 血常规检查　血红蛋白浓度、红细胞计数等可反映机体是否有贫血；白细胞分类计数可作为机体是否处于感染状态的依据，血小板计数可初步评价机体的凝血功能。

5. 血生化检查　肝功能、肾功能、电解质、血脂等。可评估患者机体基础状态。

6. 凝血功能　PT、APTT、TT、FIB，FDP等进一步评价患者的凝血功能。

7. 其他　包括B超、CT、X线、MRI、肺部或前列腺及乳腺活组织检查等。可为患者所患肿瘤及癌肿的状态提供较为全面的诊断分析。

【指标评估的技术要点】

目前抗神经元核抗体1、2型的检测方法有免疫印迹法、间接免疫荧光法及酶联免疫吸附试验(ELISA)。其中免疫印迹法具有分析容量大、敏感度高、特异性强等优点，但容易造成误差和假阳性，此方法一般不能检出针对构象依赖表位的抗体，造成漏检。用ELISA检测抗神经元核抗体1、2型，具有敏感性和特异性较高、操作简便、试剂稳定以及对环境没有污染等优点，但由于ELISA基于抗原抗体特异性反应的原理，有一定的使用局限性，实验中不能完全避免假阳性或假阴性的结果。

【指标评估的影响因素】

1. 分析前影响因素　严重溶血、脂血标本，细菌污染标本可对检测结果造成干扰；不采用装有抗凝剂的采血管。

2. 分析中影响因素　标本应及时检测。如有特殊情况，分离血清，并于4℃或-20℃保存，以免影响检测结果。标本中不能混入血细胞、纤维蛋白丝、尘埃和气泡，否则会影响免疫检测的结果。

(秦　雪)

参考文献

抗肾小球基底膜抗体

【定义】

肾小球基底膜是由肾小球毛细血管内皮细胞层、肾小球基层和外侧的上皮细胞层组成的膜结构，具有血液滤过功能。抗肾小球基底膜抗体（glomerular basement membrane antibodies, GBM－Ab）是机体产生的针对肾小球基底膜成分的自身抗体，可以存在于血循环和（或）肾脏组织中，其相关性疾病称为抗 GBM 肾炎。

【分类】

1. 根据抗体亚型分类　目前发现 GBM－Ab 有 IgG 型和 IgA 型，以前者为主。抗 GBM－Ab IgG 亚型有性别差异，男性患者多为 IgG_1 亚型，而女性患者则以 IgG_4 亚型多见。

2. 根据靶抗原不同分类　Ⅳ型胶原是肾小球基底膜的主要结构蛋白，抗 GBM 肾炎的主要自身抗原。Ⅳ型胶原由三条 α 链构成，氨基端和长胶原区缠绕成三股螺旋结构，羧基端呈球状，具有三个结构区：① 氨基末端 7 s 区；② 长的胶原区；③ 羧基末端球状非胶原区（NC1 区）。Ⅳ型胶原的 α 链有 6 种亚型，α_1（Ⅳ）链和 α_2（Ⅳ）链存在于所有的基底膜；α_3（Ⅳ）和 α_4（Ⅳ）链局限在一些特殊的膜，如 GBM、肺泡基底膜、前晶状体膜、耳蜗和睾丸；α_5（Ⅳ）链在皮肤、晶状体膜、平滑肌和肾脏基底膜中少量存在。α_6（Ⅳ）与 α_5（Ⅳ）链分布相似，但在 GBM 中缺乏。GBM 中Ⅳ型胶原由 $\alpha_1 \sim \alpha_5$ 五条 α 链组成两种三螺旋结构，即 $\alpha_1\alpha_1\alpha_2$（Ⅳ）和 $\alpha_3\alpha_4\alpha_5$（Ⅳ）。抗 GBM－Ab 的主要靶抗原位于 α_3 链的非胶原区［α_3（Ⅳ）NC1］，少数识别 α_1、α_4 和 α_5（Ⅳ）NC1。国内外研究发现肾脏损害程度不同的患者，其 GBM－Ab 识别的靶抗原存在差异，表明针对不同靶抗原的 GBM 所致的肾脏组织损害有差异。

3. 根据损伤特征分类　临床上根据脏器累及和实验室指标，尚可分为仅累及肾脏的抗基底膜肾炎；仅局限于肺部的抗基底膜病（少见）；同时累及肺、肾的 Goodpasture 综合征；同时伴 ANCA 阳性的抗基底膜肾炎。

【诊断思路】

血清 GBM－Ab 阳性诊断思路见图 192。

鉴别 GBM－Ab 自身靶抗原与疾病关系　识别不同靶抗原的 GBM－Ab 与临床表型、病情进展相关。识别 α_3（Ⅳ）NC1 的 GBM－Ab 水平与血肌酐、肾脏病变正相关。识别 α_1（Ⅳ）NC1、α_2（Ⅳ）NC1、α_4（Ⅳ）NC1 和 α_5（Ⅳ）NC1 的 GBM－Ab 水平与病情无相关性。

【伴随临床症状的鉴别诊断】

1. 伴咯血和急进型或急性肾小球肾炎症状　首先考虑肺出血－肾炎综合征（Goodpasture syndrome）。肺出血-肾炎综合征诊断需具备下列 3 个条件：① 肾小球肾炎；② 肺出血；③ 抗 GBM－Ab 阳性。肺部临床表现大多数出现在肾脏病变之前数月，甚至数年，表现为痰中带血、咯血，甚至严重咯血。患者一旦出现肾脏病变，多数患者肾功能急剧恶化，血尿、蛋白尿、水肿及高血压，数周至数月即出现少尿或无尿，进入尿毒症期。少数肺出血-肾炎综合征仅表现痰中带血、咯血，蛋白尿、红细胞及管型尿，肾功能受损进展缓慢。

2. 伴急进型或急性肾小球肾炎症状　患者没有合并肺部症状要考虑急进型肾小球肾炎（rapidly progressive glomerulonephritis, RPGN）RPGN Ⅰ型（GBM－Ab 型）。RPGN 是一组病情

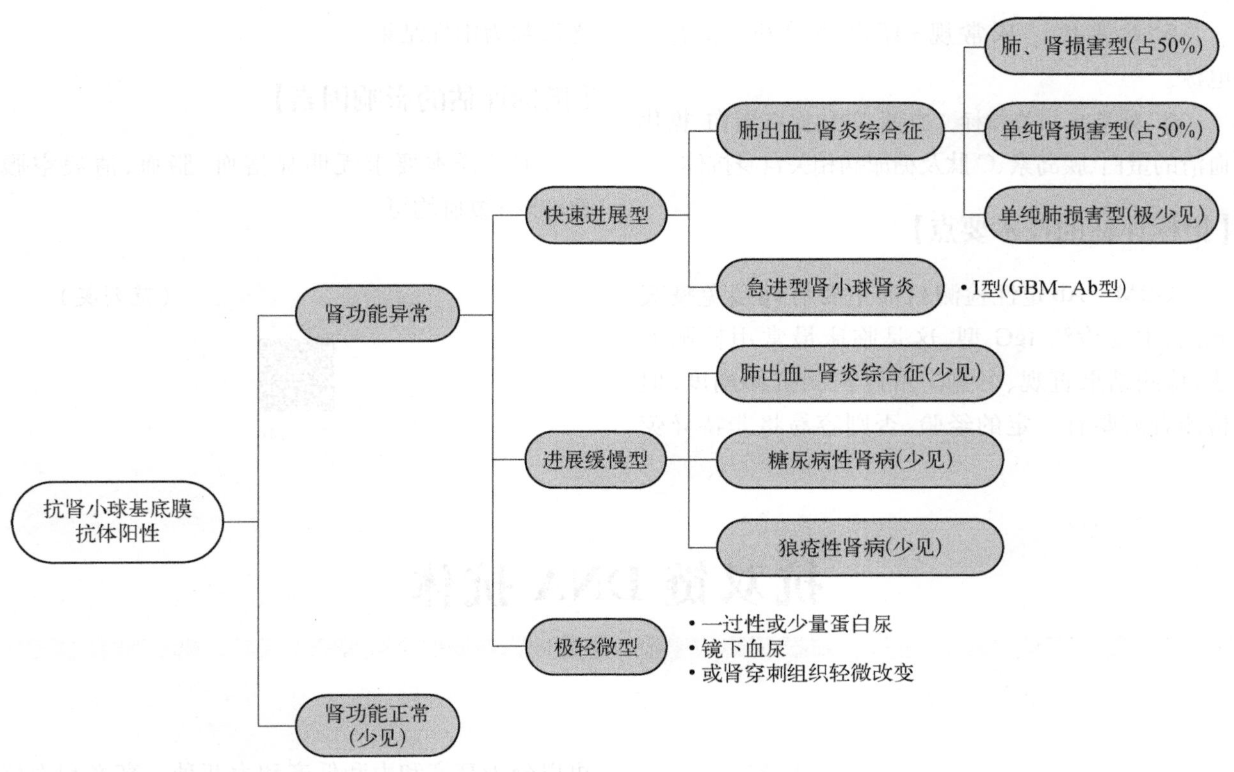

图 192　抗肾小球基底膜抗体阳性诊断思路图

发展急骤，由血尿、蛋白尿迅速发展为少尿或无尿直至急性肾衰竭的急性肾炎综合征。根据免疫病理特征可分为3型：Ⅰ型为GBM－Ab型；Ⅱ型为免疫复合物型；Ⅲ型为ANCA相关性肾小球肾。也有报道GBM－Ab、ANCA同时阳性的RPGN。

3. 伴发热、皮肤红斑等症状　应排除狼疮型肾炎，少数狼疮型肾炎患者血清GBM－Ab阳性，其识别的靶抗原可能为α_1(Ⅳ)NC1、α_2(Ⅳ)NC1、α_4(Ⅳ)NC1和α_5(Ⅳ)NC1等。

4. 伴多食、多饮、多尿等糖尿病症状　应考虑糖尿病性肾病。

5. 无明显临床症状　血清GBM－Ab阳性但肾功能正常者，肾组织仍有不同程度病变，少量蛋白尿、镜下血尿。

【伴随实验室指标的鉴别诊断】

1. 伴血肌酐、尿素氮等肾功能指标升高　首先考虑肺出血-肾炎综合征或GBMAb型急进型肾小球肾炎。

2. 伴dsDNA抗体、ENA等其他自身抗体　GBM－Ab伴dsDNA等SLE特异性自身抗体阳性，可见于SLE并发肾脏损害(狼疮性肾炎)。

3. 伴血糖升高　GBM－Ab阳性伴血糖异常，可见于GBM－Ab肾病合并糖尿病或糖代谢异常，糖尿病肾病偶见GBM－Ab阳性。

4. 伴抗中性粒细胞胞质抗体(ANCA)阳性　要考虑混合型RPGN。RPGN Ⅰ型为GBM－Ab型、Ⅲ型为ANCA相关性肾小球肾，少数RPGN患者血清中GBM－Ab、ANCA同时阳性。

5. 伴血红蛋白降低　肺出血-肾炎综合征和RPGN可伴不同程度贫血，多为小细胞低色素性贫血。

【需进一步检查的实验室指标】

1. 血常规检查　包括血红蛋白、红细胞、白细胞、血小板计数及红细胞形态。

2. 肾脏功能和电解质

3. 免疫功能　包括免疫球蛋白、补体、T细胞。

4. 自身抗体　GBM－Ab最好能进行定量和(或)靶抗原的检测，其他自身抗体检测包括ANCA、抗核抗体、ENA、dsDNA等。

5. 尿常规　尿常规+尿沉渣分析，尿蛋白电泳。

6. 糖尿病相关指标　血糖、糖化血红蛋白、糖化血清的蛋白、胰岛素、C 肽及糖尿病相关自身抗体。

【指标评估的技术要点】

GBM－Ab 定性检测目前主要有间接免疫荧光法，主要检测 IgG 型，这是临床最常用检测方法，检测结果直观、可靠。可以检测抗体滴度，但检测者需要有一定的经验，否则容易将非特异荧光误判为阳性结果。

【指标评估的影响因素】

血液样本要求无明显溶血、脂血，清晨空腹血、非空腹血均可。

（范列英）

参考文献

抗双链 DNA 抗体

【定义】

抗双链（ds）DNA 抗体是指机体产生的针对 dsDNA 的自身抗体。其靶抗原主要是 dsDNA 分子脱氧核糖磷酸骨架。该抗体对系统性红斑狼疮（SLE）有致病作用，正常情况下是阴性的。

【分类】

根据抗 dsDNA 抗体对靶抗原亲和力的不同，可以分为高亲和力和低亲和力两种。高亲和力抗 dsDNA 抗体主要是 IgG 型，对 SLE 高度特异，其诊断价值更大；低亲和力 dsDNA 抗体主要是 IgM 型，可出现于 SLE 的早期，也可见于细菌或病毒感染等多种疾病。

【诊断思路】

抗 dsDNA 抗体相关风湿病诊断思路见图 193。

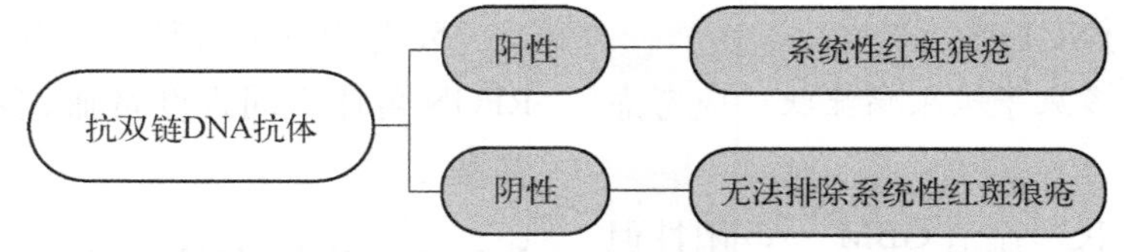

图 193　抗双链 DNA 抗体相关风湿病诊断思路图

抗 dsDNA 抗体临床应用时的注意事项

（1）在对该抗体进行解读时须注意，如定性结果阳性，几乎可以确诊 SLE，但阴性并不能排除 SLE 的可能。可结合其他指标进行诊断或对患者进行随访检测。如定量结果较高（超过正常上限 2 倍），提示患者可疑 SLE，但须充分结合临床和实验室其他指标。如患者已确诊为 SLE，在治疗过程中，可反复定量检测该抗体（通常每 3～6 个月检测 1 次），如抗体浓度下降，提示疾病缓解或治疗有效，反之则提示疾病仍未缓解，治疗无效。

（2）对于初诊患者，最好同时定性和定量检测该抗体，有利于更好地辅助诊断 SLE，但结果不一致时（通常定量值较高，但定性阴性），须充分结合临床；对于已确诊为 SLE 的患者，在随访过程中，只需定量检测，而无须反复进行该抗体的定性检测。

【伴随临床症状和体征的鉴别诊断】

1. 伴发热　须与细菌、病毒、寄生虫等感染相鉴别。如抗 dsDNA 抗体定性检测阳性，在初步排除感染的诊断后，可考虑 SLE 诊断的可能。如该抗体定量值较高，但定性检测阴性，须同时结合其他自身抗体如 ANA、Sm 抗体、补体、红细胞、血小板等指标，作出最终判断。

2. 伴皮肤斑疹、溃疡等　伴有皮肤蝶形红斑、盘状红斑、丘疹、光敏或溃疡等皮肤症状，须与接触性皮炎、过敏性皮炎等其他皮肤疾病相鉴别，如 dsDNA 抗体阳性，可考虑诊断皮肤红斑狼疮或 SLE 的可能性。

3. 伴肌肉、关节痛　需与类风湿关节炎、骨关节炎、强直性脊柱炎、银屑病关节炎、各种肌炎等鉴别，如 dsDNA 抗体阳性，伴有肌肉、关节非破坏性疼痛，可考虑 SLE 的可能性。

4. 伴蛋白尿、血尿、管型尿　需与肾小球肾炎及其他原因引起的肾脏损伤相鉴别，如抗 dsDNA 抗体阳性，肾组织活检有狼疮性肾炎表现，可考虑 SLE 的可能性。

5. 伴有神经、精神症状　如伴有头痛、头晕、谵妄等神经、精神症状，考虑可能为狼疮性脑病，但须与其他自身免疫性神经脑炎及脑神经、血管疾病相鉴别。

6. 伴胸腔、心包积液　需考虑系统性风湿病伴发浆膜炎的可能性。

7. 伴心梗、脑梗或动静脉血栓症状或孕妇反复习惯性流产　需考虑风湿病（特别是 SLE）伴磷脂综合征的可能。

【伴随实验室指标的鉴别诊断】

1. 伴贫血、白细胞减少、血小板减少　考虑 SLE，但须与类风湿关节炎、干燥综合征、硬皮病等风湿病以及血液系统原发性疾病如再障、各种贫血等相鉴别。

2. 伴血尿、蛋白尿、管型尿等　需考虑系统性红斑狼疮伴发了狼疮性肾炎的可能，但须与原发性肾脏疾病、血管炎及其他疾病引起的肾脏损伤相鉴别。

3. 伴中性粒细胞包浆抗体阳性　考虑 SLE，但须与 ANCA -相关性血管炎相鉴别。

4. 伴脑脊液蛋白成分改变、N -甲基- D 天冬氨酸受体抗体、水通道蛋白 4 抗体等抗体阳性　需在系统性风湿病（特别是系统性红斑狼疮）引起的脑损伤与神经系统性自身免疫性疾病之间进行鉴别。

5. 伴磷脂抗体（如心磷脂抗体、β_2 糖蛋白抗体等）阳性　需考虑 SLE 伴磷脂综合征的可能。

6. 伴 SSA/SSB 抗体阳性　考虑可能 SLE 继发干燥综合征。

【需进一步检查的实验室指标】

1. 血常规检查　包括白细胞及分类、红细胞、血红蛋白、血细胞比容、血小板。这些指标可以辅助 SLE 的诊断，也有助于判断 SLE 是否存在血液系统的损伤。

2. 尿常规检查　包括尿液沉渣、24 h 尿蛋白定量、尿微量白蛋白等，主要用于反映是否 SLE 已发生肾脏损伤。

3. 血生化检查　肝肾功能，主要用于反映 SLE 患者有无肝、肾损伤。

4. 血液免疫　免疫球蛋白、补体，用于 SLE 的辅助诊断。

5. C -反应蛋白和血沉　主要反映疾病活动性。

6. 其他自身抗体　包括 U1RNP、Sm、SSA、SSB、SCL - 70、Jo - 1、核小体、组蛋白、核糖体 P 蛋白、dsDNA、PM - SCL、RNA 聚合酶Ⅲ抗体等，用于 SLE 辅助诊断，并与其他风湿性疾病相鉴别。

7. 其他　B 超、CT、磁共振、肾活检、皮肤，用于反映 SLE 是否损伤了各种组织器官。

【指标评估的技术要点】

1. 间接免疫荧光（IIF）　是目前国际上推荐的 dsDNA 抗体定性检测的常规技术。以绿蝇短膜虫作为检测基质，通过荧光显微镜进行判读。其优点是对 SLE 诊断特异性高；缺点是检测灵敏度偏低，无法进行定量检测。

2. 酶联免疫吸附试验（ELISA）　将 dsDNA 固定于固相载体，对血清抗 dsDNA 抗体进行检查。

K

其优点是检测灵敏度高,并可以进行定量检测,对于判断 SLE 的病情和疗效意义较大。缺点是该方法容易出现假阳性,因此对 SLE 诊断的特异性偏低。

3. *放射免疫法* 又称为 Farr 法,对抗 dsDNA 抗体检测的敏感性、准确性都比较好,但具有辐射性,目前国内大多数医院实验室都不采用该方法。

4. *免疫印迹法* 检测准确性较差,容易出现假阳性和假阴性,国际上不提倡使用该方法。

【指标评估的影响因素】

1. *抗原本身的影响* 与其他自身抗体不同,抗 dsDNA 抗体的靶抗原是核酸,与自身抗体的结合没有蛋白抗原与抗体结合那么特异,核酸的长度、碱基序列、磷酸骨架空间结构、核酸提取方式等很多因素都可能对检测结果有影响,这也是不同方法检测抗 dsDNA 抗体差异较大、可比性不好的一个重要原因。

2. *检测技术的影响* 目前,检测抗 dsDNA 抗体技术的质量控制和标准化程度相对薄弱。不同检测方法、不同生产厂家的试剂、不同检验单位、不同检验人员等都会对检测结果产生影响。

(仲人前,杨再兴)

参考文献

抗线粒体抗体

【定义】

抗线粒体抗体(antimitochondrial antibody, AMA)是指一组针对线粒体成分的自身抗体,其靶抗原主要是 2-氧酸脱氢酶复合体的亚单位,大多位于线粒体内膜。包括丙酮酸脱氢酶复合体 E2 亚单位(PDC-E2)、支链 2-氧酸脱氢酶复合体 E2 亚单位(BCOADC-E2)、2-氧代戊二酸脱氢酶复合体 E2 亚单位(ODGC-E2)、X 蛋白、丙酮酸脱氢酶复合体 Ela、E113 等。该抗体是原发性胆汁性胆管炎(primary biliary cholangitis, PBC)的标志性抗体,正常情况下是阴性的。

【分类】

根据靶抗原的不同,可以将 AMA 分为多种亚型,目前至少发现有 M1~M9 九种 AMA 亚型。其中,临床意义最大的是 AMA-M2 亚型,其对 PBC 的诊断敏感性和特异性均达 90% 以上。AMA-M4 和 M9 亚型也与 PBC 关系密切,M4 多与 M2 同时出现,M9 常出现于 PBC 的早期。其他 AMA 亚型缺乏临床意义。

【诊断思路】

AMA 相关 PBC 诊断思路见图 194。

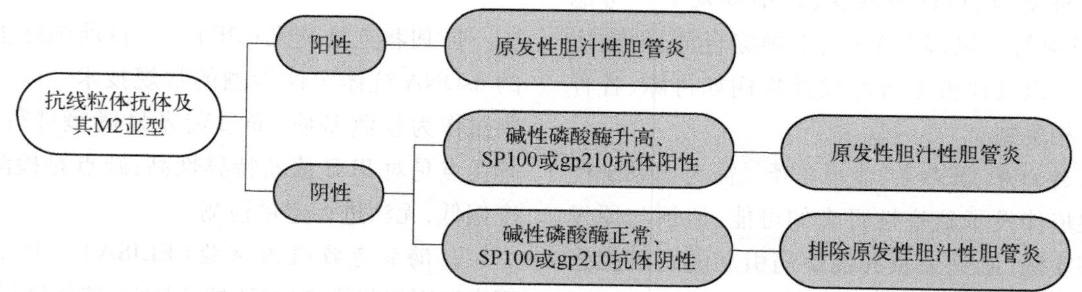

图 194 抗线粒体抗体相关原发性胆汁性胆管炎的诊断思路图

AMA临床应用的注意情况

(1) AMA和AMA－M2亚型最好同时检测，可以相互补充：同时检测时，如结果一致均为阳性，可结合肝功能情况作出PBC的判断；如结果不一致，可出现以下几种情况：① M2阴性：AMA强阳性，可结合肝功能情况作出PBC的判断，AMA弱阳性，须充分结合临床和肝功能；② AMA阴性，M2强阳性，可结合肝功能情况作出PBC的判断，M2弱阳性，无临床意义。

(2) AMA与PBC病情严重程度及活动度无关，也不能用于监测疗效：如患者已确诊为PBC，不必反复检查AMA。

(3) AMA可以在PBC出现症状之前10余年就呈阳性状态，对PBC有预测价值：如AMA阳性，但无法确诊为PBC的患者，建议定期随访肝功能。

(4) AMA对PBC诊断的敏感性和特异性均达到90%～95%：但仍有10%左右的PBC患者AMA和AMA－M2亚型是阴性的，对这部分患者，可联合ANA的核膜型及抗gp210抗体和多核点型及抗sp100和(或)PML抗体的结果，如这些抗体强阳性，亦可结合肝功能情况作出PBC的判断；如这些抗体弱阳性或阴性，则无临床意义。也有10%左右的AMA阳性人群并非PBC患者，需要加以注意。

【伴随临床症状和体征的鉴别诊断】

1. 伴乏力、皮肤瘙痒、黄疸　AMA和(或)AMA－M2亚型阳性，伴有乏力症状，高度提示PBC。

2. 伴眼干、口干等AMA和(或)AMA－M2亚型阳性　伴有眼干、口干等症状和体征，提示PBC伴发干燥综合征的可能。

3. 伴肌肉、关节痛　AMA和(或)AMA－M2亚型阳性，伴肌肉、关节痛等症状和体征，提示PBC伴发类风湿关节炎的可能。

【伴随实验室指标的鉴别诊断】

1. 伴血清碱性磷酸酶(ALP)、γ谷胺酰转肽酶(GGT)明显升高(超过正常上限1.5倍以上)　可以作出PBC的诊断。

2. 伴核膜型、多核点型ANA、gp210抗体、sp100和(或)PML抗体阳性　高度提示PBC的诊断，并预示疾病预后可能较差。

3. 伴ALT、AST异常升高、平滑肌抗体、肝肾微粒体抗体、可溶性肝抗原抗体等自身抗体阳性　考虑可能存在PBC和自身免疫性肝炎(AIH)的重叠综合征。

4. 伴SSA、SSB抗体阳性　考虑可能存在PBC和干燥综合征的重叠综合征。

5. 伴CCP抗体、类风湿因子阳性　考虑可能存在PBC和类风湿关节炎的重叠综合征。

【需进一步检查的实验室指标】

1. 血生化　肝功能，主要是转氨酶(ALT和AST)、ALP、GGT，转氨酶主要反映是否与AIH重叠存在，ALP和GGT有助于PBC的诊断。

2. 血液免疫　免疫球蛋白，主要是IgM，如明显升高，有助于PBC的诊断。

3. 其他自身抗体　包括核膜型和多核点型的ANA、gp210抗体、sp100和(或)PML抗体，有助于AMA阴性PBC的诊断；SSA、SSB抗体，主要反映是否与干燥综合征重叠存在、CCP抗体和RF主要反映是否与类风湿关节炎重叠存在。

4. 其他　B超和CT，主要用于与原发性硬化性胆管炎等其他胆管疾病鉴别。

【指标评估的技术要点】

1. 间接免疫荧光(IIF)　所采用的检测基质可以是HEp－2细胞和灵长类或鼠的肝组织，也可以是大鼠肾组织、胃组织，通过荧光显微镜进行判读。三种基质可以联合采用，可以相互补充。该方法检测AMA敏感性较高，但很少出现假阳性。

2. 酶联免疫吸附试验(ELISA)　主要用于检测AMA－M2亚型。以重组表达的人丙酮酸脱氢酶复合体E2亚基(PDC－E2)为靶抗原，可以定量检测M2，检测敏感性较高。

3. 免疫印迹法　也用于检测AMA－M2亚型。以重组表达的人丙酮酸脱氢酶复合体E2亚

K

基(PDC－E2)为靶抗原,近来,很多实验室以重组表达的 PDC－E2、BCOADC－E2 和 ODGC－E2 三联体作为靶抗原,命名为 BPO,可以提高 AMA－M2 的检出率,但也会出现更高的假阳性,检测时须引起注意。

【指标评估的影响因素】

(1) 目前尚未有报道 IIF 检测 AMA 可能存在的干扰因素。尽管也没有文献报道应用 ELISA 检测 AMA－M2 亚型的干扰因素,但 ELISA 技术本身可能会受到钩状效应(抗原抗体比例不当)、HAMA(存在异嗜性抗体)效应等因素的影响。免疫印迹法检测时,如患者有黄疸、脂血等情况,膜条的背景会较深,影响结果的判断。

(2) 在急慢性肝衰竭、慢性活动性肝病等其他肝病患者中,偶尔也会出现 AMA 阳性,须加以鉴别。

(仲人前,杨再兴)

参考文献

抗乙酰胆碱受体抗体

K

【定义】

抗乙酰胆碱受体抗体(acetylcholine receptor antibody, AchR－Ab)是患者体内产生的一种与神经肌肉接头处的突触后膜上的乙酰胆碱受体结合的自身抗体。

【分类】

AchR－Ab 有 IgG 和 IgM 两种类型,以 IgG 型为主要存在形式,IgM 型少见。

【诊断思路】

诊断思路见图 195。

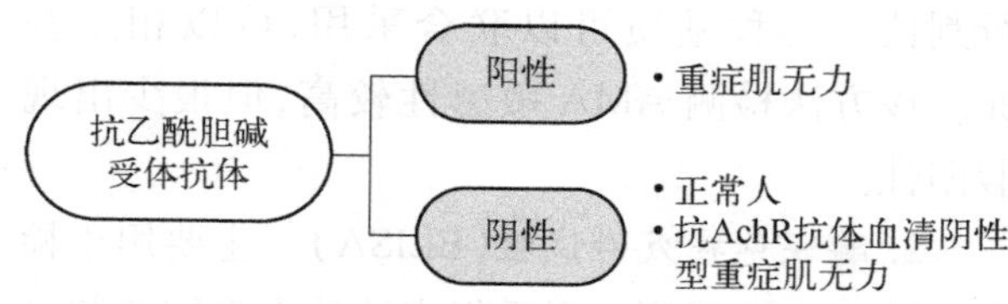

图 195 抗乙酰胆碱受体抗体诊断思路图

【伴随临床症状的鉴别诊断】

伴肌无力患者往往主诉易疲劳,有无力感,可表现为眼球运动受限,吞咽困难,胸闷气短,行走乏力等症状。可诊断为重症肌无力。

【伴随实验室指标的鉴别诊断】

伴肌肉特异性酪氨酸激酶抗体(MuSK－Ab)阳性对血清抗 AchR 抗体阴性型重症肌无力有一定的诊断价值。

【需进一步检查的实验室指标】

1. 实验室相关检查 脑脊液常规、自身抗体检查等。

2. 肌疲劳实验、新斯的明实验、肌电图等

3. 血生化检查 血清 IgG、IgA、IgM、C3、C4 及胆碱酯酶等。

4. 血常规检查 包括血红蛋白浓度、白细胞分类等。

5. 尿常规检查 尿常规 11 项检查。

【指标评估的技术要点】

抗 AchR 抗体的测定:采用 ELISA 法进行检测,手工操作及设备环境的不同导致其板间差异较大,故每块反应板都应设置阴、阳对照,每次试验都

需制作标准曲线从而提高试验的重复性。标本加样量和反应时间应严格控制，洗涤要充分，否则会影响结果的判读甚至出现假阴性和假阳性的结果。

【指标评估的影响因素】

1. 标本影响　严重溶血、脂血、细菌污染标本及抗凝剂可对检测结果造成干扰。标本应置于4℃或-20℃温度下保存，标本中的血细胞、纤维蛋白、尘埃和气泡可影响其检测结果。

2. 药物影响　肌萎缩侧索硬化症患者用蛇毒进行治疗后可出现假阳性结果。

（秦　雪）

参考文献

抗中性粒细胞胞质抗体

【定义】

抗中性粒细胞胞质抗体（anti-neutrophil cytoplasmic antibody, ANCA）是针对中性粒细胞胞质成分的一组自身抗体，其靶抗原多为中性粒细胞溶酶体中的多种成分。ANCA在血管炎的辅助诊断、分类、病情判断等方面具有重要意义，在血管炎的分类中专门提出一类ANCA相关性血管炎，包括显微镜下多血管炎（MPA）、肉芽肿性多血管炎（GPA）（曾称为韦格纳肉芽肿）和嗜酸性肉芽肿性多血管炎（EGPA）（曾称为Churg-Strass综合征）。此外，有些ANCA对溃疡性结肠炎（UC）、原发性硬化性胆管炎（PSC）等疾病的辅助诊断也有一定意义。正常情况下该抗体多为阴性。

【分类】

根据ANCA在间接免疫荧光法（IIF）检测时的荧光模型，可以将其分为核周型（p-ANCA）、胞质型（c-ANCA）和不典型ANCA（a-ANCA）。具体如下。

1. p-ANCA　IIF检测时的荧光模型表现为乙醇固定的中性粒细胞细胞核阴性，核周呈平滑带状荧光，甲醛固定的中性粒细胞细胞核阴性，胞质呈颗粒状荧光。p-ANCA的靶抗原多为髓过氧化物酶（MPO），主要用于MPA和EGPA的辅助诊断。

2. c-ANCA　IIF检测时的荧光模型表现为乙醇和甲醇固定的中性粒细胞均呈现细胞核阴性，胞质呈颗粒状荧光的表现。c-ANCA的靶抗原多为PR3蛋白，主要用于GPA的辅助诊断，PR3抗体阳性对活动性GPA诊断敏感性和特异性都超过了90%。

3. a-ANCA　IIF检测时的荧光模型表现为乙醇固定的中性粒细胞细胞核阴性，核周呈平滑带状荧光，甲醛固定的中性粒细胞呈阴性。a-ANCA的靶抗原多为弹性蛋白酶、组织蛋白酶G、乳铁蛋白、溶酶体等。该抗体阳性主要见于UC、PSC、自身免疫性肝炎（AIH）等非血管炎疾病。

【诊断思路】

ANCA相关疾病诊断思路见图196。

ANCA临床应用时的注意事项

（1）在临床检测过程中，ANCA荧光模型与靶抗原之间并非一定对应。通常p-ANCA对应MPO，c-ANCA对应PR3，a-ANCA对应其他几种成分，但也会出现不对应的情况，如p-ANCA或c-ANCA阳性而MPO-ANCA或c-ANCA阴性（反之情况也有），甚至会有p-ANCA对应PR3，c-ANCA对应MPO等错对情况。临床应

K

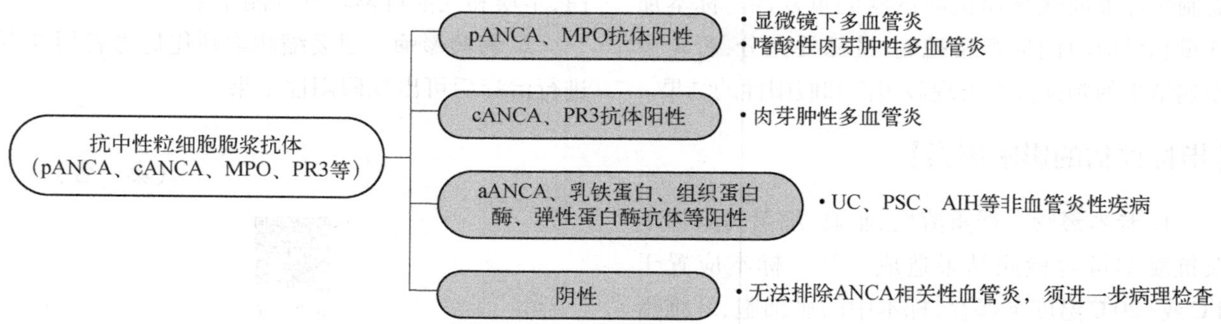

图 196　抗中性粒细胞胞质抗体相关疾病的诊断思路图

用时，对应出现临床意义最大，如 p－ANCA 与 MPO 有助于 MPA 和 EGPA 的诊断，c－ANCA 与 PR3 有助于 GPA 的诊断；如未对应出现，MPO－和 PR3－ANCA 较 p－和 c－ANCA 意义更大。

（2）ANCA 是诊断小血管炎的有效工具，也可以反映病情，但不能只通过检测 ANCA 的变化来监测血管炎治疗效果。在监测药物疗效时，需充分结合临床情况。

（3）鉴定 a－ANCA 时，须与 ANA 干扰相鉴别。ANA 阳性时，中性粒细胞上会呈现类似于 a－ANCA 样的荧光模型，须加以鉴别。鉴别要点如下：a－ANCA 在中性粒细胞分叶核边缘荧光较亮，核中荧光略弱；ANA 阳性则表现为整个分叶核荧光亮度均匀。同时，如将中性粒细胞和 HEp－2 细胞同时采用乙醇固定时，如中性粒细胞荧光强度明显强于 HEp－2 细胞，则为 a－ANCA，反之则为 ANA 阳性。当然，最好是能够进行靶抗原鉴定。

【伴随临床症状和体征的鉴别诊断】

1. *伴哮喘*　ANCA 阳性，特别是 MPO 和（或）PR3 抗体阳性患者，伴有哮喘时，需要在 EGPA、MPA、GPA 及结节性多动脉炎中加以鉴别，嗜酸性粒细胞的检测以及组织学活检，有助于进一步鉴别这些疾病。

2. *伴咯血*　ANCA 阳性，特别是 MPO 和（或）PR3 抗体阳性患者，伴有咯血时，需要在 EGPA、MPA、GPA 和肺部肿瘤中加以鉴别，GPA 通常咯血更为明显，在肺部出现结节时与肺部肿瘤不易鉴别，但后者多为 ANCA 阴性，GPA 通常呈 c－ANCA 和 PR3 抗体阳性。MPA 和 EGPA 多为 p－ANCA 和 MPO 抗体阳性。

3. *伴发热、肌肉关节痛*　ANCA 阳性伴发热、肌肉关节痛的患者，需要在 ANCA 相关性血管炎与感染性疾病如囊性纤维化、心内膜炎、HIV 等和其他结缔组织病如 SLE、RA、肌炎等之间加以鉴别。ANCA 相关性血管炎多为 ANCA 阳性同时，MPO 和（或）PR3 抗体阳性；其他疾病多表现为仅 ANCA 阳性，MPO 和 PR3 阴性。

4. *伴胃肠炎表现*　ANCA 阳性伴胃肠炎表现的患者，需要在 ANCA 相关性血管炎与炎症性肠病间加以鉴别。前者多为 MPO 和（或）PR3 抗体阳性，后者多为 MPO 和 PR3 抗体阴性，但弹性蛋白酶、组织蛋白酶 G、乳铁蛋白等抗体阳性。

5. *伴肾脏损伤表现*　ANCA 阳性伴肾脏损伤表现的患者，如血尿、蛋白尿等，需要在 GPA、MPA、肾小球肾炎以及其他结缔组织病如 SLE 等引起的肾脏损伤之间加以鉴别。如 MPO 和（或）PR3 抗体亦阳性，提示多为 MPA 或 GPA。

6. *伴神经系统损伤症状*　ANCA 阳性伴神经系统损伤表现的患者，需要在 GPA 和 MPA 之间鉴别。

【伴随实验室指标的鉴别诊断】

1. *伴贫血、白细胞升高、血小板升高*　ANCA 阳性，伴贫血、白细胞升高、血小板升高，需在 ANCA 相关性血管炎与感染、结缔组织病（如 SLE、肌炎等）等疾病间鉴别。如伴有嗜酸性粒细胞异常升高，须考虑 EGPA 的可能，并须与过敏性疾病以及高嗜酸性粒细胞综合征等相鉴别。

2. 伴血尿、蛋白尿、管型尿等　ANCA 阳性，伴有血尿、蛋白尿、管型尿等，需考 ANCA 相关性血管炎引起了肾脏损伤，但也需要与 SLE 等结缔组织病引起的肾脏损伤以及肾小球肾炎等疾病相鉴别。

3. 伴有转氨酶升高等肝功能损伤表现　ANCA 阳性，伴有转氨酶升高等肝功能损伤表现，需考 AIH 以及 ANCA 相关性血管炎（特别是 GPA）引起了肝脏损伤的可能。

【需进一步检查的实验室指标】

1. 血常规检查　包括白细胞及分类、红细胞、血红蛋白、血细胞比容、血小板，初步反映疾病对血液系统的影响情况，并初步与其他结缔组织病相鉴别。

2. 尿常规检查　包括尿液沉渣、24 h 尿蛋白定量、尿微量白蛋白等，主要反映疾病是否累及了肾脏。

3. 血生化检查　肝肾功能、肌酸激酶及其同工酶、乳酸脱氢酶及其同工酶，反映疾病对肝脏、肾脏是否有累及。

4. 临床免疫学　免疫球蛋白、补体、类风湿因子、IgG4，反映患者的免疫功能状态，并初步与类风湿关节炎等常见风湿病相鉴别。

5. C－反应蛋白和血沉　主要反映疾病活动性。

6. 各种自身抗体的检测　包括 ANA、抗核抗体谱、磷脂抗体、抗 CCP 抗体、自身免疫性肝病相关自身抗体等，主要用于鉴别 ANCA 相关性血管炎与其他风湿性疾病。

7. 其他　B 超、CT、X 线、磁共振、肾活检、肌电图、皮肤、肌肉活检等，主要用于鉴定或鉴别血管炎所引起的各个组织器官的累及情况。

【指标评估的技术要点】

1. 间接免疫荧光（IIF）　主要用于 ANCA 是否存在，以及对 ANCA 进行荧光模型分类，包括 p－ANCA、c－ANCA 和 a－ANCA。通常以人中性粒细胞作为检测基质，为了与 ANA 阳性干扰相鉴别，还可以增加 HEp－2 细胞作为辅助检测基质，通过荧光显微镜进行判读。

（1）优点：敏感性高，可以判读 ANCA 的荧光模型。

（2）缺点：人为判断，受主观影响大，不易进行质量控制和实现标准化，与疾病的相关性弱于 MPO、PR3 等具体靶抗原抗体。

2. 酶联免疫吸附试验（ELISA）　以 MPO、PR3、乳铁蛋白、组织蛋白酶 G、弹性蛋白等中性粒细胞溶酶体的颗粒成分为靶抗原，将其固定于反应孔中，来检测血清相应的 ANCA。该方法操作简单，对技术要求不高，可定量检测，而且适合于大批量检测标本；与疾病的相关性更强，对相关疾病辅助诊断价值更大，如 MPO 抗体可用于辅助诊断 MPA 和 EGPA，PR3 抗体是 GPA 的高度敏感和特异的自身抗体，乳铁蛋白等抗体可用于反映 UC、PSC（两者常并存）及 AIH 等疾病的存在。

3. 免疫印迹试验　将 MPO、PR3、乳铁蛋白、组织蛋白酶 G、弹性蛋白等中性粒细胞溶酶体的颗粒成分固定在反应膜条上，用于检测血清相应的 ANCA。其检测的临床意义与 ELISA 试验相似，但该方法只能定性检测，而且不适合大批量检测。

【指标评估的影响因素】

1. 治疗药物的影响　很多药物可以引起 ANCA 假阳性，如肼屈嗪、丙硫氧嘧啶、米诺环素、D－青霉胺等。因此，在评价 ANCA 的检测结果时，需要询问患者用药情况。

2. 检测技术的影响　目前，由于 ANCA 的检测方法多为手工操作，其检测质量控制和标准化程度在所有检验项目中相对薄弱。不同检测方法、不同生产厂家的试剂、不同检验单位、不同检验人员等都会对检测结果产生影响。

（仲人前，杨再兴）

参考文献

柯萨奇病毒

【定义】

柯萨奇病毒（coxsackie virus）是一种肠道病毒，属于小 RNA 病毒科。柯萨奇病毒是因 1948 年在美国纽约 Coxsackie 镇，首次从一名脊髓灰质炎患者粪便中分离出来而得名。柯萨奇病毒可引起人类呼吸道和消化道感染，临床表现为发热、打喷嚏、咳嗽等感冒症状。妊娠期感染可引起非麻痹性脊髓灰质炎性病变，并致胎儿宫内感染和畸形。

【分类】

柯萨奇病毒与埃可病毒、脊髓灰质炎病毒在形态结构、生物学性状及感染免疫过程等方面相似。柯萨奇病毒对乳鼠有致病性，并根据其对乳鼠引起的病理变化不同分为 A、B 两组。A 组病毒分为 23 个血清型，可致乳鼠产生广泛性骨骼肌炎，引起迟缓性麻痹；B 组病毒分为 6 个血清型，可引起乳鼠局灶性肌炎，导致痉挛性麻痹。

【诊断思路】

诊断思路见图 197。

临床表现　柯萨奇病毒的型别多，识别的受体广泛分布于组织和细胞中，包括中枢神经系统、心、肺、胰、皮肤、黏膜等，因此可引起不同的临床疾病。

（1）疱疹性咽峡炎：主要由柯萨奇 A 组病毒个别血清型引起，多见于夏秋季，以 1~7 岁儿童多见。主要临床症状为发热、咽痛等，典型症状表现在软腭、悬雍垂周围出现水疱性溃疡损伤。

（2）手足口病：主要由柯萨奇病毒 A16 引起，另新肠道病毒 71 型也引起过多次流行，需与

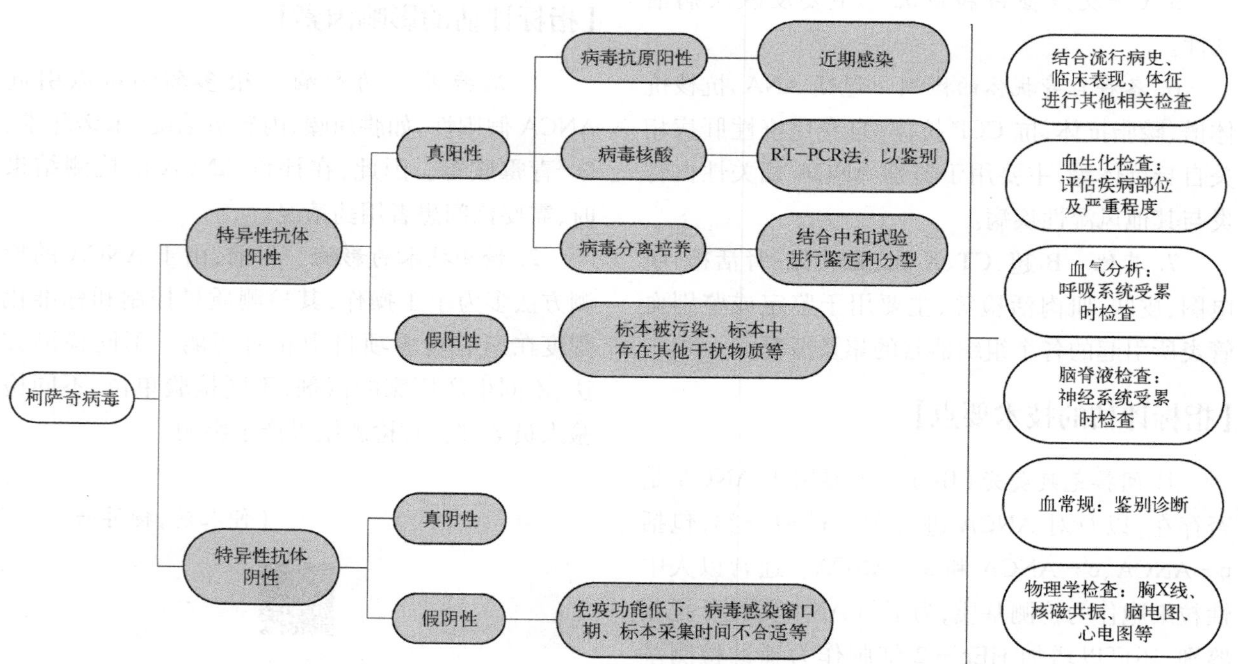

图 197　柯萨奇病毒感染相关疾病的诊断思路图

之鉴别。于夏秋季流行，多见于5岁以下儿童，该病特点：手、足皮肤和口舌出现水疱性损伤，可伴发热。

（3）心肌炎和心包炎：主要由柯萨奇B组病毒引起，散发于成人和儿童，其中新生儿患病毒性心肌炎死亡率高。多先有短暂发热、感冒等症状，继而出现心脏症状，其作用机制可通过直接作用和免疫病理作用引起心肌细胞的损伤。

（4）流行性胸痛：常由柯萨奇B组病毒引起，若表现为单侧胸痛及突发性发热，但胸部X线多为正常，需考虑该病的可能。另外，其他肠道病毒也可引起散发性胸痛，需注意鉴别诊断。

（5）急性咽结膜炎：可由柯萨奇病毒引起，表现为发热、咽痛、畏光、流泪、咽及结膜严重充血等。多见于夏季，发生于儿童多见，经过游泳传播，病程一般为4~6 d。

【伴随临床症状的鉴别诊断】

需鉴别的疾病包括由其他病毒引起的相关疾病、脊髓灰质炎、埃可病毒感染相关疾病、新肠道病毒感染相关疾病、流感。

1. 伴喷嚏、鼻痒、鼻塞　起病急骤，鼻黏膜充血、分泌物增多，伴突发的喷嚏、鼻痒、鼻塞，但无发热，咳嗽少见，需考虑过敏性鼻炎。该病多由于接触某些过敏原（如灰尘、螨虫、花粉等）引起，如脱离过敏原，数分钟至2 h内症状消失。体格检查可见鼻黏膜苍白、水肿，鼻分泌物涂片可见嗜酸性粒细胞增多，过敏原的检测可通过皮肤针刺过敏试验。

2. 伴发热、全身酸痛　起病急，全身症状重，但鼻咽部症状轻，伴全身酸痛和咽结膜炎症状，不可忽视流行性感冒的可能。该病由流感病毒引起，可散发，也可小规模或大规模流行。确诊需依赖于病原学的检测，如免疫荧光法检测流感病毒免疫血清、PCR技术检测病毒等。

3. 伴咳嗽、咳痰　鼻部症状轻，伴咳嗽咳痰，还应该考虑急性气管炎、支气管炎。血常规中白细胞可升高，X线胸片可见肺纹理增强。

4. 伴鼻塞、头痛　初期出现鼻塞、头痛等感冒症状，需考虑是否为急性传染病前驱症状，如麻疹、脊髓灰质炎、心肌炎、肝炎等。疾病的确诊需进行必要的实验室检查，以免误诊。

【伴随实验室指标的鉴别诊断】

1. 脑脊液检查　轻度异常脑脊液检查细胞数一般为$(100\sim300)\times10^6$/L，多不超过500×10^6/L。脑脊液蛋白轻度增加或正常，糖、氯化物正常。需与其他病毒性或细菌性脑膜炎相鉴别。

（1）流行性腮腺炎病毒性脑膜炎：其发生率仅次于肠道病毒性脑膜炎，一般发生于腮腺受累之后，多发生于冬春季，血清淀粉酶一般升高。

（2）结核性脑膜炎：患者多有结核病史或病灶，起病缓慢，病程较长，脑膜刺激征较明显，脑脊液改变较明显，尤以蛋白升高为然，常超过1 g/L，静置常有薄膜形成，用此膜作涂片可检出抗酸杆菌，或用PCR法检出结核杆菌DNA，糖与氯化物减少。未确诊前应考虑按结核性脑膜炎处理。

（3）流行性脑膜炎：肠道病毒性脑膜炎常伴有皮疹且可出现瘀点，故与流行性脑膜炎有相似之处。区别要点为后者脑膜刺激征和中毒症状较明显，脑脊液呈化脓性改变，周围血白细胞数显著升高，中性粒细胞占多数，好发于冬春季。

2. 白细胞计数正常　多数病毒性感染，其白细胞计数均正常或偏低，因此，白细胞分类计数只能简单区分细菌还是病毒感染，确诊需结合临床症状、相关实验室检查。

【需进一步检查的实验室指标】

1. 细胞培养及病毒分离　用易感细胞培养病毒（柯萨奇病毒A组病毒少数几个型别必须在乳鼠中增殖），产生典型的细胞病变。

2. 病毒鉴定分型　用中和试验进行鉴定和分型。

3. 病毒抗原检测　采用单克隆抗体间接免疫荧光法检测病毒抗原。

4. 病毒核酸检测　采用RT－PCR技术检测病毒核酸；近几年发展的多重荧光定量RT－PCR检测新技术具有较好的应用前景；逆转录-环介导等温扩增技术（RT－LAMP）联合其他检测技术亦

K

可准确检出肠道病毒核酸。

5. 血清学检查　可用中和试验、补体结合试验及 ELISA 等方法检测特异性抗体。除以上传统方法以外，近几年有研究报道，可采用蛋白芯片技术检测血清中特异性抗体。

6. 血常规　白细胞计数多正常或偏低，常伴淋巴细胞比例升高。

7. 血生化检查　谷丙转氨酶（ALT）、谷草转氨酶（AST）、肌酸激酶同工酶（CK－MB）、肌钙蛋白（cTnI）、血糖、C－反应蛋白（CRP）、乳酸等。

8. 血气分析　呼吸系统受累时可采动脉血进行检测。

9. 脑脊液检查　神经系统受累时可检查脑脊液生化等。

10. 物理学检查　胸 X 线、磁共振、脑电图、心电图等。

【指标评估的技术要点】

1. 血清学检测　采用 ELISA 试验、免疫印迹试验可检测患者血清中 IgG 和 IgM 抗体。其中，特异性 IgM 抗体具有重要的临床诊断意义，提示近期感染。与以上传统方法相比，蛋白芯片技术具有更高灵敏度、快速、微量等优点。

2. 中和试验　该试验是一种传统的方法，可对病毒进行鉴定和分型，其敏感性较低。

3. 病毒抗原及核酸检测　采用单克隆抗体间接免疫荧光法和 RT－PCR 技术等可对病毒抗原及核酸进行检测，检测速度快。另外，多重荧光定量 RT－PCR 技术可同时检测同一病毒不同分型以及其他未分型的肠道病毒，可快速、准确、定量检测病毒，具有较高的灵敏度、特异度以及重复性，可用于早期诊断、区分病毒感染种类及滴度。LAMP 技术是 2000 年由日本学者 Notomi 等建立的核酸检测技术，反应灵敏、特异性强、用时短、操作简单且不需要借助特殊仪器设备，是 RT－LAMP 技术的优势所在。

4. 血常规检查　多数病毒感染，白细胞多正常，因此需进一步应用其他实验室检查进行鉴别诊断。

5. 血生化检查　部分病例可有轻度谷丙转氨酶（ALT）、谷草转氨酶（AST）、肌酸激酶同工酶（CK－MB）升高，危重者可有肌钙蛋白（cTnI）、血糖升高。C－反应蛋白（CRP）一般不升高。乳酸水平可升高。

6. 血气分析　呼吸系统受累时可有动脉血氧分压降低、血氧饱和度下降、二氧化碳分压升高、酸中毒等。

7. 脑脊液检查　神经系统受累时可表现为外观清亮、压力升高、白细胞计数可增多，多以单核细胞为主，蛋白正常或轻度增多，糖和氯化物正常。

8. 胸 X 线检查　若为流行性胸痛患者，胸部 X 线多为正常。若为心肌炎患者，可表现为双肺或单侧纹理增多，网格状、斑片状阴影，心影扩大或正常等。

9. 磁共振　神经系统受累者可有异常改变，以脑干、脊髓灰质损害为主。

10. 脑电图　可表现为弥漫性慢波，少数可出现棘（尖）慢波。

11. 心电图　可表现为 ST－T 改变和各型心律失常，特别是室性心律失常和房室传导阻滞等。如合并有心包炎可有 ST－T 段上升，严重心肌损害时可出现病理性 Q 波。

【指标评估的影响因素】

1. 标本采集种类及时间　由于柯萨奇病毒可引起多个系统的病变，因此标本可采取患者的咽拭子、粪便、脑脊液、心包液等。病程早期采集粪便、直肠拭子和咽拭子；引起无菌性脑膜炎患者采集脑脊液；少数患者根据症状可采集水疱液、尿液、结膜拭子等。

2. 病毒培养　柯萨奇 A 组病毒少数几个型别需在乳鼠中增殖。

3. 血清学检测　应采取早期和恢复期双份血清进行检测。

4. 血气分析　需采集动脉血，否则影响临床判断。

5. 多重荧光定量 RT－PCR　引物设计的特异性直接影响结果检测的特异度；检测前，需优化反应体系；需对该试验的特异度、灵敏度以及重复性进行验证。

（廖　璞）

参考文献

可溶性 ST2

【定义】

ST2(suppression of tumorigenicity 2)是一种心肌蛋白，是白介素 1(IL－1)受体家族中的一员，当机械应力诱导心肌细胞产生血清可溶性 ST2(soluble ST2，sST2)后，有阻断 IL－33 的抗心肌肥大和抗心肌纤维化的作用。该蛋白相关的信号通路在哮喘、自身免疫疾病、抗动脉粥样硬化、抗心肌纤维化和心肌细胞肥大等过程中发挥作用，其值发生异常与心力衰竭、急性心肌梗死患者的病情以及预后评估有关系。

【分类】

现已知 ST2 存在 4 种亚型：sST2、ST2L、ST2V 和 ST2LV。血清 sST2 水平可以预测急性心肌梗死和心力衰竭患者的预后。通常检测的正常参考范围为(Presage ST2 试验)：男性：11～45 ng/mL；女性：9～35 ng/mL。

【诊断思路】

诊断思路见图 198。

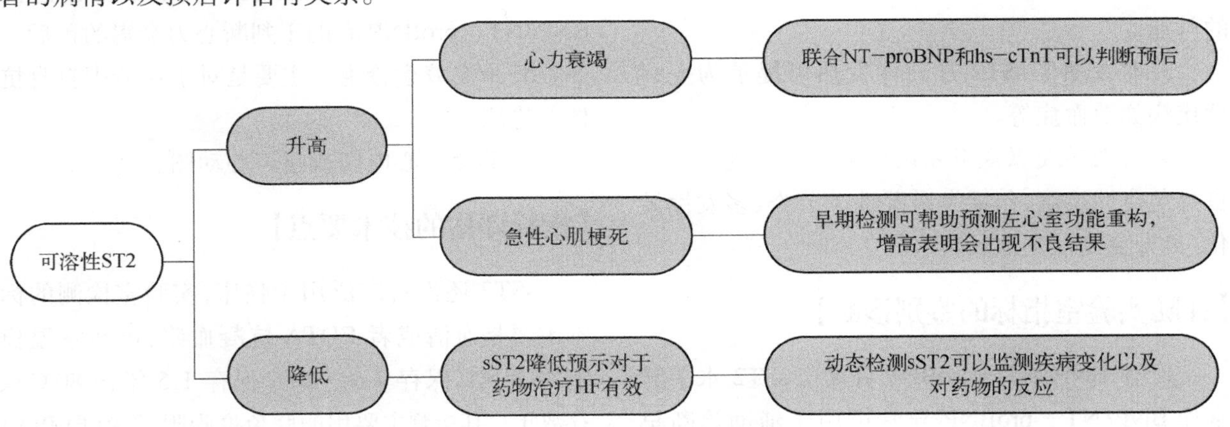

图 198　可溶性 ST2 诊断思路图

诊断意义和价值　sST2 特异性比较差，一般不用于疾病的诊断。sST2 会在炎症疾病、心血管疾病以及肿瘤疾病等多种疾病中存在升高。2013 年美国 ACCF/AHA 心衰管理指南提出，sST2 作为一种心肌炎症、纤维化和心肌负荷的指标，不仅可以预测心衰患者的入院和死亡概率，而且还可以在脑钠肽/N 末端脑钠肽原(BNP/NT－proBNP)等指标上提供附加的预后信息。ST2 能用于风险的分级，为临床治疗提供有效的治疗方案，同时即时监控心脏状态。一般可用于患者发病前筛查，患者治疗前指导，以及用于治疗中或治疗后的监测和观察。

【伴随临床症状和体征的鉴别诊断】

1. 伴呼吸困难

(1) 呼吸困难患者伴 sST2 水平升高：应首先

考虑心源性引起，若 sST2 的水平明显升高，可以判断患者可能为急性收缩性心力衰竭。此时，若伴有疲乏、运动耐力明显减低、心率增加 15～20 次/分，继而出现劳力性呼吸困难、夜间阵发性呼吸困难、高枕睡眠等症状，则可证明可能为急性心力衰竭，应进行心电图或超声心动图等进一步的检查。

（2）若 sST2 的水平缓慢上升：则应考虑慢性心力衰竭的可能。此时，患者可出现多种形式的呼吸困难，运动耐量下降，可伴水肿现象，严重者出现潮式呼吸，则提示可能为慢性心力衰竭。另外，对于高血压患者，在伴有射血分数正常的表现时，若出现 sST2 水平的升高，应考虑为舒张性心力衰竭。

（3）若患者为阵发性胸闷、咳嗽、呼气性呼吸困难并伴有哮鸣音：可经平喘药控制或自行缓解，应考虑为哮喘的可能，此时，sST2 也会出现升高的情况。

2. 伴胸痛　患者出现胸痛症状，特别是突然发作剧烈和持久的胸骨后或心前区压榨性疼痛，应考虑为急性心肌梗死早期的可能。另外，对于胸痛为首发症状的患者，也应考虑急性心力衰竭的可能。

3. 伴发热　sST2 升高伴发热可提示为炎症性疾病如败血症等。

4. 伴关节受累或多系统疾病　常可提示为患自身免疫性疾病，包括类风湿性关节炎、多发性硬化、自身免疫性炎性肠疾病等。

【伴随实验室指标的鉴别诊断】

1. 伴 BNP/NT－proBNP 异常　sST2 水平异常伴 BNP/NT－proBNP 异常可用于辅助诊断早期心力衰竭。sST2、NT－proBNP 的水平会随着心力衰竭的严重程度加重而增加，且与射血分数呈负相关，与 NYHA 心功能分级呈正相关。另外，sST2 和 BNP 的联合动态监测可以用于对于心力衰竭患者的预后评估。血液中 sST2 的浓度对于评估急性心力衰竭的危险分层是一种良好的标识物，也可以用于预测慢性心力衰竭患者心源性猝死的发生，能与 BNP 互为补充。

2. 伴心肌酶谱和心肌蛋白指标异常　心肌酶谱异常以及心肌肌钙蛋白异常是诊断急性心肌梗死的重要生化指标，sST2 可以用来为早期急性心肌梗死提供更多的证据，检查发现 sST2 水平在急性心肌梗死发生 1 d 后急剧升高，12 h 达到高峰，并且与肌酸激酶（CK）呈正相关，与射血分数呈负相关。

3. 伴白细胞升高　sST2 血清水平升高伴白细胞显著升高，同时中性粒细胞百分比升高表明机体存在炎症反应，若能检测到血液中存在相应病原学因素，可以考虑有感染的可能。

【需进一步检查的实验室指标】

1. 血常规检查　包括红细胞、白细胞的检查及白细胞分类。

2. 心肌酶谱　检测 CK 及 CK－MB 有助于急性心肌梗死的早期诊断。

3. 心肌肌钙蛋白　检测心肌肌钙蛋白 cTnT 或 cTnI 有助于急性心肌梗死早期的诊断，同时也可用于判断心力衰竭中的心肌损伤。

4. BNP/NT－proBNP　联合检测 BNP/NT－proBNP 有助于判断心力衰竭，同时动态监测 BNP/NT－proBNP 有助于判断心力衰竭的预后。

5. 血免疫学检查　主要是对于血清中自身抗体的检测。

6. 其他　心电图或超声心动图。

【指标评估的技术要点】

sST2 还没有广泛用于临床，实验室检测的标本主要是血清或者 EDTA 抗凝血浆，可在室温稳定 48 h，4℃保存 7 d，－20℃保存 1.5 年，－80℃保存数年。其检测主要用酶联免疫吸附试验（ELISA）双抗体夹心法。目前 FDA 批准的唯一方法是 Presage ST2 试验，它能定量检测血清或血浆中的 sST2，可以用于辅助帮助临床判断慢性心衰患者的预后情况，检测限为 1.8 ng/mL，定量检测限为 2.4 ng/mL，检测的批内变异系数<2.5%，总变异系数<4.0%。

另外，目前一种全血定性检测 sST2 快速床旁检测方法也被建立出来，未来有望出现 sST2 自动化检测方法。

【指标评估的影响因素】

1. 生理影响　sST2 会受到吸烟的影响，其特异度及敏感度均不及传统的急性心肌梗死诊断标识物如肌钙蛋白、BNP 等。sST2 的参考值在男性中高于女性，但是它不受禁食、年龄、BMI 或者肾功能等的影响。

2. 病理影响　sST2 还会受到哮喘以及风湿免疫病的影响。

3. 技术影响　由于缺乏标准化，不同试剂盒检测结果之间不能直接进行比较。

（袁　慧）

参考文献

可溶性肝抗原/肝-胰抗体

【定义】

可溶性肝抗原/肝-胰抗体（soluble liver antigen/liver-pancreas antibodies，SLA/LP）是指机体产生的针对肝细胞质中可溶性蛋白成分的自身抗体。目前认为其靶抗原主要为 UGA-抑制物-tRNA 相关蛋白。该抗体是自身免疫性肝炎（autoimmune hepatitis，AIH）的特异性自身抗体，正常情况下是阴性的。

【分类】

目前对该抗体没有分类。

【诊断思路】

SLA/LP 抗体相关 AIH 诊断思路见图 199。

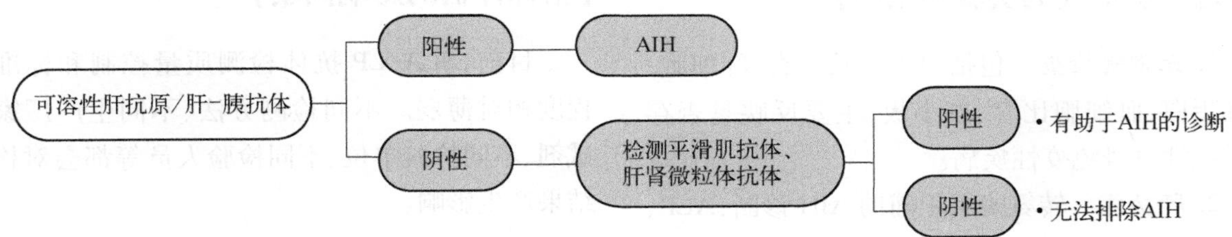

图 199　可溶性肝抗原/肝-胰抗体抗体相关 AIH 的诊断思路图

SLA/LP 抗体临床应用注意事项

（1）SLA/LP 抗体对 AIH 具有高度特异性：达到 99%以上，但敏感性较低，10%~30%，因此该抗体阴性无法排除 AIH 的可能。

（2）ANA、SMA 和 LKM-1 抗体等 AIH 相关自身抗体阴性时，SLA/LP 抗体仍可出现阳性，可以与其他自身抗体联合检测提高对 AIH 的诊断敏感性。

（3）SLA/LP 抗体阳性 AIH 过去被认为是Ⅲ型 AIH，但存在争议。目前多数学者将 SLA/LP 抗体阳性 AIH 归为Ⅰ型 AIH。

【伴随临床症状和体征的鉴别诊断】

1. 伴黄疸、乏力、皮肤瘙痒　SLA/LP 抗体阳性伴黄疸、乏力、皮肤瘙痒，需与原发性胆汁性胆管炎（PBC）、原发性硬化性胆管炎（PSC）相鉴别，考虑可能存在 AIH 与 PBC 或 PSC 的重叠。

2. 伴发热、皮肤红斑、斑疹、肌肉关节痛　SMA 阳性伴发热、皮肤红斑、斑疹、肌肉关节痛，考虑可能存在 SLE、类风湿关节炎等风湿病。

【伴随实验室指标的鉴别诊断】

1. 伴转氨酶、IgG 异常升高　SLA/LP 抗体阳性伴转氨酶、IgG 异常须先排除酒精性、药物性肝病、病毒性肝病以及非酒精性脂肪肝病的可能。

2. 伴血清碱性磷酸酶(ALP)或 γ 谷胺酰转肽酶酶(GGT)明显升高　SLA/LP 抗体阳性伴血清 ALP 或 GGT 明显升高,需考虑 AIH 与 PBC 或 PSC 同时存在的可能。

3. 伴线粒体抗体阳性　SLA/LP 抗体阳性伴 AMA 阳性,需考虑 AIH 与 PBC 同时存在的可能。

4. 伴贫血、白细胞减少、血小板减少,ESR、CRP 升高　SLA/LP 抗体阳性,伴有贫血、白细胞或血小板减少,ESR、CRP 升高时,需考虑系统性红斑狼疮、类风湿关节炎等风湿病的可能。

5. 伴 dsDNA 抗体、Sm 抗体、核糖体 P 蛋白抗体等自身抗体阳性　SLA/LP 抗体阳性伴有 dsDNA 抗体、Sm 抗体、核糖体 P 蛋白抗体、CCP 抗体、RF 等自身抗体阳性,需考虑同时存在系统性红斑狼疮、类风湿关节炎等风湿病的可能。

【需进一步检查的实验室指标】

1. 血常规检查　包括白细胞及分类、红细胞、血红蛋白、血细胞比容、血小板,主要反映是否存在系统性自身免疫性疾病。

2. 肝功能　转氨酶用于辅助 AIH 诊断;ALP、GGT 主要用于与胆汁淤积性肝病如 PBC、PSC 相鉴别。

3. ANA、平滑肌抗体、肝肾微粒体抗体等其他 AIH 相关自身抗体　有助于更好地辅助诊断 AIH。

4. 抗线粒体抗体、gp210 抗体、sp100 抗体等有助于判断是否 AIH 伴发原发性胆汁性胆管炎。

5. C-反应蛋白和血沉　主要反映疾病活动性。

6. dsDNA、ENA、CCP、RF 等自身抗体　主要反映是否存在 SLE、类风湿关节炎等风湿病。

7. 乙肝两对半、丙肝、戊肝相关指标检测　主要用于排除病毒性肝病。

8. 其他　B 超和 CT 可以从影像学角度判断肝脏损伤及硬化等情况;肝活检有助于确诊疾病。

【指标评估的技术要点】

1. 间接免疫荧光(IIF)　通常以灵长类或大鼠肝组织作为检测基质,通过荧光显微镜进行判读,其荧光特点是肝细胞呈明显细颗粒或均质溶解状荧光。该方法灵敏度和特异度都较差,结果判读受主观因素影响大,目前已很少应用。

2. 免疫印迹法(IB)　目前国内常用该方法,以 UGA-抑制物-tRNA 相关蛋白为靶抗原来检测 SLA/LP 抗体。具有较好的灵敏度和特异度,但无法定量检测。

【指标评估的影响因素】

目前,SLA/LP 抗体检测质量控制和标准化程度相对薄弱。不同检测方法、不同生产厂家的试剂、不同检验单位、不同检验人员等都会对检测结果产生影响。

(仲人前,杨再兴)

参考文献

可提取核抗原抗体

【定义】

可提取核抗原(Extractable nuclear antigen, ENA)是指采用盐水或磷酸盐缓冲液所提取的真核细胞核成分,包含多种核糖核蛋白颗粒,一般不含DNA。以这些成分为靶抗原的自身抗体即为ENA抗体。正常情况下ENA抗体是阴性的。

【分类】

根据靶抗原的具体成分,ENA抗体有至少六种,包括抗U1RNP、Sm、SSA、SSB、SCL-70和Jo-1等自身抗体。

1. 抗U1RNP抗体　靶抗原为U1RNP,对混合结缔组织病有重要诊断价值。

2. 抗Sm抗体　靶抗原为Sm抗原,是一种小分子核糖核蛋白,对系统性红斑狼疮高度特异,是其标志性抗体,但敏感性较低,仅为30%左右。

3. 抗SSA抗体　靶抗原为SSA/Ro60,对干燥综合征具有辅助诊断意义,但也可见于系统性红斑狼疮、混合结缔组织病等多种系统性风湿病。

4. 抗SSB抗体　靶抗原为SSB/La,意义同抗SSA抗体,但对干燥综合征更特异。

5. 抗SCL-70抗体　靶抗原为DNA拓扑异构酶Ⅰ,是用于辅助诊断弥漫性硬皮病的重要实验室指标。而且,该抗体阳性反应患者可能预后较差。

6. 抗Jo-1抗体　靶抗原为组氨酰tRNA合成酶,主要见于肌炎,但阳性率很低,在皮肌炎或多肌炎患者中的阳性率为25%~30%。该抗体阳性的患者临床上多表现为抗合成酶综合征,包括肌炎、间质性肺炎、多关节炎、发热、技工手等症状或体征。

【诊断思路】

ENA抗体相关自身免疫性疾病诊断思路见图200。

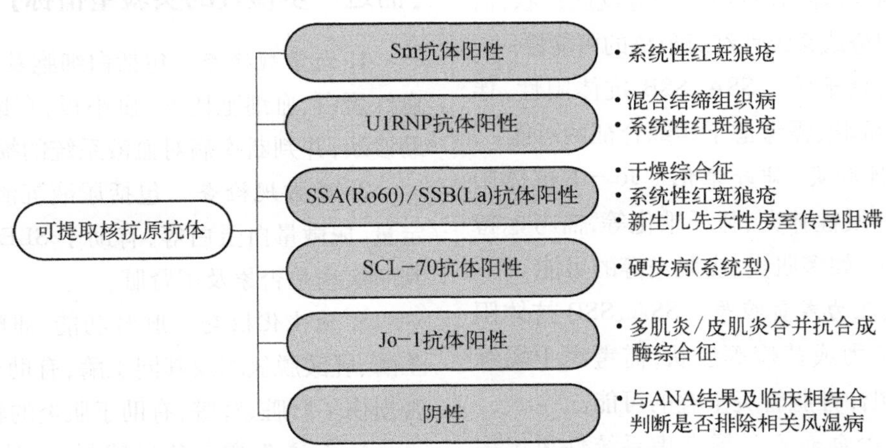

图200　可提取核抗原抗体相关自身免疫性疾病诊断思路图

临床意义

(1) 每一种ENA抗体与相关疾病并非绝对一一对应:其中特异性最好的是Sm抗体,其对系统性红斑狼疮的特异性达到99%以上,但敏感性很低,有60%~70%的系统性红斑狼疮患者该抗体是阴性的;Jo-1和SCL-70抗体相对特异,但敏

K

感性也很低；抗 U1RNP、SSA 和 SSB 抗体则见于多种系统性风湿病。

（2）如 Sm 抗体与其他 ENA 抗体中的一种或几种同时阳性：首先主要考虑系统性红斑狼疮，其次，结合其他临床症状和体征及相关检查，考虑系统性红斑狼疮与其他风湿性疾病重叠的可能。

（3）目前临床实验室更为广泛应用的是抗核抗体谱：其中除了传统的 ENA 抗体外，还包括针对着丝粒蛋白、组蛋白、核小体、核糖体 P 蛋白、PM－SCL 等成分的自身抗体，不同医院或实验室所做项目略有不同，大大提高了其临床应用价值。如着丝粒蛋白抗体主要反映局限型硬皮病，组蛋白抗体主要反映药物性狼疮，核小体和核糖体 P 蛋白抗体主要反映 SLE 等。

【伴随临床症状和体征的鉴别诊断】

1. 伴皮肤增厚，及全身多个脏器受累　SCL－70 抗体阳性，伴有皮肤增厚，甚至出现间质性肺纤维化、心脏、肾脏等器官受累，需考虑弥漫性硬皮病。

2. 伴发热、肌肉、关节痛　Sm 抗体阳性，伴有发热，或肌肉、关节非破坏性疼痛，需考虑系统性红斑狼疮可能性。

3. 伴皮肤斑疹、溃疡　Sm 抗体阳性，伴有皮肤蝶形红斑、盘状红斑、丘疹或溃疡等皮肤症状，需考虑皮肤红斑狼疮或系统性红斑狼疮的可能性。

4. 伴眼干、口干等　SSA、SSB 抗体阳性，伴有眼干、口干等症状，需考虑干燥综合征的可能。

5. 伴间质性肺炎、肺纤维化　Jo－1 抗体阳性，伴技工手、间质性肺炎、肺纤维化等，需考虑特发性炎症性肌病，如多肌炎、皮肌炎等的可能。

6. 伴瘙痒、乏力或黄疸等　SSA、SSB 抗体阳性，伴有瘙痒、乏力或黄疸等症状，需考虑干燥综合征与原发性胆汁性胆管炎重叠的可能。

7. 伴胸腔、心包积液　需考虑系统性风湿病伴发浆膜炎。

8. 伴心梗、脑梗或动静脉血栓症状或孕妇反复习惯性流产　需考虑系统性风湿病（特别是 SLE）伴磷脂综合征的可能。

【伴随实验室指标的鉴别诊断】

1. 伴贫血、白细胞减少、血小板减少　伴有贫血、白细胞或血小板减少时，如 Sm 抗体阳性，需考虑系统性红斑狼疮的可能；如单独 SSA、SSB 抗体阳性，需考虑干燥综合征的可能。

2. 伴血尿、蛋白尿、管型尿等　Sm 抗体阳性，伴有血尿、蛋白尿、管型尿等症状，需考虑系统性红斑狼疮伴发了狼疮性肾炎的可能。

3. 伴肌酸激酶、乳酸脱氢酶及其同工酶的明显升高　Jo－1 抗体阳性，伴有肌酸激酶、乳酸脱氢酶及其同工酶的明显升高，高度提示特发性炎症性肌病的可能。

4. 伴脑脊液蛋白成分改变、N－甲基－D 天冬氨酸受体抗体、水通道蛋白 4 抗体等抗体阳性　需在系统性风湿病（特别是系统性红斑狼疮）引起的脑损伤与神经系统性自身免疫性疾病之间进行鉴别。

5. 伴磷脂抗体（如心磷脂抗体、β_2 糖蛋白抗体等）阳性　需考虑风湿病（特别是 SLE）伴磷脂综合征的可能。

6. 伴碱性磷酸酶或谷氨酰转肽酶升高或线粒体抗体阳性　SSA/SSB 抗体阳性伴上述表现，需考虑干燥综合征与原发性胆汁性胆管炎重叠。

【需进一步检查的实验室指标】

1. 血常规检查　包括白细胞及分类、红细胞、血红蛋白、血细胞比容、血小板，有助于 SLE 的辅助诊断，并判断疾病对血液系统的损伤情况。

2. 尿常规检查　包括尿液沉渣、24 h 尿蛋白定量、尿微量白蛋白等，有助于 SLE 辅助诊断，并判断疾病是否累及了肾脏。

3. 血生化检查　肝肾功能、肌酸激酶及其同工酶、乳酸脱氢酶及其同工酶，有助于判断疾病是否损伤了肝脏、肾脏，有助于肌炎的辅助诊断。

4. 血液免疫　免疫球蛋白、补体、类风湿因子、IgG4，有助于系统性红斑狼疮、类风湿关节炎、IgG4 相关性疾病等的辅助诊断。

5. C－反应蛋白和血沉　主要反映疾病活动性。

6. 特异性 ANA 抗体鉴定　包括 U1RNP、Sm、SSA、SSB、SCL－70、Jo－1、核小体、组蛋白、核糖体 P 蛋白、dsDNA、PM－SCL、RNA 聚合酶Ⅲ等，有助于风湿病的诊断和鉴别诊断。

7. 脑脊液成分及 N－甲基－D 天冬氨酸受体抗体、水通道蛋白 4 抗体等自身抗体检测　有助于判断系统性风湿病是否引起神经系统损伤，并与神经系统自身免疫性疾病相鉴别。

8. 磷脂抗体，如心磷脂抗体、β_2 糖蛋白抗体等　有助于排除磷脂综合征的可能。

9. 线粒体抗体　有助于对伴发原发性胆汁性胆管炎的辅助诊断。

10. 其他　包括 B 超、CT、X 线、磁共振、肾活检、肌电图、皮肤、肌肉活检等，有助于判断疾病对脏器的损伤情况。

【指标评估的技术要点】

1. 免疫印迹试验　是目前我国最常用的 ENA 抗体检测方法。该方法可同时定性或半定量，检测多种 ENA 抗体，结果以阴、阳性或±～+++来表示，但无法绝对定量，灵敏度和重复性略差，自动化程度有待提高。

2. 酶联免疫吸附试验（ELISA）　是目前西方国家最常用的 ENA 抗体检测方法，可以对具体的 ENA 抗体进行定量检测，灵敏度较好，但稳定性和重复性略差，自动化程度有待提高。

3. 新发展的技术　如化学发光技术、微粒子酶技术、液相芯片技术等，这些技术自动化程度和检测灵敏度更高，通量更大，是未来发展的趋势。

【指标评估的影响因素】

1. 非疾病性因素　黄疸、脂血、溶血、乳糜成分、异嗜性抗体、类风湿因子等可能对检测结果有不同程度的影响。另外，如自身抗体浓度过高，也可能会因为抗原抗体浓度不匹配而出现假阴性。

2. 检测技术的影响　目前，由于 ENA 抗体的检测方法多为手工操作，其检测质量控制和标准化程度在所有检验项目中相对薄弱。不同检测方法、不同生产厂家的试剂、不同检验单位、不同检验人员等都会对检测结果产生影响。

3. 关于 U1RNP 抗体和抗 Sm 抗体的关系解读　由于抗原结构原因，Sm 抗体极少单独检测到，常与 U1RNP 抗体同时检出。对于此两种自身抗体阳性情况通常解读为：检测结果同时阳性，一般为 Sm 抗体阳性，患者通常患有系统性红斑狼疮，如 U1RNP 抗体阳性、Sm 抗体阴性，提示患者可能患有混合结缔组织病。

（仲人前，杨再兴）

参考文献

K

L

酪氨酸磷酸酶抗体

【定义】

酪氨酸磷酸酶抗体，又称为胰岛素瘤相关抗原2抗体(insulinoma-associated antigen－2，IA－2A)最初是利用胰岛素瘤细胞裂解产物检测到该自身抗体，因此称为IA－2A。其靶抗原属于蛋白酪氨酸磷酸酶超家族成员，也称为蛋白酪氨酸磷酸酶样蛋白，分子量约为106 kDa，主要分布于胰岛细胞及胰岛肿瘤细胞、垂体、脑、肾上腺等。正常情况下，IA－2A为阴性。

【分类】

无。

【诊断思路】

IA－2A相关糖尿病诊断思路见图201。

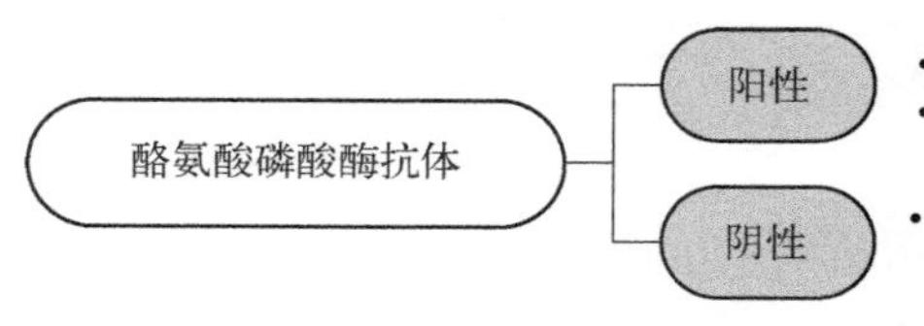

图201 酪氨酸磷酸酶抗体相关糖尿病诊断思路图

IA－2A临床应用注意事项

(1) IA－2A有助于1型和2型糖尿病的鉴别，阳性多为1型糖尿病。如有明确诊断为2型糖尿病的成人患者，如检测到IA－2A阳性，高度提示患者可能发生了晚发成人自身免疫性糖尿病。

(2) IA－2A对糖尿病有预测价值，很多1型糖尿病患者尚未出现症状时，IA－2A即可阳性。

(3) IA－2A对少年起病的1型糖尿病早期有较高的诊断价值，但随着疾病进展，IA－2A的阳性率会明显下降，其诊断价值降低。

(4) IA－2A的检测有助于监测疗效。在糖尿病治疗过程中，如IA－2A转阴，患者胰岛素分泌会有所改善，提示疗效较好。

(5) IA－2A与谷氨酸脱羧酶抗体、胰岛素抗体、ICA－40 KD和ICA－64 KD等，在临床价值上有互补作用，联合检测可以明显提高对糖尿病的预测、筛查、诊断和监测疗效等方面的临床价值。因此建议临床上对几种糖尿病相关自身抗体进行联合检测。

【伴随临床症状和体征的鉴别诊断】

1. 伴典型"三多一少"症状　IA－2A阳性，伴随多饮、多食、多尿和体重减轻的患者，如发病年龄在30岁以内，血糖水平高，则可确诊为1型糖尿病。

2. 伴肥胖、乏力　IA－2A阳性，伴随肥胖、乏力、血糖升高等表现，提示2型糖尿病患者可能发生了胰岛细胞的自身免疫损伤。

3. 伴酮症酸中毒症状　IA－2A阳性，伴随酮症酸中毒症状，高度提示1型糖尿病。

【伴随实验室指标的鉴别诊断】

1. 伴血糖升高、糖耐量异常、出现尿糖　IA－2A阳性，伴随血糖升高、糖耐量异常、出现尿糖，须结合患者年龄、体重及临床症状，在1型、2型糖尿病及其他可能引起血糖升高的疾病如应激性高血糖、妊娠期糖尿病等之间进行鉴别。

2. 伴血胰岛素、C肽异常　IA－2A阳性，伴随胰岛素、C 肽降低，考虑 1 型糖尿病可能；如伴随胰岛素、C 肽升高，须充分结合临床症状和实验室其他指标在 1 型和 2 型糖尿病之间进行鉴别。

3. *伴尿微量白蛋白异常*　IA－2A 阳性，伴尿微量白蛋白异常，高度提示 1 型糖尿病引起了糖尿病肾病。

4. *伴尿酮体阳性*　IA－2A 阳性，伴随尿酮体阳性，提示 1 型糖尿病发生酮症或酮症酸中毒。

【需进一步检查的实验室指标】

1. *血糖、尿糖及糖耐量试验*　血糖检测主要用于糖尿病的诊断、病情判断及监测疗效，若血糖结果无法确诊糖尿病，需进一步做糖耐量试验；尿糖检测对于糖尿病的辅助诊断也有一定价值。

2. *尿酮体检测*　用于反映是否出现了酮症或酮症酸中毒。

3. *胰岛素、C 肽检测*　用于反映胰岛 β 细胞的储备功能。

4. *糖化血红蛋白、糖化血清蛋白*　糖化血红蛋白主要反映取血前 2 个月左右时间里平均血糖水平，用于监测血糖水平的控制程度，而且对诊断糖尿病有价值，对鉴别糖尿病性高血糖和应激性高血糖也有重要价值。糖化血清蛋白主要反映取血前 1~3 周平均血糖水平，用于监测短期血糖的改变。

5. *肾功能*　主要用于反映糖尿病是否累及到肾脏。

6. *尿微量白蛋白*　是用于判断糖尿病肾病的早期、灵敏指标。

7. *其他糖尿病相关自身抗体，如胰岛细胞抗体、谷氨酸脱羧酶抗体、胰岛素抗体等*　有助于更好地确诊和鉴别 1 型和 2 型糖尿病。

8. *其他*　B 超、CT、X 线、磁共振、肾活检、检眼镜等，主要用于鉴定糖尿病是否累及了肾脏、血管、眼、心脏及神经系统。

【指标评估的技术要点】

1. *酶联免疫吸附试验（ELISA）*　操作简单，对技术要求不高，可以批量检测样本。但该方法敏感性略差。

2. *放射免疫分析*　灵敏度高，但有辐射性，不易批量检测样本，因此不适合临床实验室常规开展。建议对 ELISA 法检测阴性但临床疑似 1 型糖尿病患者，进行追踪观察或将标本送往相应研究机构采用放射免疫法检测核实。

3. *免疫印迹法*　将胰岛细胞成分（包括酪氨酸磷酸酶）电泳分离，并转印到纤维素膜上，应用酶标记的二抗进行检测。该方法可在检测该抗体的同时，也对其他多种针对胰岛细胞成分的自身抗体进行鉴定，有利于各种糖尿病相关自身抗体的联合应用。缺点是无法定量检测，不适用于批量检测样本。

【指标评估的影响因素】

1. *非疾病性因素*　IA－2A 的阳性率受到年龄、种族、遗传背景的影响，随着年龄升高，其阳性率及滴度会逐渐降低。此外，不同种族以及基因型对 IA－2A 也有影响。

2. *糖尿病病程的影响*　IA－2A 在糖尿病早期阳性率和滴度均较高，但随着疾病的进展，其阳性率和滴度都会逐渐下降。

3. *检测技术的影响*　目前，由于 IA－2A 的检测方法多为手工操作，其检测质量控制和标准化程度在所有检验项目中相对薄弱。不同检测方法、不同生产厂家的试剂、不同检验单位、不同检验人员等都会对检测结果产生影响。

（仲人前，杨再兴）

参考文献

类风湿因子

【定义】

类风湿因子（rheumatoid factor, RF）是抗变性 IgG 自身抗体，其靶抗原表位在 IgG Fc 段。

【分类】

RF 主要有 IgG、IgA、IgM 三种亚型，IgE 型 RF 临床较少，IgD 型未见有报道。在类风湿性关节炎（Rheumatoid Arthritis, RA）中，IgG、IgA、IgM、IgE 四种 RF 临床意义有所不同，高滴度 IgM 类 RF 伴严重关节功能障碍，通常提示 RA 患者预后不良；IgG 类 RF 的含量与 RA 患者的滑膜炎、血管炎和关节外症状密切相关。IgA 类 RF 也是 RA 临床活动的一个指标，阳性与患者关节炎症状和严重程度以及骨质破坏显著相关。除了 RA，三种亚型 RF 也见于硬皮病、Felty 综合征和 SLE。

【诊断思路】

RF 阳性诊断思路见图 202。

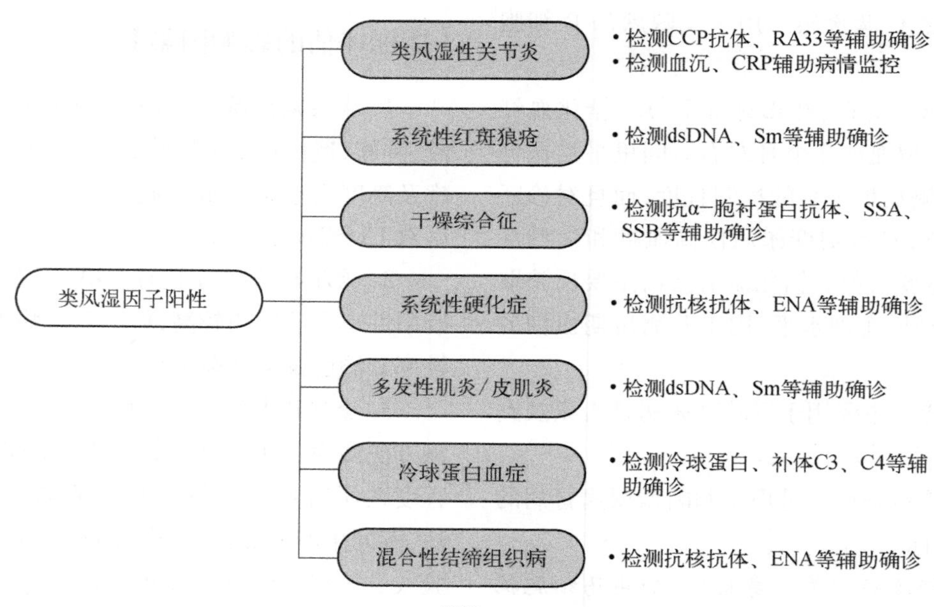

图 202　类风湿因子阳性诊断思路图

RF 辅助诊断价值　RF 可出现在多种风湿免疫疾病、感染性疾病患者血清中（表 12），对疾病诊断、鉴别价值不大，但 RFs 及其亚型抗体水平可以反映类风湿性关节炎、原发性干燥综合征等风湿免疫病的病情变化。

表 12　RFs 在部分疾病中的出现频率

疾　病	% RF
类风湿性关节炎	50~90
系统性红斑狼疮	15~35
Sjogren's 综合征	30~60
系统性硬化病	20~30
多发性肌炎/皮肌炎	5~10
冷球蛋白血症	40~100
混合性结缔组织病	50~60

【伴随临床症状的鉴别诊断】

1. 伴对称性小关节肿痛等　要考虑RA未经治疗的RA患者RF阳性率达80%，但RF不是RA特异性血清标志物，需进一步联合检测抗CCP抗体、抗角蛋白抗体（AKA）等自身抗体（表13）。RF滴度及其亚型检测在RA病情监测、药物治疗后疗效判断有重要的应用价值。RF IgG、IgA、IgM三型在RA患者血清中的含量变化有一定的规律，IgG RF、IgA RF的出现总是伴有IgM型RF含量的升高，三型RF同时升高时比单独一型升高的患者病情更为严重。在RA患者中IgM和IgA RF显著升高时，IgM RF、IgA RF含量与受累关节的个数存在正相关，患者病情进展迅速且较易发生骨破坏。IgG类RF的含量与RA患者的滑膜炎、血管炎和关节外症状密切相关，且若患者血清中IgM RF、IgG RF的含量持续升高则提示可能预后不佳。

表13　ACR/RULAR 2009年RA诊断标准

指　　标	分　值
受累关节数	（0~5分）
1中大关节	0
2~10中大关节	1
1~3小关节	2
4~10小关节	3
>10至少1个为小关节	5
血清学抗体检测	（0~3分）
RF或抗CCP均阴性	0
RF或抗CCP至少一项低滴度阳性	2
RF或抗CCP至少一项高滴度阳性	3
滑膜炎持续时间	（0~1分）
<6周	0
≥6周	1
急性期反应物	（0~1分）
CRP或ESR均正常	0
CRP或ESR升高	1

注：6分或以上肯定RA诊断。

2. 伴眼干、口干等症状　要考虑原发性干燥综合征（pSS）RF在pSS中有较高阳性率，其阳性率仅次于RA，30%~50%。血清中RF高滴度阳性的pSS患者较阴性的患者更易出现腮腺肿、关节炎及血液系统累及，实验室检查方面更易出现抗SSA抗体阳性、血小板减少、ESR加快。RF联合抗α合胞衬蛋白抗体以及SSA和SSB抗体有助于pSS诊断。

3. 伴紫癜、乏力、关节痛　是冷球蛋白血症的经典症状冷球蛋白是一种在体外37℃以下沉淀，复温后溶解的免疫球蛋白。冷球蛋白血症可以无任何临床症状，但也可引起各种器官系统损害，后者被称为冷球蛋白血症病。患者除了冷球蛋白阳性，多数伴RF阳性和补体C3、C4水平降低。

4. 伴发热、面部红斑、光过敏等症状　要考虑系统性红斑狼疮（SLE），RF在SLE阳性率为15%~35%。如果患者还伴有明显关节肿痛、晨僵及关节影像学病理改变，要考虑RA合并SLE或SLE侵蚀性关节炎，进一步地进行系列自身抗体检测和（或）影像学检查有助于诊断、鉴别诊断。

5. 伴弥漫性或局限性皮肤僵硬　要考虑系统性硬皮病（SSc），在SSc中血清RF阳性率达25%.骨及关节受累发生率达24%~97%。因此。血清RF阳性伴弥漫性或局限性皮肤僵硬患者应进一步检测抗核抗体、ENA、CCP抗体、血沉等SSc、RA相关的实验室指标以及关节影像学检查，以诊断SSc或SSc合并RA。

6. 伴食欲缺乏、皮肤黄疸或转氨酶升高　要考虑病毒性肝炎、原发性胆汁性肝硬化等疾病，前者多见。需进一步检测肝炎标志物、肝功能，如肝炎标志物阴性，则需检测自身免疫肝病相关自身抗体。在慢性乙型肝炎中，血清RF含量升高与肝脏病情呈正相关。少数自身免疫性肝病患者血清RF可阳性，也有原发性胆汁性肝硬化合并类风湿性关节炎病例报道。

7. 青少年型RA（JRA）　与成人RA不同，患者血清RF阳性率不高，5%~25%，ACR定义的如发病年龄小于16岁则为JRA。多关节受累JRA中RF频率升高，RF很少见于低龄JRA患儿，但可见于许多其他儿童的结缔组织疾病。RF试验对鉴别诊断帮助有限。

【伴随实验室指标的鉴别诊断】

1. 伴CCP抗体阳性　RF与CCP抗体同时阳性首先要考虑RA，高滴度RF提示RA病情进展、

L

关节骨质受损。

2. 伴 dsDNA 和(或)Sm 抗体阳性　抗 dsDNA 抗体、Sm 抗体是 SLE 标志性自身抗体,对 SLE 有确诊意义。在 SLE 中 RF 的阳性率达 15%~35%,RF 与抗 dsDNA 抗体和(或)Sm 抗体同时出现在 SLE 中较常见。

3. 伴其他自身抗体阳性　RF 可出现在多种自身免疫性疾病、感染性疾病患者血清中,对疾病诊断、鉴别诊断价值不大。

【需进一步检查的实验室指标】

1. 自身抗体系列　患者血清 RF 阳性,如伴有关节、皮肤、眼睛等处的症状,必须根据患者症状、体征选择进一步要检测其他自身抗体。如患者关节肿痛、晨僵为主的,要查 RA 的血标志物,包括 CCP 抗体、AKA 和 RA33 抗体;如患者皮损、关节痛,则除了 RA 血清标志物外,需增加 ANA、ENA、核小体等 SLE 相关自身抗体;如黄疸、转氨酶高,应筛查自身免疫性肝病相关自身抗体。

2. 血沉、CRP

3. 血生化检查　包括肝肾功能、心肌酶谱。

4. 血常规检查　红细胞、白细胞及分类、血红蛋白、血小板计数。

5. 尿液微量蛋白

【指标评估的技术要点】

RF 有 IgM、IgG、IgA、IgE 类,由于 IgM 型是 RF 的主要类型,而且具有高凝集、易于沉淀的特点,故乳胶凝集法检测的是 IgM 型类风湿因子。测定 RF 各亚类通常用 ELISA 间接法或免疫比浊法。

【指标评估的影响因素】

特别要注意的是 RF 对双抗体夹心法免疫指标检测可能存在干扰。由于 RF 是针对变性 IgG Fc 段抗体,血清中高滴度的 RF 对双抗体夹心酶免疫法、捕获法检测 IgM 类抗体、免疫比浊法测定均可造成正性或负性干扰,以正性干扰造成假阳性者多见。干扰的机制可能为双抗体夹心法检测系统中的捕获抗体和信号抗体一般均为 IgG。当样本中的 RF 能同时与这两种抗体 Fc 段结合时,便会将捕获抗体与信号抗体桥接,形成捕获抗体- RF -信号抗体的复合物,从而产生非特异性的检测信号,造成检测结果的假性升高或假阳性,引起这种干扰的可能是 IgM - RF、IgG - RF 或者其他型别。

(范列英)

参考文献

类圆线虫

【定义】

类圆线虫(strongyloides)属于袋形动物门、线虫纲的一种兼性寄生虫。幼虫侵入肺、脑、肝、肾等组织器官,引起类圆线虫病(strongyloidosis)。

【分类】

感染人类的类圆线虫共有两种:粪类圆线虫(strongyloidesstercoralis)和福氏类圆线虫(Flexneri strongyloides)。根据类圆线虫发育过程又可分为虫卵、丝状蚴、杆状蚴和成虫四个阶段。

【诊断思路】

诊断思路见图 203。

确诊　粪便、痰、尿或脑脊液等其他体液中检出幼虫或培养丝状蚴阳性即可确诊。

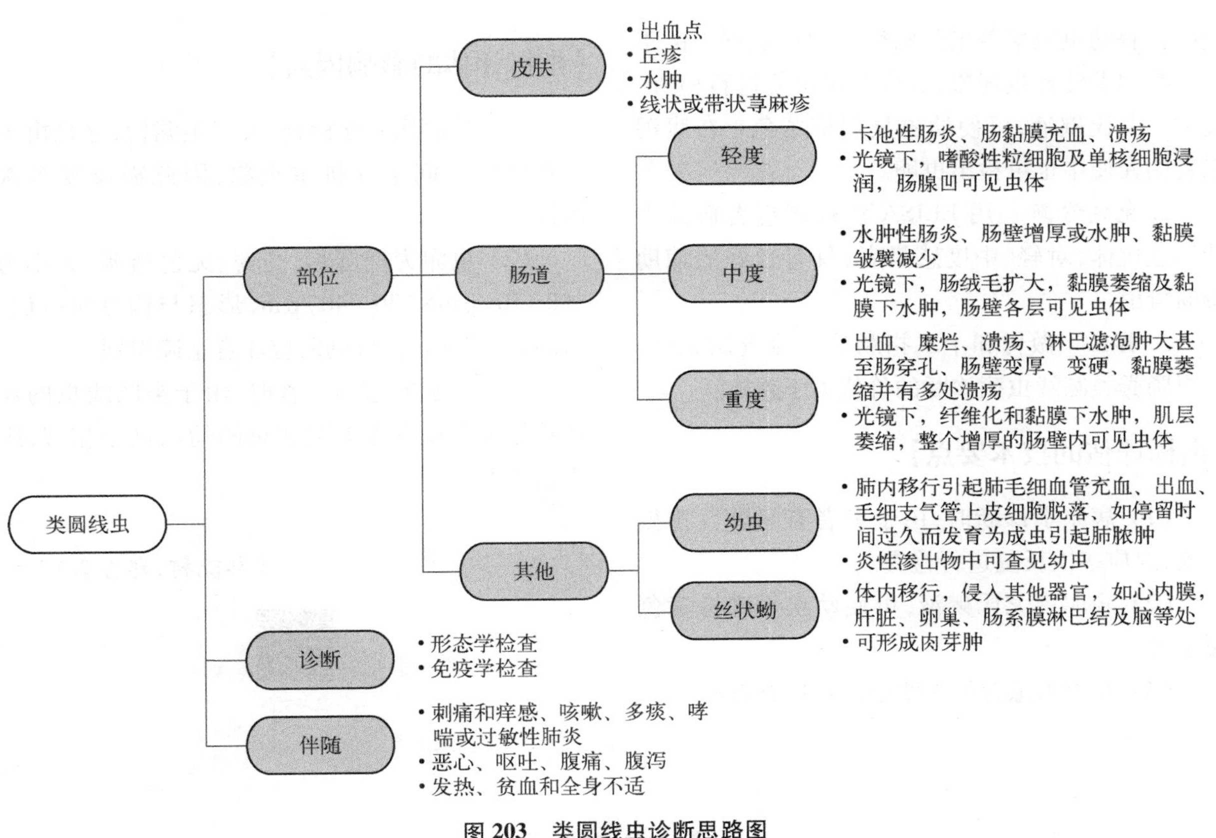

图 203　类圆线虫诊断思路图

【伴随临床症状的鉴别诊断】

类圆线虫病临床症状复杂多样，轻者无症状，重者可出现小肠和结肠的溃疡性肠炎，甚至引起患者死亡。临床上主要伴随症状如下。

1. 伴随皮肤损伤　丝状蚴侵入皮肤后，可引起小出血点、丘疹、并伴有刺痛和痒感，甚至可出现移行性线状荨麻疹，病变常可反复出现在肛周、腹股沟、臀部等处皮肤，在相应组织中可检出类圆线虫的丝状蚴或幼虫。

2. 伴随肺部症状　丝状蚴在肺部移行时，可引起肺脏毛细血管充血、出血、毛细支气管上皮细胞脱落，临床表现咳嗽、多痰、过敏性肺炎或哮喘等症状，但在痰液或炎性渗出物中可检出类圆线虫幼虫。

3. 伴随消化道症状　成虫寄生在小肠黏膜内所引起的机械性刺激和毒性作用，患者可出现恶心、呕吐、腹痛、腹泻等并伴有发热和全身不适等症状，可在粪便中检出类圆线虫的成虫。

4. 伴随其他症状　长期使用免疫抑制剂或患各种消耗性疾病以及先天性免疫缺陷和艾滋病患者可出现，由于大量幼虫在体内移行，可将肠道细菌带入血流，引起败血症等弥漫性粪类圆线虫病，可在不同体液中检出不同发育阶段的类圆线虫。

【伴随实验室指标的鉴别诊断】

1. 伴随贫血　血液细胞计数，由于呕吐或间断性反复腹泻等症状，导致营养不良，继而红细胞和血红蛋白减少。

2. 伴随嗜酸性粒细胞　血液细胞分析，大多数类圆线虫病可导致使嗜酸性粒细胞增多，重症可不升高。

3. 伴 X 线检查　阴影可有点状、小片状、索条状局限性或弥漫性炎症性阴影。

4. 伴血清电解质紊乱　类圆线虫病重者可能引起呕吐、腹泻，导致电解质紊乱。

【需进一步检查的实验室指标】

1. 病原诊断　主要依靠从粪便、痰、尿或脑脊液中检获幼虫或培养出丝状蚴为确诊依据。由于患者有间歇性排虫现象，故应多次反复进行检查。滴加卢戈氏碘液，可使幼虫显现棕黄色。在腹泻患者的粪便中也可检出虫卵。

2. 免疫诊断　用 ELISA 法检测患者血清中特异性抗体，对轻、中度感染者，具有较好的辅助诊断价值。

3. 其他　做胃和十二指肠液引流查病原体，对胃肠粪类圆线虫病诊断的价值大于粪检。

【指标评估的技术要点】

（1）病原学诊断时，由于患者有间歇性排虫现象，故应多次反复进行检查。

（2）滴加卢戈氏碘液，可使幼虫显现棕黄色便于辨别。

（3）在腹泻患者的粪便中注意检查虫卵。

【指标评估的影响因素】

（1）单次病原学检查，可产生漏检，这是由于患者可出现间歇性排虫现象，因此需反复多次留样。

（2）虫卵为椭圆形，壳薄、无色透明，大小为（50~70）μm×（30~40）μm，形态与钩虫卵相似，但部分虫卵内含有幼胚，应注意正确识别。

（3）病原形态学检查时，由于类圆线虫的丝状蚴与钩虫和东方毛圆线虫的幼虫极为相似，应注意鉴别。

（郝晓柯，郑善銮）

参考文献

L

冷球蛋白

【定义】

冷球蛋白（Cryoglobulin，CG）是血清中在0~4℃时发生沉淀，在37℃又溶解的一种病理性蛋白质。

单克隆冷球蛋白（Ⅰ型）多见于巨球蛋白血症、多发性骨髓瘤、淋巴瘤、慢性淋巴细胞白血病等，单克隆混合冷球蛋白（Ⅱ型）多见于类风湿关节炎、血管炎、系统性红斑狼疮（SLE）、干燥综合征等，多克隆混合冷球蛋白（Ⅲ型）多见于急性病毒性肝炎、传染性单核细胞增多症、链球菌感染后肾小球肾炎、感染性心内膜炎、原发性胆汁性肝硬化等。

【分类】

1. 单克隆冷球蛋白（Ⅰ型）　由 IgM、IgG、IgA 或本-周蛋白组成，约25%的冷球蛋白属于此类型。

2. 单克隆混合冷球蛋白（Ⅱ型）　由单克隆 Ig 与自身 IgG 组成，分为 IgM－IgG、IgG－IgG、IgA－IgG，约25%的冷球蛋白属于此类型。

3. 多克隆混合冷球蛋白（Ⅲ型）　由两类或两类以上的多克隆免疫球蛋白组成，即抗原和抗体都是多克隆的，约50%的冷球蛋白属于此类型。

【诊断思路】

诊断思路见图204。

【伴随临床症状的鉴别诊断】

1. 伴贫血、出血倾向及高黏滞综合征，体格检查发现淋巴结肿大、肝脾肿大、紫癜及黏膜出血、周围感觉神经病变、雷诺现象　高度提示巨球蛋白血症。

2. 伴贫血、骨痛、肾功能不全、感染、出血、神

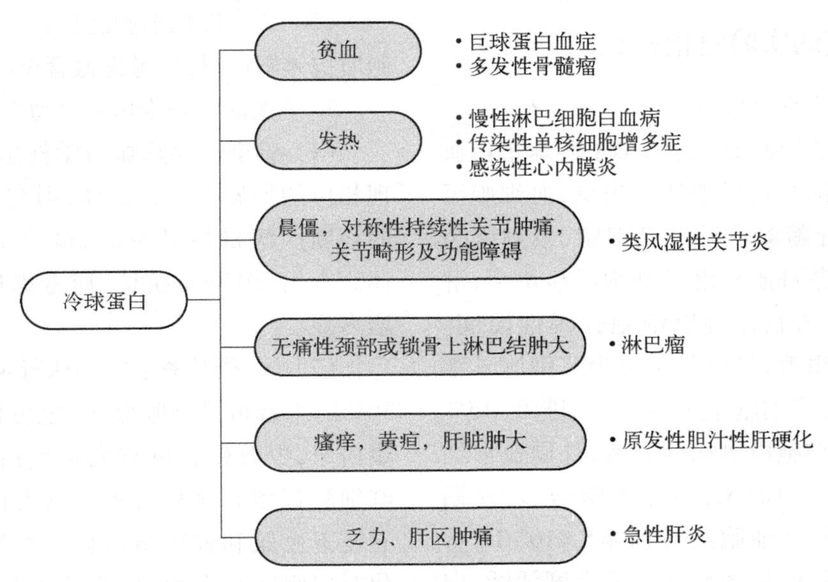

图 204　冷球蛋白诊断思路

经症状、高钙血症、淀粉样变等　应考虑多发性骨髓瘤的可能。外周血及骨髓形态学检查、血生化检查及X线检查可辅助诊断。

3. 伴无痛性颈部或锁骨上淋巴结肿大　应考虑淋巴瘤的可能，血液和骨髓检查、影像学及病理学检查可辅助诊断。

4. 伴乏力、发热、多汗或盗汗、体重减轻、骨痛、贫血和出血，查体可见脾大　应考虑慢性淋巴细胞白血病，通过外周血及骨髓形态学检查可明确诊断。

5. 伴晨僵、对称性、持续性关节肿胀、疼痛、畸形及功能障碍　应考虑类风湿关节炎，自身抗体类抗体检测、影像学及病理学检查有助于确定诊断。

6. 伴炎症反应　冷球蛋白因可导致血管阻塞且具有免疫复合物性质，可激活补体系统，故常引起全身性血管炎，自身抗体类检测及病理学检查可辅助诊断。

7. 伴发热、皮疹、颊部红斑　应考虑系统性红斑狼疮，结合自身抗体类检测及狼疮带检查可有助于明确诊断。

8. 伴乏力、肝区疼痛等　应考虑为急性病毒性肝炎，肝炎病毒标志物检测可明确诊断。

9. 伴发热，一般在39℃左右，淋巴结肿大、脾大等　应考虑传染性单核细胞增多症，外周血及骨髓形态学检查、病毒学检测可明确诊断。

10. 伴血尿、蛋白尿、水肿、少尿、高血压及肾功能减退等　应考虑链球菌感染后肾小球肾炎的可能，链球菌培养及血清学检测可明确诊断。

11. 伴发热、心脏杂音等　应考虑为感染性心内膜炎，血培养、血清学检测及超声心动图检查有助于明确诊断。

12. 伴瘙痒、黄疸、肝脏肿大等　应考虑原发性胆汁性肝硬化，病理学检查可明确诊断。

【伴随实验室指标的鉴别诊断】

1. 伴正色素正细胞性贫血　外周血涂片可见缗钱样现象，血细胞沉降率明显加快，可考虑为巨球蛋白血症。骨髓象可见淋巴细胞、浆细胞与介于两者之间的浆细胞样淋巴细胞明显增多，淋巴结活检可见浆细胞样淋巴细胞弥漫性浸润，血清蛋白电泳在γ区带内可见高而窄的尖峰或密集带，免疫电泳证实为IgM，75%的IgM带为κ轻链，尿液检查可见单克隆轻链存在。

2. 伴骨髓内骨髓瘤细胞　在多发性骨髓瘤的患者，骨髓象主要为浆细胞异常增生伴质的改变，免疫球蛋白检测可见相应单克隆IgG、IgA、IgM、IgD、IgE升高，血尿相应轻链κ或λ升高，κ高，比值异常，血清蛋白电泳M蛋白为IgM。

【需进一步检查的实验室指标】

1. 单克隆冷球蛋白增多

（1）外周血及骨髓形态学检查：巨球蛋白血症的患者外周血涂片可见缗钱样现象，血细胞沉降率明显加快，骨髓象可见淋巴细胞、浆细胞与介于两者之间的浆细胞样淋巴细胞明显增多，淋巴结活检可见浆细胞样淋巴细胞弥漫性浸润。多发性骨髓瘤的患者，骨髓象主要为浆细胞异常增生伴质的改变，浆细胞至少占有核细胞的15%以上。慢性淋巴细胞白血病的患者，外周血白细胞可达$(30\sim100)\times10^6$/L，淋巴细胞增多，晚期可达90%以上，淋巴细胞绝对值$\geqslant5\times10^9$/L，骨髓有核细胞增生程度呈明显活跃或极度活跃，白血病性淋巴细胞可占40%以上，多可高达90%。骨髓涂片中如发现巨大瘤细胞，则对诊断淋巴瘤具有重要意义。

（2）血、尿轻链检测：巨球蛋白血症者尿液检查可见单克隆轻链存在；多发性骨髓瘤者血尿相应轻链κ或λ升高，κ/λ比值异常。

（3）免疫球蛋白检测及蛋白电泳：巨球蛋白血症者血清蛋白电泳在γ区带内可见高而窄的尖峰或密集带，免疫电泳证实为IgM，75%的IgM带为κ轻链；多发性骨髓瘤者免疫球蛋白检测可见相应单克隆IgG、IgA、IgM、IgD、IgE升高，血清蛋白电泳M蛋白为IgM。

2. 单克隆混合冷球蛋白增多

（1）类风湿因子：类风湿因子阳性的患者，应考虑类风湿关节炎、系统性红斑狼疮、干燥综合征等病的可能。

（2）抗角蛋白抗体谱：包括抗核周因子抗体、抗角蛋白抗体、抗聚角蛋白微丝蛋白抗体、抗环瓜氨酸肽抗体，这组抗体谱对类风湿关节炎的特异性较高，可辅助诊断该病。

（3）狼疮带试验阳性结果有助于系统性红斑狼疮的诊断。

（4）抗核抗体：在干燥综合征的患者，抗SSA抗体和抗SSB抗体阳性率分别为70%和40%，约有5%～10%的患者可分别出现抗RNP抗体和抗着丝点抗体。

（5）抗中性粒细胞胞质抗体：抗中性粒细胞胞质抗体阳性时，应考虑血管炎的可能。

3. 多克隆混合冷球蛋白增多

（1）感染性疾病血清学标志物的检测：如发现相应的特异性病毒抗体，则有助于感染性疾病的诊断。病毒性肝炎时，可检测到肝炎病毒抗体。查出EB病毒抗体，应考虑传染性单核细胞增多症。

（2）尿、粪检查：肾小球肾炎时可见血尿，约30%的患者可见肉眼血尿，也可伴轻度至中度的蛋白尿，少数患者可有大量蛋白尿，尿沉渣可有红细胞管型和颗粒管型。感染性心内膜炎者可有镜下血尿和轻度蛋白尿。原发性胆汁性肝硬化时尿胆红素阳性，尿胆原正常或减少，粪便颜色变浅。

（3）血清生化指标：检测原发性胆汁性肝硬化时，肝功能异常明显，血清胆红素水平中度升高，以直接胆红素升高为主，血清胆酸浓度升高，血清铜水平升高。肾小球肾炎时肾功能可呈一过性受损表现，可有轻度的氮质血症，仅有极少数患者可呈急性肾衰竭表现。

（4）外周血涂片：检出异常淋巴细胞时，需考虑传染性单核细胞增多症。

（5）免疫学检查：血清抗链球菌溶血素"O"滴度升高时，需考虑链球菌感染后肾小球肾炎。

（6）血培养：血培养阳性者应考虑感染性心内膜炎的可能。

【指标评估的技术要点】

（1）参考区间各家报道不一，实验室宜依据检测方法说明书或自建参考区间。

（2）引起冷球蛋白升高的病因多样，临床表现各异，检测结果异常不具有诊断特异性，应结合其他实验室指标进行诊断和鉴别诊断。

【指标评估的影响因素】

（1）操作过程中，在将血清/血浆置4℃之前，所有注射器、试管、毛细滴管及离心过程均应预温，保持37℃，否则影响检测结果。常温条件下进行采血、离心和分离血清的操作对冷球蛋白的定量检测有较大影响，可能导致血清冷球蛋白的浓度明显下降。

（2）因冷球蛋白在37℃会重新溶解，因此，如沉淀物在37℃不溶解，不能视为冷球蛋白。

（3）部分冷球蛋白在冷的条件下可迅速沉淀，但有一些则需数天，因此，这些血清需在4℃下放置1周。

（续　薇）

参考文献

立克次体

【定义】

普氏立克次体（*Rickettsia prowazekii*）是一类专性寄生在宿主细胞内、革兰染色阴性、经体虱传播引起流行性斑疹伤寒的微生物。有时含有普氏立克次体的虱粪也可经空气侵入呼吸道或眼结膜使人感染。由于人民生活改善与防疫措施加强，该病在我国已基本得到控制，仅寒冷地区冬春季、农村等有散发或小流行。

贝纳柯克斯体（*C. burnelii*），又称Q热柯克斯体，是Q热（query fever）的病原体，革兰阴性，专性寄生在宿主细胞内，引起人畜患病。Q热病原传染性很强，可由蜱传播，也可不借助媒介节肢动物而由感染动物的排泄物污染环境后，通过接触、气溶胶经呼吸道、消化道等感染人和动物。Q热在我国分布广泛，无明显季节性。

【分类】

属于立克次体目，立克次体科，立克次体属，普氏立克次体种。贝纳柯克斯体属于军团菌目，柯克斯体科，柯克斯体属，贝纳柯克斯体种。

【诊断思路】

诊断思路见图205、图206。

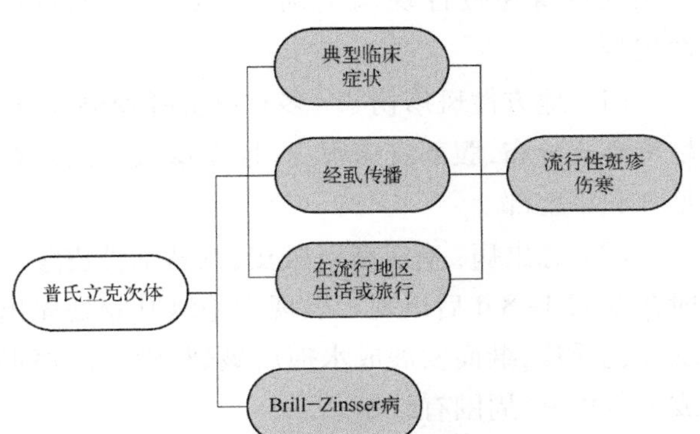

图205　普氏立克次体诊断思路图

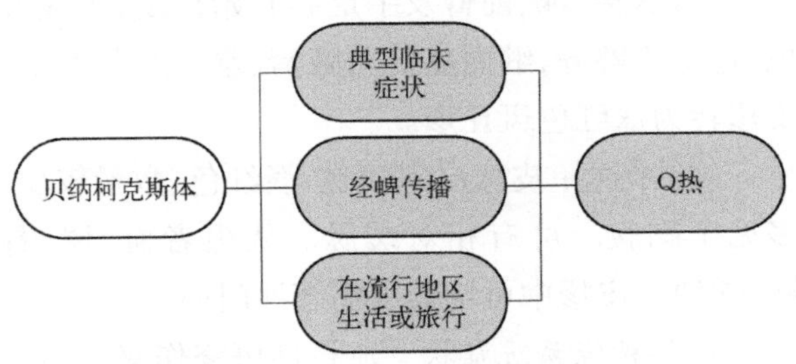

图206　贝纳柯克斯体诊断思路图

普氏立克次体引起的流行性斑疹伤寒其临床特征为急性起病，稽留高热，特殊皮疹及明显的中枢神经系统症状。在严重的情况下，非心源性肺水肿和带有昏迷和惊厥的立克次体脑炎通常预示着死亡。患流行性斑疹伤寒后数月至数年，可能出现复发，称为复发型斑疹伤寒，又称Brill-Zinsser病。

贝纳柯克斯体引起的Q热除有发热、咳嗽、胸痛、头痛及肌肉痛等与立克次体病相同的症状外，发生肺炎和肝炎也相当普遍。

【伴随临床症状的鉴别诊断】

1. 伴发热　流行性斑疹伤寒急性起病，体温可达 38~39℃,热型多为稽留型、也有弛张型和不规则型。Q 热起病急骤,体温在 2~4 d 升至 38~39℃,呈弛张热型和回归热型。需与急性病毒、细菌感染、恙虫病、斑点热群、回归热、钩端螺旋体病、流行性出血热等鉴别。

2. 伴皮疹　流行型斑疹伤寒患者多于发病后 4~6 d 开始在腋下和两肋出现皮疹,随后皮疹蔓延至背部(最明显)、胸部、腹部及四肢。初期皮疹特点为散在、略突出皮肤表面、颜色鲜红且按之褪色。发病 6~8 d,皮疹形态小而圆、色红、中心呈暗紫色且按之不褪色。皮疹需与地方性斑疹伤寒、恙虫病、斑点热群、伤寒、麻疹、过敏性疾病及自身免疫性疾病鉴别。Q 热一般无特征性皮疹。

(1) 地方性斑疹伤寒:多有鼠蚤叮咬史,皮疹呈离心式分布,腹部皮疹很少,且皮疹最先出现在足踝和手腕部。

(2) 恙虫病:有恙螨叮咬史,其特征性皮疹一般在发病 3~8 d 后出现。表现为恙螨叮咬处先出现红色丘疹,继而发展成水疱后破裂,中央溃疡形成黑色焦痂,周围有红晕。

(3) 斑点热群立克次体:病患者所有蜱叮咬史,皮疹从腰、踝、前臂及手足心开始出现,为浅红色、边缘不整齐,继而蔓延至腋窝、躯干及颈面部,皮疹转为深红色斑丘疹。

(4) 伤寒:皮疹出现较晚,淡红色、数量较少、多见于胸腹。可有相对缓脉。从患者血、尿、骨髓、粪便及皮疹中可培养出伤寒沙门菌。

3. 伴神经系统症状　流行性斑疹伤寒发病早期表现为剧烈头痛,随着疾病进展,神经系统症状加剧,出现谵妄、嗜睡和烦躁不安。少数出现脑膜刺激征、颈强直和四肢僵硬等。需与恙虫病、落基山斑点热、Q 热、伤寒、脑脊髓膜炎、脑炎、脑血管意外、颅内占位及脑外伤等鉴别。

剧烈头痛为 Q 热的突出病征,多见与前额、眼眶后和枕部,常伴肌痛。此外,出现间质性肺炎和肝炎也是 Q 热的特征。肺部病变多在 3~4 d 出现,表现为咳嗽、胸痛等。肝炎表现也相当普遍,有黄疸,肝区压痛,肝功能异常等。慢性 Q 热主要表现为 Q 热心内膜炎。除需与引起神经系统症状的疾病鉴别外,还需与病毒性肝炎、急性肝损害、肝肿瘤、支原体肺炎、鹦鹉热衣原体肺炎、布鲁菌病等鉴别。Q 热心内膜炎需与细菌性心内膜炎鉴别。

【伴随实验室指标的鉴别诊断】

1. 伴白细胞计数基本正常、中性粒细胞百分比升高、血小板减少　需与病毒、特殊病原体(支原体、衣原体、军团菌等)感染相鉴别。可通过各种病原体核酸和特异性抗体检测鉴别。

2. 伴转氨酶和胆红素升高　Q 热伴转氨酶和胆红素升高,需与病毒性肝炎、急性肝损害(物理性、化学性和药物性等)、自身免疫性肝病、肝硬化、肝脏肿瘤等鉴别。主要依赖贝纳柯克斯体检测、肝炎病毒核酸和抗体检测、化学药物接触史、自身抗体检测、肝脏影像学检查及病理等鉴别。

3. 伴血红蛋白降低　慢性 Q 热主要表现为心内膜炎,患者可出现贫血、反复发热、乏力和杵状指等。贫血需与缺铁性贫血、巨幼细胞性贫血、溶血性贫血、失血性贫血、红细胞生成障碍性贫血及破坏增加性贫血等鉴别。

4. 伴免疫球蛋白升高　普氏立克次体和贝纳柯克斯体感染后可产生血清特异性 IgM、IgG 及 IgA。需与自身免疫病、多发性骨髓瘤及其他感染性疾病鉴别。

【需进一步检查实验室指标】

1. 立克次体相关实验室检查　组织标本荧光染色镜检;立克次体、贝纳柯克斯体分离培养鉴定;IFA 或 ELISA 等检测血清中立克次体、贝纳柯克斯体特异性的 IgM、IgG;PCR 技术扩增立克次体的基因等。

2. 血常规检查　白细胞、红细胞、血小板、嗜酸细胞百分比、中性粒细胞百分比等。

3. 炎性指标　ESR、CRP、PCT、IL-6 等。

4. 血生化检查　肝肾功能。

5. 血液免疫　补体、自身抗体、免疫球蛋白、抗病毒抗体、梅毒抗体、HIV 抗体等。

6. 血培养

7. 其他　包括 X 线、CT 等。

【指标评估的技术要点】

1. 样本直接检测　分子生物学和免疫组化最常用来诊断急性期的斑疹伤寒、Q 热。

（1）核酸检测：取皮肤活检标本，尤其是未治疗前的焦痂标本，巢式 PCR 的灵敏度可达 78%。运用 5′-CATTACTTGGTTCTCAATTCGGT′和 5′-GTTTTATTAGTGGTTACGTAACC′扩增普氏立克次体的 17 kDa 的脂蛋白基因，获得 231 bp 的 DNA 片段。基因 rrs 和 ompB 也可作为诊断性的扩增区域。核酸检测灵敏度高、特异度好，用时短，对普氏立克次体的早期诊断、鉴别诊断、治疗效果评估等有重要意义。对贝纳柯克斯体的 16S rRNA 基因的可变区进行特异性扩增，能检出 1~10 个贝纳柯克斯体。

（2）免疫组化：取脏器标本的印片、石蜡切片或冷冻切片，用荧光抗体染色后镜检。镜下可查见皮疹、肝、肾和肺等中有立克次体。

2. 分离培养鉴定　传统的分离培养方法，如豚鼠、鸡胚的卵黄囊接种分离已被细胞培养取代。常用的细胞系有 Vero、L-929、HEL 和 MRC5。肝素抗凝的血浆、灰白色细胞层、皮损活检等样本均有较好的检出率。用间接免疫荧光法检测，以 4 个以上的立克次体判定为阳性，培养 48 h 后，有 82%的阳性标本可以检测到立克次体。培养物也可用 PCR 的方法，扩增 17 kDa 脂蛋白基因和 ompB 等。

3. 血清学检测

（1）外斐反应：用普通变形杆菌某些 X 菌株代替立克次体抗原进行非特异性凝集反应检测抗体，作为立克次体病的辅助诊断方式。流行性斑疹伤寒 OX19++++，OX2+，OXk-。OX 凝集素一般 5~7 d 产生，OX19 凝集效价大于 1∶160，且随病程延长，凝集效价 4 倍或 4 倍以上升高有诊断意义。复发型斑疹伤寒和约 15%的经疫苗接种后感染立克次体的病例可以在整个病程中效价不上升。注意变形杆菌抗原保存时间过长会使血清效价升高。此外，感染立克次体后、严重肝病、孕妇的外斐反应也是阳性。

（2）间接荧光免疫试验和 ELISA：诊断立克次体、贝纳柯克斯体病常用的方法。双份血清抗体效价呈 4 倍增长可明确诊断。操作简便，结果可信。贝纳柯克斯体的抗原和抗体分别表现为两相。Ⅱ相抗体滴度大于或等于Ⅰ相者视为正处于感染的急性期，Ⅰ相抗体若一直保持较高水平且滴度大于Ⅱ相者，则往往说明感染依然存在，但已经是慢性感染期或隐性感染。

（3）其他：补体结合试验灵敏度不及间接荧光免疫和 ELISA，除 Q 热诊断外，基本被取代。微量凝集、间接血凝和胶乳凝集也可用于斑疹伤寒的快速诊断，存在假阳性。

【指标评估的影响因素】

1. 患者因素　老年人和儿童由于免疫力低下，血清学检测方法可能出现假阴性。复发型斑疹伤寒和约 15%的经疫苗接种后感染立克次体的病例可以在整个病程中效价不上升。感染立克次体后、严重肝病、孕妇的外斐反应也是阳性。因此，外斐反应的结果应该综合临床症状和实验室检查综合判断。

2. 样本因素

（1）样本质量：样本在抗立克次体治疗开始前采集，血标本最好用肝素抗凝的无菌管。

（2）样本运送方式：用于培养的样本需 4℃运输，及时接种，若超过 24 h 才能接种，置于 -70℃冰箱或液氮中保存。

3. 人员操作因素

（郝晓柯，贺文芳）

参考文献

粒红比值

【定义】

粒红比值(granulocyte/erythrocyte，G/E)，指骨髓中各阶段粒细胞(包括中性、嗜酸性、嗜碱性粒细胞)百分率总和与各阶段有核红细胞百分率总和之比。正常值国内教材多为(2~4)：1，也有(1.5~3.5)：1的报道。《血细胞形态学分析中国专家共识(2013年版)》中是根据髓系(包括粒系和单核细胞系)细胞总数与有核红细胞总数之比计算出髓系：红系比例(myeloid/erythroid ratio，M：E)。

【分类】

粒红比值异常分为三类：G/E正常、G/E升高、G/E降低。

【诊断思路】

诊断思路见图207。

粒红比值作为骨髓细胞学报告的必要参数之一，可以粗略反映骨髓中粒系细胞和红系细胞相对增生程度，骨髓检查时计算粒红比值，可以大致筛查或排除一些血液系统疾病。

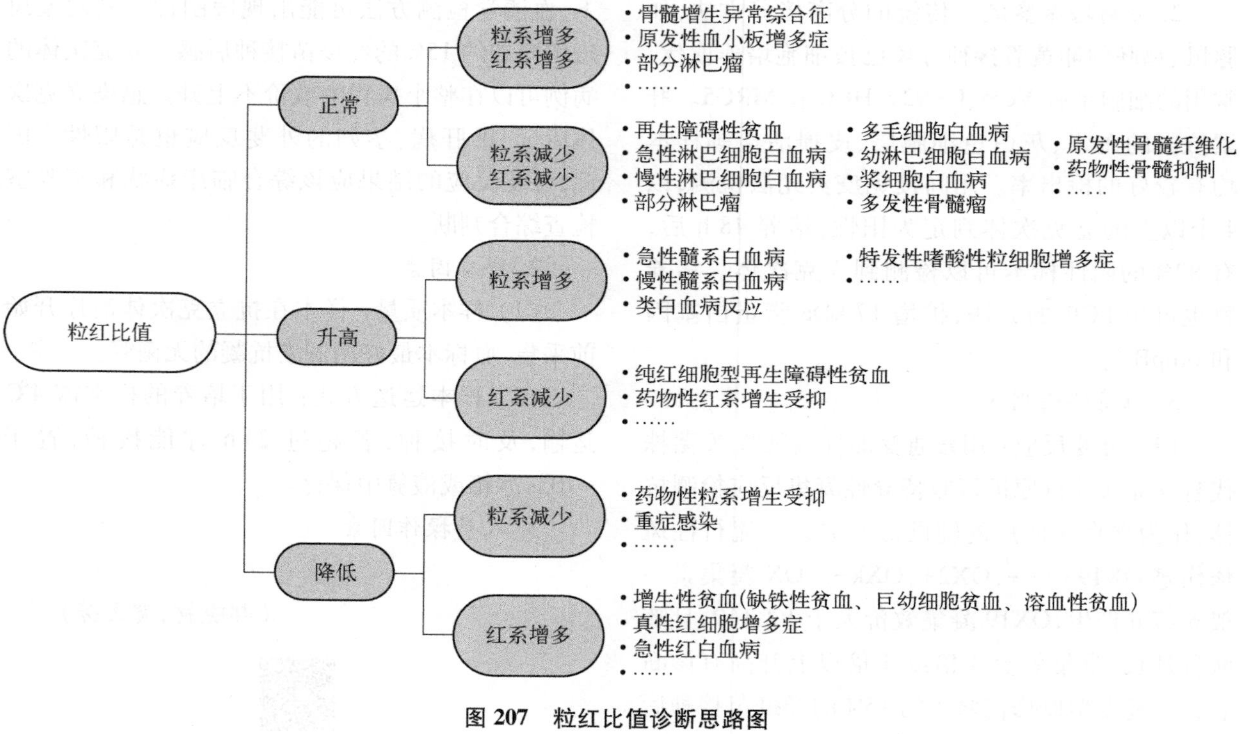

图207 粒红比值诊断思路图

【伴随临床症状、体征的鉴别诊断】

1. 伴头晕、乏力

(1) 粒红比值正常伴头晕、乏力：可见于再生障碍性贫血(AA)、多发性骨髓瘤(MM)、部分淋巴瘤、骨髓纤维化、急性淋巴细胞白血病、慢性淋巴细胞白血病等。临床表现AA以贫血、出血、感染为主，MM有时以骨骼局部肿块起病，多见于肋骨、胸骨、颅骨等，还可表现为进行性对称性远端感觉运动障碍，包括刺痛感和麻木感、肌无力；实验室检查通过尿蛋白、血清 M 蛋白、高钙血症、高尿酸血症，骨髓细胞学发现大量原始+幼稚浆细胞，以及骨髓活检有助于诊断和鉴别；急性和慢性淋巴细胞白血病除头晕、乏力外，还可伴随出血、淋巴结肿大等，骨髓细胞学、染色体、融合基因及细胞免疫分型可以鉴别。此外，原发性血小板增多症（ET）时各系细胞增生均明显活跃，以巨核细胞增生尤为明显，外周血血小板计数多在（600～3 000）×10^9/L，涂片可见聚集成堆，大小不一，有巨型血小板，血小板聚集试验中血小板对胶原、ADP 及花生四烯酸诱导的聚集反应下降，对肾上腺素反应消失，可检测到 JAK2 V617F 基因突变；部分淋巴瘤患者也可以因头晕、乏力就诊，同时伴肝脾及淋巴结肿大，骨髓细胞学、淋巴结穿刺活检有助于诊断。

（2）粒红比值升高伴头晕、乏力、面色苍白：可见于急性髓系白血病、慢性髓系白血病。若伴有出血、骨痛、牙龈增生和肿胀、皮肤粒细胞肉瘤、皮肤红色斑丘疹或结节，考虑为急性髓系白血病，同时需注意慢性髓系白血病加速期/急变期；若以肝脾肿大为主要伴随症状，还应考虑慢性髓系白血病。根据骨髓细胞学检查、细胞化学染色、细胞免疫表型分析、染色体和基因检测可诊断并予以明确。

（3）粒红比值降低伴头晕、乏力：可见于增生性贫血、环形铁粒幼细胞性难治性贫血、急性红白血病、急性失血性贫血。增生性贫血的骨髓象中红系增生明显，以中、晚幼红为主，无异常的原始幼稚细胞，骨髓铁染色、血清维生素 B_{12} 和（或）叶酸测定、溶血相关的实验室检查可帮助鉴别；环形铁粒幼细胞性难治性贫血可依据原始细胞<5%且仅红系发育异常、骨髓铁染色来确诊；红白血病可依据骨髓细胞学检查来明确；急性失血性贫血可结合外伤史、慢性病史、手术史以明确。

2. *伴发热*

（1）粒红比值正常伴发热，常伴随淋巴结肿大：常见于病毒或细菌感染引起的反应性淋巴细胞增多症如传染性单核细胞增多症，一般呈暂时性，感染控制后恢复正常。若病程反复、并伴有肝脾肿大、消瘦、盗汗，需考虑急、慢性淋巴细胞白血病、淋巴瘤、浆细胞病、多毛细胞性白血病，可选择淋巴结穿刺活检、骨髓细胞学检查、细胞化学染色、细胞免疫表型及其他实验室检查以鉴别。

（2）粒红比值升高伴发热：需考虑急、慢性髓系白血病、类白血病反应。急、慢性髓系白血病的诊断如前所述；类白血病反应有原发病，随原发病好转而恢复，通过骨髓 NAP 染色阳性积分、有无 Auer 小体可鉴别。

（3）粒红比值降低伴发热：在自身免疫性溶血性贫血，骨髓红系造血明显活跃导致粒红比值降低，另外还需注意慢性淋巴细胞白血病晚期或化疗后，有4%～25%并发自身免疫性溶血性贫血，故诊断时还需详细询问病史，结合相关实验室检查；中性粒细胞减少和粒细胞缺乏可因感染、药物导致的骨髓粒系细胞受抑制表现为骨髓粒红比值降低。

3. *伴神经官能症症状* 粒红比值降低伴头痛、眩晕、耳鸣、眼花等神经官能症症状，需考虑真性红细胞增多症（PV），该病同时有多血质表现如皮肤红紫、血栓栓塞倾向，可依据 PV 诊断的 WHO 标准（2016 年）。

（1）主要标准：① 血常规，血红蛋白>165 g/L（男性）、血红蛋白>160 g/L（女性），或 Hct>49%（男性）、Hct >48%（女性），或红细胞总量（RCM）增加；② 骨髓活检有年龄相关的红系、粒系和巨核细胞三系明显增生伴多形性的大小不等的成熟巨核细胞；③ 存在 JAK2 V617F 或 JAK2 exon 12 突变。

（2）次要标准：血清 EPO 低于参考范围。符合上述 3 条主要标准或前 2 条主要标准和 1 条次要标准。

4. *伴黄疸* 粒红比值降低伴黄疸可能为溶血性贫血，为鉴别遗传性球形红细胞增多症、红细胞葡萄糖-6-磷酸脱氢酶缺乏症、血红蛋白病、自身免疫性溶血性贫血、阵发性睡眠性血红蛋白尿症，需要进一步结合家族史、进行溶血相关实验室检查明确溶血性贫血的病因。

L

【伴随实验室指标的鉴别诊断】

1. 伴血红蛋白降低、红细胞减少或血细胞比容降低

(1) 粒红比值正常伴血红蛋白、红细胞或血细胞比容可见于再生障碍性贫血、MDS、浆细胞病等;若为全血细胞减少,需考虑再生障碍性贫血、自身抗体介导的全血细胞减少(如 Evans 综合征和免疫相关性全血细胞减少)。

(2) 粒红比值升高伴血红蛋白、红细胞或血细胞比容若骨髓粒系增生明显活跃,可见于急、慢性髓系白血病、类白血病反应,若骨髓红系增生受抑,可见于纯红细胞再生障碍性贫血。

(3) 粒红比值降低伴血红蛋白、红细胞或血细胞比容需要鉴别增生性贫血、慢性感染、炎症或肿瘤性疾病继发的慢性病性贫血,如前所述。

2. 伴红细胞增多　粒红比值降低伴红细胞计数升高[$(6\sim10)\times10^{12}$/L]和血红蛋白升高[$(170\sim240)$g/L],可见于真性红细胞增多症。

【需进一步检查的实验室指标】

1. 溶血相关检查　如 Coombs 试验,有助于诊断 AIHA,判断血管内溶血的实验室指标之一。

2. 胆红素代谢指标　总胆红素、直接胆红素等,是血管内溶血的指标之一。

3. 铁代谢指标　用于缺铁性贫血和噬血细胞综合征的实验室诊断。

4. 叶酸、维生素 B_{12}测定　用于巨幼细胞贫血的诊断。

5. 尿本-周蛋白　阳性有助于诊断多发性骨髓瘤。

6. 血清蛋白电泳及免疫球蛋白　血清 M 蛋白、IgG、IgA、κ 轻链、λ 轻链,有助于诊断多发性骨髓瘤。

7. 乳酸脱氢酶　是浆细胞病鉴别和预后的辅助指标之一。

8. 尿常规　包括尿蛋白、尿胆原及尿胆红素,有助于筛查 MM 和血管内溶血。

9. 骨髓细胞化学染色　有助于鉴别急性髓系白血病、急性淋巴细胞白血病、急性单核细胞白血病、类白血病反应、毛细胞白血病、慢性髓性白血病、慢性淋巴细胞白血病等。

10. 细胞遗传学和分子生物学检查　有助于急性白血病分型等。

11. 细胞免疫分型　有助于急性白血病、PNH 的诊断和分型。

12. 淋巴结穿刺活检　有助于淋巴瘤的细胞病理诊断。

13. 骨髓活检　骨髓细胞学检验不能反映骨髓组织结构及间质成分,在骨髓纤维化、骨髓增生极度低下或极度活跃时,需要进一步了解骨髓造血状态和纤维组织的增生程度,则需要骨髓病理学检查即骨髓活检。

14. 血常规及血细胞形态　包括白细胞计数及分类、红细胞、血红蛋白、红细胞平均值参数、血小板计数,有助于判别外周血象的数值变化、计数原始/幼稚细胞比例、观察细胞异常形态。

15. 有核红细胞计数　结合血细胞形态,可初步筛查急性红白血病。

16. 网织红细胞计数　包括网织红细胞百分比和网织红细胞绝对值,可初步判断骨髓红系增生程度。

【指标评估的技术要点】

1. 计数粒细胞百分比　在骨髓涂片中,选择体尾交界处细胞分散均匀且染色良好的区域,按照"Z"字形或"弓"字形用油镜观察,计数的粒系细胞为:原粒,早幼粒,中性、嗜酸性、嗜碱性粒细胞的中幼粒细胞、晚幼粒细胞、杆状核及分叶核粒细胞的总和。

2. 计数红细胞百分比　计数的红系细胞为:原红、早幼红、中幼红及晚幼红细胞的总和。

3. 粒红比值的计算方法　计数 200 个有核细胞,将上述计数的粒系细胞总和与红系细胞总和的比值,即为粒红比值。

【指标评估的影响因素】

(1) 合格的骨髓涂片是粒红比值判断正确的前提,要想做到骨髓穿刺及标本取材满意、涂片均匀,要求临床及实验室操作人员技术规范、所用的

玻片、推片质量符合要求。

（2）准确识别细胞形态是计数粒红比值的保证，而骨髓涂片染色良好是准确辨别细胞形态的前提条件，因此用于骨髓涂片染色的染液和缓冲液应符合质量控制要求；另外，骨髓形态学阅片人员应经历骨髓细胞形态的定期培训和考核，具备相应技术资质。

（3）药物在使用过程中会发生骨髓抑制，骨髓增生降低或重度降低，表现为全血细胞减少、中性粒细胞减少或缺乏，因此在评估骨髓增生程度时，还应注意患者既往疾病及用药史。

（续 薇）

参考文献

淋巴细胞活化

【定义】

淋巴细胞活化是指抗原刺激淋巴细胞后，经一系列细胞内信号传递，启动基因的表达，产生多种胞质内、胞膜或分泌性蛋白，最终具备了增殖、分化以及最终行使功能的能力。淋巴细胞活化是一个相当复杂过程，包括蛋白酪氨酸激酶（protein tyrosine kinases，PTKs）的活化、细胞蛋白酪氨酸磷酸化、细胞内钙离子浓度的升高、磷酸肌醇的水解、蛋白激酶C和Ras的活化等。

【分类】

1. B细胞活化　B细胞通过BCR识别并与特异性抗原表位结合，获得B细胞活化的第一信号，随后，B细胞又与被活化的Th细胞表达的多种黏附分子相互作用，获得活化的第二信号，最终完成复杂的活化。目前，CD19、CD20、CD21、CD22、CD23、CD72、CD80等分子被认为与B细胞活化密切相关，其中CD80及CD86在活化的B细胞最为常见，均属于免疫球蛋白超家族，在B细胞提呈抗原过程中充当协同刺激分子，与T细胞表面CD28分子结合，为T细胞活化提供第二信号。

2. T细胞活化　T细胞活化同样需要接受两个信号的刺激：第一信号是来自TCR特异性识别抗原提呈细胞所提呈的抗原肽-组织相容性复合物，CD3、CD4分子参与了识别和活化过程；第二信号是由协同刺激分子相互作用所提供，包括CD28/B7、CD2/CD58、LFA-1/ICAM-1等。在细胞膜表面，MHC/抗原肽/TCR复合体的启动活化了CD3分子。CD3的胞内段较TCR长，且CD3分子γ和δ链富含丝氨酸/苏氨酸，δ链胞内段富含酪氨酸，可分别作为蛋白激酶C（PKC）和蛋白酪氨酸激酶（PTK）的反应底物，从而发生磷酸化，进一步启动信号传递的级联反应。T细胞通过磷脂酰肌醇途径和酪氨酸激酶途径两条信号传递途径被活化。它们分别由原癌基因产物酪氨酸激酶$p56^{fyn}$和$p56^{lck}$启动。$p56^{fyn}$在细胞膜内侧与TCR/CD3相连；$p56^{lck}$在细胞内侧与CD4分子胞内段连接。激活$p56^{fyn}$和$p56^{lck}$，最终T细胞被活化，进一步表达基因产物。免疫突触的形成也是T细胞活化的一个重要过程。T细胞活化在不同时期也会表达不同的分子标记，其中CD69、CD71、CD25、HLA-DR分别是T细胞在活化早、中、晚期依次出现的重要分子标志。

（1）CD69：即活化诱导分子，也称早期活化抗原1，可能与信号转导有关。它是T细胞被激活后通过T细胞受体（TCR）信号通路活化出现的分子标记，一般认为T细胞被激活3～4 h后，即可检测到CD69分子的表达上调，它的表

L

达水平上升意味着 T 细胞的早期活化，是目前已知 T 细胞活化后表达最早的一种膜表面分子。CD69 分子可通过提高胞内钙离子浓度，诱导 Th1 样细胞因子如 γ 干扰素（interferongamma，IFN -γ）、肿瘤坏死因子 α（tumor necrosis factor alpha，TNF - α）等的分泌，同时诱导白介素 - 2（interleukin - 2，IL - 2）的合成，从而引发淋巴细胞增殖，同时还可作为共刺激信号进一步促进 T 细胞活化。

（2）CD71：CD71 分子即转铁蛋白受体（transferrin receptor，TfR）。与 CD69、CD25 相似，CD71 在静止期的 T 细胞表面不表达，而在活化后的 T 细胞表面表达增加。它也是 T 细胞早期活化标志之一，其主要功能是参与细胞新陈代谢过程中铁的转运，与细胞分化、增殖及成熟密切相关。一般认为，在接受抗原刺激 12 h 后 T 细胞即可高表达 CD71。MHC -抗原肽复合物与 TCR 相互作用激活 T 细胞后可上调细胞表面 CD71 的表达，CD71 能与细胞表面的 TCR/CD3ζ 链形成复合物，向细胞内传递活化信号。

（3）CD25：为白细胞介素 2 受体的 α 链，属于细胞因子受体。它是 T 细胞中期活化的重要表面标记，是活化的淋巴细胞才具有的抗原分子。与白细胞介素 2 受体 β 及 γ 亚基结合后形成高亲和力复合物，从而赋予了活化的 T 细胞在白细胞介素 2 相对浓度较低的环境中，亦可促使 T 细胞进入 S 期，完成淋巴细胞增殖。

（4）HLA - DR：是主要组织相容性抗原复合物Ⅱ类分子的主要抗原之一，正常情况下，HLD - DR 分布比较局限，主要表达于抗原提呈细胞和活化的 T 细胞表面，参与对外源性抗原的加工、处理以及提呈，在机体免疫应答和免疫调节过程中发挥重大作用。HLA - DR 被认为是淋巴细胞活化晚期的重要抗原标记。

【诊断思路】

诊断思路见图 208。

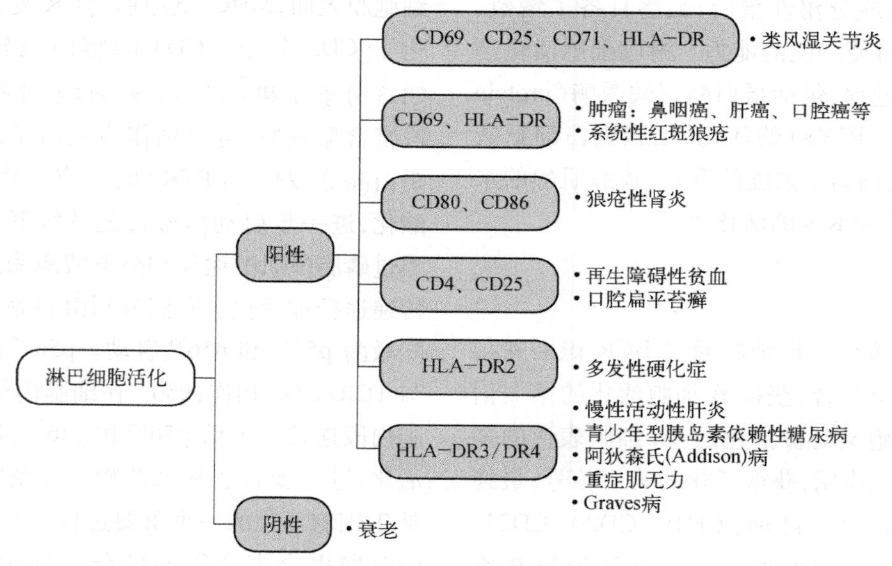

图 208　淋巴细胞活化诊断思路图

临床意义　目前通常采用流式细胞仪检测外周血 CD69、CD25 和 HLA - DR 来作为 T 细胞活化的重要标志。

（1）肿瘤：CD69、HLA - DR 在一些肿瘤细胞中异常表达，表达水平与肿瘤的分化程度和预后相关。鼻咽癌、肝癌、口腔癌患者外周血中活化的淋巴细胞 CD69、HLA - DR 表达显著升高。此外，可通过检测 CD69、HLA - DR 在肿瘤围术期的表达水平，间接反映出机体免疫功能，有助于辅助判断肿瘤患者病情，进一步指导免疫治疗。

（2）自身免疫性疾病：系统性红斑狼疮患者外周血活化 T 细胞增多，可诱导 ANA 生成，加重肾脏免疫复合物的沉着。同时,狼疮性肾炎患者还存在B细胞的过度活化,进而产生自身多克隆抗体促进该病的发生。一些自身免疫性疾病如:慢性活动性肝炎、青少年型胰岛素依赖性糖尿病、艾迪生(Addison)病、重症肌无力、Graves病、类风湿关节炎与HLA-DR3或HLA-DR4相关。此外,类风湿关节炎患者关节滑膜液中淋巴细胞CD25的表达也明显高于正常人。多发性硬化症后期也与HLA-DR2有关。

(3)其他:肾移植配型中,HLA-DR在各位点基因配对中居于最重要地位。

再生障碍性贫血患者T细胞处于过度活化状态,从而造成骨髓造血功能低下,不同阶段的活化标记可能与再生障碍性贫血的病情进展有关。

急性期川崎病患儿外周血存在大量T细胞活化现象,活化的T细胞会分泌一系列细胞因子,促使淋巴细胞增殖,增强免疫应答,最终引起机体的免疫损伤。

口腔扁平苔藓也与T细胞的活化息息相关。

【伴随临床症状的鉴别诊断】

1. 伴随肿块、疼痛、出血、梗阻、消瘦等　考虑肿瘤。

2. 伴随自身免疫性疾病症状　如远端小关节增粗变形、关节僵硬、面部蝶形红斑、肌力下降、全身皮肤色素加深、甲状腺肿大等,考虑类风湿性关节炎、SLE、重症肌无力、艾迪生病、Graves病等。

3. 伴随多尿、多饮、多食、体重下降、乏力　考虑青少年型胰岛素依赖性糖尿病。

4. 伴随发热、咳嗽咳痰等呼吸系统症状　考虑溶血性链球菌、葡萄球菌、支原体等病原体感染。

5. 伴随黄疸、乏力、食欲下降　考虑慢性活动性肝炎。

6. 伴随淋巴结肿大、脾大、贫血、出血、发热　考虑淋巴细胞白血病、再生障碍性贫血等。

7. 小儿伴随发热、皮疹、结膜充血、口腔黏膜充血、颈部非脓性淋巴结肿大　考虑川崎病。

8. 伴随反复溃疡　考虑复发性阿弗他溃疡。

【伴随实验室指标的鉴别诊断】

1. CD69、HLA-DR升高,伴肿瘤标志物提示阳性　常见于恶性肿瘤,如鼻咽癌、肝癌、口腔癌等。

2. CD25、CD69、HLA-DR升高,伴内分泌异常　如尿糖、血糖升高,或皮质醇、血清促肾上腺皮质激素升高、血钾升高、血钠降低,或谷丙转氨酶反复持续升高、白蛋白降低、胆红素升高,或乙酰胆碱受体抗体阳性,或甲状腺激素升高、促甲状腺素降低、促甲状腺素受体抗体阳性,或类风湿因子滴度大于1:32,血沉升高等,可见于自身免疫性疾病,如青少年型胰岛素依赖性糖尿病、艾迪生病、慢性活动性肝炎、重症肌无力、Graves病、类风湿性关节炎、多发性硬化症等。当CD25、CD69、HLA-DR显著升高时,且白细胞减少、血小板显著下降、尿蛋白阳性,可考虑严重发热伴血小板减少综合征。

3. HLA-DR阳性,伴血常规检查异常　如血常规显示三系减少,骨髓涂片提示造血细胞减少,常见于再生障碍性贫血。

4. 淋巴细胞活化能力下降　可见于衰老。

【需进一步检查的实验室指标】

1. 血常规检查　包括白细胞及其分类、红细胞、血小板等检测,有助于辅助诊断感染性疾病及血液系统疾病。

2. 血涂片和骨髓涂片检查　有助于血液系统肿瘤的辅助诊断。

3. 血生化检查　包括肝、肾、心功能,电解质等检测,有助于判断肝肾心功能损伤情况。

4. 免疫血清学检查　肿瘤标志物检测有助于判断肿瘤的发生以及预后监测;C-反应蛋白、降钙素原检测,有助于辅助判断感染性疾病;免疫球蛋白定量检测可间接反映机体免疫状态。

5. 自身抗体检测　有助于自身免疫性疾病的辅助诊断。

6. 淋巴结病理活检　有助于辅助判断肿大淋巴结的性质。

7. 其他　包括影像学检查(如X线、CT、MR、PET)、B超、心电图等。可进一步判断有无其他

L

脏器损伤。

【指标评估的技术要点】

1. 流式细胞术　目前检测的标准方法是运用流式细胞仪,实验前保证标本无溶血,其他影响结果的因素较少。

2. 免疫组织化学　其影响因素较多。

(1) 标本前处理过程中固定时间过长或过短均会对染色结果产生不良影响。如果固定时间不足易造成抗原弥散,固定时间过长则会破坏抗原活性。

(2) 切片的质量是保证染色质量的基本要求,切片刀痕和皱褶部位易引起假阳性。

(3) 修复强度不够,结果可能会出现假阴性。

【指标评估的影响因素】

1. 生理变化　有文献显示,淋巴细胞计数有生理变化,日内最低值在下午 3:00,最高峰出现在晚上 23:00,变异系数约 6.1%;如每季节测定 1 次,年变异系数为 20.4%~67.3%。

2. 营养不良　营养不良者淋巴细胞计数降低;对有丝分裂原、刀豆素 A、植物血凝素和美洲商陆的反应性,或发生同种异体细胞反应时,营养不良者的反应性亦较低,但年龄间无显著差异。

3. 肿瘤坏死因子-α 治疗　治疗后淋巴细胞可在 2 h 降低至原水平的 31%,但可在 24 h 后恢复;IL-3 皮下注射可致计数升高。

(兰小鹏,赵　猛)

参考文献

L

磷

【定义】

磷是人体重要的无机元素之一,参与细胞膜、核酸、磷脂、凝血因子的组成、高能磷酸键的合成和磷酸化过程,同时维持体内钙、磷代谢平衡。

【分类】

人体内的磷主要以磷酸盐的形式存在于骨骼中,少量以有机磷或无机磷形式存在于细胞外液中,血液中的磷通常指血清中的无机磷,80%~85%以 HPO_4^{2-} 形式存在,其次为 $H_2PO_4^-$,仅有微量 PO_4^{3-}。磷由肠和肾排出,尿磷含量占总排泄量的 60%左右,尿磷水平与血清磷水平相关。

【诊断思路】

磷代谢诊断思路见图 209。

1. 血清磷升高

(1) 磷摄入过多:静脉注射磷酸盐,使用缓泻剂、灌肠液等,维生素 D 过多增加肠道对磷的吸收。

(2) 磷排出减少:急、慢性肾衰竭,慢性肾炎晚期,肾小球滤过率减低和肾小管重吸收磷增加。

(3) 内分泌疾病:原发性或继发性甲状旁腺功能减退症、肢端肥大症。

(4) 磷向细胞外转移:溶血、横纹肌细胞破裂溶解、呼吸性酸中毒(治疗前)、糖尿病酮症酸中毒、乳酸中毒等。

(5) 其他:多发性骨髓瘤、骨折愈合期、急性白血病等溶骨作用增强。

2. 血清磷降低

(1) 磷摄入不足:长期低磷饮食、吸收障碍、恶病质、活性维生素 D 缺乏等。

(2) 磷丢失过多:频繁呕吐、长期腹泻、血液透析、大量使用噻嗪类利尿剂、肾磷酸盐阈值降

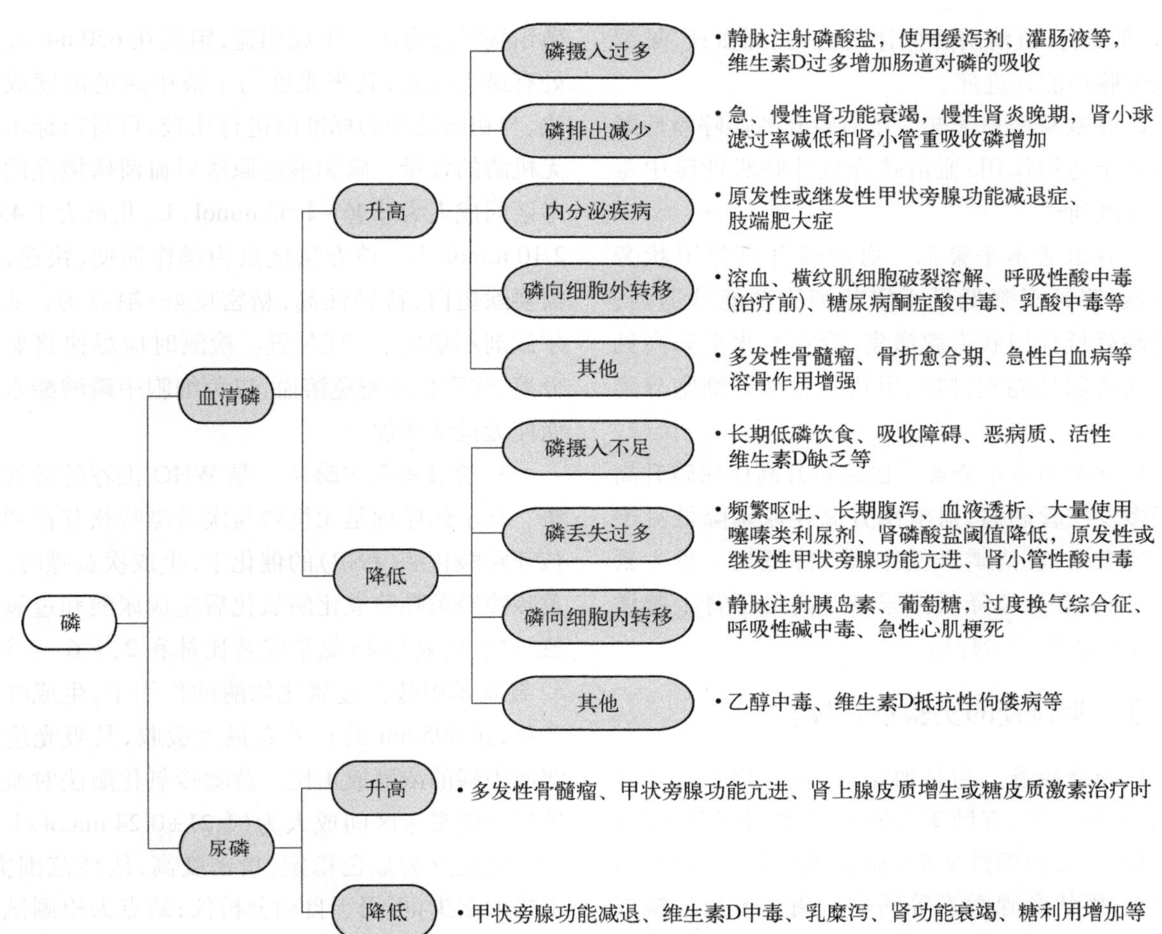

图 209　磷代谢异常的诊断思路图

低，原发性或继发性甲状旁腺功能亢进、肾小管性酸中毒。

(3) 磷向细胞内转移：静脉注射胰岛素、葡萄糖，过度换气综合征、呼吸性碱中毒、急性心肌梗死。

(4) 其他：乙醇中毒、维生素 D 抵抗性佝偻病等。

3. *尿磷升高*　多发性骨髓瘤、甲状旁腺功能亢进、肾上腺皮质增生或糖皮质激素治疗时。

4. *尿磷降低*　甲状旁腺功能减退、维生素 D 中毒、乳糜泻、肾衰竭、糖利用增加等。

【伴随临床症状的鉴别】

1. *血清磷升高伴骨痛、骨折、骨骼畸形*　提示继发性甲状旁腺功能亢进、纤维性囊性骨炎、活性维生素 D 减少、佝偻病等，鉴别需结合血清激素检测、影像学检查等。

2. *血清磷升高伴皮疹、关节活动受限、韧带断裂、带状眼病*　提示软组织钙化，鉴别需结合影像学检查及其他实验室检测。

3. *血清磷升高伴腹胀、胸闷、心悸、四肢抽搐等症状*　提示合并其他电解质紊乱、神经肌肉损害等，鉴别需结合电解质检测、神经电生理检查、心电图、心肌标志物变化等。

4. *血清磷降低伴精神障碍、神经肌肉兴奋性降低*　提示神经肌肉损害。

5. *血清磷降低伴血液系统异常*　红细胞、白细胞、血小板结构及功能异常，鉴别需结合细胞形态及功能检查等。

6. *尿磷代谢紊乱*　根据病因不同，可伴高磷血症及低磷血症表现。

【伴随实验室指标的鉴别诊断】

1. *伴其他电解质水平变化*　血清磷升高伴低血钙、高血镁，见于甲状旁腺功能减退症、抗维生素D佝偻病；血清磷降低伴高血钙、低血镁，见于甲状旁腺功能亢进症。

2. 伴酸碱平衡紊乱　血清磷升高伴呼吸性酸中毒见于药物作用；血清磷降低伴呼吸性碱中毒见于过度通气。

3. 伴激素水平紊乱　血清磷升高伴甲状旁腺激素、降钙素降低见于甲状旁腺功能减退症；血清磷降低伴甲状旁腺激素、降钙素水平升高见于甲状旁腺功能亢进症、甲状腺滤泡旁细胞分泌增多。

4. 伴尿磷水平紊乱　血清磷升高伴尿磷升高见于多发性骨髓瘤，血清磷升高伴尿磷降低见于慢性肾衰竭；血清磷降低伴尿磷降低见于维生素D缺乏症；血清磷降低伴尿磷升高见于肾上腺增生或糖皮质激素治疗后。

【需进一步检查的实验室指标】

1. 血液检查　包括血常规、血生化尤其是肾功能、电解质等，有助于判断血液浓缩情况，酸碱度分析，红细胞脆性实验，血小板计数、寿命及功能检查，甲状旁腺激素等钙磷代谢调节激素检查有助于判断病因。

2. 尿液检查　包括24 h尿电解质、尿蛋白、尿液pH，有助于判断肾脏功能变化。

3. 影像学检查　包括甲状旁腺CT、骨密度测定、核素检查等有助于进一步鉴别。

【指标评估的技术要点】

无机磷测定性方法包括：同位素稀释质谱法、以硫酸亚铁或米吐尔（对甲氨基酚硫酸盐）作还原剂的磷钼酸还原法、黄嘌呤氧化酶法。

1. 同位素稀释质谱法　该法是测定磷的决定性方法，但临床实验室不作为常规检测方法。

2. 磷钼酸还原法　是我国推荐的常规方法。其工作原理是在酸性溶液中无机磷与钼酸铵作用生成磷钼酸复合物，对甲氨基酚硫酸盐（米吐尔）将磷钼酸复合物还原生成钼蓝，钼蓝在650 nm波长处有最大吸收，其吸光度与溶液中磷的浓度成正比，与相同处理的标准液进行比较，可得出标本中无机磷的含量。磷钼酸还原法对血清磷检测的参考区间成人为0.96～1.62 mmol/L，儿童为1.45～2.10 mmol/L。该方法优点为操作简便、快速，不需要除蛋白，特异性高，精密度好；缺点为：米吐尔试剂不稳定、不宜久置。检测时应尽快将血清分离、注意标本避免溶血，以免细胞中磷酸酯水解而使无机磷增加。

3. 黄嘌呤氧化酶法　是WHO推荐的常规方法。其工作原理是无机磷与次黄嘌呤核苷在嘌呤核苷磷酸化酶（PNP）的催化下，生成次黄嘌呤，次黄嘌呤经黄嘌呤氧化酶氧化后生成尿酸和过氧化氢，过氧化氢与4-氨基安替比林和2,4,6-三溴-3-羟基苯甲酸在过氧化物酶的作用下，生成红色产物，在505 nm波长处有最大吸收，其吸光度与溶液中磷的浓度成正比。黄嘌呤氧化酶法对血清磷检测的参考区间成人为（1.21±0.24 mmol/L）。该方法优点为显色稳定，精密度高，线性范围宽，干扰因素少，可用于自动分析仪；缺点为检测试剂较昂贵、检测成本高。

【指标评估的影响因素】

1. 非疾病因素　标本的采集、运输及处理、检测仪器等非疾病因素的控制直接影响血清钾测定结果。

2. 药物相关性改变　缓泻剂、钙剂可升高血清磷，乙醇、噻嗪类利尿剂则可以降低血清磷。

3. 磷钼酸还原法　检测血清磷时，标本溶血可使血清磷检测结果增加。

（戎　荣，沈佐君）

参考文献

磷酸化 tau 蛋白

【定义】

微管相关蛋白（tau 蛋白）是存在于正常脑组织神经元轴突中的一种微管结合蛋白，tau 蛋白被磷酸化后形成磷酸化 tau 蛋白。

tau 蛋白与神经元骨架系统的稳定相关。磷酸化 tau 蛋白在阿尔茨海默病（AD）患者脑神经细胞内异常升高并形成神经纤维缠结（neurofibrillary, NFT），NFT 是阿尔茨海默病的病理性标志。

【诊断思路】

诊断思路见图 210。

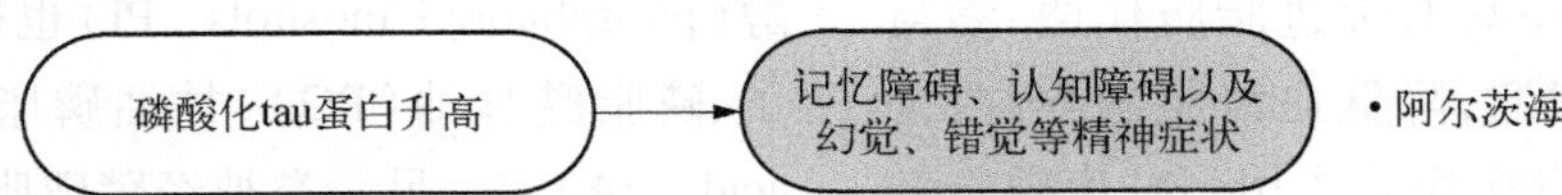

图 210　磷酸化 tau 蛋白升高的诊断思路图

【伴随临床症状的鉴别诊断】

伴记忆障碍（以近记忆障碍为主）、认知障碍，以及幻觉、错觉等精神症状时，高度怀疑 AD，应进行 MRI 等影像学检查及神经心理学测验以明确诊断。

【伴随实验室指标的鉴别诊断】

脑脊液可无明显异常，偶有 β-淀粉样蛋白升高。

【需进一步检查的实验室指标】

1. 脑脊液检查　常规检查包括压力、性状，糖、氯化物含量，细胞数及分类，AD 患者脑脊液常规检查常无明显异常。

2. tau 蛋白及 β-淀粉样蛋白检测　偶有 tau 蛋白及 β-淀粉样蛋白升高。

【指标评估的技术要点】

（1）tau 蛋白的参考区间：脑脊液中的 tau 蛋白可能来自死亡或退化变性的神经细胞，tau 蛋白升高见于 AD 患者。

（2）通常，每摩尔 tau 蛋白被 2~3 mol 磷酸磷酸化，在阿尔茨海默病患者的神经细胞中，磷酸化程度最多可达正常情况的 3~4 倍，并以配对螺旋丝结构形成神经元纤维缠结在细胞内积聚，磷酸化 tau 蛋白被认为是 AD 的特征性病理改变。

【指标评估的影响因素】

1. 常用检测　血浆、脑脊液（CSF）中 Tau 蛋白测定方法可用酶联免疫吸附法（ELISA），CSF 中 Tau 蛋白含量升高诊断 AD，其敏感性及特异性均较高。

2. 采集脑脊液　应避免混入血液，宜离心后检测，以免影响检测结果。

（续　薇）

参考文献

磷 脂

【定义】

磷脂(phospholipid, LIP)是生物膜的重要组成成分,水解后产生含有脂肪酸和磷酸的混合物。LIP 对维持新陈代谢,活化细胞以及增强人体的免疫和再生功能具有重要作用。作为血浆脂蛋白的组成成分,还具有促进脂肪代谢,参与三酰甘油的合成与代谢,降低血清胆固醇,改善血液循环、预防心血管疾病等作用。临床磷脂升高常见于高脂血症、胆汁淤积、脂肪肝、肾病综合征等。

【分类】

根据组成结构的不同可以分为磷酸甘油脂(glycerolphospholipid)和鞘磷脂(sphingolipid)。其中,磷酸甘油脂根据理化性质的不同分为中性磷脂和酸性磷脂,包括磷脂酰胆碱(phosphatidyl cholines, PC)又称卵磷脂、磷脂酰乙醇胺(phosphatidyl ethanolamines, PE)又称脑磷脂、磷脂酰丝氨酸(phosphatidyl serines, PS)、磷脂酰肌醇(phosphatidyl inositols, PI)也被称为抗脱发因子、磷脂酰甘油(PG)、甘油磷脂酸(phosphatidic acid, PA)等。另一类神经鞘磷脂不含甘油基团,最具代表的磷脂为鞘磷脂,主要由神经氨基醇、脂肪酸、胆碱和磷酸构成。

【诊断思路】

诊断思路见图 211。

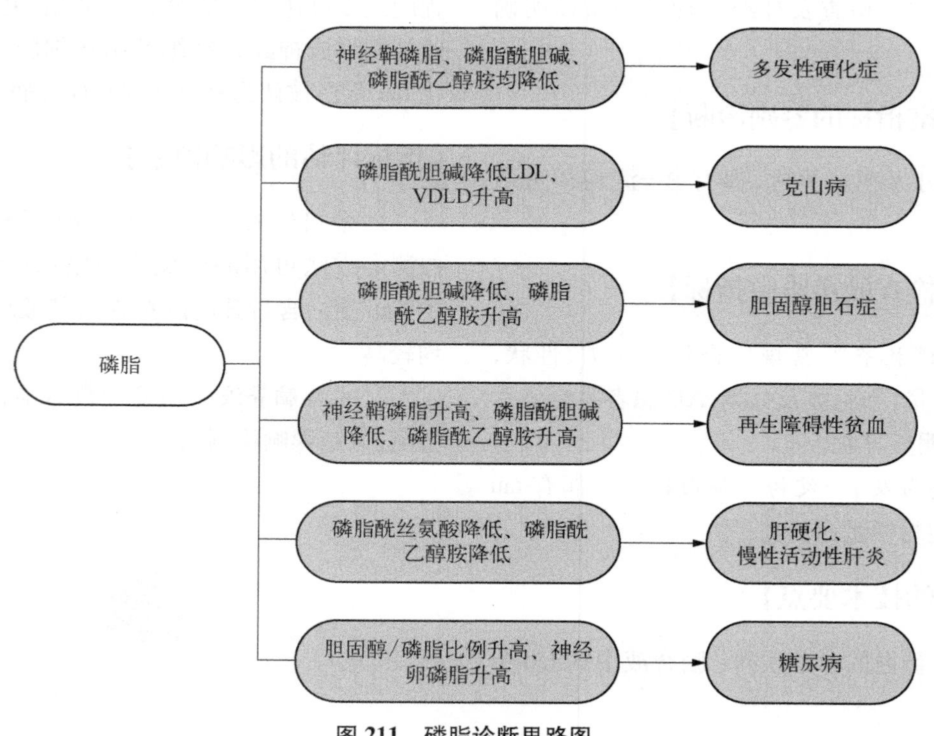

图 211 磷脂诊断思路图

【伴随临床症状的鉴别诊断】

1. 伴浅慢呼吸、体温低、脉搏细弱　克山病患者以磷脂酰胆碱降低为主，伴有组织老化、血管损害、胆固醇沉积，血浆 LDL 和 VLDL 升高。多数亚急性克山病患儿红细胞形态和功能异常，脆性增加，可见口状红细胞。急性和亚急性期出现血沉加快，慢型和潜在型可见白蛋白偏低，球蛋白升高，血清蛋白电泳 α_1 和 α_2 球蛋白升高。

2. 伴腹痛、黄疸　反复发作胆固醇胆石症患者胆汁中磷脂酰胆碱含量降低或排入胆汁中胆固醇过多，易使胆固醇沉积形成结晶，进而导致胆石症。胆汁中磷脂和胆固醇正常比例为 6∶6，胆固醇胆石症两者比例为 2∶6。每日口服磷脂酰胆碱可以升高胆汁中的磷脂含量，同时增强溶解胆固醇的能力。

3. 伴上腹不适、恶心　因代谢异常导致的脂肪肝属于营养过剩性脂肪肝，磷脂酰胆碱减少，磷脂酰乙醇胺含量增加。需结合诱因以及指标变化与肝硬化及慢性肝炎活动期进行鉴别，后者血清中磷脂酰乙醇胺、磷脂酰丝氨酸降低，而血清 TC、HDL－C、磷脂酰胆碱升高，提示肝细胞损伤严重。

4. 伴多饮多食、体重减轻　糖尿病患者红细胞脂质成分改变、变形性降低、红细胞滤过指数降低，胆固醇/磷脂比例升高，磷脂酰乙醇胺减低、神经卵磷脂含量升高。

5. 伴视觉、感觉神经受损、平衡失调　多发性硬化症病理表现为神经纤维溃变，神经髓鞘和轴突解体并消失。病变区域磷脂代谢障碍，出现神经鞘磷脂、磷脂酰胆碱、磷脂酰乙醇胺含量均显著性降低。

6. 伴贫血、出血、感染　再生障碍性贫血患者骨髓中的造血细胞被脂肪细胞取代，红细胞膜磷脂酰乙醇胺减少，磷脂酰胆碱和神经鞘磷脂增加，磷脂组成中脂肪酸含量异常。其中贫血的表现需要结合指标改变与家族性卵磷脂胆固醇酰基转移酶缺陷鉴别诊断。

【伴随实验室指标的鉴别诊断】

1. 心磷脂降低　膜磷脂代谢障碍，心肌线粒体组成异常，心磷脂异常，细胞色素酶活性降低，是克山病生物膜系统损害的主要特征。

2. 磷脂酰胆碱降低　胆固醇性胆石症患者代谢异常进而引起胆汁分泌和理化成分异常，其中包括磷脂酰胆碱、胆汁酸降低，胆红素、胆固醇增加。

3. 卵磷脂升高　家族性卵磷脂胆固醇酰基转移酶缺陷主要表现为血浆总 TC 升高，同时 TG、磷脂水平轻度至中度升高，而酯化的胆固醇浓度降低，溶血卵磷脂浓度也降低。该类疾病患者溶血性贫血较为常见，肾内游离胆固醇、卵磷脂含量升高时提示肾脏损害。

4. 磷脂酰乙醇胺降低　多发性硬化症因神经溃变导致神经磷脂、磷脂酰乙醇胺、磷脂酰胆碱均显著降低，磷脂代谢障碍在神经系统疾病中有重要意义。

5. 神经磷脂堆积　常染色体隐性遗传的代谢障碍是由于缺乏溶酶体的神经磷脂酶所致，神经磷脂贮积病（Nieman－Pick 病）。

【需进一步检查的实验室指标】

1. 蛋白成分　血清蛋白电泳、免疫球蛋白测定等分析蛋白成分改变。

2. 心电图、心功能检查　可作为克山病的辅助性检测手段。

3. 肝肾功能　白蛋白（A）、球蛋白（G）、A/G、总胆汁酸、血脂、转氨酶、肌酐、尿酸等。

4. 糖尿病相关检测　空腹血糖、糖化血红蛋白、口服糖耐量、胰岛素、C 肽等。

5. 血常规检查　红细胞、白细胞、白细胞分类，红细胞形态检查等。

6. 肝炎病毒检测　乙肝表面抗原/抗体、冰感表面抗原/抗体检测等。

7. 尿常规检查　尿沉渣、24 h 尿蛋白定量检测等。

8. 凝血检查　凝血酶原时间、活化部分凝血酶原时间等。

9. 甲状腺功能　血清总 T_3、T_4，游离 T_3、T_4、TSH 等。

10. 其他　CT、心电图、B 超、彩色多普勒超声、门静脉压力测定、肾活检等。

【指标评估的技术要点】

1. 含量测定的常规方法　Lip 含量测定的常

L

规方法为钼蓝比色发和称量法,前者操作简单、准确性和灵敏度高。

2. 含量组分测定方法　Lip 含量组分测定方法为薄层色谱法,具有操作简单、分离方法易于掌握、结果直观等优点,可用于定性分析 Lip 的主要成分,是目前经典的组分分析方法。

3. 参考范围　磷脂检测的正常参考范围:1.4~2.7 mmol/L。

【指标评估的影响因素】

1. 生物学因素　对检测结果的影响如个体间差异、年龄、种族间存在的差异对判读检测结果的影响。

2. 分析前变异对检测结果的影响　药物诱因如激素、免疫抑制剂等,疾病诱因如内分泌性疾病、肝胆疾病等,以及行为诱因如锻炼、肥胖、饮酒、紧张等。

3. 标本的收集与预处理　如抗凝剂、禁食状态、标本采集与保存均会成为指标评估的影响因素。

(府伟灵,余　抒)

参考文献

鳞状细胞癌抗原

【定义】

鳞状细胞癌抗原(SCC)是 TA-4 的一个亚片段,分子量 48 kDa,1977 年由 Kato 和 Torigoe 首先发现,是最早用于诊断鳞癌的肿瘤标志物。而 TA-4 是一种从宫颈鳞状上皮细胞癌组织分离出来的糖蛋白。

【诊断思路】

诊断思路见图 212。

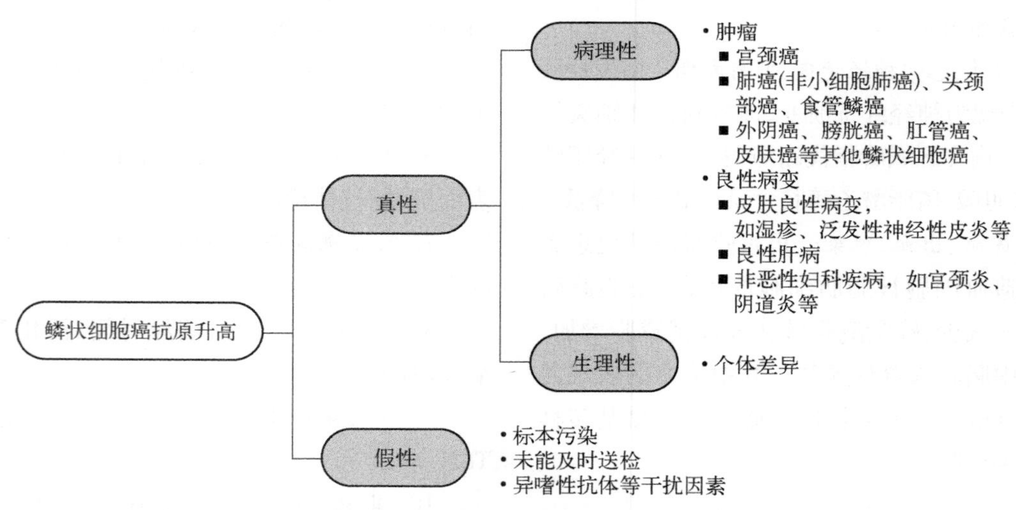

图 212　鳞状细胞癌抗原升高的诊断思路

SCC 广泛存恶性病变的上皮细胞中,在不同器官的正常组织中含量极微。SCC 在正常的鳞状上皮细胞中抑制细胞凋亡,参与鳞状上皮层的分化,在肿瘤细胞中参与肿瘤细胞的增殖。SCC 有助于所有鳞状上皮细胞起源癌的诊断,并用于疗效、复发和转移的监测。

1. 特异性与敏感性　SCC是宫颈癌、头颈部癌、鼻咽癌、食管鳞癌和肺鳞癌的特异性诊断指标，但灵敏度较差，与其他肿瘤标志物联合检测，可提高诊断的灵敏度。SCC的血清水平对鳞癌的早期诊断意义不大，但可作为判断病情进展、肿瘤是否转移的指标。

2. 生理性升高与病理性升高鉴别　SCC是最早用于诊断鳞癌的肿瘤标志物，它对子宫颈癌有较高的诊断价值，其含量与肿瘤侵犯程度及是否转移有关，也用于子宫颈癌的疗效监测和复发提示。除宫颈癌，其他类型的鳞状上皮细胞癌（头颈部）血清中也能检出SCC，但浓度很低，普通鳞状上皮细胞和宫颈外鳞状上皮细胞癌细胞中胞质SCC浓度明显高于普通柱状上皮细胞、宫颈腺癌、子宫内膜腺癌、卵巢腺癌和乳腺腺癌细胞中的胞质SCC浓度。Ⅰ期原发性宫颈癌中SCC血清浓度的临床灵敏度为29%，Ⅳ期升高至89%，其他部位（肺、食管、头、颈、肛管和皮肤）癌症的特征与宫颈鳞状上皮细胞癌像似，即肿瘤分期越晚，SCC水平越高，因此SCC也用于肺鳞癌的辅助诊断以及食管鳞癌等其他鳞癌的诊断和疗效监测，连续监测可以监测疾病复发、治疗后癌组织的残留情况以及患者对治疗的反映情况。一些良性疾病也可以见到SCC的升高。SCC轻度增加可见肝炎、肺炎、皮肤良性病变、妇科良性疾病等等，良性疾病中SCC如果持续高于临界值则可能有癌变的风险。

【伴随临床症状的鉴别诊断】

1. 伴阴道流血及阴道排液　如果阴道出现早期接触性出血，晚期不规则流血，并且阴道有白色、血性、稀薄如水样或米泔状、有腥臭排液，可考虑子宫颈癌。子宫内膜癌时也常有阴道流血，但常伴有绝经和子宫增大。一些非恶性妇科疾病如萎缩性阴道炎甚至生理性绝经过渡期阴道流血也会出现相似的临床症状，可以根据B超、宫腔镜、分段诊刮、宫颈和宫颈管活检进行确诊。

2. 伴吞咽食物时有哽噎停滞感（吞咽水后缓解消失）和进行性吞咽困难　考虑为食管癌，动态测定SCC浓度对于食管癌的病情判断、疗效观察、预测复发有重要的价值。无吞咽困难时（早期）需与食管炎、食管憩室、食管静脉曲张相鉴别，出现吞咽困难时（中晚期），应与食管良性肿瘤、贲门失弛症、食管良性狭窄等相鉴别。一般普查食管癌首选食管拉网脱落细胞学检查，确诊首选纤维食管镜检和病理活组织检查。

【伴随实验室指标的鉴别诊断】

1. 伴细胞角蛋白19片断抗原21-1（cyfra21-1）的同时升高　CYFRA21-1为细胞角蛋白19的片段，是正常及恶性的上皮细胞支架蛋白，主要分布在单层上皮细胞，在上皮组织来源的肿瘤组织中的含量明显升高，是非小细胞性肺癌较敏感的肿瘤标志物，尤其对肺鳞癌特异度高。cyfra21-1与SCC联合检测，可以提高肺鳞癌诊断的灵敏性，在肺癌的诊断和肺癌高危人群的筛查中有重要的应用价值。

2. 伴随癌胚抗原（CEA）的同时升高　CEA为存在于结肠癌及胚胎结肠黏膜上皮细胞的一种糖蛋白，在多种肿瘤中均升高，SCC与CEA联合检测能提高肺鳞癌、肺腺癌诊断的准确性。支气管洗液的SCC、cyfra21-1、CEA的测定对诊断肺癌有重要的价值。SCC与cyfra21-1、CEA联合检测也可以提高食管鳞状细胞癌、头颈鳞状细胞癌等鳞状细胞癌的诊断灵敏性。

【指标评估的技术要点】

1. 血清学水平检测　除传统的放射免疫分析（RIA）和酶联免疫分析（ELISA）外，还有三类全自动免疫化学分析系统（化学发光免疫分析系统、荧光免疫分析系统和电化学发光免疫分析系统）广泛地应用于临床，可以实现对SCC的快速、准确的定量/半定量检测。传统的放射免疫技术因为其放射性可能对人体有害，现在已经逐步开始淘汰，酶联免疫分析技术虽说有着标志物制备简单、有效期长、对环境无污染等优点，但是在灵敏度方面具有一定局限性。目前运用最多的是化学发光/电化学发光免疫技术，它具有灵敏、快速、稳定、选择性强、重现性好、易于操作、方法灵活等优点。使用不同生产商生产的测定试剂盒检测，检测结果会由于检测方法、校准和试剂特异性的不同而有所差异，因此不同实验室在报告结果时应注明检测方法，并且在进行指标的临床解释时不应将不同检测方法得到的结果之间进行比较，除非该实验室出具的结果报告声明两种方法所检测到的结果可以比较。

2. SCC的参考值范围　正常成年人血清浓度<1.5 μg/L。不同标本如血液、尿液、胸腹水等须有不同的参考值。不同地区、人群、方法、试剂、设备应建立自己实验室的参考范围。

【指标评估的影响因素】

1. 标本污染　SCC也存在于唾液、汗液、呼吸道分泌物、皮屑，当唾液、汗水、皮屑等污染标本时会引起SCC偏高。

2. 钩状效应　当待测样品中SCC浓度过高时，会出现带现象使实际结果很低，出现假阴性。

3. 携带污染　高浓度标本会使紧随其后的标本测定结果偏高。

4. 异嗜性抗体或人抗鼠抗体　当患者标本中含有抗IgG抗体或抗鼠抗体，能与检测试剂发生反应，导致结果异常。在影像学检查或治疗时输注过鼠单克隆抗体的患者可能检测出高浓度的SCC，以致出现假阳性。

5. 热灭活性　不能使用热灭活的标本，接受高剂量生物素治疗的患者会影响检测结果。

6. 标本采集和保存　空腹抽取静脉血应避免溶血、污染。如不能及时送检，应分离血清后置−20℃冷冻保存。

（吴文苑，林豪芸）

参考文献

L

卵巢抗原抗体

【定义】

抗卵巢抗原抗体(Anti-ovary antibody, AoAb)，是一种位于卵巢颗粒细胞、卵母细胞、黄体细胞和间质细胞内的自身抗体。卵巢抗原抗体与相应抗原结合后，可干扰卵母细胞成熟，对卵细胞排出或精子穿入卵细胞产生影响，在补体参与下发生的细胞毒效应可破坏卵巢细胞，影响卵巢内分泌功能。

【分类】

1. 根据产生来源分类　卵巢抗原抗体的靶抗原位于卵巢颗粒细胞、卵母细胞、黄体细胞和间质细胞中，可根据不同来源的靶抗原进行分类。

2. 根据结构分类　可分为IgG型、IgE型、IgA型、IgM型及IgD型。

【诊断思路】

诊断思路见图213。

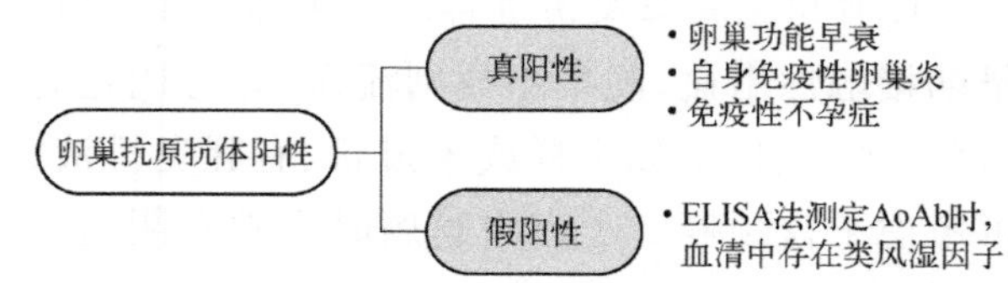

图213　卵巢抗原抗体阳性的诊断思路图

【伴随临床症状的鉴别诊断】

1. 伴月经稀少或紊乱　卵巢抗原抗体阳性伴月经稀少或紊乱甚至出现卵巢萎缩性持续闭经，可考虑卵巢功能早衰，患者有阴毛、腋毛脱落，性欲低下,阴道分泌物减少,性交疼痛等症状。需进行:卵巢功能检查如子宫内膜活检,阴道脱落细胞检查,宫颈黏液结晶检查,基础体温测定,体内/体外穿透试验,微生物学检验,激素,尤其是黄体生成激素(LH)、促卵泡成熟激素(FSH)及雌二醇(E_2)测定,再进一步评价卵巢功能。

2. *伴月经不调、痛经* 卵巢抗原抗体阳性伴月经不调、痛经,患者出现白带增多,性交疼痛,需考虑自身免疫性卵巢炎,分为急性期和慢性期。急性期行后穹窿穿刺抽到渗出液或脓液;B 超下行卵巢穿刺抽出脓性分泌物,穿刺抽出液体作培养,查出链球菌、葡萄球菌等病原体可诊断。慢性者行腹腔镜检查可进一步明确诊断。

3. *伴长期未避孕而不受孕* 卵巢抗原抗体阳性伴长期未避孕而不受孕,应考虑免疫性不孕症。若同时检测患者(包括男方和女方)血清抗精子抗体(AsAb)、抗子宫内膜抗体(EmAb)、抗透明带抗体(AZP)、抗 HCG 抗体(HCG－Ab)等含阳性者,则可进一步为免疫性不孕症的诊断提供诊断依据。

【伴随实验室指标的鉴别诊断】

1. *伴血清卵泡刺激素(FSH)、黄体生成素(LH)升高,血清雌二醇(E_2)下降* 卵巢抗原抗体阳性伴血清 FSH、LH 水平显著升高,E_2 极度下降,若患者出现闭经的症状,应首先考虑原发性卵巢衰竭。确诊可依赖 B 超及卵巢活组织检查。

2. *伴血清抗子宫内膜抗体(EmAb)阳性、抗缪勒管激素(AMH)升高* 卵巢抗原抗体阳性伴血清 EmAb 阳性、AMH 升高,可考虑免疫性不孕症,应进一步检测抗磷脂抗体、抗精子抗体、抗透明带抗体,提高确诊率,为临床治疗提供参考依据。

【需进一步检查的实验室指标】

1. *卵巢功能相关性激素* 卵巢功能相关性激素六项,包括睾酮(T)、雌二醇(E_2)、孕酮(P)、促黄体生成素(LH)、催乳素(PRL)及促卵泡生成激素(FSH)。血清 T 水平升高,称高睾酮血症,可引起不孕,患多囊卵巢综合征时,血 T 值也升高;E_2 低值见于卵巢功能低下、卵巢早衰、席汉氏综合征;排卵后期血清 P 低值,见于黄体功能不全、排卵型功能失调性子宫出血等;LH 是垂体前叶嗜碱性细胞分泌的一种糖蛋白激素,主要是促使排卵,在 FSH 的协同作用下,形成黄体并分泌孕激素;过多的催乳素可抑制 FSH 及 LH 的分泌,抑制排卵,抑制卵巢功能;FSH 低见于雌孕激素治疗期间、席汉氏综合征等;FSH 高见于卵巢早衰、卵巢不敏感综合征、原发性闭经等。

2. *血液免疫* 包括各型肝炎病毒、各种自身抗体等。自身抗体如抗精子抗体、抗子宫内膜抗体等的检测,可为免疫性不孕症的诊断提供诊断依据。

3. *血常规检查* 包括血红蛋白浓度,红、白细胞、血小板计数以及白细胞分类等。血红蛋白浓度、红细胞计数等可反映机体是否有贫血;白细胞分类计数可作为机体是否处于感染状态的依据,血小板计数可初步评价机体的凝血功能。

4. *尿常规检查* 即尿常规 11 项包括尿酸碱度、尿比重、尿糖、尿酮体、尿蛋白等检查。

5. *血生化检查* 肝功能、肾功能、电解质、血脂等。

6. *凝血功能* PT、APTT、TT、FIB,FDP 等进一步评价患者的凝血功能。

7. *其他* 包括 B 超、CT、X 线、MRI、卵巢活组织检查等。

【指标评估的技术要点】

酶联免疫吸附试验(ELISA)是目前检测卵巢抗原抗体的主要方法,该法有敏感性和特异性较高、操作简便、试剂稳定以及对环境没有污染等优点,但由于 ELISA 基于抗原抗体特异性反应的原理,有一定的使用局限性,实验中不能完全避免假阳性或假阴性的结果。

【指标评估的影响因素】

(1) 严重溶血、脂血标本,细菌污染标本可对检测结果造成干扰。

(2) 标本应及时检测。如有特殊情况,分离血清,并于 4℃或－20℃低温保存,且应避免标本的反复冻融。

（秦　雪）

卵泡刺激素

【定义】

卵泡刺激素（follicle-stimulating hormone，FSH）是腺垂体分泌的促性腺激素，是卵泡发育中必不可少的激素，受下丘脑 GnRH 和性腺激素的调节。

【分类】

卵泡刺激素是糖蛋白激素，脑垂体前叶合成分泌，M＝32 000，由 α、β 二个链（亚基）组成，其 α 链与 LH、TSH、hCG 相同，β 链是特异的。但只有完整分子具生物活性。

【诊断思路】

诊断思路见图 214。

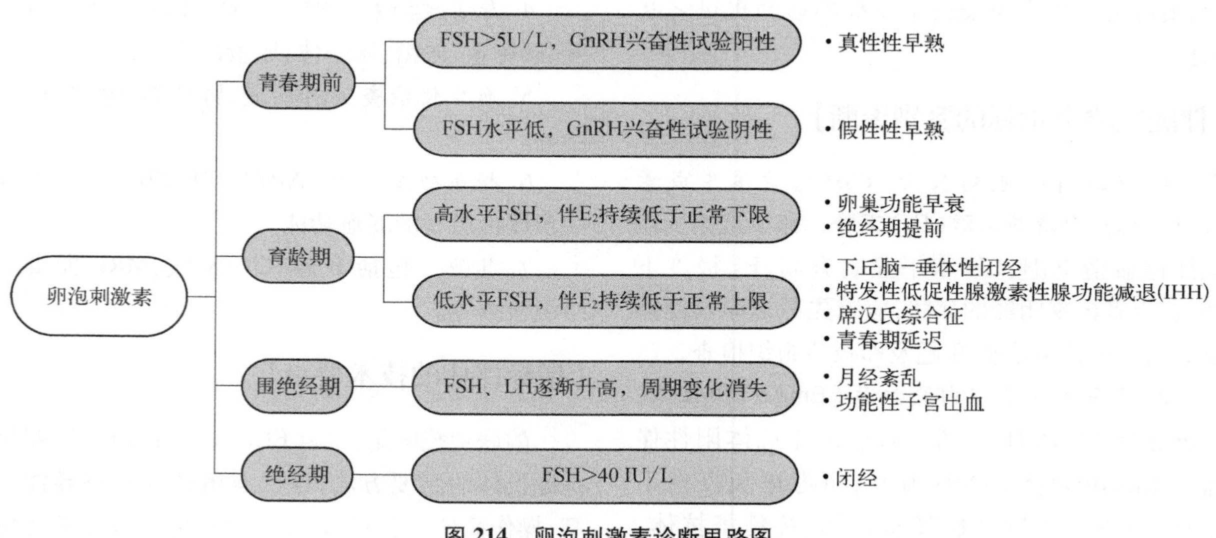

图 214　卵泡刺激素诊断思路图

卵泡刺激素测定是诊断女性性腺轴有关的功能紊乱所致临床疾病与症状必须检测的激素，协助女性垂体-卵巢性腺轴有关的功能紊乱的定位诊断。FSH 的主要生理作用是刺激卵泡发育，而黄体生成素的主要作用是促排卵与促进黄体发育成熟，因此 LH 与 FSH 在育龄妇女卵巢的卵泡发育、排卵与黄体发育过程中起相辅相成的作用。临床上 LH、FSH 通常同时成对测定，LH/FSH 比值对卵巢储备功能有评估价值。

1. 闭经原因诊断

（1）FSH 水平持续低于正常值下限，提示闭经原因在腺垂体或下丘脑。垂体性闭经：① 席汉氏综合征（Sheehan syndrome）由于产后大出血所致，垂体功能低下，可累及性腺、肾上腺、甲状腺轴及生长发育。检测各有关激素：FSH、LH、

PRL、TSH、E_2 等均低水平。② 垂体肿瘤（泌乳素瘤，促性腺激素瘤）、空泡蝶鞍，雌激素低水平，PRL、LH、FSH 持续升高。

（2）FSH 与 LH 水平均高于正常值上限，且 LH/FSH<1，提示卵巢功能障碍，卵巢没有卵子的发育与排卵，伴随着雌激素水平的低下，无月经来潮。

2. 不规则子宫出血

（1）FSH 升高相关的阴道不规则出血多表现为更年期功血，由于性腺的逐步衰老，月经失去规律，称为绝经过渡期，平均约四年。因卵巢功能开始衰退，对垂体激素反应差，卵泡发育推迟，出现无排卵不规则月经。测定 E_2、P、FSH、LH，表现为 E_2、P 逐渐下降，FSH、LH 逐渐升高，并失去规律；特别是 FSH 值高于 LH，FSH/LH 大于 1，在 E_2、P 的下降中，P 先于 E_2，这是因为在卵巢功能的衰退过程中，开始是排卵的减少，即有卵泡的发育但数量减少，且并不是每次均排卵，表现为雌激素相对于孕激素为升高，临床表现为功血。

（2）FSH 降低相关的阴道不规则出血多为下丘脑-垂体以上功能障碍，无排卵功血，多在青春期前后。

3. 协助诊断多囊卵巢综合征　测定 LH、FSH，LH 显著高于 FSH，如 LH/FSH 比值>3，有助于诊断多囊卵巢综合征。

4. 评估卵巢储备功能　测定 LH、FSH，LH/FSH 比值<1，提示卵巢储备功能下降。

5. 协助判断性早熟　性早熟，女孩出现青春期提前的临床表现。青春期前，FSH 处于低水平，如果 FSH>5 U/L，提示性早熟可能。真性性早熟是源于下丘脑-垂体提前启动进入青春期，激素测定不仅雌激素升高，促性腺激素分泌也增多。

（1）真性性早熟，即性腺轴自身提早启动，青春期前出现第二性征，FSH>5 U/L，伴有雌激素升高，GnRH 兴奋试验阳性。

（2）假性性早熟，即性腺轴并未启动，而由于非性腺以外的其他原因，引起雌激素的增加而出现性早熟的临床表现，FSH 水平不升高，GnRH 兴奋试验阴性。

6. 成年男性激素水平　LH、FSH 水平通常稳定在 5 U/L 左右，若异常升高，通常提示睾丸功能降低，有助于男性不育的诊断。

【伴随临床症状的鉴别诊断】

1. 闭经

（1）FSH、LH、E_2 等均正常水平，并周期性改变的闭经，应考虑子宫发育不良、子宫腔粘连、子宫内膜破坏等，应进一步作子宫影像学检查。

（2）FSH、LH 高水平、E_2 低水平提示卵巢功能衰退。

（3）FSH、LH 低水平、E_2 低水平提示下丘脑-垂体以上部位功能异常。

2. 假性性早熟　假性性早熟出现是青春期提前的临床表现，但 FSH 与 LH 均低水平。

【伴随实验室指标的鉴别诊断】

1. 低水平 FSH

（1）育龄妇女 E_2、P 持续低于正常参考值的下限，无周期性改变。测定 FSH，低水平的 FSH，考虑下丘脑-垂体功能障碍或者青春期延迟。

（2）男性不育、性功能降低，睾酮等雄激素水平降低或持续低水平，测定 FSH，低水平的 FSH 考虑下丘脑-垂体功能障碍。

2. 高水平 FSH

（1）育龄妇女 E_2、P 持续低于正常参考值的下限，无周期性改变。测定 FSH，FSH 高水平，考虑卵巢早衰或者绝经期提前。

（2）男性不育、性功能降低，睾酮等雄激素水平降低或持续低水平，测定 FSH，FSH 高水平考虑睾丸功能障碍。

【需进一步检查的实验室指标】

垂体 LH 及 PRL、AMH、E_2、P 的检测，具体参考本书有关检测指标诊断部分；原发性性腺轴功能障碍或发育障碍，需要相关细胞遗传学与基因诊断，以排除遗传性疾病。

【指标评估的技术要点】

临床检验时，FSH 的检测多采用标记免疫检测技术，早期采用放射免疫分析，现今多采用化学发光免疫分析，各检测平台包括磁性微粒包被抗体、碱性磷酸酶标记的酶促反应或电化学发光等多项技术，实现了高通量、自动化，满足了临床需求。标记免疫技术检测平台使用的抗体特异性决定了检测的特异性，标志物的放大程度决定了检测的灵敏度。FSH属于糖蛋白激素适合免疫学技术检测，目前用于临床的检测平台几乎都能满足临床检验的需求，不需要其他方法确诊。

【指标评估的影响因素】

卵泡刺激素实验室测量结果除了与检测系统的质量控制相关，也要结合临床资料才能得出准确的结果，因此检验报告单上的信息一定要准确。

1. 年龄　年龄是判断性激素、促性腺激素是否正常水平的重要参考依据。青春期前FSH处低水平，低于正常生育年龄的女性。女性更年期后雌激素明显降低，而促性腺激素（LH、FSH）高于40 IU/L。因此，在作激素测定时一定要获取准确的年龄信息。

2. 月经周期　月经周期是判断女性性腺轴激素水平是否正常时需考虑的问题。采血时间必须考虑月经周期中激素的周期性变化。女性性激素，促性腺激素测定的检验单上必须有末次月经时间，以备分析结果时参考。

3. 联合判定结果　下丘脑-垂体-性腺的功能相互调节，相互影响，相互制约，需要几个激素同时测定，联合分析才能得到正确的结果。如果出现的结果用一般的生理调节不能解释或各激素结果相互矛盾与排斥的时候，需要重复测定或进行其他的检查。如当垂体激素与性腺激素均为高水平的时候，就要考虑是否有使用外源性激素，或者存在肿瘤等情况。

（吕时铭）

参考文献

轮状病毒

【定义】

轮状病毒（Rotavirus）属于呼肠病毒科，于1973年澳大利亚学者Bishop及同事在急性非细菌性胃肠炎儿童十二指肠黏膜超薄切片中首次发现。轮状病毒是人类、哺乳动物和鸟类腹泻的重要病原体之一。电镜下，完整的轮状病毒如车轮状排列，故称轮状病毒。

【分类】

根据内衣壳蛋白VP6的抗原性，轮状病毒可分为7个组（A～G）和2个亚群（Ⅰ和Ⅱ）。A组轮状病毒根据VP6又分为4个亚组（Ⅰ、Ⅱ、Ⅰ+Ⅱ、非Ⅰ非Ⅱ）。另一方面，A组轮状病毒根据其表面中和抗原VP4和VP7又可分为19个P血清型和14个G血清型。A组轮状病毒是世界范围内婴幼儿重症腹泻最重要的病原体，是婴儿死亡的主要原因之一；人类主要感染该病毒。B组轮状病毒主要引起成人腹泻，该型迄今仅限于中国内地流行，由我国学者洪涛于1983年首次发现。C组仅在个别人中发现，主要流行于猪群中。D～G组仅与动物疾病有关。亚群Ⅱ比亚群Ⅰ多见。

【诊断思路】

诊断思路见图215。

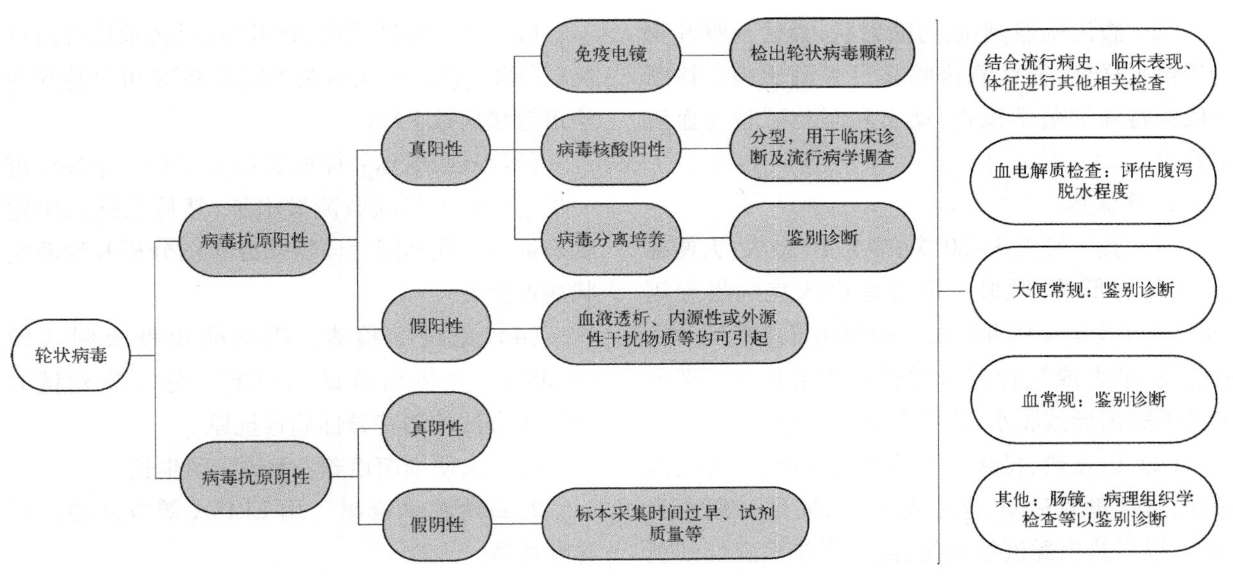

图 215　轮状病毒诊断思路图

临床意义　婴幼儿轮状病毒胃肠炎潜伏期为 1~3 d，成人轮状病毒胃肠炎的潜伏期为 2~3 d。临床症状多样，从亚临床感染至严重脱水，甚至死亡。6~24 月龄小儿症状较重。临床特征以起病急，腹泻为主(每日 10 次左右，重者可达数十次，甚至脱水、酸中毒及电解质紊乱)，有恶心、呕吐、厌食、腹部不适等，多出现先吐后泻的症状。多呈水样或黄绿色稀便，无黏液、无脓血，成人轮状病毒胃肠炎可出现米汤样大便，无里急后重。可伴肌痛、头痛、低热、发冷。半数患儿在腹泻出现前有咳嗽、流涕等上呼吸道症状，严重者有支气管炎或肺炎表现。免疫缺陷患者可发生慢性症状性腹泻。接受免疫抑制治疗患者、年老体弱者一旦感染，往往症状较重。

(1) 婴幼儿胃肠炎：A 组轮状病毒感染是引起 6 个月~2 岁婴幼儿严重胃肠炎的主要病原体，占病毒性胃肠炎的 80%以上，是导致婴幼儿死亡的主要原因之一。临床上潜伏期为 24~48 h，突然发病，发热、水样腹泻，每天可达 5~10 次以上，伴呕吐，一般为自限性，可完全恢复。重者可出现脱水和酸中毒，若不及时治疗，是导致婴儿死亡的主要原因。另外，C 组病毒也可对人致病，类似 A 组，但发病率很低。

(2) 成人腹泻：B 组轮状病毒引起成人腹泻，可产生暴发流行。

1) 与其他病毒感染性腹泻的鉴别诊断，由于不同病毒引起腹泻的临床症状非常相似，无明显特征，故确诊依赖于实验室的特异性病原学检查。

2) 与细菌性腹泻的鉴别诊断，多种细菌感染均可引起腹泻，包括沙门菌、霍乱弧菌等。其确诊需要结合临床症状、流行病学资料及细菌培养等。

3) 与寄生虫性腹泻的鉴别诊断，部分寄生虫感染也可引起腹泻，如血吸虫病。其确诊依赖于肠镜组织活检，发现血吸虫卵等。

4) 与其他疾病引起腹泻的鉴别诊断，其他疾病如溃疡型结肠炎、溃疡型肠结核、克罗恩病、肠道菌群失调、肠易激综合征等均可引起腹泻，其确诊需结合 X 线、肠镜、病理组织学检查等。

【伴随临床症状的鉴别诊断】

1. 伴呕吐

(1) 腹泻伴呕吐、恶心、腹痛，腹泻为黄色稀水便或水样便，有时腹痛呈绞痛，可伴有低热、头痛、发冷、食欲减退、乏力、肌痛等，需考虑诺沃克病毒腹泻。一般持续 1~3 d 可自愈；死亡罕见。成人以腹泻为主；儿童患者先出现呕吐，再出现腹泻；年老体弱者病情较重。鉴别诊断依赖于实验室的特异性病原学检查。

（2）腹泻剧烈，呕吐为喷射状，粪便与呕吐物为米泔水样便，需注意排除霍乱弧菌感染。诊断可依赖特殊细菌学检查、动力和制动试验与血清学检查。

2. 伴低热

（1）腹泻每天3~30次，多为10余次，大便稀水样，伴有低热、呕吐。需考虑诺沃克病毒腹泻（见上）以及肠腺病毒腹泻。肠腺病毒患者同时可有鼻炎、咽炎或气管炎等呼吸道感染症状。部分患者因腹泻导致脱水，严重者危及生命。

（2）以发热、畏寒及不适感急骤起病，有腹泻腹痛，常伴里急后重、恶心呕吐等，粪便初期可为水样，以后排出黏液脓血便，需注意排除急性细菌性痢疾。确诊可依赖于粪便镜检以及细菌培养。

3. 伴腹痛　急性腹泻常伴有腹痛，尤以感染性腹泻较为明显。小肠疾病的腹泻疼痛常在脐周，便后腹泻缓解不明显。结肠病变疼痛多在下腹，便后疼痛常可缓解。鉴别诊断需依赖其他临床表现、病原学检查及相关实验室检查。

L

【伴随实验室指标的鉴别诊断】

严重腹泻导致脱水，甚至电解质紊乱。除轮状病毒感染引起严重腹泻，还应考虑如下疾病。

（1）霍乱：潜伏期一般为2~3 d，也可短至数小时或6 d之久；发病急骤，喷射性呕吐与剧烈腹泻，甚至脱水，导致严重电解质紊乱危及生命；粪便及呕吐物呈米泔水样；油镜下观察呈“鱼群”样排列；动力及制动试验阳性。

（2）沙门菌属性食物中毒：常由于食物污染而暴发，往往集体发病，致病菌以肠炎、鼠伤寒与猪霍乱沙门菌较常见，表现为急性胃肠炎症状，常出现严重脱水、电解质紊乱，如抢救不及时常危及生命；其鉴别诊断主要依赖于呕吐物或粪便中培养出致病菌。

【需进一步检查的实验室指标】

1. 病原学检查

（1）电镜或免疫电镜检查：根据病毒的生物学特征可从粪便中检出致病的病毒颗粒。电镜下，完整的轮状病毒颗粒呈车轮状。

（2）聚合酶链反应（PCR）及反转录聚合酶链反应（RT－PCR）、实时荧光定量PCR可以特异地检出轮状病毒RNA。

（3）凝胶电泳：提取粪便中的病毒RNA，进一步进行聚丙烯酰胺凝胶电泳，然后根据三组轮状病毒的不同基因片段特殊分布图分析和诊断轮状病毒感染。

（4）免疫学检查：用酶联免疫吸附实验（ELISA）、补体结合试验（CF）、免疫荧光试验（IF）等方法检测特异性病毒抗原。

（5）大便细菌培养：无致病菌生长。

2. 血清抗体检测　用ELISA等方法检测特异性抗体。

3. 血常规检查　包括血红蛋白、红细胞、白细胞以及白细胞分类。外周血白细胞总数多正常，少数可稍微升高。

4. 大便常规检查　大便外观多为黄色水样。无脓细胞和红细胞，有时可有少量白细胞。隐血常阴性。

5. 血电解质检查

6. 其他　包括B超、X线、CT等。

【指标评估的技术要点】

1. 电镜检查　电子显微镜通过典型形态的观察作出特异性诊断，其阳性率可达90%。本法快速准确，但设备昂贵，操作要求高，故多用于流行病学调查。

2. 病毒抗原检测　病毒特异性抗原的检测：许多免疫学方法可用于检测轮状病毒特异性抗原，如酶联免疫吸附实验、酶免疫测定、补体结合试验、免疫荧光方法等。其中ELISA法具有较高特异性、敏感性，且操作简便。

3. 粪便中病毒核酸的检测　可应用聚丙烯酰胺凝胶电泳法、核酸杂交法、聚合酶链反应（PCR）及反转录聚合酶链反应（RT－PCR）技术。其中核酸杂交法特异性较高，PCR技术敏感性较高，RT－PCR技术检测病毒核酸不仅灵敏度高，利用引物设计技术还可进行G、P分型，可用于分子流行病学的研究。荧光定量PCR技术的灵敏度更高、特异性更强、准确可靠，能实现多重反应，自动化程度高，无污染实时性好，具有广阔的应用前景。

4. 血清抗体检测　采集患者发病初期和恢复期双份血清，采用ELISA等方法检测患者血清中的特异性抗体。如发病急性期与恢复期双份血清的抗体效价呈4倍升高，则具有诊断意义。血清特异性抗体通常在感染后3周达高峰，直至第6周，随后抗体水平下降。以IgA抗体检测价值较大。

【指标评估的影响因素】

1. 标本采集时间　相关研究显示，采集标本时间应在发病后5 d之内进行，否则会降低检出率。且收集标本后应尽快检验，不宜超过24 h。

2. 标本采集容器　应洁净干燥，以避免污染标本。

3. 引物设计的特异性　直接影响病毒核酸检出的准确性。

4. 病毒感染潜伏期　若患者处于病毒感染潜伏期，以上技术检测结果可能为阴性。

（廖　璞）

参考文献

氯

【定义】

人体中的氯基本以离子形式存在，是细胞外液的主要阴离子，主要来源于食物中的氯化钠，主要排出途径是肾脏，氯在体内的变化基本与钠一致，在维持人体酸碱平衡、渗透压和神经细胞膜电位方面起重要作用，并参与胃液中胃酸的形成。

【分类】

根据氯存在部位不同，可以分为细胞内氯化物、血清氯化物、脑脊液氯化物、尿液氯化物等，通常采用血清氯反映细胞外液氯离子的浓度变化。

【诊断思路】

诊断思路见图216。

1. 血清氯升高

（1）氯摄入过多：见于高盐饮食，过量静脉注射氯化钠盐溶液等。

（2）氯排出减少：见于急、慢性肾小球肾炎引起的肾功能不全，尿路梗阻等。

（3）呼吸性碱中毒：见于通气过度，血清中碳酸氢根离子浓度降低，血清氯水平与碳酸氢根水平呈相反关系。

（4）肾上腺皮质功能亢进：盐皮质激素分泌增多使肾小管对氯离子的重吸收增加。

（5）低蛋白血症：当血浆蛋白浓度降低时，为维持血浆的电中性，氯离子浓度增加。

（6）高渗性脱水：腹泻、呕吐、大量出汗，血液浓缩。

2. 血清氯降低

（1）氯摄入不足：饥饿、营养不良、慢性肾炎和心力衰竭采取低盐疗法等。

（2）氯丢失过多

1）经肾失钾：肾衰竭、肾小球肾炎、大量使用利尿剂等。

2）经消化道失钾：频繁呕吐、长期腹泻、胃肠引流等。

3）内分泌疾病：肾上腺皮质功能减退症、尿崩症等。

（3）氯分布异常：糖尿病酸中毒时氯离子向细胞内转移，急慢性肾衰竭少尿期、剧烈疼痛、尿

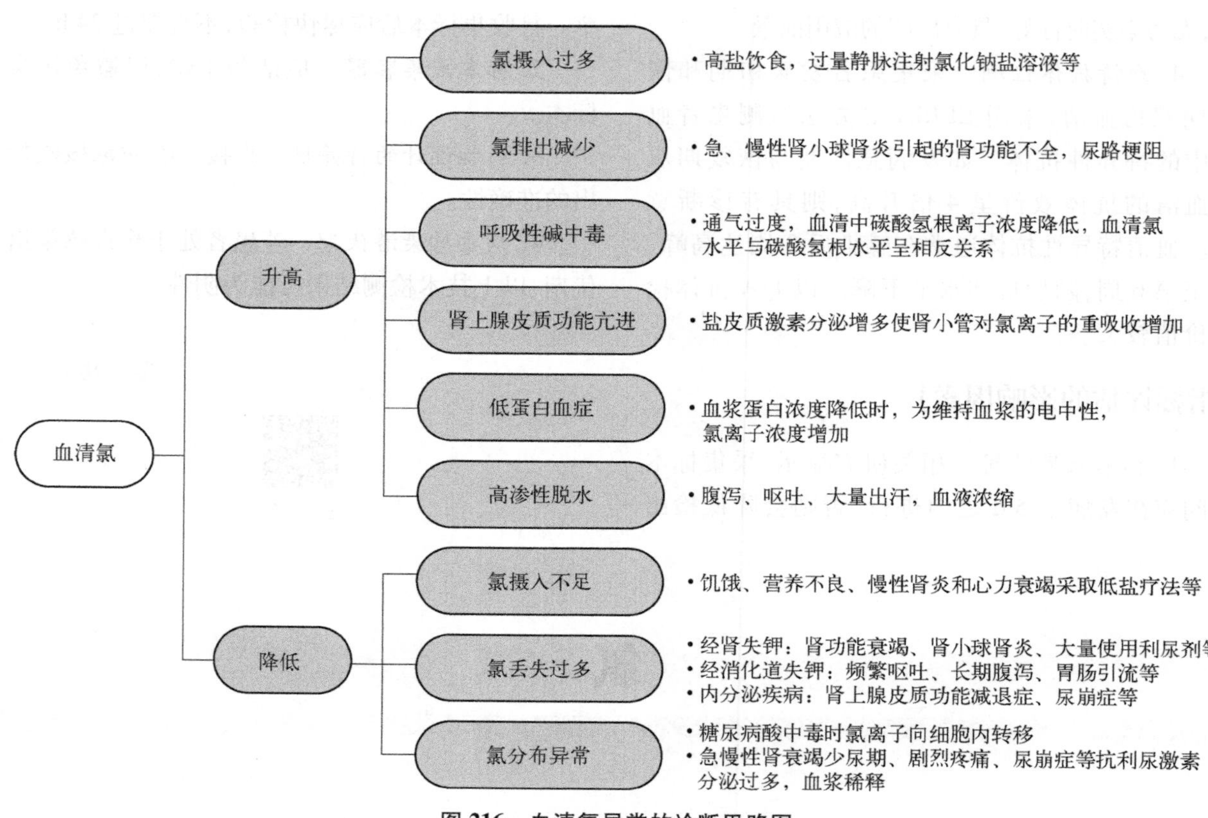

图 216　血清氯异常的诊断思路图

崩症等抗利尿激素分泌过多，血浆稀释。

【伴随临床症状的鉴别】

血清氯的变化与血清钠呈平行关系，因此两者具有相似的临床表现。

1. 伴口渴、皮肤干燥、肌张力升高、低血压、抽搐、昏迷等　考虑脱水、中枢神经系统功能障碍，鉴别需结合红细胞比容、血浆渗透压、尿比重等。

2. 伴水肿、少尿或无尿　考虑肾功能不全，鉴别需结合血肌酐、尿素氮、血钠、血钾、尿蛋白、尿比重检测等。

3. 伴高血压、呼吸困难、咳嗽、憋气　考虑心力衰竭、肺水肿，鉴别需结合心律、心率、心电图、心肌标志物、血气分析等变化。

4. 伴恶心呕吐、腹胀、腹水、脾大　考虑水钠潴留、肝硬化，鉴别需结合血常规、肝功能、B超、诊断性腹腔穿刺等。

【伴随实验室指标的鉴别诊断】

1. 伴其他电解质紊乱　血清氯升高常同时合并血钠、高血钾、高血钙等，常见于心功能衰竭、肾衰竭等；急性血清氯降低合并低血钠、低血钾多见于急性大量丢失消化液、过度使用利尿剂等。

2. 伴酸碱平衡紊乱　血清氯升高伴血清 pH 值升高，常见于通气过度者、呼吸性碱中毒；血清氯降低伴血清 pH 值降低、血糖及酮体水平升高，常见于糖尿病酸中毒。

3. 伴渗透压改变　血清氯降低伴血渗透压降低，见于示低渗性脱水；血清氯升高伴血渗透压升高，见于高渗性脱水。

4. 伴激素分泌异常　血清氯升高伴盐皮质激素分泌增多常见于肾上腺皮质功能亢进症，血氯降低伴盐皮质激素分泌减少常见于肾上腺皮质功能减退症。

【需进一步检查的实验室指标】

当患者出现血清氯浓度异常时，需结合血常规、生化尤其是血钠、尿渗透压和尿钠等检查等进行鉴别。

1. 血常规检查　包括血红蛋白，红、白细胞，红细胞比容等，有助于判断血液浓缩情况。

2. *血生化检查* 有助于鉴别高渗性和低渗性脱水，另外，血钠、尿素、血肌酐也有助于判断血液浓缩、肾脏滤过及重吸收情况。

3. *血气检查* 有助于鉴别内环境酸碱平衡情况。

4. *尿液检查* 包括 24 h 尿电解质、尿渗透压，有助于鉴别渗透性利尿和水利尿。

5. *其他* 血清 T_3、T_4、TSH、甲状腺自身抗体、醛固酮、抗利尿激素、加压素实验、颅脑 CT、腹部 B 超、肾上腺 CT、肾活检等，有助于鉴别患者内分泌异常病因。

【指标评估的技术要点】

血清氯测定方法包括离子选择电极法、硫氰酸汞比色法、滴定法，参考区间为 96~108 mmol/L。

1. *离子选择电极法(ISE 法)* 是目前测定氯离子(Cl^-)最好的方法，氯电极是由氯化银、氯化铁-硫化汞为膜性材料制成的固体膜电极，对标本中氯离子(Cl^-)具有特殊响应。该方法具有简便、快速、准确、精密等优点，已成为临床使用最广泛的氯测定方法。

2. *硫氰酸汞比色法* 该方法是临床常用的氯离子检测方法，利用硫氰酸汞与标本中的氯离子作用，生成不易解离的氯化汞和与氯离子等量的硫氰酸根离子(SCN^-)，SCN^-与Fe^{3+}反应生成橙红色的硫氰酸铁，在 460 nm 波长处比色，可定量测出标本中氯离子含量。优点是既可手工操作，又可在自动生化分析仪上进行批量测定，特异型高，准确度和精密性良好。缺点是易受温度影响产生波动，球蛋白、血红蛋白、胆红素和高脂血症也可对检测产生干扰，稀释标本可降低干扰。

3. *滴定法* 用标准硝酸汞溶液滴定血清或尿液中的氯离子，氯离子与汞离子结合生成可溶但不解离的氯化汞，当滴定到达终点时，标本中全部的氯离子与汞离子结合，过量的汞离子与指示剂二苯卡巴腙作用生成紫红色络合物，根据硝酸汞的消耗量即可计算出氯离子浓度。该检测方法准确，是测定氯离子的参考方法，但手工操作麻烦、效率低，目前已淘汰。

【指标评估的影响因素】

(1) 标本采集、离心等处理、检测仪器和试剂、环境温度、有无溶血等因素可影响血清氯测定结果。

(2) 采用比色法测定血清率浓度时，易受温度影响产生波动，高脂血症与高血浆蛋白血症时也可对检测产生干扰，稀释标本可降低干扰。

（戎　荣，沈佐君）

参考文献

M

马尔尼菲蓝状菌(马内菲青霉菌)

【定义】

马尔尼菲蓝状菌属于子囊菌门-不整囊菌纲-散囊菌目-发菌科-蓝状菌属。该菌是1956年从越南中部的中华竹鼠肝脏病变中分离而来,目前从中华竹鼠、银星竹鼠、大竹鼠、小竹鼠及鼠洞周围的土壤中都能分离出来。此菌为双相真菌。

【分类】

该菌为单一菌种无分类。

【诊断思路】

诊断思路见图217。

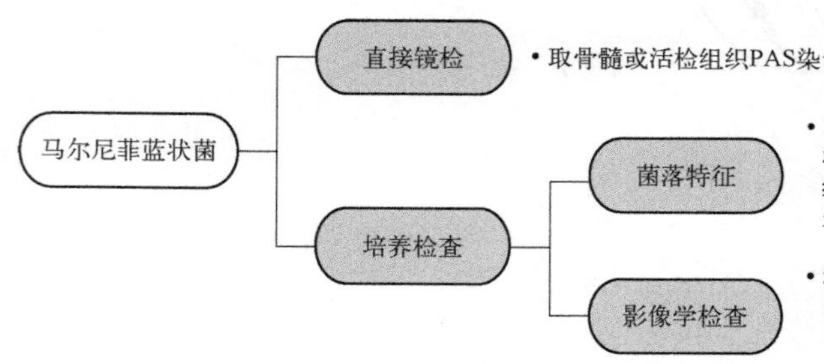

图217　马尔尼菲蓝状菌诊断思路图

【伴随临床症状的鉴别诊断】

1. 伴机体免疫功能低下　野外活动接触疫源为病情诊断线索。

2. 伴发热、畏寒、咳嗽、消瘦乏力、肝、脾及淋巴结肿大,皮疹、皮下结节或脓肿　病情表现复杂。

【伴随实验指标的鉴别诊断】

(1) 伴白细胞显著增多及不同程度的贫血。

(2) 伴抗生素治疗无效。

(3) 伴血清学检验PM抗体阳性。

(4) 伴真菌培养能分离出马尔尼菲蓝状菌。

本菌的组织相应与荚膜组织胞质菌鉴别,后者细胞内孢子呈圆形或卵圆形,但无典型的腊肠样分隔孢子。

【需进一步检查的实验室指标】

1. 抗原检测　用荧光素标记纯化的兔超免疫球蛋白G,通过ELISA定量检测患者尿中的马尔尼菲蓝状菌抗原,可作为该病流行地的常规检测方法。

2. 抗体检测　人类在感染马尔尼菲蓝状菌后,血中含有一定量的抗体,用患者血清参考外抗原反应有望成为早期诊断马内菲的一种新方法。

(郝晓柯,陈　潇)

参考文献

梅毒螺旋体

【定义】

梅毒螺旋体(*Treponemo Pallidum*),又称苍白密螺旋体苍白亚种,是一种细长、柔软、螺旋状、运动活泼的原核细胞型微生物,有细胞壁和拟核,以二分裂方式繁殖,对抗生素敏感。因其基本结构和生物学特性与细菌相似,分类学上划归细菌范畴。

【诊断思路】

诊断思路见图218。

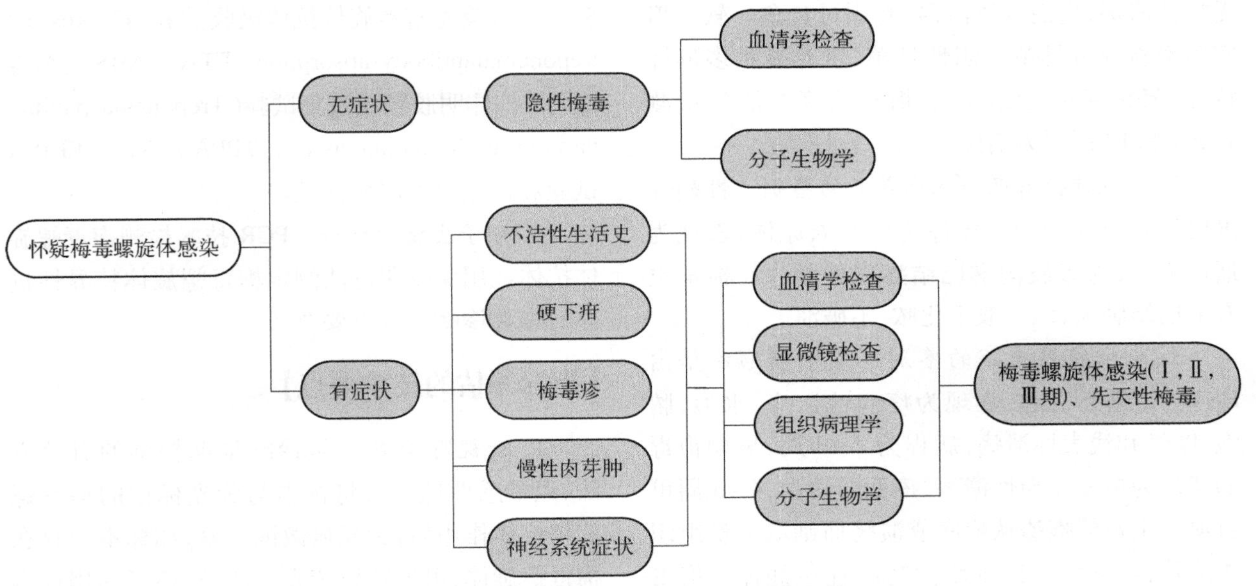

图218　怀疑梅毒螺旋体感染的诊断思路图

【伴随临床症状的鉴别诊断】

梅毒螺旋体在自然情况下只感染人类,引起性传播疾病——梅毒。人是梅毒的唯一传染源。梅毒可分为获得性和先天性两种,前者主要经性接触传播,后者通过胎盘从母体传染胎儿。

1. 获得性梅毒临床上分为三期。

(1) Ⅰ期(初期)梅毒:感染后3周左右,在感染局部出现无痛性硬下疳,多见于外生殖器。硬下疳溃疡渗出液中有大量梅毒螺旋体,感染性极强。一般4~8周后,硬下疳常自愈。

(2) Ⅱ期(中期)梅毒:多发生于硬下疳出现后2~8周。全身皮肤、黏膜常有梅毒疹,可出现全身或局部淋巴结肿大,有时亦累及骨、关节、眼及其他脏器。在梅毒疹和淋巴结中有大量梅毒螺旋体存在。初次出现的梅毒疹经过一定时期后会自动消退,但隐伏一段时间后又可出现新的皮疹。Ⅰ期、Ⅱ期梅毒传染性强,破坏性较小。

(3) Ⅲ期(晚期)梅毒:发生于感染2年以后,亦可长达10~15年。病变波及全身组织和器官,常累及皮肤、肝、脾和骨骼。基本损害为慢性肉芽肿,局部因动脉内膜炎引起缺血而使组织坏死。晚期梅毒损害也常出现进展和消退交替出现。病损部位螺旋体少但破坏性大。若侵害中枢神经系统和心血管,可危及生命。

M

2. *先天性梅毒* 又称胎传梅毒，是母体梅毒螺旋体通过胎盘感染胎儿所致，多发生于妊娠4个月后。梅毒螺旋体经过胎盘流经胎儿血液，并扩散至肝、脾、肾上腺等大量繁殖。引起胎儿全身性感染，导致流产、早产或死胎；或出生呈现马鞍鼻、锯齿形牙、间质性角膜炎和先天性耳聋等特殊体征的梅毒儿。

【伴随实验指标的鉴别诊断】

1. *与软下疳的鉴别* 软下疳由杜克雷嗜血杆菌感染引起，特点是多发、疼痛性、潜蚀性溃疡。梅毒由梅毒螺旋体引起，早期梅毒的溃疡为单发无痛性溃疡，疮面较清洁，4~6周可自愈。软下疳实验室检查可见革兰阴性杆菌，培养显示多形性特征，菌无芽孢，无运动。梅毒溃疡血清学检测TPPA和RPR常为阳性。

2. *与性病性淋巴组织肉芽肿的鉴别* 性病性淋巴组织肉芽肿的病原体为沙眼衣原体，表现为通性横痃，为腹股沟淋巴结疼痛性肿大。梅毒也有淋巴结肿大，但一般不化脓、不破溃。

3. *与生殖器疱疹的鉴别* 生殖器疱疹是由HSV-2感染引起，表现为疼痛性丘疹、水疱、脓疱、糜烂和浅表性溃疡，病程为2~3周，早期梅毒的溃疡为单发无痛性溃疡，疮面较清洁，4~6周可自愈。生殖器疱疹从疱底或溃疡面刮取少量组织作涂片，可见多核巨细胞内嗜酸性包涵体。梅毒溃疡血清学检测TPPA和RPR常为阳性。

【需进一步检查的实验室指标】

1. *血常规、血生化检查* 包括白细胞计数与分类、血红蛋白、血小板计数、肝功能与肾功能。

2. *病原学检查* 可取湿性渗出液（Ⅰ期梅毒取硬下疳渗出液，Ⅱ期梅毒取梅毒疹渗出液或局部淋巴结抽出液），也可采集血液。将渗出液或淋巴液置玻片上，暗视野显微镜检查梅毒螺旋体的形态和运动情况。如见沿其长轴滚动、屈伸、旋转、前后移行等活泼运动，即有诊断意义。但阴性不能排除梅毒感染。

3. *免疫学检查* 人体感染梅毒螺旋体后，除产生特异性抗体外，还产生一种非特异性抗体——反应素（reagin）。因此，梅毒免疫学检查试验有非密螺旋体抗原试验和密螺旋体抗原试验两类。

（1）非密螺旋体抗原试验：用牛心肌的心脂质作为抗原，测定患者血清中的反应素。检验方法主要有性病研究实验室试验（venereal disease research laboratory，VDRL）、快速血浆反应素环状卡试验（rapid plasma reagin，RPR）和甲苯胺红不加热血清试验（toluidine red unheated serum test，TRUST）。

（2）密螺旋体抗原试验：用梅毒螺旋体抗原检测血清中的特异性抗体，可确诊梅毒。常用检验方法有荧光密螺旋体抗体吸收试验（Fluorescent treponemalantibody-absorption，FTA-ABS）、梅毒螺旋体抗体明胶颗粒凝集试验（Treponema pallium particle agglutination assay，TPPA）、TP-ELISA试验和快速免疫层析试验。

4. *分子生物学检查* PCR技术检测梅毒螺旋体抗体或用免疫印迹法测定梅毒螺旋体特异性抗体对梅毒诊断具有重要意义。

【指标评估的技术要点】

1. *暗视野检查* 是诊断早期梅毒的有效方法，但敏感性低。可将标本与荧光标记的梅毒螺旋体抗体作用后，荧光显微镜观察，如标本中存在梅毒螺旋体，可见特异荧光。此外，还可利用梅毒螺旋体的嗜银特性，用镀银染色法染色后，普通显微镜观察被染成黑褐色的梅毒螺旋体。

2. *VDRL试剂* 需现配现用，目前实验室已很少采用。RPR和TRUST的敏感性高但特异性低，故结果分析和判定时，需结合临床资料。

3. *FTA-ABS法* 因待检血清预先经过吸附剂去除了非特异性抗体，故特异性高。ELISA敏感性高，试剂稳定、价廉，是目前梅毒免疫学诊断的常用方法。快速免疫层析试验简便、快速，结果与常规密螺旋体抗原试验有较好的一致性，可用于标本的快速检查。

【指标评估的影响因素】

（1）有些检查指标，如RPR和TRUST，敏感性高但特异性低，在结果分析和判定时，需结合临床资料。

（2）分子生物学技术具有高特异性，对梅毒螺旋体的诊断具有重要意义。

（3）各种检验方法都有其优点和缺点，需将各种检测方法灵活搭配，做到方便、快捷、价廉，起到事半功倍的效果。

（陈　茶）

参考文献

霉酚酸中毒

【定义】

霉酚酸（mycophenolic acid，MPA）是临床常用的抗增殖类免疫抑制剂，是强效的、选择性的、非竞争性的和可逆性的次黄嘌呤单核苷氨酸脱氢酶（IMPDH）抑制剂，通过抑制鸟嘌呤核苷酸的经典合成途径抑制细胞增殖，对淋巴细胞具有高度选择性抑制作用。适用于接受同种异体肾脏或肝脏移植的患者中预防器官的排斥反应等。霉酚酸的有效血药浓度为30~60 μg/mL，当霉酚酸浓度>60 μg/mL，又有中毒临床表现时，可以诊断为霉酚酸中毒。如临床高度怀疑霉酚酸中毒，即使霉酚酸浓度<60 μg/mL，仍需按霉酚酸中毒进行处理；一般霉酚酸浓度<30 μg/mL，可基本排除霉酚酸中毒。

【分类】

1. 霉酚酸中毒引起各系统不良反应

（1）消化系统反应：便秘、腹泻、消化不良、恶心、呕吐、口腔念珠菌病、AST升高、ALT升高、胀气、胃肠炎、胃肠道出血、肠梗阻、食管炎和口炎等。

（2）血液系统反应：贫血、白细胞减少症、血小板减少症、瘀斑和血细胞增多症等。

（3）泌尿系统反应：血尿酸水平升高、肌酐升高、少尿、急性肾衰竭、泌尿道感染、排尿困难、血尿、阴囊水肿、尿频和尿失禁等。

（4）内分泌系统反应：表现为高胆固醇血症、高血糖症、高钾血症、低钾血症和低磷酸盐症等。

（5）皮肤反应：痤疮、单纯疱疹、脱发、皮肤良性增生物、真菌性皮炎、带状疱疹、多毛症和瘙痒等。

（6）心血管系统反应：心律失常、高血压、直立性低血压、心绞痛和心动过速等。

（7）继发感染：可出现肺部、尿路、口腔和皮肤感染，可由细菌、病毒、真菌引起。

（8）恶性肿瘤：可增加淋巴瘤或其他恶性肿瘤的发生风险，尤其是皮肤癌。

（9）其他常见不良反应：发热、头痛、关节痛、腿部抽搐、弱视、耳鸣和结膜炎等。

2. 根据引起的不良反应严重程度分类

（1）轻度中毒：出现常见的消化系统不良反应，如恶心、呕吐、腹泻和腹痛等。

（2）中度中毒：当使用霉酚酸时间较长或剂量较大时出现血液淋巴系统的不良反应如贫血、白细胞减少和血小板减少症等。

（3）重度中毒：出现继发感染或者诱发肿瘤如淋巴瘤、皮肤癌出现时被认为是重度中毒。

【诊断思路】

诊断思路见图219。

1. 霉酚酸中毒的诊断　应根据临床表现、用药情况、易患因素及特殊检查等综合分析后作出判断。当霉酚酸浓度>60 μg/mL，又有中毒临床表现时，可以诊断为霉酚酸中毒。如临床高度怀

M

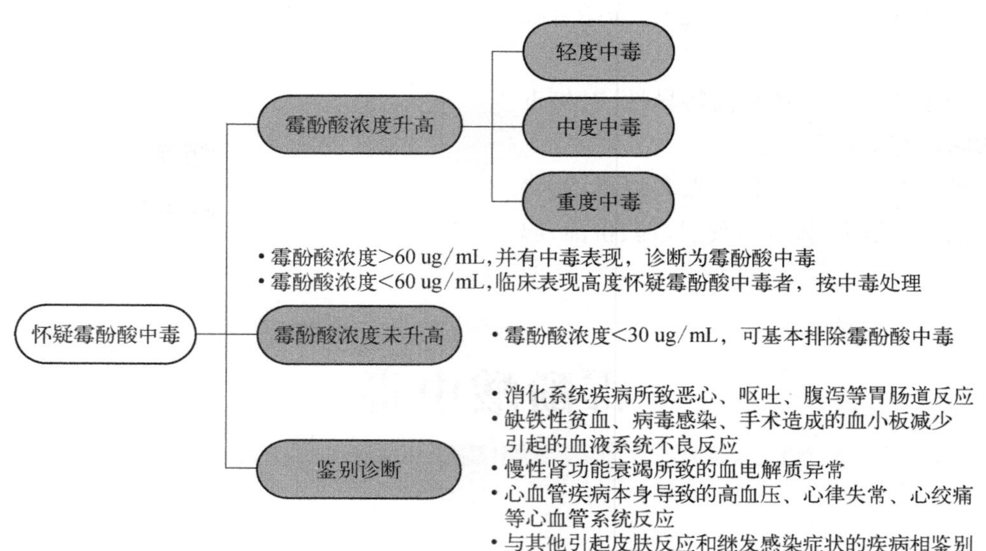

图 219　怀疑霉酚酸中毒的诊断思路图

疑霉酚酸中毒，即使霉酚酸浓度<60 μg/mL，仍需按霉酚酸中毒进行处理；一般霉酚酸浓度<30 μg/mL，可基本排除霉酚酸中毒。

2. 霉酚酸中毒的预防　根据患者特殊情况、胃肠道功能和肝肾功能状态等制定个体化用药方案，注意促发或加重中毒的因素，同时警惕中毒先兆，当出现异常时，应考虑霉酚酸中毒及时减量停药。

【伴随临床症状的鉴别诊断】

霉酚酸中毒表现出胃肠道反应，如恶心、呕吐、腹泻和胃肠道出血等，主要与使用剂量和时间有关，一般减量或者停药后见好转。应注意与霉酚酸用药量不足时，消化系统疾病所致的胃肠道反应相区别。

血液系统反应如贫血、白细胞减少症、血小板减少症、瘀斑和血细胞增多症等，通常为轻度，一般于停药一周后缓解。应与缺铁性贫血、病毒感染、手术造成的血小板减少等疾病鉴别。

泌尿系统反应如血尿酸水平升高、肌酐升高、少尿、急性肾衰竭、泌尿道感染、排尿困难等应与慢性肾衰竭鉴别。

内分泌系统反应如高钾血症、低钾血症和低磷酸盐症等应与慢性肾衰竭造成的血钾异常鉴别。

心血管系统反应应与心血管疾病本身症状如心律失常、高血压、低血压、心绞痛和心动过速等鉴别。此外，本病应与其他引起皮肤反应和继发感染症状的疾病相鉴别。

【伴随实验室指标的鉴别诊断】

伴血电解质紊乱、肾功能检查异常、肝功能检查异常及胃肠功能指标异常时，应考虑高钾血症、低钾血症、低磷酸盐症、肾衰竭、肝炎肝硬化等疾病，上述疾病可以导致霉酚酸在体内排泄障碍，从而大大增加了霉酚酸中毒的危险性。

【需进一步检查的实验室指标】

1. 血电解质检查　尤其是钾、磷酸盐浓度的测定。

2. 肾功能检查　包括尿常规、血清肌酐、尿素和内生肌酐清除率检查等。

3. 肝功能检查　包括 AST、ALT 等指标的测定。

4. 心功能检查　包括肌酸激酶、乳酸脱氢酶、肌钙蛋白和肌红蛋白等检查。

5. 血常规检查　包括全血细胞计数、血小板计数、中性粒细胞计数等指标检查。

【指标评估的技术要点】

1. 高效液相色谱法　该法具有操作简便快

速、灵敏度、准确性、稳定性较高等特点，可应用于MPA与其代谢物的临床监测。

2. 超高效液相色谱-质谱联用分析法（UPLC-MS-MS） 该法快速、准确、灵敏度高和特异性最强，但所需仪器价格昂贵、操作繁琐、检测耗时较长，阻碍了其临床推广。

3. 酶扩大免疫测定技术（EMIT） 该法操作简便快速、标本用量少、适合大规模测定，但特异性较差，不能测定其代谢产物，测量结果偏高。

【指标评估的影响因素】

1. 采血时间 霉酚酸浓度监测应在血药浓度处于稳态时抽取血样。霉酚酸吸收不受食物影响，但是与食物同服可使MPA降低40%。由于霉酚酸通过肠肝循环可以在血液中测得第二个血浆药物浓度高峰（6~12 h），因此，测定霉酚酸血药浓度峰值的采血时间应选择在此次服药后的6~12 h之内。

2. 年龄因素 老年人肌肉组织减少、严重的慢性肾功能损坏者，体内药物蓄积增多而使血药浓度升高。

3. 药物相互作用影响 如与制酸剂（如氢氧化镁、氢氧化铝）同服可以影响其吸收，与消胆胺同服会影响霉酚酸的肠肝循环，可降低霉酚酸血药浓度；与他克莫司同时服用时也会降低霉酚酸血药浓度；与阿昔洛韦同时服用时，两种药物的血浆浓度较两种药物单独服用时高；磺吡酮、丙磺舒可抑制霉酚酸代谢产物从肾小管排出，并用时可使血药浓度升高。

（周铁丽）

参考文献

镁

M

【定义】

镁是人体内位于钠、钾、钙离子之后的第四种常见的阳离子，成人人体总镁含量大约为25 g，其中，骨骼中的镁含量占总镁的50%~60%，其余大部分存在于骨骼肌、心肌、肝、肾、脑等组织细胞内，仅有约总量1%的镁存在于细胞外液。镁具有维持肌肉收缩和神经活动，激活体内多种酶，促进能量储存、转运和利用等作用。

【分类】

血清总镁中约60%的镁是游离的，30%的镁与蛋白质结合，其余10%为磷酸盐、柠檬酸盐和碳酸盐组成的复合镁。镁的主要排泄途径是肾脏，粪便和汗液可排出少量镁，尿镁水平与血镁水平相关。

【诊断思路】

诊断思路见图220。

1. 血清镁升高

（1）镁摄入过多：见于长期口服含镁制剂、静脉输入过多镁盐，硫酸镁灌肠、应用大剂量维生素D可以增加镁在肠道内的吸收，严重低钠血症时，镁在近曲小管吸收增加。

（2）镁排出减少：见于急、慢性肾功能不全的少尿或无尿期，严重脱水可导致少尿，使镁的排泄减少，同时低容量状态下肾小管对镁的重吸收增加。

（3）内分泌紊乱：如甲状腺激素，肾上腺皮质激素（主要是醛固酮）可抑制肾小管重吸收镁，因此在甲状腺功能减退症、肾上腺皮质功能减退症患者可发生高镁血症。

（4）细胞内镁转移至细胞外：溶血、大面积烧

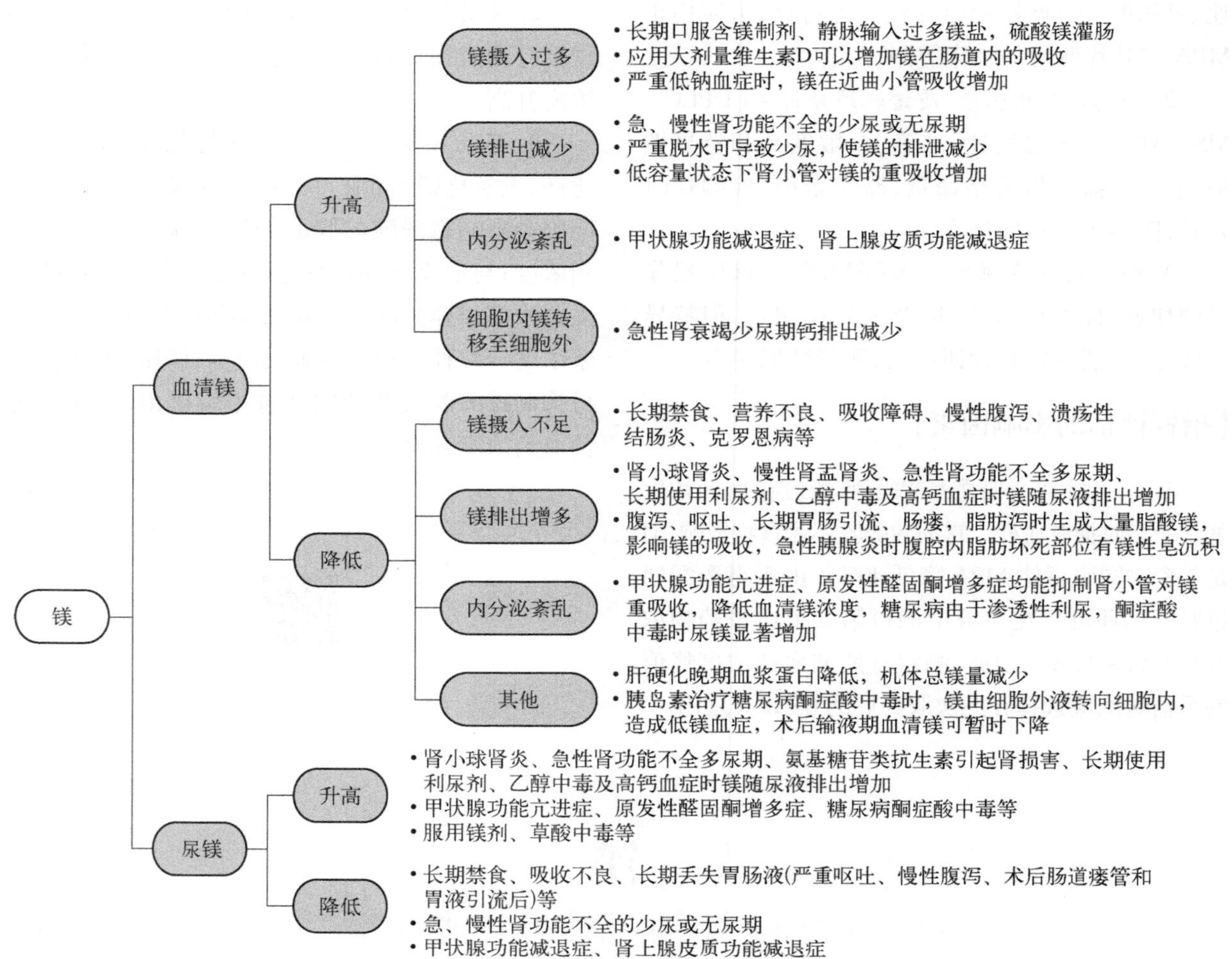

图 220　镁代谢异常的诊断思路图

M

伤、骨骼肌溶解，酸中毒。

2. 血清镁降低

(1) 镁摄入不足：长期禁食、营养不良、吸收障碍、慢性腹泻、溃疡性结肠炎、克罗恩病等情况。

(2) 镁排出过多

1) 肾脏排镁增多：肾小球肾炎、慢性肾盂肾炎、急性肾功能不全多尿期、长期使用利尿剂、乙醇中毒及高钙血症时镁随尿液排出增加。

2) 消化道失镁增多：腹泻、呕吐、长期胃肠引流、肠瘘，脂肪泻时生成大量脂酸镁，影响镁的吸收，急性胰腺炎时腹腔内脂肪坏死部位有镁性皂沉积。

(3) 内分泌紊乱：甲状腺功能亢进症、原发性醛固酮增多症均能抑制肾小管对镁重吸收，降低血清镁浓度，糖尿病由于渗透性利尿，酮症酸中毒时尿镁显著增加也可出现血镁降低。

(4) 其他：肝硬化晚期血浆蛋白降低，机体总镁量减少；胰岛素治疗糖尿病酮症酸中毒时，镁由细胞外液转向细胞内，造成低镁血症，术后输液期血清镁可暂时下降。

3. 尿镁升高

(1) 肾脏疾病：肾小球肾炎、急性肾功能不全多尿期、氨基糖苷类抗生素引起肾损害、长期使用利尿剂、乙醇中毒及高钙血症时镁随尿液排出增加。

(2) 内分泌疾病：甲状腺功能亢进症、原发性醛固酮增多症、糖尿病酮症酸中毒等。

(3) 其他：服用镁剂、草酸中毒等。

4. 尿镁降低

(1) 镁由消化道丢失增多：如长期禁食、吸收不良、长期丢失胃肠液（严重呕吐、慢性腹泻、术后肠道瘘管和胃液引流后）等。

(2) 镁由尿路排出减少：如急、慢性肾功能不全的少尿或无尿期。

（3）内分泌疾病：甲状腺功能减退症、肾上腺皮质功能减退症。

【伴随临床症状的鉴别】

1. *高血镁伴腱反射减弱、肌无力，低血镁伴手足抽搐* 考虑神经肌肉系统异常、内分泌及酸碱平衡紊乱，需结合是否存在酒精中毒史，甲状腺激素、醛固酮、血糖、血酮体、神经电生理检查进行鉴别。

2. *伴气促、低血压、心律失常、胸痛* 考虑心力衰竭、心绞痛、心肌梗死，需结合心肌标志物、心电图、超声心动图等检查进行鉴别。

3. *伴恶心呕吐、腹痛腹泻、发热* 考虑消化性溃疡、炎症性肠病、克罗恩病等，需结合血生化、粪便、血清学检查、X线、内镜等检查进行鉴别。

4. *伴水肿、无尿或少尿、血尿、蛋白尿* 考虑急慢性肾炎、肾功能不全、肾病综合征等，需结合肾功能、电解质、自身免疫抗体、补体等检查进行鉴别。

【伴随实验室指标的鉴别诊断】

1. *伴其他电解质紊乱* 高血镁合并高血钙、高血钾等常见于肾衰竭、肾上腺皮质功能减退症、甲状腺功能减退症等。

2. *伴尿镁浓度紊乱* 高血镁伴尿镁减低，提示由于肾性因素或内分泌因素镁排出减少所致，若伴尿镁增多则提示为镁摄取增加所致；低血镁伴尿镁增多，提示因利尿剂或内分泌因素镁排出增多所致，若伴尿镁减少则提示多为镁摄入不足所致。

3. *伴酸碱平衡紊乱* 高血镁伴代谢性酸中毒、血清 pH 值降低，见于肾小管性肾病，如糖尿病肾病、间质性肾炎。

4. *转移性低镁血症伴代谢性碱中毒*

5. *伴激素水平紊乱* 高血镁伴甲状旁腺激素升高、甲状腺素及醛固酮降低，见于甲状旁腺功能减退症、甲状腺功能减退症、肾上腺皮质功能减退症；低血镁伴甲状腺素、醛固酮合成分泌升高，甲状旁腺激素、胰岛素水平降低，见于甲状腺功能亢进症、肾上腺皮质功能亢进症、甲状旁腺功能减退症、糖尿病。

【需进一步检查的实验室指标】

当患者出现血清镁水平异常时，如需确诊，尚需结合血常规、生化、免疫标志物、激素水平、影像学检查等进行鉴别。

1. *血常规检查* 包括红、白细胞、血小板计数及白细胞分类、血红蛋白水平，高镁血症时体液丢失可导致血液浓缩、血细胞比容升高。

2. *血生化检查* 肾脏疾病导致血清镁紊乱可出现肾功能、电解质、酸碱度等异常。

3. *尿液检查* 包括 24 h 尿电解质、尿蛋白、尿液 pH，有助于判断肾脏功能。

4. *其他* 如免疫球蛋白、补体、激素、肾上腺CT、肾脏病理活检等检查有助于鉴别诊断镁代谢紊乱病因。

【指标评估的技术要点】

测定镁的方法有许多种，其中同位素稀释质谱法（ID－MS）为决定性方法，原子吸收分光光度法（AAS）为参考方法，我国推荐甲基麝香草酚蓝（MTB）比色法、钙镁试剂（calmagite）比色法作为常规检测方法。

1. *甲基麝香草酚蓝（MTB）比色法* 镁离子在碱性溶液中与甲基麝香草酚蓝（MTB）结合形成蓝紫色复合物，加入钙离子螯合剂乙二醇双-四乙酸（EGTA）去除钙离子背景干扰后，根据颜色深浅比色定量，通过分光光度计检测 600 nm 波长处的吸光度，计算出镁含量。MTB 比色法对血清镁检测的参考区间为成人 0.67～1.04 mmol/L。该方法优点为应用广泛，操作简便，成本低，可用于自动生化分析系统；缺点为试剂稳定性差、有毒性成分，且试剂空白吸光度高，易受其他阳离子干扰。因为红细胞中镁含量明显高于血清镁水平，检测时标本应避免溶血。

2. *原子吸收分光光度法（AAS）* 用酸性氯化镧作稀释剂将血清稀释 50 倍，直接用原子吸收分光光度计检测 285.2 nm 波长处的吸光度，并与相同方法测定的标准曲线比较，求出血清镁浓度。AAS 法对血清镁检测的参考区间为成人

M

0.6～1.1 mmol/L，儿童 0.5～0.9 mmol/L。该方法作为检测镁的参考方法，比较准确可靠，灵敏度及精密度较高。

3. 钙镁试剂(calmagite)比色法　该方法检测原理与甲基麝香草酚蓝(MTB)比色法类似。镁离子在碱性环境中与 calmagite 染料生成紫红色络合物，与同样处理的标准品比较，通过分光光度计检测 546 nm 波长处的吸光度，可求得镁的含量。钙镁试剂法对血清镁检测的参考区间为成人 0.7～1.2 mmol/L。该方法优点为操作简便，适合手工操作及大多数自动化分析仪，溶液中加入 EGTA 可消除钙的干扰，使用表面活性剂可使蛋白胶体稳定，不必去除蛋白质而直接测定镁。缺点为试剂稳定性差、检测易受其他阳离子干扰。

【指标评估的影响因素】

(1) 标本的采集、运输及处理、检测设备及试剂可影响镁离子测定结果。

(2) 对于甲基麝香草酚蓝比色法，溶血标本可以产生正干扰，静脉予以钙剂治疗的患者标本可以产生负干扰。

（戎　荣，沈佐君）

参考文献

泌乳素

【定义】

泌乳素(prolactin，PRL)也称垂体泌乳素、催乳素。由垂体前叶分泌，受下丘脑催乳激素抑制激素(主要是多巴胺)和催乳激素释放激素(促甲状素释放激素)的双重调节，其主要功能是促进乳房发育及泌乳，以及与卵巢类固醇激素共同作用促进分娩前乳房导管及腺体发育。

【分类】

垂体泌乳素是一种多肽蛋白激素，据分子大小与结构分类。泌乳素在血液循环中有四种不同的分子结构：小分子泌乳素、糖基化泌乳素、大分子泌乳素、大大分子泌乳素。小分子泌乳素占人体血液循环的 80%～90%，生物活性和免疫活性最高。

【诊断思路】

诊断思路见图 221。

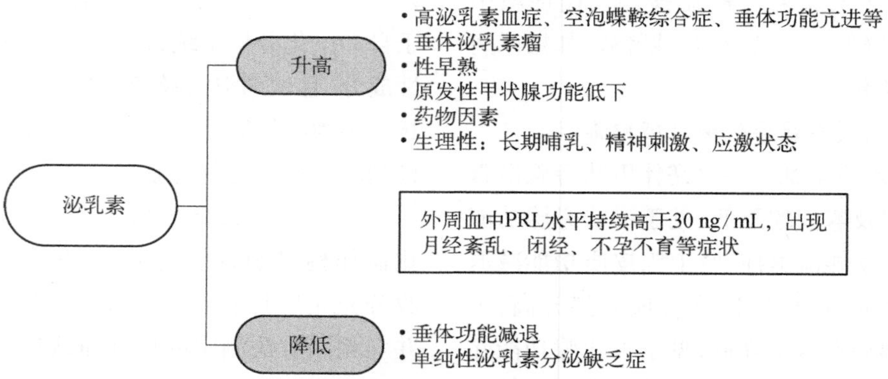

图 221　泌乳素异常的诊断思路图

1. 高泌乳素血症与垂体泌乳素瘤的诊断 ① 高泌乳素血症是月经失调、闭经及不孕不育者常见病因之一。月经失调、闭经及不孕不育者，无论有无泌乳，均应测 PRL，以除外高泌乳素血症。② 血泌乳素升高者应进一步做脑垂体影像学（CT 或磁共振）检查，以诊断是否存在垂体泌乳素瘤。③ 垂体肿瘤患者伴 PRL 异常升高时，应考虑有垂体泌乳素瘤。

2. 高泌乳素血症与其他疾病 垂体泌乳素升高还见于性早熟、原发性甲状腺功能低下、卵巢早衰、黄体功能欠佳、长期哺乳、精神刺激、药物等因素。

3. 垂体泌乳素降低 多见于垂体功能减退，单纯性催乳素分泌缺乏症。

【伴随临床症状的鉴别诊断】

1. 高泌乳素血症 外周血中 PRL 水平持续高于 30 ng/mL，且表现出月经紊乱、闭经、不孕不育等症状。除了垂体泌乳素瘤以外，PRL 可继发于甲状腺功能低下，此时 TSH 升高，PRL 升高者应测定 TSH，排除甲状腺功能低下。

2. 月经失调、闭经、不孕不育 PRL 升高是不孕不育、生殖内分泌功能失调常见的原因。建议对所有疑有生殖内分泌功能失调、不孕不育者均应作 PRL、TSH、LH、FSH 测定，LH、FSH 异常升高或低水平，卵巢功能异常均可致月经失调、闭经、不孕不育。

3. PRL 降低 见于垂体前叶功能减退（席汉氏症、嫌色细胞瘤），药物（左旋多巴、溴隐亭、多巴胺、去甲肾上腺素、降钙素）的运用。

【伴随实验室指标的鉴别诊断】

PRL 升高，同时伴有 TSH 水平升高，此为甲状腺功能下降引起的继发性血 PRL 升高；PRL 升高，同时伴有 E_2、P 水平降低，此为高 PRL 血症引起的卵泡发育与排卵障碍所致。

【需进一步检查的实验室指标】

垂体 FSH、LH 及 TSH、E_2、P 的检测，参阅本书有关检测指标诊断部分。

【指标评估的技术要点】

临床检验时，PRL 的检测多采用标记免疫检测技术，早期采用放射免疫分析，现今多采用化学发光免疫分析，各检测平台包括磁性微粒包被抗体、碱性磷酸酶标记的酶促反应或电化学发光等多项技术，实现了高通量、自动化，满足了临床需求。标记免疫技术检测平台使用的抗体特异性决定了检测的特异性，标志物的放大程度决定了检测的灵敏度。PRL 属于肽类激素适合免疫学技术检测，目前用于临床的检测平台几乎都能满足临床检验的需求。

【指标评估的影响因素】

激素测定的准确与否是实验室的事，但是实验室要发出准确的报告必须结合临床信息对测定出的结果进行合理性的分析，医生要分析一个结果也要结合临床表现，因此检验报告单上的信息一定要准确。

血 PRL 水平受月经周期影响而有所变化，一般在排卵前后、黄体期高于卵泡期；也受昼夜节律的影响，一般在上午 8～10 时处基础水平；受被检测者情绪、活动等影响而波动，建议在月经卵泡期上午 8～10 时，静息状态采血，尽量排除影响血 PRL 升高的人为因素。

（吕时铭）

参考文献

免疫固定电泳

【定义】

免疫固定电泳（immunofixation electrophoresis，IFE）是将琼脂凝胶蛋白电泳和免疫沉淀相结合的一项免疫化学分析技术，用于确定球蛋白单克隆亚型（IgG、IgA、IgM、κ、λ 等），从而诊断浆细胞病等疾病的电泳检测技术。

【分类】

按照临床应用，免疫固定电泳可主要分为血清免疫固定电泳、尿液免疫固定电泳和脑脊液免疫固定电泳三大类。

血清蛋白质免疫固定电泳异常多见于恶性浆细胞病，用于单克隆抗体定性和分型鉴定。尿免疫蛋白固定电泳结合尿蛋白电泳可以很好地协助临床判断肾病综合征、多发性骨髓瘤、系统性红斑狼疮等疾病引起的原发或继发性肾脏损伤及尿蛋白选择程度的估计。脑脊液蛋白免疫固定电泳检测单克隆条带可作为实验室检测中枢神经内源性合成（鞘内合成）的主要手段。

【诊断思路】

诊断思路见图 222。

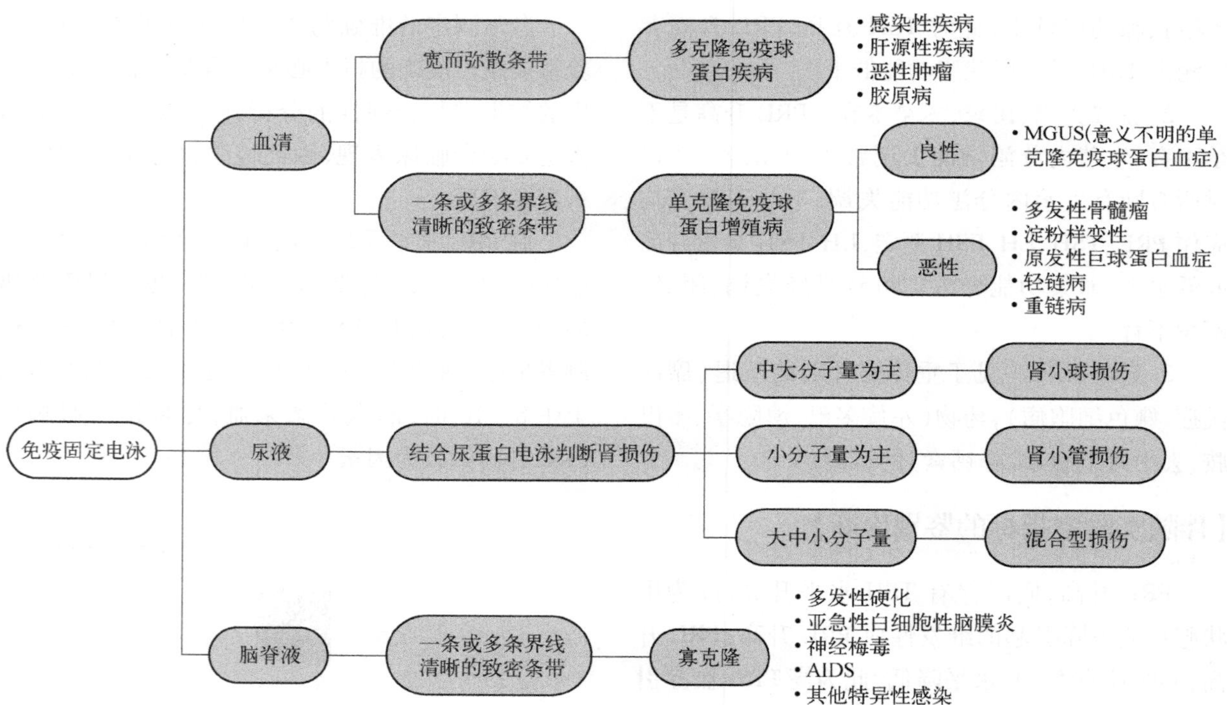

图 222　免疫固定电泳诊断思路图

【伴随临床症状和体征的鉴别诊断】

1. 伴骨痛、骨质破坏　免疫固定电泳异常伴骨痛或自发性骨折，考虑多发性骨髓瘤，骨痛以腰骶部多见，需结合骨密度、甲状腺功能、肾功能、ECT 等检查与老年性骨质疏松症、甲状旁腺功能亢进、肾小管性酸中毒及骨转移癌引起的骨痛和骨质破坏相鉴别。

2. *伴贫血* 免疫固定电泳异常伴贫血与骨髓瘤细胞浸润抑制造血、肾功能不全有关，意义不明单克隆免疫球蛋白血症也可伴有轻度贫血，但无骨质破坏等症状。

3. *伴发热* 免疫固定电泳异常伴发热，考虑多发骨髓瘤所引起的正常克隆免疫球蛋白及中性粒细胞减少，继发的各种感染，B 细胞淋巴瘤和白血病也可引起免疫固定电泳异常伴发热，但均无克隆性骨髓瘤细胞增生。

4. *伴出血* 免疫固定电泳异常伴鼻出血、牙龈出血和皮肤紫癜多虑多发骨髓瘤引起的血小板减少和凝血障碍，需与白血病引起的出血相鉴别。

5. *伴四肢麻木* 免疫固定电泳异常伴四肢麻木，需考虑多发性骨髓瘤引起的淀粉样变性、外周神经病变，POEMS 综合征（Grow-Fukase 综合征）也可伴有四肢麻木和免疫固定电泳异常，但可同时伴有器官肿大、内分泌病和皮肤改变等。

【伴随实验室指标的鉴别诊断】

1. *伴血钙升高* 免疫固定电泳异常伴血钙升高，考虑多发骨髓瘤引起的骨质破坏，不伴成骨过程，通常血清碱性磷酸酶正常。

2. *伴血红蛋白降低* 免疫固定电泳异常伴血红蛋白降低，多为正常细胞贫血，多发骨髓瘤血片中红细胞呈串状排列。

3. *伴 CRP 升高* CRP 和骨髓瘤生长因子 IL－6 呈正相关，免疫固定电泳异常伴 CRP 升高可反应疾病的严重程度，慢性炎症、伤寒转移癌等也可引起反应性浆细胞增多、CRP 升高，但不伴有 M 蛋白。

4. *伴蛋白尿、血清尿素氮和肌酐升高* 免疫固定电泳异常伴蛋白尿、肾功能异常，考虑多发骨髓瘤并发的高游离轻链、高血钙、高尿酸引起的慢性肾小管损伤，急性肾损伤多因脱水、感染等引起。

5. *伴骨髓片浆细胞异常增生* 免疫固定电泳异常伴骨髓浆细胞异常增生，考虑多发性骨髓瘤，巨球蛋白血症为浆细胞样淋巴细胞增生，M 蛋白为 IgM，无骨质破坏。

【需进一步检查的实验室指标】

1. *骨髓穿刺* 计算浆细胞数占骨髓细胞总数百分比，确定增生浆细胞表型。

2. *血清 β_2 微球蛋白和白蛋白* β_2 微球蛋白由浆细胞分泌，白蛋白量与骨髓瘤生长因子 IL－6 活性呈负相关，均可用于评估肿瘤负荷及预后。

3. *细胞遗传学检测* 明确是否存在染色体异常和免疫球蛋白基因的重排。

4. *其他* X 线、CT、MRI 评估骨质破坏及髓外浸润情况。

【指标评估的技术要点】

免疫固定电泳是血清区带电泳与免疫沉淀反应相结合的定性实验。与区带电泳相比，免疫固定电泳具有更高的灵敏度，可达 50 mg/dL。正常人免疫固定电泳结果呈多条宽而弥散的区带，异常免疫固定电泳结果表现为一条或多条边界清晰的局部致密条带。

单克隆免疫球蛋白病和多克隆免疫球蛋白病的鉴别：单克隆免疫球蛋白病检测血清蛋白免疫固定电泳出现狭窄浓密集中带，高而尖的蛋白峰，一般出现在 γ 区、β 区或 α 区。多克隆免疫球蛋白病检测血清蛋白免疫电泳通常出现 γ 区着色深，较宽浓密的宽大蛋白峰。

良恶性浆细胞病的鉴别：良性单克隆丙种球蛋白病指正常人血清中出现 M 蛋白，而不伴有浆细胞恶性增殖的疾病，血清 M 蛋白水平一般不太高，不超过 0.2 g/L，临床上不伴有淋巴细胞恶性增生的症状，不出现骨损害和贫血等。骨髓中浆细胞数不超过骨髓细胞总数的 10%，且形态正常。恶性浆细胞病的 Ig 显著升高，多伴有骨质破坏、贫血、肾功能不全、感染和高钙血症等，平均在正常上限的 2 倍以上（IgG 型多发性骨髓瘤）、4 倍以上（IgA 型多发性骨髓瘤）、10 倍以上（原发性巨球蛋白血症），均超过恶性浆细胞病 M 蛋白的诊断标准。

【指标评估的影响因素】

临床上，经常出现与临床症状不符的 M 蛋白，其原因可能是以下几点。

（1）某些特殊的感染和自身免疫疾病，可出现少量、暂时的M蛋白成分。

（2）意义未明的单克隆丙种球蛋白血症（MGUS）；早期的多发性骨髓瘤和早期原发性巨球蛋白血症。

（3）某些蛋白如C3、C4，转铁蛋白等和抗血清之间存在交叉反应，引起假M蛋白条带出现，较常见的是C3和IgA和IgM抗血清的交叉反应。

实验技术和经验可能会影响实验结果。如存在高浓度球蛋白，会使得免疫反应中的沉淀溶解，导致中心区蛋白不着色，实验前应调节免疫球蛋白的浓度。加抗血清时，需要快速且均匀，保证每个泳道的抗血清完整充盈在凝胶表面。单克隆IgA分子和过剩的单克隆轻链片段聚合在一起形成二聚体，与单体IgA有不同的迁移率，形成两条单克隆条带，此时需加2-巯基乙醇进行解聚后，再次进行IFE分析。

为达到最佳检测效果，同一试剂盒内的所有组分必须一并使用。用薄滤纸吸去凝胶表面多余液体时，接触时间不能太长，应快速移去，以免凝胶脱水。

（兰小鹏，赵 猛）

参考文献

免疫球蛋白

【定义】

免疫球蛋白（immunoglobulin, Ig）为浆细胞合成分泌的一组能和抗原发生特异性结合的球蛋白。Ig是一种糖蛋白，属于Ig超家族，是血清蛋白电泳中γ球蛋白的最主要部分，其基本结构是由两条长的重链（H）和两条短的轻链（L）组成。

【分类】

免疫球蛋白依据其重链Fc片段的氨基酸序列不同，可分为“五类”，分别为IgA、IgG、IgM、IgD、IgE，其重链分别为α、γ、μ、δ、ε。依据其轻链的不同，则分为“两型”：κ、λ。天然Ig分子中，只含有1类重链和1型轻链。

1. IgG　IgG是含量最多的Ig，占总Ig的75%左右，广泛分布于血清和组织液中，血管内外间隙中的含量大体相当，是机体抵抗感染的一种重要物质，是唯一一种可通过胎盘屏障的Ig。IgG有IgG_1、IgG_2、IgG_3、IgG_4 4个亚类，IgG_1含量最高，IgG_4含量最低。

2. IgA　IgA在血清和组织液中含量相对较少，主要以双体形式（Dimmer IgA）存在于外分泌液中，如乳汁、唾液、泪液、管腔分泌液等，称为分泌型IgA，发挥“第一线”抗感染防御的作用。血清型IgA的免疫功能尚不明确。IgA有2个亚类IgA1、IgA2。

3. IgM　IgM是感染或免疫后最早产生的免疫球蛋白，也是成熟胎儿合成的第一类免疫球蛋白，其结构为“五联体”形式，80%左右的IgM存在于血清中。在免疫球蛋白中，IgM分子量最大（950 000），结合补体能力最强，因此，其细胞毒活性和细胞溶解活性最强。胎儿脐血中IgM含量升高，是胎儿宫内感染的标志。幼稚B细胞表面最初只有IgM和IgD，B细胞活化后，发生免疫球蛋白类别转换，B细胞继而合成不同类型的免疫球蛋白（但Fab段的可变区保持不变），如由合成IgM转而合成IgG。

4. IgE　血清中IgE微量。IgE主要结合到肥大细胞、嗜碱性粒细胞的FcR上，此过程称为“致敏”。当特异的变态反应原再次结合到致敏细胞上的IgE时，形成“变应原－IgE－FcR”复合物而介导信号，促使效应细胞脱颗粒，释放出组胺和5－羟色氨等生物活性物质。血清中总IgE升高提示变态反应或寄生虫（蠕虫）感染可能，特异性IgE升高有助于筛查导致变态反应的过敏原。

5. IgD　IgD主要存在于B细胞表面构成BCR，功能上扮演抗原结合B细胞的受体。IgD分子的Fab段可变区与该B细胞将要合成分泌的IgG、IgA、IgM或IgE的可变区相同，因此，当抗原与BCR（IgD分子）结合后，刺激B细胞增殖、分化，并合成分泌对该抗原特异的其他类Ig。

IgD在血清中含量极微且与BCR中的IgD结构不同。血清中升高主要见于IgD型骨髓瘤慢性骨髓炎、皮肤感染、流行性出血热和桥本甲状腺炎等。吸烟者IgD亦可升高，且与吸烟量成正比。

【诊断思路】

诊断思路见图223。

1. 浆细胞增殖性疾病　可导致免疫球蛋白增加，包括单克隆性和多克隆性疾病。多克隆性疾病中，最常见的为感染性疾病，其次为肝源性疾病。肝组织炎症、纤维化等可导致库普弗细胞的吞噬清除功能下降，出现“高抗原血症”，从而引发多克隆性免疫球蛋白升高。此外，部分恶性肿瘤亦可导致多克隆性免疫球蛋白升高，如恶性淋巴瘤等。

2. 应高度重视免疫球蛋白亚类缺陷的检测

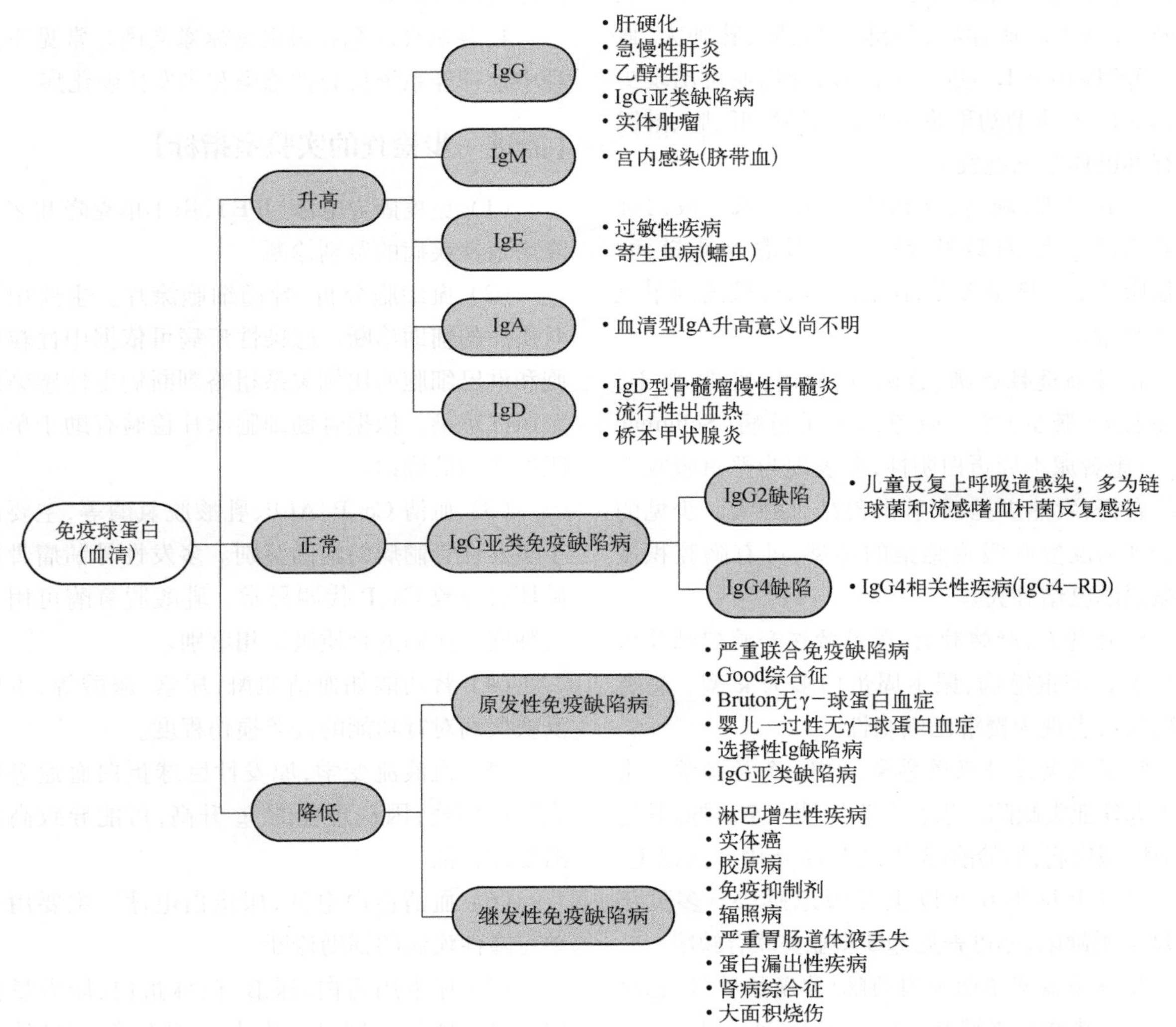

图223　免疫球蛋白(血清)异常的诊断思路图

M

【伴随临床症状的鉴别诊断】

Ig 异常主要见于单克隆性浆细胞病。

1. 伴腰骶部骨痛,进行性加重　应考虑多发性瘤骨髓瘤可能。多以腰髂部骨痛多见,进一步体格检查可见锁骨、肋骨、胸骨、肩胛骨等表浅局部肿块和骨质破坏。患者可有继发性病理骨折、肾功能损害等临床表现,血中可查见 M 蛋白,血清钙、血清尿素、血清尿酸升高,肾小球滤过率降低、肾清除率下降,尿中可查见本周蛋白,或肾功不全蛋白尿。

2. 伴高黏滞度综合征、贫血、出血等　应考虑原发性巨球蛋白血症。患者多为 50 岁以上的老年患者,常见症状以视力障碍、一过性瘫痪、反射异常、耳聋、意识障碍甚至昏迷等为主。可见皮肤紫癜、鼻衄等出血症状,伴淋巴结、肝、脾肿大,血清中 IgM>10 g/L。进一步检查,外周血可出现少量(<5%)不典型幼稚浆细胞,或骨髓、肝、脾、淋巴结有淋巴样浆细胞浸润。

3. 伴颈部、腋窝,或锁骨上、颌下及腹股沟部位淋巴结肿大,肝脾肿大等　应考虑 γ 重链病。其临床特征是感染多见,血、尿中均可检测到单克隆的 γ 重链。

4. 伴渐进性腹痛、腹泻、脂肪泻,消瘦、脱水,腹部包块(肠型)等　应考虑 α 重链病(Seligman 病)。患者尿本周蛋白阴性,多表现为严重吸收不良综合征,发热少见,肝脾淋巴结无肿大。少见的是表现为反复呼吸道感染的肺型,可有胸腔积液和纵隔淋巴结肿大。

5. 伴贫血、肝脾肿大、骨髓破坏和病理性骨折　可见于 μ 型重链病,尿本周蛋白多为 κ 型。患者骨髓象可表现为慢淋巴细胞性。

6. 伴反复上呼吸道感染,但 Ig 含量正常　常见于 IgG 亚类缺陷。患者多为男性儿童,排除其他基础病理疾病,学龄前(3 岁以下)1 年内 8 次以上,或 3 岁以上每年 6 次以上呼吸道感染。多见于 IgG2 亚类缺陷,亦可查见 IgG 多亚类联合缺陷。

7. 伴多器官不明原因局限/弥漫性肿胀、包块形成等不典型受累症状　应考虑 IgG4－RD。

Ig 异常的临床伴随症状除上述的单克隆浆细胞增殖性疾病和原发性亚类免疫缺陷外,尚可见于多克隆性疾病和继发性免疫缺陷病,见诊断思路图。

【伴随实验室指标的鉴别诊断】

1. 伴高血钙,高血清肌酐、高血清尿素、高碱性磷酸酶,M 蛋白阳性,尿蛋白阳性,尿本周蛋白阳性,外周血查见骨髓瘤细胞等　常见于多发性骨髓瘤。

2. 伴全血(浆)黏度异常升高,外周血红细胞缗钱样排列,凝血功能下降等　常见于原发性巨球蛋白血症。

3. 伴血清免疫固定电泳单克隆条带　常见于 MGUS、MM,淀粉样变性、清链病、重链病、原发性巨球蛋白血症等。

4. 伴脑脊液免疫固定电泳寡克隆　常见于各种中枢神经系统特异性感染和多发性硬化症。

【需进一步检查的实验室指标】

(1) 免疫固定电泳(IFE),用于单克隆和多克隆增殖性疾病的鉴别诊断。

(2) 血细胞分析、骨髓细胞涂片。主要用于对疾病的辅助诊断。感染性疾病可依据中性粒细胞和淋巴细胞的比例关系粗略判断病毒性感染或细菌性感染。依据骨髓细胞涂片检验有助于单克隆性疾病的确诊。

(3) 血清 Ca、P、ALP、乳酸脱氢酶等,主要用于多发性骨髓瘤的辅助鉴别。多发性骨髓瘤骨质破坏可导致 Ca、P 代谢异常。乳酸脱氢酶可用于与肿瘤性疾病的骨质破坏相鉴别。

(4) 肾功能如血清肌酐、尿素、尿酸等,主要反映疾病对肾功能的侵袭损伤程度。

(5) 血液流变学,原发性巨球蛋白血症等单克隆性疾病,因病理性的 Ig 升高,可能导致高黏滞度综合征。

(6) 血清蛋白电泳,尿蛋白电泳。主要用于单克隆性疾病的辅助诊断。

(7) 尿本周蛋白、尿 $β_2$ 微球蛋白、尿微量蛋白。多发性骨髓瘤可产生大量的 Ig 轻链导致溢出性尿本周蛋白升高,淋巴性疾病可导致溢出性

尿 β_2 微球蛋白升高。两类疾病累及肾小管重吸收功能时可导致尿微量蛋白升高。

（8）血清补体测定。自身免疫性疾病活动期血清补体可升高，后期可消耗性降低，具有辅助诊断价值。

（9）Ig 基因重排。淋巴瘤可导致 Ig 基因重排而出现克隆性增殖，检测 Ig 基因重排具有辅助诊断价值。

（10）IgG 亚类含量测定，有助于 IgG 亚类免疫缺陷疾病的辅助诊断。

（11）血清 CRP、PCT，有助于细菌感染性疾病的鉴别诊断。

（12）组织活检淀粉样变性，有助于淀粉样变性疾病的诊断。

【指标评估的技术要点】

当前，Ig 定量、IgG 亚类以及 Ig 轻链检测主要方法为胶乳散射比浊法。该方法检测准确度高、精密度好、线性范围宽，干扰因素较少，辅助诊断价值较高。

感染性疾病的特异性 Ig 检测，一般采用 ELISA。该方法灵敏度较高，但容易受溶血、胆红素、脂血以及免疫交叉反应的干扰。评估此类检测结果时，应结合其他相关指标和临床症状与体征综合分析，必要情况下可连续检测综合判断。

自身免疫性疾病的 Ig 检测，通常采用间接免疫荧光或 ELISA 方法。前者特异性较高，灵敏度稍差，但容易受主观因素影响；后者灵敏度较高、特异性稍差，应结合临床综合判断。

Ig 异常涉及的疾病和病理过程非常多，感染、肿瘤、自身免疫性疾病等均可导致 Ig 异常。Ig 异常作为病因的仅有原发性 Ig 缺陷病，其他均为不同疾病不同病理过程所造成的结果。因此，指标评估时应多指标综合分析。

（1）血清中出现大量的 Ig，IgG>35 g/L，IgA>20 g/L，IgD>2.0 g/L，IgE>2.0 g/L，IgM>15 g/L，或尿中轻链>1.0 g/24 h 是多发性骨髓瘤诊断标准之一。

（2）血清 M 蛋白阳性，且 IgM>10 g/L，伴骨髓浆细胞样淋巴细胞浸润为原发性巨球蛋白血症的主要诊断依据。

（3）反复上呼吸道感染，应可疑 IgG 亚类缺陷，可进一步检测 IgG 亚类。如 IgG2、IgG4 含量显著降低，可诊断原发性 IgG 亚类缺陷。

（4）诊断浆细胞性疾病时，应与反应性浆细胞增多相鉴别。反应性浆细胞增多一般见于病毒感染、细菌感染、疫苗接种、结节病、SLE、肝硬化、转移性肿瘤等，患者有原发疾病，骨髓中浆细胞形态正常，浆细胞比例<15%，Ig 增多为多克隆性（M 蛋白阴性）。原发疾病控制后，浆细胞比例可恢复正常。

（5）因血脑屏障，正常情况下，脑脊液中的 Ig 含量甚微，但在某些生理和病理情况下，如老龄、核黄疸、血管性脑水肿等，血脑屏障功能受损，血清中的 Ig 可进入脑脊液。因此，如脑脊液中的 Ig 明显升高，应先评估血脑屏障功能。确认 Ig 是否为鞘内合成，可采用等电聚焦电泳的方法检测脑脊液中的“寡克隆”。

【指标评估的影响因素】

1. *生理情况*　营养不良、老龄化、吸烟及妊娠都可导致 Ig 含量下降。

2. *血浆置换术*　可使 Ig 含量较基线下降 50%；各类外科手术或较大的侵入性有创检查后 Ig 含量可出现轻度升高。

3. *血清是 Ig 检测的最佳标本*　EDTA 或枸橼酸盐抗凝标本可使检测结果稍低；脂血标本可导致检测结果升高。Ig 的生物半衰期约 3 周，在标本中亦比较稳定。分离后的血浆/血清标本，室温保存 72 h，冷藏 7 d 或冷冻 2 个月，检测结果均较为稳定，但反复冻融会导致结果显著降低。

（兰小鹏，赵　猛）

参考文献

M

N

钠

【定义】

钠是人体中主要的阳离子之一，主要经食物摄入，并由肾脏代谢排出体外，对保持细胞外液容量、调节酸碱平衡、维持正常渗透压和细胞生理功能有重要意义，同时参与维持神经-肌肉的正常应激性。

【分类】

根据存在部位不同，人体内的钠约50%存在于细胞外液中，其中血清钠多以氯化钠的形式存在，10%存在于细胞内液，其余结合于骨骼基质。

【诊断思路】

血清钠诊断思路见图224。

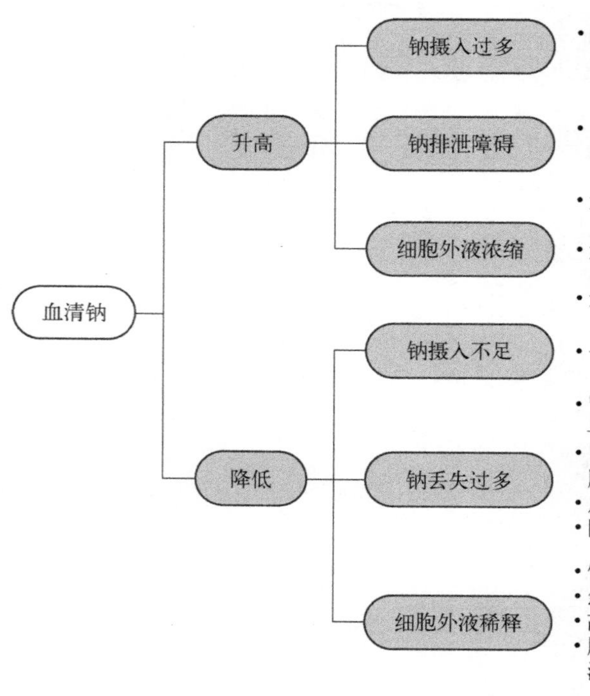

图224　血清钠异常的诊断思路图

2. 血清钠升高

（1）钠摄入过多：进食过量钠盐或输入大量高渗盐水，如心脏复苏时输注过多的碳酸氢钠等。

（2）钠排泄障碍：常见于内分泌病变，例如肾上腺皮质功能亢进症、原发性或继发性醛固酮增多症、尿崩症、糖尿病等。

（3）细胞外液浓缩

1）水分摄入不足：如水源断绝、进食困难、昏迷患者补液不足、神经异常导致缺乏口渴感等。

2）水分丢失过多：大量出汗、烧伤、过度换气、长期呕吐腹泻、胃肠引流、尿崩症、尿浓缩功能障碍等。

3）水转移到细胞内：可见于剧烈运动、抽搐等后，一般持续时间不长。

3. 血清钠降低

（1）钠摄入不足：长期低钠饮食、禁食、吸收障碍、营养不良及不恰当输液等。

（2）钠丢失过多

1）肾性丢失：慢性肾衰竭、盐皮质激素缺乏、过度使用利尿剂等导致肾脏排钠增多。

2）胃肠道丢失：如严重的呕吐、反复腹泻、胃肠引流、胰腺炎、胰腺造瘘和胆瘘等。

3）皮肤黏膜丢失：大量出汗、大面积烧伤时血浆外渗导致钠丢失过多。

4）医源性丢失：浆膜腔穿刺丢失大量液体时。

（3）细胞外液稀释：常见于水钠潴留。

1）饮水过多导致血液稀释，如精神性烦渴。

2）急慢性肾衰竭少尿期、剧烈疼痛、尿崩症等抗利尿激素分泌过多。

3）高血糖或甘露醇使用过多，造成细胞外液高渗状态，使细胞内液外渗。

4）肿瘤、肝硬化、肺结核等慢性消耗性疾病，由于细胞内蛋白质分解消耗，细胞内液渗透压降低，水分从细胞内渗入细胞外。

【伴随临床症状的鉴别】

1. 伴口渴、皮肤干燥、烦躁、嗜睡、肌张力异常、惊厥、低血压、脉搏细速　考虑尿毒症脑病，鉴别需结合血浆渗透压、血肌酐、尿比重等。

2. 伴多尿、多饮　考虑尿崩症、糖尿病，鉴别需结合血浆抗利尿激素、加压素试验、血糖及胰岛素检测、颅脑CT等。

3. 伴水肿、少尿或无尿　考虑肾功能不全，鉴别需结合血肌酐、尿素氮、血钾、尿蛋白、尿比重检测等。

4. 伴高血压、呼吸困难、咳嗽、憋气　考虑心力衰竭、肺水肿，鉴别需结合心律、心率、心电图、心肌标志物、血气分析等变化。

5. 伴恶心呕吐、腹胀、腹水、脾大　考虑消化道出血、肝硬化，鉴别需结合血常规、肝功能、大便常规及潜血、B超、消化道造影及内镜检查等。

6. 伴畏冷、腹胀便秘、脉缓、黏液性水肿　考虑甲状腺功能减退症，鉴别需结合血清T_3、T_4、TSH、甲状腺自身抗体等检查。

【伴随实验室指标的鉴别诊断】

1. 伴其他电解质紊乱　血清钠升高常合并高血钾、高血钙、低血磷、低血镁等，见于肾衰竭、甲状旁腺功能亢进症；血清钠升高常合并高血钾、高尿钾，见于原发性醛固酮增多症；血钠降低合并低血钾多见于消化液的急性丢失、过度使用利尿剂等。

2. 伴渗透压改变　血清钠降低伴血渗透压降低，见于示低渗性脱水；血清钠升高伴血渗透压升高，尿比重、红细胞计数、血红蛋白、血细胞比容轻度升高，见于高渗性脱水。

3. 伴抗利尿激素分泌异常　血清钠升高伴抗利尿激素浓度降低，见于垂体性尿崩症；血清钠降低伴抗利尿激素浓度升高，尿钠浓度升高，肾功能正常，见于抗利尿激素分泌异常综合征。

4. 血清钠降低伴尿钠增多　见于醛固酮分泌减少。

5. 血清钠降低伴血糖升高同时伴血酮体、尿酮体、尿糖阳性，血浆pH降低、乳酸轻度升高　提示糖尿病酮症酸中毒。

【需进一步检查的实验室指标】

1. 血常规检查　包括血红蛋白，红、白细胞，红细胞比容等，有助于判断血液浓缩情况。

2. 血生化检查　有助于鉴别高渗性和低渗性脱水，另外血尿素、血肌酐也有助于判断血液浓缩情况。

3. 尿液检查　包括24 h尿电解质、尿渗透压，有助于鉴别肾源性病因。

4. 其他　血清T_3、T_4、TSH、甲状腺自身抗体、醛固酮、抗利尿激素、加压素实验、颅脑CT、腹部B超、肾上腺CT、肾活检等，有助于鉴别患者内分泌异常病因。

【指标评估的技术要点】

血清钠检测方法包括火焰分光光度法、离子选择电极法、酶动力学法等，参考区间为135.0~145.0 mmol/L。

1. 火焰分光光度法(FES法)　本方法为测定

N

血清钠的参考方法，其原理是以火焰作为激发光源的原子发射光谱分析法，当血清样本经雾化装置化为细雾送入火焰中燃烧时，钠离子（Na^+）得到能量后，发射出特殊波长的光谱被光检测器接收，通过光电系统对辐射光能的测量即可求得钠含量。钠浓度越大，发射的光谱越强，发射光谱强度直接与钠浓度成正比。火焰光度法具有用血量少、操作简便、结果准确可靠、特异性好及成本低廉等优点，但不易自动化，因此在临床检测时已逐渐被自动化程度更高的离子选择电极法取代。

2. 离子选择电极法(ISE 法)　离子选择电极法是目前临床检测电解质的常规方法，其原理是利用电极电位和离子活度的关系来测定离子活度的一种电化学技术，在一定范围内其电位与离子活度呈线性关系。主要有两类方法。

（1）直接 ISE 法：通过测量电势，由校正曲线或计算法求得待测物的浓度，不需要样本稀释，因而测定结果不受高脂样本的影响。

（2）间接 ISE 法：需要稀释液来稀释测定样本所测离子活度更接近离子浓度，但对于高脂、高蛋白样本，由于脂蛋白和蛋白质占有大量体积，从而使测定结果出现假性降低。临床实际工作中以间接 ISE 法为主。

3. 酶动力学法　钠离子浓度测定主要应用钠-依赖性β-半乳糖苷酶，反应产物为碱性环境下呈黄色的邻-硝基酚，邻-硝基酚生成速率与钠离子浓度成正比，在 405 nm 处监测邻-硝基酚吸光度的变化可以计算出钠离子的含量。具有较好的稳定性，精密度和准确度与火焰光度法有可比性，同时易于自动化，适用于临床急诊检查。

【指标评估的影响因素】

1. 非疾病因素　标本的采集、运输及处理、检测方法、仪器、试剂等非疾病因素可影响血清钠测定结果。

2. 高脂血症与高血浆蛋白血症　高脂血症与高血浆蛋白血症时，血浆中含水部分减少，因而所测得血清钠浓度下降，形成“假性”低钠血症，可见于高脂血症、多发性骨髓瘤、干燥综合征、巨球蛋白血症或部分糖尿病患者存在高血糖、高三酰甘油血症或口服降糖治疗时。

（戎　荣，沈佐君）

参考文献

N

奈瑟菌

【定义】

奈瑟菌属(*Neisseria*)是一群革兰染色阴性双球菌，无芽孢，无鞭毛，有菌毛，专性需氧，氧化酶阳性。其中的脑膜炎奈瑟菌和淋病奈瑟菌可引起人类严重的疾病，其他种类通常是人类鼻咽部的正常菌群。

【分类】

奈瑟菌属隶属奈瑟菌科，包括 28 个种和亚种，分离自人类的奈瑟菌有脑膜炎奈瑟菌(*N. meningitidis*)、淋病奈瑟菌(*N. gonorrhoeae*)、干燥奈瑟菌(*N. sicca*)、乳糖奈瑟菌(*N. lactamica*)、微黄奈瑟菌(*N. subflava*)、变黄奈瑟菌(*N. flavescens*)、黏液奈瑟菌(*N. mucosa*)、灰色奈瑟菌(*N. cinerea*)、长奈瑟菌(*N. elongata*)、多糖奈瑟菌(*N. polysaccharea*)、魏氏奈瑟菌(*N. weaver*)、杆状奈瑟菌(*N. bacilliformis*)。

根据荚膜多糖抗原的不同，可将脑膜炎奈瑟菌分为 A、B、C、D、X、Y、Z、29E、W135、H、I、

K和L等13个血清群,我国流行的菌株以A群为主。

根据外膜蛋白抗原的不同,可将淋病奈瑟菌分为A、B、C、D、E、F、G、H、N、R、S、T、U、V、W和X等16个血清群。

【诊断思路】

诊断思路见图225。

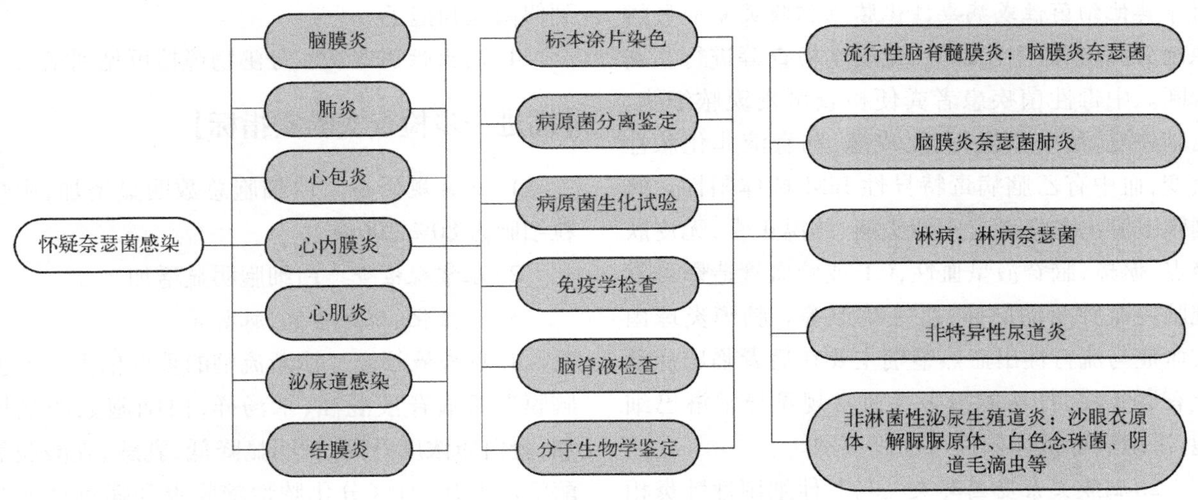

图225 怀疑奈瑟菌感染的诊断思路图

【伴随临床症状的鉴别诊断】

1. *流行性脑脊髓膜炎感染* 脑膜炎奈瑟菌引起,人类是该菌唯一宿主。病原菌通过呼吸道飞沫传播,也可通过接触患者呼吸道分泌物污染的物品而感染。潜伏期2~3 d,长者可达10 d。感染后大多数成为带菌状态或隐性感染,只有少数人发展成为脑膜炎。6个月~2岁年龄婴儿是脑膜炎奈瑟菌的易感人群。临床上表现为3种类型:普通型、暴发型和慢性败血症型。普通型占90%左右,患者先有呼吸道炎症,大多数患者无症状,少数可有咽喉疼痛、鼻咽部黏膜充血,分泌物增多。继而大量繁殖的病菌从鼻咽部黏膜进入血流,引起菌血症或败血症。患者出现恶寒、发热、恶心、呕吐和出血性皮疹。细菌到达中枢神经系统主要侵犯脑脊髓膜,引起化脓性炎症,患者可出现剧烈头痛、喷射性呕吐、颈项强直等脑膜刺激征。暴发型见于少数患者,表现为病菌在血液中大量繁殖并释放内毒素,引起内毒素休克及DIC。患者病情凶险,若不及时抢救,常于24 h内危及生命。慢性败血症型不多见,以成人患者为主,病程可迁延数日。

2. *脑膜炎奈瑟菌肺炎* 临床表现为寒战、发热、咳嗽、咳痰和胸痛,肺部听诊可闻及湿啰音,部分患者可并发胸腔积液。

3. *脑膜炎奈瑟菌心包炎* 临床症状除畏寒、发热、皮疹外,患者有胸痛、心悸、气促、心音减弱等心脏压塞的临床表现。心内膜炎及心肌炎也是并发症之一。

4. *泌尿生殖系统化脓性感染* 淋病奈瑟菌侵入泌尿生殖道而感染,潜伏期平均3~5 d。男性淋病患者主要表现为急慢性尿道炎,初起为急性前尿道炎、尿道口红肿、发痒及轻微刺痛,有少量稀薄黏液流出,排尿不适。约2 d后,分泌物变黏稠,尿道口溢脓,脓液呈深黄色或黄绿色,尿道不适加重,随后出现尿频、尿急、尿痛、排尿困难等。急性尿道炎不经治疗,持续1周左右症状消失,1个月后,各种不适好转,但仍携带病菌而转为慢性。慢性尿道炎症状轻微,尿道常有痒感,排尿有灼热感或轻微刺痛、尿流细、排尿无力,常可在排尿终末有少量血尿。经常腰痛,尿道口一般不见排脓。多数患者于清晨尿道有少量浆液痂封口,尿液略混浊。女性患者好发部位为宫颈,其次为尿道、尿道旁腺、输卵管及前庭大腺,主要表现为宫颈炎和尿道炎,出现尿频、尿急、尿痛、尿道或宫颈口流脓等症状。如累及前庭大腺和盆腔,可导致不孕。儿童淋病包括幼儿淋菌性阴道炎、新生儿淋菌性结膜炎。

【伴随实验室指标的鉴别诊断】

1. *流行性脑脊髓膜炎与流感杆菌、肺炎链球菌等其他细菌性或病毒性化脓性脑膜炎* 通过病原菌分离培养、生化试验、免疫学检查等进行鉴别诊断。中毒性菌痢患者粪便检查可发现脓细胞。乙脑在夏、秋季节流行，无皮疹，脑脊液非化脓性改变，血中有乙脑病毒特异性 IgM 抗体阳性。蛛网膜下腔出血患者有剧烈头痛、体温正常，无皮肤瘀点、瘀斑，脑脊液呈血性，CT 或脑血管造影可发现脑内血肿及动脉瘤、血管畸形等。脑膜炎球菌败血症与流行性出血热鉴别主要在后者临床症状上有酒醉貌、肾功能损害及血常规见异常淋巴细胞，汉坦病毒抗体阳性可加以鉴别。

2. *脑膜炎奈瑟菌肺炎* 与其他细菌性肺炎相似，经支气管吸引物及胸腔积液脑膜炎奈瑟菌培养阳性时可确诊。

3. *泌尿生殖系统化脓性感染* 淋病奈瑟菌主要引起泌尿生殖系统化脓性感染，根据患者尿频、尿痛、尿道口感染流脓等症状，病原学检查阳性，尤其以近期有不洁性交史即可确诊。而其他一些病原体如沙眼衣原体、解脲脲原体、白色念珠菌、阴道毛滴虫等也可引起类似尿道刺激症状和分泌物异常。鉴别诊断的关键是寻找病原菌，通过分泌物涂片检查到革兰阴性双球菌或细菌培养有淋病奈瑟菌生长。

需与男性淋病鉴别的疾病有以下几种。

(1) 非特异性尿道炎：开始常有明显诱因，如机械性刺激，创伤等，检查多为葡萄球菌、大肠杆菌、变形杆菌等。淋病奈瑟菌检查阴性。

(2) 非淋菌性尿道炎：有性接触史，表现为尿道刺痒及轻重不等的尿痛及烧灼感，有少量浆液性或脓性分泌物。病原体主要为沙眼衣原体或解脲支原体。少数由滴虫、疱疹病毒引起。淋病奈瑟菌检查阴性。

需与女性淋病鉴别的疾病有以下几种。

(1) 非特异性阴道炎：多有损伤、异物、腐蚀性药物引起。常见的细菌有葡萄球菌、链球菌、大肠杆菌、变形杆菌等。淋病奈瑟菌检查阴性。

(2) 非淋菌性泌尿生殖道炎：有性接触史，尿道炎症状不明显，宫颈充血水肿，有黏液或黏液脓性分泌物。检查病原体为沙眼衣原体。

(3) 念珠菌性阴道炎：阴道分泌物镜检可查到假菌丝和孢子。

4. *滴虫性阴道炎* 分泌物镜检可见到滴虫。

【需进一步检查实验室指标】

1. *血常规检查* 白细胞总数明显增加，中性粒细胞占 80%~90%。

2. *尿常规检查* 白细胞明显增加。

3. *血生化、血尿素氮、肌酐等*

4. *脑脊液检查* 诊断流脑的重要依据。典型脑膜炎期脑脊液混浊、米汤样，白细胞数明显增加，蛋白质浓度升高，糖明显降低，乳酸、乳酸脱氢酶活性上升，对区分化脓性脑膜炎和病毒性或结核性脑膜炎有帮助。但在流脑发病早期及暴发休克型，脑脊液往往澄清，细胞数、蛋白质和糖无明显变化。已用抗生素的患者，脑脊液检查可不典型，与结核性脑膜炎或病毒性脑炎的脑脊液变化相似，需加以鉴别。

【指标评估的技术要点】

1. *标本采集* 疑似流行性脑脊髓膜炎患者标本取脑脊液、血液或刺破皮肤出血瘀斑处取渗出物。带菌者检查可用鼻咽拭子。疑似淋病患者用无菌棉拭子蘸取泌尿生殖道脓性分泌物或子宫颈口表面分泌物。脑脊液涂片阳性率 60%~70%，较培养为高。标本不宜搁置过久，防止病菌自溶。

2. *涂片镜检* 脑脊液离心沉淀后，取沉淀物涂片，或消毒患者出血瘀斑处皮肤，用无菌针头挑破瘀斑取渗出物制成涂片，革兰染色后镜检。如镜下见到中性粒细胞内、外有革兰染色阴性双球菌时，可做出脑膜炎奈瑟菌感染的初步诊断。脓性分泌物涂片检查，如发现多形核白细胞内有革兰染色阴性的双球菌，结合临床表现可做出淋病奈瑟菌感染的初步诊断。

3. *分离培养* 标本接种到巧克力血琼脂平板上，置于含 5%~10% CO_2 的环境中孵育。挑取可疑菌落涂片染色镜检，并做生化反应及型特异性多价血清的凝集试验鉴定。

4. 免疫学检查

（1）检测抗原常用方法有采用细菌抗原抗体检测，对流免疫电泳、ELISA、反向间接血凝试验、SPA 协同凝集试验等方法。检测标本中抗原。在病程 3 d 内易获阳性结果。这些方法具有灵敏度高、特异性强、方法简便等优点。

（2）检测抗体病程后期可检测细菌抗体，采用间接血凝试验、杀菌抗体测定等，恢复期抗体 4 倍以上升高有诊断价值。

5. 分子生物学检查　在 DNA 分子水平上检测病原菌特异性基因片段，方法灵敏度高，特异性强，可用于慢性、轻症或治疗后复查的患者。但费用较高。

【指标评估的影响因素】

1. 标本采集与培养　脑膜炎奈瑟菌对低温和干燥敏感，标本采取后应注意保暖、保湿并立即送检。接种的培养基宜预先加温，以免病原菌死亡，影响检出率。最好床边接种。

2. 假阳性　疑似淋病患者脓性分泌物涂片检查时，因女性患者宫颈和阴道杂菌太多，可有假阳性，不建议做分泌物涂片检查，应做细菌培养，出现典型菌落后，再作细菌涂片，见到革兰阴性双球菌，方可确诊。对淋病奈瑟菌培养阴性，病史及体征怀疑淋病奈瑟菌感染者，PCR 检测淋病奈瑟菌 DNA 以协助诊断。PCR 技术灵敏度高，特异性强，适用于淋病的快速诊断和流行病学调查。

（李智山）

参考文献

脑脊液白蛋白/血清白蛋白比率

【定义】

脑脊液白蛋白（Alb_{csf}）/血清白蛋白（Alb_s）比率（Qalb）也称白蛋白商值，是指脑脊液中白蛋白含量与血清中白蛋白含量的比值。依据比值的变化（<9 为无明显受损，9～14 为轻度受损，14～30 为中度受损，30～100 为重度受损，>100 为完全破裂）判定血脑屏障损伤的程度。是评价正常和病理状况下血脑屏障功能、判断病情的严重程度、鉴别某些中枢神经系统疾病的性质的参考指标。

计算公式：$Qalb=[(Alb_{CSF}/Alb_s)\times1\,000]$。

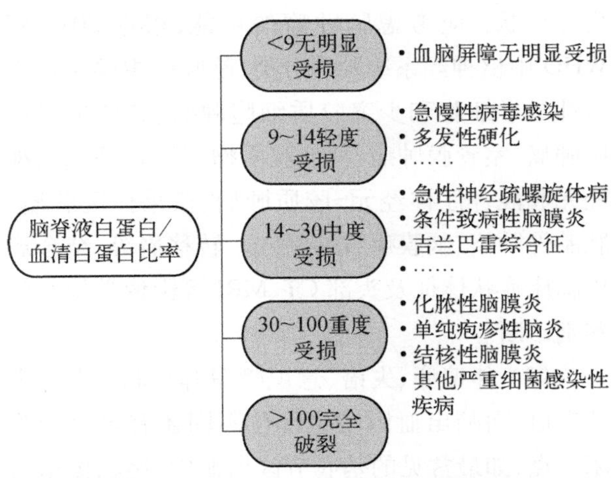

图 226　脑脊液白蛋白/血清白蛋白比率诊断思路图

【诊断思路】

诊断思路见图 226。

血液中的白蛋白完全是由肝脏合成，能透过血脑屏障（blood brain barrier，BBB），且不参加脑内的代谢，即使在病理状况下，脑脊液中的白蛋白成分也全部来源于血液，正常时脑脊液中的白蛋白大约为血清中的 1/230。血脑屏障是由脑内毛细血管内皮细胞和邻近细胞紧密连接而成的一种通透性屏障，在感染、炎症、肿瘤、外伤、水肿、出血、缺血和阻塞等病理情况下，脉络丛的通透性发生异常 BBB 受到损伤，损伤后出现脑脊液白蛋白/血清白蛋白的比率变化，依据 Qalb 的变化可以反映血脑屏障的功能状态、评估血脑屏障损伤程度、分析与鉴别中枢神经系统疾病的病因。

【伴随临床症状的鉴别诊断】

1. 伴头痛

（1）伴发热、畏寒、呕吐及脑膜刺激症状：需考虑中枢神经系统感染性疾病，如化脓性脑膜炎、病毒性脑膜炎、真菌性脑膜炎、结核性脑膜炎等。神经影像学检查与病原学检查有助于明确诊断：病毒性脑膜炎头颅 MRI 主要表现为软脑膜强化，而脑实质多无异常；化脓性脑膜炎出现神经系统症状时头颅 CT、MRI 检查可见脑室扩大、脑沟增宽、脑肿胀、脑室移位等异常，脑脊液涂片可查出革兰阳性球菌、可培养出病原菌；结核性脑膜炎头颅 MRI 可发现脑积水、脑基底膜增厚、脑结核瘤、脑梗死、基底部高密度影；真菌性脑膜炎 MRI 可见脑积水、较大的肉芽肿病变或软化坏死灶，脑脊液中可检出隐球菌。

（2）伴视乳头水肿、颅神经损伤表现、情绪改变等症状：应考虑脑肿瘤的可能，根据 2016 版 WHO 中枢神经系统肿瘤分类，脑肿瘤主要包括弥漫性星形细胞和少突胶质细胞肿瘤、其他星形细胞肿瘤、室管膜肿瘤、其他胶质瘤、脉络丛肿瘤、神经元和混合性神经元-胶质肿瘤、松果体区肿瘤、胚胎性肿瘤、脑膜瘤、鞍区肿瘤、转移瘤等，结合病史临床症状体征及头部 CT、MRI 等影像学检查可鉴别诊断。

（3）伴偏瘫、失语、意识障碍等症状：需考虑脑出血，而脑出血因发生部位不同还有各自的临床特点，如最常见的基底节区出血中，尾状核出血病灶很大时表现为头痛、脑膜刺激征，丘脑出血时对侧肢体显著的感觉异常；脑叶出血还可出现癫痫、头痛、尿失禁、视野缺损等；脑桥出血可出现昏迷、四肢瘫痪、呼吸衰竭，还可出现应激性溃疡、中枢性高热，病情凶险、死亡率高；小脑出血可表现为眩晕、共济失调、频繁呕吐等；脑室出血与蛛网膜下腔出血一样出现头痛、颈部僵硬。头部 CT 和 MRI 检查有助于明确诊断。

（4）伴癫痫发作、视乳头水肿、脑膜炎刺激症状：应注意脑寄生虫感染如脑囊虫病，又称猪囊尾蚴病。本病在临床上大致分为脑实质型、脑膜（或蛛网膜）型、脑室型和脊髓型。依据流行病接触史、血清和脑脊液囊虫抗体阳性、皮下结节活检发现囊虫及影像学可以诊断。

2. 伴神经根痛、感觉障碍、运动障碍、反射异常等　需考虑压迫性脊髓病，椎管梗阻严重时可见脑脊液蛋白-细胞分离。脊柱 X 线平片、CT、MRI 及脊髓造影可辅助诊断。

3. 伴四肢远端对称性无力、腱反射减弱或消失、病理反射阴性　需考虑吉兰-巴雷综合征（Guillain-Barré syndrome，GBS），可见脑脊液蛋白-细胞分离现象，肌电图检查可辅助诊断。

4. 伴意向性震颤、眼球震颤、吟诗样语言、精神症状、肢体无力、感觉异常、单眼或双眼视力下降等　应考虑多发性硬化。依据病史，结合鞘内 IgG 合成指数、寡克隆 IgG 带及神经电生理检查可有助于明确诊断。

【伴随实验室指标的鉴别诊断】

1. 伴脑脊液细胞数升高　常见于脑炎、脑膜炎、脊髓炎，常因病原和感染部位不同而脑脊液中的细胞成分各异。单纯疱疹病毒性脑炎时脑脊液细胞增多以淋巴细胞为主；化脓性脑膜炎时脑脊液细胞数升高以中性粒细胞为主，结核性脑膜炎时脑脊液淋巴细胞显著增多，真菌性脑膜炎时脑脊液淋巴细胞轻-中度增多，以淋巴细胞为主；急性脊髓炎时脑脊液细胞数正常或轻度升高，以淋巴细胞为主。

2. 伴脑脊液蛋白-细胞分离现象　常见于吉兰-巴雷综合征慢性脑膜炎、脊髓炎等感染性疾病；听神经瘤等肿瘤；压迫性脊髓病；脑萎缩、慢性舞蹈病等变性疾病。

3. 伴鞘内 IgG 合成指数升高、检测寡克隆 IgG 阳性　提示中枢神经系统自身免疫性疾病的可能，多见于多发性硬化。

N

【需进一步检查的实验室指标】

1. *脑脊液常规* 包括压力、性状，糖、氯化物含量，细胞数及分类。单纯疱疹病毒性脑炎时，脑脊液压力轻度或中度升高，白细胞数常升高至(50～500)×10^6/L，有时可高达1 000×10^6/L，主要为淋巴细胞和单核细胞，红细胞数通常在(50～1 000)×10^6/L，糖和氯化物正常。病毒性脑膜炎时，白细胞数一般在(100～1 000)×10^6/L 且以淋巴细胞增多为主时。脊髓炎时，糖和氯化物正常，淋巴细胞可有轻度升高。

2. *脑脊液肿瘤细胞* 病理学若找到肿瘤细胞，用于辅助脑肿瘤及转移癌的诊断。

3. *脑脊液蛋白电泳* 对电泳带(前清蛋白、清蛋白、α_1 球蛋白、α_2 球蛋白、β 球蛋白、γ 球蛋白)质和量的分析可协助诊断神经系统疾病，如前清蛋白降低多见于神经系统炎症，升高见于变性疾病；清蛋白减少多与γ球蛋白升高同时出现，见于脱髓鞘疾病和中枢神经系统感染；α_1 球蛋白升高多见于中枢神经系统感染早期；β 球蛋白升高见于神经系统退行性疾病。

4. *脑脊液病原学* 发现抗原、抗体或致病菌时对助于神经系统感染性疾病的诊断。

【指标评估的技术要点】

1. *白蛋白商值* 有助于评估血脑屏障损伤程度：白蛋白商值(Qalb)≤6.5 为正常，9～14 为轻度损伤；14～30 为中度损伤；30～100 为重度损伤；>100 为完全破裂，可见随 QAlb 升高，BBB 功能障碍程度加重。

2. *QAlb 水平* 有助于评价血脑屏障功能障碍的病因：国内有研究显示脑膜炎的病因不同时 QAlb 变化水平不尽相同，在结核性脑膜炎(18.22)>化脓性脑膜炎(10.30)>病毒性脑膜炎(5.88)，各组间比较差异均有统计学意义($P<0.05$)。

3. *QAlb 水平* 有助于评估对不同 CNS 疾病的鉴别：国内有研究显示脑肿瘤(23.11)>脑血管病(13.55)>脑炎症性疾病(8.45)，各组间比较差异均有统计学意义($P<0.05$)。

4. *年龄因素* 新生儿血脑屏障渗透性比成年人明显要高。在出生后的第一个月白蛋白商值持续下降，在 1～3 岁时到达最低点，然后又慢慢上升。因此，在评价血脑屏障时应考虑到年龄的因素。参考值上限与年龄相关的计算公式：QAIb = [4+年龄(years)/15]。

【指标评估的影响因素】

1. *脑脊液流率白蛋白商值* 不仅取决于屏障渗透性而且取决于脑脊液的流率即液体更换率，白蛋白比率增加和脑脊液流率减低存在非线性关系，CSF 的流率减低，导致 Qalb 升高。渗透性上升而更换率下降时将导致 CSF 白蛋白浓度接近血清浓度，为此，占位性突起如肿瘤、出血、椎间盘脱垂等导致的屏障功能障碍程度与潜在突起的位置和程度有关。脑室和腰囊之间的 CSF 流率减少越多，蛋白浓度升得越高。

2. *蛋白分子量* 血源性蛋白质进入脑脊液的量与其分子量有关，分子量越小的蛋白质进入脑脊液中的浓度越高。

3. *结果的假阳性* 脑脊液标本穿刺避免混入血液、应收集于无菌试管内、不可冷冻、宜及时离心后检测，血清样本和脑脊液样本应同时采集，以上处理不当可出现检测结果的假阳性。

4. *样本的保存* 血清样本采集后 24 h 内冷冻，可于-20℃以下储存 3 个月，应避免反复冻融。

5. *检测方法学* 目前血清及脑脊液白蛋白常用的检测方法为免疫散射比浊法、酶联免疫吸附试验(ELISA)、溴甲酚绿法等，其中免疫散射比浊法因其具备自动化程度高、快速、灵敏、准确、精密等优点成为目前临床常用的一种方法。

(续 薇)

参考文献

脑脊液细胞

【定义】

脑脊液细胞指存在于脑脊液中的细胞，包括正常和异常细胞。正常细胞主要为淋巴细胞和单核细胞，其来源有两种：一是血源性，为主要来源；二是本身的细胞分裂。病理状态下，由于血脑屏障破坏可使这些细胞的移行和自身的增生加速。正常细胞中的其他细胞如脉络丛细胞、室管膜细胞、蛛网膜细胞等均起源于局部组织。

【分类】

脑脊液在生理状态下包含淋巴细胞及单核细胞。病理状态下可出现嗜酸性粒细胞、嗜碱性粒细胞、中性粒细胞，有时在原发性或转移性脑部恶性肿瘤患者的脑脊液中可见肿瘤细胞。正常成人脑脊液细胞总数：（0～6）×10^6/L，儿童（0～15）×10^6/L。红细胞：无。

1. 脑脊液正常细胞

（1）淋巴细胞：淋巴细胞为正常人脑脊液中的主要细胞成分，根据淋巴细胞的核浆比例，核型及有无嗜苯胺蓝颗粒可将淋巴细胞分为两种：小淋巴细胞和大淋巴细胞。小淋巴细胞占细胞总数的40%～80%。大淋巴细胞胞体较小淋巴细胞稍大，在正常脑脊液中含量较少。

（2）单核细胞：脑脊液中的单核细胞占正常脑脊液细胞的15%～45%，和淋巴细胞的比例为3∶7或4∶6。

2. 脑脊液异常细胞

（1）中性粒细胞：成熟中性粒细胞可分为中性杆状核粒细胞和中性分叶核粒细胞。中性粒细胞在宿主抗感染过程中起着重要作用，当机体某一部位受到细菌侵犯时，中性粒细胞作为效应或杀伤细胞，在血脑屏障破坏的情况下，多数于2 h内出现在脑脊液中.在中枢神经系统感染中起着重要的防御作用。在正常脑脊液中没有中性粒细胞，有时可因腰椎穿刺时的穿刺性外伤致使脑脊液中出现中性粒细胞的污染，此时脑脊液细胞计数正常，偶见几个中性粒细胞，同时可见少量红细胞。

（2）嗜酸性粒细胞：成熟嗜酸性粒细胞也有吞噬杀菌作用。嗜酸性粒细胞在正常脑脊液中很少见，婴幼儿小于4%，对控制和调整变态反应或杀伤某些寄生虫可能有重要作用。

（3）嗜碱性粒细胞：成熟嗜碱性粒细胞在脑脊液中很少见，在炎症、异物反应、寄生虫、癫痫持续状态中曾发现该细胞，可能参与变态反应或细胞免疫反应。

（4）肿瘤细胞：脑脊液细胞学检查对肿瘤的诊断非常重要，脑脊液中查到肿瘤细胞，即可明确诊断。脑脊液中常见的肿瘤细胞有中枢神经系统原发性肿瘤及转移性肿瘤细胞前两种为实体性肿瘤其中转移性肿瘤细胞包括：鳞癌细胞、腺癌细胞、小细胞癌细胞及血液系统肿瘤恶性细胞等（图227、图228）。

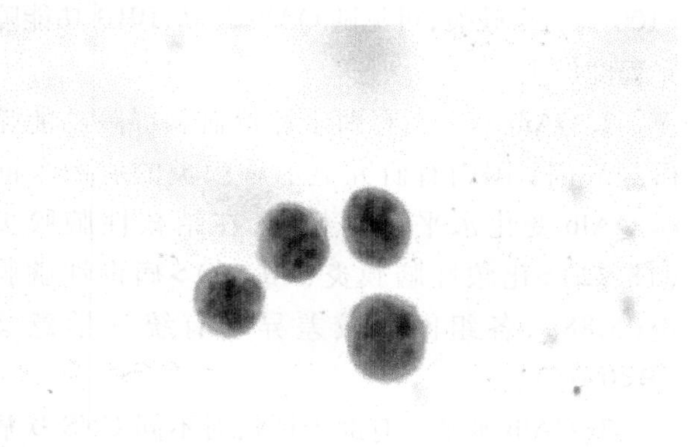

图227　CSF中的ALL（60×）

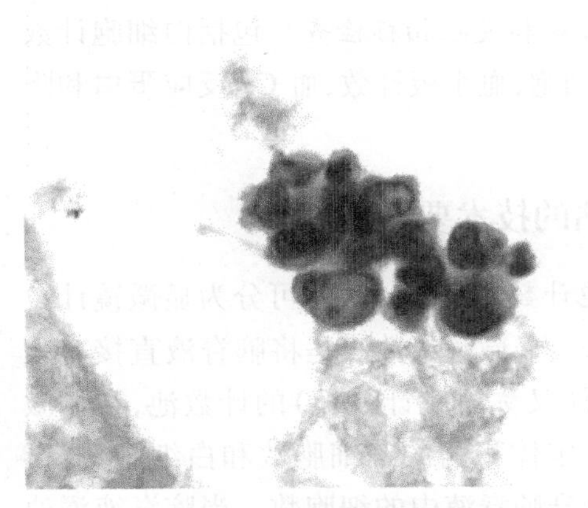

图 228　脑脊液中腺癌细胞(40×)

在脑脊液中一旦发现肿瘤细胞，诊断价值极大，特别是对脑膜癌。但要明确诊断肿瘤细胞来源、性质，需要结合临床症状和其他检查。

(5) 红细胞：大多数情况为腰椎穿刺损伤脊膜血管污染所致，形态与血液中的红细胞相同。如非污染所致者提示脑出血或蛛网膜下腔出血。

【诊断思路】

诊断思路见图 229。

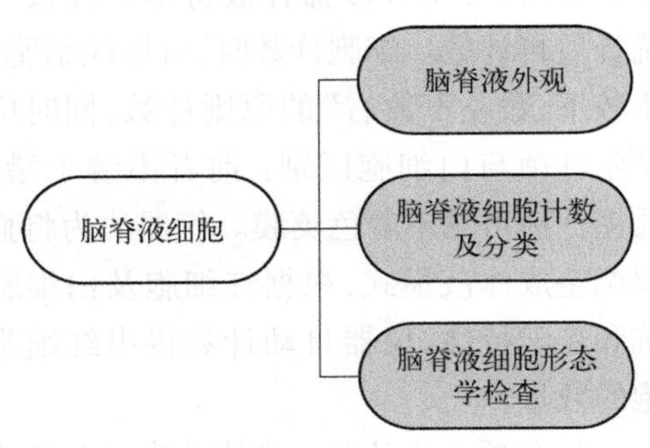

图 229　脑脊液细胞诊断思路图

【伴随临床症状的鉴别诊断】

1. 伴有畏寒、发热、全身不适及呼吸道感染症状，头痛，颅内压升高，脑膜刺激征明显，偶可伴有脑实质受累表现如意识障碍/精神症状等，病程进展迅速，脑脊液白细胞计数明显升高，多大于 $1\,000\times10^6/L$，以中性粒细胞为主，可达 90%以上，并伴有浆细胞出现　需考虑为细菌性脑膜炎。随着有效的治疗，中性粒细胞比例显著降低或消失，淋巴细胞和单核细胞比例趋于正常。如病情复发，可出现中性粒细胞比例的再次升高。若进入慢性期，细胞学分类可见各种细胞并存，称为混合型细胞反应。

2. 伴有结核中毒症状如乏力、盗汗等，脑膜刺激症状和颅内压升高明显，可伴有颅神经损害症状，慢性迁延性病程，病程常延续数月，脑脊液白细胞计数轻、中度增多，多在 $(100\sim1\,000)\times10^6/L$，以淋巴细胞增多为主　需考虑为结核性脑膜炎。由于结核感染的特性，细胞学分类的正常化需时较长，甚至可以出现反复。

3. 伴有病毒感染症状，及以脑膜刺激症状为主的临床表现，如头痛、呕吐、颈项强直等，无颅神经受累和脑积水等表现，急性或亚急性起病，脑脊液白细胞计数轻度升高，一般以淋巴细胞为主，可达 90%以上　需考虑为病毒性脑膜炎。其病程早期也可出现中性粒细胞，但短时间内即被淋巴细胞和浆细胞替代，部分患者可不出现上述的细胞反应，而是仅以单核细胞的升高为主要表现。

4. 伴颅内压升高，癫痫发作及脑膜刺激征等，脑脊液白细胞计数常升高，细胞学特点以嗜酸性粒细胞增多为主，最高可达 60%或更高　需考虑为脑寄生虫感染。在寄生虫入侵的急性期也可伴有不同数量的中性粒细胞，但持续时间较短。

【伴随实验室指标的鉴别诊断】

1. 伴脑脊液中查找到肿瘤细胞　脑脊液中查找到肿瘤细胞是诊断中枢神经系统肿瘤的金标准。但中枢神经系统原发性肿瘤细胞(恶性胶质瘤和髓母细胞瘤除外)的阳性率较低(15%～30%)，甚至可呈阴性，这可能与肿瘤的位置较深

N

或远离脑脊液通路有关。中枢神经系统转移癌中脑脊液肿瘤细胞的阳性率较高，可达75%。部分患者常于原发病灶被发现之前就在脑脊液中查到肿瘤细胞，这部分患者常以中枢神经系统损害为首发症状就诊，但CT和MRI却多呈阴性，由此造成了很高的漏误诊率。此时，脑脊液细胞学检查就成为唯一有效的检查手段。脑脊液中查到肿瘤细胞，可弥补影像学的不足，为诊断提供重要依据。

2. 伴脑脊液中发现白血病或淋巴瘤细胞　脑脊液中发现白血病或淋巴瘤细胞即可诊断为中枢神经系统浸润，浸润可发生在病程的任何时期。脑脊液发现白血病和淋巴瘤细胞可在中枢神经系统损害症状出现之前。部分以中枢神经系统损害为首发症状就诊的白血病患者，甚至可以出现经脑脊液细胞学检查发现，骨髓确诊，而外周血却找不到幼稚细胞的情况。

3. 伴脑脊液中查到隐球菌　隐球菌性脑膜炎临床表现常与结核性脑膜炎相似，临床上难以鉴别。脑脊液中查到隐球菌是诊断中枢神经系统隐球菌感染的金标准。隐球菌性脑膜炎脑脊液白细胞计数可正常或轻微升高，细胞学分类以淋巴细胞和单核细胞为主，并可见吞噬隐球菌。

4. 伴脑脊液常规检查的其他指标改变　细菌性脑膜炎脑脊液外观为混浊或呈米汤样，蛋白含量高，糖含量很低；而结核性脑膜炎脑脊液外观无色透明或微黄，蛋白升高明显，糖和氯化物下降，氯化物降低更明显；病毒性脑膜炎脑脊液蛋白含量轻度升高，糖和氯化物含量正常。

【需进一步检查的实验室指标】

1. 脑脊液病原微生物涂片和培养　可通过革兰染色检查细菌、抗酸染色检查结核分枝杆菌，湿片法寄生虫检查、墨汁染色新型隐球菌检查，以及脑脊液细菌培养、结核菌培养、真菌培养检测脑脊液中的相关致病菌。

2. 脑脊液病原菌核酸检测　可通过PCR等方法检测脑脊液中的相关病原菌DNA。

3. 血清免疫学检查　可检查血清中相关病毒抗体。

4. 血常规和炎症指标检查　包括白细胞计数及分类，红细胞，血小板计数，血C-反应蛋白和降钙素原。

【指标评估的技术要素】

1. 细胞计数　细胞计数法可分为显微镜计数法和仪器法。显微镜计数法是将脑脊液直接充入细胞计数板（又称牛鲍计数板）的计数池，在显微镜下计数一定体积内的红细胞数和白细胞数，再换算得出每升脑脊液中的细胞数。当脑脊液浑浊或血性时，可用等渗稀释液将脑脊液按一定倍数稀释后再计数。细胞计数时，对压线细胞按“数上不数下、数左不数右”的原则计数，同时应注意新型隐球菌与白细胞区别：前者不溶于醋酸，加优质墨汁后可见不着色荚膜。仪器法为将血液分析仪调整成体液模式，根据红细胞及白细胞的电阻抗和光学特性，仪器自动计数得出红细胞和白细胞的数量。

2. 细胞分类计数　细胞分类法分为直接分类法和染色法。直接法为在高倍镜下根据细胞核形态分别计数单个核细胞（包括淋巴细胞、单核细胞）和多个核细胞。如直接法不易区分细胞或临床需细胞分类结果时，可将脑脊液离心沉淀，取沉淀物推片制成均匀薄膜，行瑞氏染色后用高倍镜或油镜分类。

【指标评估的影响因素】

1. 分析前影响因素　脑脊液采集后无特殊处理要求，应立即送检，不超过1 h。久置可致细胞破坏，影响细胞计数及分类检查。细胞计数管应避免标本凝固，遇高蛋白标本时，可用EDTA盐抗凝。

2. 分析后影响因素　使用计数板后应立即清洗，以免细胞或其他成分黏附在计数板上，影响使用。

（续　薇）

参考文献

内毒素

【定义】

内毒素(endotoxin)是存在于革兰阴性菌细胞壁外膜表面的一种大分子物质,一般只有在细胞死亡或分解时自行释放到周围介质中,特殊条件下也可以从活细胞中直接泄漏出来。内毒素又被称为热原,属脂多糖物质,具有耐热性,不易被去除,抗原性弱,可刺激机体产生抗体,但无中和作用,可形成抗毒素,经甲醛处理不能成为类毒素。

【分类】

一般细菌毒素可分为两类,一类为外毒素,它是一种毒性蛋白质,是细菌在生长过程中分泌到菌体外的毒性物质,产生外毒素的细菌主要是革兰氏阳性菌如白喉杆菌、破伤风杆菌、肉毒杆菌、金黄色葡萄球菌以及少数革兰阴性菌。另一类为内毒素,是革兰阴性菌的细胞壁外壁层上的特有结构。细菌在生活状态时不释放出来,只有当细菌死亡自溶或黏附在其他细胞时,才表现其毒性,内毒素的主要化学成分是脂多糖中的类脂 A 成分。

【诊断思路】

诊断思路见图 230。

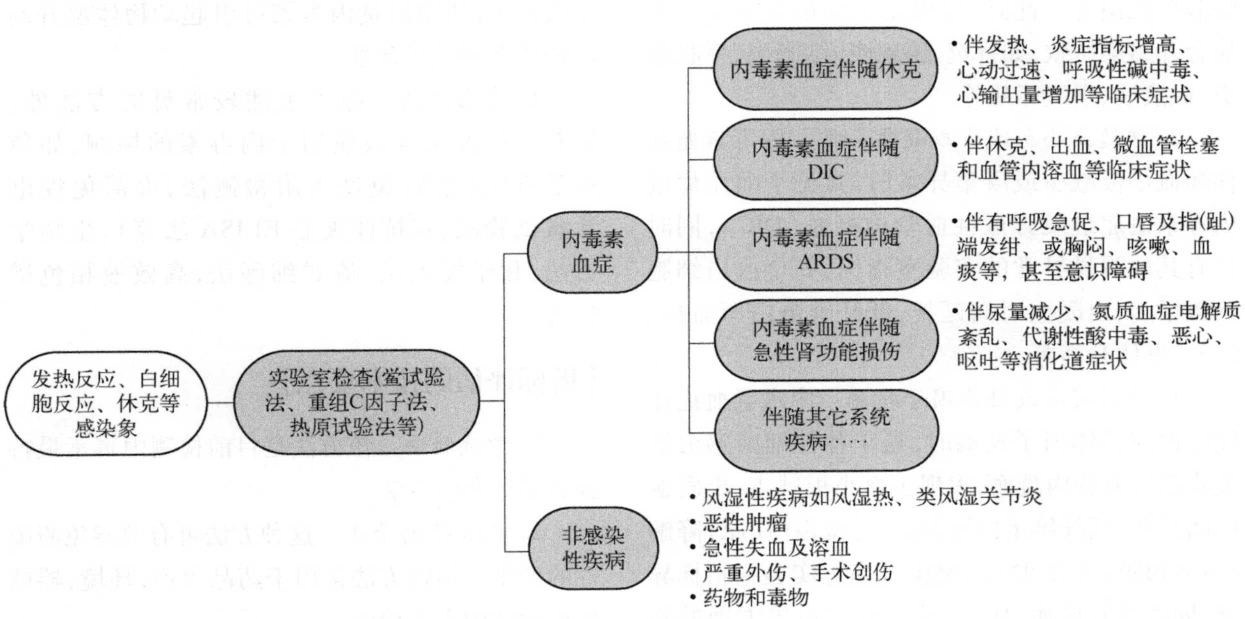

图 230　内毒素诊断思路图

【伴随临床症状的鉴别诊断】

1. 内毒素血症伴随休克　常见原因细菌性感染、肠道细菌或内毒素移位、局部或全身免疫功能低下,主要有发热、炎症指标升高、心动过速、呼吸性碱中毒、心输出量增加等临床症状。

2. 内毒素血症伴随弥散性血管内凝血　常见原因也是细菌性感染,特别是重症感染引起的内毒素血症时,易出现休克、出血、微血管栓塞和血管内溶血等临床症状。

3. 内毒素血症伴随急性呼吸窘迫综合征　感染是引起急性呼吸窘迫综合征重要病因，可直接或间接引起肺损伤，特别是革兰阴性杆菌产生的内毒素，临床症状常有呼吸急促、口唇及指（趾）端发绀、可伴有胸闷、咳嗽、血痰等，病情危重者还可出现意识障碍。

4. 内毒素血症伴随急性肾功能损伤　由于肾脏是内毒素攻击的靶器官之一，因此内毒素引起的急性肾功能损伤极易发生，常伴随着尿量减少、氮质血症、电解质紊乱、代谢性酸中毒、恶心呕吐等消化道症状。

5. 其他　内毒素血症还可伴随肝胆疾病症状、烧伤后多器官功能障碍综合征等，继发性感染引起内毒素血症是发病的主因。

【伴随实验指标鉴别诊断】

1. 伴随全血白细胞计数增多　内毒素血症伴随全血白细胞计数增多时，首先考虑感染性疾病可能，特别感染革兰阴性杆菌，如大肠埃希菌、铜绿假单胞菌等。此外，也可见于其他非炎症性疾病合并感染所致，如肾炎、胰腺炎、结肠炎、甲状腺炎、血液病、组织坏死等。

2. 伴随血小板减少或凝集异常　内毒素血症伴随血小板减少或凝集异常时，常见于败血症或内毒素血症继发弥散性血管内凝血（DIC），同时伴有其他明显异常的实验室指标，如全血白细胞计数增多，出凝血时间延长、低纤维蛋白原血症、D－二聚体升高等。

3. 伴随凝血或补体因子耗竭　内毒素血症伴随凝血或补体因子耗竭时，见于各种细菌感染继发弥散性血管内凝血，表现于血小板减少、出凝血时间延长、低纤维蛋白原血症、纤维蛋白（原）降解产物（FDP）升高、D－二聚体升高等实验室指标异常，同时伴有出血、休克、栓塞及溶血等方面的临床症状。这跟大量细菌内毒素损伤组织及血管内皮细胞，从而激活凝血系统与补体系统并最终导致 DIC 的发病机制相关。

4. 伴随代谢性酸中毒检验指标异常　当内毒素血症伴随血气 pH、二氧化碳结合力（CO_2CP）、SB、BB、BE 降低；血清 Cl^-、K^+升高等代谢性酸中毒实验室指标异常时，常见于重症感染引起的内毒素血症继发心血管系统、呼吸系统、胃肠系统、泌尿系统等疾病，可伴有呼吸深快、面部潮红、心率加快，血压偏低、心肌收缩力和周围血管对儿茶酚胺的敏感性降低，引起心律不齐和血管扩张，急性肾功能不全甚至休克等临床症状。

【需进一步检查的实验室指标】

1. 鲎试验法　鲎试验法是通过酶的级联反应而实现，内毒素在二价阳离子的参与下激活 C 因子（FC），然后激活其他酶原，产生一系列凝集酶反应。

2. 重组 C 因子法　重组 C 因子法是使用一个单一的蛋白（重组 C 因子）作为有效活性成分。反应中内毒素激活重组 C 因子，活化的重组 C 因子将荧光底物裂解，产生荧光复合物，定量检测荧光复合物来量化内毒素。

3. 热原试验法　该方法是比较广泛的检测热原的方法，利用微量内毒素可引起动物体温升高的特性来测试其含量。

4. 其他方法　除了上述较常见的方法外，还有一些方法也被应用于内毒素的检测，如免疫学方法（酶联免疫吸附检测法，火箭免疫电泳鲎试验法，双抗体夹心 ELISA 法等），生物学方法，化学发光法，流式细胞法，高效液相色谱法等。

【指标评估的技术要点】

1. 鲎试验法　该方法是目前检测内毒素最特异和最经典的方法。

2. 重组 C 因子法　这种方法可有效避免假阳性的产生。但该方法常用于药品生产，环境，器械生产中的内毒素检测。

3. 热原试验法　这种方法存在灵敏度低，无法定量测定，种属差异大，周期长等问题。

4. 其他　免疫学方法、生物学方法，化学发光法，流式细胞法，高效液相色谱法等内毒素检测方法随着检验自动化与仪器化的快速发展，目前在部分医院陆陆续续得以开展。

【指标评估的影响因素】

（1）鲎试验最初收载于1980年20版美国药典。随后，英、德、意、日及中国相继在药典中收载了这一检查法。此后逐渐替代家兔热原试验，但由于部分药品自身特殊性无法通过稀释法消除干扰，因此鲎试验还无法完全取代家兔热原试验。

（2）2005年版《中国药典》规定了168个品种进行细菌内毒素检查法，并收录了2种细菌内毒素检查法：包括凝胶法和光度测定法两种方法。前者利用鲎试剂与细菌内毒素产生凝集反应的原理来定性或半定量检测内毒素；后者包括浊度法和比色法，是利用鲎试剂与内毒素反应过程中的浊度变化及产生的凝固酶使特定底物释放出呈色团的多少来定量测定内毒素。比色法又可分为终点比色法和动态比色法，该方法灵敏度、精密度高，更适合应用于仪器自动化。

目前，内毒素的检测方法较多，但是各方法存在利弊，因此，选取检测方法时要根据实际需求，不建议采取单一的检测方法。

（陈　茶）

参考文献

念珠菌

【定义】

念珠菌属于子囊菌亚门-子囊菌纲-酵母菌目-酵母菌科。该菌属为条件致病菌。临床上最常见的致病念珠菌为白念珠菌，其次为热带念珠菌、近平滑念珠菌、光滑念珠菌、克柔念珠菌等。

【分类】

念珠菌根据生化反应的不同可分为：白念珠菌、热带念珠菌、近平滑念珠菌、葡萄牙念珠菌、克柔念珠菌、光滑念珠菌、季也蒙念珠菌等。

【诊断思路】

诊断思路见图231。

【伴随临床症状的鉴别诊断】

念珠菌感染没有特异性的临床症状，必须结合培养及影像学结果综合判断。

【伴随实验指标的鉴别诊断】

1. 白念珠菌实验室培养阳性指标　在玉米吐温培养基上可形成厚壁孢子，血清芽管试验阳性，42℃生长，在科马嘉显色培养基上呈翠绿色，同化试验D－木糖（＋），可溶性淀粉酶（＋）。不同感染部位意义不同，白念所致的念珠菌病是迄今最重要的真菌病，如阴道感染可致阴道念珠菌病、口腔感染可致鹅口疮且是HIV感染的首发症状、皮肤黏膜感染后所致的皮肤念珠菌病偶可致骨髓炎。

2. 热带念珠菌实验室培养阳性指标　无厚壁孢子，42℃生长，在显色培养基上呈暗蓝或蓝灰色菌落，D－木糖（＋），可溶性淀粉酶（＋）。该菌为先天免疫缺损的机会致病菌，偶可见新生儿及术后感染患者发生播散性感染。

3. 近平滑念珠菌实验室培养阳性指标　37℃生长，在显色培养基上显呈白色或淡粉色菌落，阿拉伯糖（＋），蔗糖（＋），纤维二糖（＋），棉子糖（－）。免疫受损的患者或外科手术后，可引起血流感染，

N

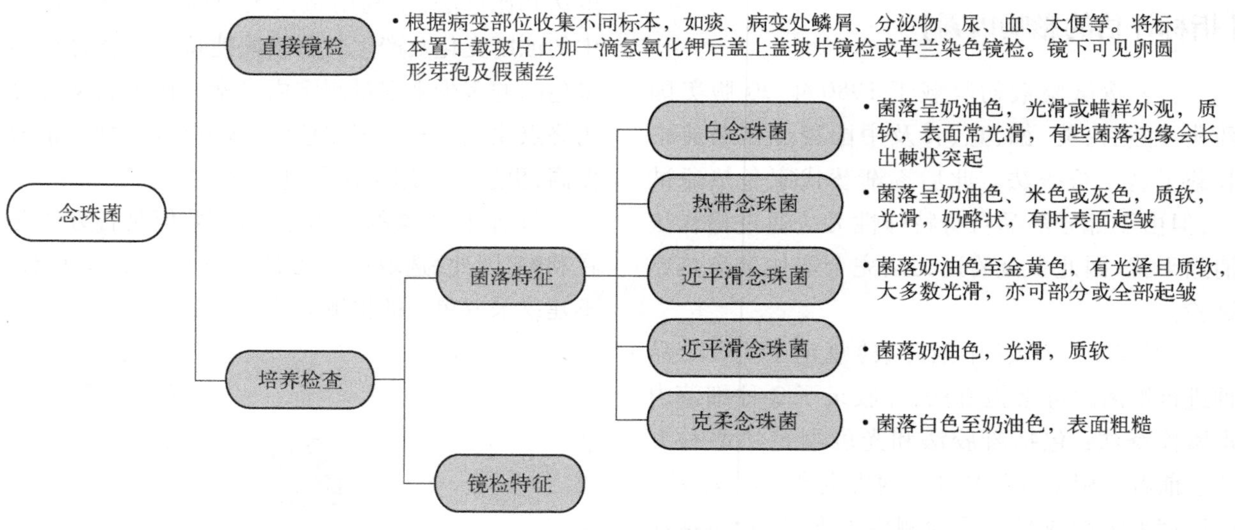

图 231　念珠菌诊断思路图

偶可见心内膜炎及关节炎。

4. 光滑念珠菌实验室培养阳性指标　42℃生长，在显色培养基上显呈白色或粉紫色菌落，蔗糖(-)，甘露醇(-)，葡萄糖酸盐(-)。为人体的一种腐生菌，常感染泌尿生殖道，偶尔可引起深部感染、如心脏、肺等，引起败血症、骨髓炎。

5. 克柔念珠菌实验室培养阳性指标　37℃生长，在显色培养基上显淡粉色或粉紫色菌落，且菌落周围有一圈细小绒毛，蔗糖(-)，甘露醇(-)，氨基葡萄糖(-)。长期大量使用抗生素的患者培养阳性可致致死性系统性念珠菌病。

【需进一步检查的实验室指标】

G 试验：葡聚糖广泛存在于真菌细胞壁中，1,3－β－D－葡聚糖占真菌壁成分 50%以上，是真菌细胞壁上的特有成分。G 试验不仅检测念珠菌，还可以检测曲霉菌、镰刀菌、毛孢子菌、支顶孢属。

【指标评估的技术要点】

当真菌进入人体血液或深部组织后，经吞噬细胞的吞噬、消化等处理后 1,3－β－D－葡聚糖可从细胞壁中释放出来，从而使血液及其他体液中含量升高，当真菌在体内含量减少时，机体免疫系统可将其清除。

【指标评估的影响因素】

1. 假阳性因素

(1) 污染(无热源的试管、枪头和蒸馏水等)。

(2) 血液透析、腹膜透析。

(3) 纱布或其他医疗物品(外科手术)。

(4) 某些品牌的静脉制剂(白蛋白、凝血因子、免疫球蛋白或血液制品等)。

(5) 抗肿瘤多糖(香菇多糖、裂殖菌多糖)。

(6) 某些疾病导致患者自身丙种球蛋白升高、黄疸、溶血、乳糜血标本。

(7) 使用头孢类药物、多粘菌素、厄他培南、磺胺类药物等。

(8) 某些细菌败血病患者(尤其是链球菌败血症)。

2. 假阴性因素　特殊真菌如接合菌，隐球菌等细胞壁没有 1,3－β－D－葡聚糖成分。

（郝晓柯，陈　潇）

参考文献

尿比重和渗透压

【定义】

1. *尿比重* 是指在4℃下与同体积的水的重量之比,用于估计肾脏的浓缩或稀释功能。反映单位容积尿中溶质的质量,它的高低由尿液中溶解的溶质的分子量、溶质克分子决定。因受多种因素影响,精确度较差。健康人24 h尿比重1.015~1.025,晨尿最高,一般大于1.020,婴幼儿尿比重偏低。比重高低与进水量有关,进水多则尿比重低。

2. *尿渗透压* 是尿渗透量浓度,又称尿渗透量、尿渗量,是指肾脏排泄尿内全部溶质的微粒总数量,如电解质、尿素、糖类、蛋白质等。健康成人尿渗透压一般600 mOsm/(kg·H_2O)到1 000 mOsm/(kg·H_2O),平均800 mOsm/(kg·H_2O),最大范围为40 mOsm/(kg·H_2O)到1 400 mOsm/(kg·H_2O)。肾脏是通过对尿液浓缩或稀释作用来达到调节体液渗透量的平衡。尿渗透量浓度反映肾脏对溶质和水的相对排泄速度,不受溶质颗粒大小和性质的影响,只与溶质微粒的数量有关。因此,尿渗透量测定相对尿比重测定更能确切地反映肾脏的浓缩功能。

【分类】

尿比重和尿渗透压的异常表现为其升高和降低,尿渗透压的评价,应同时参考血浆渗透压。正常人血浆渗量为280~310 mOsm/(kg·H_2O),正常人的尿渗量/血浆渗量比值为(3:1)~(4.5:1),这个指标同样用于评价肾脏的浓缩稀释功能。尿渗量在300 mOsm/(kg·H_2O)时称为等渗尿,低于血浆渗量表示尿液已被稀释,此时的尿液称为低渗尿。

【诊断思路】

诊断思路见图232。

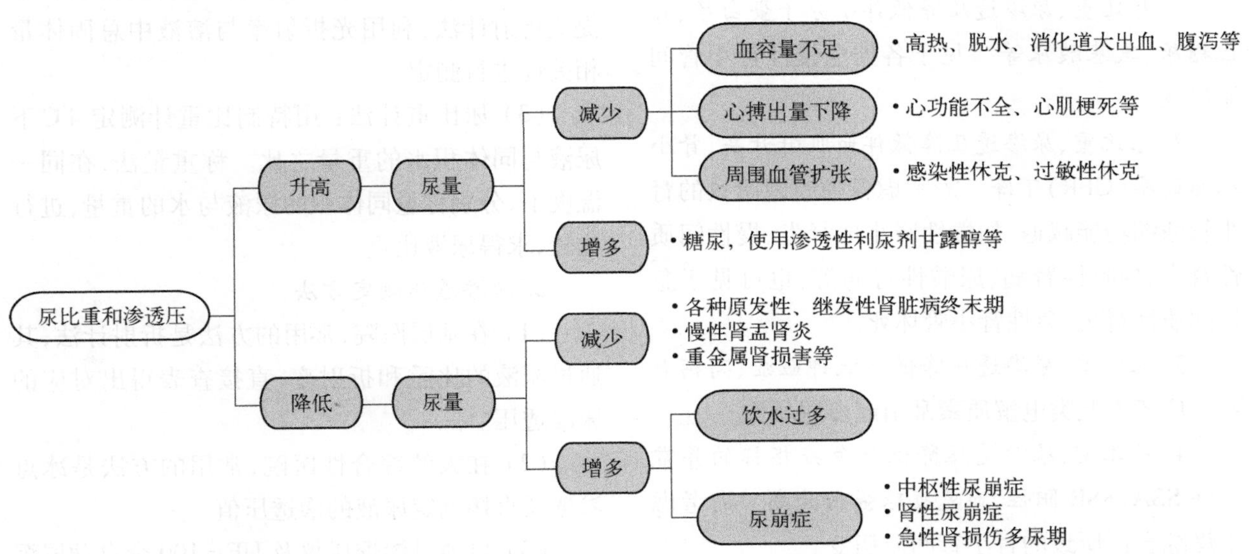

图232 尿比重和尿渗透压异常的诊断思路图

【伴随临床症状的鉴别诊断】

1. 尿比重、尿渗透压升高伴少尿　可见于高热、呕吐、腹泻、心功能不全、感染性休克等所致的肾前性少尿。

2. 尿比重、尿渗透压降低伴血尿、蛋白尿、少尿　应考虑各类急性肾小管间质病变，急性肾小管间质病变常有肾小管浓缩功能异常，尿比重常<1.015，尿渗透压小于 350 mOsm/(kg·H_2O)。如有致病药物应用史，有药物性发热、多形性红色斑丘样痒疹，应考虑药物相关性急性间质性肾炎；如发病时有全身感染的临床表现，如发热、寒战、头痛、恶心、呕吐，甚至败血症症状，不同病原体感染还可能出现肺炎、肝损害、溶血等多器官受损的表现，需考虑感染相关性急性间质性肾炎；如合并发热、乏力、眼红、痛、畏光、视力下降，需考虑特发性间质性肾炎。

3. 尿比重、尿渗透压降低伴多尿　可见于饮水过多、各类尿崩症，包括中枢性和肾性尿崩症，血浆精氨酸加压素(AVP)测定、禁水-加压素试验、浓缩与稀释试验等有助于尿崩症病因鉴别。

【伴随实验室指标的鉴别诊断】

1. 尿比重、尿渗透压降低伴小分子蛋白尿、肾性糖尿、氨基酸尿等　见于各类急慢性肾小管间质病变。

2. 尿比重、尿渗透压降低伴血肌酐升高、肾小球滤过率(GFR)下降　需考虑各种原因所致的肾小管浓缩功能减退，如慢性肾小球肾炎、慢性间质性肾炎、梗阻性肾病、尿酸性肾病等，也可见于急性间质性肾炎、急性肾小管坏死。

3. 尿比重、尿渗透压降低伴低钾血症、高钙血症　应考虑此类电解质紊乱引起多尿所致。

4. 尿比重、尿渗透压降低伴免疫指标的异常如伴 SSA、SSB 阳性、血免疫球蛋白升高　需考虑干燥综合征所致的肾小管间质病变。

5. 尿比重升高伴血尿、蛋白尿　可见于各类肾小球肾炎、糖尿病肾病等。

【需进一步检查的实验室指标】

1. 血常规检查　血常规、C-反应蛋白、血沉等。

2. 尿液检查　尿常规、微量白蛋白排泄率、尿电解质、尿特殊蛋白、尿糖、尿氨基酸等。

3. 粪便检查　粪常规、隐血、细菌、病毒病原学、寄生虫检查等。

4. 血生化检查　肝肾功能、电解质、血脂、心肌指标、骨代谢、血气分析等。

5. 血免疫检查　免疫球蛋白、补体、风湿相关指标、各种自身抗体、肝炎指标等。

6. 其他　泌尿系 B 超、关节 B 超、X 线、泌尿系 CT、肾活检、垂体 MIR 等。

7. 特殊检查　血浆 AVP 测定、禁水-加压素试验、浓缩与稀释试验；明确尿量、尿比重变化，可用于尿崩症病因鉴别、肾小管功能评估等。

【指标评估的技术要点】

1. 尿比重测定方法　包括试带法、折射计法、称重法、比重计法。

(1) 试带法：又称干化学法，有仪器比色和目视比色法，试带上含有酸碱指示剂和多聚电解质。

(2) 折射计法：包括座式临床折射计法和手提式折射计法，利用光折射率与溶液中总固体量相关性进行测定。

(3) 尿比重计法：用特制比重计测定 4℃下尿液与同体积水的重量之比。称重量法，在同一温度下，分别称量同体积的尿液与水的重量，进行比较，求得尿液比重。

2. 尿渗透压测定方法

(1) 在基层医院，常用的方法是折射计法，其通过尿液的比重和折射率，直接查表得出对应的尿渗透压。

(2) 在大的综合性医院，常用的方法是冰点渗透仪直接测定尿液的渗透压值。

(3) 可通过渗透压仪及 UF-100 全自动尿沉渣分析仪测定，该方法原理是采用电极法，通过检测尿液的电导率计算出尿渗透压。

N

3. 样本采集　做此类检查时应尽量采用新鲜晨尿，随机留取的尿液以中段尿为宜，不适宜人群为月经期女性。

【指标评估的影响因素】

每100 mL尿含1 g尿蛋白或葡萄糖时可分别使尿比重增加0.003和0.004，测量时应注意矫正。从理论上讲，尿液温度较比重计所标温度（标准温度15℃）升高或降低3℃，则尿比重应加或减0.001。在测定尿比重之前，须用蒸馏水校正比重计。

（李　智，周　蓉）

参考文献

尿　素

【定义】

尿素（urea）是人体蛋白质代谢的终末产物，分子量为60，主要在肝脏生成，主要经肾小球滤过随尿排出，正常情况下30%～40%被肾小管重吸收，肾小管有少量排泌。尿素是最早作为评估肾小球滤过率（GFR）的指标之一，属于内源性标志物，现已证明其特异性和敏感性均欠佳。只有当肾实质受损害时，GFR下降到正常的1/2以下时其血浓度才会升高，因此一般不能单独使用尿素来判断GFR，目前临床上通常不以单独血清尿素一个指标来观察肾小球的滤过功能。

【分类】

1. 血尿素升高　高蛋白质饮食、感染、消化道出血、大面积烧伤、创伤、有效血容量降低及充血性心力衰竭等均可使血尿素浓度升高；血液中的某些物质可使血尿素测定水平升高，如醋磺已脲、氨基水杨酸、胆红素、水合氯醛、右旋糖酐、游离血红蛋白、磺胺类药物及尿酸等。

2. 血尿素降低　低蛋白质饮食、多饮水大量排尿、肝脏疾病、酒精中毒等均可使血尿素浓度下降；维生素C、左旋多巴及链霉素等则可使血尿素测定水平降低。

【诊断思路】

诊断思路见图233。

1. 尿素　是最早用来评价GFR的物质之一，但其准确性及敏感性均欠佳，因此一般不单用血尿素来判断GFR。

2. 血尿素　作为肾衰竭透析充分性指标，多以KT/V表示，K：透析器血尿素清除率（L/min）；T：透析时间（min），V：血尿素分布容积（L），KT/V>1.2表示透析充分。

【伴随临床症状的鉴别诊断】

1. 伴发热

（1）伴血肌酐（Scr）升高、GFR下降鉴别同肾功能不全。

（2）伴Scr没有等比例升高，需考虑重症感染、高分解状态，可根据临床表现、血象检查等诊断。

2. 伴有少尿或无尿

（1）伴血尿素/Scr≤10∶1需考虑肾性、肾后性肾功能不全，可行B超或影像学检查排除尿路梗阻；可查抗中性粒细胞胞质抗体（ANCA）、抗核抗体（ANA）、抗肾小球基底膜抗体（抗GBM）等，必要时行肾活检检查。

（2）伴血尿素/Scr>10∶1需考虑肾前性肾功

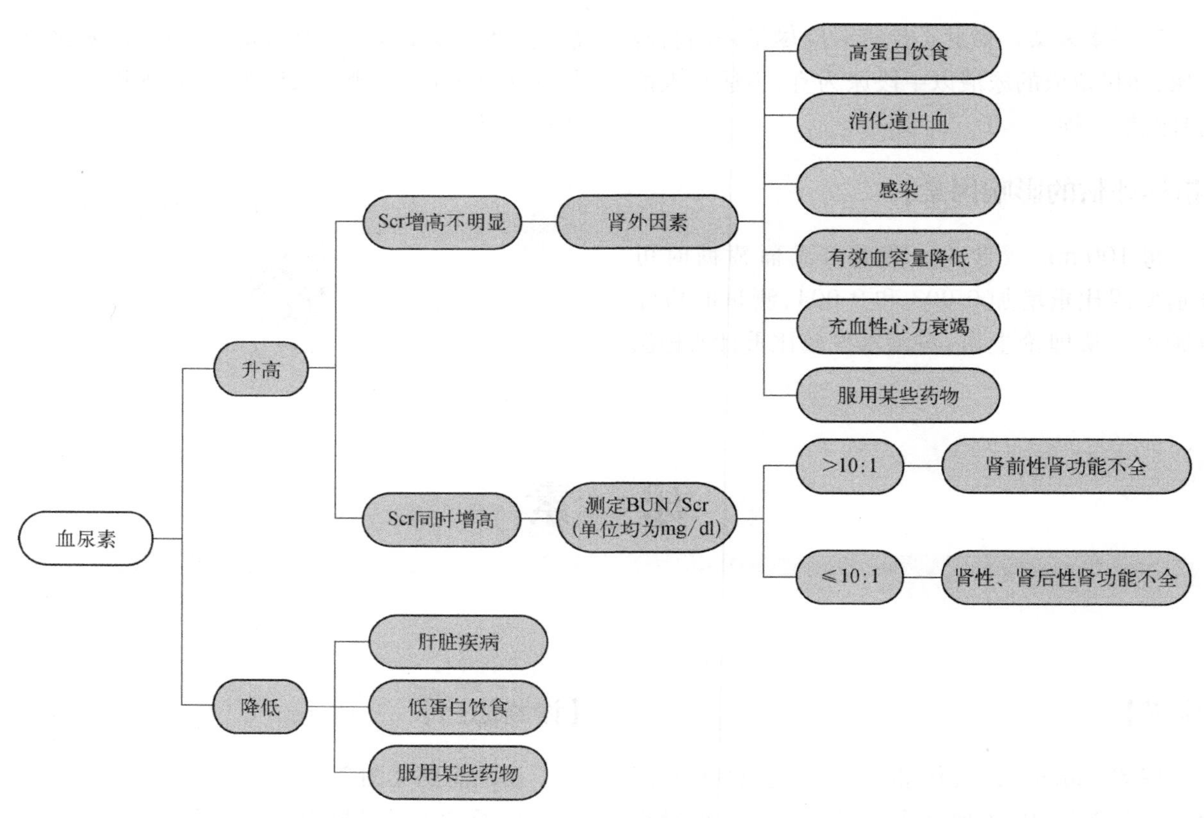

图 233　血尿素诊断思路图

能不全，根据病史，看有无血容量丢失、严重创伤、休克、心衰等病因。

3. 伴咯血　可见于流行性出血热。此外，还可见于 Goodpasture's 综合征，以青年男性多见，表现为急进性肾衰竭、严重咯血和呼吸困难，伴有血尿、蛋白尿、管型尿，可以进一步检查抗 GBM 等，肾活检可以诊断明确；原发性小血管炎性肾损害也可表现为急进性肾损伤伴有咯血，多见于老年人，可进一步检查 ANCA，肾活检可以诊断明确。

4. 伴腹痛、腹泻　需考虑消化道出血，可查粪常规+隐血，必要时胃肠镜、CT 等检查明确。

5. 伴胸闷气促　血尿素升高伴胸闷气促、全身水肿需考虑合并充血性心力衰竭，根据病史，查 BNP、心肌酶谱、胸片、心超等明确诊断。

【伴随实验室指标的鉴别诊断】

1. 伴 Scr 升高　考虑肾功能不全。血尿素/Scr（单位均为 mg/dl）的意义：① 器质性肾衰竭，血尿素与 Scr 同时升高，因此血尿素/Scr≤10∶1；② 肾前性少尿，肾外因素所致的氮质血症，血尿素可较快上升，但 Scr 不相应上升，此时血尿素/Scr 常>10∶1。

2. 伴血尿、蛋白尿　伴有血尿和（或）蛋白尿，首先要考虑肾小球肾炎的可能，此时可伴有血尿、少尿、水肿、高血压等临床症状。还可以见于间质性肾炎、多囊肾、遗传性肾病等。此外，还可见于一些全身性疾病，如：① 感染性疾病：败血症、流行性出血热、猩红热、钩端螺旋体病、病毒性肝炎、感染性心内膜炎等；② 免疫和自身免疫性疾病：系统性红斑狼疮、血管炎、类风湿关节炎、系统性硬化症、皮肌炎等疾病引起的肾损害；③ 心血管疾病：高血压（包括急进性高血压）、慢性心力衰竭、肾动脉狭窄或栓塞、肾静脉血栓形成等；④ 代谢性疾病：糖尿病、甲状腺功能减退或亢进等；⑤ 其他：如肾淀粉样变、骨髓瘤性肾损伤、药物毒物中毒等。

3. 伴便隐血阳性　需考虑消化道出血，必要时胃肠镜、CT 等检查明确。

4. 伴肝功能指标异常　考虑肝实质受损，生成减少，如急性黄色肝萎缩、肝硬化、中毒性肝炎。

【需进一步检查的实验室指标】

1. 血常规检查　包括血红蛋白,红细胞、白细胞,血小板计数,白细胞分类,血沉,C-反应蛋白、网织红细胞计数等。

2. 尿液检查　包括尿常规、24 h 尿蛋白定量、尿微量白蛋白等。

3. 粪常规+隐血

4. 尿蛋白　电泳分析尿蛋白成分,是肾小球性还是肾小管性。血、尿免疫固定蛋白电泳分析血、尿液中免疫球蛋白的组分。

5. 血生化检查　肝肾功能、电解质、血糖、血脂、铁代谢指标、骨代谢指标、心肌酶谱、脑钠肽等。

6. 血免疫学检查　包括免疫球蛋白、补体、各种自身抗体、肝炎指标、艾滋病、梅毒等性传播疾病的病原体检查等。

7. 糖尿病相关检查　血糖、糖化血红蛋白、糖化白蛋白、胰岛素、C 肽、胰高血糖素等。

8. 甲状腺相关检查　甲状腺功能等。

9. 肿瘤指标

10. 其他　包括 B 超、CT、X 线、肾活检、胃肠镜等。

【指标评估的技术要点】

目前临床上普遍采用尿素酶偶联法测量尿素;二乙酰一肟显色法因影响因素多,结果稳定性差,已趋淘汰。

【指标评估的影响因素】

(1) 当肾小球滤过功能下降到正常的 1/2 以上时血中尿素浓度才会升高。

(2) 患者的饮食会影响指标评估。高蛋白饮食使血中尿素浓度升高,低蛋白饮食使血中尿素浓度下降。

(3) 血液中的某些物质可使尿素测定水平升高,如醋磺已脲、氨基水杨酸、胆红素、水合氯醛、右旋糖酐、游离血红蛋白、磺胺类药物及尿酸等,而维生素 C、左旋多巴及链霉素等则可使尿素测定水平降低。

(李　智,周　蓉)

参考文献

尿　酸

【定义】

尿酸(uric acid, UA)是一种弱的有机酸,分子量 168,是核蛋白和核酸中嘌呤的代谢产物,其既可来自体内,亦可来自食物中嘌呤的分解代谢,内源性约占 80%。肝脏是尿酸的主要生成场所,小肠组织和肾脏也可产生小部分。肾脏是排泄尿酸的主要器官,人体每天产生的尿酸约 2/3 由肾脏排泄,其余 1/3 由小肠排泄入大肠后,由大肠杆菌酶解分解。

尿酸可自由透过肾小球,亦可经肾小管排泌,但进入原尿的尿酸 90%左右在肾小管重吸收回到血液中。影响尿酸滤过、重吸收和排泌过程的因素都会影响肾脏对尿酸的清除。

【分类】

1. 尿酸浓度升高　根据引起血尿酸升高的原因,可分为以下几点。

(1) 尿酸产生过多

1) 嘌呤摄入过多:高嘌呤食物对体内尿酸浓度有显著的影响。

2) 内源性嘌呤产生过多:内源性嘌呤代谢

紊乱较外源性因素更为重要，许多酶的异常增多会导致嘌呤合成过多，如 PRPP 合成酶活性增加、HGPRT 缺乏、G6PD 缺乏，这些多为遗传性疾病。

3）嘌呤代谢增加：如慢性溶血性贫血、横纹肌溶解、红细胞增多症、骨髓增生性疾病及放化疗时；在过度运动、癫痫状态、心肌梗死、急性呼吸衰竭时都可加速 ATP 降解，从而使嘌呤代谢增加。

（2）肾清除尿酸减少

1）肾小球滤过功能损伤：因尿酸在肾脏排泄的特点，其比血肌酐和血尿素检测在反映早期肾小球滤过功能损伤上敏感，在肾功能不全或衰竭时，肾小球滤过率的下降是高尿酸血症的主要原因。

2）肾小管分泌尿酸减少：由于药物、毒物后内源性代谢产物抑制尿酸排泄和（或）重吸收增加是高尿酸血症的主要原因，常见的如长期使用利尿剂和抗结核药吡嗪酰胺、慢性铅中毒等。

3）肾小管重吸收增多：多发生于容量降低的情况下，如糖尿病脱水、大量利尿等。

4）肾小管分泌尿酸减少及肾小管重吸收增多两种因素同时存在：常见于一些遗传病患者，酒精所致的高乳酸血症也阻止了尿酸的排泄。

2. 血尿酸浓度降低　各种原因致肾小管重吸收尿酸功能损害，尿中大量丢失，如范可尼综合征；以及肝功能严重损害尿酸生成减少、急性肝坏死、肝豆状核变性等。此外，慢性镉中毒、使用磺胺及大剂量糖皮质激素、参与尿酸生成的黄嘌呤氧化酶、嘌呤核苷酸化酶先天性缺陷等，亦可致血尿酸降低。

【诊断思路】

尿酸升高诊断思路见图 234。

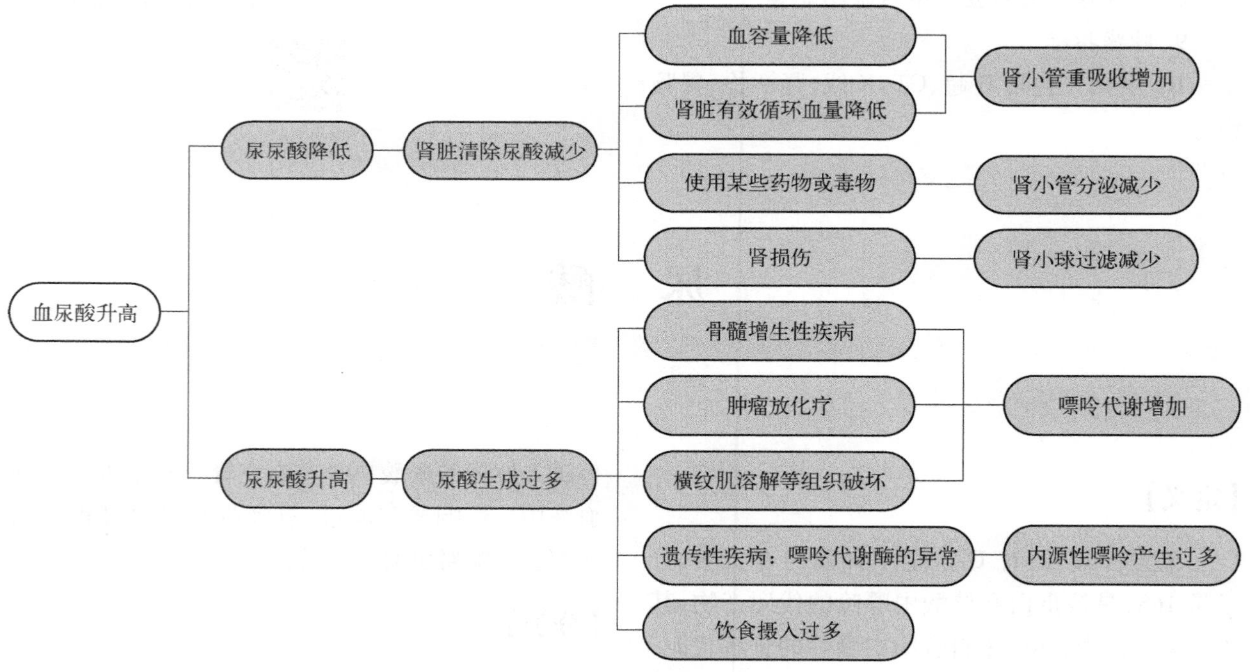

图 234　血尿酸升高的诊断思路

两种因素同时存在：常见于一些遗传病患者，如葡萄糖6-磷酸酶缺乏症、遗传性乳糖不耐受的患者。此外，酒精也可通过两种途径使尿酸潴留，过度酒精摄入加速肝脏降解 ATP，增加尿酸的产出，酒精所致的高乳酸血症也阻止了尿酸的排泄。

尿酸降低诊断思路见图 235。

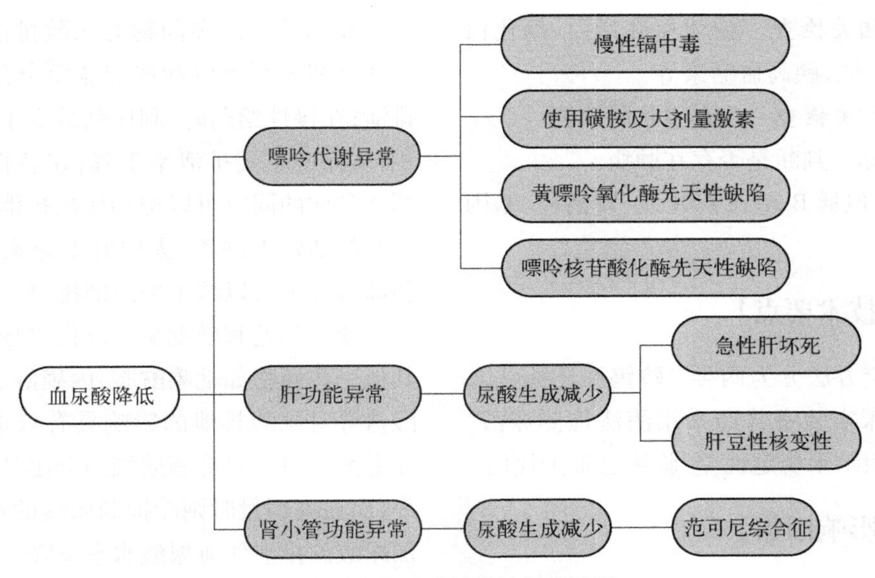

图 235 血尿酸降低的诊断思路图

【伴随临床症状的鉴别诊断】

1. 高尿酸血症伴关节疼痛　需考虑痛风，进食高嘌呤饮食、感染或过度饮酒等均可诱发。夜间发作的急性单关节或多关节疼痛通常是首发症状，大趾的跖趾关节累及最常见，足弓、踝、膝、腕和肘关节也是常见发病部位。同时可有发热、寒战等全身表现。

2. 高尿酸血症伴肌肉疼痛　需考虑横纹肌溶解，可行心肌酶谱等检查明确。

3. 高尿酸血症合并腰痛　需要考虑尿酸性肾结石可能。患者有排尿困难和血尿，尿中可析出尿酸结晶，可行B超等检查明确。

4. 无症状性高尿酸血症　需考虑骨髓增生性疾病，如真性红细胞增多症等，其次，溶血、肿瘤放化疗后引起组织坏死等也不少见。根据病史、血液检查等可以明确。

【伴随实验室指标的鉴别诊断】

1. 伴血肌酐、尿素氮升高　见于各类肾功能不全。

2. 高尿酸血症伴蛋白尿　高尿酸肾病一般表现为间质性肾损害，几乎均有肾小管浓缩功能下降；检查可见肾小管性蛋白尿和镜下血尿；病理可见肾脏有尿酸结晶沉积。

3. 高尿酸血症伴血尿　首先考虑尿酸性肾结石可能；其次，还可见于慢性高尿酸肾病。

4. 高尿酸血症伴肌酶升高　多见于横纹肌溶解、特发性炎性肌病，可同时伴有肌肉酸痛等症状。

5. 高尿酸血症伴血乳酸脱氢酶升高　多提示有组织破坏，见于肿瘤放化疗后、溶血等。

6. PRPP 合成酶活性增加、HGPRT 缺乏、G6PD 缺乏高尿酸血症合并酶的异常　见于X伴性连锁遗传性疾病。

【需进一步检查的实验室指标】

1. 血常规检查　包括血红蛋白、红细胞、白细胞、血小板计数、白细胞分类、血沉、C－反应蛋白、网织红细胞计数等。

2. 尿液检查　包括尿常规、24 h 尿蛋白定量、尿微量白蛋白、24 h 尿尿酸等。

3. 尿蛋白电泳　分析尿蛋白成分，是肾小球性还是肾小管性。

4. 血、尿免疫固定电泳　分析血、尿液中免疫球蛋白的组分。

5. 血生化检查　肝肾功能、电解质、血糖、血脂、铁代谢指标、骨代谢指标、心肌酶谱、脑钠肽等。

6. 血免疫学检查　包括免疫球蛋白、补体、各种自身抗体、肝炎指标、艾滋病、梅毒等性传播疾病的病原体检查等。

7. 糖尿病相关检查　糖化血红蛋白、糖化白蛋白、胰岛素、C 肽、胰高血糖素等。

8. 甲状腺相关检查　检查甲状腺功能。

9. 肿瘤指标　判断是否存在肿瘤。

10. 其他　包括 B 超、CT、X 线、肾活检、基因检测等。

【指标评估的技术要点】

尿酸的测定方法分为两类：磷钨酸还原法及酶法。目前临床实验室普遍采用酶法检测尿酸，磷钨酸还原法因结果稳定性差，临床已很少使用。

【指标评估的影响因素】

1. 饮食影响　血尿酸检查受饮食影响较大，严格禁食含嘌呤丰富食物 3 d，排除外源性尿酸干扰再采血，血尿酸水平改变较有意义。

2. 运动　剧烈运动可使血尿酸升高，检测前应避免奔跑、快速登楼、负重或挑担等剧烈运动。

3. 药物　许多药物对尿酸排泄有影响，噻嗪类和袢利尿剂可以和尿酸竞争分泌，减少尿酸的排泄；在慢性给药时，利尿剂减少了细胞外液的体积，从而使尿酸排泄率下降；在急性给药时，利尿剂在利尿的同时可以增加尿酸排泄率。某些缩血管药物如肾上腺素、去甲肾上腺素、环孢素，以及胰岛素等都可以减少尿酸的排泄。

苯溴马龙和磺吡酮可以促进尿酸的排泄。而其他一些药物如吡嗪酰胺、丙磺舒、保泰松和水杨酸盐等对尿酸排泄的影响具有双重性，这些药物在低剂量时主要抑制尿酸的分泌从而升高尿酸水平，而在高剂量时则能抑制尿酸的重吸收，从而增加尿酸的排泄使血尿酸水平下降。

（李　智，周　蓉）

参考文献

尿酸碱度

N

【定义】

尿酸碱度即尿 pH，是尿液酸碱度的值。健康人的正常尿为弱酸性（pH 约 6.0），也可为中性或弱碱性，随机尿 pH 波动在 4.6~8.0，多数标本为 5.5~6.5。

【分类】

尿酸碱度异常表现为尿 pH 的升高和降低，在此基础上结合血 pH 又可细分为血 pH 升高伴尿 pH 升高、血 pH 升高伴尿 pH 降低、血 pH 降低伴尿 pH 升高、血 pH 降低伴尿 pH 降低。

【诊断思路】

诊断思路见图 236。

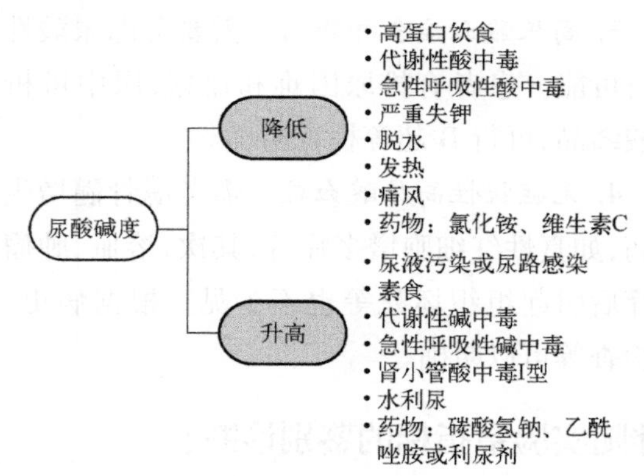

图 236　尿酸碱度异常的诊断思路图

【伴随临床症状的鉴别诊断】

1. 尿 pH 升高

（1）伴生长发育迟缓、多尿：需考虑肾小管性酸中毒，高血氯性代谢性酸中毒明显，隐性遗传的远端肾小管酸中毒可并发有神经性耳聋，耳聋的发病时间，从出生到年长时间不等。

（2）伴剧烈恶心、呕吐：可出现因大量丢失氢离子所致碱中毒，血 pH 升高。

2. 尿 pH 降低

（1）伴关节疼痛：可见于痛风，典型症状关节疼痛于足趾急性发作，长期反复痛风发作患者可表现为关节畸形、痛风石形成，也可因尿酸盐结石引起肾绞痛。

（2）伴脱水、烦渴、呼吸似烂苹果味：可见于糖尿病酮症酸中毒，是糖尿病患者因感染、饮食或治疗不当及各种应激因素诱发的；饥饿性酮症，正常人和糖尿病患者严重饥饿时，体内能量供应主要依靠脂肪分解，而脂肪分解过多造成酮体堆积，引起酮症发生。

3. 伴骨软化症或骨质疏松　需考虑Ⅱ型肾小管性酸中毒，儿童可有佝偻病，尿路结石及肾脏钙化较少见，表现为阴离子间隙正常的高氯性代谢性酸中毒，由于肾小管性酸中毒（RTA）本身疾病的隐匿性，此类患者常因其他合并的症状就诊，如幼儿期发育迟缓、眼部疾病、智力低下等。

【伴随实验室指标的鉴别诊断】

1. 尿 pH 升高伴血 pH 升高　见于代谢性碱中毒、急性呼吸性碱中毒。

2. 尿 pH 升高伴血 pH 下降　肾小管性酸中毒Ⅰ型，如合并高血钾需考虑高钾血症代谢性酸中毒伴反常性碱性尿等。

3. 尿 pH 升高伴尿中白细胞升高、菌尿　需考虑泌尿道感染。

4. 尿 pH 降低伴血 pH 降低　见于代谢性酸中毒（Ⅰ型肾小管性酸中毒除外）、急性呼吸性酸中毒、重症感染等。

5. 尿 pH 降低伴血 pH 升高　若碱血症患者出现反常性酸性尿，往往提示低钾血症。

6. 尿 pH 降低合并血糖升高、酮体异常　可见于糖尿病、高血糖高渗状态、乳酸性酸中毒、糖尿病酮症酸中毒等。

7. 尿 pH 降低合并尿酸升高、CO_2 结合力降低　可见于高尿酸血症、各种慢性肾脏病等。

【需进一步检查的实验室指标】

1. 血常规检查　血常规、C－反应蛋白、血沉等。

2. 尿液检查　尿常规、微量白蛋白排泄率、尿电解质、尿特殊蛋白、尿糖、尿氨基酸、尿阴离子间隙等。

3. 血气、血电解质、血糖、酮体等　包括血 pH、$PaCO_2$、HCO_3^-、CO_2 结合力、碱剩余、钾、钠、氯、镁、钙、磷等。

4. 血生化　肝肾功能、电解质、血脂、心肌指标、骨代谢等。

5. 血免疫检查　免疫球蛋白、补体、风湿相关指标、自身抗体、肝炎指标等。

6. 糖尿病相关检查　血糖、糖耐量、糖化血红蛋白、胰岛素、C 肽、酮体、乳酸脱氢酶、抗胰岛素自身抗体等。

7. 其他　泌尿系统 B 超、X 线、CT、肾活检、肿瘤标志物等。

【指标评估的技术要点】

尿液的酸度用氢离子浓度表示，可用广泛 pH 试纸法、指示剂（溴麝香草酚蓝、石蕊、酚红等）或 pH 计等方法测定。

指示剂法均易受黄疸尿、血尿的干扰而影响结果判断。pH 精密试纸法优于广泛 pH 试纸法，更优于石蕊试纸法，但由于试纸法易吸潮变质，目测不易准确而使结果判断受到人为影响。故目前多采用甲基红与溴麝香草酚蓝适量配合制成 pH 试纸垫，以仪器自动化检测来反映尿 pH 5~9 的变异范围，基本能满足临床对尿 pH 测定的需要。pH 计法虽然精确度很高，但需要特殊仪器且操作烦琐，一般很少应用。在肾小管性酸中毒的定位诊断分型、鉴别诊断时，对酸碱负荷后的尿液应用 pH 计进行精确 pH 测定。

【指标评估的影响因素】

1. 日常生活相关因素的影响　很大程度上取决于膳食结构，肉类含硫、磷及混合性食物为主者尿液偏酸性,蔬菜、水果、含钾钠为主者尿液偏碱性;剧烈运动、大汗、应激状态、饥饿时尿液偏酸,饭后、消化高潮时尿液偏碱等。

2. 药物相关性影响　氯化钙、氯化铵、氯化钾、稀盐酸等可致尿液偏酸性,小苏打、碳酸钾、碳酸镁、枸橼酸钠、酵母制剂等可致尿液偏碱性。

(李　智,周　蓉)

参考文献

尿亚硝酸盐

【定义】

尿液亚硝酸盐(nitrite, NIT)主要来自病原菌对硝酸盐的还原反应,其次来源于体内的一氧化氮(NO)。体液内皮细胞、巨噬细胞、粒细胞等使精氨酸在酶的作用下生成NO,而NO极易在体内有氧条件下,氧化成亚硝酸盐和硝酸盐。亚硝酸试验,采用Griess法,患者在感染了大肠埃希菌或其他具有硝酸盐还原酶的细菌时,则可将尿液中由食物或蛋白质代谢产生的硝酸盐还原为NIT。尿液NIT先与对氨基苯磺胺(或对氨基苯砷酸)形成重氮盐,再与3-羟基-1,2,3,4-四氢苯并喹啉(或N-1-萘基乙二胺)结合形成红色偶氮化合物,其颜色深浅与NIT含量成正比。

【分类】

1. 尿亚硝酸盐阴性　健康人,需排除假阴性存在,结合白细胞酯酶、尿沉渣镜检,综合分析。

2. 尿亚硝酸盐阳性　大肠埃希菌、克雷伯菌、肠杆菌、变形杆菌等具有硝酸盐还原酶的细菌尿路感染。

【诊断思路】

诊断思路见图237。

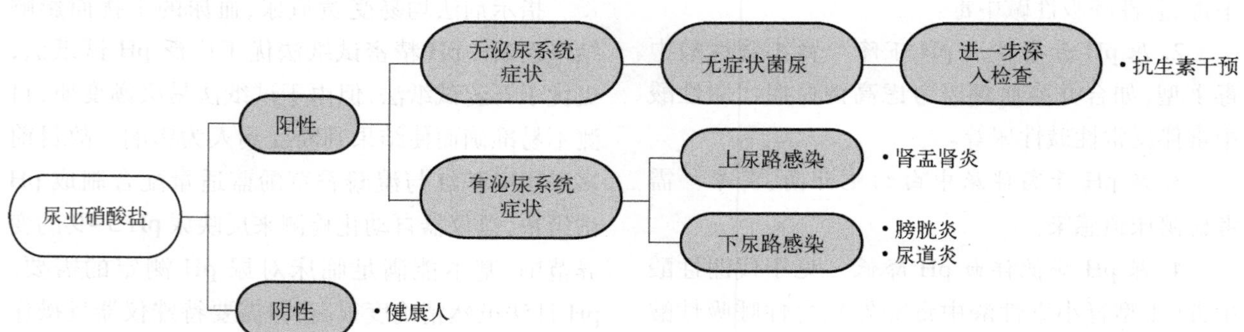

图237　尿亚硝酸盐诊断思路图

(1) 尿亚硝酸盐是尿液化学检查组合项目之一,主要用于尿路感染的快速筛检。可用于使用导尿管的住院患者的抗感染治疗监控。

(2) 尿亚硝酸盐与大肠埃希菌感染的相关性高,阳性结果常表示有细菌存在,但阳性程度不与细菌数量成正比。

(3) 单一检测NIT的影响因素较多,阴性结果不能排除菌尿的可能,阳性结果不能完全肯定为泌尿系统感染。解释结果时可与白细胞酯酶、尿沉渣显微镜检查结果相结合,综合分析。

（4）尿细菌培养阳性为尿路感染的确证实验。

【伴随临床症状的鉴别诊断】

1. 亚硝酸盐阳性伴发热、尿频、尿急、尿痛、腰痛、菌尿、全身感染症状　提示有上尿路感染。发热、尿频、尿急、尿痛、腰痛，是上尿路感染的常见临床表现。亚硝酸盐阳性提示具有硝酸盐还原酶的细菌尿路感染，考虑是否为大肠埃希菌等具有硝酸盐还原酶的菌感染。需结合B超等影像学检查，并进行尿细菌培养进行确诊。

2. 住院患者留置导尿管　尿亚硝酸盐阳性提示医源性尿路感染。导尿或留置导尿管、膀胱镜和输尿管镜检查、逆行性尿路造影可致尿路黏膜损伤，易引发尿路感染。亚硝酸盐试验可有助于对住院导尿患者抗生素使用的监控。

3. 前列腺增生患者　尿亚硝酸盐出现阳性，提示增生患者尿路发生感染。前列腺增生导致下尿路梗阻症状时，残余尿量增多，严重时甚至出现急性尿潴留。而由于前列腺增生患者本身为老年人，机体抵抗力下降且伴有残余尿量增多，引起逆行感染的机会增加，同时由于一些医源性治疗措施如导尿等均会增加泌尿系统的感染，且多为大肠杆菌感染。可结合影像学检查确定病因。

4. 年轻女性亚硝酸盐阳性伴尿频、尿急、尿痛及下腹部疼痛，排尿困难　提示大肠埃希菌引起的急性膀胱炎。急性膀胱炎常见于女性，由于女性尿道较短，接近肛门，大肠杆菌易侵入，易逆行感染。急性膀胱炎致病菌多为大肠埃希菌，约占75%以上。需根据尿培养出阳性致病菌进行确诊。

5. 亚硝酸盐阳性伴妊娠期无症状菌尿　妊娠期妇女由于其解剖结构及生理学发生变化，使其容易患无症状菌尿，同时增加肾盂肾炎的发病率，尿亚硝酸盐阳性可有效提示无症状菌尿，从而进行深入检查，并实行抗生素干预，降低孕妇肾盂肾炎及低体重新生儿的发病率，提高新生儿的出生率。

【伴随实验室指标的鉴别诊断】

（1）尿亚硝酸盐阳性，尿白细胞酯酶阳性且尿沉渣镜检发现白细胞、皱缩红细胞增多，且有时有蛋白管型判断存在上尿路感染，可结合降钙素原，C－反应蛋白升高提示有炎症且有可能存在血流感染，导致全身症状的发生。

（2）尿亚硝酸盐阳性，尿白细胞酯酶阳性且尿沉渣镜检发现白细胞、红细胞增多或可提示下尿路感染。

【需进一步检查的实验室指标】

1. B超检查　双肾大小，判断是否是肾性感染。

2. 静脉肾盂造影　慢性肾盂肾炎者可见肾盂、肾盏变形和扩张。

3. 尿蛋白检测　包括尿微量蛋白/肌酐比（ratio of albumin/creatinine，ACR）、尿α_1微球蛋白、尿β_2微球蛋白、尿转铁蛋白、尿IgG、尿N－乙酰－β－D－葡萄糖苷酶（NAG）、尿免疫固定电泳等。判断是否存在肾损伤。

4. 尿亚硝酸试验　灵敏度不高，但有很高的特异性。尿沉渣镜下白细胞增多，可提示有炎症反应，但其特异性不高。若尿亚硝酸盐结合白细胞酯酶，尿沉渣镜检可提高尿路感染的正确性和准确性。如可根据白细胞管型，红细胞形态等成分定位尿路感染的位置。

5. 中段尿细菌培养　确诊是何种菌感染致病，对症下药。

6. 血常规检查、C－反应蛋白（C-reactive protein，CRP），血清降钙素原（PCT）和白介素－6（interleukin－6，IL－6）等　检查监测感染和脓毒血症的发生。

【指标评估的技术要点】

1. 诊断特异性　有研究显示，尿亚硝酸盐对泌尿系统感染的特异性达到88.2%，其对辅助诊断泌尿系统感染，作为其快速筛查实验有很高的临床价值。

2. 诊断菌种尿亚硝酸盐试验　只能用于诊断具有硝酸盐还原酶的细菌。并不是所有细菌引起的尿路感染均为阳性，如粪链球菌属感染时为阴性。

3. 方法学　Griess法的灵敏度为0.3～0.6 mg/L。

【指标评估的影响因素】

1. 留样检测　尿亚硝酸盐以晨尿为宜，且留取标本后，迅速送检。

2. 假阴性　可见于：① 患者在近 7 d 内用过抗菌药；② 尿液在膀胱内停留不足 4 h，细菌未充分作用，亚硝酸盐不足；③ 由于尿液中硝酸盐主要来源于正常饮食，不能正常进行饮食的患者，缺乏硝酸盐，即使有细菌感染，也可出现阴性；④ 尿量过多，大量饮水或服用利尿剂等药物的患者；⑤ 服用大量维生素 C 的患者。

3. 假阳性　可见于：① 尿液室温放置时间过长，有细菌污染；② 使用部分药物如非那吡啶；③ 血尿标本中的血液成分易引起亚硝酸盐假阳性。

（李　智）

参考文献

凝血酶时间

【定义】

凝血酶时间（thrombin time，TT）是指在 37℃ 条件下，在待检血浆中加入“标准化”凝血酶后，直接将血浆纤维蛋白原转变为纤维蛋白，使乏血小板血浆凝固，测量其凝固时间。TT 是反映血浆中纤维蛋白原转变为纤维蛋白的筛检指标之一。

【分类】

根据测定结果分类，可分为凝血酶时间延长及凝血酶时间缩短两类。凝血酶时间延长指超过实验室建立相应正常对照区间上限值 3 s 及以上者，主要反映 Fg 浓度减少或功能异常以及血液中存在相关抗凝物质（肝素、类肝素等）。低于实验室建立相应正常对照区间下限值 3 s 及以上者为凝血酶时间缩短，临床上一般无意义，但可反映血液中有钙离子存在，血液呈酸性或存在微小凝块。

【诊断思路】

诊断思路见图 238。

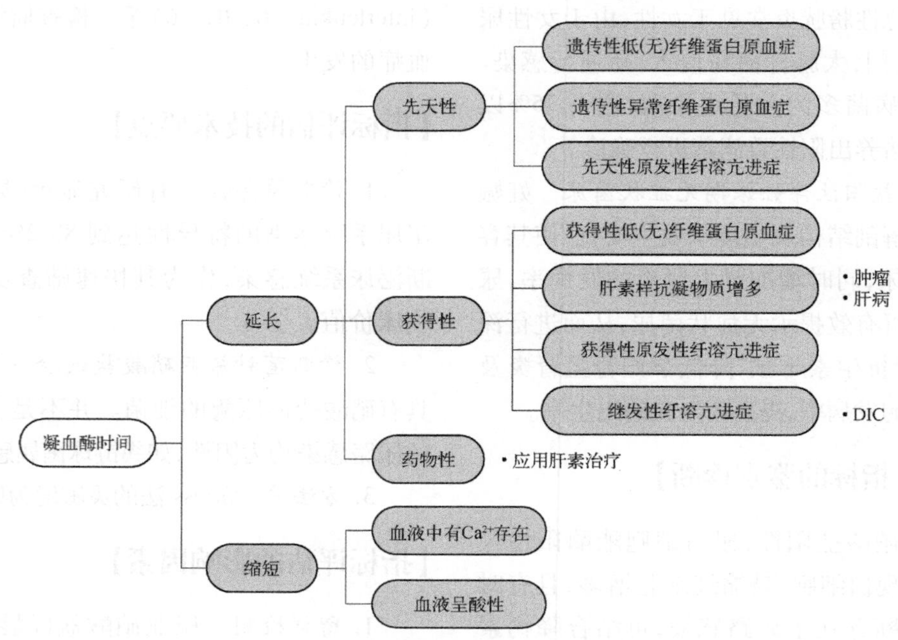

图 238　凝血酶时间异常的诊断思路图

【伴随临床症状的鉴别诊断】

1. TT 延长

（1）伴出血（有遗传病史）

1）伴自幼出血倾向，输注新鲜血浆或 Fg 制剂后有特效止血效果：需考虑遗传性低（无）纤维蛋白原血症。该病患者自幼有出血倾向，阳性家族史，多符合常染色体隐性遗传规律。

2）伴出血症状较轻或无症状：需考虑遗传性异常纤维蛋白原血症。本病多数呈常染色体显性遗传，主要表现在凝血酶-纤维蛋白原反应 3 个环节：纤维蛋白肽 A 和（或）B 释放异常；纤维蛋白单体多聚化异常；纤维蛋白单体交联缺陷。以女性多见，约半数患者无症状，多数由手术常规筛选试验异常而被发现，如有出血，则多表现为鼻出血，月经量过多或手术后轻至中度出血。

3）伴自幼反复出现轻微外伤或手术后出血：需考虑先天性原发性纤溶亢进症。患者大多为全身多部位自发性或轻微外伤后出血，特点为皮肤瘀点及相互融合的大片瘀斑，穿刺部位、手术创面和拔牙后牙床渗血不止，常伴有黏膜出血，严重者可有内脏出血。

（2）伴出血（无阳性家族史）：需考虑获得性纤维蛋白原缺乏症。该病较遗传性低（无）纤维蛋白原血症多见，且出血发生年龄较大，常继发于严重肝病，DIC、原发性和继发性纤溶亢进症，抗凝物质（肝素和 FDP），药物（L－精氨酸酶、左旋门冬酰胺酶、ATG 和大剂量肾上腺糖皮质激素）的应用等。

（3）伴败血症、痴呆、齿龈炎、充血、蝶形红斑：需考虑系统性红斑狼疮。系统性红斑狼疮是一种累及多系统、多器官并有多种自身抗体出现的自身免疫性疾病。由于体内有大量致病性自身抗体和免疫复合物而造成组织损伤，该病导致肝素样抗凝物质增多，引起 TT 延长，可通过相应自身抗体检查并结合临床确诊。

（4）伴全身多部位自发性或轻微外伤后出血但无家族史：需考虑获得性原发性纤溶亢进症。

【伴随实验室指标的鉴别诊断】

1. TT 延长

（1）伴 APTT、PT 升高，血小板聚集率下降，Fg 减少或缺如：需考虑低（无）纤维蛋白原血症，包括遗传性和获得性两种情况均应考虑并进行鉴别诊断。与低纤维蛋白原血症有关家族性疾病：家族性噬血细胞综合征（以全血细胞减少，高三酰甘油血症，肝功能异常以及活化组织细胞摄取纤维蛋白原增多为特征）；家族性冷纤维蛋白原血症，本病患者纤维蛋白原在 35℃时沉淀，如实验室检测操作不当可造成假性低纤维蛋白血症。

（2）伴 Fg 浓度降低，唾液酸水平升高，GOT、GPT 升高，AFP 升高：需考虑肝病所致的获得性纤维蛋白原血症。

（3）伴抗凝血酶水平正常，鱼精蛋白副凝试验阴性，D－二聚体正常：需考虑原发性纤溶亢进症。原发性纤溶亢进症是由于纤溶系统活性异常增强，导致纤维蛋白过早、过度破坏和（或）纤维蛋白原等凝血因子大量降解并引起出血，是纤溶亢进一个类型。

（4）伴抗核抗体谱异常，抗 dsDNA（+），免疫病理示沉积物沉积，CH50、C3 下降：需考虑系统性红斑狼疮。此病需与类风湿关节炎（RF 阳性，补体水平正常或升高，抗 dsDNA 阴性，抗 Sm 抗体阴性，X 线骨关节特征性改变）、结节性多动脉炎（自身抗体阴性）、混合结缔组织病（硬皮病改变，RNP 抗体滴度显著升高）等疾病鉴别。

（5）伴 FDP 增多，3P 试验阳性、乙醇胶试验阳性、优球蛋白溶解时间异常：需考虑弥散性血管内凝血。

【需进一步检查的实验室指标】

1. 血常规检查　包括血红蛋白、红细胞、白细胞、血小板计数等。

2. 其他凝血象相关检查　包括 PT、APTT、FIB 等检查。

3. vWF 含量测定 ELISA 法［参考值（107.5±29.6%）］　升高见于肾小球疾病。

4. 相关基因分析测定　常用酚-氯仿法提取先证者及家系成员基因组 DNA,PCR 扩增 Fg 三条链基因的所有外显子及侧翼内含子序列,序列分析并进行网上序列比对(BLAST),寻找其基因突变,并与已报道的相关文献及疾病数据库比较,确定是否为新发突变。

5. 血浆纤维蛋白原含量测定 Clauss 法(凝血酶法)(参考值:2~4 g/L),酶联免疫分析法(参考值 3.0±0.82 g/L)　降低见于继发性纤溶亢进症。

6. 血浆肝素检查

(1) 凝血酶时间延长甲苯胺蓝纠正试验(游离肝素时间测定):试管法(加入甲苯胺蓝后 TT 明显缩短,且两者相差 5 s,提示患者血浆中有肝素或类肝素增多),纠正见于严重肝病、DIC 等。

(2) 血浆肝素浓度测定:发色底物显色法(正常人肝素为 0),降低见于 DIC 等。

7. 其他抗凝蛋白测定

(1) α_2-巨球蛋白抗原测定:(ELISA 法 2.25±0.84 g/L),升高见于肾病、肝病、SLE 等肝素物质增多疾病,降低见于 DIC。

(2) α_1-抗胰蛋白酶测定:免疫火箭电泳法(参考值 3.8±0.6 g/L),升高见于恶性肿瘤等,降低见于 DIC 时。

8. 血浆硫酸鱼精蛋白副凝固试验(3P 试验)凝固法(参考值:阴性)　阳性见于 DIC 早中期,阴性见于 DIC 晚期,原发性纤溶亢进症者。

9. 与肝病、肾病等获得性疾病相关的功能学检查　肝功能检查,尿常规,肾功能检查等。

10. 其他　腹部 B 超、腹水穿刺、病理活检、CT 等。

【指标评估的技术要点】

凝血酶时间的参考区间一般为 16~18 s,超过正常对照值 3 s 为异常,但因实际中凝血酶浓度不同,故每个实验室必须建立相应的参考区间。

1. TT 的检查　与 PT、APTT 方法学类似,分为手工法(试管法)及仪器法,手工法重复性差,耗时,但操作简单。仪器法包括光学法、电流法及磁珠法,目前常采用光学法和磁珠法,磁珠法的检测结果不受黄疸、乳糜、溶血标本的干扰,但成本较高。

2. TT 延长的甲苯胺蓝纠正试验　TT 延长,除凝血酶活性降低外,肝素样物质增多、纤维蛋白(原)降解产物增多均可导致 TT 延长,对此结果要做甲苯胺蓝纠正试验来鉴别。既往甲苯胺蓝纠正试验用手工做,操作繁杂、费时而不准确,重复性也差,使甲苯胺蓝纠正试验的临床应用受到限制。只有建立了全自动分析方法,才能进一步推广应用。

【指标评估的影响因素】

1. 药物因素　检测前需停用影响检测结果药物至少 1 周,若应用肝素治疗后,可导致 TT 延长。

2. 人为因素

(1) 分析前:包括容器(真空采血管、硅化玻璃管或塑料管)、抗凝剂(109 mmol/L 枸橼酸钠∶血液=1∶9)、采血(止血带使用时间不超过 60 s,采血规范)等。

(2) 分析中:手工法的试剂、标本温浴时间应控制在 3~10 min 内,测定温度应控制在(37±1℃),准确判断血浆凝固终点是关键,仪器法必须按规范操作要求进行,不能随意改变测定条件。

(3) 分析后:注意结果审核与复查,结合标本质量和临床诊断等对结果作出综合判断再发出结果,重视异常结果的复查,必要时重新采集标本进行复查,并加强临床沟通,及时掌握反馈信息。

(王惠萱,何　媛)

参考文献

凝血酶原时间

【定义】

凝血酶原时间(prothrombin time，PT)是指在体外模拟体内的外源性凝血的全部条件，激活因子Ⅶ而启动外源性凝血途径，使血浆凝固的时间。

【分类】

根据测定结果分类，分为凝血酶原时间延长及凝血酶原时间缩短。凝血酶原时间延长是指测试结果超过正常对照区间上限值3 s及以上；测试结果低于正常对照下限值3 s及以上为凝血酶原时间缩短。

根据病因分类，分为先天性异常，获得性异常及药物性异常。先天性异常一般为凝血因子先天性缺乏，遗传性低或无纤维蛋白原血症；获得性异常常见于严重肝病、原发性纤溶亢进、高凝状态、血栓性疾病等；药物性异常一般为服用了某些药物，如抗凝剂、避孕药等。先天性异常多因遗传性或先天性缺乏某种凝血因子或纤维蛋白原所致，一般是常染色体隐性遗传病，自幼有出血倾向，症状轻重随各凝血因子活性不同而不同。获得性异常多伴随有其他全身临床症状，如厌油、恶心、严重出血倾向，皮肤紫癜，自发出血等。

【诊断思路】

诊断思路见图239。

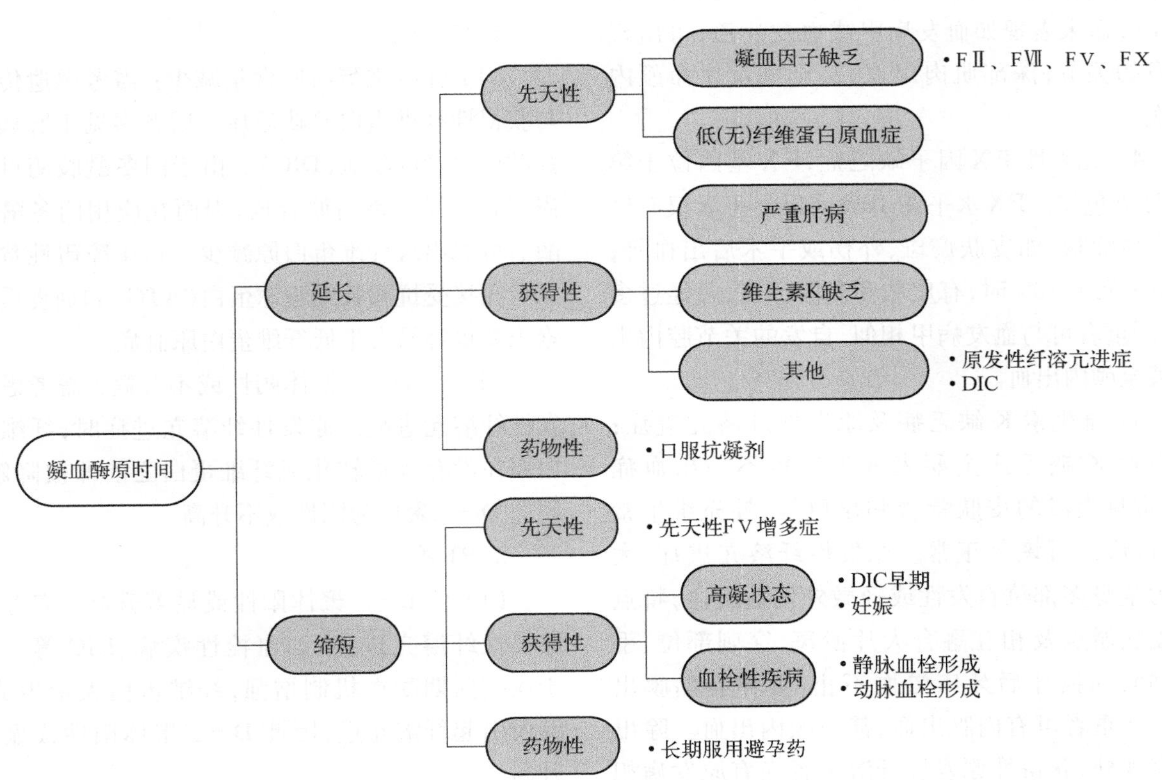

图239　凝血酶原时间异常的诊断思路图

【伴随临床症状的鉴别诊断】

1. PT 延长

(1) 伴轻中度皮肤黏膜出血及自发出血：需考虑先天性凝血因子缺乏症。

1) 先天性 FⅡ因子缺乏症，凝血酶原基因位于 11 号染色体（11q11～q12）。临床表现为轻至中度皮肤黏膜和软组织出血，当有效凝血酶原水平低于 1%时，可出现自发出血或创伤后出血，术中出血最典型，其他常见的出血症状有女性月经过多、鼻出血等。

2) 先天性 FⅤ因子缺乏症，FⅤ基因位于 1 号染色体（1q21～q25）。仅纯合子有临床表现，且差别很大，出血倾向可很轻微。严重 FⅤ缺乏通常表现为皮肤瘀斑、软组织出血和偶发的关节积血，妇女可表现为月经过多、产后出血。

3) 先天性 FⅦ因子缺乏症，是唯一引起 PT 延长而 APTT 正常的凝血异常性疾病。FⅦ基因位于第 13 号染色体（13q34）。当 FⅦ活性为 5%～10%时，患者可有轻微出血症状，如鼻出血、泌尿生殖系统以及胃肠道出血，当 FⅦ活性低于 1%时，临床表现如血友病甲或血友病乙，可出现自发的关节，深部肌肉出血，甚至危及生命颅内出血。

4) 先天性 FⅩ因子缺乏症，FⅩ基因位于第 13 号染色体。FⅩ水平在 10%或以上患者仅有轻微出血症状，如皮肤瘀斑、外伤或手术后出血等；当 FⅩ低于 10%时，有皮肤和黏膜出血、月经过多等，严重者可与血友病甲相似，自发的关节腔内出血甚至颅内出血。

5) 维生素 K 缺乏症及原发性纤溶亢进症：维生素 K 缺乏症主要表现为轻重不一出血症状，常见表浅的皮肤紫癜和瘀斑等，补充维生素 K 后，病情可恢复正常。原发性纤溶亢进症，大多为全身多部位自发性或轻微外伤后出血，特点为皮肤淤点及相互融合大片淤斑，穿刺部位、手术创面和拔牙后牙床渗血不止，常伴有黏膜出血。严重者可有内脏出血，甚至颅内出血。除出血表现外，获得性原发性纤溶患者尚有原发病相应临床表现。

(2) 伴恶心、肝区不适、腹水等需考虑严重肝病和肝硬化。常见于：重症肝炎、脂肪性肝硬化、酒精性肝硬化、原发性胆汁性肝硬化、病毒性肝炎肝硬化、药物性肝硬化、寄生虫感染性肝硬化，如血吸虫感染，虫卵沉积在肝内门静脉分支附近，常以门静脉高压为突出特征，华支睾吸虫寄生于人肝内、外胆管内，引起胆道梗阻及炎症而发展为肝硬化等。PT 主要由肝脏合成凝血因子Ⅰ、Ⅱ、Ⅴ、Ⅶ、Ⅹ水平决定，在肝病中作用尤为重要。急性肝炎 PT 异常率为 10%～15%，慢性肝炎为 15%～51%，肝硬化为 71%，重型肝炎为 90%。

2. PT 缩短　伴局部肿胀和疼痛需考虑血栓性疾病。

(1) 静脉血栓形成，主要表现有：局部肿胀、疼痛、远端水肿、胀痛、皮肤颜色改变、相关脏器功能障碍等。

(2) 动脉血栓形成，主要表现有：发病突然，可有发热、局部剧烈疼痛，缺血、缺氧，脑栓塞等相关症状及体征。

【伴随实验室指标的鉴别诊断】

1. PT 延长

(1) 伴纤维蛋白原含量减少：需考虑遗传性与获得性纤维蛋白原缺乏症。后者多见于肝病或弥散性血管内凝血（DIC）。由于门冬酰胺酶可阻碍肝脏对纤维蛋白原合成，因而在应用门冬酰胺酶后可能出现纤维蛋白原减少。再生障碍性贫血患者在接受抗胸腺细胞球蛋白（ATG）和糖皮质激素患者也容易发生低纤维蛋白原血症。

(2) 伴 D-二聚体阴性或不升高：需考虑原发性纤溶亢进症。原发性纤溶亢进症时，纤维蛋白原在没有大量转化成纤维蛋白之前即被降解，因此 D-二聚体为阴性或不升高。

2. PT 缩短

(1) 伴 D-二聚体阳性或显著升高：需考虑继发性纤溶亢进症，如血栓性疾病、DIC 等。由于疾病前期凝血机制增强，纤维蛋白大量生成，继而引起纤溶亢进，因此 D-二聚体阳性或显著升高。

(2) 伴抗心磷脂抗体阳性或升高：需考虑动

N

脉血栓和静脉血栓性疾病。

【需进一步检查的实验室指标】

1. 血常规检查　特别是血小板系统检测。

2. 凝血项目　包括PT、活化部分凝血活酶时间(APTT)、凝血酶时间(TT)、纤维蛋白原(FIB)、FDP、D-二聚体。

3. 凝血因子Ⅱ、Ⅴ、Ⅶ、Ⅹ测定　这是目前诊断这类疾病最重要的确诊试验。

4. 血生化　肝肾功能、电解质、酶类等。

5. 相关高凝状态血液学检查　包括测定t-PA/PA、PLT、TXB、白三烯、纤维蛋白肽A和B、AT、蛋白C和蛋白S、优球蛋白溶解试验等。

【指标评估的技术要点】

血浆凝固所需时间，通常成人11~13 s(各实验室可建立自己的参考值)。

目前PT检测已普遍使用血液凝固仪，操作简便、快速，结果重复性好。

1. PT检测　有4种报告方式PT(S)、INR、凝血酶原比率(PTR)、凝血酶原活动度(PTA)，其中，PT(S)为必须使用方式，但要同时报告正常对照值，INR值，当口服抗凝剂的患者进行PT检测时，更应该注意PT值与INR值结果。

2. D-二聚体检查　现有胶乳凝集试验、ELISA法、仪器法(免疫比浊法)，常用仪器法测定，操作简便，快速，结果准确，易于质控。

【指标评估的影响因素】

1. 药物因素　检测前需停用影响止凝血功能的药物至少1周，若口服抗凝剂或长期服用避孕药则会导致PT时间延长和其他凝血功能指标异常。

2. 人为因素

(1) 容器因素：必须选择ICSH推荐抗凝剂为109 mmol/L枸橼酸钠，与血液容积比1∶9的采血管。

(2) 时间因素：标本运送时间须及时，因血液离体后，凝血因子逐渐消耗，随着标本存放时间延长，其消耗加快，导致凝血因子减少或缺乏而影响检测结果准确性。

(3) 标本因素：创伤性或留置导管血液标本、溶血或凝块形成、输液时同侧采集标本均不宜做PT等止凝血试验。合格标本必须按规定离心，获得乏血小板血浆。

(4) 试剂因素：必须使用标有国际敏感指数(ISI)PT试剂。

3. 注意结果审核与复查　结合标本质量和临床诊断等对结果作出综合判断后，才能发出检验报告，结果异常时，加强与临床沟通。

(王惠萱，何　媛)

参考文献

N

凝血因子Ⅷ、凝血因子Ⅸ、凝血因子Ⅹ

【定义】

参与血液凝固的凝血因子至少14个，包括12个经典的凝血因子和激肽释放酶原PK、高分子量激肽原HMWK。国际凝血因子命名委员会用罗马数字将凝血因子依次命名Ⅰ~ⅩⅢ。

1. 凝血因子Ⅷ　又称抗血友病球蛋白，是由高分子量vWF和低分子量的因子Ⅷ凝血活性蛋白(Ⅷ∶C)组成的巨分子量复合物，其中vWF占99%作为载体保护Ⅷ∶C，而Ⅷ∶C是作为活化凝血因子Ⅸ(FⅨa)的辅因子，参与内源性凝血途径的激活。遗传性凝血因子Ⅷ缺乏症，又称血友病A

或血友病甲。

2. 凝血因子Ⅸ　又称血浆凝血活酶，属于维生素 K 依赖性的凝血因子，可被活化凝血因子Ⅺ（FⅪa）或 TF－Ⅶa－Ca^{2+}复合物激活，参与内源性凝血途径的激活。遗传性凝血因子Ⅸ缺乏症，又称血友病 B 或血友病乙。

3. 凝血因子Ⅹ　又称为 Stuart-Prower 因子，属于维生素 K 依赖性的凝血因子，在凝血过程中处于内源、外源和共同途径的交点，在 FⅪa－Ⅷa－Ca^{2+}－PF3 和 TF－Ⅶa－Ca^{2+}复合物的作用下被激活。

【分类】

1. 按照凝血因子的作用和理化特性分类　依赖维生素 K 的凝血因子（Ⅱ、Ⅶ、Ⅸ、Ⅹ）、接触凝血因子（Ⅻ、Ⅺ、PK、HMWK）、凝血酶敏感的凝血因子（Ⅰ、Ⅴ、Ⅷ、ⅩⅢ）、其他因子（Ⅲ即组织因子 TF、Ⅳ即 Ca^{2+}）。

2. 按照参与的凝血途径分类　内源性（Ⅻ、Ⅺ、Ⅸ、Ⅷ、Ca^{2+}、PK、HMWK）、外源性（Ⅲ、Ⅶ）、共同途径（Ⅰ、Ⅱ、Ⅴ、Ⅹ）。

【诊断思路】

凝血因子活性检测是直接检测凝血因子促凝活性的理想和直观的方法，对于内源性凝血因子Ⅷ、Ⅸ，其活性检测是血友病评价和分型的重要指标之一，血友病按凝血因子减低程度分为重型（<2%）、中型（2%～5%）、轻型（5%～25%）、亚临床型（25%～45%）。对于外源性凝血因子Ⅹ，其活性检测是诊断因子缺陷的主要依据。

凝血因子Ⅷ、Ⅸ活性诊断思路见图 240。凝血因子Ⅹ活性诊断思路见图 241。

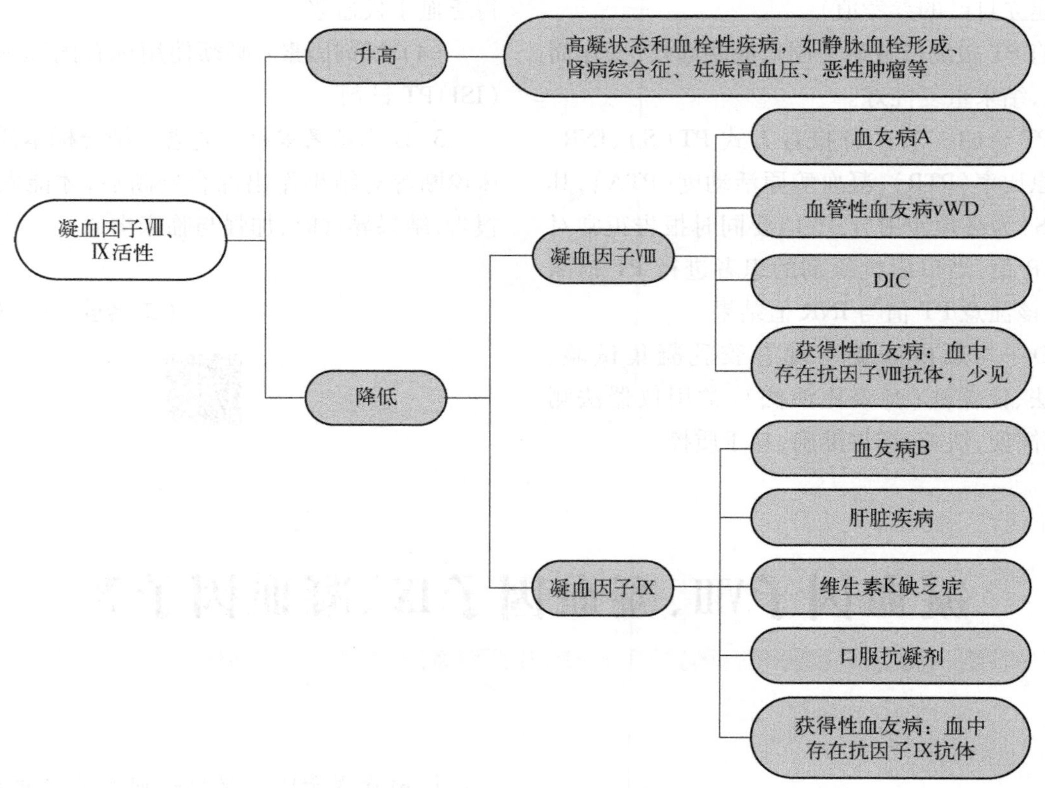

图 240　凝血因子Ⅷ、Ⅸ活性诊断思路图

【伴随临床症状的鉴别诊断】

1. 伴皮下血肿　软组织血肿是血友病 A 的特点之一，血肿一旦形成就很稳定，吸收缓慢；对于中度或重度血友病患者，若未得到合适治疗，血肿便有进行性扩大和弥散至全身各部位的倾向。皮下血肿可进入肌肉导致肌肉痉挛、麻痹等，进入筋膜导致骨筋膜室综合征。

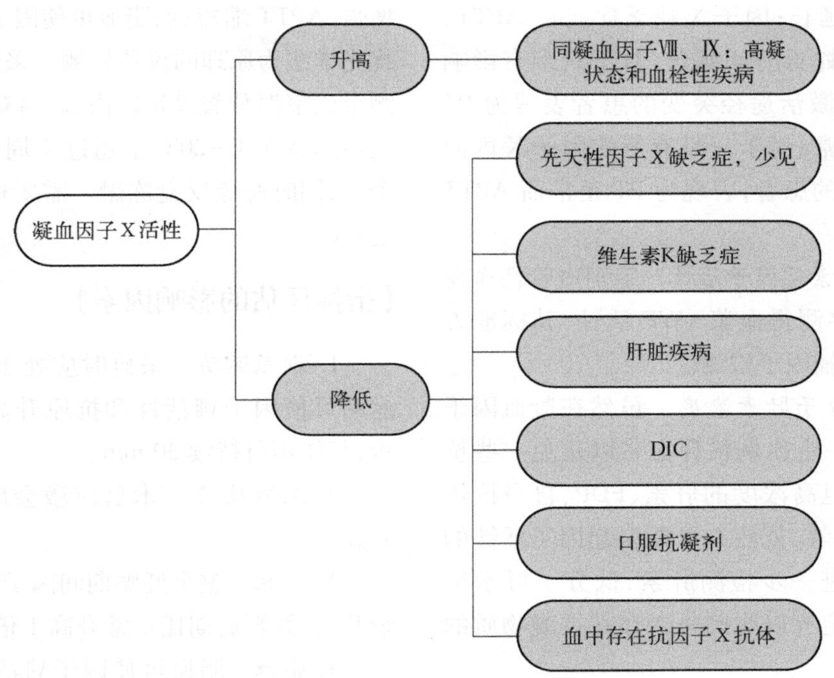

图 241　凝血因子 X 活性的诊断思路图

2. *伴关节内出血或关节畸形、假瘤（血囊肿）等*　血友病的临床特点是其出血常发生于负重的大关节腔内（膝、踝、肘、腕、髋、肩关节），反复关节内出血的主要并发症是关节畸形，伴发肌肉和软组织萎缩、滑膜增生和炎症等。关节内出血可导致假瘤，即软组织或骨中的血囊肿。

3. *伴皮肤黏膜出血*　血管性血友病临床特点表现为轻度到重度的皮肤和黏膜出血倾向以及月经量增多等，很少有关节腔和肌肉群等深部组织的出血倾向，但在创伤、手术和分娩时常有异常出血。血管性血友病表现为多样性出血，也有3型患者可能会有严重的类似重型血友病A的关节出血和肌肉血肿。

4. *伴血尿*　许多重度血友病患者会经历血尿，尿液呈棕色或红色，取决于出血的速度。绝大多数来源于肾盂，通常累及一个肾，偶尔会累及双肾，应与其他肾损伤导致的血尿予以鉴别。

5. *伴神经系统并发症*　颅内出血是血友病最危险的出血状况之一，是引起血友病患者死亡的主要原因。硬膜下血肿的症状可能要延迟几天或几周出现，当血友病患者出现异常头痛时应怀疑是否为硬膜下、外血肿或出血进入脑实质，椎管内出血时可压迫神经导致瘫痪。

【伴随实验室指标的鉴别诊断】

1. *血管性血友病因子*　vWF 抗原与活性血管性血友病（vWD）时 vWF 活性下降，而 vWF 又是凝血因子Ⅷ的载体，因此在 vWD 中，因子Ⅷ水平下降且变化范围大，需与血友病 A 鉴别。另外 vWD 中出血时间延长、vWF 抗原下降以及瑞斯托霉素辅因子检测出 vWF 活性下降等可与血友病 A 相区别。

2. *伴特定凝血因子*　测定血友病和各类凝血因子缺乏症的明确诊断应建立在特定因子的活性检测的基础上。因子Ⅺ缺乏在筛查中易与血友病 A 和血友病 B 相混淆，但通过特定因子检测可鉴别；轻度血友病 A 的因子Ⅷ水平约为正常的 10%～20%，可以与Ⅴ因子和Ⅷ因子共同缺乏相鉴别，后者 PT 和 APTT 均适度延长。

【需进一步检查的实验室指标】

1. BT　vWD 时 BT 延长，而血友病时 BT 通常为正常。

2. APTT、PT　绝大多数情况下，血友病 B 的

PT 正常，APTT 延长；因子Ⅹ缺乏症通常 APTT、PT 和 Russell 蝰蛇毒时间延长；对于只带有影响因子Ⅹ组织因子激活途径突变的患者表现为 PT 延长而 APTT 正常；对于只带有影响因子Ⅹ内源性激活途径突变的患者，表现为 PT 正常而 APTT 延长。

3. *瑞斯托霉素辅因子活性* 鉴别血管性血友病（vWD）时需要测得血浆 vWF 活性，其标准方法是瑞斯托霉素辅因子检测。

4. *肝素、低分子肝素浓度* 虽然在凝血因子活性检测中，以一定比例稀释血浆以避免一些抗凝物质的干扰，但高浓度的肝素、FDP、自身抗体（如因子抑制物）等，依然有可能引起因子活性的假性减低，需要进一步检测肝素、低分子肝素浓度、FDP 含量测定等以明确是否存在抗凝物质的干扰。

5. *因子基因突变检测* 随着现代基因检测技术和治疗药物的发展，临床根据病情和治疗需要，需进行因子的相关基因突变检测，从分子生物学水平探究活性减低的原因。

【指标评估的技术要点】

1. *不同检测方法学间的差异* 发色底物法与乏因子血浆纠正试验比较，测定影响因素少，准确度和重复性更好；两种检测方法的结果有时不相符合，但临床诊断一般以乏因子血浆纠正试验的结果为主。

2. *检测前的标本采集与保存* 采血时患者应处于平静的空腹状态，剧烈运动可使因子Ⅷ活性增强，APTT 缩短；而脂血可使因子Ⅶ活化，同时干扰光学法为原理的仪器检测。采集后应立即分离测定或室温放置 2 h 以内，2～4℃ 4 h 内检测；无法检测者冻于－20℃不超过 2 周，－70℃不超过 6 个月，同时避免反复冻融。需要检测前于 37℃快速解冻。

【指标评估的影响因素】

1. *剧烈运动* 采血时应处于平静状态，剧烈运动可使因子Ⅷ活性和抗原升高，APTT 明显缩短，其作用可持续 30 min。

2. *应激反应* 术后应激会出现因子Ⅷ水平升高。

3. *妊娠* 整个妊娠期间因子Ⅷ活性和抗原逐渐升高，妊娠后期比正常升高 1 倍。

4. *脂血* 脂血可使因子Ⅶ活化，同时干扰以光学法为原理的仪器检测。

5. *运输温度* 以夹带冰水或干冰运送，低温可使因子Ⅴ、Ⅷ稳定，但可激活因子Ⅶ，使 PT 缩短，影响 APTT 室温下结果测定，故应根据检测目的选择运送方式。

6. *保存方法* 不能立即检测的标本在相应室温或低温贮存时间过长，或标本反复冻融，均会出现不同程度检测影响。

（胡晓波）

参考文献

P

皮质醇

【定义】

皮质醇(cortisol)是指肾上腺皮质束状带所分泌的皮质激素,是下丘脑-垂体-肾上腺轴的终末产物。皮质醇对机体的物质代谢、免疫功能和多种器官的生理功能的发挥具有十分重要的作用。

【分类】

皮质醇是一种类固醇(甾体)激素,属肾上腺皮质激素。肾上腺皮质激素分为三类,即盐皮质激素、糖皮质激素和性激素。各类皮质激素是由肾上腺皮质不同层上皮细胞所分泌的。球状带细胞分泌盐皮质激素,主要是醛固酮;束状带细胞分泌糖皮质激素,主要是皮质醇;网状带细胞主要分泌性激素,如脱氢表雄酮。

【诊断思路】

诊断思路见图 242。

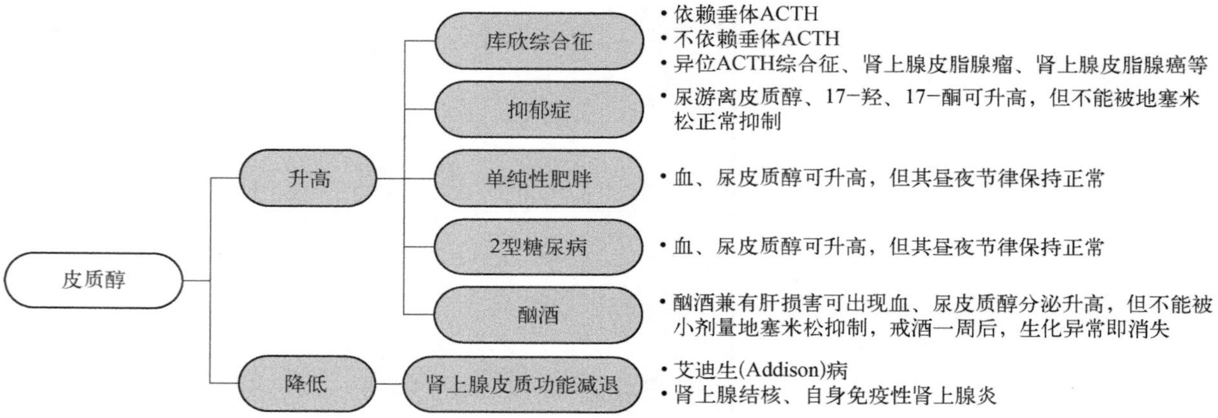

- 皮质醇
  - 升高
    - 库欣综合征
      - •依赖垂体ACTH
      - •不依赖垂体ACTH
      - •异位ACTH综合征、肾上腺皮脂腺瘤、肾上腺皮脂腺癌等
    - 抑郁症
      - •尿游离皮质醇、17-羟、17-酮可升高,但不能被地塞米松正常抑制
    - 单纯性肥胖
      - •血、尿皮质醇可升高,但其昼夜节律保持正常
    - 2型糖尿病
      - •血、尿皮质醇可升高,但其昼夜节律保持正常
    - 酗酒
      - •酗酒兼有肝损害可出现血、尿皮质醇分泌升高,但不能被小剂量地塞米松抑制,戒酒一周后,生化异常即消失
  - 降低
    - 肾上腺皮质功能减退
      - •艾迪生(Addison)病
      - •肾上腺结核、自身免疫性肾上腺炎

图 242　皮质醇异常的诊断思路图

1. *库欣综合征一系列临床表现*　各型的库欣综合征(如依赖垂体 ACTH 的库欣病、异位 ACTH 综合征、肾上腺皮质腺瘤、肾上腺皮质腺癌、不依赖 ACTH 的双侧小结节及大结节增生)共有的糖皮质激素分泌异常,皮质醇分泌增多,失去昼夜节律,且不能被小剂量地塞米松抑制。尿 17 -羟皮质类固醇、尿游离皮质醇升高,血浆皮质醇升高,患者血皮质醇浓度早晨高于正常,晚上不明显低于清晨,昼夜节律消失。

2. *抑郁症*　抑郁症患者尿游离皮质醇、17 羟、17 酮可升高,但不能被地塞米松正常抑制,无库欣综合征的临床表现。

3. *多囊卵巢综合征 PCOS*　可见皮质醇异常。

4. *其他*　如单纯性肥胖可有皮质醇升高的表现。

【伴随临床症状的鉴别诊断】

1. *向心性肥胖*　库欣综合征肥胖与单纯性肥胖需要鉴别,因部分肥胖症患者可有类似皮质醇增多的一些表现,如高血压、糖耐量减低、月经量少或闭经,可有尿皮质醇、尿 17 羟排量高于正常,另一方面,早期较轻的库欣综合征患者,可不呈典型的临床表现,两者有时不易鉴别。但多数肥胖患者,尿游离皮质醇、17 羟虽高,大多可被小剂量地塞米松抑制，血皮质醇昼夜节律保持正常。

2. 2型糖尿病　2型糖尿病亦常见高血压、肥胖、糖耐量减低、尿17羟偏高，但无库欣综合征表现，血皮质醇昼夜节律保持正常。

3. 抑郁症　抑郁症患者尿游离皮质醇、17羟、17酮可升高，但不能被地塞米松正常抑制，无库欣综合征的临床表现。

4. 酗酒　酗酒兼有肝损害可出现血、尿皮质醇升高，但不能被小剂量地塞米松所抑制，在戒酒1周后，异常即消失。

【伴随实验室指标的鉴别诊断】

1. 血、尿皮质醇升高，伴有地塞米松试验阳性　可诊断库欣综合征。

2. 尿游离皮质醇、17羟、17酮升高，有抑郁症表现，地塞米松试验阴性　见于抑郁症。

3. 血、尿皮质醇升高，伴随ACTH升高　见于依赖ACTH的库病和异位ACTH综合征。

【需进一步检查的实验室指标】

血清ACTH等，根据临床不同表现检测不同指标，参阅本检测指标鉴别诊断部分。

【指标评估的技术要点】

临床检验时，皮质醇检测多采用标记免疫检测技术，早期采用放射免疫分析，现今多采用化学发光免疫分析，各检测平台包括磁性微粒包被抗体、碱性磷酸酶标记的酶促反应或电化学发光等多项技术，实现了高通量、自动化，满足了临床需求。标记免疫技术检测平台使用的抗体特异性决定了检测的特异性，标志物的放大程度决定了检测的灵敏度。目前用于临床的检测平台几乎都能满足临床检验的需求。但从研究的角度看，用免疫学方法检测皮质醇是不够理想的。皮质醇是类固醇，类固醇本质上不是完整的抗原物质，本身缺乏免疫原性，所以利用抗原-抗体特异反应进行检测的效果不如完整抗原物质，质谱检测是皮质醇测定的理想技术。

【指标评估的影响因素】

激素测定的准确与否是实验室的事，但是实验室结果要结合临床表现，因此检验报告单上的信息一定要准确。

1. 采血时间　皮质醇生理波动特点决定了采血时间的关键性，临床应根据其特点和不同疾病的需求选择合适采血时间进行采血。

2. 联合判定结果　下丘脑-垂体-肾上腺轴的功能相互调节，相互影响，相互制约，需要几个激素同时测定，联合分析才能得到正确的结果。如皮质醇升高时，应同时测定ACTH，以判断皮质醇的变化是否与腺垂体ACTH有关。

3. 结果判断时需考虑的其他因素　正用皮质激素类药物、血脂太高等影响测定结果。

（吕时铭）

参考文献

平滑肌抗体

【定义】

平滑肌抗体（smooth antibody, SMA）是指机体B细胞分化成为浆细胞后产生的针对平滑肌成分的自身抗体。其靶抗原主要为肌动蛋白-F，但也存在其他靶抗原，如肌动蛋白-G、肌钙蛋白、原肌球蛋白等。该抗体对自身免疫性肝炎（autoimmune hepatitis, AIH）较为特异，也是Ⅰ型AIH的分类标准之一。正常情况下该抗体是阴性的。

【分类】

目前对该抗体没有分类。

【诊断思路】

平滑肌抗体相关 AIH 诊断思路见图 243。

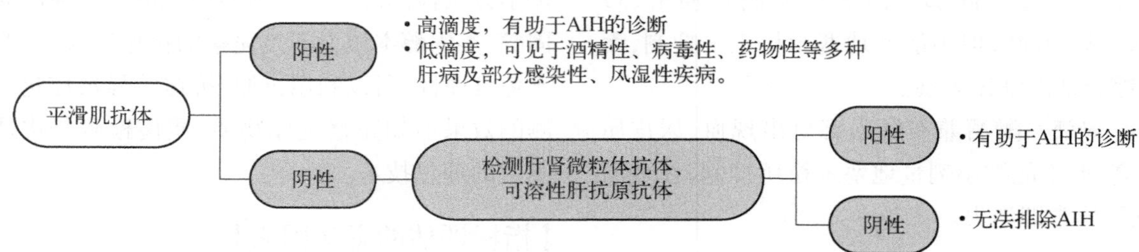

图 243　平滑肌抗体相关 AIH 的诊断思路

SMA 临床应用注意事项

（1）SMA 检测主要采用间接免疫荧光法（IIF）：目前也出现了检测抗肌动蛋白-F 抗体的 ELISA 检测试剂盒，该抗体为 SMA 的主要成分，对 AIH 诊断特异性优于 SMA。

（2）高滴度的 SMA 对 AIH 的诊断特异性高，但敏感性较低：该抗体高滴度阳性高度提示 AIH，但阴性不能排除 AIH 的诊断。低滴度的 SMA 特异性不强，还可见于酒精性、病毒性、药物性肝病等多种肝病以及部分感染性、风湿性疾病。

（3）SMA 和 ANA：是Ⅰ型 AIH 的分型指标。

（4）SMA 与 AIH 的活动性及严重程度有关：阳性 SMA 的 AIH 患者，疾病发展更快。

【伴随临床症状和体征的鉴别诊断】

1. 伴黄疸、乏力、皮肤瘙痒　SMA 阳性伴黄疸、乏力、皮肤瘙痒，需与原发性胆汁性胆管炎（PBC）、原发性硬化性胆管炎（PSC）相鉴别，考虑可能存在 AIH 与 PBC 或 PSC 的重叠。

2. 低滴度 SMA 阳性的肝病患者　须注意排除酒精性、药物性肝病、病毒性肝病以及非酒精性脂肪肝病的可能。

3. 伴发热、皮肤红斑、斑疹、肌肉关节痛　SMA 阳性伴发热、皮肤红斑、斑疹、肌肉关节痛，考虑可能存在系统性红斑狼疮、类风湿关节炎等风湿病。

【伴随实验室指标的鉴别诊断】

1. 伴转氨酶、IgG 异常升高　SMA 阳性伴转氨酶、IgG 异常须先排除酒精性、药物性肝病、病毒性肝病以及非酒精性脂肪肝病的可能。

2. 伴血清碱性磷酸酶（ALP）或 γ 谷胺酰转肽酶酶（GGT）明显升高　SMA 阳性伴血清 ALP 或 GGT 明显升高，需考虑 AIH 与 PBC 或 PSC 同时存在的可能。

3. 伴 AMA 阳性　SMA 阳性伴 AMA 阳性，需考虑 AIH 与 PBC 同时存在的可能。

4. 伴贫血、白细胞减少、血小板减少，ESR、CRP 升高　SMA 阳性，伴有贫血、白细胞或血小板减少，ESR、CRP 升高时，需考虑系统性红斑狼疮、类风湿关节炎等风湿病的可能。

5. 伴 dsDNA 抗体、Sm 抗体、核糖体 P 蛋白抗体等自身抗体阳性　SMA 阳性伴有 dsDNA 抗体、Sm 抗体、核糖体 P 蛋白抗体、CCP 抗体、RF 等自身抗体阳性，需考虑同时存在系统性红斑狼疮、类风湿关节炎等风湿病的可能。

【需进一步检查的实验室指标】

1. 血常规检查　包括白细胞及分类、红细胞、血红蛋白、红细胞压积、血小板，主要反映是否存在系统性自身免疫性疾病。

2. 肝功能　转氨酶用于辅助 AIH 诊断；ALP、GGT 主要用于与胆汁淤积性肝病如 PBC、PSC 相鉴别。

3. ANA、肝肾微粒体抗体、可溶性肝抗原抗体等其他 AIH 相关自身抗体　有助于更好地辅助诊断 AIH。

4. 抗线粒体抗体、gp210 抗体、sp100 抗体等有助于判断是否 AIH 伴发原发性胆汁性胆管炎。

5. C-反应蛋白和血沉　主要反映疾病活动性。

6. dsDNA、ENA、CCP、RF 等自身抗体　主要反映是否存在系统性红斑狼疮、类风湿关节炎等风湿病。

7. 乙肝两对半、丙肝、戊肝相关指标检测　主要用于排除病毒性肝病。

8. 其他　B 超和 CT 可以从影像学角度判断肝脏损伤及硬化等情况；肝活检有助于确诊疾病。

【指标评估的技术要点】

1. 间接免疫荧光法（IIF）　通常以大鼠胃作为检测基质，通过荧光显微镜进行判读，其荧光特点是黏膜肌层、肌膜及腺体间收缩纤维呈明显细胞质荧光。该方法相对敏感，但无法鉴定特异性靶抗原，因此对 AIH 诊断特异性略差。

2. 酶联免疫吸附试验（ELISA）　可以用于检测 SMA 的主要成分抗肌动蛋白-F 抗体，特异性优于 SMA。

【指标评估的影响因素】

1. 检测技术的影响　目前，SMA 检测质量控制和标准化程度相对薄弱。不同检测方法、不同生产厂家的试剂、不同检验单位、不同检验人员等都会对检测结果产生影响。

2. 其他疾病的影响　药物性、酒精性、病毒性肝病、非酒精性脂肪肝等多种肝病都会引起 SMA 出现低滴度的阳性。

（仲人前，杨再兴）

参考文献

破伤风梭菌

【定义】

破伤风梭菌（*Clostridium tetani*）是破伤风的病原菌，为外源性感染。当机体受外伤，创口被污染，或分娩时使用不洁器械剪断脐带等时，本菌可侵入，发芽繁殖，释放毒素，引起发病。

【分类】

破伤风梭菌（*C. trtani*）是一种临床常见的革兰阳性厌氧芽孢杆菌，为厌氧芽孢梭菌属（*Clostridium*）细菌。

【诊断思路】

诊断思路见图 244。

临床上根据典型的症状和病史可作出诊断。采用伤口直接涂片镜检和病原菌分离培养的检查阳性率低，故一般不进行。

【伴随临床症状的鉴别诊断】

1. 伴牙关紧闭、苦笑面容、咀嚼困难、角弓反张等肌肉痉挛　破伤风痉挛毒素是破伤风梭菌主要致病物质，其是一种神经毒素，对中枢神经尤其是脑干神经和脊髓前角运动神经细胞有高度亲和力，能与神经节苷脂结合，阻止抑制性神经介质的释放，使肌肉活动的兴奋与抑制失调，引起骨骼肌痉挛性收缩。典型临床症状为咀嚼肌痉挛造成的牙关紧闭呈苦笑面容，以及颈部、躯干及四肢肌肉持续性强制性痉挛导致的角弓反张、呼吸困难，最

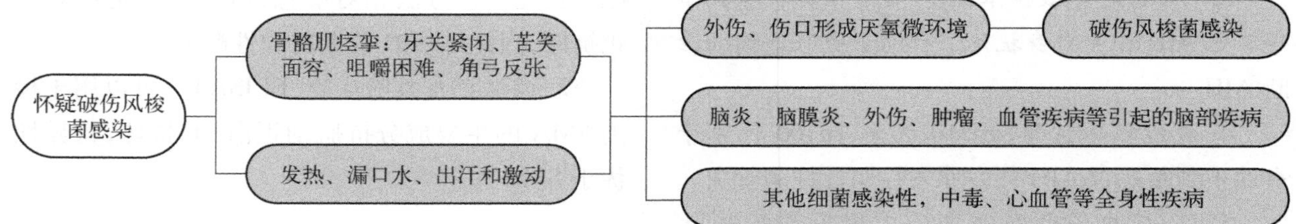

图 244 怀疑破伤风梭菌感染的诊断思路图

后可因窒息死亡，据估计全世界每年约有 100 万破伤风梭菌感染的病例发生，病死率约 20%。因分娩时使用不洁器械剪断脐带或新生儿受不洁锐器刺伤等，本菌侵入脐带断端或创伤深部，发芽繁殖，释放毒素，引起新生儿破伤风。目前仍然是发展中国家新生儿死亡的主要原因，死亡率可达 90%。

2. 伴发热、漏口水、出汗和激动　破伤风梭菌引起的破伤风潜伏期从几天至几周不等，早期症状有发热、肌肉酸痛、流口水、和易激动等。因植物性神经系统功能紊乱，还可产生心律不齐、血压波动和因大量出汗造成的脱水。

【伴随实验室指标的鉴别诊断】

1. 伴细菌厌氧培养阳性　伤口窄而深，伴有泥土或异物污染；大面积创伤、烧伤，坏死组织多，局部组织缺血。这些情况容易造成伤口局部厌氧微环境，有利于破伤风细菌的繁殖，产生毒素被局部神经细胞吸收或经淋巴、血液循环到达中枢神经系统引起牙关紧闭、苦笑面容、咀嚼困难、角弓反张、呼吸困难等骨骼肌痉挛表现。菌体细长，(0.5~1.7)μm×(2.1~18.1)μm，革兰染色阳性。芽孢正圆形，直径大于菌体，位于菌体顶端。菌落疏松，不规则，看似羽毛状，边缘不整齐，呈锯齿状。需与脑炎、脑膜炎、外伤、肿瘤、血管疾病等引起的脑部部疾病和其他细菌感染性，中毒、心血管等全身性疾病引起的肌肉痉挛区别。

2. 伤口直接涂片镜检和分离培养阳性率低　结合典型症状和病史即可鉴别诊断。

【需进一步检查的实验室指标】

1. 血常规检查　白细胞计数，中性白细胞百分比等。

2. 血清学鉴定　对怀疑破伤风的患者，可采用被动血凝分析测定血清中破伤风抗毒素抗体水平。

3. 分子生物学鉴定　特异性核酸杂交和 PCR 扩增技术检测。

【指标评估的技术要点】

破伤风症状比较典型，其诊断主要依据临床表现和有无外伤史，根据典型临床症状和病史作出诊断。重点在于早期诊断，因此凡有外伤史，不论伤口大小、深浅，如果伤后出现肌紧张、扯痛、张口困难、颈部发硬、反射亢进等，均应考虑此病的可能性。破伤风患者的实验室检查一般无特异性发现，伤口分泌物培养阴性亦不能排除本病。需注意与其他引起肌痉挛的疾病相鉴别。

【指标评估的影响因素】

采用伤口直接涂片镜检和病菌分离培养的检查阳性率很低，故一般不进行，临床上根据典型症状和病史即可作出诊断。

（李智山）

参考文献

脯氨酸肽酶

【定义】

脯氨酸肽酶(proline dipeptidase, PLD),又称肽酶D,是一种广泛存在于哺乳动物的组织和细胞中的亚氨基肽酶,主要催化含有C-末端脯氨酸或羟脯氨酸二肽的水解反应,对胶原合成和细胞生长过程中脯氨酸的再循环起重要作用,其酶活性有组织特异性,在肾脏、肠黏膜和红细胞中催化活性较高,在血浆和肝脏中催化活性较低。

【分类】

根据其分子量的不同,脯氨酸肽酶可分为Ⅰ型和Ⅱ型脯氨酸肽酶,均具有水解氨酰基脯氨酸功能,但其生物学特性略有差异。Ⅰ型脯氨酸肽酶来源于体内所有组织,分子量略小,约为56 kDa,酶活性略高,主要催化底物为丙氨酰脯氨酸,Ⅱ型脯氨酸肽酶来源于除血浆外体内所有组织,分子量约为95 kDa,主要催化底物为蛋氨酰脯氨酸。

脯氨酸肽酶异常降低与升高两种情况,前者见于脯氨酸肽酶缺乏症,后者和肝脏疾病密切相关。

【诊断思路】

诊断思路见图245。

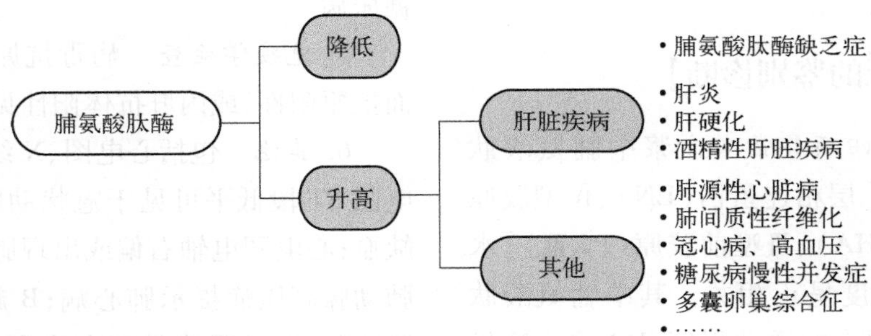

图245 脯氨酸肽酶异常的诊断思路图

1. 脯氨酸肽酶降低　主要见于脯氨酸肽酶缺乏症(prolidase deficiency, PD),PD为一种临床较为罕见的常染色体隐性遗传疾病,表现为胶原代谢异常所导致的包括皮肤、中枢神经系统、眼、耳鼻、骨骼和关节在内的多系统病变。

2. 脯氨酸肽酶升高　PLD与胶原代谢有关,其活性变化在一定程度上能够反映肝脏胶原代谢的基本情况,因此PLD升高多见于一些肝脏疾病;另外,其在心血管疾病、肺心病、肺间质性纤维化和多囊卵巢综合征等患者血浆中也有明显升高;而糖尿病患者的慢性并发症,如糖尿病足病、糖尿病周围病变等,均可出现胶原合成与分解代谢障碍,因此,脯氨酸肽酶的测定对糖尿病及其并发症有一定的诊断价值。

【伴随临床症状的鉴别诊断】

1. 脯氨酸肽酶降低　伴皮肤斑丘疹、慢性复发性溃疡、紫癜性损害等皮肤变化时,需考虑脯氨酸肽酶缺乏症。

2. 脯氨酸肽酶升高

(1) 伴黄疸及尿黄:要考虑急性肝炎。如2周内黄疸持续加重,并出现极度乏力及严重的消化道等症状,此时脯氨酸肽酶反倒降低,出现"酶胆分离"现象,则考虑急性暴发性肝炎的可能性。

(2) 伴肝掌、蜘蛛痣或门静脉高压的症状：要考虑肝硬化失代偿期。

(3) 伴乏力、腹痛、食欲缺乏、恶心呕吐等较严重的症状：短期要考虑急性肝炎的可能，如病程较长则考虑慢性肝炎或肝硬化，肝硬化失代偿期时血浆脯氨酸肽酶浓度升高更为显著。

(4) 伴胸闷、胸痛、呼吸困难：需考虑肺源性心脏病引起的右心衰竭或肺间质性纤维化，伴胸痛时需考虑冠状动脉粥样硬化、高血压等心血管疾病，有文献报道冠状动脉疾病患者与脯氨酸肽酶高度关联，该疾病的严重程度和脯氨酸肽酶的升高密切相关。

(5) 伴皮肤瘙痒、四肢麻木及三多一少症状：需考虑糖尿病患者的慢性并发症，如糖尿病足病、糖尿病周围神经病变等。患者表现为胶原蛋白合成与分解障碍，脯氨酸肽酶活性明显高于正常。

(6) 伴月经紊乱：需考虑多囊卵巢综合征，可同时伴有高雄激素血症的临床表现如多毛、痤疮等。

【伴随实验室指标的鉴别诊断】

1. 伴肝纤维化四项异常　血浆中脯氨酸肽酶和肝纤维化四项[层粘连蛋白(LN)、Ⅳ型胶原(CⅣ)、透明质酸(HA)、Ⅲ型前胶原(PCⅢ)]水平均与肝纤维化程度呈正相关。其中脯氨酸肽酶和PCⅢ代表肝损伤的活动程度，HA和LN代表纤维化程度。PLD与肝纤维四项的联合检测及对其的动态观察，有助于判断肝病的活动性和纤维化的发展趋势，用于肝纤维化及肝硬化的早期诊断。

2. 伴乙肝表面抗原或丙型肝炎抗体阳性　多见于病毒感染引起的急性肝炎，或急性乙型及丙型肝炎发展成的慢性肝炎、肝硬化。

3. 伴肝功能异常　血浆脯氨酸肽酶活性是反映肝损害和肝硬化的良好指标。在急性肝炎的患者，PLD与ALT及AST呈正相关；慢性肝炎患者体内，随着肝纤维化的进程加重，PLD逐渐升高，此时，ALT可能升高不明显，因此，PLD对于ALT正常的慢性肝脏疾病更具诊断意义。另外，PLD伴γ-GT升高，则要考虑乙醇性肝脏疾病的可能。

4. 伴血脂升高　考虑该患者冠状动脉粥样硬化的可能，需结合心电图、彩超、冠脉造影等进行考虑。

5. 伴血糖升高　血浆脯氨酸肽酶升高伴随血糖、糖耐量升高，在排除肝脏疾病的可能性后，重点考虑糖尿病及其并发症导致的PLD活性升高。

6. 伴雄激素升高　脯氨酸肽酶升高伴雄激素升高，需考虑多囊卵巢综合征。

【需进一步检查的实验室指标】

1. 尿常规　尿胆原、尿胆红素阳性，明确是否存在黄疸。

2. 血生化　包括肝功能、肝纤四项、肌钙蛋白、血糖、血脂等。

3. 肌钙蛋白　是否存在心肌梗死。

4. 空腹血糖及糖化血红蛋白　明确是否存在糖尿病。

5. 免疫学检查　病毒抗原抗体测定，乙肝表面抗原阳性，或丙肝抗体阳性见于病毒性肝炎。

6. 其他　包括心电图、X线、B超、CT等。心电图ST段低平可见于冠状动脉硬化导致的心肌缺血；心电图电轴右偏或出现肺型p波，X线出现肺动脉高压症提示肺心病；B超可鉴别肝硬化和脂肪肝，也可明确是否存在卵巢多囊样改变；CT可进一步明确是否存在肝硬化或间质性肺纤维化。

【指标评估的技术要点】

主要用生化方法(终点法)测定，其原理是PLD能催化甘氨酰-L-脯氨酸水解，通过精确测定水解产物脯氨酸量反映该酶活性。该方法测定血清PLD和血浆PLD值差别不大。适量Mn^{2+}(0.1 mmol/L)介入和预孵育37℃，24 h是充分发挥PLD活力的必要条件，严格控制底物浓度(0.1 mmol/L)、酶促反应时间(30 min)和测定波长(515 nm)是保证实验稳定性和重复性的关键。

P

【指标评估的影响因素】

检测血清或血浆均可，反应温度为37℃，溶血及冷冻保存标本3 d，对测定结果无甚影响。分析容器或管道污染而混杂有其他一些物质，可能影响酶的活性。

（张　钧）

参考文献

葡萄球菌

【定义】

葡萄球菌属细菌广泛分布于自然界，如空气、水、土壤、物品、人和动物体表及与外界相通的腔道中。葡萄球菌是化脓性细菌中最常见者，因常堆积成葡萄串状而得名。正常人鼻咽部带菌率达60%，医务人员高达70%～80%。

【分类】

为革兰阳性球菌，属于微球菌科，葡萄球菌属，此属包括48个种和亚种，可引起人类疾病的菌种主要有金黄色葡萄球菌（*Staphylococcus aureus*）、表皮葡萄球菌（*S. epidermidis*）、溶血葡萄球菌（*S. haemolyticus*）和腐生葡萄球菌（*S. saprophyticus*）。

【诊断思路】

诊断思路见图246。

【伴随临床症状的鉴别诊断】

1. 伴化脓性感染　一般发生在皮肤组织，也可发生于深部组织和器官，甚至引起全身的感染。常见皮肤化脓性感染有如毛囊炎、疖、痈、汗腺炎、甲沟炎、脓皮病、伤口化脓及脓肿等，亦可引起呼吸道或血流感染。深部组织和器官感染如乳腺炎、蜂窝织炎、关节炎、气管炎、肺炎、脓胸、中耳炎、骨髓炎、心内膜炎、鼻窦炎等；如果皮肤原发化脓灶受到外力挤压或机体免疫力下降，也会引起败血症、脓毒血症等全身感染。

2. 伴恶心和呕吐　食入污染产肠毒素的金黄色葡萄球菌食物后，经1～6 h潜伏期，出现恶心、呕吐为主要特征的食物中毒症状。亦常伴有头痛、头晕、全身乏力等全身症状，也可伴有腹痛、腹泻等上消化道症状。不伴发热，常1～2 d内恢复，少数严重患者有虚脱或休克表现。

3. 伴皮肤红斑、表皮上层脱落　常见于婴幼儿和免疫力低下人群。金黄色葡萄球菌产生表皮剥脱毒素引起烫伤样皮肤综合征，最初皮肤出现红斑，1～2 d表皮起皱，继而出现内含无菌、清亮液体的大疱，轻触可破溃，最后表皮上层大片脱落，受损部位炎症反应轻微。

4. 伴休克　由金黄色葡萄球菌分泌的毒性休克综合征毒素-1引起毒性休克综合征，患者表现为突然高热、呕吐、腹泻、弥漫性红疹，继而有蜕皮、低血压、黏膜病变，严重者还会出现心肾衰竭，甚至发生休克。

【伴随实验室指标的鉴别诊断】

1. 伴细菌培养阳性　采集的脓液标本，应注意观察性状、颜色和气味等。脓液可呈稀薄至黏稠状，金黄色葡萄球菌化脓性感染表现为浓汁金黄而黏稠，病灶界限清楚，多为局限性。需与A群链球菌、肺炎链球菌、大肠杆菌、绿脓杆菌和变形杆菌等病原菌引起的化脓性感染相区别。标本涂片革兰染色为革兰阳性球菌（0.5～1.5 μ），呈单、

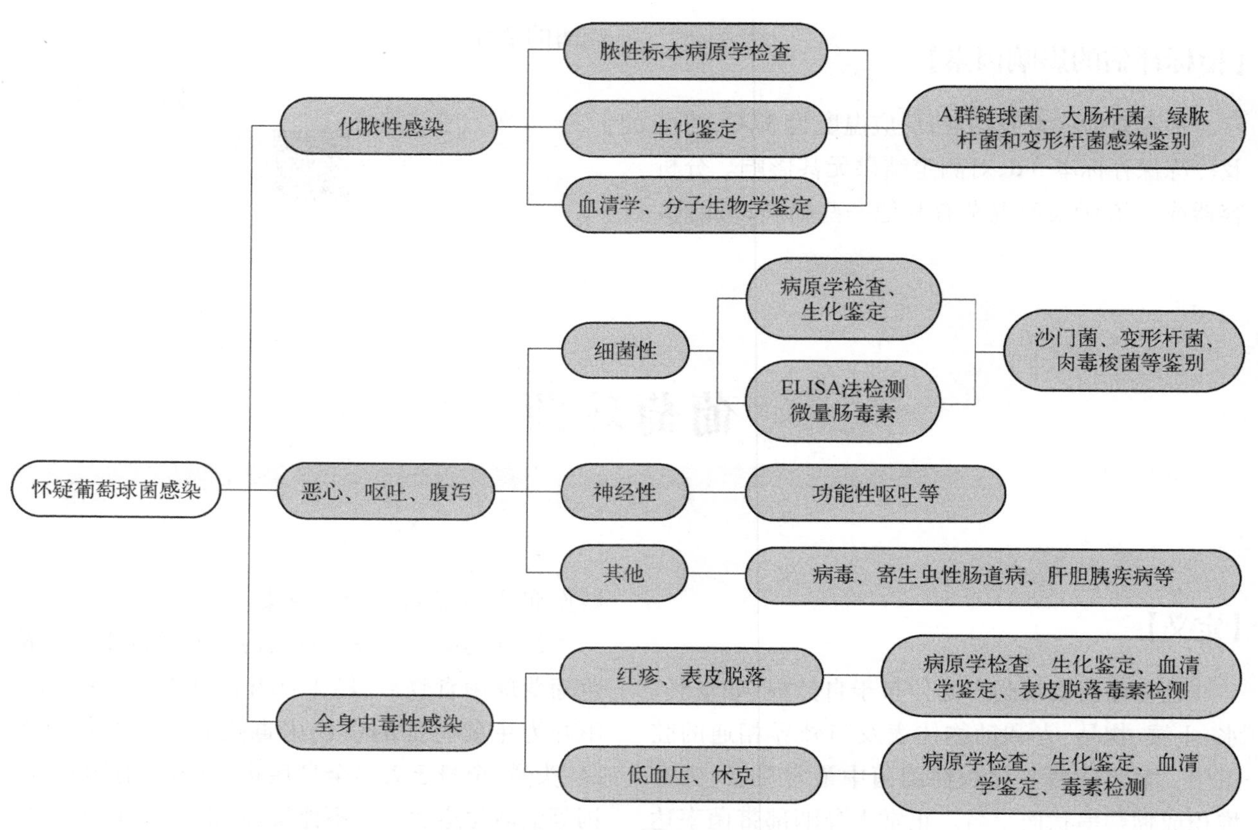

图 246　怀疑葡萄球菌感染的诊断思路图

双、短链或无规则葡萄串状排列。在血琼脂平板上呈光滑、边缘整齐、中央凸起、中等大小的菌落。常规培养时，多种葡萄球菌可产生脂溶性色素，使菌落呈现黄色、白色或橙黄色。金黄色葡萄球菌典型菌落 6～8 μm，光滑微隆起、β 溶血、半透明，其小菌落变异株在常规培养基上生长缓慢，菌落细小，色素较浅。并做血浆凝固酶试验、触酶试验、耐热核酸酶试验等生化反应进行鉴别。

2. *伴肠毒素检测*　取食物中毒患者呕吐物、粪便或剩余食物作细菌分离培养和鉴定。常用 ELISA 法检测微量肠毒素，具有较高敏感性。应与肝胆疾病等引起的反射性呕吐，以腹痛、腹泻为主要症状的其他细菌性、病毒性、寄生虫肠道感染性疾病相区别。并与以肢体、神经麻痹为主要特征的各种化学毒物如重金属中毒，亚硝酸盐中毒引起食物中毒进行区别。

3. *伴毒性休克综合征*　毒素-1 检测应与中毒性细菌性痢疾、流行性出血热、暴发型脑膜炎奈瑟菌败血症等感染性休克以及低血容量性休克、心源性休克进行鉴别。做标本染色、培养和生化反应、毒性休克综合征毒素检测进行鉴别。

【需进一步检查的实验室指标】

1. *血常规检查*　白细胞计数、中性白细胞百分比等。

2. *大便常规检查*　有无脓血细胞、黏液等。

3. *血液检验*　如 COHb、高铁血红蛋白、胆碱酯酶活性、肝肾功能检查等。

4. *血清学鉴定*　用含有已知特异性抗体的免疫血清（诊断血清）与纯培养细菌抗原反应，对病原菌种或型进行鉴定的方法。常用的有凝集试验、荚膜肿胀试验等。

5. *分子生物学鉴定*　常用的分子生物学鉴定技术有核酸杂交、核酸扩增、生物芯片技术、细菌 16S rRNA 基因序列测定技术等。分子生物学方法如特异性核酸杂交和 PCR 扩增技术亦用来对葡萄球菌是否为产肠毒素菌株进行检测。

【指标评估的技术要点】

1. 标本涂片镜检　根据病情采集脓液、血液、脑脊液、尿液和脊髓穿刺液等。疑似食物中毒取剩余食物、呕吐物、粪便等不同标本。标本涂片革兰染色镜检，根据细菌形态、排列、染色特性可作出初步诊断。

2. 分离培养鉴定　标本接种于血琼脂平板培养，挑选可疑菌落涂片染色镜检。血液标本需先经肉汤培养基增菌后，再接种血琼脂培养。根据菌落特征及生化反应特性进行鉴别。进一步的型别鉴定可以采用细菌核糖体基因分型，质粒指纹图谱分型等。

3. 葡萄球菌肠毒素检测　ELISA 法可检测微量肠毒素，快速敏感。目前亦可用特异的 DNA 探针杂交技术检测葡萄球菌是否为产肠毒素的菌株。

4. 药敏试验　金黄色葡萄球菌易产生耐药性变异，对临床分离菌株，必须做药敏试验，找到敏感药物。

【指标评估的影响因素】

1. 样本采集和送检　采集标本时，严格无菌操作，避免皮肤表面细菌等正常菌群的污染并尽快送实验室处理，并且尽量在抗菌药物应用前采集。采集开放性感染分泌物或脓液，应避免用棉拭子采集少量标本，若必须使用，则应以拭子深入伤口，取邻近新生组织处标本，置于运送培养基送检。脓肿穿刺时最好以针筒直接抽取，避免接触环境中的氧气。

2. 质量控制　选取理想的标准菌株用于质量控制，并建立严格的培养基、生化试验、药敏试验等相关实验室质量控制标准。

（李智山）

参考文献

葡萄糖-6-磷酸脱氢酶

P

【定义】

葡萄糖-6-磷酸脱氢酶(glucose-6-phosphate dehydrogenase, G6PD)是存在于人体红细胞内，在糖酵解过程中产生还原型辅酶Ⅱ(NADPH)，还原谷胱甘肽，以保护红细胞免受氧化的一种酶。G6PD 缺乏症，俗称蚕豆病，是 X 伴性不完全显性遗传的性连锁疾病，男性多于女性。G6PD 缺乏症的发病是由于 G6PD 基因突变引起该酶活性降低、NADPH 无法生成，导致还原型谷胱甘肽缺乏，红细胞不能抵抗氧化损伤而破坏，引起急性溶血性反应。若 G6PD 缺乏的人接触到具氧化性的特定物质或服用了此类药物，红细胞就容易被破坏而发生急性溶血反应。成人 G6PD 活性的参考区间：8~18 U/gHb。

【分类】

由于 G6PD 缺乏症变异型很多，DNA 水平鉴定的突变型有 140 种，大多为编码区内单个或多个碱基置换的错义突变，已鉴定中国人 G6PD 基因突变型有 28 种，已研究证实：1376G→T 突变、1388G→A 突变、95A→G 突变、392G→T 突变四种基因突变均能导致严重的酶活性缺陷而引起溶血性贫血。G6PD 缺乏症主要有两种临床类型：一种是 G6PD 缺乏溶血病；另一种是 G6PD 缺乏致病基因携带者(只遗传给后代)。临床表现差异极大，轻型可无任何症状，重型可表现为先天性非球形红细胞溶血性贫血。我国是本病的高发区之一，呈南高北低的分布特点，患病率为0.2%~44.8%。主要分布在长江以南，以海南、广东、广西、云南、贵州、四川等省、自治区为高。

1. *按地域分布分类* 可分为A型、地中海型和玛希隆变异型。G6PD缺乏症的分布是世界性的，估计全世界缺乏G6PD者约有4亿多人。

（1）A型：此型在非洲裔美国男子中发病率为11%，约20%的非洲裔美国女子是杂合子。某些患者终身伴有慢性溶血，但多数情况下并无症状，仅在服用某些药物、食用蚕豆、受到病毒或细菌感染时较易引发急性溶血。

（2）地中海型：此型在伊拉克人、库尔德人、西班牙裔犹太人和黎巴嫩人中多发，而在希腊人、意大利人、土耳其人和北非人中少见。此型患者红细胞内的G6PD含量普遍匮乏。糖尿病酸中毒、感染和某些氧化型药物常导致此类患者出现溶血，而食用蚕豆则会给患者带来致命性的溶血危象。

（3）玛希隆变异型：此型在东南亚人中多发，其中男性发病率为22%。

2. *按有无诱因和诱因的性质分类* G6PD缺乏症的临床表现与一般溶血性贫血大致相同。根据有无诱因和诱因的性质可分为蚕豆病、药物性溶血性贫血、新生儿高胆红素血症、感染性溶血性贫血、先天性非球形细胞溶血性贫血和G6PD缺乏性急性溶血危象等临床类型。

3. *按G6PD酶活性缺乏程度分类* 分为5个等级，从Ⅰ型到Ⅴ型，其溶血的严重程度与剩余酶的功能呈负相关，临床症状也随之逐步减轻。

（1）Ⅰ型：酶活性为0，有先天性非球形细胞性溶血性贫血。

（2）Ⅱ型：酶活性0%~10%，仅在有诱因（食蚕豆、氧化性药物或感染）下发生溶血性贫血。此型为产生蚕豆病的主要类型，可发生新生儿溶血性黄疸、药源性或感染性溶血。

（3）Ⅲ型：酶活性为10%~60%，见于蚕豆病及氧化性药物所致的溶血性贫血，也见于某些感染引起的溶血性贫血、新生儿溶血性黄疸。

（4）Ⅳ型：酶活性极轻度缺乏或无缺乏（相当于正常的60%~100%），不会引起溶血。

（5）Ⅴ型：酶活性增加（>200%），蚕豆及药物均不会导致溶血。

4. *按G6PD酶缺陷的产生分型* 可分为遗传性和获得性两类。

【诊断思路】

诊断思路见图247。

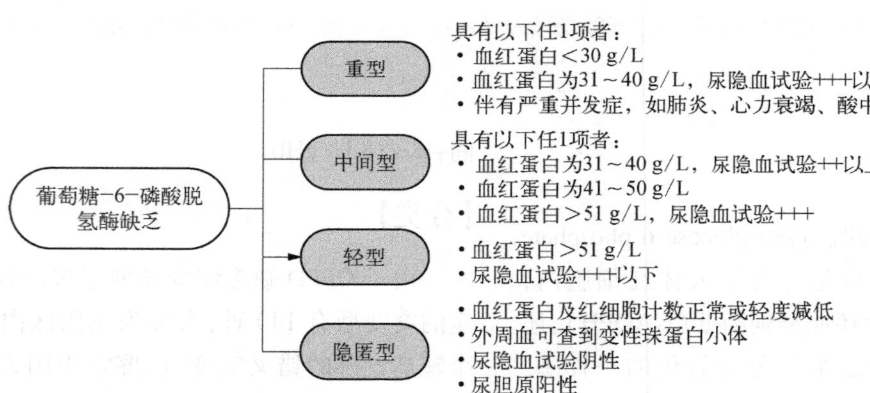

图247 葡萄糖-6-磷酸脱氢酶缺乏诊断思路图

【伴随临床症状的鉴别诊断】

1. *伴皮肤巩膜黄染* 提示溶血性疾病、肝病，需结合是否存在明显感染灶、有无肝脾肿大等临床表现，以及黄疸出现的时间、母亲血型、肝功能指标进行鉴别。确诊需结合临床表现和实验室检查。

2. *伴贫血* 需确定贫血是否合并其他细胞异常及红细胞形态异常，是否增生性贫血、是否溶血性贫血，确诊需结合血常规、骨髓形态学等实验室检查。

3. *伴胸骨压痛和全身表浅淋巴结及肝脾大* 脾大见于慢性白血病、溶血性贫血及脾功能亢进；

肝大见于肝病。

4. 伴下肢溃疡　常见于溶血性贫血，尤其是镰状细胞贫血。

5. 伴血红蛋白尿　溶血毒引起溶血性贫血疾病常出现血红蛋白尿，确诊需结合病史，如毒蛇咬伤史、误食蓖麻子的生活史、长期接触铜的生活史；另外大面积组织损伤也会导致肌红蛋白尿，需注意鉴别。此外，免疫因素引起的溶血、不相合血液输注、阵发性血红蛋白尿均伴有血红蛋白尿。

6. 伴体温升高　提示感染性溶血性贫血疾病（如钩端螺旋体病、附红细胞体病等）。钩端螺旋体病急性型初期体温升高，结膜红肿、畏光流泪，以后体温下降、结膜苍白黄染、口黏膜及皮肤坏死、尿液减少、黏稠呈黄红色豆油样、红细胞减少。确诊钩端螺旋体病，需通过暗视野活体或镀银染色法检查血液（发热期）、尿液及脑脊液（无热期），可检出钩端螺旋体。附红细胞体病多发生于猪、牛、绵羊、猫等，人不常发病，主要症状是发热、黄疸和贫血。多继发于其他疾病，如常与立克次氏体并发。本病病势较缓和，无血红蛋白尿，急性病例在发热期于血涂片上可查出虫体，间接血凝试验有助确诊。

【伴随实验室指标的鉴别诊断】

1. 伴血细胞比容（MCV）增大　见于再生障碍性贫血，也是溶血的指征，确诊需结合骨髓涂片及活检。

2. 伴异形红细胞或红细胞碎片出现于外周血涂片　常提示微血管病性溶血性贫血的可能。

3. 伴网织红细胞计数升高　往往提示溶血性贫血，需进一步测定血清胆红素水平、结合珠蛋白等，进行Coombs试验、ham试验等溶血相关试验检查，以明确是否有溶血的存在。另外，贫血患者治疗有效时网织红细胞计数也升高。

4. 伴血小板计数升高　提示骨髓增生活跃。

5. 伴骨髓增生明显活跃　见于白血病、增生性贫血。

【需进一步检查的实验室指标】

1. 红细胞渗透脆性试验　有助于鉴别是否存在红细胞膜缺陷，渗透脆性升高多见于遗传性球形红细胞增多症和遗传性椭圆形红细胞增多症，亦可见于自身免疫性溶血性贫血。

2. 自身溶血试验及其纠正试验　同上。

3. 酸化溶血试验　灵敏度高于红细胞渗透脆性试验，可以检出渗透脆性试验阴性的遗传性球形红细胞增多症患者。自身免疫性溶血性贫血患者可有异常。

4. 地中海贫血基因检测　用于确定溶血原因。

5. Coombs 试验　用于鉴别免疫性溶血性贫血。

6. 血常规检查　包括血红蛋白，红、白细胞，血小板计数以及白细胞分类，外周血细胞形态、网织红细胞计数，用于反映骨髓造血功能。

7. 尿常规检查　包括尿液潜血、尿胆红素，辅助溶血的鉴别。

8. 尿含铁血黄素试验　也称Rous试验，阳性主要见于慢性血管内溶血，如阵发性睡眠性血红蛋白尿。也见于溶血性输血反应、机械性红细胞损伤、烧伤、药物性溶血和重型血红蛋白病。

9. 血生化检查　肝肾功能、胆红素、游离血红蛋白、结合珠蛋白、G6PD活性、血红蛋白电泳等，了解溶血的一般情况及病因初筛。

10. 骨髓形态学检查　协助判别骨髓增生程度，有助于骨髓增殖性疾病的鉴别。

11. 血液免疫　包括导致感染性溶血的病原体抗体及病原体等。

【指标评估的技术要点】

1. G6PD 缺乏筛选试验　常用3种筛选方法：① 红细胞Heinz小体检查：这是检测G6PD缺乏症最早使用的方法，包括Heinz小体活体染色法和Heinz小体生成试验。② 红细胞G6PD组织化学洗脱法。③ 含铁血红蛋白还原实验：此试验简易，敏感性高，但特异性稍差，可出现假阳性。

2. 红细胞G6PD活性直接定量测定　目前常规多采用紫外速率定量法和红细胞G6PD/6PGD比值法。两者都有较高的灵敏度、特异度，一致性也较好，但紫外速率定量法灵敏度更高，而且操作简便，检测时间短，更适用于大批量标本的检测。

P

改良比值法是基于6PGD在G6PD患者和正常人之间存在差异，通过测定G6PD/6PGD比值，在筛查G6PD基因杂合子有一定优势，因此也受到部分临床的青睐。此外还有高铁血红蛋白还原法和免疫斑点杂交法。

3. 红细胞G6PD缺陷的基因检测　目前检测方法包括以下几种。

（1）位点特异性寡核苷酸探针杂交（ASO）法：该法简单易行，但杂交或洗脱条件控制不当，易出现假阴性或假阳性。

（2）PCR错配限制性酶切法：该法特异性高，但方法繁琐，且常出现酶切不全的现象。

（3）变异特异性扩增系统（ARMS）法：此法简便、快捷、经济，但对引物设计要求高，各类突变需要各自PCR检测，不能同时检测多个位点。

（4）单链构象多态性分析法（SSCP）和变性梯度凝胶电泳法（DGGE）：此两种方法无法根据已知序列预测某一片段的最适条件，故敏感性低，少见或新型变异漏检率高。

（5）变性高效液相色谱法（DHPLC）：改法是检测基因突变非常好的方法，该法灵敏、特异、高效，相对比较经济，自动化程度高，可用于未知突变的筛查和单碱基突变的检测。

（6）高分辨率熔解曲线分析（HRM）：该法是目前最好的高通量突变扫描和基因分型技术，该法操作简便，快速，高通量、低成本，不受突变碱基位点和类型限制，可同时对未知突变扫描和已知突变的基因分型。但对PCR反应、仪器、荧光染料要求较高，不能区分不同杂合突变。

【指标评估的影响因素】

1. 干扰　铜锌对酶活性有轻度抑制作用，汞和对氯汞苯甲酸对酶活性有完全抑制作用，测定过程中需注意避免污染。

2. 血液样本采集及处理的注意事项

（1）避免溶血，溶血后G6PD活性不稳定，影响其活性测定。

（2）标本溶血处理后25 min内测定，否则活性很快降低，影响结果。

（孙艳虹）

参考文献

P

葡萄糖

【定义】

葡萄糖（glucose，GLU）是一种已醛糖，其化学分类为碳水化合物。血糖（blood glucose）是指血中的葡萄糖，在神经、内分泌激素和肝脏等因素的调节下，正常人体血糖水平相当恒定，以维持机体正常的生理功能。

【分类】

临床上糖代谢紊乱常见的是高血糖或低血糖。除了血糖的检测还可检测尿液葡萄糖和脑脊液葡萄糖。

【诊断思路】

诊断思路见图248。

【伴随临床症状的鉴别诊断】

1. 血糖升高（高血糖）

（1）伴多尿、多饮、多食和体重下降：考虑为糖尿病，可通过空腹血糖（fasting plasma glucose，FPG）、口服葡萄糖耐量试验和糖化血红蛋白A1c（glycated hemoglobin A1c，HbA1c）测定进行确

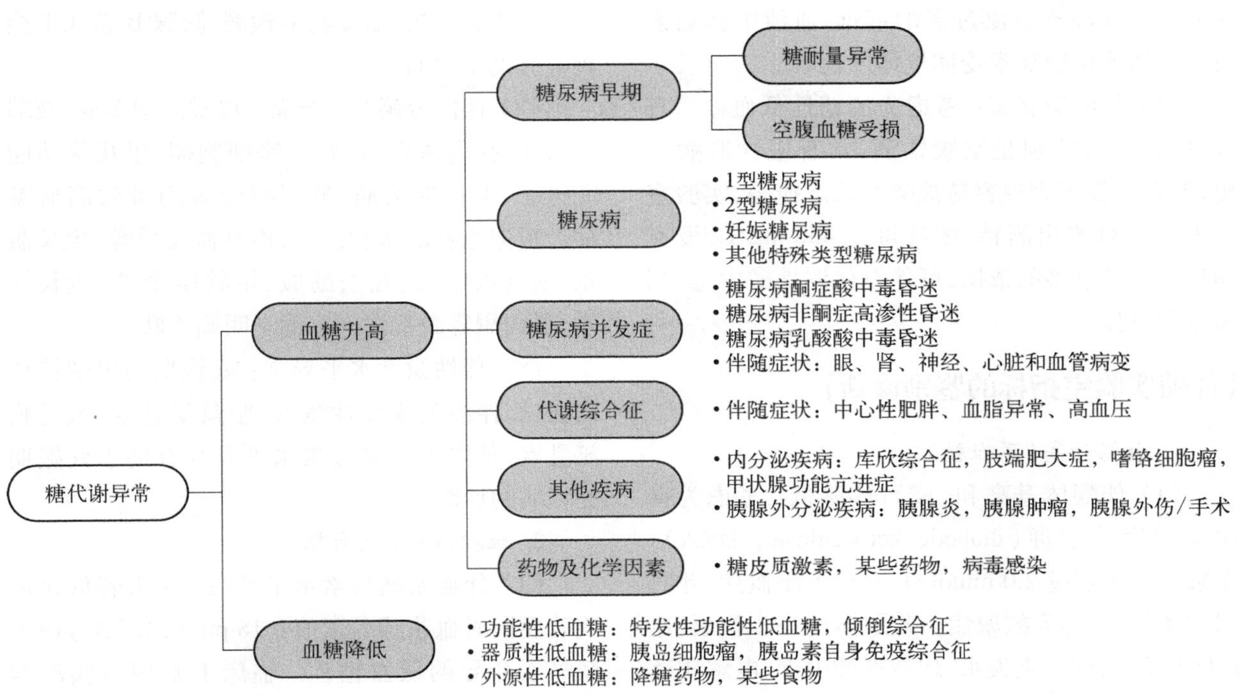

图 248　糖代谢异常的诊断思路图

诊。若随机血浆葡萄糖浓度≥11.1 mmol/L，或空腹血糖≥7.0 mmol/L，或口服葡萄糖耐量试验 2 h 血浆葡萄糖浓度≥11.1 mmol/L 可确诊。

（2）伴昏迷：常为糖尿病急性并发症引起，包括糖尿病酮症酸中毒昏迷（diabetic ketoacidosis coma）、糖尿病非酮症高渗性昏迷（hyperosmolar nonketotic diabetic coma）和糖尿病乳酸酸中毒昏迷（lactic acidosis diabetic coma）。三者的鉴别可通过血酮体、血浆渗透压、血乳酸和丙酮酸，以及血气分析、电解质测定、肾功能检查等进行鉴别。

（3）伴中心性肥胖：考虑为代谢综合征（metabolic syndrome，MS）。以下 5 项中具有 3 项或 3 项以上者即为 MS。① 腹部肥胖，腰围男性>90 cm，女性>85 cm；② 血三酰甘油（TG）≥1.7 mmol/L；③ 血高密度脂蛋白胆固醇（HDL－C）< 1.04 mmol/L；④ 血压≥130/85 mmHg；⑤ FPG≥6.1 mmol/L 或糖负荷后 2 h 血糖≥7.8 mmol/L 或有糖尿病史。

2. 血糖降低（低血糖）

（1）伴内源性胰岛素异常分泌：考虑为胰岛 B 细胞瘤。临床上以反复发作的空腹低血糖症为特征，起病缓慢，进行性加重，症状为复视、视物模糊、出汗、心悸或乏力的各种组合，症状发作时血糖或空腹血糖<2.8 mmol/L，同时胰岛素>6 μU/mL，C 肽>0.2 nmol/L，胰岛素原>5 pmol/L，且排除促胰岛素分泌药物的使用可确定是由于内源性胰岛素不当分泌。临床上怀疑空腹低血糖，但就诊时无低血糖发作，且随访检测空腹血糖均不低，应入院行 72 h 饥饿试验或口服葡萄糖耐量试验。定位诊断采用腹部 B 超和 CT 检查。

（2）伴严重肝脏疾病病史和肝病的症状体征：考虑为肝源性低血糖症。其特点是：① 多为空腹低血糖；② 饥饿、运动或限制碳水化合物摄入可以诱发低血糖；③ 低血糖发作时没有胰岛素分泌过多的依据；④ 肝功能检查异常；⑤ 口服葡萄糖耐量试验显示空腹血糖偏低，服糖后 2 h 血糖偏高，至 3~5 h 可能出现低血糖。

（3）伴胰肿大等胰腺疾病：考虑为胰外肿瘤性低血糖症。有低血糖的临床表现，多为空腹低血糖或呈自主性，无胰岛素分泌过多的依据。B 超、CT 等检查影像学检查可发现胰外肿瘤。

（4）伴自身免疫性疾病的症状和体征：考虑为自身免疫性低血糖。多为空腹低血糖，同时存

P

在内源性胰岛素分泌过多的依据，血清中胰岛素自身抗体或抗胰岛素受体抗体阳性。

(5) 伴醉酒状态：考虑为酒精性低血糖。有大量饮酒史，特别是空腹饮酒，常有慢性肝病病史，低血糖临床表现容易被醉酒状态掩盖，实验室检查血中可测出酒精，浓度可达 450 mg/L，没有胰岛素分泌过多的依据，可伴有代谢性酸中毒、酮尿或酮血症。

【伴随实验室指标的鉴别诊断】

1. 血糖升高(高血糖)

(1) 伴酮体升高和(或)pH 降低：考虑为糖尿病酮症酸中毒(diabetic ketoacidosis，DKA)。血浆中酮体超过 2.0 mmol/L 时称为酮血症，此时尿酮体阳性，称为酮尿症。若酮体进一步积累，血 pH<7.35，出现严重失水、代谢性酸中毒、电解质紊乱等则称 DKA，血糖多数为 16.7～33.3 mmol/L 或更高。若病情进一步发展，出现昏迷，称为糖尿病酮症酸中毒昏迷。

(2) 伴血浆渗透压升高：发生在 50~70 岁的老年糖尿病患者考虑为高血糖高渗状态(hyperglycemic hyperosmolar status，HHS)，若出现昏迷则为糖尿病高渗性非酮症昏迷。常有急性感染、手术、创伤等诱因，血糖高达 33.3 mmol/L 以上，高血浆渗透压、脱水，无明显酮症酸中毒，血尿素氮和肌酐明显升高。

(3) 伴乳酸升高血糖升高：乳酸浓度 >5 mmol/L，血浆 pH<7.35，CO_2结合力常低于 10 mmol/L，HCO_3^-常<10 mmol/L，阴离子隙扩大可达 20~40 mmol/L，考虑为糖尿病乳酸酸中毒，出现昏迷时则为糖尿病乳酸酸中毒昏迷。

(4) 伴血脂异常：可能为代谢综合征，已如前述。

(5) 伴尿微量白蛋白升高：尿微量白蛋白升高是糖尿病肾损伤的早期诊断指标。

(6) 伴胰岛自身抗体阳性：检测胰岛自身抗体以及胰岛素和 C-肽水平有助于糖尿病的分型诊断。

(7) 伴胰腺外分泌功能异常：考虑为胰腺炎、胰腺肿瘤、胰腺囊性纤维化、胰腺创作等所致的高血糖。患者病史、血淀粉酶检测、胰腺 B 超、CT 检查等有助于诊断。

(8) 伴内分泌激素异常：皮质醇增多症、肢端肥大症、胰高血糖素瘤、嗜铬细胞瘤、甲状腺功能亢进症、生长抑素瘤、醛固酮瘤等均可致高血糖症。根据患者症状和体征，检测血皮质醇、生长激素、胰高血糖素、儿茶酚胺、甲状腺激素、生长抑素、醛固酮等激素水平有助于明确诊断。

(9) 伴性激素水平异常：妊娠期间出现持续高血糖，伴绒毛膜促性激素、胎盘泌乳素、绒毛膜泌乳素、黄体酮及雌激素水平升高有助于妊娠期糖尿病的诊断。

2. 血糖降低(低血糖)

(1) 伴血浆胰岛素水平升高：患者若低血糖明确而同时血浆胰岛素值≥18 pmol/L，则考虑为胰岛素介导的低血糖症。临床上常用血胰岛素(μU/mL)与血糖(mg/dL)比值作为低血糖症鉴别诊断的依据，正常人比值<0.3，而胰岛素瘤患者比值常明显高于 0.3。血糖低于 50 mg/dL 时可计算此比值，血糖不低而此值高于 0.3 则无临床意义。此外胰岛素释放指数也有助于胰岛素瘤的诊断。胰岛素释放指数 = 血胰岛素×100/(血糖 -30)，正常人此指数多低于 50，肥胖者也不超过 80，胰岛素瘤患者此指数常高于 100。

(2) 伴升血糖激素缺乏：主要考虑为肾上腺皮质激素不足。血浆总皮质醇基础值≤3 μg/dL 可确诊为肾上腺皮质功能减退症，但对于危重患者，此值正常不能排除肾上腺皮质功能减退。

【需进一步检查的实验室指标】

1. 电解质检查、血气分析、酮体、渗透压、乳酸和丙酮酸测定　主要用于糖尿病急性并发症的诊断和鉴别诊断。

2. 糖化血红蛋白、糖化血清蛋白、糖化白蛋白和 1,5-脱水葡萄糖醇检测　主要用于糖尿病的协助诊断和血糖水平的监控。

3. 口服葡萄糖耐量试验　主要用于妊娠糖尿病的诊断和判断机体有无糖代谢异常。

4. 血、尿常规检查　主要用于了解患者基础状况，及早发现糖尿病和糖尿病肾脏损害。

5. 肝功能、肾功能和血脂检测　主要用于糖尿病和代谢综合征等代谢异常的诊断。

6. 炎症因子、尿微量白蛋白和糖基化终末产物检测　主要用于糖尿病慢性并发症的诊断。

7. 糖尿病病因学检查指标　胰岛素、胰岛素原和C-肽测定，血清胰岛素自身抗体（包括谷氨酸脱羧酶抗体、胰岛细胞抗体、蛋白酪氨酸磷酸酶抗体、胰岛素自身抗体）等。

8. 胰岛素抵抗的检测　包括葡萄糖胰岛素钳夹技术、胰岛素敏感指数、胰岛素抵抗指数。

9. 神经内分泌激素和糖代谢相关酶类的检测　包括生长激素、胰高血糖素、糖皮质激素、甲状腺素以及1-磷酸半乳糖苷转移酶、半乳糖激酶和果糖激酶等，以了解糖化谢紊乱的原因。

10. 乙醇和相关药物测定　以了解低血糖的原因。

【指标评估的技术要点】

血糖测定的标本以血清或血浆最为方便，测定结果最可靠。目前普遍采用酶法检测，包括葡萄糖氧化酶（glucose oxidase, GOD）法和己糖激酶（hexokinase, HK）法两种。HK法特异性高于GOD，轻度脂血和黄疸，以及氟化钠、肝素、EDTA和草酸盐等不干扰测定，为IFCC推荐的葡萄糖测定的参考方法。由于在血清形成过程中会有少量的葡萄糖降解，血清血糖低于血浆血糖；血标本中的葡萄糖在未加糖酵解抑制剂时以5%～7%/h（0.4 mmol/L/h）的速度降解，加入氟化物-草酸盐混合物抗凝剂可抑制糖酵解，延长抗凝效果。但因抗凝剂对血浆中多种酶有抑制作用，因此，不适合自动生化分析仪多项目同时检测。白细胞增多或细菌污染的标本，糖酵解速率会增加，血糖值下降，所以采血后应在1 h内分离血清并测定。分离后的血清葡萄糖25℃可稳定4 h，4℃可稳定72 h。加入氟化物抗凝剂的血浆葡萄糖室温可稳定4 h，4～8℃可稳定48 h。大多数床旁检测（point of care test, POCT）使用的是毛细血管全血标本，在有葡萄糖负荷时，毛细血管的葡萄糖比静脉血葡萄糖浓度高约3 mmol/L。

【指标评估的影响因素】

1. 非疾病性因素　高糖饮食、应激等可造成一过性的血糖升高，超过肾糖阈时可出现一过性的尿糖阳性；早产、母体疾病可造成新生儿期出现短暂的低血糖；妊娠妇女由于胎儿从母体不断摄取营养可出现无症状低血糖；饥饿、运动、碳水化合物的限制摄入可导致低血糖。

2. 疾病因素　糖尿病早期、糖尿病、胰岛素抵抗、胰腺炎、嗜铬细胞瘤、甲状腺功能亢进、肢端肥大症、病毒感染等可导致血糖升高；胰岛β细胞瘤、慢性酒精中毒、严重肝脏疾病、肾上腺皮质功能减退、糖代谢相关酶类的异常或缺陷等可导致血糖降低。

3. 药物因素　糖皮质激素、β-肾上腺素受体激动剂等药物的使用可升高血糖；胰岛素等降糖药物的过量、普萘洛尔、水杨酸盐和丙吡胺等可导致低血糖。

（张秀明，徐全中）

参考文献

2

前白蛋白

【定义】

前白蛋白由肝细胞合成，分子量小于白蛋白，半衰期短，常被作为一种灵敏的营养指标来使用。前白蛋白是一种载体蛋白，能与甲状腺素结合，并能运载维生素A。现有研究认为在早期诊断肝功能不全等疾病时，前白蛋白比白蛋白有更高的敏感性。

【诊断思路】

诊断思路见图249。

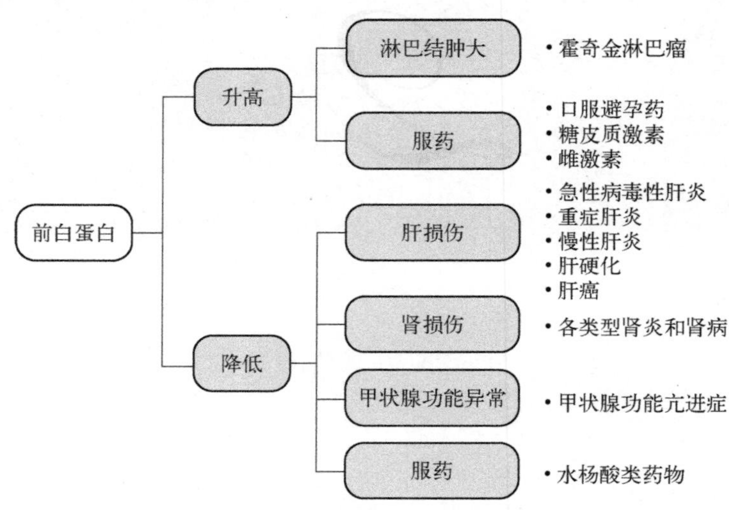

图249　前白蛋白异常的诊断思路图

【伴随临床症状的鉴别诊断】

1. 前白蛋白升高，伴淋巴结肿大　合并发热、盗汗、消瘦、乏力等全身症状，若再有贫血、血沉加快，或乳酸脱氢酶升高等，考虑霍奇金淋巴瘤。病变部位淋巴结病理活检查见数量不等的典型RS细胞及其变异型可确诊。X线平片、CT、和MRI等影像学检查可提示病变位置和程度，PET正电子发射激光断层扫描有利于全面评估疾病分期和治疗效果。该疾病还需和与淋巴结核、病毒感染如传染性单核细胞增多症等病以及非霍奇金淋巴瘤等鉴别，并应注意与转移癌鉴别。

2. 前白蛋白升高，伴规律肝病治疗　提示治疗措施有效，肝代偿能力一定程度恢复。这种情况常见于急性肝炎规律治疗后，或肝损害者戒酒后，此时可持续对前白蛋白水平进行监测以判断疗效。

3. 前白蛋白降低伴肝损伤症状

（1）皮肤黏膜黄染，全身疲乏，食欲减退，肝区疼痛，恶心，呕吐，食欲缺乏，厌油史，血清丙氨酸氨基转移酶升高明显，需考虑急性病毒性肝炎。进一步行病原血清学抗体检查可明确其诊断。

（2）病情严重者如合并肝性脑病、肺炎、急性肾衰竭、上消化道出血、腹水，或伴有内毒素血症者，则可考虑重症肝炎的可能。

（3）伴疲劳或胃部不适，或无明显症状。有既往急性肝炎病史，或病原血清学检测阳性发现，需警惕慢性肝炎的发生。

（4）伴肝区持续性钝痛、刺痛或胀痛，肝酶不同程度升高，伴全身和消化道症状，有肝炎或肝硬化史，应考虑原发性肝癌可能，进一步检测血清甲胎蛋白，结合肝脏 B 超、CT 或活检检测可明确诊断。

4. 前白蛋白降低伴蛋白尿、血尿　同时合并乏力、腰部疼痛、食欲缺乏、高血压或水肿、尿量减少（部分患者少尿）等，考虑肾炎可能。行尿常规检查、肾小球滤过率测定、血肌酐、尿素氮等检测可帮助诊断；进一步行抗核抗体谱、ENA 多肽抗体谱、免疫球蛋白、ANCA、抗肾小球基底膜抗体检测等可辅助分型。严重者还可行肾活检可明确诊断。

5. 前白蛋白降低伴慌、怕热、多汗、食欲亢进、消瘦、体重下降、情绪激动等症状　应考虑甲状腺功能亢进症。进一步检测血清甲状腺功能激素可确诊。大部分甲亢患者会并发肝功能损害，主要临床表现为肝功能异常、黄疸、肝大等。只有少数患者表现为疲劳乏力、恶心、腹胀等。

6. 伴用药史

（1）口服避孕药、糖皮质类固醇激素、雌激素等，血清前白蛋白升高。

（2）应用水杨酸类药物，血清前白蛋白降低。

【伴随实验室指标的鉴别诊断】

1. 伴胆红素、转氨酶升高　肝癌及阻塞性黄疸时前白蛋白常降低，其降低程度与病情有密切关系。如前白蛋白、转氨酶、胆红素均升高，多属急性肝脏疾病，如前白蛋白不升高，仅转氨酶、胆红素升高可能是非肝脏本身疾病。

2. 伴肾功能损伤　肾病综合征时前白蛋白不仅不减少，而且在饮食充分时还可能升高。

【需进一步检查的实验室指标】

1. 血常规检查　包括血红蛋白、红、白细胞、血小板计数和白细胞分类。

2. 血生化检查　肝肾功能、血脂、血糖、电解质。

3. 肝炎病毒标志物　用多种免疫法或分子生物学手段进行的检测。

4. 血清白蛋白电泳　分析血液中的蛋白成分。

5. 维生素、血钾、血钙、血磷、微量元素等检查

6. 凝血功能　包括凝血酶和凝血酶原的检测。

7. 肿瘤标志物　一般包括甲胎蛋白和癌胚抗原检测，必要的时候加查相关肿瘤标志物。

8. 血液免疫　包括免疫球蛋白、补体、自身抗体、和各种寄生虫抗体检测。

9. 溶血试验　主要为鉴别溶血性黄疸进行的试验。

10. 其他　包括 B 超、CT、MRI、肝穿刺活检等。

【指标评估的技术要点】

1. 免疫比浊法　检测前白蛋白具有较高的敏感性和特异性，方法简便，适用于自动分析。

2. 火箭电泳法、免疫扩散法、免疫电泳法等方法　为手工操作，影响因素多，多不用于临床。

3. 放射免疫法和速率散射法　检测成本较高，不适合用于大批量筛查。

【指标评估的影响因素】

前白蛋白作为一种负急性时相反应蛋白，可用于细菌和病毒感染的鉴别。但鉴于其半衰期短，建议在判断的时候联合其他指标共同应用。

（渠　巍，吕瑞雪）

参考文献

前列腺特异性抗原

【定义】

前列腺特异性抗原(prostate specific antigen, PSA)是由前列腺导管上皮细胞合成的含238个氨基酸的单链糖蛋白,是前列腺癌最具特征的肿瘤标志物。在正常人体内,存在于血液、尿液和前列腺液中,但含量极微。

【分类】

在血液中PSA主要由游离PSA(free prostate specific antigen, f-PSA)和结合PSA构成,游离PSA占总PSA的10%到20%,结合PSA是PSA与α_1-抗糜蛋白酶(PSA-ACT)结合和PSA与α_2-巨球蛋白酶(PSA-α_2M)结合构成。目前临床主要检测的PSA针对f-PSA和PSA-ACT。

【诊断思路】

诊断思路见图250。

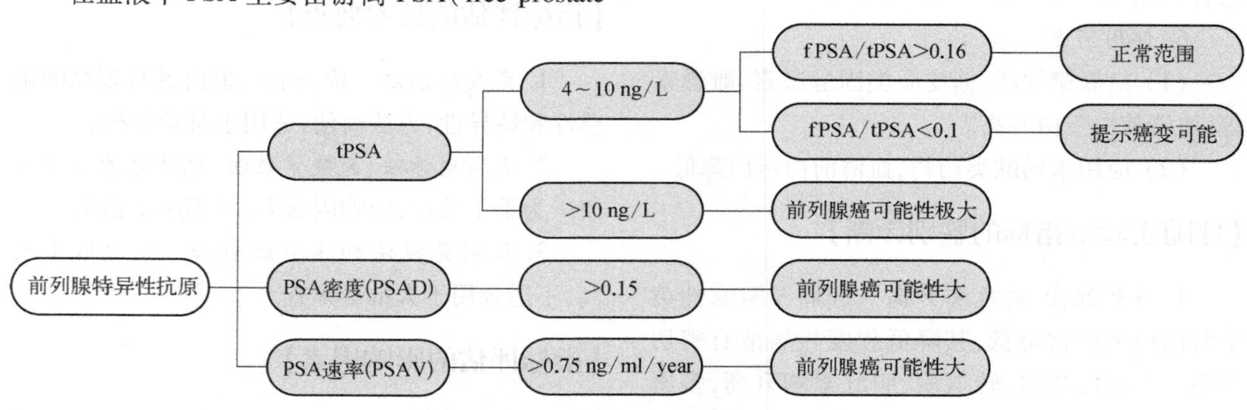

图250 前列腺特异性抗原诊断思路图

血液PSA的测定在前列腺癌的早期辅助诊断、治疗监测、治疗后监测等多个方面起到重要作用。若总PSA浓度在4~10 ng/mL,且f-PSA/t-PSA<15%,则高度提示前列腺癌癌变。前列腺癌术后,t-PSA浓度可以降至正常,若术后t-PSA浓度不下降或者下降后升高,提示肿瘤转移或者复发。

中华泌尿外科学会(CUA)制定的关于《前列腺癌诊断和治疗指南》明确指出:直肠指诊(DRE)联合PSA检查是目前公认的早期发现前列腺癌最佳的初筛方法。早期前列腺癌通常没有明显的临床症状,检测血清PSA可以作为早期筛查前列腺癌的重要手段,可以更早地诊断出前列腺癌。国内专家共识是对50岁以上有下尿路症状的男性进行常规PSA和DRE检查;对于有家族史的男性人群,应从45岁定期检查和随访。表14列举了几个重要学会指南对于PSA应用的介绍。

表14 不同学会对PSA及相关指标作为前列腺癌肿瘤标志物的应用建议

标志物	应　用	CUA推荐	EAU推荐	AUA推荐	NACB推荐	CTFPHC推荐
PSA	筛查:特定年龄	是	是	是	是	否
	分期/预后	是	是	—	是	—
	监测/随访	是	是	—	是	—

（续表）

标志物	应 用	CUA推荐	EAU推荐	AUA推荐	NACB推荐	CTFPHC推荐
fPSA	PSA 灰区*常规检测或活检	是	是	—	是	—
PSAD	PSA 灰区活检或随访	是	是	—	—	—
PSAV	PSA 灰区随访	是	是	—	—	—

注：CUA，中华泌尿外科学会；EAU，欧洲泌尿外科学会；AUA，美国泌尿外科学会；NACB，美国临床生化科学院；CTFPHC，加拿大预防保健特别小组。* 血清 t－PSA 在 4～10 ng/mL。

（1）目前一致认为 t－PSA>4.0 ng/mL 是异常，应当建议进一步检查或者定期复查。当 t－PSA 浓度为 4～10 ng/mL 时称为灰色区域，提示前列腺癌与前列腺增生均有可能发生，其中约 25%为前列腺癌患者。

（2）目前许多研究表明 f－PSA 可以提高 t－PSA 在灰色区域前列腺癌的检出率，当血清 t－PSA 介于中 4～10 ng/mL 时，f－PSA 水平与前列腺癌的发生率呈负相关。国内推荐 f－PSA/t－PSA>0.16 为正常参考范围，若 f－PSA/t－PSA<0.1 则提示前列腺发生癌变可能性高达 56%。

（3）PSA 密度（PSAD），血清 PSA 与前列腺体积的比值。PSAD 正常值<0.15，PSAD 有助于区分是前列腺癌还是前列腺增生引起的 PSA 上升。

（4）PSA 速率（PSAV），连续观察血清 PSA 的变化，其正常值为每年<0.75 ng/mL。如果每年 PSAV>0.75 ng/mL，应怀疑前列腺癌的可能。前列腺癌患者 PSA 变化水平明显高于前列腺增生患者或正常人。

【伴随临床症状的鉴别诊断】

1. *伴骨痛* 早期症状有骨痛，其中骨盆、坐骨神经痛最常见，剧烈难忍；还有排尿障碍，排尿困难、尿流变细或尿流偏歪，或尿流分叉、尿程延长、尿频、尿急、尿痛、尿意不尽感等，严重时尿滴沥及发生尿潴留。

2. *伴全身症状* 晚期多为全身症状，由于疼痛影响了饮食、睡眠和精神，经长期折磨，全身状况日渐虚弱，消瘦乏力，进行性贫血，恶病质或肾衰竭。还会发生转移症状，前列腺癌转移很常见，约有 1/3 甚至 2/3 的患者会发生有淋巴结转移，其中以骨转移最常见。

【伴随实验室指标的鉴别诊断】

1. *伴前列腺炎* 炎症主要临床表现为盆骶疼痛，排尿异常和性功能障碍。可以通过尿常规分析和尿残渣检查，进行鉴别诊断。

2. *伴前列腺增生* 早期由于代偿作用，临床症状不明显，随着下尿路梗阻加重，临床症状逐渐明显，有时可能伴有 PSA 上升。但前列腺癌患者血清 PSA 升高更明显，多大于 10.0 ng/mL，直肠指检前列腺表面不光滑，岩石样感觉。经直肠 B 超引导取样活检，病理检查可明确诊断。

3. *伴尿潴留* 最常见泌尿外科急症之一，有时伴有 PSA 上升，但急性尿潴留发病急，患者痛苦，需要紧急处理。

【需进一步检查的实验室指标】

1. *前列腺液的常规检查* 正常前列腺液位乳白色液体，前列腺癌时前列腺液中有较多红细胞出现。

2. *血液一般检验* 包括血红蛋白含量，红细胞、白细胞、血小板和白细胞分类。

3. *尿常规检验* 理学检查，化学检查，有形成分检查等。

4. *常规生物化学检验* 肝肾功能、血脂、电解质等。

【指标评估的技术要点】

目前 PSA 的检测方法有多种，常用的有化学发光免疫测定（chemiluminescent immunoassay，CLIA）、ELISA 法和放射免疫测定等。

1. *化学发光免疫测定（chemiluminescent immunoassay，CLIA）* 先将标本和稀释液与包被了抗 PSA 抗体的磁微粒子一起反应，标本中的 PSA 与磁微粒子上抗 PSA 抗体结合，洗涤后加入吖啶酯标记的抗 PSA 抗体，反应后形成夹心型免疫复合物，再次洗涤洗去未结合物质，加入预激发液二和激发液，使吖啶酯发光，通过光路系统检测其化学发光强度，发光强度和标本中 PSA 含量有关，计算出标本中 PSA 的量。

2. *ELISA 法*　采用双抗体夹心法，向抗 PSA 抗体包被的聚苯乙烯反应板微孔内加入待检标本，再加入酶标记的抗 PSA 抗体，加入酶底物，发生显色反应，终止反应，测定 A 值，计算待测样本中的 PSA 含量。

3. *放射免疫法*　将待测标本中的 PSA 和 I－PSA 与限量的抗人 PSA 抗体竞争结合，当反应平衡后加入分离试剂，进行 B、F 分离，测定总放射强度和每管结合部分放射性强度，算出结合率，得到标本中 PSA 含量。

【指标评估的影响因素】

1. *实验条件*　ELISA 法检测 PSA 时，要严格控制实验条件，实验人员有一定的工作经验，每块酶标板制作独立的标准曲线，计算 PSA 结果。

2. *试剂厂商*　化学发光免疫测定 PSA 的准确性和重复性都是比较好的，但是对 t－PSA 和 f－PSA检测时应选择同一家公司试剂。

3. *标本采集*　采集前无诊疗处理；48 h 内无射精活动；直肠指检和长时间骑车都会影响血清 PSA 值。

4. *年龄*　PSA 年龄特异性参考范围，随着年龄增长，前列腺的体积也不断增大，所分泌 PSA 也不断增多。

5. *药物*　服用药物服用保列治之后，PSA 也会上升，作出诊断前要考虑是否服用药物。

6. *检查*　其他一些检查也会使患者 PSA 上升，如前列腺按摩、直肠指检、膀胱镜检查和经直肠超声检查。

因此，在依据 PSA 作出诊断时，应充分考虑以上因素。

（陶志华）

参考文献

羟脯氨酸、羟赖氨酸糖苷

【定义】

羟脯氨酸（hydroxyproline，HYP）是一种非必需氨基酸，是胶原蛋白的主要成分之一（约占 13.5%）。胶原蛋白合成过程中，肽链中的脯氨酸残基会在脯氨酸羟化酶的作用下羟化为 HYP 残基，该羟化反应依赖维生素 C。形成后的胶原降解时，HYP 被释放入血。由于其他蛋白合成过程中很少产生 HYP，故 HYP 是一个胶原蛋白合成的标志物之一。在骨代谢中，是骨吸收的指标，代表了破骨细胞的活性。

代谢性骨病的诊断和治疗检测中，血清游离 HYP 比血清总 HYP 临床敏感性更高，有作者认为，尿液 HYP 的敏感性更高，也有人认为该项目已被诊断敏感性更高、检测更方便的其他项目（如碱性磷酸酶等）所替代。

羟赖氨酸糖苷（hydroxylysine glycosides，HOLG）是骨胶原降解的另一种产物，因其所占比例固定，且不受食物来源影响，组织特异性高，所以较羟脯氨酸有更好的代表性，是反映骨吸收的较为灵敏的指标。两者临床意义基本相同，故合并叙述。

【分类】

1. *升高*　主要见于 Paget 骨病、骨软化病、肿瘤骨转移或肢端肥大症，还可见于甲状腺功能亢进、类风湿关节炎、部分糖尿病、马凡（Marfan）综合征、强直性脊柱炎、银屑病、成骨不全、硬皮病和皮肌炎、浆细胞瘤和骨结核等。当经有效治疗，病变缓解后就可下降。

2. 降低　可见于维生素C缺乏（坏血病）、甲状腺功能减退、垂体缺陷引起的矮小病、甲状旁腺功能减退、佝偻病、慢性消耗性疾病。

【诊断思路】

诊断思路见图251。

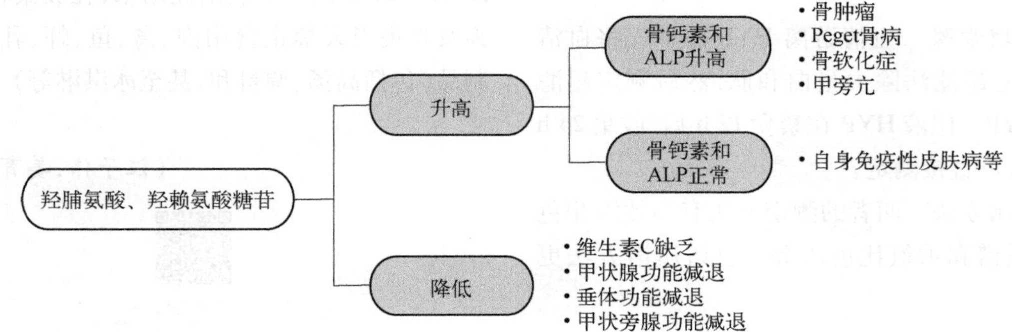

图251　羟脯氨酸、羟赖氨酸糖苷异常的诊断思路图

除上述诊断应用外，该指标主要用于Paget骨病和肢端肥大症患者的治疗监测。也用于对透析患者和骨软化患者骨代谢状况的评估，对恶性肿瘤骨转移的监测。

【伴随临床症状的鉴别诊断】

1. 骨痛HYP/HOLG升高伴骨痛　若血清碱性磷酸酶显著升高，要考虑Paget骨病和原发性骨肿瘤，病变部位的影像学和组织学检查可予确诊；若为乳腺癌、肺癌或其他癌症患者要考虑这些肿瘤的骨转移，建议进行影像学检查确认。

2. 全身酸痛、疲惫无力　HYP/HOLG升高伴随全身酸痛、疲惫无力，应考虑甲旁亢，可通过检测甲状旁腺激素、血钙等指标加以确诊。

3. 牙龈出血、鼻出血、月经过多（女性）　HYP降低伴随上述症状，应考虑维生素C缺乏，少见。

4. 冷漠、无力、倦怠等　HYP降低伴随上述症状，应考虑甲状腺功能减退、垂体功能减退，相关激素检测可确诊。

【伴随实验室指标的鉴别诊断】

1. 骨钙素与碱性磷酸酶（ALP）升高　HYP/HOLG作为骨吸收标志，主要反映胶原蛋白的降解。它与作为骨形成标志的骨钙素和ALP在骨转移肿瘤、Paget骨病、骨软化症和甲状旁腺功能亢进中两者往往可同时升高，但它们代表了骨转换及其中不同作用的平衡。

2. 甲状旁腺素升高　若合并高钙血症提示存在原发性甲状旁腺功能亢进（pHPT）；若有钙和维生素D缺乏、肾衰竭则考虑继发性甲状旁腺功能亢进（sHPT），可以用钙注射试验来鉴别pHPT和sHPT。

3. 尿液维生素CHYP降低伴随尿液维生素C阴性　可结合临床症状认定患者维生素C缺乏。

【需进一步检查的实验室指标】

1. 血清骨钙素与血清碱性磷酸酶（ALP）　如前所述，骨形成标志的骨钙素和ALP在判断骨骼疾病中，评价骨转换及其中不同作用的平衡。

2. 甲状旁腺素　甲旁亢时，HYP与甲状旁腺素同时升高。

3. 维生素DHYP/HOLG升高　由甲旁亢引起时，维生素D可相对缺乏。

4. 血清钙和磷HYP/HOLG升高　由甲旁亢引起时，钙和磷可相对缺乏。

【指标评估技术要点】

1. 指标选择　对于骨骼疾病的诊断，HYP不如碱性磷酸酶和影像学检查敏感。在Paget骨病的诊断中，血清游离HYP的临床敏感性（71%）不如ALP（95%），也不及尿液HYP（88%，若尿液收

Q

集能做到准确无误，推荐测定 24 h 尿 HYP）。该项目有被其他指标取代的趋势。

2. 肾功能参考区间　仅对肾小球滤过率正常者有效。

3. 处理步骤　血清游离 HYP 需事先将血清标本经离心超滤法除去蛋白和肽，然后测定超滤液中的 HYP。尿液 HYP 在禁食 12 h 后，收集 24 h 尿液标本，可直接测定。

4. 检测方法　两者的测定方法有高效液相色谱、串联质谱和重氮比色法等。色谱质谱方法更加准确。

【指标评估的影响因素】

饮食胶原干扰：饮食中的胶原和明胶会导致 HYP/HOLG 测定的假阳性结果，在收集标本前一天及收集当天禁止食用肉、禽、鱼、虾、乳、蛋及其制品（包括高汤、调料和，甚至冰淇淋等）。

（汪子伟，姜育燊）

参考文献

鞘内免疫球蛋白合成

【定义】

鞘内免疫球蛋白（Intrathecal Ig synthesis）是中枢神经系统免疫应答反应产生的抗体。鞘内合成免疫球蛋白的类型与神经系统疾病的性质有关，通过检测脑脊液免疫球蛋白 IgG，IgA 和 IgM 鞘内合成可以了解神经系统的免疫反应情况。

常用的检测方法为计算鞘内 IgG 合成指数和检测寡克隆 IgG 带。

【分类】

1. 鞘内 IgG 合成指数　脑脊液 IgG 指数是反映鞘内 IgG 产生速度的指标。通过计算 IgG 指数可以摒除血清 IgG 对 CSF IgG 水平的影响。计算 IgG 合成率可以去除血清及 BBB 因素，反映内源性鞘内免疫球蛋白 IgG 的合成。

鞘内 IgG 合成指数的计算公式：［CSF-IgG/S-IgG］/［CSF-Alb/S-Alb］。

2. 寡克隆 IgG 带（Oligoclonal band，OB）或称 γ 球蛋白定性试验。寡克隆 IgG 带是在中枢神经系统内 B 细胞局部针对某些特定抗原产生的特异抗体在电泳时显示的一条不连续的 γ 球蛋白条带（Oligoclonal band，OB）。寡克隆 IgG 带是中枢神经系统内合成免疫球蛋白的标志，对多发性硬化有重要的诊断价值，也用于临床诊断某些脱髓鞘性疾病。

【诊断思路】

诊断思路见图 252。

【伴随临床症状的鉴别诊断】

1. 伴肢体无力、感觉异常、单眼或双眼视力下降、眼球震颤、意向性震颤、吟诗样语言、精神症状等　应考虑多发性硬化，依据病史、症状、鞘内 IgG 合成指数升高和检测寡克隆 IgG 带阳性，结合神经电生理检查可有助于明确诊断。

2. 伴头痛、发热、畏寒、呕吐及颈项强直　首先考虑中枢神经系统感染性疾病，如化脓性脑膜炎、病毒性脑膜炎、真菌性脑膜炎、结核性脑膜炎等。头颅 CT、MRI、脑脊液常规及病原学检查有助于诊断和鉴别：如病毒性脑膜炎主要表现为软脑膜强化而脑实质多无异常；化脓性脑膜炎时脑脊液涂片可查出革兰阳性球菌、可

Q

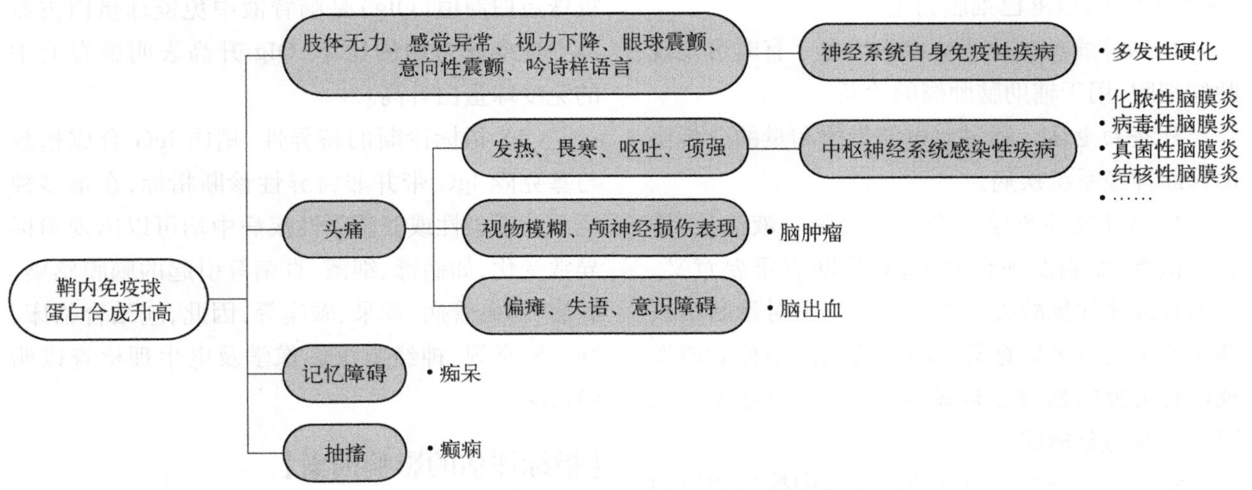

图 252　鞘内免疫球蛋白合成升高的诊断思路

培养出病原菌；结核性脑膜炎头颅 MRI 可发现脑积水、脑基底膜增厚、脑结核瘤、脑梗死、基底部高密度影；真菌性脑膜炎 MRI 可见脑积水、较大的肉芽肿病变或软化坏死灶，脑脊液中可检出隐球菌。

3. 伴头痛、视物模糊、颅神经损伤表现　需考虑多发性硬化和脑肿瘤。多发性硬化是以中枢神经系统炎性脱髓鞘为特征的一种自身免疫性疾病，出现的神经症状因病灶的部位、多少和大小而异，早期症状为视神经损害，主要表现为视物模糊，多从单侧开始逐渐累及对侧，此外还可出现复视、眼肌麻痹、眼震等；脑脊液 IgG 升高、可见寡克隆 IgG 带阳性时，以及影像学检查有助于确诊；脑肿瘤主要包括弥漫性星形细胞和少突胶质细胞肿瘤、其他星形细胞肿瘤、室管膜肿瘤、其他胶质瘤、脉络丛肿瘤、神经元和混合性神经元-胶质肿瘤、松果体区肿瘤、胚胎性肿瘤、脑膜瘤、鞍区肿瘤、转移瘤等，结合病史临床症状体征及头部 CT、MRI 等检查可鉴别诊断。

4. 伴持续性记忆障碍的老年人　需考虑阿尔茨海默病，记忆力减退为首发症状，逐渐累及计算力、定向力、注意力、语言等认知能力，影响日常生活与工作能力，结合慢性且持续的病程、头颅影像学检查，以及相关的评定量表有助于明确诊断。

5. 伴癫痫发作、视乳头水肿、脑膜炎刺激症状　应注意脑寄生虫感染如脑囊虫病，又称猪囊尾蚴病。本病在临床上大致分为脑实质型、脑膜（或蛛网膜）型、脑室型和脊髓型。依据流行病接触史、血清和脑脊液囊虫抗体阳性、皮下结节活检发现囊虫及影像学可以诊断。

【伴随实验室指标的鉴别诊断】

1. 伴脑脊液单个核细胞数升高，但一般不超过 15×10^6/L，连续两次 CSF-Alb/S-Alb 比值正常，而 CSF-IgG/S-IgG 比值升高 4 倍以上时，脑脊液中寡克隆 IgG 带阳性而血清中为阴性时　应考虑多发性硬化，MRI 可辅助诊断。

2. 伴脑脊液中细胞数升高，蛋白升高　需考虑中枢神经系统感染性疾病，如病毒性脑膜炎、化脓性脑膜炎、真菌性脑膜炎、结核性脑膜炎等。神经影像学检查与病原学检查可确定诊断。

【需进一步检查的实验室指标】

1. 脑脊液常规检查　包括压力、性状、糖、氯化物含量、细胞数及分类。病毒性脑膜炎者，脑脊液压力轻度至中度升高，白细胞数一般在（100～1 000）$\times10^6$/L 且以淋巴细胞增多为主，糖和氯化物含量正常。化脓性脑膜炎者脑脊液压力升高，白细胞总数升高更为显著，常在（1 000～10 000）$\times10^6$/L，以多形核粒细胞为主。隐球菌性脑膜炎的颅内压升高和脑脊液糖含量降低相比其他中枢神经系统感染性疾病的变化更为明显，脑脊液压力常>1.961 kPa（200 mmH_2O），细胞数升高至（10～

500)×10^6/L,以淋巴细胞为主。

2. *脑脊液细胞肿瘤病理学检查* 有时可发现肿瘤细胞,用于辅助脑肿瘤的诊断。

3. *蛋白电泳* 通过对电泳带质和量的分析协助诊断神经系统疾病。

4. *脑脊液病原学检查* 通过脑脊液涂片、培养等检查,如能发现致病菌,对诊断有重要意义,如脑脊液涂片抗酸染色查到抗酸杆菌对诊断结核性脑膜炎具有重要意义。脑脊液墨汁染色如能发现带有荚膜的新型隐球菌,则可作为隐球菌性脑膜炎诊断的金标准。

5. *免疫学检查* 血清或脑脊液中检出相应的特异性 IgM 或 IgG 抗体,可为诊断中枢神经系统感染性疾病提供依据,结核感染 T 细胞斑点实验阳性时对诊断结核性脑膜炎具有重要意义。乳胶凝集试验可检测隐球菌多糖原,辅助诊断隐球菌性脑膜炎。

【指标评估的技术要点】

(1) 正常情况下,中枢神经系统每天可产生 IgG 含量甚微,在病理情况下发生体液免疫应答,鞘内免疫球蛋白(Ig)合成升高。正常参考值上限是 0.7,超过此值提示鞘内 IgG 合成增多,但前提是 Qalb 在正常范围内。

(2) 综合评估鞘内 IgG 合成指数、QAlb、BBB 功能、鞘内 Ig 合成等指标变化,如 IgG 指数升高时,QAlb 是正常还是升高? QAlb 正常时,IgG 指数是正常还是升高、有无 BBB 功能障碍、是否伴有鞘内 Ig 合成? 鞘内 Ig 合成时是否伴有 BBB 功能障碍。综合分析,可能的病因包括如病毒性脑膜炎、结核性脑膜炎、脑梗死、脑肿瘤、脑出血、格林巴利综合征、多发性神经炎等疾病。

(3) 鞘内免疫球蛋白合成的评估,正常情况下,血脑屏障限制了血液循环中淋巴细胞或抗体自由进入脑组织内,但在病理状态下特别是感染时,血脑屏障的完整性受到破坏,通透性增强,血液中的部分 Ig 可以透过 BBB 渗透进入 CSF,因此鞘内合成 Ig 的检测应基于和血清 Ig 的比较。免疫球蛋白商值(OIg)是脑脊液中免疫球蛋白占血清中免疫球蛋白的比率,OIg 升高表明脑脊液中的免疫球蛋白升高。

(4) 指标诊断的特异性,鞘内 IgG 合成指数与寡克隆 IgG 带并非特异性诊断指标,在很多神经系统感染性或非感染性疾病中均可以出现指标异常变化,如病毒、细菌、真菌等引起的脑膜感染,肿瘤、脑血管病、痴呆、癫痫等,因此,应结合临床、脑脊液常规、神经系统影像学及电生理检查以明确诊断。

【指标评估的影响因素】

1. *样本的采集* 血和脑脊液标本应在同一时间点采集,测定时应用同一种方法、同一个测定系统、同时测定,以避免由于指标在不同时间内的波动性以及操作间差异导致的结果不准确。

2. *结果的假阳性* 在某些疾病情况下,由于血脑屏障被破坏,血清和脑脊液中均检出相同的寡克隆 IgG 带,因此,在确认中枢神经系统内是否存在免疫球蛋白局部合成时,应在检测脑脊液的同时配对检测血清样本,以排除血脑屏障破坏而出现的假阳性。

3. *方法学影响* 测定血清和脑脊液中 IgG 的方法主要有单项免疫扩散法、火箭电泳法、ELISA、免疫比浊法、放射免疫法以及速率散射免疫比浊法等,近年来应用的比较广泛的是速率散射免疫比浊法和火箭电泳法。检测寡克隆 IgG 带常用的方法为琼脂糖凝胶电泳(qgarose gel electrophoresis, AE)、聚丙烯酰胺凝胶电泳、免疫固定电泳(immunofixation, IF)及等电聚焦电泳法(isoelectric focusing electrophoresis, IEF)。等电聚焦电泳法为目前临床实验室检测寡克隆 IgG 带较常用的方法,其敏感性和特异性优于聚丙烯酰胺凝胶电泳法。

(续 薇)

参考文献

轻链尿

【定义】

正常尿液中只含有少量的游离轻链(free light chain, FLC)、分泌性 IgA 和其他免疫球蛋白,常用的检测方法难以检出。当机体发生免疫增殖性疾病时,血液中可以出现大量 M 蛋白,M 蛋白可以是 IgG、IgA、IgM、IgE 或 IgD,也可以是 κ 或 λ 链中的任何一型。当 κ 或 λ 链合成远远超过重链时,血清中 FLC 增加超出肾小管重吸收能力,从尿中排出,称为本周蛋白(Bence-Jone protein, BJP),属于溢出型蛋白尿(overflow proteinuria),半衰期只有 2~6 h。由于过多游离轻链片段在血清或尿液中大量出现而引起的疾病,称为轻链病(Light chain Disease, LCD)。一旦免疫球蛋白轻链在全身组织中沉积,因其相应的临床表现,即为轻链沉积病(Light chain deposition, LCDD)。

【分类】

轻链尿(light chain urine)产生机制与特点合成免疫球蛋白重链和轻链的基因位于不同染色体上,重链基因位于 14 号染色体上;κ 轻链基因在 2 号染色体上;λ 轻链基因位于第 22 染色体上。轻链通常较重链稍微过量合成,合成后循环数小时内会被清除。然而,在一些单克隆浆细胞疾病,轻链合成大大地超过重链的量,不同量游离轻链由肾脏排出。由于肾脏能比完整免疫球蛋白相对快速地清除轻链,使其不会在血中沉积,测定血清或尿液中游离轻链已被用来评估浆细胞质量和单克隆增殖性疾病。

本周蛋白特点是在 pH 5.0 条件下,加热 50~60℃时出现沉淀,继续加热至 100℃后又重新溶解,因此,又称为凝溶蛋白。BJP 与多发性骨髓瘤(multiple myeloma, MM)、巨球蛋白血症(macroglobulinemia)和恶性淋巴瘤密切相关(malignant lymphomas)。BJP 可大量排泄,有时在 24 h 可排出几克 BJP,由于重吸收太多蛋白质导致肾小管上皮细胞变性。免疫球蛋白和 Tamm-Horsfall 蛋白与变性脱落的细胞混合在肾小管管腔形成管型。随着肾功能损伤加重,除了少量蛋白质被吸收,大量 BJP 和其他蛋白出现在尿液中。受损的肾脏也被称为骨髓瘤肾(myeloma kidney),也可伴随肾病综合征。

【诊断思路】

诊断思路见图 253。

【伴随临床症状的鉴别诊断】

1. *伴骨痛、骨质破坏和高血钙* 要考虑慢性肾衰竭、老年骨质疏松症、骨转移癌、肾小管性酸中毒及甲状腺功能亢进症等。确诊需要骨髓细胞学、血清蛋白电泳、免疫固定电泳、影像学以及查到原发病变或骨髓细胞涂片查到成堆的癌细胞。

2. *伴贫血* 需考虑慢性肾病(CKD)并发贫血、其他慢性疾病引起贫血以及再生障碍性贫血,虽然也基本属于正细胞正色素性贫血,确诊需要肾功能、血生化指标,如蛋白电泳、尿蛋白电泳、骨髓细胞学,后者三系细胞减少或根据原发病病史予以诊断。

3. *伴蛋白尿、管型尿和肾功能损害* 可见于肾透析患者、糖尿病肾病、慢性肾衰竭、狼疮性肾炎和肾病综合征,需要通过相关实验室检查,如血糖、糖化血红蛋白、自身抗体系列、生化肾功能及血清蛋白电泳、BJP 和尿蛋白电泳进一步鉴别。

4. *伴感染* 出现发热、中性粒细胞减少、带状疱疹、尿路感染可见于普通病毒或细菌感染性疾病,确诊也需血常规、C-反应蛋白、蛋白电泳、尿

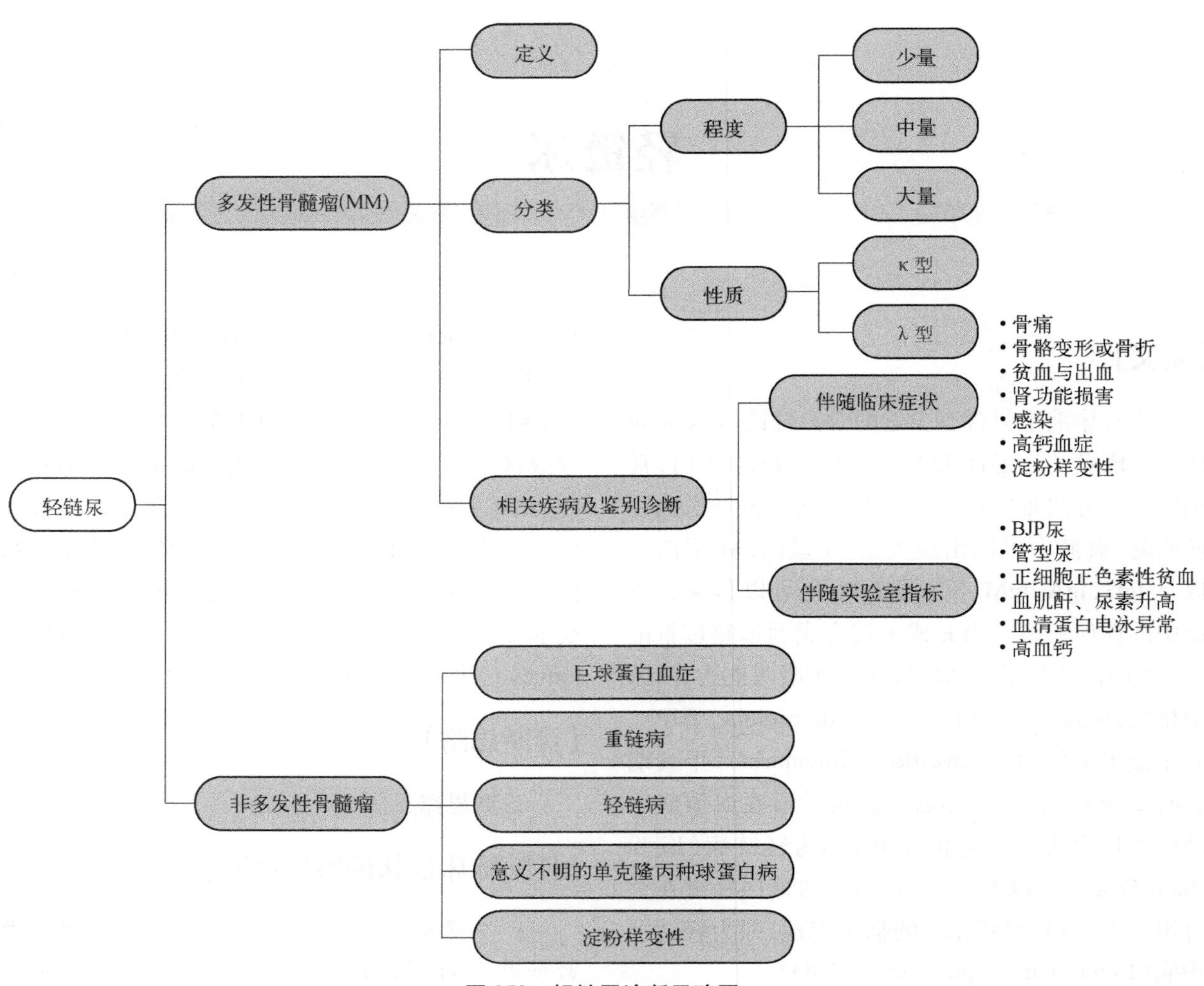

图 253　轻链尿诊断思路图

常规等鉴别，轻链尿患者晚期血片中会出现大量浆细胞。

5. 伴淀粉样变（amyloidosis）　如出现舌、腮肿大，心脏扩大，腹泻或便秘、皮肤苔藓样变、肾功能损害或雷诺现象，要考虑原发性淀粉样变性，确诊需要进行病理组织学检查。

【伴随实验室指标的鉴别诊断】

1. 伴血钙升高　首先要考虑骨转移癌、老年骨质疏松症、甲状腺功能亢进等疾病，此类疾病因成骨过程活跃，常伴血清碱性磷酸酶升高，而前者少有成骨过程，通常血清碱性磷酸酶正常。

2. 伴蛋白电泳异常　BJP 和管型尿应考虑多发性骨髓瘤（MM）、巨球蛋白血症、重链病、意义不明的单克隆丙种球蛋白病（monoclonal gammophathy of undetermined significance，MGCS）、淀粉样变性等免疫球蛋白病及糖尿病肾病。MM 也称为浆细胞骨髓瘤，是由合成和分泌免疫球蛋白的浆细胞发生恶变，造成大量单克隆恶性浆细胞增生所致。IgG 型最多，IgA 型次之，IgM 型少见，IgD 型更少，IgE 型罕见，可见相应单克隆免疫球蛋白升高，血尿轻链升高，血清区带电泳出现 M 蛋白带；巨球蛋白血症是因骨髓中浆细胞样淋巴细胞克隆增生所致，其 M 蛋白为单克隆 IgM，骨损害不常见。以高黏滞血症和肝脾肿大为特征可予以鉴别；重链病可由免疫电泳发现 α、γ 或 μ 重链确诊；MGCS 是指患者血清或尿液中出现单克隆免疫球蛋白或轻链，但排除恶性浆细胞病，单株免疫球蛋白一般小于 10 g/L，且经历数年不变可予以鉴别；淀粉样变是指患者体内产生的淀粉样蛋白质沉积到多处组织器官的细胞间，淀粉样变沉淀物来源于免疫球蛋白轻链（AL 型淀粉样变性），淀粉样蛋白A(AA型),可通过病理组织学确诊。

3. *伴血常规异常* 如红细胞缗钱状分布、贫血和浆细胞。这种情况可见于自身免疫性疾病,常会有因为冷凝集素存在出现红细胞聚集,类似缗钱状红细胞形态;白血病、淋巴瘤、慢性肾病(CKD)等可见血红蛋白降低,贫血状况,可根据血涂片中相应的异常细胞检出加以判断;白细胞数量与形态,MM晚期血涂片中可见大量浆细胞;反应性浆细胞增多症,反应性浆细胞一般不超过15%,且无形态异常,免疫表型为$CD38^+$、$CD56^-$且不伴有M蛋白。

4. *伴肾功能异常* 可见于CKD性贫血、糖尿病肾病贫血、结缔组织病、间质性肾炎等,CKD常伴水、电解质代谢紊乱,蛋白质、糖及脂类代谢紊乱以及内分泌功能紊乱等系统功能病变,糖尿病肾病有糖代谢异常及其并发症,结缔组织性贫血则可伴随自身免疫功能紊乱和出现各类自身抗体。需要通过血尿免疫电泳及血尿轻链检测,K/λ比值异常等可予以鉴别。

【需进一步检查的实验室指标】

1. *血常规检查* 包括红细胞数量、形态、血红蛋白、白细胞分类计数,特别是血涂片异常淋巴细胞或浆细胞检查、血小板。

2. *骨髓细胞学检查* 包括骨髓浆细胞增生及质量改变情况,如骨髓瘤细胞大小不一,成堆出现,并见多核或双核浆细胞。骨髓瘤细胞免疫表型检查($CD38^+$、$CD56^-$)。

3. *单株免疫球蛋白血症检查* ① 蛋白电泳:血清或尿液蛋白电泳查M蛋白;② 免疫固定电泳:用于确定M蛋白种类,并对骨髓瘤进行分型;③ 血清免疫球蛋白定量;④ 血清游离轻链检测,计算K/λ比值。

4. *血钙、磷检测* 转移癌、老年骨质疏松症、肾小管酸中毒及甲状腺功能亢进症等,因成骨过程活跃可出现高钙,伴碱性磷酸酶升高,而骨髓瘤患者仅高血钙,碱性磷酸酶通常正常。

5. *C-反应蛋白(CRP)和血清乳酸脱氢酶(LDH)* 检测LDH与肿瘤细胞活动度有关,CRP和血清IL-6呈正相关,可反映疾病严重程度。

6. *尿和肾功能检测* 约90%骨髓瘤患者有蛋白尿,血清尿素和肌酐水平升高。50%~80%的骨髓瘤患者出现BJP,尿蛋白电泳时出现浓集带。

7. *血糖、糖化血红蛋白、胰岛素、C肽、自身抗体检测*

8. *病理组织学检查* 主要针对沉积在器官、组织中淀粉样物质,从而了解沉积部位、量、受累器官和系统损伤程度及原发病的状况。

9. *影像学检查* 包括B超、X线、CT、肾活检等。

【指标评估的技术要点】

1. *本周蛋白(BJP)定性实验(尿轻链检测)* BJP特点是在pH 5.0条件下,加热40~60℃时出现沉淀,继续加热至100℃后又重新溶解,根据其特点设计的。

(1) 经典定性试验:虽然方法简单,但敏感度低,检出率仅有30%~40%,并不能确定轻链类型。

(2) 蛋白电泳法:传统的电泳过程,是对200倍浓缩的尿液采用氨基黑染色进行。较新的方法是对不浓缩尿液进行检测,如改良考马斯亮蓝染色较为敏感和特异,通过蛋白电泳在球蛋白区域出现一个尖锐峰表明存在BJP或有免疫球蛋白克隆产生,本周蛋白是免疫球蛋白的K轻链或λ轻链。

(3) 其他方法:根据用冷盐溶液,硫酸铵和酸沉淀法,当BJP在尿中大量存在时,大多数方法都会产生阳性结果。但BJP少量存在或有其他球蛋白存在时,结果就值得怀疑的。

2. *血清免疫球蛋白(Ig)定量* 检测目前血清Ig定量检测以免疫比浊法为主。该法是利用可溶性抗原抗体在特殊缓冲液中特异结合,在抗体稍过量及增浊剂作用下,形成免疫复合物,即沉淀反应基本原理,使溶液浊度发生变化,其浊度与抗原含量呈正相关。目前该实验已完全自动化。血清Ig定量检测可以用于初筛M蛋白。

3. *血清蛋白电泳(SPE)* 正常血清蛋白质由于分子量大小和含电荷不同在电泳中移动速度也不相同可大致分成5个区带:白蛋白(Albumin,Alb)、α_1-球蛋白、α_2-球蛋白、β-球蛋白和γ-球蛋白。多发性骨髓瘤、巨球蛋白血症可以出现单克隆型M蛋白,常分布在α_2至γ-球蛋白部位,扫描后单克隆 Ig 形成尖峰。在自身免疫性疾病和慢性疾病多克隆 Ig 病电泳可见 γ-球蛋白带明显升高且宽度增大。该实验也是初筛 M 蛋白的有效手段。常见有醋酸纤维薄膜、琼脂糖凝胶和毛细管电泳法。

4. 血清免疫电泳技术(SIE) 免疫电泳是将琼脂糖凝胶电泳和免疫双向电泳相结合的一项技术。根据抗血清种类、电泳位置及沉淀弧的形状可对多发性骨髓瘤、巨球蛋白血症出现的 M 蛋白或轻链病类型(K 或 λ)作出判断。

5. 血清免疫固定电泳(sIFE) 检测原理与免疫电泳类似。根据免疫固定电泳不同泳道出现的异常条带,可对 M 蛋白进行鉴定和分型。如 IgG 型(易发生感染)、IgA 型(高钙和高黏血症多见)、IgM 型(溶骨性病变)、轻链型(溶骨性病变、肾功能损害、高钙及淀粉样变多见)。与免疫电泳相比,免疫固定电泳具有更高敏感度。对于 BJP 阳性者宜进行免疫固定电泳、免疫球蛋白亚型定量等检测作为确认试验。

6. 游离轻链(FLC) 检测血清中轻链大多是结合状态轻链,即完整免疫球蛋白的轻链和少量 FLC,FLC 检测试剂中使用的抗体对完整状态 Ig 轻链和游离轻链的 K 或 λ 都反应,并计算 K/λ 比值,其结果可以判断浆细胞增值程度,并鉴定 FLC 类型。血清 FLC 检测方法较 PEL 和 IFE 具有更高的敏感性。美国国立综合癌症网络(National Comprehensive Cancer Network, NCCN)指南应用 FLC 比值作为确定严格完全缓解的标准之一。但血清 FLC 检测不能替代 24 h 尿蛋白电泳。

【指标评估的影响因素】

1. 检测技术 BJP 检测阳性率很大程度上取决于所使用的检测技术,如果使用尿干化学试剂条检测,由于敏感度和检测原理问题,可能会导致 BJP 完全被漏检。由加热沉淀法和醋酸沉淀法检测 BJP,如果存在其他球蛋白时可呈假阳性反应;如果 BJP 浓度太高沉淀不溶解,煮沸可能出现假阴性反应。

2. 肾功能 尿 BJP 水平受肾功能影响,特别是在其低浓度时,影响检测结果。MM 患者中约有高达 19%的尿液样本含有完整单克隆 Ig 可能会干扰 BJP 检测。

3. 尿液收集完整性 采用尿蛋白电泳法(UPE)对病情监测过程中的个别患者的 BJP 检测结果明显波动。由于 24 h 尿液收集依从性不好(5%~52%),尿液收集不完整会严重影响检验结果准确性。

(李　智)

参考文献

曲霉菌

【定义】

曲霉菌属于半知菌亚门-丝孢菌纲-丝孢菌目-丛梗孢科-曲霉菌属。该菌属常见致病菌有烟曲、黄曲、黑曲、土曲等。

【分类】

曲霉菌根据生化反应及镜下形态的不同可分为烟曲、黄曲、黑曲、土曲、构巢曲霉等。

【诊断思路】

诊断思路见图 254。

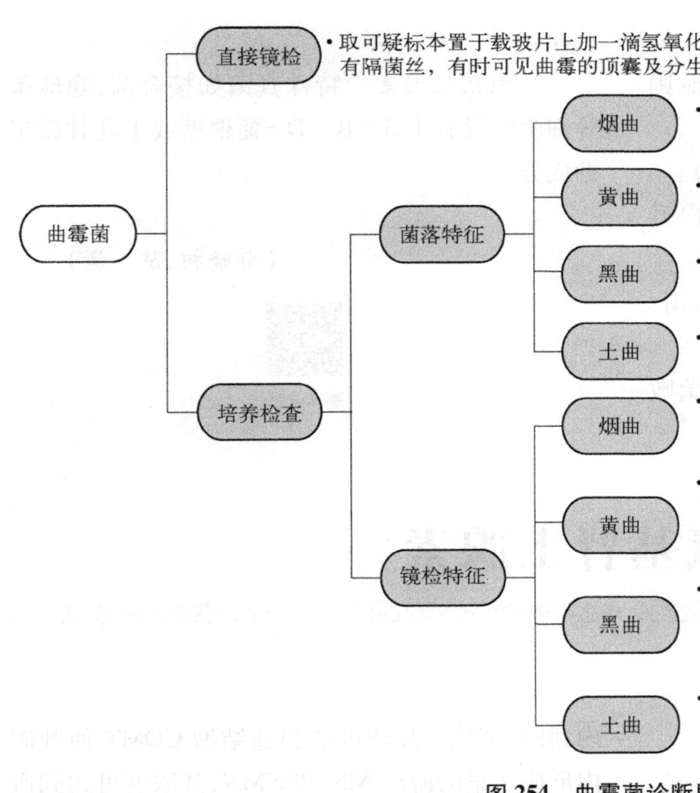

图 254　曲霉菌诊断思路图

【伴随临床症状的鉴别诊断】

曲霉菌菌感染没有特异性的临床症状，必须结合培养及影像学结果综合判断，本病的病理具有重要的诊断意义。

【伴随实验指标的鉴别诊断】

曲霉菌临床可感染的部位有呼吸系统、消化系统、心血管系统、外耳道、皮肤黏膜等，其中最常侵袭的是呼吸系统，引起肺曲霉病。肺曲霉病常见肺曲霉球，多发于肺结核空洞、肺癌空洞或支气管扩张的患者。肺部可闻干、湿性啰音，血嗜酸性粒细胞增多。

【需进一步检查的实验室指标】

1. G 试验　葡聚糖广泛存在于真菌细胞壁中，1,3-β-D-葡聚糖占真菌壁成分 50%以上，是真菌细胞壁上的特有成分。当真菌进入人体血液或深部组织后，经吞噬细胞的吞噬、消化等处理后 1,3-β-D-葡聚糖可从细胞壁中释放出来，从而使血液及其他体液中含量升高，当真菌在体内含量减少时，机体免疫系统可将其清除。G 试验不仅检测念珠菌，还可以检测曲霉菌、镰刀菌、毛孢子菌、支顶孢属。

2. GM 试验　半乳甘露聚糖是曲霉菌特有的细胞壁多糖，菌丝生长时，半乳甘露聚糖从薄弱的菌丝顶端释放，是最早释放的抗原。GM 释放量与菌量成正比，可以反映感染程度。连续检测 GM 可作为治疗疗效的监测。

【指标评估的技术要点】

G 试验：当真菌进入人体血液或深部组织后，经吞噬细胞的吞噬、消化等处理后 1,3-β-D-葡聚糖可从细胞壁中释放出来，从而使血液及其他体液中含量升高，当真菌在体内含量减少时，机体免疫系统可将其清除。

【指标评估的影响因素】

G 试验与 GM 试验影响因素相似。

1. 假阳性因素

(1) 污染（无热源的试管、枪头和蒸馏水等）。

(2) 血液透析、腹膜透析。

（3）纱布或其他医疗物品（外科手术）。

（4）某些品牌的静脉制剂（白蛋白、凝血因子、免疫球蛋白或血液制品等）。

（5）抗肿瘤多糖（香菇多糖、裂殖菌多糖）。

（6）某些疾病导致患者自身丙种球蛋白升高、黄疸、溶血、乳糜血标本。

（7）使用头孢类药物、多黏菌素、厄他培南、磺胺类药物等。

（8）某些细菌败血病患者（尤其是链球菌败血症）。

2. 假阴性因素　特殊真菌如接合菌，隐球菌等细胞壁没有 1，3－β－D－葡聚糖或半乳甘露聚糖成分。

（郝晓柯，陈　潇）

参考文献

去甲氧基肾上腺素

【定义】

去甲氧基肾上腺素（normetanephrine，NMN）与甲氧基肾上腺素（metanephrine，MN）分别是去甲肾上腺素（norepinephrine，NE）、肾上腺素（epinephrine，E）代谢的中间产物。在膜连接型儿茶酚－O－甲基转移酶（Catechol-O-methytransferase，COMT）和甲基供体－S－腺苷甲硫氨酸的作用下，去甲肾上腺素被降解为去甲氧基肾上腺素。NMN 和 MN 经单胺氧化酶（monoamine oxidase，MAO）氧化为香草扁桃酸（vanillylmandelic acid，VMA），最终经肾脏由尿液排泄。其代谢途径见图 255。膜连结型 COMT 主要存在于肾上腺髓质和嗜铬细胞瘤内，肿瘤细胞中高浓度的膜连结型 COMT 使肿瘤内形成大量的游离 MN 和 NMN，其浓度可达到血中浓度的 10 000 倍，可见循环中的游离 MN 和 NMN 主要来源于肿瘤细胞内的儿茶酚胺激素。瘤体分泌大量的儿茶酚胺是引起嗜铬细胞瘤患者高血压及其伴随症状的生化基础，因此，血尿儿茶酚胺及其代谢产物 VMA、NMN 和 MN 等的检测成为嗜铬细胞瘤的重要诊断依据。但儿茶酚胺的分泌受许多因素影响因而造成结果的不稳定（如药物、食物等），且嗜铬细胞瘤患者的儿茶酚胺阳性率只有 80%左右。目前国际上多采用测定甲氧基肾上腺素和甲氧基去甲肾上腺素来鉴别与诊断嗜铬细胞瘤，后者的临床符合率能达到 97%。

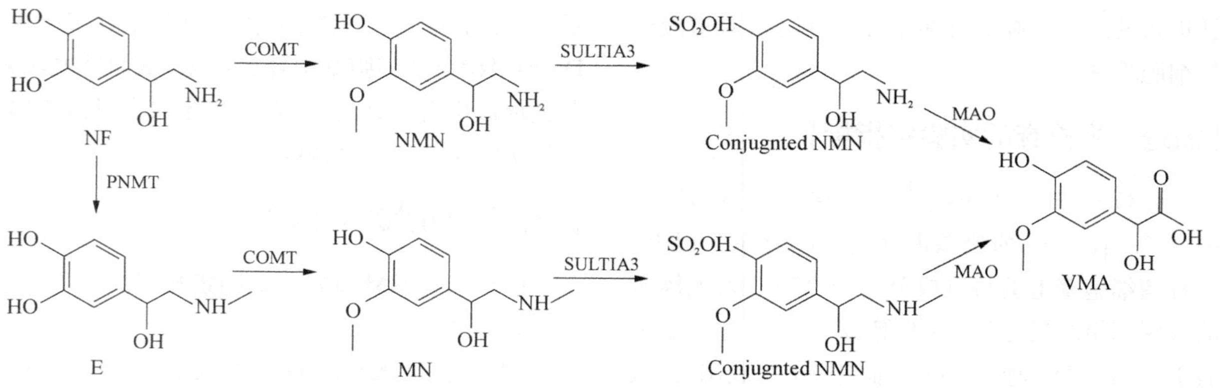

图 255　MNS 的代谢途径

【分类】

NMN根据标本类型可分为血NMN和尿NMN。根据其结构分为游离型NMN和结核型NMN。游离型NMN由肿瘤细胞缓慢渗漏进入血液循环，大部分游离型NMN在消化道、脾脏和胰脏经硫酸基转移酶SUT1A3作用形成硫酸结合型NMN。结合型NMN容易受来源及其他因素影响，而血浆游离型NMN主要来源于肿瘤细胞，与儿茶酚胺产期分泌增加有关，不受肾上腺交感神经兴奋影响，半衰期相对较长，不易产生波动。与结合型NMN和儿茶酚胺相比，游离型NM能更准确地反映嗜铬细胞瘤儿茶酚胺合成的实际情况。

【诊断思路】

诊断思路见图256。

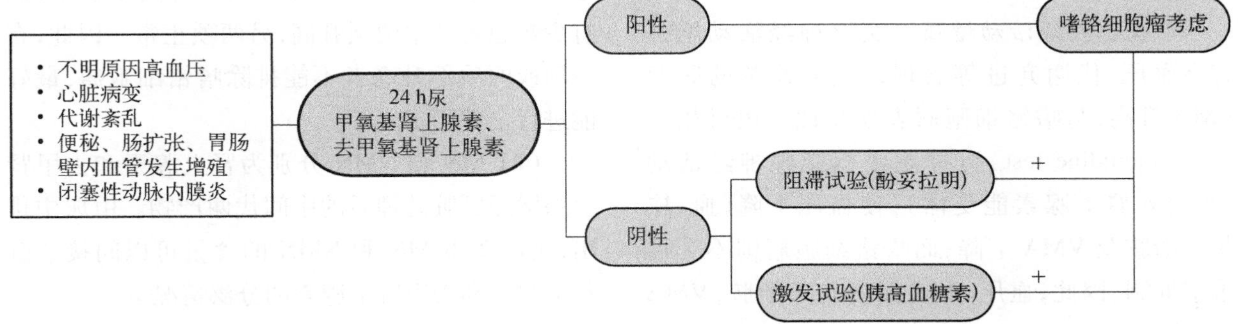

图256 去甲氧基肾上腺素诊断思路图

阵发性高血压或持续性高血压阵发性加剧者，伴有头痛、心悸、多汗、面色苍白及胸、腹部疼痛、紧张、焦虑、濒死感等症状及高代谢状态的患者需怀疑嗜铬细胞瘤，可检测患者24 h尿MN和NMN，其联合检测阳性率达98%，特异性可达90%，若联合检测血MN、NMN和尿MN、NMN，阳性率可达100%，特异性达99.7%，若其中两项为阴性不能排除嗜铬细胞瘤。血浆和尿中儿茶酚胺类显著升高，无疑有助于嗜铬细胞瘤诊断。虽然检测血MN、NMN、24 h尿NM和NMN对嗜铬细胞瘤诊断的灵敏度和特异性都很高，但若标本采集至患者非阵发性儿茶酚胺类物质释放的静息期时，儿茶酚胺类物质及其代谢产物可不升高，此时可进行阻滞试验(如酚妥拉明)和激发试验(如胰高血糖素)进一步明确，若出现阳性结果可协助诊断嗜铬细胞瘤。

【伴随临床症状的鉴别诊断】

1. *原发性高血压* 原发性高血压尤其是不稳定型、伴有自主神经功能失调者，血压波动大，有头痛出汗、心悸、心动过速、震颤及神经紧张等表现，与嗜铬细胞瘤表现相似。嗜铬细胞瘤患者尿MN和NMN均明显升高，部分原发性高血压患者也可升高，但幅度低于嗜铬细胞瘤患者，药物激发试验与阻滞试验均为阴性；后者除上述检查异常外，尚有糖耐量减低、基础代谢率升高、体重持续下降、低热等表现，而且降压药物治疗无明显效果，对降压药可能呈反常反应，血压不降反而升高。

2. *甲状腺功能亢进症* 甲状腺功能亢进可有血压升高、体重减轻、畏热、多汗及代谢亢进等表现，酷似嗜铬细胞瘤。但甲状腺功能亢进症患者高血压程度不及嗜铬细胞瘤高，而且以收缩压升高为主，血清蛋白结合碘和甲状腺吸碘试验明显异常可资鉴别。

3. *糖代谢异常* 嗜铬细胞瘤患者可发生糖代谢异常，出现多食、多饮、多尿症状。空腹血糖升高，糖耐量减退，偶有糖尿，与糖尿病表现相似，但嗜铬细胞瘤患者尚有高血压及代谢亢进表现，尿中儿茶酚胺及VMA测定含量明显升高。

4. *更年期综合征* 更年期妇女可表现不稳定性高血压、阵发性潮红及出汗，应与嗜铬细胞瘤相鉴别，潮红是更年期妇女发作的主要表现，而嗜铬细胞瘤患者在发作时面色多为苍白，尿中儿茶酚

Q

胺及 VMA 含量升高可资鉴别。

5. 交感神经节母细胞瘤　交感神经节母细胞瘤可有高血压、代谢亢进等表现，血、尿儿茶酚胺及 VMA 升高，酷似嗜铬细胞瘤，但交感神经母细胞瘤在 B 型超声波和 CT 检查时无异常发现。

6. 颅内疾病　假性嗜铬细胞瘤颅内占位、肾上腺髓质受邻近组织压迫时可有嗜铬细胞瘤的表现，但其血、尿儿茶酚胺及 VMA 仅轻度升高。

7. 交感神经活动增强　交感神经活动增强有高血压、代谢亢进等表现，血、尿儿茶酚胺及 VMA 升高，与嗜铬细胞瘤表现相似。用可乐宁试验（clonidine test）可抑制中枢交感神经活动（兴奋 α 肾上腺素能受体），使血压下降，血、尿儿茶酚胺及 VMA 下降；而嗜铬细胞瘤则不受可乐宁抑制，因此，血压、血及尿中儿茶酚胺，VMA 不下降。

【伴随实验室指标的鉴别诊断】

1. 血、尿儿茶酚胺及 VMA 升高　神经嵴肿瘤、甲状腺功能亢进症、甲状腺功能减退症、糖尿病、急性肝炎、慢性肝炎、肝硬化、原发性高血压、库欣综合征、原发性醛固酮增多症、慢性肾功能不全（血浆值高）等疾病均可引起血、尿儿茶酚胺及 VMA 升高，需与嗜铬细胞瘤鉴别。

2. 空腹血糖升高、糖耐量减退　嗜铬细胞瘤患者可出现空腹血糖升高，糖耐量减退，偶有糖尿，与糖尿病表现相似，需与糖尿病鉴别。

3. 基础代谢率可升高嗜铬细胞瘤　可引起基础代谢率升高，需与甲状腺功能亢进。前者血清蛋白结合碘浓度测定及甲状腺吸-3t 碘试验皆为正常。

【需进一步检查的实验室指标】

（1）血、尿儿茶酚胺大多数嗜铬细胞瘤患者尿儿茶酚胺、VMA、MN 和 NMN 都高于正常，偶有少数患者其中两项升高，另两项正常。因此，有一项或两项不升高者不能排除嗜铬细胞瘤，最好能进行全部测定。

（2）MN 和 NMN 分别为肾上腺素和去甲肾上腺素经肝脏处理后的中间代谢产物。由尿中排出，测定 24 h MN 和 NMN 的含量可以间接了解肾上腺素和去甲肾上腺素的分泌情况。

【指标评估的技术要点】

同甲氧基肾上腺素尿。

【指标评估的影响因素】

同甲氧基肾上腺素尿。

（陶志华）

参考文献

去唾液酸糖蛋白受体抗体

【定义】

去唾液酸糖蛋白受体抗体（asialoglycoprotein receptor antibody，ASGPR）是一种以 ASGPR 为靶抗原的自身抗体。ASGPR 主要表达于肝细胞表面。正常情况下该抗体是阴性的。

【分类】

目前该抗体尚无分类。

【诊断思路】

诊断思路见图 257。

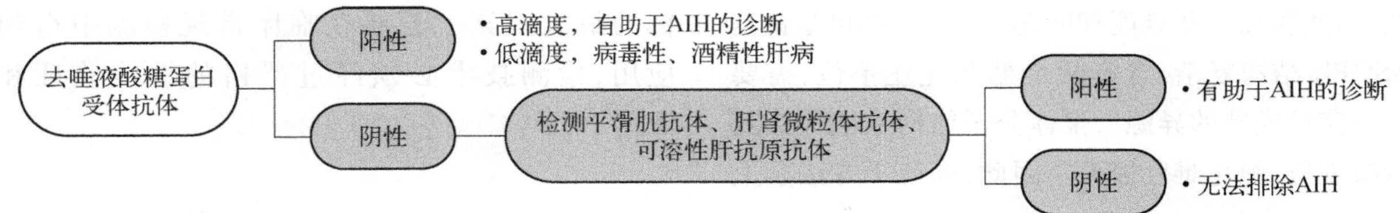

图 257　去唾液酸糖蛋白受体抗体诊断思路图

ASGPR 抗体临床应用注意事项

（1）ASGPR 抗体是 AIH 比较特异的辅助诊断指标，其诊断敏感性明显优于 SMA、SLA/LP 和 LKM－1 抗体，在诊断 AIH 方面，对这些抗体具有很好的补充作用。

（2）ASGPR 抗体还可见于病毒性、酒精性肝病，须引起注意。

（3）ASGPR 抗体可以反映 AIH 病情，并有助于判断疗效，该抗体阳性的 AIH 患者治疗缓解后易复发。

【伴随临床症状和体征的鉴别诊断】

1. 伴黄疸、乏力、皮肤瘙痒　ASGPR 抗体阳性伴黄疸、乏力、皮肤瘙痒，需与原发性胆汁性胆管炎（PBC）、原发性硬化性胆管炎（PSC）相鉴别，考虑可能存在 AIH 与 PBC 或 PSC 的重叠。

2. ASGPR 抗体阳性的肝病患者　须注意排除酒精性和病毒性肝病的可能。

3. 伴发热、皮肤红斑、斑疹、肌肉关节痛　ASGPR 抗体阳性伴发热、皮肤红斑、斑疹、肌肉关节痛，考虑可能存在系统性红斑狼疮、类风湿关节炎等风湿病。

【伴随实验室指标的鉴别诊断】

1. 伴转氨酶、IgG 异常升高　ASGPR 抗体阳性伴转氨酶、IgG 异常须先排除酒精性、药物性肝病、病毒性肝病以及非酒精性脂肪肝病的可能。

2. 伴血清碱性磷酸酶（ALP）或 γ 谷胺酰转肽酶酶（GGT）明显升高　ASGPR 抗体阳性伴血清 ALP 或 GGT 明显升高，需考虑 AIH 与 PBC 或 PSC 同时存在的可能。

3. 伴 AMA 阳性　ASGPR 抗体阳性伴 AMA 阳性，需考虑 AIH 与 PBC 同时存在的可能。

4. 伴贫血、白细胞减少、血小板减少，ESR、CRP 升高　ASGPR 抗体阳性，伴有贫血、白细胞或血小板减少，ESR、CRP 升高时，需考虑系统性红斑狼疮、类风湿关节炎等风湿病的可能。

5. 伴 dsDNA 抗体、Sm 抗体、核糖体 P 蛋白抗体等自身抗体阳性　ASGPR 抗体阳性伴有 dsDNA 抗体、Sm 抗体、核糖体 P 蛋白抗体、CCP 抗体、RF 等自身抗体阳性，需考虑同时存在系统性红斑狼疮、类风湿关节炎等风湿病的可能。

【需进一步检查的实验室指标】

1. 血常规检查　包括白细胞及分类、红细胞、血红蛋白、血细胞比容、血小板，主要反映是否存在系统性自身免疫性疾病。

2. 肝功能转氨酶　用于辅助 AIH 诊断；ALP、GGT 主要用于与胆汁淤积性肝病如 PBC、PSC 相鉴别。

3. ANA、平滑肌抗体、肝肾微粒体抗体、可溶性肝抗原抗体等其他 AIH 相关自身抗体　有助于更好地辅助诊断 AIH。

4. 抗线粒体抗体、gp210 抗体、sp100 抗体等有助于判断是否 AIH 伴发原发性胆汁性胆管炎。

5. C－反应蛋白和血沉　主要反映疾病活动性。

6. dsDNA、ENA、CCP、RF 等自身抗体　主要反映是否存在 SLE、类风湿关节炎等风湿病。

7. 乙肝两对半、丙肝、戊肝相关指标检测　主要用于排除病毒性肝病。

8. 其他　B 超和 CT 可以从影像学角度判断肝脏损伤及硬化等情况；肝活检有助于确诊疾病。

【指标评估的技术要点】

ASGPR 抗体目前主要采用 ELISA 方法进行检测。应用该方法检测 ASGPR 抗体并未完全成

Q

熟,仍然存在一些难度和问题,最主要的问题就是ASGPR结构复杂,含有两个糖基化亚单位,需要一个完整成熟的异源二聚体分子结构才能保持其构象表位,纯化难度极大。因此,有待于方法学上的完善和成熟。

【指标评估的影响因素】

该抗体检测方法的亟待完善,是评估该指标的最大因素。若要在临床常规检测中得到应用,检测技术必须经过严格的性能验证和审核。

(仲人前,杨再兴)

参考文献

缺血修饰性白蛋白

【定义】

当机体发生缺血时细胞及细胞外氧供应减少、酸性代谢产物增多、细胞膜能量依赖的钠泵破坏、钙泵失控,这些因素将导致人血清白蛋白氨基末端部分分子显著改变或丧失,降低了体内白蛋白结合过渡金属(包括铜、钴和镍离子)的能力,这种因心肌局部缺血而致其N末端受损或铜占据时的血清白蛋白即为缺血修饰性白蛋白(IMA)。心肌细胞在无氧代谢情况下,会导致局部微环境酸度增加,循环蛋白释放铜离子,后者导致羟自由基增多,人血清白蛋白被氧自由基修饰转化而成缺血修饰性白蛋白。

【诊断思路】

诊断思路见图258。

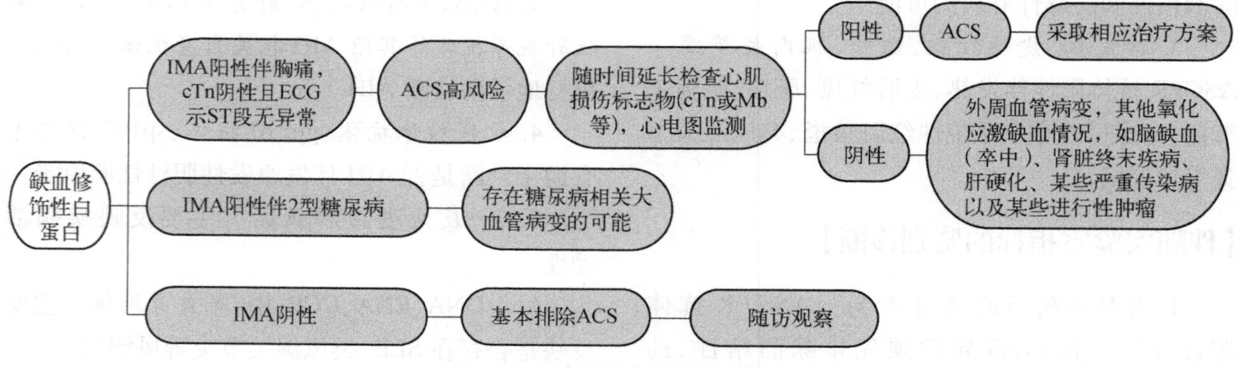

图258 缺血修饰性白蛋白IMA诊断思路图

1. IMA升高出现在心肌缺血早期 IMA是急性心肌缺血发生后到发生细胞坏死前的一个非常早期指标,心肌缺血一旦发生IMA迅速升高(5~10 min),缺血停止后仍持续数小时。应用于临床时必须记录胸痛的起始时间及抽血时间,对于发病<3 h的ACS心肌缺血,血清学诊断上优先考虑IMA,若IMA阳性,不能立即诊断为ACS,应延长监测并多次检查ECG及其他心脏标志物(如cTn和Mb等),对发病6 h以上的患者,血清学诊断上应进行IMA、cTnI及Mb的联合检测。

胸痛患者入院后描记心电图同时采血测定IMA和cTn。cTn阳性或心电图示ST段改变(抬高或降低)的患者可诊断为ACS,需住院治疗。对有胸痛症状而cTn及心电图均无改变的患者,

IMA 阴性则认为患者发生心肌缺血事件危险性小,允许患者出院,IMA 阳性提示个体发生心肌缺血的危险性大,需积极早期治疗。

2. IMA 的不同水平可以辅助急性冠脉综合征(ACS)的排除诊断和危险性分层　FDA 批准 IMA 用于 ACS 排除诊断,可使 50%以上的胸痛患者排除心源性病因,联合心电图、心肌肌钙蛋白可以早期排除 ACS。同时联合应用 IMA 可以更加有效地将患者分成高风险组和低风险组,从而选择相应的治疗方式。

3. IMA 阳性还与 2 型糖尿病的相关性　IMA 作为糖尿病患者一个新的危险因素和广泛内皮功能障碍、低度炎症及未来可能发生大血管病变的标志物。对于 T2DM 患者来讲,IMA 检测的意义是可以反映活性氧基团的慢性产生。IMA 的提高是对其他因素的反应,如白蛋白慢性高血糖糖化反应。

【伴随临床症状的鉴别诊断】

1. 伴胸痛　急性胸痛患者出现局限性室壁运动异常或心肌灌注缺损,记录患者胸痛的起始时间和抽血时间,对于发病<3 h 的患者,血清学检查显示 IMA 阳性,有助于判断为 ACS 心肌缺血,对于 IMA 阴性的患者,可以考虑为非缺血性胸痛(心血管神经症、无皮疹的带状疱疹、肋间神经痛),但是不能轻易排除缺血性胸痛,应结合 ECG 及临床体征,并随时间延长监测其他心肌损伤标志物来判断。

2. 伴特征心电图　IMA 阳性患者心电图检查示 ST 段改变(抬高或压低)或 T 波改变的患者可诊断为 ACS,需要及时住院治疗。联合心电图诊断可以提高诊断敏感度。

3. 伴脑组织病变　IMA 阳性患者出现脑供血不足导致的脑组织坏死,可以诊断为急性缺血性脑卒中,再行影像学检查可以帮助确诊,另外检测血清 IMA 有助于选择 AIS 患者溶栓治疗的最佳时机。

【伴随实验室指标的鉴别诊断】

1. 伴心肌损伤标志物　IMA 和其他心肌损伤标志物(如肌红蛋白和肌钙蛋白)的联合使用能有效提高急性心肌缺血患者的诊断效率。对于 IMA 阳性患者检测 cTnI 和 cTnT 可以帮助诊断 ACS,对于具有 IMA 阳性胸痛症状的患者,随时间延长检测 cTnI 和 Mb,特别是发病 6 h 以上,联合这两项检测诊断的敏感度显著提高。对于肌钙蛋白阴性的患者考虑多为可逆性缺血情况。测定 IMA 有望判断 6~24 h 以后肌钙蛋白的阴阳性情况,对于进一步诊断 AMI 提供帮助。

另外在胸痛发生早期,对患者血清 Hcy、IMA 及 hs-CRP 的早期筛查检测,可在 ACS 患者的心肌损伤可逆阶段作出早期诊断,减少留观时间,优化医疗资源使用。同时,其在 ACS 危险分层及预后评判方面也具有重要的临床价值。

2. C-反应蛋白　超敏 C-反应蛋白是全身低度炎症和大血管病变的标志物。IMA 和超敏 C-反应蛋白水平在糖尿病患者中呈显著的正相关。联合检测 IMA 和 hs-CRP 也可以用于 ACS 患者的早期筛查。

3. 尿微量蛋白　尿微量白蛋白是广泛内皮损伤、糖尿病性及非糖尿病性大血管疾病进展的标志物。尿微量蛋白和 IMA 水平之间存在明显的正相关性,且尿微量白蛋白偏高的 T2DM 患者 IMA 水平与正常尿白蛋白的糖尿病患者 IMA 水平相比显著升高。

4. 高血糖　高血糖患者行 IMA 检查阳性可能考虑为 T2DM。

【需进一步检查的实验室指标】

1. 心电图检查　随时间延长检测心电图,监测患者心电图变化用以判断是否为 ACS。

2. 血清心肌损伤标志物检查　包括 cTn、Mb、Hcy、hs-CRP 等,进一步检测血清标志物可以帮助确诊 ACS,还能评估 ACS 的危险分层和疾病严重程度。

3. 影像学和超声心动图检查　影像学和超声心动图检测能够判断心功能,从而评估心脏损伤程度。

4. 尿蛋白检测　尿蛋白检测可以帮助判断是否存在肾功能损害的并发症。

5. 血糖水平检测　血糖检测判断患者是否为 2 型糖尿病，进而考虑存在大血管病变的可能。

【指标评估的技术要点】

IMA 的测定是采用白蛋白钴结合试验，目前该方法已通过美国国家药品和食品管理局（FDA）认证，是 FDA 批准的第一个用来评价心肌缺血的试验。该测定可在全自动生化分析仪上进行，检测 IMA 的 cut off 值常定为 75 U/mL。

测定标本以血清标本为宜，不能使用肝素、EDTA 和枸橼酸钠抗凝的血浆标本。采血后 2.5 h 内完成标本分析，否则需将标本在-20℃冻存。冻存标本测定时，先在室温下融化，低速振荡或轻柔颠倒混匀后测定，应避免反复冻融。标本由低温冰箱取出到完成测定不能>1.5 h，且标本不能稀释，当测定结果高于分析范围，以高于定标物最高浓度值的形式报告。

【指标评估的影响因素】

1. 抗凝剂　肝素、EDTA 和枸橼酸钠均会影响检测。

2. 血标本状态　重度溶血、脂血、黄疸和乳糜标本会影响测定结果。

3. 生理因素　IMA 测定不受性别、年龄、种族和吸烟等因素影响。

4. 疾病因素　在非心源性缺血的情况下亦可出现 IMA 升高，如感染、脑卒中、终末期肾病和一些肿瘤性疾病。

5. 遗传因素　IMA 假阳性还见于遗传缺陷致白蛋白 N 末端氨基酸缺失的情况。

（袁　慧）

参考文献

R

染色体

【定义】

染色体是细胞核中DNA与核蛋白深度压缩形成的聚合体，在细胞分裂期，能够被碱性染料着色成絮状或棒状小体，故称为染色体。染色体是遗传信息的主要载体，在生物的进化、发育、遗传和变异中起着重要的作用。染色体的遗传性异常可导致染色体病。白血病等肿瘤细胞也可以有染色体异常。染色体检查主要是检测染色体病和肿瘤细胞中染色体数目或结构的异常，用于相应疾病的诊断。

【分类（建议合并常染色体与性染色体的表述）】

1. 性染色体数目异常　包含染色体缺失、染色体增多以及嵌合等。

（1）X染色体缺失：核型为45，X。

（2）X染色体过多：核型为：47，XXX；48，XXXX；甚至49，XXXXX及它们与正常染色体组成的嵌合体。

（3）XXY染色体：典型核型为47，XXY。也可有非典型染色体核型如48，XXXY；49，XXXXY及其嵌合体核型出现。

（4）Y染色体过多：核型为47，XXY。

2. 性染色体体结构异常　包括X染色体长臂缺失、短臂缺失、环状X染色体、X染色体长臂等臂染色体及X染色体与常染色体易位等异常，由于Y染色体短小，关于Y染色体的结构异常较为少见，或不能通过一般染色体检查加以确定。

3. 常染色体数目异常　包含多体、缺失等。

（1）常染色体三体：最常见的是21三体综合征，其次是18、13号染色体三体异常。尚有少量其他染色体三体，也可见双三体，但较为少见，基本均为流产。

（2）常染色体缺失：偶见21单体、13单体和22单体的报道，但基本均为流产。

4. 常染色体结构异常　包含缺失、重复、倒位、易位以及环形染色体等。

（1）缺失：即染色体的部分片段缺失，常见的如5号染色体短臂缺失（5P-）。

（2）重复：染色体断裂后与同源染色体连接，形成重复。

（3）倒位：染色体断裂片段经180°旋转后再连接到断端上。

（4）易位：2条非同源染色体同时发生断裂，2个断裂片段交换位置连接。

（5）环形染色体：一条染色体单体发生两端断裂，断裂端融合连接，形成环形染色体。

【临床意义】

1. 性染色体异常　产生疾病如特纳（Turner）综合征，克氏（Klinefelter）综合征等。

（1）X染色体缺失或结构异常：特纳（Turner）综合征，表现为X染色体缺失，核型为45，X或者45，X/46，XX嵌合体；表型为女性，但性腺发育不全，第二性征延迟或发育不全。此外，X染色体长臂缺失、短臂缺失、环状X染色体、X染色体长臂等臂染色体及X染色体与常染色体易位等异常也可导致不同程度的特纳（Turner）综合征。

（2）X染色体过多：47，XXX；48，XXXX；甚至49，XXXXX及它们与正常染色体组成的嵌合体。其临床表型多为女性，有的会出现性腺发育不全，但也可无明显异常且有生育能力。

（3）XXY染色体：克氏综合征（Klinefelter syndrome），典型核型为47，XXY。也可有非典型染色体核型如48，XXXY；49，XXXXY及其嵌合

R

体核型出现。本病又称为先天性睾丸发育不全或原发小睾丸症。患者表型为男性，但男性第二性征发育差，有女性化表现。由于无精子产生，故97%患者不育。

（4）Y染色体过多：患者男性第二性征明显，可伴有智力低下和暴力倾向，但也有无明显异常者。

2. 常染色体异常　产生疾病如唐氏综合征（Down syndrome）、爱德华氏综合征（Edward syndrome）、帕陶氏综合征（Patar syndrome）及猫叫综合征等。

（1）唐氏综合征（Down syndrome），即18三体综合征，是最常见的常染色体三体综合征，发病率可达1/（600～800），且随着孕妇年龄的升高而升高，35岁后明显升高，可达1/200以上。半数以上患儿流产，存活者大部分在婴幼儿期死亡。少数可存活至成年。有明显的智力发育缺陷、特殊面容、生长发育障碍和多发畸形。其染色体核型除常见的标准型即47，XX（或XY），+21外，尚有易位型和嵌合体型。

（2）爱德华氏综合征和帕陶氏综合征：即18三体综合征和13三体综合征，前者发病率1/4 000～1/8 000，后者发病率约1/25 000。两者均少见，患儿绝大多数流产或者于生后不久死亡，少数存活者有多系统发育畸形，严重智力障碍。两者染色体核型除标准型外，也均有易位型和嵌合型。

（3）猫叫综合征：染色体核型为5P-，即5号染色体短臂缺失，发病率约1/100 000，有明显智力障碍、发育迟缓、头部特殊面容，有候补异常，发声似猫叫而得名。此外，4号染色体短臂缺失（4P-）也可产生类似症状，但更严重，还可伴随其他系统发育障碍，较为少见。

（4）费城染色体（Ph染色体）：22号染色体部分长臂与9号染色体长臂易位，导致致使基因BCR（breakpoint cluster region）和ABL融合。引起BCR－ABL融合基因过表达，进而活化一系列下游的信号通路如（JAK－STAT）等，使细胞增殖，是慢性粒细胞性白血病的驱动基因之一。在少数急性白血病中也可偶见。约95%的慢性粒细胞性白血病患者可在白血病细胞中检出Ph染色体，可以作为诊断依据。携带有Ph染色体的患者预后不良。

（5）其他异常：染色体断裂综合征，特征是容易发生自发的或被病毒诱发的染色体断裂，如Fanconi贫血症、Bloom综合征等。天使综合征，是15号染色体q11－q13缺失所致，典型特征是脸上常有笑容，缺乏语言能力、好动且智商明显低下。

【诊断思路】

诊断思路见图259。

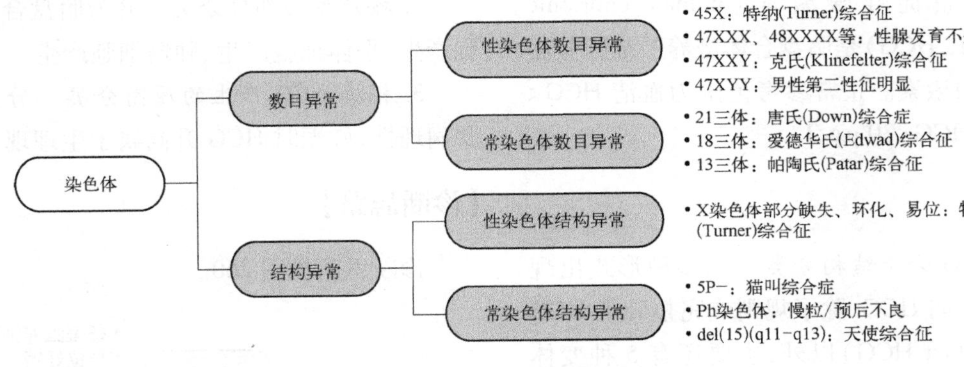

图259　染色体诊断思路图

【需进一步检查的实验室指标】

1. 染色体微缺失微重复检测　染色体微缺失微重复可导致多种遗传异常和流产，其畸变一般小于500 Mbp，传统的染色体检查分辨率较低，只能依赖于分子诊断技术检测，常见的方法有染色体微阵列芯片检测（chromosomal microarray，CMA）、多重连接依赖探针扩增技术（multiplex ligation-dependent probe amplification，MLPA）、高通量测序（next generation sequencing，NGS）技术、荧光原位杂交（FISH）技术等。

2. 染色体非整倍体荧光原位杂交（FISH）技术

检测　通过FISH技术，可进一步明确染色体非整倍体畸形。

3. 染色体脆性位点检测　脆性X染色体综合征（Martin-Bell综合征）是导致男童遗传性智力低下的重要原因，常规染色体检查可发现X染色体断裂，但也可无异常表现，需依赖MLPA、NGS等分子诊断技术检测。

【指标评估的技术要点】

1. 报告人员资质与技术水平　染色体检查与病理检查类似，属于主观或半主观检查，检测和报告人员的资质和技术水平对检测结果的可靠性有较大影响，应选择正规检测实验室，并由经过严格职业培训并获得相关资质的检测和报告人员检测和出具报告。

2. 送样条件　染色检查需要对送检样本活细胞进行培养，故对送样条件要求严格，需根据送样要求严格无菌，常温送检等。送检样本细胞活性不足会影响检测结果。

【指标评估的影响因素】

样本取材：对于血液样本，样本取材条件、保存条件等会对培养产生影响。对于流产组织等样本，取材时是否取到有效流产组织，是否掺杂母体细胞等会有一定的影响。

（姜　傥，姜育燊）

参考文献

人绒毛膜促性腺激素

【定义】

人绒毛膜促性腺激素（human chorionic gonadotrophin，HCG）是胎盘合体滋养层细胞分泌的一种糖蛋白激素。正常参考范围为血清HCG<10 μg/L，尿HCG<30 μg/L。

【分类】

1. 按HCG分子结构分类　以多种形式出现在生物体液中的HCG，除了规则或完整分子HCG（regular or intact HCG）以外，主要还有5种变体（variants）存在于人血清中，包括高糖基化HCG（hyperglycosylated HCG）、游离HCG－β－亚基（free HCG－β－subunit）、游离HCG－α－亚基（free HCG－α－subunit），以及各种不同的HCG碎片，如缺刻分子HCG（Nicked HCG）和缺刻的游离β－HCG（Nicked free-subunit）、高糖基化游离β－HCG（hyperglycosylated free-subunit）以及在尿中检测到的游离β－HCG核心片段（β－core fragment）等。

2. 按产生的部位分类　分为胎盘合体滋养细胞产生、垂体细胞产生、肿瘤细胞产生。

3. 根据HCG产生的原因分类　分为生理性及病理性，妊娠时HCG升高属于生理现象。

【诊断思路】

诊断思路见图260。

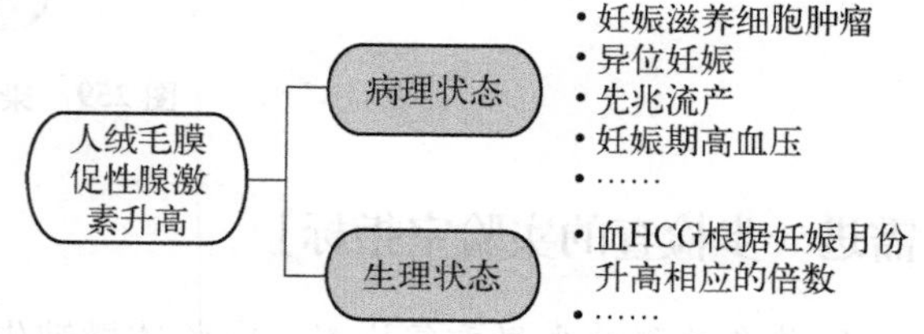

图260　人绒毛膜促性腺激素升高的诊断思路图

1. 鉴别早孕和妊娠滋养细胞疾病（GTD）　在GTD中，高羰基化HCG的水平及其总HCG

的比值明显高于正常妊娠，且与疾病的严重程度相关。

2. 鉴别早孕与异位妊娠　异位妊娠 HCG 维持在低水平，间隔 2~3 d 测定无成倍上升。

3. 鉴别早孕与先兆流产　正常妊娠 6~8 周时，血 HCG 值每天应以 66%的速率增长，若 48 h 增长速率<66%，提示妊娠预后不良。

4. 鉴别早孕与肿瘤　下丘脑或松果体胚细胞的绒毛膜瘤或肝胚细胞瘤以及原发性卵巢无性细胞瘤、未成熟畸胎瘤分泌 HCG。肠癌、肝癌、肺癌、卵巢腺癌、胰腺癌、胃癌等分泌 HCG，在成年妇女突然发生月经紊乱伴 HCG 升高时，排除妊娠可能后，应考虑上述肿瘤分泌。伴性腺功能低下，考虑睾丸精原细胞肿瘤，性腺功能低下导致垂体分泌 HCG 分泌增加。

【伴随临床症状和体征的鉴别诊断】

1. 伴停经育龄期妇女　应做 B 超确定是否宫内妊娠，排除异位妊娠。

2. 伴停经后阴道不规则流血、腹痛　考虑先兆流产、难免流产、过期流产及不全流产、子宫内膜癌等。

3. 伴高血压检测中、晚期孕妇血清尿酸值和 β－HCG 值　可作为预测妊高征的发生及判断病情轻重的指标。

4. 伴发热、乏力、食欲缺乏正常的妊娠反应　还需考虑妊娠滋养细胞恶性肿瘤、胚胎性肿瘤，需联合其他肿瘤标志物联合检测。

【伴随实验室指标的鉴别诊断】

1. 伴 AFP 升高排除妊娠可能后　考虑肝胚细胞肿瘤，结合肝脏彩超检查，必要时可进行肝脏活检。

2. 伴肿瘤标志物升高　根据肿瘤标志物联合 B 超及临床症状确定肿瘤的位置及性质。

【需进一步检查的实验室指标】

1. 人胎盘催乳素　用于辅助诊断妊娠、先兆流产、葡萄胎等。

2. 人绒毛膜促甲状腺激素　用于辅助诊断葡萄胎、滋养细胞癌、绒毛膜促甲状腺激素综合征等。

3. 高糖基化人绒毛膜促性腺激素　用于辅助诊断妊娠滋养细胞疾病、21－三体综合征妊娠、早期流产、先兆子痫等。

4. 肿瘤标志物的检测　AFP、CEA、CA199 等肿瘤标志物的检测。联合 AFP 可用于产前筛查唐氏综合征，联合其他肿瘤标志物可用于肿瘤的鉴别诊断。

5. 血常规检查　包括红细胞、白细胞、血小板、血红蛋白计数以及白细胞分类。

6. 尿常规、尿 HCG 检查　包括尿沉渣。

7. 血生化　肝肾功能、血脂血糖、电解质等。

8. B 超　子宫及子宫附件 B 超。

【指标评估的技术要点】

1. TRFIA 法　测定完整 HCG 是固相双位点荧光分析法，其荧光强度与样品中 HCG 成正比。

2. 化学发光法　包括化学发光免疫分析（CLIA）、化学发光酶免分析法（CLEIA）、微粒子化学发光免疫分析（MLIA）测定及电化学发光法（ECLIA）。

【指标评估的影响因素】

1. 干扰物　抗动物免疫球蛋白抗体、异嗜性抗体、类风湿因子、非特异血清因子、抗 HCG 抗体、补体等。

2. 药物相关改变　利尿剂、异丙嗪会引起尿 HCG 检测的假阴性。抗惊厥药、抗帕金森药物、催眠药和镇静剂可能会引起假阳性。

（谢小兵）

参考文献

R

人乳头瘤病毒

【定义】

人乳头瘤病毒(human papilloma virus，HPV)属乳多空病毒科A组，是一组嗜上皮组织的小双链DNA病毒，现已发现80多型别以上，HPV感染具有严格的种属特异性，仅感染人的皮肤和黏膜上皮，引起上皮的增生性改变。疣是HPV感染人皮肤所引起的最常见病毒性皮肤病，包括寻常疣、跖疣、扁平疣等。另外，尖锐湿疣是我国目前流行最广发的性传播疾病之一。

【分类】

根据病毒L1衣壳基因核酸序列的不同，已将HPV分成118个基因型，新的基因型还会不断出现。不同的基因型可具有不同的组织嗜性，从而导致不同临床表现的疣。

根据所感染上皮的不同可将HPV分为皮肤型和黏膜型。皮肤型如引起跖疣的1型，异常疣的2型、3型和4型等。黏膜型包括很少引起癌变的湿疣(42，43，44型)，偶尔与癌变有关的湿疣(31，33，35，51，52型)，以及经常导致癌变的湿疣(16，18，45，56型)等。

按照与生殖器肿瘤的关系，将之分为低危型和高危型，低危型包括HPV6、HPV11、HPV42、HPV43、HPV44等型别，引起生殖器乳头状瘤或尖锐湿疣等良性病变。高危型包括HPV16、HPV18、HPV31、HPV33、HPV39、HPV45、HPV51、HPV52、HPV58、HPV59、HPV68等型别，与子宫颈上皮内瘤的发生和恶变以及其他上皮性肿瘤的发生相关，尤其是HPV16和HPV18。

【诊断思路】

诊断思路见图261。

【伴随临床症状的鉴别诊断】

1. *伴随病灶比较小、环形、边界清晰、圆顶形无蒂丘疹状，肉色或乳白色、无色素沉着，表面光滑或有斑点，中心可挤出奶酪状物质症状* 首先考虑传染性软疣。传染性软疣多位于耻骨区上，可延伸至躯干位置，病灶分布的解剖位置也有助于鉴别诊断。

2. *伴随病灶相当大、光滑、无蒂、有分泌物、顶部扁平、数目少* 可考虑为梅毒湿疣。病史和血清学反应有助于鉴别诊断。

3. *伴随疥疮病灶呈红色、有鳞屑或结痂、深部结节伴瘙痒，夜间尤为严重* 考虑为结节性疥疮。

4. *伴随不规则的疣状斑块，四周有红晕应注意为疣状皮肤结核* 需与寻常疣相鉴别。疣状皮肤结核与寻常疣的病理表现不用，根据临床表现、发病部位及发展情况可诊断。

5. *跖疣注意与鸡眼、胼胝鉴别* 鸡眼压痛明显，表面平滑，病理表现亦不同。

6. *扁平疣应注意与鲍恩病、尖锐湿疣、扁平苔藓、银屑病、色素性乳头瘤等鉴别* 组织病理对鉴别诊断有重要价值。

7. 其他皮肤病学疾病 汗腺瘤合并外阴角质化，表皮囊肿和血管角质瘤可见于阴囊，扁平苔藓、萎缩硬化苔藓、光泽苔藓和汗腺瘤呈小而扁平的病灶。

【伴随实验室指标的鉴别诊断】

典型HPV感染根据临床表现、发病部位以及发展情况可诊断，必要时可行组织病理学检测明确。

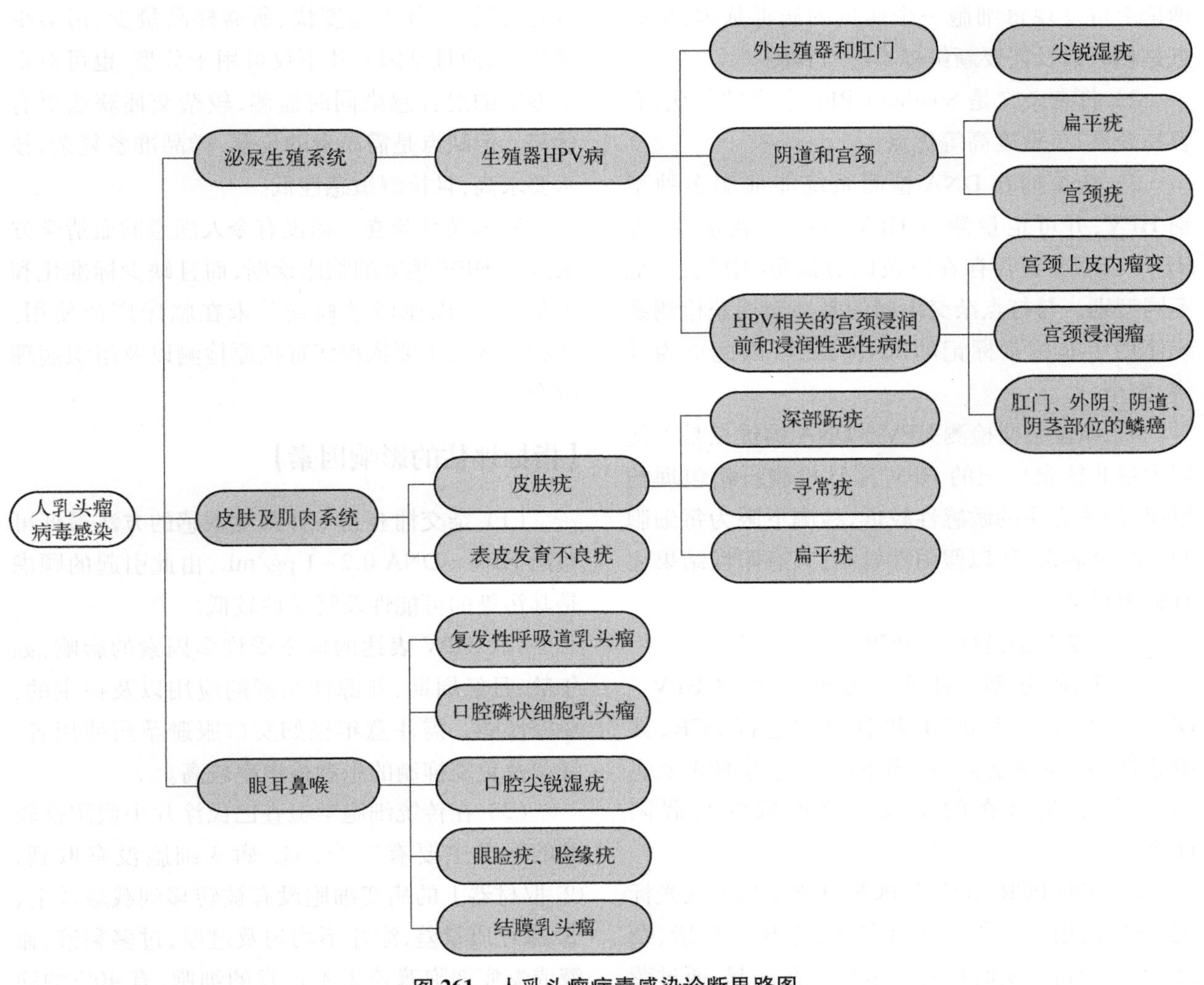

图 261　人乳头瘤病毒感染诊断思路图

【需进一步检查的实验室指标】

1. *直接检测*　包括细胞学检查、液基细胞学检测和组织化学检查。

2. HPV *核酸检测*　包括核酸杂交检测、PCR和基因芯片检测。

3. *其他*　在实验室一般检查项目中，如血常规、生化检测等无特异性改变。

【指标评估的技术要点】

1. *传统细胞学检测方法*　细胞学检测是通过HPV感染所致宿主细胞发生的形态学改变而推断HPV感染的发生，临床上应用较多的方法是传统的巴氏涂片法，但由于局限性已逐渐被Bethesda系统报告方式所取代。

2. *液基细胞学*　标本取出后立即装入有特殊细胞保存液的容器中，检测中几乎保留了取材器上的所有细胞，经过高紧密度滤器过滤制成均匀薄层涂片，在薄片中容易观察不正常细胞，并且固定的细胞核结构清晰易于鉴别。

3. *组织化学检查*　取少量病损组织制备成涂片，与特异性抗人类乳头瘤病毒抗体反应，常结合辣根过氧化物酶抗过氧化物酶复合物法（PAP），核可被染成红色，显示湿疣内的病毒蛋白。此方法特异性强且较迅速，对疾病的诊断有帮助。

4. HPV－DNA 检测

（1）核酸杂交技术

1）Southern blot 杂交被认为是 HPV－DNA 检测的金标准而广泛使用。这种方法敏感性高，理论上可发现每细胞一个拷贝的病毒基因，但缺点是耗时以及需要新鲜标本进行检测。

2）打点杂交是 Southern Blot 杂交的简化，有容易开展、灵敏度高等优点。

3）杂交捕获 DNA 检测系统能证实多种型别 HPV，并可定量测定 HPV 的病毒载量，报告 HPV－DNA 是否存在以及区分高危、中危、低危不同型别。与打点杂交不同的是杂交捕获检测系统使用了非核素标记的 RNA 探针，因此更为经济、安全。

4）原位杂交检测 HPV－DNA 的优点是可使用大量非核素标记的 HPV 探针检测石蜡包埋的组织，但该方法的敏感性较低，检测下限为每细胞 20～50 个病毒，所以假阴性较高，只有阳性结果才有临床意义。

（2）聚合酶链反应（PCR）

1）PCR 分型：目前最方便成熟的 HPV－DNA 检测方法是用 L1 共有引物进行 PCR，其敏感性高，检测谱宽，检测下限大约为 100 个病毒，其缺点是潜在的交叉污染所致的高假阳性率。

2）实时 PCR，在常规 PCR 基础上加入荧光标记探针，运用荧光能量传递技术，把核酸扩增、杂交、光谱分析和实时检测技术结合在一起，通过荧光信号来检测 PCR 产物。

3）反转录 PCR（RT－PCR），在 PCR 扩增前进行反转录的步骤，可检测病毒的 RNA，应用实时 RT－PCR 检测 HPV16 和 18E7 的转录，可以更特异地检测出存在症状的 HPV 感染。

（3）基因芯片技术：此技术是将大量探针分子固定于支持物上，在于标记的样品分子进行杂交，通过检测每个探针分子的杂交信号强度进而获取样品分子的数量和序列信息的方法。该技术具有通量高、分析速度快、所需样品量少、污染少等优点，而且基因芯片不仅可用于分型，也可对多个型别的混合感染同时监测，较杂交捕获法更有优势。但缺点是需昂贵的仪器，样品准备复杂，技术要求高，且检测敏感性低。

5. 血清学检查　尚没有令人满意的血清学方法进行 HPV 感染的临床诊断，而且缺少标准化和重复性，所以血清学检查并未在临床广泛使用。实验室诊断主要依赖病毒抗原检测以及组织病理改变。

【指标评估的影响因素】

（1）杂交捕获是一种高度敏感的方法最低可检出 HPV－DNA 0.2～1 pg/mL，由此引起的顾虑是其污染的可能性及特异性较低。

（2）HPV 表达的概率受许多因素的影响，如年龄、月经周期、外源性激素的应用以及宿主的，免疫潜能。需注意年轻妇女口服避孕药使用者、怀孕及免疫抑制的患者检出率较高。

（3）在传统细胞学检查巴氏涂片中假阴性较高的原因主要有三个：① 病变细胞没有取到；② 取材器上的病变细胞没有被转移到载玻片上；③ 涂片质量差，涂片不均匀及过厚，过多黏液、血液或炎症细胞遮盖了不正常的细胞，有 40% 的涂片因质量影响正常诊断。

（4）由于人感染 HPV 后主要针对病毒衣壳蛋白产生免疫反应，抗体可存在多年，所以血清学检测是无法分清近期感染还是既往感染。

（陈　茶）

参考文献

R

人型支原体

【定义】

人型支原体(*M. hominis*, Mh)是一种无细胞壁,营养需求高,需供给胆固醇和核酸前体,在固体培养基上形成“油煎蛋”样菌落的非发酵型支原体。Mh主要由性接触传播,随着性活动增加,检出率升高。Mh也可通过母婴传播。

【分类】

Mh是原核生物界、柔壁菌门、柔膜体纲、支原体目、支原体科、支原体属、人型支原体种。

【诊断思路】

诊断思路见图262。

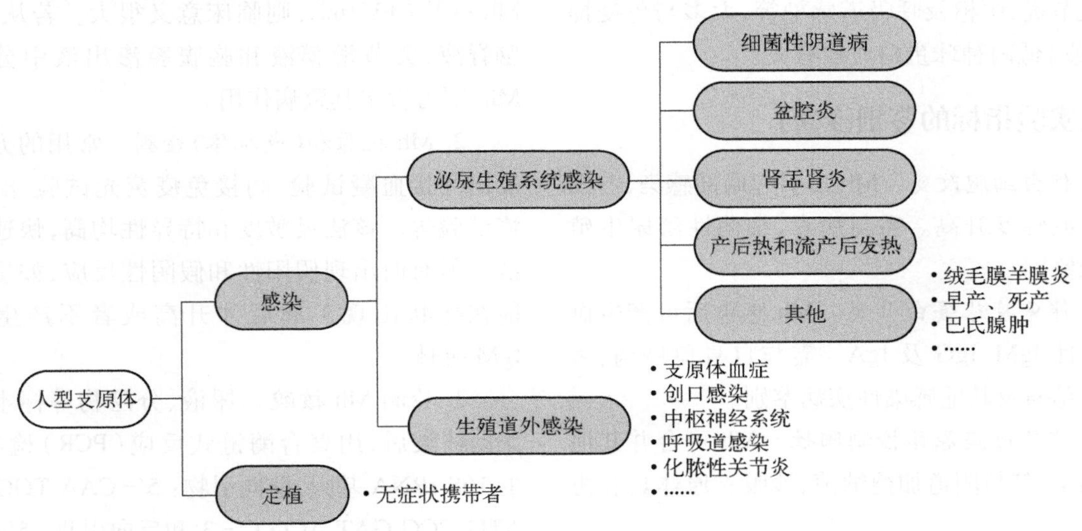

图262　人型支原体诊断思路图

Mh主要引起非淋球菌性尿道炎、急性肾盂肾炎、盆腔炎、输卵管炎等泌尿生殖道疾病,女性检出率明显高于男性。此外,也能通过垂直传播引起新生儿脑膜炎、脑脓肿等。值得一提的是,使用免疫抑制和(或)低丙种球蛋白血症的患者还易发生Mh相关的泌尿生殖道外感染。

【伴随临床症状的鉴别诊断】

1. *伴尿急、尿痛、分泌物增多等下尿路症状*　典型的Mh引起的尿道炎引起的临床症状与淋病相似,但程度较轻,表现为尿道刺痒,伴轻重不等的尿急、尿痛及排尿困难,晨起排尿前尿道外口有少量浆液性分泌物或者膜状物黏封尿道外口。可通过Mh培养、特异性抗体和核酸检测与淋球菌及其他细菌(如大肠埃希菌、奇异变形杆菌、肠球菌等)性尿道炎、其他特殊病原体(沙眼衣原体、解脲脲原体、生殖支原体等)性尿道炎相鉴别。

2. *伴发热、腰痛、血尿等症状*　Mh可引起急慢性性肾盂肾炎,出现发热、腰痛、血尿、尿路刺激征。研究显示约10%的肾盂肾炎患者上尿道分离出Mh。可通过Mh病原学检查与其他病原体感染和药物过敏导致的肾盂肾炎鉴别。

3. *伴下腹部不适、白带增多等症状*　Mh在女性主要症状为脓性宫颈炎、阴道炎和盆腔炎，可有白带增多，下腹部不适，外阴阴道瘙痒等症状。Mh 还是引起不孕不育、产后发热、绒毛膜羊膜炎、死产的病原体之一。有些患者无任何症状。可通过病原学检查和白带常规等与其他生殖道感染和非感染性急慢性炎症等相鉴别。细菌性阴道病白带可有鱼腥臭味，颜色为灰黄色，培养阳性。念珠菌性阴道炎白带呈凝乳状或片块状，白带镜检可查见真菌孢子及假菌丝。而阴道毛滴虫引起的阴道炎白带表现为稀薄浆液状、灰黄色或者黄绿色，20%白带中有泡沫，白带镜检可查见滴虫。

4. 泌尿生殖道外感染　Mh 还可引起免疫缺陷、器官移植患者创伤部位感染、支原体血症、化脓性关节炎、中枢及呼吸道感染等，大多与免疫抑制和(或)低丙种球蛋白血症有关。

【伴随实验指标的鉴别诊断】

1. 伴白细胞改变　Mh 多引起局部感染，白细胞正常或轻度升高。需与病毒、细菌性泌尿生殖道感染鉴别。

2. 伴免疫球蛋白升高　Mh 感染后可产生血清特异性 IgM、IgG 及 IgA。需与自身免疫病、多发性骨髓瘤及其他感染性疾病鉴别。

3. 伴其他病原体检测阳性　Mh 可合并其他细菌感染，其与阴道加德纳菌、沙眼衣原体具有协同作用。

【需进一步检查的实验室指标】

1. Mh 相关实验室检查　Mh 分离培养鉴定；荧光抗体实验或酶联免疫吸附实验等检测血清中 Mh 特异性的 IgM、IgA、IgG 或者分泌物中的 Mh 抗原；PCR 技术扩增 Mh 的 16S rRNA 基因的可变区，此外还有 Mh RNA 基因探针法和限制性酶切片段长度多态性分析法。

2. 尿液及分泌物显微镜镜检、培养等

3. 尿常规检查　白细胞、红细胞、真菌孢子等。

4. 血常规检查　白细胞、红细胞、血小板、中性粒细胞百分比、淋巴细胞百分比等。

5. 炎性指标　ESR、CRP、PCT、IL－6 等。

6. 血生化　肝肾功能。

7. 血液免疫　补体、自身抗体、免疫球蛋白、抗病毒抗体、梅毒抗体、HIV 抗体等。

8. 其他　包括 X 线、CT 等。

【指标评估的技术要点】

1. 培养鉴定　给予需要的环境和营养物质，Mh 能在体外培养后用血清学方法鉴定、分型。传统培养法对 Mh 检出敏感度低，特异度高。此外，正常人也有可能从下生殖道分离到 Mh，故感染患者从该部位分离到 Mh 时，需排除其他可能的致病因子(特别是衣原体)或作血清学检查，Mh 抗体滴度明显升高，才有意义。若上尿道尿液计数 Mh>10^3 CFU/mL，则临床意义很大。若从血液、脑脊液、关节滑膜液和胸腹腔渗出液中分离到 Mh，则可肯定其致病作用。

2. Mh 抗原和(或抗体)检测　常用的方法有反向间接血凝试验、间接免疫荧光试验、酶联免疫试验等。该法灵敏度和特异性均高，快速而经济。但有时出现假阳性和假阴性反应，如抗体可能在症状出现 1 周后才升高或者不产生相应 IgM 抗体。

3. 检测 Mh 核酸　尿液、分泌物等标本提取细菌核酸后，用聚合酶链式反应(PCR)检测 Mh 的 16S rRNA 基因，前向引物：5′－CAA TGG CTA ATG CCG GAT ACG C－3′和反向引物：5′－GGT ACC GTC AGT CTG CAA T－3′，PCR 产物为 334 bp。此外，还有 Mh rRNA 基因探针法和限制性酶切片段长度多态性分析法等。Mh 核酸检测法不需要培养，快速，敏感度高和特异度均高，既可用于 Mh 易感人群筛查，也可用于 Mh 的分子生物学诊断。Mh 核酸检测阳性需要进一步结合患者症状和其他性传播疾病病原体证据加以判断其临床意义。

【指标评估的影响因素】

1. 患者因素　老年人和儿童由于免疫力低下，血清学检测方法可能出现假阴性。先天性或者获得性免疫缺陷者、器官移植、使用免疫抑制剂

R

者血清学方法检测 Mh 阴性，不能排除 Mh 感染。

2. 样本因素

（1）样本质量 Mh 可从尿液、生殖道分泌物、泌尿生殖道试子、血液、关节滑膜液、胸膜腔液及脑脊液等中检出。女性试子（最好用藻酸钙试子，棉拭子可能含某些酸性抑制物）。临床标本的病原体含量少，分离培养时间耗时长，若样本质量不佳，结果可能为假阴性。

（2）样本运送方式培养的样本应防止干燥，采集后宜立即接种，否则放-70℃保存，4℃保存易失去活力。

3. 方法的局限性　培养法耗时长，阳性率低，但是金标准。血清学方法有假阳性和假阴性的局限。核酸检测法的检测拷贝数限度等。

4. 人员操作因素

（郝晓柯，贺文芳）

参考文献

溶血试验

【定义】

溶血试验是对体内红细胞进行红细胞破裂溶解的检测，用于溶血性贫血的诊断。

【分类】

1. 蔗糖溶血试验　利用低离子浓度的蔗糖溶液温育后引起红细胞破裂发生溶血，阳性见于阵发性睡眠性血红蛋白尿（PNH），是 PNH 的筛选试验；部分自身免疫性溶血性贫血、巨幼细胞贫血等呈弱阳性。

2. 热溶血试验　PNH 的排除试验，阴性可极大程度上排除 PNH。

3. 酸溶血试验　又称 Ham 试验，是 PNH 的确诊试验；PNH 患者红细胞对补体敏感性升高，在酸化血清中经 37℃温育易溶血。

4. 红细胞自身溶血试验及其纠正试验　患者血液在 37℃温育 48 h 后自发产生的溶血程度，以 ATP、葡萄糖为纠正试剂，检测遗传性球形红细胞增多症及非球形细胞溶血性贫血。

5. 异丙醇沉淀试验　是对不稳定血红蛋白变异体的筛选试验。不稳定血红蛋白在异丙醇这种能降低血红蛋白分子内部氢键的非极性溶剂中，随时间推移逐渐形成混浊和絮状沉淀，30 min 内不沉淀为阴性。

【诊断思路】

诊断思路见图 263。

【伴随临床症状的鉴别诊断】

1. 伴夜间血红蛋白尿　25%PNH 患者以夜间血红蛋白尿为主诉，但全身症状（疲倦、嗜睡、乏力、周身不适）明显，常有偶发吞咽困难、疼痛、静脉血栓病史。PNH 主要临床表现为溶血、血栓形成倾向和骨髓衰竭。

2. 伴非胆红素尿黄疸　遗传性球形红细胞增多症出现黄疸时为非结合胆红素血症，检测不到胆红素尿。

3. 伴胆囊疾病　半数遗传性球形红细胞增多症可有胆色素性结石。

4. 伴家族史　典型的遗传性球形红细胞增多症可以是显性遗传，也可是隐性遗传。

【伴随实验室指标的鉴别诊断】

1. 红细胞渗透脆性试验　升高见于遗传性球形红细胞增多症和遗传性椭圆形红细胞增多

R

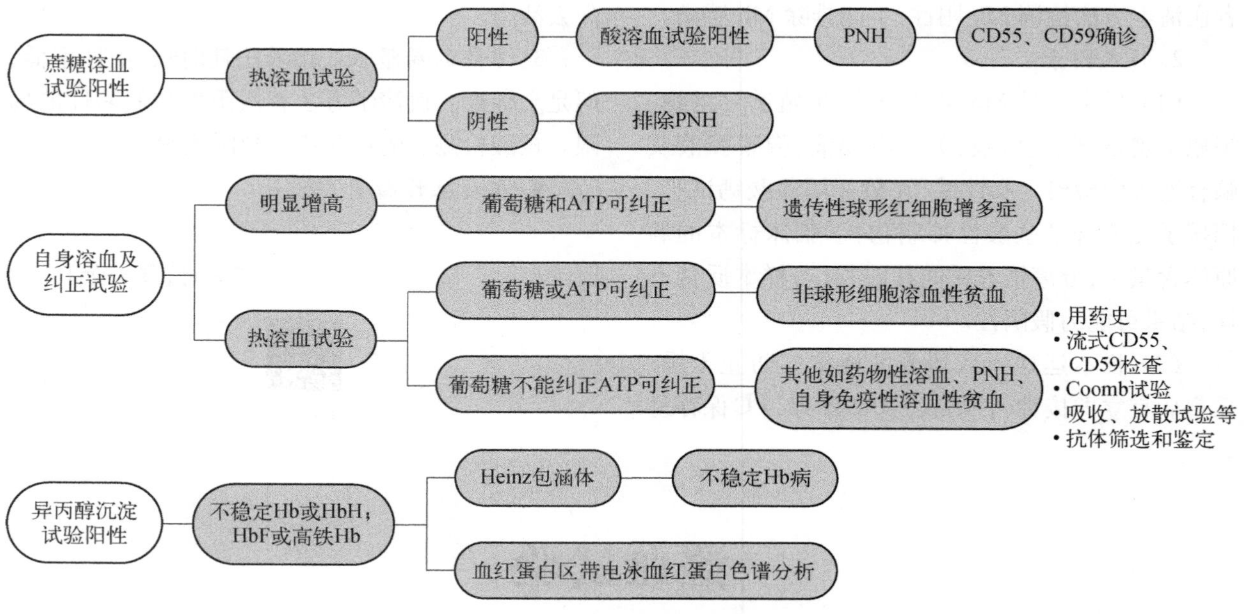

图 263　溶血试验诊断思路图

症，亦可见于自身免疫性溶血性贫血。减低见于各类珠蛋白生成障碍性贫血、HbC、HbD、HbE病、缺铁性贫血、脾切除术后及其他红细胞膜缺陷的疾病。

2. *外周血红细胞形态*　典型的遗传性球形红细胞增多症患者血片可见缺乏中央淡染区的球形红细胞，数量不等，伴红细胞大小不等及其他异形红细胞。

3. *骨髓涂片检查*　骨髓衰竭是 PNH 的主要临床表现之一，典型的 PNH 表现为骨髓增生活跃，红系增生过高，形态正常；伴骨髓衰竭时发生的 PNH 常见有再生障碍性贫血和难治性贫血 MDS 的表现。

4. *CD55、CD59 流式细胞术检测*　CD55、CD59 水平表达缺陷是 PNH 最直接的诊断依据。

5. *血红蛋白组分色谱分析*　同血红蛋白区带电泳分析，可初步发现各种异常血红蛋白及其含量，对血红蛋白病作出诊断。以高效液相色谱法分析血红蛋白组分是目前国际公认的主流技术。

【需进一步检查的实验室指标】

1. *PNH 相关实验室检查*　蔗糖溶血试验、热溶血试验、含铁血黄素试验均为 PNH 筛选试验；热溶血试验结果阴性时可极大可能排除 PNH；酸溶血试验是 PNH 的确诊试验；流式细胞术检测到 CD55、CD59 表达缺陷。

2. *异常血红蛋白病相关检查*　异丙醇试验阳性提示存在不稳定 Hb 或 HbH，HbF 和高铁 Hb 也可发生试验混浊；需进一步进行 HbF 测定、HbH 包涵体检查等以确定哪种血红蛋白的异常。

3. *红细胞膜缺陷疾病相关检查*　椭圆形红细胞增多症、棘形红细胞增多症、口型红细胞增多症等在外周血片中均可见相应的红细胞形态改变，需结合病史进一步明确诊断。

4. *溶血性贫血共同检查*　溶血时网织红细胞会反应性增多；外周血片可见红细胞碎片；血清 LDH 和胆红素升高；尿胆原升高等。

【指标评估的技术要点】

1. *蔗糖溶血试验、酸溶血试验*　保持用具干燥，避免溶血；酸溶血试验中，血清酸化后应塞盖避免 CO_2 逸出降低酸度，导致溶血减低。

2. *自身溶血试验及其纠正试验*　因需要在无菌条件下孵育 48 h 检测，故所有试剂和器材必须灭菌，严格遵守无菌操作。

3. *异丙醇试验*　异丙醇溶液浓度（17%）和温度（37℃）要严格控制，pH 不得低于 7.2；Hb 液需新鲜配制，久置可转变为高铁 Hb 造成假阳性。

【指标评估的影响因素】

1. *疾病因素* 酸溶血试验伴缺铁患者有时可呈假阴性，经铁剂治疗纠正后可阳性。

2. *器材污染* 自身溶血试验及其纠正试验因需无菌孵育 48 h，试剂和器材的污染可能产生结果假阳性。

3. *试剂配制* 异丙醇试验 Hb 液久置可转变为高铁 Hb 造成假阳性。

（胡晓波）

参考文献

乳酸和丙酮酸

【定义】

乳酸（lactate）是无氧糖酵解的代谢最终产物，是糖代谢的中间产物。丙酮酸（pyruvate）是糖类和大多数氨基酸分解代谢中重要的中间产物，丙酮酸在三大营养物质的代谢联系中起着重要的枢纽作用。

【分类】

临床上可见乳酸和丙酮酸升高。

【诊断思路】

丙酮酸升高诊断思路见图 264。乳酸升高诊断思路见图 265。

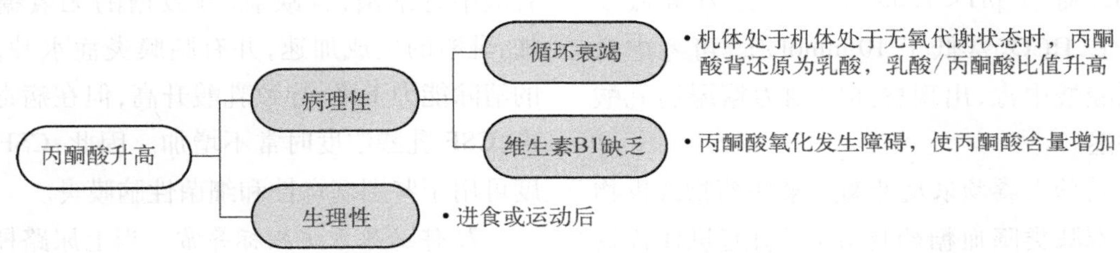

图 264 丙酮酸升高诊断思路图

【伴随临床症状的鉴别诊断】

1. *伴多尿、多饮、多食和体重下降* 考虑为糖尿病性高乳酸血症，因糖尿病患者常有丙酮酸氧化障碍及乳酸代谢缺陷。

2. *伴肥胖* 考虑为代谢综合征。导致胰岛素抵抗，丙酮酸脱氢酶的活性下降，糖类的有氧代谢障碍，无氧酵解增加，乳酸的生成增多。

3. *伴呼吸困难、面色灰白、发绀、大汗、烦躁* 考虑为心力衰竭，由心力衰竭导致的全身组织缺氧而致丙酮酸还原成乳酸的酵解作用增加，促使乳酸水平升高。根据临床症状与体征作出诊断。

4. *伴黄疸* 考虑为肝脏疾病，因某些肝脏疾病时，由于肝脏对乳酸的清除率减低，可出现乳酸升高。根据临床症状加上肝功能指标的检测加以鉴别。

5. *伴呼吸功能障碍* 考虑肺功能不全相关疾病，由严重的缺氧而致丙酮酸还原成乳酸的酵解作用增加。结合临床症状与血气分析可以作出诊断。

6. *伴出生后数月出现轻到中度乳酸血症、智能落后和发育迟缓* 考虑为丙酮酸羧化酶缺陷，通过检查体内丙酮酸羧化酶水平作出诊断。

7. *伴昏迷* 考虑为糖尿病乳酸酸中毒，出现

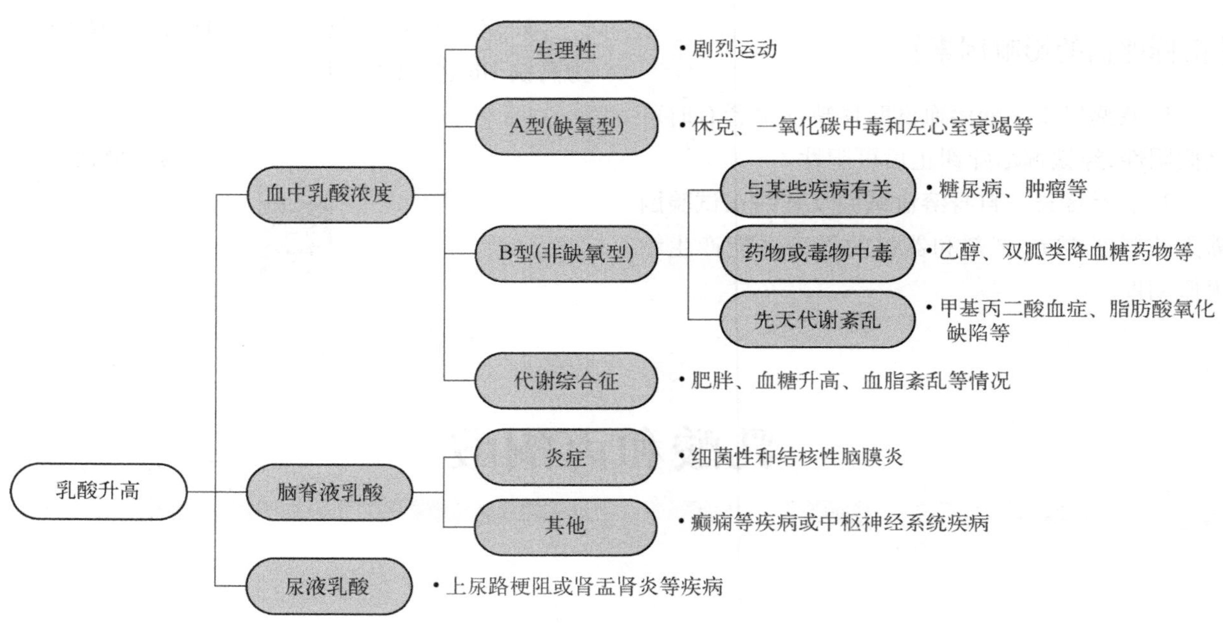

图 265　乳酸升高诊断思路图

昏迷时则为糖尿病乳酸酸中毒昏迷。常为糖尿病急性并发症引起。

【伴随实验室指标的鉴别诊断】

1. *伴血糖升高*　血糖升高，乳酸浓度 > 5 mmol/L，血浆 pH < 7.35，CO_2 结合力常低于 10 mmol/L，HCO_3^- 常低于 10 mmol/L，可考虑为糖尿病乳酸酸中毒，出现昏迷时则为糖尿病乳酸酸中毒昏迷。

2. *伴药物或毒物浓度升高*　某些药物或毒物（如乙醇、双胍类降血糖药物等）可引起机体代谢异常从而造成血液中乳酸浓度升高，通过测定相应药物浓度是否超过机体的正常水平即可做出相应诊断。

3. *伴血脂异常*　血脂紊乱是诊断代谢综合征的主要标准之一，血脂代谢异常的患者血乳酸水平趋于升高，可能的原因是：血脂代谢异常时丙酮酸脱氢酶的活性下降，糖类的有氧代谢障碍，无氧酵解增加，乳酸的生成增多。

4. *伴肝功能异常*　因某些肝脏疾病可导致肝脏对乳酸的清除率降低，可出现乳酸升高。根据临床症状还有肝功能指标，如胆红素三项等加以鉴别。

5. *伴肺功能指标异常*　因肺功能不全可造成全身组织的缺氧，从而导致丙酮酸还原成乳酸的酵解作用增加，使乳酸水平升高；可通过检测肺功能的相关指标来进行鉴别诊断，如肺活量、肺弥散功能测定、通气与血流比例测定等。

6. *伴脑脊液中的微生物学指标异常*　由于脑脊液中有细菌，且缺氧，导致糖的无氧糖酵解增加，乳酸的生成加速，并有脑膜炎症水肿，对乳酸的清除能力下降，导致乳酸升高，但在病毒性脑膜炎，CSF 乳酸浓度时常不增加。因此，CSF 乳酸浓度可用于鉴别病毒性和细菌性脑膜炎。

7. *伴泌尿系统指标异常*　当上尿路梗阻或肾盂肾炎时，会引起肾实质缺氧，导致乳酸的重吸收障碍和对内生性乳酸的清除率下降，因此导致尿液中的乳酸含量升高；可通过检查反映泌尿系统损失的相关指标加以鉴别诊断，如影像学检查、尿浓缩功能检查，酚红排泄率检测等。

【需进一步检查的实验室指标】

1. *血糖测定*　主要用于糖尿病的诊断与鉴别诊断。

2. *电解质、血 pH、渗透压检查*　主要用于检测患者体内的电解质与 pH 状态以便于诊断和纠正酸碱失衡状态。

3. *血酮体测定*　主要用于酮症酸中毒的诊断

与鉴别诊断。

4. 乙醇及相关药物或毒物测定　了解乳酸的升高是否与服用某些药物或毒物有关。

5. 血、尿常规检查　主要用于了解患者基础状况。

6. 肝功能、肾功能和血脂检查　主要用于代谢综合征异常的诊断与了解有无其他脏器的损伤。

【指标评估的技术要点】

1. 乳酸的测定　乳酸的测定有化学氧化法、电化学法、酶电极感应器法和酶催化法，前三种方法均为化学法，但其操作复杂，影响因素多，限制了它的应用。酶催化法灵敏度高，线性范围宽且适用于自动化分析仪，是乳酸测定较理想的常用方法。酶催化原理：在 NAD^+ 存在时，乳酸脱氢酶催化乳酸氧化成丙酮酸，同时生成 NADH。在 PH=9.8 时，平衡偏向乳酸氧化成丙酮酸。加入肼或氨基脲与丙酮酸生成复合物，使丙酮酸不断从反应体系中减少，促使反应向右进行。在紫外可见分光光度计波长 340 nm 处监测吸光度的升高速率，计算乳酸含量。

2. 丙酮酸的测定　丙酮酸的测定方法有乳酸脱氢酶法、酶电极感应器法和高效液相色谱法等，其中首选方法是乳酸脱氢酶法。其原理是乳酸脱氢酶催化丙酮酸还原成乳酸，反应公式如下；在 pH 为 7.5 时，反应向右侧进行，丙酮转化为乳酸盐，NADH 转化为 NAD^+。反应特异性高，不受酮戊二酸、β-羟丁酸、草酰乙酸盐、乙酰乙酸等影响。

【指标评估的影响因素】

1. 乳酸检测的影响因素　剧烈运动。

2. 丙酮酸检测的影响因素　运动、进食等。

（王　娟，张秀明）

参考文献

乳酸脱氢酶

【定义】

乳酸脱氢酶（LDH 或 LD）是一种含锌的糖酵解酶，分子量为 130~140 kDa，是糖无氧酵解及糖异生的重要酶系之一，催化乳酸和丙酮相互转化。该酶存在于所有组织细胞的胞质中，其中以肾脏含量较高，而肝脏中活性最高，其次为心脏、骨骼肌、肾脏。

【分类】

乳酸脱氢酶（LDH 或 LD）是由 H（heart）和 M（muscle）两种亚基组成的四聚体，它们按不同的形式排列组合形成含 4 个亚基的 5 种同工酶，即：LDH1（H4）、LDH2（H3M1）、LDH3（H2M2）、LDH4（HM3）和 LDH5（M4）。乳酸脱氢酶据其电泳迁移率的快慢，依次命名为 LDH1、LDH2、LDH3、LDH4 和 LDH5，血清中 LDH 含量的顺序是 LDH2>LDH1>LDH3>LDH4>LDH5。

LDH 同工酶的分布有明显的组织特异性，不同组织的乳酸脱氢酶同工酶分布不同，存在明显的组织特异性，人心肌、肾和红细胞中以 LDH1 和 LDH2 最多，骨骼肌和肝中以 LDH4 和 LDH5 最多，而肺、脾、胰、甲状腺、肾上腺和淋巴结等组织中以 LDH3 最多。后来从睾丸和精子中发现了 LDHx，其电泳迁移率介于 LDH4 和 LDH5 之间。

由于测定血清中乳酸脱氢酶的特异性较差，不同的组织或器官在不同的发育阶段或不同的生活周期均有其特异性的同工酶酶谱。目前临床上多同时测定乳酸脱氢酶同工酶来判断其组织来源。LDH 在组织中的分布特点是心、肾以 LDH1 为主，LDH2 次之；肺以 LDH3、LDH4 为主；骨骼肌以 LDH5 为主；肝以 LDH5 为主，LDH4 次之。所以可以根据其组织特异性来协助诊断疾病。正常人血清中 LDH2>LDH1，如有心肌酶释放入血则 LDH1>LDH2，利用此指标可以观察诊断心肌疾病或利用 LDH5/LDH4>1 可作为肝细胞损伤的指标等。

【诊断思路】

诊断思路见图 266。

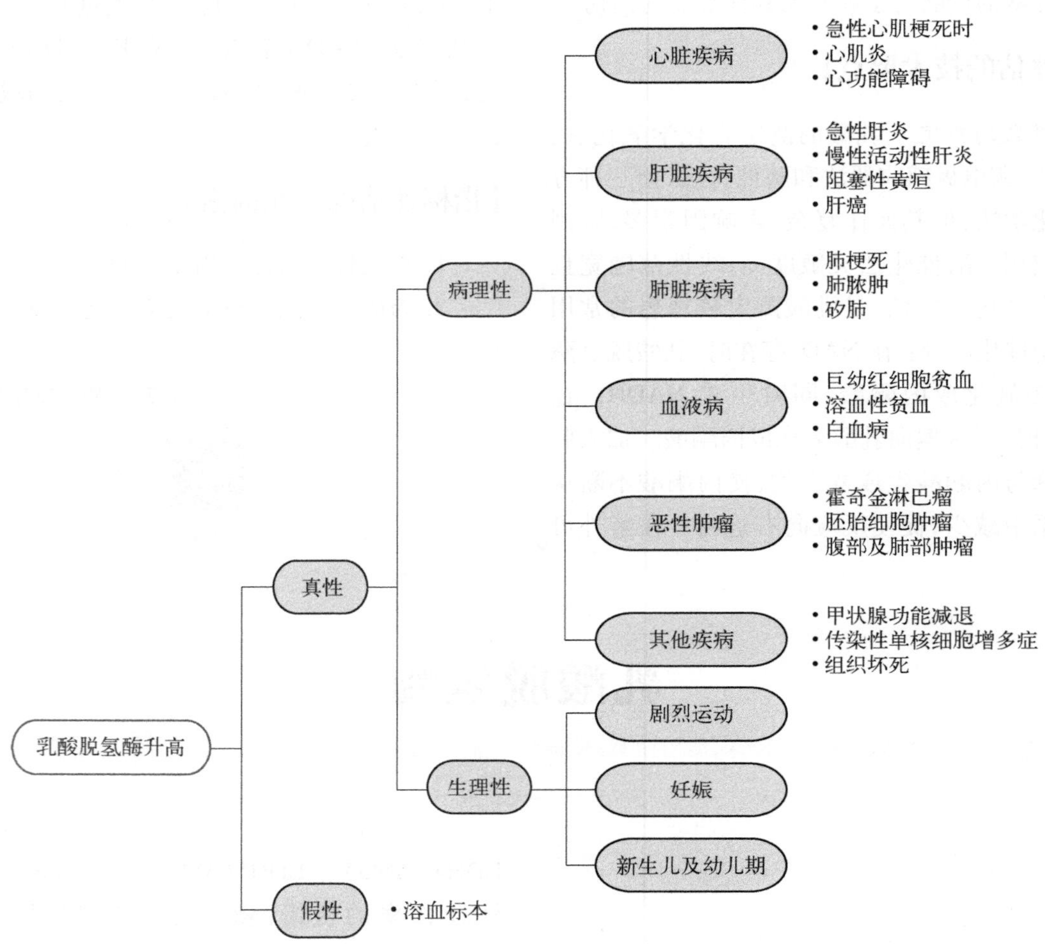

图 266　乳酸脱氢酶升高的诊断思路图

1. *心脏疾病*　心肌细胞 LDH 活性远高于血清数百倍，尤以 LDH1 和 LDH2 含量最高。急性心肌梗死时，血清 LDH1 和 LDH2 显著升高，血清 LDH1 和 LDH2 比值大于 1，且 LDH1 升高早于 LDH 总活性升高。其他心脏疾病：在心肌炎、心功能障碍、心脏损伤、心导管插入术、心瓣膜修复及置换时，酶的升高与心梗时的变化是一致的，心室心动过速、心电图异常、心导管插入术时，可伴 LDH 轻微增加。

2. *肝脏疾病*　如阻塞性黄疸、急性肝炎或慢性活动性肝炎 LDH 常显著或中度升高；肝癌时 LDH 活性明显升高，尤其是转移性肝癌升高更显著，可达 1 000 U/L。急性肝炎肝细胞损伤或坏死后，向血流释入大量的 LDH4 和 LDH5，致使血中 LDH5/LDH4 比值升高，故 LDH5/LDH4>1 可作为肝细胞损伤的指标；若血清 LDH5 持续升高或下降后再度升高，则可认为是慢性肝炎；肝性脑病患者的血清 LDH5、LDH4 活性极高时，常示预后不良；原发性肝癌以血清 LDH4>LDH5 较为常见。

3. 肺部疾病　如肺梗死、肺脓肿、硅肺等时血清乳酸脱氢酶活性升高。肺梗死 LDH3 和 LDH4 相等,LDH1 明显下降;肺脓肿患者的血清 LDH3、LDH4 常与 LDH5 同时升高;硅肺患者的血清 LDH1、LDH2 下降,LDH4、LDH5 升高。

4. 血液病　如白血病、巨幼红细胞贫血、溶血性贫血、恶性淋巴瘤等 LDH 活性亦升高。血液病引起的 LDH 活性升高,可通过血常规、血细胞形态学检查、白细胞分类、骨髓细胞分析、血细胞化学染色、染色体核型检查、免疫学检查、骨髓病理活检、相关酶学检查等加以鉴别。

5. 恶性肿瘤　LDH 广泛分布于细胞中,一旦受到肿瘤侵袭,LDH 就从细胞中释放出来,作为一种肿瘤标志酶已被众多学者所认可。有肝转移的肿瘤患者 70% 及无肝转移的肿瘤患者 20%~60% 有血清 LDH 水平升高。霍奇金病、腹部及肺部肿瘤、胚胎细胞肿瘤(畸胎瘤、睾丸精原细胞瘤、卵巢无性细胞瘤)等亦可有血清 LDH 升高。

6. 其他　如传染性单核细胞增多症、甲状腺功能减退、组织坏死、骨折、中枢神经系统疾患、营养不良等。

7. 非疾病因素

(1) 年龄：正常新生儿 LDH 水平很高,可达 775~2 000 U/L,满月后为 180~430 U/L,以后随年龄增长逐渐降低,12 岁后趋于恒定。

(2) 体育活动：剧烈锻炼时,引起细胞膜通透性改变,使肌肉系统释放 LDH 增多,LDH 活性升高可达参考上限值 3~5 倍。

(3) 妊娠：血清 LDH 可升高。

(4) 溶血：红细胞内 LDH 含量较正常的血清中多 150~1 000 倍,溶血可引起 LDH 浓度升高。

【伴随临床症状的鉴别诊断】

1. 伴胸痛胸闷　乳酸脱氢酶升高伴胸痛胸闷需考虑心脏疾病,如急性心肌梗死、心肌炎、心脏损伤等。急性心肌梗死时乳酸脱氢酶(LDH)发病后 8~12 h 升高,2~3 d 达高峰,1~2 周才恢复正常;乳酸脱氢酶同工酶 LDH1 在急性心肌梗死后数小时,在总乳酸脱氢酶尚未出现前就已出现,可持续 10 d,其阳性率超过 95%。另可依据心肌酶谱、心梗指标、心电图、心脏 B 超等对急性心肌梗死、心肌炎、心脏损伤等加以鉴别。

2. 伴乏力、消化道症状和肝区不适　乳酸脱氢酶升高伴乏力、消化道症状和肝区不适需考虑阻塞性黄疸、急性肝炎或慢性活动性肝炎、肝癌的可能。阻塞性黄疸时血清转氨酶一般无明显升高;在伴有继发性肝细胞损害时可轻度或中度升高,血清胆红素明显升高;尿胆红素阳性,尿像浓茶样;粪胆原排出明显减少;粪便可呈陶土色。急性肝炎或慢性活动性肝炎 LDH 常显著或中度升高;肝癌时 LDH 活性明显升高,尤其是转移性肝癌升高更显著,可达 1 000 U/L。乳酸脱氢酶升高伴乏力、消化道症状和肝区不适时需结合肝功能(胆红素、谷丙转氨酶、谷草转氨酶、碱性磷酸酶等)、肿瘤指标、腹部 B 超、CT 等加以鉴别。

3. 伴贫血、出血、发热　乳酸脱氢酶升高伴贫血、出血、发热见于血液病如白血病、巨幼红细胞贫血、溶血性贫血、恶性淋巴瘤等。溶血性贫血导致 LDH 升高的同时血胆红素、游离胆红素升高;血红蛋白尿和含铁血黄素尿,尿胆原和粪胆原在尿中排出量增多。另通过血常规、血细胞形态学检查、白细胞分类、骨髓细胞分析、血细胞化学染色、染色体核型检查、免疫学检查、骨髓病理活检、相关酶学检查等加以鉴别。

4. 伴呼吸困难、胸痛、咯血等　乳酸脱氢酶升高伴呼吸困难、胸痛、咯血等结合 D－二聚体、X 线平片、血管造影、CT 以及核素扫描等可诊断肺梗死。

5. 伴胸腔积液、腹水　胸腹腔积液的 LDH 活性最初源于肿瘤细胞或中性粒细胞,感染和肿瘤时,可导致血清及胸腹腔积液中 LDH 活性进一步升高,一般肿瘤时胸腹腔积液中的 LDH 总活力较炎性胸腹腔积液高;在由心力衰竭引起的腹腔积液中,LDH 无明显升高。在自发性细菌性腹膜炎中 LDH 活性升高近 4 倍。

【伴随实验室指标的鉴别诊断】

1. 伴肌酸激酶及肌酸激酶同工酶升高　乳酸脱氢酶升高伴肌酸激酶及肌酸激酶同工酶(CK－MB)升高、血清 LDH1 升高可诊断心脏疾病,结合心电图、心脏 B 超等检查可鉴别诊断急性心肌梗死、心肌炎等。

2. 伴谷丙转氨酶、胆红素等肝功指标升高　乳酸脱氢酶升高伴谷丙转氨酶、胆红素等肝功指标升高见于肝脏疾病。如阻塞性黄疸、急性肝炎或慢性活动性肝炎、肝癌等。阻塞性黄疸时血清转氨酶一般无明显升高；在伴有继发性肝细胞损害时可轻度或中度升高，血清胆红素明显升高；尿胆红素阳性，尿像浓茶样；粪胆原排出明显减少；粪便可呈陶土色。急性肝炎或慢性活动性肝炎 LDH 常显著或中度升高；肝癌时 LDH 活性明显升高，尤其是转移性肝癌升高更显著，可达 1 000 U/L。乳酸脱氢酶升高伴乏力、消化道症状和肝区不适时需结合肝功能（胆红素、谷丙转氨酶、谷草转氨酶、碱性磷酸酶等）、肿瘤指标、腹部 B 超、CT 等加以鉴别。

3. 伴 D－二聚体升高　乳酸脱氢酶升高伴 D－二聚体升高可考虑肺梗死。结合 X 线平片、血管造影、CT 及核素扫描等可诊断肺梗死。

4. 伴血细胞异常、血红蛋白降低　乳酸脱氢酶升高伴血细胞异常、血红蛋白降低见于血液病如白血病、巨幼红细胞贫血、溶血性贫血、恶性淋巴瘤等。通过血常规、血细胞形态学检查、白细胞分类、骨髓细胞分析、血细胞化学染色、染色体核型检查、免疫学检查、骨髓病理活检、相关酶学检查等加以鉴别。

【需进一步检查的实验室指标】

1. 血常规检查　包括白细胞、红细胞、血小板、血红蛋白、白细胞分类等。

2. 血、骨髓细胞的特殊检查　包括血细胞形态学检查、血细胞化学染色、骨髓细胞分析等。

3. 病原学检查　包括甲型、乙型、丙型、丁型、戊型肝炎病毒等。

4. 心肌酶谱检查　包括肌酸激酶及肌酸激酶同工酶、谷草转氨酶、乳酸脱氢酶、乳酸脱氢酶同工酶 1、肌钙蛋白、肌红蛋白等。

5. 免疫学检查　包括各类 CD 分子、抗核抗体（ANA）、ENA 谱等。

6. 血生化检验　包括肝功能、肾功能、电解质、血脂等。

7. 电泳分离　乳酸脱氢酶同工酶依据乳酸脱氢酶同工酶 LDH1、LDH2、LDH3、LDH4、LDH5 的不同组织、器官来源对疾病加以鉴别。

8. 凝血功能及血栓检测　包括 PT、APTT、FIb、FDP、D－D 和 TM 等。

9. 其他　包括心电图、脑电图、B 超、X 线片、肌电图、组织活检、CT 扫描，MRI 等。

【指标评估的技术要点】

1. 乳酸脱氢酶活性测定方法　分正向（L－P）和逆向（P－L），两种测定方法因反应温度、底物和缓冲液浓度不同，其参考区间也有差异。以乳酸和 NAD 为底物，在 340 nm 监测吸光度升高速率为正向反应；以丙酮酸和 NADH 为底物，监测 340 nm 吸光度下降速率为逆向反应。正逆反应两法相比正向反应底物液的稳定性比逆向反应的稳定性强；速率反应的线性范围较宽。

2. 电泳分离乳酸脱氢酶同工酶　方法有多种，如聚丙烯酰胺凝胶连续电泳、琼脂糖凝胶电泳、醋酸纤维素薄膜法等。正常成人血中乳酸脱氢酶同工酶含量的顺序是 LDH2>LDH1>LDH3>LDH4>LDH5，因此依据乳酸脱氢酶同工酶含量及 CK、CK－MB 结果用于诊断和鉴别诊断心、肝和骨骼肌疾病。

【指标评估的影响因素】

1. 非疾病因素　正常新生儿 LDH 水平很高，可达 775～2 000 U/L，满月后为 180～430 U/L，以后随年龄增长逐渐降低，12 岁后趋于恒定；剧烈锻炼时引起细胞膜通透性改变，使肌肉系统释放 LDH 增多，LDH 活性升高可达参考上限值 3～5 倍；妊娠时，血清 LDH 可升高。

2. 溶血　因红细胞内 LDH 含量较正常的血清中多 150～1 000 倍，溶血可引起 LDH 浓度升高。

（石玉玲，陈建芸）

参考文献

$\int$

沙门菌

【定义】

沙门菌属（*Salmonella*）细菌是一群寄生在人类和动物肠道中，生化反应和抗原结构相关的革兰阴性杆菌。沙门菌属中少数血清型如伤寒沙门菌、甲型副伤寒沙门菌、肖氏沙门菌和希氏沙门菌是人的病原菌，对人类有直接致病作用，引起肠热症。

【分类】

沙门菌属分为肠道沙门菌（*S. enterica*）和邦戈沙门菌（*S. bongori*）两个种；其中肠道沙门菌又可分6个亚种。

沙门菌属共有2 500多个血清型。引起人类疾病的沙门菌多属于肠沙门菌亚种I，亚种I包括血清型分群中的A、B、C1、C2、D和E群，分离自人和温血动物。其余亚种均来自环境和冷血动物，血清型为F群。实验室多以菌种的形式代替血清型报告，如伤寒沙门菌、猪霍乱沙门菌、副伤寒沙门菌、肠炎沙门菌、鼠伤寒沙门菌等，其实都是血清型。

利用Vi噬菌体分型有33个型，其特异性比血清型更为专业，用于流行病学调查和传染源的追踪。

【诊断思路】

诊断思路见图267。

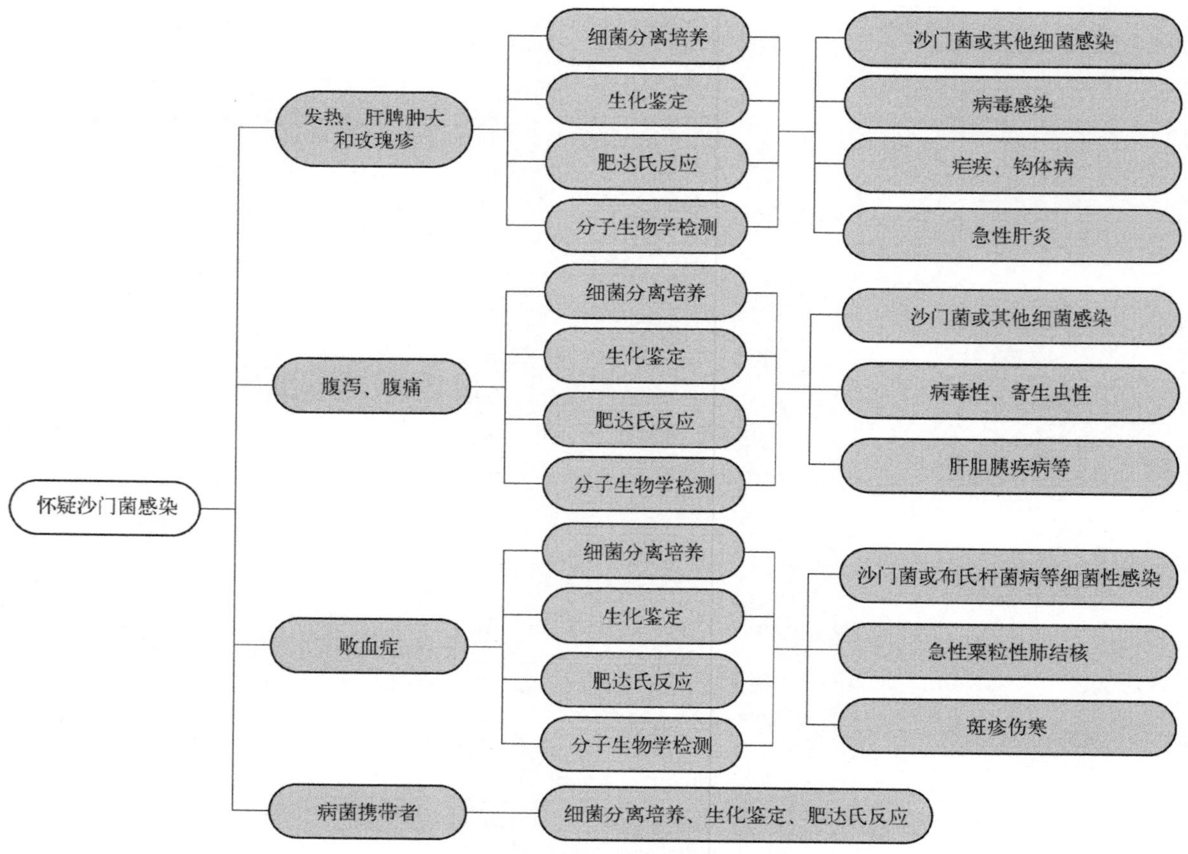

图267 怀疑沙门菌感染的诊断思路图

S

【伴随临床症状的鉴别诊断】

1. 伴发热、肝脾肿大和玫瑰疹　伤寒沙门菌可引起伤寒，甲型副伤寒沙门菌、肖氏沙门菌、希氏沙门菌可引起的副伤寒。相对于伤寒，副伤寒病情较轻，病程较短。沙门菌是胞内寄生菌，当细菌被摄入并通过胃后，细菌经M细胞被巨噬细胞吞噬后，部分菌通过淋巴液到达肠系膜淋巴结大量繁殖后，经胸导管进入血流引起第一次菌血症，细菌随血流进入肝脏、肾脏、胆囊等器官。患者出现发热、不适、全身疼痛等前驱症状。从病菌经口进入到疾病发作的时间与感染剂量有关，短则3 d，长可达50 d，通常潜伏期为1~2周。病菌在上述器官再次繁殖后，再次入血引起第2次菌血症。未经治疗病例，此时症状明显，体温先呈阶梯性上升，持续1周，然后高热（39~40℃）保持7~10 d，同时出现相对缓脉，肝脾肿大，全身中毒症状显著，皮肤出现玫瑰疹，外周血白细胞相对下降。胆囊内细菌通过胆汁进入肠道，再次侵入肠壁淋巴组织，使已致敏的组织发生超敏反应，导致局部坏死和溃疡，严重者有肠出血或肠穿孔并发症。在同时存在血吸虫的地区，可出现伴随慢性菌血症，发热长达数月的慢性感染。

2. 伴腹泻、腹痛　腹泻、腹痛是沙门菌感染最常见的临床表现，约占70%，由摄入大量被鼠伤寒沙门菌、猪霍乱沙门菌、肠炎沙门菌等污染的食物而引起胃肠炎（食物中毒）。该病潜伏期6~24 h，起病急，主要症状为发热、水样腹泻，偶有黏液或脓性腹泻。大部分病例在2~3 d后自愈，重者可持续数周。鼠伤寒沙门氏菌感染时，以腹泻、高热为主，脓血便多见；成人高热较少，热程较短，腹痛及里急后重较多，而儿童高热较久，呕吐及脱水较多。偶有呈霍乱样暴发性胃肠炎型者，患者呕吐和腹泻均剧烈，体温在病初时升高，立即下降，脉弱而速，可出现严重脱水、电解质紊乱、肌肉痉挛、尿少或尿闭，如抢救不及时，可于短期内因急性肾衰竭或周围循环衰竭而死亡。

3. 伴败血症　多见于儿童和免疫力低下的成人。病菌以猪霍乱沙门菌、希氏沙门菌、鼠伤寒沙门菌、肠炎沙门菌等常见。败血症症状严重，有高热、寒战、厌食和贫血等，但肠道症状常常缺少。10%的患者可出现局部化脓性感染，如脑膜炎、骨髓炎、胆囊炎、心内膜炎、关节炎等。

4. 病菌携带者　在症状消失1年或更长时间仍可在其粪便中检出有相应沙门菌。有1%~5%肠热症患者可转变为无症状的病菌携带者，为重要传染源。

【伴随实验室指标的鉴别诊断】

1. 伴细菌培养阳性　根据持续高热、肝脾肿大和皮肤玫瑰疹等症状，可做出初步诊断，确诊还需进行标本细菌分离培养或做血清学肥达氏反应。如果经血、尿、粪便、骨髓等标本的细菌分离培养，能够培养出沙门菌，抑或肥达氏反应阳性，均可作出明确诊断。在伤寒早期（第1周），其典型症状不明显，一般表现为高烧，食欲缺乏，全身乏力，应注意与病毒感染、疟疾、钩体病、急性肝炎等相鉴别。

2. 伴胃肠炎型腹痛腹泻　沙门菌感染引起胃肠炎的主要症状为发热、水样腹泻，偶有黏液或脓性腹泻。鉴别诊断胃肠炎型伤寒应与以腹痛、腹泻为主要症状的其他细菌性、病毒性、寄生虫肠道感染性疾病相区别，并与化学毒物与生物毒物引起的胃肠炎相鉴别。通过标本的细菌培养及肥达氏反应进行确诊。

3. 伴败血症　在伤寒极期，会出现全身感染的中毒症状，要与其他细菌性感染引起的败血症以及布氏杆菌病、急性粟粒性肺结核、斑疹伤寒相鉴别。

4. 无症状携带　无症状携带者为重要的传染源，应做相关人群标本的细菌培养或肥达氏反应进行确诊。

S

【需进一步检查的实验室指标】

1. 血常规检查　白细胞计数，中性白细胞百分比等。

2. 大便常规检查　有无脓血细胞、黏液等。部分粪便有黏液和血，在镜下有的可见中性粒细胞增多，在婴幼儿中较多见。

3. 肥达氏反应（widal test）　用已知伤寒、副伤寒沙门菌O、H抗原来检测患者血清中有无相应抗体及抗体效价的凝集试验，可以辅助诊断伤寒和副伤寒。

4. 分子生物学鉴定　分子生物学技术可用于沙门菌感染的诊断。基因探针可检出标本中的伤寒沙门菌量为 1 000 个；而 PCR 技术对 10 个伤寒沙门菌就可检出。

【指标评估的技术要点】

1. 标本采集　肠热症因病程不同采集不同标本，第 1 周取外周血，第 2 周起取粪便，第 3 周起可采集尿液，1~3 周均可取骨髓液，副伤寒病程较短，因此标本采集时间可相对提前。胃肠炎取粪便、呕吐物和可疑食物。败血症取血液。胆道带菌者可取十二指肠引流液。粪便标本取黏液部分，与等量 Loeffler 亚甲蓝染液均匀混合于载玻片上，盖上盖玻片 2~3 min 后，高倍镜下观察。如见到大量中性粒细胞，则可能与沙门菌属细菌感染有关。

2. 分离培养血液和骨髓液　需增菌后再接种于肠道选择鉴别培养基；粪便和经离心的尿沉淀物等直接接种于肠道鉴别培养基或 SS 选择培养基。37℃培养 24 h 后，挑取无色半透明的不发酵乳糖菌落接种至双糖或三糖铁培养基。若怀疑为沙门菌，再继续做系列生化反应，并用沙门菌多价抗血清作玻片凝集试验予以确定。

3. 肥达氏反应　肥达反应结果的判断必须结合临床表现、病史、病程及地区流行病学情况，如下所述。

(1) 通常，伤寒沙门菌 O 凝集效价≥1∶80，H 效价≥1∶160，副伤寒 A、B、C 的 H 效价≥1∶80 有诊断意义。

(2) 动态观察：单次检测效价升高不能定论，应在病程中逐周复查。效价递增或恢复期比初次效价≥4 倍者才有诊断价值。

(3) O 抗原刺激机体产生 IgM 抗体，出现较早而且在血清中存在时间较短，H 抗原刺激抗体产生 IgM 抗体，出现较迟但持续时间较长，一般 O、H 均升高，则伤寒、副伤寒可能性较大；O 不高而 H 高可能为预防接种的回忆反应；O 高而 H 不高则可能为感染早期或与伤寒沙门菌 O 抗原有交叉反应的其他沙门菌感染。可于 1 周后复查，如 H 升高则可诊断。

【指标评估的影响因素】

(1) 因普遍使用抗生素，目前肠热症的症状常不典型，临床标本阳性分离率低，故血清学试验仍有协助诊断意义。少数病例，整个病程中，肥达氏反应试验始终在正常范围内。可能是由于早期使用抗生素治疗，或患者免疫功能低下等所致，因此应结合临床表现作诊断。

(2) 对伤寒带菌者的检出，分离出病原菌是最可靠的诊断方法。标本为可疑者的粪便、胆汁或尿液，但检出率不高。一般先用血清学方法检测可疑者 Vi 抗体进行筛选，若效价比≥10 时，再反复取粪便标本进行分离培养，以确定是否为伤寒带菌者。

（李智山）

参考文献

S

沙眼衣原体

【定义】

沙眼衣原体（*Chlamydiceae trachomatis*，Ct）能引起眼部感染、泌尿生殖系统感染、性病肉芽肿以及其他器官疾病的一类能通过细菌滤器，专性寄生在真核细胞内、有独特发育周期（原体和网状体）的原核细胞型微生物。沙眼主要通过眼—眼或眼—手—眼的途径进行传播，目前仍是非洲和中东地区引起失明的重要原因。Ct引起的泌尿生殖道感染是一种常见的性传播疾病，据WHO报道，近年来，Ct引起的细菌性性传播疾病逐步增长，预估每年有1亿多人感染。

【分类】

Ct分类上属于衣原体目，衣原体科，衣原体属，沙眼衣原体种。与人类疾病有关的有19个血清型。根据主要外膜蛋白（MOMP）抗原表位氨基酸序列的差异，用间接微量免疫荧光试验，可区分这19个血清型。沙眼生物型分A、B、Ba、C、D、Da、E、F、G、H、I、Ia、J、Ja、K共15个血清型，LGV生物型又有L1、L2、L2a、L3共4个血清型。A~C型主要引起眼部感染。急性感染为结膜炎，如不经治疗，则发展成沙眼，甚至致盲，沙眼在亚洲和非洲更常见。D~K型主要引起泌尿生殖系统、直肠、咽和结膜。此外，围生期传播可导致新生儿结膜炎、咽炎和肺炎。L1、L2和L3型能穿过上皮，引起侵袭性感染，如淋巴肉芽肿和盆腔炎。

【诊断思路】

诊断思路见图268。

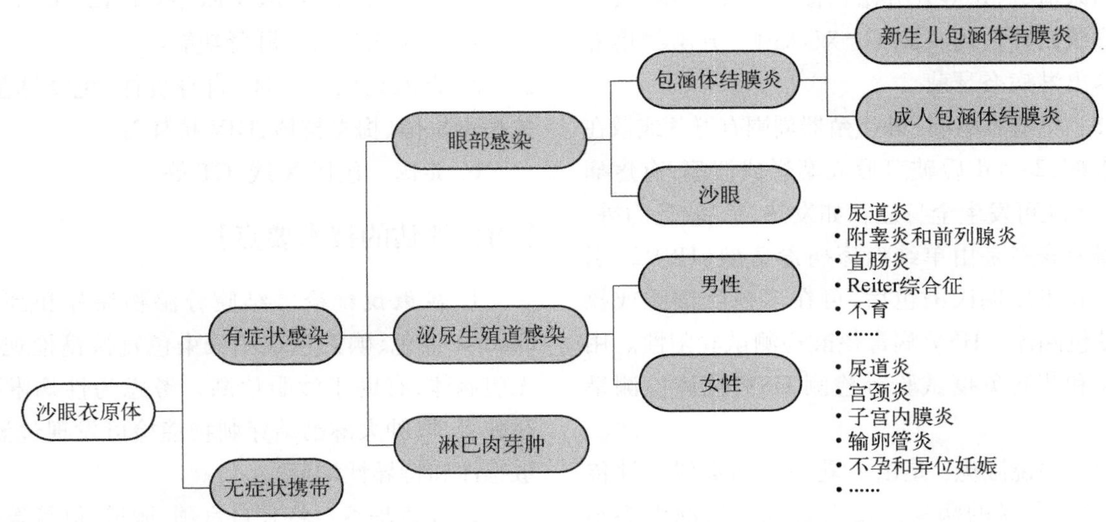

图268　沙眼衣原体诊断思路图

【伴随临床症状的鉴别诊断】

1. 伴畏光、流泪、眼红、异物感等症状　慢性起病，多为双眼发病，急性期临床表现有畏光、流泪、异物感，有较多脓性分泌物，可出现乳头肥大、角膜、结膜满布滤泡等，晚期睑结膜、角膜瘢痕形成，甚至导致失明，需考虑沙眼。需与包涵体结膜炎、细菌性和病毒性结膜炎鉴别。

（1）包涵体结膜炎：症状和病变类似沙眼，但无角膜血管翳和结膜瘢痕，可痊愈，无后遗症。由沙眼生物型B、Ba、D~K血清型引起。婴儿主要通过产道感染，成人主要通过性接触、手—眼接触或污染的游泳池水间接传播患病。

（2）细菌性结膜炎：表现为急性乳头状结膜炎伴卡他性或脓性渗出物。由单眼波及双眼发病。按发病快慢分为超急性、急性、亚急性和慢性。超急性细菌性结膜炎最常见的病原体为淋病奈瑟菌或脑膜炎奈瑟菌。急性细菌性结膜炎最常见的病原体为金黄色葡萄球菌、肺炎链球菌和流感嗜血杆菌。此外，表皮葡萄球菌在眼部感染中也有重要意义。

（3）病毒性结膜炎：主要表现为咽结膜热和流行性角结膜炎。前者为伴有上呼吸道感染和发热的急性滤泡性结膜炎，主要临床表现有乏力、发热、流泪、眼红、咽痛和耳前淋巴结肿大。后者主要症状为充血、疼痛、畏光并伴有水样分泌物和耳前淋巴结肿大并压痛。病毒性结膜炎可自愈，而细菌性和衣原体性结膜炎均需抗感染治疗。

2. 伴泌尿生殖道感染症状　男性感染Ct可出现尿道炎、附睾炎、直肠炎、直肠结肠炎、Reiter综合征及不育等；女性则可引起尿道炎、宫颈炎、子宫内膜炎、输卵管炎、不孕和异位妊娠等。需与其他病原体引起泌尿生殖道感染的疾病鉴别。

（1）梅毒：早期先天梅毒表现为皮肤松弛，老人貌。有水疱、扁平湿疣、口角与肛周放射性皴裂。晚期先天梅毒可伴有马鞍鼻、哈钦森牙、神经性耳聋等特征性症状。

（2）淋病：由淋病奈瑟菌引起，表现为泌尿生殖系统化脓性炎的一组疾病。淋病包括单纯性淋病、淋病并发症和播散性淋病奈瑟菌感染。淋病患者的尿道、宫颈等处分泌物涂片作革兰染色，可在多形核白鞋包内找到G－双球菌。分泌物培养可培养出淋病奈瑟菌。

（3）生殖器疱疹：外生殖器周围有群簇或散在的小水疱，2~4 d后破溃形成糜烂或溃疡，有疼痛感。患者还可发生全身症状如发热、头痛、乏力等。生殖器疱疹多是由单纯疱疹病毒2型（HSV2）引起。疱底印片瑞氏染色后，可在多核巨细胞或核内查见包涵体。HSV病毒核酸检测试验阳性。用ELISA和荧光免疫试验等检测HSV抗体检测呈阳性。

（4）尖锐湿疣：是由人乳头瘤病毒侵入性传播的皮肤、黏膜的病变。皮损表现为局部大小不等的丘疹，逐渐发展为乳头状、鸡冠状、菜花状或团块状的赘生物。可自觉瘙痒、灼痛，常因皮损脆性增加而出血或继发感染。用PCR技术检测HPV核酸并分型。临床常见的尖锐湿疣多由HPV6型或11型引起。

（5）非淋病奈瑟菌性泌尿生殖道炎：由其他特殊病原体，如人型支原体、解脲脲原体等感染引起的STD。无症状或者症状较轻。

【伴随实验室指标的鉴别诊断】

1. 伴分泌物查见包涵体　在眼结膜、尿道及宫颈上皮细胞内发现典型包涵体对诊断衣原体感染有参考价值，但不能明确衣原体的型别及是否为病毒感染（或者衣原体和病毒混合感染）。

2. 免疫球蛋白升高　普氏立克次体和贝纳柯克斯体感染后可产生血清特异性IgM、IgG及IgA。需与自身免疫病、多发性骨髓瘤及其他感染性疾病鉴别。

【需进一步检查的实验室指标】

1. Ct相关实验室检查　分泌物染色镜检查包涵体；Ct分离培养鉴定；荧光抗体实验或酶联免疫吸附实验等检测血清中Ct特异性的IgM、IgA、IgG；PCR技术扩增Ct的MOMP基因序列和16S rRNA基因的可变区等。

2. 血常规检查　白细胞、红细胞、血小板、中性粒细胞百分比、淋巴细胞百分比等。

3. 炎性指标　ESR、CRP、PCT、IL－6等。

4. 血生化检查　肝肾功能。

5. 血液免疫　补体、自身抗体、免疫球蛋白、抗病毒抗体、梅毒抗体、HIV抗体等。

6. 其他　包括X线、CT等。

【指标评估的技术要点】

1. 显微镜镜检　结膜分泌物涂片和刮片行Giemsa染色、碘染色或帕氏染色直接镜检观察有无包涵体，有助于沙眼诊断。考虑为性病淋巴肉芽肿者，取肿大淋巴结穿刺物镜检可发现包涵体。敏感性和特异性均低。

2. 分离培养　将来自宫颈、尿道、肛管等部位的样本处理有接种在Mc Coy，Hela 229和Buffalo Green猴肾细胞。24~72 h作Giemsa、碘液或者荧光标记的抗LPS（或MOMP）抗体染色观察典型的细胞内包涵体。其中，以荧光标记的抗MOMP抗体染色特异性最高，被认为是Ct检测的参考试验。Ct培养的阳性率能最高只能达到60%~80%。Ct培养需要活的病原体、特殊的采集和转运设备，技术熟练的实验人员及配备齐全的实验室等大大削弱了实验的敏感性。因此，培养法在诊断实验室用得越来越少，参考实验室用培养法来监测药物敏感性和毒力改变，或者用于疑为性侵犯事件诊断的确证实验。

3. 核酸扩增试验　核酸扩增试验（nucleic acids amplification tests，NAATs）是最灵敏的检测衣原体的方法。大部分NAATs的原理是提取样

S

本核酸,PCR 后用荧光探针检测扩增产物。这种方法不仅大大缩短了检测时间,提高了检出 Ct 的灵敏度,还不需要活的病原体和特殊的转运装置和方式。多数 NAATs 具有很好的一致性,少数不一致的原因主要是检验灵敏度不同,核酸提取的效力不同及 Ct 的遗传变异。检测靶区域基因缺失和同时感染的几种衣原体基因重组是最常见的变异类型。在 NAATs 中实现双靶测定使遗传变异的衣原体检测成为可能。

4. 快速检测试验(rapid diagnostic tests, RDTs) 直接抗原检测如免疫层析、免疫荧光测定等检测的是 Ct 的 LPS 抗原,优点是能在数分钟内出结果,对于检测阳性患者可以尽快给予治疗。不足是对无症状和有症状的 Ct 感染的阳性率低,荷兰的一项 772 人的研究表明,与 PCR 相比,快速检测 Ct 的敏感度仅为 11.6%~27.3%。与基于免疫层析的 RDT 不同的分子微生物的快速诊断则具有很高的准确性。Cepheid 公司的 Xpert 检测可以在近 90 min 内完成 Ct 和淋病奈瑟菌的检测。而 Atlas Genetics 公司的基于微流控系统和电化学检测 PCR 产物原理的产品 Io POC-test Chamydia 更是可以在 30 min 内提供结果。

5. 血清学检测 血清学检测不适宜于诊断下生殖道上皮的局部感染,因为抗体往往要几周后才产生,产生的抗体滴度可能不高,而且许多血清学试验不能区分衣原体的种别。微量荧光免疫测定法(microimmunefluorescence, MIF)检测 Ct 抗体,血清 IgM 滴度>1∶32 被认为有感染,但是这种方法在婴幼儿肺炎诊断中已不作推荐。酶免疫测定(enzymeimmunoassays, EIA)和免疫印迹法检测 Ct 抗体在实验室中更为常用。不同种的衣原体抗体及医学 G⁻细菌抗体的交叉反应将会影响结果的判读。

【指标评估的影响因素】

1. 患者因素 老年人和儿童由于免疫力低下,血清学检测方法可能出现假阴性。下生殖道局部感染 Ct,抗体可能为阴性。先天性或者获得性免疫缺陷者、器官移植、使用免疫抑制剂者血清学方法检测 CT 阴性,不能排除 Ct 感染。

2. 样本因素

(1)样本质量:Ct 可从晨尿、宫颈拭子、直肠拭子、尿道分泌物、咽拭子、淋巴结脓液及结膜脓液等中检出。临床标本的病原体含量少,标本还有抑制剂,不当运输或不及时处理导致病原体死亡,结果可能为假阴性。

(2)样本运送方式:用于培养的标本采集后应置于运送培养基中送检,常用的运送培养基为 2SP 培养基。采样后距检验时间不超过 5 d,标本应暂存于 4℃。

3. 人员操作因素

(郝晓柯,贺文芳)

参考文献

上皮细胞尿

【定义】

正常情况下尿液中有少量上皮细胞,包括扁平上皮细胞、肾小管上皮细胞、移行上皮细胞,属于正常现象,当上述上皮细胞大量出现时称为上皮细胞尿。

【分类】

1. 扁平上皮细胞尿 扁平上皮细胞,来自输尿管下部、膀胱、尿道和阴道的表层。胞体为尿上

S

皮细胞中最大，形状不规则，多边多角，边缘常卷折，胞核很小，呈圆形或卵圆形，有时可有两个以上小核，全角化者核更小或无核，为上皮细胞中胞核最小者，胞质丰富。尿扁平上皮细胞增多常提示尿道炎。

2. *肾小管上皮细胞尿*　肾小管上皮细胞是一种立方上皮细胞，比中性粒细胞大1.5~2倍，含一个较大的圆形胞核，核膜很厚，因此细胞核突出易见，在尿中易变性呈不规则的钝角状。胞质中有小空泡，颗粒或脂肪小滴，这种细胞在正常人尿中极为少见，在急性肾小管病变时可见到；急性肾小管坏死的多尿期可大量出现。肾移植后如出现排异反应亦可见脱落成片的肾小管上皮细胞。

3. *移行上皮细胞尿*　指尿液中出现由肾盂、输尿管、膀胱和尿道近膀胱段等处脱落的移行上皮组织。包括表层、中、底层移行上皮细胞，其中表层移行上皮细胞在膀胱炎的预测中价值较大，而中、底层移行上皮细胞阳性率在肾盂肾炎中较高。

【诊断思路】

诊断思路见图269。

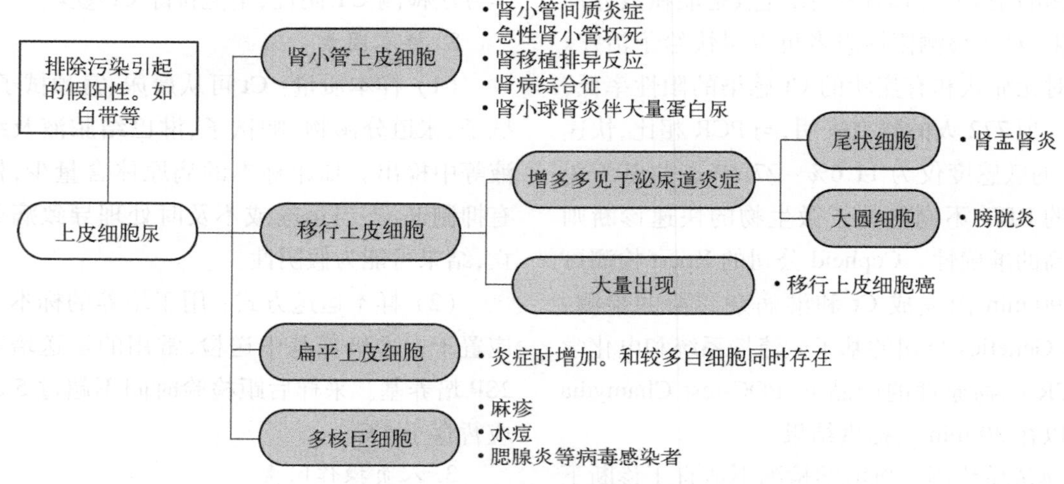

图269　上皮细胞尿诊断思路图

通过检测尿上皮细胞类型可判断其来源并初步定位泌尿系统病变部位，配合尿白细胞、中段尿培养、B超等检查，可进一步明确是否感染或肿瘤等疾病。

【伴随临床症状的鉴别诊断】

1. *伴尿路刺激症状*　需考虑膀胱炎、尿道炎，结合尿沉渣白细胞镜检、亚硝酸盐实验及中段尿培养可确诊。

2. *伴发热、寒战、乏力等全身症状*　多见于肾盂肾炎，急性期患者可出现肾区叩痛，中段尿培养阳性确诊，若出现午后低热、乏力，需考虑肾结核，患者可出现全程血尿；当有肾周脓肿、肾乳头坏死物排出时出现肾绞痛。

3. *伴多尿*　多见于急性肾小管坏死多尿期，或肾移植出现明显排斥反应时，尿中出现大量肾小管上皮细胞。

【伴随实验室指标的鉴别诊断】

1. *伴尿白细胞增多*　多考虑泌尿系统感染，结合中段尿培养、尿亚硝酸盐实验可确诊，根据有无尿路刺激症状或全身症状，分为上尿路感染和下尿路感染。

2. *伴尿红细胞增多、尿蛋白增多*　需考虑狼疮性肾炎、中性粒细胞胞质抗体（ANCA）相关性血管炎等。患者有多系统受累的表现，如光过敏、关节痛、皮疹、蝶形红斑、多浆膜腔积液等，行肾穿刺确诊。

3. *伴肾功能异常*　如肾功能短期内下降，需考虑急性肾小管坏死，此时尿中出现大量变性、坏死的肾小管上皮细胞。

S

【需进一步检查的实验室指标】

1. 尿沉渣镜检　检测尿中红细胞、白细胞、细菌数，为诊断尿路感染提供依据。

2. 中段尿培养　确诊尿路感染的金标准。

3. 尿蛋白、肾功能检测　24 h 尿蛋白量、尿微量蛋白系列，必要时结合肾穿刺结果及临床表现。

4. 其他　泌尿系超声检查、膀胱镜、输尿管镜、肾脏 CT 等。

【指标评估的技术要点】

尿沉渣镜检：尿沉渣检测可在显微镜下观察尿中各种成分，对于检验人员的要求较高，必须具备很好的细胞识别能力及规范化操作，实际应用中需结合尿白细胞、中段尿培养等检查结果。

【指标评估的影响因素】

1. 假阳性　标本被阴道分泌物污染后可出现假阳性。

2. 假阴性或检测结果不一致　尿有形成分随尿液浓缩稀释程度不同有较大变化，第一次晨尿检测效果优于随机尿；人工显微镜镜检需要检验人员熟练掌握显微镜检查技术和较高的形态学认知能力。

（李　智，周　蓉）

参考文献

神经元特异性烯醇化酶

【定义】

神经元特异性烯醇化酶（NSE）是烯醇化酶的一种同工酶，由两个 γγ 亚基组成，分子量为 87 kDa，存在于神经元和神经内分泌组织中，参与糖酵解。

【诊断思路】

NSE 在脑组织细胞的活性最高，外周神经和神经分泌组织的活性水平居中，最低值见于非神经组织、血清和脊髓液。NSE 存在于与神经内分泌组织起源有关的肿瘤中，在肿瘤组织中过量表达。肿瘤组织中糖酵解作用加强，细胞增殖周期加快，细胞内的 NSE 释放进入血液增多，导致血清中含量升高。

诊断思路见图 270。

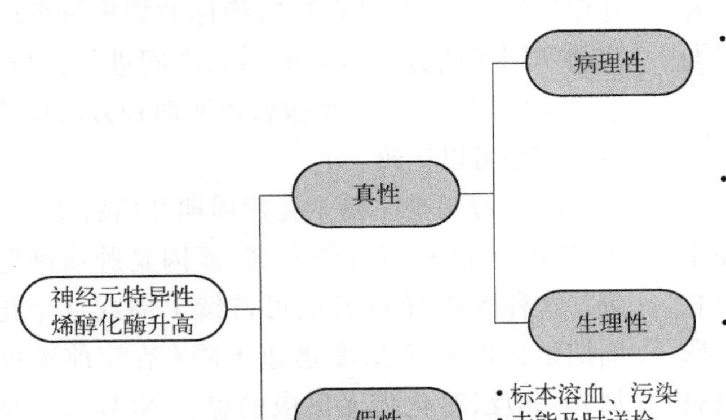

图 270　神经元特异性烯醇化酶升高的诊断思路

S

1. 特异性与敏感性　小细胞肺癌（SCLC）属于神经内分泌性质的肿瘤，NSE 在 SCLC 患者的血清水平明显高于肺腺癌、肺鳞癌和大细胞肺癌的非小细胞肺癌（NSCLC），可用于鉴别诊断。尽管 NSE 浓度与转移部位或脑部转移没有相关性，但血清 NSE 水平与 SCLC 的临床分期和疾病进展有很好的相关性，因此，对 SCLC 的病情监测、疗效评价及预测复发具有重要的临床价值。但 NSE 临床敏感度和特异性较低，不适合于小细胞肺癌的筛查和诊断。

在神经母细胞瘤患者，NSE 水平异常升高，有效治疗后降低，复发后又升高，可以用于疗效的监测。

2. 生理性升高与病理性升高的鉴别　除了小细胞肺癌、儿童神经母细胞瘤、神经内分泌细胞瘤或其他肿瘤存在时血中 NSE 升高，在某些良性肺部疾病或脑部疾病，如脑脊髓膜炎、弥漫性脑膜炎、脊髓与小脑退化、脑梗死、脑血肿、蛛网膜下出血、脑外伤、脑炎、器质性癫痫、精神分裂症等脑部疾病，血液、特别是脑脊液中的 NSE 含量升高。良性疾病时，NSE 一般只呈现轻微程度的升高，结合患者的临床表现和其他实验室指标可以与恶性肿瘤鉴别。

【伴随临床症状的鉴别诊断】

伴咳嗽，咯血，呼吸困难等　中小细胞肺癌早期与其他肺癌以及其他一些呼吸系统的良性疾病，均会有咳嗽、咯血、血痰、发热、胸痛、背部痛和呼吸困难等症状，需要与进行鉴别。小细胞肺癌患病位置以大支气管（中心型）居多，临床特点为肿瘤细胞倍增时间短，进展快，常伴内分泌异常或类癌综合征，可与 NSCLC 进行区分。同时在 NSCLC 患者，NSE 无明显升高，故可用于 SCLC 与 NSCLC 的鉴别诊断。

【伴随实验室指标的鉴别诊断】

1. 伴癌胚抗原（CEA）升高　CEA 为存在于结肠癌及胚胎结肠黏膜上皮细胞的一种糖蛋白。在多种肿瘤特别是胃肠恶性肿瘤、肺癌、乳腺、卵巢等恶性肿瘤中均升高。临床数据表明，肺癌患者血清 CEA 水平高于正常对照组和良性肺病组患者。肺癌患者血清中 NSE 和 CEA 均升高，NSE 与 CEA 两者联合检测可以提高肺癌诊断的敏感性，并能有效鉴别肺癌和肺结核。CEA 在肺腺癌中较高，而 NSE 在小细胞肺癌中较高，两者联合检测也有助于肺癌的分型和分期。

2. 伴细胞角蛋白 19 片段抗原 21－1（cyfra21－1）的鉴别诊断　cyfra21－1 为细胞角蛋白 19 的片段，是正常及恶性的上皮细胞支架蛋白，主要分布在单层上皮细胞，在上皮组织来源的肿瘤组织中的含量明显升高，是非小细胞性肺癌较敏感的肿瘤标志物，尤其对肺鳞癌特异度高。cyfra21－1 可以与 NSE 联合检测，提高肺癌诊断的敏感性，有助于肺癌的分型。

【指标评估的技术要点】

1. 血清学水平检测　除传统的放射免疫分析（RIA）和酶联免疫分析（ELISA）外，还有三类全自动免疫化学分析系统（化学发光免疫分析系统、荧光免疫分析系统和电化学发光免疫分析系统）广泛地应用于临床，可以实现对 NSE 的快速、准确的定量/半定量检测。传统的放射免疫技术因为其放射性可能对人体有害，现在已经逐步开始淘汰，酶联免疫分析技术虽说有着标志物制备简单、有效期长、对环境无污染等优点，但是在灵敏度方面具有一定局限性。目前运用最多的是化学发光/电化学发光免疫技术，它具有灵敏、快速、稳定、选择性强、重现性好、易于操作、方法灵活等优点。使用不同生产商生产的测定试剂盒检测，检测结果会由于检测方法、校准和试剂特异性的不同而有所差异，因此不同实验室在报告结果时应注明检测方法，并且在进行指标的临床解释时不应将不同检测方法得到的结果之间进行比较，除非该实验室出具的结果报告声明两种方法所检测到的结果可以比较。

2. 化疗周期　首个化疗周期开始后 24～72 h 内，NSE 浓度有短暂的升高，原因是肿瘤细胞溶解。这种 NSE 浓度升高可持续 1 周或首个化疗周期结束时血清浓度迅速下降（治疗前浓度增加）。相反，对化疗无反应的患者 NSE 浓度持续升高或没有下降。

3. *参考值范围* 血清参考值<15 μg/L，不同标本如血液、脑脊液、胸腹水等有不同的参考值。不同地区、人群、方法、试剂、设备应建立自己实验室的参考范围。

【指标评估的影响因素】

1. *非疾病性因素* NSE也存在于红细胞和血小板，标本溶血时，NSE水平升高。所以标本采集后应在1 h内完成离心，分离出待测血清/血浆，避免溶血。

2. *钩状效应* 当待测样品中NSE浓度过高时，会出现带现象使实际结果很低，出现假阴性。

3. *携带污染* 高浓度标本会使紧随其后的标本测定结果偏高。

4. *异嗜性抗体或人抗鼠抗体* 当患者标本中含有抗IgG抗体或抗鼠抗体，能与检测试剂发生反应，导致结果异常。在影像学检查或治疗时输注过鼠单克隆抗体的患者可能检测出高浓度的NSE，以致出现假阳性。

5. *热灭活* 不能使用热灭活的标本，接受高剂量生物素治疗的患者会影响检测结果。

6. *标本保存* 血液采集后如不能及时送检，应分离血清后置-20℃冷冻保存。

（吴文苑，林豪芸）

参考文献

肾素、血管紧张素Ⅱ

【定义】

肾素是由肾近球细胞合成、贮存和释放分泌的一种羧基蛋白水解酶，肾素的功能具有高度的专一性，仅作用于十四肽肾素底物，使第10和第11位两个亮氨酸之间的肽键断裂，产生10肽血管紧张素Ⅰ，在血管紧张素转化酶的作用下，血管紧张素Ⅰ脱去肽链上最后两个氨基酸残基，形成血管紧张素Ⅱ，进而发挥其升血压和促进肾上腺素合成醛固酮的作用。

【分类】

根据表达水平，可将肾素水平的异常分为生理性异常、病理性异常及药物性异常，血管紧张素Ⅱ则只有病理性异常。

【诊断思路】

诊断思路见图271。

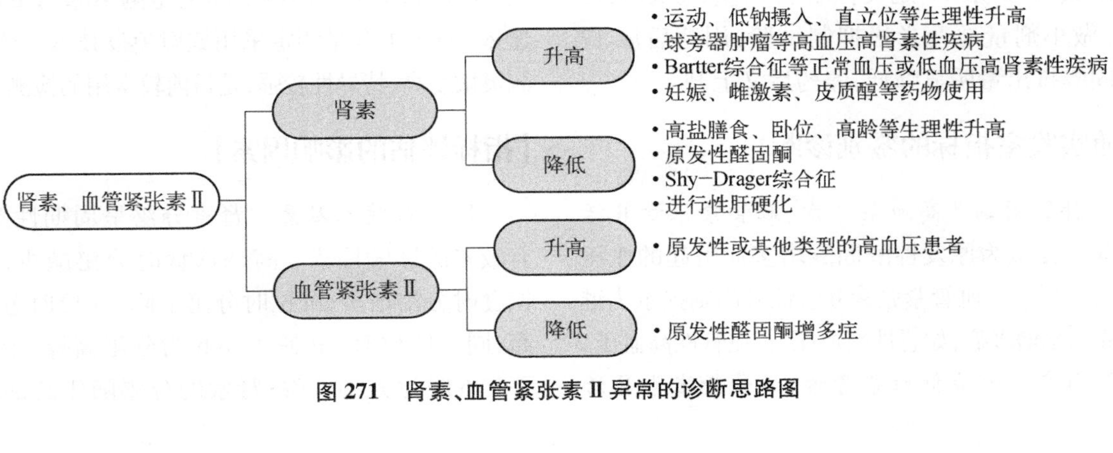

图271 肾素、血管紧张素Ⅱ异常的诊断思路图

【伴随临床症状的鉴别诊断】

1. 伴高血压

（1）肾血管性高血压：血浆肾素、血管紧张素Ⅱ合并醛固酮升高，上腹部可闻及连续性高调血管杂音，需考虑肾血管性高血压，可做B超、X线、CT及肾动态显像等辅助诊断，肾动脉血管造影是其诊断的金标准。

（2）恶性高血压：若血压升高明显，超过230/130 mmHg，需考虑为恶性高血压，临床上起病急，进展快，患者大多死于尿毒症、严重损害肾、脑出血或心力衰竭，特征性病变表现为细动脉纤维素样坏死和坏死性细动脉炎。

（3）嗜铬细胞瘤：高血压可呈间歇性或持续性发作，典型的阵发性发作常表现为血压突然升高，可达（200~300）/（130~180）mmHg，伴剧烈头痛，全身大汗淋漓、心悸、心动过速、心律失常，心前区和上腹部紧迫感、疼痛感、焦虑、恐惧或有濒死感、皮肤苍白、恶心、呕吐、腹痛或胸痛、视力模糊、复视，需考虑嗜铬细胞瘤，对血、尿儿茶酚胺及其代谢物测定进行定性，利用各种影像学检查可协助对嗜铬细胞瘤进行定位。

2. 伴满月脸、多血质外貌、向心性肥胖、痤疮、紫纹骨质疏松等症状　需考虑库欣综合征，又称皮质醇增多症或柯兴综合征，可测定血浆皮质醇水平、24 h尿游离皮质醇、血浆ACrIH水平及进行大剂量或小剂量地塞米松抑制试验、胰岛素低血糖兴奋试验、B超、X线、MRI等以确诊。

3. 伴女孩男性化　需考虑先天性肾上腺增生症，又称肾上腺生殖器综合征或肾上腺性变态征，诊断主要根据临床表现，参考家族史，对可疑病例可测定其24 h尿17酮类固醇排出量，诊断困难时，可做小剂量地塞米松抑制试验，用药后尿17酮类固醇排出量明显降低，停药后又上升。

【伴随实验室指标的鉴别诊断】

1. 伴醛固酮升高血浆肾素、血管紧张素Ⅱ活性下降　提示为原发性醛固酮增多症引起的血压升高；血浆肾素、血管紧张素Ⅱ活性升高则提示为继发性醛固酮增多症，如恶性高血压、肾血管性高血压。

2. 伴醛固酮降低血浆肾素、血管紧张素Ⅱ活性下降　提示严重肾脏病、库欣综合征、服用甘草浸膏、外源性盐皮质激素（如鼻吸入或直立性低血压）、LiddLe's综合征、先天性肾上腺增生（11-β-或α-羟化酶缺乏）。

3. 伴低血钾高血压症状时，血浆肾素、血管紧张素Ⅱ降低合并醛固酮升高　需考虑原发性醛固酮增多症，又称原发性醛固酮增多症（Conn's syndrome），与原发性高血压患者相比，原醛症患者心脏、肾脏等高血压靶器官损害更为严重，可通过肾动脉造影确诊。

【需进一步检查的实验室指标】

1. 高血压相关　血压测量、监测血压变化和水平等。血浆肾素、血管紧张素Ⅱ活性升高常见于高血压，血浆肾素浓度可指导高血压治疗。

2. 血浆醛固酮　有助于诊断原发性醛固酮增多症及高血压等。

3. 血常规检查　包括血红蛋白，红、白细胞，血小板计数以及白细胞分类。

4. 尿液检测　尿常规包括尿酸碱度、尿比密等及尿生化包括尿微量白蛋白、尿转铁蛋白排泄率等，以了解肾脏功能的基础状态。

5. 血生化检查　血钾、血钠、尿素氮、肌酐、尿酸、空腹血糖和血脂等。

6. 其他　糖耐量测定、心电图、肾动脉造影等。

【指标评估的技术要点】

采用放射免疫法（RIA）测定肾素和血管紧张素Ⅱ，由于肾素在体内作用于底物-血管紧张素原并产生血管紧张素Ⅰ（Ang Ⅰ），因此测定血浆肾素（renin activity, RA）实际上是测Ang Ⅰ的产生速率，Ang Ⅰ含量测定采用放射免疫技术。该法检测灵敏度高、特异性较强，是目前较常用的检测方法。

【指标评估的影响因素】

1. 非疾病性因素　肾素分泌呈周期性变化，有较多的影响因素：高钠饮食时分泌减少，低钠饮食时分泌增多；卧位时分泌下降，立位时分泌升高；同一体位时，早餐2~8 h为分泌高峰，中午至下午6时为分泌低谷；肾素的分泌随年龄的增加而减少；肾素的分泌还随女性的月经周期而变化，卵泡期最少，黄体期最多。

2. 标本因素　静脉采血后低温离心分离血浆，-20℃保存送检或赴实验室采血，并注明检前 3 d 普食或低盐饮食。

3. 药物相关性改变　血管扩张药、利尿剂、β-受体阻滞剂、甾体激素、甘草等均影响体内肾素水平。肾素测定前必需停用利血平，不可停药者改服胍乙啶。

（秦　雪）

参考文献

渗透压

【定义】

渗透压（osmotic pressure，OSM）是指溶质分子通过半透膜的一种吸水力量，其大小取决于溶质颗粒数目的多少，而与溶质的分子量、半径等特性无关。血浆渗透压（plasma osmotic pressure，POP）是指每千克水中所含的分子数（毫克），临床上以 mOsm/(kg · H_2O) 或 mmol/L 为单位来表示，主要与血浆中的钠离子浓度有关。在 37℃时，人的血浆渗透压为 280~320 mOsm/(kg · H_2O) 或 mmol/L。

【分类】

根据标本类型不同可分为血浆渗透压和尿渗透压。血浆渗透压又根据渗透压产生的来源和物质不同可分为晶体渗透压和胶体渗透压。这里主要讨论血浆渗透压。

1. 晶体渗透压（crystal osmotic pressure）　由血浆中的电解质、葡萄糖、尿素等小分子晶体物质所形成的渗透压，约占血浆总渗透压的 99.6%，约为 298.7 mOsm/(kg · H_2O)。晶体物质比较容易通过毛细血管壁，因此血浆与组织液中晶体物质的浓度几乎相等，所以两者的晶体渗透压也基本相等。血浆晶体渗透压的作用是维持细胞内外水平衡，对维持细胞内外的水分子的正常交换和分布、电解质的平衡及保持血细胞的正常形态和功能具有十分重要的作用。

2. 胶体渗透压（colloid osmotic pressure）　来自血浆蛋白质，血浆中虽含有多量蛋白质，但蛋白质分子量大，所产生的渗透压甚小，为 1.5 mOsm/(kg · H_2O)，约相当于 3.3 kPa（25 mmHg），称为胶体渗透压。在血浆蛋白中，白蛋白的分子量远小于球蛋白，故血浆胶体渗透压主要来自白蛋白。由于组织液中蛋白质很少，所以血浆的胶体渗透压高于组织液。胶体渗透压的作用是维持血管内外水平衡，对于调节血管内外水分的交换，维持血容量具有重要的作用。

【诊断思路】

诊断思路见图 272。

1. 血浆渗透压升高　表示体内水分的减少或溶质量的增加。多见于糖尿病高渗性昏迷、尿崩症、中暑高热、高渗性脱水等。

2. 血浆渗透压降低　表示体内水量的增加或溶质的减少。多见于心力衰竭、低蛋白血症、低钠血症、肾衰竭少尿期、低渗性脱水等。

【伴随临床症状和体征的鉴别诊断】

1. 血渗透压升高

（1）伴口渴：提示轻度高渗性缺水。除有口渴外，多无其他症状。缺水量为体重的 2%~4%。

（2）伴乏力、尿少：提示中度高渗性缺水。患者可有极度口渴，乏力、尿少、尿比重高。唇干舌

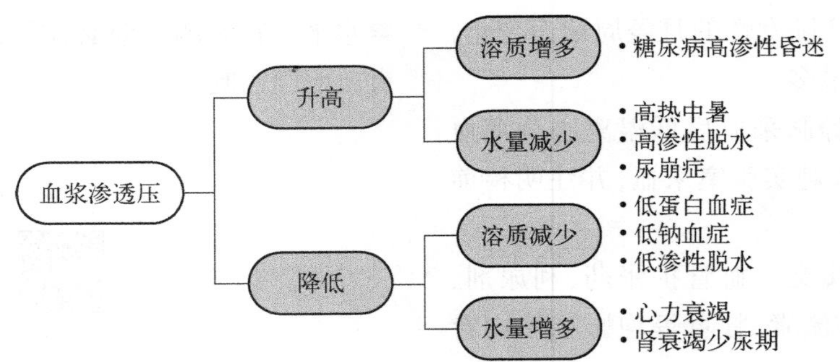

图 272　血浆渗透压异常的诊断思路图

燥、皮肤弹性差、眼窝凹陷，常有烦躁。缺水量为体重的 4%～6%。

（3）伴脑功能障碍的症状：提示重度高渗性缺水。患者除具备上述症状外，还可出现躁狂、幻觉、谵语、甚至昏迷等，缺水量为体重的 6%以上。

2. *血渗透压降低*

（1）伴疲乏、手足麻木、厌食：提示轻度低渗性脱水。

（2）伴恶心、呕吐、脉搏细速、血压不稳定：提示中度低渗性脱水。

（3）伴神志不清、肌腱反射减弱或消失，出现木僵，甚至昏迷提示：重度低渗性脱水。

【伴随实验室指标的鉴别诊断】

1. *血渗透压降低伴低钠血症*　根据缺钠程度，临床将低渗性缺水分为三度。

（1）轻度缺钠：血清钠在 135 mmol/L 以下，尿中钠减少。

（2）中度缺钠：血清钠在 130 mmol/L 以下。

（3）重度缺钠：血清钠在 120 mmol/L 以下。

2. *血渗透压升高伴高钠血症*　血清钠升高超过 150 mmol/L，且尿比重高、红细胞计数、血红蛋白、血细胞比容轻度升高，提示高渗性脱水。

【需进一步检查的实验室指标】

当患者出现血浆渗透压异常时，需结合血常规、生化，尤其是血钠、尿渗透压和尿钠等检查等进行鉴别。

1. *血常规检查*　包括血红蛋白，红、白细胞，血细胞比容等，有助于判断血液浓缩情况。

2. *血生化检查*　尤其是血钠，有助于鉴别高渗性和低渗性脱水，另外血尿素、血肌酐也有助于判断血液浓缩情况。

3. *尿渗透压*　有助于鉴别渗透性利尿和水利尿。

4. *尿常规检查*　尤其是尿比重，有助于鉴别高渗性和低渗性脱水。

【指标评估的技术要点】

1. *渗透压摩尔浓度测定法*　目前多采用渗透压计，通过冰点下降法间接测定其渗透压摩尔浓度。测量范围 0～2 000 mOsm/(kg · H_2O)，超过定标周期可能出现漂移，需按要求进行定标和质控。另外仪器原理需要对样品进行冷冻，只要受冷冻影响的样品，均影响检测。

2. *计算法*　血浆渗透压也可采用计算方法获得，血浆的渗透压主要由血浆中的晶体物质形成的晶体渗透压决定，一小部分来自血浆蛋白产生血浆胶体渗透压，白蛋白是形成血浆胶体渗透压的最主要物质。晶体渗透压的计算公式：OSM = 2[Na^+]+2[K^+]+葡萄糖+尿素氮(mmol/L)；或 OSM = [Cl^-]+[HCO_3^-]+20(mmol/L)。

【指标评估的影响因素】

（1）高蛋白、高脂样本可能由于血浆黏度高、颗粒多而干扰检测。

（2）所有影响公式中各指标的因素都会对 OSM 产生影响，详见相关内容。

（孙艳虹）

参考文献

生长激素

【定义】

生长激素(growth hormone, GH)是一种由腺垂体嗜酸性细胞分泌,是维持儿童正常生长发育和正常骨骼结构所必需的激素。生长激素降低(GH deficiency, GHD)是指垂体前叶合成和分泌生长激素不足或缺乏或由于结构异常,受体缺陷,患者GH峰值<5 μg/L(正常人超过10 μg/L)。生长激素升高(excessive growth hormone secretion)是指青春期或成年后GH持续过度的分泌。24 h GH水平总值较正常值高出10~15倍,GH分泌脉冲数增加2~3倍,基础GH水平增加达16~20倍。

【分类】

1. 按生长激素含量分类　分为生长激素分泌降低、生长激素分泌升高。儿童期生长激素分泌降低将会导致生长较同龄人缓慢。在生长发育期GH分泌升高可致巨人症,而成年后GH过度分泌则可形成肢端肥大症,持续GH过度分泌,巨人症亦可发展为肢端肥大症。

2. 生长激素降低分类

(1) 按病因分类:分为先天性因素、下丘脑及垂体病变及社会心理因素所致生长激素缺乏。

(2) 按遗传方式分:分为孤立性GH缺乏症和多激素型GH缺乏症。孤立性GH缺乏症可分为:Ⅰ型为常染色体隐性遗传(ⅠA型由GH-1基因缺失所致,ⅠB型GH-1基因突变或GHRH受体基因突变所致),Ⅱ型为常染色体显性遗传,Ⅲ型为x-连锁GH缺乏症。多激素性GH缺乏症也可分为:Ⅰ型为常染色体隐性遗传(多因Prop Ⅰ基因突变所致),Ⅱ型为常染色体显性遗传(多因Pit-1基因突变所致),Ⅲ型为x-连锁GH缺乏症。

3. 生长激素升高分类　分为垂体性和垂体外性,其中垂体性占98%,以腺瘤为主,垂体外性可分为异位GH分泌瘤、GHRH分泌瘤。

【诊断思路】

诊断思路见图273。

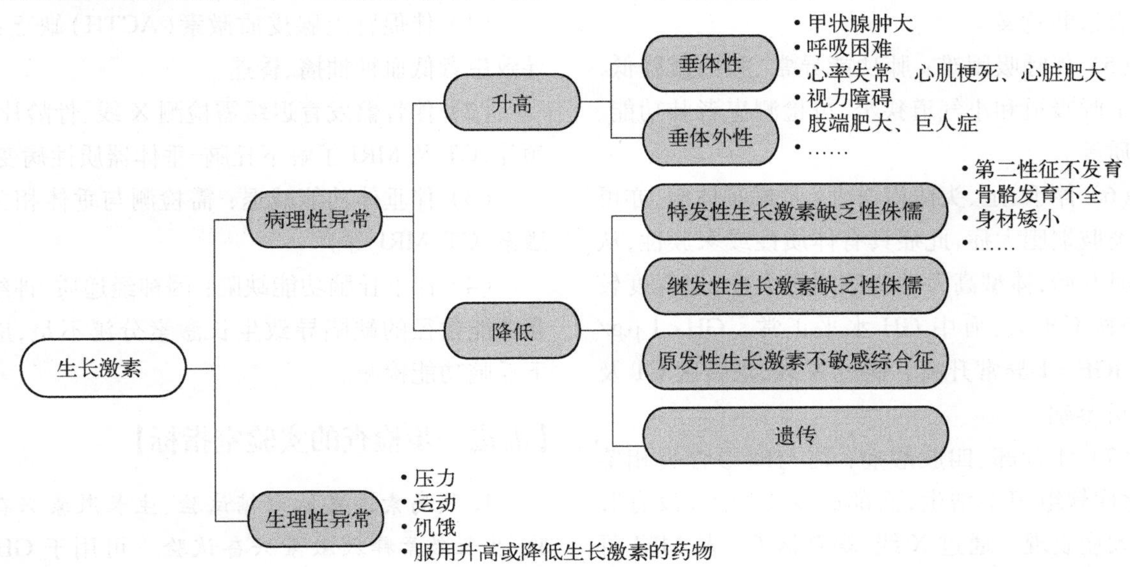

图273　生长激素异常的诊断思路图

S

1. 生长激素缺乏性侏儒症和全身疾病所致的侏儒、青春期延迟、呆小症及先天卵巢发育不全综合征的鉴别　全身疾病所致的侏儒可有脏器的慢性疾病和各种感染症状，依据原发疾病的临床表现加以鉴别。青春期延迟患者血浆中GH、IGF－1正常。呆小症患者智力迟钝低下，甲状腺功能减退。先天性卵巢发育不全综合征血清GH水平不低，基因检测发现X性染色体缺失。

2. 生长激素分泌升高与体质性巨人、垂体肿瘤、特发性骨关节肥大、Marian综合征等鉴别　体质性巨人常有家族史，可能与遗传有关。垂体肿瘤MRI检查可鉴别。特发性骨关节肥大多见于男性，多有家族史，可检测患者基因型。

【伴临床症状的鉴别诊断】

1. 生长激素分泌升高

(1) 伴甲状腺肿：考虑甲状腺功能亢进，确诊可依据甲状腺功能检测。

(2) 伴心律失常、心肌梗死、心脏肥大：考虑动脉粥样硬化，可检测心肌酶谱、心电图、心脏彩超、冠脉造影等。

(3) 伴月经失调、闭经：考虑高泌乳素血症，可检测患者激素水平。

(4) 伴头痛、视力障碍及下丘脑综合征：考虑垂体生长激素瘤，垂体腺瘤占位性病变，蝶鞍扩大被侵蚀、邻近组织受压，颅内压升高。CT、MRI检测具有诊断意义。

(5) 伴呼吸困难：肺功能异常、肺活量降低，可有上呼吸道和小气道狭窄，可检测患者肺功能、电解质等。

(6) 伴手、足、头体积增大：考虑垂体瘤，亦可见于类肢端肥大症，此症具有体质性或家族性，从幼婴时开始，体型高大类似肢端肥大症，但程度较轻，蝶鞍不扩大，血中GH水平正常。GH<1 μg/L，无IGF－1异常升高。通过X线，蝶鞍区CT及MRI可鉴别。

(7) 伴背部、四肢酸痛：需与畸形骨炎相鉴别，此症软组织不增生，面部极少受影响，没有肢端肥大症表现。通过X线、蝶鞍区CT及MRI可鉴别。

2. 生长激素分泌降低

(1) 伴身材矮小：考虑侏儒症，需要和呆小症鉴别，也可能与家族特征或其他遗传性疾病有关。可检测患者IGF－1、甲状腺激素等。

(2) 伴疲倦：考虑垂体功能减退，需做GH刺激试验。

(3) 伴运动耐量减退：需做运动试验筛查。

(4) 伴肿瘤：考虑颅咽管瘤、垂体腺瘤等。需结合临床检查相应肿瘤标志物、CT、MRI等。

【伴随实验室检查的鉴别诊断】

1. 生长激素分泌升高

(1) 伴糖代谢紊乱：GH分泌过多可拮抗胰岛素作用，使组织对胰岛素敏感性下降，导致糖代谢紊乱。35%～50%合并糖耐量减退，9%～23%合并继发性糖尿病。可检测患者血糖、糖化血红蛋白、肾功能等情况。

(2) 伴高血钙：持续或明显高血钙可能合并甲旁亢等其他多发性内分泌腺瘤，可检测血清钙磷含量及其他血清电解质水平、肝肾功能等情况。

(3) 伴高血脂：患者体内脂肪分布不均，注意检测患者肝功能、血脂水平。

(4) 伴高催乳素血症：考虑垂体生长激素瘤，垂体大生长激素瘤压迫正常组织，患者可发生腺垂体功能减退。

2. 生长激素分泌降低

(1) 伴促肾上腺皮质激素(ACTH)缺乏：可导致患者低血糖抽搐、昏迷。

(2) 伴骨骼发育迟缓需检测X线、骨龄片、头颅片、CT及MRI了解下丘脑-垂体器质性病变。

(3) 伴垂体功能减退：需检测与垂体相关的激素、CT、MRI等。

(4) 伴下丘脑功能缺陷：因神经递质-神经激素功能途径的缺陷导致生长激素分泌不足，应做下丘脑功能检测。

【需进一步检查的实验室指标】

1. 胰岛素诱发低血糖试验、生长激素兴奋试验、生长激素释放激素兴奋试验　可用于GH缺乏的鉴别诊断。

S

2. 生长激素抑制试验、生长激素释放抑制试验　用于巨人症或肢端肥大症的鉴别诊断，如甲亢、甲减、生长抑素瘤等。

3. 生长激素抗体　主要用于治疗检测。

4. 生长激素结合蛋白　主要用于肥胖症的鉴别诊断。

5. 甲状腺、性腺功能检查　T_3、T_4、FT_3、FT_4、TSH、雌激素、催乳素等。

6. 皮质醇试验　血皮质醇、尿皮质醇等。

7. 血常规检查　包括红、白细胞、血红蛋白、血小板计数及白细胞分类等。

8. 尿常规检查　包括尿沉渣、尿红白细胞、尿糖、尿蛋白等。

9. 血生化检查　肝肾功能、电解质、血糖、血脂等。

10. 其他　包括B超、X线、CT扫描或MRI检查。

【指标评估技术要点】

1. 24 h 尿液生长激素　现临床多采用免疫法测定，如ELA、CLIA等，用于反映体内内源性GH的分泌。

2. 胰岛素诱发低血糖试验　对比试验前后血清GH浓度变化，有助于诊断生长激素缺乏症，被誉为“评估下丘脑-垂体-肾上腺轴功能的金标准”。

3. 生长激素抗体　常用ELISA法。用于治疗监测，r-hGH治疗有效率与r-hGH特异性抗体在血清中出现的浓度或结合容量密切相关，测定生长激素抗体可对垂体性侏儒症患者进行临床观察和预测药物治疗效果。

4. 生长激素结合蛋白（GHBP）　常用检测方法为HPLC。GHBP水平升高只见于肥胖症，GHBP降低见于某些后天获得性疾病，如肝硬化、肾功能不全、胰岛素依赖型糖尿病、甲状腺功能减低、慢性营养不良等。

5. 生长激素兴奋试验　兴奋方法可以是运动或药物。不能用单纯GH测定做出GH功能紊乱的有关诊断，通常需要同时进行生长激素刺激实验或生长激素抑制实验。

6. 生长激素抑制实验、生长激素释放激素兴奋试验、生长激素释放抑制激素试验　本试验可有假阴性出现。检查前一周，应避免使用升高或降低生长激素的药物。

【指标评估的影响因素】

1. 非疾病因素　睡眠、饥饿、压力、运动或躯体应激。

2. 药物因素　苯丙胺、精氨酸、多巴胺、雌激素、组胺、胰岛素、左旋多巴、甲基多巴和烟酸等升高生长激素的药物；糖皮质激素、吩噻嗪等降低生长激素的药物。

（谢小兵）

参考文献

S

食物不耐受

【定义】

食物不耐受是一种复杂的变态反应性疾病，发病机制未完全阐明。现认为，食物不耐受主要是机体自身免疫系统把进入体内的某种或多种食物当作是抗原物质，并由此引发抵抗性反应，产生特异性IgG，从而引发了一系列的皮肤、胃肠道、呼吸系统、神经系统症状。

【分类】

IgG 是食物不耐受患者血清中含量最高的抗体，占免疫球蛋白总量的 75%～80%，分为 IgG_1、IgG_2、IgG_3 和 IgG_4 共 4 个亚型。目前研究发现患者食物不耐受时以 IgG_4 水平升高为主，IgG_4 被认为是食物引起不耐受的标志物。此外，根据 IgG 特异性来分，可引起不耐受的食物种类很多，目前可以检测的主要有针对 14 种食物的特异性 IgG 抗体，包括鸡蛋、牛奶、蟹、大豆、大米、虾、玉米、西红柿、猪肉、鳕鱼、牛肉、鸡肉、小麦、蘑菇。

【诊断思路】

诊断思路见图 274。

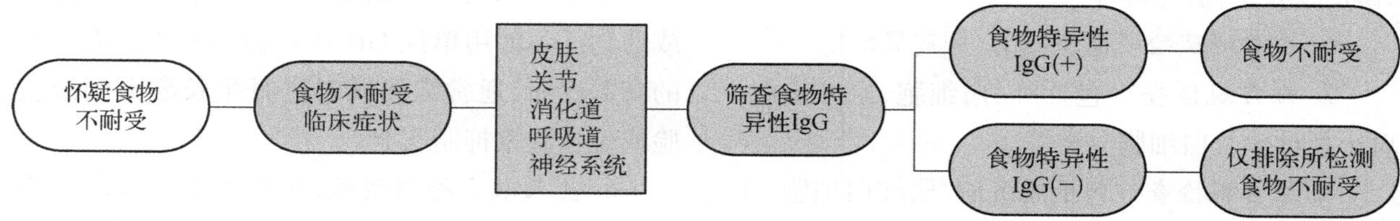

图 274　怀疑食物不耐受的诊断思路图

患者出现食物不耐受的各种临床症状，结合血清中检测到食物特异性 IgG 抗体即可诊断。但在有些患者中，检测结果显示食物特异性 IgG 阴性，可能是因为患者不耐受食物不在检测的 14 种食物中，建议做更多项目食物不耐受检测以明确检查。食物不耐受和遗传、生长环境及长期积累等多种因素有关，检测结果阴性并不能完全排除疾病症状与食物不耐受无关，应当结合病史及其他检查项目的结果进行全面的分析，从而确诊病因。

【伴随临床症状的鉴别诊断】

1. 伴皮肤出血点、黏膜出血、皮炎、湿疹等　主要见于变态反应性皮肤病，如过敏性紫癜、慢性荨麻疹和慢性湿疹等。分别测定食物过敏原特异性 IgG 和 IgE 在过敏性皮肤病诊断和鉴别诊断中有积极意义。有多个临床报道慢性荨麻疹、慢性湿疹、儿童异位性皮炎等变态反应性皮肤病患者中食物特异性 IgG 抗体总阳性率达到 90% 以上，两种以上食物特异性 IgG 阳性率高达 70%～80%。出现皮肤症状的食物不耐受特异性 IgG 抗体阳性率依次为鸡蛋、牛奶、虾、蟹、小麦等，儿童患者阳性率高于成年人。此外，食物不耐受与银屑病之间具有相关性，阳性率为 92%，银屑病组 14 种食物不耐受检测结果阳性率最高的前三位食物依次是：蟹、鸡蛋和虾。要注意的是在健康人群中食物特异性 IgG 阳性率 15%左右。

2. 伴支气管哮喘、慢性咳嗽、慢性喘息性支气管炎等　要考虑因食物不耐受引发的支气管哮喘、慢性咳嗽等呼吸道疾病。通过食物特异性 IgG 抗体检测，发现食物不耐受的比例达 90% 以上，且对两种以上食物不耐受的比例高达 50%～70%，主要不耐受食物为虾、蟹、鸡蛋、牛奶。忌食不耐受食物后患者症状明显好转，故食物不耐受 IgG 抗体测定有助于及早发现呼吸系统疾病的病因，为诊治和预防提供依据。

3. 伴腹痛、腹胀、腹部不适、排便习惯及大便性状改变　首先应考虑食物不耐受 IgG 介导的胃肠道疾病，常出现胃炎、慢性腹泻、炎性肠病、肠易激综合征（irritable bowel syndrome，IBS）等症状。食物不耐受是 IBS 发病的原因之一，有 33%～66% 的 IBS 患者存在食物不耐受的情况。根据食物不耐受特异性 IgG 抗体检测结果排除相应食物后，IBS 症状将明显缓解。

4. 伴儿童慢性腹泻　应考虑食物不耐受引起的可能。长期腹泻患儿有必要进行血清食物不耐受特异性 IgG 抗体筛查，找到不耐受食物进行脱敏治疗。有临床研究显示中国儿童慢性腹泻组食物 IgG 抗体总阳性率为 93%，其中 1 种食物 IgG 抗体阳性率为 40.7%（24/59），2 种食物 IgG 抗体阳性率为 27.2%（16/59），3 种食物特异性 IgG 抗体阳性率 20.3%（12/59），4 种及以上食物特异性 IgG 抗体阳性率 8.5%（5/59）。食物中以牛奶的IgG抗体阳性率最高，占81.4%，其次为鸡蛋(35.6%)和大豆(16.95%)，再次为鳕鱼和虾，最后为蟹、西红柿、大米、玉米、牛肉、蘑菇、猪肉、小麦和鸡肉。正常儿童特异性IgG抗体阳性率5%~8%。

5. 伴类风湿关节炎(RA)相关症状　不能忽略食物不耐受的可能。RA患者的病情与食物有关，发生食物不耐受的RA患者，小肠内食物不耐受IgG抗体水平升高，进入血循环后有可能在关节腔内形成免疫复合物，并引起进一步的免疫反应。

6. 伴精神发育受阻或不全　有临床研究观察到精神发育迟滞患儿对牛奶、鸡蛋较正常对照组明显敏感，调整饮食治疗15个月后患儿症状明显改善。推测是由于这些食物不能被彻底分解形成过量短肽片段进入血液，进而影响中枢神经系统的功能，导致大脑功能失调，从而引起认知等异常。

【伴随实验室指标的鉴别诊断】

1. 伴IgA抗体阳性　主要见于儿童腹型过敏性紫癜，临床表现为腹痛、消化道出血，甚至出现肠套叠、肠坏死及穿孔。

2. 伴类风湿因子等自身抗体　在皮肤型、呼吸系统型食物不耐受患者中类风湿因子也可同时出现，在食物不耐受合并RA等自身免疫病时，患者血清中某些特定自身抗体阳性，要注意鉴别诊断。

【需进一步检查的实验室指标】

(1) 总IgE抗体检测及特异性过敏原筛查，以鉴别诊断过敏性疾病。

(2) 自身抗体筛查包括抗核抗体、ENA、dsDNA抗体、RF、CCP抗体，以排除自身免疫疾病。

(3) 血生化包括肝肾功能、血清免疫球蛋白等。

(4) 凝血功能相关指标，如APTT、PT等。

(5) 血常规包括红细胞、白细胞及分类、血红蛋白、血小板计数。

(6) 粪常规、细菌培养、粪便隐血试验以排除消化道感染性疾病。

(7) 血沉、CRP。

【指标评估的技术要点】

IgG特异性抗体的主要检测方法有酶联免疫法、免疫印迹法、单向免疫扩散法等。要注意的是，不同检测系统所采用的食物抗原不同、检测方法不同，导致检测的结果可能存在一定的差异。

【指标评估的影响因素】

食物不耐受和遗传、生长环境及长期积累等多种因素有关。环境的污染、食品添加剂的使用、食物烹饪方法也和食物不耐受有关，故对于食物不耐受检测结果应全面分析，检测结果阴性不能完全排除食物不耐受。

(范列英)

参考文献

S

视黄醇结合蛋白

【定义】

视黄醇结合蛋白(retinol-binding protein, RBP)，是血液中维生素A(视黄醇)的转运蛋白，由肝脏合成，分子量为21 kDa，半衰期3~12 h，广泛分布于血液、脑脊液、尿液及其他体液中。正常成年人血清RBP的参考范围约为36~56 mg/L(男)，26.7~57.9 mg/L(女)，尿液RBP的参考范围为 0.04～0.18 mg/L。超出参考范围即考虑异常。

【分类】

根据 RBP 浓度的变化，可分为 RBP 异常升高和降低。在血液中，游离的 RBP 从肾小球滤出，绝大部分被近端肾小管上皮细胞重吸收并被分解，供组织利用，仅有少量从尿中排出。血清 RBP 降低主要见于肝脏损伤性疾病和营养不良，血清 RBP 升高主要发生在各种原因引发的肾小球滤过功能受损时。尿 RBP 升高主要见于由糖尿病肾病、高血压或重金属毒性、感染等诸多因素引起的肾小管损伤时。

【诊断思路】

诊断思路见图 275。

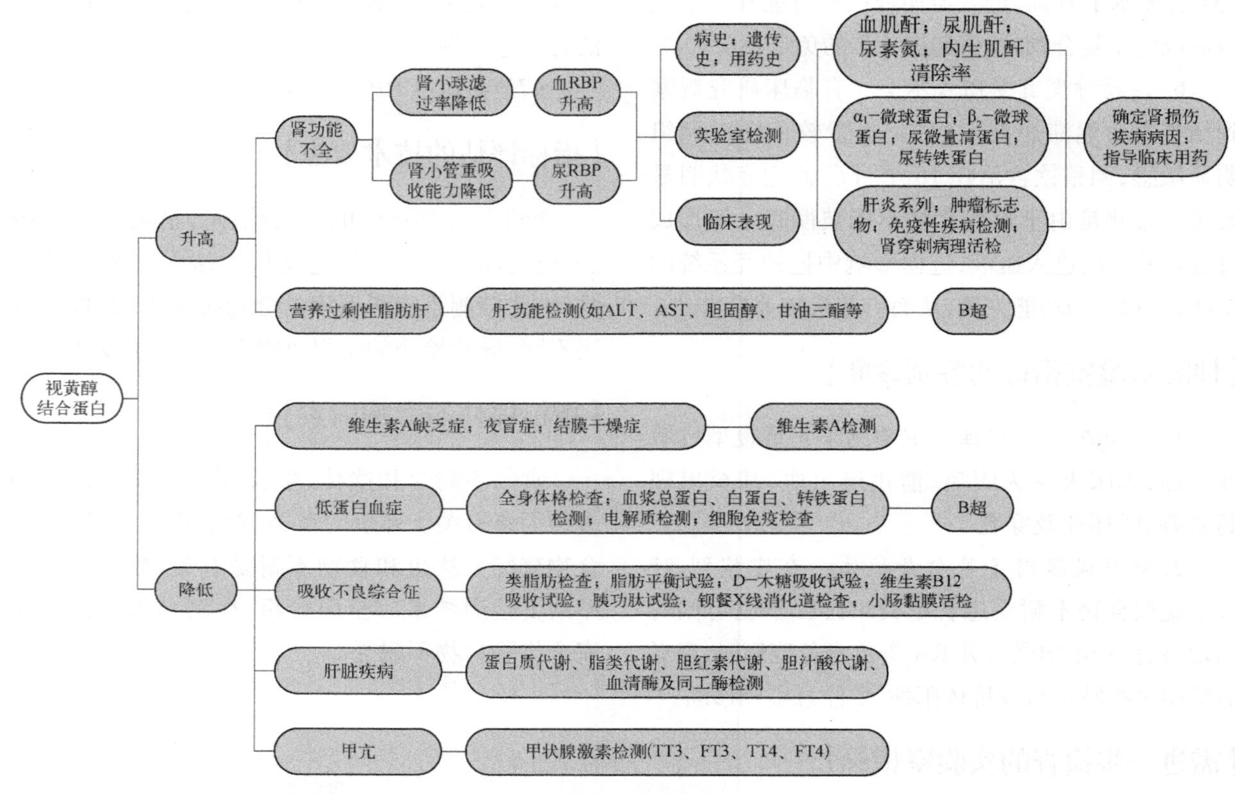

图 275　视黄醇结合蛋白异常的诊断思路图

1. 尿 RBP 升高　能够较灵敏地反应肾近曲小管的损伤程度，是一种评价肾小管功能障碍的早期诊断标志物。

2. 血 RBP 升高　主要见于肾功能不全和营养过剩性脂肪肝。当肾脏滤过功能降低时，肾小球滤过率和肾血流量降低而使血 RBP 储积，浓度升高。需要结合患者的症状体征和其他实验室项目的检测结果，进行进一步诊断。

3. 血 RBP 降低　主要见于维生素 A 缺乏症、低蛋白血症、吸收不良综合征、肝脏疾病（除营养过剩性脂肪肝）、阻塞性黄疸、甲状腺功能亢进症、感染或外伤等。需要结合患者的症状和体征，进行进一步的检测和鉴别诊断。

【伴随临床症状的鉴别诊断】

1. 伴水肿　血 RBP 升高伴水肿，常见于肾小球损害的疾病综合征，如急性肾小球肾炎、急进性肾小球肾炎、慢性肾小球肾炎、肾病综合征等；血 RBP 升高伴有面部和足部水肿，多见于低蛋白血症（亦称水肿性营养不良）患者，并可同时伴有皮肤红斑或裂纹、消瘦、生长迟滞和智力发育障碍等临床表现。

2. 伴高血压　血 RBP 升高伴高血压，常见于急性肾小球肾炎、急进性肾小球肾炎、慢性肾小球肾炎等。

S

3. 伴紫癜　血 RBP 升高伴紫癜，可见于过敏性紫癜性肾炎，并常有腹痛、关节疼痛、蛋白尿或血尿的临床表现。

4. 伴多尿、少尿

(1) 尿 RBP 升高伴多尿：可见于肾小管性酸中毒，并伴有电解质紊乱、骨病、肾结石等尿路症状；RBP 升高伴多尿、持续性蛋白尿，可见于糖尿病肾病。

(2) 尿 RBP 升高伴少尿：可见于急性肾小球肾炎、急进性肾小球肾炎（少尿、水肿、高血压、血尿、蛋白尿为主要的临床表现）等；RBP 升高伴少尿、大量蛋白尿、高脂血症、低蛋白血症和水肿，常见于肾病综合征；RBP 升高伴少尿或多尿、蛋白尿，可见于肾小管病变等疾病。

5. 伴黄染　血 RBP 降低伴皮肤、巩膜、小便黄染，可见于阻塞性黄疸；同时伴乏力、腹水，可见于肝肾综合征。

6. 伴腹泻、腹痛　血 RBP 降低伴明显腹泻和腹痛，多见于吸收不良综合征，腹泻一般多为脂肪泻，并伴有乏力、四肢末梢感觉异常等症状。

7. 伴夜盲症、结膜干燥症等眼部表现　血 RBP 降低伴夜盲症、结膜干燥症等眼部表现，多为维生素 A 缺乏症，并可同时伴有皮肤干燥、易脱屑和生长发育障碍等临床表现。

【伴随实验室指标的鉴别诊断】

1. 伴蛋白尿

(1) 尿 RBP 升高伴大量选择性蛋白尿（>3.5 g/24 h）：主要是中相对分子量的清蛋白，首先要考虑肾病综合征的可能，此时常伴有严重水肿、低蛋白血症和高脂血症的临床症状。

(2) 尿 RBP 升高伴非选择性蛋白尿：尿蛋白成分以大和中相对分子量蛋白质同时存在为主，多见于急性肾炎、慢性肾炎、膜性或膜增生性肾炎等原发性肾小球疾病，以及如糖尿病肾炎、红斑狼疮性肾炎等继发性肾小球疾病，并常伴有血尿、高血压、水肿等临床表现。

(3) 尿 RBP 升高伴肾小管性蛋白尿：即小相对分子量的蛋白尿，以尿 α_1 微球蛋白和 β_2 微球蛋白升高为主，多见于肾小管间质性病变，如间质性肾炎、肾盂肾炎、肾小管酸中毒等。

(4) 尿 RBP 升高伴组织性蛋白尿：主要见于肾脏疾病（如炎症、中毒）和泌尿道结石等。

2. 伴血尿　血 RBP 升高伴血尿，常见于肾或尿路结石、肿瘤等，如各种类型的肾小球疾病和肾小管间质病变。

3. 伴电解质紊乱　血 RBP 升高伴电解质紊乱，可见于肾小球肾炎、肾小管性酸中毒、肾衰竭等。

4. 伴血浆蛋白改变　血 RBP 升高伴血浆蛋白降低，可见于肾小球肾炎、肾病综合征（血浆白蛋白常低于 30 g/L）；血 RBP 降低伴血浆蛋白降低，可各种肝脏疾病如急慢性肝炎、肝细胞性黄疸（血浆清蛋白降低）、肝硬化等，以及吸收不良综合征等疾病。

5. 伴高脂血症　血 RBP 升高伴高脂血症，多为血浆 LDL 和 VLDL 升高，需要首先考虑肾病综合征，此时常伴有大量蛋白尿、低蛋白血症和严重水肿为特点的临床表现。

6. 伴血浆维生素 A 降低　血 RBP 降低伴血浆维生素 A 降低，常见于维生素 A 缺乏症。

7. 伴贫血　血 RBP 降低伴贫血，可见于血浆维生素 A 缺乏症、吸收不良综合征（多为大细胞性贫血）等疾病。

8. 伴血胆红素升高　血 RBP 降低伴血胆红素升高，常见于多种肝脏疾病，如急慢性肝炎、肝细胞性黄疸、阻塞性黄疸、肝硬化等，并可同时伴有血 ALT、AST 和 ALP 的升高，血清白蛋白降低，血清胆汁酸升高等。

9. 伴血或尿肌酐升高、内生肌酐清除率降低、血尿素氮升高　可见于各种原因引起的肾小球滤过功能减退的肾脏疾病，如肾小球肾炎、肾盂肾炎、间质性肾炎、肾肿瘤和肾衰竭等。

10. 伴尿转铁蛋白升高　尿 RBP 升高伴尿转铁蛋白升高，需要首先考虑高血压肾病的可能，可同时伴有尿微量清蛋白（mALB）和 β_2 微球蛋白升高，并可引起遍及全身的小动脉硬化样变。

11. 伴 TT_3/FT_3、TT_4/FT_4 升高　血 RBP 降低伴有 TT_3/FT_3、TT_4/FT_4 升高，常见于甲状腺功能亢进。

S

【需进一步检查的实验室指标】

1. 血常规检查　包括红细胞、白细胞计数及分类、血红蛋白、血小板计数。

2. 尿常规、24 h 尿量和尿蛋白定量、微量白蛋白排泄率及尿红细胞位相、尿液沉渣检查及形态学检验(相差显微镜检查细胞形态)

3. 血生化　肝功能,如 ALT、AST、胆红素、胆汁酸、尿胆原、白蛋白等;肾功能,主要包括肾小管的浓缩-稀释功能试验、肾清除率、肾小球率过滤(GFR)、内生肌酐清除率(Ccr)、尿素氮(BUN)、血肌酐(Scr)、血尿素、血尿酸、α_1 微球蛋白、β_2 微球蛋白、α_2-巨球蛋白、胱抑素 C(cysC)等。

4. 尿蛋白电泳　分析尿蛋白成分。

5. 血浆蛋白、血电解质、血气分析、尿 pH 检测、乌碳酸氢盐、可滴定酸和氨离子检测、碳酸氢盐清除率和尿电解质检测

6. 血液免疫　包括免疫球蛋白、自身抗体(ANA、dsDNA)、血总补体、C3、C4、ANCA 和 ENA 酶谱的检测。

7. 血糖监测和眼底检查

8. 其他　如心电图、CT、B 超、MRI 等。

9. 肾穿刺病理活检

10. 甲状腺全套检测

【指标评估的技术要点】

测定血、尿中 RBP 的方法较多,检测不受饮食等因素的影响,其稳定性与灵敏度优于肌酐等传统标志物,可作为评价肾小球滤过功能的指标。具体有放射免疫分析法(RIA)、免疫电泳、免疫透射比浊法和酶联免疫吸附技术(ELISA),其中灵敏度高、实用性强的为 RIA 和 ELISA,而目前临床检测时多采用免疫透射比浊法,简便快速,结果准确,可用全自动生化分析仪进行定量检测。

【指标评估的影响因素】

(1) 溶血、混浊和严重脂浊样本不适宜做血 RBP 检测。

(2) 温度、pH 对 β_2 微球蛋白的影响较大,相比较而言,RBP 在室温或 4℃条件下稳定性较好,且其在 PH 为酸性的尿液中(pH 4.5~5.5),稳定性优于 β_2 微球蛋白,表明 RBP 是一个更加实用和可靠的实验室指标。

(袁　慧)

参考文献

水痘-带状疱疹病毒

S

【定义】

水痘-带状疱疹病毒(varicella-zoster virus, VZV)是引起水痘和带状疱疹的病原体,又称人类疱疹病毒 3 型,与单纯疱疹病毒同属于疱疹病毒科,α 亚科。VZV 是一种直径 150~200 nm 的 DNA 病毒,中央为双链 DNA,表面为对称 20 面体,外附一层包膜,具有亲皮肤和神经的特性。VZV DNA 由 124 884 个碱基对组成,分子量为 80×10^6 Da,G+C 含量为 46.02%。

VZV 传染性极强,人是其唯一的宿主。初次感染 VZV 表现为水痘(原发感染),是婴幼儿常见呼吸道传染病。水痘的病情通常较轻,患者有发热、不适,以及全身分布的皮疹,通常 1 周后痊愈。水痘痊愈后,病毒潜伏在脊神经后根和脑神经的感觉神经节细胞内,一旦病毒被激活即引起带状疱疹(复发感染),多发生于老年人。带状疱疹的特点是单侧水泡性红疹,并沿着单一感觉神经支

配的皮肤呈带状分布。

【分类】

VZV仅有一个血清型。各实验室根据SNP分析的基础上选择不同方法将VZV按照地理分布划分为3~4种基因型,但对基因型的命名还没有达到统一。英国Barrett－Muir等指出,基因型B和C主要分布在欧洲,基因型J(J1/J2)主要分布在日本;Faga等指出基因型A和D包括来自欧洲、美国和泰国的分离株,基因型B和C包含来自新加坡和日本的分离株;美国CDC划分的基因型E/M4、E、J和M1/M2分别与英国Barrett－Muir等划分的基因型B、C、J1/J2和A1/A2相对应。

【诊断思路】

诊断思路见图276。

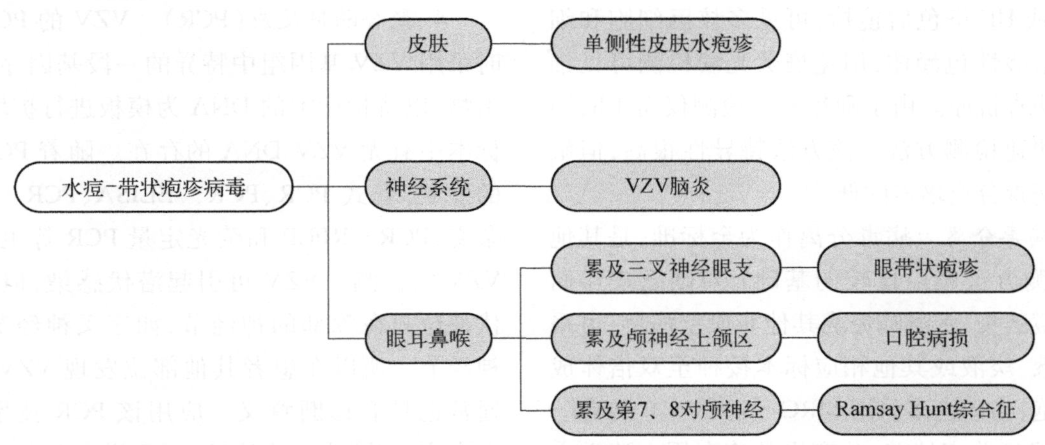

图276 水痘-带状疱疹病毒感染的诊断思路图

【伴随临床症状的鉴别诊断】

(1)伴随常发生于鼻唇周围或四肢暴露部位,初为疱疹,继而成为脓疱,最后结痂的一般为脓疱疹,皮疹无分批出现特点,无全身症状,是儿童常见的细菌感染性疾病。

(2)伴随四肢、躯干皮肤分批出现红色丘疹,顶端有小疱,周围无红晕,不结痂的考虑为丘疹样荨麻疹,是皮肤过敏性疾病,婴幼儿多见,一般不累及头部和口腔。

(3)伴随发热、咳嗽、胸痛,胸部疼痛随呼吸而加剧可考虑为胸膜炎,需与带状疱疹发疹前驱期相鉴别,X线检查可有助于诊断。

(4)伴随突然发作阵发性胸前区疼痛考虑为心绞痛,心绞痛疼痛性质为窒息性或严重压迫感,劳累、受寒、饮食情绪变动后易发病,休息或服用硝酸甘油可迅速缓解。伴随疼痛性质和部位与心绞痛相似,但程度更为剧烈,甚至有"濒死感"时可考虑为心肌梗死,心肌梗死伴大汗及烦躁不安,用硝酸甘油无效,常伴心衰、休克、心律失常。

(5)伴随疼痛发生于右肋下,要与胆囊炎和肝炎相鉴别。胆囊炎为右肋下疼痛,触压痛明显,常伴有恶心、胃胀、口苦等,胆囊B超可见胆壁粗糙,增厚。肝炎可有右肋下隐痛,伴全身无力、食欲减退、厌食油腻、恶心、腹胀。急性黄疸性肝炎可见黄疸,肝脏肿大。肝脏B超、肝功能有助于确诊。

【伴随实验室指标的鉴别诊断】

典型水痘及带状疱疹根据临床皮疹特点诊断多无困难。非典型患者依据实验室检查确定。

【需进一步检查的实验室指标】

1. *刮片镜检* 包括HE染色法观察包涵体和免疫荧光法鉴定病毒抗原。

2. *VZV病毒核酸检测(PCR)* 可检测皮肤结痂、水疱液、呼吸道分泌物和脑脊液中VZV核酸,还可以区别疫苗株和野生型毒株以及检测对抗病毒药物的敏感性。

3. 检测VZV抗体水平的血清学方法　包括免疫荧光抗体法，乳胶凝集反应和ELISA。

4. 病毒分离培养鉴定　使用MRC－5细胞进行病毒分离。

【指标评估的技术要点】

1. 刮片镜检　病灶刮片或组织活检时，选择新鲜疱疹基底组织碎片涂片，丙酮固定后用Giemas或HE染色后镜检，可见多核巨细胞和细胞核内嗜酸性包涵体，用免疫荧光法检测可见细胞核内病毒抗原。由于刮片染色检测仅需1 h，因此属于快速检测方法。该方法特异性很高，但敏感性比病毒分离培养的低。

2. 病毒分离　病毒分离作为金标准，是其他VZV检测方法赖以比较的基础。对缺乏皮疹而疑为水痘脑炎、水痘肺炎或其他非典型病例，可采集脑脊液、痰液或其他相应标本接种至双倍体成纤维细胞，临床上多采用MRC－5、CV－1或WI－38细胞进行分离培养，分离出的病毒用血清学方法进行鉴定。传统的细胞培养方法需要2~3周才能报告结果，因此其临床使用受到限制。目前临床实验室普遍采用离心小瓶培养法，使培养时间缩短到2~5 d。

3. 血清学方法　血清学检查是实验室常用的检查方法，此方法可以判断有无感染、感染属原发还是复发、急性还是慢性。抗VZV特异性IgM阳性，或急性期或恢复期特异性IgG滴度4倍以上升高有诊断意义。IgM抗体在急性(原发感染和再感染时都会升高，但原发感染者IgM抗体滴度较高。IgG和IgA抗体在病毒再感染中有临床意义。目前有多种血清学检测方法，如补体结合试验、间接免疫荧光法和ELISA法等。补体结合试验有时与HSV出现交叉反应，而且对于有些补体结合抗体较低的患儿，在发病后1个月内测不出来，所以目前该种方法已较少应用。间接免疫荧光法是将血清学的特异性、荧光素的敏感性以及显微镜的高度精确性结合在一起，可以准确地检出微量抗体。ELISA方法结合了免疫荧光法和放射免疫法的优点，不仅标志物稳定、判断客观，且敏感度和特异性高。目前常用IgM抗体捕获酶联免疫吸附法测IgM抗体。

4. 聚合酶链反应(PCR)　VZV的PCR检测时采用VZV基因组中特异的一段基因序列作为引物，以待检标本的DNA为模板进行扩增，检测标本中有无VZV DNA的存在。随着PCR技术的发展，套式PCR、PCR－ELISA、PCR－微孔板杂交、PCR－RFLP和荧光定量PCR等也被用于VZV的检测。VZV可引起潜伏感染，但是其潜伏部位只在深部的神经节，如三叉神经节、背根神经节。所以在患者其他部位发现VZV DNA，通常也具有诊断意义。应用该PCR技术，已经在皮疹刮片、皮疹水泡液、呼吸道和眼部分泌物、血液和脑脊液中检出VZV。

【指标评估的影响因素】

1. 刮片镜检法　不能区分VZV感染或HSV感染。

2. 间接免疫荧光法　检测VZV的染色标本只能短期观察，不能长期保存；荧光强度随pH和荧光染料与抗体的比例改变，易造成判断的主观性。

(陈　茶)

参考文献

丝　虫

【定义】

丝虫(filaria)属丝虫总科,为一类由节肢动物传播的生物源性线虫。成虫线状,寄生于宿主的淋巴系统、皮下组织、结缔组织及体腔。

【分类】

丝虫是由节肢动物传播的一类线虫,虫体细长如丝线而得名,寄生于人体的有8种:班氏吴策线虫(班氏丝虫)、马来布鲁线虫(马来丝虫)、帝汶布鲁线虫(帝汶丝虫)、旋盘尾丝虫(盘尾丝虫)、罗阿丝虫(罗阿丝虫)、链尾唇棘线虫(链尾丝虫)、常现唇棘线虫(常现丝虫)和奥氏曼森线虫(奥氏丝虫)。由班氏丝虫及马来丝虫引起的"淋巴丝虫病"是严重危害人体健康的丝虫病。在我国仅有班氏丝虫和马来丝虫,但近年来从回国的人员中曾发现感染罗阿丝虫和常现丝虫的少数病例。

【诊断思路】

不同种类的丝虫,其致病阶段和相应的临床表现有所不同。

诊断思路见图277。

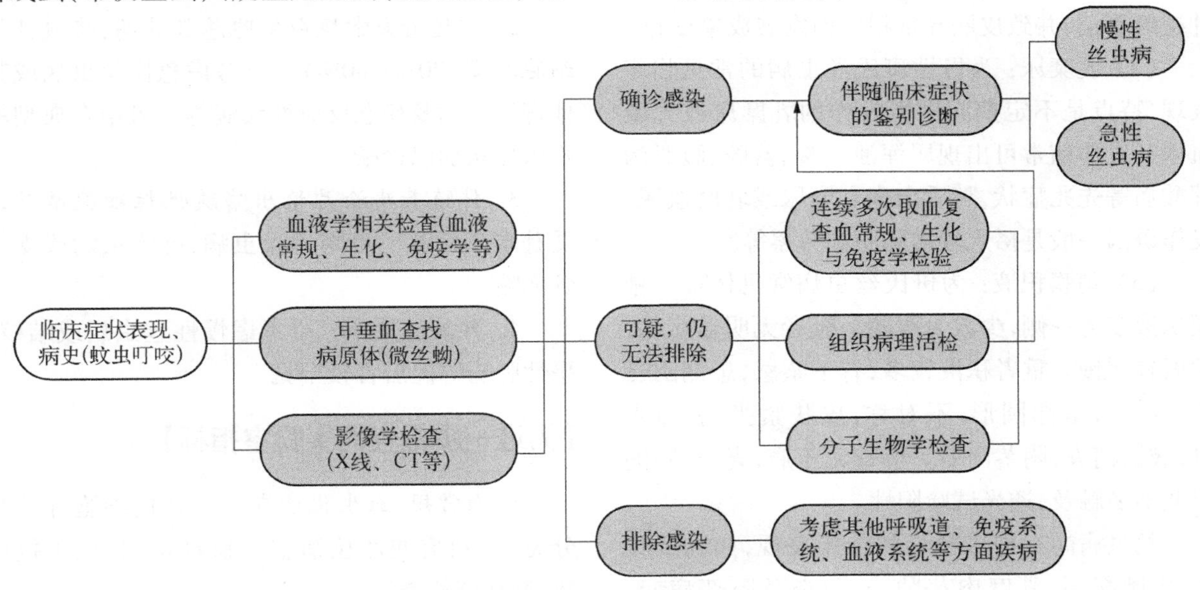

图277　丝虫病诊断思路图

1. 急性丝虫病

(1) 淋巴结炎、淋巴管炎:肢体淋巴结炎、淋巴管炎好发部位为腹股沟和股部淋巴结,腋下和肘部淋巴结受侵较少,发作时一般有畏寒和局部淋巴结不适等先兆症状,随即局部淋巴结肿大,并出现淋巴管炎和患肢远端毛细淋巴管炎(丹毒样皮炎),局部红肿、疼痛和触痛,有温热感。全身症状有不同程度的发热、头痛和不适,病程一般3~5 d,严重者体温升至39℃以上,病程长至1周。急性马来丝虫病症状局限于肢体,急性班氏丝虫病除肢体外还可发生腹部和盆腔等深部淋巴结炎、淋巴管炎,表现为发热、寒战和腹痛等。

(2) 精索炎、睾丸炎、附睾炎:是班氏丝虫病急性期的临床表现之一。常骤然发病,出现寒战、高热、单或双侧腹股沟或阴囊持续性疼痛,并放射至附近器官和腹部,易被误诊为急腹症。发病时精索粗厚、附睾和睾丸肿大,精索、睾丸和附睾表面出现肿块。病程一般 3~5 d。随炎症消退,肿块变硬并逐渐缩小成黄豆或绿豆大的坚韧结节。结节 1 个至数个,有的因此呈串珠样。

2. 慢性丝虫病

(1) 淋巴水肿、象皮肿:班氏丝虫病淋巴水肿、象皮肿的好发部位为肢体、外生殖器的阴囊、阴茎和阴唇以及女性乳房,而马来丝虫病淋巴水肿、象皮肿仅限于肢体。以下肢淋巴水肿、象皮肿为例,班氏丝虫病常波及全下肢,马来丝虫病则限于膝关节以下。丝虫病淋巴水肿、象皮肿是在急性淋巴结炎、淋巴管炎反复发作的基础上逐渐形成的。淋巴水肿和象皮肿是病程发展的两个阶段。在发病初期,淋巴水肿可随急性炎症的消退而消失,如急性炎症发作较剧较频,则局部淋巴水肿持续不消,并致皮肤异常粗厚而发展成象皮肿。

(2) 乳糜尿:为慢性班氏丝虫病的常见临床表现,特点是不定期间歇性发作的乳糜尿或乳糜血尿。发作前常可出现尿浑浊及腰、盆腔、腹股沟部酸痛等先兆症状,随后出现乳糜尿或乳糜血尿。发作诱因一般是摄入较多脂肪和劳累等。

(3) 鞘膜积液:为班氏丝虫病常见体征。鞘膜积液多为一侧,少数为双侧。轻者无明显症状,发展较缓慢。重者积液较多,有下坠感,患侧阴囊体积增大,呈卵圆形,不对称,皮肤紧张,表面光滑,皱褶消失,阴茎内缩。检查无压痛,囊样,同侧睾丸不易触及,透光试验阳性。

丝虫病尚有许多罕见的临床表现,如乳糜腹水、乳糜腹泻、乳糜肉芽肿、心包炎及眼部病变。在丝虫病流行较严重的地区,重症象皮肿、鞘膜积液及乳糜尿患者较多。

【伴随临床症状的鉴别诊断】

马来丝虫病的临床表现限于肢体,而班氏丝虫病除肢体外还累及泌尿生殖系统;急性丝虫病表现为淋巴结炎、淋巴管炎和(或)精索炎、睾丸炎、附睾炎等并常反复发作;慢性丝虫病的主要临床表现有淋巴水肿、象皮肿、乳糜尿和鞘膜积液。

(1) 丝虫病引起的急性淋巴结炎、淋巴管炎和(或)精索炎、睾丸炎、附睾炎应与细菌性淋巴结炎、淋巴管炎和(或)结核性精索炎、睾丸炎、附睾炎鉴别。

(2) 丝虫病引起的淋巴水肿、象皮肿应与细菌感染性、先天性、家族性及淋巴结摘除术等引起的相似症状鉴别。

(3) 丝虫病引起的乳糜尿应与妊娠、肿瘤、结核、胸导管受压或损伤及尿液酸碱度改变等引起的相似症状鉴别。

(4) 丝虫病引起的鞘膜积液应与阴囊血肿、斜疝或肿瘤鉴别。

【伴随实验指标的鉴别诊断】

1. 伴随血清白蛋白轻度降低,丙种球蛋白升高　可考虑慢性丝虫病或慢性病毒性肝炎。

2. 伴随着血常规白细胞总数升高,嗜酸性粒细胞增多(20%~80%)　可考虑急性丝虫病或其他寄生虫病及变态反应性疾病等。可结合典型的临床症状加以诊断。

3. 伴随着痰涂片检出嗜酸性粒细胞增多或夏科雷登结晶　可考虑丝虫病,肺吸虫病或支气管哮喘。

4. 伴随乳糜尿　可考虑慢性丝虫病或结核、恶性肿瘤等但后者较罕见。

【需进一步检查的实验室指标】

1. 血常规、血生化检查　包括白细胞计数与分类(特别嗜酸性粒细胞),血红蛋白、血小板计数,肝功能检查等。

2. 病原学检查　从受检者外周血或乳糜尿、鞘膜抽出液或活检组织中查出微丝蚴,是确诊丝虫病的依据。目前人群检查丝虫病常用的病原学方法是血液微丝蚴检查法。

3. 免疫学检查　包括皮内试验和血清学方法,其中血清学方法包括快速免疫色谱试验(ICT)检测班氏丝虫抗原、ELISA 检测丝虫特异 IgG 抗体试验。

4. 生物标志物检测　检测丝虫特异性DNA片段与病原学检测具有同样的确诊价值。

5. 组织活检　血中微丝蚴检查阴性者可取皮下结节、浅表淋巴结、附睾结节等病变组织活检，确定诊断。

6. 其他　CT、X线影像学等辅助检查。

【指标评估的技术要点】

（1）耳垂取血查微丝蚴是目前我国丝虫病病原学检查的基本方法之一。因马来丝虫和班氏丝虫外周血中的微丝蚴有夜现周期性的特点，一般在晚上9点至次日凌晨2点之间采血，检出率较高。

（2）常用的免疫方法学检测有皮内试验和血清学方法如间接免疫荧光抗体检查、补体结合试验、酶联免疫吸附试验等。血清学方法能检测患者血清中的循环抗原或特异性抗体，可作为丝虫病的辅助诊断，特别是轻度感染和阻塞性病征的患者，也可用于流行病学调查和监测防治效果。

（3）近年来针对生物标志物的分子诊断检测技术方法，如单克隆抗体技术（McAb）、免疫印渍技术、DNA探针技术和基因扩增技术等，为寄生虫病的诊断或寄生虫虫种分类提供新的途径，有着广泛应用前景。

【指标评估的影响因素】

（1）耳垂取血查微丝蚴方法的阳性率与采血时间有着密切的关系。如班氏丝虫微丝蚴于晚上10点至次晨2点在外周血中数量最多；而马来丝虫微丝蚴则于晚上8点至次日凌晨4点在外周血中出现的数量最多。

（2）针对虫体的抗体与免疫复合物等免疫方法学检查，在弥补病原学诊断的缺陷方面，起着越来越重要的作用，但方法学易受机体其他免疫系统相关疾病的影响，故结果解释需紧密结合病史与临床症状。

上述各种检查方法各有优缺点，如果将几种方法合理搭配，由简到繁，综合查病，则可收到事半功倍的效果。一般在重流行区，耳垂取血尚能查出一定比例患者的地方，仍以耳垂取血法为主，辅以其他方法检查；而在基本消灭丝虫病地区，则应以免疫诊断为主，取得多项数据，综合判断。

（陈　茶）

参考文献

酸碱度

【定义】

酸碱度是指水溶液的酸碱性强弱程度，用pH（pondus hydrogenii，pH）来表示。人体酸碱度是指体液的酸碱性强弱程度。不同体液pH范围各不相同（表15）。

表15　体液pH参考区间

体液类型	pH范围
血　液	7.35~7.45
骨髓液	7.30~7.50
唾　液	6.50~7.50
胃　液	0.80~1.50
十二指肠液	4.20~8.20
粪　便	4.60~8.40
尿　液	4.80~8.40
胆　汁	7.10~8.50
胰　液	8.00~8.30

S

【分类】

血液酸碱度的相对恒定是机体进行正常生理活动的基本条件之一。正常人依赖一整套调节酸碱平衡的机制使血液的 pH 变动范围很小,恒定在 pH 7.35~7.45。在疾病过程中,人体仍依赖于肺和肾等脏器的调节作用,把过剩的酸或碱给予消除,使体内酸碱度保持相对平衡状态,极力使血液 pH 恒定在这狭小的范围内。机体这种调节酸碱物质含量及其比例,维持血液 pH 在正常范围内的过程,称为酸碱平衡。

酸碱平衡紊乱是临床常见的一种症状。体内酸性或碱性物质过多,超出机体的调节能力,或者肺和肾功能障碍使调节酸碱平衡的功能障碍,均可使血浆中 $HCO3^-$ 与 H_2CO_3 浓度及其比值的变化超出正常范围而导致酸碱平衡紊乱如酸中毒或碱中毒。

1. 根据血液 pH 分类　pH<7.35 为酸中毒,pH>7.45 为碱中毒。

2. 根据原发因素分类　HCO_3^- 浓度主要受代谢因素影响称代谢性酸中毒或碱中毒;H_2CO_3 浓度主要受呼吸性因素影响而原发性升高或者降低的,称呼吸性酸中毒或者碱中毒。临床上酸碱平衡紊乱主要分为以下五型。

（1）代谢性酸中毒:根据 AG 值又可分为 AG 升高型和 AG 正常型。

（2）呼吸性酸中毒:按病程可分为急性呼吸性酸中毒和慢性呼吸性酸中毒。

（3）代谢性碱中毒:根据给予生理盐水后能否缓解分为盐水反应性和盐水抵抗性碱中毒。

（4）呼吸性碱中毒按病程可分为急性和慢性呼吸性碱中毒。

（5）混合型酸碱平衡紊乱可细分为分为酸碱一致性和酸碱混合性。

3. 根据机体是否代偿分型　在单纯性酸中毒或者碱中毒时,由于机体的调节,虽然体内的 HCO_3^-/H_2CO_3 值已经发生变化,但 pH 仍在正常范围之内,称为代偿性酸中毒或碱中毒。如果 pH 异常,则称为失代偿性酸中毒或碱中毒。

【诊断思路】

诊断思路见图 278。

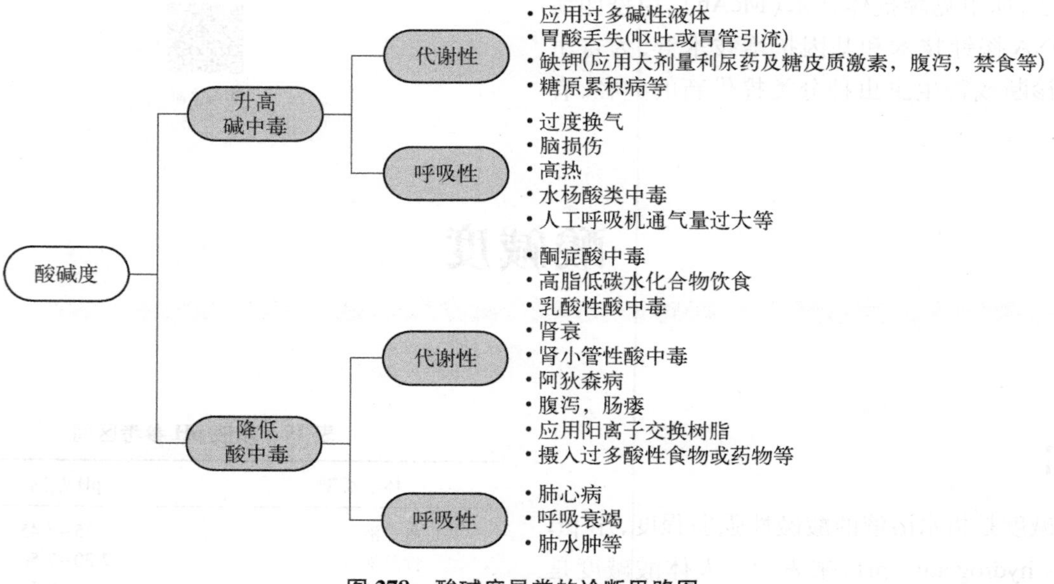

酸碱度
升高 碱中毒
代谢性
• 应用过多碱性液体
• 胃酸丢失(呕吐或胃管引流)
• 缺钾(应用大剂量利尿药及糖皮质激素,腹泻,禁食等)
• 糖原累积病等
呼吸性
• 过度换气
• 脑损伤
• 高热
• 水杨酸类中毒
• 人工呼吸机通气量过大等
降低 酸中毒
代谢性
• 酮症酸中毒
• 高脂低碳水化合物饮食
• 乳酸性酸中毒
• 肾衰
• 肾小管性酸中毒
• 阿狄森病
• 腹泻,肠瘘
• 应用阳离子交换树脂
• 摄入过多酸性食物或药物等
呼吸性
• 肺心病
• 呼吸衰竭
• 肺水肿等

图 278　酸碱度异常的诊断思路图

血气分析中 pH 是判断人体酸碱平衡紊乱的重要指标。正常人血液 pH 为 7.35~7.45,但新生儿出生第一天血液 pH 波动较大。

（1）刚出生:pH 7.11~7.36。

（2）出生后 5~10 min:pH 7.09~7.30。

（3）出生后 30 min:pH 7.21~7.38。

（4）出生后>1 h:pH 7.26~7.49。

（5）出生后 24 h:pH 7.29~7.45,其后即达到

S

正常人水平。

1. 升高

(1) 代谢性碱中毒：见于应用过多碱性液体，胃酸丢失(呕吐或胃管引流)，缺钾(应用大剂量利尿药及糖皮质类固醇激素、腹泻、禁食等)，糖原累积病等。

(2) 呼吸性碱中毒：见于过度换气，脑损伤，高热，水杨酸类中毒，人工呼吸机通气量过大等。

2. 降低

(1) 代谢性酸中毒：见于酮症酸中毒、高脂低碳水化合物饮食、乳酸性酸中毒、肾衰、肾小管性酸中毒、阿狄森病、腹泻、肠瘘、应用阳离子交换树脂、摄入过多酸性食物或药物等。

(2) 呼吸性酸中毒：肺心病、呼吸衰竭、肺水肿等。

【伴随临床症状和体征的鉴别诊断】

酸碱平衡紊乱在代偿阶段可无症状，只有酸碱平衡指标的异常。失代偿期后，除原发病的表现外，早期可有疲倦、乏力，突出表现为呼吸加深、加快，随着病情加重，进而出现恶心、呕吐、食欲缺乏、头痛、头胀、淡漠、心率加快、血压下降等，严重甚至嗜睡、昏迷。诊断依赖于实验室检查。

1. pH 降低

(1) 伴缺氧、肝病：提示乳酸酸中毒，需结合是否存在休克、肺水肿、严重贫血等导致的缺氧或是否存在肝病的相关证据，同时 HCO_3^- 浓度降低，AG 增大，但血氯正常则可诊断。

(2) 伴呼吸困难、意识障碍或恶心呕吐：提示酮症酸中毒，需结合是否存在糖尿病、饥饿、酒精中毒史，血糖升高、血酮体(β-羟丁酸和乙酰乙酸)升高及尿酮体阳性，且 HCO_3^- 浓度降低，AG 增大，有助于诊断。

(3) 伴肾功能不全：提示尿毒症性酸中毒，是由于肾小球滤过率降低，体内的非挥发性酸性代谢产物不能由尿正常排出，特别是硫酸、磷酸等在体内积蓄，使血浆中未测定的阴离子升高，HCO_3^- 浓度下降。

(4) 伴呼吸加深、发绀、心率加快：提示急性呼吸性酸中毒。

(5) 伴乏力、倦怠、头痛、红细胞增多：提示慢性呼吸性酸中毒。

2. pH 升高

(1) 伴呼吸浅而慢：是呼吸系统对碱中毒的代偿现象，借助于浅而慢的呼吸，增加肺泡内的 PCO_2，H_2CO_3 含量增加，以稳定 pH。

(2) 伴精神症状：如躁动、兴奋、谵语、嗜睡，提示碱中毒时神经系统兴奋性升高，进一步恶化可出现昏迷。

(3) 伴神经肌肉兴奋性增加：有手足搐搦，腱反射亢进等。若碱中毒很严重，肌肉抽搐最终会变成痉挛。这种痉挛会导致呼吸肌肉群麻痹，危及生命，需及时救治。

(4) 伴尿少，呈碱性：如已发生钾缺乏，可能出现酸性尿的矛盾现象，应特别注意。

【伴随实验室指标的鉴别诊断】

1. pH 降低

(1) 伴电解质变化：血 K^+ 升高或正常，血 Cl^- 正常或升高，血 Na^+ 下降或正常。高氯性代酸时，AG 正常；高 AG 代酸时，AG 升高，部分特殊型代谢性酸中毒可 AG 增大。

(2) 伴乳酸升高：提示乳酸性酸中毒。

(3) 伴血酮体大于正常值、尿酮体阳性：提示糖尿病酮症酸中毒。

2. pH 升高

(1) 伴血 K^+ 降低：提示缺钾性代谢性碱中毒，此时细胞内外 H^+-K^+ 交换，H^+ 进入细胞内；此时肾小管排 H^+ 增加，回收吸 Na^+、HCO_3^- 增多，常同时伴有 Cl^- 缺乏。

(2) 伴 Cl^- 降低：提示低氯性碱中毒，因胃液丢失，致一过性碱血症，肾小管细胞 Cl^- 减少，重吸收 Na^+、K^+ 和 HCO_3^- 增加；排钾性利尿药过多排出 Cl^-；原发性醛固酮增多症保 Na^+ 排 K^+，H^+ 进入细胞内，细胞外液 H^+ 下降，pH 升高，同时伴有 Cl^- 缺乏。

(3) 伴 HCO_3^- 升高：提示高碳酸血症性碱中毒，多由慢性呼吸性酸中毒时，因肾重吸收 HCO_3^-

增加而致碱血症；同时使用糖皮质激素、利尿剂等亦可产生碱中毒。

【需进一步检查的实验室指标】

1. 血气分析　AB、SB、BB减少，出现碱缺失（BD），pH下降；若发生代偿，则$PaCO_2$下降，pH可正常，提示代谢性酸中毒。AB、SB、BB增加，出现碱剩余（BE），pH升高；若发生代偿，则$PaCO_2$上升，pH可正常。$PaCO_2$升高，HCO_3^-代偿性升高，提示呼吸性酸中毒。$PaCO_2$原发下降、HCO_3^-代偿性下降，提示呼吸性碱中毒。

2. 电解质　酸中毒时，血K^+升高或正常，血Cl^-正常或升高，血Na^+下降或正常。高氯性代酸时，AG正常；高AG代酸时，AG升高。碱中毒时血K^+下降或正常，血Cl^-降低，血Na^+下降或正常。AG正常或轻度升高。

3. 血尿生化　乳酸性酸中毒时，血清乳酸值升高；糖尿病酮症酸中毒时，血酮体大于正常值，尿酮体阳性。

【指标评估的技术要点】

电极法采用电化传感器，通过测量pH电极和参比电极由于血液中不同的氢离子值而引起的电压差来确定最后的pH。常用玻璃电极，测量范围6.8～8.0，可精确到0.001～0.002 pH单位。

【指标评估的影响因素】

1. 患者准备

（1）pH可能会因紧张造成过度换气、屏气、呕吐或哭泣而发生短暂改变。患者情绪不稳时采血，测得的pH会升高。应以愉快和令人放松的方式向患者解释将进行何种操作。患者应保持舒适的姿势全身放松，平躺在床上或坐在舒适的椅子上5 min以上或待呼吸平稳。

（2）吸氧者若病情允许应停止吸氧后30 min后再抽血送检，否则要标记给氧浓度和流量。

2. 标本采集

（1）血标本应严格隔绝外界空气，如果混入气泡，应立即排除。如时间过长，pH会升高。

（2）采血部位，一般为桡动脉、肱动脉、股动脉等。若需要静脉抽血，须将前臂放入45℃温水中20 min，使静脉血动脉化。

（3）抽血时不宜使用止血带。

（4）在患者输液侧采血，测得的pH会受患者所输液体酸碱度的影响。

（5）标本一般要及时完成测定，如果不能及时完成分析，在室温条件下（25℃以下）放置不得超过15 min。在冰水混合物（4℃左右）保存，但不得超过30 min。否则，所测得的血气结果会发生偏差，即测得血气结果中pH、PO_2会降低，PCO_2会升高。

3. 抗凝剂　液体肝素对样本有一定的稀释作用。随着肝素对血液比例的加大，pH随之增加，因此合适的肝素浓度非常重要。如果是使用固态肝素，那么必须保证采血器能够帮助血样与肝素快速完全的混匀以免抗凝不充分。为了使误差最小化，可容忍的注射器死腔中的溶液量应小于5%。但由于一滴水的体积已达0.05 mL，很难做到稀释影响的最小化。因此，应尽量使用干式抗凝剂。

4. 溶血　红细胞溶解，会使得pH降低。

5. 药物　使用某些药物可使血液酸碱度升高或降低，如使用碳酸氢钠、依他尼酸、谷氨酸钠、保泰松、阿司匹林等可使血液酸碱度升高；使用四环素、异烟肼、苯乙双胍、氯化铵可使血液酸碱度降低。

（孙艳虹）

参考文献

S

酸性磷酸酶

【定义】

酸性磷酸酶(acid phosphatase, ACP)是一组在酸性条件下催化磷酸单酯水解生成无机磷酸的水解酶。人血清ACP的最适pH为5~6,最适作用温度37℃。ACP分布于人体多种组织和细胞中,如脾脏、骨骼、红细胞、血小板和男性的前列腺。男性血清中的ACP约50%来源于前列腺。ACP的参考区间因方法不同而不同,一般成人ACP参考上限为7 U/L左右,TRACP 5 U/L左右。

【分类】

ACP有20种同工酶,根据不同的基因位点大致分为4类:① 前列腺ACP,其他组织仅有微量存在,有特异抗原性,用免疫学方法易与其他ACP分开;② 溶酶体ACP,存在于细胞的溶酶体中;③ 红细胞ACP,不仅存在于红细胞中,还广泛存在于细胞质中;④ 其他ACP,存在于破骨细胞和一些吞噬细胞,如肺泡的巨噬细胞,病理时还存在于高雪细胞和白血病的"毛细胞"中。临床测定的ACP大致为两大类:① 前列腺酸性磷酸酶(P-ACP),可被右旋酒石酸抑制;② 非前列腺酸性磷酸酶,不被酒石酸抑制,称酒石酸抵抗ACP(tartrate resistant type acid phosphatase, TRACP), TRACP以两种不同的糖基化形式存在,即TRACP-5a和TRACP-5b。

【诊断思路】

诊断思路见图279。

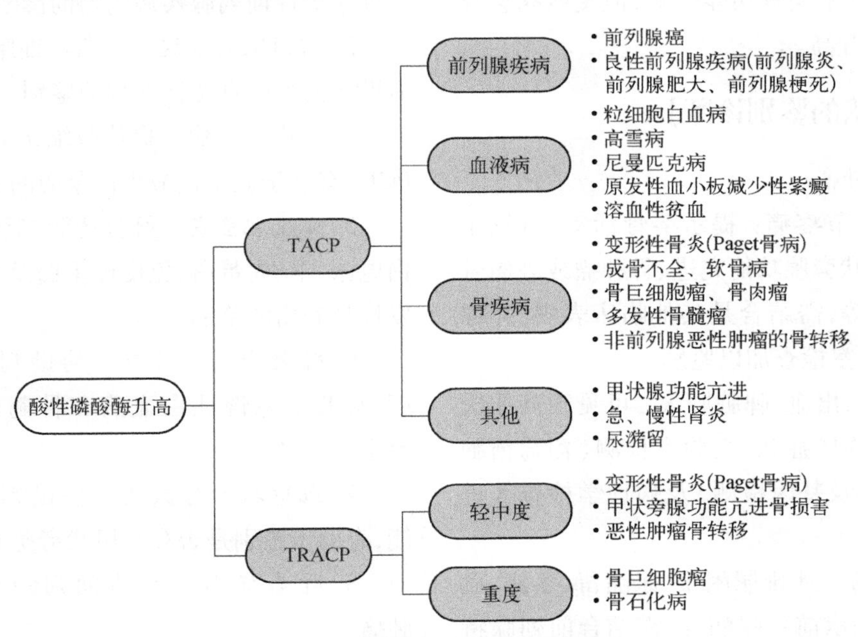

图279 酸性磷酸酶升高的诊断思路图

1. ACP升高

(1) 前列腺疾病:尤其是前列腺转移癌ACP明显升高,对晚期前列腺的诊断、疗效观察及预后监测价值更大。P-ACP对前列腺癌的诊断较 ACP 敏感。在良性前列腺疾病,如前列腺炎、前列腺肥大、前列腺梗死等 ACP 活性也升高。目前P－ACP已被前列腺特异性抗原 PSA 所替代。

(2) 血液病:粒细胞白血病、戈谢病、尼曼匹克病、原发性血小板减少性紫癜、溶血性贫血等疾病中,ACP 活性亦升高。毛细胞白血病时,TRACP 可为诊断提供组织学依据,但血清 TRACP 并不升高。

(3) 骨疾病:变形性骨炎、成骨不全、软骨病、骨肉瘤、多发性骨髓瘤及某些非前列腺恶性肿瘤的骨转移,ACP 活性也可升高。

(4) 其他:甲状腺功能亢进,急、慢性肾炎、尿潴留等 ACP 活性可升高。

2. TRACP 升高

(1) 轻中度升高:① 畸形性骨炎(Paget disease);② 甲状旁腺功能亢进涉及骨损害时;③ 恶性肿瘤骨转移:如女性乳腺癌骨转移时。

(2) 重度升高:① 骨巨细胞瘤,是一种破骨细胞性肿瘤;② 骨石化病,此时破骨细胞无法吸收骨质,导致破骨细胞来源的 TRACP 明显升高。

(3) TRACP 不受肾功能影响,但戈谢病会导致血清 TRACP 升高。

【伴随临床症状的鉴别诊断】

1. TRACP 升高

(1) 伴骨关节疼痛:提示溶骨活动,可见于 Paget's 骨病、甲状旁腺功能亢进、骨肿瘤或肿瘤骨转移、骨石化症等,需结合是其他临床表现、影像学检查以及实验室检查加以鉴别。

(2) 伴贫血、出血、脾脏肿大:可见于高雪氏症,诊断需结合临床症状、实验室检测(葡萄糖脑苷脂酶活性检测及基因检测)及病理学检查等进行综合判断。

2. ACP 升高　伴排尿困难、尿潴留、疼痛、血尿或尿失禁　提示前列腺病变,需结合前列腺特异性抗原(PSA)、游离 PSA 与总 PSA 的比值,B 超、CT 或 MRI 检查,必要时结合前列腺穿刺活检加以确诊。

【伴随实验室指标的鉴别诊断】

1. 伴白细胞增多、血红蛋白减低、红细胞减少、血小板明显减少　见于急、慢性白血病,确诊需结合骨髓涂片及骨髓细胞化学染色。

2. 伴红细胞、白细胞、血小板均减少和免疫球蛋白升高　见于多发性骨髓瘤,确诊需结合骨髓涂片、本-周氏蛋白检测。

3. 伴血小板明显减少和凝血时间延长　见于特发性血小板减少性紫癜,确诊需结合骨髓涂片、血小板功能试验。

4. 伴 P－ACP 升高　见于前列腺炎或前列腺癌,确诊需结合影响学、前列腺穿刺、前列腺常规等检查。

【需进一步检查的实验室指标】

1. 血常规检查　包括血红蛋白,红、白细胞,血小板计数以及白细胞分类,外周血细胞形态、网织红细胞计数,有助于急慢性白血病、多发性骨髓瘤、血小板减少性紫癜等疾病的鉴别。

2. 尿常规检查　包括尿液干化学和尿沉渣,有助于男性前列腺疾病的辅助诊断。

3. 前列腺液常规　包括红细胞、肿瘤细胞等,有助于前列腺良恶性疾病的鉴别。

4. 血小板功能　血块收缩试验、PAdT、PAIg、PGI_2,有助于血小板减少性紫癜的鉴别等。

5. 血生化检查　肝肾功能、蛋白定量、血清蛋白电泳、本-周蛋白、免疫球蛋白及补体,有助于多发性骨髓瘤的鉴别。

6. 骨髓形态学检查　协助判别骨髓增生程度,有助于急慢性白血病和骨髓增殖性疾病的鉴别。

7. 血甲状旁腺激素　协助判断甲状旁腺功能,有助于鉴别是否存在甲状旁腺亢进。

8. 肿瘤标志物　协助判断是否存在恶性肿瘤。

9. 分子生物学检查　葡萄糖脑苷脂酶基因及白血病相关基因检测,有助于鉴别是否存在戈谢病。

【指标评估的技术要点】

ACP 的测定以活性测定为主，包括比色法、速率法，以及近年来出现的免疫分离的活性测定法。

1. 比色法　以磷酸麝香草酚酞为底物，该底物对 P－ACP 有一定特异性。

2. 速率法　以α-萘酚磷酸酯为底物，在 ACP 作用下水解产生α-萘酚，再与固红 TR 反应生成在 405 nm 有吸收的有色物质。在底物过剩条件下，α-萘酚的生成速率 ACP 浓度呈正比。

3. 免疫活性法　该方法主要检测 TRACP－5b，可以采用固相单抗捕捉 TRACP－5b，或采用双抗夹心的方法进行检测。

【指标评估的影响因素】

1. 生理变异　男女性血中 ACP 含量无差异，新生儿 ACP 活性与成人相似，出生后 1 个月中血清酶活性甚高，然后随年龄的增长而逐渐下降，青春期又可出现一活性峰值，至 20 岁降至成人水平。

2. 血液样本采集及处理的注意事项

（1）避免溶血，因红细胞内含大量 ACP，溶血后 ACP 明显升高，造成假阳性。

（2）血清 ACP 极不稳定，室温放置 3 h，ACP 活性降低超过 30%，故血清分离后需尽快加入适量乙酸，以降低 pH 小于 5.4，否则活性很快降低，影响结果。酸化后的血清在室温可稳定数小时，4℃稳定 1 周，-20℃稳定 4 个月。

（孙艳虹）

参考文献

髓过氧化物酶

【定义】

髓过氧化物酶（myeloperoxidase，MPO）是粒细胞进入循环之前在骨髓内合成并贮存于嗜天青颗粒中的一种血红素蛋白酶，主要存在于中性粒细胞、单核细胞和某些巨噬细胞中，是血红素过氧化物酶超家族成员之一。它是含铁溶酶体酶，通过产生自由基等机制影响机体的免疫功能，并参与炎症的发生，尤其是促进冠状动脉斑块形成和不稳定性增加，并通过放大氧化应激过程而引起 ACS。作为中性粒细胞的功能标志和激活标志，其水平及活性变化代表着嗜中性多形核白细胞（PMN）的功能和活性状态。

【分类】

MPO 以 3 种亚形存在于髓系细胞中，分别为 MPO Ⅰ、Ⅱ、Ⅲ。

【诊断思路】

诊断思路见图 280。

（1）MPO 阳性有助于发现“健康”人群心脏疾病：低密度脂蛋白（LDL）、高密度脂蛋白（HDL）或 C－反应蛋白（CRP）水平正常的健康人群，MPO 水平升高意味着发生心脏疾病的风险升高。MPO 水平可独立预测健康人群首发冠心病和冠心病患者群主要不良心血管事件（MACE）的复发。

（2）MPO 阳性对于冠心病的诊断和危险分层在心梗的早期诊断方面 MPO 的血浆浓度升高出现比传统的生物标记早，在临床症状出现 2 h 以后 MPO 血浆浓度已经升高，并能被实验室检测到。

（3）MPO 阳性作为冠状动脉综合征（ACS）

S

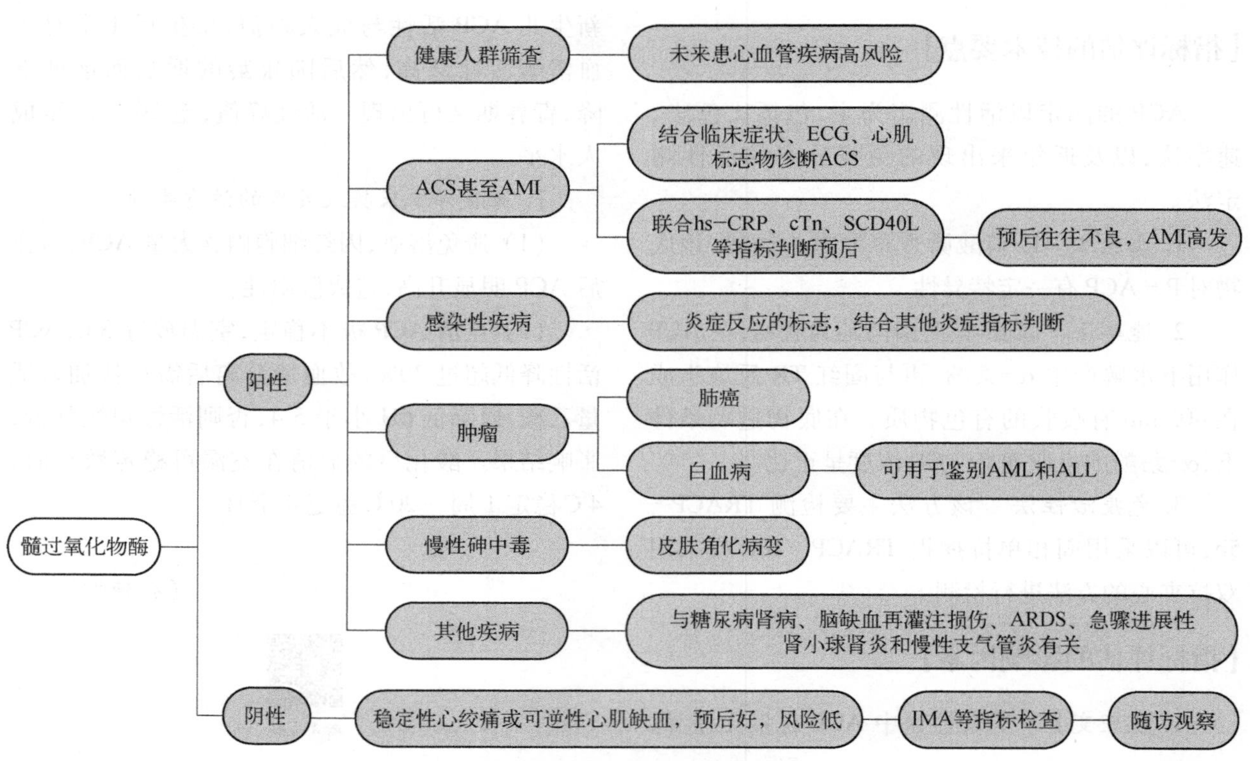

图 280　髓过氧化物酶诊断思路图

的不良预后判断指标 MPO 是冠状动脉粥样硬化斑块不稳定性的标志物，在从稳定性心绞痛（SA）发展为 ACS 甚至是急性心肌梗死（AMI）的过程中，MPO 水平会逐步提高。入院时血浆 MPO 水平即可预测 ACS 患者 30 d 和 6 个月主要心脏不良事件发生的风险。MPO 与冠脉疾病的严重程度相关，它是一个可预测冠状动脉不良事件的独立危险因素，而且如果能够与传统的标志物结合起来对于患者的早期诊断及预后具有很大帮助。

（4）MPO 还可以评估行冠脉介入治疗患者的风险：MPO 的水平可以评估患者实行冠脉介入治疗的风险，保证治疗的安全性。

（5）MPO 也是心房颤动的指标：MPO 水平也可以提示心房颤动。

（6）MPO 能用于判断急性心衰患者的预后 MPO 能反映心力衰竭的严重程度并预测心力衰竭患者长期不良事件发生的危险性。

【伴随临床症状和体征的鉴别诊断】

1. 伴胸痛　对于胸痛患者，临床体征和心电图检查为冠状动脉综合征者，行 MPO 检查可以用于早期预测心肌梗死的危险性，能够预测 ACS 患者发生不良心血管事件。此时，血清学心肌损伤标志物检查可以为阴性，而 MPO 已经会在患者发生胸痛的 2 h 内发生升高。

2. 伴发热　MPO 是一种炎症指标，在机体抗细菌、真菌感染时会升高，发热患者就诊检查 MPO 可以帮助判断机体感染的可能。

3. 伴呼吸系统症状　在肺部受微生物侵袭、职业暴露以及吸烟时，MPO 会随中性粒细胞的聚集释放到炎症部位，导致升高。另外，某些呼吸系统症状检测到 MPO 升高也应考虑到肺癌的可能性。

4. 伴皮肤过度角化　对于有砷中毒暴露的患者出现皮肤角化现象，MPO 作为一种新发现的易感标志物，在慢性砷中毒的早期诊断和危险评估中具有重要的意义。

【伴随实验室指标的鉴别诊断】

1. 伴血脂检查异常　MPO 阳性常伴血脂异常，特别是低密度脂蛋白浓度升高，提示动脉粥样硬化斑块不稳定。

2. 伴心肌损伤标志物　MPO 阳性胸痛患者伴或不伴心肌损伤标志物异常均有意义。MPO 出现早于心肌损伤标志物，可以在心肌损伤标志物正常时辅助冠状动脉病变危险程度的预测。能够预测发生 ACS 的可能性以及严重程度。在出现心肌损伤标志物（cTn、CK 等）时，表明心肌发生了实质性损伤。随着 MPO 活性水平进一步升高，冠脉病变程度、心肌损伤标志物水平也随之升高，发生不稳定型心绞痛的患者比率也明显升高，同时伴有的危险因素逐渐增多。此外，MPO 联合 B 型脑钠尿肽、cTnI 可用于非 ST 段抬高型 ACS 短期内缺血事件的评估。

3. 伴炎性指标　存在其他炎性指标，如白细胞升高，并能找到相关病原体感染的因素可以判断为感染导致的炎性反应。

MPO 与 C -反应蛋白联合可更好地预测远期心血管事件，两者同时升高较单个指标水平升高预测心血管危险性的准确性提高 4.3 倍。

4. 伴 BNP 联合检测　可以用于非 ST 段抬高型 ACS 短期缺血时间的评估。

5. 伴血涂片检查或骨髓检查异常　MPO 在早期急性粒细胞白血病（AML）和急性淋巴细胞白血病（ALL）及区分 ALL 的鉴别诊断中有重要意义。

【需进一步检查的实验室指标】

1. 血常规检查　血常规检查可以帮助判断有无感染的发生。MPO 阳性患者继续检查血常规可以了解其体内红系、白系和血小板的情况，从而帮助判断 MPO 阳性是否由感染造成。

2. 炎性指标检查　如 CRP（或 hs - CRP）、SCD 40 L 等，可以进一步判断炎症程度以及感染等问题。MPO 阳性患者结合检查传统的炎性指标能够判断机体的炎性程度。

3. 心肌损伤标志物检查　包括 cTn、CK 等，进一步判断有无相关的心脏疾病，如 ACS 等。MPO 作为一种冠心病诊断分层和预后判断的指标，虽然早于其他心肌损伤指标，但是其特异性中等，需要再查其他心肌标志物如 cTn、CK - MB 等心肌酶学和蛋白指标。

4. 其他　结合临床上的无创性检查，如超声、CT、MRI 等，对早期的诊断将会有很大的帮助。

【指标评估的技术要点】

1. 连续监测法　在酸性条件下，以四甲基联苯胺、邻甲氧基苯酚 3，3′-二甲氧基联苯胺为底物，测定血液或组织中 MPO 活性。这种方法具有快速、灵敏、成本低等特点，但易受其他过氧化物酶和某些血红素蛋白的干扰。

2. 酶联免疫吸附法（ELISA）　利用 MPO 抗原性制备特异抗体，通过免疫学方法直接测定血液中酶的蛋白质含量。此方法灵敏度高，可达到检测 ng/mL 水平，特异性较高，几乎不受体液中激活剂、抑制剂的影响，也不受过氧化物酶和血红素蛋白干扰。

3. 流式细胞仪测定法　测定中性粒细胞胞质中 MPO 的含量。特异性强、灵敏度高，但是技术程序比较复杂，需使用特殊仪器。

【指标评估的影响因素】

1. 抗凝剂的选择　使用肝素抗凝最佳。

2. 标本的状态　避免使用溶血、高血脂血、微生物污染血等，外在刺激会导致血液白细胞释放 MPO。

3. 生理状态　某些炎症状态会导致白细胞、巨噬细胞活化释放 MPO。

S

（袁　慧）

参考文献

T

他莫西芬不良反应

【定义】

他莫西芬(tamoxifen, TAM),别名枸橼酸他莫昔芬、三苯氧胺,为非固醇类雌激素拮抗剂。他莫西芬口服后被迅速吸收,口服 20 mg 后 4~7 h,血药浓度达到峰值 0.14 μg/mL,4~6 周达稳态血浓度,长期高剂量使用(每天用药 60 mg)可诱发视网膜病变、子宫内膜息肉、子宫内膜癌等病变。他莫西芬通常耐受良好,发生不良反应多与本品对雌激素拮抗作用有关,与其他药物(抗凝药物、胃黏膜保护剂、肿瘤药物等)合用时也可能会发生毒反应。

【分类】

1. 他莫西芬抗雌激素作用引起不良反应

(1) 内分泌系统:可引起颜面潮红、潮热、水肿(体液潴留)。

(2) 消化系统:可引起胃平滑肌痉挛、食欲减退、恶心、呕吐、腹泻。

(3) 心血管系统:可导致形成深静脉血栓,发生血栓静脉炎、血栓性栓塞。

(4) 血液系统:骨髓造血功能受抑制,血小板、白细胞、血红蛋白浓度下降,停药 16 个月后可恢复正常。

(5) 泌尿生殖系统:可导致子宫内膜增生,增加子宫内膜癌危险,造成子宫内膜异位症、多囊卵巢综合征、卵巢腺癌、卵巢脓肿,诱发巨大子宫内膜癌、子宫内膜息肉。患者可出现阴道溢液出血、月经不调、闭经等临床症状。

(6) 消化系统:出现黄疸、胆囊结石、丙氨酸氨基转移酶活性升高、血清胆红素浓度升高。

(7) 视觉系统:长期大剂量服用时会出现眼毒性(以视网膜病变最常见,部分患者可出现角膜浑浊、视神经炎、黄斑水肿、白内障),导致视力障碍。停药后视觉系统病变会发生消退,逐渐恢复视力。

(8) 皮肤:会出现皮肤干燥、脱发、日光性皮疹。

(9) 神经精神症状:可出现失眠、抑郁、头痛、眩晕、嗜睡等。

2. 他莫西芬与其他药物相互作用所致不良反应

(1) 血液系统:他莫西芬与抗肿瘤药物(环磷酰胺、氟尿嘧啶、甲氨蝶呤)合用时,可增加血栓栓塞危险,合用时必须权衡利弊;他莫西芬与抗凝药代谢场所均为肝脏,两者共同竞争肝脏内细胞色素 P450 混合功能氧化酶系统,两者合用可使肝脏对抗凝剂代谢作用减弱、代谢时间延长,进而加强抗凝剂抗凝作用与出血发生率。

(2) 消化系统:他莫西芬与别嘌呤醇合用,明显加剧别嘌呤醇肝毒性,停用别嘌呤醇后,肝功能会迅速恢复;胃黏膜保护剂(抗酸药、法莫替丁)可造成胃内 pH 改变,使他莫西芬肠衣片提前分解,对胃、十二指肠产生刺激作用。

【诊断思路】

诊断思路见图 281。

1. 他莫西芬不良反应诊断　他莫西芬不良反应诊断应根据本品及其他药物用药情况、临床表现、实验室检查等综合分析后作出判断。

2. 他莫西芬不良反应的预防及易患因素　肝功能异常者需谨慎用药。有眼底疾病者、妊娠、哺乳期妇女禁用此药。若有骨转移,在治疗初期需定期检测患者血钙浓度。他莫西芬与别嘌呤醇合用会加剧别嘌呤肝毒性,与抗肿瘤药物合用会增加血栓栓塞危险性,与抗凝剂合用会增加出血发

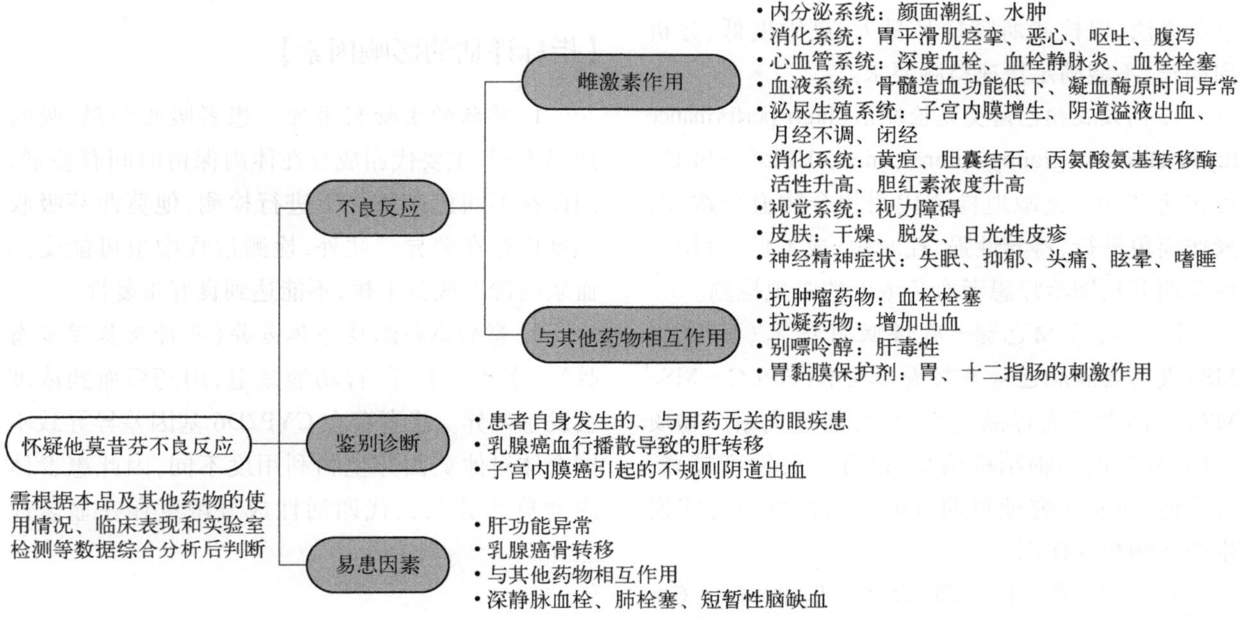

图 281　怀疑他莫西芬不良反应的诊断思路图

生率，因此他莫西芬与其他药物需谨慎合用。美国临床肿瘤会（ASCO）建议：有深静脉血栓、肺栓塞、脑卒中、短暂性脑缺血等病史不建议使用他莫西芬（20 mg/d）预防乳腺癌。在使用他莫西芬治疗时，要考虑患者年龄、合并症禁忌、CYP2D6基因个体差异等因素，根据患者所患疾病类型制定个体化治疗方案，同时密切观察用药过程中患者异常表现，若出现问题做到及时发现，早期处理。

【伴随临床症状的鉴别诊断】

（1）他莫西芬长期服用后发生视觉系统不良反应，如白内障、视神经炎等，需与患者自身发生的、与用药无关的眼疾患区分。

（2）乳腺癌晚期患者发生肝转移后，会出现肝区疼痛、肝大、体重减轻、发热、肿块、腹水等症状。他莫西芬服用后出现的腹胀、腹痛、黄疸、肝功能下降等不良反应，需与乳腺癌血行播散导致的肝转移区分。

（3）他莫西芬竞争性抑制雌激素受体，为雌激素拮抗剂，长期服用导致功能失调性子宫出血，需与子宫内膜癌引起不规则阴道出血进行鉴别。

【伴随实验室指标的鉴别诊断】

1. 与乳腺癌血行播散导致的肝转移鉴别　肝功能检查异常（丙氨酸氨基转移酶活性升高、门冬氨酸氨基转移酶活性升高、血清胆红素浓度升高等）、血脂浓度升高，但乳腺癌标志物CA153、CEA处于正常范围。

2. 与功能失调性子宫出血、子宫内膜癌不规则阴道出血鉴别　含有他莫西芬不良反应症状，但肿瘤标志物CA125、CEA、CA199处于正常水平，且月经周期存在正常规律，无经量过多、经期延长现象。

【需进一步检查的实验室指标】

1. 血液系统　包括血电解质检查（骨转移患者，尤其需要检测患者钙离子浓度）、血常规（包括白细胞、血小板、血红蛋白等检查）、凝血功能检查、肿瘤标志物水平检测。

2. 消化系统　包括丙氨酸氨基转移酶、门冬氨酸氨基转移酶、血清胆红素、血脂检查。

【指标评估的技术要点】

目前，血浆中他莫西芬及其代谢产物测定分

析技术主要为高效液相色谱紫外法和高效液相色谱荧光法，但检测所需样品量大、灵敏度低、分析周期长，不能满足快速检测要求。

1. 高效液相色谱荧光检测法（high performance liquid chromatography-fluorescence，HPLC－FLU） 可快速、准确、灵敏地检测代谢化合物血药浓度，操作简单易行、特异性强、耗时短、成本低，可用于他莫西芬长期治疗患者血药浓度的常规检测。

2. 高效液相色谱－质谱联用技术（HPLC－MS）或高效液相色谱串联质谱技术（HPLC－MS/MS） 两者所需样品量小，均可通过代谢产物质谱图，分析代谢物结构信息，该方法灵敏度较高，可简便、快速研究他莫西芬的药物浓度及可能发生的药物相互作用。

3. 气相色谱－质谱联用技术（Gas chromatography-mass spectrometry，GC－MS） 气相色谱有极强分离力，而质谱仪有灵敏度高、特异性强特点，两者结合，对代谢产物分离、鉴定、分析均有较高检测特异性。但该方法需对样品进行衍生化处理，检测前期提取步骤繁杂。

【指标评估的影响因素】

1. 药物的生物利用度 患者吸收药量、吸收速率不同，主要代谢成分在体内保留时间有差别，因此在不同色谱条件下进行检测，他莫西芬吸收强度也存在差异。此外，检测过程中也可能受到血浆内源性成分干扰，不能达到良好重复性。

2. 影响血药浓度个体差异（年龄及基因多态性） 老年患者肝、肾功能减退，用药后血药浓度会发生差异。患者存在CYP2D6基因差异导致不同个体对他莫西芬生物利用度不同，因此患者体内他莫西芬及其代谢活性成分浓度存在显著性差异。

（周铁丽）

参考文献

胎儿肺成熟度检查

【定义】

胎儿肺成熟度检查对决定选择高危妊娠合适的分娩时机，保障母婴安全，降低新生儿死亡率，有重要临床意义。胎儿肺泡Ⅱ型上皮细胞分泌的表面活性物质，能使胎肺表面张力减低有助于预防新生儿呼吸窘迫综合征（neonatal respiratory distress syndrome，NRDS）的发生，胎儿肺泡表面活性物质的主要成分是磷脂。经羊膜腔穿刺取羊水，检测羊水中的磷脂用以判断胎儿肺的成熟度，是进行羊水成分分析的一种出生前诊断方法，是胎儿肺是否成熟的重要检测指标。

卵磷脂和鞘磷脂是肺泡表面活性物质的主要成分，可维持肺的稳定性，通过检测羊水中的卵磷脂和鞘磷脂的含量及其比值以判断胎儿肺的成熟度。

【分类】

1. 卵磷脂/鞘磷脂（L/S）测定 羊水中含有卵磷脂和鞘磷脂，鞘磷脂的含量在整个妊娠期无明显变化，而卵磷脂的含量在妊娠34周以前与鞘磷脂接近，但在34周以后迅速升高。检测方法多采用薄层色谱法（TLC）。

2. 羊水泡沫试验（振荡试验）（foam stability test或shake test） 羊水中肺泡表面活性物质和磷脂经振荡后所形成的泡沫，在室温下可保持数小时。检查方法：两支试管，第1支试管羊水与95%乙醇等量相混，即比例为1∶1；第2支试管羊

T

水与95%乙醇相混比例为1∶2,用力振荡15~20 s后,静置15 min后观察结果。

3. 羊水吸光度试验 羊水吸光度试验是以羊水中磷脂类物质的含量与其浊度之间的关系为基础。检测方法:测定波长为650 nm时羊水的吸光度值。

4. 磷脂酰甘油(phosphatidylglycerol, PG)测定 磷脂酰甘油占肺泡表面活性物质中总磷脂的10%,但磷脂酰甘油极具特异性。妊娠35周后出现磷脂酰甘油是胎儿肺成熟的标志。磷脂酰甘油持续增加至分娩。

【诊断思路】

诊断思路见图282。

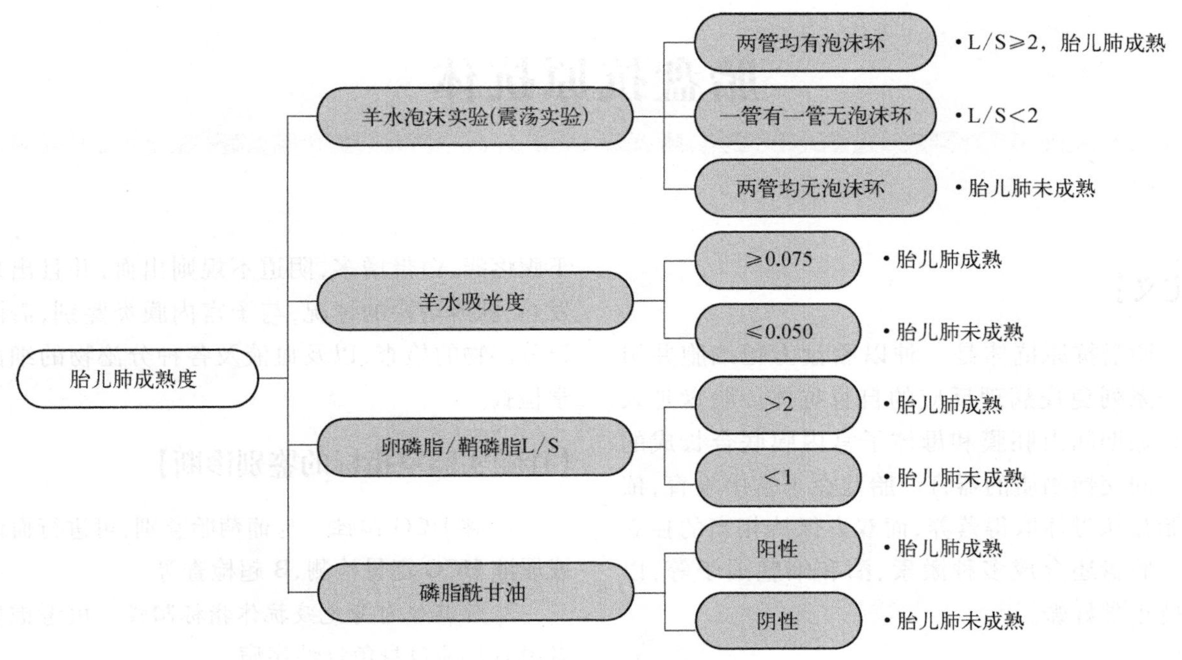

图282 胎儿肺成熟度诊断思路图

1. 羊水泡沫试验(振荡试验)结果 ① 两管液面均有完整的泡沫环为阳性,意味着卵磷脂/鞘磷脂(L/S)≥2,提示胎儿肺成熟;② 若第一管液面有完整的泡沫环,而第二管无泡沫环,提示L/S<2;③ 若两管均无泡沫环,提示胎儿肺未成熟。

2. 羊水吸光度(A)测定结果 判断A650≥0.075为阳性,表示胎儿肺成熟;A650≤0.050为阴性,表示胎儿肺不成熟。

3. 卵磷脂/鞘磷脂(L/S)测定结果 在34周以前卵磷脂/鞘磷脂(L/S)的比值<2,妊娠35周为>2,38周以后>4,L/S<1表示胎儿肺不成熟,易发生NRDS,L/S比值>2提示肺成熟,一般不会发生NRDS。

4. 磷脂酰甘油结果 磷脂酰甘油占肺泡表面活性物质中总磷脂的10%,但磷脂酰甘油极具特异性,妊娠合并有糖尿病时,磷脂酰甘油测定判断胎儿肺成熟度比L/S比值更有价值,即使L/S比值>2,而磷脂酰甘油测定阴性时,则胎儿肺仍不成熟。

【伴随临床症状与实验室指标的鉴别诊断】

妊娠合并有糖尿病时,血糖、尿糖升高,不能仅凭L/S比值>2,判断肺成熟,需要磷脂酰甘油(PG)测定,方能做出判断。

【指标评估的技术要点】

胎儿肺成熟度检查有重要临床意义,但却是临床极少使用的检验指标。胎儿肺不成熟多发生在早产儿,产科临床会尽量避免早产儿的出生;在伴有各种产科并发症或合并症的需要尽早结束妊娠的病例,临床医生也会先给予促胎肺成熟治疗后，再行分娩结束妊娠。检测羊水中的磷脂用以判断胎儿肺的成熟度，需经羊膜腔穿刺取羊水，属胎儿出生前的一项有创诊断操作，有一定的风险，临床会尽量避免。

由于很少使用，临床一般仅采用羊水泡沫试验（振荡试验）做胎儿肺成熟度检查，操作简单、快速，无须特殊设备，也能为临床提供重要参考。

（吕时铭）

参考文献

胎盘抗原抗体

【定义】

胎盘抗原抗体是一种以胎盘为靶细胞并引起一系列免疫病理反应的自身抗体。胎盘是人类妊娠期间由胚膜和母体子宫内膜联合长成的母子间交换物质的器官。胎儿在子宫中发育，依靠胎盘从母体取得营养，而双方保持相当的独立性。胎盘还合成多种激素、酶和细胞因子等，以维持正常妊娠。

【分类】

无。

【诊断思路】

诊断思路见图 283。

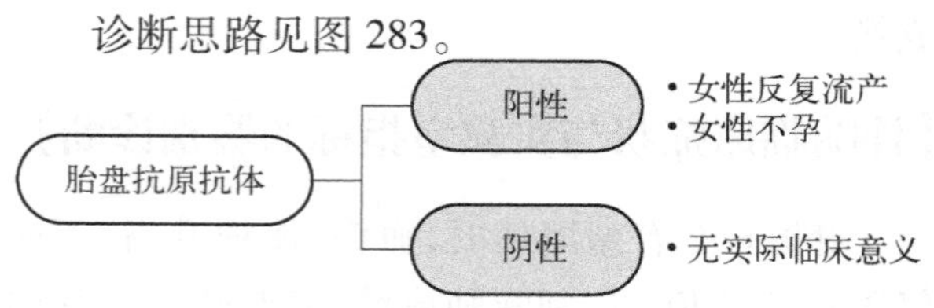

图 283　胎盘抗原抗体诊断思路图

【伴随临床症状的鉴别诊断】

1. 伴月经不调　胎盘抗原抗体阳性伴月经紊乱，与普通妇科疾病鉴别，需进行卵巢功能检查如子宫内膜活检，阴道脱落细胞检查，宫颈黏液结晶检查，基础体温测定。

2. 伴阴道不规则出血　胎盘抗原抗体阳性伴下腹疼痛，白带增多，阴道不规则出血，并且出现发热，脉搏增快的情况，与子宫内膜炎鉴别，需阴道分泌物的检查，以及血液及各种分泌物的细菌学检查。

【伴随实验室指标的鉴别诊断】

1. 伴 HCG 阳性　与葡萄胎鉴别，可进行血清或尿液 HCG 定量检测，B 超检查等。

2. 伴其他自身免疫抗体指标阳性　可考虑患者患有其他自身免疫性疾病。

3. 伴白细胞升高　在生命体患有炎症的时候，其血液，尿液所含的白细胞就会增加。还有一些血液病其患者体内的白细胞也会增加。

【需进一步检查的实验室指标】

1. 自身免疫性疾病相关的检查　特种蛋白检测如免疫球蛋白、M 蛋白、补体等的检测；免疫细胞及其功能检测；自身抗体如抗核抗体谱、抗中性粒细胞胞质抗体、抗磷脂抗体、抗瓜氨酸化蛋白抗体等，以了解机体的免疫基础情况。

2. 血常规检查　包括血红蛋白，红细胞，血小板计数及白细胞分类。

3. 尿常规检查　即尿常规 11 项包括尿酸碱度、尿比重、尿糖、尿酮体、尿蛋白等检查。

4. 血生化检查　肝功能、肾功能、电解质、血脂等。

5. 凝血功能　血浆凝血酶原时间（PT）、活化部分凝血活酶时间(APTT)、凝血酶时间(TT)、纤维蛋白原(FIB),纤维蛋白原降解产物(FDP),凝血因子等。

【指标评估的技术要点】

样品中的胎盘抗原抗体与固定的抗原结合。通过洗板除去非结合物,再加入酶标记的抗原,此时,能固定下来的酶量与样品中被检物质的量相关。通过加入与酶反应的底物后显色,根据颜色的深浅可以判断样品中胎盘抗原抗体的含量,进行定性或定量的分析。

【指标评估的影响因素】

1. 生理因素　减肥、剧烈运动、情绪紧张均影响检测结果。

2. 标本因素　脂血、黄疸的血清会对检测结果产生影响。若采用 ELISA 测 IAA,血清标本中有类风湿因子存在,会出现假阳性反应。

(秦　雪)

参考文献

碳酸氢根离子

【定义】

细胞发挥正常生理功能需要稳定适宜的内环境,机体通过多种调节机制将体液酸碱度维持在一定范围内,例如,人体血浆 pH 维持在 7.35~7.45,这依赖于血液中存在的多种缓冲对,其中以$[HCO_3^-]/[H_2CO_3]$体系最为重要。碳酸氢根离子(HCO_3^-)是碳酸(H_2CO_3)的共轭碱,也是碳酸根离子(CO_3^{2-})的共轭酸,但其缓冲酸的能力远远大于缓冲碱的能力,碳酸氢根离子(HCO_3^-)一定程度上代表血浆对固定酸的缓冲能力,故习惯上把血浆碳酸氢根离子称为碱储。

【分类】

碳酸氢根离子分为实际碳酸氢盐(AB)和标准碳酸氢盐(SB),可以作为判断酸碱平衡紊乱的指标。实际碳酸氢盐(AB)是指血浆中 HCO_3^- 的实际浓度,标准碳酸氢盐(SB)是指在标准条件下(37℃,经 PCO_2 为 40 mmHg,PO_2 为 100 mmHg 的混合气体平衡后)测得的血浆 HCO_3^- 含量。

【诊断思路】

碳酸氢根离子代谢诊断思路见图 284。

1. 升高

(1) 代谢性碱中毒

1) 碱性物质摄入过多:长期服用过多碳酸氢钠等碱性药物,大量输注库存血,抗凝剂入血后可转化成 HCO_3^-,致碱中毒。

2) 碱性物质排出减少:消化液丢失和排钾性利尿剂可引起钾离子减少,低钾患者由于肾小管 K^+-Na^+ 交换减弱,H^+-Na^+ 交换增强,使 HCO_3^- 重吸收增强、H^+ 排泄增加,导致碱中毒。

3) 酸性物质丢失:大量呕吐、胃肠减压等导致胃液丢失。

(2) 呼吸性酸中毒代偿期。

2. 降低

(1) 代谢性酸中毒

1) 碱性物质丢失增多:严重腹泻、小肠及胆道瘘管、肠吸引术等使 HCO_3^- 从消化道丢失,碳酸酐酶抑制剂(如乙酰唑胺)的应用使肾小管对 HCO_3^- 的重吸收减少。

T

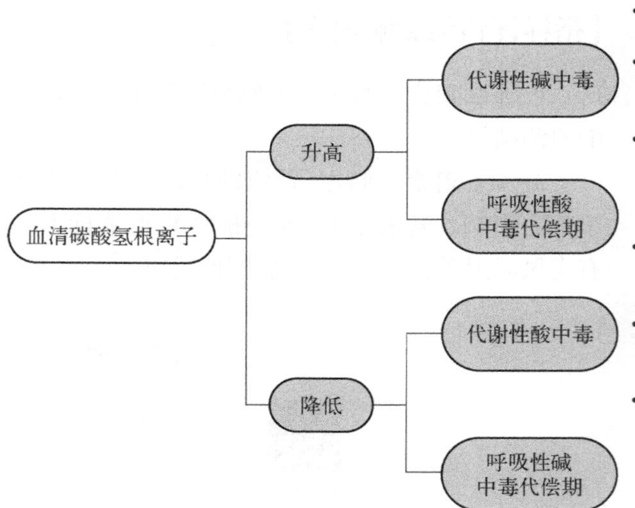

图 284　血清碳酸氢根离子异常的诊断思路图

2）酸性物质排出减少：急、慢性肾衰竭由于肾小管功能障碍，HCO_3^-重吸收减少致近曲小管性酸中毒，或内生性 H^+ 不能排出体外致远曲小管性酸中毒。

3）酸性物质产生或摄入过多：缺氧、乳酸性酸中毒、糖尿病酮症酸中毒、水杨酸中毒、盐酸精氨酸等酸性药物摄入过多。

（2）呼吸性碱中毒代偿期。

【伴随临床症状的鉴别】

HCO_3^-作为代谢性酸碱平衡紊乱的判断指标，通常伴随酸碱平衡紊乱时的临床表现。

（1）HCO_3^-浓度降低伴缺氧、呼吸困难提示乳酸酸中毒，鉴别需结合是否存在休克致急性循环衰竭、肺水肿、严重贫血等引起的缺氧，同时 pH 降低，AG 增大。

（2）HCO_3^-浓度降低伴呼吸深快、意识障碍或恶心呕吐提示酮症酸中毒，鉴别需结合是否存在糖尿病史，血糖、血酮体升高，尿酮体阳性，且 pH 降低。

（3）HCO_3^-浓度降低伴肾功能不全提示尿毒症性酸中毒，是由于肾小球滤过率降低，体内的非挥发性酸性代谢产物不能由尿正常排出，鉴别需结合 pH 下降，血肌酐、尿素氮、肾功能、电解质、尿蛋白异常。

（4）HCO_3^-浓度降低伴皮肤干燥、神志不清、腱反射减弱或提示脱水、休克，鉴别需结合是否存在严重腹泻、出血病史，同时血压下降、中心静脉压下降。

（5）HCO_3^-浓度升高伴多尿提示使用排钾性利尿剂，鉴别需结合血、尿电解质。

（6）HCO_3^-浓度升高伴发热、溶血大量输注库存血，鉴别需结合血清钾、输血史。

【伴随实验室指标的鉴别诊断】

1. 血清 HCO_3^-浓度降低伴乳酸升高、pH 减低　提示乳酸性酸中毒。

2. 血清 HCO_3^-浓度降低伴血酮体大于正常值、尿酮体阳性、pH 减低　提示糖尿病酮症酸中毒。

3. 血清 HCO_3^-浓度降低伴血清氯升高、pH 减低　提示高氯性代谢性酸中毒。

4. 血清 HCO_3^-浓度升高伴血清氯降低、pH 升高　提示低氯性碱中毒，因胃液丢失致一过性碱血症，肾小管细胞 Cl^-减少，重吸收 HCO_3^-增加；排钾性利尿药、原发性醛固酮增多症保 Na^+排 K^+，H^+进入细胞内，细胞外液 H^+下降，pH 升高，同时伴有 Cl^-缺乏。

5. 血清 HCO_3^-浓度升高伴血清钾降低　提示缺钾性代谢性碱中毒，此时细胞内外 H^+-K^+交换，H^+进入细胞内，肾小管排 H^+增加，回吸收 Na^+、HCO_3^-增多。

【需进一步检查的实验室指标】

当患者出现血液碳酸氢根离子(HCO_3^-)异常时，需结合血气分析的其他指标如氧分压(PaO_2)、二氧化碳分压(PCO_2)、酸碱度(pH)、阴离子间隙(AG)等，以及血液电解质，结合临床动态观察进行分析，才能得出较正确的判断。

1. 血气分析　结合血气分析中的PaO_2、pH、SaO_2有助于判断是否存在酸碱紊乱、判断是原发性还是继发性酸碱紊乱及酸碱紊乱的类型。

2. 血液电解质　包括Na^+、K^+、Ca^{2+}、Mg^{2+}、Cl^-和CO_3^{2-}等，有助于判断酸碱紊乱的代偿情况。

3. 血乳酸　协助判断是否存在代谢性酸碱紊乱，另外，休克患者组织灌注不足可以起无氧代谢和高乳酸血症，监测有助于评估休克及复苏变化趋势。

4. 糖尿病酮症酸中毒　血酮体大于正常值，尿酮体阳性。

【指标评估的技术要点】

实验室常采用离子选择电极法(ISE 法)、酚红比色法检测血清碳酸氢根离子，实际碳酸氢盐(AB)参考区间为22～27 mmol/L，标准碳酸氢盐(SB)参考区间为22～27 mmol/L。

1. 离子选择电极法(ISE 法)　离子选择电极法是目前临床检测碳酸氢根离子常用的方法之一，其原理是利用电极电位和碳酸氢根离子活度的关系来测定离子活度的一种电化学技术，其核心是采用对被测离子选择性响应的敏感膜，只对水相中活化离子产生选择性相应，将离子活度转换成电信号，在一定范围内其电位与离子活度呈线性关系。该方法具有简便、快速、准确、精密等优点，但是成本稍高。

2. 化学比色法　该方法原理是利用待测血清和标准液与第一测定试剂混合经过搅拌、加温后，血清中以物理形式存在的CO_2溢出，此时，比色液的二氧化碳分压维持在一个较低水平，显色液 pH 的高低则主要取决于HCO_3^-的浓度，酚红指示剂作为显色剂，其吸光度在558 nm处与血清HCO_3^-浓度呈线性关系。该方法具有操作简便、成本低廉、测量结果灵敏准确等特点。

【指标评估的影响因素】

标本的采集、运输及处理、环境温度、患者有无吸氧等因素可影响血清碳酸氢根离子的测定结果，血液标本应避免与空气接触并迅速分离血浆及时操作，肝素抗凝剂可对血清碳酸氢根离子浓度产生稀释。

(戎　荣，沈佐君)

参考文献

唐氏综合征产前筛查

T

【定义】

唐氏综合征是由于患者染色体数目异常所致的以智力低下为主要特征的综合征。正常人的体细胞染色体为46条，除了男性的性染色体(X、Y)，其余成对，如果21号染色体多一条，即为21－三体征，由此所致的遗传性疾病称为21－三体综合征。该病最早由英国科学家 Down 首次报道，首先命名为唐氏综合征(Down syndrome)，由于该综合征一出生即智力低下，又称先天愚型，在群体中的发病率约1/800。由于21－三体综合征不能治愈，因此，产前诊断显得尤为重要。通过检测母血清标志物，结合孕妇的年龄、孕周、体重等进行胎儿唐氏综合征的风险评估，即为唐氏综合征产前筛查，也称作母血清产前筛查（maternal serum screening，MSS），筛查的目标疾病是21－三体综合征，也包括18－三体综合征与神经管缺陷等。也可通过采集母体外周血，检测分析母体外周血中的游离胎儿DNA，筛查胎儿唐氏综合征。

【分类】

1. *母血清产前筛查* 在依据妊娠期实施的时间分类母血清产前筛查可分为早孕期筛查与中孕期筛查；早孕期筛查在孕周7～12^{+6}期间进行，中妊娠期筛查在孕周13～22^{+6}期间进行。

2. *依据母血清学筛查所用指标的多少分类* 唐氏综合征母血清学筛查的常用实验室指标有：人绒毛膜促性腺激素游离－β－亚基（free－β－HCG）或人绒毛膜促性腺激素－β－亚基（β－HCG）、妊娠相关血浆蛋白A（Pregnant Associated Plasma protein A，PAPP－A）、甲胎蛋白（alpha-fetoprotein，AFP）、未结合雌三醇（unconjugated E_3，uE_3）、抑制素A（Inhibin A）等。依据母血清产前筛查中选择生化标志物实验指标的多少分为两联、三联、四联筛查等。早孕期两联筛查常用free－β－HCG或β－HCG与PAPP－A联合，也经常结合B超检测获得的胎儿项部透明带厚度（NT），进行胎儿唐氏综合征风险评估；中孕期两联筛查常用free－β－HCG或β－HCG与AFP联合，中孕期三联筛查常由free－β－HCG或β－HCG、AFP与uE3组成，AFP+Free－β－HCG+uE3+Inhibin A为四联。

3. *依据是否需要做羊水穿刺等有创操作分类* 唐氏综合征的产前诊断中有时需要进行羊水穿刺等有创操作作诊断，不进行此类操作即为无创，唐氏综合征母血清学筛查也属广义的无创范畴。孕期母体外周血中存在游离胎儿DNA，目前所谓的唐氏综合征无创产前检测（no invactive prenatal test，NIPT），特指通过检测分析母体外周血中的游离胎儿DNA，检测胎儿唐氏综合征，也是唐氏综合征的产前筛查技术之一。

【诊断思路】

诊断思路见图285。

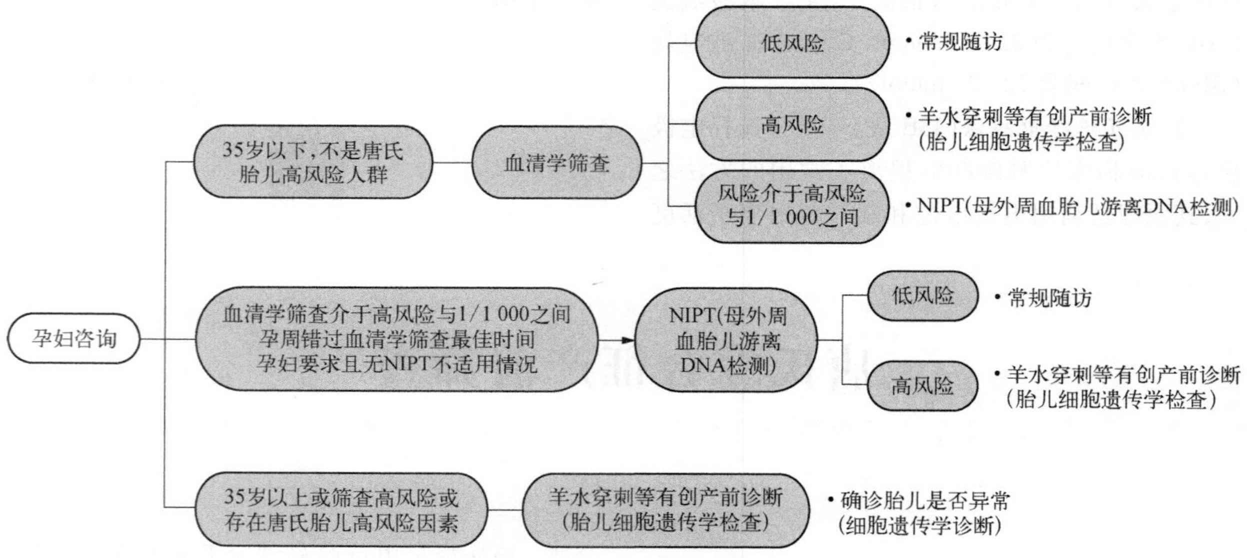

图285 唐氏综合征产前筛查诊断思路

对于35岁以下不存在胎儿唐氏综合征高风险因素的一般孕妇而言，唐氏综合征的产前诊断分两步进行，先采集母体外周血进行母血清学产前筛查，部分病例作无创产前检测，对罹患唐氏综合征的胎儿进行风险分层，低风险病例常规随访，高风险病例进一步检查，继而诊断。

胎儿唐氏综合征的确诊仍需要在妊娠期通过绒毛穿刺获取绒毛细胞（早孕期）、羊水穿刺获取羊水脱落细胞（中孕期）、脐血穿刺获取胎儿血细胞（妊娠17周后，多在妊娠18～24周）做胎儿细胞染色体核型分析，即所谓的有创产前诊断，有创产前诊断对母体与胎儿均带来一定的风险。

唐氏综合征产前筛查与诊断应在充分知情告知的情况下由孕妇自己选择，除外不适应症，孕妇及其家属可选择母血清学或 NIPT 或母血清学+NIPT 作为首选产前筛查方式。但是，不能用筛查替代有创产前诊断。

【伴随临床症状的鉴别诊断】

唐氏综合征产前筛查是以<35 岁的正常孕妇人群作为筛查对象，没有临床症状，只是罹患唐氏胎儿的风险与孕妇年龄呈正比，而孕妇高龄除了唐氏综合征外其他胎儿异常也增加，应予重视。

【伴随实验室指标的鉴别诊断】

AFP 与 β－HCG　在唐氏综合征产前筛查的诸多血清学实验室指标中，AFP 与 β－HCG 可在其他疾病情况下发生改变，由于孕妇不同孕周血清标志物有所不同，引入中位数值的倍数（Multiple of Median，MoM）表示某一血清标志物的升降。MoM 值是指孕妇个体的血清标志物的检测结果是正常孕妇群在该孕周时该血清标志物浓度中位数值的多少倍。正常孕妇血清中 AFP 是一种胎儿来源的糖蛋白，由胎儿肝脏和卵黄囊分泌，通过胎儿泌尿系统排泄到羊水中，羊水中 AFP 可通过血循环到达母体外周血中，在孕期血清 AFP 的浓度较非孕期明显升高。不同孕周时，母血清 AFP 的浓度是不同的。1984 年发现唐氏综合征组母血清 AFP 值低后，人们便开始用 AFP 作为指标对唐氏综合征进行筛查。发现，单独用 AFP 为 0.5 MoM 值为标准，检出率（detection rate，DR）为 20%，假阳性率（false positive rate，FPR）为 5%；单独用母亲年龄 35 岁为标准，DR＝31%，FPR＝7.5%；两者结合后，DR＝33%，FPR＝5.1%。现一般用 AFP≤0.7 MoM 为临界标准。孕妇血清 AFP 升高则提示胎儿神经管缺陷（NTD）可能，在 NTD 患儿中，由于神经管不能正常闭合，大量的 AFP 进入羊水后导致母血清中 AFP 的浓度大大升高，可达正常孕妇 AFP 浓度的 2 倍以上，在开放性脊柱裂及无脑儿中，甚至可达 8 倍以上，因此，在 NTD 的产前筛查中，运用 AFP 指标即可检出 95%～100%的无脑畸形和 70%～90%的脊柱裂胎儿。（由于 AFP 的浓度在 24 周以后个体差异明显增加，在行 NTD 筛查时，妊娠 15～22 周时测得的 AFP 值更有意义，妊娠期太早，用 AFP 筛查 NTD 无效。在筛查 NTD 时，一般以≥2.5 MoM 为标准。）

HCG 由胎盘滋养层细胞分泌，其 β 亚基具有特异的氨基酸顺序，不同于其他激素的免疫学特征，可避免检测时交叉反应，常测定 β－HCG 反应胎盘功能及胎儿状况。Free－β－HCG 是呈游离状态的 HCGβ 亚基，怀孕时，母血清 Free－β－HCG 的水平约是总 HCG 水平的 1%。在唐氏综合征胎儿母血清中 hCG 和 Free－β－HCG 均呈持续上升趋势，分别为正常胎儿孕妇的 1.8～2.3 MoM 和 2.2～2.5 MoM。有报道认为，Free－βHCG 较 hCG 在产前筛查中更有特异性；在早孕筛查时，Free－β－HCG 更是一个高特异性的指标。除了唐氏综合征，在胎儿 NTD 的孕妇 hCG 水平升高，在妊娠滋养细胞疾病者 Free－β－HCG 升高，在 18 三体筛查中，Free－β－HCG 表现为降低异常，一般的≤0.25 MoM 作为 18－三体的高风险界定值。

【需进一步检查的实验室指标】

1. *染色体检查*　对于产前筛查唐氏综合征胎儿高风险的病例，在知情同意下，早孕期采集绒毛作细胞染色体核型分析；在中妊娠期采集羊水胎儿脱落细胞作细胞染色体核型分析。

2. *无创产前（NIPT）*　对于血清学筛查风险介于高风险与 1/1 000 之间者，孕妇可选择用 NIPT 作精准筛查，阳性者（高风险病例），再做穿刺，行胎儿细胞染色体核型分析。

【指标评估的技术要点】

唐氏综合征产前筛查涉及 Free－β－HCG（或 β－HCG）、AFP 等生化标志物的测定结果，根据测定结果，结合孕妇年龄、体重、筛查时的孕周等作胎儿唐氏综合征风险评估。

1. *准确的 Free－β HCG（或 β－HCG）、AFP 等生化标志物的结果*　由于测定误差会导致唐氏综合征产前筛查风险评估误差放大，要求生化标志物的结果测定的批内变异系数<3%，批间变异系数<5%，因此需要选择高品质的试剂盒。目前临床多用时间分辨荧光免疫分析法、化学发光免疫检测技术作唐氏综合征产前筛查标志物的检测，只要检测试剂的检测质量达到批内变异系数<3%，批间变异系数<5%，均可满足临床使用。

2. 风险分析软件　用于分析计算所测生化标志物的参照中位数是否符合所测人群，直接影响风险分析结果，要求软件的内嵌值为本地人群，数据库要足够大，中位数稳定，以及有相应的评估与纠正措施。

随访提供的唐氏儿检出率与筛查假阴性率是评价唐氏筛查技术的金标准。

【指标评估的影响因素】

实验室测量结果除了与检测系统的质量控制相关，也要结合临床资料才能得到准确的风险值，因此唐氏筛查申请单上的信息一定要准确。

1. 孕妇年龄　孕妇年龄与胎儿唐氏风险成正比，年龄错误会产生假阳性或假阴性的结果。

2. 孕周　母血清学胎儿唐氏筛查的血清标志物水平与孕龄有关，孕周错误会产生假阳性或假阴性的结果。NIPT 要求妊娠 12 周以上才进行，不足 12 周做 NIPT，可因为母血中胎儿游离 DNA 量少而产生假阴性。

3. 孕妇体重、是否吸烟、糖尿病等　均影响母血清学胎儿唐氏筛查风险评估。

4. 母血清学胎儿唐氏筛查风险评估软件所用的血清标志物的中位数参比值　要使用本地人群的参数，且人群样本数要足够大。

（吕时铭）

参考文献

糖化白蛋白

【定义】

糖化白蛋白（glucated albumin，GA）是血中葡萄糖与血浆中白蛋白发生非酶促反应的产物。糖化白蛋白是利用血清 GA 与血清白蛋白的百分比来表示 GA 的水平，去除了血清白蛋白浓度对检测结果的影响。相对血浆中其他蛋白而言，白蛋白的半衰期较长并且浓度最高，所以最容易被糖化。白蛋白在人体内的半衰期为 17～19 d，因此 GA 水平反映的是近 2～3 周内的平均血糖水平。

【分类】

临床上可见糖化白蛋白升高或降低。

【诊断思路】

诊断思路见图 286。

【伴随临床症状和体征的鉴别诊断】

1. 伴多尿、多饮、多食和体重下降　考虑为糖尿病，可通过空腹血糖、OGTT、糖化血红蛋白测定进行确诊。

2. 伴昏迷　可考虑为糖尿病急性并发症，酮症酸中毒昏迷、乳酸酸中毒昏迷或高渗性非酮症昏迷，可通过 β-羟丁酸、乳酸、尿酮体等指标进行鉴别诊断。

【伴随实验室指标的鉴别诊断】

1. 伴血糖升高　考虑为糖尿病，若空腹血浆葡萄糖含量≥7.0 mmol/L 或随机血浆葡萄糖含量≥11.1 mmol/L，或 OGTT 试验 2 h 血浆葡萄糖含量≥11.1 mmol/L 可确诊。糖化血清蛋白可作为糖尿病的血糖监测指标。糖化血清蛋白可辅助

T

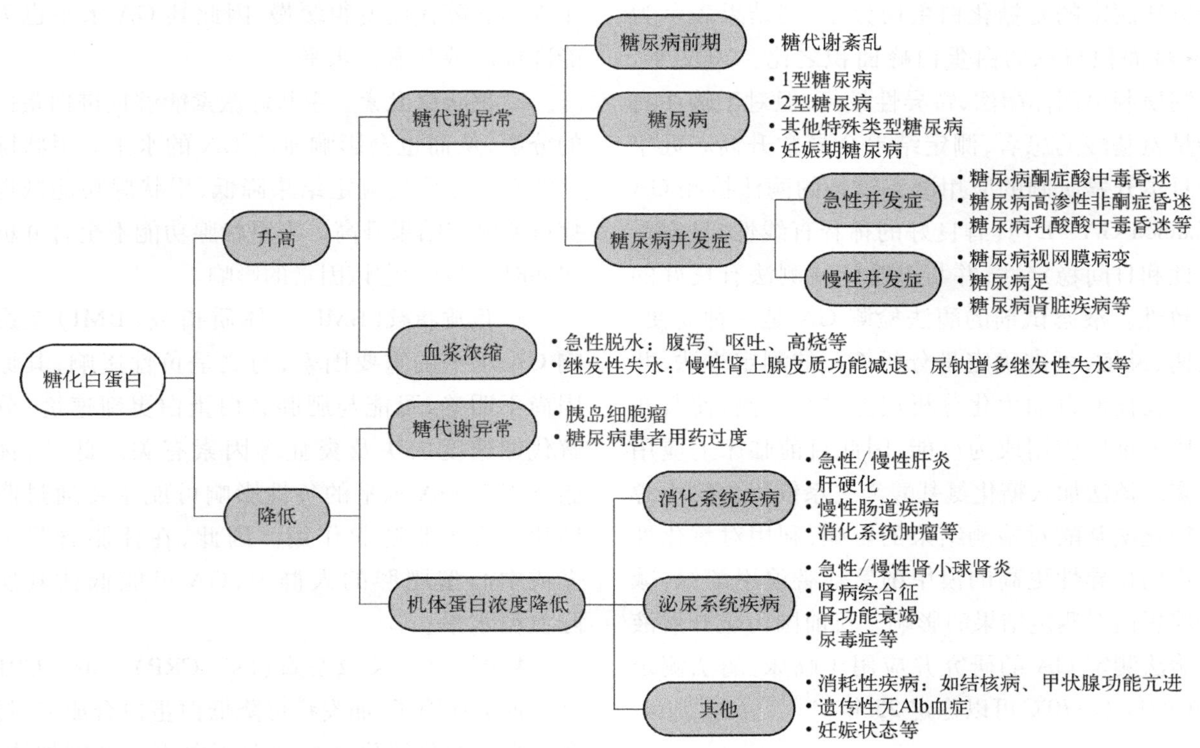

图 286　糖化白蛋白异常的诊断思路图思路图

鉴别应激性高血糖，当急性应激如外伤、感染以及急性心脑血管事件等发生时，非糖尿病个体此时会出现高血糖，而糖化血清蛋白不升高。

2. 伴糖代谢产物（酮体、乳酸和丙酮酸）升高　考虑出现糖尿病并发症，尤其出现糖尿病酮症酸中毒昏迷（diabetic ketoacidosis coma）、糖尿病高渗性非酮症昏迷（hyperglycemic hyperosmolar status）和糖尿病乳酸酸中毒昏迷等严重急性并发症，糖化血清蛋白可作为糖尿病辅助诊断指标。

【需进一步检查的实验室指标】

1. 血糖检查　空腹血糖和餐后血糖的检测是糖尿病诊断的重要指标，但干扰因素较多，需结合OGTT 试验测定做出诊断。

2. 糖化血红蛋白和糖化血清蛋白检查　主要用于糖尿病的诊断和血糖的监测。

3. 肝功能、肾功能和血脂检查　主要用于糖尿病和代谢综合征等代谢异常的诊断，尤其是白蛋白的水平是否正常。

4. 电解质检查、血气分析、酮体、渗透压、乳酸和丙酮酸测定　主要用于糖尿病急性并发症的诊断和鉴别诊断。

5. 炎症因子、尿微量白蛋白　主要用于糖尿病慢性并发症的诊断。

6. 糖尿病病因学检查指标　胰岛素、胰岛素原和 C-肽测定，血清胰岛素自身抗体（包括谷氨酸脱羧酶抗体、胰岛细胞抗体、蛋白酪氨酸磷酸酶抗体、胰岛素自身抗体）等。

7. 血、尿常规检查　主要用于了解患者基础状况，及早发现糖尿病和糖尿病肾脏损害。

【指标评估的技术要点】

目前，GA 的测定尚无标准化的方法。按检测原理主要分为三大类：第一类基于其所带电荷不同，包括阳离子交换层析法和电泳法；第二类基于其糖化基团的结构不同，包括亲和层析法和免疫学方法；第三类为化学反应方法，包括比色法和酶法。HPLC 法测定 GA 处理样本量小，代价高昂，不适宜临床常规开展而未得到广泛应用。丙烯酰胺凝胶电泳、亲和层析也可用来检测糖化白蛋白，但也因其成本较高、操作较繁琐，故不适合应用于常规工作中。HPLC 法、离子交换层析和亲和层析方法测定的是糖化白蛋白分子，其结果表示为GA峰面积与总的白蛋白峰面积之比。2002年，美国研制出固体酶法，特异性较高，但对于输注高能量氨基酸的患者，测定结果会异常升高。近年来日本开发研制的应用液态试剂的酶法检测GA（Lucica GA-L）具有良好的稀释直线性、日内重复性和日间稳定性，并与HPLC检测法有良好的一致性。液态试剂的酶法检测GA是一种简便、快速、灵敏，可准确定量分析GA的测定方法，并且可在任何自动生化分析仪上进行检测，使其在临床的推广应用成为可能，因此目前临床上应用最多。该法加入糖化氨基酸消去系统以去除内源性糖化氨基酸对检测结果的影响，利用对氧化性白蛋白特异性更高的溴甲酚紫代替溴甲酚绿，减少球蛋白对测定结果的影响。目前国内也开展液态酶法测定GA的研究并应用于临床，酶法测定GA的标本-70℃可以稳定23年。

【指标评估的影响因素】

1. *血白蛋白的更新速度* 血白蛋白的更新速度影响GA值的水平。同样的血糖水平，血白蛋白更新速度加快的个体GA水平较低，相反血白蛋白更新速度减慢其GA水平较高。因此，一些影响血白蛋白更新速度的疾病都将影响GA水平，如肝硬化、肾病综合征、甲状腺功能异常等。在评估伴有白蛋白转化异常的糖尿病患者GA水平时要考虑该因素。由于随着年龄的增长，老年人的新陈代谢变得缓慢，因此其GA水平也不能准确反映其血糖水平。

2. *甲状腺激素* 甲状腺激素能够促进白蛋白的分解，从而也会影响血清GA的水平。甲状腺功能亢进症可使测定结果降低，甲状腺功能减退症可使测定结果升高。当甲状腺功能不全合并糖尿病时，需要考虑该因素的影响。

3. *体质指数（BMI）* 体质指数（BMI）是影响GA水平的重要因素，与之呈负性影响，其原因尚不明确，可能与肥胖者白蛋白更新速度、分解代谢速度加快及炎症等因素有关。此外，体脂增多对GA水平的负性影响可能主要通过脂肪块和腹内脂肪起作用。因此，在体脂含量增多或中心型肥胖的人群中，GA可能低估其实际血糖水平。

4. *超敏C-反应蛋白（hs-CRP）* hs-CRP是一种炎症因子，而炎症可降低白蛋白合成率、提高白蛋白的分解代谢率使白蛋白更新速度加快，所以GA的水平与hs-CRP呈负相关。

5. *种族* GA存在种族差异，不同种族之间，GA水平不同，但是关于不同种族间GA差异的程度还有待与进一步的研究。

（胡　婷，张秀明）

参考文献

糖化血红蛋白

【定义】

糖化血红蛋白A1c（Glycosylated hemoglobin A1c，HbA1c）是葡萄糖与细胞内血红蛋白发生持续而缓慢的非酶促蛋白糖基化反应所生成的稳定化合物。

【分类】

临床上可见HbA1c升高或降低。

【诊断思路】

诊断思路见图287。

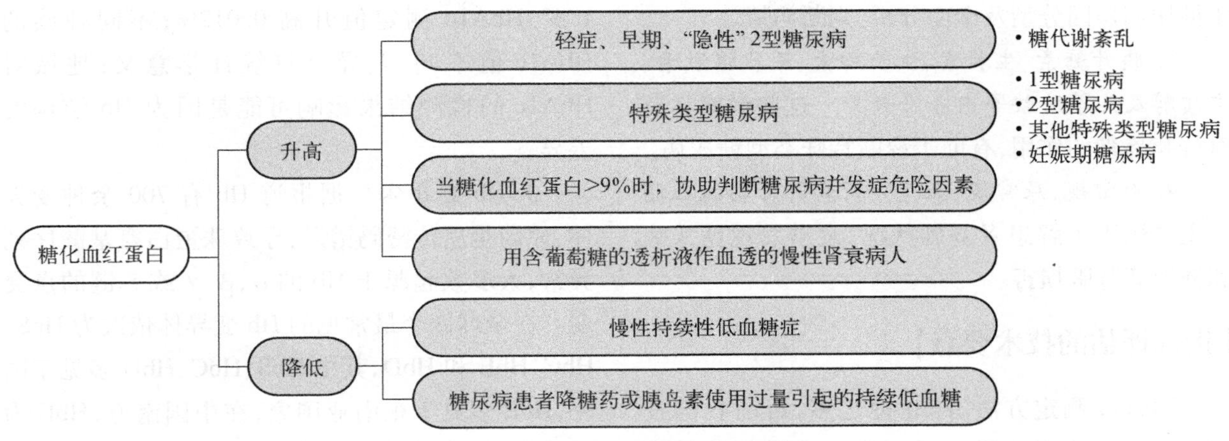

图 287　糖化血红蛋白异常的诊断思路图

【伴随临床症状的鉴别诊断】

1. 伴多尿、多饮、多食、乏力、体重和视力下降　考虑为糖尿病，2010 年美国 ADA 在最新修订的《糖尿病治疗指南》中首次将 HbA1c 作为新的糖尿病诊断指标。

2. 伴恶心、呕吐、意识模糊或丧失、抽搐、昏迷等症状　考虑为糖尿病急性并发症，此时 HbA1c 特别升高，应警惕如酮症酸中毒、糖尿病高渗性非酮症昏迷和糖尿病乳酸酸中毒昏迷等急性并发症的发生。

3. 伴原因尚未明确的昏迷和各种应激如心肌梗死和脑血管意外　均可使血糖升高，此时 HbA1c 的检测特别升高，考虑为糖尿病导致的血糖升高，否则是一过性血糖升高，此时，HbA1c 具有鉴别诊断和判断预后的价值。

4. 伴血管病变、微血管病变和神经病变等症状　考虑为糖尿病慢性并发症，微血管病变和神经病变是糖尿病患者群中较为独特的病变，与糖尿病的血糖控制状态相关性最强。糖尿病控制及并发症试验研究发现 HbA1c<7%时，糖尿病发生慢性并发症的危险性很小，而 HbA1c>7%时，则发生慢性并发症的危险性显著升高。

【伴随实验室指标的鉴别诊断】

1. 伴尿糖阳性、空腹血糖和餐后 2 h 血糖升高及糖耐量试验异常　考虑为糖尿病。糖尿病是一个慢性高血糖的状态，其并发症是血糖长期升高的慢性结果。在判断一个个体是否处在一个慢性升高的血糖状态时，与空腹血糖和餐后 2 h 血糖两个"点"血糖指标相比，反映过去 8~12 周平均血糖水平的 HbA1c 更能客观代表慢性高血糖状态。

2. 伴血尿酮体、乳酸、血浆渗透压升高　考虑为考虑为糖尿病急性并发症。

3. 伴低密度脂蛋白升高和高密度脂蛋白降低　考虑为糖尿病血管病变慢性并发症，氧化修饰的低密度脂蛋白过量时，它携带的胆固醇便积存在动脉壁上，久了容易引起动脉硬化。

4. 伴尿微量白蛋白/肌酐升高　考虑为糖尿病早期肾病，是糖尿病引起的严重和危害性最大的一种慢性并发症，大多数糖尿病肾病患者是在出现明显蛋白尿或显著水肿时方被察觉。

5. 伴谷氨酸脱羧酶抗体、胰岛细胞抗体和胰岛素抗体等阳性　考虑为 1 型糖尿病，正常人及 2 型糖尿病这三种抗体测定均阴性，而 1 型糖尿病多呈阳性，其中，谷氨酸脱羧酶抗体最有价值，自身免疫性糖尿病患者阳性率可高达 90%，且可持续多年。

T

【需进一步检查的实验室指标】

1. 糖化血清蛋白(GSP)/糖化白蛋白(GA)　HbA1c 用于评价糖尿病代谢控制效率优于 GSP 和 GA，但在反映糖尿病治疗的中短期(2~3 周)血糖控制效果评价上 GSP 和 GA 优于 HbA1c。

2. C 肽、血浆胰岛素和糖耐量试验　主要用于糖尿病病因分型及全面分析、判断病情。

3. 胰升糖素、生长素、生长抑素、甲状腺激素、皮质醇及儿茶酚胺等内分泌激素　这些激素具有对抗胰岛素的作用,有助于诊断特殊类型糖尿病。

4. 血常规、尿常规、血气分析和肝肾功能血脂　主要用于了解患者基础状况,及早发现糖尿病和糖尿病肾脏损害。

【指标评估的技术要点】

HbA1c 测定方法有 30 种之多,目前我国及国际测定方法主要是离子交换高效液相色谱法(IE－HPLC)、亲和层析法和免疫法三大主流方法。

1. IE－HPLC　高精密度的 IE－HPLC 可分离多种 Hb 变异体,甚至不稳定的 HbA1c;高分辨力的 IE－HPLC 能够清晰地显示出峰时间和峰面积,可发现是否存在 Hb 变异体,具有较强的抗干扰。经过不断的改进,其后问世的用于 HbA1c 检测法具有较高的精密度和分辨力,因此国际化学与检验医学联合会 2001 年将该方法正式批准为 HbA1c 标准化参考系统。

2. 亲和层析法　亲和层析法 HbA1c 检测系统通过校正而得到 HbA1c 的检测结果,原理上该法不受 Hb 变异体及其衍生物的干扰,因此在评价 Hb 变异体对某一方法的干扰时常作为参比方法。

3. 免疫法　是以 HbA1c 与相应的单抗结合发生凝集反应,通过测定吸光度来表示凝集量。第一代免疫法检测系统无法提示 Hb 变异体,后两代通过对抗体进行了改进,通过识别 β 链 N 末端 1－4 号氨基酸抗原表位,进而提高了检测的特异性,提供了较为准确的 HbA1c 结果。

【指标评估的影响因素】

1. 血糖水平　正常生理情况下,HbA1c 的测定结果取决于血糖水平,研究证实 HbA1c 与平均血糖、空腹血糖及餐后 2h 血糖都有很好的相关性。

2. 年龄、种族和地域　研究发现年龄每增加 1 岁,HbA1c 测定值升高 0.012%;不同种族的 HbA1c 值不同,差异具有统计学意义;地域对 HbA1c 的检测结果影响可能是因为 Hb 结构的差异。

3. Hb 变异体　据报道 Hb 有 700 余种变异体,原因是遗传密码错误,导致珠蛋白氨基酸序列异常,大多数起源于 Hb 的 α、β、γ 或 δ 链的点突变。在全球四个最常见的 Hb 变异体依次为 HbS、HbC、HbE 和 HbD,其中 HbS、HbC、HbD 多见于国外,HbE 多见于东南亚国家,在中国南方,HbE 为常见的 Hb 变异体。目前许多检测方法可以对大部分常见的 Hb 亚型进行校正,但部分方法的检测结果仍然会受到 Hb 亚型的干扰,有些患者可能需要某种特异的 HbA1c 检测方法或是不适合 HbA1c 检测。

4. 红细胞生存时间　HbA1c 水平与红细胞的寿命相关,任何改变循环血中红细胞寿命的因素,都可能导致 HbA1c 测定结果不准确。溶血性贫血、急性或慢性失血、脾大、慢性肾衰和妊娠初期等,平均红细胞寿命缩短,此时测得的 HbA1c 水平偏低。相反,能够使红细胞寿命增加的因素,如缺铁性贫血、维生素 B_{12} 和叶酸缺乏性贫血、脾切除、红细胞清除障碍、网织红细胞生成减少、再生障碍性贫血等,均能增加血液中 HbA1c 的水平。

5. 其他疾病　如重症肝炎、肝硬化使细胞寿命降低,导致 HbA1c 检测结果偏低;甲亢患者中的脂质过氧化对 HbA1c 检测结果有影响,可能导致升高;睾酮能够刺激红细胞生成,因此在性腺功能低下的男性患者 HbA1c 水平会偏低;严重的甘油血脂症、严重的胆红素血症和尿毒症均可引起 HbA1c 假性升高,以上情况用 HbA1c 水平去评价患者的血糖控制情况则可能会被低估。

(陈　颖,张秀明)

参考文献

糖化血清蛋白

【定义】

糖化血清蛋白(glycosylated serum protein, GSP)是葡萄糖分子的羰基与血清蛋白分子的氨基发生非酶促糖基化反应结合形成醛亚胺,再经过 Amadori 分子重排形成的酮胺化合物。GSP 的生成量与血糖浓度有关,清蛋白是血清蛋白的主要成分,其半衰期大致在 17~19 d,故 GSP 能反映患者 2~3 周前的血糖的平均水平。

【分类】

临床上可见糖化血清蛋白升高或降低。

【诊断思路】

诊断思路见图 288。

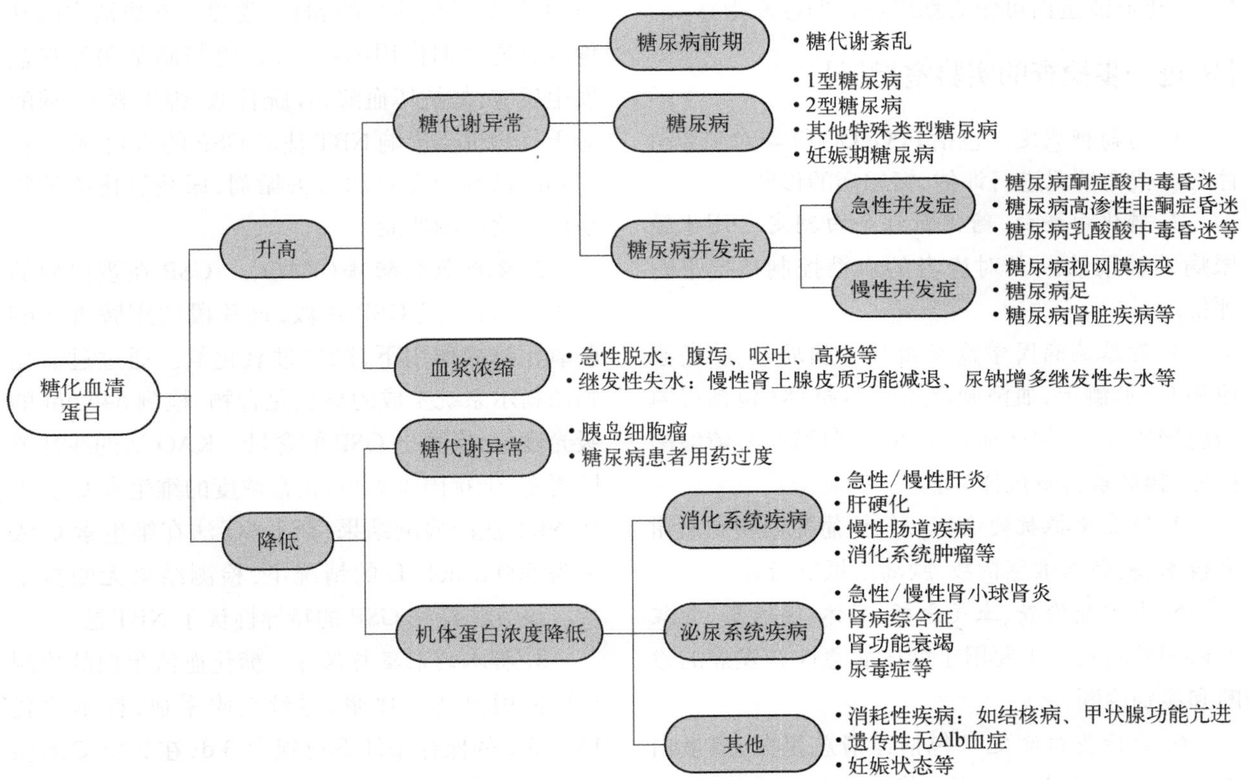

图 288　糖化血清蛋白异常的诊断思路图

【伴随临床症状的鉴别诊断】

1. 伴多尿、多饮、多食和体重下降　考虑为糖尿病,可通过空腹血糖、OGTT、糖化血红蛋白测定进行确诊。

2. 伴昏迷　可考虑为糖尿病急性并发症,酮症酸中毒昏迷、乳酸酸中毒昏迷或高渗性非酮症昏迷,可通过 β-羟丁酸、乳酸、尿酮体等指标进行鉴别诊断。

【伴随实验室指标的鉴别诊断】

1. 伴血糖升高　考虑为糖尿病，若空腹血浆葡萄糖含量≥7.0 mmol/L 或随机血浆葡萄糖含量≥11.1 mmol/L，或 OGTT 试验 2 h 血浆葡萄糖含量≥11.1 mmol/L 可确诊。糖化血清蛋白可作为糖尿病的血糖监测指标。糖化血清蛋白可辅助鉴别应激性高血糖，当急性应激如外伤、感染以及急性心脑血管事件等发生时，非糖尿病个体此时会出现高血糖，而糖化血清蛋白不升高。

2. 伴糖代谢产物（酮体、乳酸和丙酮酸）升高　考虑出现糖尿病并发症，尤其出现糖尿病酮症酸中毒昏迷（diabetic ketoacidosis coma）、糖尿病高渗性非酮症昏迷（hyperglycemic hyperosmolar status）和糖尿病乳酸酸中毒昏迷等严重急性并发症，糖化血清蛋白可作为糖尿病辅助诊断指标。

【需进一步检查的实验室指标】

1. 葡萄糖测定　包括 FPG、OGTT。对患者机体的糖代谢情况进行评估、糖尿病的诊断。

2. 糖化白蛋白、糖化血红蛋白测定　用于糖尿病的辅助诊断及对患者的血糖控制情况进行评估。

3. 糖尿病病因学检查指标　胰岛素、胰岛素原和 C－肽测定，血清胰岛素自身抗体（包括谷氨酸脱羧酶抗体、胰岛细胞抗体、蛋白酪氨酸磷酸酶抗体、胰岛素自身抗体）等。

4. 胰岛素抵抗的检测　包括葡萄糖胰岛素钳夹技术、胰岛素敏感指数、胰岛素抵抗指数。

5. 电解质检查、血气分析、酮体、渗透压、乳酸和丙酮酸测定　主要用于糖尿病急性并发症的诊断和鉴别诊断。

6. 血清蛋白测定　包括血清总蛋白、清蛋白的测定，评估患者体内蛋白代谢水平。

7. 肝功能、肾功能和血脂检查　评估患者肝脏、肾脏功能。及早发现患者是否存在肝脏或肾脏的损害，代谢综合征的辅助诊断。

8. 血、尿常规检查　了解患者基础代谢情况，若出现尿糖阳性患者联合其他指标辅助诊断糖尿病。

9. 炎症因子、尿微量白蛋白　主要用于糖尿病慢性并发症的诊断。

【指标评估的技术要点】

糖化血清蛋白的检测有层析法和化学法，层析法是将血清中的糖化蛋白组分分离出来再予以定量，而化学法通过检测酮胺化合物来计算 GSP 的含量，而且化学法易于自动化分析，故目前普遍采用化学法检测，化学法为硝基四氮唑蓝还原法（NBT）。

1. 硝基四氮唑蓝还原法（NBT）　又称为果糖胺法。在碱性环境中，酮胺结构能与硝基四氮唑蓝发生反应产生紫色化合物甲臜，通过检测 530 nm 两点吸光度变化值，换算出 GSP 的含量。该方法适用于自动化检测。NBT 法要严格控制反应的时间、反应体系的 pH 和温度。在血清中的其他具有还原剂作用的物质，也能与硝基四氮唑蓝发生反应，如抗坏血酸、谷胱甘肽、维生素 C、尿酸等干扰物也会影响 NBT 法对 GSP 的检测，所以在检测的试剂中需要加入去垢剂、尿酸氧化酶等物质以优化检测性能。

2. 酮胺氧化酶法（KAO）　GSP 在蛋白酶的作用下，裂解成 GSP 片段，该片段的酮胺键在酮胺氧化酶的作用下，产生过氧化氢。通过过氧化物酶指示系统生成的显色化合物，检测 546 nm 的吸光度值，换算出 GSP 的含量。KAO 法的线性范围更宽，干扰因素更少，正常浓度的维生素 C 会干扰 NBT 法的检测结果，而 KAO 法在维生素 C 浓度为 500 μmol/L 的情况下，检测结果无明显干扰。该方法检测 GSP 的特异性优于 NBT 法。

3. 标本的采集与保存　糖化血清蛋白的检测可以使用血清或血浆，尽量空腹采血，标本放置 15～25℃的保存条件下可保存 3 d，在 2～8℃的保存条件下至少可以保存两周。

【指标评估的影响因素】

1. 血清蛋白的代谢水平　患者若存在肝脏疾病会导致血清蛋白合成降低，或肾脏疾病导致血清蛋白流失也会影响 GSP 的水平。当患者机体的清蛋白浓度低于 30 g/L 时，GSP 不能很好反映血糖控制情况，这种情况下我们可以使用果糖胺比清蛋白指数(fructosamine albumin, FAI)来评估患者的血糖控制情况。

2. 血清蛋白的种类　血清蛋白包括清蛋白、球蛋白、黏蛋白等，不同种类的血清蛋白的半衰期不一样，与血糖发生糖基化的程度也不一样。所以蛋白的种类以及各组分的含量会影响GSP的含量。

3. 甲状腺激素　甲状腺激素能够促进白蛋白的分解，从而影响血清中GSP的水平。

(胡耀宗，张秀明)

参考文献

糖基化终产物

【定义】

糖基化终产物，即晚期糖基化终产物(advanced glycation end products, AGEs)是指在非酶促条件下，以蛋白质、氨基酸、脂类或核酸等物质的游离氨基与还原糖(葡萄糖、果糖、戊糖等)的醛基为原料，在生理环境下经过缩合、重排、裂解、氧化修饰后产生的一组较稳定的终末产物。

【分类】

AGEs具有高度异质性，在机体内有很多种不同的存在形式，目前已知的AGEs结构形式主要有：戊糖素(pentosidine)、羧甲基赖氨酸(carboxy methyl lysine)、羧乙基赖氨酸(carboxyethyl lysine)、交联素(crossline)、吡咯素(pyrraline)等。在机体的不同组织中，如胶原、晶状体循环系统以及肾脏中，都存在有AGEs。

【诊断思路】

诊断思路见图289。

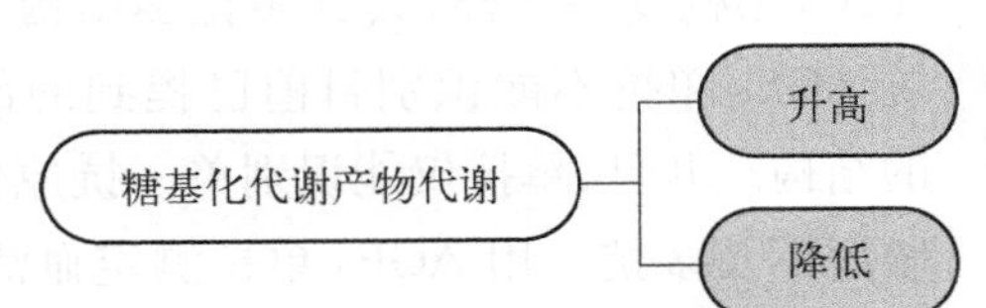

图289　糖基化终产物的诊断思路图

【伴随临床症状和体征的鉴别诊断】

1. 伴视网膜病变　视网膜病变是糖尿病最常见的微血管并发症之一。早期主要以周细胞选择性丢失、基底膜增厚、毛细管瘤样增生等为病理特征。周细胞功能障碍是糖尿病视网膜早期病变的主要临床表现，后期则主要以新生血管形成和纤维化为特征。糖尿病时，AGEs生成迅速增多并累积在视网膜内皮细胞、周细胞及基底膜，促进白细胞活化、黏附和浸润，增加视网膜毛细血管通透性。AGEs/RAGEs (the receptor of advanced glucation endproducts, RAGE)在糖尿病视网膜病变的发生、发展过程中起重要作用。

2. 伴肾小球滤过率升高、基底膜增厚　后期主要患者以肾小球系膜基质增加、蛋白尿为典型临床表现，进行性发展成为肾小球硬化、肾小管间质纤维化，最终引发肾衰竭。AGEs易导致肾小球硬化、间质纤维化及肾小管萎缩，加速糖尿病肾病

T

发生和发展的重要原因。

【伴随实验室指标的鉴别诊断】

1. 伴血红蛋白-AGEs升高　健康人血红蛋白-AGEs在循环血红蛋白中的百分比为0.4%，糖尿病患者血浆中的血红蛋白-AGEs水平显著升高。血红蛋白-AGEs是一项比HbA1c更持久，且在红细胞大部分生命周期中都能够反映血糖水平的指标。

2. 伴血低密度脂蛋白增多　提示器官组织损伤加重。

3. 伴AGEs修饰的β_2微球蛋白（AGEs-β_2m）升高　患者体内AGEs-β_2m升高是糖尿病肾淀粉样变性的预示指标。

【需进一步检查的实验室指标】

1. 血、尿常规检查　主要用于了解患者的基础状况，尽早发现糖尿病和糖尿病肾脏损害。

2. 血糖、糖化血红蛋白和糖化血清蛋白检查　主要用于糖尿病的诊断和血糖水平的监控。

3. 肝功能、肾功能和血脂检查　主要用于糖尿病和代谢综合征等代谢异常的诊断。

4. 电解质检查、血气分析、酮体、渗透压、乳酸和丙酮酸测定　主要用于糖尿病急性并发症的诊断和鉴别诊断。

5. 炎症因子、尿微量白蛋白、脂蛋白　主要用于糖尿病慢性并发症的诊断。

【指标评估的技术要点】

由于AGEs结构复杂，目前仍缺乏有效、快捷、方便的检测方法应用于临床，现在常用于检测AGEs的方法主要有以下几种。

1. 荧光光谱法　AGEs荧光光谱检测方法应用的是无创光谱检测技术，被测者可以根据测试数据对自己的身体状况进行早期预测和诊断。该方法不需要采集患者样本，可以避免因样本采集给患者带来的疼痛、感染，重复性较好，是AGEs测定的常用方法。AGEs在Ex370/Em440 mm有特征性的吸收光谱，通过荧光测定可以估计体内AGEs的实际水平和变化趋势，但有时会低估AGEs实际水平，可能与AGEs的部分结构不具有荧光性质有关。非糖基化蛋白复合物（如葡萄糖、脂质来源的氧化产物）具有同样的荧光谱，对AGEs检测具有干扰作用，应用荧光光谱法测定AGEs尚缺乏特异性。

2. 放射受体检测法　巨细胞样肿瘤细胞系（microphages-like tumor cell line）、淋巴样细胞、肾小球系膜细胞、内皮细胞和平滑肌细胞等的表面具有AGEs受体，能够用于定量循环中和组织蛋白中的AGEs，其精确性、重复性和特异性均好，但检测时须采用较大量放射性核素，易引起环境污染，难以应用于普通实验室。

3. 放射免疫分析法　检测AGEs的特异性和灵敏度均较高，但对AGEs抗体纯度的要求很严格。

4. 酶免疫吸附试验法　AGEs抗体能够与数种AGEs蛋白反应，ELISA法是近年来发展起来的AGEs检测技术，具有精确性好、特异性高、简便、快速和可应用于普通实验室等优点，已成为目前检测AGEs的常用方法。ELISA法可用于测定AGEs-血红蛋白，用该方法检测的AGEs-血红蛋白与HbA1c具有线性相关性的特点，但抗体制备和分析方法的标准化等问题仍有待提高。目前尚无通用的AGEs单位和绝对标准。从理论上，由于单克隆抗体具有高度特异性和均一性，抗AGEs单克隆抗体优越于抗AGEs多克隆抗体，但由于AGEs结构复杂多样，其真实化学结构并不明确，抗AGEs单抗不能识别目前已提到的部分AGEs的结构。并且，单抗仅能识别单一抗原位点，其灵敏度不及多抗。用AGEs单抗测定血清AGEs灵敏度不如多抗。

5. 免疫组织化学法　应用免疫组织化学法检测AGEs需要获得大量组织样本，操作复杂，而且只能定性。在免疫组织化学研究过程中，检测AGEs单抗优于多抗。

6. 色谱分析技术　高效液相色谱分析法是利用AGEs已知的特定的相对分子质量、电荷理化性质等，将其与其他物质进行分离并定量分析。近年来，随着质谱分析技术的广泛应用，色谱与质谱联合检测技术成为检测AGEs的一种重要方法，如气相色谱质谱法、高效液相色谱质谱法和基

T

质辅助激光解析飞行时间质谱法。高效液相色谱-质谱分析法具有高分辨率、高灵敏度等特点，但操作较复杂且费用较大、可重复性不佳，临床应用受到限制。

【指标评估的影响因素】

AGEs 主要受以下 3 个因素的影响。第一是血液中葡萄糖浓度影响 AGEs 生成速率，血糖加速蛋白结合 AGEs 的产生，糖尿病患者的组织内 AGEs 水平比正常人高；第二是蛋白质与高浓度糖接触时间严重影响 AGEs 生成速率；第三是蛋白质（如胶原、晶状体等）的半衰期越长，非酶糖化产物的沉积越明显，其修饰的可能性就越大。AGEs 影响蛋白、细胞外基质的功能和性质，并且可能在糖尿病大血管和微血管并发症中起非常重要作用，AGEs 形成抑制剂（如氨基胍）在动物模型中可以抑制多种并发症的发生，目前已经在临床实验中应用。

（黄云秀，张秀明）

参考文献

糖链抗原 153

【定义】

糖链抗原 153（carbohydrate antigen 153，CA153）属于糖蛋白类抗原，分子量超过 400 kDa，是 Kufe/Hilkens 等在 1984 年发现的。其抗原决定簇由糖和多肽两部分组成，为两种抗体所识别，该两种抗体分别为自肝转移乳腺癌细胞制成的单克隆抗体（DF－3）和自人乳脂肪球膜上糖蛋白 MAN－6 制成的小鼠抗体（115－D8），故将其命名为 CA153。

【诊断思路】

CA153 是一种乳腺癌相关抗原，可用于乳腺癌的治疗效果和病情监测。30%～50% 的乳腺癌患者的 CA153 明显升高，其含量的变化与治疗效果密切相关，是乳腺癌患者监测术后复发、观察疗效的指标。CA153 动态测定有助于Ⅱ期和Ⅲ期乳腺癌患者治疗后复发的早期发现。

诊断思路见图 290。

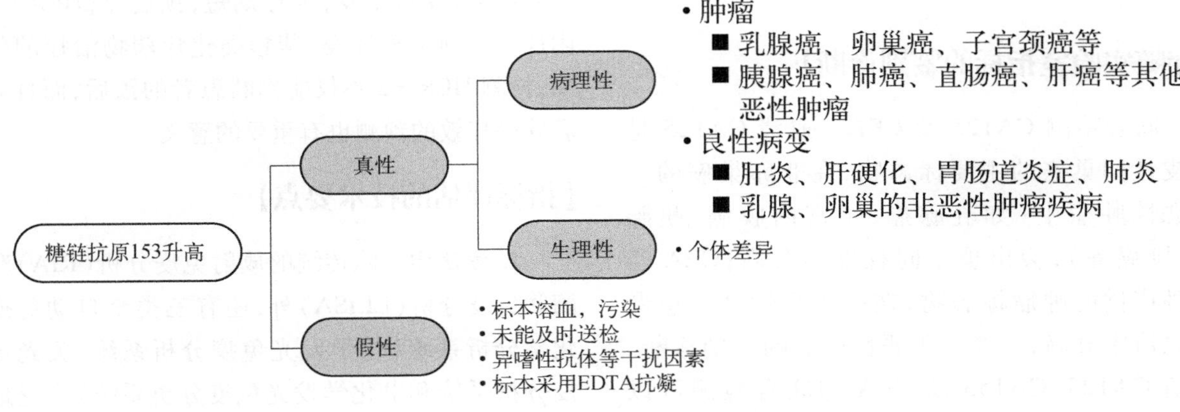

图 290　糖链抗原 153 升高的诊断思路

T

CA153 的特异性与敏感性

（1）乳腺癌相关抗原：乳腺癌患者的 CA153 升高，但其在乳腺癌的早期阳性率较低，乳腺癌Ⅰ期、Ⅱ期，仅有 10%～20%的患者有升高，不宜作为乳腺癌的筛查和早期诊断的指标。进展期乳腺癌患者中 60%～80%的血清 CA153 水平明显升高，转移性的乳腺癌阳性率可达 80%，可用于判断乳腺癌进展与转移，并用于疗效观测。血清 CA153 异常升高往往比临床发现术后复发（如扪及包块、影像学检查发现肿块）早 3～4 个月，因而被认为是目前监测乳腺癌患者术后复发的最佳实验室定量指标。

（2）其他恶性肿瘤：如肺癌、结肠癌、胰腺癌、卵巢癌、子宫颈癌、原发性肝癌等，CA153 亦有一定的阳性检出率（40%～55%）。

（3）乳腺、肺、肝和胃肠道等良性疾病：CA153 也可有不同程度的升高，但阳性率较低。

【伴随临床症状的鉴别诊断】

1. 伴乳房圆形或椭圆形、边界清楚、活动度大、发展缓慢肿块　考虑乳腺纤维腺瘤。

2. 伴乳房胀痛、包块呈周期性、与月经周期有关　考虑为乳腺囊性增生病。

3. 伴乳腺组织急、慢性炎症　考虑为浆细胞性乳腺炎。急性炎症表现为肿块大，皮肤呈橘皮样变，慢性炎症表现为乳晕旁肿块，边界不清，可有皮肤粘连和乳头凹陷。

4. 伴质硬、表面不光滑、与周围组织分界不清、不易推动的无痛小肿块（早期）　需要考虑为乳腺癌。

【伴随实验室指标的鉴别诊断】

联合检测 CA125 及 CEA。血清 CA125 是上皮性卵巢癌的主要标志物，在非卵巢癌的一些恶性肿瘤中（如乳腺癌、子宫内膜癌、胰腺癌、肺癌等），会出现不同程度的升高；CEA 是一种广谱的肿瘤标志物，在多种恶性肿瘤患者的血清中升高，主要用于恶性肿瘤的鉴别诊断。血清 CA125、CA153 及 CEA 的联合检测可以显著提升乳腺癌的早期检出率以及诊断性能，在鉴别诊断乳腺癌及其良性病变方面具有重要的临床意义。

【需进一步检查的实验室指标】

肿瘤病灶的活检标本雌激素受体/孕激素受体（ER/PR）、人类表皮生长因子受体－2（HER－2）检测。

乳腺癌是一种激素依赖性肿瘤，其发生、发展与患者体内的雌激素水平密切相关，ER、PR 均阳性的乳腺癌，一般肿瘤分化较好，病情发展较慢，恶性程度低，治疗的有效率高，复发少；而 ER、PR 均阴性的乳腺癌，一般肿瘤分化较差，侵袭性强，病情发展较快，恶性程度高，通常易伴有淋巴结转移。即使 ER、PR 中只有一项阳性的患者，其预后也好于 ER、PR 均阴性的患者。因此检测 ER 和 PR，对指导乳腺癌患者的化疗和内分泌治疗、患者预后的判断有重要的意义。乳腺癌内分泌治疗只适用于激素依赖性乳腺癌患者。研究证实，单纯雌激素受体（ER）阳性的患者，内分泌治疗的有效率高达 55%～60%；雌、孕激素受体（ER、PR）均阳性者的有效率高达 80%；而雌、孕激素受体（ER、PR）均阴性者的有效率仅为 10%。内分泌治疗的效果还与雌、孕激素受体（ER、PR）的含量水平呈正相关，受体表达越高，其疗效越好。

HER－2 是细胞膜上的一种蛋白质受体，它可以介导细胞生长因子信号传导通路，控制正常细胞的生长与分裂，与各种肿瘤，尤其是乳腺癌的增殖、生长及转移密切相关。HER－2 阳性的乳腺癌浸润性强，容易复发，生存期短，预后差；HER－2 阳性可以预示蒽环类、紫杉类化疗药物治疗的效果，检测 HER－2 不仅能判断患者的预后，而且对乳腺癌疗效的预测也有重要的意义。

【指标评估的技术要点】

1. 方法学　除传统的放射免疫分析（RIA）和酶联免疫分析（ELISA）外，还有三类全自动免疫化学分析系统（化学发光免疫分析系统、荧光免疫分析系统和电化学发光免疫分析系统）广泛地应用于临床，可以实现对 CA153 的快速、准确的定量/半定量检测。传统的放射免疫技术因为其放射性可能对人体有害，现在已经逐步开始淘汰，酶联免疫分析技术虽说有着标志物制备简单、有效期长、对环境无污染等优点，但是在灵敏度方面具有一定局限性。目前运用最多的是化学发光/电化学发光免疫技术，它具有灵敏、快速、稳定、选择性强、重现性好、易于操作、方法灵活等优点。

使用不同生产商生产的测定试剂盒检测，检测结果会由于检测方法、校准和试剂特异性的不同而有所差异，因此不同实验室在报告结果时应注明检测方法，并且在进行指标的临床解释时不应将不同检测方法得到的结果之间进行比较。

2. 参考值范围　CA153 的参考区间：血清<25 000 U/L（根据不同的检测方法原理略有差别）。不同标本如血液、尿液、胸腹水等须有不同的参考值。不同的方法学不同地区、人群、方法、试剂、设备应建立自己实验室的参考范围。

【指标评估的影响因素】

1. 标本污染　当唾液、汗液污染标本时会引起 CA153 偏高。

2. 钩状效应　当待测样品中 CA153 浓度过高时，会出现带现象使实际结果很低，出现假阴性。

3. 携带污染　高浓度标本会使紧随其后的标本测定结果偏高。

4. 异嗜性抗体或人抗鼠抗体　当患者标本中含有抗 IgG 抗体或抗鼠抗体，能与检测试剂发生反应，导致结果异常出现假阳性。

5. 标本保存　如不能及时送检，应分离血清后置-20℃冷冻保存。

（吴文苑，林豪芸）

参考文献

糖链抗原 199

【定义】

糖链抗原 199（carbohydrate antigen 199，CA199）又称胃肠癌相关抗原，由人结肠癌细胞株 SW1116 细胞表面分离出来的单唾液酸神经节糖苷脂作为抗原所制备的鼠单克隆抗体 116－NS－19－9 所识别，是一种粘蛋白型的糖类蛋白肿瘤标志物，分子量>36 kDa。

【诊断思路】

诊断思路见图 291。

CA199 在血清中以唾液黏蛋白形式存在，分布于正常胎儿胰腺、胆囊、肝、肠和正常成年人胰腺、胆管上皮等处，是存在于血液循环的胃肠道肿瘤相关抗原，也是迄今报道的对胰腺癌敏感性最高的标志物。

特异性与敏感性　CA199 作为胰腺癌、胆管癌的诊断和鉴别指标。80%～90%胰腺癌的患者血中 CA199 明显升高。迄今为止认为 CA199 是对胰腺癌敏感性最高、临床应用最多和最有价值的肿瘤标志物。肝癌、胃癌、食道癌、部分胆管癌的患者亦可见升高。但是 CA199 的特异性较差，检测结果大于参考区间并不意味着被检者有异常，更不能就此诊断被检者为癌症患者。CA199 不适于在人群中进行肿瘤的筛查，其血清水平也不能作为是否存有肿瘤的绝对证据，结果的判断应结合临床与其他检查。

3. 生理性升高与病理性升高鉴别　CA199 是

T

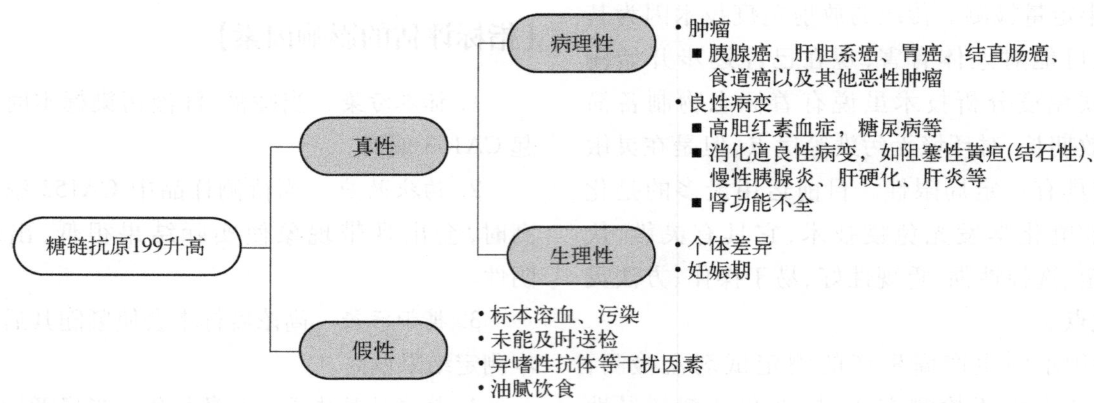

图 291　糖链抗原 199 升高的诊断思路

一种与胰腺癌、胆囊癌、结肠癌和胃癌相关的肿瘤标志物，被称为胃肠癌相关抗原。除了胃肠道肿瘤存在时 CA199 会高于参考值外，一些常见的消化道良性疾病也会引起它的升高。CA199 低浓度升高、一过性升高可见于胆管阻塞、胆囊炎、胆管炎、肝硬化、急性及慢性胰腺炎等。另外，CA199 是一类复杂的特异性分子，患者自身的特殊因素，如补体、糖性蛋白类物质、类风湿因子、大分子免疫球蛋白（Ig 类）、循环免疫复合物、高滴度抗核抗体、嗜异抗体等都会干扰结果的检测，引起结果的假性升高。一般 CA199 由肿瘤分泌入血时，血清浓度显著升高，而由良性消化道疾病或其他原因升高时血清浓度升高幅度低或呈一过性升高。

【伴随临床症状的鉴别诊断】

CA199 在胰腺癌患者的阳性率达 80% 以上，常用于胰腺癌的辅助诊断。

1. 伴上腹部出现疼痛感、黄疸且呈进行性加重、多数患者可触及肿大的胆囊但无压痛（Courvoisier 征阳性）　需考虑胰腺癌的可能性。患者常伴有消化道症状，如食欲缺乏、腹胀、消化不良、腹泻或便秘等。影像学检查可用于确诊，B 超是首选检查方法，增强 CT 能清晰地显示胰腺形态、肿瘤位置、肿瘤与门静脉、肠系膜血管的毗邻关系，对于判断肿瘤可切除性具有重要意义。

2. 伴无痛性进行性加重性黄疸、胆囊肿大、肝大、胆道感染出现典型的 Charcot 三联征　考虑胆管癌的可能性，此时 CA199 可能升高，CEA，AFP 可能正常。一般影像学检查及病理组织活检用于确诊。

【伴随实验室指标的鉴别诊断】

1. 伴小便色黄，大便陶土色　首先要考虑胰腺癌、胆管癌、肝癌等恶性消化道肿瘤疾病的可能性。恶性消化道肿瘤疾病往往因为胆管阻塞或肝细胞受损使得尿中胆红素阳性甚至强阳性。胆红素尿外观呈深黄色，震荡后产生的泡沫亦为黄色。药物性深黄色尿震荡后泡沫呈乳白色，可以根据此特点鉴别。除了消化道恶性肿瘤，胆石症、原发性胆汁性肝硬化、门脉周围炎、纤维化及药物所致的胆汁淤积等也会引起阻塞性黄疸，尿胆红素强阳性，小便色黄。而急性黄疸性肝炎、肝硬化、中毒性肝炎、败血症、先天性高胆红素血症时，因为肝细胞受损或功能缺陷，也会引起尿胆红素升高，小便色黄，临床应根据患者的实际情况和需要进行鉴别。

胆管梗阻时，进入肠道的胆汁减少或缺如，粪胆素生成相应或缺如，使得粪便成为灰白色，也称作陶土色。恶性消化道肿瘤疾病引起胆管梗阻时，大便呈陶土色。此外，钡餐造影后粪便也可呈灰白色，但有明显的节段性，可以与前者鉴别。

2. 伴血清胆红素增加，出现黄疸　恶性消化道肿瘤常随体积增大，造成胆道压迫，出现梗阻性黄疸，黄疸进行性加重，以血清结合胆红素明显升高为特征。而血清总胆红素明显升高见于溶血性黄疸，如溶血性贫血，严重大面积烧伤等。病毒性肝炎等导致的肝细胞性黄疸，血清总胆红素、结合胆红素及非结合胆红素皆升高。根据胆红素的升高特征可以鉴别。

T

3. 伴随其他肿瘤标志物的鉴别诊断

（1）伴 CA242 和 CA50 的同时升高：CA199 作为胰腺癌诊断的首选肿瘤标志物，但并不是理想的肿瘤标志物，不能表现出肿瘤特异性和器官特异性。血清 CA199 水平不仅在胰腺癌患者中升高，而且在消化道其他一些肿瘤患者中也会升高，所以，不能用作早期诊断。同样血清 CA199 浓度正常也不能排除肿瘤，联合其他肿瘤标志物一起检测，对胰腺癌等消化道恶性肿瘤诊断特异性和敏感性都会显著增加。CA242 是一种唾液酸化糖脂类抗原，用于对胰腺癌的筛选，是一项很有意义的指标。CA50 是一种高分子糖蛋白，广泛存在于上皮组织肿瘤中，CA50 在血清中的含量与肿瘤组织的大小，转移及病情的严重程度有着直接的定量关系，是胰腺癌早期诊断的有效手段。联合 CA242 和 CA50 两个指标，将有助于胰腺癌的早期诊断。另外，高胆红素血症时 CA199 常常升高，而 CA242 受高胆红素的影响很小，可以联合用于良恶性消化道疾病的鉴别诊断。

（2）伴癌胚抗原 CEA 的同时升高：在胰腺癌治疗中测定 CA199，对疗效观察、术后监测有重要意义。CA199 与 CEA 结合，可用于监测疾病的复发。CA199 与 CEA 的升高与疾病的复发有很好的相关性。术后动态观察 CA199 和 CEA，对于判断手术效果和肿瘤复发有很好的临床应用价值。同时，CA199 联合 CEA 检测，可提高胃癌等消化道恶性肿瘤的阳性检测率。

（3）伴甲胎蛋白 AFP 的同时升高：肝癌时，CA199 的阳性率也很高，诊断敏感度可达 60%以上，联合 AFP 进行诊断，可提高诊断的特异性和敏感性，用于肝癌疑诊患者的检测。

（4）伴 CA125/CA153 的同时升高：CA125 是很重要的卵巢癌相关抗原，CA153 是一种乳腺癌相关抗原，联合检测肿瘤标志物 CA125、CA153 等糖链抗原类肿瘤标志物可显著提高卵巢癌、乳腺癌等恶性肿瘤诊断的敏感性，为临床治疗提供依据。

【指标评估的技术要点】

1. 血清学水平检测　除传统的放射免疫分析（RIA）和酶联免疫分析（ELISA）外，还有三类全自动免疫化学分析系统（化学发光免疫分析系统、荧光免疫分析系统和电化学发光免疫分析系统）广泛地应用于临床，可以实现对 CA199 的快速、准确的定量/半定量检测。传统的放射免疫技术因为其放射性可能对人体有害，现在已经逐步开始淘汰，酶联免疫分析技术虽说有着标志物制备简单、有效期长、对环境无污染等优点，但是在灵敏度方面具有一定局限性。目前运用最多的是化学发光/电化学发光免疫技术，它具有灵敏、快速、稳定、选择性强、重现性好、易于操作、方法灵活等优点。使用不同生产商生产的测定试剂盒检测，检测结果会由于检测方法、校准和试剂特异性的不同而有所差异，因此不同实验室在报告结果时应注明检测方法，并且在进行指标的临床解释时不应将不同检测方法得到的结果之间进行比较，除非该实验室出具的结果报告声明两种方法所检测到的结果可以比较。

2. CA199 的参考值范围　血清浓度 <37 000 U/L。不同标本如血液、尿液、胸腹水等须有不同的参考值。不同地区、人群、方法、试剂、设备应建立自己实验室的参考范围。

3. CA199 对胰腺癌及其他胃肠腺癌有较高的临床诊断价值　其值与肿瘤大小、手术指征、预后判断等都有一定的关联。在某种程度上，通过测定血清中 CA199 水平可以鉴别患者复发的危险性高或低。CA199 水平>1 000 000 U/L 时，总是伴有淋巴结的浸润。一般 CA199 水平<1 000 000 U/L时才有手术意义，肿瘤切除后 CA199 浓度会下降，如再上升，则表示可能有复发或远处转移。上升的血清 CA199 一般发生在有复发或转移临床表现之前 2~9 个月。

【指标评估的影响因素】

1. 非疾病性因素　标本采集前进食太油腻或饮酒 CA199 可升高，妊娠期妇女 CA199 可能高于正常参考值。

2. 标本污染　当唾液、汗液污染标本时会引起 CA199 偏高。

3. 钩状效应　当待测样品中 CA199 浓度过高时，会出现带现象使实际结果很低，出现假阴性。

4. 携带污染　高浓度标本会使紧随其后的标本测定结果偏高。

5. 异嗜性抗体或人抗鼠抗体　当患者标本中含有抗 IgG 抗体或抗鼠抗体，能与检测试剂发生反应，导致结果异常。在影像学检查或治疗时输注过鼠单克隆抗体的患者可能检测出高浓度的 CA199，以致出现假阳性。

6. 热灭活　不能使用热灭活的标本，接受高剂量生物素治疗的患者会影响检测结果。

7. 标本采集和保存　空腹抽取静脉血应避免溶血、污染。如不能及时送检，应分离血清后置 −20℃冷冻保存。

（吴文苑，林豪芸）

参考文献

糖链抗原 125

【定义】

糖链抗原 125 是一种大分子多聚糖蛋白，能够与使用卵巢囊性腺癌细胞系作为抗原制成的单克隆抗体 OC125 结合，分子量>200 kDa。

【诊断思路】

糖链抗原 CA125 来源于胚胎发育期体腔上皮，常见于上皮性卵巢肿瘤（浆液性肿瘤）患者的血清中，不存在于正常卵巢组织和黏液性卵巢肿瘤中。

诊断思路见图 292。

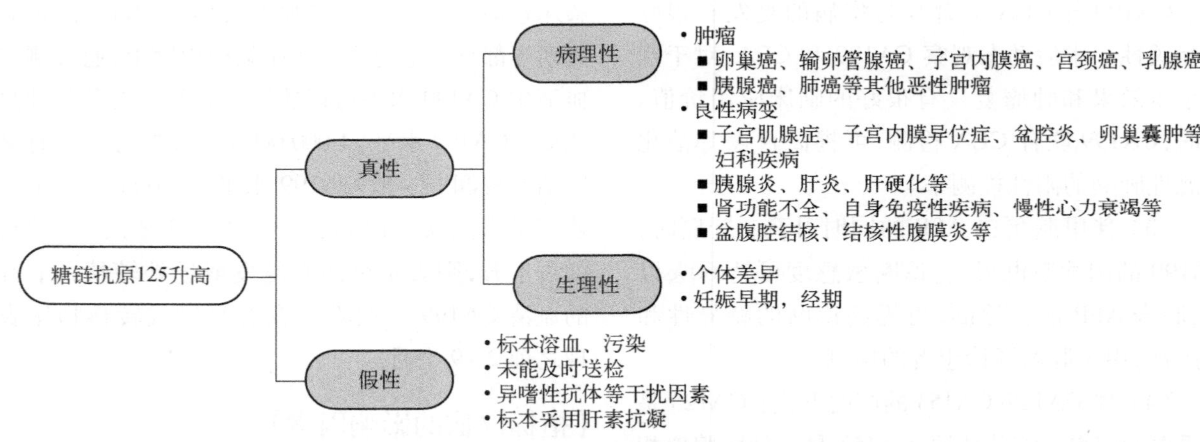

图 292　糖链抗原 125 升高的诊断思路

特异性与敏感性　CA125 诊断的敏感度和特异性可通过计算患者（国际妇产科协会分期Ⅰ～Ⅳ）和良性妇科疾病患者检测结果得到。当 cut off 值为 65 U/mL 时灵敏度为 79%特异性为 82%，而 150 U/mL 时，灵敏度 69%，特异性为 93%。CA125 是卵巢癌相关性抗原，卵巢癌患者血清 CA125 水平明显升高，但早期阳性率较低，小于 60%，故不适用于卵巢上皮性癌的筛查或早期诊断。输卵管腺癌、子宫内膜癌、宫颈癌、胰腺癌、肠癌、乳腺癌和肺癌患者 CA125 的水平也会升高；CA125 血清浓度轻微上升还见于 1%健康妇女，3%～6%良性卵巢疾患或非肿瘤患者，包括妊娠期开始的 3 个月、行经期、子宫内膜异位、子宫纤维变性、急性输卵管炎、肝病、胸腹膜和心包感染等。CA125 虽然特异性不高，但是卵巢肿瘤患者治疗和预后监测重要的指标。90%卵巢癌患者血清 CA125 与病程进展有关，多用于病情转归、疗效的监测：卵巢上皮癌患者术前 CA125 水平与预后明显相关，肿瘤体积小的患者，如果早期出现轻微的升高预示治疗效果佳和复发率低，反之术前 CA125 水平高表明病情持续进展，化疗效果差。手术或化疗患者复发时，CA125 的升高先于临床症状的出现。

3. 生理性升高与病理性升高鉴别　CA125 除了在卵巢癌患者升高外，在一些非卵巢恶性肿瘤中也升高，阳性率分别是：乳腺癌 40%、胰腺癌 50%、胃癌 47%、肺癌 41.1%、结肠直肠癌 34.2%，其他妇科肿瘤 43%。一些良性疾病如肝硬化、慢性胰腺炎、肝炎、子宫内膜异位、子宫肌瘤、子宫肌腺症、卵巢囊肿和盆腔炎症等疾病时也可见 CA125 升高。其中子宫肌腺症患者 CA125 的阳性率可达 80%。肝硬化时血清中的 CA125 大幅度升高，阳性率可达 90%。胸部疾病所致的胸腔积液中的 CA125 浓度会异常升高，羊水中也有较高浓度的 CA125。早期妊娠 3 个月，CA125 可升高。CA125 的短期升高，还可与月经周期有关。因此，CA125 升高时，应结合病患的实际情况和其他实验室检查指标进行鉴别诊断。

【伴随临床症状的鉴别诊断】

1. 伴腹胀，腹部包块、出现压迫感等　卵巢恶性肿瘤早期一般没有临床症状，晚期因肿瘤体积不断扩大，出现持续性腹痛，腹胀，浸润，有压迫感等症状，肿块特点为位于直肠子宫陷凹处，双侧，实性或囊实性，表面不平，活动差与子宫分界不清，局部淋巴结肿大。

一般卵巢良性肿瘤位于子宫一侧或双侧，类圆形，多为囊性，表面光滑，活动，与子宫无粘连。根据临床表现及影像学，病理组织活检可以与其他妇科生殖器良性肿瘤进行鉴别诊断。

2. 伴痛经并进行性加重　子宫内膜异位症、子宫肌腺病和盆腔炎性包块一般伴有 CA125 不同程度的升高，可以根据临床症状及腹腔镜检查可以鉴别诊断。

（1）继发性经痛子宫内膜异位症的典型症状，因人和病变部位的不同而表现各异，症状特征与月经周期密切。

（2）子宫肌腺病痛经症状与异位症相似，多位于下腹正中且更加剧烈，子宫呈均匀性增大，质硬。经期检查时子宫触痛明显。

（3）盆腔有炎性包块多有急性盆腔感染史，疼痛无周期性，可伴发热、白细胞升高等，抗生素治疗有效。

【伴随实验室指标的鉴别诊断】

1. 伴人附睾蛋白 4（human epididymis protein 4，HE4）同时升高　卵巢癌病死率居妇科恶性肿瘤之首，发病率仅次于子宫颈癌和子宫体癌，位居第三。CA125 是目前卵巢癌首选的辅助诊断肿瘤标志物，但它的特异性及敏感性均不理想，尤其对早期卵巢癌的诊断价值不大。联合其他肿瘤标志物一起检测，对卵巢癌等生殖系统恶性肿瘤诊断特异性和敏感性都会显著增加。人附睾蛋白 4（HE4）是一种新的肿瘤标志物，其在良性肿瘤及正常组织中含量极低，但在卵巢癌中含量较高。血清 HE4 的检测将有助于卵巢癌的诊断及治疗效果的监测，联合 CAl25 检测可提高卵巢癌诊断的敏感度和特异度。HE4 与 CAl25 检测联合使用，构成卵巢恶性对数风险模型（risk of ovarian malignancy algorithm，ROMA），用于绝经前和绝经后出现盆腔肿块的妇女的卵巢癌风险评估。在良性肝脏疾病中度升高，在卵巢囊肿、化生，子宫内膜异位、肌宫颈炎、怀孕初期以及一些良性疾患也会轻度升高，在恶性和良性疾病引起的腹水急剧升高。

2. 伴肿瘤特异性生长因子（TSGF）同时升高　肿瘤特异性生长因子（TSGF）是恶性肿瘤及其周边毛细血管大量扩增的结果，并随着肿瘤的形成和增长逐渐释放到外周血液。血清 TSGF 是一种新的、敏感性和特异性较高的广谱肿瘤标志物，对恶性肿瘤的初筛、早期辅助诊断、疗效评价和预示肿瘤复发具有重要临床意义和应用价值。子宫内膜癌患者体内的 CA125 与 TSGF 浓度显著高于子宫肌瘤患者。联合 CA125 与 TSGF 用于子宫内膜癌诊断的敏感性和特异性为75.7%和56.3%。

【需进一步检查的实验室指标】

1. β－HCG的检测　可用于排除有生育能力妇女的妊娠。

2. AFP的检测　排除生殖腺胚胎性肿瘤（睾丸癌、畸胎瘤等）患者。

【指标评估的技术要点】

1. 血清学水平检测　除传统的放射免疫分析（RIA）和酶联免疫分析（ELISA）外，还有三类全自动免疫化学分析系统（化学发光免疫分析系统、荧光免疫分析系统和电化学发光免疫分析系统）广泛地应用于临床，可以实现对CA125的快速、准确的定量/半定量检测。传统的放射免疫技术因为其放射性可能对人体有害，现在已经逐步开始淘汰，酶联免疫分析技术虽说有着标志物制备简单、有效期长、对环境无污染等优点，但是在灵敏度方面具有一定局限性。目前运用最多的是化学发光/电化学发光免疫技术，它具有灵敏、快速、稳定、选择性强、重现性好、易于操作、方法灵活等优点。

2. 参考值范围　血清≤35 000 U/L。不同标本如血液、尿液、胸腹水等有不同的参考值，不同的方法学、不同地区、人群、方法、试剂、设备应建立自己实验室的参考范围。

【指标评估的影响因素】

1. 非疾病性因素　早期妊娠及月经期血清CA125浓度会升高，可能高于正常参考值。

2. 钩状效应　当待测样品中CA125浓度过高时，会出现带现象使实际结果很低，出现假阴性。

3. 携带污染　高浓度标本会使紧随其后的标本测定结果偏高。

4. 异嗜性抗体或人抗鼠抗体　当患者标本中含有抗IgG抗体或抗鼠抗体，能与检测试剂发生反应，导致结果异常。在影像学检查或治疗时输注过鼠单克隆抗体的患者可能检测出高浓度的CA125，以致出现假阳性。

5. 热灭活　不能使用热灭活的标本，接受高剂量生物素治疗的患者会影响检测结果。

6. 标本采集和保存　空腹抽取静脉血应避免溶血、污染。如不能及时送检，应分离血清后置－20℃冷冻保存。

（吴文苑，林豪芸）

参考文献

糖链抗原242

T

【定义】

糖链抗原242是一种唾液酸化的黏蛋白糖类抗原，首次由Lindholm等人于1985年利用Colo205单克隆抗体免疫小鼠所得一系列单克隆抗体之一CA242所识别。

【诊断思路】

诊断思路见图293。

CA242在健康人群和良性疾病血清中含量较低，氧化酶染色研究显示，正常人体中仅在结肠的柱状上皮细胞和杯状细胞以及胆管和胰管细胞中有少量的CA242表达。

1. 特异性与敏感性　CA242是一种黏蛋白型糖抗原，在恶性组织中，尤其在胰腺癌和结肠癌中明显高表达，可作为胰腺癌和结肠癌较好的肿瘤标志物。不同于CA199、CA50、CA125等肿瘤相关抗原，CA242灵敏度与CA199相仿，但有更高

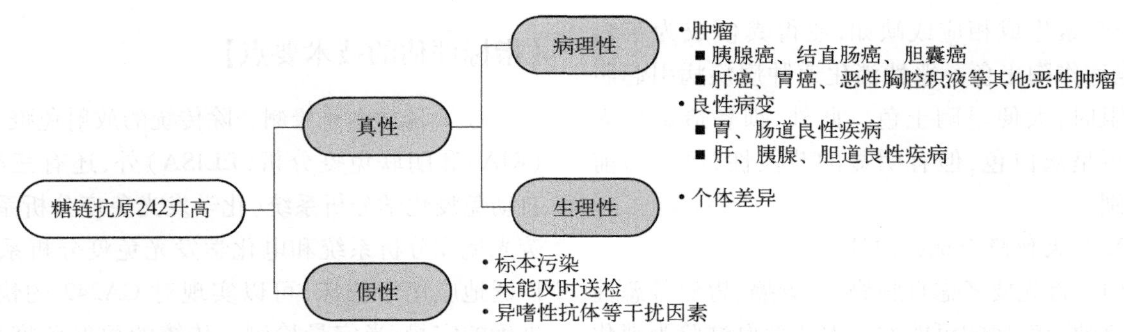

图 293 糖链抗原 242 升高的诊断思路图

的特异性和诊断效率。CA50、CA199 易受肝功能以及胆汁淤积的影响，在良性阻塞性黄疸以及肝实质性损害性疾病时常出现假阳性，而 CA242 假阳性率低，一般在良性疾病中很少升高。CA242 对胰腺癌的灵敏度和特异性达到 71.9% 和 86.8%，并且对胰腺癌的定位、疗效及预后判断有重要的临床应用价值。但 CA242 对肝癌和胃癌诊断率较低，如果和其他肿瘤标志物如 CA199 等联合应用将会提高阳性诊断率和减少临床的漏诊率。

2. 生理性升高与病理性升高鉴别　CA242 在健康人和良性疾病血清中含量很低，正常人体中仅在结肠的柱状上皮细胞和杯状细胞以及胆管和胰管细胞中有少量的 CA242 表达，而在恶性组织中，尤其在胰腺癌和结肠癌中有明显表达。当发生恶性肿瘤时，肿瘤组织和血清中 CA242 含量可升高。

CA242 除了有着较高的特异性和诊断效率之外，也对胰腺癌的定位有重要的临床价值。癌症部位发生在胰头时，CA242 血清学水平比癌症发生在胰体、胰尾时明显要高，可用于胰腺癌的辅助诊断、定位和术后随访。

CA242 水平不受胆汁淤积或胆管细胞破坏，胰管狭窄或阻塞等因素影响，并且在慢性胰腺炎组织中，CA242 的表达比 CA199 明显要少。CA242 和 CA199 相比更少受到胰液潴留的影响，且在胰腺炎、慢性肝炎和肝硬化中很少升高。胃肠道、肝脏、胆囊、胰腺等部位出现良性病变时，CA242 阳性率很低。

【伴随临床症状的鉴别诊断】

1. 伴上腹部疼痛感、黄疸且呈进行性加重、多数患者可触及肿大的胆囊、但无压痛（Courvoisier 征阳性）　需考虑胰腺癌的可能性。患者常伴有消化道症状，如食欲缺乏、腹胀、消化不良、腹泻或便秘等。B 超是胰腺癌首选检查方法，增强 CT 能清晰地显示胰腺形态、肿瘤位置、肿瘤与门静脉、肠系膜血管的毗邻关系，对于判断肿瘤可切除性具有重要意义。

2. 伴腹部定位不确切的持续性隐痛、腹部包块、肠梗阻症状等　需考虑结肠癌可能性。患者常伴排便形态与粪便形状改变，多表现为排便次数增多、腹泻、便秘、粪便带血、脓或黏液。CA242 在结肠癌中阳性率可达 60%～72%，常与 CEA 等肿瘤标志物联合检测，结肠癌一般结肠镜加病理组织活检可以确诊。

【伴随实验室指标的鉴别诊断】

1. 伴小便色黄、大便陶土色

（1）首先要考虑胰腺癌、胆管癌、肝癌等恶性消化道肿瘤疾病的可能性。恶性消化道肿瘤疾病往往因为胆管阻塞或肝细胞受损使得尿中胆红素阳性甚至强阳性。胆红素尿外观呈深黄色，震荡后产生的泡沫亦为黄色。药物性深黄色尿震荡后泡沫呈乳白色，可以根据此特点鉴别。

（2）除了消化道恶性肿瘤，胆石症、原发性胆汁性肝硬化、门脉周围炎、纤维化及药物所致的胆汁淤积等也会引起阻塞性黄疸，尿胆红素强阳性，小便色黄。

（3）而急性黄疸性肝炎、肝硬化、中毒性肝炎、败血症、先天性高胆红素血症时，因为肝细胞受损或功能缺陷，也会引起尿胆红素升高，小便色黄，临床应根据患者的实际情况和需要进行鉴别。

（4）胆管梗阻时，进入肠道的胆汁减少或缺如，粪胆素生成相应或缺如，使得粪便成为灰白色，也称作陶土色。恶性消化道肿瘤疾病引起胆管梗阻时，大便呈陶土色。此外，钡餐造影后粪便也可呈灰白色，但有明显的节段性，可以与前者鉴别。

2. 伴大便隐血试验阳性

（1）首先要考虑直肠癌、结肠癌、胃癌等恶性消化道肿瘤疾病的可能性。大便隐血试验为消化道肿瘤大规模普查或高危人群的初筛方法，80%～90%直肠癌患者会出现便血，同时伴有腹部疼痛，直肠刺激症状等。

（2）另外消化道良性疾病如溃疡、肠结核、克罗恩病、溃疡性结肠炎、钩虫病、结肠息肉等隐血试验也常为阳性。消化道溃疡经治疗后粪便颜色已趋于正常，但隐血试验阳性仍可持续 5～7 d，隐性试验转为阴性为判断出血完全停止的可靠指标。隐血试验连续检测可作为消化道恶性肿瘤普查的一个筛选指标，对早期发现结肠癌、直肠癌、胃癌等恶性肿瘤有重要的价值。

3. 伴随其他肿瘤标志物的鉴别诊断

（1）伴 CA199 和 CA50 的同时升高：CA242 联合 CA199、CA50 一起检测，对胰腺癌等消化道恶性肿瘤诊断特异性和敏感性都会显著增加。CA50 是一种高分子糖蛋白，广泛存在于上皮组织肿瘤中，CA50 在血清中的含量与肿瘤组织的大小，转移及病情的严重程度有着直接的定量关系，是胰腺癌早期诊断的有效手段。联合 CA199 和 CA50 两个指标，将有助于胰腺癌的早期诊断。

（2）伴癌胚抗原 CEA 的同时升高：CA242 与 CEA 联合检测用于结肠癌的诊断和监测恶性肿瘤疾病的复发。CA242 与 CEA 两种肿瘤标志物与大肠癌癌瘤部位不相关，CA242 阳性率高于 CEA，且二种标志物血清水平随 Dukes 分期的升高而升高，联合应用敏感度和特异性均升高，可提高结肠癌等消化道恶性肿瘤的阳性检测率。

（3）伴 CA125/CA153 的同时升高：CA125 是很重要的卵巢癌相关抗原，CA153 是乳腺癌相关抗原，联合检测肿瘤标志物 CA125、CA153 等糖链抗原类肿瘤标志物可提高卵巢癌、乳腺癌等恶性肿瘤诊断的敏感性，为临床治疗提供依据。

【指标评估的技术要点】

1. 血清学水平检测　除传统的放射免疫分析（RIA）和酶联免疫分析（ELISA）外，还有三类全自动免疫化学分析系统（化学发光免疫分析系统、荧光免疫分析系统和电化学发光免疫分析系统）广泛地应用于临床，可以实现对 CA242 的快速、准确的定量/半定量检测。传统的放射免疫技术因为其放射性可能对人体有害，现在已经逐步开始淘汰，酶联免疫分析技术虽说有着标志物制备简单、有效期长、对环境无污染等优点，但是在灵敏度方面具有一定局限性。目前运用最多的是化学发光/电化学发光免疫技术，它具有灵敏、快速、稳定、选择性强、重现性好、易于操作、方法灵活等优点。使用不同生产商生产的测定试剂盒检测，检测结果会由于检测方法、校准和试剂特异性的不同而有所差异，因此不同实验室在报告结果时应注明检测方法，并且在进行指标的临床解释时不应将不同检测方法得到的结果之间进行比较，除非该实验室出具的结果报告声明两种方法所检测到的结果可以比较。

2. 参考值范围　<20 000 U/L。不同标本如血液、尿液、胸腹水等须有不同的参考值。不同地区、人群、方法、试剂、设备应建立自己实验室的参考范围。

【指标评估的影响因素】

1. 标本污染　当唾液、汗液污染标本时会引起 CA242 偏高。

2. 钩状效应　当待测样品中 CA242 浓度过高时，会出现带现象使实际结果很低，出现假阴性。

3. 携带污染　高浓度标本会使紧随其后的标本测定结果偏高。

4. 异嗜性抗体或人抗鼠抗体　当患者标本中含有抗 IgG 抗体或抗鼠抗体，能与检测试剂发生反应，导致结果异常出现假阳性。

5. 热灭活　不能使用热灭活的标本，接受高剂量生物素治疗的患者会影响检测结果。

6. 标本采集和保存　空腹抽取静脉血应避免溶血、污染。如不能及时送检，应分离血清后置

-20℃冷冻保存。

（吴文苑，林豪芸）

参考文献

绦　虫

【定义】

绦虫（cestode）或称带虫（tapeworm），属于扁形动物门中的绦虫纲，该纲动物全部营寄生生活。虫体背腹扁平，左右对称，长如带状，大多分节，无口和消化道，缺体腔；除极少数外，均是雌雄同体。成虫绝大多数寄生在脊椎动物的消化道中，生活史需1~2个中间宿主，在中间宿主体内发育的时期称为中绦期，不同种类绦虫的中绦期结构和名称不相同。

【分类】

寄生人体的绦虫有30余种，分属于多节绦虫亚纲里的圆叶目和假叶目，常见人体绦虫的分类见表16，而链状带绦虫（猪带绦虫）与肥胖带绦虫（牛带绦虫）是我国主要的人体寄生绦虫。

表16　常见人体绦虫的分类

目	科	属	种
假叶目	裂头科	迭宫属	曼氏迭宫绦虫
		裂头属	阔节裂头绦虫
圆叶目	带科	带属	链状带绦虫
			肥胖带绦虫
		棘球属	细粒棘球绦虫
			多房棘球绦虫
	膜壳科	膜壳属	微小膜壳绦虫
			缩小膜壳绦虫
		假裸头属	克氏假裸头绦虫
	囊宫科	复孔属	犬复孔绦虫
	代凡科	瑞列属	西里柏瑞列绦虫

【诊断思路】

多数患者无明显症状，少数患者可有消化道症状。粪便中发现虫体节片是最常见的患者求医原因；患者常有带绦虫病、囊尾蚴病流行区旅居史，同时有生食半生食猪肉、牛肉史或粪便中排白色节片样虫体史。

诊断思路见图294。

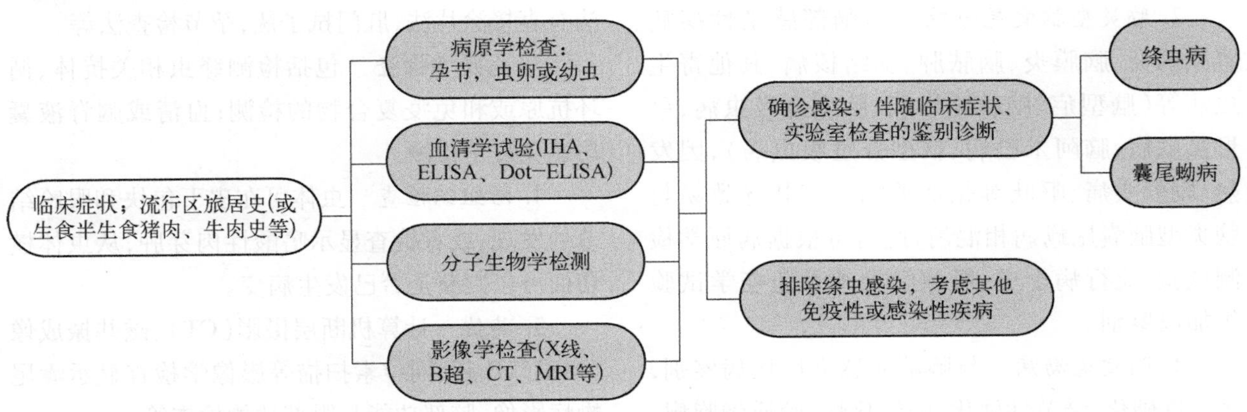

图294　带绦虫病的诊断思路图

1. 猪带绦虫　成虫寄生时常无明显症状。有时可有腹部不适、消化不良、腹胀、消瘦等。成虫偶可穿过肠壁导致肠穿孔，并引发腹膜炎，或因成虫缠绕成团导致肠梗阻。此外，国内曾有猪带绦虫成虫异位寄生于大腿皮下、甲状腺的罕见病例报道。

猪囊尾蚴病俗称囊虫病，其危害程度大于绦虫病。根据囊尾蚴寄生部位，囊尾蚴病主要分为脑囊尾蚴病、皮下及肌肉囊尾蚴病、眼囊尾蚴病、其他部位囊尾蚴病和混合型囊尾蚴病。人体感染虫卵的方式有三种：① 自体内感染，如绦虫病患者反胃、呕吐时，肠道逆蠕动将孕节反入胃中引起感染。② 自体外感染，患者误食自己排出的虫卵而引起再感染。③ 异体（外来）感染，误食入他人排出的虫卵引起。

2. *牛带绦虫*　牛带绦虫病患者一般无明显症状，时有腹部不适、饥饿痛、消化不良、腹泻、腹痛或体重减轻等。由于牛带绦虫孕节活动力较强，孕节可自动从肛门逸出，多数患者能发现排出的节片，或有肛门瘙痒的症状。少数可引起阑尾炎、肠梗阻等并发症。人体几乎没有牛囊尾蚴寄生。

【伴随临床症状的鉴别诊断】

1. *皮肌型囊尾蚴病*　须与皮下脂肪瘤鉴别，皮肌型囊尾蚴病的皮下结节大小较均匀，直径为1~2 cm，质较硬，无触痛，与周围组织无粘连，活动度大，边缘规则、界清，圆形或椭圆形。皮下脂肪瘤大小不一，边缘不规则，呈扁圆形或分叶状，质软，有弹性，不与皮肤粘连，界限清。可通过彩超、病理及囊尾蚴免疫学试验鉴别。皮脂腺囊肿、纤维瘤等的鉴别方法同皮下脂肪瘤。

2. *脑炎型脑囊尾蚴病*　与脑部感染性疾病鉴别脑炎、脑膜炎、脑脓肿、脑结核病、其他寄生虫病等（脑型疟、脑棘球蚴病、脑型血吸虫病、弓形虫脑病、脑阿米巴病、脑型并殖吸虫病），因发热、剧烈头痛、呕吐等相似的临床症状导致易与脑炎型脑囊尾蚴病相混淆，此时可根据病原学检测试验、流行病学史、影像学检查及免疫学试验等加以鉴别。

3. *脑囊尾蚴病*　与脑部非感染性疾病鉴别，多发性硬化、结节性硬化、脑软化灶、胶质细胞瘤、脑转移瘤等，因进行性头痛、头晕、恶心、呕吐等相似的临床症状导致易与脑炎型脑囊尾蚴病相混淆，此时可根据流行病学史、影像学检查及免疫学试验等加以鉴别。

4. *脑囊尾蚴病癫痫*　与癫痫鉴别，脑囊尾蚴病所致癫痫属症状性癫痫的一种，需与原发性癫痫和其他继发性癫痫相区别。鉴别诊断的原则是确定脑囊尾蚴病的存在，主要诊断依据为流行病学资料、影像学检查以及免疫学试验结果等。

【伴随着实验指标的鉴别诊断】

（1）伴血液中嗜酸性粒细胞升高　需与过敏性疾病或其他寄生虫感染相鉴别。

（2）绦虫感染者伴随血清 IgM、IgG、IgE 升高，同时体内循环免疫复合物增多或呈阳性　需要与其他风湿免疫疾病、免疫复合物性肾炎或血清病等作鉴别诊断。

（3）伴脑脊液蛋白和细胞数异常或脑脊液生化检查异常时，如同时有中枢神经系统症状　需与其他病原微生物引起的脑膜脑炎作鉴别诊断，可根据病原学检测试验、流行病学史、影像学检查及免疫学试验等加以鉴别。

【需进一步检查的实验室指标】

1. *血常规、血生化检查*　包括白细胞计数与分类（尤其是嗜酸性粒细胞），维生素 B_{12} 和叶酸测定、维生素 B_{12} 吸收试验等。

2. *病原学检查*　从受检者粪便、体液或组织中检获绦虫病原体（绦虫卵，幼虫或孕节等），是确诊绦虫病的依据。目前人群查病常用的病原学方法有直接涂片法，肛门拭子法，孕节检查法等。

3. *免疫学检查*　包括检测绦虫相关抗体、循环抗原或和免疫复合物的检测；血清或脑脊液囊尾蚴免疫学检测。

4. *活组织检查*　虫体可在皮下包块和眼睑结节处发现，或者检查显示嗜酸性肉芽肿，从虫体横切面可以判断是否已发生病变。

5. *其他*　计算机断层摄影（CT）、磁共振成像（MRI）、B 超、同位素扫描等影像学检查显示囊尾蚴病影像；脑部功能与眼部功能检查等。

【指标评估的技术要点】

1. *改良加藤法*　是目前我国绦虫病病原学检

查的基本方法之一，该方法适用于大规模普查，也是粪便检查方法中查找病原体最可靠的诊断方法，但操作时应当注意控制好粪膜的厚度、透明时间和温度。

2. *常用的免疫学方法* 检测有 IHA、ELISA、免疫印迹技术、生物素-亲和素-酶复合物酶联免疫吸附试验（ABC－ELISA）和斑点酶联免疫吸附试验（Dot－ELISA）等。其中 IHA 和 ELISA 具有简便、经济、快速且便于基层社区实验室操作等优点，适合现场查病时使用。免疫学诊断方法具有高度的特异性、敏感性和可重复性等特点，但该方法不能区分是现症感染还是既往感染。

3. *循环抗原检测* 宿主体液中的循环抗原是由活虫产生的，感染一旦终止，循环抗原也会很快消失，因此检测循环抗原无论在活动性感染的诊断上，还是在考核疗效方面都具有重要意义。但由于循环抗原在体液中的含量通常很低，故一般方法难以检出。

4. *针对生物标志物的分子诊断检测技术方法* 如单克隆抗体技术（McAb）、免疫印渍技术、DNA 探针技术和基因扩增技术等，这些技术用于检测绦虫感染，更加具有特异、灵敏、早期诊断的特点，有着广泛应用前景。

【指标评估的影响因素】

1. *改良加藤法* 与肛门拭子法等粪便检查方法由于所取粪便量较少，并受虫体排卵、粪便的新鲜度、干湿度、取材部位、制片数量以及操作规范程度等诸多因素的影响，在绦虫查病应用中存在一定的漏检率。

2. *针对绦虫的抗体与免疫复合物等免疫方法学检查* 具有经济、快速、操作简便的特点，能够很好地弥补病原学诊断的缺陷，但该方法学易受机体其他免疫系统相关疾病的影响，故结果解释需紧密结合病史与临床症状。

以上各种检查方法各有优缺点，应综合多种方法，结合临床症状和病史，通常在重度流行区，粪便检查尚能查出一定比例患者的地方，仍以粪检为主，辅以其他方法检查；而在基本消灭绦虫病地区，则应免疫诊断和影像学检查结合，取得多项数据，综合判断。

（陈　荼）

参考文献

同型半胱氨酸

【定义】

同型半胱氨酸（HCY）是一种含硫氨基酸，人类不能从食物中直接获得，是蛋氨酸在肝脏、肌肉及其他一些组织中经去甲基化作用后的代谢产物。是蛋氨酸和半胱氨酸代谢过程的中间产物，其结构为 $HSCH_2(NH_2)COOH$。

【分类】

血液中总的 HCY 包括三种形式：游离型 HCY、HCY 二硫化物和胱氨酸－HCY。正常人空腹 HCY 水平为 5～15 μmol/L。一般视 HCY 升高水平将 HCY 分为轻度（15 μmol/L<空腹 HCY≤30 μmol/L）；中度（30 μmol/L<空腹 HCY≤100 μmol/L）；重度（空腹 HCY>μmol/L）。

【诊断思路】

诊断思路见图 295。

1. *在心脑血管疾病中的意义* HCY 是动脉粥样硬化的独立危险因子，其水平和心血管疾病

T

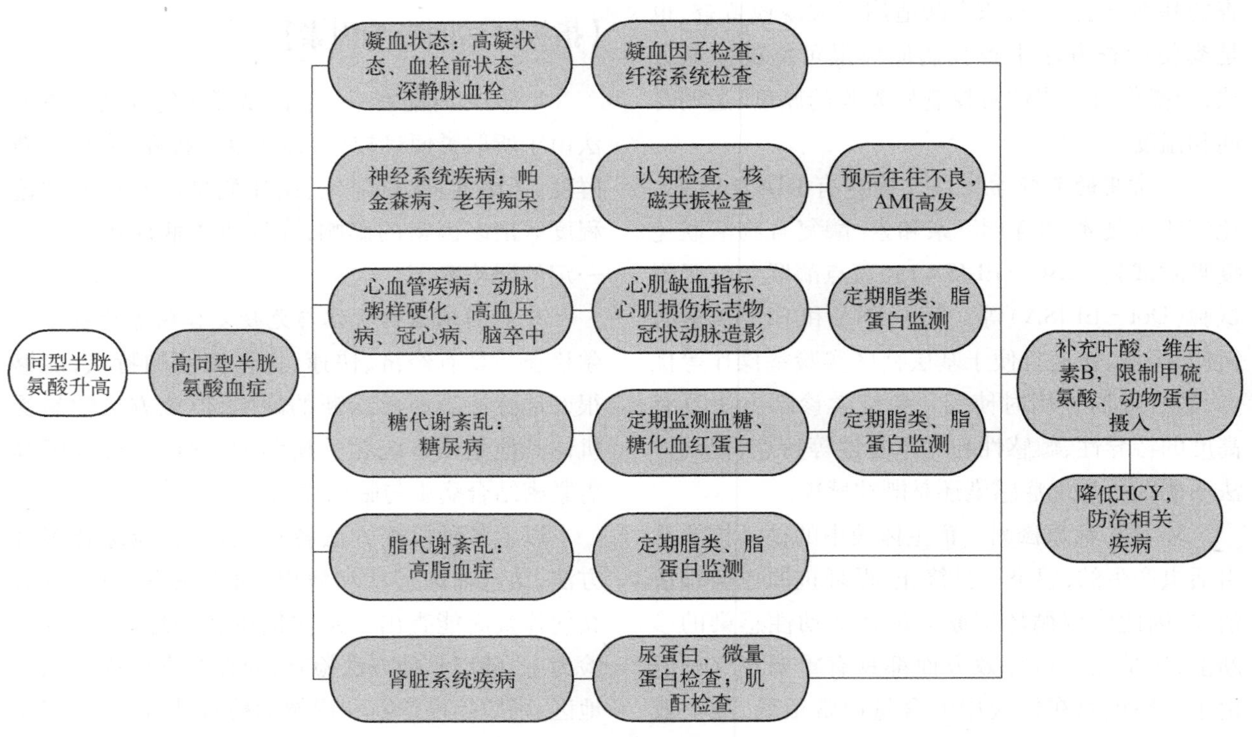

图 295　同型半胱氨酸升高的诊断思路图

的危险呈现剂量依赖关系，它与 CHD 密切相关，与 CHD 严重程度呈正相关，不同 CHD 类型比较发现，急性心肌梗死中 HCY>不稳定型心绞痛>稳定型心绞痛，并且常伴冠状动脉病变支数的增多。HCY 水平升高可能引起斑块的不稳定、促进血栓形成，影响急性冠状动脉综合征的发生和发展。HCY 可促进动脉硬化及血栓性疾病，可以影响全身血管，导致高血压的发生。从而增加脑卒中的风险。

2. *在神经系统的意义*　HCY 具有神经毒性作用可以直接影响大脑神经系统，造成神经系统损伤，表现为认知障碍和神经系统疾病，如老年痴呆、帕金森等。

3. *在糖尿病中的意义*　HCY 水平在糖尿病患者（1 型和 2 型）体内升高，同时 HCY 与糖尿病大血管病变明显相关，而且与视网膜病变亦呈正相关。

4. *与血栓形成的关系*　HCY 通过诱导凝血亢进，抑制抗凝血物质和纤溶系统，导致血栓状态的形成，造成深静脉血栓的发生。

5. *在肾脏损害中的意义*　进行血液透析的肾病患者，其血中同型半胱氨酸水平可达到正常人的 2~4 倍，且发生血管栓塞性症状的概率显著增加。

【伴随临床症状的鉴别诊断】

1. *伴胸痛*　HCY 水平升高是发生冠状动脉粥样硬化的独立危险因素。胸痛患者检查 HCY 可能帮助发现胸痛的病因。HCY 是冠状动脉疾病的独立危险因素，会通过相关损伤机制引起动脉粥样硬化甚至更严重的心血管疾病。应进一步通过动脉造影、心肌损伤标志物等检查来确诊。

2. *伴高血压*　HCY 伴高血压目前被认为是 H 型高血压，称为脑卒中的最重要的危险因素，应进行降压、降同型半胱氨酸双重预防。同时合并高血压的高同型半胱氨酸血症也是加重动脉粥样硬化的危险因素，进一步会引起冠心病。

3. *伴脑卒中*　HCY 水平在脑卒中患者体内明显升高，它是脑卒中发病的一个独立危险因素，进一步 CT 扫描可以对脑卒中进行证实。另外，对于脑卒中患者检查其血浆 FIB 可以用于判断脑卒中患者血黏度升高的原因，另外合并高血压检查也是判断脑卒中危险性的因素。

4. 伴动脉造影、超声心动图以及其他影像学检查　HCY 升高患者行动脉造影往往显示具有冠状动脉粥样硬化的病理表现，通过动脉造影和影像学检查可以帮助诊断 HCY 高患者的冠心病情况。动脉造影和超声心动图显示冠状动脉阻塞支数、冠状动脉斑块和颈动脉血管狭窄数目和血清 HCY 的水平呈正相关，表明了颈动脉疾患的严重程度。

5. 伴认知障碍　HCY 和脑白质损害有关，高 HCY 伴认知障碍可以考虑老年痴呆、帕金森病等认知障碍和神经系统疾病，进一步行磁共振检查可以进行诊断和判断。

【伴随实验室指标的鉴别诊断】

1. 伴心肌损伤标志物　HCY 是冠状动脉粥样硬化的独立危险因素，往往会造成严重的心血管病变，在冠心病、急性心肌梗死、不稳定心绞痛等疾病中检查出相关心肌损伤标志物阳性伴高 HCY 血症，往往表明 HCY 可能是造成这些疾病的重要病因。另外，通过联合检测心肌损伤标志物和 HCY 的水平也能帮助指导用药治疗和进行预后判断。

2. 伴炎症指标　HCY 能引起内皮细胞损伤和毒性作用，介导炎症反应，增加泡沫细胞的形成，产生多种炎症介质、趋化因子、黏附分子、生长因子等细胞因子分泌异常，从而引起动脉粥样硬化。

3. 伴血糖　高 HCY 血症是糖尿病大血管病变的独立危险因素，是糖尿病微血管病变的重要危险因素。糖尿病患者多检查显示 HCY 升高，高血糖患者检查 HCY 有助于帮助判断糖尿病患者发生缺血性血管疾病的风险，如糖尿病性肾病、糖尿病视网膜病变等。

4. 伴血脂　血脂检查发现 TC、TG、LDL、胆固醇和三酰甘油水平升高，伴有 HCY 应考虑 HCY 导致的脂代谢紊乱疾病，升高的 HCY 合并 LDL 会加大对血管内皮的损伤，从而增加动脉粥样硬化的风险，导致动脉粥样硬化的病理学改变。另外也发现冠心病患者血清 HCY 水平和脂蛋白 a 水平呈正相关。

5. 伴凝血因子和纤溶系统异常　HCY 可能是通过血管壁损伤和形成高凝状态从而导致深静脉血栓。HCY 患者存在明显的血管内皮损伤、血小板活化以及凝血酶激活，出于血栓前状态，表明易导致血栓形成的多种血液学改变，增加心脑血管病的发病风险。进一步检查凝血因子以及纤溶系统失调可以帮助判断血栓形成和高凝状态，进一步帮助诊断深静脉血栓。

6. 伴蛋白尿　微量白蛋白尿是肾损害的标志，肾损害后，HCY 代谢能力下降，所以会出现 HCY 水平的升高。故而高 HCY 伴蛋白尿特别是微量蛋白尿说明肾脏功能受到损坏，肾小球内皮和系膜功能受到影响，同时检查血清肌酐水平也往往会发现升高的情况。

【需进一步检查的实验室指标】

1. 心肌损伤和缺血标志物　包括 CK、cTn、hs－CRP 等，检测心肌损伤标志物用以判断是否存在心肌损伤，确诊 ACS 及相关心脏疾病。

2. 血脂检查　包括 TG、TC、LDL 等，血脂检测可以进一步评估心血管疾病发病危险因素。

3. 血压检测　检测血压判断高血压的可能。

4. CT、磁共振、超声心动图、动脉造影等多种影像学检查　影像学检测可以判断有无器质病变。

5. 血糖检查　检测血糖可以判断是否存在糖尿病判断相关危险因素。

6. 凝血纤溶系统检查　包括血小板、凝血因子、抗凝血物质等，凝血水平判断时是否在高凝状态。

7. 肾功能检查　尿微量蛋白、血肌酐等，肾功能检测可以判断肾脏损害，了解是否并发肾脏疾病。

【指标评估的技术要点】

HCY 的检测包括：放射酶分析法、气相色谱一质谱分析法、荧光偏振免疫分析法、HPLC 电化学检测法和高压液相色谱法。

需要指出的是，甲硫氨酸负荷试验是诊断高 HCY 血症所必需的。方法为空腹取肘静脉血，然后口服 L 甲硫氨酸 0.1 mg/kg 体重，6 h 后，再次采血。在实验期间，只能进食甲硫氨酸含量低的食物，女性要在月经周期的 20～22 d 做此实验。血样收集在肝素抗凝的试管内，立即离心，血浆保存在-20℃备检。

【指标评估的影响因素】

1. 遗传因素　几种基因的多态性会影响血HCY的水平，如MTHFR基因多态性、CβS基因多态性、蛋氨酸合成酶基因多态性等

2. 营养因素　维生素 B_6、维生素 B_{12} 和叶酸的摄入不足会导致HCY的升高；长期饮酒会引起干细胞甲硫氨酸合成酶活性下降从而引起HCY血症；摄入高甲硫氨酸饮食也会导致HCY升高。

3. 性别与年龄因素　HCY水平随年龄增长而升高，而且男性>女性。

4. 药物因素　具有干扰叶酸和含硫氨基酸代谢功能的药物如MIX、NO、避孕药、抗癫痫药等都会导致一过性血浆HCY升高。

5. 疾病因素　肾功能、肝功能、肿瘤以及甲减状态都会影响HCY的水平。

（袁　慧）

参考文献

铜蓝蛋白

【定义】

铜蓝蛋白主要是由肝实质细胞合成的一种含铜的 α_2-球蛋白，是人体内铜的无毒性代谢库。当血浆铜蓝蛋白异常升高或降低，超过正常人群参考范围上限或者低于下限往往提示可能存在相关疾病。

【分类】

根据合成部位可分为肝脏合成的铜蓝蛋白及肝外组织合成的铜蓝蛋白。前者主要存在于血浆中，但在疾病状态下，比如严重的肾小球肾炎时，肾小球滤过膜受损，会导致血液中铜蓝蛋白被滤过进入尿液中。此外，肝外组织如大脑特异性神经胶质细胞也可表达铜蓝蛋白。临床实验室主要检测血浆铜蓝蛋白。

根据血浆中浓度的变化，可分为铜蓝蛋白浓度降低和铜蓝蛋白浓度升高。

【诊断思路】

诊断思路见图296。

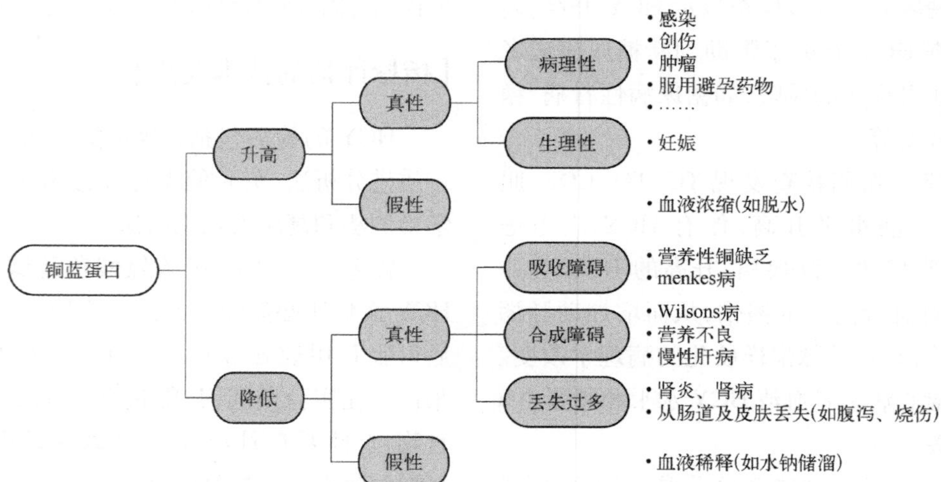

图296　铜蓝蛋白异常的诊断思路图

2. 鉴别血浆铜蓝蛋白真性、假性变化　常见于患者血液浓缩、稀释导致血清铜蓝蛋白浓度升高、降低或者血液标本在采集、保存、运输、检验过程中处理不当,导致铜蓝蛋白破坏而使测定结果降低。

3. 鉴别真性铜蓝蛋白升高　明确为真性升高后,需进一步明确病理性或非病理性升高,前者往往见于感染、创伤、肿瘤等情况下(此时铜蓝蛋白作为急性时相反应蛋白非特异性升高),后者往往是由于一些药物引起的,如口服避孕药、雌激素等。

4. 明确真性铜蓝蛋白降低病因　需进一步结合病史(起病年龄、家族史等)及相关辅助检查结果(如血清铜水平、尿铜排泄、肝铜含量、基因检测等),如吸收障碍、合成障碍、丢失过多引起的降低。

【伴随临床症状的鉴别诊断】

1. 血浆铜蓝蛋白升高

(1) 伴发热:首先需要考虑是否存在感染性疾病,不同器官的感染性疾病表现不一,结合热型、相关伴随症状、炎症指标及影像学等可明确诊断。此外,长期低热,年龄较大的患者需要排查是否存在肿瘤,年龄较轻的患者需要排查有无结核分枝杆菌的感染等情况。

(2) 伴对称性关节肿痛、脸颊蝶形红斑等:需要明确有无类风湿性疾病,如类风湿性关节炎、系统性红斑狼疮等。

2. 血浆铜蓝蛋白降低

(1) 伴黄疸若同时伴有肝区不适、椎体外系症状和体征:先要考虑是否为 Wilson 病。

(2) 伴肝掌、蜘蛛痣、腹水、脾大等:多见于慢性肝病(如肝炎肝硬化、原发性胆汁淤积性肝硬化、自身免疫性肝炎引起的肝硬化等)。

(3) 伴大量蛋白尿(尿蛋白>3.5 g/d)、低蛋白血症(血浆白蛋白<30 g/L)、水肿、高脂血症:多见于肾病综合征,患者血清铜蓝蛋白随尿液大量丢失。

(4) 伴三多一少:见于糖尿病肾病。

(5) 伴贫血:营养性铜缺乏引起的贫血为小细胞低色素性贫血,但往往补铁治疗效果不佳,该病可能由铜的吸收障碍引起。

【伴随实验室指标的鉴别诊断】

1. 血浆铜蓝蛋白升高

(1) 伴 CRP、PCT、外周血白细胞升高:首先需要考虑是否存在细菌性感染,血常规提示白细胞升高,分类可见中性粒细胞比例升高,此外,CRP 和 PCT 也可有不同程度升高。

(2) 伴血清肿瘤标志物升高:年轻患者肿瘤标志物升高往往由于相关器官组织良性疾病引起的(如急性肝炎时甲胎蛋白可以升高,炎症控制后肿瘤标志物可以恢复正常),年龄较大的患者恶性肿瘤的可能性较大。

(3) 伴抗核抗体、类风湿因子、抗角蛋白抗体谱、抗线粒体抗体阳性:需考虑自身免疫性疾病。

(4) 伴肝功能异常肝功能异常:以胆红素升高为主,最常见于病毒性肝炎活动期,血清铜蓝蛋白作为一种急性时相反应蛋白非特异性地升高。

(5) 伴血清绒毛膜促性腺激素升高:见于妊娠中晚期。

2. 血浆铜蓝蛋白降低

(1) 伴血糖、糖化血红蛋白升高、尿蛋白阳性:多为糖尿病肾病引起。

(2) 伴尿蛋白阳性、低蛋白血症、高脂血症:多见于肾病综合征。

(3) 伴血清铜水平升高、尿铜排泄增加:需要进一步明确是否为 Wilson 病。

(4) 伴血清铜水平降低、尿铜排泄降低:Menkes 病(遗传性铜吸收不良)、营养性铜缺乏、遗传性铜蓝蛋白缺乏症等疾病均有上述实验室表现,需结合患者症状体征及染色体检测等进一步明确病因。

(5) 伴血清铁降低、转铁蛋白饱和度降低:缺铁性贫血、营养性铜缺乏可出现这些实验室检查指标的改变,前者铁剂治疗有效。

【需进一步检查的实验室指标】

1. 外周血炎症指标　血常规(白细胞计数及分类)、C－反应蛋白、降钙素原等升高,往往提示感染性病灶的存在。

2. 微生物学检测　患者标本中病原微生物分

离、培养、鉴定、药敏试验，可进一步明确导致感染的病原体种类以及为临床上规范化使用抗生素提供指导性意见。

3. 免疫学检测　血清肿瘤标志物、血清绒毛膜促性腺激素、T－SPOT、抗核抗体谱、类风湿因子、抗角蛋白抗体谱、抗线粒体抗体，上述指标与肿瘤、妊娠、结核、风湿性疾病等有一定的相关性。

4. 糖尿病相关检测　血糖、糖化血红蛋白、糖化血清蛋白、血清胰岛素及C肽、抗胰岛素自身抗体、尿糖等，可评估糖尿病患者血糖控制情况及并发症等情况，此类指标明显升高往往预示患者血糖控制不佳，晚期糖尿病肾病会导致铜蓝蛋白在内的一些血清蛋白的丢失。

5. 肾病综合征相关检测　24 h尿蛋白定量、血脂（高密度脂蛋白胆固醇、低密度脂蛋白胆固醇、三酰甘油、总胆固醇等）、血清白蛋白等，该病导致血浆蛋白丢失过多，血浆铜蓝蛋白也会有所降低。

6. 微量元素检测　铜水平、尿铜排泄、肝铜含量水平的异常与Wilson病、Menkes病等有相关性。

7. 尿蛋白免疫固定　电泳分析尿液中蛋白质组分可明确尿蛋白中铜蓝蛋白的存在及其含量。

8. 其他　染色体及基因检查、影像学、肝活检等。

【指标评估的技术要点】

参考范围：成年男性为0.22~0.40 g/L，成年女性0.25~0.60 g/L，妊娠状态<1.3 g/L。目前临床上血浆铜蓝蛋白测定方法主要有酶法分析和免疫化学方法。酶法分析是利用铜蓝蛋白的氧化酶活性，通过比色法来实现定量。免疫比浊法和放射免疫扩散法为常用的免疫化学方法。两者均利用抗原抗体特异性结合的原理来实现检测，特异性高于酶法分析，但不同来源的抗体的特异性会影响实验室间的标准化。

【指标评估的影响因素】

1. 非疾病因素　如妊娠、血液浓缩及稀释、标本保存不当等造成铜蓝蛋白破坏均会影响检测结果。

2. 药物、饮食因素　避孕药、过量摄取铜等均会引起铜蓝蛋白升高。

3. 干扰方法学的其他影响因素　使用EDTA、枸橼酸钠等抗凝剂会干扰酶法分析，此外，血清尿素氮浓度（>1 g/L）、尿酸浓度（>200 mg/L）、胆红素浓度（>163 mg/L）等均会抑制铜蓝蛋白的氧化酶活性。影响免疫化学法的因素主要有：不同来源的抗体的特异性存在差异，铜蓝蛋白在体外不同程度的变性导致抗原性的改变。

4. 前样本影响　标本留取时要避免溶血，保存和运输过程中避免高温、剧烈震荡等引起的铜蓝蛋白被破坏。实验室收到标本后应及时检测。标本若有溶血、脂浊等情况，检测时可用患者血浆作为空白对照，降低本底干扰。

（张　钧）

参考文献

酮　体

【定义】

酮体（Ketone body, Ket）是游离脂肪酸在肝脏的氧化代谢产物，包括乙酰乙酸（Acetoacetic acid）、b－羟丁酸（b-hydroxybutyric acid）、丙酮（Acetone），其中b－羟丁酸约占78%，乙酰乙酸约占20%，丙酮约占2%。

【分类】

临床可见酮体升高。

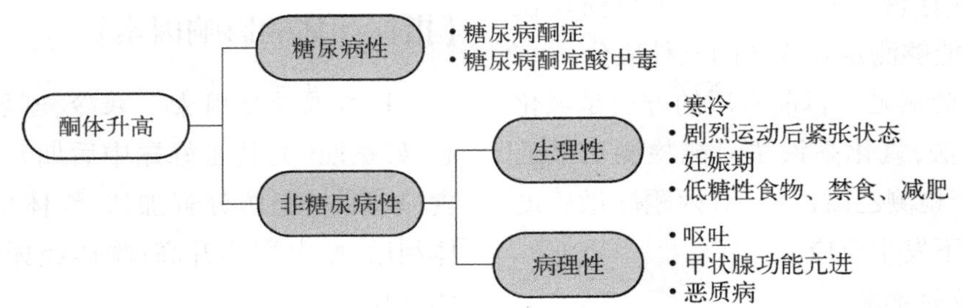

图 297　酮体升高的诊断思路图

【诊断思路】

诊断思路见图 297。

【伴随临床症状的鉴别诊断】

1. 伴昏迷　患者可出现昏迷，要鉴别其他类型的糖尿病昏迷，如糖尿病高渗性非酮症昏迷（hyperglycemic hyperosmolar status）和糖尿病乳酸酸中毒昏迷；鉴别其他疾病所致昏迷如低血糖昏迷、尿毒症、脑血管意外等。

2. 伴脱水和休克　患者表现为脱水、低血压或休克，要鉴别其他原因引起的脱水或休克，可通过检测血酮体或尿酮体进行鉴别诊断。

3. 伴急腹痛　患者可表现为急性腹痛，要鉴别胰腺炎、胆囊炎。

4. 伴代谢性酸中毒　患者可出现代谢性酸中毒，要鉴别乳酸性酸中毒，后者血浆乳酸>5 mmol/L。

5. 伴血栓形成和弥散性血管内凝血　糖尿病性酮症可因感染、休克、酸中毒、缺氧等诱发微血管的弥散性血管性凝血并存在血栓形成倾向，在酮症治疗和纠正脱水后可恢复正常。

6. 伴肾前性氮质血症　糖尿病酮症酸中毒可因脱水而导致肾前性氮质血症，治愈糖尿病酮症酸中毒后，可恢复正常。

7. 无明显临床症状　要与饥饿性酮症鉴别，后者有饥饿的病史、工作劳累、疾病或应激状态，无糖尿病史，尿酮为轻中度升高。

【伴随实验室指标的鉴别诊断】

1. 伴白细胞升高　酮症酸中毒可有白细胞增多伴中性粒细胞比例升高，有时与感染导致白细胞升高难以区别，此时应结合临床选用抗生素，当白细胞大于 25 000/L 时，提示并发感染。酮症酸中毒也可能引起短时间的低热，当酮症酸中毒纠正后低热消失，这种情况下，低热并不一定提示感染。

2. 伴血淀粉酶升高　部分酮症酸中毒患者可出现血淀粉酶升高，但该淀粉酶常常来自腮腺，而非胰腺，需与胰腺炎进行鉴别。

3. 伴心功能指标异常　当患者严重脱水并伴随血压降低休克时，心率升高，合理补液血压恢复正常后可在 24 h 后恢复正常心率。当水、电解质及 pH 紊乱时，可诱发心率或心律异常。

【需进一步检查的实验室指标】

1. 血、尿常规检查　主要用于了解患者基础状况，发现有无伴随感染和肾脏损害。

2. 糖化血红蛋白和糖化血清蛋白检查　主要用于糖尿病的诊断和血糖的监控。

3. 肝功能、肾功能和血脂检查　主要用于糖尿病和代谢综合征等代谢异常的诊断。

4. 电解质检查、血气分析、渗透压、乳酸和丙酮酸测定　主要用于糖尿病酮症酸中毒并发症的诊断和鉴别诊断。

5. 炎症因子、尿微量白蛋白　主要用于糖尿病酮症酸中毒并发症的诊断。

6. 心脏指标监测　包括心率、心律等，以了解脱水及补液过程中心脏功能指标，特别是老年人有基础心脏病者，应防止补液过快过多而导致心力衰竭。

【指标评估的技术要点】

酮体的检测是糖尿病酮症酸中毒诊断的重要

辅助指标,血液或尿液中总酮体的测定目前还没有单一一种方法能够测定到酮体的三种成分。

1. 乙酰乙酸的测定　目前常用的方法是氯化高铁法及硝普盐法,氯化高铁法只能检测乙酰乙酸,硝普盐法用于检测乙酰乙酸,对丙酮酸敏感度差,与b-羟丁酸不发生反应。

2. β-羟丁酸的测定

(1) 血清中β-羟丁酸的测定方法包括酸氧化比色法、气相色谱法、酶法和毛细血管电泳法等,其中,酸氧化比色法操作费时且特异性不高;气相色谱法特异性高但也存在操作费时的问题,同时还需要内源性丙酮的校正;毛细血管电泳法虽然快速且敏感,但仪器价格昂贵,需要严格控制pH;酶法具有灵敏度高、速度快、样品用量少、不需提纯或预处理的优点,适用于各种型号的生化自动分析仪,是目前β-羟丁酸测定的首选方法。

(2) 尿液中测定β-羟丁酸的传统方法是间接法,先通过加热标本蒸发去除丙酮和乙酰乙酸,然后通过氧化反应使其转化为乙酰乙酸和丙酮,再通过高氯化铁法或硝普钠法检测生成的乙酰乙酸。

【指标评估的影响因素】

1. 非疾病性因素　寒冷、剧烈运动后紧张状态、妊娠期(尤其是妊娠中后期)、低糖性食物、禁食、减肥时,脂肪分解加快,酮体生成增多超过机体利用,血中酮体升高;酮体经尿排出时,尿中酮体升高。

2. 非糖尿病性因素　呕吐腹泻、甲状腺功能亢进及恶病质时,脂肪动员增多,酮体大量产生,血酮体和尿酮体升高。

3. 药物对检测的影响　患者如使用含有巯基的药物时,硝普盐试可产生假阳性反应,可能导致患者接受不正确的胰岛素治疗。

4. 尿液留取　应注意在标本采集时,尿液必须新鲜,因为丙酮,乙酰乙酸在血液及尿液中都不稳定,乙酰乙酸可分解为丙酮,而丙酮易挥发,样品被细菌污染后可能造成假阴性的结果。

(张秀明,陈　康)

参考文献

透明质酸

【定义】

透明质酸(hyaluronic acid, HA),是由重复的二糖单位组成的线状多聚体,是一种相对分子量为100~10 000 kDa的糖胺多糖,为结缔组织基质中的主要成分,由间质细胞合成,是细胞外基质中蛋白多糖的一个组成成分,具有调节蛋白质、协助水电解质的扩散及运转,润滑关节,调节血管壁通透性,促进伤口愈合等多种功能。通过淋巴系统进入血循环,很快在血液中被清除,肝脏内皮细胞是摄取和降解HA的主要部位。

血清HA正常参考范围:0~120 μg/L,超出参考范围即考虑异常。在肝脏疾患诊断中应用最广,目前已作为肝病变及肝纤维化严重程度、鉴别有无肝硬化及预测肝病预后的重要指标。

【分类】

血清HA的升高程度与肝脏细胞损害和肝纤维化活动程度有关。有研究报道血清HA水平在慢性活动性肝炎和慢性迁延性肝炎间存在明显差异,前者高于后者,HA水平165 ng/mL可作为两者的分界参考。当肝细胞严重受损发展至肝硬化时血清 HA 水平显著升高，有研究提出血清 HA 250 ng/mL 可作为肝硬化的诊断参考。

根据 HA 升高机制的不同可分为星状细胞合成增加、肝血窦内皮细胞受损和门腔静脉分流引起的异常升高。

【诊断思路】

诊断思路见图 298。

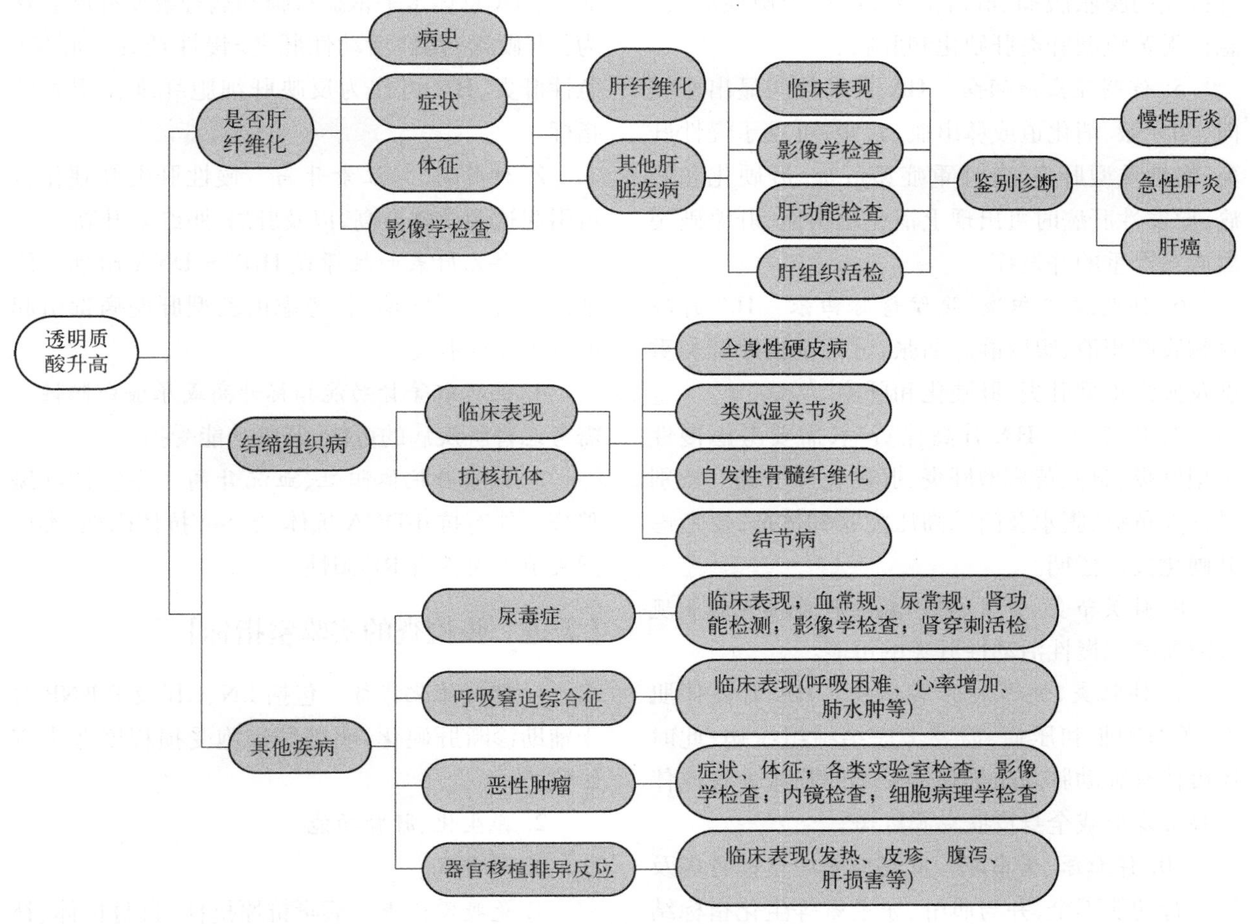

图 298　透明质酸升高的诊断思路图

1. 血清 HA 升高在不同疾病间的鉴别　除开肝脏疾患以外，血清 HA 升高尚可见于肾脏疾病，如慢性肾炎及慢性肾功能不全的血清 HA 水平就显著高于正常对照组；此时需通过肾功能来加以区别。除此之外，研究报道肺癌，尤其是肺间皮细胞癌，血清 HA 水平亦可明显升高，尤其是肺泡灌洗液 HA(即 BAL－HA)水平升高远远超过血清 HA 水平，结合肺部 CT 或 MRI 以及其他肿瘤指标可以鉴别。

2. 脑脊液 HA 的鉴别价值　除开血清 HA 具有诊断价值，CSF 中 HA 测定有助于脑膜炎的鉴别诊断，浓度由高到低依次为脑囊虫病、病脑、化脑、结脑，化脑与病脑 CSF－HA 有显著性差异，与结脑也有显著性差异，但结脑与病脑之间差异不显著。CSF 中 HA 浓度与有核细胞数、蛋白及乳酸浓度呈正相关，与糖及氯化物呈负相关。

【伴随临床症状的鉴别诊断】

1. 伴乏力、腹痛或其他消化道症状如消化不良、腹泻、厌油腻等　要考虑慢性肝脏疾病，如慢性肝炎及慢性肝纤维化、肝癌和尿毒症。

2. 伴神经、精神症状　HA 升高伴神经、精神症状，如嗜睡、性格行为改变、烦躁不安、昏迷等，可见于急性重症型肝炎、慢性肝炎重度及慢性重型肝炎，需给予高度警惕；急性重型肝炎时，患者病情发展迅速，可出现精神萎靡、定向力障碍、扑

T

翼样震颤和意识障碍。

3. 伴低热、皮疹　HA 升高伴低热、皮疹，可见于急性黄疸型肝炎，并可同时伴有关节痛。

4. 伴腹胀腹痛、肝脾肿大　HA 升高伴明显且持续的腹胀腹痛、肝脾肿大，可见于慢性肝炎、急性无黄疸型肝炎肝硬化和肝癌。

5. 伴明显出血倾向　HA 升高伴明显出血倾向，如牙龈、消化道或鼻出血、紫癜，可见于慢性肝炎、慢性重型肝炎、急性重症型肝炎、肝硬化和肝癌，原发性肝癌时可出现上消化道出血、肝癌破裂出血等严重的并发症。

6. 伴胸腹腔积液、腹壁静脉曲张　HA 升高伴胸腹腔积液、腹壁静脉曲张，可见于慢性肝炎重度及慢性重型肝炎、肝硬化和肝癌。

7. 伴黄疸　HA 升高伴黄疸，需要考虑慢性重型肝炎、急性黄疸型肝炎、肝硬化和肝癌。特别是存在黄疸、腹水及门脉高压症状和体征，要考虑肝硬化失代偿期。

8. 伴关节炎、肾炎、糖尿病等肝外损害的表现　需要考虑慢性活动性肝炎的可能。

9. 伴肌炎、关节肿胀和压痛　HA 升高伴肌炎、关节肿胀和压痛，需要考虑结缔组织病，此时还可伴有肺动脉高压等肺部受累的临床表现或伴有脸部蝶形或全身皮肤黏膜红斑。

10. 伴血尿、蛋白尿　此时应考虑慢性肾炎及慢性肾功能不全，并与肌酐、尿素氮等生化指标结合起来判断肾病的严重程度。

11. 伴全身多个系统功能紊乱　HA 升高伴全身多个系统功能紊乱，可见于急性肝炎的并发症，如胆囊炎、胰腺炎、溶血性贫血、心肌炎、肾小管酸中毒等；还可见于尿毒症，患者可表现为心血管系统（心力衰竭、心律失常和心肌受损等）、呼吸系统（气短、气促和肺水肿等）、血液系统（贫血和出血倾向）、胃肠道症状（消化道出血和消化道溃疡）、神经肌肉系统症状（反应淡漠、谵妄、惊厥、幻觉、昏迷、精神异常等）和骨骼病变（骨质疏松、骨软化和骨营养不良）等。

【伴随实验室指标的鉴别诊断】

1. 伴其他肝纤维化指标异常　血清的透明质酸常与层黏蛋白（LN）、Ⅳ型胶原（CⅣ）、Ⅲ型前胶原氨端肽（PⅢNP）的变化存在一致性，共同被称为肝纤维化标志物，能反映肝脏的纤维化程度，并与肝表面结节形成的进程相平行。对肝病患者而言，HA 总体水平依据病损和病理改变程度表现为：肝硬化>慢性活动性肝炎>慢性迁延性肝炎>急性肝炎，HA 可作为反映肝细胞纤维化损害的指标。

2. 伴肝酶、胆红素升高　慢性肝炎肝硬化也可引起透明质酸升高，以及肝酶、胆红素升高。

3. 伴乙肝表面抗原或 HBV－DNA 阳性　能辅助进行病因学诊断，考虑由乙型肝炎病毒引起的肝硬化或肝炎。

4. 伴肌酐等肾功能指标升高或尿蛋白阳性　需考虑肾脏疾病的可能，肾脏功能受损。

5. 伴自身抗体阳性、血沉升高　系统性红斑狼疮可伴有抗 dsDNA 抗体、抗 Sm 抗体阳性，类风湿关节炎可伴有 RF 阳性。

【需进一步检查的实验室指标】

1. 肝纤维化指标　包括 LN、CⅣ及 PⅢNP 对于辅助诊断肝硬化，明确肝细胞受损程度非常有价值。

2. 血生化、肝肾功能

3. 尿常规

4. 免疫学检查　病毒抗原抗体、自身抗体、补体等乙肝表面抗原阳性，或丙肝抗体阳性见于病毒性肝炎；抗 dsDNA 抗体阳性，或抗 Sm 抗体阳性，或抗磷脂抗体阳性，或抗核抗体滴度异常可见于系统性红斑狼疮或其他结缔组织疾病。

5. B 超、CT、肝穿刺活检　B 超可鉴别肝硬化和脂肪肝；CT 可进一步明确是否存在肝硬化或其他病变；肝穿刺活检可为肝纤维化提供病理依据。

6. 炎症指标　CBC、血沉、CRP、PCT 等。

【指标评估的技术要点】

目前检测 HA 的主要检测方法有放射免疫测定法（RIA）、酶联免疫吸附法（ELISA）和化学发光免疫法（CLIA）。ELISA 法现临床上已较少运用，RIA 法测定结果一般低于 CLIA 法。CLIA 法检测灵敏度高、准确度高、稳定性好。一般情况下,正常人血清中 HA 含量为 0~120 μg/L,大部分在 20~30 μg/L。在肝脏、肾脏及结缔组织疾病中,患者血清 HA 水平大于 120 μg/L;慢性肝炎患者>160 μg/L;肝硬化患者>250 μg/L。

【指标评估的影响因素】

1. 分析前影响因素　严重溶血、脂血,或受细菌污染的样本可能会造成不正确的测定结果,肝素或 EDTA 等抗凝剂会影响测定结果。

2. 分析中影响因素　人血清中的异嗜性抗体会与试剂组分中的免疫球蛋白发生反应,从而干扰检测结果。反复冻融血清标本将影响检测结果。

(袁　慧,张　钧)

参考文献

T

W

弯曲菌

【定义】

弯曲菌属(*Campylobacter*)是一类弯曲呈逗点状,S形或海鸥展翅形的革兰阴性细菌,广泛分布于温血动物,常点居于家禽及野鸟的肠道内,通过"粪-口"途径的方式感染人类。

【分类】

弯曲菌属属于弯曲菌目、弯曲菌科,至少有30个种和亚种。对人致病的有空肠弯曲菌空肠亚种(*C. jejuni subsp. Jejuni*)、空肠弯曲菌多伊尔亚种(*C. jejuni subsp. doylei*)、大肠弯曲菌(*C. coli*)、胎儿弯曲菌胎儿亚种(*C. fetus subsp. fetus*)、胎儿弯曲菌性病亚种(*C. fetus subsp. venerealis*)、简明弯曲菌(*C. concisus*)、曲形弯曲菌(*C. curvus*)、昭和弯曲菌(*C. showae*)、纤细弯曲菌(*C. gracilis*)、红嘴鸥弯曲菌(*C. lari*)、豚肠弯曲菌豚肠亚种(*C. hyointestinalis subsp. hyointestinalis*)、乌普萨拉弯曲菌(*C. upsaliensis*)、痰液弯曲菌痰液生物变种(*C. sputorum biovar sputorum*)等,其中空肠弯曲菌和大肠弯曲菌常见,并与人类感染相关。

【诊断思路】

诊断思路见图299。

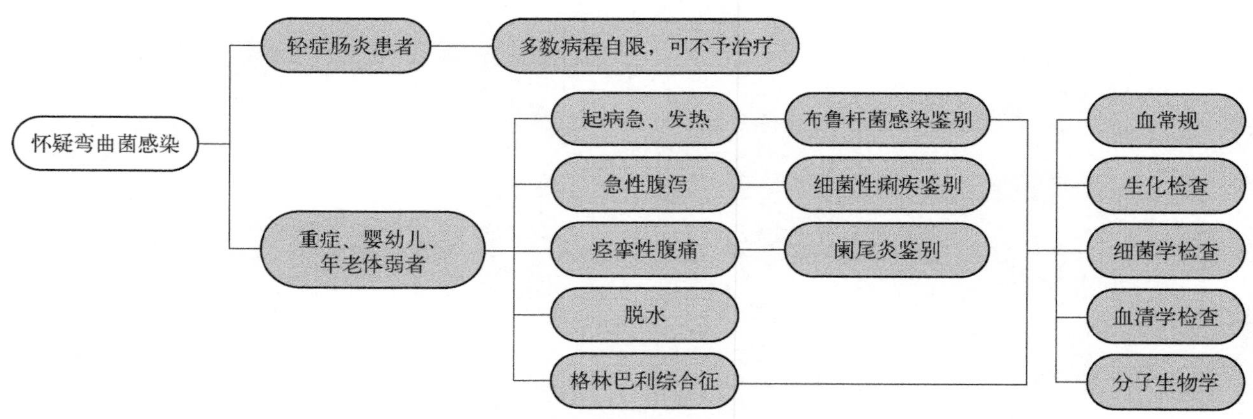

图299　怀疑弯曲菌感染的诊断思路图

【伴随临床症状的鉴别诊断】

1. 伴急性腹泻　大多数典型的弯曲菌感染为急性、自限性肠炎,主要表现为腹泻、发热和腹绞痛。大多数患者为水样或血样便,量多、恶臭,最多时每天腹泻8~10次。一些患者腹泻较少,而以腹痛为主要症状。本病需与各种原因引起的急性腹泻相鉴别,如胃肠炎、细菌性痢疾、肠套叠、肠息肉及溃疡性结肠炎等。

2. 伴发热　典型患者急性发病,70%~80%的患者首发症状为发热,半数以上体温高于38℃,约1/4的人有高热,多数患者有畏寒,个别患者有寒战,发热一般持续2~3 d,伴有全身乏力、头痛、眩晕及肌肉酸痛等。在出现发热之前,甚至在没有进行抗生素治疗的情况下,病情常出现缓解,需与沙门菌病及布氏菌病鉴别。

3. 伴腹痛　2/3以上的患者有腹痛,疼痛部位常在脐周及下腹,也有少数表现上腹疼痛,个别

W

患者右下腹疼痛，可与阑尾炎混淆。疼痛性质以痉挛性为主，腹痛持续时间一般 4~5 d，极少数患者的腹痛超过 10 d；50%的患者有腹部压痛。

4. 伴脱水　一般及对症治疗应按消化道传染病隔离；急性期卧床休息，饮食应高热量、高营养、低脂肪及易消化；同时对症治疗及防治脱水和电解质紊乱等。

5. 伴并发症　弯曲菌感染的局部并发症是由该菌在胃肠道的直接播散所致，包括胆囊炎、胰腺炎、腹膜炎和胃肠道大出血。弯曲菌感染的肠外表现有脑炎、心内膜炎、关节炎、骨髓炎等，但十分少见。免疫功能低下者、幼儿、老年人可出现菌血症。格林巴利综合征（Guillain-Barre syndrome，GBS）是弯曲菌感染后最严重的并发症。GBS 是一种外周神经系统急性脱髓鞘性疾病，在人群中发病率低，但后果严重。主要引起运动神经功能障碍，严重时可导致呼吸肌麻痹而死亡。其病因复杂，多与病毒、细菌的感染有关。空肠弯曲菌感染与 GBS 关系最为密切。

【伴随实验室指标的鉴别诊断】

1. 伴水样便或黏液血便　直接镜检可见少量白细胞、红细胞和脓细胞等。经革兰染色或瑞氏染色，在显微镜下可见纤细的 S 形、螺旋形、逗点或海鸥展翅形等多形性杆菌，也可采用粪便悬滴，暗视野显微镜观察细菌的动力。

2. 伴血常规异常　血常规可见有白细胞总数和中性粒细胞轻度增加。

【需进一步检查的实验室指标】

1. 血常规、血生化检查　包括白细胞计数与分类血红蛋白、血小板计数、大便常规加潜血、肝功能与肾功能检查。

2. 粪便培养　将粪便接种于选择性培养基上，在微氧环境下培养可获得病原菌。

3. 血清学检查　应采用血清做凝集实验，检查 O、H 和 K 抗体，恢复期血清抗体效价有 4 倍以上增长者有诊断意义。

4. 分子生物学　有的实验室用 PCR 技术检测粪便的弯曲菌抗原，也有助于诊断弯曲菌感染。

【指标评估的技术要点】

1. 粪便培养　初次分离时需在含 5% O_2、85% N_2、10% CO_2气体环境中生长，传代培养时能在 10% CO_2环境中生长。该菌属最适生长温度随菌种而异。空肠弯曲菌、大肠弯曲菌在 42℃生长，25℃不生长；胎儿弯曲菌在 25℃生长，而 42℃不生长；简明弯曲菌在 25℃和 42℃均不生长。但各种菌在 37℃皆可生长。生长温度的差异可用于菌种的鉴别。

2. 生化反应　胎儿弯曲菌生化特征为不发酵和不分解各种糖类、不分解尿素；空肠、结肠弯曲菌在含 3.5%氯化钠培养基中不生长，对甘氨酸耐受性实验和 H_2S 生长实验均呈阳性。而胎儿弯曲菌对上述试验均呈阴性。有人认为，马尿酸水解试验和氯化三苯基四氮唑（TTC）试验阳性系空肠弯曲菌的生物标志，有助于区别其他肠道弯曲菌。

【指标评估的影响因素】

（1）鼠伤寒，致病性大肠杆菌，耶氏菌，亲水气单胞菌，其他厌氧菌等，单从临床有时很难鉴别，怀疑时应依靠病原学和血清学来确诊。

（2）本菌易被干燥、直接阳光及弱消毒剂杀灭。对热敏感，60℃ 20 min 即可杀死，但耐寒冷，4℃的粪便、牛奶中可生存 3 周，水中生存 4 周。肉类经冷冻保存 3 个月仍可检出此菌。

（陈　茶）

参考文献

W

微卫星不稳定

【定义】

微卫星不稳定性(microsatellite instability, MSI),指由于复制错误(replication error, RER)引起的简单重复序列的增加或丢失,也称RER阳性或RER表型。其发生主要是参与配对错误修复的基因功能缺陷而产生一种缺陷蛋白质,因而不能正常的校正复制错误,从而引起微卫星DNA的改变,使其不能正常地发挥调控作用,导致细胞增殖及分化异常,促发恶性肿瘤形成。

微卫星是短串联重复DNA序列,长度为1~6个碱基对。这些重复序列广泛存在于基因组中。通常情况下,体细胞中微卫星DNA的突变频率为10^{-4}~10^{-5}。在遗传性非息肉病性结直肠癌细胞中存在高频率的微卫星不稳定(即与正常组织相比,肿瘤组织的微卫星由于重复单位的插入或缺失而导致微卫星长度的改变)。研究表明,微卫星不稳定性可能是遗传性结直肠癌发生的一个重要的机制。此外,林奇综合征(Lynch syndrome/HNPCC)的发生也与错配修复(MMR)基因缺陷密切相关(MMR是人体细胞中存在的一类能修复DNA碱基错配的安全保障体系),林奇综合征又叫遗传性非息肉性大肠癌,是常染色体显性遗传病,约占所有结直肠癌的5%,林奇综合征阳性者患大肠癌、胃癌、子宫内膜癌等多种肿瘤的风险升高,其中患大肠癌的风险高达80%。

【分类】

根据MSI的程度,可分为3种类型:MSI低频型(low-frequency MSI, MSI-L)、微卫星稳定型(microsatellite stability, MSS)和MSI高频型(high-frequency MSI, MSI-H)。

【临床意义】

微卫星不稳定性与癌症复发的机制密切相关。在关于结直肠癌筛查的指南中,MSI已成为首要检测项目。

(1) MSI检测可用于HNPCC的筛查。超过90%的HNPCC患者肿瘤组织表现MSI,MSI在HNPCC中已经成为的重要标志物;当高度怀疑HNPCC时,需检测MSI。

(2) MS1-H的结直肠癌患者预后良好的标志物。MS1-H结肠癌患者生存期更长,较少复发,被认为是预后好的标志之一。

(3) MSI检测可用于氟尿嘧啶类药物的辅助疗效预测。2009年ASCO会议报道,在接受5-FU辅助化疗的Ⅱ期和Ⅲ期结肠癌患者中,MSI是独立的预后因素。MSI-L型和MSS型的患者较MSI-H型的结肠癌患者,更能从5-FU辅助化疗中获益。同时存在MSI的肿瘤患者,更倾向于从PD-1类抑制剂治疗中获益。

【诊断思路】

诊断思路见图300。

具有结直肠癌癌前病变预测其发生结直肠癌风险或结直肠癌、胃癌等患者进行化疗时,应该检测MSI,根据MSI状态,制订合理的诊疗方案。

【需进一步检查的实验室指标】

根据MSI的作用机制,在检测MSI时,可以进一步检测TS、MTHFR和DPD等基因多态性或表达情况等。

(1) TS、MTHFR和DPD等基因多态性或表达影响氟类药物在体内的代谢,通过检测TS、MTHFR

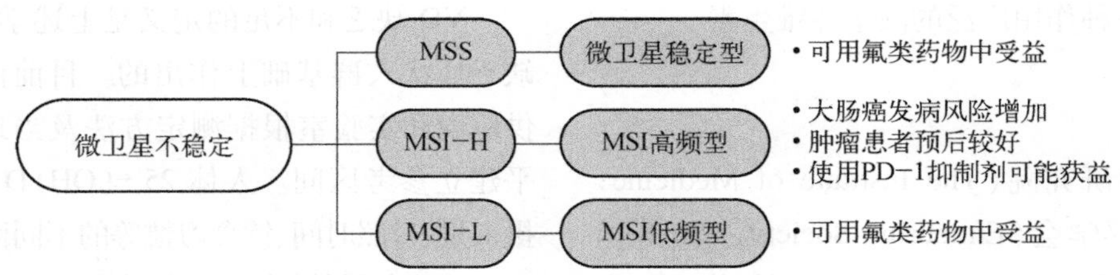

图 300　微卫星不稳定检测诊断思路图

和 DPD 等基因多态性或表达，结合 MSI 状态，共同评价氟类药物的疗效。

（2）KRAS、BRAF 等基因变异，也影响肿瘤患者靶向药物或常规化疗药物的疗效，必要时，也可以考虑进行 KRAS、BRAF 等基因变异的检测。

【指标评估技术要点】

1. MSI　突变位点、类型对对化疗药物及靶向药物或常规化疗有不同的用药提示意义。

2. 变异的比例　对于组织样本，应评估肿瘤细胞在组织样本中的比例，并通过与变异比例结合，计算肿瘤细胞中的变异比例，变异的比例越高，其用药提示作用越强。

3. 取材时间　检测结果说明取材时的基因变异情况，由于肿瘤的异质性，取材时间与检测时间间隔较长时，对肿瘤患者体内肿瘤基因变异的情况会出现偏差。

【指标评估影响因素】

1. 检测方法　临床上主要利用免疫组织化学（IHC）染色或聚合酶链式反应（PCR）技术检测 MSI 状态。IHC 主要是检测 MMR 蛋白（MLH1、MSH2、MSH6 和 PMS2）表达情况，其结果判读标准为：当 MLH1 或 MSH2 蛋白缺失，表示为 dMMR，即 MMR 基因缺失，描述为 MSI－H，如果正常的蛋白表达，表示为 pMMR，即 MMR 基因正常，描述为 MSI－L/MSS。PCR 主要是检测 DNA 分子链上的 MSI 状态，通常对 5 个位点（NR－27、NR－24、NR－21、BAT－25 和 BAT－26）进行检测，当不稳定标记的比例≥40%，表示 MSI－H，当不稳定标记的比例<40%，表示 MSI－L，当不稳定标记的比例为 0 时，表示为 MSS。

2. 样本类型　对于组织标本，样本量过少、未取到肿瘤组织、肿瘤组织过少等可导致假阴性结果。取材需要有专用的保存管。

（李　艳，童永清，吕永楠）

参考文献

维生素 D

【定义】

维生素 D（Vitamin D，VitD/VD）是一种脂溶性类固醇维生素，有五种亚型，其中最重要的是 VD2（麦角钙化醇）和 VD3（胆钙化醇）。两者分别由麦角固醇和 7－脱氢胆固醇经紫外线辐照生成。VD 在肝脏代谢为 25 羟基维生素 D（25－(OH) D，VD 在机体内主要的储存形式），进而在肾脏等部位代谢为 1，25 二羟基维生素 D（1，25－$(OH)_2D$），发挥生物学活性。VD 的经典作用主要是调节机体钙磷代谢。近年来的研究显示，VD 还有增强免疫功能，减少炎症反应，降低细胞增殖分化和程序性死

W

亡等功能，是一种作用广泛的激素性维生素。

【分类】

美国医学研究院（The Institute of Medicine，IOM）和内分泌学会（Endocrine Society，ES）等国际学术组织根据血清 25 -（OH）D 水平，将 VD 水平异常划分为三种类型：

VD 中毒：血清 25 -（OH）D 高于 150 μg/L。

VD 不足：血清 25 -（OH）D 位于 21~29 μg/L。

VD 缺乏：血清 25 -（OH）D 低于 20 μg/L（50 nmol/L）。

VD 中毒较为少见，一般由补充 VD 时摄入过多所导致。VD 不足和 VD 缺乏较为常见，与多种疾病相关。

VD 缺乏和不足的定义是上述学术组评估 VD 缺乏症状人群基础上作出的。目前尚有一些试剂供应商和实验室根据测定方法及当地人群实际水平建立参考区间。人体 25 -（OH）D 的水平因 VD 摄入量、日照时间、饮食习惯等的不同而有较大差异。

VD 水平检测主要检测体内 VD 的主要储存形式 25 -（OH）D，25 -（OH）D 经肾脏等器官代谢为 1，25 -$(OH)_2$D，后者是 VD 体内主要的活性形式。严重肾衰竭等疾病时候，可出现 25 -（OH）D 水平正常，但 1，25 -$(OH)_2$D 水平不足的情况，出现 VD 缺乏的相关症状。

【诊断思路】

诊断思路见图 301。

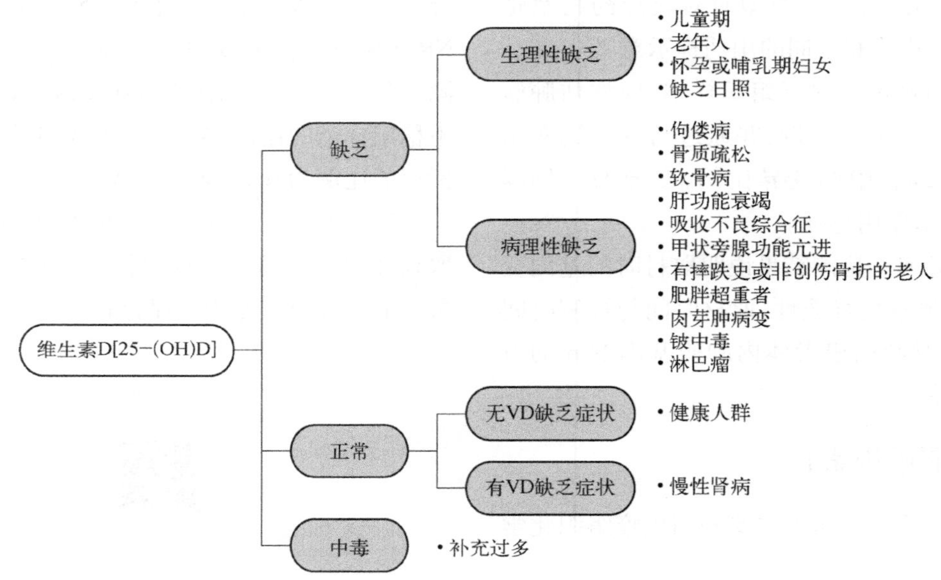

图 301　维生素 D[25 -（OH）D]诊断思路图

当前虽然佝偻病已经得到控制，但根据美国医学研究所（IOM）推荐的诊断标准，估计仍有 20%以上的老年人缺乏 VD。全球儿童、青年和中年人同样存在 VD 缺乏和不足的风险。上述人群健康体检中应考虑 VD 检测。此外，除上述 VD 缺乏高风险人群外，对移植患者、骨痛或肌肉疼痛患者，肿瘤患者、心血管疾病（尤其高血压患者）、自身免疫性疾病和自身免疫病高危人群、糖尿病患者和长期住院患者都应考虑 VD 缺乏，并使用可靠方法测定血清 25 -（OH）D 水平。

1. VD 缺乏　多种疾病可导致 VD 缺乏，包括可疑的早期佝偻病、骨质疏松或软骨病、慢性肾病、肝功能衰竭、吸收不良综合征（囊性纤维化、炎症性肠病或克罗恩病等）、甲状旁腺功能亢进、服用某些药物（如抗癫痫药、糖皮质激素、艾滋病药、抗真菌药或考来烯胺等）、怀孕或哺乳期妇女、有摔跌史或非创伤骨折的老人、肥胖超重者、肉芽肿病变（如肉样瘤病或结核病等）、铍中毒或某些淋巴瘤等疾病。

2. VD（25 -（OH）D）不降低，但有明显 VD 缺乏症状者　如有严重肾病，可测定 1，25 -$(OH)_2$D，如测得的 25 -（OH）D 未见下降或反增高，应考虑其 1,25 -(OH)D 的合成障碍。

3. 怀疑 VD 中毒　对于长期大剂量服用 VD，出现纳差、恶性、呕吐、多汗、低热、尿频、头痛及精神不振等症状而怀疑 VD 中毒者，应测定 25 -(OH)D，血钙和尿钙，加以确认或排除。

4. 当患者已按规定补充 VD 一定时间，但 25 -(OH)D 仍未见改善　可测定总胆汁酸(餐后 2 h)和其他肝功能指标，以了解 VD 吸收和转化为 25 -(OH)D 的障碍。

【伴随临床症状的鉴别诊断】

1. 骨骼肌肉症状　儿童难以站立行走，发育迟缓，应测定 25 -(OH)D 以确认 VD 缺乏，还可测定生长激素(GH)以排除垂体性侏儒；老年人感觉肌无力并发生摔跌和骨折，应测定 25 -(OH)D 及其他骨代谢指标和骨密度。

2. 免疫相关症状　出现免疫力下降，慢性病风险增加，更易罹患结核病或感染其他致病微生物，自身免疫病的发病率升高等，可能是由于 VD 缺乏导致的免疫力功能紊乱所致。

3. 肝掌、蜘蛛痣等症状　存在于肝功能衰竭，此时合成 25 -(OH)D 障碍，VD 水平降低。

4. 水肿乏力，严重低蛋白血症　在肾病晚期，因合成 1,25 -$(OH)_2$D 障碍，虽然 25 -(OH)D 不降低，但会有明显的 VD 缺乏相关问题。

【伴随实验室指标的鉴别诊断】

1. 高血钙 VD 中毒者　由于 25 -(OH)D 明显升高(可高于 150 μg/L)，血钙水平升高。需注意与原发性甲旁亢引起的高血钙相鉴别。VD 中毒引起的高血钙，PTH 不升高，而原发性甲旁亢，则 PTH 升高，且 25 -(OH)D 也未达到中毒浓度。

2. 甲状旁腺素(PTH)升高　提示甲状旁腺功能亢进，VD 严重缺乏可导致继发性甲状旁腺功能亢进，尤其见于慢性肾病导致的 1,25 -$(OH)_2$D 合成障碍。与原发性甲旁亢不同，VD 缺乏导致的继发性甲旁亢血钙不升高。而原发性甲旁亢时，PTH 和血钙都升高。

3. 骨代谢指标异常　如 β -胶原特殊序列(β - CTx，骨吸收标志)升高，总Ⅰ型胶原氨基端(或羧基端)延长肽(骨形成标志)降低，N 端骨钙素(骨转化指标)升高，可在 VD 缺乏性骨质疏松中见到。

【需进一步检查的实验室指标】

1. 对疑似为 VD 中毒的患者　可结合其用药史，进一步检测血钙、尿钙水平。

2. 对疑似为 VD 缺乏的患者　可结合患者既往病史，检查血钙、尿钙、血脂、肝功能、肾功能、测定炎症性肠病、甲状腺功能等指标，以确定原发病因。

3. 对 25 -(OH)D 水平不低　但有 VD 缺乏症状的肾病患者应检测肌酐清除率，以确定慢性肾病患者的分期，并酌情补充 1,25 -$(OH)_2$D。

4. 相关基因检测　用于确定遗传性佝偻病(鉴别假性 VD 缺乏佝偻病、VD 抵抗佝偻病、VD 依赖 3 型佝偻病、常染色体显性低磷酸盐血症佝偻病或性联低磷酸盐血症佝偻病)。

5. 血清 25 -(OH)D2、25 -(OH)D3 及两者比值　如使用 VD2 治疗，需了解患者服药依从性时，检测上述指标。

6. 甲状旁腺素(PTH)　用于辅助诊断 VD 严重缺乏导致的继发性甲旁亢，并与原发性甲旁亢相鉴别。

7. 血清钙治疗　甲状旁腺功能亢进患者的 VD 缺乏过程中需要监测血清钙，了解治疗效果。

【指标评估的技术要点】

1. 检测方法　不同方法测得的 25 -(OH)D 的结果有差异，液相色谱串联质谱法(LCMS/MS)检测最为准确，且能分别报告 25 -(OH)D2 和 25 -(OH)D3，有助于临床医师评估服用 VD2 患者的依从性。虽然质谱分析的精度很高，但前处理过程需要熟练操作并严格控制条件，以减少这些步骤带入的分析变异。

2. 定量免疫分析法　目前包括放射免疫法(RIA)、酶免疫(EIA)、化学发光免疫(CIA)和电化学发光免疫(ELIA)，它们都有商品化试剂供临床实验室使用，其中后两种技术已有全自动分析仪器配套，使 25 -(OH)D 测定更为方便和经济，具有较好的重复性和较小的变异，也便于实验室间结果比较并采用国际组织推荐的医学决定水平。

定量免疫分析采用的单克隆抗体，同时等分子结合25-(OH)D2和25-(OH)D3，报告总25-(OH)D。

3. *检测* 靶标25-(OH)D是VD在机体内主要的储存形式，ES推荐测定血清25-(OH)D水平来评估VD缺乏风险患者的状况，而1,25-$(OH)_2D$是VD在体内的主要活性形式，ES不推荐将1,25-$(OH)_2D$用于评估VD缺乏，但支持将其用于监测诸如VD和磷代谢的获得性或非遗传性失调等特定情况。

【指标评估的影响因素】

1. *地域与环境因素* 不同季节和不同纬度生活的人群，其参考区间存在明显差异。

2. *治疗因素* 注射肝素后，由于肝素通过对酶系统的作用，降低了骨胶原合成、VD的活性，VD可代偿性升高。

3. *药物影响* 服用某些药物，如抗癫痫药、糖皮质激素、艾滋病药、抗真菌药或考来烯胺等，可导致体内VD水平降低。

4. *方法学差异* 不同方法间虽有很好的相关性，但也有明显的差异，尤其一些实验室自建的检测方案。为提高实验室间测定结果的可比性和结果的稳定性，迫切需要实现检测方法的一致化或标准化。LCMS/MS法需要多个步骤对样本进行前处理(比如用甲醇和硫辛酸将VD从结合蛋白中分离后，再由己烷萃取VD)此过程可能会带入较大的分析变异。而定量免疫分析法种类较多，商品化试剂质量参差不齐，迫切需要标准化、一致化。

(汪子伟，姜育燊)

参考文献

胃蛋白酶原Ⅰ/Ⅱ

【定义】

胃蛋白酶原(pepsinogen, PG)为主要由胃黏膜的泌酸腺的主细胞合成和分泌的一种酸性糖蛋白。是胃蛋白酶的无活性前体，一般以酶原形式储存在细胞内。

【分类】

胃蛋白酶原在pH<5.0条件下，经过一系列的反应，从肽链的N端分离一小段多肽，变成有活性的胃蛋白酶。胃几乎是PG的唯一来源，合成后的PG大部分进入胃腔被活化成胃蛋白酶，只有少量PG(约1%)能透过胃进入血液循环。

根据生化性质、免疫原性、细胞来源及组织内分布可将胃蛋白酶原分成PG Ⅰ、PG Ⅱ两个亚群。胃蛋白酶原Ⅰ(PG Ⅰ)，主要由胃腺的主细胞的黏液颈细胞分泌；胃蛋白酶原Ⅱ(PG Ⅱ)，除由胃体和胃底黏膜的主细胞分泌外，泌酸腺的黏液颈细胞、贲门腺和胃窦的幽门腺的黏液细胞以及十二指肠上段的Brunner腺也能产生PG Ⅱ。PG Ⅱ大约占PG总量的25%。

【诊断思路】

诊断思路见图302。

(1) PG是检测胃泌酸腺细胞功能的指标，是萎缩性胃炎的标志物，虽并不是真正意义上的肿瘤指标，但由于萎缩性胃炎是胃癌的癌前病变，故可作为胃癌高危人群的筛查指标。

胃酸分泌增多PG Ⅰ升高，胃酸分泌减少或胃黏膜腺体萎缩PG Ⅰ降低；PG Ⅱ与胃底黏膜病

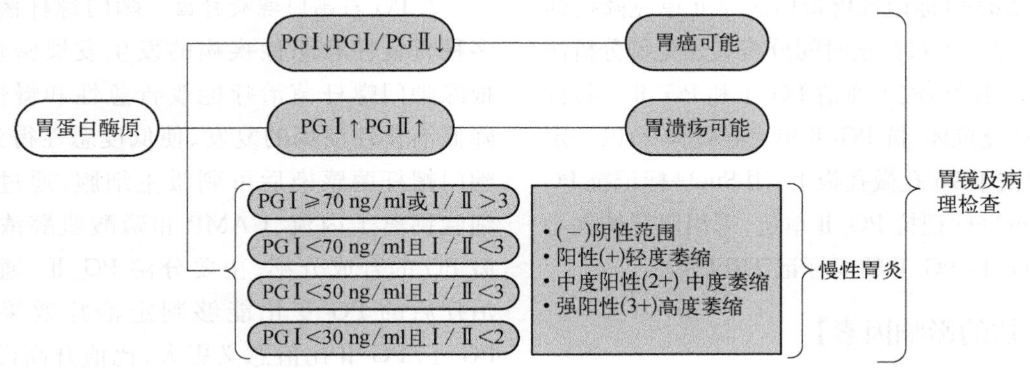

图 302　胃蛋白酶原诊断思路图

变的相关性较大,其升高与胃底腺管萎缩、肠上皮化生或假幽门腺化生、异型增生有关;PG Ⅰ/Ⅱ比值进行性降低与胃黏膜萎缩进展相关。因此,联合测定PG及PG Ⅰ/Ⅱ比值可起到胃底腺黏"血清学活检"的作用。

(2) 注意鉴别PG的真性,假性降低:胃是PG的唯一来源,同时胃酸也会刺激胃蛋白酶原的分泌,因此抑制胃酸分泌的药物会造成胃蛋白酶原含量减低。

(3) PG是胃黏膜萎缩的标志物,但不可作为胃癌的诊断,因为很多胃癌患者在疾病进展过程中由于各种原因,PG可呈现正常值,应结合其他手段如胃镜,肿瘤标志物等作出诊断。

【伴随临床症状的鉴别诊断】

1. PG 减低

(1) 伴无明显临床症状应进一步检测PG Ⅰ/PG Ⅱ的比值,若PG Ⅰ/PG Ⅱ<3,应询问患者用药史等,排除影响因素后,应立即进行胃镜检查。

(2) 伴上腹痛、黑粪或者呕血:需考虑消化性溃疡。应行HP检测,粪便隐血。胃镜及黏膜活检可用于确诊或鉴别诊断。

(3) 伴长期贫血、纳差、乏力等症状需考虑慢性萎缩性胃炎、胃癌等。可行血清铁检测,粪便隐血检测;胃镜结合黏膜活检可用于诊断。

2. PG 正常　伴上腹部不适、消化不良等症状:需考虑急慢性胃炎,自身免疫性胃炎,应行HP检测,血清抗壁细胞抗体,内因子抗体及维生素B_{12}检测。

【伴随实验室指标的鉴别诊断】

1. 伴黑便　多为消化道出血,此时应考虑消化道溃疡,胃癌。

2. 伴贫血、低蛋白、维生素缺乏　应考虑胃癌,同时应注意与克罗恩病,肠结核,肝病的鉴别诊断,可行钡餐,肠镜以及肝功能检测。

3. 伴HP检测阳性　应考虑胃癌前疾病或病变,消化性溃疡,胃肠黏膜相关淋巴瘤等疾病。须行胃镜及黏膜活检确诊。

【需进一步检查的实验室指标】

1. 血常规检查　包括血红蛋白,红白细胞计数。

2. 幽门螺旋杆菌检测 Hp－UBT

3. 粪便隐血检测

4. 自身抗体免疫学检测　包括血清抗壁细胞抗体,内因子抗体检测。

5. 血生化肝功能检测

6. 肿瘤标志物　CEA、CA199、CA724等的辅助检测。

【指标评估的技术要点】

目前对于PG的主要检测方法有以下几种。

1. 免疫比浊法

2. 酶联免疫吸附实验　采用ELISA双抗体夹心法检测人血清PG Ⅰ和PG Ⅱ。

3. 双标记时间　分辨荧光免疫分析采用钐(Sm3+)标记抗胃蛋白酶原Ⅰ单克隆抗体(PG

Ⅰ)及铕(Eu3+)标记抗胃蛋白酶原Ⅱ单克隆抗体(PG Ⅱ),建立了双标记时间分辨荧光免疫分析法(TRFIA),同时检测人血清PG Ⅰ和PG Ⅱ。将抗PG Ⅰ单克隆抗体、抗PG Ⅱ单克隆抗体2,以一定比例共包被于96孔微孔板上,用Sm3+标记抗PG Ⅰ单抗、Eu3+标记抗PG Ⅱ单抗,采用双抗体夹心法建立PG Ⅰ/PG Ⅱ的双标记TRFLA。

【指标评估的影响因素】

1. 药物相关性改变　抑酸药质子泵抑制剂(PPI)可使血清PG升高,从而干扰胃癌的诊断。

2. PG与慢性胃炎　见表17。

表17　关于PG含量及PG Ⅰ/Ⅱ数值在慢性胃炎诊断的意义

血清胃蛋白酶原结果	PG阳性度结果判断
PG Ⅰ≥70 ng/mL或Ⅰ/Ⅱ>3	(-)阴性范围
PG Ⅰ<70 ng/mL并且Ⅰ/Ⅱ<3	阳性(+)轻度萎缩
PG Ⅰ<50 ng/mL并且Ⅰ/Ⅱ<3	中度阳性(2+)中度萎缩
PG Ⅰ<30 ng/mL并且Ⅰ/Ⅱ<2	强阳性(3+)高度萎缩

1. PG阴性　结果并非能够完全排除胃癌,只是没有萎缩而已,胃癌的可能性很低,并非完全没有胃癌。

2. PG与幽门螺旋杆菌　幽门螺杆菌感染与多种胃良性和恶性疾病的发生发展密切相关,根除幽门螺杆菌治疗能改善急性和慢性胃炎,降低消化性溃疡的复发,使低度恶性得到治愈。幽门螺杆菌感染后可刺激主细胞,通过增加主细胞钙离子内流、CAMP和磷酸肌醇浓度而刺激PG的合成分泌,主要分泌PG Ⅱ,通过除菌治疗后的PG变化能够判定治疗效果。应用PG Ⅰ/PG Ⅱ比值意义更大,比值升高说明疗效显著。

3. 胃部分切除　因胃黏膜的减少会引起胃蛋白酶原水平降低,所以不适合此检查。

4. PG法　是一种通过检测胃黏膜萎缩和炎症状况来判断胃癌高危人群的筛查方法,不单独用于诊断胃癌,必须采用胃内镜和病理的方法进行最终诊断。

(陶志华)

参考文献

胃泌素释放肽前体

【定义】

胃泌素释放肽(GRP)属于胃肠激素,主要刺激胃的G细胞分泌胃泌素、参与平滑肌细胞的收缩、促进细胞间的相互作用。GRP是正常人脑、胃的神经纤维以及胎儿肺的神经内分泌组织存在的激素。作为GRP的前体,胃泌素释放肽前体(Pro-GRP)普遍存在于非胃窦组织、神经纤维、脑和肺的神经内分泌细胞中,能在血浆中稳定表达,是GRP基因编码的产物,可反映GRP的水平。Pro-GRP已被普遍认为是诊断SCLC最理想的肿瘤标志物。

【诊断思路】

在成人,GRP仅存在于神经和小部分肺的神经内分泌细胞中,且水平较低。小细胞肺癌(SCLC)患者往往存在高水平GRP的表达和分泌,刺激肿瘤细胞生长,但GRP半衰期只有2 min,稳定性差,难以检测。

诊断思路见图303。

1. Pro-GRP的特异性与敏感性　Pro-GRP是SCLC的特异性肿瘤标志物,诊断SCLC具有

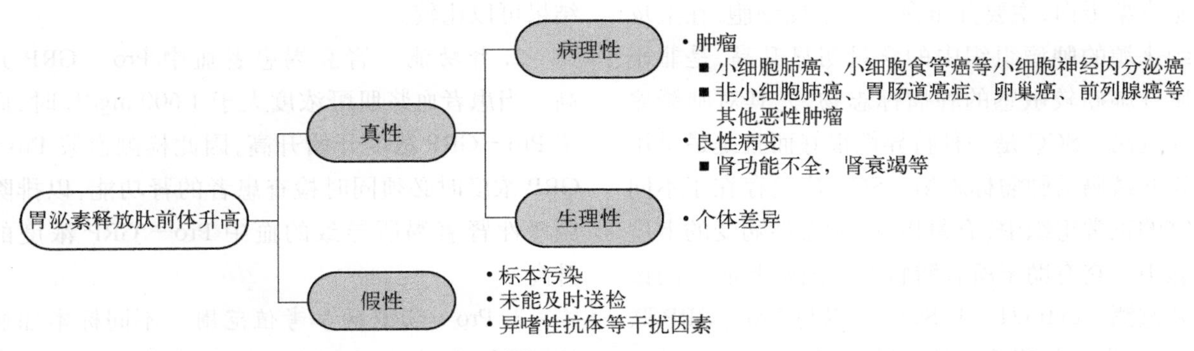

图 303　胃泌素释放肽前体升高的诊断思路

高灵敏度(最高可达 86%)和高特异性,在肾功能良好的情况下,当 Pro－GRP 在 150 000 pg/L 左右时,诊断特异性近 100%。在良性病变及其他癌症(包括非小细胞肺癌在内)时,Pro－GRP 几乎不产生或产生量很少,因此可用作 SCLC 的鉴别诊断标志物。由于 Pro－GRP 的释放不依赖于肿瘤分期,该标志物也可用于高危人群(如吸烟者)的筛查。此外,Pro－GRP 可用于监测 SCLC 治疗效果、复发和预后情况。在 SCLC 治疗过程中,Pro－GRP 下降水平与治疗疗效呈正相关。Pro－GRP 对于肿瘤复发的检出灵敏度达 74%,高于 NSE(32%)及 CEA(56%)。Pro－GRP 水平还与 SCLC 生存预后相关,治疗前 Pro－GRP 水平升高是生存不佳的独立预后因子。

2. 生理性升高与病理性升高鉴别　Pro－GRP 血清水平升高主要见于 SCLC 或神经内分泌肿瘤。Pro－GRP 在分化良好的神经内分泌肿瘤中浓度升高常提示原发肿瘤在肺并且生存概率较低。在没有肾功能不全的其他恶性肿瘤患者中也出现 Pro－GRP 血清浓度轻度升高,但 99.7%的患者浓度<100 000 pg/L。目前认为 Pro－GRP 对恶性肿瘤特别是神经内分泌肿瘤具有高度特异性,其他疾病中,肾功能不全被认为是导致这一肿瘤标志物水平升高的唯一原因。在一项对包括肝脏疾病在内,但是肾功能不全除外的良性疾病患者的研究中,有 2.5%的患者胃泌素释放肽前体血清水平>50 000 pg/L,但所有患者胃泌素释放肽前体水平均<80 000 pg/L。通过 Pro－GRP 升高的水平及其他实验室指标(如血清肌酐)可以对生理性升高和病理性升高进行鉴别诊断。

【伴随临床症状的鉴别诊断】

伴咳嗽、咯血、呼吸困难等。SCLC 是肺癌的一个未分化癌分型,在肺癌中病发比例约为 20%~25%。该病男性多发于女性;患病位置以大支气管(中心型)居多。临床特点为:肿瘤细胞倍增时间短,进展快,常伴内分泌异常或类癌综合征。SCLC 早期的症状偶有出现跟 NSCLC 一样的症状,可有咳嗽、咯血、血痰、发热、胸痛、背部痛和呼吸困难等。但是 SCLC 患者常伴内分泌系统的异常,可与非小细胞肺癌进行区分。此外,SCLC 早期就可出现 Pro－GRP 的明显升高,而 NSCLC 中除大细胞神经内分泌癌外 Pro－GRP 一般正常或呈轻度上升。其他肺部良性疾病 Pro－GRP 正常。结合临床与其他实验室指标可以实现 SCLC 与其他肺部疾病的鉴别诊断。

【伴随实验室指标的鉴别诊断】

1. 伴癌胚抗原(CEA)的鉴别诊断　CEA 为存在于结肠癌及胚胎结肠黏膜上皮细胞的一种糖蛋白。在多种肿瘤特别是胃肠恶性肿瘤、肺癌、乳腺、卵巢等恶性肿瘤中均升高。目前,国内外均认为肺癌患者血清 CEA 水平高于正常对照组和良性肺病组患者。两者联合检测可以提高肺癌诊断的敏感性。此外 CEA 在肺腺癌中较高。而 Pro－GRP 在小细胞肺癌中具有高度特异性和敏感性。

2. 伴细胞角蛋白 19 片断抗原 21－1(cyfra21－1)、鳞状细胞癌抗原(SCC)的鉴别诊断　cyfra21－1 为细胞角蛋白 19 的片段,是正常及恶性的上皮细胞支架蛋白，主要分布在单层上皮细胞，在上皮组织来源的肿瘤组织中的含量明显升高，是非小细胞性肺癌较敏感的肿瘤标志物，尤其对肺鳞癌特异度高。SCC是一种特异性很好而且是最早用于诊断鳞癌的肿瘤标志物。SCC广泛存在于不同器官的正常组织中(含量极微)和恶性病变的上皮细胞中。它有助于所有鳞状上皮细胞起源癌的诊断和监测。cyfra21－1、SCC可以与Pro－GRP联合检测，提高肺癌诊断的灵敏性。

3. 伴神经元特异性烯醇化酶(NSE)的鉴别诊断　NSE是参与糖酵解途径的烯醇化酶中的一种，存在于神经组织和神经内分泌组织中。NSE升高常见于与神经内分泌组织起源有关的肿瘤，特别是SCLC。在SCLC临床诊治中，将Pro－GRP和NSE联合进行动态，可以提高诊断的灵敏度(89.7%)和特异性(85.8%)，并有助于SCLC患者的预后评价。Pro－GRP可较早预测SCLC的复发，在临床确诊SCLC复发前35 d已开始升高，而NSE则在临床确诊SCLC复发20 d后才开始升高。

【指标评估的技术要点】

1. 血清学水平检测　目前常用的Pro－GRP测定方法主要有放射免疫(RIA)、ELISA、时间分辨免疫荧光分析(TRIFMA)和化学发光免疫分析(CLIA)。碘^{131}标记的胃泌素释放肽前体的单克隆抗体是较为理想的放射免疫显像及放射免疫治疗药物，但RIA由于存在放射性污染问题，近年来使用逐渐减少。ELISA法是目前最常用的方法，这种方法灵敏度高、特异性好，但需批量检测，提供报告的及时程度不够快，不能满足临床的需求。TRIFMA和CLIA是近年来新建立的方法，具速度快、灵敏度高、特异性好的特点，易于实现自动化。使用不同生产商生产的测定试剂盒检测，检测结果会由于检测方法、校准和试剂特异性的不同而有所差异，因此不同实验室在报告结果时应注明检测方法，并且在进行指标的临床解释时不应将不同检测方法得到的结果之间进行比较，除非该实验室出具的结果报告声明两种方法所检测到的结果可以比较。

2. 肾功能　肾衰竭患者血中Pro－GRP升高。当患者血浆肌酐浓度大于1 600 mg/L时，血浆Pro－GRP浓度开始升高，因此检测血浆Pro－GRP浓度时必须同时检查患者的肾功能，以排除因慢性肾衰竭所导致的血中Pro－GRP浓度的升高。

3. Pro－GRP的参考值范围　不同标本如血液、尿液、胸腹水等须有不同的参考值。不同地区、人群、方法、试剂、设备应建立自己实验室的参考范围。

【指标评估的影响因素】

1. 凝血酶的影响　血清中生成的凝血酶能够降解Pro－GRP，导致血清中Pro－GRP不稳定，在血清中添加丝氨酸蛋白酶抑制体，可以使血清中Pro－GRP的稳定性增加。因此Pro－GRP的检测推荐采用血浆标本，不能及时检测的标本要低温保存。

2. 钩状效应　当待测样品中Pro－GRP浓度过高时，会出现带现象使实际结果很低，出现假阴性。

3. 携带污染　高浓度标本会使紧随其后的标本测定结果偏高。

4. 异嗜性抗体或人抗鼠抗体　当患者标本中含有抗IgG抗体或抗鼠抗体，能与检测试剂发生反应，导致结果异常。在影像学检查或治疗时输注过鼠单克隆抗体的患者可能检测出高浓度的Pro－GRP，以致出现假阳性。

5. 热灭活　不能使用热灭活的标本，接受高剂量生物素治疗的患者会影响检测结果。

6. 个体因素　Pro－GRP在血液中的浓度受活动、饮食和精神等因素影响较小，日内和日间波动不大，溶血对Pro－GRP浓度影响不大。

(吴文苑，林豪芸)

参考文献

戊型肝炎病毒

【定义】

戊型肝炎病毒（Hepatitis E virus，HEV）是1983年采用免疫电镜在患者粪便中观察到的。现认为HEV是α病毒亚组的成员。HEV为二十面对称体圆球形颗粒，无包膜，直径27～34 nm。HEV基因组为单股正链RNA，全长7.2～7.6 kb。HEV随患者粪便排出，通过日常生活接触传播，并可经污染食物、水源引起散发或暴发流行，潜伏期为2～11周。戊型病毒性肝炎临床表现主要是乏力、食欲减退及其他消化道症状、肝肿大伴有触痛或叩击痛。黄疸型和重型肝炎还可伴随黄疸、皮肤巩膜黄染。部分患者发生重度腹胀和腹水。戊型肝炎呈急性经过，罕见迁延成慢性。

【分类】

根据同源性可将HEV分为至少两个基因型，分别以HEV缅甸株和HEV墨西哥株作为代表。从中国新疆分离的HEV株与缅甸株同源性较大，属同一亚型。

【诊断思路】

诊断思路见图304。

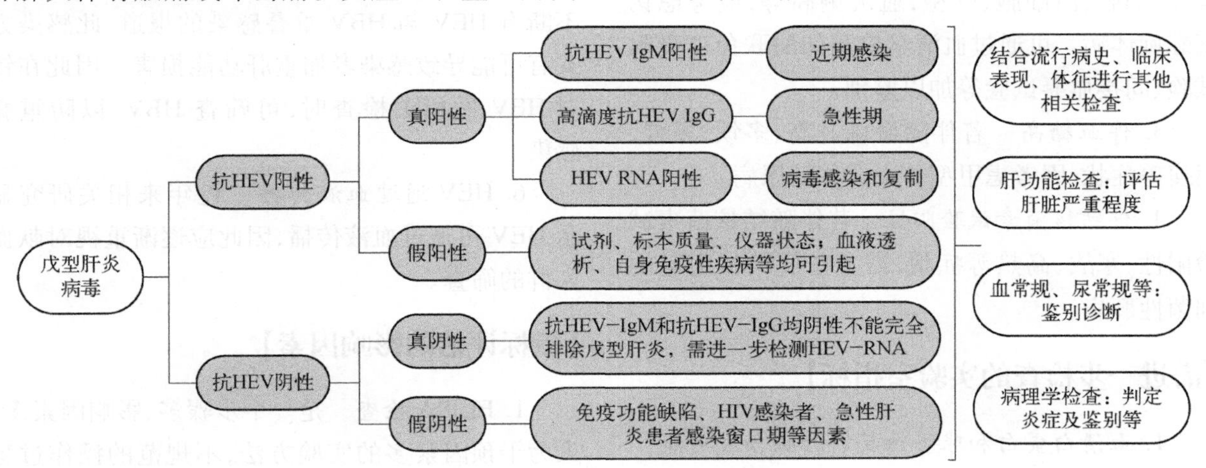

图304　戊型肝炎病毒诊断思路图

临床表现　急性肝炎患者抗HEV IgG高滴度，或由阴性转为阳性，或由低滴度到高滴度，或由高滴度到低滴度甚至阴转，或血HEV RNA阳性，或粪便HEV RNA阳性或检出HEV颗粒，均可诊断为戊型肝炎。抗HEV IgM阳性可作为诊断参考，但需排除假阳性。

（1）急性戊型肝炎（黄疸型/非黄疸型）：无其他原因可解释的持续一周以上乏力、食欲减退或其他消化道症状或肝大伴触痛、叩击痛。

（2）急性重型戊型肝炎：起病后10 d内出现肝性脑病。

（3）亚急性重型戊型肝炎：起病后10 d以上出现高度乏力、明显食欲缺乏或恶心呕吐、皮肤巩膜黄染、重度腹胀腹水、肝性脑病等。

【伴随临床症状的鉴别诊断】

1. *伴发热*　若伴随发热或非典型性淋巴细胞增多时，需考虑其他病毒引起的肝炎，如巨细胞病毒性肝炎、传染性单核细胞增多症等。通过病原学检查可加以鉴别。

2. 伴皮肤瘙痒　若伴随皮肤瘙痒、黄疸、皮疹时,需考虑药物性肝炎。患者常有肝毒性药物服用史。

3. 伴胆绞痛　若伴随胆绞痛、上腹隐痛、食欲缺乏时,应与胆石症相鉴别。可通过影像学检查加以鉴别。

4. 其他　此外,戊型肝炎症状与甲型肝炎类似,可通过血清学检测加以鉴别。

【伴随实验室检查的鉴别诊断】

1. 伴自身抗体阳性　若自身抗体阳性应考虑自身免疫性肝炎。自身免疫性肝病主要破坏肝细胞。可进行病理组织检测及鉴别。且自身免疫性肝炎常合并其他免疫性疾病,如类风湿性关节炎、甲状腺炎、1 型糖尿病等。

2. 伴蛋白尿　若尿中出现不同程度的蛋白尿、红细胞、白细胞、管型,血沉偏高等,应考虑钩端螺旋体病。可通过血清学检测如酶联免疫吸附试验、间接血凝试验等加以鉴别。

3. 伴血糖高　若伴随血糖升高、多饮、多食、消瘦等症状,因考虑甲型肝炎合并糖尿病。

4. 伴结核菌素试验阳性　若伴随结核菌素试验阳性、寒战、高热等症状,需考虑肝结核引起的细菌性肝病。

【需进一步检查的实验室指标】

1. 血清白蛋白和球蛋白反映肝脏合成功能

2. γ-谷氨酰转肽酶(GGY)

3. 血清碱性磷酸酶(ALP)

4. 总胆汁酸(TBA)

5. 胆碱酯酶

6. 血常规检查　包括血红蛋白,红、白细胞,血小板计数以及白细胞分类。

7. 尿常规检查　尿胆红素、尿胆原、管型。

8. 甲胎蛋白(AFP)

9. 其他　CT、磁共振(MRI 或 MR)、病理学诊断等。

【指标评估的技术要点】

1. HEV 感染　窗口期一般为 15~75 d,期间抗体检测为阴性,易造成漏诊。

2. 抗 HEV IgM 和抗 HEV IgG 检测　抗 HEV IgM 在发病初期产生,是近期 HEV 感染的标志,大多在 3 个月内阴转。抗 HEV IgG 在急性期滴度较高,恢复期则明显下降。抗 HEV IgG 高滴度,或由阴性转为阳性,或由低滴度到高滴度,或由高滴度到低滴度甚至阴转,均可诊断戊型肝炎 HEV 感染。抗 HEV IgM 和抗 HEV IgG 均阴性不能完全排除戊型肝炎。此方法为实验室常用,其灵敏度高、特异性强同时操作简便。

3. HDV RNA 检测　采用 RT－PCR 技术在粪便和血液标本中检测到 HDV RNA,可明确诊断为戊型肝炎。

4. HEV 颗粒检查　可用免疫电镜查粪便中的 HEV 颗粒。

5. HEV 与 HBV 重叠感染　近年来相关研究不断有 HEV 与 HBV 重叠感染的报道,此感染方式有可能导致感染者加重肝功能损害。因此在针对 HEV 做相关检查时,可筛查 HBV,以防重叠感染。

6. HEV 通过血液传播　近年来相关研究显示 HEV 可通过血液传播,因此应逐渐重视对献血人群的筛查。

【指标评估的影响因素】

1. ELISA 检查　是一个步骤多、影响因素多、人为干预因素多的实验方法,不规范的操作过程可能引起漏检。因此需要严格规范质控及操作过程。

2. 不同 HEV 基因型　常对引物有一定的选择性,不易找到具有普遍通用性的高灵敏引物。

3. 标本采集容器　应洁净干燥,避免污染标本。

（廖　璞）

参考文献

X

西罗莫司中毒

【定义】

西罗莫司（sirolimus）又名雷帕霉素、雷帕明和宜可欣，是一种从吸水链霉菌培养液中提取的三烯大环内酯类抗真菌药物。其分子式为 $C_{51}H_{79}NO_{13}$，相对分子质量为 914.2，为白色固体晶体，熔点为 183～185℃，亲脂性，难溶于水，可溶于甲醇、乙醇、丙醇和氯仿等有机溶剂。

【分类】

1. 西罗莫司引起各系统不良反应

（1）心血管系统反应：表现为高血压（发生率高于 20%），其他有晕厥、心悸、心房颤动、心动过速、血容量过多、充血性心力衰竭、低血压、外周血管病变、血栓形成、血栓性静脉炎。此外，还有肌酸磷酸激酶值升高。

（2）消化系统反应：表现为便秘、腹痛、腹泻、消化不良、恶心、呕吐、畏食、吞咽困难、牙龈增生、消化道黏膜炎症、腹胀、肠梗阻及肝功能异常。

（3）神经系统反应：表现为头痛、失眠、震颤、焦虑、抑郁、感觉迟钝、嗜睡等。

（4）内分泌系统反应：表现为血肌酐升高、水肿、高胆固醇血症、高脂血症、高钾血症、低磷血症、体重增加。

（5）血液系统反应：表现为贫血，血细胞及血小板减少、偶见白细胞增多、红细胞增多、血栓性血小板减少性紫癜。

（6）骨骼肌肉系统反应：表现为关节疼痛、腿部痉挛、骨坏死、骨质疏松。

（7）呼吸系统反应：表现为胸痛、呼吸困难、咽炎等呼吸道感染，其他可见咳嗽、支气管炎、哮喘、肺气肿、鼻出血、鼻炎、肺不张、肺炎、胸腔积液等。

（8）泌尿与生殖系统反应：表现为蛋白尿、血尿、排尿困难、肾功能损害、肾盂积水、尿潴留、尿失禁等。

（9）皮肤反应：表现为痤疮、皮疹、真菌性皮炎、瘙痒、皮肤溃疡等。

2. 西罗莫司与其他药物相互作用所致不良反应　西罗莫司与溴隐亭、西咪替丁、西沙必利、克拉霉素、克霉唑、环孢素、达那唑、地尔硫卓、红霉素、氟康唑、伊曲康唑、酮康唑、甲氧氯普胺、尼卡地平、茚地那韦、利托那韦、安波那韦、醋竹桃霉素、维拉帕米合用，可加重本药不良反应。

【诊断思路】

诊断思路见图 305。

1. 西罗莫司中毒的诊断　西罗莫司中毒诊断应根据患者的临床症状、个体差异、用药及血药浓度检测情况结果综合分析作出判断。当西罗莫司血药浓度>15 ng/mL 时，患者出现上述一个或多个中毒表现时，即可诊断为西罗莫司中毒。当西罗莫司血药浓度<4 ng/mL 时，应警惕移植后免疫排斥反应。

2. 西罗莫司中毒的预防　根据患者个体化差异，密切监测西罗莫司血药浓度联合基因检测为患者指定合理给药方案，并及时调整、优化给药流程，降低中毒反应的发生率，使患者得到安全合理的药物治疗。

【伴随临床症状的鉴别诊断】

1. 伴感染　对于感染患者可进行抗感染治疗。

2. 伴肝功能异常　对高脂血症者可调整饮食或给予降脂药，对肝功能异常者可予以保肝护肝治疗。

3. 伴白细胞减少　对于白细胞减少者可使用

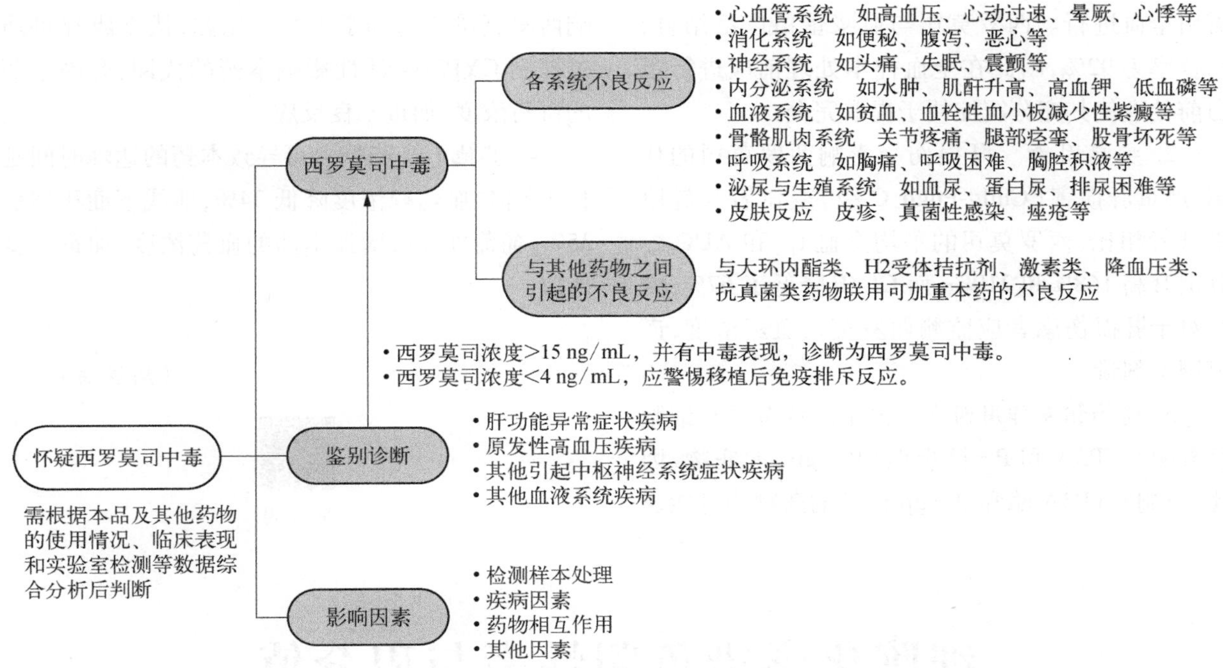

图 305　怀疑西罗莫司中毒的诊断思路图

提升白细胞药物。

4. 伴血压升高　服用西罗莫司后会出现血压升高，对此患者使用降压药进行治疗。

西罗莫司所致中毒反应出现后应积极治疗。常采取减少西罗莫司给药剂量，同时给予对症治疗的方法。经上述治疗后症状均可好转。排除基础疾病加上西罗莫司服用史应高度怀疑反应是由西罗莫司中毒引起。

【伴随实验室指标的鉴别诊断】

1. 伴肝肾功能异常　应考虑肝肾功能损害。

2. 伴电解质紊乱　应考虑高钾血症、低镁血症。

3. 伴血常规各项指标异常　应考虑血液系统疾病等。

上述疾病均可以导致西罗莫司在体内蓄积，进而使得其血药浓度升高，增加西罗莫司中毒发生的危险性。

【需进一步检查的实验室指标】

1. 血常规检查　包括血红蛋白、红细胞、白细胞以及血小板计数。

2. 肝功能检查　包括谷丙转氨酶、谷草转氨酶、血清总胆固醇、血清三酰甘油及低密度脂蛋白水平检查。

3. 肾功能检查　包括尿常规、尿量、尿蛋白定量、血肌酐、尿素等。

4. 电解质及代谢检查　钾、钠、钙、磷以及血糖等。

【指标评估的技术要点】

1. 免疫法　主要包括微粒子酶联免疫吸附法（MEIA）和微粒子化学发光酶联免疫法（CMIA），CMIA 是 MEIA 的过渡方法。免疫法检测迅速，但是其代谢物可与西罗莫司原型竞争抗体，引起交叉干扰，使浓度测定值偏大。此方法缺点是价格昂贵、特异性差。

2. 色谱法　目前主要运用高效液相-质谱联用法（HPLC－MS/MS）测定西罗莫司血药浓度，该检测方法分离能力好、灵敏度高、耗时较短，能够准确反应患者体内真实的药物浓度满足临床常规检测需求。

【指标评估的影响因素】

1. 检测样本　西罗莫司主要分布在红细胞中，少数（<5%）分布在血浆中，因此血药浓度测定

需用全血进行。西罗莫司与血浆蛋白广泛结合，结合率为92%，因此在全血样本处理前应进行蛋白前处理使其充分沉淀便于提取完全。

2. 疾病因素　肝损伤会影响西罗莫司的代谢，严重肝损害（Child-Pugh C 级）受试者与健康受试者相比，西罗莫司的平均全血 $t_{1/2}$ 和 $AUC_{0-\infty}$ 分别升高168%和210%，而CL/F降低了67%，因此对于肝损伤患者应监测西罗莫司血药浓度，谨慎调整剂量。

3. 药物相互作用因素　由于西罗莫司是细胞色素酶CYP3A和P-糖蛋白（P-gp）的底物，因此，影响CYP3A酶和P-gp活性的药物均可能影响西罗莫司的药动学参数。比如，伏立康唑可通过抑制CYP3A4活性影响本药的代谢，升高本药的血药浓度，加重不良反应。

4. 其他　高脂饮食可导致本药的达峰时间延长3.5倍，血药峰浓度降低34%，曲线下面积增加35%；葡萄柚汁可增加本药的血药浓度，加重不良反应。

（周铁丽）

参考文献

细胞化学染色阳性率与积分值

【定义】

细胞化学染色阳性率指化学染色呈阳性反应的细胞占该类细胞的百分比。

细胞化学染色积分值指化学染色呈不同反应程度的阳性细胞个数与该反应程度对应得分的乘积相加之和。

【分类】

细胞化学染色是在形态学的基础上，运用化学反应原理对细胞内的酶类、酯类、糖类、铁、蛋白质和核酸等化学物质做定性、定量和半定量检测，不同的细胞其化学组分不同，因而细胞化学染色的呈色反应有助于判定不同系列、不同阶段的细胞，临床上常用于辅助判断急性白血病的细胞类型，以及辅助血液系统等疾病的诊断和鉴别诊断。常用的细胞化学染色阳性率和积分值有以下几种。

（1）髓过氧化物酶（POX）染色阳性率与积分值。

（2）特异性酯酶（SE）如氯乙酸AS-D萘酯酶（NAS-DCE，CAE）染色阳性率与积分值。

（3）非特异性酯酶（NSE）如α-乙酸萘酚酯酶（α-NAE）和α-丁酸萘酯酶（α-NBE）染色阳性率与积分值。

（4）过碘酸-雪夫反应（PAS）阳性率与积分值。

（5）中性粒细胞碱性磷酸酶（NAP）染色阳性率与积分值。

【诊断思路】

诊断思路见图306。

【伴随临床症状和体征的鉴别诊断】

1. 伴发热、贫血、出血、肝脾淋巴结肿大、骨痛　POX、CAE、NSE、PAS和NAP染色阳性，伴发热、贫血、出血、肝脾淋巴结肿大、骨痛等急性白血病的共同临床表现，一般见于急性白血病，但若要具体分型或与类似临床表现疾病鉴别还需要结合其他临床表现及其他实验室指标。NSE染色阳性：①若为弱阳性且不被氟化钠抑制，两种情况还可通过POX染色鉴别，急性粒细胞白血病或急性粒单核细胞白血病时POX染色为阳性，淋巴细

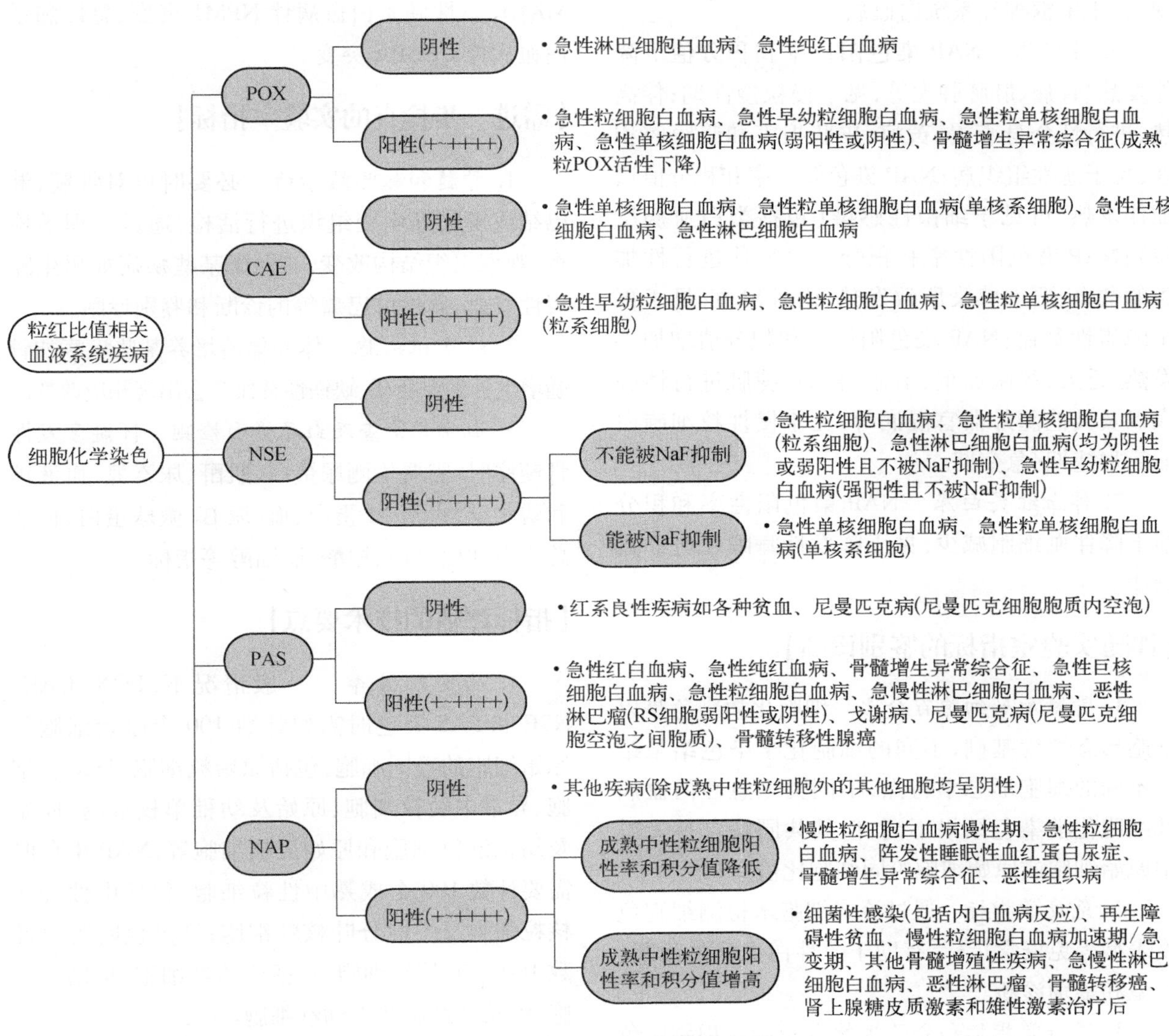

图 306 细胞化学染色诊断思路图

胞白血病时白血病细胞 POX 染色为阴性;② 若为强阳性且不被氟化钠抑制,同时伴有急性白血病共同临床表现,见于急性早幼粒细胞白血病;③ 若为阳性且能被氟化钠抑制,见于急性单核细胞白血病和急性粒单核细胞白血病。红细胞 PAS 染色阳性,伴有发热、出血、贫血、骨痛,可见于急性红白血病、急性纯红血病、急性巨核细胞白血病以及骨髓增生异常综合征等。

2. *伴粒细胞肉瘤累及眼眶* POX、CAE 染色阳性,除伴有急性白血病共同临床表现外,还伴有粒细胞肉瘤累及眼眶,见于急性髓系白血病。

3. *伴牙龈增生* POX、CAE 染色阳性伴牙龈增生和肿胀、皮肤蓝灰色斑丘疹或 Sweet 综合征表现如发热、肢端皮肤红色斑丘疹或结节,提示白血病细胞累及了口腔和皮肤,多见于急性粒单核细胞白血病和急性单核细胞白血病。

4. *伴肝、脾、淋巴结肿大* 伴有 CNSL 症状、肝/脾/淋巴结肿大、前纵隔肿块、睾丸无痛肿大,可见于急性淋巴细胞白血病等;伴浅表淋巴结肿大及结外受累表现,见于恶性淋巴瘤,此时 RS 细胞可为 PAS 染色弱阳性或阴性。伴有转移癌原发疾病表现,见于骨髓转移癌。

5. *伴神经系统症状* 细胞 PAS 染色阳性,伴双眼球结膜出现对称性棕黄色楔形斑块、神经系统症状等,见于戈谢病。淋巴细胞 PAS 染色阳性,伴有头痛、恶性、呕吐、颈项强直等神经系统表现，见于中枢神经系统白血病。

6. 伴发热　NAP 染色阳性率和积分值下降伴发热、骨痛、肝脾肿大等，见于慢粒慢性期；伴高热、进行性全身衰竭、黄疸、皮肤损害和浆膜腔积液，见于恶性组织病；NAP 染色阳性率和积分值增加伴发热，可见于细菌性感染（包括类白血病反应）；NAP 染色阳性率和积分值增加伴进行性加重的贫血、严重感染所致发热、内脏出血，见于再生障碍性贫血；NAP 染色阳性率和积分值增加伴发热、乏力、贫血加重、出血、骨痛、脾脏进行性肿大以及其他髓外器官浸润等，见于慢性粒细胞白血病加速期/急变期。

7. 伴血红蛋白尿　NAP 染色阳性率和积分值下降伴血细胞减少，见于阵发性睡眠性血红蛋白尿。

【伴随实验室指标的鉴别诊断】

1. 骨髓原始细胞百分比　细胞化学染色是以细胞形态学为基础，不同的细胞化学染色结果结合不同的细胞形态学特点，不同类型急性白血病其细胞化学染色结果不同，但其共同特点是骨髓中原始细胞或原始细胞等同细胞比值≥20%。

2. 免疫学指标　通过流式细胞术检测细胞免疫表型等免疫学指标，有助于急性白血病的诊断、分型和鉴别诊断。

3. 遗传学指标和分子生物学指标　识别染色体核型改变，或识别由于染色体易位导致的基因重排和特异性基因突变，有助于对髓系白血病进行 WHO 分型诊断和鉴别诊断。在 2016 年 WHO 对急性髓系白血病的分型标准中，某些白血病可出现特殊的遗传学或分子生物学异常，如急性髓系白血病伴 t(8;21)(q22;q22)，RUNX1－RUNX1T1、急性髓系白血病伴 inv(16)(p13.1q22) 或 t(16;16)(p13.1;q22)，CBFB－MYH11、急性早幼粒细胞白血病伴 t(15;17)(q22;q12)，PML－RARA、急性髓系白血病伴 t(9;11)(p22;q23)，MLLT3－MLL、急性髓系白血病伴 t(6;9)(p23;q34)，DEK－NUP214、急性髓系白血病伴 inv(3)(q21q26.2) 或 t(3;3)(q21;q26.2)，RPN1－EVI1、急性髓系白血病（原巨核）伴 t(1;22)(p13;q13)，RBM15－MKL1、急性髓系白血病伴 NPM1 突变、急性髓系白血病伴 CEBPA 突变。

【需进一步检查的实验室指标】

1. 骨髓和淋巴结活检　必要时可对骨髓、淋巴结或皮肤等病变组织进行活检，通过病理学检查，观察组织结构改变，有助于某些疾病如再生障碍性贫血、恶性淋巴瘤等的诊断和鉴别诊断。

2. 造血祖细胞　体外集落培养某些疾病如骨髓增生异常综合征、缺铁性贫血等会出现相应改变。

3. 血生化检查及血尿蛋白检测　怀疑多发性骨髓瘤时，需要检测尿蛋白、肌酐、尿素氮、血液钙和磷测定、血清 M 蛋白、血/尿 β_2 微球蛋白、血清总蛋白和白蛋白、尿酸、胆固醇等指标。

【指标评估的技术要点】

1. 确定阳性率　一般情况下，POX、CAE、NSE 和 PAS 染色时需要计数 100 个原始细胞及原始细胞的等同细胞，包括原始粒细胞、早幼粒细胞、异常中幼粒细胞、原始及幼稚单核细胞、原始及幼稚淋巴细胞和原始巨核细胞等；NAP 染色时需要计数 100 个成熟中性粒细胞，包括中性杆状核粒细胞及中性分叶核粒细胞；铁染色时需要计数 100 个有核红细胞，包括原始红细胞、早幼红细胞、中幼红细胞和晚幼红细胞。

细胞化学染色阳性率是某类细胞中阳性细胞个数除以 100 个该类细胞所得的百分比。公式如下：

$$\text{细胞化学染色阳性率} = \frac{\text{某类细胞中呈阳性反应的细胞个数}}{100\text{个该类细胞}} \times 100\%$$

2. 确定积分值　一般情况下，POX、CAE、NSE、PAS 和 NAP 染色时，依据胞质是否出现呈色反应以及胞质内呈色反应颗粒的大小与多少进行阳性反应程度分级并记录为（－）、（＋）、（＋＋）、（＋＋＋）和（＋＋＋＋），所对应的得分为不得分、1 分、2 分、3 分和 4 分。

细胞化学染色阳性反应程度分级标准如下。

（1）（－）胞质不呈色，无呈色反应颗粒，不得分。

X

(2)(+)胞质内呈色反应颗粒细、呈色颗粒占细胞面积的1/4,得1分。

(3)(++)胞质内呈色反应颗粒粗、点状,呈色颗粒占细胞面积的2/4,得2分。

(4)(+++)胞质内呈色反应颗粒点状、块状,呈色颗粒占细胞面积的3/4,得3分。

(5)(++++)胞质内呈色反应颗粒点状、块状、团状,占细胞面积的4/4,得4分。

细胞化学染色积分值是将不同反应程度细胞个数乘以对应的得分,再将各个乘积相加所得之和。公式如下:

$$\text{细胞化学染色积分值} = \sum_{i=1}^{4}\left(\text{不同反应程度阳性细胞个数} \times \text{得分 i}\right)$$

以中性粒细胞碱性磷酸酶积分值计算为例,若100个细胞中:

"-"	阴性细胞10个则10×0=0分
"+"	阳性细胞20个则20×1=20分
"++"	阳性细胞40个则40×2=80分
"+++"	阳性细胞20个则20×3=60分
"++++"	阳性细胞10个则10×4=40分

综上:NAP阳性率为(20+40+20+10)/100=90%。

NAP积分值为0分+20分+80分+60分+40分=200分。

结果报告:中性粒细胞碱性磷酸酶染色阳性率90%,积分值200分。

3. 确定氟化钠抑制率　一般在NSE染色同时进行氟化钠抑制试验,有助于鉴别粒系和单核系细胞。粒系细胞的NSE染色阳性反应不能被NaF,而单核系细胞的NSE染色阳性反应能够被NaF抑制,所谓抑制是指NaF抑制试验的抑制率>50%。NaF抑制率的计算公式如下:

$$\text{氟化钠抑制率} = \frac{\text{抑制前阳性率或积分值} - \text{抑制后阳性率或积分值}}{\text{抑制前阳性率或积分值}} \times 100\%$$

例如,未加入氟化钠的NSE染色阳性率为70%,加入氟化钠的NSE染色阳性率为20%,则氟化钠抑制率=(70-20)/70×100%=71%。

【指标评估的影响因素】

细胞化学染色阳性率和积分值正确计算的前提是准确识别阳性细胞并判断其阳性反应程度,为了保证细胞内酶类等物质能够经过化学反应后显色,涂片制备采用新鲜的骨髓涂片标本。细胞化学染色质控对照需要选择前1~2 d骨髓检查而无明显改变和无临床可疑血液病的标本或前几天检查而保存的阳性白血病标本,注意标本中自身质控对照的细胞是否应该阳性或阴性。同时,不同细胞化学染色还具备各自的技术要点。

1. POX染色　涂片中作为自身对照的背景细胞未能正确出现阴性或阳性时,首先应考虑技术因素或试剂因素造成的失控。保证显微镜质量和镜检技巧,注意观察细胞核旁是否存在微弱的阳性颗粒。

2. CAE染色　染色在染色盒内进行较基质液直接滴加于涂片上效果为佳;对品红溶液需要现用现配。

3. NSE(包括α-NAE和α-NBE)染色和氟化钠抑制试验

(1) α-NAE染色的基质液配制时注意技巧,α-NAE溶液需要缓慢的一滴一滴滴入,又要防止滴入的试管触及母液或在振荡中母液污染试管头。

(2) α-NBE染色的基质液需要现用现配,因为基质液中含酯较高,为保持涂片背景干净,37℃水浴后需要连缸冲洗3 min左右。

(3) 氟化钠抑制试验中,微量称取氟化钠必须精确,配制NaF溶液浓度要准确。

4. PAS染色

(1) Schiff试剂配制时应注意不同商品的品红具有不同的效果,如品红质量不佳,可在必要时适当等比例提高品红和偏重亚硫酸钠的量。

(2) Schiff试剂必须置于暗处保存,受空气和光氧化后Schiff试剂中无色的亚硫酸品红分解,试剂呈现红色,染色效率降低。

5. NAP染色

(1) 基质液需要现用现配。

(2) NAP染色涂片较薄处比涂片较厚处的阳

性细胞少且积分值低。

（续 薇）

细胞角蛋白19片段抗原21－1

【定义】

细胞角蛋白19片段抗原21－1（cyfra21－1）是细胞角蛋白19的可溶性片段，该可溶性片段可与两株单克隆抗体KS19.1和BM19.21特异性结合，故称为CYFRA21－1，分子量约30 kDa。

【诊断思路】

诊断思路见图307。细胞角蛋白19（CYK－19）是一种构成上皮组织中间纤维亚单位的结构蛋白分子量约40 kDa，是角蛋白家族中最小的成员。完整无损的细胞角蛋白多肽可溶性较差，在血清中一般只可测定出分子量约为30 kDa的细胞角蛋白19碎片。CYK－19广泛分布在正常组织表面，如层状或鳞状上皮中。在正常情况下，CYK－19在外周血、骨髓、淋巴结中无表达或低表达。在恶性上皮细胞中，激活的蛋白酶加速了细胞降解，使大量细胞角蛋白片段包括cyfra21－1释放入血。在恶性肺癌组织中，cyfra21－1含量丰富，尤其是在肺鳞癌中有高表达。

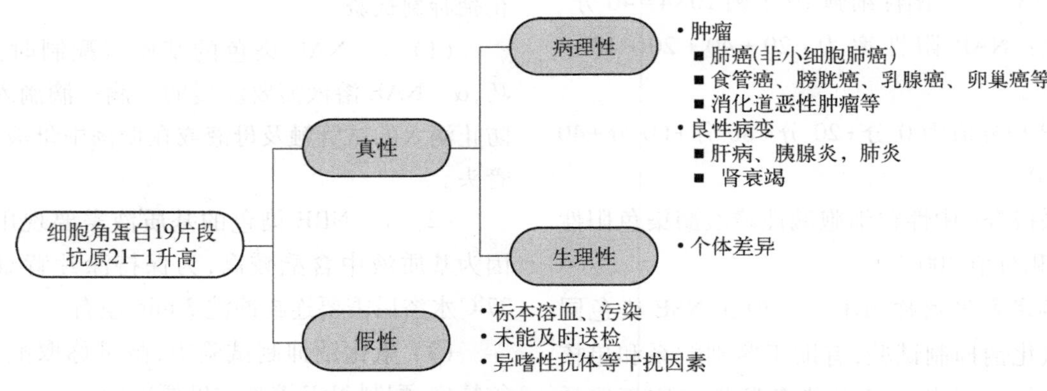

图307　细胞角蛋白19片段抗原21－1升高的诊断思路

特异性与敏感性　cyfra21－1为非器官特异性肿瘤标志物，无器官或部位特异性，阳性见于所有的实体肿瘤，如肺癌、膀胱癌、前列腺癌、卵巢癌和大肠癌等。cyfra21－1在肺癌的阳性率较高，其中鳞癌、大细胞癌和腺癌的阳性率分别为55%、35%和28%，而在肺良性病变（肺炎、结核、慢性支气管炎等）的阳性率仅4.4%，因此可以用于肺癌患者的治疗效果和病程监测。cyfra21－1升高也见于其他系统的良性疾病，如胃肠道疾病、妇科疾病，泌尿系统疾病和肾功能不全等，急性肺炎、肺结核、肺间质疾病的患者明显升高。cyfra21－1肿瘤早期诊断敏感性不高，联合其他肿瘤标志物检测可不同程度地提高相应部位肿瘤早期诊断的敏感性和特异性。

【伴随临床症状的鉴别诊断】

1. **伴咳嗽，咯血，呼吸困难，压迫症状等**　考虑为肺癌，cyfra21－1水平与淋巴结转移数目呈正相关。

X

2. 伴吞咽食物时哽噎停滞感(吞咽水后缓解消失)、进行性吞咽困难等　考虑为食管癌。食管癌在我国属高发癌症之一,以鳞状上皮癌最多见,动态测定 cyfra21－1 浓度有助于对食管癌的病情判断、治疗方法的选择、疗效观察和复发的预测。早期无吞咽困难时需与食管炎、食管憩室、食管静脉曲张相鉴别,中晚期出现吞咽困难时,应与食管良性肿瘤、贲门失弛症、食管良性狭窄等相鉴别。一般普查食管癌首选食管拉网脱落细胞学检查,确诊首选纤维食管镜检和病理活组织检查。

【伴随实验室指标的鉴别诊断】

1. 伴神经元特异性烯醇化酶(NSE)的鉴别诊断　cyfra21－1 在上皮组织来源的肿瘤组织中的含量明显升高,是非小细胞性肺癌较敏感的肿瘤标志物,尤其对肺鳞癌特异度;而 NSE 则对小细胞肺癌的诊断具有较高的特异性和灵敏性。血清 NSE 水平与小细胞肺癌的临床分期呈正相关;cyfra21－1 与 NSE 联合检测,提高肺癌诊断的敏感性。两者联合检测的价值在肺癌诊断和肺癌高危人群筛查中高于任一项标志物的单独检测。

2. 伴癌胚抗原(CEA)的鉴别诊断　CEA 为存在于结肠癌及胚胎结肠黏膜上皮细胞的一种糖蛋白。在多种肿瘤特别是胃肠恶性肿瘤、肺癌、乳腺、卵巢等恶性肿瘤中均升高。研究表明,肺癌患者血清 CEA 水平高于正常对照组和良性肺病组患者,cyfra21－1 和 CEA 联合检测可以提高肺癌诊断的敏感性,并可以辅助肺癌分型和分期。CEA 在肺腺癌中较高,而 cyfra21－1 在鳞状细胞肺癌中较高。

【指标评估的技术要点】

1. 血清学水平检测　除传统的放射免疫分析(RIA)和酶联免疫分析(ELISA)外,还有三类全自动免疫化学分析系统(化学发光免疫分析系统、荧光免疫分析系统和电化学发光免疫分析系统)广泛地应用于临床,可以实现对 cyfra21－1 的快速、准确的定量/半定量检测。传统的放射免疫技术因为其放射性可能对人体有害,现在已经逐步开始淘汰,酶联免疫分析技术虽说有着标志物制备简单、有效期长、对环境无污染等优点,但是在灵敏度方面具有一定局限性。目前运用最多的是化学发光/电化学发光免疫技术,它具有灵敏、快速、稳定、选择性强、重现性好、易于操作、方法灵活等优点。使用不同生产商生产的测定试剂盒检测,检测结果会由于检测方法、校准和试剂特异性的不同而有所差异,因此不同实验室在报告结果时应注明检测方法,并且在进行指标的临床解释时不应将不同检测方法得到的结果之间进行比较,除非该实验室出具的结果报告声明两种方法所检测到的结果可以比较。

2. 特异性　cyfra21－1 的特异性较差,一般不用于肿瘤的早期诊断,但是在治疗监测、病程分析、疗效评估方面价值大。cyfra21－1 水平显著升高提示肿瘤已晚期或预后差。cyfra21－1 正常或轻微升高时,不能排除肿瘤的存在。当临床治疗效果好,cyfra21－1 的水平会很快下降或恢复到正常水平,如果 cyfra21－1 值不变或轻度减低提示肿瘤没有完全去除,或有多发性肿块存在。

3. 参考值范围　cyfra21－1 的参考范围血清 $<2.0\ \mu g/L$,不同地区、人群、方法、试剂、设备应建立自己实验室的参考范围。

【指标评估的影响因素】

1. 标本污染　会出现假阳性。

2. 钩状效应　当待测样品中 cyfra21－1 浓度过高时,会出现带现象使实际结果很低,出现假阴性。

3. 携带污染　高浓度标本会使紧随其后的标本测定结果偏高。

4. 异嗜性抗体或人抗鼠抗体　当患者标本中含有抗 IgG 抗体或抗鼠抗体,能与检测试剂发生反应,导致结果异常。在影像学检查或治疗时输注过鼠单克隆抗体的患者可能检测出高浓度的 cyfra21－1,以致出现假阳性。

5. 热灭活　不能使用热灭活的标本,接受高剂量生物素治疗的患者会影响检测结果。

6. 标本采集和保存　空腹抽取静脉血应避免溶血、污染。如不能及时送检,应分离血清后置

-20℃冷冻保存。

(吴文苑,林豪芸)

参考文献

细胞色素 P450

【定义】

细胞色素 P450(cytochromeP450, CYP450)为一类亚铁血红素-硫醇盐蛋白的超家族,它参与内源性物质和包括药物、环境化合物在内的外源性物质的代谢。

CYP450是一类在温和条件下能够把底物中反应惰性的碳氢键氧化的单加氧酶,参与甾体激素合成、脂溶性维生素代谢、多不饱和脂肪酸转换为生物活性分子,能够使相对不溶于水的有机底物溶解度增加而被排出生物体外。CYP450是以硫醇盐结合血红素为活性中心催化氧原子转移的氧化还原酶,CYP450中绝对保守的半胱氨酸与催化活性中亚铁血红素中铁元素形成硫醇盐离子键,成为铁的一个配体,并在450 nm存在特征性吸收的原因,最初名称由此而来。

CYP450是肝脏中主要代谢酶之一,主要分布于内质网和线粒体内膜上,通过对CYP450的结构、功能特别是对其在药物代谢中作用的研究,是人体药物代谢过程中的关键酶,而别对细胞因子和体温调节都有重要影响。人体大约有60%的药物主要是由CYP450代谢作用清除,目前,CYP450 1-3家族得到了广泛而深入的研究,针对CYP450基因型、表现型与诱发疾病的易感性的关系尤为重要。

【分类】

根据在体内代谢功能的不同,将CYP450分为 CYP2C9、CYP2C19、CYP2D6、CYP3A4、CYP1A1、CYP1A2、CYP1B1、CYP2E1和CYP3A4等。其中CYP2C9,CYP2C19,CYP2D6和CYP3A5等基因由于单核苷酸多态性(SNP)、基因删除或重复而变现出多态性,并且这种遗传多态性具有明显的种族和地域差异,影响药物代谢动力学、药效学和临床用药安全。

患者服用标准剂量药物但是临床效果不尽相同,往往与药物代谢酶基因的改变。CYP450基因突变导致酶活性具有多态性,最常见的是二态性,即强代谢子或弱代谢子,也就是快代谢者或慢代谢者。表型二态性是根据CYP450基因位点多态性所决定的,常见CYP450基因多态性主要包括以下几个。

CYP2C9基因位于染色体10q24.2,全长55 kb,包含9个外显子和8个内含子。CYP2C9基因存在至少5种等位基因,其中频率最高的三种分别是野生型 CYP2C9 * 1、CYP2C9 * 2 和 CYP2C9 * 3。中国人中 CYP2C9 * 1,CYP2C9 * 2 和 CYP2C9 * 3 的发生频率分别为95%~97%、0%和3%~5%。CYP2C9使大约16%的药物羟基化,尤其对于华法林、苯妥英等治疗窗较窄的药物,虽然CYP2C9的突变发生率低,但因其代谢活性降低而易出现严重不良反应。

CYP2C19基因位于染色体10q24.1-q24.3,包含9个外显子和5个内含子。除了CYP2C19 * 1野生型外,还有 CYP2C19 * 2、CYP2C19 * 3、CYP2C19 * 4、CYP2C19 * 5、CYP2C19 * 6、CYP2C19 * 7、CYP2C19 * 8 等多种突变等位基因,其中 CYP2C19 * 2、CYP2C19 * 3 为常见突变型。CYP2C19表型多态性具有明显种族差异,中国人弱代谢者发生率15%~17%,显著高于白种

人。CYP2C19 参与临床上 20 余种药物代谢，主要包括：奥美拉唑、氯吡格雷、地西泮、普萘洛尔、丙戊酸、美芬妥英等。

CYP2D6 基因位于第 22 号染色体长臂，隐性遗传。CYP2D6 等位基因包括 CYP2D6 * 3、CYP2D6 * 4、CYP2D6 * 5、CYP2D6 * 6、CYP2D6 * 7、CYP2D6 * 8、CYP2D6 * 9、CYP2D6 * 10、CYP2D6 * 17 和 CYP2D6 * 41 等。在中国人群中最常见的是 CYP2D6 * 10 等位基因，约占 50%。目前研究发现，100 多种临床常用药物是 CYP2D6 的底物，包括多种抗心律失常药、β 受体阻滞药、降压药、镇痛药、抗精神病药以及三环类抗抑郁药等。

CYP3A5 基因约在 20% 人群中表达，CYP3A5 突变基因目前已经发现 CYP3A5 * 2、CYP3A5 * 3、CYP3A5 * 4、CYP3A5 * 5 和 CYP3A5 * 6 等。CYP3A5 * 3 等位基因突变在各种族人群中的发生频率最高，是人群中 CYP3A5 基因最主要的多态性，CYP3A5 * 3 等位基因可以引起 mRNA 选择性剪接和蛋白截断，最终导致 CYP3A5 肝内蛋白的缺失。CYP3A5 基因多态性主要对免疫抑制剂环孢素、他克莫司等药代动力学和药效学有显著影响。

【临床意义】

CYP450 基因多态性是引起药物个体差异的重要因素，随着研究的进一步深入，特别是基因组学的发展，对 CYP450 分子结构、分布和生理功能认识更为全面，将研究结果与临床用药相结合，根据患者的基因型选择药物，尤其对那些治疗窗窄的药物，检测这些药物代谢酶的遗传多态性，预测药物的作用强弱，调整用药剂量，提高用药的可靠性和安全性，最终达到基因导向个体化治疗目的，使患者以最小的药物剂量而获取最佳的治疗效果，减少不良反应的发生。

CYP2C9，CYP2C19，CYP2D6 和 CYP3A5 等基因多态性表现为快代谢者和慢代谢者，临床应根据患者基因型检测结果，调整药物剂量或更改患者服药种类，尽量避免药物代谢所导致临床效果差异性。特别是重视慢代谢患者，因药代动力学和药效学减弱，会加重患者疾病风险，延误治疗时机。

【诊断思路】

诊断思路见图 308。

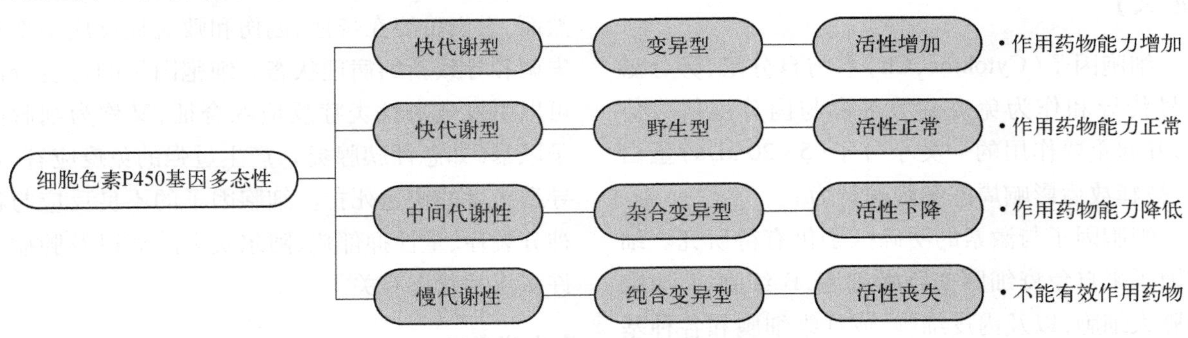

图 308　细胞色素 P450 基因多态性诊断思路图

在使用需要经过 CYP450 家族酶代谢的药物或使用药物受 CYP450 家族酶代谢影响时，应该检测相应的 CYP450 家族基因，根据基因状态制订合理的治疗方案。

【需进一步检查的实验室指标】

CYP450 遗传学差异的临床表现，通过以下几个因素存在相关性，包括等位基因表达、患者状态、服用药物的治疗参数、吸烟与否，以及同时服用的药物。因此，药物代谢中潜在的 CYP450 抑制或诱导作用，是综合性因素导致。

1. 肝功能检查　肝脏功能的状态，评价其对 CYP450 家族基因编码酶活性的影响。

2. 肾功能检查　肾功能的状态，评价其对 CYP450 家族基因编码酶活性的影响。

【指标评估技术要点】

1. 基因多态性　CYP450 家族基因多态性存在很多种类型，不同类型对其编码酶活性的影响差异很大。

2. 基因突变　CYP450 家族基因变异,也会影响其编码酶活性。

【指标评估的影响因素】

1. 检测方法　目前 CYP450 家族基因多态性一般采用 PCR - RFLP、DNA 直接测序法,荧光 PCR 技术,HRM 法和毛细管电泳法等。无论采用基因测序检测,还是采用基因芯片法等其他方法进行检测,均需要对 CYP450 家族基因多态性进行基因分型,其检测的基因位点是否全面,决定了 CYP450 家族基因多态性分型的准确性,同时其检测结果的可靠性需要结合临床实践进行评价。

2. 标本采集　CYP450 家族基因多态性检测采用的是 EDTA 抗凝的外周血,严重脂血、溶血会影响 DNA 的提取而导致检测失败;而使用肝素抗凝时将抑制 PCR 扩增的酶活性,而造成检测失败。

3. 其他疾病　肝脏疾病、糖尿病等影响 CYP450 家族酶活性。

4. 外源性因素　高胆固醇饮食、长期饮酒、吸烟、肥胖和体育锻炼等,影响 CYP450 家族酶活性。

(李　艳,童永清,吕永楠)

参考文献

细胞因子

【定义】

细胞因子(Cytokine,Ck)参与自分泌、旁分泌信号传导和作为免疫调节剂参与内分泌信号传导,并起重要作用的一类小分子(5~20 kDa)蛋白质,被释放后影响周围细胞的行为。

细胞因子与激素的明确区别仍有待研究。细胞因子来自免疫细胞如巨噬细胞,B 细胞,T 细胞和肥大细胞,以及内皮细胞,成纤维细胞和各种基质细胞,部分特定的细胞因子可以由多于一种类型的细胞产生,生理有效浓度为 pmol 级,病理因素可使其升高 1 000 倍;而血液循环中的激素的生理有效浓度为 nmol 级,浓度相对稳定,并且倾向于由特定种类的细胞产生。

细胞因子通过与其受体结合发挥后续生物学效应,在免疫系统发挥功能中特别重要:细胞因子调节体液和基于细胞的免疫应答之间的平衡,调节特定细胞群体的成熟、生长和响应。一些细胞因子以复杂的方式增强或抑制其他细胞因子的作用,在宿主对感染、免疫应答、炎症、创伤、败血症、肿瘤和生殖的反应中是重要的调节类蛋白质。然而,它们可能在炎症、创伤和败血症反应中变得失调和导致新的病理状态。细胞因子的过度分泌可以引发全身性炎症反应综合征,又称为细胞因子风暴(如急性胰腺炎),产生过强的免疫应答,常导致患者的快速死亡。细胞因子的不良反应与精神分裂症、重性抑郁症、阿尔茨海默病以及肿瘤等许多疾病状态有关。

【分类】

根据细胞因子主要的功能不同分为七类。

1. 白细胞介素(interleukin,IL)　由淋巴细胞、单核细胞或其他非单个核细胞产生的细胞因子,在细胞间相互作用、免疫调节、造血以及炎症过程中起重要调节作用,已报道有 30 余种(IL - 1~IL - 38)。

白细胞介素-1 家族(IL - 1 家族)包含 11 种细胞因子,在感染性炎症、免疫性不育和炎症反应中起中心作用,这些细胞因子的发现始于对发热机制的研究。IL - 1 由巨噬细胞,单核细胞,成纤维细胞和树突细胞产生，但也由 B 细胞，NK 细胞和上皮细胞表达，是机体对感染性炎症反应的重要部分。IL－1 增加内皮细胞上的黏附因子的表达，以使免疫活性细胞（如吞噬细胞，淋巴细胞和其他细胞）能够迁移（也称为渗出）到感染部位。IL－1α 和 IL－1β 具有强烈的促炎活性，影响下丘脑的体温调节中心，是内源性的致热源，可引起痛觉过敏，血管舒张，血压降低等。IL－1 在神经炎症中起主要作用，大脑中的 TNF 和 IL－1 水平增加，能导致血脑屏障的破坏。IL－1 基因的多态性导致某些癌症、强直性脊柱炎、Graves 病的遗传易感性。阻断 IL－1 活性（特别是 IL－1β）是自身免疫性疾病或淋巴瘤的标准疗法，IL－1 受体拮抗剂 FDA 批准应用于类风湿关节炎治疗，以减轻症状及减缓关节破坏。

IL－2 是一种淋巴细胞活性调节蛋白，通过与淋巴细胞表面的 IL－2 受体结合发挥其下游作用，是机体固有免疫的一部分，在诱导免疫耐受时具有重要作用：在胸腺中促进未成熟 T 细胞分化为调节性 T 细胞以阻止自身免疫性疾病；促进 T 细胞分化为效应 T 细胞和记忆 T 细胞以抵抗感染。IL－2 参与瘙痒性银屑病的发病过程，用于治疗慢性病毒感染，也作为疫苗制备的佐剂。

IL－6 由 T 细胞和巨噬细胞分泌，在抑制免疫系统的急性或慢性应激（即抑郁，焦虑）的过程中起主要作用，通过对 TNF－α 和 IL－1 的抑制和对 IL－1Ra 和 IL－10 的活化而介导抗炎作用，在感染期间和创伤后期，常导致炎症性损伤。成骨细胞分泌的 IL－6 可以刺激破骨细胞生成；血管的中膜平滑肌细胞也产生 IL－6 作为促炎细胞因子；在肌肉和脂肪组织中，IL－6 刺激能量动员，运动时 IL－6 呈指数方式增加，并且在循环中早于其他细胞因子。IL－6 刺激急性时相反应蛋白合成、骨髓中嗜中性粒细胞的产生、支持 B 细胞的生长并拮抗调节性 T 细胞。IL－6 是发热和急性期反应的重要介质，能够穿过血脑屏障，并启动下丘脑中 PGE2 的合成，从而改变身体的温度设定点。

IL－8，也称为嗜中性粒细胞趋化因子，诱导嗜中性粒细胞和其他粒细胞向感染部位迁移并上调吞噬功能，是血管发生的启动因子。IL－8 可以由具有参与先天免疫应答的 toll 样受体的任何细胞分泌。在靶细胞中，IL－8 诱导迁移和吞噬所需的一系列生理反应，如细胞内 Ca^{2+} 的增加、胞吐作用（如组胺释放）和呼吸暴发。通常，巨噬细胞首先接触抗原，是释放 IL－8 以募集其他细胞的第一类细胞。IL－8 由于氧化应激而分泌增加，从而引起炎性细胞的募集并诱导氧化应激介质的进一步增加，使其成为局部炎症的关键因素。

2. 集落刺激因子（colony stimulating factor，CSF）　据不同细胞因子刺激造血干细胞或分化不同阶段的造血细胞在半固体培养基中形成不同的细胞集落，分别命名为 G（粒细胞）－CSF、M（巨噬细胞）－CSF、GM（粒细胞、巨噬细胞）－CSF、Multi－CSF（IL－3）、SCF、EPO 等。不同 CSF 不仅可刺激不同发育阶段的造血干细胞和祖细胞增殖的分化，还可增强成熟细胞的生物功能。

3. 干扰素（interferon，IFN）　是一种具广谱抗病毒作用的细胞因子，对 RNA 和 DNA 病毒都有抑制作用，故常作为药物使用。根据干扰素产生的来源和结构不同，可分为 IFN－α、IFN－β 和 IFN－γ，分别由白细胞、成纤维细胞和活化 T 细胞所产生。各种不同的 IFN 生物学活性基本相同。

（1）抗病毒作用：其抗病毒活性不是杀灭而是抑制病毒，是广谱病毒抑制剂，当病毒感染的恢复期可检测到干扰素的存在，感染早期使用外源性干扰素可缓解感染。

（2）抑制细胞增殖，诱导细胞凋亡：干扰素抑制细胞分裂的活性有明显的选择性，对肿瘤细胞的活性比正常细胞大 500～1 000 倍。对多种恶性肿瘤有显著疗效，如用于毛细胞白血病有效率可达 80%，慢性白血病可达 69%，对非何淋巴瘤有效率为 65%。与其他抗肿瘤药物并用可明显提高疗效，多作为放疗、化疗及手术的辅助治疗剂。

（3）对体液免疫、细胞免疫均有免疫调节作用。

治疗相关不良反应如下。

（1）全身反应主要表现为流感样症状，即寒战、发热和不适。常在注射 2～6 h 后即可出现发热。随着疗程延长，发热可逐渐减轻，一般 7 d 后可停止发热。

（2）骨髓抑制作用：可出现白细胞、血小板和网织红细胞减少。

（3）局部反应：部分患者在注射部位可出现红斑，并有压痛，24 h 后可消退。

（4）其他：脱发、皮疹、血沉加快、嗜睡、一过性肝损伤。偶见过敏性休克，用药前应作过敏试验。

（5）相互作用：泼尼松或其他皮质激素有降低干扰素生物活性的作用。

4. *肿瘤坏死因子*（tumor necrosis factor, TNF） 因能造成肿瘤组织坏死而得名。根据其产生来源和结构不同，可分为 TNF－α 和 TNF－β 两类，分别由单核-巨噬细胞、活化 T 细胞产生，后者又名淋巴毒素（lymphotoxin, LT）。两类 TNF 基本的生物学活性相似，除具有杀伤肿瘤细胞外，还参与发热和炎症的发生，有免疫调节作用。

5. *转化生长因子*（transforming growth factor, TGF） 由多种细胞产生，具有调节细胞生长和分化作用。转化生长因子－β（transforming growth factor-β, TGF－β）是属于一组新近发现的 TGF－β 超家族。这一家族除 TGF－β 外，还有活化素（activins）、抑制素（inhibins）、缪勒氏管抑制质（Mullerian inhibitor substance, MIS）和骨形成蛋白（bone morpho-genetic proteins, BMPs）。TGF－β 能使正常的成纤维细胞的表型发生转化：在与表皮生长因子（EGF）同时存在时，改变成纤维细胞贴壁生长特性而获得在琼脂中生长的能力，并失去生长中密度信赖的抑制作用。TGF－β 对细胞的生长、分化和免疫功能都有重要的调节作用。TGF－β_1、β_2 和 β_3 功能相似，对间充质起源的细胞起刺激作用，而对上皮或神经外胚层来源的细胞起抑制分化、抑制细胞因子产生等作用。

TGF 有以下特点。

（1）机体多种细胞均可分泌非活性状态的 TGF－β。一般在细胞分化活跃的组织常含有较高水平的 TGF－β，如成骨细胞、肾脏、骨髓和胎肝的造血细胞。TGF－β_1 在人血小板中含量最高；TGF－β_2 在骨中含量最高；TGF－β_3 以间充质起源的细胞产生为主。

（2）活化后 T 细胞或 B 细胞产生 TGF－β 水平比静止时明显升高。

（3）几乎所有肿瘤细胞内可检测到 TGF－β mRNA。

在正常细胞中，TGF－β 通过其信号通路起作用使细胞处于 G_1 期以阻止增殖，诱导分化或促进凋亡。在癌细胞，TGF－β 信号传导途径的一部分因突变而不受 TGF－β 控制，癌细胞和周围基质细胞（成纤维细胞）增殖，分泌 TGF－β，介导免疫抑制和血管生成，这使肿瘤细胞更具侵袭性。TGF－β 还转化炎症（免疫）反应攻击肿瘤的效应 T 细胞为调节性（抑制）T 细胞，阻断杀伤效应。

6. *生长因子*（growth factor, GF） 是一类能够促进细胞再生和胚胎发育的细胞因子，如表皮生长因子（EGF）、血小板衍生的生长因子（PDGF）、成纤维细胞生长因子（FGF）、肝细胞生长因子（HGF）、胰岛素样生长因子－Ⅰ（IGF－1）、IGF－Ⅱ、白血病抑制因子（LIF）、神经生长因子（NGF）、抑瘤素 M（OSM）、转化生长因子－α（TGF－α）、血管内皮细胞生长因子（VEGF）等。

7. *趋化因子家族*（chemokine family） 包括四个亚族。① C－X－C/α－亚族，主要趋化中性粒细胞，主要的成员有 IL－8 黑素瘤细胞生长刺激活性（GRO/MGSA）、血小板因子－4（PF－4）、炎症蛋白 10（IP－10）、ENA－78。② C－C/β 亚族，主要趋化单核细胞，成员包括巨噬细胞炎症蛋白 1α（MIP－1α）、MIP－1β、RANTES、单核细胞趋化蛋白－1（MCP－1/MCAF）、MCP－2、MCP－3 和 I－309。③ C 型亚家族，代表有淋巴细胞趋化蛋白。④ CX3C 亚家族，对单核-巨噬细胞、T 细胞及 NK 细胞有趋化作用。

【诊断思路】

诊断思路见图 309。

临床意义

（1）外周血或脑脊液标本细胞因子含量较低，定量检测可为某些疾病的诊断及预后提供辅助判断，目前此类检测可在多种检测平台进行，如选择酶联免疫吸附试验和流式荧光分析仪进行自动化检测。因细胞因子不具备分泌细胞的类型特异性，加上引起细胞因子浓度升高或降低的原因

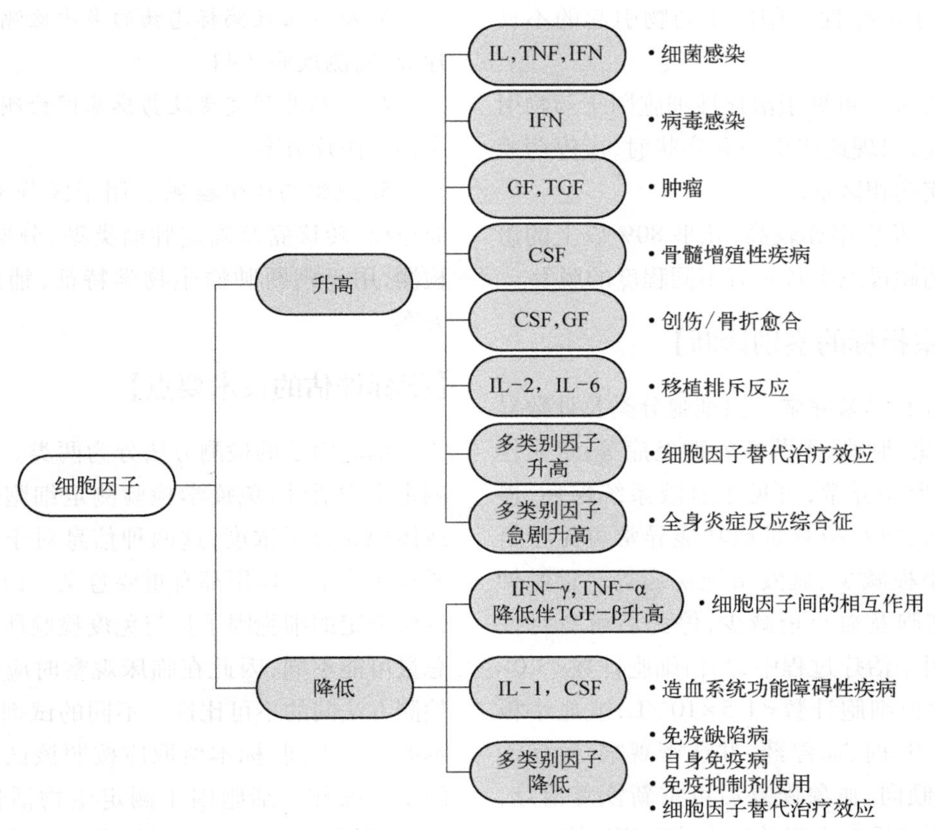

图 309　细胞因子异常的诊断思路图

较多，检测结果需要结合其他临床资料具体分析。各类细胞因子家族包含的分子繁多，相应的功能研究仍然有待深入进行，细胞因子定量检测的临床应用价值有待进一步开发。

（2）白细胞介素、肿瘤坏死因子、干扰素等属于内源性致热源。当脑脊液中此类物质浓度升高时，直接作用于体温中枢引起发热、寒战，而外源性致热源去除后，在免疫系统正常的人群，内源性致热源浓度也将逐渐恢复正常。在很多良性、慢性疾病，细胞因子可长期处于异于正常人群参考区间的水平并维持，但持续的升高或降低预示病情的恶化。

（3）除了正常细胞外，肿瘤细胞也能产生多种细胞因子，以实现促进肿瘤组织的生长、免疫逃避等功能，过多的细胞因子会干扰正常的免疫应答和免疫调节机制，使得肿瘤相关并发症、免疫缺陷病、免疫增殖病相互交错，扰乱疾病诊断，影响治疗效果。

（4）有的细胞因子如干扰素作为治疗药物应用于临床，因其作用范围很广，带来较多的不良反应，与很多疾病的症状相似，需要特别关注。

【伴随临床症状的鉴别诊断】

1. *伴发热*　外源性致热源引起的发热多伴随有感染性疾病、组织坏死、中毒等，引起内源性致热源产生过多调节体温中枢引起发热；非致热源性疾病则和代谢相关，如颅脑外伤引起体温调节中枢受损、甲亢、癫痫持续状态、广泛性皮肤病、心力衰竭、自主神经功能紊乱等。

2. *皮肤黏膜出血*　可见于严重感染所致凝血功能异常、特发性血小板减少性紫癜，或继发于药物、尿毒症、肝病等。

3. *咳嗽、咳痰*　可见于细菌、病毒、支原体等的感染，多伴随发热、呼吸困难、胸痛、咯血等。

4. *恶心、呕吐*　可见于治疗性细胞因子药物引起的不良反应、神经系统病毒性感染、甲亢等。

5. *头痛、眩晕及其他神经系统症状*　如失眠、焦虑、抑郁、兴奋、易怒、精神病，出现抑郁及精神

X

病症状，可见于治疗性细胞因子药物引起的不良反应。

6. 心律失常　可见于治疗性细胞因子药物引起的不良反应，出现这些疾病和症状时，应停药观察与原发性疾病相区别。

7. 脱发　发生率亦较高，几乎80%以上的患者在长期用药超过三个月时有不同程度的脱发。

【伴随实验室指标的鉴别诊断】

1. 血液分析结果异常　白细胞分类及计数异常，可见于感染、肿瘤、无菌坏死性炎症等；贫血伴红细胞数量、形态异常，可见于血液系统疾病、慢性消耗性疾病，血小板数量或功能异常可见于自身免疫性血小板减少、血液系统疾病等。骨髓抑制：出现白细胞及血小板减少，停药后可自行恢复见于细胞因子治疗过程中，当白细胞计数$<3.0\times10^9/L$或中性粒细胞计数$<1.5\times10^9/L$，或血小板计数$<40\times10^9/L$时，需停药，并严密观察，对症治疗，注意出血倾向，血象恢复后可重新恢复治疗，要和非药物不良反应引起的疾病状态相区别。

2. 尿液分析结果异常　尿液中出现红白细胞与泌尿系统感染、肿瘤、机械损伤、自身免疫性疾病有关，或者系统性疾病在肾脏的部分表现。

3. 血生化检测异常　如免疫球蛋白定量、蛋白电泳分别对应不同的疾病谱。

4. 血清学感染标志物异常　常提示近期的感染或复发状态。

5. 血清学ANA、自身抗体谱异常　提示自身免疫性疾病存在，如甲状腺炎、血小板减少性紫癜、溶血性贫血、风湿性关节炎、荨麻疹、红斑狼疮样综合征、血管炎综合征和1型糖尿病等，需要在治疗前后均检测，药物引起的自身免疫性疾病的症状及自身抗体滴度在停药后可减轻、恢复。

【需进一步检查的实验室指标】

1. 肿瘤标志物检测　用于判断肿瘤的预后及疗效监测。

2. 器官特异性自身抗体谱检测　用于自身免疫性疾病的诊断及疗效监测。

3. 感染性疾病标志物的多次检测　用于观察疗效，监测疾病转归。

4. 肿瘤基因突变及易感基因检测　用于制订个体化医疗方案。

5. 组织病理学检测　用于区分不典型增生、原位癌、转移癌及确定肿瘤类型、分期；免疫组化检测，用于判断肿瘤生物学特征，辅助制订治疗方案。

【指标评估的技术要点】

细胞因子的检测方法分为两类。生物学检验测定生物活性，免疫学检验测定细胞因子的质量或体积克分子浓度，这两种信息对于了解细胞因子在疾病中的作用都有重要意义。由于按生物活性所测定的细胞因子量与免疫检验所测定的蛋白总量可能不同，因此在临床观察时应注意到不同检测方法间的不可比性。不同的试剂盒对检测标本的要求不同，标本留取应按照该试剂盒说明书的要求操作。细胞因子测定生物活性的方法很少，多用酶联免疫吸附试验、化学发光法或流式细胞仪检测其浓度。

1. 酶联免疫吸附（ELISA）　成本低廉，耗时多，通量小，定量结果重复性较差，线性范围较窄，大批量检测时工作量巨大，是尚无成熟检测手段时的可选方式。

2. 化学发光法　可以单个项目独立检测，重复性较好，但因试剂开发及产品注册所限，能开展临床检测的项目很少，但应用前景广阔。

3. 流式细胞仪检测　如采用XMAP原理的液态芯片检测类仪器，实现单孔同时检测三十多种细胞因子，重复性好，检测速度快，但目前仅限于科研应用。

【指标评估的影响因素】

1. 非疾病因素　细胞因子在外周血和脑脊液中含量很低，在pmol级别，以自分泌或旁分泌方式发挥作用，个体差异明显，且随着机体免疫状态的改变而存在较大波动。

2. 疾病因素　有的细胞因子在疾病状态时，浓度改变明显，可达1 000倍升高，同时会对整个调节网络诱发瀑布式级联反应,给结果解释带来较大干扰。

3. 药物相关性改变　在使用细胞因子类药物进行治疗时,因为靶细胞的多样性,带来较多的不良反应,容易与疾病过程中的症状混淆,影响临床判断,延误治疗。

4. 抗凝剂　推荐 EDTA 抗凝血,用于细胞因子的检测。分离血浆后 4~8℃可保存 2 d,但室温保存应小于 2 h,标本采集后应立即送检并检测。

(兰小鹏,赵　猛)

参考文献

纤溶酶原激活物

【定义】

纤溶酶原激活物,即纤维蛋白溶酶原激活物(plasminogen activator),是一种丝氨酸蛋白酶,可将纤溶蛋白酶原转化为纤溶蛋白酶,从而促进纤维蛋白溶解。PA 可分为组织型纤溶酶原激活物(t-PA)和尿激酶型纤溶酶原激活物(u-PA),本文主要针对 t-PA 进行叙述,t-PA 是一种单链糖蛋白,主要由血管内皮合成、分泌、不断释放入血液,广泛存在于机体的各种组织内,肝脏是其灭活的主要场所。

【分类】

根据测定结果分类,t-PA 的异常可分为:t-PA 升高及 t-PA 降低。t-PA 升高是指组织型纤溶酶原激活物以发色底物法检测后,活性>0.6 U/mL 或以 ELISA 法检测后抗原量大于 12 μg/L。活性<0.3 U/mL 或抗原量<1 μg/L 时,即为 t-PA 降低。

【诊断思路】

诊断思路见图 310。

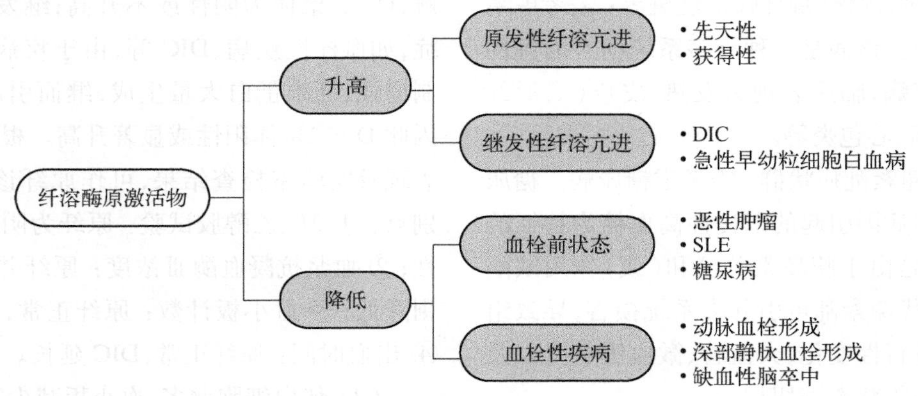

图 310　纤溶酶原激活物异常的诊断思路图

【伴随临床症状的鉴别诊断】

1. 升高

(1) 伴出血

1) 伴自幼反复出现轻微外伤或手术后出血:需考虑先天性原发性纤溶亢进症。先天性纤溶亢进症原因有:α_2-抗纤溶酶缺乏、纤溶酶原活化抑制物-1 缺乏、纤溶酶原活化物增多等,患者大多为全身多部位自发性或轻微外伤后出血,特点为皮肤瘀点及相互融合的大片淤斑,穿刺部位、手术创面和拔牙后牙床渗血不止，常伴有黏膜出血，严重者可有内脏出血。

2）伴全身多部位自发性或轻微外伤后出血，无家族史：需考虑获得性原发性纤溶亢进症。该病除出血表现外，尚有原发病的相应临床表现。如严重肝脏疾病是原发性纤溶最常见的原因。严重肝脏疾病发展到肝硬化时，一些与纤溶有关的蛋白，如纤溶酶原、α_2-AP的水平可明显降低，可能是蛋白合成功能受损所致。

3）伴多发性出血倾向或多发性微血管栓塞的症状及体征：需考虑弥散性血管内凝血。严重感染、恶性肿瘤、手术及创伤等均可诱发DIC。临床表现可因原发病等不同而有较大差异。

4）伴贫血、发热、出血或淋巴结和肝脾肿大等：需考虑急性早幼粒细胞白血病。该病患者骨髓中以颗粒增多的早幼粒细胞为主，临床主要表现为贫血、发热、出血及白血病细胞增殖浸润的表现。

2. 降低

（1）伴血栓形成倾向：需考虑血栓前状态。

1）伴原因不明的消瘦、无力及恶性肿瘤指征：需考虑恶性肿瘤可能。胰腺、胃、肺、结肠、胆囊、卵巢恶性肿瘤易并发血栓，与化疗、激素治疗、感染、手术及创伤性探查等诱发因素有关。

2）伴发热、皮疹、颊部蝶形红斑等：需考虑系统性红斑狼疮。该病是一种有多系统损害的慢性自身免疫性疾病，临床表现为发热、皮疹（蝶形红斑等）、关节痛、心包炎等。

3）伴代谢紊乱症状群：需考虑糖尿病。糖尿病是一种由多病因引起的以慢性高血糖为特征的代谢性疾病，是由于胰岛素分泌和（或）作用缺陷所引起，长期代谢紊乱可引起多系统损害，导致组织器官慢性进行性变化，大血管、微血管病变以及动脉硬化与高凝状态密切相关。

4）伴大量蛋白尿，低蛋白血症，高度水肿，高脂血症：需考虑肾病综合征。表现为纤维蛋白、纤维蛋白原沉积及微血栓的形成。

5）伴心绞痛：需考虑冠状动脉硬化性心脏病。由于病理解剖和病理生理变化的不同，冠心病有不同的临床表型。可分为慢性冠脉病和急性冠脉综合征。可伴有心律失常、心力衰竭等症状及体征。通过实验室检查及心电图、超声心动图等可确诊。

（2）伴血栓形成

1）伴病变下肢水肿、疼痛、皮肤颜色改变：需考虑静脉血栓形成。较多见，通常见于腘静脉、股静脉及髂静脉，静脉血栓脱落可随血液流入肺动脉，引起肺栓塞。

2）伴心绞痛、偏瘫、意识障碍、肢体疼痛等：需考虑动脉血栓形成。常见为心肌缺血、梗死，脑动脉栓塞、肠系膜动脉栓塞及肢体动脉栓塞。血栓脱落也可随血流进入较小的动脉内引起栓塞，常见为脑、脾、肾等器官。若栓塞发生在冠状动脉或脑动脉分支，可危及生命。

3）伴复发性静脉血栓且有血栓病家族史：需考虑先天性血栓性疾病。无明显诱因的多发性血栓形成，幼年或青少年期发生血栓，对常规的抗血栓治疗效果不佳。

【伴随实验室指标的鉴别诊断】

1. 升高

（1）伴PT延长：需考虑原发性纤溶亢进症及继发性纤溶亢进症。原发性纤溶亢进症时，纤维蛋白原在没有大量转化成纤维蛋白之前即被降解，D-二聚体为阴性或不升高；继发性纤溶亢进症，如血栓性疾病、DIC等，由于疾病前期凝血机制增强，纤维蛋白大量生成，继而引起纤溶亢进，因此D-二聚体阳性或显著升高。根据病因、临床表现及实验室检查结果，可作原纤诊断。主要鉴别点：① 3P、乙醇胶试验：原纤为阴性，DIC为阳性；② 血浆抗凝血酶Ⅲ浓度：原纤并不降低，DIC则降低；③ 血小板计数：原纤正常，DIC则减少；④ 出血时间：原纤正常，DIC延长。

（2）伴白细胞增多，血小板减少等：需考虑急性早幼粒细胞白血病。该病需与其他急性白血病鉴别。可通过骨髓象检查、细胞化学、免疫学及染色体和分子生物学检查鉴别。急性早幼粒细胞白血病骨髓象表现为早幼粒细胞增多≥30%，伴有特意地染色体和基因改变，存在t（15；17）（q22；q12），有融合基因PML-RARA形成。

2. 降低

（1）伴血小板数量增加，活性增强：需考虑血栓性疾病。凡是血管内皮损伤、血流切变应力改变、某些药物和各种疾病（如系统性红斑狼疮）都可导致血小板功能亢进，活性增强，从而形成血栓。临床上可采用彩色多普勒血流成像、CT血管成像及MR血管成像进行筛查。

（2）伴心肌标志物（肌钙蛋白等）改变：需考虑急性心肌梗死。该病需与心绞痛鉴别。心绞痛患者中下段胸骨后压榨性疼痛，时限较短，发作频繁，服用硝酸甘油可缓解，血压升高；急性心肌梗死患者呈剧烈疼痛，时限较长，发作不频繁，服用硝酸甘油无效，血压可降低，且常有发热、白细胞增加、血沉增快，血清心肌坏死标志物升高且心电图有特征性和动态性变化。

【需进一步检查的实验室指标】

1. 血常规检查　包括血红蛋白、红、白细胞，血小板计数以及白细胞分类。

2. 高凝状态的检测

（1）血管内皮细胞：t-PA/PAI、6-酮PGF。

（2）血小板数量及功能检查：黏附、聚集、释放（ATP、β-TG、PF4）、促凝活性（PF3）、TXB、丙二醛、白三烯等。

（3）凝血四项及特殊凝血项目检查：包括PT、APTT、TT、FIB、FDP、D-二聚体。

（4）抗凝系统：ATⅢ、蛋白C和蛋白S检查等。

（5）血流变：全血及血浆黏度、血球压积、红细胞和血小板电泳、红细胞变形性。

3. 纤溶系统检验

（1）优球蛋白溶解时间测定，加钙法。缩短见于原发性和继发性纤溶亢进。

（2）纤溶酶原活性测定，发色底物显色法。

（3）纤溶酶原抗原测定，ELISA法。

（4）纤溶酶-抗纤溶酶复合物测定（PAP），ELISA法>150 ng/mL时可视为血栓形成倾向或预示纤溶亢进。

4. 免疫全套　包括抗核抗体、抗dsDNA、抗心磷脂抗体等相关自身抗体检查。

5. 尿液检查　包括尿常规、尿蛋白检查等。

6. 心电图、心向量、超声心动图检查

7. 影像学检查　血管造影、^{125}碘-纤维蛋白原扫描、多普勒超声检查、CT和MR等。

【指标评估的技术要点】

1. 组织型纤溶酶原激活物活性测定（t-PA：A）　采用发色底物显色法，参考值0.3～0.6 U/mL。具体检测方法可采用动态法或终点法。动态法是指连续记录样品的吸光度变化，算出单位时间吸光度的变化量，并以每分钟吸光度的变化来报告结果。终点法是指在活性酶同产色物质作用一段时间后，加入乙酸终止反应，检测此段时间内吸光度的变化，进而推算出待检酶的活性。凝血仪上多数采用动态法，因该法简单、结果准确。其优点主要表现在：用酶学方法直接定量、测定结果准确、重复性好、便于自动化和标准化、所需样品量小。

2. 组织型纤溶酶原激活物抗原测定（t-PA：Ag）　采用ELISA法，参考值为1～12 μg/L。

【指标评估的影响因素】

1. 标本采集　标本采集后应尽快进行试验，若不能马上进行试验，可将标本放于-20℃保存，取出后应立即置37℃水浴中融冻，但应避免反复冻融。

2. 分析中应注意

（1）加样不可过快，应避免加载孔壁上部。

（2）蒸馏水或去离子水，包括用于洗涤的，应为新鲜的和高质量的。自配的缓冲液应用pH计测量较正。从冰箱中取出的试验用试剂应待温度与室温平衡后使用。

3. 注意结果审核与复查　应结合标本质量和临床诊断等对结果做出综合判断后，才能发出正确检验报告，加强与临床沟通，及时掌握反馈信息。

（王惠萱，何　媛）

参考文献

纤溶酶原激活物抑制物

【定义】

纤溶酶原激活物抑制物（plasminogen activator inhibitor，PAI），主要包括 PAI－1，PAI－2，PAI－3 及蛋白酶联结素，其中 PAI－1 的活性占 99%，本文主要介绍 PAI－1。PAI－1 是一种糖蛋白，血浆 PAI－1 主要由内皮细胞和（或）肝细胞生成，存在于血小板等所有人体组织细胞中。

【分类】

根据 PAI 种类不同分类，目前发现的人 PAI－1，PAI－2，PAI－3 及蛋白酶联结素，其中 PAI－1 活性占 99%，起主要作用。其刚从细胞分泌时无生理活性，进入血液中即被酶切成为具有生理活性的 PAI－1。

【诊断思路】

诊断思路见图 311。

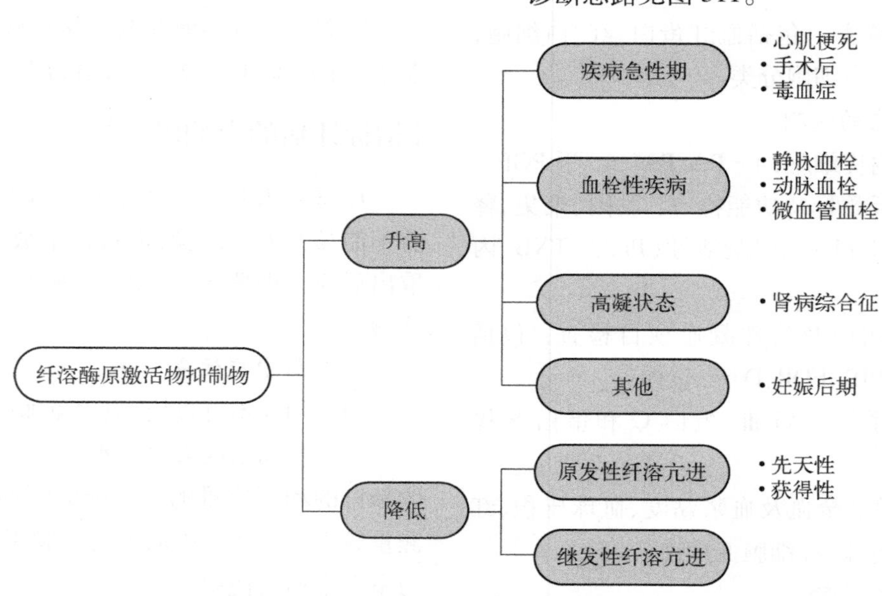

图 311　纤溶酶原激活物抑制物异常的诊断思路图

【伴随临床症状的鉴别诊断】

1. 升高

（1）伴胸骨后疼痛、濒死感，心力衰竭等：需考虑心肌梗死可能。通常原因为在冠脉不稳定斑块破裂、糜烂基础上继发血栓形成导致冠状动脉血管持续、完全闭塞。主要表现为疼痛、发热等全身症状、胃肠道症状、心律失常及低血压休克、心力衰竭等。可通过心电图检查、放射性核素检查、超声心动图及血清心肌坏死标志物等实验室检查确诊。

（2）伴多发性脓肿、高热等：需考虑毒血症可能。毒血症是指病原菌在侵入的局部组织中生长繁殖后，其产生的外毒素经血到达易感的组织和细胞，引起特殊的毒性症状。可通过白细胞计数等实验室检查及 X 线片、B 超等检查协助诊断。

（3）伴高热、瘀点为主的皮疹等：需考虑败血症可能。败血症主要表现为寒战、高热、毒血症症状，皮疹、关节痛、肝脾大，感染性休克，迁徙性病灶等。可通过血培养、骨髓培养等实验室检查及相应检查协助诊断。

（4）伴局部肿胀、胀痛、皮肤颜色改变等：需考虑静脉血栓性疾病可能。静脉血栓最为多见，常见于腘静脉、股静脉等。

（5）伴局部剧烈疼痛，骤然发病等：需考虑动脉血栓性疾病可能。多见于冠状动脉、脑动脉等。可表现为心肌梗死、脑栓塞等。

（6）伴皮肤黏膜栓塞性坏死，微循环衰竭及器官功能障碍等：需考虑微血管血栓性疾病可能。多见于DIC、血栓性血小板减少性紫癜等。

（7）伴大量蛋白尿、低白蛋白血症、高脂血症、水肿等：需考虑肾病综合征可能。高凝状态时PAI－1升高明显，是由于血液浓缩，血液黏滞度增加，激素和利尿剂使用等原因引起。

（8）伴妊娠后期且无其他症状：需考虑生理性因素可能。正常妊娠后期，PAI－1∶Ag含量可呈3~6倍升高。

2. PAI－1降低

（1）伴自幼反复出现轻微外伤或手术后出血：需考虑先天性原发性纤溶亢进症。患者大多为全身多部位自发性或轻微外伤后出血，特点为皮肤瘀点及相互融合的大片瘀斑，穿刺部位、手术创面和拔牙后牙床渗血不止，常伴有黏膜出血，严重者可有内脏出血。

（2）伴出血倾向，无家族史：需考虑获得性原发性纤溶亢进症及继发性纤溶亢进可能。患者表现主要为出血，严重者可有内脏出血，甚至颅内出血。除出血表现外，获得性原发性纤溶的患者尚有原发病的相应临床表现。

【伴随实验室指标的鉴别诊断】

1. PAI－1升高

（1）伴肌红蛋白升高，cTNI或cTNT升高，CK－MB升高：需考虑心肌梗死可能。肌红蛋白在AMI后出现最早，cTNI或cTNT出现稍延迟，但特异性高，CK－MB对早期AMI诊断有较重要价值。

（2）伴白细胞计数升高，C－反应蛋白试验结果阳性，培养阳性等：需考虑毒血症可能。最常见的致病菌为金黄色葡萄球菌和表皮葡萄球菌，临床突出表现为多发脓肿的形成。

（3）伴中性粒细胞升高，血培养细菌阳性或骨髓培养阳性等：需考虑败血症可能。血培养细菌阳性是败血症最可靠的诊断依据，其他如痰、尿、胸腔积液等培养对明确诊断均有参考意义，LLT（鲎蛛凝胶实验）可用来检测有无内毒素，以证实是否为革兰阴性菌感染。

（4）伴血小板数量增加，活性增强：需考虑血栓性疾病。凡是血管内皮损伤、血流切变应力改变、某些药物和各种疾病（如系统性红斑狼疮）都可导致血小板功能亢进，活性增强，从而形成血栓。临床上可采用彩色多普勒血流成像、CT血管成像及MR血管成像进行筛查。

2. PAI－1降低　伴PT延长需考虑原发性纤溶亢进症及继发性纤溶亢进症，原发性纤溶亢进症时，纤维蛋白原在没有大量转化成纤维蛋白之前即被降解，D－二聚体为阴性或不升高；继发性纤溶亢进症，如血栓性疾病、DIC等，由于疾病前期凝血机制增强，纤维蛋白大量生成，继而引起纤溶亢进，因此D－二聚体阳性或显著升高。根据病因、临床表现及实验室检查结果，可作原纤诊断。主要鉴别点：① 3P、乙醇胶试验：原纤为阴性，DIC为阳性；② 血浆抗凝血酶Ⅲ浓度：原纤并不降低，DIC则降低；③ 血小板计数：原纤正常，DIC则减少；④ 出血时间：原纤正常，DIC延长。

【需进一步检查的实验室指标】

1. 血液检查　包括白细胞，血小板计数以及血培养等检查。

2. 高凝状态的检测

（1）血管内皮细胞：t－PA/PAI、6－酮PGF。

（2）血小板数量及功能检查：黏附、聚集、释放（ATP、β－TG、PF4）、促凝活性（PF3）、TXB、丙二醛、白三烯等。

（3）凝血四项及特殊凝血项目检查，包括PT、活化部分凝血活酶时间（APTT）、凝血酶时间（TT）、纤维蛋白原（FIB）；FDP、D－二聚体。

(4) 抗凝系统：ATⅢ、蛋白C和蛋白S等。

3. 纤溶系统检验

(1) 优球蛋白溶解时间测定，加钙法。缩短见于原发性和继发性纤溶亢进。

(2) 纤溶酶原活性测定，发色底物显色法。

(3) 纤溶酶原抗原测定，ELISA法。

(4) 纤溶酶-抗纤溶酶复合物测定(PAP)，ELISA法，>150 ng/mL时可视为血栓形成倾向或预示纤溶亢进。

4. 尿液检查　包括尿常规、尿蛋白检查等。

5. 心电图，心向量，超声心动图检查

6. 影像学检查　血管造影、^{125}碘-纤维蛋白原扫描、电阻抗体积描记法、多普勒超声检查、CT和MR等。

【指标评估的技术要点】

1. PAI-1：A　采用发色底物显色法，参考值为0.1~1.0 Au/mL。具体检测方法可采用动态法或终点法。凝血仪上多数采用动态法，因该法简单、结果准确。其优点主要表现在：用酶学方法直接定量、测定结果准确、重复性好、便于自动化和标准化、所需样品量小。

2. PAI-1：Ag　采用ELISA法，参考值在乏血小板血浆(PPP)中为4~43 ng/mL(平均值18±10 ng/mL)。ELISA法具有高度的敏感性和特异性、操作简便以及试剂稳定、对环境没有污染等优点，但其对酶和底物的选择要求较高，要求酶活性高、催化效率高、专一性强、标记后酶活性保持稳定，且不影响标记抗原与抗体的免疫反应性、价格低廉等特点。

【指标评估的影响因素】

1. 标本采集

(1) 采用硅化或塑料容器(枸橼酸钠抗凝)采集，玻璃容器可激活凝血反应。

(2) 因其含量及活性存在时效性，一日中早晨较高，下午最低，故标本采集必须严格定时。

(3) 为防止体外PAI-1与tPA结合，应将抗凝剂的pH调整到4.0~4.5。

2. 分析前处理　离心温度需在4℃环境中，30 000 g/min以上，以达到血浆中无血小板，因为血小板中高浓度PAI-1将导致其检测结果出现严重误差。

3. 注意结果审核与复查　应该结合标本质量和临床诊断等对结果做出综合判断后，才能发出正确检验报告，重视异常结果的复查，必要时重新采集标本进行复查，并加强与临床沟通，及时掌握反馈信息。

(王惠萱，何　媛)

参考文献

纤维蛋白原

【定义】

纤维蛋白原(fibrinogen, FIB)是一种由肝脏合成的具有凝血功能的蛋白质。其浓度或功能异常均可导致凝血障碍，FIB是出血性疾病与血栓性疾病诊治中常用的筛检指标之一。

【分类】

根据检测结果分类，将纤维蛋白原异常分为纤维蛋白原升高及降低。纤维蛋白原检测结果成人>4.00 g/L，新生儿>3.00 g/L时定义为FIB升高，若成人<2.00 g/L，新生儿<1.25 g/L时则为FIB降低。

根据病因分类，又可将纤维蛋白原升高原因分为感染性因素，非感染性因素及其他因素。感染性因素包括脓毒血症、肺炎等细菌性炎症，非感染性因素包括肾病综合征等无菌性炎症，其他因素包括外科手术或放射治疗后等。将纤维蛋白原降低原因分为原发性因素及继发性因素，原发性因素包括异常纤维蛋白原血症等原发性纤维蛋白原减少或结构异常疾病，继发性因素包括纤溶亢进等继发性纤维蛋白原减少性疾病。

【诊断思路】

诊断思路见图312。

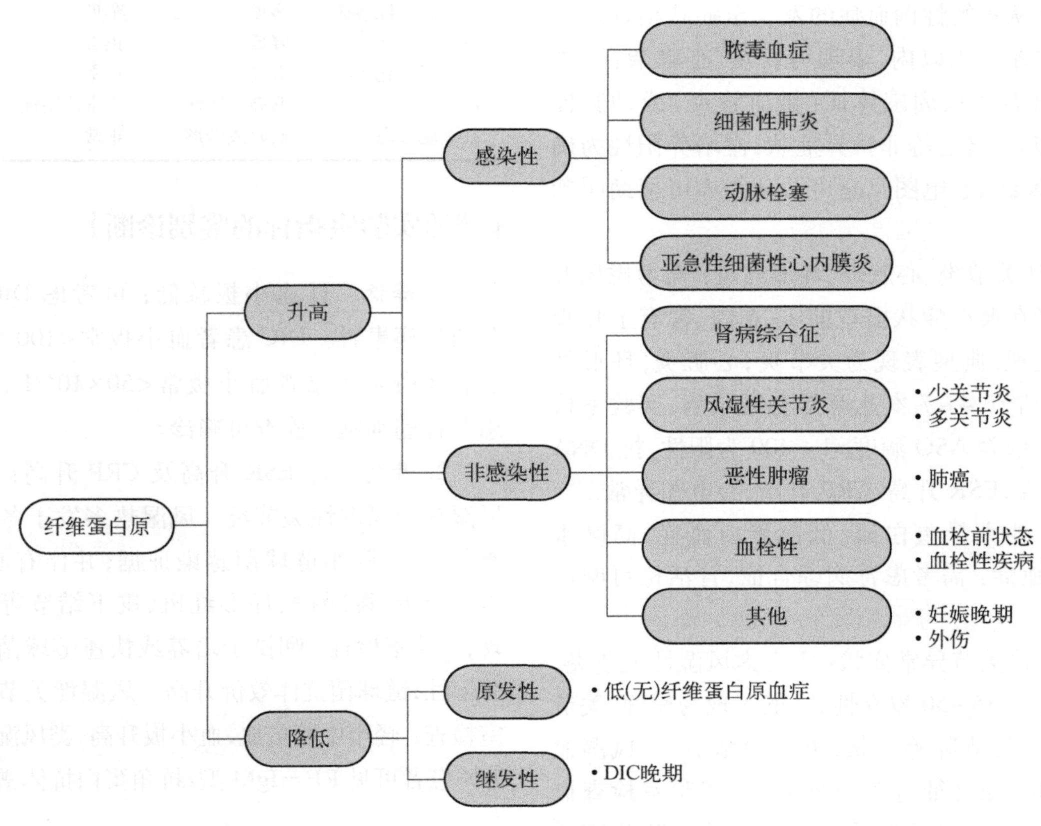

图312　纤维蛋白原异常的诊断思路图

【伴随临床症状的鉴别诊断】

1. 升高

(1) 伴发热：需考虑各种感染引起的疾病(包括毒血症、细菌性肺炎、亚急性细菌性心内膜炎等)及风湿热。

1) 伴化脓性病灶，烦躁不安，全身性感染表现：考虑脓毒血症可能。毒血症临床表现为起病急，高热或弛张热，早期可在局部存在化脓性病灶，少数并发中毒性休克，白细胞计数明显升高，C-反应蛋白升高，中后期皮下多发脓肿，好发于躯干，穿刺抽脓液做细菌培养阳性，也可出现脏器脓肿(肺脓肿最多见)，脏器脓肿可利用B超等影像学检查协助诊断，后期消耗性病容，低热等全身性感染表现，给予大剂量抗生素和积极支持治疗，多数预后较好。

2) 伴寒战，高热，全身肌肉酸痛，咳痰：考虑细菌性肺炎可能(包括肺炎链球菌肺炎、葡萄球菌肺炎、克雷伯杆菌肺炎等)。① 伴铁锈色痰：需考虑肺炎链球菌性肺炎。多有上呼吸道感染前驱症状，痰涂片见链球菌或双球菌，痰培养阳性，X线肺炎或肺段实变，无空洞，可伴胸腔积液；② 伴脓血痰：需考虑葡萄球菌肺炎。患者痰脓性，量多，带血丝或脓血状，两肺散在湿啰音，X线示肺叶或小叶浸润，早期空洞，脓胸，可见液气囊腔。③ 伴砖红色胶冻状痰，全身衰竭：需考虑肺炎克雷伯

X

杆菌肺炎。患者起病急,寒战高热,X 线示肺叶或肺段实变,蜂窝状脓肿,叶间隙下坠;④ 伴蓝绿色脓痰,毒血症状明显:需考虑铜绿假单胞菌肺炎。痰培养示铜绿假单胞菌阳性,X 线示弥漫性支气管炎,早期肺脓肿。

3）伴心脏杂音:需考虑亚急性感染性心内膜炎。患者从短暂性菌血症的发生至症状出现之间的时间多在 2 周以内,表现为发热、心脏杂音(主动脉关闭不全)、周围体征(微血管炎)或动脉栓塞以及脾大、贫血等非特异症状,血培养阳性为确诊标志,X 线、心电图及超声心动图亦可辅助明确诊断。

4）伴关节炎、心脏炎、环形红斑:需考虑风湿热。患者在典型症状出现前 1~6 周,常有上呼吸道感染表现,典型表现为关节炎,心脏炎,环形红斑,皮下结节,4~7 岁儿童常有舞蹈病,实验室检查咽拭子培养 ASO 滴度>1∶400 为阳性,抗 DNA 酶- B 阳性,ESR 升高,CRP 升高,心电图异常。

（2）伴大量蛋白尿、低白蛋白血症、高度水肿、高脂血症:需考虑肾病综合征,肾活检可明确诊断。

（3）伴关节异常症状:需考虑风湿性关节炎,该病好发于 35~50 岁女性,一般表现为晨僵、关节痛与压痛、关节肿等症状,类风湿结节、类风湿血管炎、Felty 综合征等关节外症状,实验室检查血清 RF 阳性,X 线示骨质疏松和关节间隙狭窄改变,需与骨关节炎(50 岁以上,赫伯登及布夏尔结节,X 线唇样增生或骨疣形成),强直性脊柱炎(HLA－B27 阳性),银屑病关节炎(RF 阴性),系统性红斑狼疮等疾病鉴别。

（4）伴三多一少等代谢紊乱症状群,同时,随机血糖≥11.1 mmol/L,空腹血糖≥7.0 mmol/L,OGTT 2 h 血糖≥11.1 mmol/L,需考虑糖尿病。

（5）伴易栓症或不同类型血栓的临床特点:需考虑血栓性疾病。临床表现为局部肿胀、疼痛、远端水肿、皮肤颜色改变等(静脉血栓),局部剧烈疼痛、组织缺氧、栓塞、发热等(动脉血栓),血栓性血小板减少性紫癜等(微血管血栓)。

2. FIB 减低

（1）伴多发性出血倾向:需考虑 DIC 及原发性纤溶亢进症可能,鉴别要点见表 18。

表 18　DIC 与原发性纤溶亢进症鉴别要点

	DIC	原发性纤溶亢进症
病因或基础疾病	种类繁多	多为手术、产科意外
微循环衰竭	多见	少见
微血管栓塞	多见	罕见
微血管病性溶血	多见	罕见
血小板计数	降低	正常
血小板活化产物	升高	正常
D－二聚体	升高或阳性	正常或阴性
红细胞形态	破碎或畸形	正常

【伴随实验室指标的鉴别诊断】

1. 降低　伴血小板减低:可考虑 DIC、肝病及白血病患者。DIC 患者血小板常<100×10^9/L,肝病及白血病患者血小板常<50×10^9/L,白血病患者骨髓细胞学检查可确诊。

2. 升高　伴 ESR 升高及 CRP 升高:可考虑风湿热及风湿性关节炎。风湿热多发于冬春阴雨季节,常伴前驱链球菌感染证据,并伴有心脏炎、多关节炎、舞蹈病、环形红斑、皮下结节等主要表现,实验室检查:咽拭子培养或快速链球菌抗原实验阳性;链球菌抗体效价升高。风湿性关节炎实验室检查:轻至中度贫血,血小板升高,类风湿因子约 70%患者可见 RF－IgM 型,抗角蛋白抗体谱阳性。

【需进一步检查的实验室指标】

1. 血常规检查　包括血红蛋白、红、白细胞、血小板计数等。

2. 凝血常规检查　包括 PT、APTT、TT、FIB 检查。

3. 纤维蛋白(原)降解产物的检查　包括血 FDP 检查,胶乳凝集法(参考值<5 mg/L);尿 FDP 检查,ELISA 法(参考区间 28±17 μg/L)。D－二聚体(D－D)定性试验,胶乳凝集法(参考值:阴性)。

4. 凝血因子分子标志物检查

（1）可溶性纤维蛋白原单体复合物测定(FMC):ELISA 法,(参考区间 48.5±15.6 mg/L)。升高见于 DIC、恶性肿瘤、外科手术等凝血酶生成增多的疾病。

（2）血浆凝血酶原片段1+2（F1+2）测定：ELISA法，（参考区间0.4～1.1 nmol/L）。升高见于DIC、血栓形成等，口服抗凝剂时减低。

（3）纤维蛋白肽A测定：ELISA法，（参考值：男性不吸烟者1.83±0.61 μg/L，女性吸烟且服用避孕药者2.24±1.04 μg/L）。恶性肿瘤时减低。

5. *相关高凝状态血液学检查* 包括t-PA、PA、蛋白C、蛋白S、优球蛋白溶解试验等。

6. *自身免疫功能检查* 包括自身抗体、抗核抗体、类风湿关节炎抗体及类风湿因子测定等。

7. *尿液检查* 包括尿比重、尿蛋白、24 h尿蛋白定量等。

8. *其他* 包括心电图、超声心动图、腹水穿刺、肝脏活组织检查、B超等影像学检查。

【指标评估的技术要点】

纤维蛋白原检测正常参考区间：成人：2.00～4.00 g/L；新生儿：1.25～3.00 g/L。

纤维蛋白原测定方法有多种，如双缩脲法、热沉淀比浊法、Clauss法、PT衍生法等。Clauss法为FIB功能检测方法，操作简单，结果可靠，是WHO推荐的参考方法。PT衍生法，操作简单，成本低，但是其灵敏度高，测定结果往往偏高，主要适用于健康人群或FIB浓度正常的人群，而热沉淀比浊法、化学法，操作繁琐，测定结果与生理性Fg不一定呈平行关系。

【指标评估的影响因素】

1. *治疗因素* 外科手术后、放射治疗后，FIB可升高。

2. *生理因素* 妊娠晚期盆腔下肢血管受子宫压迫和激素影响而扩张，血流缓慢，静脉压升高，FIB则升高。

3. *试剂及操作因素*

（1）FIB参比血浆必须与待检血浆平行测定，以保证测定结果的可靠性。

（2）当Clauss法测定结果超出其检测线性时，必须改变稀释度，并重新测定，才能保证其结果的准确性。

4. *注意异常结果的复查*

（1）当标本中存在异常FIB、FDP等物质时，Clauss法测定的FIB浓度可假性减低或测不出，此时需要用PT衍生法等其他方法复查。

（2）PT衍生法检测结果可疑时，则采用Clauss法复查。

（王惠萱，何　媛）

参考文献

纤维蛋白（原）降解产物

【定义】

纤维蛋白（原）降解产物（fibrin/fibrinogen degradation products，FDP）是在纤溶亢进时产生的纤溶酶作用下，纤维蛋白或纤维蛋白原被分解后的产物的总称，具有抗血液凝固的作用，所有降解的碎片产物均可抑制血小板聚集和释放反应。

【分类】

纤维蛋白原、纤维蛋白和交联纤维蛋白在纤溶酶的作用下以不同方式形成多种降解碎片。

1. *碎片X（X′）* 与可溶性纤维蛋白单体结构相似，故可与其竞争凝血酶，形成复合物，阻止纤维蛋白单体的交联。

2. *碎片Y（Y′）和D* 可抑制纤维蛋白单体的

X

聚合和不溶性纤维蛋白的形成。

3. 碎片 E(E′)　竞争凝血酶发挥抗凝作用。

4. 极附属物 A、B、C、H　延长 APTT 及凝血时间。

【诊断思路】

诊断思路见图 313。

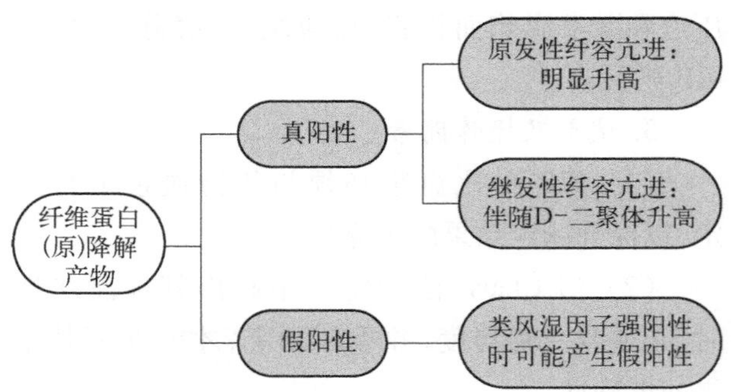

图 313　纤维蛋白(原)降解产物诊断思路图

FDP 在原发性纤溶亢进时，含量明显升高，继发性纤溶亢进时常伴随 D-二聚体同时升高。FDP 升高间接反映纤溶亢进，是纤溶活性的筛查指标之一，具有较高的灵敏度。

【伴随临床症状的鉴别诊断】

1. 伴皮肤出血、瘀斑　DIC 最常见的临床表现就是突发出血，常见于皮肤一处或多处大片瘀斑或血肿，也可表现为牙龈、伤口部位渗血不止或血液不凝固。

2. 伴低血压及休克　急性 DIC 可发生低血压休克，常发生于血管内皮损伤引起的 DIC，以败血症最常见；DIC 早期，以休克及微血栓引起的脏器功能障碍为主，而在晚期则以出血为突出症状。高危肺栓塞也会发生低血压休克，且高度可疑，首选 CT 肺动脉造影明确诊断。

【伴随实验室指标的鉴别诊断】

1. 伴血小板减少　约 95% 的 DIC 都有血小板减少，一般低于 100×10^9/L，如血小板计数在 150×10^9/L 以上，DIC 可能性不大。

2. 伴 PT(凝血酶原时间)延长　DIC 时 PT 明显延长，一般延长 3 s 以上即有意义，阳性率达 90% 以上；其他如 BT(出血时间)、TT(凝血酶时间)、APTT(活化部分凝血活酶时间)等均可出现不同程度延长，对 DIC 诊断有一定参考意义。

3. 伴纤维蛋白原 Fg 减少　70% 的 DIC 病例表现为纤维蛋白原的持续减少，一般低于 1.5 g/L 即有诊断意义。

4. 伴 D-二聚体升高　DIC 时常表现为 FDP 和 D-二聚体同时升高，3P 试验阳性或 FDP > 20 mg/L。

【需进一步检查的实验室指标】

1. 凝血四项　PT、APTT、TT、Fg。

2. 纤溶系统指标　纤溶酶原含量及活性，AT(抗凝血酶)含量及活性，TAT(血浆凝血酶-抗凝血酶复合物)，蛋白酶抑制物如蛋白 C、蛋白 S。

3. 类风湿因子　类风湿因子强阳性时，可产生假阳性。

【指标评估的技术要点】

1. 假阳性的鉴别　高水平 FDP 的特异性是有限的，其他情况如创伤、近期手术、炎症或静脉栓塞均与 FDP 升高相关，由于检测方法学的限制而无法区分交联的纤维蛋白与纤维蛋白原之间的降解产物，可导致 DIC 诊断中 FDP 假性升高的结果。

2. 干扰因素　类风湿因子强阳性时，可产生 FDP 假阳性干扰。

【指标评估的影响因素】

1. 疾病和治疗措施的影响　创伤、近期手术、严重感染或肺炎等炎症或静脉栓塞都可引起 FDP 水平升高，需要在诊断时注意鉴别。

2. 妊娠因素　妊娠期妇女处于高凝状态，D-二聚体等止血成分水平升高，使得 DIC 的实验室诊断产生局限性，需结合重复试验和动态监测以及其他指标进行明确。

3. 温度　全血标本室温下储存时，FDP 含量显著升高。

(胡晓波)

参考文献

线粒体基因突变

【定义】

线粒体存在自己的遗传系统，是细胞质中独立的细胞器，也是动物细胞核外唯一含DNA（mitochondrial DNA，mtDNA）的细胞器，被称为“人类第25号染色体”。人类线粒体基因组是一个长为16 569 bp的双链闭合环状分子，外环含G较多，称重链（H链），内环含C较多，称轻链（L链），含37个基因。mtDNA结构紧凑，没有内含子，唯一的非编码区是D环区，长约1 000 bp左右。D环区包括mtDNA重链复制起始点，重轻链转录的启动子。人类的mtDNA编码13条多肽链、22种tRNA和2种rRNA。

线粒体广泛存在于真核细胞中，一个体细胞通常含有10^3～10^4个线粒体，是细胞内产生能量ATP的重要细胞器。一般情况下，活跃的组织细胞含线粒体多，多发生融合，线粒体较长甚至分支；代谢不活跃或处于静止期的细胞其线粒体较少，多发生分裂，形态较短小，甚至形成小球状。由于线粒体是体内除红细胞外各组织细胞的能量主要来源，线粒体病为多系统疾病，最常受影响的是骨骼肌、脑及心肌、其他为周围神经、肾、肝、内分泌腺体等。

线粒体编码的13种蛋白质均是呼吸链酶复合物的亚单位。mtDNA片段缺失或点突变使编码线粒体氧化过程必需的酶或载体发生障碍，糖原和脂肪酸等不能进入直线粒体充分利用和产生足够的ATP，导致能量代谢障碍。

【分类】

由于遗传缺陷而导致线粘体内酶或蛋白质缺陷，甚至造成线粒体DNA（mtDNA）或RNA的异常，影响线粒体的能量代谢而不能产生足够的异常。最终导致细胞功能损伤和临床症状甚至综合征，称为原发性线粒体病（primary mitochondrial diseases）。1962年以骨骼肌无力为主要临床表现的首例线粒体病，伴基础代谢率异常升高、出汗、消瘦等症状，开启了人类线粒体病的研究进程。

线粒体基因组只控制线粒体某一部分蛋白质的合成，而线粒体中多数蛋白质则被有核DNA（nDNA）编码和调控。因此，线粒体病大多数是由于核基因组的突变所致。由于受精卵的mtDNA来源于卵母细胞，故mtDNA的遗传方式为母系遗传，虽然受精时精子可能有少量线粒体进入卵子，但对受精卵mtDNA的遗传影响很小。

与线粒体病相关的nDNA编码的基因遗传方式属于孟德尔遗传，包括常染色体隐性遗传、显性遗传和X-连锁遗传。所以，线粒体病的遗传方式分为母系遗传和孟德尔遗传两种。同时，nDNA与mtDNA有着密切联系，线粒体DNA复制酶的亚基由nDNA编码，nDNA中与线粒体相关基因的缺陷可导致线粒体mtDNA继发性突变，甚至造成mtDNA拷贝数的减少，从而改变线粒体的遗传。此外，mtDNA无组蛋白的保护，线粒体中亦无DNA损伤的修复机制，所以mtDNA的突变频率比nDNA高10～20倍，是造成线粒体遗传性代谢疾病的重要原因之一。

【临床意义】

线粒体病按病因学分为原发性和继发性：原发性线粒体病是由于mtDNA或nDNA的突变造成线粒体功能障碍；继发性线粒病则是由于各种继发性原因所致的线粒体功能障碍，如炎症、药物或毒物以及其他疾病等。mtDNA突变包括点突

X

变、碱基缺失、重复以及 mtDNA 大片段的丢失等。nDHA 与线粒体相关的基因突变也可导致线粒体病，如编码线粒体蛋白质的核基因突变，线粒体基因组和核基因组间的信号传导障碍等。由于 mtDNA 或 nDNA 的缺陷而引起的线粒体病又称为原发性线粒体代谢病，是遗传性代谢缺陷中最常见的疾病。

目前已报道的与线粒体病相关的 nDNA 突变基因有 39 种，包括结构基因突变 13 种、非结构基因突变 26 种。每种基因的突变有不同的突变类型和突变位点，因而每种核基因突变的临床表型有多种。与线粒体病相关的 mtDNA 突变体有 729 种，包括重排（缺失与重复）261 种，编码基因与控制区突变 238 种，rRNA 和 tRNA 突变 230 种，因此，线粒体基因突变频率大大高于核基因的突变频率。根据突变基因的功能定位，线粒体的遗传缺陷涉及糖、脂肪、蛋白质、核酸等重要代谢通路，缺陷的基因产物包括线粒体膜的物质转运、氧化磷酸化、三羧酸循环、脂肪酸 β-氧化、尿素循环、线粒体 DNA 的复制等生化反应中的酶或蛋白质。美国线粒体病基金会（United Mitochondrial Disease Foundation）根据线粒体病的临床表型，将其分为 44 类，多数为综合征，种类多且复杂。

目前线粒体病没有特效药物，怀疑线粒体病，易早期进行基因检查，结合患者症状、体征及其他实验室检查，明确患者病情，并给予维持能量代谢的平衡和稳定。

【诊断思路】

诊断思路见图 314。

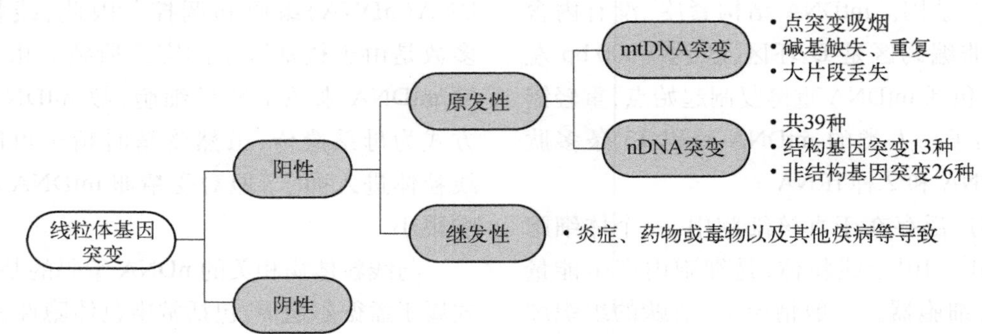

图 314　线粒体基因突变诊断思路图

当考虑为线粒体遗传病或与线粒体药物相关使用时，应该检测线粒体基因突变状态，根据线粒体基因突变诊断制订合适的诊疗方案。

【需进一步检查的实验室指标】

线粒体病具有高度异质性特点，线粒体病的诊断需要综合临床、病理、生化和分子诊断等各项指标分析才能成立，其中临床诊断是基础，在基于临床疑诊的前提下，肌肉病理学检查、线粒体呼吸链生化活性的测定以及基因检查均可为诊断提供帮助。

【指标评估的技术要点】

1. 基因多态性　线粒体基因多态性存在很多种类型，不同类型对疾病严重程度的影响差异很大。

2. 基因突变　线粒体基因变异，也会影响疾病严重程度不一致性。线粒体基因突变存在不均一性，可能会存在假阴性实践的发生。

【指标评估的影响因素】

1. 检测方法　目前疾病严重程度一般采用 PCR-RFLP、DNA 直接测序法，荧光 PCR 技术，HRM 法和毛细管电泳法等。无论采用基因测序检测，还是采用基因芯片法等其他方法进行检测，均需要对疾病严重程度进行基因分型，其检测的基因位点是否全面，决定了疾病严重程度分型的准确性，同时其检测结果的可靠性需要结合临床实践进行评价。

2. 标本采集　疾病严重程度检测采用的是 EDTA 抗凝的外周血，严重脂血、溶血会影响 DNA 的提取而导致检测失败；而使用肝素抗凝时将抑制 PCR 扩增的酶活性，而造成检测失败。部分疾病需要采集活检组织。

（李　艳，童永清，吕永楠）

参考文献

线粒体乙醛脱氢酶 2

【定义】

线粒体乙醛脱氢酶 2（acetaldehyde dehydrogenase 2，ALDH2）是乙醇（酒精）代谢途径中的关键酶，同时具有乙醛脱氢酶和硝酸酯酶活性，参与乙醇和硝酸甘油的代谢。乙醇进入人体后，先是被氧化成乙醛，乙醛再被 ALDH2 进一步氧化成乙酸。若 ALDH2 发生突变导致功能上的异常，则乙醛发生堆积。ALDH2 具有的硝酸酯酶活性可使硝酸甘油在体内转化为活性产物一氧化氮（NO）。若患者的 ALDH2 基因突变，ALDH2 酯酶活性降低，使硝酸甘油无法生成 NO，难以发挥药效。进行 ALDH2 基因型检测，可指导临床硝酸甘油用药和协助判断受检者对乙醇的代谢能力。

【分类】

ALDH2 基因位于 12 号染色体 12q24.2，其主要多态性是 rs671，即位于外显子 12 的 G1510A。ALDH2 * 2（Glu504Lys，rs671）多态导致所编码蛋白质 504 位谷氨酸被赖氨酸取代，携带突变等位基因（ALDH2 * 2）的个体 ALDH2 酶活性下降，杂合子个体的酶活性仅为野生型个体的 10%，突变纯合子个体酶活性缺失。中国人中 ALDH2 * 2 的平均携带率是 18%。

【临床意义】

ALDH2 以四聚体的形式发挥酶活性，而这 4 个亚基中只要一个是 * 2 型，酶就失活，从而影响酶底物的代谢过程。假设杂合子的野生型与突变等位基因等量表达，其正常的 ALDH2 的表达量也仅有 6%，对底物的催化速度明显下降。在临床上报道最多的 ALDH 底物是乙醇和硝酸甘油。

1. *乙醇*　ALDH2 * 2（突变型）对乙醛的降解速度明显下降，使大量的乙醛滞留在体内。乙醛的毒性远高于乙醇，是导致醉酒并增加醉酒严重性的主要原因。乙醛在体内积聚可以造成器官损伤，导致脂肪肝、肝硬化，甚至肝癌和食管癌等。

表 19　ALDH2 基因型与乙醛脱氢酶活性

基因型	乙醛脱氢酶活性（%）	对酒精代谢能力
Glu504Glu	100	好
Glu504Lys	13~14	差
Lys504Lys	2	很差

2. *硝酸甘油*　硝酸甘油是急性心肌梗死发作时有效的缓解药物。在进入体内后，硝酸甘油在 ALDH 的作用下转化为具有血管活性的 NO，起到扩张血管的作用。若患者基因中携带 ALDH2 突变，ALDH2 活性下降，使硝酸甘油无法产生 NO，从而影响硝酸甘油的治疗效果。携带 ALDH2 * 2 等位基因的心绞痛患者尽可能改用其他急救药物，避免硝酸甘油舌下含服无效，减少用药无效导致的意外死亡。

表 20　ALDH2 基因型与硝酸酯酶活性

基因型	硝酸酯酶活性（%）	对药物的影响
Glu504Glu	100	硝酸甘油无效概率较低
Glu504Lys	8~15	硝酸甘油无效概率高
Lys504Lys	6~7	硝酸甘油无效概率很高

X

【诊断思路】

诊断思路见图 315。

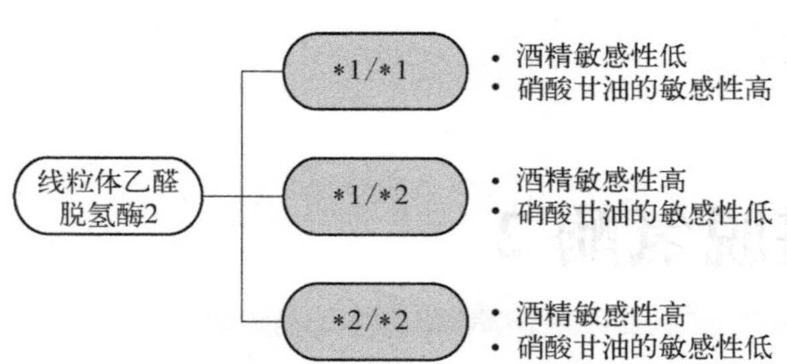

图 315　线粒体乙醛脱氢酶 2 诊断思路图

根据患者的 ALDH2 基因型确定是否适合饮酒或者硝酸甘油治疗，指导临床正确使用硝酸甘油。

(1) Glu504Lys(GL 型)：① 如果要饮酒，宜少量饮酒。大量饮酒将导致高危疾病风险增加；② 提示硝酸甘油无效风险高，可选择其他策略或药物如单硝酸异山梨酯等。

(2) Lys504Lys(LL 型)：① 建议滴酒不沾，大量饮酒将导致高危疾病风险增加；② 提示硝酸甘油无效风险高，可选择其他策略或药物如单硝酸异山梨酯等。

【需进一步检查的实验室指标】

肝功能及肿瘤标志物的检测，对于经常饮酒的 ALDH2＊1/ALDH2＊2 杂合子，或者 ALDH2＊2/ALDH2＊2 纯合子，建议进一步检查肝功能和肿瘤标志物。

【指标评估的技术要点】

目前，ALDH2 的检测方法主要包括 PCR－直接测序法、PCR－焦磷酸测序法、荧光定量 PCR 法、PCR－基因芯片法、PCR－高分辨率熔解曲线法和等位基因特异性 PCR 法。其中，荧光定量 PCR 法和 PCR－基因芯片法是常用的检测方法，有相应试剂盒获得 CFDA 注册证。

1. *测序技术(包括 Sanger 测序法和焦磷酸测序法)*　该技术被认为是检测的金标准，理论上能够检测所有的 ALDH2 基因型，包括已知的和未知的。Sanger 测序法测序长度较长，但是灵敏度不高，当组织中靶标基因突变比例低于 20%时，可能出现假阴性结果。焦磷酸测序法检测灵敏度较高，对体细胞突变和甲基化等可实现定量检测，对低丰度突变(<3%)容易出现假阴性；分型准确可靠，通量较高。焦磷酸测序长度仅 10 多个碱基，不能对长片段进行分析。两种测序方法对试剂和仪器有特殊要求，费用较高，操作复杂，速度慢，不易普及。

2. *荧光定量 PCR 法*　该技术灵敏度高，通用性强，平台简单，并且定量(相对或者绝对)的结果有助于提示标本是否污染，因为等位基因在理论上拷贝数是相同的。但是荧光定量方法只能够检测已知的等位基因类型。用于区分不同基因型的探针可能存在非特异性结合的情况，因此对于实验结果的判断应当谨慎，仔细。

3. *PCR－基因芯片法*　该技术通量高，可以在一次实验中完成多种基因型的检测，结果判断比较直观，但是可能存在非特异杂交和显色(发光)，导致假阳性结果。因此，应用基因芯片检测试剂盒时应确保试剂按要求保存，杂交和洗片务必在避光条件下进行，芯片加样时注意使液体铺满整个反应区，但不能溢出、不能出现气泡，以防交叉污染。

4. *PCR－高分辨率熔解曲线法*　该技术方法简单，快速，通量大，结果准确，既可以通过标准品对照区分不同的等位基因，也可以提示未知的等位基因型，但是对仪器(光谱范围和温控)和试剂(饱和荧光染料)的要求高，不能排除待测核酸中新出现的遗传变异，临床上使用较少。

5. *等位基因特异性 PCR 法*　该技术根据等位基因某一碱基的差异设计引物，正义链引物 3′端的第一个碱基与等位基因特异碱基互补，特异性引物仅扩增与其相应的等位基因，而不扩增其他等位基因。因此，PCR 扩增产物有无是鉴定特异性等位基因的基础，特异性 PCR 扩增产物可通过琼脂糖凝胶电泳检出，该方法也可与实时荧光定量 PCR 结合起来进行基因分型。该方法操作简单，耗时较少，灵敏度高，是等位基因分型中常用的技术。

【指标评估的影响因素】

1. 外源性污染　ALDH2 测定方法大多数需要使用 PCR 技术扩增目标基因，待测者的标本受到外源性 DNA 污染时，如使用外源性的免疫细胞治疗、输血和怀孕等情况，可能会导致假阳性结果。另外，实验操作不恰当也可能引起假阳性结果。

2. 技术性因素　PCR 技术的非特异性扩增和基因芯片的非特异性杂交可能引起假阳性结果。在 PCR 和基因芯片技术中，对温度的控制不准确可能导致假阴性结果。

（黄　彬，陈培松）

参考文献

腺病毒

【定义】

腺病毒（adenovirus）属于呼吸道病毒，于 1953 年 Rowe 及其同事首次分离获得。多可引起人类呼吸道、胃肠道、泌尿系统及眼部疾病等。其主要经呼吸道传染，引起腺病毒呼吸道感染及腺病毒肺炎。有些腺病毒型别可通过胃肠道、眼结膜等途径传播，引起咽结膜热、流行性角膜炎和小儿胃肠炎。

【分类】

根据腺病毒基因的同源性，将其分为 6 个组（A~F），共 49 个血清型。腺病毒 3、7、11、21、14 型可引起婴幼儿肺炎和上呼吸道感染，其中 3、7 型为腺病毒肺炎主要病原；另外，3、7、14 型可引起咽结膜热；8、19、31 型可引起流行性角膜炎；40、41 型可引起小儿胃肠炎。

【诊断思路】

诊断思路见图 316。

临床表现　根据流行情况、病史、呼吸道症状等临床表现及肺部、咽喉部体征，结合血象、X 线胸片等检查，可作出临床诊断。确诊需依赖病原学检查。

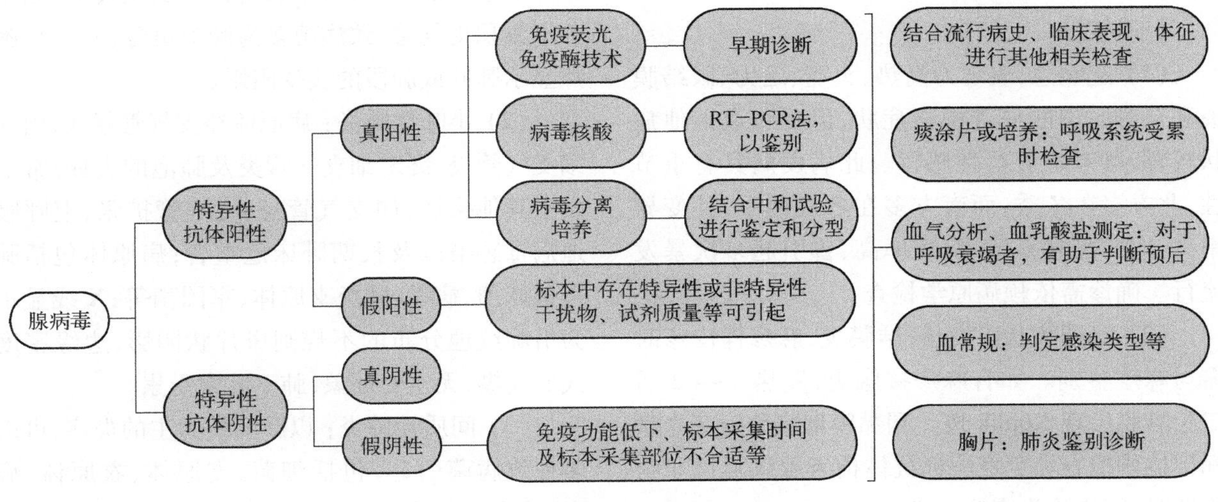

图 316　腺病毒感染的诊断思路图

X

（1）腺病毒肺炎：占病毒性肺炎的20%～30%，北方多见于冬春两季，南方多见于秋季。80%的腺病毒肺炎发生于6个月～2岁的婴幼儿。潜伏期3～8 d，发病急，以高热、咳嗽、呼吸困难及发绀为主，可出现嗜睡、惊觉、腹泻、结膜炎，甚至心力衰竭等。学龄前期和学龄期儿童的症状较轻，以持续高热为主。可伴有中枢神经系统及心脏的间质性炎症与小血管壁细胞增生反应。

（2）急性咽结膜炎：可由腺病毒引起，表现为发热、咽痛、畏光、流泪、咽及结膜严重充血等。多见于夏季，发生于儿童多见，经过游泳传播，病程一般为4～6 d。另外，柯萨奇病毒也可引起该病，需注意鉴别。

（3）急性气管-支气管炎：可有腺病毒引起，起病急，全身症状较轻，可有发热。初为干咳或少量黏液痰，随后痰量增多，咳嗽加剧，偶伴血痰。咳嗽咳痰可延续2～3周，如迁延不愈，可演变为慢性支气管炎。若伴支气管痉挛，可出现程度不等的胸闷气促。

（4）急性病毒性咽炎和喉炎：可由腺病毒引起，临床表现为咽痒和灼热感，咽痛不明显，咳嗽少见。急性喉炎主要由腺病毒、流感病毒及副流感病毒引起，主要表现为明显声嘶、讲话困难、可有发热、咽痛或咳嗽，咳嗽时咽喉疼痛加重。体检可见喉部充血、水肿，局部淋巴结轻度肿大甚至触痛，可闻及喉部的喘息声。

【伴随临床症状的鉴别诊断】

1. 伴发热

（1）起病急，表现为高热、头痛、乏力、眼结膜炎和全身肌肉酸痛等中毒症状，但呼吸道卡他症状较轻，可考虑流行性感冒。此病发病具有季节性，北方多在冬季，而南方多在冬夏两季，其变异率高、人群普遍易感、发病率高、曾引起多次暴发流行。确诊需依赖病原学检查。

（2）早期症状以发热，结膜炎，麻疹样皮疹时需与麻疹鉴别。如有麻疹接触史，发热3～4 d后口腔黏膜出现Koplik斑。咽黏膜细胞免疫荧光素标记抗体检查和免疫酶标抗体检查腺病毒抗原为阴性时，则应诊为麻疹感染。

（3）中度发热，病程稍长，抗生素治疗无效，但一般症状较轻，肺部体征弥漫，X线检查为小片影，可见于婴幼儿。需考虑副流感病毒肺炎的可能。确证依赖于影像学及病原学检查等。

2. 伴咽痛、咽痒　起病较急，早期症状主要以鼻部卡他症状为主，常伴咽部不适、咽痒、咽痛，可有声嘶，有时可出现听力减退，也可出现流泪、味觉迟钝、呼吸不畅、咳嗽等，可考虑普通感冒的可能。该病可由鼻病毒、冠状病毒、副流感病毒、呼吸道合胞病毒等引起，其确诊需结合临床症状、体征、血常规、病毒学检查等。

3. 伴咳嗽、咳痰　以咳嗽、咳痰表现为主的疾病包括支气管肺炎、肺结核、肺癌、肺脓肿、麻疹、百日咳等。确诊依赖于其他临床表现、体征、实验室检查、胸片、病原学检查、甚至脱落细胞检查等。

【伴随实验室指标的鉴别诊断】

1. 伴白细胞计数正常　多数病毒性感染，其白细胞计数均正常或偏低，因此，白细胞分类计数只能简单区分细菌还是病毒感染，确诊需结合临床症状、相关实验室检查。

2. 伴肺纹理增多　胸片X线检查，显示肺纹理增多，除腺病毒肺炎外，还需考虑其他致病菌引起的肺炎，包括以下几种。

（1）大叶性肺炎：病原体先在肺泡引起炎症，后经肺泡间孔向其他肺泡扩散，导致相应肺段或肺叶发生炎症改变；典型表现为肺实质炎症，通常并不累积支气管，致病菌多为肺炎链球菌；X线胸片显示肺叶或肺段的实变阴影。

（2）小叶性肺炎：病原体经支气管侵入，引起细支气管炎、终末细支气管炎及肺泡的炎症，常继发于其他疾病，如支气管炎、支气管扩张、上呼吸道病毒感染以及长期卧床危重者；病原体包括肺炎链球菌、病毒、肺炎支原体、军团菌等；X线显示为沿肺纹理分布的不规则斑片状阴影，边缘密度浅而模糊，无实变征象，肺下叶常受累。

（3）间质性肺炎：以肺间质为主的炎症，可由多种致病菌引起，包括细菌、支原体、衣原体、病毒、肺孢子菌等，因病变仅在肺间质，故其呼吸道症状较轻;X 线表现常为一侧或双侧肺下部分不规则条索状阴影,从肺门向外伸展,可呈网状,其间可有小片肺不张阴影。以上疾病的确诊需结合临床体征、血常规、痰涂片及培养、影像学、病原体等相关实验室检查。

【需进一步检查的实验室指标】

1. *痰涂片或培养* 呼吸系统受累时可进行痰液涂片、培养等。

2. *病毒分离* 可取患者血液、痰液、胸腔积液等进行病毒的培养及分离。

3. *血清学检查* 检测特异性抗体,中和试验为最常采用的方法,也可用血凝抑制试验。

4. *病毒核酸检测* PCR 技术检测腺病毒 DNA。近年来,有研究报道,可采用多种方法联合检测病毒核酸,如 PCR -毛细管电泳-激光诱导荧光法、PCR -微流控芯片电泳-激光诱导荧光法等。此外,基因芯片技术在医学领域中将具有巨大的发展空间。

5. *免疫荧光技术* 早期腺病毒性肺炎患儿的咽部脱落细胞直接、间接免疫荧光素标记抗体检查技术是早期快速诊断方法之一。

6. *免疫酶技术* 为了提高敏感性,国外将标记荧光素的抗病毒抗体与同位素 ^{125}I 或酶结合形成放射免疫荧光技术和免疫荧光酶技术。

7. *血常规检查* 白细胞计数及分类检查,主要区分细菌性还是病毒性感染。

8. *血气分析及血乳酸盐测定* 对重症腺病毒性肺炎有呼吸衰竭者,有助于判断预后。

9. *胸片 X 线检查* 肺炎患者可检查胸片以鉴别排除其他病原体引起的类似肺炎。

【指标评估的技术要点】

1. *病毒分离培养* 是最早研究病毒的方法,标本为喉、鼻、咽拭子或鼻洗液,采集到的标本迅速接种敏感细胞原代或传代的上皮细胞,病毒感染几天至几周后出现特征性细胞病变。病变出现的早晚因病毒的型别及病毒的感染量而异。病毒培养周期长,使用小瓶培养技术会缩短时间。血浆病毒载量(通过定量核酸扩增试验评估)可用作抢先治疗的标志物,用于诊断腺病毒相关症状体征,还可用于检测一些免疫功能受损人群的抗病毒治疗反应。

2. *特异性抗体检测* 双份血清血凝抑制试验:急性期和恢复期血清进行中和试验。IgG 抗体滴度 4 倍以上升高或仅 IgM 阳性有诊断意义。另外,在 CSF 中检测到抗体可能意味着中枢神经系统感染、血液污染或抗体穿过血脑屏障。

3. *快速诊断方法* 病毒分离及血清学检查,经过数十年的研究与应用,结果较可靠,但需要时间长,仅能作为追溯性诊断,故国内外开展了快速诊断方法,包括免疫荧光技术、免疫酶技术、PCR 技术等,其敏感度和特异度均较传统方法有所提高;另外,近年来新发展的联合检测技术(PCR -毛细管电泳-激光诱导荧光法以及 PCR -微流控芯片电泳-激光诱导荧光法等)可更加快速、灵敏、准确、微量地检测出病毒核酸;此外,基因芯片技术于近年来,在检验领域发展迅速,该技术具有高通量、微量、快速、简便、准确等优点。

4. *血常规检查* 白细胞总数约 62% 的病例在 10.0×10^9/L 以下,36% 在 $(10\sim15)\times10^9$/L 之间,分类以淋巴细胞为主,继发感染时白细胞总数及嗜中性粒细胞可以升高。血涂片检查:嗜中性粒细胞的碱性磷酸酶及四唑氮蓝染色一般较正常小儿或细菌性肺炎为低。

5. *血气分析及血乳酸测定* 根据北京儿童医院的观察认为,对于重症腺病毒性肺炎有呼吸衰竭者,凡血气分析 pH 小于 7.25、二氧化碳分压大于 9.0 kPa 及严重低氧血症(吸入 40% 以上氧浓度时,氧分压低于 7.0 kPa)及(或)有高乳酸血症(血乳酸盐检测值大于正常值 2 个标准差)者病死率较高。

6. *胸片 X 线检查* 该病毒引起的急性气管炎-支气管炎,其肺纹理大多正常或增粗。若为腺病毒肺炎,则 X 线胸片改变早于肺部体征,早期肺纹理增多、模糊,继之于两肺中内带及两侧下部有大小不等的片状病灶。随着病情发展,病灶密度升高,病变增多,分布较广,有的互相融合成大片状病灶,右侧多于左侧。肺部阴影大都在 2 周开始消退,3~6 周才完全吸收。部分病例可有胸膜反应或少量胸腔积液以及肺气肿。

【指标评估的影响因素】

1. 标本采集　病毒分离的成功率取决于能否采集到含有足量的活病毒样品和找到敏感的组织。采集标本的时间最好在发病当天，6～10 d 采集阳性率迅速下降。

2. 细胞培养病变特征　病变的特征是细胞先变圆，进而成球形并对光的折射增强，许多病变的细胞聚在一起似一串串葡萄。

3. 血清学检测　应采取早期和恢复期双份血清进行检测。

4. 病毒核酸检测　为提高待检病毒特异性，每种病毒可设计多条探针以弥补个别探针的交叉反应；对于病毒核酸的检测，尤其是基因芯片的制备和初步验证应进行条件优化（如芯片洗液配方、杂交液浓度、杂交时间及温度等）；为保证结果准确性和可靠性，应评估试验特异性、灵敏度以及重复性等。

5. 病毒培养　采集到的标本应迅速接种敏感细胞原代或传代的上皮细胞，如人胚肾、Hela、KB 或 HEp－2 等。

（廖　璞）

参考文献

腺苷脱胺酶

【定义】

腺苷脱胺酶（adenosine deaminase，ADA）是嘌呤核苷代谢中重要的酶类，属于巯基酶。每分子至少含 2 个活性巯基，其活性能对氯汞甲酸完全抑制。ADA 能催化腺嘌呤核苷转变为次黄核苷，再经核苷磷酸化酶作用生成次黄嘌呤，其代谢终产物为尿酸。

【分类】

广泛分布于人体各组织中，以胸腺、脾和其他淋巴组织中含量最高，肝、肺、肾和骨骼肌等处含量较低。血液中的 ADA 主要存在于红细胞、粒细胞和淋巴细胞，其活性约为血清中的 40～70 倍。测定血清 ADA 活性及其同工酶有助于肝胆疾病的诊断。国内血清 ADA 采用 DE_{52} 小柱层析法分离出 ADA_1 及 ADA_2 两种同工酶。

【诊断思路】

诊断思路见图 317。

1. 肝脏疾病　急性肝炎（AH）时，谷丙转氨酶（ALT）明显升高，ADA 仅轻、中度升高，且阳性率明显低于谷草转氨酶（AST）和 ALT。因此 ADA 在诊断急性肝损伤有一定价值但不优于 ALT。重症肝炎发生酶胆分离时，尽管 ALT 不高，而 ADA 明显升高。AH 后期，ADA 升高较 ALT 明显，恢复至正常水平也较迟，与组织学一致，因此 ADA 更能反映急性肝损伤。ALT 恢复正常而 ADA 持续升高，提示易迁延为慢性肝炎。在慢性肝炎（CH）、肝硬化和肝细胞癌患者血清 ADA 活性显著升高，在肝硬化时 ALT 多正常或轻度升高。失代偿期肝硬化 ADA 活性明显高于代偿期肝硬化。慢性活动性肝炎（CAH）ADA 活性明显高于慢性迁延性肝炎（CPH）。ADA_2 反映慢性肝损伤明显优于 ADA 总活力。在总活力尚在正常时，ADA_2 即可升高。联合检测 ADA_2 与 ALT 有助于慢性肝炎的诊断：CPH 的 ALT 和 ADA 均轻度升高或不升高，CAH 时 ALT 多为中度以上升高，而 ADA_2 明显升高。肝炎后肝硬化 ADA 活性明显升高，甚至高于黄疸型肝炎和 CAH。在反映肝硬化实质

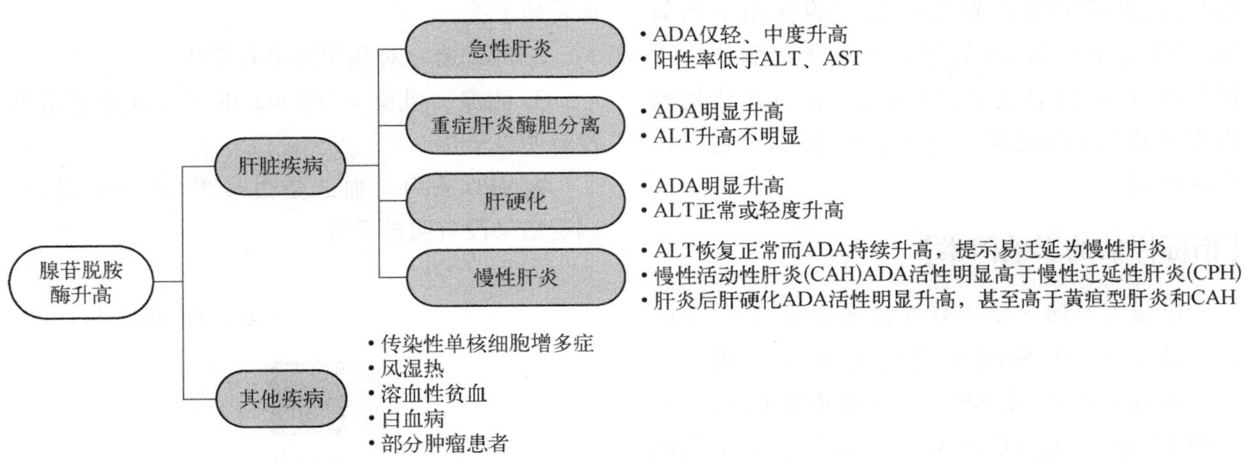

图 317　腺苷脱胺酶升高的诊断思路图

损害方面，ADA 优于 ALT。

2. 其他疾病　如传染性单核细胞增多症、风湿热、溶血性贫血、白血病及部分肿瘤患者血清 ADA 有不同程度上升，尤以传染性单核细胞增多症最为突出。

【伴随临床症状的鉴别诊断】

1. 伴溶血性黄疸　溶血性黄疸系红细胞大量破坏，产生胆红素过多，肝脏不能及时排除所致。溶血的原因很多，如先天性或免疫性溶血，某些感染性疾病（如疟疾、败血症等）、植物毒素（如蚕豆病等），均可导致溶血性黄疸。诊断时应详细询问病史和有关检查，如先天性或免疫性溶血起病缓慢，蚕豆病在病前有食蚕豆史，疟疾可查出疟原虫等。

2. 伴急性胆道系统感染　包括急性胆囊炎、胆石症、胆道蛔虫等。起病较急，以突然寒战、高热或右上腹剧痛、绞痛和放射至右肩背痛为特征，随后迅速出现黄疸，无明显乏力和消化道症状，体征除黄疸外，有明显右上腹压痛或莫菲氏征阳性，肝脏和胆囊常肿大。

3. 伴传染性单核细胞增多症　由 EB 病毒引起，可侵犯肝脏引起肝肿大和黄疸，发病年龄以儿童和青少年多见。临床表现常有发热、咽痛、淋巴结肿大、皮疹、肝脾肿大等特征。

4. 伴药物性肝炎　引起肝损害的药物较多，常见的有阿司匹林、异烟肼、氯丙嗪、某些抗生素和锑剂等。药物性肝炎的特点是发病前有药物史或过敏体质。

【伴随实验室指标的鉴别诊断】

在肝细胞性黄疸和肝硬化伴黄疸患者中 ADA 水平升高较阻塞性黄疸患者明显。

【需进一步检查的实验室指标】

同时测定血清 ADA 与血清 ALT、GGT 活性有助于慢性肝病与慢迁肝的鉴别。因慢活肝患者血清 ADA 活性多升高，ALT、GGT 活性多正常，而慢迁肝患者血清 ADA 多正常，ALT、GGT 多升高。同时测定血清 ADA 及胸腔积液 ADA 活性并计算其比值是鉴别结核性胸腔积液与癌性或心衰性胸腔积液的有效指标，因结核性胸腔积液 ADA 活性明显高于其他两类胸腔积液，且胸腔积液 ADA 与血清 ADA 比值大于 1。

【指标评估的技术要点】

常用方法有紫外速率法和酶偶联显色法。紫外速率法是通过血清 ADA 催化腺嘌呤核苷脱氨，产生肌苷和氨，在谷氨酸脱氢酶（GDH）催化下，氨与 α-酮戊二酸及 NADH 反应，生成谷氨酸及 NAD^+，通过在 340 nm 处监测 NADH 吸光度的下降速率可测定 ADA 活性。酶偶联显色法是血清 ADA 催化腺苷脱氨，生成次黄苷，次黄苷在嘌呤核苷酸化酶作用下分解为次黄

X

嘌呤，次黄嘌呤在次黄嘌呤氧化酶作用下被氧化，产生过氧化氢，过氧化氢在氧化物酶作用下被氧化，产生过氧化氢，过氧化氢在过氧化物酶作用下使色原物质缩合产生有色物质，可通过比色法测定。

【指标评估的影响因素】

1. 温育时间　使用紫外速率法时，样品中的乳酸脱氢酶、丙酮酸及氨物质可与试剂中的NADH发生反应，使340 nm处吸光度下降，因此试剂Ⅰ与标本混合后需温育足够时间，以消除内源物质干扰。

2. 胆红素　对测定结果有干扰。

3. 乳糜　乳糜≤500 mg/dL时，对测定结果没有明显干扰。

4. 血红蛋白　血红蛋白≤200 mg/dL时，对测定结果没有明显干扰。

（石玉玲，廖　扬）

参考文献

香草扁桃酸

【定义】

香草扁桃酸（vanillymandelic acid，VMA）即3－甲氧基－4－羟苦杏仁酸（3－Methoxy－4－hydroxymandelic Acid，MHMA），是肾上腺素和去甲肾上腺素的主要终末代谢产物。

【分类】

根据其在人体中的分布情况，可分为血VMA和尿VMA。由于人体内产生的香草扁桃酸随尿液排出体外，其排出量往往较高，所以检测尿中VMA含量可间接反映体内儿茶酚胺的分泌情况。

【诊断思路】

诊断思路见图318。

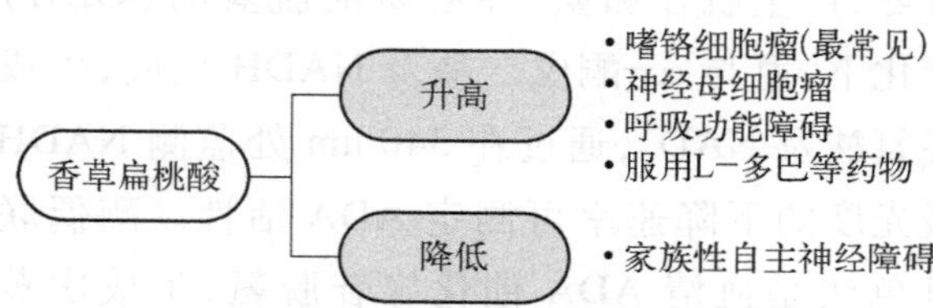

图318　香草扁桃酸异常的诊断思路图

【伴随临床症状的鉴别诊断】

1. VMA升高伴高血压

（1）伴持续性高血压，对降压药效果不佳：可考虑嗜铬细胞瘤或库欣综合征。常呈急进型高血压过程，舒张压高于130 mmHg，眼底损害严重，可发生高血压脑病等相关症状。确诊需检测血或尿皮质醇水平。

（2）伴阵发性高血压：为嗜铬细胞瘤的特征性临床表现。发作时血压骤升，收缩压往往高于200 mmHg，可有剧烈头痛，心动过速，大汗淋漓，特别严重者可并发脑血管意外。发作时间一般数分钟至数小时，随病程演进，发作渐频，时间渐长，最终可发展为持续性高血压伴阵发性加剧。确诊需检测血或尿肾上腺素和去甲肾上腺素水平。

2. VMA升高伴低龄化尿　VMA升高发生于儿童，特别是5岁以下的患儿时，需考虑神经母细胞瘤。确诊需检测尿高香草酸。

3. VMA升高伴呼吸困难、胸闷、心悸、呼吸困难等　需考虑呼吸功能不全。

【伴随实验室指标的鉴别诊断】

1. VMA 升高伴高香草酸升高　高香草酸为多巴胺的代谢产物，在神经母细胞瘤的患者中其尿 VMA 升高，在嗜铬细胞瘤的患者中一般不高。因此，尿 VMA、尿高香草酸同时升高可考虑神经母细胞瘤；尿 VMA 升高伴尿高香草酸正常则考虑嗜铬细胞瘤的可能性较大。

2. VMA 升高伴肾上腺素和去甲肾上腺素升高　考虑嗜铬细胞瘤的可能性较大。

3. VMA 升高伴动脉血氧分压降低或血二氧化碳分压升高　考虑呼吸功能不全。

【需进一步检查的实验室指标】

1. 血、尿其他检查　血或尿肾上腺素、去甲肾上腺素、尿高香草等。可用于判断是儿茶酚胺分泌异常或是多巴胺分泌异常。

2. 其他激素检查　生长激素、红细胞生成素、抗利尿激素等。可筛查其他神经系统或内分泌系统的疾病。

3. 血生化检查　肝功能、肾功能等，以了解患者机体的基础状态。

4. 血常规检查　包括红、白细胞，血小板计数等，以了解患者机体的基础状态。

5. 尿常规检查　尿常规 11 项包括尿酸碱度、尿比重、尿糖、尿酮体、尿蛋白等检查，以了解肾功能的基础状态。

6. 其他　包括 B 超、CT、X 线、病理组织活检等。用于判断是否有肿瘤组织存在。

【指标评估的技术要点】

1. 昼夜波动　体内 VMA 的分泌有昼夜波动，应收集 24 h 尿液进行测定。

2. 检测校正　由于人体内部分代谢产物可影响尿 VMA 的测定，实验过程中应设置“内标准管”和“未氧化空白管”进行校正。同时，为了避免尿液中正常成分对测定的干扰，测定波长的吸光度需精确地固定在 360 nm 处。

3. 反应条件　反应温度和 pH 对 VMA 的氧化过程影响较大，实验过程中温度应严格控制在 50℃，pH 为 7.5。

4. 检测方法　尿 VMA 多采用分光光度法和重氮化对硝基苯胺显色法进行测定，部分有条件的实验室用高效液相色谱技术（HPLC）进行测定，该技术可去除过多的干扰物进而对 VMA 提纯，提高了检测的特异性。

【指标评估的影响因素】

1. 非疾病因素　进食巧克力、咖啡及柠檬等一些食物时，由于含有酚氧酸类可使结果假性升高。

2. 药物因素　L-多巴的摄入可导致尿 VMA 升高。阿司匹林及一些降压药的使用则导致检测结果假性升高。

（秦　雪）

参考文献

血红蛋白

【定义】

血红蛋白是人体有核红细胞及网织红细胞内合成的一种由亚铁血红素和珠蛋白组成的四聚体结合蛋白，是红细胞内发挥运送氧气和二氧化碳功能的载体。

X

【分类】

血红蛋白有 3 种构象形式，分别是还原血红蛋白、氧合血红蛋白和高铁血红蛋白。生理条件下，99%血红蛋白铁离子呈 Fe^{2+} 状态，称为还原血红蛋白（deoxyhemoglobin，HHb），还原血红蛋白与氧结合后称为氧合血红蛋白（oxyhemoglobin，HbO_2）；1%血红蛋白的铁离子呈 Fe^{3+} 状态，称为高铁血红蛋白（hemiglobin，Hi）。若血红素的第 6 个配位键被 CO、S 等占据，则形成各种血红蛋白衍生物，如碳氧血红蛋白（carboxyhemoglobin，HbCO）、硫化血红蛋白（sulfhemoglobin，SHb）。

在结构组成上，由于珠蛋白肽链的不同，正常血红蛋白有六种类型，分别是 Hb A（$\alpha_2\beta_2$）、Hb A_2（$\alpha_2\delta_2$）、Hb F（$\alpha_2\gamma_2$）、Hb Grower Ⅰ（$\xi_2\varepsilon_2$）、Hb Grower Ⅱ（$\alpha_2\varepsilon_2$）和 Hb Porthland（$\xi_2\gamma_2$）。Hb A 是成人的主要血红蛋白，占血红蛋白总量的 96%～98%；Hb A_2 一直处于较低水平，占总量的 1.2%～3.5%；Hb F 占总量的 2%以下。Hb Grower Ⅰ、Hb Grower Ⅱ和 Hb Porthland 仅在胚胎发育第 3～12 周一过性出现，此后 Hb F 开始占优势，是妊娠后 2/3 期和新生儿期的主要血红蛋白（占 80%以上），胎儿出生后 Hb F 迅速下降，2 岁时接近成人水平。

当珠蛋白基因突变导致肽链的单个或多个氨基酸替代或缺失后，可形成血红蛋白变异体，导致血红蛋白病。这种突变可发生在任何珠蛋白链，至今已鉴别出 900 多种变异体，最常见的有 Hb S、Hb C、Hb D Punjab 和 Hb E 等。

【诊断思路】

诊断思路见图 319。

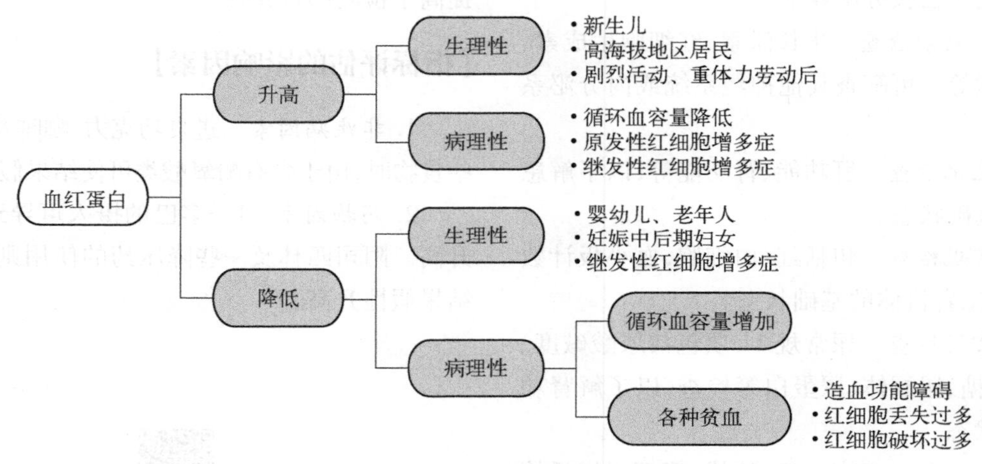

图 319 血红蛋白异常的诊断思路图

【伴随临床症状的鉴别诊断】

1. 降低

（1）伴出血：如外伤出血、反复鼻衄、内脏和关节腔内出血，可见于急慢性失血性贫血、溶血性贫血和血友病等。

（2）伴尿色深浓：如血尿、浓茶样尿、酱油样尿，可见于肾性贫血、溶血性贫血（如阵发性睡眠性血红蛋白尿症）等。

（3）伴黄疸、胆石症或脾大：可见于溶血性贫血，尤其是血管外溶血性贫血、重型 β 地中海贫血。

（4）伴黑便：可见于急慢性消化道出血。

（5）伴发热：可见于疟疾、黑热病等感染性贫血，也可见于重型再生障碍性贫血。

（6）伴胃肠道、神经系统症状：如“牛肉舌”、手足对称性麻木、下肢步态不稳等，可见于巨幼细胞性贫血。

2. 升高

（1）伴呼吸困难：可见于严重的慢性心肺疾病、发绀型先心病。

（2）伴严重呕吐、腹泻：见于脱水导致血液浓缩引起的相对升高。

【伴随实验室指标的鉴别诊断】

1. 红细胞、白细胞和血小板计数　血红蛋白降低伴三系减低见于再生障碍性贫血、阵发性睡眠性血红蛋白尿、骨髓增生异常综合征和骨髓纤维化等；仅红系减低，见于纯红系再生障碍性贫血、溶血性贫血和缺铁性贫血等。

2. 红细胞平均指数和红细胞分布宽度(Red cell distribution, RDW)　根据血液分析仪获得的平均红细胞容积(Mean corpuscular volume, MCV)、平均红细胞血红蛋白含量(Mean corpuscular hemoglobin, MCH)和平均红细胞血红蛋白浓度(Mean corpuscular hemoglobin concentration, MCHC)和RDW等参数，有助于贫血形态学分类。根据MCV、MCH和MCHC结果，可将贫血分为大细胞性贫血、正细胞性贫血和小细胞低色素性贫血。其中，以MCV和RDW在贫血分类中意义最大，前者反映红细胞大小，后者反映红细胞大小不一程度，两者联合可用于Bessman贫血分类(表21)。

表21　Bessman贫血分类

贫血类型	MCV	RDW
缺铁性贫血	↓	↑
巨幼细胞性贫血	↑	↑
溶血性贫血	↑	↑
铁粒幼细胞贫血	正常	↑
再生障碍性贫血	正常	正常
单纯小细胞性贫血	↓	正常

3. 网织红细胞计数　网织红细胞计数可帮助了解幼红细胞增生程度，判断贫血原因是否为骨髓性。溶血性贫血及急性失血性贫血骨髓代偿性增生功能良好，网织红细胞计数升高；再生障碍性贫血和纯红细胞再生障碍性贫血，网织红细胞显著减少。

【需进一步检查的实验室指标】

1. 外周血细胞形态检查　外周血细胞形态检查对贫血诊断具有重要价值，不仅有助于贫血形态分类，而且能发现异形红细胞。红细胞大小不均、小红细胞增多且中央淡染区扩大，可诊断为低色素性贫血；球形红细胞增多见于遗传性球形红细胞增多症和自身免疫性溶血性贫血，椭圆形红细胞增多见于遗传性椭圆形红细胞增多症，镰形红细胞见于镰状细胞贫血，口型红细胞见于遗传性口型红细胞增多症，棘型红细胞见于先天性无β脂蛋白血症和肝功能衰竭，靶形红细胞常见于珠蛋白生成障碍性贫血，“咬痕”红细胞见于葡萄糖-6-磷酸脱氢酶(Glucose-6-phosphate dehydrogenase, G-6-PD)缺乏症。各种异型红细胞，如哑铃型、梨形、三角形，甚至红细胞碎片，提示微血管病性溶血性贫血的可能。泪滴状红细胞可见于骨髓纤维化，红细胞缗钱状形成见于高球蛋白血症，粒细胞分叶过多常见于巨幼细胞性贫血。

2. 骨髓细胞形态检查　缺铁性贫血、巨幼细胞性贫血、溶血性贫血和急性失血性贫血的骨髓增生良好，再生障碍性贫血骨髓增生不良，骨髓增生异常综合征引起的贫血，骨髓增生多数良好，幼红细胞比例增多；单纯幼红细胞减少或缺失，应怀疑纯红细胞再生障碍性贫血或继发于肾脏及内分泌疾病的贫血。此外，骨髓检查还是确定巨幼细胞性贫血的重要方法，红系、粒系和巨核系巨幼样变是巨幼细胞性贫血的特征性改变。骨髓涂片铁染色缺乏可染铁是诊断缺铁性贫血金标准，骨髓“干抽”是诊断骨髓纤维化贫血的重要线索，骨髓涂片检查还是诊断疟疾、黑热病等感染引起贫血和非霍奇金淋巴瘤等肿瘤侵犯骨髓引起贫血及白血病的重要依据。

3. 尿常规检查　尿液颜色异常、红细胞和血红蛋白增多，应高度怀疑肾性贫血、溶血性贫血等。

4. 常规生化检查　如肾功能、内分泌功能检查和胆红素测定，能帮助排除肾脏疾病和内分泌疾病所致继发性贫血、鉴别黄疸的成因和溶血性贫血的诊断。

5. 特殊生化检查　对于小细胞性贫血，应首先从铁代谢检测入手，包括血清铁、血清铁蛋白和转铁蛋白浓度检测；对于巨幼细胞性贫血，需进行血清叶酸和维生素B_{12}检测以进一步明确病因。

6. 溶血试验　筛选试验有红细胞溶解试验、变性珠蛋白小体生成试验、高铁血红蛋白还原试验等，确诊试验有抗人球蛋白试验(Coombs试验)、酸溶血试验(Ham试验)、异丙醇和热变性试

X

验等，是诊断溶血性贫血病因的重要依据。

7. 血红蛋白电泳　为了明确珠蛋白生成障碍性贫血和血红蛋白病的诊断，可通过血红蛋白电泳确认异常血红蛋白的存在。

8. 其他　如粪便隐血试验、X线胃肠道检查、胃肠镜检查，帮助确认出血性贫血原因；脾脏、胆囊超声检查，帮助溶血性贫血和黄疸鉴别诊断；一些恶性肿瘤常以贫血为首发症状（如升结肠癌、多发性骨髓瘤等），必要时可进行肿瘤标志物、M蛋白电泳检测。

【指标评估的技术要点】

1. 血液分析仪血红蛋白浓度测定　是目前临床实验室血红蛋白测定的主流方法。其优点是操作简单、快速，通过使用配套校准物或溯源至参考方法的定值新鲜血实施校准后，可得到准确结果。不同品牌仪器的检测原理不完全相同，但均应溯源至ICSH推荐参考方法氰化高铁血红蛋白分光光度法的结果。中国成年人仪器法血红蛋白浓度的参考区间为：（130～175）g/L（男性）和（115～150）g/L（女性）。为了保证检测结果的准确可靠，实验室应依据仪器厂家说明书和（或）行业标准《临床血液学检验常规项目分析质量要求》（WS/T 406－2012）的要求规范开展性能验证并保证性可满足要求（如批内精密度和日间精密度CV应≤1.5%和2.0%，正确度偏倚应≤2.5%，准确度允许总误差应≤6.0%），使用具有溯源性的配套校准物或定值新鲜血至少每半年对仪器进行1次规范校准，开展室内质控并参加室间质量评价活动。若实验室内部有多个检测系统，应定期进行系统间的结果比对，比对方法可参考行业标准《医疗机构内定量检验结果的可比性验证指南》（WS/T407－2012）。

2. 氰化高铁血红蛋白分光光度法血红蛋白浓度测定　是世界卫生组织和国际血液学标准化委员会（International Council for Standardization in Haematology，ICSH）推荐的参考方法，该方法的测定结果是其他血红蛋白测定方法的溯源标准。参考方法操作较为繁琐耗时，对操作人员要求较高，通常仅在参考实验室使用。

【指标评估的影响因素】

1. 非疾病性改变　一些生理情况下特殊人群的血红蛋白可轻度降低，如生长发育迅速而导致造血原料相对不足的婴幼儿、造血功能减退的老年人。生活在高原地区居民、胎儿及初生儿、健康人进行剧烈运动或从事重体力劳动时，其血红蛋白浓度可升高。

2. 血容量改变引起的变化　呕吐、高热、腹泻、多尿、多汗和大面积烧伤等各种原因引起的失水，使血浆容量减少、血液浓缩，均可导致血红蛋白浓度升高；肝硬化腹水、心力衰竭、肾衰竭和妊娠中后期等各种原因引起的血容量增加，造成血液稀释，可使血红蛋白浓度减低。

3. 分析前影响因素　引起血浆浊度增大因素常导致血红蛋白浓度升高，如高脂血症、异常血浆蛋白症、白细胞计数结果过高（$>20\times10^9/L$）、血小板计数结果过高（$>700\times10^9/L$）、胆红素升高、溶血等；末梢血采集标本测定结果比静脉血标本测定结果略高。

4. 血红蛋白浓度与红细胞计数变化关系　血红蛋白浓度和红细胞计数变化程度可不一致，如大细胞性贫血时，血红蛋白浓度降低程度低于红细胞计数下降程度，而小细胞低色素性贫血时，血红蛋白浓度降低程度较红细胞计数下降更明显。同时，检测红细胞计数和血红蛋白浓度并作比较，有助于分析原因判断贫血类型。

（周文宾，彭明婷）

参考文献

血红蛋白尿

【定义】

正常血浆中的血红蛋白低于 50 mg/L,与肝珠蛋白形成大分子化合物,不能从肾小球滤过。当发生血管内溶血,血红蛋白超过肝珠蛋白结合能力时,游离的血红蛋白从肾小球滤出,形成不同程度的血红蛋白尿。酸性条件下血红蛋白可氧化成三价铁血红蛋白而使得尿液颜色呈现出棕色,如尿中含较多血红蛋白则可呈现出棕黑色酱油样外观。血红蛋白尿的出现常与溶血发生密切相关。目前研究较多的是阵发性睡眠性血红蛋白尿。阵发性睡眠性血红蛋白尿(paroxysmal nocturealhelnoglobinuria,PNH)是一种获得性造血干细胞克隆缺陷性疾病,病变细胞 X 染色体上 PIG－A 基因发生突变,引起糖基化磷脂酰肌醇锚合障碍,导致 GPI 锚链蛋白(GPI－AP)表达减少或者缺失,使得血细胞(红细胞、粒细胞及血小板)膜对补体异常敏感而被破坏,出现持续性血管内溶血。临床主要表现为与睡眠有关、间歇发作的血红蛋白尿,可伴有溶血性贫血、血栓形成和造血功能障碍等症状,但是只有溶血性贫血是 PIG－A 基因突变的直接结果。

【分类】

根据病因可分为阵发性睡眠性血红蛋白尿、阵发性冷性血红蛋白尿、行军性血红蛋白尿、中毒性血红蛋白尿、药物性血红蛋白尿以及其他原因引起的血红蛋白尿。阵发性睡眠性血红蛋白尿根据临床特征可分为经典型、合并其他骨髓衰竭型和亚临床型。

【诊断思路】

诊断思路见图 320。

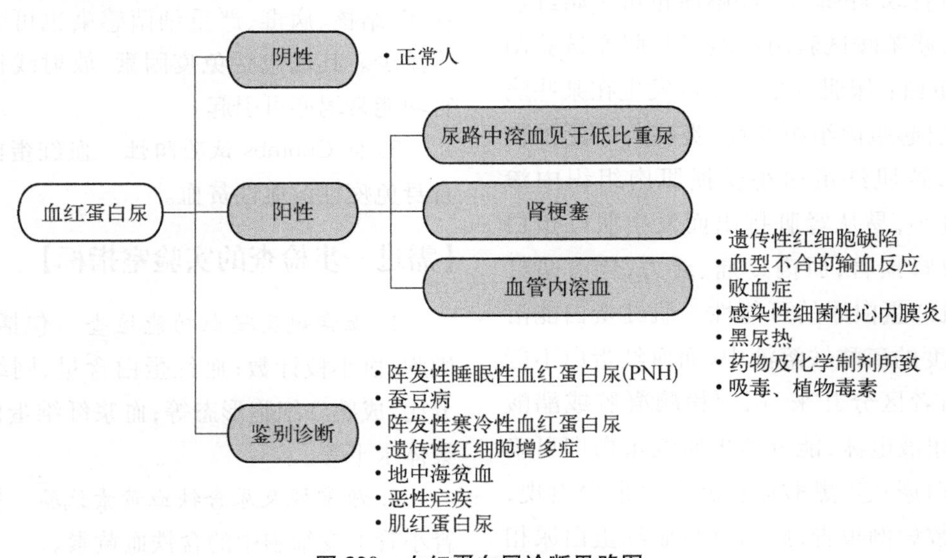

图 320　血红蛋白尿诊断思路图

1. 询问病史　询问是否有明显诱因,是否有进食引起尿液颜色改变的食物或药物,是否伴有腹痛、出血倾向,是否有输血,是否有肝病,是否有遗传病史。

2. 相关检查

(1) 确定是否为血红蛋白尿,是否有明显诱因,是否有血管内溶血或无法解释的溶血存在,是否伴有腹痛、血栓栓塞、血小板减少或白细胞减少;Coombs 试验阴性、无明显肝脾肿大、极少见红细胞碎片、非感染性溶血性贫血;是否有骨髓衰竭症:① 怀疑或确诊再生障碍性贫血或低增生性贫血;② 难治性血细胞减少伴一系发育异常;③ 不明原因的血细胞减少症。

(2) 是否有异常部位的血栓形成:① 非常见部位血栓形成:肝静脉(Budd-Chiari 综合征)、其他腹腔内静脉(门静脉、脾静脉等)、海绵窦、皮肤静脉;② 伴有溶血征象的血栓形成;③ 伴有全血细胞减少的血栓形成。

(3) 血红蛋白尿与血尿、胆红素尿、卟啉尿、肌红蛋白尿、黑酸尿相鉴别。① 血尿:血尿颜色因尿中含血量和尿酸碱度的不同而异,当尿液酸性时,颜色深,呈棕色或暗黑色。血红蛋白由溶血引起,尿呈均匀暗红或酱油色,无沉淀,显微镜检查无红细胞或偶有红细胞;② 胆红素尿:非结合胆红素不能透过肾小球屏障,因此不能在尿中出现,结合胆红素为水溶性能够透过肾小球基底膜在尿中出现。当血中结合胆红素浓度超过肾阈(>34 μmol/L)时,结合胆红素可自尿液排出,可通过尿胆红素试验阳性鉴别;③ 卟啉尿:卟啉尿也可呈暗红色或葡萄酒色,联苯胺试验阴性但尿卟胆原试验阳性;④ 肌红蛋白:尿肌红蛋白尿可发生在某些病理过程中所引起肌肉组织变性、炎症与广泛损伤及代谢紊乱,致肌红蛋白小受损肌肉组织中渗出,其分子量小,易从肾脏排出而发生肌红蛋白尿,并可导致肾损害,肌肉疼痛、乏力,伴有暗红色尿,提示肌红蛋白尿的可能性。肌红蛋白能溶于 80%饱和度的硫酸铵溶液中,而血红蛋白不能溶解,可将两者区分开来,用淀粉酶凝胶或醋酸纤维纸进行尿液电泳,能分离出肌红蛋白即可确诊为肌红蛋白尿;⑤ 黑酸尿:黑酸尿很少出现,国内仅有少数病例报告,此病可与血红蛋白尿相混淆。黑酸尿患者尿液长时间暴露于空气中颜色会变黑,其原因是尿中有尿黑酸的存在,此类患者缺乏尿黑酸氧化酶不能将体内尿黑酸转化为乙酰乙酸从尿中排出。

【伴随临床症状的鉴别诊断】

1. 伴贫血　溶血性贫血可见于遗传性球形细胞增多症、红细胞葡萄糖-6-磷酸脱氢酶缺乏症、珠蛋白肽链分子结构异常和珠蛋白肽链合成数量异常(地中海贫血)、自身免疫性溶血性贫血、阵发性睡眠性血红蛋白尿。

2. 伴黄疸脾大　可见于病毒性肝炎、钩端螺旋体病、败血症、疟疾、门脉性或胆汁性肝硬化、各种原因引起的溶血性贫血及淋巴瘤等。

3. 伴出血　可见于再生障碍性贫血、骨髓增生异常综合征、阵发性睡眠性血红蛋白尿症、急性白血病、骨髓纤维化、巨幼红细胞性贫血、淋巴瘤等。

4. 伴血栓形成　可见于心或脑血管疾病、妊娠分娩和妊高征、肾小球肾炎和肾病综合征、风湿性疾病、糖尿病、恶性肿瘤等。

【伴随实验室指标的鉴别诊断】

1. 伴尿胆红素阳性　血红蛋白尿伴黄疸、贫血考虑是否有遗传性球形细胞增多症,常伴有脾大。

2. 伴血细胞减少　全血细胞减少见于血液系统疾病,如急性白血病、骨髓增生异常综合征、再生障碍性贫血、多发性骨髓瘤等。感染性疾病如伤寒、结核、病毒、严重细菌感染也可引起全血细胞减少。其他包括免疫因素、放射线损伤或多器官功能衰竭亦可引起。

3. 伴 Coombs 试验阳性　血红蛋白尿可能为自身免疫性溶血性贫血。

【需进一步检查的实验室指标】

1. 血常规及凝血功能检查　包括红细胞、白细胞、血小板计数;血红蛋白含量、网织红细胞百分比、成熟红细胞形态等;血浆纤维蛋白原、D-二聚体水平等。

2. 尿常规及尿含铁血黄素试验　检测脱落的肾小管上皮细胞中的含铁血黄素。

3. 骨髓穿刺、骨髓涂片及骨髓活检　选择多部位进行骨髓穿刺,最常用部位为髂骨,若髂骨骨髓增生不良则进行胸骨穿刺。

4. 肝功能、肾功能、甲状腺功能、电解质检查其中特别注意血清胆红素(直接、间接)水平及血清乳酸脱氢酶水平。

5. 血浆游离血红蛋白和结合珠蛋白水平

6. 特异性补体溶血试验

7. 细胞遗传学常规核型分析　必要时进行荧光原位杂交(FISH)以及遗传性疾病筛查(儿童或有家族史者推荐做染色体断裂试验)。

8. 流式细胞术检测　检测外周血成熟红细胞和成熟粒细胞 CD55 和 CD59 有无缺失。阵发性睡眠性血红蛋白尿患者血细胞常缺乏 CD55 和 CD59 等表面蛋白,应用流式细胞术检测 GPI 锚连蛋白缺失细胞数量是诊断阵发性睡眠性血红蛋白尿最直接、最敏感的方法。

9. 影像学检查　包括胸部 X 线或 CT、腹部 B 超等,心电图。

【指标评估的技术要点】

1. 尿常规　检查时尿潜血假阳性率较高,血红蛋白尿和肌红蛋白尿均可呈阳性反应,因此必须以新鲜尿液的镜检结果作为判断是否存在镜下血尿的标准。

2. 血管内溶血检查　需要检测血清游离血红蛋白、血清结合珠蛋白、含铁血黄素试验。

3. 血管外溶血检查　需要检测血清胆红素、尿胆原、尿胆素、粪胆原。

4. Ham 试验蔗糖溶血试验　蛇毒因子溶血试验等血清试验的敏感性较低,需要结合溶血的其他直接或间接证据。

5. 流式细胞术检测　外周血的 CD55 或 CD59,敏感性好,但要求受检者提供近期输血记录,并对红细胞和粒细胞做筛查,若患者检测前有多次输血或重度溶血,可能会得到错误结果。

【指标评估的影响因素】

(1) 红细胞在尿路中溶血可导致假性血红蛋白尿,尿相对密度低于 1.006,则红细胞在尿中溶解使得尿色呈红色。

(2) 服用过引起肾出血的相关药物或引起溶血的药物。

(3) 考虑患者是否有多次输血或重度溶血情况的存在。

(李　智,周　蓉)

参考文献

血吸虫

【定义】

血吸虫也称裂体吸虫(Schistosoma),成虫寄生于人和多种哺乳动物的静脉血管内,隶属于扁形动物门,吸虫纲,复殖目,裂体科,裂体属。

【分类】

寄生人体的血吸虫主要有埃及血吸虫,日本血吸虫,曼氏血吸虫,间插血吸虫,湄公血吸虫和马来血吸虫 6 种。血吸虫寄生人体引起的血吸虫病主要分布于非洲、拉丁美洲和亚洲,其中以埃及血吸虫病、曼氏血吸虫病和日本血吸虫病流行范围最广,危害最大,在我国流行的是日本血吸虫病。

【诊断思路】

血吸虫发育的不同阶段,尾蚴、童虫、成虫和虫卵均可对宿主引起不同的损害,损害的主要原因是血吸虫不同虫期释放的抗原诱发宿主出现一系列的复杂的免疫病理反应,各期引起的病变和临床表现亦具有相应的特点和阶段性。

血吸虫病诊断思路见图321。

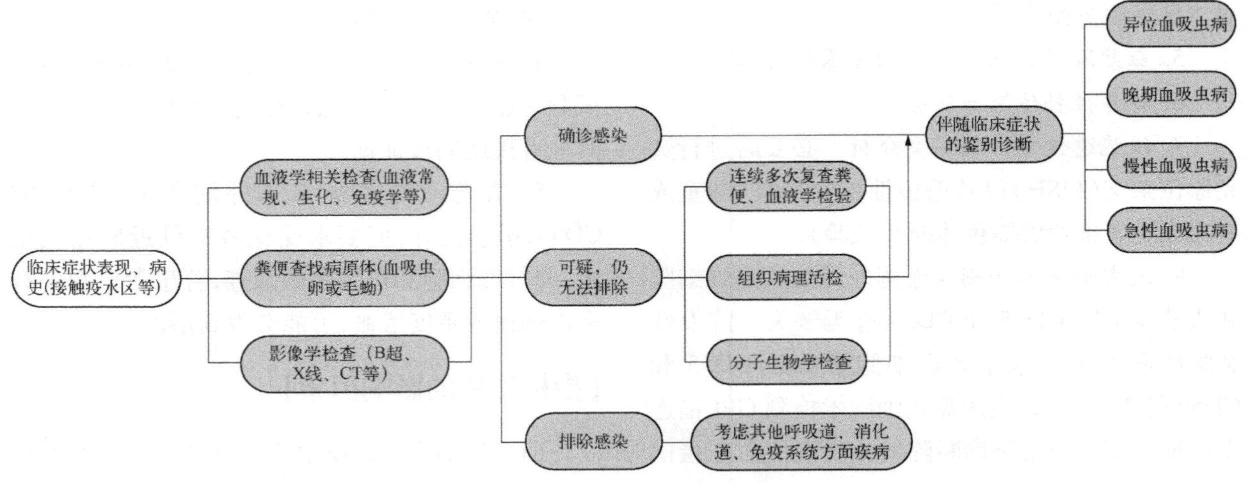

图321　血吸虫病诊断思路图

1. 急性血吸虫病　临床上表现为:畏寒、发热、多汗、淋巴结及肝脾肿大,并常伴有肝区压痛;呼吸系统症状多表现为干咳,偶可痰中带血丝,有气促、胸痛,X线检查可见点状、云雾状或雪花状浸润性阴影,多在发病后月余出现,一般持续2~3个月消失。重症患者可有神志迟钝、黄疸、腹水、重度贫血、消瘦等症状。患者除有皮疹外,还可能出现荨麻疹、神经血管性水肿、出血性紫癜、支气管哮喘等过敏反应。

2. 慢性血吸虫病　临床上可分为隐匿型和有症状两类。隐匿型患者一般无症状,少数可有轻度的肝脾肿大,但肝功能正常。有症状的患者主要表现为慢性腹泻或慢性痢疾,症状呈间歇性出现。肝功能除球蛋白可能升高外,其余均在正常范围内。脾多数呈轻度肿大。常见于血吸虫病急性期症状消失而未经病原治疗者,或经反复轻度感染而获得免疫力的患者。

3. 晚期血吸虫病　由于反复或大量感染,虫卵肉芽肿严重损害肝,最终导致患者干线型肝硬化,伴随出现脾大、门脉高压和其他综合征。根据临床表现,我国将晚期血吸虫病分为巨脾型、腹水型、结肠增殖型和侏儒型。晚期血吸虫病的主要并发症有上消化道出血和肝性脑病。当血吸虫病合并乙型肝炎时,常可促进和加重肝硬化的发生和发展。

4. 异位血吸虫病　异位寄生的成虫产出的虫卵沉积于门脉系统以外的器官或组织,引起虫卵肉芽肿反应,由此造成的损害称为异位损害或异位血吸虫病。人体常见的异位损害部位在肺和脑,其次为皮肤、甲状腺、心包、肾、肾上腺皮质、腰肌、疝囊、生殖器及脊髓等组织或器官。

【伴随临床症状的鉴别诊断】

1. 急性血吸虫病　须与以下临床症状相似的疾病鉴别。

(1) 疟疾,大多数患者有寒战;间歇型发热多为隔日发作;肝脏肿大不明显;白细胞计数往往正常或减少,嗜酸粒细胞百分比不升高;血液检查可找到疟原虫。

(2) 伤寒、副伤寒,持续高热,表情淡漠,相对缓脉;起病第2周胸腹壁出现少量玫瑰疹;白细胞计数减少及嗜酸粒细胞百分比减低甚至降至零;早期血培养或后期尿及粪培养可确诊。

(3) 肝脓肿,患者常有肝区疼痛,压痛极为明显,且较局限;X线或B超检查可见肝区特征性影像学改变,若行肝穿刺获得典型的脓液。

(4) 败血症,患者弛张热、畏寒、出汗、全身关节酸痛和白细胞总数及中性粒细胞升高等为其特征;皮肤黏膜常有出血点,血细菌培养常可出现阳性。

(5) 粟粒型肺结核,发热多为弛张热,白细胞总数近正常,中性粒细胞有时偏高;肺部X线可协助诊断。

（6）钩端螺旋体病，潜伏期较短，一般为 8～12 d；临床表现多为“流感伤寒型”，患者先寒战，继而发热，并有头痛、眼结膜充血、怕光及全身肌肉疼痛等，白细胞总数升高，以中性粒细胞为主。可通过血液体液病原学检查或患者血清中抗体，凝集试验或补体结合试验呈阳性以确诊。

2. 慢性血吸虫病　须与以下临床症状相似的疾病鉴别。

（1）慢性痢疾或慢性结肠炎，症状有时与慢性血吸虫病相似，慢性痢疾或肠炎粪便培养可获致病菌或阿米巴原虫。

（2）肠结核，多继发于肺或其他部位的结核病，常伴有发热等毒性症状，胃肠道钡餐或内镜检查均有助于明确诊断。

（3）慢性病毒性肝炎，患者大多有食欲减退、肝区胀痛、腹胀、乏力等表现，转氨酶常反复升高，乙型肝炎抗原、抗体检测有助于鉴别。

3. 晚期血吸虫病　须与以下临床症状相似的疾病鉴别。

（1）结节性肝硬化，多由病毒性肝炎引起：肝细胞损害较明显，临床上乏力、食欲减退、腹胀、黄疸、蜘蛛痣、肝掌等较为多见。肝脏表面有时可扪及较粗大的结节，后期肝脏常萎缩而难以触及。肝功能损害显著，血清丙氨酸转氨酶常升高。但应注意晚期血吸虫病可并存乙型肝炎病毒（HBV）感染，表现为以肝炎后肝硬化为主的混合性肝硬化。

（2）原发性肝癌：病程进展迅速，常有发热、体重显著减轻，肝区持续疼痛，肝呈进行性肿大，可出现迅速加深的黄疸和急剧增加的腹水，腹水呈草黄色或血性。血清碱性磷酸酶升高，AFP 升高。肝脏 B 超检查、CT 等影像学检验显示占位性病变。

（3）疟疾，一些疟疾患者脾脏可明显肿大，但疟疾患者有反复发作的疟疾病史，血涂片检查可找到疟原虫，抗疟疾治疗效果好。

（4）结核性腹膜炎，无门脉高压症，常有发热及肺部原发结核病灶，腹水量少或中等，为渗出液，少数呈血性。

（5）慢性粒细胞性白血病，脾脏明显肿大，常伴有低热，血液检查周围血液中白细胞数显著增多，并有幼稚白细胞，骨髓检查有助诊断。

【伴随着实验指标的鉴别诊断】

1. 伴血清白蛋白轻度降低，球蛋白升高，转氨酶正常或轻度升高　可考虑慢性血吸虫病或合并病毒性肝炎。

2. 伴血清异嗜性凝集反应阳性和肥达反应阳性　需排查传染性单核细胞增多症、伤寒与副伤寒沙门菌感染。

3. 伴血清 IgM、IgG、IgE 升高，同时循环免疫复合物增多或呈阳性　需要与其他风湿免疫疾病、免疫复合物性肾炎或血清病等鉴别诊断。

4. 伴转氨酶或胆红素等明显异常，凝血因子活度下降，AFP 升高等实验室指标，晚期腹水期血吸虫病　需与晚期肝癌鉴别，确诊多依赖于病理、CT、B 超等检查。

5. 伴脑脊液蛋白和细胞数异常或脑脊液生化检查异常时，如同时有中枢神经系统症状　需与其他细菌、真菌等病原体引起的脑膜脑炎作鉴别诊断，此时可根据血吸虫感染史或抗血吸虫治疗有效可确诊。

【需进一步检查的实验室指标】

1. 血常规、血生化检查　包括白细胞计数与分类（特别嗜酸性粒细胞）、血红蛋白、血小板计数、肝功能与肾功能检查。

2. 病原学检查　从受检者粪便或组织中检获血吸虫病原体（血吸虫卵或毛蚴），是确诊血吸虫病的依据。目前人群查病常用的病原学方法仍是粪便检查法，主要为改良加藤法和尼龙绢袋集卵法、毛蚴孵化法等。

3. 免疫学检查　包括检测血吸虫相关抗体与循环抗原的检测。

4. 生物标志物检测　检测日本血吸虫的特异性 DNA 片段与病原学检测具有同样的确诊价值。

5. 直肠镜活组织病理检查　对慢性特别是晚期血吸虫病患者，直肠镜活组织检查有助于发现沉积于肠黏膜内的虫卵。

6. 其他　包括 B 超、CT、X 线等影像学检查。

【指标评估的技术要点】

1. 改良加藤法　是目前我国血吸虫病病原学检查的基本方法之一，此类方法可作虫卵计数；尼龙袋集卵法同样适用于大规模普查，也是推荐使用的基本方法之一。这些粪便检查方法是最可靠的诊断方法，但对轻度感染者、晚期患者及经过有效防治的疫区感染人群常常会发生漏检。

2. 常用的免疫方法学检测　有环卵沉淀试验（COPT），IHA，ELISA，免疫印迹技术，IFT，胶乳凝集试验（LA）和快速试纸法等。其中COPT、IHA、ELISA和快速试纸法具有操作简单、出结果快和经济等优点，适合现场查病时使用。由于血清抗体在患者治愈后仍能存在较长的时间，因此不能区分现症感染与既往感染。

3. 循环抗原　是由活虫产生的，感染一旦终止，循环抗原也会很快消失，因此在活动性感染的诊断上或疗效评估方面具有重要意义。但由于循环抗原在体液中的含量通常很低，常规方法难以检出。

4. 针对生物标志物的分子诊断技术　如单克隆抗体技术、免疫印渍技术、DNA探针技术和基因扩增技术等，为寄生虫病的诊断或虫种分类提供新的途径。

【指标评估的影响因素】

1. 改良加藤法　与尼龙袋集卵法等粪便检查方法由于所取粪便量较少，并受虫体排卵、粪便的新鲜度、干湿度、制片数量以及操作规范程度等多种因素的影响，在查病应用中存在一定的漏检率。

2. 针对虫体的抗体与免疫复合物等免疫方法学检查　在弥补病原学诊断的缺陷方面，起着越来越重要的作用，但方法学易受机体其他免疫系统相关疾病的影响，故结果解释需紧密结合病史与临床症状。

上述各种检查方法各有优缺点，几种方法合理搭配，由简到繁，综合查病。一般在重流行区，粪检尚能查出一定比例患者的地方，仍以粪检为主，辅以其他方法检查；而在基本消灭血吸虫病地区，则应以免疫诊断为主，取得多项数据，综合判断。

（陈　茶）

参考文献

血小板计数

【定义】

采用特定仪器和试剂，对单位体积血液中所含的血小板数目进行检测计数的方法，称为血小板计数。血小板（blood platelet，PLT）是从骨髓成熟的巨核细胞胞质裂解脱落下来的具有生物活性的小块胞质，具有特定的形态结构和生化组成，在正常血液中有较恒定的数量。在止凝血、伤口愈合、炎症反应、血栓形成及器官移植排斥等生理和病理过程中有重要作用。

【分类】

1. 根据血小板数量分类　可分为血小板增多及血小板减少。血小板增多是指血小板计数$>400\times10^9/L$；血小板计数$<100\times10^9/L$即为血小板减少。血小板增多常因发生骨髓性疾病所致；血小板产生不足、血小板破坏过多和血小板分布异常等原因可导致血小板减少。

2. 根据血小板异常病因分类　可分为生理性

X

异常及病理性异常两种。生理性异常包括环境变化、人体变化及药物因素。病理性异常包括原发性疾病及继发性疾病。

【诊断思路】

诊断思路见图322。

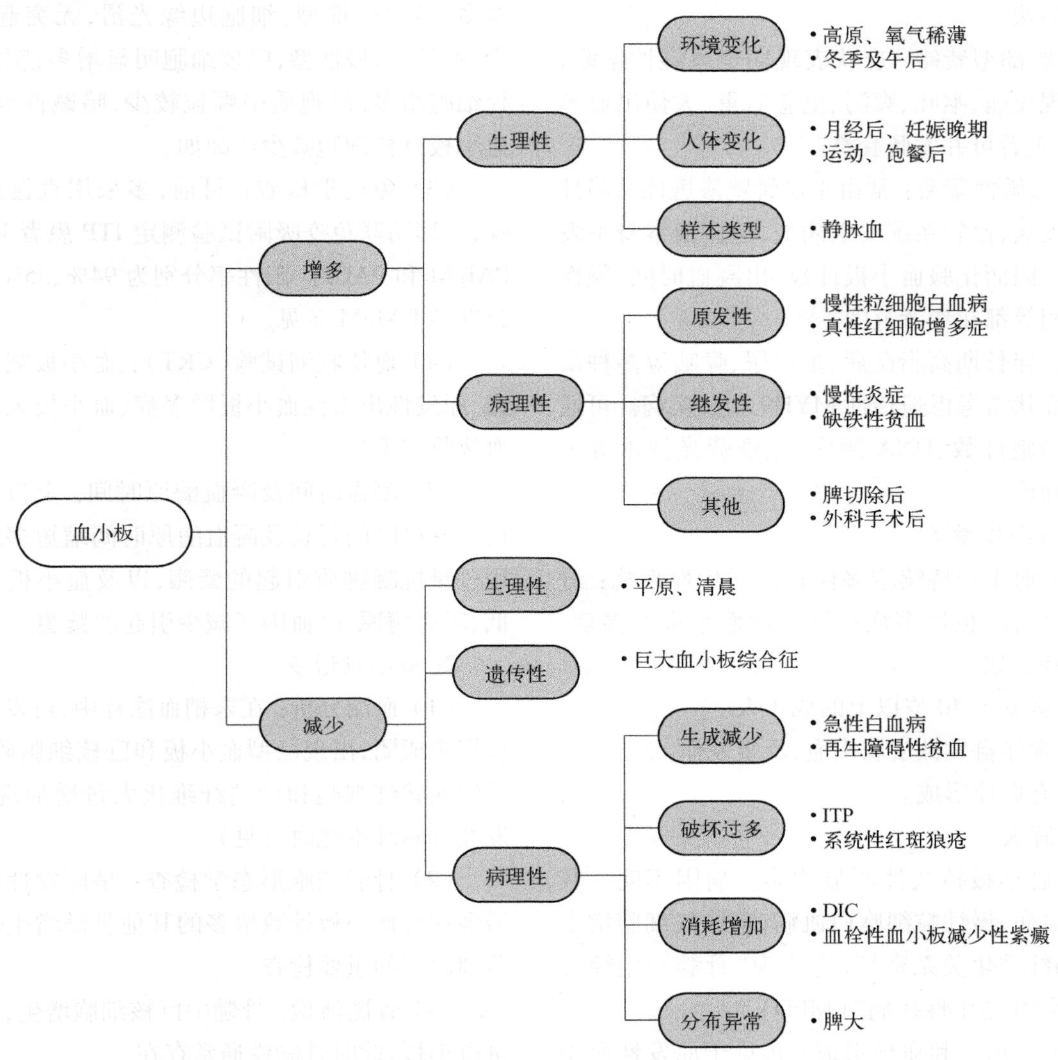

图322 血小板异常的诊断思路图

【伴随临床症状的鉴别诊断】

1. 血小板计数减少

(1) 伴发热：多见急性型血小板减少。患者起病急促，可有发热，畏寒，皮肤紫癜。需考虑血液病如再生障碍性贫血、急性原发性血小板减少性紫癜以及病原体感染造成的血小板减少和发热，例如，细菌感染：结核、痢疾（溶血尿毒综合征）、斑疹伤寒、伤寒；病毒感染：Hantan病毒（流行性出血热）、登革出血热病毒、新型布尼亚病毒、流感病毒（H1N1）、基孔肯亚病毒；立克次体感染：Q热、人粒细胞无形体病、人单核细胞无形体病等。脾功能亢进、DIC、嗜血细胞综合征等也会出现发热伴血小板减少。

(2) 伴皮肤紫癜：紫癜是指皮肤及内脏器官出血所形成的瘀点、瘀斑。紫癜分类有多种方法，根据临床表现分为五种。

1）单纯性紫癜：发病原因不清，一般发病较轻，无明显血液和血管变化，偶有轻度凝血机能障碍。

2）特发性血小板减少性紫癜：又名出血性紫癜，原因不明，可分为急性型及慢性型两种。急性型较少见，可发生于儿童，发病前常有感染史。

3）风湿性紫癜：两下肢出现略微隆起的大米粒大小瘀斑，也可出现瘀点，风团或水肿性红斑。同时，可有关节肿胀疼痛，也可有发热、四肢无力等全身症状。

4）腹部型紫癜：皮肤表现同于风湿性紫癜，但可出现腹痛、呕吐、腹泻、里急后重、大便出血等症状，严重者可并发肠套叠。

5）过敏性紫癜：常由于血管壁渗透性及脆性升高而发病，血管系统发生病变，但血液本身不发生改变。因而化验血小板计数、出凝血时间、凝血酶原时间等都在参考范围。

（3）伴长期高脂血症、蛋白尿、哮喘等多种疾病相关症状需考虑遗传性MYH9相关疾病。可通过全血细胞计数、DNA测序、免疫荧光技术等方法辅助确诊。

2. 血小板增多

（1）血小板持续增多伴骨髓增生性疾病：分为原发性血小板增多症和继发性血小板增多症。其临床特点如下。

1）多见于40岁以上的成年人。

2）常伴自发性皮肤出血，反复发作。

3）有血栓形成。

4）脾大。

5）血小板持久性明显增多。病因不明。其与红白血病，慢性粒细胞白血病，真性红细胞增多症，骨髓纤维化关系密切，合称为“骨髓增生综合征”或“骨髓增生性疾病”（MPD）。

（2）伴出血和血栓形成：多见于原发性血小板增多症，其特征为出血倾向及血栓形成，外周血血小板持续明显增多，功能不正常，骨髓巨核细胞过度增殖。

（3）伴急性化脓性感染：炎性反应可致血小板升高，须与某些严重细菌感染，尤其是脑膜炎球菌感染、急性白血病、药物过敏及弥散性血管内凝血相鉴别。

【伴随实验室指标的鉴别诊断】

1. 血小板减少

（1）血液分析：急性者，血小板减少，多在$20\times10^9/L$以下。严重时可伴贫血，白细胞可升高，偶有嗜酸性粒细胞增多。慢性者，血小板多在$(30\sim80)\times10^9/L$，常见巨大畸形血小板。

（2）骨髓分析：急性型：巨核细胞数正常或增多，多为幼稚型，细胞边缘光滑，无突起、胞质少、颗粒大；慢性型，巨核细胞明显增多，颗粒型巨核细胞增多，但胞质中颗粒较少，嗜碱性较强，产血小板巨核细胞减少或缺如。

（3）免疫学检查：目前，多采用直接结合试验，应用酶联免疫吸附试验测定ITP患者PAIgG，PAIgM和PAC3。阳性率分别为94%、35%、39%。急性型PAIgM多见。

（4）血块收缩试验（CRT）：血小板减少性紫癜、原发性出血性血小板增多症、血小板无力症等血块收缩不良。

（5）凝血时间及凝血酶原时间：全自动凝血仪。凝血时间延长及凝血酶原时间缩短多见于使用过量抗凝物质引起的紫癜，以及血小板功能降低、凝血酶原、凝血因子减少引起的紫癜。

2. 血小板增多

（1）血液分析：在末梢血涂片中，可发现血小板聚集成团，出现巨型血小板和巨核细胞碎片，可见泪滴状红细胞和骨髓纤维化大量增加现象（特发性骨髓纤维化时可见）。

（2）骨髓细胞形态学检查：是原发性血小板增多症与血小板计数增多的其他骨髓增生性疾病鉴别诊断的重要检查。

（3）骨髓活检：骨髓中巨核细胞增生，释放大量血小板，此时骨髓铁通常存在。

【需进一步检查的实验室指标】

1. 体内闪烁扫描技术　以放射性同位素标记之抗体作用于血小板，发现约59%的结合抗体和血小板在脾内破坏；约14%在肝内破坏，以破坏结合抗体量多的血小板为主，故后者多见于重症病例。

2. 雌激素检测　雌激素对血小板生成有抑制作用，并能促进单核巨噬细胞对结合抗体血小板吞噬作用。

3. 血小板功能试验

（1）血小板黏附试验（PadT）：常用玻珠柱法（参考值62.5%±8.6%）、玻璃器法（参考值31.9%±

10.9%)。在血管性血友病(VWD)、血小板无力症、骨髓增生性疾病、服用血小板抑制药物时黏附力降低。

(2) 血小板凝集试验(PagT):比浊法最大聚集力 20 mg/L,血小板无力症时结果降低。

(3) 血浆 P-选择素测定(CD62):ELISA 法(参考值 9.4~20.8 ng/mL)。可反映体内血小板和内皮细胞活化程度。

(4) 血小板第 3 因子有效性(PF3 aT)测定:手工法(参考值Ⅰ组较Ⅱ组延长低于 5 s)。血小板无力症、先天性血小板病及服用抗血小板药物等情况时有效性降低。

(5) 11-脱氢-血栓素 B_2测定:ELISA 法(参考值 4.5±2.5 ng/L)。先天性血小板环氧化酶缺陷者该结果降低。

(6) 血栓烷 B_2测定(TXB_2):放射免疫法(参考值:男性 132±55 ng/L,女性 116±30 ng/L,男女均值 127±48 ng/L)。先天性血小板环氧化酶缺陷者降低。

(7) 血小板三磷酸腺苷(ATP)释放试验:免疫荧光法(参考值:血小板 ATP 3.5~8.0 μmol/10^{11},血小板 ADP 2.5~6.0 μmol/10^{11},血小板 ATP/ADP 1.0~2.2)。血小板储藏池病时结果降低。

(8) 血小板钙流测定:免疫荧光法(参考值:细胞内游离 Ca^{2+} 20~90 nmol/L,细胞外 Ca^{2+} 1.1~1.3 nmol/L),辅助了解钙离子在血小板止血功能中的作用。

(9) 5-羟色胺测定:荧光分光光度法(参考值 54±1.8 ng/L)。血小板增多或减少时结果均增多。

4. 血小板数量的检测试验

(1) 血小板寿命测定:放射免疫法(参考值 9.3±1.7 d)。血小板破坏增多或消耗过多性疾病时寿命降低。

(2) 血小板相关免疫球蛋白(PAIg)测定:常用 ELISA 法(参考值 PAIgG 0~78.8 ng/10^7血小板,PAIgM 0~7.0 ng/10^7血小板,PAIgA 0~2.0 ng/10^7血小板)。ITP 等疾病时结果升高。

(3) 血小板相关补体 C3 测定(PAC3):常用 ELISA 法(参考值 0~129 ng/10^7血小板)。可评估原发性血小板减少性紫癜疗效及预后。

(4) 抗血小板膜蛋白Ⅱb/Ⅲa 自身抗体测定(抗 GPⅡb/Ⅲa):常用 ELISA 法(参考值阴性)。新生儿同种免疫性血小板减少性紫癜时阳性。

【指标评估的技术要点】

血小板计数参考值一般为(100~300)×10^9/L(各实验室应建立各自参考范围),评估时应注意以下几点。

(1) 血小板减少性疾病多次检测血小板均减少,血小板升高性疾病多次检测血小板均增多。

(2) 脾脏不增大或仅轻度增大。

(3) 骨髓检查巨核细胞正常或增多,有成熟障碍。

(4) 具备以下 5 点中任何一点:① 强的松治疗有效;② 脾切除有效;③ PAIg 升高;④ PAC3 升高;⑤ 血小板寿命缩短。

【指标评估的影响因素】

1. 操作因素影响　仪器校准和工作状态,试剂质量、抗凝剂正确应用、样本质量和储存、标本放置时间和采血时间等均会影响血小板检测结果准确性。

2. 细胞因素影响　小红细胞增多或巨大血小板增多也会影响血小板准确计数。

3. 药物因素影响　抗生素类:氯霉素、氨苄西林等;抗结核药物:利福平、吡嗪酰胺等;解热镇痛药:吲哚美辛、保泰松、阿司匹林等;抗甲状腺药:甲硫咪唑、甲亢平等;抗糖尿病药:氯磺丙脲、甲苯磺丁脲(D-860)等;抗癫痫药及镇静安眠药:苯妥英钠、巴比妥类、氯丙嗪等;利尿剂:双氢克尿噻、速尿等;心血管药物:地高辛、奎尼丁等;肿瘤化疗药物:环磷酰胺(CTX)、甲氨蝶呤(MTX)、5-氟尿嘧啶、依托泊苷等,都可影响血小板计数准确性。

(王惠萱,何　媛)

参考文献

血　型

【定义】

血型是血液各成分以抗原为表现形式，由血型基因决定的遗传性状。分为红细胞血型系统、白细胞血型系统、血小板血型系统。本章所述血型，仅限于红细胞血型系统中的常见几类血型系统：ABO 血型和 Rh 血型。

【分类】

1. *ABO 血型*　1900 年 Karl Landsteiner 发现的人类第一个血型系统；有四种表现型：A、B、O、AB；由红细胞上 A 和 B 抗原的有或无决定，还以血清中存在针对自身红细胞所缺的 A 或 B 抗原产生的天然抗体为特点，即红细胞上 A 和 B 抗原的有或无与血浆中抗 A 和抗 B 抗体的产生存在相反的互补关系。如 O 型血红细胞上缺少 A 和 B 抗原，其血清中则含有抗 A 和抗 B 抗体。O 型血红细胞表面缺少 A 和 B 抗原但表达 H 抗原，除罕见的孟买型之外，所有人类红细胞上都存在 H 抗原。

2. *Rh 血型*　最复杂的血型系统之一；该系统中 D 抗原的抗原性最强，红细胞上缺乏 D 抗原为 Rh 阴性，有 D 抗原的为 Rh 阳性。

3. *其他*　包括 MNS、Kidd、Diego、P、Duffy 等血型系统。

【诊断思路】

诊断思路见图 323。

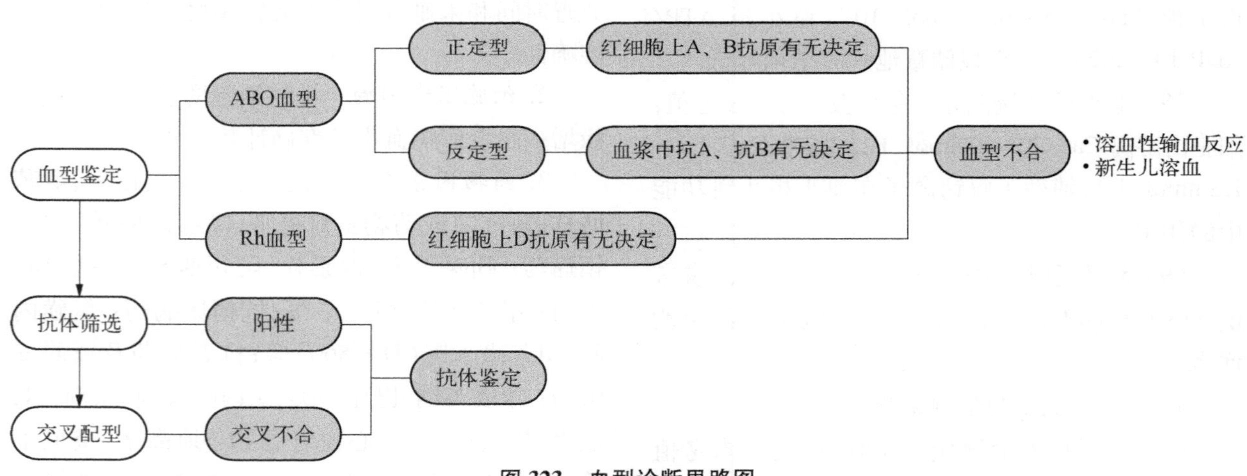

图 323　血型诊断思路图

【伴随临床症状的鉴别诊断】

1. *伴溶血性输血反应*　ABO 血型不相容是急性溶血性输血反应的最大原因，通常在数分钟到数小时内发生；最普遍的症状是发热伴寒战或寒噤，轻度病例可伴随有腹、胸、肋腹或背痛，重度病例中会有呼吸困难、低血压、血红蛋白尿以及最终休克。血红蛋白尿可以是血管内溶血的第一体征，尤其是麻醉或无意识患者。

2. *伴新生儿溶血*　在有先前输血史或妊娠而产生抗体的阴性母亲怀孕抗原阳性胎儿时易产生新生儿溶血，ABO 不相容最为常见，但发病较温和；而 Rh 血型不相容导致的新生儿溶血较为严重。

3. 伴自身免疫性溶血性贫血　机体产生针对红细胞抗原的温型或冷型自身抗体所引起，温型自身抗体在37℃时反应最强；冷反应性自身抗体在25℃时反应最强，但也可在接近37℃时凝集红细胞或激活补体，导致溶血或低温时造成血管栓塞。

【伴随实验室指标的鉴别诊断】

1. 血型鉴定　输血前必须至少进行ABO和Rh血型鉴定，并输注同种血型的红细胞。

2. 抗体筛选　抗体筛选或间接抗球蛋白试验，是用以检测血清中的非典型抗体，如同种抗体或自身抗体等，是输血前的必要步骤。

3. 相容性试验　又称交叉配型，是红细胞输注前对供血者和受血者血样的交叉配型以确认ABO－Rh相容性。

【需进一步检查的实验室指标】

1. 直接抗球蛋白试验　又称直接Coombs试验，阳性结果与输血反应、新生儿溶血、自身免疫性溶血性贫血、药物性溶血、过路淋巴细胞综合征、高丙种球蛋白血症有关。

2. 抗体鉴定　抗体筛查阳性或交叉配型不合的，需进一步用已知抗原定型的O型红细胞鉴定分型，确定抗体的特异性。

【指标评估的技术要点】

1. 离心试管法　定性反应快，可立即离心观察，是ABO定型的常规方法；离心可增强凝集，可发现亚型和较弱的抗原抗体反应。

2. 孵育时间及温度　玻片法时可室温孵育5～15 min以增强弱凝集反应；试管法当遇到红细胞冷凝集时，应37℃温育后观察结果。

【指标评估的影响因素】

1. 温度　某些患者体内的冷凝集素会导致血型鉴定假阳性，尤其在环境温度较低时，如冬季室温较低，冷凝集素可使红细胞出现自身凝集，容易在正定型时表现为“AB型”。引起冷凝集反应的温度一般低于30℃，其最高滴度在4℃出现，温度上升至37℃时凝集现象可自动解聚，所以疑似红细胞冷凝集现象时，应进行37℃温育后观察结果。一般EDTA抗凝标本于室温放置3 d或冷冻放置1周对血型鉴定无影响。

2. 年龄　多数红细胞抗原在胎儿发育早期便可测得，但并不是所有血型抗原在出生时都已充分发育，ABO血型系统的抗原在脐血红细胞上的表达较成人弱，ABO血型抗原一般需3岁时才会完全表达。由于胎儿与新生儿中所能测到的所有血型抗体几乎都来自母体抗体，且新生儿免疫应答较迟，因此血库标准中允许对4个月内新生儿定型试验从简。

（胡晓波）

参考文献

循环免疫复合物

【定义】

免疫复合物（immunocomplex，IC）是抗原在体内持续存在，或微生物与宿主细胞持续释放入细胞外液，刺激机体产生抗体，且与抗原结合形成的复合物。IC的形成通常有利于消除抗原和中止免疫反应，并不一定伴有明显的病理性损害。

循环免疫复合物（circulating immunocomplex，CIC）是指存在于血液或体液中的一类中等大小的可溶性抗原抗体复合物，其形成的条件是抗原稍相对过量，抗原抗体的比例处于后带（postzone），形成的免疫复合物不是稳定交联的网格结构而沉淀，因此难以被吞噬细胞清除。同时，由于该类复合物的大小超过基底膜滤孔，不能经肾小球滤过，从而可长时间循环于血液或其他体液中。

某些情况下，如血管壁通透性增加，免疫复合物可穿过血管壁沉积于组织中，引起复杂的免疫病理反应，导致组织损伤。主要临床表现有血管炎、肾小球肾炎、关节炎、皮炎（紫癜、结节性红斑、斑丘疹、多形性斑）、脂膜炎、胸膜炎、心包炎、腹膜炎、神经炎、休克、弥散性血管内凝血、组织溃疡和梗死（心、脑、肺、肾、肠、肝、胰、视网膜、皮肤、肢端等）、白细胞减少、雷诺氏现象、血黏度升高等。免疫复合物引发的免疫病理反应机制如图 324 所示。

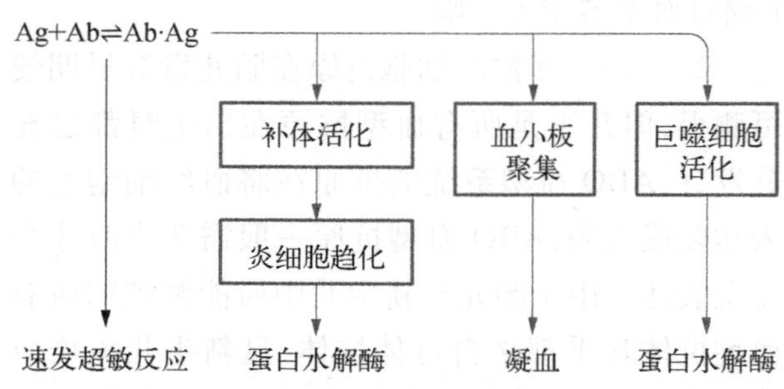

图 324　免疫复合物引发的免疫病理反应机制

【分类】

按照 CIC 中抗原的来源不同，可分为内源性和外源性 CIC。

内源性 CIC 的抗原来源有以下几种。

（1）细胞成分：包括细胞膜，如红细胞、淋巴细胞、中性粒细胞、血小板、神经细胞、肌细胞、皮肤上皮细胞、精/卵细胞等的细胞膜；细胞膜受体，如甲状腺激素、乙酰胆碱、胰岛素、雌激素等的受体；细胞内成分，如细胞核、核糖体、胞质、线粒体、微粒体等。

（2）组织成分：胶原蛋白、黏多糖等。

（3）可溶性成分：如免疫球蛋白、补体、甲状腺球蛋白、凝血因子、微生物可溶性抗原、各类激素、内因子等。

外源性 CIC 的抗原来源主要是以下几种。

（1）各种病原微生物抗原，如细菌、寄生虫、原虫等。

（2）医源性抗原：血清病、药物变态反应。

（3）环境中抗原：吸入性抗原（外源性变态反应性肺泡炎）、摄入性抗原（疱疹样皮炎）。

【诊断思路】

诊断思路见图 325。

【伴随临床症状的鉴别诊断】

1. 伴随肾病症状，如晨起眼睑颜面水肿、高血压、尿量陡增/陡减、低蛋白血症、蛋白尿等　如有反复发作扁桃体炎史，应考虑急性肾小球肾炎（A 簇链球菌感染后Ⅲ型超敏反应）、IgA 肾病、Ig 颗粒沉着性肾小球肾炎等。确诊需要肾穿刺病理检查。伴发热、出血、低血压休克和肾功损害应考虑流行性出血热（汉坦病毒）。

2. 伴随黄疸、纳差　考虑慢性活动型肝炎、原发性胆汁性肝硬化等。伴腹泻、乳糜泻，考虑局限性回肠炎、溃疡性结肠炎等。

3. 出现过敏性休克样反应　在大剂量青霉素治疗梅毒、钩端螺旋体病时，病原体被大量杀死后，其可溶性抗原与抗体形成大量的循环免疫复合物而激活补体，激发肥大细胞和嗜碱性粒细胞脱颗粒，释放血管活性胺类物质，引起血管通透性升高，血压下降，导致过敏性休克样症状。

4. 伴随自身免疫性疾病症状，如远端小关节增粗变形、关节晨僵、颜面蝶形斑、贫血等　考虑类风湿性关节炎、SLE、青年型关节炎、冷球蛋白血症、硬皮病、韦格纳肉芽肿，自身免疫性溶血性贫血、干燥综合征等。

5. 伴随皮炎、湿疹、风团、斑丘疹、皮癣、头皮脓疱　考虑荨麻疹、天疱疮、红色粃糠疹、皮疹性皮炎等。

6. 伴随发热、咳嗽/咳痰、肺炎等呼吸系统症状　考虑溶血性链球菌、葡萄球菌、克雷伯菌、支原体等感染。原因不明的间质性肺炎，应考虑变态反应性肺泡炎，原因为反复吸入霉菌孢子或动植物蛋白粉尘而产生的肺泡局部类 Arthus 反应。伴随发热、出血、休克、头痛、眼眶痛、皮疹，应考虑登革性出血热。

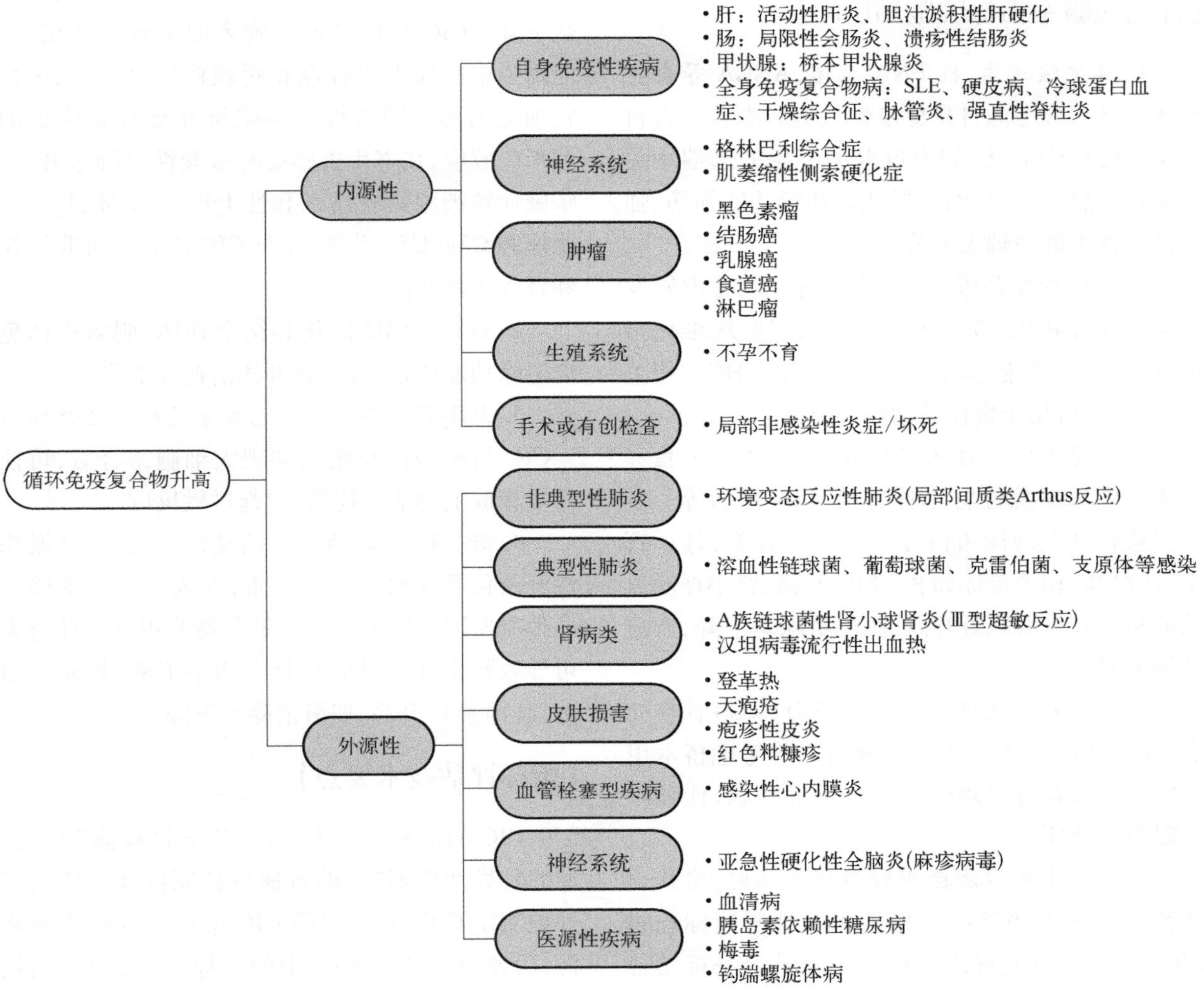

循环免疫复合物升高
内源性
自身免疫性疾病
• 肝：活动性肝炎、胆汁淤积性肝硬化
• 肠：局限性会肠炎、溃疡性结肠炎
• 甲状腺：桥本甲状腺炎
• 全身免疫复合物病：SLE、硬皮病、冷球蛋白血症、干燥综合征、脉管炎、强直性脊柱炎
神经系统
• 格林巴利综合症
• 肌萎缩性侧索硬化症
肿瘤
• 黑色素瘤
• 结肠癌
• 乳腺癌
• 食道癌
• 淋巴瘤
生殖系统
• 不孕不育
手术或有创检查
• 局部非感染性炎症/坏死
外源性
非典型性肺炎
• 环境变态反应性肺炎(局部间质类Arthus反应)
典型性肺炎
• 溶血性链球菌、葡萄球菌、克雷伯菌、支原体等感染
肾病类
• A族链球菌性肾小球肾炎(Ⅲ型超敏反应)
• 汉坦病毒流行性出血热
皮肤损害
• 登革热
• 天疱疮
• 疱疹性皮炎
• 红色粃糠疹
血管栓塞型疾病
• 感染性心内膜炎
神经系统
• 亚急性硬化性全脑炎(麻疹病毒)
医源性疾病
• 血清病
• 胰岛素依赖性糖尿病
• 梅毒
• 钩端螺旋体病

图 325 循环免疫复合物升高的诊断思路图

7. 伴 Arthus 反应 初次接受大剂量抗毒素(各类抗毒素血清，如抗蛇毒血清、抗 SARS 血清等)1~2 周后，出现发热、皮疹、关节肿痛，全身淋巴结肿大、荨麻疹等症状时，应考虑血清病。可能原因为机体产生相应抗体与抗毒血清结合形成 CIC 所致。该病为自限性疾病，停用抗毒血清后可自行恢复。

8. 伴随发热、胸闷、心脏杂音、脑栓塞、肺栓塞等症状 考虑感染性心内膜炎。

9. 伴随肿瘤相关症状 黑色素瘤、结肠癌、乳腺癌、食道癌等肿瘤中常可出现 CIC。

10. 神经系统症状，如伴随四肢对称性无力、精细动作困难、吞咽发音困难、流涎/呛咳、肌束震颤、腱反射亢进、肌萎缩等 应考虑肌萎缩性侧索硬化症。伴随智力损害、癫痫、阵发性肌痉挛等，应考虑麻疹病毒感染所致的亚急性硬化性全脑炎。伴随急性对称性弛缓性肢体瘫痪，应考虑格林巴利综合征。

11. 内分泌系统疾病症状

(1) 甲状腺肿大、甲亢/甲低、胫前黏液性水肿等：应考虑桥本甲状腺炎。

(2) 胰岛素依赖性糖尿病患者，反复局部注射胰岛素后，注射位置出现红肿、出血、坏死等类 Arthus 反应症状：可能为 CIC 所致。

12. 其他病原体感染 如麻风杆菌、HBV、EB 病毒、巨细胞病毒、疟原虫、锥虫、弓形体、利什曼原虫、丝虫、血吸虫等所致的感染疾病时也可查见 CIC。

【伴随实验室指标的鉴别诊断】

1. 伴抗核抗体、抗ENA抗体、ANCA等自身抗体阳性　应考虑自身免疫性疾病。患者多有自身免疫性疾病症状，如类风湿关节炎的远端小关节受损和晨僵、SLE的蝶形红斑和肾功能损伤、强直性脊柱炎的中轴大关节受累等。

2. 伴肝酶学异常，胆汁酸升高　应考虑原发性胆汁性肝硬化，进一步检查可发现肝纤维化指标升高，凝血功能出现异常。如HBV、HCV相关检测阳性，可见于慢性活动性肝炎。

3. 伴肾小球率过滤指标异常、肾清除率指标异常　应考虑急性肾小球肾炎、IgA肾病等。进一步检查可发现尿蛋白异常或出现管型，肾小管重吸收功能相关指标如β_2-MG升高，肾小球滤过功能指标如血清肌酐升高、肌酐清除率下降、血清胱抑素C升高等。

4. 伴随抗甲状腺激素结合蛋白(TG)抗体升高、促甲状腺激素受体抗体升高　应考虑桥本甲状腺炎。患者可出现甲亢或甲低的症状，伴随甲状腺组织破坏。

5. 双抗体夹心法检测肿瘤标志物时，突然出现检测浓度大幅下降　应考虑出现肿瘤标志物CIC。CIC与肿瘤标志物抗原竞争结合一抗结合位点，并使标记二抗结合减少，导致检测结果下降。已经证实部分恶性肿瘤如黑色素瘤、结肠癌、乳腺癌、食道癌等可出现CIC。用标记的抗人球蛋白抗体代替标记二抗，可检出CIC。

6. 双抗体夹心法检测病原微生物抗原时，突然出现检测结果大幅下降　排除抗微生物治疗有效时，应考虑出现CIC。CIC与病原体抗原竞争结合一抗结合位点，并使标记二抗结合减少，导致检测结果下降。用标记的抗人球蛋白抗体代替标记二抗，可检出CIC。进一步检测可采用核酸扩增或病原体培养。

【需进一步检查的指标】

1. 血细胞分析　红细胞具有较多的C3b受体，清除IC的能力是白细胞的500~1 000倍，当存在CIC时，可出现红细胞破坏。血小板有IgG Fc受体和C1q受体，CIC可导致血小板聚集而计数下降。CIC与中性粒细胞表面多种受体结合，能增强中性粒细胞吞噬和脱颗粒作用，导致中性粒细胞增多。嗜酸性粒细胞可介导对寄生虫的ADCC效应，在寄生虫感染时嗜酸性粒细胞升高。嗜碱性粒细胞具有高亲和性IgE Fc受体、IgG Fc受体和C3a、C5a受体，在与CIC结合后可脱颗粒和释放生物活性物质。

2. 补体　CIC活化和结合补体，刺激机体免疫清除功能增强，可导致补体消耗性下降。

3. 总IgE、组胺、5-羟色胺等过敏性活性物质　CIC与嗜碱性粒细胞和肥大细胞结合后，可使后者释放上述活性物质，引起过敏反应。

4. 肝、肾、凝血功能　活动性肝炎、胆汁淤积性肝硬化可导致肝酶学异常，合成蛋白功能障碍导致凝血因子减少。免疫复合物沉积肾小球肾炎可导致肾小球率过滤和肾清除率下降，如血清肌酐/胱抑素C升高、肌酐清除率下降等。

【指标评估技术要点】

CIC的检测可分为“抗原特异性检测”和“抗原非特异性检测”。前者通过抗原抗体反应选择性地测定CIC，从而明确CIC中抗原的性质和来源；后者则不考虑CIC中的抗原性质，而是利用CIC的理化性质(物理法)，通过CIC结合抗人球蛋白抗体或结合补体或细胞表面受体的特性予以检测(生物活性功能检测法)。受CIC的大小、CIC中的Ig种类、抗原抗体比例，以及结合补体能力等诸多影响，目前尚无一种公认的准确、特异、敏感的检测方法。

1. 物理法检测　常用PEG沉淀法和冷球蛋白沉淀法。低浓度的PEG可增强C1q与CIC的结合，抑制CIC的解离，促进CIC进一步聚合成更大的凝聚物而自液相中沉淀。采用透射比浊或散射比浊法可测出CIC含量。该方法需要实验室先行测定50~100名正常人并得出正常血清浊度参考范围，因此，不同实验室的检测结果难以相互比较。

冷球蛋白法沉淀法。在某些病理情况下，血清中的免疫复合物具有可逆性冷沉淀的特性，血

X

清于4℃冰箱中放置1~3 d,CICI可自发地沉淀下来,采用分光光度法可测定CIC含量。所涉及的抗原包括自身的IgG、IgM、核苷酸、肿瘤相关抗原、肾小管上皮、甲状腺球蛋白、红细胞基质等,还有外源性抗原如乙肝病毒、EB病毒、巨细胞病毒、牛白蛋白和马蛋白等。该方法敏感度和特异性均较差。

2. 生物活性功能检测方法　有C1q补体结合试验、mRF琼脂糖沉淀试验、血小板聚集试验、Raji细胞结合试验、巨噬细胞法吞噬抑制、胶固素结合试验、抗补体试验、PEG沉淀补体消耗试验、葡萄球菌A蛋白(SPA)结合试验等。这些方法敏感度较理化性质法高,但是,涉及补体结合或消耗的试验均可能受到内源性补体的干扰,或只能检测到能活化补体的CIC而使结果偏低。此外,这些方法还存在试剂来源困难、细胞活性难以控制、需要维持细胞系、试剂批间差大、缺乏统一对照标准品、操作繁琐等缺点,多次结果难以相互定量比较。

3. 抗原特异性检测　多采用ELISA方法。一种方法是抗体捕获法。固相抗体与待测CIC中的抗原结合而捕获CIC,加入酶标记的抗人球蛋白抗体结合CIC中的抗体,再加入酶底物显色。该方法需要实验室自建正常人参考值范围,实验室间结果难以定量比较。

另一种方法是胃蛋白酶消化法。先用3.5% PEG沉淀CIC,洗涤后在pH 2~3的条件下用胃蛋白酶消化CIC中的抗体,再加入相应的标记抗体结合暴露出来的抗原,最后加入酶底物显色,从而间接证实CIC的存在。胃蛋白酶消化前阴性,消化后阳性,或消化后抗原滴度升高2倍以上者为CIC阳性。

常用检测CIC方法的敏感度比较见表22。

表22　常用检测CIC方法的敏感度比较

检测方法	敏感度(热聚合IgG,mg/L)	备注
巨噬细胞吞噬抑制试验	0.01	细胞活性质控难
C1q结合试验(ELISA/RIA)	0.1/50	常用,特异性差
抗补体试验	0.5	常用,特异性差
mRF琼脂糖沉淀试验	1	定性
SPA夹心ELISA法	1	无标准物质对照
胶固素法	2~5	无标准物质对照
血小板聚集试验	3~5	需新鲜制备血小板
PEG沉淀补体消耗试验	5	需新鲜制备红细胞
Raji细胞结合试验	6~12	需维持细胞系
PEG沉淀法	20	粗定量

【指标评估的影响因素】

1. 检验前影响因素

(1) 保存条件:抗凝全血标本和血清标本在室温保存4 h后,CIC解离导致定量结果明显下降。不能及时检测时,应及时分离出血清或血浆,4~8℃可保存8 h,-20℃可保存1年。标本反复冻融易造成假阳性。

(2) 脂血:脂血标本可升高分光光度计、透射比浊、散射比浊等方法的定量结果,导致假阳性或假性升高。

(3) 高γ球蛋白:易造成假阳性。

(4) 外源性补体:血清应新鲜,放置过长或反复冻融可导致假阳性。

2. 确诊免疫复合物病的指征　免疫复合物的形成是正常免疫功能之一,循环免疫复合物的出现不一定意味着致病,只有符合免疫复合物病的确诊指征,才可考虑患此类疾病。确诊指征为以下几点。

(1) 血流中出现的免疫复合物必须能确认其中的抗原或特异性抗体。

(2) 组织中应有CIC沉积。

(3) CIC浓度水平与病理损害或症状有某种程度的相关性。

(兰小鹏,赵　猛)

参考文献

Y

氧分压

【定义】

氧分压(partial pressure of oxyge，PO_2)是表示溶解于血液中的氧分子所产生的压力。氧在血液中溶解的量的多少与PO_2成正比，PO_2是机体缺氧的敏感指标。动脉血氧分压的参考区间为10.64~13.30 kPa(80~100 mmHg)。

【分类】

氧分子在动脉血和静脉血中溶解的量不同，氧分压又可分为动脉血氧分压(PaO_2)和静脉血氧分压(PvO_2)。PaO_2正常约为13.3 kPa(100 mmHg，80~110 mmHg)，取决于吸入气体的氧分压和肺的呼吸功能。PvO_2正常约为5.32 kPa(40 mmHg，37~40 mmHg)，可反映内呼吸的情况。

【诊断思路】

诊断思路见图326。

1. 鉴别真性、假性异常　某些药物，如巴比妥盐、盐酸哌替啶、海洛因、异丙肾上腺素等在慢性疾病应用时可使PO_2降低10 mmHg左右；尿激酶用于肺梗死患者治疗时可见PO_2升高，需注意鉴别。

2. 鉴别生理性、病理性异常　PO_2受大气压影响，大气压低时PO_2也低；且PO_2随年龄增长而下降；长期吸烟者PO_2下降；剧烈运动健康人PO_2略上升。因此在进行病理性判别时需考虑上述生理性影响。

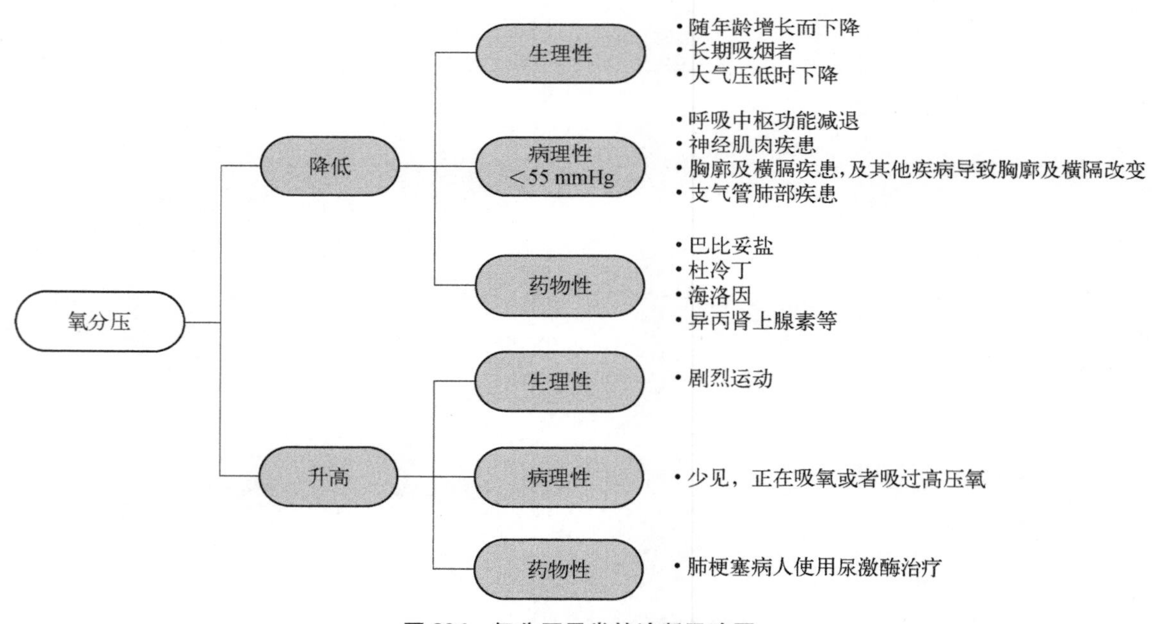

图326　氧分压异常的诊断思路图

【伴随临床症状的鉴别诊断】

1. 伴嘴唇发绀　提示毛细血管内血液的血氧饱和度过低。当PaO_2为50 mmHg、血氧饱和度(SaO_2)为80%时，即可出现发绀。发绀主要取决于缺氧的程度，也受血红蛋白量、皮肤色素及心功能状态的影响。确诊需结合临床表现和实验室检查。

2. 伴智力和视觉的功能紊乱　提示轻度缺氧。确诊需结合血常规、骨髓形态学等实验室检查。

3. 伴困倦、注意力分散、记忆力降低　提示脑组织的慢性轻度缺氧，如果缺氧得不到纠正，随之出现意识障碍、惊厥、昏睡或昏迷，以至死亡。

4. 伴心力衰竭　提示持续缺氧，严重缺氧直接抑制呼吸中枢，使呼吸减弱，或出现潮式呼吸，甚至呼吸停止。

5. 伴咳嗽、呼吸困难吸　氧治疗过程中出现此类症状，提示肺型氧中毒，需与支气管肺炎进行鉴别。

6. 伴面部肌肉抽搐、出汗、流涎、恶心、呕吐、眩晕、心悸和面色苍白　提示惊厥型氧中毒。

7. 伴视网膜萎缩　长时间吸入70～80 kPa O_2可十分缓慢导致视网膜广泛的血管阻塞、成纤维组织浸润、晶体后纤维增生，可因而致盲；在90～100 kPa O_2，72 h可出现视网膜剥离、萎缩，视觉细胞破坏；随时间延长，有害效应可积累。

【伴随实验室指标的鉴别诊断】

1. PaO_2<60 mmHg

（1）伴$PaCO_2$降低或正常：见于Ⅰ型呼吸衰竭，确诊需结合病因诊断。

（2）伴$PaCO_2$>50 mmHg：见于Ⅱ型呼吸衰竭，若$PaCO_2$>70 mmHg（9.93 kPa）提示肺性脑病。

2. PaO_2明显下降

（1）伴动脉血氧饱和度（SaO_2）无明显变化（>85%）：提示轻度缺氧。

（2）伴$SaO_2$60%～85%：提示中度缺氧。

（3）伴SaO_2<60%：提示重度缺氧。

3. 吸O_2条件下，计算氧合指数=PaO_2/FiO_2<300 mmHg　提示呼吸衰竭。

【需进一步检查的实验室指标】

1. 血气分析　结合血气分析中的PCO_2、pH、SaO_2有助于判断是否存在酸碱紊乱、是原发性还是继发性酸碱紊乱以及酸碱紊乱的类型。

2. 血液电解质　包括Na^+、K^+、Ca^{2+}、Mg^{2+}、Cl^-、HCO_3^-和AG等，有助于判断酸碱紊乱的代偿情况。

3. 血乳酸　协助判断是否存在代谢性酸碱紊乱，另外休克患者组织灌注不足可引起无氧代谢和高乳酸血症，监测有助于评估休克及复苏变化趋势。

4. 血β-羟丁酸　在严重酸中毒患者，体内NADH生成增加，进而促使乙酰乙酸形成β-HB，β-HB与乙酰乙酸的比值自正常的2∶1升至16∶1，有助于酮症酸中毒的鉴别诊断、治疗效果评估。

【指标评估的技术要点】

目前PO_2的监测手段包括血气分析和经皮氧分压。

1. 血气分析

（1）优点：PaO_2是氧监测的金指标，精确可靠，适用范围广。

（2）缺点：① 采样复杂，属于有创操作；② 不能连续监测；③ 不能检测局部组织缺氧情况；④ PO_2是温度敏感指标，对仪器温度变化敏感，应将仪器温度控制在37℃±0.1℃，以保证系统偏差处于1%～2%以内；⑤ 血液标本中除O_2外，尚有其他气体对直接干扰氧电极的性能，如麻醉气体氟烷和一氧化氮，通过与O_2竞争阴极的极化而直接影响PO_2测定。

2. 经皮氧分压　经皮氧分压（$TCPO_2$）监测是反射毛细血管营养血流的技术，目前已成为创伤治疗评估、高压氧医学、截肢高度判断等临床常用指标。

（1）优点：可在身体任何部位获得结果，无创监测、数值准确，可用于治疗效果监测。

（2）缺点：价格较高、操作比血气分析复杂，仪器体积偏大。

【指标评估的影响因素】

1. 分析前变异　肝素用量过多，可造成稀释性误差，使PO_2偏低。

2. 生物学变异　① PO_2随年龄增长而下降，老年人PO_2及O_2Sat明显下降；② 体位变化PO_2有轻微改变；③ 长期吸烟者PO_2下降；④ 大气压低时PO_2也低，高山缺氧时PO_2明显下降；⑤ 剧烈

运动健康人 PO_2 略上升；⑥ 体温高于 37℃，每增加 1℃，PO_2 增加 7.2%；每降低 1℃，PO_2 降低 7.2%；⑦ 患者心理状态不稳定，短时间会影响其呼吸状态，如害怕抽血会使呼吸急促，使 PO_2 增加；瞬间憋气使 PO_2 减少。

3. 药物影响　① 吸氧及吸氧浓度对 PO_2 有直接影响，采血前应停止吸氧 30 min，如病情不允许，应记录吸氧浓度；② 肺梗死患者使用尿激酶治疗可见 PO_2 升高；③ 巴比妥盐、杜冷丁、海洛因、异丙肾上腺素等在慢性疾病应用时可使 PO_2 降低 10 mmHg 左右；④ 含脂肪乳剂影响 PO_2 电极灵敏度，会干扰血气测定，应尽量在输注脂肪乳剂 12 h 后采血，并注明输注结束时间。

4. 分析变异　PO_2 的测定误差一般不应超过 5 mmHg，CV 小于 3.1%。

（孙艳虹）

参考文献

胰岛素、胰岛素原和 C 肽

【定义】

胰岛素原（ProINSulin，PI）是胰脏胰岛 β 细胞合成和分泌的蛋白质链，包含 86 个氨基酸，是胰岛素（INSulin，INS）的前体物质和主要储存形式，在高尔基体中经蛋白酶水解生成 INS 及 C 肽（C－Peptide，C－P），分泌进入血液循环中。在评价 INS 抵抗及糖尿病病情上具有一定作用。

INS 是胰岛 β 细胞所产生的多肽激素，包含 51 个氨基酸，由 A、B 两条肽链以两个二硫键连接组成。主要作用是促进肝、骨骼肌和脂肪细胞对葡萄糖的摄取，促进葡萄糖转化成糖原或脂肪储存，同时抑制肝脏的糖异生，刺激蛋白质合成并抑制蛋白质分解，从而调节糖代谢，控制血糖平衡。

C－P 又名连接肽，由胰岛 β 细胞分泌，包含 31 个氨基酸，是 PI 的水解片段，没有生物活性，不被肝脏酶灭活，但对保证 INS 的正常结构非常重要。C－P 不受外源性 INS 干扰，不与 INS 抗体反应，所以 C－P 浓度比 INS 浓度更好地反映胰岛 β 细胞的储备功能。

【分类】

临床上可见胰岛素原、胰岛素、C 肽升高或降低。

【诊断思路】

胰岛素代谢诊断思路见图 327。

C 肽代谢诊断思路见图 328：C－P 检测思路与 INS 检测思路大致相同，但空腹 C－P 浓度比 INS 更能准确地反映胰岛 β 细胞的功能。

胰岛素原代谢诊断思路见图 329。

【伴随临床症状的鉴别诊断】

1. 伴多尿、多饮、多食、烦渴和体重减轻　起病急，多见于青少年，可通过测定空腹血糖、OGTT 试验、HbA1c、空腹 INS、C－P 和胰岛组织自身抗体进行诊断。如果达到糖尿病诊断标准，空腹 INS 水平很低甚至测不出，空腹血和 24 h 尿 C－P 很低不能测出，胰岛组织自身抗体阳性，可确诊 T1DM。

2. 伴多尿、多饮、多食、烦渴和体重减轻　起病缓慢，多见于肥胖的中老年人，如果血糖和 OGTT 结果达到糖尿病诊断标准，空腹 INS 水平正常或升高，胰岛组织自身抗体阴性，存在 INS 抵抗，可确诊 T2DM。

3. 伴昏迷　常为糖尿病急性并发症引起，包括糖尿病酮症酸中毒昏迷（diabetic ketoacidosis

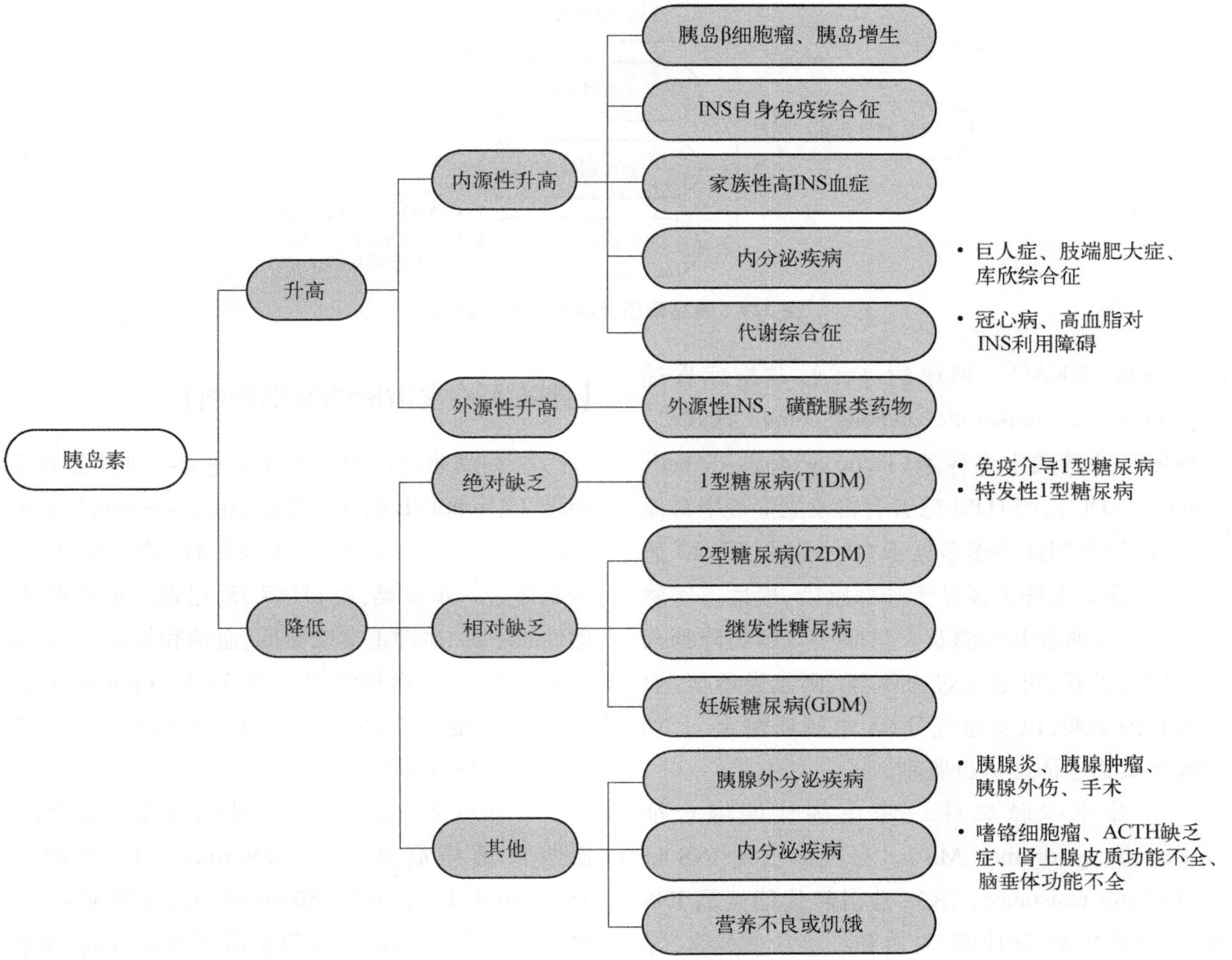

- 胰岛素
  - 升高
    - 内源性升高
      - 胰岛β细胞瘤、胰岛增生
      - INS自身免疫综合征
      - 家族性高INS血症
      - 内分泌疾病
        - 巨人症、肢端肥大症、库欣综合征
      - 代谢综合征
        - 冠心病、高血脂对INS利用障碍
    - 外源性升高
      - 外源性INS、磺酰脲类药物
  - 降低
    - 绝对缺乏
      - 1型糖尿病(T1DM)
        - 免疫介导1型糖尿病
        - 特发性1型糖尿病
    - 相对缺乏
      - 2型糖尿病(T2DM)
      - 继发性糖尿病
      - 妊娠糖尿病(GDM)
    - 其他
      - 胰腺外分泌疾病
        - 胰腺炎、胰腺肿瘤、胰腺外伤、手术
      - 内分泌疾病
        - 嗜铬细胞瘤、ACTH缺乏症、肾上腺皮质功能不全、脑垂体功能不全
      - 营养不良或饥饿

图 327　胰岛素代谢异常的诊断思路

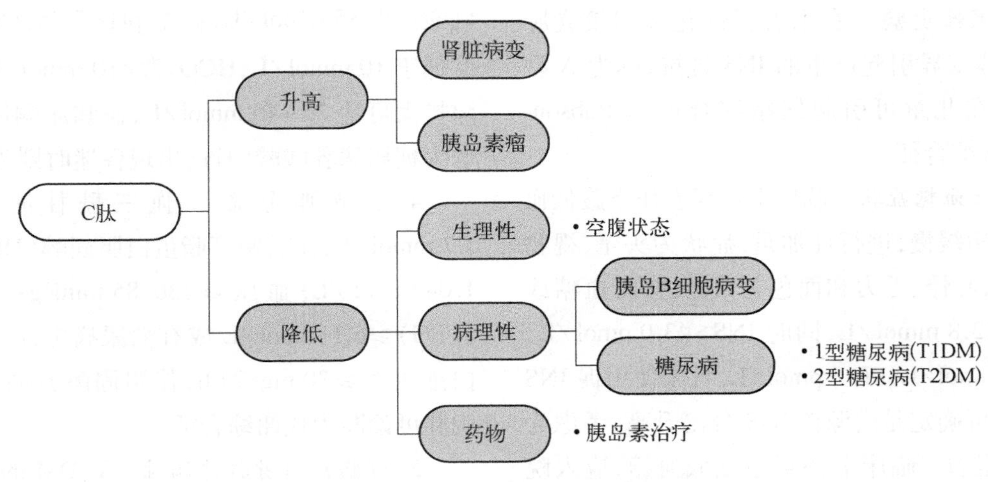

图 328　C 肽代谢异常的诊断思路图

Y

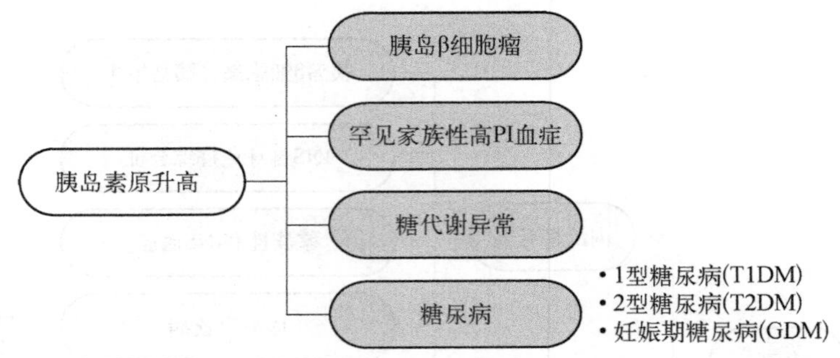

图 329　胰岛素原升高的诊断思路图

and coma，DKAC）、糖尿病高渗性非酮症昏迷（hyperosmolar nonketotic diabetic coma，HNDC）和糖尿病乳酸酸中毒昏迷（lactic acidosis diabetic coma，LADC）。T1DM 患者有自发酮症酸中毒倾向，高渗性非酮症昏迷多见于 60 岁以上 T2DM 患者，乳酸酸中毒昏迷多见于肺部感染、慢性支气管炎、哮喘、败血症和酗酒及大量服用双胍类降糖药的糖尿病患者，可通过过血酮体、血浆渗透压、血乳酸和丙酮酸，以及血气分析、电解质测定、肾功能检查及临床体征进行鉴别。

4. 伴中心性肥胖　考虑为代谢综合征（metabolic syndrome，MS）。当机体出现 INS 抵抗（INSulin resistance，IR），常引起代偿性高 INS 血症，使糖代谢、脂代谢、凝血和纤溶功能异常，导致代谢综合征，并最终发展为 T2DM。空腹血清 INS 水平高于正常值的上限（大约 60 pmol/L）被认为是 INS 抗性的证据。

5. 伴黑棘皮病　女患者男性化和卵巢囊肿因 INS 受体变异引起严重的 INS 抵抗，称为 A 型 INS 抵抗，在儿童可引起妖精综合征和 Rabson-Mendenhall 综合征。

6. 伴低血糖症状　临床上反复发作空腹低血糖症状，起病缓慢，进行性加重，症状为头晕、视物模糊、出汗、心悸、乏力和面色苍白，发作时血糖或空腹血糖<2.8 mmol/L，同时 INS>43.0 pmol/L，C－P>0.2 nmol/L，PI>5 pmol/L，且未使用促 INS 分泌药物，可确定是内源性 INS 分泌升高，考虑为胰岛 β 细胞瘤。临床上怀疑空腹低血糖，应入院行 72 h 饥饿试验或 5 h OGTT 试验。采用腹部 B 超和 CT 检查进行定位诊断。

【伴随实验室指标的鉴别诊断】

1. 伴酮体升高和代谢性酸中毒　血中酮体常超过 2.0 mmol/L 时称酮血症，超过 4.8 mmol/L 时可出现酮症酸中毒，尿酮体强阳性，称为酮尿症。若酮体进一步聚集，血 pH<7.35，出现严重失水、代谢性酸中毒、血钾正常或偏低、血钠和氯降低、血尿素和肌酐升高，血糖常超过 16.7～33.3 mmol/L 或更高，白细胞数升高，INS 降低。如病情发展出现昏迷，称为 DKAC。

2. 伴血浆渗透压升高　体内出现三高状态，血浆渗透压高达 330～460 mmol/L，血糖≥33.3 mmol/L，血钠≥150 mmol/L，尿糖强阳性，血 pH 大多正常，血尿素氮和肌酐明显升高，细胞内脱水，出现神志不清、嗜睡烦躁，严重者昏迷，考虑为 HNDC。

3. 伴乳酸升高　血糖升高，但<13.9 mmol/L，乳酸浓度>5 mmol/L，血浆 pH<7.35，CO_2结合力常低于 10 mmol/L，HCO_3^-常<10 mmol/L，阴离子隙扩大可达 20～40 mmol/L，血和尿酮体正常，考虑为糖尿病乳酸酸中毒，出现昏迷时则为 LADC。

4. 伴血脂异常　血三酰甘油（TG）≥1.7 mmol/L；血高密度脂蛋白胆固醇（HDL－C）<1.04 mmol/L；血压≥130/85 mmHg；空腹血糖（FPG）≥6.1 mmol/L 或有糖尿病史，尿微量白蛋白排泄率≥30 mg/24 h，伴胆固醇升高及中心性肥胖可诊断为代谢综合征。

5. 伴胰岛自身抗体阳性　T1DM 的发病大多由免疫介导，与 β 细胞的自身免疫密切相关。INS 自身抗体包括谷氨酸脱羧酶抗体（glutamic acid

decarboxylase autoantibodies，GADA）、胰岛细胞抗体（isletcellcytoplasmic antibody，ICA）、INS 自身抗体（INSulin autoantibodies，IAA）和蛋白质酪氨酸磷酸酶抗体（protein tyrosine phosphatase antibody，IA－2A 及 IA－2BA）等，这些抗体阳性，及联合 INS 和 C－肽低水平可诊断 T1DM。

【需进一步检查的实验室指标】

1. *INS 释放试验（Insulin release test，IRT）、C－P 释放试验（C－Peptide release test，CRT）*

2. *血清 INS 自身抗体的检测* 包括 GADA、ICA、IAA 和 IA－2A/IA－2BA 等。

3. *INS 抵抗的检测* 包括葡萄糖 INS 钳夹技术、INS 敏感指数、INS 抵抗指数。

4. *胰高血糖素－C 肽刺激实验和精氨酸刺激实验* 可了解非糖介导的 INS 分泌功能。

5. *神经内分泌激素* 包括生长激素、胰高血糖素、糖皮质激素、甲状腺素等，以了解糖代谢紊乱的原因。

6. *基因分析等* 主要是人类白细胞抗原（human leucocyte antigen，HLA）基因分析。

【指标评估的技术要点】

1. *PI 测定* 检测方法是免疫化学分析法，包括放射免疫分析（radioimmunoassay，RIA）、酶免疫分析（enzyme-Linked immunosorbentAssays，ELISA）、电化学发光免疫分析（elect rochemiluminescence immunoassay，ECLIA）等，RIA 法检测成本低，但实验步骤繁琐，为半自动操作，试剂有效期短并有放射性污染；ELISA 灵敏度高，但 PI 抗体易与 INS 和 C－P 发生交叉反应；ECLIA 特异性高，灵敏度好，检测速度快，无放射性污染。作为 INS 的前体和主要储存形式，PI 的检测仍较困难，其原因是：① 血浆中 PI 浓度低，难获得纯品，故抗体制备困难；② 不易获得 PI 参考品；③ 多数抗血清与 INS 和 C－肽有交叉反应（两者浓度都较高），同时 PI 转化中间体也会干扰检测结果。目前已开始生产基因重组的 PI，并由此制备单克隆抗体，将提供可靠的 PI 标准品和检测方法。

2. *INS 和 C－P 测定* 检测方法分为两类：一类是免疫分析法包括 RIA、ELISA、ECLIA 和化学发光免疫分析（chemiluminescence immunoassay，CLIA）；另一类是非免疫方法，包括同位素稀释法（isotope dilution analysis，IDA）和高效液相色谱法（high performance liquid chromatography，HPLC）等，但目前还没有高度准确、精密和可靠的测定方法。RIA 法技术成熟，仪器试剂成本低，但批内与批间 CV 值较大，试剂有效期短并有放射性污染；ELISA 法试剂易保存，但酶标志物易受显色反应限制，重复性与稳定性较差；CLIA 和 ECLIA 是近年来使用较广泛的方法，均采用发光剂标记，检测灵敏度高，精密度好，特异性佳，线性范围宽，可全程自动化，一般 30 min 可完成检测，使用的试剂安全可靠，不受黄疸、脂血和少量生物素的干扰。IDA 和 HPLC 可区分内源与外源性 INS，结果与真值接近，但此两种方法所需仪器昂贵，样本处理比较困难，难以广泛使用。目前 INS 和 C－P 检测使用血清标本，应在采血后及时分离血清，如果不能立即测定，须保存于－20℃，并避免反复冻融。红细胞中存在 INS 降解酶，溶血标本可致 INS 效价降低。使用夹心免疫法会受异嗜性抗体或类风湿因子影响，导致结果假性升高。另外，使用免疫分析法时与 INS 有共同抗原表位的物质如 PI、PI 转换中间产物、糖基化和二聚体化得 INS 衍生物都有可能被同时检测出来；糖尿病、胰岛细胞瘤患者 PI 浓度较高，会导致 INS 结果偏高，患者体内存在较高抗 INS 抗体时对结果也有干扰。C－P 抗体不能识别 PI，但当血中存在大量 PI 时（如胰岛细胞瘤或血浆 INS 抗体结合大量 PI）也会影响 C－P 的测定，使结果偏高。这时测定 C－P 须将血清样品先经 25%～30% 的聚乙二醇（PEG）或葡萄珠结合 INS 抗体处理，除去 PI 后再行测定。

3. *IRT 和 CRT 释放试验* 检测方法与 INS 和 C－P 测定相同，常与 OGTT 实验同时进行，禁食至少 8 h 以上，次日清晨空腹采血。

【指标评估的影响因素】

1. PI 正常情况下，在外周血循环中检测不到前胰岛素原，只有少量 PI 和中间剪切体。PI 仅被肝脏摄取 10%～15%，且在周围组织中清除率较

Y

慢,导致半衰期约为 30 min,因此禁食后血浆 PI 浓度升高,可达 INS 浓度的 10%~15%。

2. INS

(1) INS 的分泌主要受血浆葡萄糖浓度的影响,当血糖浓度升高时,INS 合成加速;进食含蛋白质较多的食物后,血液中氨基酸浓度升高,INS 分泌也增加,进餐后血浆 INS 水平可增加 5~10 倍。

(2) 多种激素参与 INS 分泌的调节,如胰高血糖素、生长激素、甲状腺激素、皮质醇等可通过升高血糖间接地刺激 INS 分泌;进餐后胃肠道激素如胃泌素、胰泌素、胃抑肽、肠血管活性肽能促进 INS 分泌;生长抑素和外源性前列腺素抑制 INS 分泌。

(3) 交感神经兴奋抑制 INS 分泌,迷走神经兴奋促进 INS 分泌。

(4) 许多药物能减弱和拮抗 INS 的作用,如促肾上腺皮质激素、醛固酮,儿茶酚胺、吲哚美辛等。

3. C-PC-P 随 INS 以等摩尔数分泌进入血循环,由于 C-P 的半衰期比 INS 长,在禁食后 C-P 浓度比 INS 高 5~10 倍。C-P 主要在肾脏降解,肝脏不代谢,生理状态下每日尿中排出 C-P 占 4%。患肝炎或肝硬化时,肝脏对 INS 摄取减少,INS 水平升高,而 C-P 受影响小,C-P 与 INS 比值降低。发生肾病时 C-P 降解减慢,血 C-P 水平升高,C-P 与 INS 比值明显高于正常。尿 C-P 可反映受检者一段时间内血 C-P 的平均值,且尿 C-P 具有不受 PI 的影响,留取标本方便等优点,近年来得到重视。

(张秀明,李 曼)

参考文献

胰岛素抗体

【定义】

胰岛素抗体是 1984 年 Wilkin 等首次在多发性自身免疫病的患者血清中发现的,胰岛素抗体(IAA)与胰岛素变异体结合的部位与 1 型糖尿病相关。接受异源性胰岛素治疗的糖尿病患者血清中几乎都产生 IAA,血清出现高滴度的 IAA 是往往是产生胰岛素抵抗的重要原因。

【分类】

1. 根据产生来源分类 胰岛素抗体出现于两种情况。

(1) 接受动物源性胰岛素治疗的患者,主要与胰岛素制剂的纯度有关系。

(2) 从未接受胰岛素治疗的患者,称为胰岛素自身抗体。临床上常见于第一种情况。

2. 根据结构分类 外源性胰岛素能引起免疫系统产生 IgG、IgE 以及少量 IgA、IgM 和 IgD 类抗体,其中 IgG 类和 IgE 类抗体临床意义较大。

【诊断思路】

诊断思路见图 330。

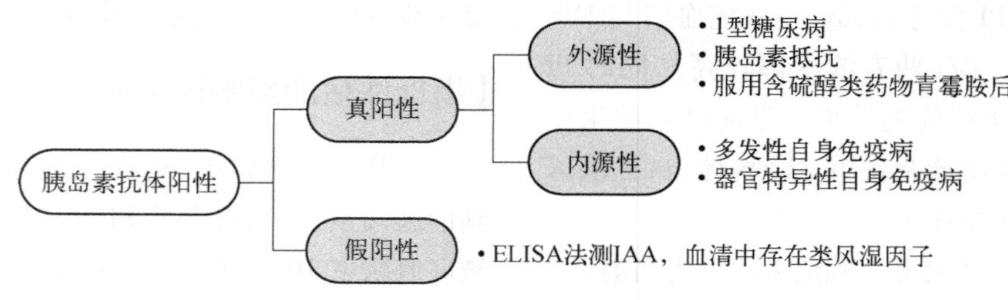

图 330 胰岛素抗体阳性的诊断思路图

【伴随临床症状的鉴别诊断】

1. 伴多尿、多饮、多食和消瘦　胰岛素抗体阳性伴多尿、多饮、多食和消瘦，需考虑1型糖尿病。严重高血糖时往往出现典型的“三多一少”症状，多见于1型糖尿病。发生酮症或酮症酸中毒时“三多一少”症状更为明显。确诊需依赖血糖、口服葡萄糖耐量试验（OGTT）、糖化血清白蛋白、糖化血红蛋白、胰岛素、C肽浓度检测。

2. 伴腰痛　胰岛素抗体阳性伴腰痛，与糖尿病肾病鉴别诊断。糖尿病肾病是糖尿病全身微血管病性合并症之一，因此发生糖尿病肾病时也往往同时合并其他器官或系统的微血管病如糖尿病视网膜病变和外周神经病变。确诊需在原诊断为糖尿病的基础上进行肾活检。

3. 伴视物模糊、眼痛、眼红、怕光流泪　胰岛素抗体阳性伴视物模糊、眼痛、眼红、怕光流泪，需考虑糖尿病视网膜病变。糖尿病视网膜病变是一种主要的致盲疾病，几乎所有的眼病都可能发生在糖尿病患者身上，如眼底血管瘤、眼底出血、泪囊炎、青光眼、白内障、玻璃体浑浊、视神经萎缩、黄斑变性、视网膜脱落。需在原诊断为糖尿病的基础上进一步做眼底镜检查。

4. 伴足部溃疡、足部关节痛和足趾畸形　胰岛素抗体阳性伴足部溃疡、足部关节痛和足趾畸形需考虑糖尿病足。早期感觉改变通常呈袜套样表现，首先累及肢体远端，然后向近端发展。轻触觉、本体感觉、温度觉和疼痛感知的共同减弱；运动神经病变表现为足内在肌萎缩，出现爪状趾畸形；自主神经受累表现为皮肤正常排汗、温度及血运调节功能丧失，导致局部组织柔韧性降低，形成厚的胼胝以及更易破碎和开裂。后期还会出现还可出现溃疡、感染、骨髓炎、Charcot关节病等。可利用数字减影血管造影技术（DSA）显示足部血管辅助诊断。

5. 伴胸痛　胰岛素抗体阳性伴胸闷、胸痛，需考虑糖尿病心血管并发症。心脏和大血管上的微血管病变、心肌病变、心脏自主神经病变，引起糖尿病患者死亡的首要病因，而冠心病是糖尿病的主要大血管并发症。在原诊断为糖尿病的基础可做心电图检测、心肌酶检测、肌钙蛋白检测、心肌活组织检查、心血管内镜检查提供诊断依据。

6. 伴神经系统病变　胰岛素抗体阳性伴远端对称性感觉运动性多发神经病变、直立性低血压、静息时心动过速、便秘、尿不尽、尿潴留、男性性欲减退、阳痿、四肢末端少汗，但往往同时伴有躯干部位的多汗，需考虑糖尿病神经病变。病变可累及中枢神经及周围神经，后者尤为常见。其中远端感觉神经病变是最常见的病变，占所有糖尿病神经病变的50%以上。脑脊液检查、肌电图、脑电图及神经系统影像学检查等均可作为诊断依据。

7. 伴昏迷　胰岛素抗体阳性伴昏迷且多饮多尿、体力及体重下降的症状加重，食欲下降、恶心呕吐，呼吸中有烂苹果气味的酮臭味，尿量减少、皮肤干燥、眼球下陷，需考虑糖尿病急症。诊断需在确诊为糖尿病的前提下，检测尿酮、血酮、血酸碱度、血电解质及尿素氮浓度以完善诊断。

8. 伴肥胖　胰岛素抗体阳性伴肥胖，尤其是中心性肥胖，需考虑胰岛素抵抗。其临床表现有高血糖症、高胰岛素血症、血脂紊乱（血游离脂肪酸、胆固醇、三酰甘油及低密度脂蛋白胆固醇升高，高密度脂蛋白胆固醇降低）、超重或肥胖、高血压等，只要具备其中两项就可诊断。

【伴随实验室指标的鉴别诊断】

1. 伴空腹血糖及随机血糖升高，口服葡萄糖耐量试验阳性　三者阳性且伴谷氨酸脱羧酶抗体、胰岛细胞抗体等自身抗体阳性可考虑1型糖尿病。空腹血糖测定（FPG），空腹是指至少8 h无含热量物质摄入；随机血糖测定：随机指不管用餐与否的任何时间；口服葡萄糖耐量试验（OGTT）：按WHO要求，成人75 g葡萄糖，幼儿按每千克体重1.75 g葡萄糖计算，兑水口服，口服前及口服后2 h采取静脉血测定，或于口服前及口服后0.5 h、1 h、2 h、3 h采取静脉血测定，以观察糖耐量曲线。最好同时收集尿液标本检测尿糖。胰岛素抗体阳性伴上述三个项目中任何一项阳

Y

性，均须用其他两个项目中的一项予以复查，三项中满足两项即可诊断。

2. 伴蛋白尿　在确诊为糖尿病的基础上，可考虑糖尿病肾病，进一步检查可发现肾功能各项检查提示肾脏病变，血浆中白蛋白减少，血钙偏低，血磷升高，血钾和血钠随病情而定。确诊需做肾活检。

3. 伴血糖升高、血渗透压升高、血电解质紊乱　可考虑糖尿病急症，包括糖尿病酮症酸中毒、高渗性非酮症高血糖昏迷、糖尿病乳酸酸中毒。进一步诊断需结合酮体、乳酸、血肌酐、尿素氮、血气等检查分析。

4. 伴肌钙蛋白T（cTnT）和肌钙蛋白I（cTnI）升高　可考虑糖尿病心血管并发症，此时需检测心肌酶进一步诊断。

5. 伴多种自身抗体阳性　胰岛素抗体阳性伴多种自身抗体如抗角蛋白抗体（AKA）、抗环瓜氨酸肽抗体（CCP）、抗核抗体（ANA）、抗双链DNA抗体（dsDNA）、抗Sm抗体、抗核小体抗体、抗磷脂抗体等阳性，根据不同的自身抗体并结合临床考虑不同的自身免疫性疾病。

【需进一步检查的实验室指标】

1. 糖尿病相关　血清/血浆葡萄糖、尿糖、酮体、糖化血红蛋白（GHb）、胰岛素、C肽、胰岛细胞抗体等。尿糖是诊断糖尿病的重要线索；酮体是乙酰乙酸、β-羟丁酸和丙酮的统称，血酮和尿酮浓度不一定平行，血酮测定的意义大于尿酮，β-羟丁酸测定的意义大于乙酰乙酸；糖化血红蛋白的形成不可逆，不受每天血糖波动、运动及食物的影响，反映过去6~8周的血糖水平，主要用于血糖控制情况的评估，不用于糖尿病诊断；胰岛素测定的临床用途一在于协助糖尿病分型，二可确定是否需要胰岛素治疗和发生微血管并发症的可能性；C肽检测可评估空腹低血糖、评估胰岛素分泌及检测胰腺手术效果；胰岛细胞抗体常在1型糖尿病患者中检测出来。

2. 自身免疫性疾病相关

（1）类风湿性关节炎相关：抗角蛋白抗体（AKA）、抗环瓜氨酸肽抗体（CCP）中两者阳性或任一抗体阳性，可初步诊断为类风湿性关节炎（RA），需结合临床。

（2）系统性红斑狼疮相关：抗核抗体（ANA）、抗双链DNA抗体（dsDNA）、抗Sm抗体、抗核小体抗体、抗磷脂抗体等均可辅助诊断系统性红斑狼疮（SLE）。

（3）混合性结缔组织病：ANA、抗RNP抗体、抗Sm抗体、抗CCP抗体等。

3. 血液免疫　包括各型肝炎病毒、免疫球蛋白、补体、各种自身抗体、抗病毒抗体、艾滋病、梅毒等性传播疾病的病原体等。

4. 血常规检查　包括血红蛋白浓度，红、白细胞、血小板计数以及白细胞分类等。血红蛋白浓度、红细胞计数等可反映机体是否有贫血；白细胞分类计数可作为机体是否处于感染状态的依据，血小板计数可初步评价机体的凝血功能。

5. 尿常规　即尿常规11项包括尿酸碱度、尿比重、尿糖、尿酮体、尿蛋白等检查。

6. 血生化　肝功能、肾功能、电解质、血脂等。

7. 凝血功能　PT、APTT、TT、FIB，FDP等进一步评价患者的凝血功能。

8. 其他　包括B超、CT、X线、MRI、肾活检等。

【指标评估的技术要点】

目前胰岛素抗体主要的检测方法有酶联免疫吸附试验（ELISA）和放射免疫分析法。

1. 放射免疫分析法　放免法比ELISA法敏感性更高，且对于两法测定IAA均阳性的患者，放免法比ELISA法能更好地预测受试者罹患糖尿病的风险。

2. ELISA法　用ELISA法测定的IAA对1型糖尿病无预测价值，因为该法检测的胰岛素抗体亲和力低，阳性结果与糖尿病的发生不相关。

【指标评估的影响因素】

1. 生理因素　餐后抽血测IAA，由于餐后胰岛素水平升高，胰岛素抗体也会升高。

2. 生活因素　减肥、剧烈运动、情绪紧张均影响检测结果。

3. 环境因素　脂浊、黄疸的血清会对检测结果产生影响。若采用 ELISA 测 IAA，血清标本中有类风湿因子存在，会出现假阳性反应。

4. 药物因素　服用含硫醇类药物和青霉胺后可检出 IAA。

（秦　雪）

参考文献

胰岛素样生长因子 1

【定义】

胰岛素样生长因子 1（Insulin-like growth factor 1, IGF－1）也被称为生长调节素 Csomatomedin C，主要受到 GH 的刺激而分泌，反应 GH 的过量和不足。IGF－1 产生过量是指当 GH 分泌过度时刺激 IGF－1 的大量分泌。IGF－1 分泌降低是指由于垂体功能减退、垂体瘤或遗传、营养不良或慢性病等原因造成机体对 GH 无应答时造成 IGF－1 生成减少。

【分类】

1. 根据胰岛素样生长因子 1 产生的原因分类　分为生理性和病理性的，在青春期和妊娠期，IGF－1 浓度的增加并非是病理性的。

2. IGF－1 生物学作用分类　通过自分泌、旁分泌的方式发挥作用，具有类胰岛素的代谢作用、促有丝分裂作用。类胰岛素代谢作用可促进糖原合成、促进蛋白质和脂肪合成，抑制蛋白质和脂肪分解，减少血液游离脂肪酸和氨基酸的浓度。促有丝分裂作用可促进骨组织发育、重建及促进肌肉、心血管、脑、生殖系统、脂肪组织、免疫系统、肝脏、肾脏、肾上腺、消化系统、肿瘤细胞的生长，都有重要意义。

【诊断思路】

诊断思路见图 331。

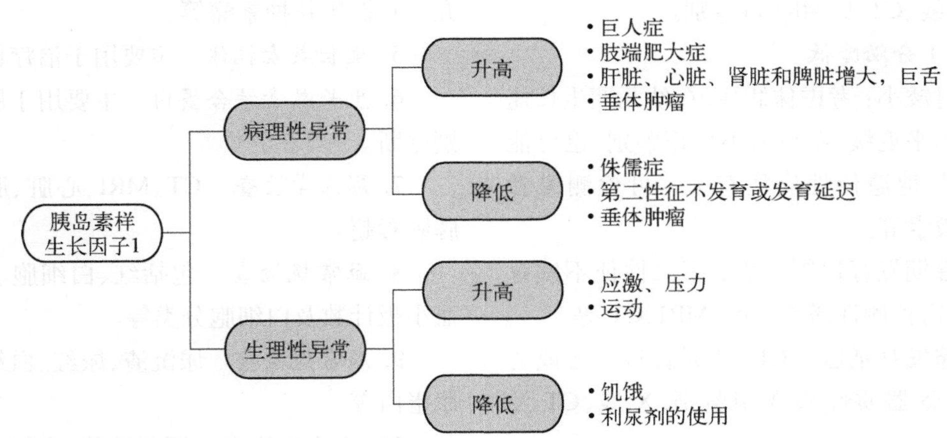

图 331　胰岛素样生长因子 1 异常的诊断思路图

1. 侏儒症、青春期延迟与呆小症相鉴别　青春期延迟患者血浆中GH、IGF－1正常。呆小症患者智力低下，甲状腺功能减退。

2. 生理性、病理性IGF－1分泌升高鉴别　在青春期和妊娠期，IGF－1浓度的增加并非是病理性的表现。

【伴临床症状（体征）的鉴别诊断】

1. IGF－1分泌升高

（1）身高异常：考虑巨人症，在儿童期最先发现的病症，表现为骨骼生长时间延长，患者手脚粗大且身高异常升高，确诊需检查GH、甲状腺功能、X线、MRI等。

（2）大鼻子、厚嘴巴、下巴更突出：考虑肢端肥大症，表现为骨骼增厚和软组织肿大。需检测GH、甲状腺激素、CT、MRT等。

（3）器官增大：如肝脏、心脏、肾脏和脾脏增大，巨舌：成人IGF－1分泌过多使骨骼增厚和软组织肿大导致器官增大，进而导致2型糖尿病、高血压等。需检测血压、心电图、肝肾功能、电解质、心肌酶谱、血糖、生长激素等。

（4）伴高血压：IGF－1水平与动脉压关系密切，是原发性高血压的危险因素，需连续检测血压、心肌酶谱、心电图、心脏彩超、冠脉造影等检查。

（5）头痛、视觉障碍：考虑垂体肿瘤压迫，邻近组织受压、颅内压升高。CT、MRI检测具有诊断意义。

（6）关节疼痛和肿胀、肌无力：与骨器质性病变相鉴别，X线、CT及MRI可鉴别。

2. IGF－1分泌降低

（1）身材矮小：考虑侏儒症，在幼儿期生长速度较同龄人水平迟缓，需与呆小症相鉴别，也可能与家族性或其他遗传性疾病有关。可检测患者GH、甲状腺激素等。

（2）青春期发育迟缓：考虑第二性征不发育或发育延迟，需检测性激素、GH、MRI、CT等。

（3）骨骼发育延迟：IGF－1是促进骨形成的生长因子，与骨器质性病变相鉴别，X线、CT及MRI可鉴别。

（4）骨密度降低、疲劳、运动耐力下降：考虑垂体功能减退，成人IGF－1降低缺乏特异性的症状。需作GH刺激试验、运动试验等以资鉴别。

【伴实验室检测的鉴别诊断】

1. IGF－1升高

（1）伴生长激素产生过多：考虑巨人症。

（2）伴血脂升高：考虑高脂血症，患者体内脂肪分布不均，注意检测患者肝功能、血脂水平。

（3）伴甲状腺激素升高：考虑甲亢，甲状腺激素能使IGF－1的mRNA表达增加，从而刺激IGF－1生成。

2. IGF－1降低

（1）伴生长激素分泌不足：考虑侏儒症。

（2）雌激素水平升高：考虑青春期发育迟缓。

（3）伴胰岛素分泌升高：考虑高胰岛素血症。

【需进一步检查的实验室指标】

1. 甲状腺、性腺功能检查　T_3、T_4、FT_3、FT_4、TSH、雌激素、催乳素等，用于鉴别诊断甲亢、高泌乳素血症等。

2. 垂体激素　ACTH、GH抑制试验、泌乳素、促甲状腺激素等，用于鉴别诊断甲亢、肢端肥大症等。

3. 胰岛素诱发低血糖试验、生长激素兴奋试验、生长激素释放激素兴奋试验　可用于GH缺乏的鉴别诊断。

4. 生长激素抑制试验、生长激素释放抑制试验　用于巨人症或肢端肥大症的鉴别诊断，如甲亢、甲减、生长抑素瘤等。

5. 生长激素抗体　主要用于治疗检测。

6. 生长激素结合蛋白　主要用于肥胖症的鉴别诊断。

7. 影像学检查　CT、MRI、心脏、肝脏、肾脏、脾脏彩超。

8. 血常规检查　包括红、白细胞、血红蛋白、血小板计数及白细胞分类等。

9. 尿常规检查　尿沉渣、尿红、白细胞、尿糖、尿蛋白等。

10. 血生化检查　肝肾功能、电解质、血糖、血脂等。

【指标评估技术要点】

1. *自动化学免疫发光法* 是检测 IGF－1 的金标准,在国内外采用较多,具有简单方便、灵敏度、准确度较高的特点。

2. *ELISA 法* 临床比较常用,该方法测量 IGF－1 具有特异性高、重复性好、价格适中等优点。

3. *放免法* 存在放射性污染,现逐渐被其他非放射性标记技术所替代。

【指标评估影响因素】

1. *非疾病因素* IGF－1 值与年龄、性别、种族、不同检验方法等相关,每个地区,甚至每个实验室要建立本地的 IGF－1 正常参考范围。

2. *药物因素* 利尿剂的使用等。

(谢小兵)

参考文献

胰岛素样生长因子结合蛋白－3

【定义】

胰岛素样生长因子结合蛋白－3(insulin-like growth factor binding protein－3, IGFBP－3)是胰岛素样生长因子 1 主要的结合蛋白,用于评价生长激素的分泌,其检测比 IGF－1 更敏感。低水平的 IGFBP－3 是指机体 GH 分泌减少导致 IGFBP－3 水平降低,高水平的 IGFBP－3 是指生长激素分泌过度时刺激 IGFBP－3 大量分泌。IGFBP－3 在循环中的浓度是根据 GH 蛋白酶和年龄、性别的变化而改变。

【分类】

1. *根据作用方式分类* 分为 IGF 依赖性和非 IGF 依赖性。IGF 依赖性指 IGFBP－3 作为 IGF 信号系统中重要的配体 IGF－1,在游离状态下,可以与其受体结合,发挥其促进细胞生长、抑制细胞凋亡的生物活性。非 IGF 依赖性指 IGFBP－3 通过定向阻断 IGF－1R 的作用,对纤维原细胞的生长产生抑制作用。IGF－1 依赖性主要是对于形成新骨和维持骨基质具有重要作用。非 IGF－1 依赖方式在肿瘤的发生、发展、浸润、转移及复发中发挥着重要的作用。

2. *根据产生的原因分类* 分为生理性和病理性。

【诊断思路】

诊断思路见图 332。

鉴别生理性、病理性胰岛素样生长因子结合蛋白－3 升高:生理性胰岛素样生长因子结合蛋白－3 升高多为一过性的。

【伴临床症状的鉴别诊断】

1. IGFBP－3 升高

(1) 伴癌症:需考虑前列腺癌、乳腺癌、肺癌、胆囊癌等,确诊需检查彩超、肿瘤标志物、CT 等。

(2) 伴蛋白尿、紫癜:考虑过敏性紫癜性肾炎,可预测肾脏受累程度。常伴有关节痛、腹痛、黑便,好发于青少年,可检测三大常规、肝肾功能、腹部彩超、CT、MRI 等。

(3) 伴多饮、多尿、体重降低:多见于 2 型糖尿病,确诊需检测糖耐量、GH、糖化血红蛋白、彩超等。

2. IGFBP－3 降低

(1) 伴身材矮小:考虑生长激素缺乏导致的

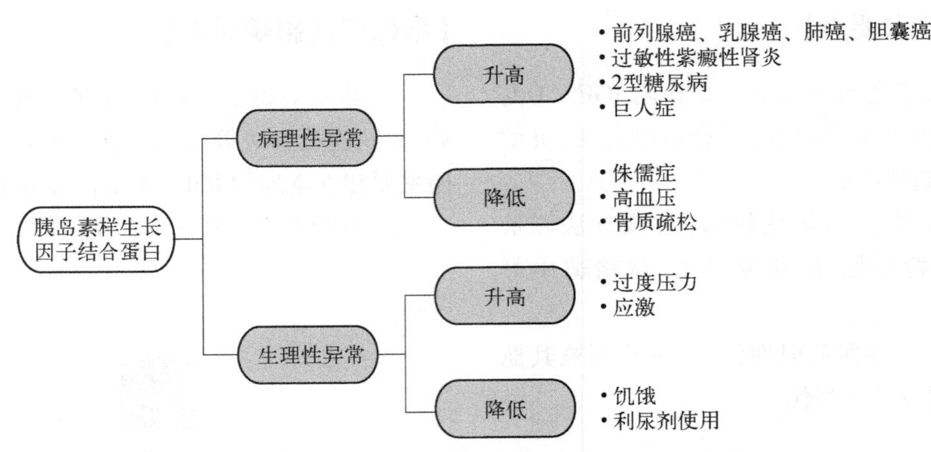

图 332　胰岛素样生长因子结合蛋白-3 异常的诊断思路图

侏儒症，可伴有营养不足，需与 Turner 综合征、软骨发育不全、甲状腺功能减退等相鉴别，需结合生长激素检测。

(2) 伴腰腿疼痛，易骨折：可见于骨质疏松，IGFBP-3 水平降低使骨密度减少，颈椎和腰椎骨密度降低。需做骨密度检测、MRI 等。

(3) 伴感染：考虑颅内感染，IGFBP-3 可诱导神经细胞的凋亡，IGFBP-3 升高诱导了脑内神经细胞的凋亡，参与 CNS 感染时神经细胞损伤的病理过程。需检查 CRP、脑脊液生化、血糖、CT 等。

【伴实验室指标的鉴别诊断】

1. IGFBP-3 升高

(1) 伴胰岛素清除率降低：考虑胰高血糖素血症。

(2) 伴血糖、糖化血红蛋白升高：2 型糖尿病血糖明显升高，IGFBP-3 可作为 2 型糖尿病评价血糖控制的标志。

(3) 伴血脂升高：考虑高脂血症，可表现为胆固醇、三酰甘油和低密度脂蛋白增加。IGFBP-3 可作为 2 型糖尿病评价血脂异常发展的标志。

2. IGFBP-3 降低

(1) 伴骨体积分数(BV/TV)降低，破骨细胞分化因子增加：考虑骨生长发育受阻。

(2) 伴胰岛素样生长因子 1 降低：考虑 1 型糖尿病的风险。

(3) 伴生长激素缺乏：考虑侏儒症、胎儿生长受限。需与呆小症相鉴别。

(4) 伴骨密度、骨钙降低：考虑侏儒症，患者表现为骨生长发育受阻。

【需进一步检查的实验室指标】

1. 胰岛素诱发低血糖试验、生长激素兴奋试验、生长激素释放激素兴奋试验　可用于 GH 缺乏的鉴别诊断。

2. 生长激素抑制试验、生长激素释放抑制试验　用于巨人症或肢端肥大症的鉴别诊断，如甲亢、甲减、生长抑素瘤等。

3. 生长激素抗体　主要用于治疗检测。

4. 生长激素结合蛋白　主要用于肥胖症的鉴别诊断。

5. B 超　肝胆胰脾、双肾、输尿管、乳腺、子宫及其附件等。

6. 影像学检查　CT、MRI、头颅 CT 等。

7. 血常规检查　包括血红蛋白、红、白细胞、血小板计数及白细胞分类。

8. 血生化检查　肝肾功能、电解质、血脂等。

【指标评估的技术要点】

1. 免疫法检测　首选的实验室检测，IGFBP-3 半衰期长，不会呈脉冲式改变。

2. RIA 法　该方法较为经典，但存在放射性污染，临床逐渐被其他非放射性标记技术所替代。

3. ELISA 双抗体夹心法　临床较常用，具有特异性高、重复性好、价格适中等优点。

【指标评估的影响因素】

1. 非疾病因素　IGFBP－3 与年龄、性别、种族、不同检验方法等相关，每个地区，甚至每个实验室要建立本地的 IGFBP－3 正常参考范围。

2. 药物相关性改变　利尿剂等。

（谢小兵）

参考文献

胰岛细胞抗体

【定义】

胰岛细胞抗体（islet cell antibodies, ICA）是一组针对胰岛细胞（包括α、β、δ 和 PP 细胞）内多种成分的自身抗体，其具体靶抗原尚未完全清楚，可能包括谷氨酸脱羧酶、酪氨酸磷酸酶及其他蛋白成分。正常情况下 ICA 多为阴性。

【分类】

胰岛细胞抗体是一组笼统的针对各种胰岛细胞内成分的自身抗体总称，根据其靶抗原情况可分为抗谷氨酸脱羧酶抗体、抗酪氨酸磷酸酶抗体和其他胰岛细胞抗体（目前临床常用的为靶抗原分子量为 64 kDa 和 40 kDa 的 ICA）。

【诊断思路】

ICA 相关糖尿病诊断思路见图 333。

1. ICA 临床应用注意事项

（1）ICA 的大多数靶抗原还未鉴定，目前较明确的具有重要临床意义的 ICA 包括抗谷氨酸脱羧酶抗体、抗酪氨酸磷酸酶抗体、ICA－40 KD 和 ICA－64 KD，上述 ICA 已在临床常规检测中广泛应用。

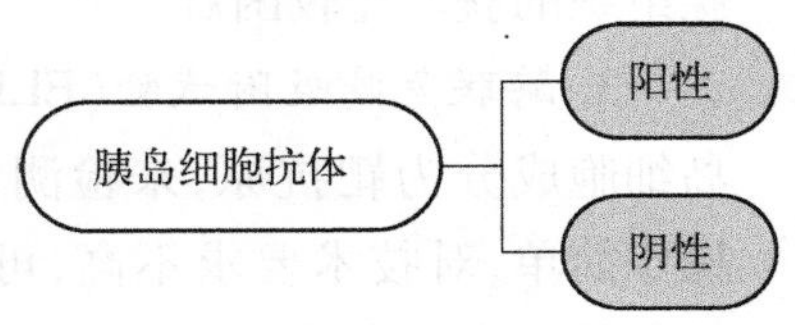

图 333　胰岛细胞抗体相关糖尿病的诊断思路图

（2）ICA 有助于 1 型和 2 型糖尿病的鉴别，阳性多为 1 型糖尿病。如有明确诊断为 2 型糖尿病的成人患者，如检测到 ICA 阳性，高度提示患者可能发生了晚发成人自身免疫性糖尿病。

（3）ICA 对糖尿病有预测价值，很多 1 型糖尿病患者尚未出现症状时，ICA 即可阳性，而且阳性的 ICA 种类越多，越提示患者更易发生 1 型糖尿病。

（4）ICA 对少年起病的 1 型糖尿病早期有较高的诊断价值，但随着疾病进展，ICA 的阳性率会明显下降，其诊断价值降低。

（5）ICA 的检测有助于监测疗效。在糖尿病治疗过程中，如 ICA 转阴，患者胰岛素分泌会有所改善，提示疗效较好。

（6）多种 ICA，包括抗谷氨酸脱羧酶抗体、抗酪氨酸磷酸酶抗体、ICA－40 KD 和 ICA－64 KD 等，在临床价值上有互补作用，联合检测可以明显提高对糖尿病的预测、筛查、诊断和监测疗效等方面的临床价值。因此建议临床上对几种糖尿病相关自身抗体进行联合检测。

【伴随临床症状和体征的鉴别诊断】

1. 伴典型“三多一少”症状 ICA 阳性，伴随多饮、多食、多尿和体重减轻的患者，如发病年龄在30岁以内，血糖水平高，则可确诊为1型糖尿病。

2. 伴肥胖、乏力 ICA 阳性，伴随肥胖、乏力、血糖升高等表现，提示2型糖尿病患者可能发生了胰岛细胞的自身免疫损伤。

3. 伴酮症酸中毒症状 ICA 阳性，伴随酮症酸中毒症状，高度提示1型糖尿病。

【伴随实验室指标的鉴别诊断】

1. 伴血糖升高、糖耐量异常、出现尿糖 ICA 阳性，伴随血糖升高、糖耐量异常、出现尿糖，须结合患者年龄、体重及临床症状，在1型、2型糖尿病及其他可能引起血糖升高的疾病如应激性高血糖、妊娠期糖尿病等之间进行鉴别。

2. 伴血胰岛素、C肽异常 ICA 阳性，伴随胰岛素、C肽降低，考虑1型糖尿病可能；如伴随胰岛素、C肽升高，须充分结合临床症状和实验室其他指标在1型和2型糖尿病之间进行鉴别。

3. 伴尿微量白蛋白异常 ICA 阳性，伴尿微量白蛋白异常，高度提示1型糖尿病引起了糖尿病肾病。

4. 伴尿酮体阳性 ICA 阳性，伴随尿酮体阳性，提示1型糖尿病发生酮症或酮症酸中毒。

【需进一步检查的实验室指标】

1. 血糖、尿糖及糖耐量试验 血糖检测主要用于糖尿病的诊断、病情判断及监测疗效，若血糖结果无法确诊糖尿病，需进一步做糖耐量试验；尿糖检测对于糖尿病的辅助诊断也有一定价值。

2. 尿酮体检测 用于反映是否出现了酮症或酮症酸中毒。

3. 胰岛素、C肽检测 用于反映胰岛β细胞的储备功能。

4. 糖化血红蛋白、糖化血清蛋白 糖化血红蛋白主要反映取血前2个月左右时间里平均血糖水平，用于监测血糖水平的控制程度，而且对诊断糖尿病有价值，对鉴别糖尿病性高血糖和应激性高血糖也有重要价值。糖化血清蛋白主要反映取血前1~3周平均血糖水平，用于监测短期血糖的改变。

5. 肾功能 主要用于反映糖尿病是否累及到肾脏。

6. 尿微量白蛋白 是用于判断糖尿病肾病的早期、灵敏指标。

7. 其他 B超、CT、X线、磁共振、肾活检、眼底镜等，主要用于鉴定糖尿病是否累及了肾脏、血管、眼、心脏及神经系统。

【指标评估的技术要点】

1. 间接免疫荧光(IIF) 是最经典的ICA检测方法，以人胰腺组织切片作为检测基质，通过荧光显微镜进行判读，ICA阳性荧光特点是胰岛细胞胞质呈斑点状荧光染色。该方法优点是可以检测到识别胰岛细胞内各种成分的ICA。缺点是检测过程繁琐，不易标准化，准确性难以保证，因此目前临床上已很少应用。

2. 免疫组化法 以O型血的人胰腺组织作为检测基质，应用酶标记的二抗进行检测。优点是灵敏度和特异度都优于免疫荧光法，重复性也较好。缺点是操作更为繁琐，而且O型血的人胰腺组织的获取比较困难。

3. 酶联免疫吸附试验(ELISA) 以提取的胰岛细胞成分为靶抗原，来检测血清ICA。优点是操作简单，对技术要求不高，可以批量检测样本。缺点是存在较高的假阳性率。

4. 免疫印迹法 将胰岛细胞成分电泳分离，并转印到纤维素膜上，应用酶标记的二抗进行检测。优点是在同时检测多种胰岛细胞成分自身抗体时，对每种抗体可以进行鉴定，有利于各种糖尿病相关自身抗体的联合应用。缺点是无法定量检测，不适用于批量检测样本。

【指标评估的影响因素】

1. 非疾病性因素 ICA的阳性率受到年龄、种族、遗传背景的影响，随着年龄增长，ICA的阳性率及滴度会逐渐降低。此外，不同种族以及基因型对 ICA 也有影响。

2. 糖尿病病程的影响　ICA 在糖尿病早期阳性率和滴度均较高，但随着疾病的进展，其阳性率和滴度都会逐渐下降。

3. 检测技术的影响　目前，由于 ICA 的检测方法多为手工操作，其检测质量控制和标准化程度在所有检验项目中相对薄弱。不同检测方法、不同生产厂家的试剂、不同检验单位、不同检验人员等都会对检测结果产生影响。

（仲人前，杨再兴）

参考文献

胰高血糖素

【定义】

胰高血糖素（glucagon，GG），是胰腺胰岛 α-细胞分泌的一种促进分解代谢的激素，以 N-末端组氨酸为起点，C-末端苏氨酸为终点的 29 个氨基酸组成的直链多肽，分子量 3 485 Da。胰高血糖素具有促进糖原分解和糖异生的作用，与胰岛素抵抗，维持血糖平衡。

【分类】

应用凝胶过滤技术可将血浆胰高血糖素分为四类：分子量 16 ku 巨胰高血糖素、分子量 9 ku 的胰高血糖素原、分子量为 3.5 kDa 的胰高血糖素及分子量为 7 000 Da 的胰高血糖素二聚体，各自依次约占血浆总免疫反应性胰高血糖素的 29%、16%、37%和 17%。在胰高血糖素瘤患者中 9 kDa 和 3.5 kDa 的胰高血糖素均升高，肿瘤切除后，外周血中 9 kDa 的胰高血糖素原将迅速降低至消失，故胰高血糖素瘤主要分泌的是胰高血糖素原。

【诊断思路】

诊断思路见图 334。

【伴随临床症状和体征的鉴别诊断】

1. 伴皮肤病变　首先考虑胰高血糖素瘤，其次是肝硬化和急性胰腺炎。三者胰高血糖素均可升高且均可见坏死松解性游走性红斑（necrolytic migratory erythema，NME），但胰高血糖素瘤往往较诊断前数年出现，且反复发作、经久不愈，以资鉴别。

2. 伴高血糖　主要区别胰高血糖素瘤和糖尿病。胰高血糖素瘤患者普遍存在糖耐量异常，初诊时约 38%的患者伴轻度糖尿病，疾病进展中约 74%~96%的患者发生轻中度糖尿病，多为无家族史老年起病的糖尿病。此外，尽管胰高血糖素是胰岛素缺乏时糖尿病酮症酸中毒的原因之一，但胰高血糖素瘤并发酮症酸中毒却少见。

3. 伴深静脉血栓　在胰腺内分泌肿瘤中，深静脉血栓较少见。胰高血糖素瘤患者中，12%~35%发生深静脉血栓，约 50%死于血栓栓塞，多见于肺梗死导致的猝死。

【伴随实验室指标的鉴别诊断】

1. 伴血糖升高　考虑糖尿病、急性胰腺炎、胰高血糖素瘤等导致的胰高血糖素升高。根据患者病史、血淀粉酶检测、胰腺 B 超、CT 检查等有助于诊断。

2. 伴血脂异常　血脂紊乱是诊断代谢综合征的主要标准之一，血脂代谢异常的患者血浆胰高血糖素水平趋于升高，促进分解代谢。

3. 伴内分泌激素异常　肢端肥大症、胰高血糖素瘤、嗜铬细胞瘤、Cushing 综合征均可导致胰

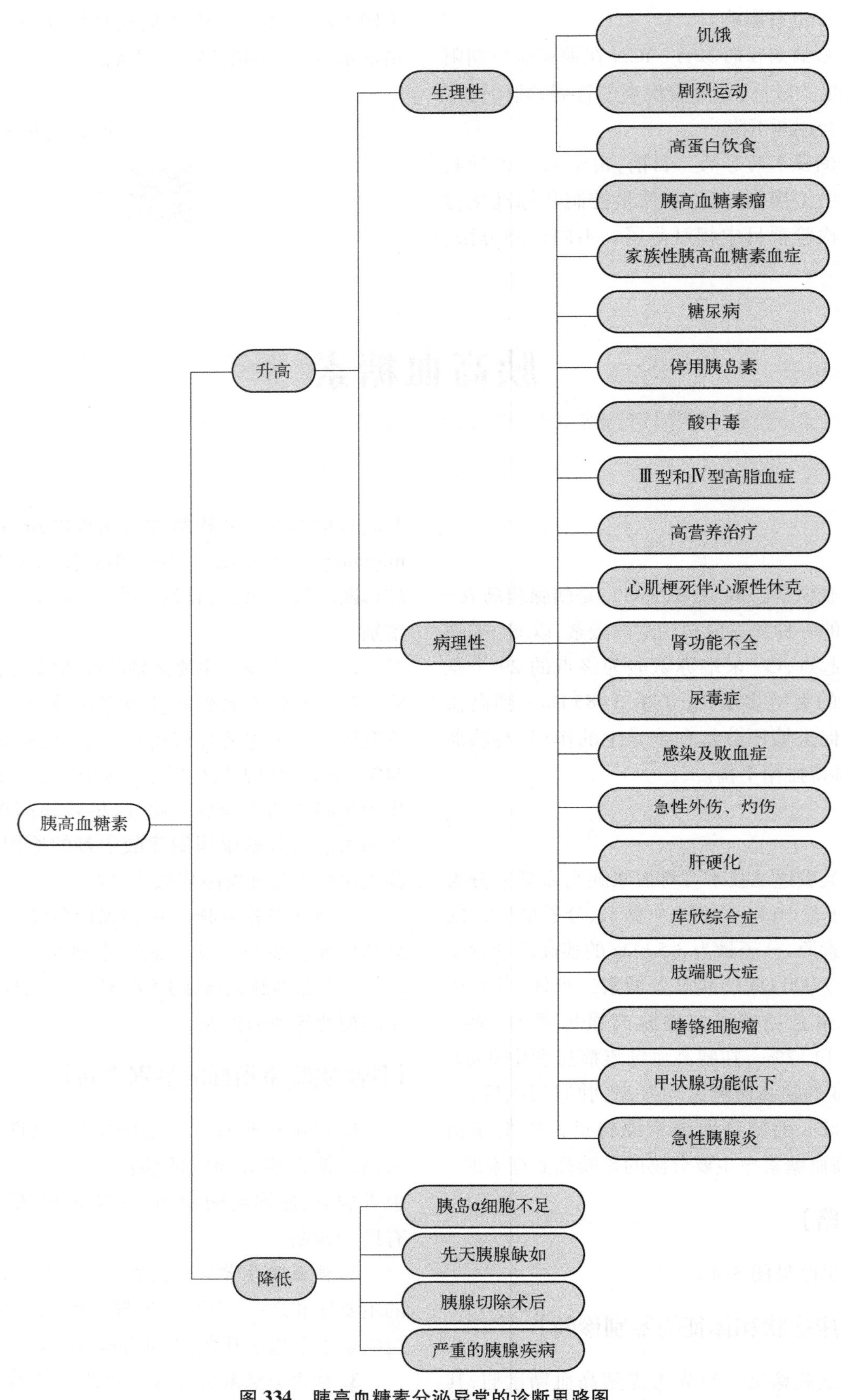

图 334　胰高血糖素分泌异常的诊断思路图

Y

高血糖素升高。根据患者症状和体征，检测生长激素、儿茶酚胺、血皮质醇等激素水平有助于明确诊断。

【需进一步检查的实验室指标】

1. 血糖测定　主要用于糖尿病诊断与鉴别诊断。

2. 神经内分泌激素　包括铬粒素A（CgA）、血清神经元特异性烯醇化酶（NSE）和糖蛋白激素亚基等标志物，帮助判断胰高血糖素瘤患者有无神经内分泌的异常。

3. 肝功能、肾功能检查　主要用于区别急性胰腺炎，慢性肝、肾衰竭干扰导致的胰高血糖素的升高。

4. 血、尿常规检查　主要用于了解患者基础状况，及早发现正细胞正色素性贫血、糖尿病和胰高血糖素瘤。

【指标评估的技术要点】

胰高血糖素的测定是根据WHO胰高血糖素国际标准（69/194）采用竞争RIA法检测，校正值均由厂商提供。胰高血糖素瘤患者胰高血糖素水平显著升高，但程度不一，可介于315～96 000 ng/L。

1. RIA基本原理　待测抗原与放射性核素标记的抗原同时竞争限量抗体的反应。反应式见图335。

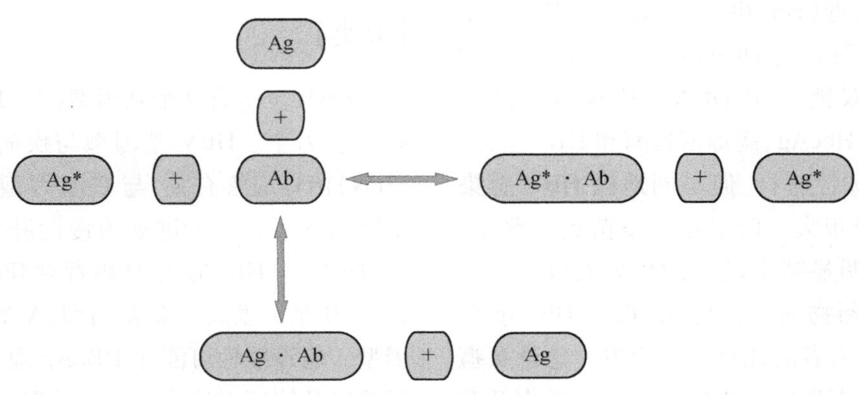

图335　RIA基本原理反应式

其中Ag是待测抗原；Ag＊是标记抗原；Ab是限量抗体；Ag・Ab是含待测抗原的免疫复合物；Ag＊・Ab是含标记抗原的免疫复合物。反应中，Ag含量越多，形成Ag・Ab的复合物就越多，而Ag＊・Ab的复合物就越少，游离的Ag＊则越多。反应平衡后，分离游离Ag＊和Ag＊・Ab复合物，分别测定其放射性强度，反应两者的含量，从而计算出Ag的含量。

2. 抗原　在RIA技术中，抗原和半抗原的纯度要求高，避免杂质同时标记放射性核素，影响RIA反应的特异性和灵敏度。

3. 试剂　标记试剂的放射性强度随时间的延长而衰减，故试剂的存放时间和试验中的反应时间对结果均有影响，致使批内、批间变异较大。为此，每次试验均需做标准曲线来保证结果的准确。

4. 标本　注意排除自身免疫性疾病的患者自身抗体引起的交叉反应导致假阳性的结果。

【指标评估的影响因素】

1. 生理因素　正常情况下，胰高血糖素的分泌受血糖、胰岛素和生长抑素的调节，故低血糖、混合食物、精氨酸注射或刺激α肾上腺素能受体均能使血中的胰高血糖素浓度升高，而静脉注射葡萄糖可使之降低。

2. 病理因素　目前，血循环中各部位胰高血糖素的生理作用尚不清楚，故胰高血糖素升高水平与临床症状及代谢异常并不一定成平行关系。如当血浆胰高血糖素水平显著升高，而临床却无胰高血糖素瘤的依据时，可考虑急性胰腺炎，慢性肝、肾衰竭导致的胰高血糖素显著升高。

3. 其他　有文献报道，门腔分流术后血浆胰高血糖素水平显著升高。此外，当胰高血糖素瘤

Y

伴其他内分泌肿瘤时，可同时出现其他激素水平的显著升高。

（慕月晶，张秀明）

乙型肝炎病毒

【定义】

乙型肝炎病毒（hepatitis B virus，HBV）属于嗜肝 DNA 病毒科（hepadnaviridae），基因组长约 3.2 kb，为部分双链环状 DNA。其基因组编码 HBsAg、HBcAg、HbeAg、病毒多聚酶和 HBx 蛋白。HBV 感染呈全球性流行，但不同地区 HBV 感染的流行强度差异很大。由于乙肝疫苗免疫普及，急性 HBV 感染明显减少，感染 HBV 人口的老龄化，以及抗病毒药物的广泛应用，近年 HBeAg 阴性慢性乙型肝炎患者的比例有所上升。急性黄疸型乙型肝炎临床表现主要为厌食、恶心、乏力及黄疸，肝大及肝区叩压痛，少数有呼吸道症状，偶可发热。急性无黄疸型乙型肝炎症状类似上述黄疸前期表现。急性乙型肝炎易迁延发展成慢性，少数病例可发展成肝硬化或肝细胞癌。此外，乙型肝炎易发生急性、亚急性、慢性重型肝炎和淤胆型肝炎。

【分类】

HBV 至少有 9 个基因型（A～J），我国以 B 型和 C 型为主。HBV 基因型与疾病进展和干扰素（IFN）治疗应答有关，与 C 基因型感染者相比，B 基因型感染者较少进展为慢性肝炎、肝硬化和肝癌（HCC）。HBeAg 阳性患者对 IFN－α 治疗的应答率，B 基因型高于 C 基因型，A 基因型高于 D 基因型。病毒准种可能在 HBeAg 血清学转换、免疫清除以及抗病毒治疗应答中具有重要的意义。

【诊断思路】

诊断思路见图 336。

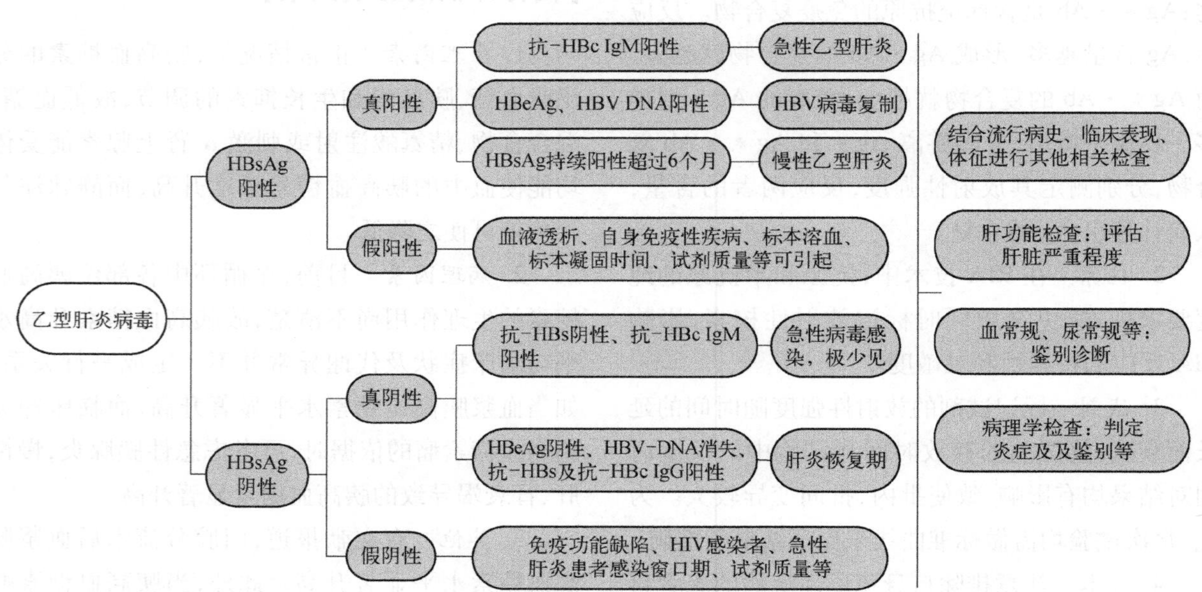

图 336　乙型肝炎病毒诊断思路图

临床表现

(1) 急性肝炎：包括急性黄疸型肝炎和急性无黄疸型肝炎。

1) 急性黄疸型肝炎：① 黄疸前期：乙型肝炎病毒起病相对较缓，仅少数发热，主要表现为全身乏力、食欲减退、恶心、呕吐、厌油、腹胀、肝区痛等，肝功能改变主要以 ALT 升高，持续 5～7 d；② 黄疸期：自觉症状好转，发热消退，尿黄加深，皮肤巩膜出现黄疸，1～3 周内黄疸达高峰。肝功能检查 ALT 和胆红素升高，尿胆红素阳性，持续 2～6 周；③ 恢复期：症状逐渐消失，黄疸消退，肝功逐渐恢复正常，持续 1～2 个月。

2) 急性无黄疸型肝炎：除无黄疸外，其他临床表现与黄疸型相似。无黄疸型通常起病缓慢，症状较轻，主要表现为全身乏力、食欲下降、腹胀、肝区痛、肝大，有轻压痛及叩痛。有些病例无明显症状，易被忽视。

(2) 慢性肝炎：急性肝炎超过半年，或原有乙型肝炎或 HBsAg 携带史而因同一病原再次出现肝炎症状、体征及肝功能异常者。依据病情轻重可分为轻、中、重三度。依据 HBeAg 阳性与否可分为 HBeAg 阳性或阴性慢性乙型肝炎，分型有助于判断预后和指导抗病毒治疗。

1) 轻度：病情较轻，可出现乏力、头晕、食欲减退、厌油、尿黄、肝区不适、睡眠不佳、肝稍大有轻触痛，可有轻度脾大，肝功能指标仅 1 或 2 项异常。

2) 中度：症状、体征、实验室检查居于轻度和重度之间。

3) 重度：有明显或持续性的肝炎症状，如乏力、纳差、腹胀、尿黄等，伴肝病面容、肝掌、蜘蛛痣、脾大，ALT 和 AST 反复或持续升高，白蛋白降低、丙种球蛋白明显升高。

(3) 重型肝炎：乙型肝炎重叠戊型肝炎、HBV 前 C 区突变、机体免疫状况、妊娠等均可引起重型肝炎。表现一系列肝衰竭表现：极度乏力，严重消化道症状，神经、精神症状（嗜睡、昏迷等），有明显出血现象，凝血酶原时间显著延长。黄疸进行性加深，血总胆红素每天上升≥17.1 μmol/L 或于正常值 10 倍。可出现中毒性鼓肠，肝臭，肝肾综合征等。可见扑翼样震颤及病理反射，肝浊音界进行性缩小。酶胆分离、血氨升高等。

(4) 肝炎肝硬化：多有慢性肝炎病史。有乏力、腹痛、肝掌、蜘蛛痣、脾大、腹水、脚肿，胃底食管下段静脉曲张，白蛋白下降，A/G 倒置等肝功能受损和门脉高压表现。

(5) 原发性肝癌：起病隐匿，早期缺乏典型症状。临床症状明显者，病情大多已进入中、晚期。本病常在肝硬化的基础上发生。表现为肝区疼痛，肝脏肿大，黄疸，腹水，有进行性消瘦、发热、食欲缺乏、恶病质等。可转移至肺、骨、脑、淋巴结等，常伴有伴癌综合征。

【伴随临床症状的鉴别诊断】

1. 伴黄疸　若伴有黄疸，需考虑溶血性黄疸及肝外梗阻性黄疸。其中，溶血性黄疸常有药物或感染等诱因，表现为贫血、腰痛、发热、血红蛋白尿、网织红细胞升高，黄疸多较轻，主要为间接胆红素。肝外梗阻性黄疸的常见病因有胆囊炎、胆石症、胰头癌肝癌等，有原发病症状、体征，肝功能损害轻，以直接胆红素为主。肝内外胆管扩张。病原学、影像学等检查可资鉴别。

2. 伴头痛　若伴随乏力、头痛、发热、咽炎，应考虑是由其他病毒引起的肝炎，如 EB 病毒引起的传染性单核细胞增多症。实验室检查可发现非典型性淋巴细胞增多，血清病原学检查可资鉴别。

3. 伴关节痛　若伴随蝶形红斑、关节痛、头痛、环形红斑，需考虑系统性红斑狼疮，该疾病也能引起 ALT 升高及脾大，需注意鉴别。

4. 伴腰痛　若伴随发热、寒战、腰痛及膀胱刺激征，需考虑细菌感染引起的肝损害，如急性肾盂肾炎。

5. 伴节律性腹痛　若伴随节律性腹痛、嗳气、反酸及上腹胀，应考虑消化系统疾病引起的 ALT 轻度升高，需主要鉴别。

6. 伴孕期持续性恶心　如伴随孕期持续性恶心、呕吐、乏力及黄疸，需考虑妊娠急性脂肪肝，此病症需与重症肝炎相鉴别。

7. 伴休克　如伴发热、休克，需考虑细菌引起的肝损害，如中毒性休克。

8. 伴玫瑰疹　若伴随发热、脾大及玫瑰疹，需考虑斑疹伤寒。该疾病也能引起ALT升高及脾大，需注意鉴别。

【伴随实验室指标的鉴别诊断】

1. 伴自身抗体阳性　若自身抗体阳性应考虑自身免疫性肝炎。自身免疫性肝病主要破坏肝细胞。可进行病理组织检测及鉴别。

2. 伴ALT轻度升高　如ALT只是轻度升高，需考虑消化系统疾病，如急慢性胃炎、胃及十二指肠溃疡、胰腺炎、胆囊炎及一些肠寄生虫。一般会有对应的临床症状，可加以鉴别。

3. 伴心肌酶活力升高　若伴随心肌酶活力高，应考虑心肌梗死引起的淤血肝。

4. 伴结核菌素试验阳性　结合对应临床症状，需考虑肝结核引起的细菌性肝病。

5. 血清铜及铜蓝蛋白降低　若伴随血清铜及铜蓝蛋白降低，应考虑肝豆状核变性（Wilsons disease），眼角膜边缘可发现凯-弗环（Kayser-Fleischer ring）。

【需进一步检查的实验室指标】

1. 血清胆红素　血清胆红素水平与胆汁代谢、排泄程度有关。肝功能衰竭患者血清胆红素可呈进行性升高，每天上升≥1倍正常值上限（ULN），且有出现胆红素升高与ALT和AST下降的“胆酶分离”现象。

2. 血清白蛋白和球蛋白　反映肝脏合成功能，慢性乙型肝炎（CHB）、肝硬化和肝功能衰竭患者可有血清白蛋白下降。

3. 凝血酶原时间（PT）和凝血酶原活动度（PTA）

4. γ-谷氨酰转肽酶（GGY）

5. 血清碱性磷酸酶（ALP）

6. 总胆汁酸（TBA）

7. 胆碱酯酶

8. 甲胎蛋白（AFP）

9. 维生素K缺乏或拮抗剂-Ⅱ诱导蛋白（Protein induced by vitamin K absence or antagonist-Ⅱ，PIVKA-Ⅱ）

10. 血常规检查　包括血红蛋白，红、白细胞，血小板计数以及白细胞分类。

11. 尿常规检查　尿胆红素、尿胆原、管型。

12. 其他　电子计算机断层成像（CT）、磁共振（MRI或MR）、病理学诊断等。

【指标评估的技术要点】

1. HBV感染窗口期　一般为2周~3个月，很少超过6个月，在此期间，抗-HBs及HBsAg均不能检出，但抗-HBc显示为阳性，所以抗-HBc可反映病毒急性感染。

2. 乙肝五项　包括乙肝表面抗原、乙肝表面抗体、e抗原、e抗体、核心抗体。

（1）表面抗原（HBsAg）是乙肝病毒的外壳蛋白质，自身不具有传染性，但它的出现常伴随着乙肝病毒的存在，因此它的阳性为已经感染乙肝病毒的标志。通常在感染病毒后2~6个月，血清转氨酶还未上升时，便可在血清中测到阳性。急性乙肝患者绝大多数可以在病程初期转阴，但慢性乙肝患者会持续阳性。

（2）表面抗体（HBsAb）是体内对乙肝病毒免疫和保护性抗体，多在恢复期出现阳性。与此同时，接受乙肝注射疫苗者，绝大多数也呈阳性。

（3）e抗原（HBeAg）通常在乙肝病毒感染后，表面抗原阳性同时，或其后数天便可测得阳性，为病毒复制的标志。

（4）e抗体（HBeAb）阳性在抗原转阴后数月出现。

（5）核心抗体（HBcAb）一般在表面抗原出现后3~5周，为非保护性抗体，乙肝症状出现前便会在血清中检查出来。

3. HBV DNA检测　主要用于判断慢性HBV感染的病毒复制水平，可用于抗病毒治疗适应证的选择及疗效的判断。准确定量需采用实时定量聚合酶链反应（real-timequantitative PCR）法。

4. HBV基因分型和耐药突变株检测　常用的方法有：① 基因型特异性引物聚合酶链反应（PCR）法；② 基因序列测定法；③ 线性探针反向杂交法。

5. 维生素K缺乏或拮抗剂-Ⅱ诱导蛋白

(Protein induced by vitamin K absence or antagonist－Ⅱ, PIVKA－Ⅱ) 是诊断 HCC 的另一个重要指标,可与 AFP 互为补充。

6. 瞬时弹性成像(transient elastography, TE) TE 作为一种较为成熟的无创检查,能够比较准确地识别出轻度肝纤维化和进展性肝纤维化或早期肝硬化;但其测定成功率受肥胖、肋间隙大小以及操作者的经验等因素影响。

【指标评估的影响因素】

1. 标本

(1) 严重溶血的标本、混有红细胞的血清若残留在乙烯孔内,可能催化底物显色,出现假阳性结果。

(2) 样品的存放时间直接影响结果的准确性,因此采集的样品及时进行检验以避免因存放过久而带来的检验误差。

(3) 标本的凝固不全而导致血清中残留纤维蛋白原,使用 ELISA 法检测可能会造成假阳性或假阴性结果。

2. 试剂

(1) 乙肝两对半试剂的生产厂家很多,灵敏度及特异性都存在一定差别,不同厂家生产试剂的特异性和灵敏度的范围存在很大的差异。质量低劣的试剂对检验结果的影响较大,极易出现假阳性、假阴性结果。

(2) 不同方法学的检测试剂出现不同的两对半结果,有时用 ELISA 法检验 HBsAg 结果阴性而用电化学发光检验结果阳性,是由于方法学灵敏度不同及使用单抗、多克隆抗体试剂的差异所致;由于单抗对亚型乙肝标志物、变异抗原的检测存在着差异,故试剂厂家制备试剂时须考虑亚型、浓度。

3. 干扰物质　血清标本中含有非特异性干扰物质可影响检测结果,包括类风湿因子、嗜异性抗体、医源性诱导的抗鼠 Ig(s)抗体、嗜靶抗原自身抗体等。干扰物质可能造成检测结果假阳性或假阴性。

4. 操作因素　乙肝两对半 ELISA 检验过程包括加样、加试剂、孵育、洗板、酶标仪、报结果等,每一步骤都有可能人为造成检验结果偏差,故对检验人员的操作技术要求极高。

5. 方法技术

(1) HBV－DNA 阴性的标准,由于各个医院的仪器、试剂不同,这个标准值也会有差别,应当视化验单上具体给出的参考值而定。

(2) PCR 结果不能以一次或两次结果简单的判断是否好转,应该综合其他结果以及 DNA 的变化趋势。

(3) 瞬时弹性成像(TE)测定值受肝脏炎症坏死、胆汁淤积以及脂肪变等多因素影响。鉴于胆红素异常对 TE 诊断效能的显著影响,应考虑胆红素正常情况下进行 TE 检查。TE 结果判读需结合患者 ALT 水平等,将 TE 与其他血清学指标联合应用可提高诊断效能。

(廖　璞)

参考文献

乙型流感病毒

【定义】

乙型流感病毒是目前为止发现只感染人的一种 RNA 病毒,与甲型流感病毒同属于正黏病毒科,1940 年由 Francis 从人群中分离出,同甲型流感病毒一样会造成人和呼吸道感染并导致流

Y

行。乙型流感病毒无亚型之分，其基因的变异只有由于点突变或多位点突变或掉失或插入所造成的抗原性漂移，通过其变异来逃避人体免疫系统的监视和清除。但是乙型流感病毒进化速度比人甲型流感病毒慢2~3倍。近几年乙型流感病毒活动加强，其抗原变异性较弱，但也常引起小规模的暴发流行，不引起世界性流感大流行。据统计表明，全国每年乙型流感暴发疫情中，有92.0%暴发于学校。甲型和乙型流感的临床症状相似，但是甲型流感病毒导致的住院率四倍于乙型流感病毒。

【分类】

与甲型流感病毒相比较，乙型流感病毒不分亚型，但根据其抗原性和基因特征可以分为多个抗原谱系。自1983年以来乙型流感病毒逐渐演变成为两大谱系，其代表株分别为B/Yamagata/16/88和B/Victoria/2/87。这两大谱系的流感病毒抗原差异非常大，其病毒谱系间的转换常常使人群的免疫力失效，导致流感的流行和暴发。

【诊断思路】

诊断思路见图337。

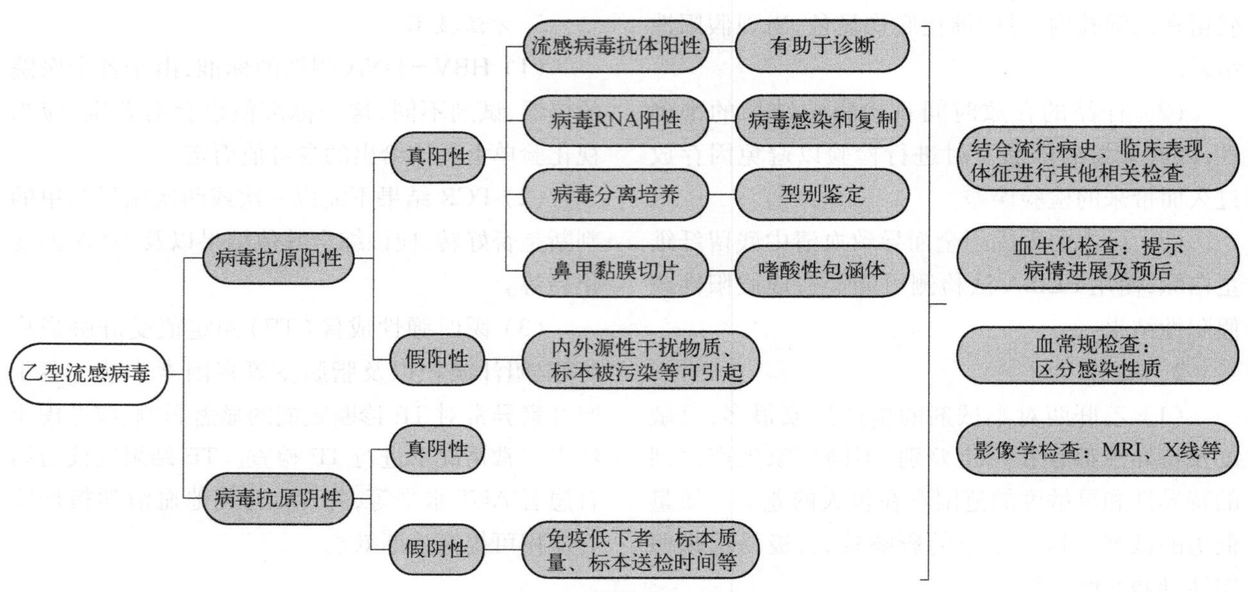

图337　乙型流感病毒诊断思路图

临床表现　乙型流感病毒感染表现为起病急骤，畏寒、发热，体温在数小时至24 h内升达高峰，39~40℃甚至更高。伴头痛，全身酸痛，乏力，食欲减退。呼吸道症状较轻，咽干喉痛，干咳，可有腹泻。颜面潮红，眼结膜外眦充血，咽部充血，软腭上有滤泡。发热是流感患者的最常见症。肺部体征不典型，大部分患儿在就诊时肺部无啰音，仅有双肺呼吸音粗糙，呼吸频率增快，经皮血氧饱和度降低。与其他疾病引起上呼吸道症状的鉴别诊断：很多病毒感染性疾病前期表现类似，如麻疹、脊髓灰质炎、脑炎、肝炎、心肌炎等病。患病初期可有鼻塞、头痛等类似症状，应予重视。如果在上呼吸道症状一周内，呼吸道症状减轻但出现新的症状，需进行必要的实验室检查，以免误诊。

【伴随临床症状的鉴别诊断】

1. 伴喷嚏、咳嗽等　一般的普通感冒由鼻病毒、冠状病毒、腺病毒以及呼吸道合胞病毒、埃可病毒和柯萨奇病毒等引起，也可由细菌引起。起病较急，主要表现为鼻部症状，如喷嚏、鼻塞、流清水样鼻涕，也可表现为咳嗽、咽干、咽痒或烧灼感甚至鼻后滴漏感。咽干、咳嗽和鼻后滴漏与病毒诱发的炎症介质导致的上呼吸道传入神经高敏状态有关。确诊依赖于实验室的特异性病原学检查。

2. 伴随高热、头痛　流行性脑脊髓膜炎的早期症状与流感相似，但流脑有明显季节性，多见于儿童，早期有高热、呕吐、剧烈头痛、皮肤黏膜瘀点、瘀斑和脑膜刺激症状等，可与流感鉴别。瘀斑涂片中查到脑膜炎双球菌可确定诊断。

3. 伴肌痛　病毒的核蛋白与上皮细胞核蛋白结合，在核内组成核糖核酸型的可溶性抗原，并渗透出至胞质周围。复制的子代病毒进一步扩散感染，产生炎症反应。临床上可引起发热、肌肉疼痛和白细胞降低等全身毒血症样反应，但不发生病毒血症。应与肺炎支原体肺炎、钩端螺旋体病等相鉴别，与甲型流感病毒感染的鉴别有赖于病原学的检测。

4. 伴呕吐　少数患者胃纳锐减，伴有呕吐、恶心等症状，易被误诊为急腹症，与肺炎链球菌肺炎、病毒感染前驱症状很相似，可结合血常规、影像学检查以及病原检查等区别。

5. 伴腹泻　据统计，甲型H1N1流感患者约有四分之一伴有上吐下泻症状。有些患者感染流感病毒后，发热和呼吸道症状不太明显，而出现了较明显的消化道症状，如腹泻、食欲缺乏、恶心、呕吐等。它是流感的特殊临床表现类型，应与非细菌性急性胃肠炎的病毒感染相区别，如诺如病毒、轮状病毒等。病原学检查、血清学检测有助于鉴别诊断。

【伴随实验室指标的鉴别诊断】

1. 伴转氨酶、心肌酶谱异常　部分肌酸激酶、天门冬氨酸氨基转移酶、丙氨酸氨基转移酶、乳酸脱氢酶的升高，这应该与呼吸道合胞病毒感染等加以鉴别。

2. 伴低钾血症　多为轻中度低钾，目前学者认为是由于病毒和(或)病毒产生的毒性物，影响到了宿主细胞膜上Na－K－ATP酶的活性，引起钾离子由细胞外转入胞内，从而导致低钾血症的发生。其他疾病如SARS、麻疹等也会有低钾血症的表现。

【需进一步检查的实验室指标】

1. 抗原检测　取患者鼻洗液中黏膜上皮细胞的涂片标本，用荧光或酶标记的流感病毒免疫血清染色检测抗原(流感病毒)，有助于早期诊断。用单克隆抗体检测抗原，能鉴定甲、乙、丙型流感。

2. 病毒RNA检测　PCR可在患者的分泌物中直接检测病毒RNA。此法直接、快速、敏感。

3. 病毒分离　在患者病初3 d内取咽拭子接种鸡胚羊膜腔和尿囊腔或组织培养，进行病毒分离。

4. 鼻甲黏膜切片　患者发病4 d内阳性率达80%～95%。方法是取玻片伸入鼻道，在鼻甲上压一下即取出，染色3～5 s，待干，用油镜检查，可见多数柱状上皮细胞原浆内有嗜酸性包涵体。也可用荧光抗体染色检查。

5. 血清学检查　在患者病初2～4周取双份血清应用血凝抑制试验、补体结合试验等检测流感病毒抗体，效价升高4倍或以上，有助于诊断。应用中和免疫酶试验测定中和滴度，可检测中和抗体。

6. 血常规检查　白细胞总数减少、淋巴细胞相对增加；合并细菌感染时，白细胞总数和中性粒细胞增多。

7. 其他　还需要进行X线、MRI等影像学检查。

【指标评估的技术要点】

1. 标本的采集　建议采用鼻拭子，选择分泌物最多的鼻孔，插入无菌拭子(试剂盒专用)约4 cm，轻轻转动直到鼻甲，贴着鼻腔壁至少转动5次。尽快将标本送检，若不能及时送检，可将标本储存于2～8℃或室温(15～30℃)下清洁、干燥的密闭容器内，不能超过8 h。

2. 病毒抗原检测　病原学检查是确定乙型流感病毒的重要依据，取患者呼吸道标本(如分泌物，含漱液等)，可分离出禽流感病毒。若对呼吸道标本采用免疫荧光法或酶联免疫法(ELISA)检测到乙型流感病毒核蛋白抗原。

3. 病毒的分离　通常采取发病3 d内患者的咽洗液或咽拭子，经抗生素处理后接种于9～11日龄鸡胚羊膜腔和尿囊腔中，于33～35℃孵育3～4 d后，收集羊水和尿囊液进行血凝试验。如血凝试验阳性，再用已知免疫血清进行血凝抑制试验，鉴定型别。若血凝试验阴性，则用鸡胚再盲目传代3次，仍不能出现血凝则判断病毒分离为阴性。也可用组织培养细胞（如人胚肾或猴肾）分离病毒，判定有无病毒增殖可用红细胞吸附方法或荧光抗体方法。

【指标评估的影响因素】

1. 流行病学接触史　发病前1周内曾到过禽流感暴发的疫点，或与病死禽有接触史，或与被感染的禽及其分泌物、排泄物等有密切接触史，或与禽流感患者有密切接触史，或有从事实验室有关禽流感病毒研究史。

2. 标本采集　标本采集过程中的人为操作误差，对病原标本的获得与否具有决定性意义。规范操作、增加采集范围、恒温保存、快速送检等都是保证相关指标阳性的因素。

3. 免疫荧光快速诊断技术(IF)　该技术的阳性符合率可达90%以上。但其检出率受取材部位、细胞数量和咽分泌物的影响。将咽拭子标本先接种于敏感细胞，然后用间接免疫荧光法或免疫酶法检测，可使检出阳性率提高。

（廖　璞）

参考文献

异常凝血酶原-Ⅱ

【定义】

异常凝血酶原-Ⅱ，即维生素K缺乏或拮抗剂Ⅱ诱导蛋白质（protein induced by vitamin K absence or antagonist Ⅱ，PIVKA-Ⅱ），又称为右旋-γ-羧基凝血酶原（Des-γ-Carboxy Prothrombin，DCP），是一种无凝血活性的异常凝血酶原（abnormal prothrombin，APT）。

【分类】

1984年，Liebman等从肝细胞肝癌（hepatoeellular carcinoma，HCC）患者的血清中发现PIVKA-Ⅱ。其生成机制如下，凝血酶原是在肝细胞中由凝血酶原前体在羧化酶作用下生成的。其中羧化酶的辅酶为还原型维生素K，即KH_2，在细胞中O_2及CO_2（或碳酸盐）共同作用下，羧化酶催化凝血酶原前体氨基末端的谷氨酸残基转化为γ-羧基谷氨酸残基从而生成凝血酶原。当维生素K利用障碍或缺乏时，凝血酶原前体氨基末端的谷氨酸残基不能被γ-羧化而生成PIVKA-Ⅱ。凝血酶原分子的氨基末端含有γ-羧基谷氨酸残基，而PIVKA-Ⅱ分子的氨基末端仅含有谷氨酸残基，不能吸附钙离子完成凝血反应。PIVKA-Ⅱ生成过程如图338所示。其中还原型维生素K（KH）是维生素K在肝细胞线粒体内辅酶NADH存在下，经维生素K还原酶还原而成。KH_2在参与凝血酶原前体氨基末端谷氨酸残基γ-羧化反应的同时，转化为维生素K环氧化物。而维生素K环氧化物在还原酶的作用下还原为维生素K，由此循环并消耗肝内维生素K储备而不断产生KH_2，从而不断地作用于凝血酶原前体的谷氨酸残基使其羧化而生成正常凝血酶原。肝疾患时由于肝细

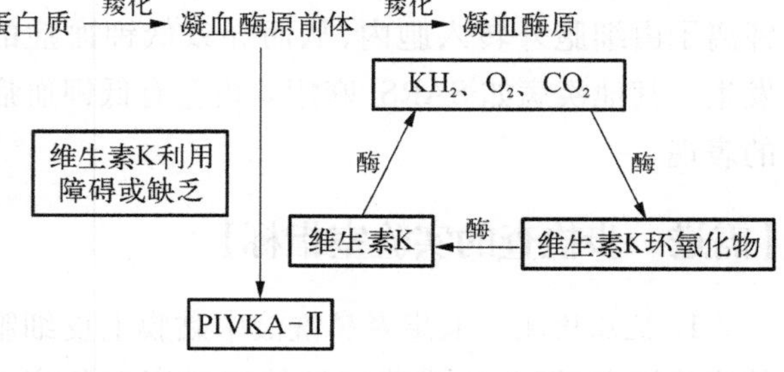

图338　凝血酶原及PIVKA-Ⅱ生成示意图

Y

胞变性、坏死,线粒体肿胀产生功能障碍,此时维生素 K 循环障碍,KH_2产生受阻,而导致凝血酶原前体的谷氨酸残基 γ-羧化障碍而产生 PIVKA－Ⅱ。因此按生成途径不同 PIVKA－Ⅱ可分为维生素 K 缺乏和拮抗剂Ⅱ诱导产生两类。

【诊断思路】

诊断思路见图 339。

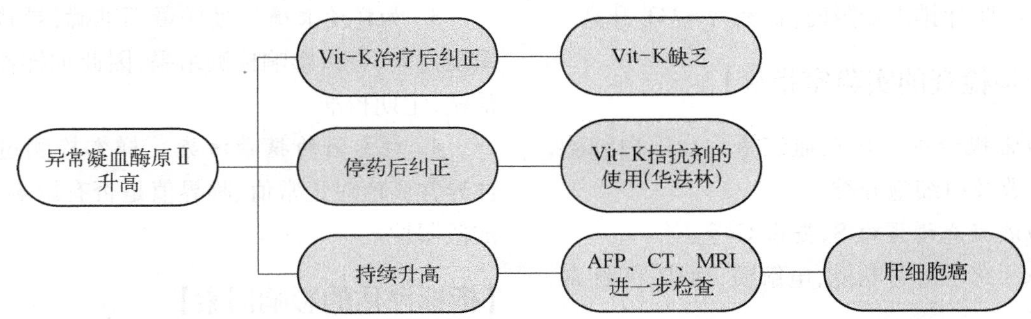

图 339　异常凝血酶尿-Ⅱ升高的诊断思路图

鉴别 PIVKA－Ⅱ是否真性升高在缺乏维生素 K 的情况下,肝细胞不能合成正常的依赖维生素 K 的凝血因子(Ⅱ、Ⅶ、Ⅸ、Ⅹ),只能合成无凝血功能的异常凝血酶原。肝细胞癌时,由于癌细胞对凝血酶原前体的合成发生异常,凝血酶原前体羧化不足,从而生成大量的 APT,因此维生素 K 缺乏及服用华法林的患者或肝细胞癌时 APT 均可出现升高。使用维生素 K 治疗后 PIVKA－Ⅱ显著降低,说明它的出现是因为维生素 K 缺乏导致,若停止使用维生素 K 拮抗剂类药物如华法林之后 PIVKA－Ⅱ降低,说明它是由药物使用的不良反应引起的。若 PIVKA－Ⅱ持续升高,应结合 AFP 等血清标志物及超声、CT、MRI 等辅助检查诊断患者是否为 HCC。行肿瘤手术切除或化疗的 HCC 患者,血清 PIVKA－Ⅱ会显著降低,而在疾病复发后又随之增加,而血清 AFP 的含量与 PIVKA－Ⅱ的水平基本不具相关性。

【伴随临床症状的鉴别诊断】

1. 伴肝区疼痛

(1) 继发性肝癌:原发于呼吸道、胃肠道、泌尿生殖道、乳房等处的癌灶常转移至肝,呈多发性结节,临床以继发癌表现为主,血清 PIVKA－Ⅱ、AFP 检测一般为阴性。

(2) 肝硬化结节:增强 CT/MRI 见病灶动脉期强化,呈"快进快出",诊断肝癌;若无强化,则考虑为肝硬化结节。血清 PIVKA－Ⅱ、AFP 升高有助于肝癌诊断。

(3) 肝脓肿:临床表现为发热、肝区疼痛、压痛明显、白细胞计数和中性粒细胞升高。US 检查可发现脓肿的液性暗区。必要时在超声引导下做诊断性穿刺或药物试验性治疗以明确诊断。

2. 伴肝功能异常　病毒性肝炎活动期时,血清 AFP 一般呈短期低浓度升高,应定期多次随访测定血清 AFP 和肝功能,或联合检测其他肝癌标志物进行综合分析,如 AFP 和 ALT 动态曲线平行或同步升高,或 ALT 持续升高至正常的数倍,则肝炎的可能性大;两者曲线分离,AFP 持续升高,往往超过 400 ng/mL,而 ALT 不升高,呈曲线分离现象,则多考虑肝癌。酒精性肝病时 γ－GT 会升高,脂肪性肝病时患者血脂异常。药物致肝细胞或胆管受损可引起胆红素升高。

3. 伴肝区肿大　肝包虫病患者的相关生活史非常重要。

4. 伴全身性表现呈进行性消瘦、发热、食欲缺乏、乏力、营养不良和恶病质等　非肝脏恶性肿瘤如转移至肺、骨、脑、淋巴结、胸腔等处可产生相应的症状。

【伴随实验室指标的鉴别诊断】

1. 伴 ALT 和 AST 升高　血清 ALT 水平是评价肝细胞损伤的敏感指标,80% 的 AST 存在于线粒体,其升高反映肝细胞受损更为严重。

2. 伴胆红素升高　药物致肝细胞或胆管受损

可引起胆红素升高。

3. ALP　对于肝细胞损伤并不敏感，但对干扰胆汁流动的肝内、外因素十分敏感。

4. 伴 γ-谷胺酰转肽酶(γ-GT)升高　当肝内合成亢进或胆汁排出受阻时，血清 γ-GT 升高。

【需进一步检查的实验室指标】

1. 血常规检查　包括血红蛋白、红、白细胞，血小板计数及白细胞分类。

2. 血液凝血谱蛋白 S，蛋白 C 等

3. 血生化　肝肾功能，电解质，血脂，胆红素，心肌酶谱。

4. 免疫学检查　包括免疫球蛋白、补体、各种自身抗体 ANA、ACAN 等，肝脏纤维化指标，抗乙肝病毒抗体，艾滋病、梅毒等性传播疾病的病原体检查等。

5. 肿瘤标志物　如 AFP 等。

6. 糖尿病相关检查　包括血糖、尿糖，糖耐量，糖化血红蛋白、胰岛素、C 肽、胰高血糖素、抗胰岛素自身抗体等。

7. 其他　包括 B 超、CT、MRI、肝穿刺活检等。

【指标评估的技术要点】

目前国内上市的 PIVKA-Ⅱ检测试剂盒为雅培 ARCHITECT 公司研发的抗-PIVKA-Ⅱ单克隆抗体 3C10，能特异性识别 PIVKA-Ⅱ特异性表位，并在全自动化直接化学发光免疫分析仪 ARCHITECT 系统上实现全自动化定量检测。评估 PIVKA-Ⅱ的技术要点主要有以下几点。

1. 标本的影响　要注意避免出现严重溶血。血红蛋白中含有血红素基团，其有类似过氧化物的活性，因此，在以 HRP 为标记酶的酶促化学发光测定中，如血清标本中血红蛋白浓度较高，则其就很容易在温育过程中吸附于固相，从而使后面加入的 HRP 底物反应值偏高，造成假阳性。

2. 试剂的稳定性　实验前，先将实验中所需的所有试剂及待测样品从冰箱中取出，待温度与室温(25℃)平衡 1 h 以上后使用。已开封试剂盒每次使用后需及时放回 2~8℃冰箱内保存，应尽可能在开封后 1 个月内使用。不同批号试剂盒中组分不能混用，混用造成重复性差。

3. 加样量准确　吸样量不准确，导致测定的重复性差，直接影响检测结果，因此加样器要经常清洗，定期校准。

4. 样本间的携带污染　样本检测过程中关注异常高值对正常值、临界值是否有影响，以免造成假阳性。

【指标评估的影响因素】

1. 非疾病性因素　因摄入不足引起的维生素 K 缺乏，食物特别是绿色蔬菜富含维生素 K，且肠道细菌又可以纤维素为主要原料合成内源性维生素 K。下列条件下可致摄取不足：① 长期进食过少或不能进食；② 长期低脂饮食，维生素 K 为脂溶性，其吸收有赖于适量脂质；③ 胆道疾病，如阻塞性黄疸、胆道术后引流或瘘管形成等，因胆盐缺乏导致维生素 K 吸收不良；④ 肠瘘、广泛小肠切除、慢性腹泻等所致的吸收不良综合征；⑤ 长期使用(口服)抗生素，导致肠道菌群失调，内源性合成减少。

2. 药物相关性改变　口服维生素 K 拮抗剂，如华法林等。它们有维生素 K 类似的结构却无其功能，通过竞争性抑制干扰维生素 K 依赖性凝血因子的合成。

3. 肝脏疾病　重症肝炎、失代偿性肝硬化及晚期肝癌等，由于肝功能受损，加之维生素 K 的摄取、吸收、代谢及利用障碍，肝脏不能合成正常量的维生素 K 依赖性凝血因子。慢性活动性肝炎和转移性肝癌 APT 会轻度升高，此时补充维生素 K 后可得以纠正。

（陶志华）

参考文献

Y

异常血红蛋白

【定义】

异常血红蛋白的检测是诊断异常血红蛋白病的重要依据；血红蛋白病是由于生成血红蛋白的珠蛋白肽链（α 链、β 链、γ 链、δ 链）结构异常或合成肽链速率改变，引起血红蛋白功能异常所致的疾病。

【分类】

异常血红蛋白病依据其生理作用分为以下几类。

（1）异常结构血红蛋白倾向于凝集，如 HbS 和 HbC。

（2）导致总血红蛋白合成减少，如 Hb Lepore 和 HbE。

（3）沉积于红细胞内，如不稳定血红蛋白病的 HbM。

【诊断思路】

诊断思路见图 340。

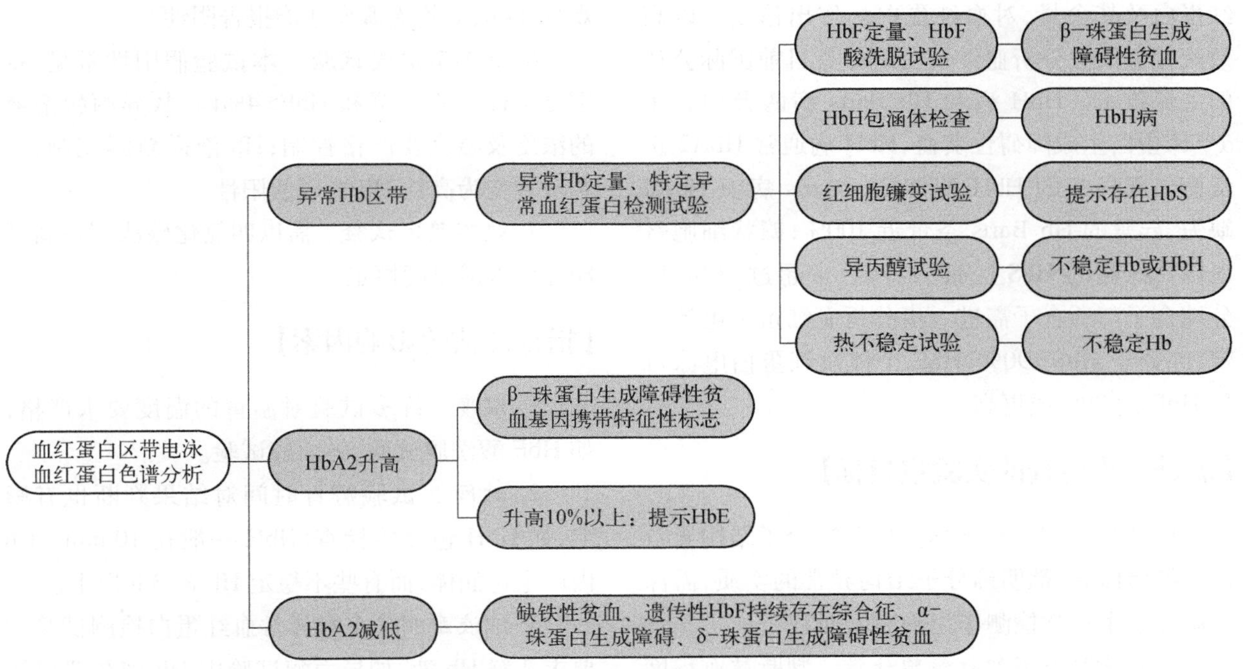

图 340　异常血红蛋白诊断思路图

【伴临床症状的鉴别诊断】

1. *伴血管阻塞疼痛危象*　是镰状细胞病的最常见的临床表现。前驱期为低强度疼痛，感觉异常，伴镰状红细胞增多；进展期疼痛加剧；炎症期持续严重疼痛、溶血加重、中性粒细胞增多，可伴发热、关节肿胀和渗出液等。HbC 病患者没有血管栓塞性疼痛或阵发性疼痛。

2. *伴再障危象*　镰状细胞性贫血中的再障危象与其他血液系统疾病因持续溶血导致急性严重血红蛋白下降而出现的红细胞生成障碍相似。特征性发现网织红细胞计数减低至 1%以下，常同时出现感染，最常见为细小病毒 B19。

3. 伴脾大　轻到中度脾肿大是纯合子 HbC 病的一个常见特征，与其他慢性溶血一样可出现胆结石。而 HbE 病患者大部分无肝脾肿大或黄疸，纯合子 HbE 患者没有症状仅在家系研究过程中被诊断。

【伴随实验室指标的鉴别诊断】

1. 伴外周血红细胞形态学改变　镰状细胞贫血外周血片易见镰形红细胞，表现为正细胞正色素性贫血；HbC 病患者血片中有大量靶形红细胞，偶见小球形红细胞以及 HbC 结晶；HbE 病患者可见靶形红细胞、低色素和边缘性小红细胞症；不稳定血红蛋白病患者红细胞嗜多色性，大小不一，偶见嗜碱性点彩，典型特征是红细胞内形成 Heinz 包涵体。

2. 伴血红蛋白组分分析　利用血红蛋白区带电泳或血红蛋白色谱分析可初步发现各种异常血红蛋白及其含量，对血红蛋白病作出诊断。以高效液相色谱法分析血红蛋白组分是目前国际公认的主流技术。HbH 病和 Hb Barts 病两者均属于 α－珠蛋白生成障碍性贫血，HbH 病通常 HbA2 正常而出现异常的 HbH 条带；Hb Barts 病中 HbA2 缺失，异常的 Hb Barts 条带近 100%；镰状细胞贫血以特征性的 HbS 区带为特点，常超过 30%，区分纯合子与杂合子需进一步分析血红蛋白电泳区带，纯合子 HbS>90%；HbE 个体血红蛋白电泳可见 HbE 达 90%或更高。

【需进一步检查的实验室指标】

1. 基因检测　对于珠蛋白肽链分子结构异常性血红蛋白病，欲明确分子结构异常的实质，需深入做分子生物学检测作为确诊依据。

2. 血常规及网织红细胞计数　判断贫血程度及红细胞体积分布大小、贫血类型。

3. 其他　特征性试验 HbF 酸洗脱试验协助诊断 β 地中海贫血；红细胞镰变试验协助诊断镰状细胞贫血；红细胞包涵体检查协助诊断不稳定血红蛋白病的 Heinz 包涵体；异丙醇沉淀试验和热变性试验协助筛查不稳定血红蛋白病。

【指标评估的技术要点】

1. 血红蛋白区带电泳　对于中度或重度贫血的病例点样量可增大；血红蛋白液 4℃保存不超过 1 周，冷冻后不宜反复冻融避免变性；避免气泡；洗脱后应尽快比色否则将逐渐褪色而影响结果。

2. 血红蛋白色谱分析　所有试管、吸管等仪器不可沾污酸碱；酸、碱液浓度必须准确，校准后分装保存，使用量和作用时间都必须十分准确。

3. HbF 酸洗脱试验　血片制成后 2 h 内染色，否则可出现假阳性；缓冲液 pH、温度、时间应严格控制，否则影响测定结果。

4. 血红蛋白 H 包涵体检查　观察结果时需注意与网织红细胞鉴别；HbH 一般在 10 min～1 h 内产生包涵体，而有些不稳定 Hb 需孵育更长时间。

5. 红细胞镰变试验　温育中不能干涸，必须观察 24 h，如均无镰变才能报告阴性。

6. 异丙醇沉淀试验　本试验假阳性常见，特别是当标本不新鲜和 HbF>4%时，故异丙醇溶液的浓度及温度要严格控制；Hb 液需新鲜配制，久置可转变为高铁 Hb 造成假阳性。

7. 热不稳定试验　需以四氯化碳法制备新鲜 Hb 液，水浴温度恒定。

【指标评估的影响因素】

1. 温度　许多试验对温育的温度要求严格，如 HbF 酸洗脱试验、异丙醇试验。

2. 时间　试验孵育时间对结果判断也有影响，如 HbH 包涵体检查，HbH 一般在 10 min～1 h 内产生包涵体，而有些不稳定 Hb 需 3 h 以上。

3. 溶液配制　多数异常血红蛋白检测试验均要求新鲜 Hb 液，如异丙醇试验中 Hb 液久置可转变为高铁 Hb 造成假阳性。

（胡晓波）

参考文献

抑制素 B

【定义】

抑制素 B(Inhibin B, INH－B)是一种糖蛋白激素,是转化生长因子家族的一员。在男性由睾丸生精小管的支持细胞合成;女性是由中窦卵泡以及小窦卵泡中的颗粒细胞分泌,呈脉冲方式分泌到卵泡液中,发挥自分泌和旁分泌的作用,经卵巢静脉进入循环系统产生内分泌作用,反馈抑制垂体前叶促卵泡激素的释放。

【分类】

成熟的 INH 是一种二聚体糖蛋白,由 α 和 β 亚基,两个亚基通过二硫键连接而成,形成 INH－A(α－βA)和 INH－B(α－βB),INH－B 是转化生长因子 β 超家族的成员,由中小窦状卵泡颗粒细胞分泌,自早卵泡期起升高,围排卵期达高峰,黄体期逐渐降低,反映中小卵泡的功能。

【诊断思路】

诊断思路见图 341。

抑制素 B 是卵巢储备功能和睾丸曲细精管功能的主要标记物之一,抑制素 B 水平降低提示睾丸或卵巢功能下降。

1. 评价睾丸生精功能　INH B 是由睾丸直接分泌,能够直接反映生精小管生精功能状态,INH B 的含量与精子计数、睾丸体积及睾酮水平呈明显正相关,而与 FSH 和 LH 呈明显负相关。抑制素 B 水平降低比促卵泡刺激素升高能更准确地反映睾丸的生精功能及其损伤程度;两者结合比任一单独使用有较高的诊断敏感性与特异性。

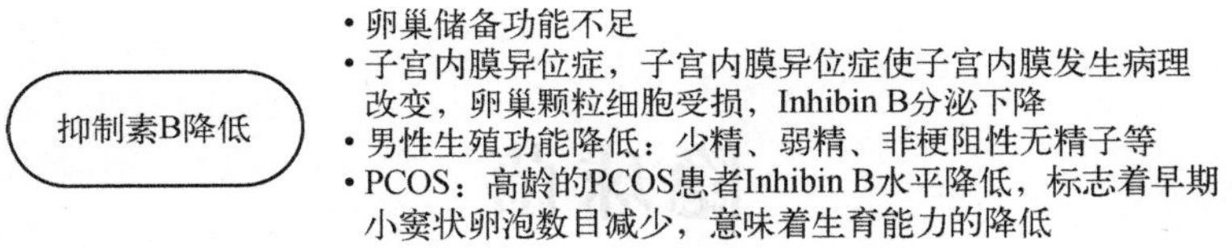

抑制素B降低

- 卵巢储备功能不足
- 子宫内膜异位症,子宫内膜异位症使子宫内膜发生病理改变,卵巢颗粒细胞受损,Inhibin B分泌下降
- 男性生殖功能降低:少精、弱精、非梗阻性无精子等
- PCOS:高龄的PCOS患者Inhibin B水平降低,标志着早期小窦状卵泡数目减少,意味着生育能力的降低

图 341　抑制素 B 降低的诊断思路图

2. 协助诊断卵巢储备功能　INH－B 是卵泡数目减少的早期标志物,育龄妇女卵巢储备功能下降、卵泡数目减少,INH－B 的下降先于 INH－A;在月经周期中 INH－B 水平与 E_2 的升高同步,INH 和 E_2 对 FSH 都具有负反馈作用,而 INH 具有强烈的抑制 FSH 分泌的作用,但对 LH 的分泌仅具轻微的抑制作用。

3. 协助卵泡监测　基础 INH－B 水平与成熟卵泡数目高度相关。INH－B 水平降低成熟卵泡数目少,INH－B 对促排卵效果具有预测价值,还能够预测 IVF 获卵数目,与受精率高度相关。

4. 多囊卵巢综合征　INH－B 水平与小窦状数目呈正比,患者 INH－B 水平可正常,说明 PCOS 患者早期小窦状卵泡数目正常,整体卵泡数目并未增多;高龄 PCOS 患者 INH－B 水平降低,提示早期小窦状卵泡数目减少,意味着生育能力的降低。

【伴随临床症状的鉴别诊断】

1. 精子异常　少精、弱精、非梗阻性无精子,INH－B 降低,梗阻性无精子 INH－B 水平正常。

2. 闭经、不孕　卵巢储备功能不足的患者其血清 INH－B 降低;INH－B 应考虑非卵巢原因所致闭经、不孕等。

3. 子宫内膜异位症　子宫内膜异位症使卵巢

发生病理改变，卵巢颗粒细胞受损，INH－B 分泌下降。

【伴随实验室指标的鉴别诊断】

（1）育龄期妇女 INH－B 降低，伴随 FSH、LH 升高提示卵巢功能下降。

（2）男性 INH－B 降低，伴随实验室精子检查异常，如弱精、少精、无精等见于男性不育症。

【需进一步检查的实验室指标】

FSH、LH、E_2、P 及肿瘤指标物等，参阅本检测指标鉴别诊断部分。

【指标评估的技术要点】

近年 INH 才用于临床检测诊断，先有酶联免疫检测技术的 INH－B ELISA 试剂盒，使用酶增强“双位点”“两步”双抗体夹心免疫测定法。现已有化学发光免疫分析的平台可检测 INH。作为标记免疫检测技术，检测平台使用抗体的特异性决定了检测的特异性，仅与有功能的抑制素 B 分子特异性结合，不检测体液中的游离 a 亚单位，提高特异性；标志物的放大程度决定了检测的灵敏度。INH 属于蛋白激素适合免疫学技术检测，目前用于临床的检测平台几乎都能满足临床检验，现今多采用化学发光免疫分析，各检测平台包括磁性微粒包被抗体、碱性磷酸酶标记的酶促反应或电化学发光等多项技术，能实现高通量、自动化，满足临床需求。

【指标评估的影响因素】

1. 年龄　患者的年龄是判断性激素，促性腺激素是否正常的重要依据。INH 随着年龄的增长呈下降趋势，一定要获取准确的患者年龄信息。

2. 月经周期　INH 在月经周期的变化与雌二醇同步。

3. 药物等影响　性激素类药物、避孕药等抑制卵巢卵泡发育的药物影响 INH 的测定；高脂餐后采血，脂类可能干扰测定中的免疫（抗原-抗体）反应。

（吕时铭）

参考文献

隐球菌

【定义】

隐球菌属于半知菌亚门-芽孢菌纲-隐球酵母目-隐球酵母科。该菌属主要致病菌种为新生隐球菌新生变种及格特变种，罗伦特隐球菌、浅黄隐球菌也有少量致病报道。

【分类】

目前隐球菌已知的种多于 70 个，该菌属主要致病菌种为新生隐球菌新生变种及格特变种，罗伦特隐球菌、浅黄隐球菌也有少量致病报道。

【诊断思路】

诊断思路见图 342。

【伴随临床症状的鉴别诊断】

1. 伴咳嗽、分泌痰液、胸痛、乏力、低热、体重减轻　伴肺隐球菌病表现有咳嗽、胸痛、乏力、低热、体重减轻等，常有少量黏液痰或血痰，痰中可找到病原菌。

2. 伴有前额、双颞或眼球后疼痛的中枢神经系统隐球菌病　患者常伴有前额、双颞或眼球后

Y

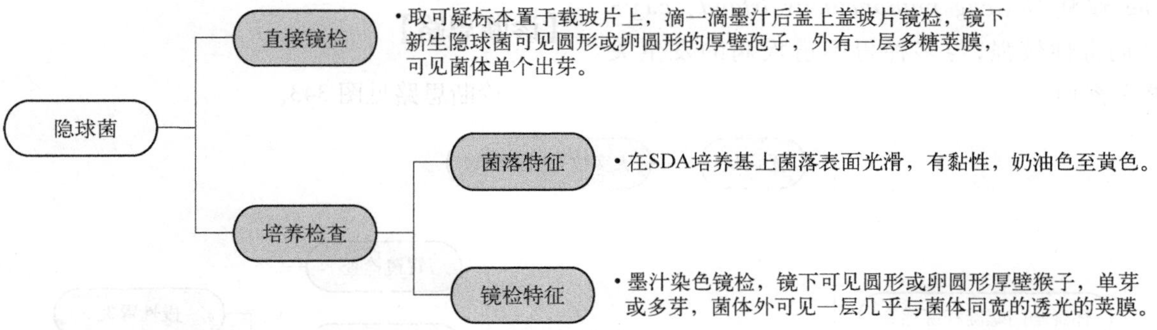

隐球菌
直接镜检
• 取可疑标本置于载玻片上，滴一滴墨汁后盖上盖玻片镜检，镜下新生隐球菌可见圆形或卵圆形的厚壁孢子，外有一层多糖荚膜，可见菌体单个出芽。
培养检查
菌落特征
• 在SDA培养基上菌落表面光滑，有黏性，奶油色至黄色。
镜检特征
• 墨汁染色镜检，镜下可见圆形或卵圆形厚壁猴子，单芽或多芽，菌体外可见一层几乎与菌体同宽的透光的荚膜。

图 342　隐球菌诊断思路图

疼痛，间歇发作，疼痛逐渐加重。还可伴有恶心、呕吐、智力减退、昏迷、偏瘫等症状。

3. 伴丘疹、痤疮样脓疱或脓肿皮肤隐球菌病　可表现为丘疹、痤疮样脓疱或脓肿，易溃烂。部分 HIV 感染者可发生传染性软疣样皮损。

【伴随实验室指标的鉴别诊断】

1. 抗原检查　乳胶凝集试验检测脑脊液及其他体液标本中的隐球菌荚膜多糖抗原是目前诊断隐球菌病的快速有效的方法。

2. 抗体检查　诊断脑脊液或血清中新生隐球菌抗体有助于诊断和判断病情变化。

【需进一步检查的实验室指标】

中枢神经系统隐球菌病脑脊液压力升高，一般为 1.96~4.9 kPa 以上。血细胞计数轻度或中度升高，部分患者血沉可增快。

【指标评估的技术要点】

针对新生隐球菌荚膜多糖抗原的乳胶凝集试验是目前最可靠的诊断方法之一。标本可是血清、尿液、和脑脊液。类风湿因子及其他干扰因素已被除去，因此，该实验是特异性的。

【指标评估的影响因素】

如新生隐球菌量太少或荚膜发育不全可能产生假阴性，在诊断阶段及治疗阶段所有脑脊液标本均应该做乳胶凝集试验，以评价治疗效果。

（郝晓柯，陈　潇）

参考文献

幽门螺杆菌

【定义】

幽门螺杆菌（*Helicobacter pylori*，HP），是一种弯曲呈逗点状、S 形、螺旋形或海鸥展翅形的革兰阴性菌，绝大多数定值于哺乳动物的胃或者肠道中。隶属于弯曲菌目、螺杆菌科、螺杆菌属。

【分类】

幽门螺杆菌根据其毒力因子空泡毒素（*vacuolating cytotoxin A*，VacA）和细胞毒素相关基因 A 蛋白（*cytotoxin-associated gene A*，CagA）的差异分为Ⅰ型和Ⅱ型。Ⅰ型菌株因携

Y

带 cag 致病岛（*cag pathogenicity island*，cag－PAI）而毒性较强，与多种胃肠道疾病的发生关系更为密切。

【诊断思路】

诊断思路见图 343。

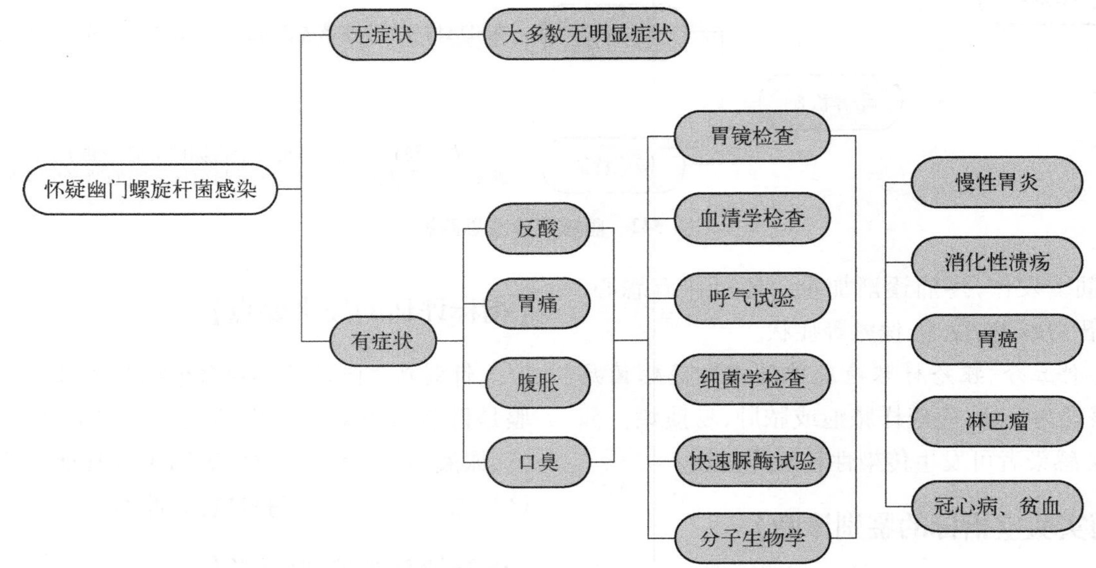

图 343　怀疑幽门螺杆菌感染的诊断思路图

【伴随临床症状的鉴别诊断】

1. 伴慢性胃炎　由幽门螺杆菌引起的慢性胃炎多数患者无症状，有症状者表现为上腹痛或不适、上腹胀、早饱、嗳气、恶心等消化不良症状，这些症状有无及严重程度与慢性胃炎的内镜所见及组织病理学改变并无肯定的相关性。

2. 伴消化性溃疡　幽门螺杆菌感染为消化性溃疡的重要病因。典型的消化性溃疡有如下临床特点：慢性过程，病史可达数年至数十年；周期性发作，发作与自发缓解相交替，发作期可为数周或数月，缓解期亦长短不一；发作常有季节性，多在秋冬或冬夏之交发病；发作时上腹痛呈节律性，表现为空腹痛，即餐后 2~4 h 或（及）午夜痛，腹痛多为进食或服用抗酸药所缓解。

3. 其他　幽门螺杆菌感染还与心血管疾病（冠心病）、自身免疫性疾病（自身免疫性甲状腺炎）及皮肤病（血管神经性水肿）等的发生有一定关系。

【伴随着实验指标的鉴别诊断】

1. 伴尿素酶阳性　幽门螺杆菌具有产生大量高活性尿素酶的特性是其区别于其他弯曲菌感染的重要标志之一，所以尿素酶试验是公认的诊断幽门螺杆菌感染的快速有效检测方法。但在临床实践中发现有一定假阳性。假阳性可能与其他弯曲菌如变形杆菌污染有关。幽门螺杆菌氧化酶试验和尿素酶试验均阳性，变形杆菌只有尿素酶试验阳性。

2. 伴氧化酶阳性　与假单胞菌的鉴别，假单胞杆菌属仅氧化酶试验阳性，而脲酶阴性。

【需进一步检查的实验室指标】

1. 血常规、血生化检查　包括白细胞计数与分类、血红蛋白、血小板计数、肝功能与肾功能检查。

2. 快速脲酶试验　将研碎的活检组织放入装有尿素培养基的瓶内，35℃培养 2 h，幽门螺杆菌产生的高活性脲酶可将尿素分解，使培养基由黄色变为红色。

3. 粪便标本抗原检测　采用酶联免疫吸附试验直接检测粪便标本中的抗原。

4. 抗体检测　采用 ELISA、间接免疫荧光法等免疫学方法检测患者血清中的幽门螺杆菌抗体。

5. 胃镜检查

【指标评估的技术要点】

(1) 快速脲酶试验的脲酶活性也可通过^{13}C或^{14}C标记尿素呼吸实验进行检测。

(2) 粪便标本抗原检测主要适用于不能进行^{13}C或^{14}C标记尿素呼吸实验或胃镜检查的患者。

【指标评估的影响因素】

(1) 综合各方法的优缺点,合理使用各种检验检查,配合临床快速诊断,针对性治疗,则可收到事半功倍的效果。

(2) 明确各方法的检测灵敏度和特异性,结合临床症状,综合判断。

(陈　茶)

参考文献

游离脂肪酸

【定义】

游离脂肪酸(free fatty acid, FFA)也称为非酯化脂肪酸(nonestesterified fatty acid, NEFA),是机体重要的能量物质,是脂类代谢异常的重要标识。易受各种生理及病理的因素影响,血清中的含量与内分泌功能、糖代谢、脂代谢密切相关,正常参考值范围: 0.3~0.9 mmol/L。

【分类】

FFA的组成成分为亚油酸、软脂酸及油酸,属于三酰甘油的水解产物。FFA可分为饱和脂肪酸和不饱和脂肪酸,不饱和脂肪酸分为单不饱和脂肪酸和多不饱和脂肪酸。

【诊断思路】

诊断思路见图344。

【伴随临床症状的鉴别诊断】

1. 伴共济失调、肌肉萎缩　β-脂蛋白缺乏病由于脂肪酸组成改变,出现亚油酸减少,红细胞膜磷脂酰胆碱减少,棘红细胞增多,神经磷脂和磷脂酰丝氨酸含量增加。

2. 伴贫血　β-地中海贫血患者磷脂酰胆碱含量增加,磷脂酰乙醇胺含量减少,脂肪酸中的花生四烯酸减少。

3. 伴“三多一少”　2型糖尿病患者血清中FFA的浓度易受多重因素的影响,血清中FFA升高可导致胰岛素抵抗,且大部分2型糖尿病伴有肥胖患者有胰岛素抵抗症状。

4. 伴恶心、呕吐　在妊娠中晚期,由于体内激素变化明显,引起脂肪酸代谢障碍,使FFA堆积在肝脏、肾脏、胰腺、脑组织中,可造成多器官损伤。初期表现为恶心、呕吐、不伴瘙痒,常伴高血压、蛋白尿和水肿,血清碱性磷酸酶可高达正常值10倍以上,病情恶化可出现肝肾衰竭、凝血障碍、休克、昏迷,可短期内死亡。

【伴随实验室指标的鉴别诊断】

1. 伴Glu升高　2型糖尿病患者FFA和Glu显著升高,同时伴有TC、TG、LDL升高以及HDL降低。有研究指出,在2型糖尿病的病例对照研究中FFA与Glu具有显著相关性,提示FFA可能成为反应胰岛素抵抗的敏感指标。

2. 伴低蛋白血症　一旦脂肪酸代谢障碍,FFA大量堆积在机体含脂肪组织,主要为肝、肾、脑,出现器质性病变,导致肝肾功能障碍,血浆白

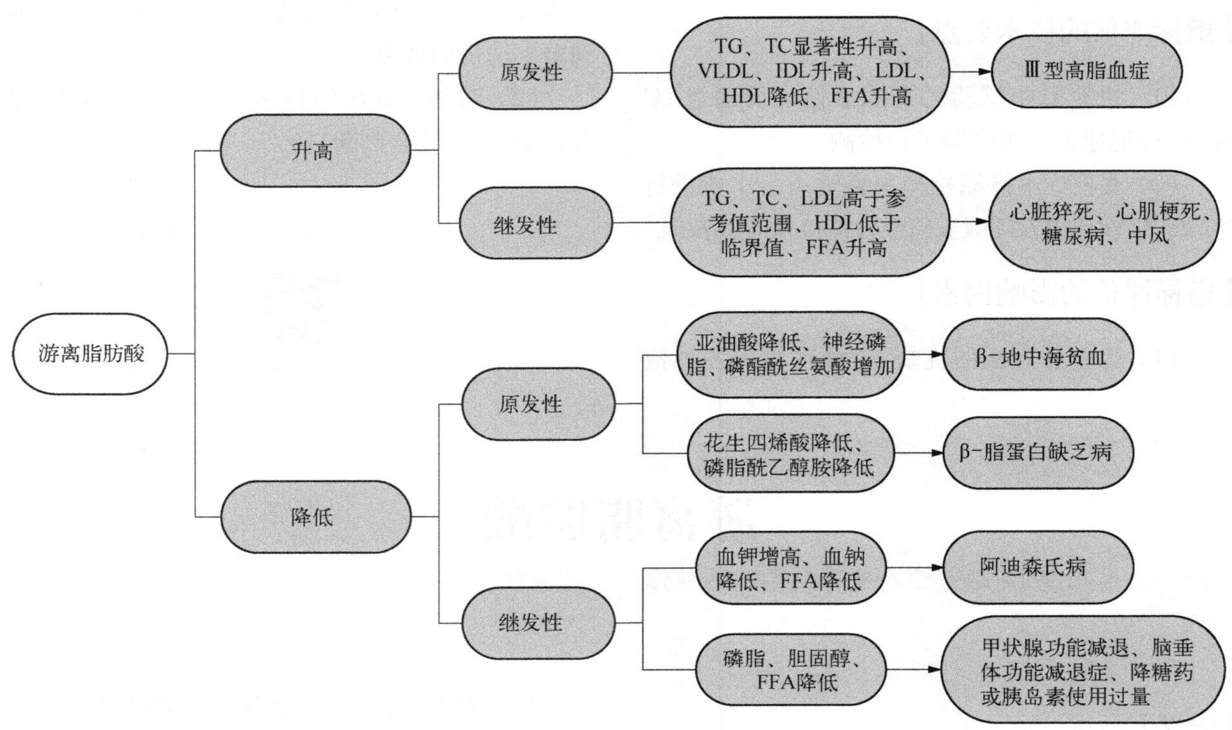

图 344　游离脂肪酸异常的诊断思路

蛋白和总蛋白降低，血浆渗透压减低。主要见于肾病综合征、重度肝损伤。

3. 伴血清脂联素降低　脂联素与肥胖、脂代谢密切相关，低脂联素水平常伴有高 FFA 水平，同时与 HDL－C 正相关，与 TG 呈负相关。原发性高血压患者，脂联素水平低于正常值，同时 FFA、TG、TC 均显著升高。

【需进一步检查的实验室指标】

1. 心电图检查　心电图检查可作为 β－脂蛋白缺乏病的辅助性检查手段。

2. 糖尿病相关检测　空腹血糖、糖化血红蛋白、口服糖耐量等。

3. 胰岛素抵抗检查　包括胰岛素敏感指数、稳态模型试验以及空腹胰岛素水平等。

4. 血常规检查　红细胞、白细胞、白细胞分类镜检等。

5. 肾脏损伤相关指标　尿沉渣镜检、24 h 尿蛋白定量检测、血尿皮质醇以及血 ACTH 水平测定可进一步确诊与肾脏损伤相关的疾病。

6. 血生化检查　肝肾功能、血脂、电解质等。

7. 尿蛋白电泳分析　分析尿蛋白成分，以及免疫球蛋白成分检测。

8. 甲状腺功能　血清总 T_3、T_4、游离 T_3、T_4、TSH 等。

9. 其他　血压、心脏听诊、B 超、肾活检等。

【指标评估的技术要点】

目前测定 FFA 的方法有滴定法、比色法、分光光度法、高压液相层析法、气相色谱法以及酶法。由于传统的方法操作繁琐、准确性和敏感性较差，而酶法相对操作简便、特异性和敏感度好、可直接用于自动化生化分析仪检测，是目前临床推荐的检测方法。正常参考值范围：0.3～0.9 mmol/L。

【指标评估的影响因素】

1. 干扰物质　如果测定血清标本必须采用灵敏的方法，并要避免脂肪水解产生的脂肪酸的干扰。

2. 方法学因素　临床最常用也最简单的 FFA 检测方法为气相色谱法，而使用酶法操作简单、特异性和灵敏度较好,可直接用于自动生化分析仪检测,是进行血清 FFA 检测最准确的方法。

(府伟灵,余 抒)

参考文献

孕激素(孕酮)

【定义】

孕激素是排卵后由卵巢黄体的卵泡膜细胞和黄体颗粒细胞合成的类固醇激素,是女性的主要性激素之一,随月经周期呈周期性改变,是卵巢功能实验诊断的主要指标之一。

【分类】

孕激素属于类固醇激素,含有 21 碳原子,其结构特征为:C-3 为酮基,C-4、C-5 间有双键,C-7 上连有乙酰基。人体的孕激素有孕酮(Progesterone, P)和 17α 羟孕酮等,其中孕酮由卵巢黄体分泌,故又称黄体酮。孕激素也是其他类固醇激素合成的中间产物。

【诊断思路】

诊断思路见图 345。

1. 排卵检测　正常育龄妇女排卵前孕酮的水平小于 2.0 nmol/L,排卵后的水平为>10 nmol/L。孕酮水平持续低、没有周期性升高往往提示排卵障碍(无排卵)。使用促排卵药时,可用血孕酮水平观察促排卵效果。若孕酮水平符合有排卵,而无其他原因的不孕患者,需要配合 B 型超声检查观察卵泡发育及排卵过程,以除外黄素化未破裂卵泡综合征。其他因素如原发性或继发性闭经、无排卵型月经或无排卵型功能失调性子宫出血、多囊卵巢综合征、口服避孕药或长期使用 GnRH 激动剂,均可表现为持续低孕酮水平,提示无排卵。

2. 评价黄体功能　黄体期血孕酮低于生理值,提示黄体功能不足;月经来潮 4~5 d 血孕酮仍高于生理水平,提示黄体萎缩不全。

3. 辅助诊断异位妊娠　异位妊娠时,孕酮水平较低,多低于 78.0 nmol/L(25 ng/mL)。

4. 辅助诊断先兆流产　妊娠 12 周内,孕酮水平低,早期流产风险率高。先兆流产时,孕酮若有下降趋势有可能流产。

5. 观察胎盘功能　妊娠期胎盘功能减退时,血中孕酮水平下降。

6. 孕酮替代疗法的监测　应用天然孕酮替代疗法时可监测血清孕酮水平。

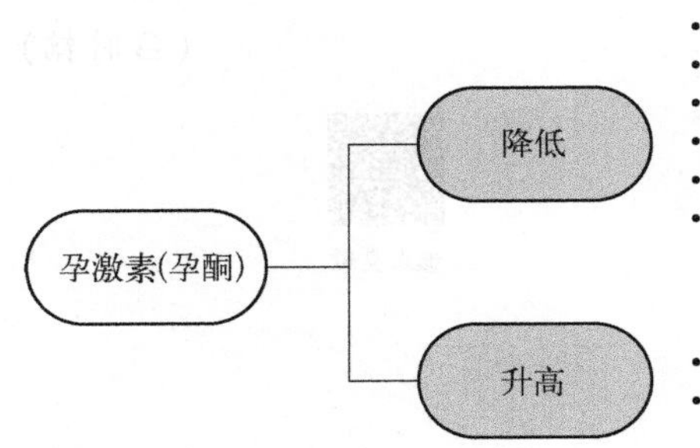

• 黄体期孕酮低于生理值,提示黄体功能不全
• 异位妊娠时,孕酮水平较低
• 孕12周内,孕酮水平低,早期流产风险高
• 妊娠期胎盘功能减退时,血中孕酮水平下降
• 黄体期孕酮水平持续降低,提示无排卵
• 原发性或继发性闭经、无排卵型月经或无排卵型功能失调性子宫出血、多囊卵巢综合征、口服避孕药或长期使用GnRH激动剂,孕酮水平下降

• 大剂量黄体酮使用中
• 月经来潮4~5 d日血孕酮仍高于生理水平,黄体萎缩不全

图 345　孕激素(孕酮)异常的诊断思路图

Y

【伴随临床症状的鉴别诊断】

孕激素水平持续低下,没有周期性变化,临床可出现闭经、功能性子宫出血、不孕、不育等临床表现。

1. *闭经* 原发性和继发性闭经,血液中孕酮水平下降。

2. *功能性子宫出血* 无排卵及黄体功能不足所致子宫出血,表现为孕酮水平降低,黄体萎缩不全所致的子宫出血,月经来潮 4~5 d 血孕酮仍高于生理水平。

3. *先兆流产* 先兆流产时,孕酮若有下降趋势有可能流产。

4. *不孕* 孕酮低水平,无周期性变化,排卵障碍所致不孕。

【伴随实验室指标的鉴别诊断】

(1) FSH、LH、PRL 及 E_2 都在正常范围,育龄期妇女临床表现为月经紊乱,黄体期测定孕酮低于正常参考值,提示无排卵。

(2) P 及 E2 均低水平,FSH、LH 高水平,临床表现为闭经。提示绝经期或早期绝经。

(3) 月经周期的预期黄体期采血或间隔 2 周的 2 次采血,FSH、LH、E_2 正常范围,P 低水平,无周期性升高变化,但血 PRL 显著升高,育龄女性临床表现为月经紊乱,提示高 PRL 血症、无排卵。

【需进一步检查的实验室指标】

孕酮异常需检测垂体 FSH、LH、PRL,以及 AMH 等,辅助诊断孕激素异常原因。FSH、LH 升高是卵巢功能减退,FSH、LH 低水平是垂体以上功能障碍;AMH 辅助诊断卵巢储备功能。

【指标评估的技术要点】

临床检验时,孕激素检测多采用标记免疫检测技术,早期采用放射免疫分析技术,现行的常规检测方法是化学发光免疫分析,各检测平台包括磁性微粒包被抗体、碱性磷酸酶标记的酶促反应或电化学发光等多项技术,实现了高通量、自动化,满足了临床需求。标记免疫技术检测平台使用的抗体特异性决定了检测的特异性,标志物的放大程度决定了检测的灵敏度。目前用于临床的检测平台几乎都能满足临床检验的需求,无须进一步确诊。但从研究的角度看,用免疫学方法检测孕激素是不够理想的。孕激素是类固醇,类固醇本质上不是完整的抗原物质,本身缺乏免疫原性,所以利用抗原-抗体特异反应进行检测的效果不如完整抗原物质,这是缺陷。质谱检测是孕激素测定的理想技术,也可以说是金标准,但目前尚不具备常规用于临床的可行性。

【指标评估的影响因素】

临床信息是影响测定结果分析的主要因素。

1. *月经周期* 月经周期是判断女性性腺轴激素是否正常时需考虑的重要因素。采血时间的选择必须考虑月经周期中激素的周期性变化。检验单上必须有末次月经时间,以备分析结果时参考,黄体激素水平的判断需根据周期性改变与否以及预期黄体期的高水平。

2. *早孕检测* 需要末次月经时间,计算孕龄。

3. *药物影响* 用黄体酮类药物时,可影响检测结果。

4. *结果判断时需考虑的其他因素* 正用激素类药物或进食含激素食物等将影响测定结果;高脂餐后采血,血脂太高影响脂溶性激素在血液中的分布,在血液的脂质层中激素高,血清中激素减少,同时脂类干扰测定中的免疫(抗原-抗体)反应,造成结果偏低。

(吕时铭)

参考文献

Z

载脂蛋白

【定义】

组成脂蛋白的特殊蛋白质称为载脂蛋白(apolipoprotein, Apo),Apo是决定脂蛋白性质的主要蛋白成分,在不同的脂蛋白中Apo的含量、种类和功能不同。近来研究发现,血浆Apo的改变与心血管疾病、代谢性疾病密切相关,具有一定的预测价值。

1. 载脂蛋白A(ApoA)　ApoA是HDL的主要结构蛋白,易受激素和药物的影响,保持正常水平的ApoA有利于防止动脉粥样硬化。

2. 载脂蛋白B(ApoB)　ApoB是最大的载脂蛋白,是LDL的主要结构蛋白。ApoB升高常见于动脉粥样硬化、胆汁淤积、肥胖、肾病、Ⅱ型高脂血症、甲状腺功能低下,ApoB减低见于甲状腺功能亢进、肝脏疾病等。

3. 载脂蛋白C(ApoC)　ApoC是CM、VLDL和HDL的结构蛋白,常用于高脂蛋白血症分型、乳糜微粒综合征等诊断。

4. 载脂蛋白D(ApoD)　ApoD是小HDL的结构蛋白,具有激活LCAT的作用,是溶血磷脂的特殊携带者。

5. 载脂蛋白E(ApoE)　ApoE为多态蛋白,以六种等位基因形式存在,是CM、VLDL、IDL和部分HDL的结构蛋白。ApoE4/4等位基因见于阿尔茨海默病,ApoE在阿尔茨海默病的人群分布有地区和人种差异,ApoE2/2见于Ⅲ型高脂蛋白血症。

【分类】

根据载脂蛋白的生物学功能分类,生理功能基本明确的载脂蛋白有以下几种。

(1) ApoA Ⅰ的生理功能有:① 组成HDL并维持其结构的稳定与完整性;② 含ApoA Ⅰ脂蛋白可以和转铁蛋白及铜蓝蛋白形成大分子复合物以运输铁和铜离子;③ 可作为HDL受体的配体;④ 可以激活卵磷脂胆固醇酰基转移酶的活性。

(2) ApoA Ⅱ的生理功能有:① 维持HDL结构;② 激活肝酯酶,用以水解CM和VLDL中的TG和PL。

(3) ApoB 100的生理功能有:① 是LDL的结构蛋白;② 合成装配和分泌富含TG的VLDL;③ 是LDL受体的配体,并可调节LDL从血浆中清除的速率。

(4) ApoC族的生理功能有:① 同磷脂相互作用,维持脂蛋白结构;② 可以激活LPL,改变LPL的空间结构,进而催化水解TG;③ 对酯酶有激活作用。

(5) ApoE的生理功能有:① 是LDL受体的配体和肝细胞CM残粒受体的配体;② 参与激活水解脂肪的酶类,参与免疫调节及神经组织的再生;③ 具有多态性,与个体血脂水平及动脉粥样硬化(atherosclerosis)发生发展密切相关。

【诊断思路】

诊断思路见图346。

【伴随症状的鉴别诊断】

1. 伴腱黄色瘤家族性ApoB 100缺乏(FDB)　主要表现为严重的高胆固醇血症、早发动脉粥样硬化和腱黄色瘤,与杂合子型FH难以鉴别,均表现为血浆LDL水平升高。

2. 伴向心性肥胖　家族性混合型高脂蛋白血症(FCHL)存在胰岛素抵抗,同时小LDL颗粒和ApoB均升高。除了检测LDL－C和HDL－C水平外,检测ApoB有助于证实FCHL患者发生

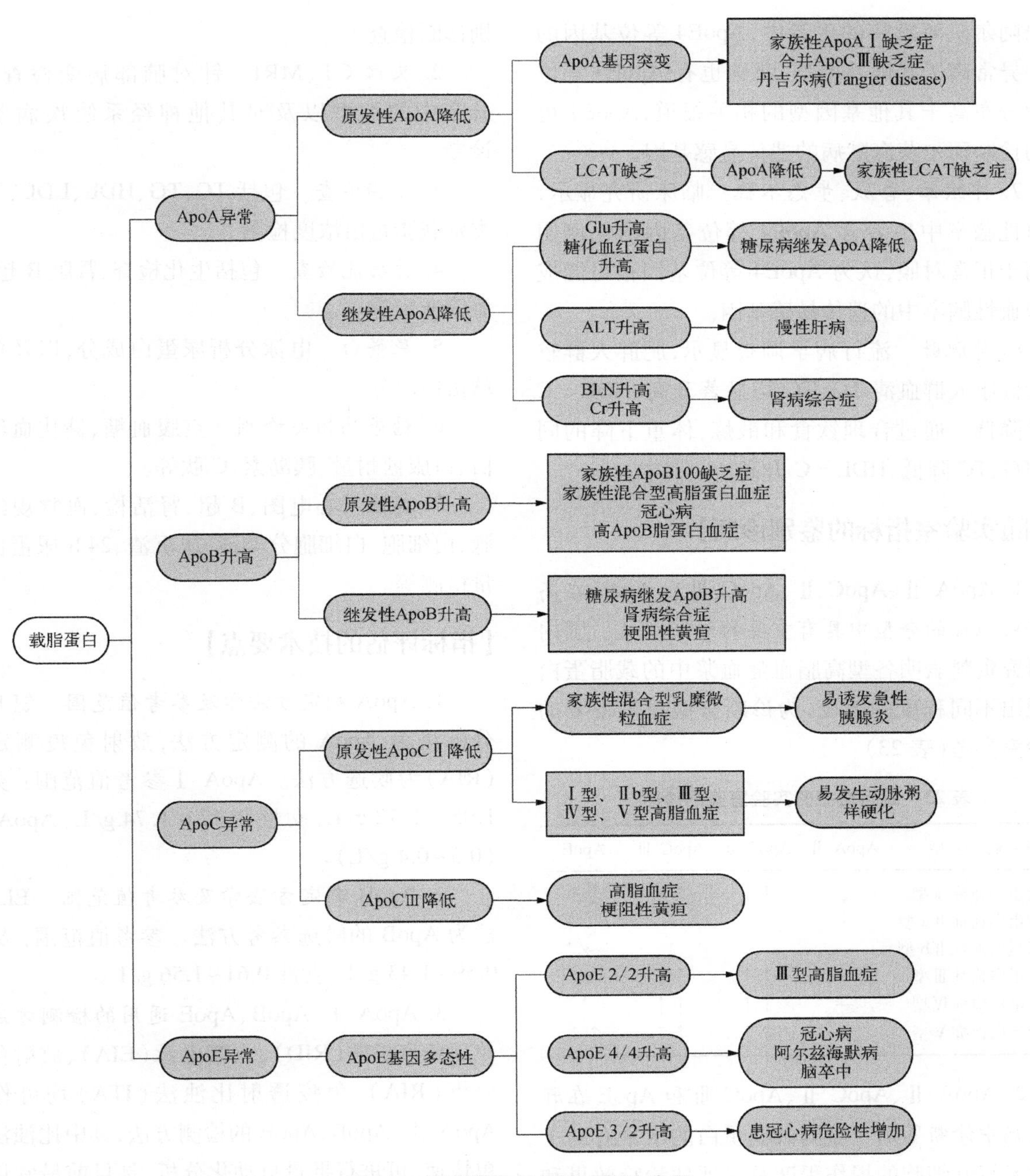

图 346　载脂蛋白异常的诊断思路图

CAD 的风险。

3. 伴胸闷、胸骨后压榨感　冠心病和动脉粥样硬化患者，ApoA Ⅰ下降，ApoB 升高，尤其在冠心病患者 ApoB 的升高比 CHO、LDL－C 升高更有意义。测定 ApoA Ⅰ和 ApoB 能直接反映 HDL－C 和 LDL－C 的水平，然而 HDL－C 和 LDL－C 不能代替 ApoA Ⅰ和 ApoB 的测定。

4. 伴心绞痛　在发生心肌梗死患者的血浆中，ApoC Ⅲ水平明显高于无心肌梗死患者。由于 ApoC Ⅲ水平升高，导致 HDL 中蛋白结构异常以及 HDL 代谢紊乱，可进一步促进动脉粥样硬化的发生。

5. 伴夜尿增多、微量蛋白尿肾动脉粥样硬化血液指标改变　包括 TC、TG 升高，同时伴有中重度高血压，尿比重和尿渗透压降低，可引发肾功能不全或尿毒症。

6. 伴记忆受损、方向感缺失　ApoE4 是脂代谢紊乱和心脑血管疾病的重要遗传性标志，在欧

Z

美患阿尔茨海默病的患者中，ApoE4 等位基因的频率异常高于其他基因型，我国也有 ApoE4 等位基因分布高于其他基因型的相关报道，ApoE4 可作为诊断阿尔茨海默病的遗传易感基因。

7. 伴眩晕、昏厥、步态不稳　临床研究显示，缺血性脑卒中患者含 ApoE4 等位基因的比例明显高于正常对照，认为 ApoE4 等位基因很可能成为缺血性脑卒中的遗传易感基因。

8. 伴肥胖　流行病学调查显示，肥胖人群较同龄健康人群血清 TG、TC 均显著升高，HDL－C 水平降低。通过合理饮食和锻炼，体重下降的同时，TG、TC 降低、HDL－C 升高。

【伴随实验室指标的鉴别诊断】

1. ApoA Ⅱ、ApoC Ⅱ、ApoC Ⅲ和 ApoE 在高脂蛋白血症的分型中具有重要的诊断意义　国内外研究资料表明各型高脂血症血浆中的载脂蛋白表现出不同程度的改变，为诊断分型提供重要的实验室参考(表 23)。

表 23　高脂血症的实验室鉴别诊断

疾病类型	ApoA Ⅱ	ApoC Ⅱ	ApoC Ⅲ	ApoE
高脂蛋白血症Ⅰ型	↓	↑↑	↑↑	↑↑
高脂蛋白血症Ⅱa 型	↓	—	—	—/↑
高脂蛋白血症Ⅱb 型	—	↑	↑	—/↑
高脂蛋白血症Ⅲ型	—	↑↑	↑↑	↑↑
高脂蛋白血症Ⅳ型	—	↑↑	↑↑	↑
高脂蛋白血症Ⅴ型	—	↑↑	↑↑	↑↑

2. ApoA Ⅱ、ApoC Ⅱ、ApoC Ⅲ和 ApoE 在肝脏疾病中诊断鉴别　监测载脂蛋白的水平有助于有效了解肝细胞的损伤程度及时评估治疗效果和预后(表 24)。

表 24　肝脏疾病的实验室指标鉴别

疾病类型	ApoA Ⅱ	ApoC Ⅱ	ApoC Ⅲ	ApoE
急性肝炎	↓	—	↓	↑↑
肝硬化	↓	↓	↓	↑↑
阻塞性黄疸	↓↓	↑	↑	↑↑

【需进一步检查的实验室指标】

1. 冠状动脉造影　实施对动脉粥样硬化的鉴别诊断检查。

2. 头颅 CT、MRI　针对脑部病变检查，区分卒中的类型以及对其他神经系统疾病鉴别诊断。

3. 血脂检查　包括 TC、TG、HDL、LDL、不同类别载脂蛋白浓度检测。

4. 肾功能检查　包括生化检查、肾脏 B 超，肾血管造影等。

5. 尿蛋白　电泳分析尿蛋白成分，以及免疫球蛋白成分。

6. 糖尿病相关检测　空腹血糖、糖化血红蛋白、口服糖耐量、胰岛素、C 肽等。

7. 其他　心电图、B 超、肾活检、血常规红细胞、白细胞、白细胞分类镜、尿沉渣、24 h 尿蛋白定量检测等。

【指标评估的技术要点】

1. ApoA 测定方法学及参考值范围　氨基酸分析法为 ApoA 的测定方法，放射免疫测定法(RIA)为候选方法。ApoA Ⅰ参考值范围：男性 1.05～1.72 g/L，女性 1.17～1.74 g/L，ApoA Ⅱ(0.3～0.4 g/L)。

2. ApoB 测定方法学及参考值范围　ELISA 法为 ApoB 的候选参考方法。参考值范围：男性 0.59～1.43 g/L，女性 0.61～1.56 g/L。

3. ApoA Ⅰ、ApoB、ApoE 通用的检测方法　单项免疫扩散(RID)、火箭电泳(EIA)、放射免疫分析(RIA)、免疫透射比浊法(ITA)均可作为 ApoA Ⅰ、ApoB、ApoE 的检测方法，其中比浊法简单快速，可进行批量自动化分析，是目前最常用的方法。

4. ApoC 和 ApoE 的参考值范围　ApoC Ⅱ参考值范围：0.03～0.05 g/L，ApoC Ⅲ 0.08～0.12 g/L；ApoE 参考值范围：0.03～0.06 g/L。

【指标评估的影响因素】

1. 检测体系　注意抗血清的纯度和效价，保持检测过程中抗原、抗体的合适比例非常重要。

2. 生物学变异　不同种类载脂蛋白在不同年龄、性别中的含量不同，因此年龄、性别等生物因素会对指标的评估产生影响。

3. ApoA Ⅰ/ApoB<1　对冠心病的诊断较血清 TC、TG、HDL、LDL 的测定更有意义,且灵敏度和特异性均较高。

4. 测定 ApoA Ⅰ和 ApoB　可以直接反映 HDL 和 LDL 的水平,然而 HDL－C 和 LDL－C 不能完全反映 ApoA Ⅰ和 ApoB 的变化。有研究人员提出,ApoA Ⅰ/ApoB 取代 HDL－C/LDL－C 作为评估 AS 的检测指标。

（府伟灵,余　抒）

参考文献

脂肪酶

【定义】

脂肪酶(lipase, LPS),即三酰甘油水解酶,是一类能分解脂肪生成甘油和游离脂肪酸的水解酶,是酯酶的一个亚类。人体脂肪酶的主要合成部位在胰腺腺泡,又称胰脂肪酶,是血清脂肪酶的主要来源。另外,一些消化器官如胃、十二指肠、食管以及白细胞、脂肪组织、肺、血管内皮也可分泌少量脂肪酶入血。脂肪酶的参考区间因检测方法不同而不同。

【分类】

根据来源和作用不同,血脂肪酶可分为胰脂肪酶(pancreatic lipase, PL)、肝脂肪酶(hepatic lipase, HPL)、内皮脂肪酶(endothelial lipase, EL)和脂蛋白脂肪酶(lipoprotein lipase, LPL)等。消化系统中主要的脂肪酶是胰脂肪酶。血清脂肪酶检测主要用于了解胰腺的病变和急性胰腺炎的诊断。

【诊断思路】

诊断思路见图 347。

1. 升高　见于急慢性胰腺炎、胰腺损伤、胰液淤滞(胰腺癌、胰腺囊肿、胆管癌、胆石症、胆囊炎等),严重的胃肠道炎症、乳糜泻、十二指肠溃疡、穿孔性腹膜炎、肝硬化、肠梗阻、肾功能不全、阑尾炎、内镜逆行胰腺造影以及摄入吗啡及某些药物,如 6－巯基嘌呤、硫唑嘌呤和 DDI(2′,3′-双脱氧肌苷)。高三酰甘油血症时,特别是 TG>11.3 mmol/L,也可诱发急性胰腺炎。急性胰腺炎发病后 4～8 h 脂肪酶开始升高,24 h 达高峰,8～14 d 后逐渐恢复正常。腮腺炎未累及胰腺时,LPS 通常在正常范围。

2. 降低　见于胰腺炎晚期、胰大部切除、家族性脂蛋白脂肪酶缺乏症、胰腺恶性肿瘤等。LPS 水平过低,甚至接近零,常提示胰腺严重坏死或胰腺癌。

【伴随临床症状的鉴别诊断】

1. 伴腹痛

(1) 伴右上腹痛：考虑十二指肠溃疡穿孔、急性胆囊炎、急性梗阻性化脓性胆管炎、胆石症、急性胰腺炎,鉴别需结合腹部影像学检查、诊断性腹穿、肝脏酶学、血、尿胆红素、血常规、血尿淀粉酶等。

(2) 伴左上腹痛：考虑胃溃疡、穿孔、胰腺炎、结肠炎、心绞痛,鉴别需结合腹部影像学检查、心律、心率、心电图、心肌标志物、血常规、大便常规、血尿淀粉酶等。

(3) 伴剑突下痛：考虑胃、十二指肠溃疡穿孔、急性胃炎、胃痉挛、急性梗阻性化脓性胆管炎、急性胆囊炎、胆石症、急性阑尾炎早期、心绞痛等,鉴别鉴别需结合腹部影像学检查、心率、心电图、心肌标志物、肝脏酶学、胆红素、血尿常规、血尿淀粉酶等。

Z

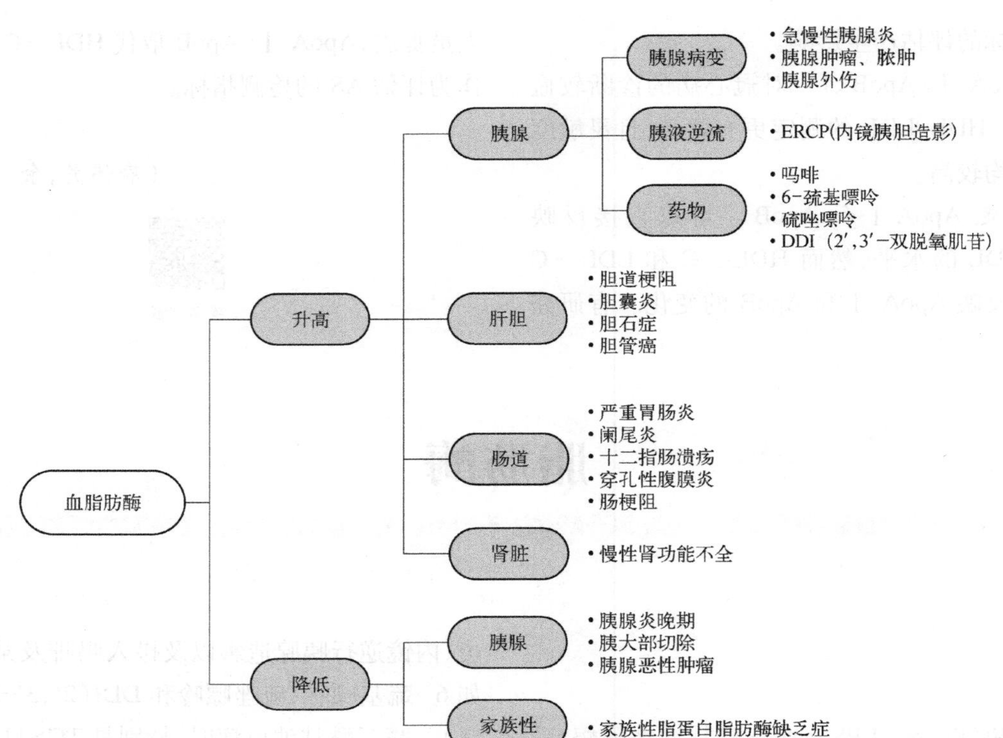

图 347　脂肪酶异常的诊断思路图

（4）伴脐周痛：考虑急性肠梗阻、肠痉挛、肠扭转、急性肠系膜动脉栓塞、急性阑尾炎早期、输尿管结石、急性腹膜炎，鉴别需结合腹部影像学检查、血尿常规以及其他炎症标志物。

（5）伴右下腹痛：考虑急性阑尾炎、肠套叠、右输尿管结石、回盲部疾病、卵巢囊肿扭转、宫外孕、黄体滤泡破裂，鉴别需结合腹部影像学检查、血尿常规、女性尚需结合月经史、性生活史、妊娠史及妇科检查、阴道后穹窿诊断性穿刺，血孕酮、血 β－HCG 等。

（6）伴左下腹痛：考虑乙状结肠扭转、细菌性痢疾、左输尿管结石、卵巢囊肿扭转、宫外孕、黄体滤泡破裂，鉴别需结合腹部影像学检查、血尿常规、大便常规、大便细菌培养，女性尚需结合月经史、性生活史、妊娠史及妇科检查、阴道后穹窿诊断性穿刺，血孕酮、血 β－HCG 等。

2. 伴厌食、恶性呕吐　考虑急性阑尾炎、急性胃肠炎、小肠梗阻，鉴别需结合疼痛特点、影像学检查、血尿常规以及其他炎症标志物等。

3. 伴排便异常

（1）若排气排便停止，考虑机械性肠梗阻。

（2）若水样便，考虑急性胃肠炎。

（3）若黏液便里急后重，考虑急性痢疾。

（4）若小儿腹泻伴果酱样便，考虑肠套叠。

（5）若臭味血便，考虑急性坏死性肠炎。鉴别需结合腹部影像学检查、血尿常规、大便常规、大便细菌培养等。

4. 伴寒战、高热、黄疸　考虑急性梗阻性化脓性胆管。若仅伴黄疸，可考虑肝胆胰头疾病，确诊需结合影像学和血清酶学、胆红素、血尿淀粉酶等指标。

5. 伴尿路刺激症状　可考虑泌尿系统疾病，确诊需结合影像学和血尿常规、尿细菌培养等。

【伴随实验室指标的鉴别诊断】

1. 血脂肪酶升高伴血淀粉酶升高　见于胰腺疾病和其他导致 LPS、AMY 升高的急腹症，如肠系膜缺血、消化性溃疡、肠穿孔等。某些药物可诱发急性胰腺炎，如 6－巯基嘌呤，硫唑嘌呤和 DDI（2′,3′-双脱氧肌苷）等。急性胰腺炎时，AMY 常超过参考区间上限的 5 倍，确诊急性胰腺炎需结合临床表现、影像学检查。

2. 血脂肪酶升高伴血淀粉酶正常　应考虑胰

腺炎后期,因为急性胰腺炎时,血清淀粉酶增加的时间较短,而血清 LPS 活性上升可持续 10~15 d。

3. 血脂肪酶升高伴肝酶、胆红素异常　应考虑肝胆系统疾病,鉴别需结合腹部影像学和腹部体格检查。

4. 血脂肪酶升高伴心肌标志物升高　应考虑心绞痛,鉴别需结合心电图和体格检查及腹部疼痛特点。

5. 血脂肪酶升高伴大便白细胞增多及大便性状异常　应考虑肠道炎症或细菌性痢疾,确诊需结合大便细菌培养鉴定。

【需进一步检查的实验室指标】

1. 淀粉酶　血/尿淀粉酶同时升高支持急性胰腺炎诊断,有条件可检测淀粉酶同工酶、磷脂酶 A2、胰弹力蛋白酶、胰蛋白酶原激活肽、粒细胞弹性蛋白酶等,助于胰腺炎诊断。

2. 尿胰蛋白酶原-2　阴性结果可以很大程度排除急性胰腺炎的可能;阳性结果可结合血尿淀粉酶、脂肪酶进一步评估。

3. 血生化　若无胆石或饮酒史,需检测血三酰甘油,如果 TG>11.3 mmol/L,高度怀疑是三酰甘油诱导性胰腺炎。急性胰腺炎时血糖升高。10%急性胰腺炎患者有高胆红素血症;血清转氨酶、乳酸脱氢酶和碱性磷酸酶升高。尿素氮>7.14 mmol/L,结合 HCT>44%,提示低血容量。血清钙下降,下降幅度与临床严重程度平行。电解质有助于肠梗阻或肠缺血时出现的代谢性酸中毒的评估、肝功能指标(胆囊炎时 ALP、GGT、胆红素升高;缺血性肠病时 ALP 升高)、心肌标志物等有助于鉴别诊断。

4. 血液肿瘤标志物　年龄大于 40 岁的患者,出现急性胰腺炎症状,需考虑胰腺肿瘤的可能,检测糖类抗原 CA199、CA50、CEA 等有助于鉴别。

5. 血常规检查　包括血红蛋白,红、白细胞,血小板计数以及白细胞分类,白细胞>12×10^9/L,或白细胞<4×10^9/L,或中性粒细胞核左移(杆状核>10%)提示系统性炎症反应综合征(systemic inflammatory response syndrome, SIRS),有助于鉴别感染、肠缺血、消化性溃疡穿孔;液体丢失可导致血细胞比容升高,HCT>44%。

6. 基因　年龄小于 30 岁的年轻患者,若无任何急性胰腺炎的诱因,且家族有胰腺疾病的家族史,可考虑作基因检测,以确定是否有遗传性因素。

7. 大便潜血　有助于肠道疾病的鉴别。

8. 大便细菌培养　有助于细菌性痢疾的鉴别。

9. 尿液分析　有助于尿路感染的鉴别。

10. 血培养　有助于鉴别是否存在菌血症。

【指标评估的技术要点】

测定方法有滴定法、比浊法、分光光度法、荧光法、干化学法及免疫学方法。目前临床上常用的测定方法包括:基于分光光度法的比色法、酶偶联法和干化学法。

1. 比色法　以 1,2-o-二月桂-外消旋-甘油基-3-戊二酸-(6-甲基试卤灵)酯(DGGR)为底物,570 nm 测定产物 6-甲基试卤灵(红色)吸光度。无须工具酶,成本低,试剂稳定性好。与比浊法相比,灵敏度高 4~5 倍,无延迟相,反应线性时间大于 5 min,测定线性范围达 310 U/L,批内 CV<2.0%和批间<3.0%。该法也是目前我国临床实验室血清脂肪酶测量的主要方法。

2. 酶偶联法　1992 年建立的以 1,2-二酰甘油为底物的酶偶联法,通过测量 550 nm 处吸光度的增加计算脂肪酶活性。该法由于底物特异性较差,最终的显色反应为非特异性的化学反应,其应用存在一定的局限性;近年经过改良,指示反应采用 4-AAP 和 TOOS(4-氨基安替比林和 N-乙基-N-(2-羟基-3-磺丙基-m-甲苯胺))为色原,546 nm 连续监测产物醌亚胺的变化率,批内 CV<2.8%和批间<4.2%,线性范围达 1 500 U/L。灵敏度、特异性和抗干扰能力均高于比色法,但因采用的工具酶较多,成本略高。

3. 干化学法　具有简便、快速、试剂保存时间长、干扰因素少(溶血、脂血、黄疸对测定无干扰)、特异性更高等优点,成为急诊生化检验的首选。

【指标评估的影响因素】

1. 非疾病因素　糖尿病患者 LPS 参考区间上限高于非糖尿病患者 3~5 倍。约有 15%的肾病患者血清 LPS 会不同程度升高。

2. 药物相关性改变 使用胆碱能药物(包括毛果芸香碱、新斯的明和胆碱)、噻嗪类利尿剂、髓袢利尿剂、阿片类药物(包括可待因、吗啡和哌替啶)、肝素、钙等可使 LPS 结果偏高,口服避孕药则相反。二氢氯噻诱导的急性胰腺炎血清 LPS 正常。

3. 干扰 高浓度类风湿因子(RF)对酶显色法的干扰较大,常导致检测结果偏低甚至出现负值的现象。

(孙艳虹)

参考文献

志贺菌

【定义】

志贺菌属(*Shigella*)细菌是引起人类细菌性痢疾的主要肠道病原菌之一。隶属于细菌域,变形菌门,γ-变形菌纲,肠杆菌目,肠杆菌科,志贺菌属。

【分类】

志贺菌可用特异性抗血清将其分为 4 个血清群:A 群为痢疾志贺菌(*S. dysenteriae*),B 群为福氏志贺菌(*S. flexneri*),C 群为鲍特志贺菌(*S. boydii*),D 群为宋内志贺菌(*S. sonnei*)。

【诊断思路】

诊断思路见图 348。

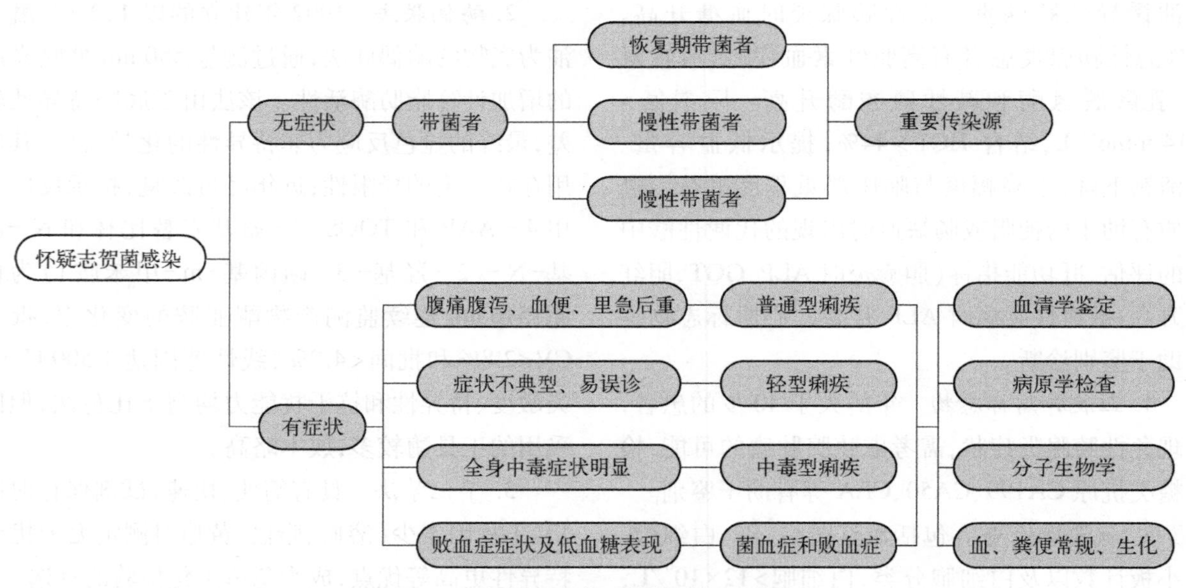

图 348 怀疑志贺菌感染的诊断思路图

【伴随临床症状的鉴别诊断】

1. 伴细菌性痢疾 细菌性痢疾有急性和慢性两种类型,急性菌痢又分为典型(普通型)、非典型(轻型)和中毒型 3 种类型。典型菌痢的症状典型,有腹痛、腹泻,血便含有黏液、大便量少和里急

Z

后重，发热等表现；非典型菌痢的症状不典型，易出现错误诊断甚至延误治疗，常会导致带菌或慢性感染；中毒型菌痢在儿童比成人多见，常无明显的消化道症状，而是以全身中毒症状为主。慢性菌痢又可分为慢性迁延型、慢性隐伏型和急性发作型；急性菌痢治疗不彻底，或机体抵抗力低、营养不良或伴有其他慢性疾病时，易转为慢性的。慢性的病程多在2个月以上，迁延不愈或时愈时发，大便培养阳性率低。

2. 伴菌血症及败血症　多数菌血症及败血症病例出现在发展中国家，且以儿童多发(其是营养不良、免疫力低的儿童)，有报告显示，福氏志贺菌是与菌血症及败血症有关的最常见的种。一般患者腹泻平均持续4 d才可表现出菌血症症状，并伴发低血糖血症。由志贺菌引起的败血症感染，首先是由Darling和Bates于1912年报告的首例成人痢疾志贺菌败血症(尸解肠道呈典型痢疾样假膜状病变、从血液培养出痢疾志贺菌)，迄今在世界有多起病例报告。败血症的发生及其临床表现与菌痢的严重程度无关，临床表现可包括菌痢的肠道表现和全身感染的败血症表现；也有报告显示还可出现并发症，如肺炎、中耳炎、尿道感染、关节炎等。

3. 其他　头痛和颈背僵化在志贺菌病中普遍存在，也见儿童因体温升高导致癫痫病的发作。

【伴随着实验指标的鉴别诊断】

1. 志贺菌属与大肠埃希菌鉴别　志贺菌属无动力，赖氨酸阴性；发酵糖产酸不产气(福氏志贺菌6型、鲍特志贺菌13和14型、痢疾志贺菌3型除外)；分解黏多糖，在醋酸盐和枸橼酸盐琼脂上产碱。

2. 志贺菌属与伤寒沙门菌鉴别　伤寒沙门菌硫化氢和动力阳性，能与沙门菌因子血清(OA－F、O9、Vi)凝集而不与志贺菌属因子血清凝集。

3. 志贺菌属与类志贺假单胞菌鉴别　可用动力和氧化酶试验加以鉴别，志贺菌属均为阴性，而类志贺菌属为阳性。

【需进一步检查的实验室指标】

1. 血常规、血生化检查　包括白细胞计数与分类、血红蛋白、血小板计数、大便常规加潜血、肝功能与肾功能检查。

2. 血清型鉴定　志贺菌4种多价血清阳性的菌株，进一步用A群、B群、C群和D群多价血清分别做玻片凝集实验，以便确定菌群。

3. 病原学检查　由于志贺菌的广泛存在，加之临床标本常见的是腹泻粪便或肛拭，所以需检出有纯一或优势志贺菌的存在。

4. 毒力检测豚鼠眼结膜试验　取19～20 h的固体培养物，用生理盐水制成每升9亿菌悬液，接种于豚鼠一侧眼睛的眼结膜上，另一侧用大肠埃希菌作对照。48 h后观察结果，如实验侧出现角膜结膜炎而对照侧无变化判为阳性，证实为有毒力的志贺菌株。

5. 产毒基因　可用PCR技术直接检测产毒基因。

【指标评估的技术要点】

(1) 志贺菌对理化因素的抵抗力较其他肠杆菌科细菌低。在1%苯酚中15～30 min或60℃加热10 min即被杀死，对酸较敏感，在运送培养时须使用pH 7.0的磷酸盐甘油或转运培养基，确保检出率的提高。

(2) 检出志贺菌后，还需进行血清型的鉴定，以做进一步明确及确定是否为常见的主要流行菌株。

【指标评估的影响因素】

(1) 综合各方法的优缺点，合理使用各种检查，配合临床快速诊断，针对性治疗，则可收到事半功倍的效果。

(2) 明确各方法的检测灵敏度和特异性，结合临床症状，综合判断。

(陈　茶)

参考文献

总胆汁酸

【定义】

胆汁酸在肝细胞内由胆固醇转变合成，其生成和代谢与肝脏有十分密切的关系。肝细胞内合成的胆汁酸首先贮存于胆囊中，随后释放到小肠中辅助脂类的消化。进入肠道中的胆汁酸中有95%被重吸收流回肝脏中，此过程为胆汁酸的肝肠循环。胆汁酸的肠肝循环有利于机体对胆汁酸的再利用，促进脂类的消化与吸收。

正常健康人的周围血液中血清胆汁酸含量极微，当肝细胞损害或肝内、外阻塞时，胆汁酸代谢就会出现异常，血清中总胆汁酸水平就会升高。因此临床上将胆汁酸水平作为考察肝功能的一项重要指标。

【分类】

1. *按生成部位及来源* 可分为初级胆汁酸和次级胆汁酸。肝细胞内，以胆固醇为原料直接合成的胆汁酸称为初级胆汁酸，包括胆酸和鹅脱氧胆酸。初级胆汁酸在肠道中受细菌作用，生成次级胆汁酸，包括脱氧胆酸和石胆酸。

2. *按结构* 可分为游离型胆汁酸和结合型胆汁酸。游离型胆汁酸包括胆酸、脱氧胆酸、鹅脱氧胆酸和少量的石胆酸：结合型胆汁酸主要包括甘氨胆酸、甘氨鹅脱氧胆酸，牛磺胆酸及牛磺鹅脱氧胆酸等。

【诊断思路】

诊断思路见图349。

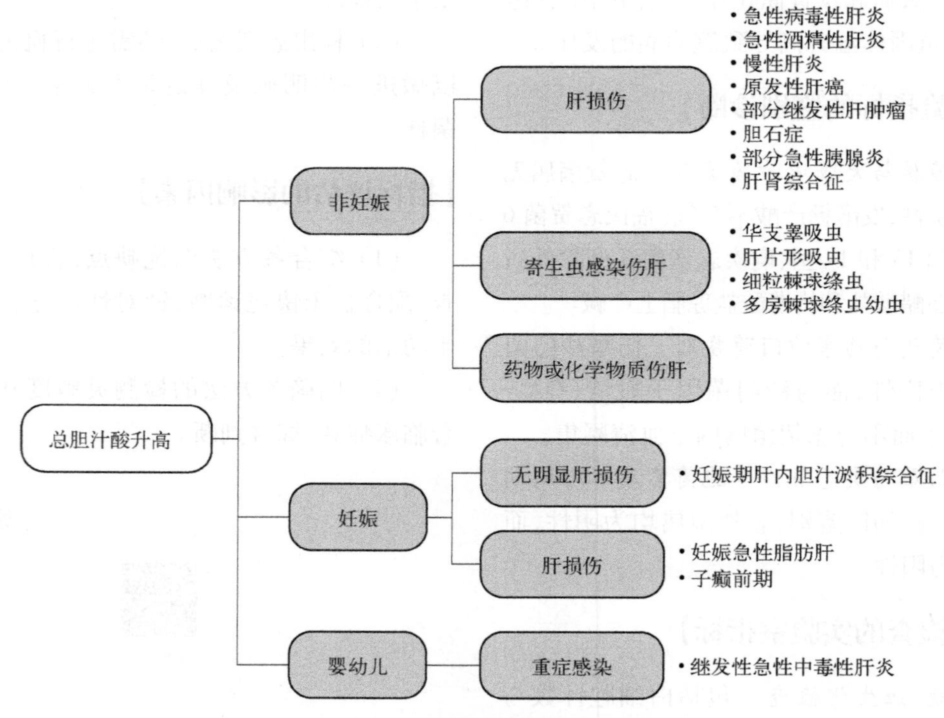

图349 总胆汁酸升高的诊断思路图

进食后血清总胆汁酸水平可一过性升高,此为生理现象。

【伴随临床症状的鉴别诊断】

1. 伴皮肤黏膜黄染　常有全身疲乏,食欲减退,肝区疼痛,恶心,呕吐,纳差,厌油史。行血清肝功能检查,丙氨酸氨基转移酶升高明显,需考虑急性病毒性肝炎。进一步行病原血清学抗体检查可明确其诊断。

2. 伴肝肿大和压痛　或腹痛及腹泻,甚至消化道出血及精神症状,且2周内有大量饮酒史,可考虑急性酒精性肝炎。病情严重者如合并肝性脑病、肺炎、急性肾衰竭、上消化道出血、腹水,或伴有内毒素血症者,则可考虑重症酒精性肝炎的可能。

3. 伴疲劳　或胃部不适,或无明显症状。总胆汁酸水平不同程度升高,有既往急性肝炎病史,或病原血清学检测阳性发现,需警惕慢性肝炎的发生。部分慢性肝炎可能合并面颊部毛细血管扩张、肝掌、蜘蛛痣等表现,但依据症状不能判断出慢性肝炎的严重程度。当患者尿色进行性加深,皮肤巩膜黄染进行性加深,乏力食欲下降越来越明显时,提示病情加重和恶化,尤其需要警惕慢性重型肝炎的发生。慢性重型肝炎是肝衰竭的表现。

4. 伴妊娠

(1) 妊娠妇女总胆汁酸水平显著升高,皮肤瘙痒:首先考虑妊娠期肝内胆汁淤积症发生。该病患者无急慢性肝病体征,肝大但质地软,有轻压痛,部分患者黄疸与瘙痒症状同时发生,可于分娩后数日内消退。

(2) 妊娠妇女总胆汁酸水平无明显异常而伴皮肤瘙痒、黄疸或其他肝功能异常症状:若患者出现剧烈呕吐、精神症状或高血压,应考虑妊娠期急性脂肪肝和子痫前期;若转氨酶水平轻、中度升高则应考虑妊娠合并肝炎,尤其是妊娠合并慢性肝炎。

5. 伴肝区疼痛或压痛　肝区持续性钝痛、刺痛或胀痛,总胆汁酸和其他肝酶不同程度升高,伴全身和消化道症状,有肝炎或肝硬化史,应考虑原发性肝癌可能。持续血清甲胎蛋白大于等于400 μg/L,同时进行包括超声、CT、磁共振成像等在内的影像学检查,可明确原发性肝癌的诊断。与原发性肝癌相比较,需要鉴别的是,继发性肝癌一般没有肝脏严重病变的症状,甲胎蛋白一般多为阴性。

6. 伴有毒物质接触史　很多化学毒物可致肝脏发生中毒性肝损伤,从而使总胆汁酸和肝酶水平不同程度升高。常见的化学毒物有:磷、三硝基甲苯、二硝基氯苯、四氯化碳、氯萘、四氯乙烷、二氯乙醚、有机磷、氰化物等。

7. 伴寄生虫疫区生活史　多种寄生虫感染可致肝损伤,胆汁酸水平升高。常见的有华支睾吸虫,肝片形吸虫,细粒棘球绦虫和多房棘球绦虫幼虫等。除此之外,如溶组织内阿米巴,隐孢子虫,日本血吸虫等均能引起严重的肝胆疾病。

【伴随实验室指标的鉴别诊断】

1. 伴丙氨酸转氨酶(ALT)或结合胆红素(CB)升高　有用药史,肝功检查呈明显急性损伤,血清丙氨酸转氨酶(ALT)或结合胆红素(CB)升高至正常值上限2倍以上,且既往无任何肝胆疾病基础,病原血清学检查结果为阴性者,可考虑药物性肝损伤。

2. 伴血培养阳性等重症感染指标　需警惕继发急性中毒性肝炎的发生。该病多见于年龄较小的婴儿,大多有明显的前期感染或并发感染(如败血症、伤寒及暴发性流脑等)的病史。

3. 伴总胆汁酸、总胆红素和直接胆红素水平显著升高　黄疸者检测碱性磷酸酶、γ-谷氨酰转移酶可帮助鉴别胆道阻塞性黄疸和肝细胞性黄疸。另外,可通过比较血、尿、粪中胆红素极其代谢产物的异常改变对溶血性、肝细胞性和梗阻性三种类型的黄疸加以鉴别。

4. 伴多种肝功能异常　可有腹痛、发冷、发热、黄疸反复发作,可考虑胆石症,行腹部B超可帮助诊断。如伴剧烈上腹部疼痛,需警惕急性胰腺炎,查血清淀粉酶和脂肪酶,行腹部B超可帮助确诊。

5. 伴低蛋白血症或出现大量腹腔积液,并有自发性少尿或无尿、氮质血症、稀释性低钠血症和低尿钠，但肾却无重要病理改变 可能是发生肝肾综合征。

【需进一步检查的实验室指标】

1. 血常规检查 包括血红蛋白、红、白细胞、血小板计数和白细胞分类。

2. 血生化检查 肝肾功能、血脂、血糖、电解质。

3. 肝炎病毒标志物 用多种免疫法或分子生物学手段进行的检测。

4. 血清白蛋白电泳 分析血液中的蛋白成分。

5. 凝血功能 包括凝血酶和凝血酶原的检测。

6. 肿瘤标志物检测 一般包括甲胎蛋白和癌胚抗原检测，必要的时候加查相关肿瘤标志物。

7. 血液免疫 包括免疫球蛋白、补体、自身抗体、和各种寄生虫抗体检测。

8. 溶血试验 主要为鉴别溶血性黄疸进行的试验。

9. 其他 B超、CT、MRI、肝穿刺活检等。

【指标评估的技术要点】

1. 色谱法 分析性能好，可以分析出各组分的胆汁酸，但操作复杂，未常规开展。

2. 酶比色法 是目前被使用得最多的一种检测方法，其方法学的准确性基本能满足临床诊疗需要。注意，如自动生化分析仪上总胆汁酸检测出现负值，排除试剂的质量问题后，可做试剂空白校准后重新测定。

【指标评估的影响因素】

1. 高脂血症 循环酶法测定血清总胆汁酸时，脂类物质容易干扰其测定，高脂样本检测后容易造成携带污染。

2. 采样时间 餐后血清总胆汁酸水平一过性升高，有研究认为餐后2 h血清总胆汁酸浓度测定对评价肝细胞轻度及中度受损有积极意义。

3. 其他项目试剂干扰 多项目同时测定时，总胆汁酸水平可能会偏高，而单独复查时，结果又正常。这是因为某些项目的试剂组成中添加了较高浓度的胆酸盐，从而可能造成携带污染，需注意。

（渠 巍，吕瑞雪）

参考文献

总蛋白、血清蛋白电泳

【定义】

总蛋白是指血浆中所有种类蛋白质分子的浓度。现在已知的血浆蛋白质有二百多种，但其含量绝大部分为白蛋白和球蛋白，因此传统上我们认为总蛋白是由白蛋白和球蛋白组成，而肝脏是血浆蛋白合成的重要部位，因此，检测血清中蛋白质的含量可评价肝脏健康程度。当肝功能受损时，血清蛋白合成常受影响而降低。肝脏疾病情况相对复杂，可能同时存在几种病理改变，或存在不同的病原体或诱因。因此，评价蛋白质水平时，除了关注总蛋白的绝对值外，还必须以白蛋白、球蛋白，以及白/球比值的改变来进行综合判断。

血清中的各种蛋白质等电点均在pH 7.5以下，利用电泳的原理，可将血清中蛋白质进一步区分开来，这种检查称为血清蛋白电泳。正常情况下，电泳中按蛋白游动速度和顺序可粗略分为清蛋白，α_1、α_2、β及γ-球蛋白。在某些疾病状态下，血清蛋白电泳结果常呈现一定的特点从而可以帮助诊断。如血清白蛋白减少与 γ-球蛋白升高为肝病患者血清蛋白电泳所共有的现象，而 γ-球蛋白区出现异常尖峰（M 蛋白）则是骨髓瘤的典型诊断标志。

【分类】

用盐析法可将血浆蛋白分为白蛋白和球蛋白，用醋酸纤维薄膜电泳法可分为白蛋白、α_1-球蛋白、α_2-球蛋白、β-球蛋白和 γ-球蛋白等 5 条区带。用等电聚焦电泳与聚丙烯酰胺电泳组合的双向电泳，分辨力更高，可将血浆蛋白分成一百余种。临床较多采用简便快速的醋酸纤维薄膜电泳法。

【诊断思路】

总蛋白异常的诊断思路见图 350。

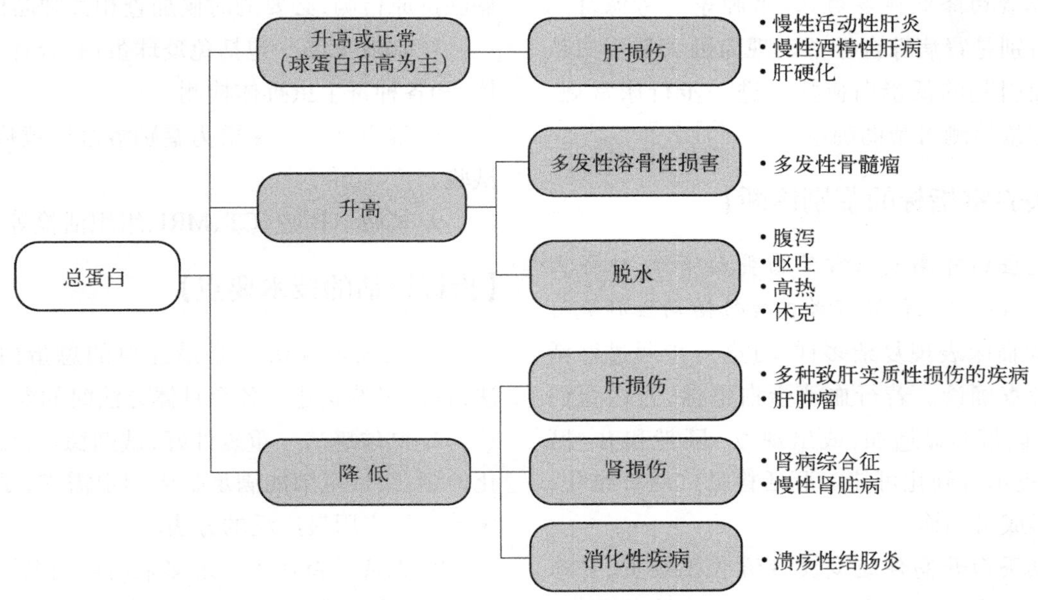

图 350 总蛋白异常的诊断思路图

（1）需要注意鉴别因剧烈的运动或者体力超支引起的总蛋白生理性升高。

（2）需要注意因静脉注射过多的低渗溶液而形成血浆中总蛋白降低。

【伴随临床症状的鉴别诊断】

1. 总蛋白升高伴用药史　特别是激素使用史，常使总蛋白水平升高，而无明显肝损伤症状。常见的此类激素有：促皮质素、皮质类固醇、合成的类固醇、雄激素、生长激素、胰岛素、甲状腺制剂、黄体酮等。而升高肾上腺素、血管紧张素具有血液浓缩作用导致血清总蛋白相对升高。

2. 总蛋白升高伴长期饮酒史　总蛋白升高或正常，考虑慢性酒精性肝病。

3. 总蛋白升高伴脱水症状　血清中水分减少出现的总蛋白水平相对升高，这种情况常见于高度脱水所致的血液浓缩，如腹泻、呕吐、休克、高热、大量出汗等。

4. 总蛋白降低伴营养不良　可无明显临床症状。此类诊断需详细询问患者饮食和作息习惯等，甚至是可能导致营养失衡的心理或社会因素。

5. 总蛋白降低伴妊娠　主要是因为体循环容量增加导致的相对降低，这期间还需监测白蛋白的水平。

6. 总蛋白降低伴急性体液丢失性损伤　如严重大面积烧伤、大量血浆渗出、大出血等，总蛋白常显著降低，值得注意的是此时需警惕应急性静脉输血或输液可能引起的其他问题。

7. 总蛋白降低伴慢性消耗性疾病　最常见的各种慢性消耗性疾病包括各种恶性肿瘤、结核、甲状腺功能亢进、糖尿病、系统性红斑狼疮、慢性化脓性感染、血吸虫等寄生虫感染，及类似的过度消

Z

耗身体能量物质或能量摄入不足造成的机体能量负平衡的疾病。

8. 总蛋白降低伴随持续或反复发作的腹痛、腹泻、出血或消化不良等慢性症状　查体多见左下腹压痛,或可触及腊肠样或硬管状条索包块,或腹肌紧张等,可考虑慢性消化道疾病,尤其是溃疡性结肠炎。部分患者还可有关节、皮肤、眼、口及肝胆等肠外表现。

9. 总蛋白降低伴蛋白尿、水肿等　考虑肾病可能。特别是肾病综合征常表现为因大量蛋白从尿丢失而引起的低蛋白血症。进一步行尿常规、尿蛋白定量检测可帮助确诊。

【伴随实验室指标的鉴别诊断】

1. 总蛋白升高或正常伴白蛋白下降,球蛋白显著升高,白/球比倒置可考虑慢性活动性肝炎可能　该病临床表现复杂多样,可进一步通过肝活体组织检查确诊。若行血清蛋白电泳,若白蛋白降低,γ-区带明显增加,或出现γ-区带和β-区带融合,提示肝硬化可能。肝活检见广泛纤维化,假小叶形成可确诊。

2. 总蛋白升高伴随多发性溶骨性损害、贫血和蛋白尿等肾功能损害　可考虑多发性骨髓瘤。行血清蛋白电泳,发现特征性的高尖的"M峰"或"M蛋白"可帮助诊断。进一步对骨髓进行涂片和活检可诊断。

3. 总蛋白降低伴肝功能损伤　有多种可能。肝病严重程度与这些指标异常的程度有一定关联。需进一步对病原血清学等指标进行检测,并结合影像学和病理学结果综合评估病情。

4. 总蛋白降低伴肾功能损伤、蛋白尿　考虑肾病可能。特别是肾病综合征常表现为因大量蛋白从尿丢失而引起的低蛋白血症。进一步行尿常规、尿蛋白定量检测可帮助确诊。

【需进一步检查的实验室指标】

1. 血常规检查　包括血红蛋白、红、白细胞、血小板计数和白细胞分类。

2. 血清蛋白电泳,免疫固定电泳

3. 血生化检查　肝肾功能、血脂、血糖、电解质。

4. 肝炎病毒标志物的检测　用多种免疫法或分子生物学手段进行的检测。

5. 凝血功能　包括凝血酶和凝血酶原的检测。

6. 肿瘤标志物的检测　一般包括甲胎蛋白和癌胚抗原检测,必要的时候加查相关肿瘤标志物。

7. 血液免疫　包括免疫球蛋白、补体、自身抗体、和各种寄生虫抗体检测。

8. 溶血试验　主要为鉴别溶血性黄疸进行的试验。

9. 其他　B超、CT、MRI、组织活检等。

【指标评估的技术要点】

1. 凯式定氮法　是最经典的总蛋白测定方法,目前仍然是建立各个具体方法时的参考方法。

2. 双缩脲法　重复性好,试剂稳定,便于自动化检测,线性范围能满足临床测定需求,是现在临床首选的应用最广泛的方法。

3. 血清蛋白电泳　现多采用自动电泳系统进行,传统手工醋酸纤维薄膜法等因为电泳过程中受材料及操作的多种因素影响,故多不用于临床。

【指标评估的影响因素】

1. 静脉注射氨基酸　双缩脲法进行总蛋白测定时,静脉注射氨基酸可引致测定结果假性升高。这是因为血清中的右旋糖苷在双缩脲反应中产生了浊度致测量值升高。

2. 黄疸、溶血　双缩脲法灵敏度低,黄疸、溶血对其结果有一定程度的影响。

(渠　巍,吕瑞雪)

参考文献